S. GESENHUES · R. ZIESCHÉ

Praxisleitfaden Allgemeinmedizin

W0096134

Inhalt

Fortsetzung ☞

Inhalt

Praxisleitfaden
Allgemeinmedizin

Herausgeber: Prof. Dr. med. Stefan Gesenhues, Ochtrup/Essen
Dr. med. Rainer Ziesché, Bad Essen/Berlin

Unter Mitarbeit von: Dr. med. Claudia Bausewein, München;
Dr. med. Anne Breetholt, Ochtrup; Prof. Dr. med. Hermann M. Behre, Halle;
Christian Deppe, Münster; Prof. Dr. med. Hans-Hermann Dickhuth, Freiburg;
Dr. med. Lothar Domagalski, Osnabrück; Dr. med. Arno Dormann,
Minden/Magdeburg; Dr. med. Manfred Eissler, Reutlingen; Stephanie Engelhardt,
Augsburg; PD Dr. med. Rolf Haaker, Brakel; Dr. med. Jörg Hermann, Bremen;
Dr. med. Karen Hemmrich, Berlin; Prof. Dr. med. Martin Hermann,
Wuppertal-Barmen; Dr. med. Krischan von Hintzenstern, Gießen;
Dr. med. Gabi Hoffbauer, München; PD Dr. med. Thomas Horstmann, Tübingen;
Dr. med. Martina Huzenlaub, Neuss; Dr. med. Martina Keller, Donaueschingen;
Dr. med. Winfried Keller, Donaueschingen; Dr. med. Jutta Kossat, Aschau;
Dr. med. Herbert Kremer-Zech, Bamberg; Dr. med. Thomas Ledig, Ditzingen;
Katja Maile, Illerrieden; PD Dr. med. Andreas M. Nieß, Freiburg;
Dr. med. Susann Ott, München; Martin Schühle, Berlin;
Dr. med. Helmut Piechowiak, München; Dr. med. Thomas Quellmann,
Hagen-Hohenlimburg; Dr. med. Constanze Richter, Stuttgart;
Dr. med. Susanne Roller, München; Dr. med. Christoph Rottleb, Tamm;
Dr. med. Thomas Schmid, Albstadt; Dr. med. Eva-Maria Schoewe, Ochtrup;
Dr. med. Heike Schönfelder, Plauen; Prof. Dr. med. Stefan Sell, Tübingen;
Andrea Viskorf, Tübingen; Dr. med. Jutta Wagner, Saarbrücken;
Dr. med. H. Zappe, Heidelberg

Mitherausgeberinnen Dr. med. Sabine Schmidt, München
der 1. Auflage: Stephanie Engelhardt, Augsburg

Begründer der Reihe: Dr. med. Arne Schäffler, München
Ulrich Renz, Lübeck

4. Auflage

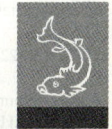

URBAN & FISCHER
München · Jena

Zuschriften und Kritiken an:
Urban & Fischer Verlag, Lektorat Medizin, Karlstraße 45, 80333 München
E-Mail: medizin@urbanfischer.de

Wichtiger Hinweis für den Benutzer

Die Erkenntnisse in der Medizin unterliegen laufendem Wandel durch Forschung und klinische Erfahrungen. Die Autoren dieses Werkes haben große Sorgfalt darauf verwendet, dass die gemachten (therapeutischen) Angaben – insbesondere hinsichtlich Indikation, Dosierung und unerwünschter Wirkungen – dem derzeitigen Wissensstand entsprechen. Das entbindet den Benutzer aber nicht von der Verpflichtung, anhand der Beipackzettel zu überprüfen, ob die dort gemachten Angaben von denen in diesem Buch abweichen, und seine Verordnung in eigener Verantwortung zu treffen.

Geschützte Warennamen werden in der Regel kenntlich gemacht (®). Aus dem Fehlen eines solchen Hinweises kann jedoch nicht geschlossen werden, dass es sich um einen freien Warennamen handelt.

Bibliografische Information Der Deutschen Bibliothek

Die Deutsche Bibliothek verzeichnet diese Publikation in der Deutschen Nationalbibliografie; detaillierte bibliografische Daten sind im Internet über http://dnb.ddb.de abrufbar.

Projektmanagement: Dr. Barbara Heiden, München
Redaktion: s|t|m Verlagsdienstleistungen GbR, Bad Waldsee
Herstellung: Sibylle Hartl, Valley
Layout: Carsten Tschirner, München
Grafiken: Susanne Adler, Lübeck; Gerda Raichle, Ulm; Henriette Rintelen, Velbert;
Sabine Weinert-Spieß, Neu-Ulm
Satz: Mitterweger & Partner, Plankstadt
Druck: Clausen & Bosse, Leck
Umschlagillustration: Christian Weiß, München
Umschlaggestaltung: X-Design, Idee & Konzept, München

ISBN 3-437-22441-7

Aktuelle Informationen finden Sie im Internet unter den Adressen:
http://www.klinikleitfaden.de und **http://www.urbanfischer.de**

Geleitwort

Innerhalb von nur 7 Jahren nach Erscheinen der 1. Auflage (1996) gehört der Praxisleitfaden Allgemeinmedizin zu den erfolgreichsten medizinischen Buchpublikationen.

Die bewährte Buchkonzeption der Herausgeber und Autoren sichert dem Praxisleitfaden seinen festen Platz auf den Schreibtischen der niedergelassenen wie auch der Klinikärzte.

Dieses absolut praxisorientierte Buch und Nachschlagewerk liefert Ärzten wie auch Medizinstudenten gezielte, leicht zugängliche Informationen, ohne sich in theoretischen Abhandlungen zu verlieren. Der Arzt findet darin ganzheitlich umfassendes Wissen kombiniert mit pragmatisch hausärztlichen Vorgehensempfehlungen für seinen Praxisalltag.

An vielen besonders wichtigen Stellen dieses Buches wird deutlich, wie sehr Herausgeber und Autoren mit der Wirklichkeit der ärztlichen Praxis vertraut sind.

Die interdisziplinäre Konzeption des Praxisleitfadens spiegelt sehr deutlich die auch zukünftig wichtige Rolle des Allgemeinarztes innerhalb des deutschen Gesundheitssystems.

Ich wünsche diesem Werk weiterhin viel Erfolg.

Prof. Dr. med. Waltraut Kruse
1. Vorsitzende der Vereinigung der
Hochschullehrer und Lehrbeauftragten
für Allgemeinmedizin

Vorwort

Mittlerweile gilt der Praxisleitfaden als Bestseller und etabliertes Standardwerk der praktischen Allgemeinmedizin. Er hat in den meisten Sprechzimmern niedergelassener Kollegen und auf den Schreibtischen vieler Klinikärzte seinen festen Platz. Bei Studierenden und Lehrenden ist er ebenso beliebt wie bei all den Kollegen, die sich auf ihre Facharztprüfung vorbereiten.

Mit Erscheinen der 4. Auflage des Praxisleitfadens Allgemeinmedizin wurden alle Inhalte wieder auf den aktuellen Stand der Wissenschaft gebracht – alle Kapitel wurden gründlich überarbeitet und aktualisiert. Im Vordergrund stand dabei die Fokussierung auf die praktische Anwendbarkeit der Informationen und der Verzicht auf theoretischen Ballast und exotisches Wissen. Die häufigsten Behandlungsanlässe wurden noch deutlicher hervorgehoben. Erstmalig wurden bei geeigneten Indikationsgebieten naturheilkundliche Therapieempfehlungen aufgenommen. Zusätzlich wurden neuere Entwicklungen im deutschen Gesundheitssystem, wie z.B. die individuellen Gesundheitsleistungen (IGeL) berücksichtigt. Als Hilfestellung bei der Suche nach Zusatzinformationen wurden wichtige Internetadressen ergänzt.

Das neue, übersichtliche Layout unterstützt den schnellen Zugriff auf die angebotene Information. Der Erfolg dieses Buches ist wesentlich auf die konstruktive Kritik und die Verbesserungsvorschläge vieler Leser zurückzuführen, die eine kontinuierliche Bearbeitung und Weiterentwicklung bis zur 4. Auflage begleitet haben. Wir danken hierfür ganz herzlich und wünschen uns weitere Unterstützung für die Zukunft.

Unser besonderer Dank gilt dem Lektorat Medizin bei Urban & Fischer für die gute Zusammenarbeit, insbesondere Frau Dr. Barbara Heiden für das Projektmanagement und ihre engagierte enggmaschige Begleitung, und Frau Dr. Felicitas Claaß, der Leiterin des Lektorats Medizin sowie Frau Stephanie Engelhardt, von stm-Verlagsdienstleistungen GbR, für die redaktionelle Bearbeitung.

Allen Benutzern und Lesern wünschen wir viel Freude an und bei ihrer täglichen Arbeit. Wir hoffen, einer vermehrt ganzheitlichen Betrachtungsweise kranker Menschen, wie sie für die Allgemeinmedizin typisch ist, auch mit der 4. Auflage gerecht zu werden.

Ochtrup/Essen, Bad Essen/Berlin im Juni 2003

Stefan Gesenhues
Rainer Ziesché

Danksagung

Für die Durchsicht der Manuskripte und vielfältige Anregungen danken wir allen beteiligten Autoren sowie:

- Herrn Prof. Dr. Wolfgang Diederichs, Berlin
- Frau Dr. Corinna Engelke, Essen
- Frau Angelika Gesenhues, Ochtrup
- Herrn cand. med. Sebastian Gesenhues, Ochtrup
- Frau Hedwig op de Bekke, Ochtrup
- Herrn Dr. Rolf Tessendorf, Geldern
- Herrn Dr. Gregor Ullmann, Bad Essen
- Herrn Dr. Stephan Wallmeyer, Dortmund
- Frau Veronika Ziesché, Bad Essen

Bedienungsanleitung

Bedienungsanleitung

Der Praxisleitfaden ist im Rahmen der Klinikleitfaden-Reihe entstanden. Das Motto lautet: kurz, präzise und praxisnah. Medizinisches Wissen wird komprimiert dargestellt. Im Zentrum stehen die Probleme des klinischen Alltags. Auf theoretische Grundlagen wie Pathophysiologie oder allgemeine Pharmakologie wird daher weitgehend verzichtet.

- Vorangestellt: Tipps für die tägliche Arbeit und Arbeitstechniken
- Im Zentrum: Fachwissen nach Organsystemen bzw. Fachgebieten geordnet – wie es dem klinischen Alltag entspricht
- Zum Schluss: praktische Zusatzinformationen

Wie in einem medizinischen Lexikon werden gebräuchliche Abkürzungen verwendet, die im Abkürzungsverzeichnis auf Seite XII ff. erklärt werden.

Um Wiederholungen zu vermeiden, wurden viele Querverweise eingefügt. Sie sind mit einer Hand ☞ gekennzeichnet.

! Ausrufezeichen: Hilfreiche Zusatzinformationen oder Tipps

⚡ Blitz: Notfälle und Sofortmaßnahmen

💣 Bombe: Warnhinweise

Naturheilkundliche Therapieempfehlungen

Die „Naturheilkundlichen Therapieempfehlungen" wurden von Frau Dr. med. Anne Breetholt, Fachärztin für Allgemeinmedizin und Naturheilverfahren, Ochtrup, verfasst.

Sie wurden von den Herausgebern in dieser Auflage des Praxisleitfadens Allgemeinmedizin erstmals aufgenommen – jeweils am Ende geeigneter Indikationsgebiete. In einer Zeit, in der der Wunsch der Patienten nach nebenwirkungsarmen Therapiemöglichkeiten immer stärker spürbar wird, ist eine Übersicht über rationale, moderne naturheilkundliche Arzneimittel in der hausärztlichen Praxis überaus hilfreich. Berücksichtigt wurden ausschließlich Wirksubstanzen mit pharmazeutischer Qualität, therapeutischer Wirksamkeit, guter Verträglichkeit und Unbedenklichkeit gemäß den Qualitätskriterien, die im Jahr 2000 von einer Expertenkommission im Auftrag der Barmer Ersatzkasse und des Bundesverbandes der Pharmazeutischen Industrie (BPI) erarbeitet wurden. Die „Naturheilkundlichen Therapieempfehlungen" in diesem Buch sind meist nicht als Behandlungsmöglichkeit der ersten Wahl zu verstehen, sondern können, ihrer Indikation entsprechend eingesetzt, als Begleitmedikation zu einer Einsparung schulmedizinischer Therapie führen und/oder dem Patienten bei Befindlichkeitsstörungen zur Selbstbehandlung empfohlen werden (☞ Infozept).

Internetadressen

Alle Websites wurden vor Redaktionsschluss im Mai 2003 geprüft. Das Internet unterliegt einem stetigen Wandel – sollte eine Adresse nicht mehr aktuell sein, empfiehlt sich der Versuch über eine übergeordnete Adresse (Anhänge nach dem „/" weglassen) oder eine Suchmaschine. Für die auf den Websites dargestellten Informationen übernimmt der Verlag keine Gewähr.

Aktuelle und wichtige Informationen finden Sie auch immer unter www.klinikleitfaden.de.

Die angegebenen Arbeitsanweisungen ersetzen weder Anleitung noch Supervision durch erfahrene Kollegen. Insbesondere sollten Arzneimitteldosierungen und andere Therapierichtlinien überprüft werden – klinische Erfahrung kann durch keine noch so sorgfältig verfasste Publikation ersetzt werden.

Abbildungsnachweis

Die Abbildungen stammen – soweit keine andere Angabe erfolgt – von Susanne Adler, Lübeck, Gerda Raichle, Ulm, Henriette Rintelen, Velbert, Sabine Weinert-Spieß, Neu-Ulm.

Autorenverzeichnis

Herausgeber

Prof. Dr. med. Stefan Gesenhues, Praxis Prof. Dr. Gesenhues & Partner, Marktplatz 1, 48607 Ochtrup und Lehrgebiet Allgemeinmedizin, Universitätsklinik Essen, Hufelandstraße 55, 45122 Essen

Dr. med. Rainer Ziesché, Auf der Breede 23, 49152 Bad Essen und Grundsatzbereich MDK Berlin-Brandenburg e.V., Martin-Luther-Straße 3–7, 10777 Berlin

Weitere Autoren

Dr. med. Claudia Bausewein, Interdisziplinäre Palliativmedizinische Einrichtung und Medizinische Klinik III, Klinikum der Universität München-Großhadern, Marchioninistraße 15, 81377 München

Dr. med. Anne Breetholt, Marktplatz 1, 48607 Ochtrup

Prof. Dr. med. Hermann M. Behre, Martin-Luther-Universität Halle-Wittenberg, Universitätsklinik und Poliklinik für Urologie, Sektion Andrologie, Magdeburger Straße 16, 06097 Halle

Christian Deppe, Kapitelstraße 49, 48145 Münster

Prof. Dr. med. Hans-Hermann Dickhuth, Medizinische Universitätsklinik Freiburg, Abteilung Rehabilitative & Präventive Sportmedizin, Hugstetter Straße 55, 79106 Freiburg

Dr. med. Lothar Domagalski, Möserstraße 50, 49074 Osnabrück

Dr. med. Arno Dormann, Medizinische Klinik, Klinikum Minden, Friedrichstraße 17, 32427 Minden, und Medizinische Fakultät, Klinik für Gastroenterologie, Hepatologie und Infektiologie, Otto-von-Guericke-Straße 44, 39120 Magdeburg

Dr. med. Manfred Eissler, Tübinger Straße 66, 72762 Reutlingen

Stephanie Engelhardt, Beim Dürren Ast 12, 86161 Augsburg

PD Dr. med. Rolf Haaker, St. Vinzenz-Hospital, Orthopädische Klinik, Danziger Straße 17, 33034 Brakel

Dr. med. Jörg Hermann, Gröpelinger Heerstraße 263, 28239 Bremen

Dr. med. Karen Hemmrich, Wasunger Weg 2, 12249 Berlin

Prof. Dr. med. Martin Hermann, Zur Dörner Brücke 19, 42283 Wuppertal-Barmen

Dr. med. Krischan von Hintzenstern, Universitätsklinik der Justus-Liebig-Universität, Zentrum für Psychiatrie, Am Steg 22, 35392 Gießen

Dr. med. Gabi Hoffbauer, Virchowstraße 35, 80805 München

PD Dr. med. Thomas Horstmann, Eberhard-Karls-Universität, Abt. Sportmedizin, Hölderlinstraße11, 72074 Tübingen

Dr. med. Martina Huzenlaub, Ittenbachstraße 16, 41466 Neuss

Dr. med. Martina Keller, Karlstraße 1, 78166 Donaueschingen

Dr. med. Winfried Keller, Karlstraße 1, 78166 Donaueschingen

Dr. med. Jutta Kossat, Hainbach 34, 83229 Aschau

Dr. med. Herbert Kremer-Zech, Kunigundendamm 23, 96050 Bamberg

Dr. med. Thomas Ledig, Im Hertergrund 7, 71254 Ditzingen

Katja Maile, Vorderer Berg 9, 89186 Illerrieden

PD Dr. med. Andreas M. Nieß, Medizinische Universitätsklinik Freiburg,
Abteilung Rehabilitative & Präventive Sportmedizin, Hugstetter Straße 55, 79106 Freiburg

Dr. med. Susann Ott, Moosacher Staße 23, 80809 München

Martin Schühle, Preysingstraße 51, 12249 Berlin

Dr. med. Helmut Piechowiak, MDK-Beratungszentrum München Nord, Taunusstraße 27,
80807 München

Dr. med. Thomas Quellmann, Freiheitsstraße 32, 58119 Hagen-Hohenlimburg

Dr. med. Constanze Richter, Seelbergstraße 11, 70372 Stuttgart

Dr. med. Susanne Roller, Krankenhaus der Barmherzigen Brüder, Johannes Hospiz,
Romanstraße 93, 80639 München

Dr. med. Christoph Rottleb, Brächter Straße 16, 71732 Tamm

Dr. med. Thomas Schmid, Sonnenstraße 35, 72458 Albstadt

Dr. med. Eva-Maria Schoewe, Bahnhofstraße 1, 48607 Ochtrup

Dr. med. Heike Schönfelder, Seumestraße 109, 08525 Plauen

Prof. Dr. med. Stefan Sell, Eberhard-Karls-Universität, Orthopädische Universitätsklinik,
Hoppe-Seyler-Straße 3, 72076 Tübingen

Andrea Viskorf, Universitätsklinikum Tübingen, Neurologische Klinik, Hoppe-Seyler-Straße 3,
72076 Tübingen

Dr. med. Jutta Wagner, Burbacher Straße 17, 66126 Saarbrücken

Dr. med. H. Zappe, Universität Heidelberg, Bergheimer Straße 147, 69115 Heidelberg

Nach der 3. Auflage ausgeschiedene Autoren

Dr. med. Helga Langer (Kapitel 9, 34)

Dr. med. dent. Petra Mülker (Kapitel 25)

Dr. med. Dieter Schaupp (Kapitel 16)

Dr. med. Regina Ströbele-Müller (Kapitel 8)

Dr. med. Imke Weyers (Kapitel 25)

Dr. med. Wolfgang Weyers (Kapitel 25)

Dr. med. Reiner Willms (Kapitel 6)

Abkürzungsverzeichnis

Abkürzungsverzeichnis

Symbole

®	Handelsname
↔	normal (im Normbereich)
↑	hoch, erhöht
↑↑	stark erhöht
↓	tief, erniedrigt
↓↓	stark erniedrigt
→	vgl. mit, daraus folgt
☞	siehe (Verweis)

A

Aa.	Arterie(n)
AABG	Arzneimittelausgaben-Begrenzungsgesetz
abdom.	abdominal(is)
abs.	absolut
AC-	Acromioclavicular-
ACE	Angiotensin converting enzyme
ACTH	adrenokortikotropes Hormon
ACVB	aortokoronarer Venenbypass
ADH	Antidiuretisches Hormon
AFP	Alpha-Fetoprotein
AGS	adrenogenitales Syndrom
AH	Arzthelferin
AHB	Anschlussheilbehandlung
AIDS	acquired immune deficiency syndrome
AK	Antikörper
ALL	akute lymphatische Leukämie
Allg.	Allgemein
AMA	antimitochondrialer Antikörper
AML	akute myeloische Leukämie
Amp.	Ampulle
ANF	antinukleäre Faktoren
ANA	antinukleäre Antikörper
ant.	anterior
ANV	akutes Nierenversagen
AOK	Allgemeine Ortskrankenkasse
a.p.	anterior-posterior
AP	alkalische Phosphatase
ART	Antiretrovirale Therapie
art.	arteriell
AS	Aminosäure; Augensalbe

ASL	Anti-Streptolysin-Titer
ASR	Achillessehnenreflex
ASS	Acetylsalicylsäure
AT	Augentropfen
AT III	Antithrombin III
Ätiol.	Ätiologie
au	arbeitsunfähig
AU	Arbeitsunfähigkeit
a.-v.	arterio-venös
AVK	arterielle Verschlusskrankheit
AZ	Allgemeinzustand

B

BAL	bronchoalveoläre Lavage
bakt.	bakteriell
BB	Blutbild
bds.	beidseits, bilateral
BE	Broteinheit = Berechnungseinheit; base excess
BekV	Berufskrankheitenverordnung
bes.	besonders
BG	Berufsgenossenschaft
BGA	Blutgasanalyse
Bili	Bilirubin
BK	Berufskrankheit
BMI	Body-Mass-Index
BPH	benigne Prostatahyperplasie
BSG	Blutkörperchensenkungsgeschwindigkeit
BSP	Bandscheibenprolaps
BSR	Bizepssehnenreflex
Btl.	Beutel
BtM	Betäubungsmittel
BtM-VV	Betäubungsmittel-Verschreibungsverordnung
BVG	Bundesversorgungsgesetz
BWS/K	Brustwirbelsäule/-körper
BZ	Blutzucker
bzw.	beziehungsweise

C

C1–C8	Zervikalsegment 1–8
Ca	Karzinom
ca.	zirka
Ca^{2+}	Kalzium

CAH	chronisch aggressive Hepatitis
CCT	kraniales Computertomogramm
CEA	carcinoembryonales Antigen
CHE	Cholinesterase
Chol.	Cholesterin
chron.	chronisch
CK	Kreatinkinase
Cl⁻	Chlorid
CLL	chron. lymphatische Leukämie
CML	chron. myeloische Leukämie
CMP	Kardiomyopathie
CMV	Zytomegalievirus
COLD	chronic obstructive lung disease
c.P.	chronische Polyarthritis
CRP	C-reaktives Protein
CSII	kontinuierliche subkutane Insulininjektion
CT	Computertomogramm; konventionelle Insulintherapie
Cu	Kupfer
CURS	chron. unspezifisches respir. Syndrom
CVI	chron. venöse Insuffizienz

D

d	Tag(e)
DD	Differenzialdiagnose
D-Arzt	Durchgangsarzt
Def.	Definition
desc.	descendens
d.F.	der Fälle
d.h.	das heißt
Diab. mell.	Diabetes mellitus
Diagn.	Diagnostik
DIC	dissemin. intravasale Koagulopathie
Diff.-BB	Differenzialblutbild
DK	Dauerkatheter
DNA	Desoxyribonukleinsäure
Dos.	Dosierung
DPT	Diphtherie/Pertussis/Tetanus
dpt.	Dioptrien
Drg.	Dragee(s)

DSA	digitale Subtraktionsangiographie
DT	Diphtherie/Tetanus
DUS	Doppler-Ultraschall
DVSA	digital venöse Subtraktionsangiographie

E

E. coli	Escherichia coli
Echo	Echokardiogramm
EK	Erythrozytenkonzentrat
EKG	Elektrokardiogramm
ELISA	enzyme-linked immuno sorbent assay
E'lyte	Elektrolyte
EMG	Elektromyographie
ENG	Elektroneurographie
Enterob.	Enterobacter
EP	evozierte Potenziale
E'phorese	Elektrophorese
Epid.	Epidemiologie
ERC, ERCP, ERP	endoskopische retrograde [Cholangio-]-[Pankreatico]-Graphie
Erkr.	Erkrankung
Err.	Erreger
Erw.	Erwachsener
Erys	Erythrozyten(-konzentration)
Essl.	Esslöffel
EU	Erwerbsunfähigkeit
evtl.	eventuell
EZ	Ernährungszustand

F

F	Frauen, Faktor
FA	Facharzt
Fe	Eisen (Ferrum)
FEV₁	Einsekundenkapazität
FFP	fresh frozen plasma
FRC	functional residual capacity
FSH	Follikel stimulierendes Hormon
FSME	Frühsommermeningoenzephalitis
FSP	Fibrinogenspaltprodukte
fT₃	freies T_3
fT₄	freies T_4
Ftbl.	Filmtablette

Abkürzungsverzeichnis

G

Gew.	Gewicht
GFR	Glomeruläre Filtrationsrate
ggf.	gegebenenfalls
Ggl.	Ganglion
Glo.	Globuli
GH	growth hormone
GIT	Gastrointestinaltrakt
GN	Glomerulonephritis
GOT	Glutamat-Oxalacetat-Trans-aminase
GPT	Glutamat-Pyruvat-Trans-aminase
G6PD	Glukose-6-Phosphat-Dehy-drogenase
Grav.	Gravidität, Schwangerschaft
GvH	graft versus host
Gy	Gray ($\rightarrow$ Radiother.)
gyn.	gynäkologisch
γ-GT	γ-Glutamyl-Transferase

H

h	Stunde
HA	Hausarzt
Haem. infl.	Haemophilus influenzae
Hb	Hämoglobin
HB	Hausbesuch
HBs-Ag	HBs-Antigen
β-HCG	humanes Choriongonado-tropin
Hep.	Hepatitis
Hg	Quecksilber
HHV	Humanes Herpes-Virus
HiB	Haemophilus influenzae Typ B
Hkt.	Hämatokrit
HN	Hirnnerv(en)
HOCM	hypertrophe obstruktive Kardiomyopathie
HOPS	Hirnorganisches Psycho-syndrom
HPT	Hyperparathyreoidismus
HSV	Herpes-simplex-Virus
HT	Herzton
HUS	Hämolytisch-urämisches Syndrom
HV	Heilverfahren
HVM	Honorarverteilungsmaßstab
HWI	Harnwegsinfektion

HWK	Halswirbelkörper
HWS	Halswirbelsäule
HZV	Herzzeitvolumen

I

i.a.	im allgemeinen
i.c.	intrakutan
i.d.R.	in der Regel
ICD	implantierbarer Kardioverter/Defibrillator
ICR	Interkostalraum
ICT	intensivierte konventionelle Insulintherapie
IE	internat. Einheit
IfSG	Infektionsschutzgesetz
IgA, IgG, IgM	Immunglobulin A, G, M
IKZ	Inkubationszeit
i.m.	intramuskulär
Ind.	Indikation
Inf.	Infektion, inferior
Inj.	Injektion
inkl.	inklusive
Insuff.	Insuffizienz
Intox.	Intoxikation
IQ	Intelligenzquotient
i.S.	im Serum
ISG	Iliosakralgelenk
ITP	idiopathische thrombo-penische Purpura
IUP	Intrauterinpessar
i.v.	intravenös
i.v. Py	intravenöses Pyelogramm

J

J.	Jahre
5JÜR	Fünfjahres-Überlebensrate
JVP	Jugularvenenpuls

K

K+	Kalium
KBR	Komplementbindungs-reaktion
KBV	Kassenärztliche Bundes-vereinigung
KE	Kontrasteinlauf
/kg KG	pro kg Körpergewicht

KG	Krankengymnastik
KH	Kohlenhydrate
KHK	koronare Herzkrankheit
KI	Kontraindikation
KK	Kleinkind(er)
Klebs.	Klebsiella
KM	Knochenmark, Kontrastmittel
KMP	Kardiomyopathie
KMT	Knochenmarktransplantation
KO	Komplikation
KOF	Körperoberfläche
kons.	konservativ
Konz.	Konzentration
Kps.	Kapseln
Krea	Kreatinin
KV	Kassenärztliche Vereinigung

L

LA	Lokalanästhesie
Leukos	Leukozyten
LDH	Laktatdehydrogenase
LH	luteinisierendes Hormon
li	links
Lig.	Ligamentum
LJ./Lj.	Lebensjahr
L1–L5	Lumbalsegment 1–5
Lk	Lymphknoten
l MA	Lebermembran-Autoanti-körper
LP	Lumbalpunktion
LSF	Lichtschutzfaktor
Lufu	Lungenfunktion
LWK	Lendenwirbelkörper
LWS	Lendenwirbelsäule

M

M	Männer
M.; Mm.	Musculus, Morbus; Musculi
MAS	Malassimilationssyndrom
max.	maximal
MCL	Medioclavicularlinie
MCV	mittleres korpuskuläres Volumen
MDK	Medizinischer Dienst der Krankenversicherung
MDP	Magen-Darm-Passage
M,D,S	Motorik, Durchblutung, Sensibilität

ME	Metallentfernung
µg	Mikrogramm
mg	Milligramm
MG	Molekulargewicht
Mg^{2+}	Magnesium
min.	minimal
Min.	Minute
mind.	mindestens
Mio.	Million/Millionen
mittl.	mittlere
MMR	Masern – Mumps – Röteln
Mon.	Monat(e)
MRT	Magnetresonanztomographie, Kernspintomographie
ms	Millisekunden
MS	Multiple Sklerose
MSH	Melanozyten stimulierendes Hormon
MSU	Mittelstrahlurin
MÜZ	mittlere Überlebenszeit
Mycob. tbc	Mycobacterium tuberculosis
Mycopl. pneum.	Mycoplasma pneumoniae

N

N., Nn.	Nervus, Nervi
Na	Natrium
NANB-Hep.	Non-A-Non-B-Hepatitis
NAP	Nervenaustrittspunkte
NAW	Notarztwagen
neg.	negativ
Neiss. mening.	Neisseria meningitidis
NG	Neugeborenes
NMR	Kernspintomographie
NNH	Nasennebenhöhlen
NNM	Nebennierenmark
NNR	Nebennierenrinde
NSAR, NSAID	nicht steroidale Antirheumatika/Antiphlogistika
NW	Nebenwirkung
NYHA	New York Heart Association

O

o.B.	ohne Besonderheit
o.ä.	oder ähnliches
OGTT	oraler Glukosetoleranztest

OP	Operation
OSG	Oberes Sprunggelenk
Ös.	Ösophagus

P

P	Phosphat
p.a.	posterior-anterior
Päd.	Pädiatrie
PAS	Paraaminosalizylsäure
Past.	Pastillen
Pat.	Patient
pAVK	periphere arterielle Verschlusskrankheit
PBC	primäre biliäre Zirrhose
PcP	Pneumocystis-carinii-Pneumonie
PCR	polymerase chain reaction
PDK	Periduralkatheter
PEP	Postexpositions-Prophylaxe
PEEP	positive endexpiratory pressure
PEG	perkutane endoskopische Gastrostomie
PHS	Periarthropathia/ („Periarthritis") humero-scapularis
p.i.	post infectionem
P.m.	punctum maximum (Herzauskultation)
Pneumok.	Pneumokokken
P. nodosa	Panarteriitis nodosa
PNP	Polyneuropathie (funikuläre Myogelose)
p.o.	per os
Polio	Poliomyelitis
pos.	positiv
postop.	postoperativ
präop.	präoperativ
PRIND	prolonged reversible ischaemic neurol. deficit
Proc.	Processus
PS	Plasmaspiegel
PSC	primär sklerosierende Cholangitis
PSR	Patellarsehnenreflex
Psychodyn.	Psychodynamik
PTC	perkutane transhepatische Cholangiographie

PTCA	perkutane transluminale koronare Angioplastie
PTH	Parathormon
PTT	partielle Thromboplastinzeit
p.v.	post vaccinem

R

RA	Rheumatoide Arthritis
re	rechts
Reha	Rehabilitation
respir.	respiratorisch
rezid.	rezidivierend
RF	Rheumafaktor
RG	Rasselgeräusch
Rö	Röntgen
Rp.	Rezept
RPR	Radiusperiostreflex
RR	Blutdruck nach Riva-Rocci
RTW	Rettungswagen

S

s.	siehe
Salm.	Salmonellen
SAS	Subakromia-Syndrom
s.c.	subkutan
SD	Schilddrüse
S1–S5	Sakralsegment 1–5
Sek.	Sekunde(n)
serol.	serologisch
Sgl.	Säugling
SHT	Schädel-Hirn-Trauma
SI-Gelenk	Sakroiliakalgelenk
SIADH	Syndrom der inadäquaten ADH-Sekretion
SK	Schulkind(er)
s.l.	sublingual
SLE	systemischer Lupus erythematodes
SM	(Herz-)Schrittmacher
SMA	smooth muscle antigen
s.o.	siehe oben
Sono	Sonographie
sp.	species
SSW	Schwangerschaftswoche
Staph. aur.	Staphylococcus aureus
stdl.	stündlich
STH	somatotropes Hormon

Abkürzungsverzeichnis

Streptok.	Streptokokken
s.u.	siehe unten
sup.	Superior
Supp.	Suppositorie(n)
SVES	supraventrikuläre Extra-systolen
Sy.	Syndrom
Syn.	Synonym
Szinti	Szintigraphie, Szintigramm

T

T_3	Trijodthyronin
T_4	Thyroxin
Tab.	Tabelle
tägl.	täglich
Tbc	Tuberkulose
TBG	thyroxinbindendes Globulin
Tbl.	Tablette(n)
TC	total [lung] capacity
Tct.	Tinktur
TD	Tetanus/Diphtherie
Teel.	Teelöffel
TEP	Totalendoprothese
TG	Triglyzeride
Ther., ther.	Therapie, therapeutisch
Thrombos	Thrombozyten
TIA	transiente ischämische Attacke
TPHA	Treponema pallidum Hämagglutinationstest
TPZ	Thromboplastinzeit
Tr.	Traktus/Tropfen
Trep. pall.	Treponema pallidum
TRH	thyreotropin releasing hormone
TSH	thyreoidea stimulating hormone

TSR	Trizepssehnenreflex
TTP	thrombotisch-thrombo-zytopenische Purpura
TZ	Thrombinzeit

U

u.a.	und andere
UHSK	ultrahochdosierte Strepto-kinase
Ungt.	Unguentum

V

V.a.	Verdacht auf
v.a.	vor allem
VC	vital capacity
VES	ventrikuläre Extrasystolen
vgl.	vergleiche
Vit.	Vitamin
VK	Versichertenkarte

W

W	Wirkung
Wo.	Woche(n)
WS	Wirbelsäule
WW	Wechselwirkung (von Arzneimitteln)

Z

z.B.	zum Beispiel
Z.n.	Zustand nach
z.Zt.	zur Zeit
ZNS	zentrales Nervensystem
ZVD	zentraler Venendruck
ZVK	zentraler Venenkatheter

Tipps für die Praxisarbeit

Thomas Ledig

1.1 Praxisorganisation

Die Ressourcen einer Praxis sind:
- Zuwendung zum Pat.
- Medizinisches Wissen und Können
- Rationelles Arbeiten.

Um Zeit und innere Freiheit für die ersten beiden Punkte zu haben, lohnt sich jede Anstrengung, die Arbeit in der Praxis so reibungslos wie möglich zu gestalten.

Zum Alltag einer Allgemeinpraxis gehören jedoch Notfälle, dringliche Hausbesuche, unvorhergesehen lange Konsultationen. Alle Bemühungen um reibungslose Organisation können Störungen des Praxisablaufs nicht aus der Welt räumen, aber sie sollen den Hintergrund für das Praxisteam so entspannt wie möglich halten.

1.1.1 Arbeitsorganisation

Arbeitsabläufe
- Bereiche mit hohem Patientendurchlauf (Empfang, Wartezimmer, Labor, technische Untersuchungen, Bestrahlung, Inhalation) streng von weniger frequentierten Bereichen trennen (eigentliche Sprechzimmer, bes. Untersuchungen wie Rektoskopie, Ultraschall, Rö)
- Planbare Arbeitseinheiten bis in Einzelheiten festlegen (Arbeitsanweisungen im Sinne der Qualitätssicherung (☞ 1.13)
- Terminierbare Untersuchungen (z.B. Ultraschall, Rekto- oder andere Endoskopien, EKG, Belastungs-EKG, Lufu, Allergietests, chirurgische Eingriffe, Vorsorgeuntersuchungen) *gebündelt* auf patientenarme Zeiten legen: Z.B. Operationsnachmittag, Sonographien vor Sprechstundenbeginn. Diabetes- und Asthma-Schulungen am Spätnachmittag/Abend
- Möglichst feste Zeiten im Tagesablauf für regelmäßig wiederkehrende Tätigkeiten einplanen Postdurchsicht, Laboreingänge, Telefonsprechstunde, Kommunikation mit Kollegen, Bearbeitung schriftlicher Anfragen, Atteste, Gutachten. Ein geregelter Zeitrahmen erleichtert auch die Arbeit der AH (☞ 1.1.2).

Telefonsprechstunde
Kurzberatungen, Besprechung von Laborergebnissen, Verlaufskontrollen. Auch Anweisungen für häusliche Pflege lassen sich gut im Rahmen einer Telefonsprechstunde erledigen.

Offene Sprechstunde
Vorteil: Wesentlich weniger Verwaltungsaufwand als mit Terminvergabe, Pat. fühlen sich nicht abgewiesen.
Nachteil: Patientenströme nicht planbar, dadurch eher Unruhe und Hektik. Ausnutzung personeller und räumlicher Kapazitäten nicht gegeben! Wartezeiten nicht kalkulierbar!

Terminvergabe
Vorteil: Erleichtert die Ausnutzung personeller, räumlicher und apparativer Kapazitäten. Pat. können mit kurzen Wartezeiten rechnen. Bes. geeignet für bestimmte Patientengruppen: Behinderte, Mütter mit Kindern, Berufstätige, psychisch Kranke etc.

Nachteil: Terminvereinbarungen binden eine AH mehrere Stunden tägl. ans Telefon. Aufgrund von Terminverwechslungen und Notfällen sind trotzdem Verschiebungen und längere Wartezeiten nicht selten. Hohe Anforderungen an Kommunikationsfähigkeiten des Praxispersonals!

!
- Bestellsystem mit Terminvergabe z.B. alle 10 Min. mit jedem sechsten Termin als Puffer für Notfälle
- Für Berufstätige verlängerte Sprechzeiten anbieten („Dienstleistungsabend")
- Auf übersichtlichen Terminplaner Wert legen, entweder über EDV oder anhand eines Terminbuchs mit frei datierbarer Spalteneinteilung für unterschiedliche Funktionen: Apparative Untersuchungen, Kurzkonsultationen, Verbände, delegierbare Leistungen (☞ 1.1.2)
- Gemäß Berufsrecht müssen „ausreichende" Sprechstunden angekündigt und abgehalten werden. Die alleinige Ankündigung „nach Vereinbarung" ist nicht statthaft. Einzelheiten je nach KV unterschiedlich geregelt
- **Cave:** Termine haben außer bei schweren Notfällen immer Vorrang! Lange Wartezeiten trotz Terminvergabe führen auf längere Sicht unweigerlich dazu, dass die Pat. sich nicht mehr an das Bestellsystem halten!

Praxiseinrichtung

Wenn bes. Patientengruppen die Praxis oft aufsuchen, Organisation und Einrichtung auf diese einstellen:
- Behinderte: Leichter Praxiszugang, Aufzug oder Treppenfahrstuhl, behindertengerechte Toilette, Wartezimmerstühle mit geeigneter Sitzhöhe
- Mütter mit Kindern: Gesonderte Spielecke, Spielzeug, kindgerechte Lektüre und kleine „Belohnungen" für „tapferes" Verhalten, ggf. Betreuung der Kinder durch Personal.

Praxis-Info

Informationsblatt für Pat. erstellen (Praxis-Wegweiser) mit Vorstellung der Mitarbeiter, Erläuterung des Bestellsystems, Hinweis auf Terminvereinbarung für bestimmte Untersuchungen, Erwähnung von Praxisbesonderheiten (z.B. Psychother., sportmedizinische Untersuchungen, Beratungen für Tropenreisen, naturheilkundliche Behandlungen, Akupunktur), Hinweis auf IGeL-Angebote. Praxis-Infos bestellbar bei verschiedenen Anbietern; vielfach individuelle Gestaltung über Textbausteine möglich.

Weitere sinnvolle Informations-Instrumente: Internet-Homepage der Praxis, regelmäßige „Patienten-Briefe" zu aktuellen und/oder wichtigen Gesundheitsthemen (Versand oder Auslage zur Mitnahme).

EDV

Ziele Primäre Ziele bei Verwendung einer EDV:
- Rationalisierung von zeit- und personalintensiven Praxisabläufen, z.B. bei Formulardruck, Textverarbeitung, Attesterstellung, Privat- und Kassenabrechnung
- Übersichtliche Verwaltung von Pat.-Stammdaten und ärztlichen Notizen
- Verminderung von Schreib- und Organisationsaufwand
- Einsparung von Platz und Arbeitszeit durch die elektronische Karteikarte

- Einbindung der Dokumentation apparativer Leistungen (Labor, EKG, Sono, Lufu) in die elektronische Ablage durch Digitalisierung (auch FA- und Krankenhausberichte)
- Erstellung von Medikamenten-, Diagnosen-, Leistungs- und Umsatzstatistiken, Kontrolle von Medikamenten-, Labor- und Leistungsbudget.

Sekundär können Organisationshilfen wie Terminplaner, elektronische Literatur, Internet-Anbindung, externe medizinische Programme (z.B. Reiseberatung), Lohnkontenführung u.Ä. wichtig werden. Abwägung zwischen Aufwand für Software/Schulung gegenüber der erwarteten Kosten- und Zeitersparnis kann nur individuell erfolgen.

Umgang mit der EDV Das gesamte Praxispersonal muss extrem sorgfältig im Umgang mit der EDV geschult werden. Bes. auf ständige Pflege der Stammdaten achten:
- Überprüfung von aktueller Anschrift, Versichertennummer und Versichertenstatus bei jeder Neuaufnahme bzw. Neuvorstellung (gerade bei Verwendung der EDV-Kassenabrechnung entsteht andernfalls aufwändige manuelle Korrekturarbeit!)
- Daten bei Einlesen der Versichertenkarten sorgfältig prüfen, weil häufig fehlerhaft oder überholt (z.B. Wohnortwechsel)
- Sofortige Eingabe der Abrechnungsziffern, Kontrolle auf Vollständigkeit der Leistungserfassung mind. einmal tägl. im Tagesprotokoll
- Datenschutzvorschriften beachten: Zugang zu Patientendateien nur über Passwort.

Es gibt kein abs. absturzsicheres System. Grundsätzlich gilt: Je umfangreicher und komfortabler das Programm, desto häufiger sind Bedienungs- oder Systemfehler. Auf guten Service achten: Hotline-Verfügbarkeit, Kundendienst in näherer Umgebung (Anfahrtzeiten!).

- Datensicherung mind. einmal tägl.
- Sicherungsdatenträger außerhalb der Praxis oder in feuerfestem Tresor lagern (Brand, Einbruch!)
- Updates (regelmäßige Servicelieferungen des Software-Herstellers) vor dem Wochenende oder am Beginn des praxisfreien Nachmittags einspielen, da hierbei Probleme am häufigsten sind. Prüfläufe der Festplatte eher öfter als vom Hersteller empfohlen durchführen
- Wünschenswert: Unabhängige zweite Computerstation, die bei Ausfall des Hauptservers notfalls die Praxis weiterlaufen lässt
- Auf leichte Zugänglichkeit der BDT (= **B**ehandlungs**d**aten**t**räger, KBV-Norm)-Schnittstelle achten (ermöglicht Übertragung der Patientendateien in ein anderes Programm bei Wechsel des Systems. Erleichtert das Umsteigen bei Unzufriedenheit oder Geschäftsaufgabe des Software-Lieferanten).

Probleme beim Führen elektronischer Karteikarten
- Hausbesuche: Ausdrucke vorbereiten und mitnehmen; AH gibt Befunde des Hausbesuchs von Diktiergerät oder Notizen nach Rückkehr in die Praxis-EDV ein. Alternativ: Einsatz von Notebook oder PDA (personal digital assistant)
- Fremdbefunde: Die Ablage eingescannter Fremdbefunde und von Untersuchungsergebnissen muss leicht von der Karteikartenansicht aus zugänglich sein. Für Pat. mit regelmäßigen Haus- oder Pflegeheimbesuchen gesonderte Karteitasche mit Ausdrucken zur Mitnahme vorbereiten lassen
- Computerprobleme: Durch „Abstürze" kann der Zugang zur Patientenkartei plötzlich verwehrt sein. Abhilfe durch zweiten Server, s. Tipps

- Internet/E-Mail: Aus Datensicherheitsgründen einen Computerarbeitsplatz benutzen, der keine Verbindung zum übrigen Praxissystem hat.

Müllvermeidung und -entsorgung

Müllvermeidung

- Werbebriefe, unaufgefordert zugesandte Zeitschriften und anderes Werbematerial unfrei an Absender zurückschicken (Aufkleber erhältlich z.B. vom regionalen Büro des „Bund für Umwelt- und Naturschutz Deutschland")
- Broschüren, „Fachinformationen", Handzettel von Pharmavertretern zurückweisen, wenn sie nicht gelesen werden
- Soweit möglich und medizinisch vertretbar, Verzicht auf Einmalartikel und Auswahl umweltverträglicher Produkte (bes. Reinigungs- und Desinfektionsmittel). Konsequente Rückgabe von Verpackungen an Hersteller oder Lieferanten.

Müllentsorgung Gemäß Verordnung werden Praxisabfälle in die Gruppen A–E eingeordnet:

Tab. 1.1 Gruppenzuordnung von Praxisabfällen

A	Hausmüll und hausmüllähnliche Abfälle (Beispiel: Papier, Glas, Kunststoff, Küchenabfälle), desinfizierte Abfälle der Gruppe C
B	Mit Blut, Sekreten und Exkreten kontaminierte Abfälle (Verbände, auch Gipsverbände, Einwegwäsche, Spritzen, Kanülen u.Ä.)
C	Infektiöse und stark infektiöse Abfälle (mit Err. meldepflichtiger Erkr. kontaminierte Abfälle, mikrobiologische Kulturen, z.B. auch Uricult-Röhrchen!)
D	Sondermüll wie Altmedikamente (v.a. Zytostatika und die zu deren Verabreichung benutzten Infusionssysteme u.Ä.), mineralische Abfälle, Batterien, Lampen, Laborabfälle (Chemikalien und Reagenzien), Elektronikschrott
E	Aus ethischer Sicht gesondert zu behandelnde Abfälle: Körperteile, Organabfälle, gefüllte Blutflaschen oder -beutel

Abfälle der Gruppen A und B können mit dem Hausmüll entsorgt werden, sofern auf verletzungssichere Verwahrung geachtet wird (Kanülen, Nadeln, Lanzetten, Skalpelle und Klingen sowie Ampullenreste in bruch- und durchstichsicheren Behältnissen). Gruppe C muss vor Entsorgung im Hausmüll in der Praxis autoklaviert werden. Für Abfälle der Gruppe D Schadstoffmobil oder kommunale Sammelstellen in Anspruch nehmen (Wertstoffhöfe o.Ä.).
In Zweifelsfällen über die Zuordnung des Mülls in der eigenen Gemeinde am ehesten das Bürgermeisteramt oder das Amt für Öffentliche Ordnung kontaktieren.

1.1.2 Arzthelferin

Die Arzthelferin (AH) ist zentrale Organisatorin und Drehscheibe des Praxisgeschehens. Sie ist:
- Erste Ansprechpartnerin für die Pat.
- Termin-Managerin

- Funktionsträgerin für alle Bereiche: Schreibtätigkeiten, Buchhaltung, Labor, technische Untersuchungen, Assistenz bei nicht-delegierbaren ärztlichen Leistungen
- Ausführende von delegierbaren ärztlichen Leistungen (s.u.)
- Ausbildende, sofern die Praxis AH-Auszubildende beschäftigt
- Beteiligt bei der Wahrnehmung von Sonderbereichen, z.B. Asthma- oder Diabetes-Schulung, Ernährungsberatung u.a.

Werden mehrere AH beschäftigt, müssen Verantwortlichkeiten und Arbeitsbereiche, aber auch der Informationsfluss untereinander klar geregelt sein. Jede AH sollte sich in allen Arbeitsbereichen auskennen und alle anfallenden Arbeitsgänge zumindest prinzipiell beherrschen (Urlaubsvertretung, Krankheit).

! Checklisten für häufig wiederkehrende Arbeitseinheiten erstellen (spezielle Untersuchungen, Kontrolle der Hausbesuchstasche, Reinigungs- und Hygienepläne u.a.).

Zum Auffrischen der Kenntnisse: Wechsel der Arbeitsbereiche in zweiwöchentlichem oder monatlichem Turnus. Effektiver können kurze „Hospitationen" im jeweils anderen Arbeitsbereich sein.

Der Arbeitsbereich einer AH kann durch Auswahl der Einzelbereiche aus der Tab. 1.2 zusammengestellt werden.

Bestimmung einer Erstkraft als Hauptverantwortliche ist häufig nötig.

! - Muster-Arbeitsvertrag sowie Manteltarifvertrag von der zuständigen Ärztekammer erhältlich. **Cave:** Tarifliche Vergütungen allein reichen oft nicht aus, Mitarbeiterinnen auf Dauer zufrieden zu stellen. Zusätzliche Vergütungen, auch leistungs- oder praxisumsatzabhängig, im Vertrag fixieren!
- Für Belange der Ausbildung von AH ist die Ärztekammer zuständig (Adressen ☞ 34.4.1)
- Regelmäßige Teambesprechungen aller Mitarbeiter zur Verbesserung des Klimas und des Informationsflusses, immer mit Protokoll zur Kontrolle der Umsetzung.

Tab. 1.2   Funktionsbereiche der Arzthelferin

Bereich	Funktion
Anmeldung/Empfang	• Empfang der Pat., Telefon • Vorbereitung Karteikarten • Verteilung der Pat. auf Sprech-/Behandlungsräume • Terminplanung/Hausbesuche • Ausstellung von (Wiederholungs-)Rezepten, Überweisungen u.Ä. • Annahme und Einlesen der Versichertenkarten, Mahnung fehlender Karten • Buchhaltung, Rechnungs- und Mahnwesen, Kontoführung
Technischer Bereich	• Blutentnahmen, kleines Labor • EKG, Belastungs-EKG, Langzeit-EKG, Spirometrie, Langzeitblutdruckmessung • Infusionen, i.m. Spritzen, Impfungen • Physikalische Ther.

◼ Tab. 1.2 Fortsetzung ◼

Bereich	Funktion
Chirurgie, Hygiene, Assistenz	• Verbände vorbereiten, Instrumente bereitlegen, Pat. vorbereiten • Instrumentensäuberung, -pflege, -sterilisation • Praxishygiene, Flächendesinf. • Bestellwesen Praxisbedarf: Verbandsmaterial, Medikamente, Geräte, Diagnostika; Auffüllen der Bestände • Assistenz bei diagnostischen und ther. Eingriffen
Ausbildung	Anleitung und Überwachung der Auszubildenden, Kontrolle der Fertigkeiten, regelmäßige Besprechung mit a) Azubi, b) Arzt über Stand des Wissens, Lücken, Defizite oder Probleme in der Berufsschule, Qualitätssicherung.

Delegierbare Leistungen Vom Grundsatz der persönlichen Leistungserbringung durch den Arzt sind ausgenommen:
- Blutentnahmen
- Leistungen des (kleinen) Labors
- Technische Leistungen wie EKG-Ableitung, Lufu, Audiometrie, Anlegen von Langzeit-EKG oder -Blutdruckgerät
- Verbandswechsel, s.c. oder i.m. Injektionen, Impfungen
- Bestrahlungen, Inhalationen, Elektrother. u.Ä.
- Wechsel von Dauerkathetern
- Sonderleistungen wie Schulungskurse für Diabetiker, Asthmatiker.

- Arzt muss bei Delegation in „angemessener Zeit" persönlich in der Praxis erreichbar sein
- Die AH muss die Tätigkeiten beherrschen, und der Arzt muss sich von der sorgfältigen Ausführung überzeugt haben: Niemals blinde Delegation!
- Tätigkeiten mit hohem Risiko (z.B. Infusion, Durchführung von Belastungs-EKG) sollten nicht oder nur unter unmittelbarer Aufsicht delegiert werden.

1.1.3 Praxisvertreter, Assistent

Vertreter Zur Sicherstellung der vertragsärztlichen Versorgung im Urlaubs- oder Krankheitsfall muss mind. ein Vertreter benannt werden (Vertragsarzt in der näheren Umgebung): Rechtzeitige Absprache notwendig.

Bei Beschäftigung eines Vertreters in der eigenen Praxis muss dieser die gleiche Facharztbezeichnung haben wie der zu vertretende Arzt, zumindest aber eine abgeschlossene Weiterbildung. Nur in Ausnahmefällen (z.B. plötzliche Erkr., kurzfristige Vertretung bis zu max. 1 Wo.) genügt allein die (Voll-)Approbation. Beschäftigung eines Vertreters über 1 Wo. bei der zuständigen KV anzeigen bzw. genehmigen lassen. Bei Leistungen, die einer bes. Befähigung oder Genehmigung bedürfen, wie z.B. Ultraschall, müssen die gleichen Zusatzqualifikationen vorliegen.

Die Haftung bezüglich der vertragsärztlichen Tätigkeit (Wirtschaftlichkeit, Arzneiverordnung u.a.) bleibt i.d.R. bei dem Arzt, der sich vertreten lässt. Die privatrechtliche Haftung für die ärztliche Tätigkeit (Haftpflicht) liegt bei dem vertretenden Arzt.

✴ Der Verweis auf das Rote Kreuz oder Krankenhaus zu Vertretungszwecken ist unzulässig!

Assistent Beschäftigung von Assistenten ist nur zulässig
- Als Dauerassistent in Gebieten ohne Zulassungsbeschränkungen (Genehmigung vor dem 1.07.97)
- Als angestellter Praxisarzt mit Genehmigung der KV (Job-Sharing-Partner)
- Zur Sicherstellung der vertragsärztlichen Versorgung (Entlastungsassistent), v.a. bei umfangreicher wissenschaftlicher oder berufs- u.a. politischer Tätigkeit („im öffentlichen Interesse")
- Zur Aus- und Weiterbildung (AiP oder Weiterbildungsassistent): Hier nur Approbation oder Erlaubnis zur Berufsausübung gemäß § 10 Bundesärzteordnung erforderlich
- Bei Belegärzten zur Vertretung in der Praxis, wenn der Belegarzt im Krankenhaus tätig ist.

✴
- Die Assistenz (Job-Sharing) darf nicht der Ausweitung des Praxisumfangs dienen. Max. 3% Zunahme des bisherigen durchschnittlichen Abrechnungsvolumens der Fachgruppe im Vergleich zum Vorjahresquartal
- Sofern der Assistent – auch nur zeitweise – selbstständig arbeitet, müssen dieselben Qualifikationen wie beim Vertragsarzt vorhanden sein (Ausnahme Aus- und Weiterbildungsassistent)
- Durch das Job-Sharing darf sich die Ausrichtung (Leistungsangebot) der Praxis nicht verändern (neue Zusatzqualifikationen bleiben unberücksichtigt)
- Der Assistent ist Angestellter des Praxisinhabers (angestellter Praxisarzt). Das Arbeitsverhältnis sollte vertraglich festgelegt sein. Rechtlich ist der Praxisinhaber der Haupthaftende in Rechts- und Haftpflichtfragen.
- Informationen auf der Webseite der zuständigen Ärztekammer; Zugang über das Deutsche Ärztenetz: www.arzt.de

1.1.4 Pharmareferenten

Ob das Gespräch mit Pharmareferenten grundsätzlich gewünscht wird, kann nur individuell entschieden werden: Ist der Referent kompetent, informativ, fair gegenüber Mitbewerbern? Will ich meine Zeit für diese Gespräche aufwenden oder für neutrale Information („arzneitelegramm", „Der Arzneimittelbrief" oder „Arzneiverordnung") aufsparen?

Grundregeln
- Arzneimittelmuster nur entsprechend einer praxisinternen „Positivliste" annehmen
- Keine unseriösen Studien als Wirksamkeitsnachweise akzeptieren, Prospektflut ablehnen (Müllvermeidung!)
- Keine Werbegeschenke annehmen (verteuern letztlich die Medikamente, müssen ab einem Gesamtwert > € 35,–/J. versteuert werden, sind sowieso meist nutzlose Streuware)
- Neutrale und gute Information kann nicht kostenlos sein!

1.2 Formularwesen

Grundsätzlich muss bei jeder Inanspruchnahme die Versichertenkarte (VK) oder der Kranken-schein vorgelegt werden. Im Fall, dass keines von beiden vorgelegt werden kann:

- Ersatzkrankenschein (Abrechnungsschein, Muster 5) ausfüllen und unterschreiben lassen (Vordrucke von KV erhältlich): Gleichzeitig auch rechtliche Grundlage dafür, bei ausbleiben-der Vorlage der VK eine Privatliquidation verlangen zu können
- Verordnungen, Überweisungen und Krankschreibungen nur auf Privatformularen mit Stem-pelaufdruck „mangels Versicherungsnachweis". Privatrezepte mit diesem Stempel werden dem Pat. bei Vorlage bei der Krankenkasse in bar erstattet (abzüglich Apothekenrabatt). AU-Bescheinigungen müssen nach Vorlage des Versicherungsnachweises nachträglich erstellt werden.

Liegt die VK vor, kann aber aus technischen Gründen nicht zum Formulardruck benutzt werden (Hausbesuch, fehlerhafte Angaben im Chip oder im Gerät nicht lesbar), werden Vordrucke im „manuellen Ersatzverfahren" ausgefüllt. Dabei sind folgende Angaben obligatorisch:

- Krankenkasse und Kassennummer
- Name des Versicherten
- Versichertenstatus (fünfstellig)
- Versicherten-Nummer
- Gültigkeitsdauer der Karte.

- Beim handschriftlichen Ausfüllen der Formulare in jedem Fall durch Unterschrift des Pat. auf dem Ersatzkrankenschein die Mitgliedschaft in der betreffenden Krankenkasse bestä-tigen lassen!
- Sollten Formulare erstellt worden sein, ohne dass eine VK vorgelegen hat, und es stellt sich heraus, dass kein Versicherungsverhältnis bestanden hatte, so ist der Arzt haftbar für alle Folgekosten (auch Überweisungen, veranlasste Untersuchungen u.a.)!

1.2.1 Abrechnungsschein (Muster 5)

Sofern nicht über EDV abgerechnet wird, mittels VK den Abrechnungsschein zur Leistungser-fassung erstellen und vom Pat. unterschreiben lassen.

Der bisherige Krankenschein wird weiterverwendet bei Kostenträgern, die (noch) keine Karte ausgegeben haben, wie z.B. Postbeamtenkrankenkasse, Zivildienst, Sozialämter, Freie Heilfürsor-ge.

Einige Krankenschein-Exoten, wie die Bundesbehandlungsscheine der Hinterbliebenen (BVG = Bundesversorgungsgesetz), verlangen die Unterschrift des Arztes auf der Rückseite.

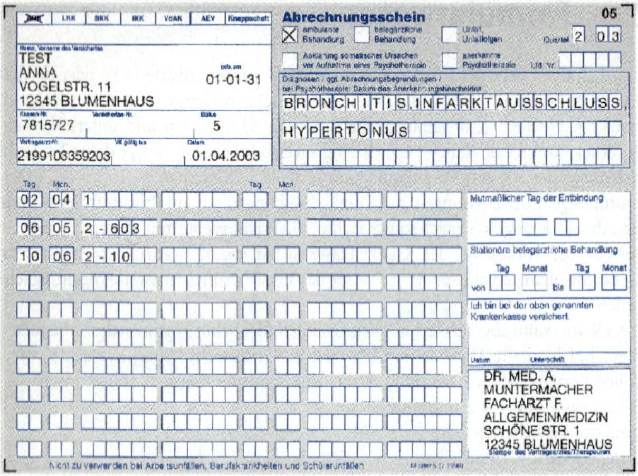
LKK | BKK | IKK | VdAK | AEV | Knappschaft

Abrechnungsschein 05

ambulante Behandlung (X) | belegärztliche Behandlung | Unfall, Unfallfolgen | Quartal 2 03

Name, Vorname des Versicherten
TEST
ANNA
VOGELSTR. 11
12345 BLUMENHAUS
geb. am 01-01-31

Kassen-Nr. 7815727 | Versicherten-Nr. | Status 5

Vertragsarzt-Nr. 2199103359203 | VK gültig bis | Datum 01.04.2003

Diagnosen / ggf. Abrechnungsbegründungen
BRONCHITIS, INFARKTAUSSCHLUSS,
HYPERTONUS

Tag	Mon.	
02	04	1
06	05	2-603
10	06	2-10

Mutmaßlicher Tag der Entbindung

Stationäre belegärztliche Behandlung: Tag Monat von … bis Tag Monat

Ich bin bei der oben genannten Krankenkasse versichert.
Datum | Unterschrift

DR. MED. A.
MUNTERMACHER
FACHARZT F.
ALLGEMEINMEDIZIN
SCHÖNE STR. 1
12345 BLUMENHAUS
Stempel des Vertragsarztes/Therapeuten

Nicht zu verwenden bei Arbeitsunfällen, Berufskrankheiten und Schülerunfällen

Abb. 1.1 Abrechnungsschein

Tab. 1.3 Kostenträger

Primärkassen

- Ortskrankenkassen (AOK)
- Betriebskrankenkassen (BKK)
- Landwirtschaftliche Krankenkassen (LKK)
- Innungskrankenkassen (IKK)

Ersatzkassen (VdAK), z.B.

- Barmer Ersatzkasse (BEK)
- Deutsche Angestellten Krankenkasse (DAK)
- Kaufmännische Krankenkasse Halle (KKH)
- Hamburg Münchener Ersatzkasse
- Techniker Krankenkasse (TK)
- Hanseatische Ersatzkasse
- Handelskrankenkasse Bremen

Arbeiter-Ersatzversicherung (AEV)

- Gärtner Krankenkasse
- Schwäbisch Gmünder Ersatzkasse
- Neptun Berufskrankenkasse
- Hamburgische Zimmerer Krankenkasse
- Buchdrucker Krankenkasse

u.a.

Sonstige Kostenträger*

- Zivildienst (auch -Ost)
- Postbeamtenkrankenkasse (A)
- Bundeswehr, Grenzschutz
- Feuerwehr, Polizei, Sozialämter
- SVA (Sozialversich.-Abkommen)
- BVG** (Bundesversorgungsgesetz)
- BEG (Bundesentschädigungsgesetz)

* Bei diesen Kostenträgern keine Zuzahlung bei Verordnungen: Auf Rezeptformular Feld „befreit" und „Sonstige" ankreuzen

** zusätzlich Feld 6 „BVG" ankreuzen

Abrechnung bei ausländischen Patienten Gesetzlich Versicherte und deren Angehörige aus folgenden Ländern haben während ihres Aufenthaltes in Deutschland aufgrund verschiedener Auslandsabkommen Anspruch auf Leistungen durch die deutschen Krankenkassen: Alle Staaten der Europäischen Gemeinschaft, Bosnien-Herzegowina, Bundesrepublik Jugoslawien (Rest-Jugoslawien), GUS-Staaten, Israel, Kroatien, Makedonien, Marokko, Schweiz, Slowenien, Türkei, Tunesien.

Anspruchsberechtigte aus diesen Ländern müssen eine Bescheinigung des ausländischen Versicherungsträgers vorlegen (entsprechend unserem Auslandskrankenschein). Sie erhalten dann von einer der gesetzlichen Krankenkassen einen „Aushilfsabrechnungsschein". Die Behandlung soll sich auf „sofort notwendige Leistungen" beschränken. Überweisungen sind ausgeschlossen; der Pat. erhält auf Rezeptformular eine Bescheinigung über die Notwendigkeit weitergehender Behandlung und muss sich von der aushelfenden Kasse einen weiteren Aushilfsabrechnungsschein besorgen.

Wenn weder eine deutsche Krankenversicherung besteht noch eine Berechtigung aufgrund der verschiedenen Auslandsabkommen vorliegt, kann nur privat nach GOÄ abgerechnet werden.

1.2.2   Notfall-/Vertretungsschein (Muster 19)

Zur Abrechnung
- Bei Notfällen
- Bei Krankheits- oder Urlaubsvertretung (sofern kein Überweisungsschein vorgelegt wird)
- Im kassenärztlichen Notfalldienst.

Das entsprechende Feld muss für die Abrechnung angekreuzt sein!

Nur anlegen, wenn der Pat. einen anderen HA hat, sonst Original-Abrechnungsschein erstellen bzw. Behandlung als „eigener" Pat. Vorlage der VK obligatorisch, andernfalls Ersatzverfahren (s.o.) und Schein vom Versicherten oder dessen Erziehungsberechtigten unterschreiben lassen (Ausnahme: Notfälle, alleinige telefonische Beratungen u.Ä.).

- Die Behandlung darf nicht das für den Notfall oder die Vertretung erforderliche Maß überschreiten, z.B. Nr. 10–17 usw. EBM im Notfall nicht abrechnungsfähig!
- Kassen und KV haben kein Anrecht auf Mitteilungen im Feld „Befunde/Ther.". Aus Datenschutzgründen dieses Feld erst ab dem zweiten Blatt (19b und c) ausfüllen, zur eigenen Dokumentation und zur Benachrichtigung des HA
- Durchschlag (Blatt 19b) dem Pat. mitgeben oder dem HA umgehend übersenden (Versandpauschale Nr. 7120 EBM!).

1.2.3   Überweisung (Muster 6)

Auch nach Einführung der Versichertenkarte notwendig, sonst keine Berichterstattung durch den Überweisungs-Empfänger.

- „Kurativ": Alle Fälle zur Diagn. und Ther.
- „Präventiv": Z.B. Vorsorgeuntersuchung, Rötelnimpfung, -titer
- „Sonstige Hilfen": Z.B. Sterilitätsberatung, Empfängnisverhütung u.Ä.
- „Auftragsleistungen": Z.B. gezielte Rö- oder Laboruntersuchungen, dabei präzise die gewünschten Untersuchungen oder die Leistungsziffern nach EBM angeben

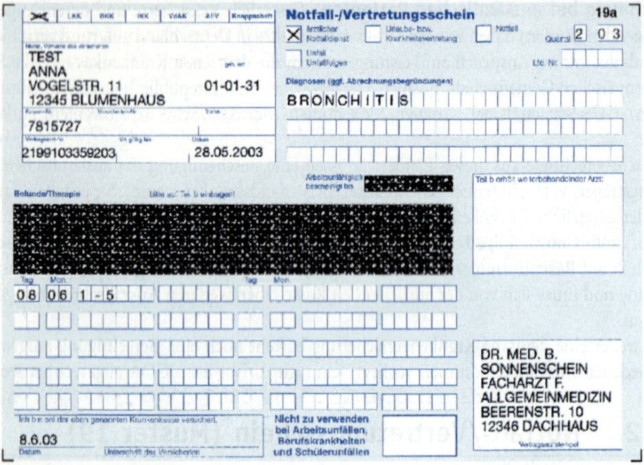

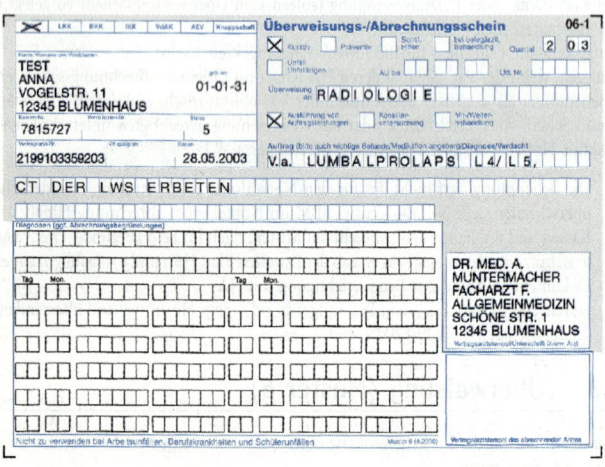

Abb. 1.2 Notfall-/Vertretungsschein

Abb. 1.3 Überweisungsschein

- „Konsiliaruntersuchung": Durchführung einer bestimmten Untersuchung im Rahmen einer Abklärung: Z.B. Sono, Gastroskopie und/oder MDP bei V.a. Ulkuskrankheit. Der Umfang der Untersuchungen kann in den Grenzen des zur Abklärung Nötigen vom Überweisungsempfänger mitbestimmt werden
- „Mit-/Weiterbehandlung": Zur weiterführenden Diagn. und/oder Ther. durch den Spezialisten. Der Umfang der weiterführenden Behandlung obliegt vollständig dem Überweisungsempfänger.

- Als Überweisungsadresse nur allg. Begriffe wie „Facharzt für" oder z.B. „Hautarzt" verwenden. Angabe eines bestimmten Instituts oder Arztnamens nicht statthaft
- Mitteilungspflicht: Der überweisende Arzt hat die schon vorliegenden relevanten Befunde mitzuteilen, um Mehrfachuntersuchungen zu vermeiden. Der beauftragte Arzt ist zur Berichterstattung über die erhobenen Befunde und Behandlungsmaßnahmen verpflichtet.

1.2.4 Arbeitsunfähigkeitsbescheinigung (Muster 1)

Gesetzlich Versicherte
„AU liegt vor, wenn der Versicherte aufgrund von Krankheit seine ausgeübte Tätigkeit nicht mehr oder nur unter der Gefahr der Verschlimmerung seiner Erkr. ausführen kann."
- Voraussetzung: Gewissenhafte Untersuchung und Abwägung, ob Weiterarbeit zumutbar ist. Arzt muss sich ein Bild von Tätigkeit und Arbeitsplatz machen können
- AU beginnt mit dem Tag der Feststellung, also Vorstellung beim Arzt. Hat der Pat. am Tag der Feststellung noch bis Arbeitsschluss gearbeitet, so beginnt die AU erst mit dem nächsten Tag. *3-Tage-Regelung:* Bei vielen Arbeitgebern ist eine AU erst notwendig, wenn die Erkrankungsdauer 3 Tage überschreitet. Auch in diesen Fällen nicht zurückdatieren, da in die Berechnung der 6-Wo.-Frist (s. Lohnfortzahlung) diese 3 Tage eingerechnet werden
- In die Rubrik „Diagnose" darf nur der ICD-Code eingesetzt werden (ggf. mit Zusätzen)
- Folgebescheinigungen normalerweise am Tag nach Auslaufen der Vorbescheinigung ausstellen. Ausnahmen über Wochenenden
- Vordruck dreiteilig: Blatt 1a für Krankenkasse (AOK, IKK, Bundesknappschaft und Arbeiter-Ersatzkassen stellen adressierte und freigestempelte Umschläge zur Einsendung zur Verfügung; Ersatz- und Betriebskrankenkassenmitglieder sowie Angehörige der Landwirtschaftlichen Krankenkasse müssen dieses Blatt selber an ihre Kasse weiterleiten). Blatt 1b (Format DIN A6) zur Vorlage beim Arbeitgeber, Personalstelle o.Ä., Blatt 1c zur eigenen Dokumentation (Aufbewahrungsfrist 1 J., ☞ 1.2.10).

Privat Versicherte Formlose Bescheinigung auf Vordruck, oder Maske im Computer erstellen. Keine Vorschriften bezüglich der Rückdatierung. Keine Angabe der Diagnose (wird dem Arbeitgeber vorgelegt)! Abrechnung nach Nr. 70 GOÄ oder 143 (BG-Fälle).

- Termingebundene Untersuchungen (Sono, Endoskopien u.a.) begründen keine AU; in diesen Fällen bes. Bescheinigung ausstellen (Vordruck von KV). Rechtliche Grundlage: Arbeitgeber ist verpflichtet, zum Arztbesuch dienstfrei zu geben
- Die Feststellung der AU erfordert *immer* einen unmittelbaren Arzt-Pat.-Kontakt (sonst Regressmöglichkeit)

- AU auch bei Arbeitslosen erforderlich (Weiterbezug des Arbeitslosengeldes)
- „Geringfügig Beschäftigte“ (nicht mehr als 10 Wochenarbeitsstunden): AU nötig, da Anspruch auf Lohnfortzahlung besteht. Da meist als Angehöriger mitversichert, Bescheinigung auf Vordruck wie bei Privat-Pat.
- Dauer der AU möglichst genau abschätzen. Im Zweifel eher kürzere Abstände, bei absehbar langer Dauer, z.B. Frakturen, nicht länger als ca. 3 Wo. (Compliance!)
- Stellt sich eine kürzere als die ursprünglich angenommene AU-Dauer heraus, Fortsetzungsbescheinigung mit nunmehr kürzerem Datum
- Kassenanfragen zu AU-Zeiten, Fortbestehen der AU u.Ä. nach Nr. 72, 73 oder 77 EBM, abrechnungsfähig je nach Vordruckmuster
- Bei privat versicherten Selbstständigen häufige Rückfragen der Versicherung, ob noch eine Teilarbeitsfähigkeit vorliegt und Pat. z.B. zur Aufsichtführung in seinem Betrieb in der Lage wäre. In fraglichen Fällen dies gleich zu Anfang mit dem Pat. abklären.

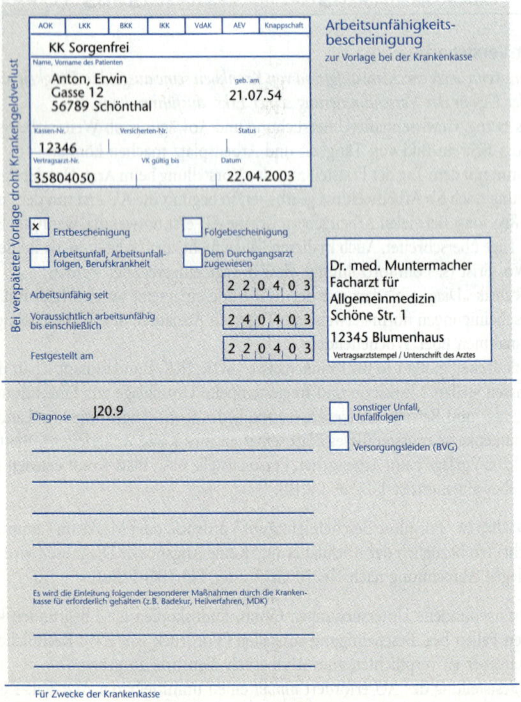
AOK | LKK | BKK | IKK | VdAK | AEV | Knappschaft

KK Sorgenfrei

Name, Vorname des Patienten

Anton, Erwin
Gasse 12
56789 Schönthal

geb. am 21.07.54

Kassen-Nr. 12346 | Versicherten-Nr. | Status

Vertragsarzt-Nr. 35804050 | VK gültig bis | Datum 22.04.2003

Arbeitsunfähigkeits-bescheinigung
zur Vorlage bei der Krankenkasse

Bei verspäteter Vorlage droht Krankengeldverlust

[x] Erstbescheinigung
[ ] Folgebescheinigung
[ ] Arbeitsunfall, Arbeitsunfallfolgen, Berufskrankheit
[ ] Dem Durchgangsarzt zugewiesen

Arbeitsunfähig seit 2 2 0 4 0 3
Voraussichtlich arbeitsunfähig bis einschließlich 2 4 0 4 0 3
Festgestellt am 2 2 0 4 0 3

Dr. med. Muntermacher
Facharzt für
Allgemeinmedizin
Schöne Str. 1
12345 Blumenhaus
Vertragsarztstempel / Unterschrift des Arztes

Diagnose J20.9

[ ] sonstiger Unfall, Unfallfolgen
[ ] Versorgungsleiden (BVG)

Es wird die Einleitung folgender besonderer Maßnahmen durch die Krankenkasse für erforderlich gehalten (z.B. Badekur, Heilverfahren, MDK)

Für Zwecke der Krankenkasse

Abb. 1.4 Arbeitsunfähigkeitsbescheinigung

Auszahlschein für Krankengeld

- AU länger als 6 Wo.: Meist endet die Lohnfortzahlung durch den Arbeitgeber nach 6 Wo., danach Krankengeld von der Kasse (bis zu 18 Mon., je nach Dauer der sozialversicherungspflichtigen Beschäftigung). Das Fortbestehen der AU ist auf dem Auszahlschein für Krankengeld zu bestätigen, der entweder dem Pat. von der Kasse geschickt wird oder im Falle der Primärkassen als Vordruck in der Praxis vorhanden ist. Ausstellung des Auszahlscheins ist nicht abrechnungsfähig

- Der Auszahlschein wird *nachträglich* erstellt, also bei jeder behandlungsbedingten Wiedereinbestellung. Im Gegensatz zur AU wird auf dem Auszahlschein eine ausdrückliche Bestätigung der wieder eingetretenen Arbeitsfähigkeit gefordert („Gesundschreibung"). Eine Gesundschreibung während der Lohnfortzahlungsfrist (erste 6 Wo. der AU) ist nicht üblich und erfolgt nur auf bes. Wunsch des Pat. (gegen Privathonorar, Nr. 70 GOÄ).

! Der Arzt ist nicht verpflichtet, das Ende der Lohnfortzahlungsperiode zu berechnen (bei Angestellten kann diese auch länger als 6 Wo. sein). Im Zweifelsfall sollte weiter eine AU-Bescheinigung nach Muster 1 ausgestellt werden.

Krankengeldbezug bei Pflege eines erkrankten Kindes (Muster 21)
Bei Erkr. eines Kindes vor Vollendung des 12. Lj. und sofern keine andere zum Haushalt gehörige Person dessen Pflege übernehmen kann, hat ein Versicherter Anspruch auf Krankengeld für längstens 10 (Alleinerziehende 20) Arbeitstage pro Kalenderjahr. Erkranken im Kalenderjahr mehrere Kinder des Versicherten, erhöht sich der Anspruch auf max. 25 (Alleinerziehende 50) Arbeitstage. Das Ausstellen der Bescheinigung ist *nicht* abrechnungsfähig.

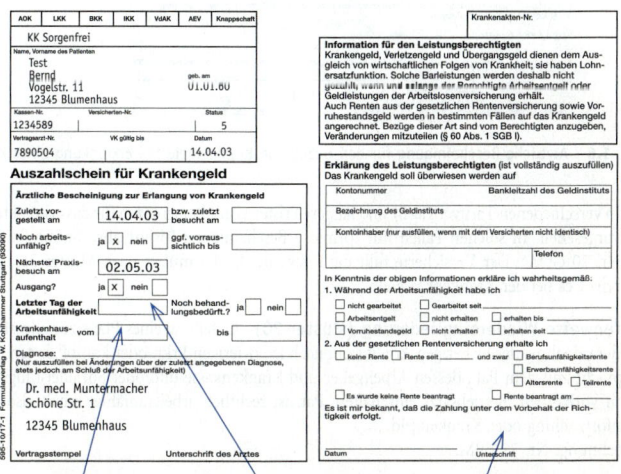

Abb. 1.5 Auszahlschein für Krankengeld

| AOK | LKK | BKK | IKK | VdAK | AEV | Knappschaft |

KK Sorgenfrei

Name, Vorname des Patienten
Test, Ina
Vogelstr. 11   geb. am
12345 Blumenhaus   01.01.96

Kassen-Nr.   Versicherten-Nr.   Status
45678

Vertragsarzt-Nr.   VK gültig bis   Datum
678940   18.06.2003

**Ärztliche Bescheinigung
für den Bezug von Krankengeld
bei Erkrankung eines Kindes**

Das genannte Kind bedarf/bedurfte

vom   1 8 . 0 6 . 0 3

bis
einschließlich   2 0 . 0 6 . 0 3

der Beaufsichtigung, Betreuung
oder Pflege wegen Krankheit.

**Die Art der Erkrankung macht die
Betreuung und Beaufsichtigung**

notwendig   [x] ja   [ ] nein

Unfall   [ ] ja   [x] nein

Dr. med. Muntermacher
Facharzt für Allgemeinmedizin
Schöne Str. 1

12345 Blumenhaus

Vertragsarztstempel / Unterschrift des Arztes

Muster 5 (1.1995)

Vorderseite

Rückseite

Antrag des Versicherten* für den Bezug von Krankengeld bei Erkrankung eines Kindes

Name, Vorname: Test, Jutta   Geburtsdatum: 06.12.66

PLZ, Wohnort: 12345 Blumenhaus   Straße, Haus-Nr.: Vogelstr. 11

Geldinstitut: _____   Kontoinhaber: _____

Bankleitzahl: |_|_|_|_|_|_|_|_| Konto-Nr: |_|_|_|_|_|_|_|_|_|_|

Arbeitgeber: _____   Anschrift: _____

Ich versichere, daß ich zur Beaufsichtigung, Betreuung oder Pflege des erkrankten Kindes der Arbeit fernge-
blieben bin und gegen meinen Arbeitgeber

[ ] keinen Anspruch auf Entgeltfortzahlung   [ ] Anspruch auf Entgeltfortzahlung für ____ Tage

während der Freistellung von der Arbeit habe.

Eine andere in meinem Haushalt lebende Person konnte die Beaufsichtigung, Betreuung oder Pflege des
erkrankten Kindes nicht übernehmen.

Ich bin Alleinerziehende(r) [ ] ja [ ] nein

Krankengeld aus Anlaß einer früheren Erkrankung des umseitig genannten Kindes wurde in diesem Kalenderjahr
von mir

[ ] nicht [ ] für ____ Tage bezogen.

* Dieser Antrag ist von dem Versicherten zu stellen, der den
Anspruch auf Krankengeld geltend macht.

Datum   Unterschrift des Versicherten

Abb. 1.6 Ärztliche Bescheinigung für den Bezug von Krankengeld bei Erkrankung eines Kindes

🔹 In verschiedenen Tarifverträgen sind längere Fristen u.a. Altersgrenzen für das erkrankte Kind vorgesehen. In solchen Fällen nur formlose Bescheinigung (privat abrechnungsfähig, z.B Nr. 70 GOÄ). Der Versicherte füllt die Rückseite des Formulars nach Muster 21 aus und reicht es bei der Krankenkasse ein.

Stufenweise Wiedereingliederung (Muster 20) Erstellung eines Plans zur allmählicher Wiederaufnahme der bisherigen Arbeit (z.B. nach langwierigen Erkr. oder komplizierten OP) in Absprache mit dem Pat., dessen Arbeitgeber und Krankenkasse und/oder Sozialleistungsträger Wenn vorhanden, Betriebsarzt einschalten. Pat. ist rechtlich arbeitsunfähig, erhält also weiter Lohnfortzahlung oder Krankengeld.
Abrechnung: Nr. 77 EBM.

1.2.5 Rezepte

Kassenrezept (Muster 16) Dient der Verordnung von Arznei-, Verbands- und Hilfsmitteln zu Lasten der gesetzlichen Krankenversicherung. Darf *nicht* verwendet werden für Arzneimittel, die nicht zu Lasten der GKV verordnungsfähig sind (z.B. Mittel zur Behandlung grippaler Inf. bei Versicherten über 18 J., Appetitzügler, Vitaminpräparate und Nahrungsergänzungsstoffe). Leserliche Schrift erspart Rückfragen und Verwechslungen. Leerraum durchstreichen, um Veränderungen durch Dritte zu erschweren.

Befreiung von der Zuzahlungspflicht (Feld „Gebühr frei" ankreuzen):

- Versicherte und Angehörige unter 18 J.
- Behandlung von Schwangerschaftsbeschwerden und -erkr.
- Versicherte der sonstigen Kostenträger (☞ 1.2.1, zusätzlich Feld „Sonstige" ankreuzen)
- Aufgrund der Härtefallregelung (§ 61, § 6 SGB V) oder aufgrund chron. Erkr. von der Zuzahlungspflicht Befreite. Infrage kommende Pat. (meist Rentner mit geringen Bezügen) auf Härtefallregelung hinweisen, Antrag bei zuständiger Krankenkasse. Die von der Kasse ausgesprochene Befreiung ist befristet, deshalb immer die Befreiungskarte vorlegen lassen
- Verordnungen von Generika müssen vom Apotheker mit Präparaten aus dem unteren Preisniveau bedient werden. Dabei ist der Apotheker für die Erfüllung der Bioäquivalenz und Gleichwertigkeit mit dem Referenzpräparat verantwortlich.

!
- Bei Unfällen Feld „Unfall" markieren
- Bei Arbeitsunfall Verordnung zu Lasten der zuständigen BG (☞ 1.4.8) und entsprechendes Feld markieren, im Feld links unten Unfalltag und -betrieb eintragen
- Impfstoffe: Feld 8 markieren; Verschreibung auch im Einzelfall ohne Namensnennung als Sprechstundenbedarf zu Lasten der für den Sprechstundenbedarf zuständigen Krankenkasse
- Hilfsmittel: Feld 7 markieren.

Privatrezept Empfehlenswert sind fälschungserschwerte Vordrucke mit farbiger Untergrundfärbung.

Zusätze auf Rezepten

- Aut idem: Ohne eindeutige Ausschluss-Kennzeichnung ist der Apotheker zur Substitution (aut idem) verpflichtet. Der Arzt kann auch selbst nur den Wirkstoff verordnen und stimmt damit der Auswahl eines preisgünstigen Medikamentes durch den Apotheker zu
- Ausschluss von „aut idem" durch:
– Verordnung eines Präparats aus dem unteren Preisdrittel oder
– Kennzeichnung „NON" auf dem Rezept oder
– Durchstreichen des „aut-idem"-Kästchens (bedeutet ab 23.02.2002: „kein aut idem"; ☞ Abb. 1.7)
- Aut simile: Abgabe eines vergleichbaren Wirkstoffes (generell nicht zu empfehlen)
- Noctu: Vermerk bei nächtlicher Verordnung (nach 20 Uhr), wenn die Verordnung dringend ist, der Pat. also umgehend mit der Einnahme beginnen soll. Erspart dem Pat. die Zahlung der Nachttaxe, die sonst bei Belieferung nach 20 Uhr von den Apotheken erhoben wird
- Ad manum medici: Ausgabe an den Arzt, der das Arzneimittel persönlich dem Pat. verabreicht.

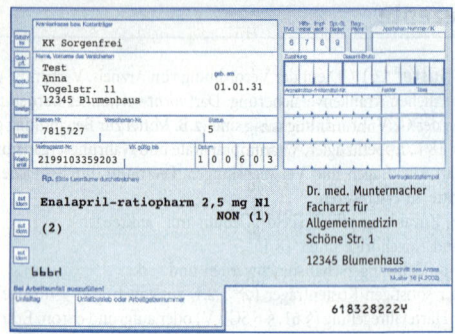

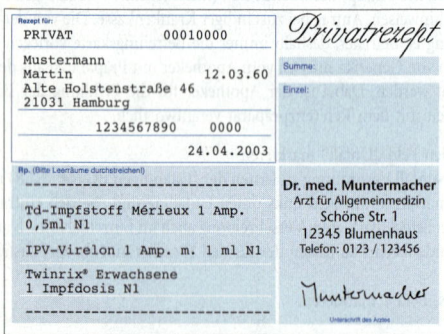

Abb. 1.7 Kassenrezept (oben): Ausschluss von „aut idem" durch Vermerk „NON" (1) oder durch Durchstreichen von „aut idem" (2); Privatrezept (unten)

Verordnung von Hilfsmitteln

Hilfsmittel sind medizinische Sachleistungen

- Körperersatzstücke, orthopädische u.a. Hilfsmittel (auch deren Reparatur oder Anpassung)
- Sehhilfen (nur FA)
- Hörhilfen (nur FA)
- Spritzen, Infusionssysteme, Katheter, Inkontinenzartikel u.Ä.

Die Verordnung von Hilfsmitteln erfolgt ebenfalls auf Rezeptvordruck nach Muster 16. Hilfsmittel immer auf gesondertem Rezept verordnen und Feld 7 markieren (fallen nicht unter das Arzneimittel-Budget). Alle „aufwendigeren" Hilfsmittelverordnungen bedürfen der Genehmigung durch die Kasse (Vorlage der Verordnung durch Pat., Sanitätshaus o.Ä. bei der Krankenkasse). Auf dem Rezept muss die entsprechende Diagnose angegeben werden.

Tab. 1.4   Hilfsmittelrezept

Beispiel	Rp. 1 Kompressionsstrumpfhose, Kompressionsklasse II Dg.: Varikosis bds.
Oder	Rp. 1 Toilettenstuhl mit Rücken- und Armlehne, Sitzpolster Dg.: Encephalomyelitis disseminata, inkomplette Paraparese der unteren Extremitäten

◆ Privatpat.: Verordnung im Prinzip genauso, jedoch auf Privatrezept
◆ Hilfsmittel für Pflegebedürftige der Klassen 1–3 zu Lasten der zuständigen Pflegeversicherung verordnen (zählen nicht zum Budget der Krankenkassen!).

Betäubungsmittel-Rezepte Für Pat. und Sprechstundenbedarf.
Die Erstanforderung erfolgt formlos unter Mitsendung einer beglaubigten Kopie der Approbationsurkunde beim Bundesinstitut für Arzneimittel und Medizinprodukte, Bundesopiumstelle, Friedrich-Ebert-Allee 38, 53113 Bonn. Nachbestellung schriftlich oder per Fax (0228 2075210), Tel.: 0228 20730. Lieferzeit erfahrungsgemäß ca. 2 Wo.
Die Liste der Medikamente, die der Betäubungsmittelverschreibungsverordnung (BtMVV) unterstehen sowie die verschreibbaren Höchstmengen findet man in der Roten Liste® (rosa Seiten, ganz hinten) oder Gelben Liste (lila Seiten, ganz vorne); im Internet auf den Seiten der Gelben Liste (www.gelbe-liste.de) oder bei der Firma Mundipharma (www.mundipharma.de).

◆ Es können bis zu 2 verschiedene Betäubungsmittel (BtM) auf einem Rezept gleichzeitig verordnet werden
◆ Verschiedene Darreichungsformen desselben Stoffs (Morphin Supp., Tbl., Amp.) können auf demselben Rezept verschrieben werden
◆ Die Bezeichnung der Darreichungsform sowie die Art und Menge des enthaltenen Betäubungsmittels müssen nur angegeben werden, wenn die Arzneimittelbezeichnung nicht eindeutig ist
◆ Die Höchstverschreibungsmenge für Morphin beträgt 20 000 mg innerhalb von 30 d
◆ Bei Überschreitung der Höchstmenge im Einzelfall muss das Rezept mit dem Buchstaben „A" (Ausnahme) deutlich sichtbar gekennzeichnet werden
◆ Bei Auslandsreisen sollte den Pat. bescheinigt werden, dass sie aus medizinischen Gründen BtM mit sich führen, damit diese ausgeführt und bei der Rückreise ohne Probleme wieder eingeführt werden können (Schengener Abkommen)
◆ Im Notfall (z.B. Hausbesuch) kann auf einem normalen Rezept nach Muster 16 oder einfach auf einem Stück Papier rezeptiert werden. Ein BtM-Rezept mit der Markierung „N" (Notfall) wird später nachgereicht
◆ Offensichtliche Fehler auf dem BtM-Rezept oder dem Anforderungsschein können vom Apotheker korrigiert werden. Telef. Rückfragen sind möglich
◆ Für den Praxisbedarf: Durchschnittlicher 2-Wo.-Bedarf, mind. jedoch die kleinste im Handel befindliche Packungseinheit; Vorratshaltung eines jeden Betäubungsmittels soll den Monatsbedarf des Arztes nicht überschreiten
◆ Nachweis des BtM-Sprechstundenverbrauchs auf speziellen Karteikarten (erhältlich vom Bundesanzeiger, Postfach 100534, 50445 Köln). Die Nachweisführung kann auch über BtM-Bücher oder Computererfassung mit Ausdruckmöglichkeit erfolgen

„Standard"-BTM-Rezept

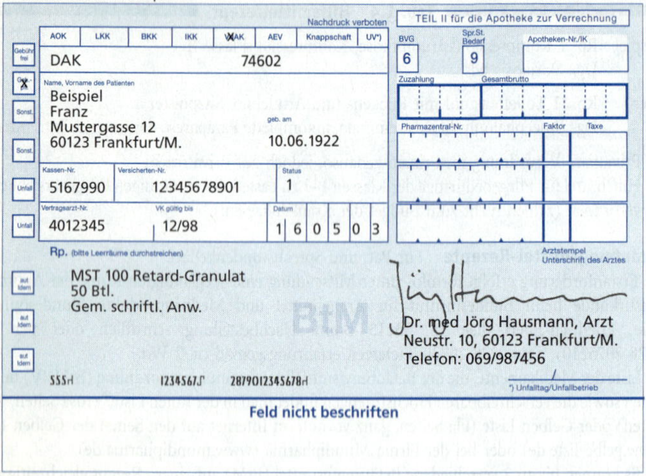
Nachdruck verboten
AOK | LKK | BKK | IKK | VdAK | AEV | Knappschaft | UV*)
Gebühr frei | Geb.-pfl. | Sonst. | Sonst. | Unfall | Unfall
DAK 74602
Name, Vorname des Patienten
Beispiel
Franz
Mustergasse 12
60123 Frankfurt/M.
geb. am 10.06.1922
Kassen-Nr. 5167990 | Versicherten-Nr. 12345678901 | Status 1
Vertragsarzt-Nr. 4012345 | VK gültig bis 12/98 | Datum 1 6 0 5 0 3
Rp. (bitte Leerräume durchstreichen)
aut idem
MST 100 Retard-Granulat
50 Btl.
Gem. schriftl. Anw.
BtM
555H 1234567S 28790123456784
TEIL II für die Apotheke zur Verrechnung
BVG 6 | Spr.St. Bedarf 9 | Apotheken-Nr./IK
Zuzahlung | Gesamtbrutto
Pharmazentral-Nr. | Faktor | Taxe
Arztstempel
Unterschrift des Arztes
Dr. med Jörg Hausmann, Arzt
Neustr. 10, 60123 Frankfurt/M.
Telefon: 069/987456
*) Unfalltag/Unfallbetrieb
Feld nicht beschriften

„Notfall"-BTM-Rezept

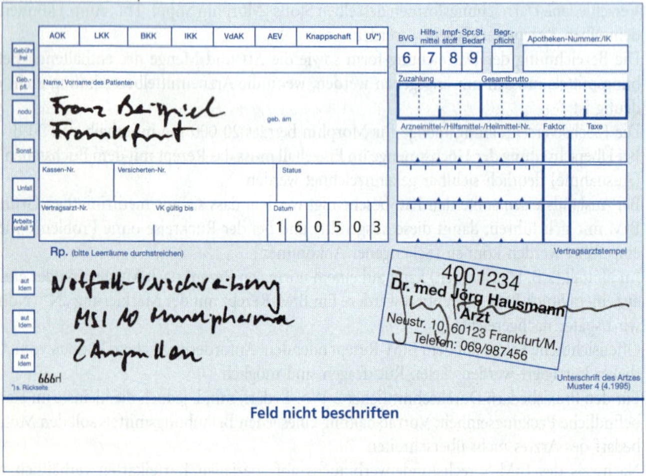
AOK | LKK | BKK | IKK | VdAK | AEV | Knappschaft | UV*)
Gebühr frei | Geb.-pfl. | noctu | Sonst. | Unfall | Arbeitsunfall*)
Name, Vorname des Patienten
Franz Beispiel
Frankfurt
geb. am
Kassen-Nr. | Versicherten-Nr. | Status
Vertragsarzt-Nr. | VK gültig bis | Datum 1 6 0 5 0 3
Rp. (bitte Leerräume durchstreichen)
aut idem
Notfall-Verschreibung
MST 10 Mundipharma
2 Ampullen
666H
*) s. Rückseite
BVG 6 | Hilfsmittel 7 | Impfstoff 8 | Spr.St. Bedarf 9 | Begr.-pflicht | Apotheken-Nummer/IK
Zuzahlung | Gesamtbrutto
Arzneimittel-/Hilfsmittel-/Heilmittel-Nr. | Faktor | Taxe
Vertragsarztstempel
4001234
Dr. med Jörg Hausmann
Arzt
Neustr. 10, 60123 Frankfurt/M.
Telefon: 069/987456
Unterschrift des Arztes
Muster 4 (4.1995)
Feld nicht beschriften

Abb. 1.8 BtM-Rezept

- Normalerweise Erstellung des Rezepts (selbstdurchschreibender Satz mit Kopien) auf einem Nadeldrucker. Bei Verwendung eines Tintenstrahl- oder Laserdruckers kann das Rezept auch kopiert werden
- Dihydrocodein (DHC) und Kodein sind bei nicht abhängigen Pat. für die Ind. Husten- und Schmerzther. weiterhin ohne BtM-Rezept verordnungsfähig. Bei BtM-Abhängigen sind sie jedoch genauso wie Flunitrazepam (Rohypnol®) nur auf BtM-Rezeptformular und als Substitutionsmittel verordnungsfähig
- BtM, die im Rahmen einer Substitutionsther. verordnet werden (Methadon, Levomethadon, LAAM, Buprenorphin u.a.), müssen auf dem BtM-Rezept mit einem „S" gekennzeichnet werden. Diese Substanzen sollten nur im Rahmen eines umfassenden Therapiekonzepts verordnet werden, das auch die psychother. und psychosozialen Behandlungsaspekte berücksichtigt (☞ 1.7.5)
- Durchschriften (Teil III), Kopien und unbrauchbare Formulare müssen 3 J. aufbewahrt werden.

1.2.6 Heilmittelverordnungen (Muster 13, 14, 17)

Heilmittel sind „persönliche medizinische Leistungen":
- Physikalische Therapie
- Sprachtherapie
- Beschäftigungstherapie.

Heilmittel werden häufig auch in der eigenen Praxis angeboten (Inhalationen, Bestrahlungen, Kältebehandlung oder wenn Masseur oder Krankengymnast angestellt ist). Der Pat. ist auch hier grundsätzlich zur Zuzahlung (15%) verpflichtet.

Heilmittelverordnung (Muster 13) Dient der Verschreibung von Heilmitteln, soweit sie gemäß den Heilmittel-Richtlinien vom 1. Juli 2001 zu Lasten der gesetzlichen Krankenversicherung verordnet werden dürfen. Der Katalog ist ausschließlich, d.h., es dürfen keine Heilmittel verordnet werden, die nicht für die jeweilige Ind. (Diagnose) ausdrücklich aufgeführt sind. Abweichungen von den Richtlinien sind nicht möglich.

Die einzelnen Heilmittel werden unterschieden in:
- Vorrangige
- Optionale
- Ergänzende Heilmittel, sowie
- Standardisierte Heilmittelkombinationen.

Für ihre Verordnung im Regelfall bestehen Obergrenzen, die aufgrund der Ind. festgelegt sind (siehe Heilmittelkatalog). Die im Katalog aufgeführte Anzahl der Anwendungen stellt eine Obergrenze dar; diese kann vom Arzt auch unterschritten werden!

Langfristverordnungen außerhalb des Regelfalls müssen begründet (unterstes Feld) und vor Beginn von der Kasse genehmigt werden (Rückseite des ersten Blatts). Sinnvoll z.B. bei Z.n. Apoplex, Encephalomyelitis disseminata.

- Von anderen Ärzten erstellte Verordnungen müssen eingerechnet werden: Wurde z.B. vom Orthopäden eine Erstverordnung erstellt, folgt in der Allgemeinpraxis die „1. Folgeverordnung".

- Das Feld „Behandlungsbeginn spätestens am" kann freigelassen werden, wenn keine abs. dringliche Ind. vorliegt. Verschafft dem Physiotherapeuten/Masseur etwas mehr Freiheit in der Terminplanung. Die Physikalische Ther. muss allerdings bis spätestens 14 Tage nach Ausstellung der Verordnung begonnen werden.
- Sind seit der letzten Therapiemaßnahme mehr als 6 Wo. vergangen, kann eine neue Erstverordnung ausgestellt werden!

Logopädie (Muster 14)
Für Maßnahmen der Stimm-, Sprech- und Sprachtherapie.
Häufigste Ind. sind Logopädie, z.B. bei funktionellen Stimmstörungen, bei Sprachfehlern oder -störungen (z.B. bei hochgradiger Taubheit), bei motorischen Aphasien nach Apoplex oder Phonationsstörungen nach Kehlkopf-OP.
Die apparative Basisdiagn. sollte im Rahmen des Notwendigen gehalten werden. Für die meisten in der Praxis vorkommenden Störungen ist keine ausführliche Diagn. erforderlich. Dauer und Intensität der Behandlung (Therapiedauer pro Sitzung, Therapiefrequenz und Verordnungsmenge) wird im Idealfall durch unmittelbare Rücksprache mit dem Therapeuten oder dem ggf. mitbehandelnden HNO-Arzt bestimmt (☞ 1.10).

Ergotherapie (Muster 18)
Meist im Rahmen der Rehabilitation als Beschäftigungs- und Arbeitsther.; bes. zur Besserung von Störungen der Koordination bzw. der Feinmotorik. Verordnung auch hier in enger Absprache mit den behandelnden Ergotherapeuten bezüglich der Therapiedauer und -frequenz (☞ 1.10).

1.2.7   Transportverordnung (Muster 4)

Krankentransporte sind nur eingeschränkt verordnungsfähig. Erstattungsfähige Ind.:
- Stationäre Leistungen (Krankenhauseinweisung und -entlassung)
- Rettungsfahrten zum Krankenhaus (auch wenn sich herausstellt, dass eine stationäre Behandlung nicht erforderlich ist)
- Ambulante Operationen, ambulante Strahlen- oder Chemother.
- Sonstige ambulante Behandlung, wenn eine fachliche Betreuung oder die Einrichtung des Krankenfahrzeugs erforderlich ist (ansteckende Erkr., Liegendtransport, O_2-Gabe bei chron. dekompensierter respir. Insuff.)
- Hilfsbedürftigkeit (z.B. hilflos aufgefundene Person zum Krankenhaus).

Verlegungen, z.B. von Wohnung ins Altenheim oder zu Verwandten sind nicht erstattungsfähig. Transporte sind zuzahlungspflichtig (derzeit € 13.–), außer bei Gebührenbefreiung (☞ 1.2.5). Wirtschaftlichkeitsgebot nötigt zur Auswahl des preisgünstigsten Transportmittels.

Transport nur zum „nächstgelegenen, geeigneten, aufnahmebereiten" Krankenhaus. Weitere Transportwege können zu Regressansprüchen führen.

AOK	LKK	BKK	IKK	VdAK	AEV	Knappschaft

KK Sorgenfrei

Name, Vorname des Patienten
Test
Anna
Vogelstr. 11
12345 Blumenhaus

geb. am
01.01.31

Kassen-Nr. / Versicherten-Nr. / Status
7815727 / / 5

Vertragsarzt-Nr. / VK gültig bis / Datum
2199103359203 / / 27.06.2003

Verordnung einer Krankenbeförderung

(Benutzung eines öffentlichen Verkehrsmittels aus medizinischen Gründen nicht möglich)

☐ Unfall, Unfallfolgen ☐ Versorgungs-leiden (BVG)

☐ Arbeitsunfall/Arbeitsunfallfolgen Berufskrankheit

Dr. med. Muntermacher
Facharzt für Allgemeinmedizin
Schöne Str. 1
12345 Blumenhaus

Vertragsarztstempel / Unterschrift des Arztes

Muster 4 (7. 1993)

Transportmittel: - Hinweise siehe Rückseite -
☐ Taxi Mietwagen ☒ Krankentransport-wagen ☐ Rettungs-wagen ☐ Notarzt-wagen

☐ andere:

von	nach		ja	nein
☒	☐ Wohnung	fachliche Betreuung erforderlich	☐	☐
☐	☒ Arztpraxis	Wartezeit	☐	☐
☐	☐ Krankenhaus	Sammeltransport	☐	☐
andere Transportwege		Befreiungsbescheid lag vor	☐	☒
☐	☐			

Abb. 1.9   Verordnung einer Krankenbeförderung

1.2.8   Krankenhauseinweisung (Muster 2)

Teile a und b zur Weitergabe an das Krankenhaus, Teil c zur Dokumentation für den einweisenden Arzt. Möglichst ausführliche Angaben über Vorerkr., (Dauer-)Medikation, Risikofaktoren und Allergien. Bei Mitgabe von Vorbefunden (EKG, Facharztberichte) Vermerk im Abschnitt „mit-gegebene Befunde" (nötig für die unvermeidlichen Nachfragen, wenn die Unterlagen vom Kran-kenhaus nicht zurückgegeben werden!).

! • Das „geeignete" Krankenhaus muss nicht immer das nächstgelegene sein, z.B. wenn der Pat. bereits mehrfach andernorts stationär behandelt wurde und dort bekannt ist oder spezielle Einrichtungen notwendig sind (z.B. PTCA)
- Bei Klinikeinweisung mit Notarzt ist Muster 2 nicht erforderlich (Zeitverlust durch Aus-füllen!), aber trotzdem hilfreich, da die Übermittlung von Vorgeschichte, Verlauf, Me-dikation von Notarzt zu Krankenhausarzt oft lückenhaft ist
- Wichtige Befunde mitgeben (entweder als Kopie oder mit Praxisstempel versehen).

1.2.9   Verordnung häuslicher Krankenpflege (Muster 12)

Nach dem § 37 SGB V, wird unterschieden zwischen:
- Häuslicher Krankenpflege zur Vermeidung oder Verkürzung einer stationären Behandlung (Krankenhausvermeidungspflege = Grund- und Behandlungspflege, ggf. hauswirtschaftliche Versorgung)

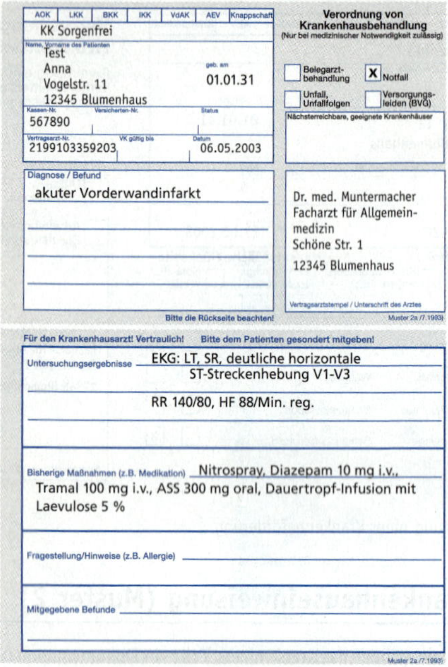

Abb. 1.10 Verordnung von Krankenhausbehandlung (Muster 2)

- Hausärztlicher Krankenpflege zur Ermöglichung und Sicherung der ambulanten ärztlichen Behandlung (Sicherungspflege); nur Behandlungspflege, *keine* Maßnahmen der Grundpflege.

- Die Verordnung beider Pflegeformen ist an die strikte Beachtung der Richtlinien des Bundesausschusses der Ärzte und Krankenkassen vom Mai 2000 gebunden. Die Anlage zu diesen Richtlinien umfasst die verordnungsfähigen Maßnahmen im Sinne einer Positivliste: Maßnahmen, die darin nicht aufgeführt sind, können nicht verordnet werden.
- Die Ausstellung der Verordnung nach Muster 12 ist nach Nr. 27 EBM einmal im Quartal abrechnungsfähig.

Jede Verordnung bedarf der Genehmigung durch die zuständige Krankenkasse. Durch die Verordnung bestätigt der Arzt, dass keine im Haushalt des Pat. lebende Person die Pflegemaßnahmen durchführen kann. Die Erstversorgung ist auf einen Zeitraum von 14 Tagen (Regelfall) begrenzt. Die Folgeverordnungen können mit schlüssiger Begründung längere Zeiträume umfassen. Krankenhausvermeidungspflege wird grundsätzlich nur für längstens 4 Wo. bewilligt. Eine Fortführung in Ausnahmefällen erfordert die Begutachtung des Falles durch den Medizinischen Dienst der Krankenkassen. Sicherungspflege kann mit Begründung für längere Fristen (bis zu 1 J.) verschrieben werden.

AOK	LKK	BKK	IKK	VdAK	AEV	Knappschaft

DAK 02602

Name, Vorname des Versicherten
Mustermann
Martin geb. am 12.03.60
Alte Holstenstraße 46
21031 Hamburg

Kassen-Nr.	Versicherten-Nr.	Status
1567995	1234567801	1000 1

Vertragsarzt-Nr.	VK gültig bis	Datum
618328222		15.04.2003

Verordnung häuslicher Krankenpflege

! Der Anspruch auf häusliche Krankenpflege besteht nicht, soweit der Versicherte die erforderlichen Maßnahmen selbst durchführen oder eine im Haushalt lebende Person diese übernehmen kann. **!**

☐ Die Beurteilung, ob eine im Haushalt lebende Person die verordnete(n) Maßnahme(n) übernehmen kann, ist nicht möglich

[X] Erst-verordnung ☐ Folge-verordnung

vom 16.04.03 bis 30.04.03 ☐ Unfall Unfallfolgen

Begründung bei Verordnungsdauer über 14 Tagen:

Verordnungsrelevante Diagnose(n)
Besonderheiten lt. Verzeichnis: Diabetes mellitus Typ 2, Encephalomyelitis disseminata

Blutzuckerselbstmessung aufgr. d. Ataxie nicht möglich

Häusliche Krankenpflege erfolgt: [X] statt Krankenhausbehandlung ☐ zur Sicherung der ambulanten ärztlichen Behandlung

Folgende Maßnahmen sind notwendig (siehe Verzeichnis der verordnungsfähigen Maßnahmen):

Behandlungspflege:

☐ Anleitung zur Behandlungspflege ______ folgende Leistungen ______ Anzahl/Einsätze

	Häufigkeit x tgl.	/ x wtl.	Dauer vom	bis
[X] Blutzuckermessung	3	21	16.04.	30.04.
☐ Dekubitusbehandlung				
Lokalisation/Grad/Größe:				
[X] Injektionen: ☐ herrichten ☐ i.m. [X] s.c.	2	14	16.04.	30.04.
☐ Medikamentengabe: ☐ herrichten ☐ verabreichen				

Präparate: (auch bei Injektionen): Insuman Rapid 8IE morgens, Insuman Comb 50 18IE abends

Verbände
☐ Anlegen von stützenden/stabilisierenden Verbänden
☐ Anlegen von Kompressionsverbänden
☐ Anlegen und Wechseln von Wundverbänden

Lokalisation / Wundbefund:

☐ Sonstige Maßnahmen der Behandlungspflege (einschl. Häufigkeit und Dauer):

Grundpflege:

☐ Anleitung zur Grundpflege ______ folgende Leistungen ______ Anzahl/Einsätze

	Häufigkeit x tgl.	/ x wtl.	Dauer vom	bis
☐ Ausscheidungen (Hilfe, Kontrolle und Training)				
☐ Ernährung				
☐ Körperpflege				
Hauswirtschaftliche Versorgung:				

Dr. med. Muntermacher
Facharzt für
Allgemeinmedizin
Schöne Str.1
12345 Blumenhaus

Vertragsstempel / Unterschrift des Arztes

Ausfertigung für die Krankenkasse

Muster 12a (7.2000)

Abb. 1.11 Verordnung häuslicher Krankenpflege nach § 37

Krankenhausvermeidungspflege beinhaltet:

- Grundpflege: Z.B. Ernährung durch PEG-Sonde, Lagerung, Dekubitus- und Thromboseprophylaxe, Versorgung von Ausscheidungshilfen (Katheter, Vorlagen, Anus praeter)
- Hauswirtschaftliche Versorgung: Z.B. Besorgungen, Mahlzeitenzubereitung, Wäschepflege, Hauhaltsreinigung
- Behandlungspflege: Z.B. Verbandswechsel, Dekubitusversorgung, Injektionen s.c. oder i.m., Blutzuckermessung, Bedienen von Beatmungsgeräten, Richten und/oder Verabreichen von Medikamenten.

Pflegeleistungen nach dem Pflegegesetz (SGB XI, Einstufung aufgrund von Pflegebedürftigkeit) können nicht vom Arzt verordnet werden!

1.2.10 Aufbewahrungsfristen

Tab. 1.5 Aufbewahrungsfristen

1 J.	Durchschläge der AU-Bescheinigungen
2 J.	Sicherungskopie der Abrechnungsdatei bei Abrechnung mittels EDV
3 J.	Durchschriften von BtM-Rezepten und BtM-Karteikarten, zytologische Präparate (wenn selbst befundet)
5 J.	Durchschläge der Gesundheitsuntersuchungen (☞ 30.1), Kontrollkarten der internen Qualitätssicherung (Ringversuche u.Ä.)
10 J.	Alle Aufzeichnungen und Untersuchungsbefunde, auch Durchschläge der Krebsfrüherkennungsuntersuchungen. Längere Aufbewahrung, wenn dies nach ärztlicher Erfahrung erforderlich ist
30 J.	Aufzeichnungen über Röntgenbehandlungen

1.3 Arzttasche und Notfallkoffer

Arzttasche für Hausbesuche

Diagnostik Blutdruckgerät, Stethoskop, Reflexhammer, Taschenlampe, Ohrenspiegel, Thermometer, Spatel, Handschuhe (steril und unsteril), Gleitmittel für rektale Untersuchung, Fingerlinge, Urinteststreifen, Blutzuckermessgerät, Utensilien für Blutentnahme (Vacutainer o.Ä.). Optional: Z.B. Haemoccult®, Peak-Flow-Meter, Mini-EKG mit Speichermöglichkeit.

Medikamente parenteral Je 3 Amp.: Diclofenac sulfitfrei (z.B. Diclophlogont®), Furosemic (z.B. Lasix®), Promethazin (z.B. Atosil®), Ambroxol (z.B. Mucosolvan®), Metoclopramid (z.B. Paspertin®), Diazepam (z.B. Valium® MM) oder Lorazepam (z.B. Tavor®), Haloperidol (z.B. Haldol®), Digoxin (z.B. Novodigal®), Aminophyllin (z.B. Euphyllin®), Verapamil (z.B. Isoptin®), Atropin, Terbutalin (z.B. Bricanyl®), Urapidil (z.B. Ebrantil®), Adrenalin (z.B. Suprarenin®)

Prednisolon (z.B. Solu-Decortin H®), Scopolamin (z.B. Buscopan®), Morphin/Dolantin, Aqua injectabile.

Je 2 Amp.: ASS pro. inject. (z.B. Aspisol®), Metoprolol (z.B. Lopresor®), Dimenhydrinat (z.B. Vomex®), Dextrose (z.B. Dextromed® 20%/40%) oder Glucagon, Dimetinden (z.B. Fenistil®), Naloxon (z.B. Narcanti®), Penicillin G 10 Mega (z.B. Penicillin Jenapharm® 10 Mega), niedermolekulares Heparin (z.B. Clexane® 20/40 Fertigspritze).

Medikamente enteral Nitrolingualkapseln oder -spray, ggf. -pflaster, ASS (z.B. Aspirin®), Paracetamol (z.B. ben-u-ron®), Ibuprofen (z.B. Anco®), Tramadol (z.B. Tramal®) oder Tilidin/Naloxon (z.B. Valoron®) als Tbl., Tr., Supp., Diazepam (z.B. Valium®, auch Rectiole und Lösung), Prednison (z.B. Rectodelt®, Klismacort®), diverse Antibiotika als Startdosen: Penicillin V (z.B. Isocillin 1,5 Mega), Ciprofloxazin (z.B. Ciprobay®), Co-trimoxazol (z.B. Eusaprim®), Clarithromycin (z.B. Klacid®), Amoxicillin (z.B. Amoxypen®).

Dosieraerosole Salbutamol (z.B. Sultanol®), Budesonid (z.B. Pulmicort®).

Sonstiges Stauschlauch, Butterfly-Kanüle, Fixierpflaster, Spritzen 5 × 2 ml, 3 × 5 ml, 1 × 10 ml, Kanülen 5 × gelb (Nr. 1), 10 × grün (Nr. 2), 5 × braun (Nr. 18), Ampullensäge, Zellstofftupfer, Desinfektionsspray, sterile Tupfer und Kompressen, Wunddesinfiziens, Verbandmull, Pflasterschere, Pinzette, Einmalskalpelle Nr. 11 und 15, Taschenmaske (z.B. Laerdal oder Ambu Life-Key®).

Formulartasche Kugelschreiber, Kassen- und Privatrezepte, BtM-Rezept (1), Vordrucke für: Überweisung, Krankenhauseinweisungen, Transportverordnungen, AU, Leichenschauscheine, Notfallabrechnungsscheine, Vordruck für Zwangseinweisung (☞ 1.4.10), Notizblätter, Telefonliste der nächstgelegenen Krankenhäuser, Rettungsleitstelle, Kollegen, Kassenstempel(-automat), VK-Lesegerät, Liste der häufigen ICD-Codes.

! Inhalt je nach Gebrauchshäufigkeit tägl. bis 2 × wöchentlich von AH anhand des Inhalts
• verzeichnisses überprüfen und vervollständigen lassen.

Notfallkoffer

Inhalt mind. ausreichend, um Infusionen zu legen (universell verwendbar: Ringer-Lactat-Lösung, 0,9% NaCl-Lösung, HAES-steril® 6%), sowie zu Maskenbeatmung, Intubation, Absaugen, Sauerstoffversorgung, sowie gängige Medikamente zur Reanimation, evtl. Defibrillator. **Cave:** Bei seltenem Gebrauch regelmäßig Haltbarkeit der Injektions- und Infusionslösungen sowie Ladezustand des Defibrillators überprüfen. Kälte- und Hitzeschäden bei Aufbewahrung im Pkw.

Die Notfallausrüstung sollte gerade bei seltenem Gebrauch in regelmäßigen Abständen auf abgelaufene Medikamente oder Materialien (auch Sauerstoff!) überprüft werden. Rechtlich kann die Verwendung von Materialien jenseits des Haltbarkeitsdatums schwere Folgen haben.

1.4 Juristische Aspekte

1.4.1 Aufklärungspflicht

Der ärztliche Heileingriff ist grundsätzlich eine strafbare und schadenersatzbegründende Körperverletzung. Strafbarkeit und Schadenersatzverpflichtung entfallen nur durch Einwilligung des Pat. Diese ist nur rechtswirksam, wenn der Pat. über Art, Umfang und mögliche Folgen des (auch diagnostischen) Eingriffs umfassend und für ihn verständlich aufgeklärt wurde. Nicht jedes Detail, aber wesentliche KO müssen erläutert werden, auch wenn sie selten sind (z.B. Darmperforation bei Rektoskopie).

1.4.2 Behandlungsvertrag

Grundlage der ärztlichen Behandlung ist der Behandlungsvertrag, durch den Arzt und Pat. ein Vertragsverhältnis begründen. Der Abschluss erfolgt durch Übergabe der Versichertenkarte, bei privat Versicherten „stillschweigend durch konkludentes Handeln der Vertragspartner". Nach erfolgtem Abschluss besteht für den Arzt auch Besuchspflicht im Bedarfsfall.

Vertragsärztliche Behandlungspflicht Ein Vertragsarzt ist zwar zur kassenärztlichen Behandlung verpflichtet, kann diese aber in begründeten Fällen ablehnen:
- Bei Störung des Vertrauensverhältnisses
- Bei übermäßiger Inanspruchnahme durch eine große Zahl von Pat.
- Wenn der Pat. weit entfernt wohnt und es mind. zwei weitere Vertragsärzte in kürzerer Entfernung gibt.

Im *Notfall* besteht uneingeschränkte Behandlungspflicht.

1.4.3 Vertragsärztliche Versorgungspflicht

Präsenzpflicht: Der Vertragsarzt ist verpflichtet, auch außerhalb der angegebenen Sprechstundenzeiten für die Versorgung seiner Pat. zur Verfügung zu stehen. Im Verhinderungsfall Vertretung sicherstellen (☞ 1.1.3): Z.B. geregelter Nacht- und Wochenenddienst, bei Urlaub und Fortbildung. Telefon muss besetzt oder mit einem verzögerungsfreien Anrufweiterschalter ausgestattet sein. Bei Abwesenheit mittels Anrufbeantworter auf die Vertretung hinweisen.
Residenzpflicht: Wohnung ist so zu wählen, dass der Vertragsarzt „in angemessener Zeit" die Praxis zur Behandlung aufsuchen kann. Im Bereich der meisten KVen sind damit ca. 15 Min. gemeint.

1.4.4 Dokumentationspflicht

Verpflichtung zur gewissenhaften Dokumentation der erhobenen relevanten Befunde und der Behandlungsdaten (verordnete Mittel und Überweisungen). Grundsätzlich muss die Behandlung aus den niedergelegten Befunden nachvollziehbar sein. Schwierig ist die Auswahl der dokumentationswürdigen Befunde! Kürzelverwendung notwendig, jedoch möglichst standardisieren.

! Bewährt haben sich Makros in der Praxis-EDV oder Statusblätter (Dokumentation Gesundheitsuntersuchung, Ganzkörperstatus nach Nr. 60 EBM, Stempel und Einklebediagramme für einzelne Organsysteme).

1.4.5 Einsichtsrecht

♦ Der Pat. hat das Recht auf Einsicht und Herausgabe der ihn betreffenden *objektiven* Befunde (Medikation, EKG, Rö u.a.). Juristisch sind z.B. Röntgenbilder Eigentum der Krankenkasse, sollten jedoch in Verwahrung beim anfertigenden Arzt bleiben

♦ Die während der Behandlung dokumentierten *subjektiven* Eindrücke sind Eigentum des Arztes und müssen nicht herausgegeben werden.

1.4.6 Schweigepflicht

Die ärztliche Schweigepflicht wird im deutschen Recht als bes. schützenswertes Rechtsgut eingestuft. Es besteht Verpflichtung zur Verschwiegenheit gegenüber Dritten über alle Belange der Behandlung, auch darüber, ob eine bestimmte Person sich überhaupt in Behandlung befindet. Die Schweigepflicht gilt auch gegenüber Angehörigen, Erziehungsberechtigten, Betreuern und der Krankenkasse! Sie erlischt nicht mit dem Tod des Pat.

Behandlungsunterlagen dürfen auch nicht an die Krankenkasse weitergegeben werden, sondern nur nach Anfrage direkt an den Medizinischen Dienst (MDK). Benötigt die Kasse selber Unterlagen, z.B. im Rahmen von Genehmigungsverfahren für stationäre Heilbehandlung, muss eine Schweigepflichtentbindung des Pat. eingeholt werden.

Ohne schriftliche Entbindungserklärung des Pat. dürfen nur auf gerichtliche Anordnung Inhalte der ärztlichen Behandlung offenbart werden (zur Wahrung eines „höheren Rechtsgutes", z.B. im Verlauf von strafrechtlichen Ermittlungen).

♦ Die Berufsordnung für Ärzte (§ 2) verpflichtet den Praxisinhaber, seine Mitarbeiter eingehend und wiederholt über die Schweigepflicht zu informieren. Die Verschwiegenheit endet auch nicht mit Beendigung des Angestelltenverhältnisses in der Praxis. Belehrung sollte immer vom Mitarbeiter durch Unterschrift bestätigt werden.

♦ Auch gegenüber externen Betreuern der Praxis-EDV muss eine Verpflichtung auf die Verschwiegenheit erfolgen.

1.4.7 Behandlungsverweigerung

Lehnt der Pat. die erforderliche Behandlung ab, bedeutet dies die Aufkündigung des Behandlungsvertrags (z.B.: Pat. lehnt die aufgrund der Untersuchung nötige Klinikeinweisung zur Abklärung einer Ileussymptomatik ab). Mit dem Angebot einer anderen, weniger Erfolg versprechenden Behandlung (z.B. reine Analgetika oder Einläufe) übernimmt der Arzt wiederum *volle Verantwortung* für diese, ist also auch voll haftbar. Konsequent, wenn auch selten wirklich durchführbar, wäre die Ablehnung jeder anderen Weiterbehandlung. Strenge Anforderung an Aufklärungspflicht.

1.4.8 Erstversorgung von Arbeitsunfällen

- Arbeitsunfälle sind alle Unfälle, die sich bei der Arbeit, auf Dienstfahrten und auf dem direkten Weg von und zur Arbeitsstelle (gerechnet ab Haustür) ereignen. Dazu gehören auch: Schul- und Kindergartenunfälle, Unfälle bei manchen ehrenamtlichen Tätigkeiten und bei genehmigten Betriebsfeiern (ebenso Wege). In Zweifelsfällen Rückfrage bei der zuständigen BG oder sicherheitshalber Vorstellung beim D-Arzt
- Erstversorgung sollte nicht den Rahmen der ersten Hilfe überschreiten, danach sofortige Überweisung zum D-Arzt oder anderen FA (z.B. Augenverletzung). Überweisungsvordruck für Arbeitsunfälle (Vordruck ÜV, Abb. 1.12) verwenden.

Ausnahmen: Bagatellverletzungen müssen nicht zum D-Arzt überwiesen werden, sofern:

- Keine AU vorliegt *und*
- Die Behandlungsdauer 1 Wo. voraussichtlich nicht überschreitet.
- Trotzdem Berichtspflicht, s.u.

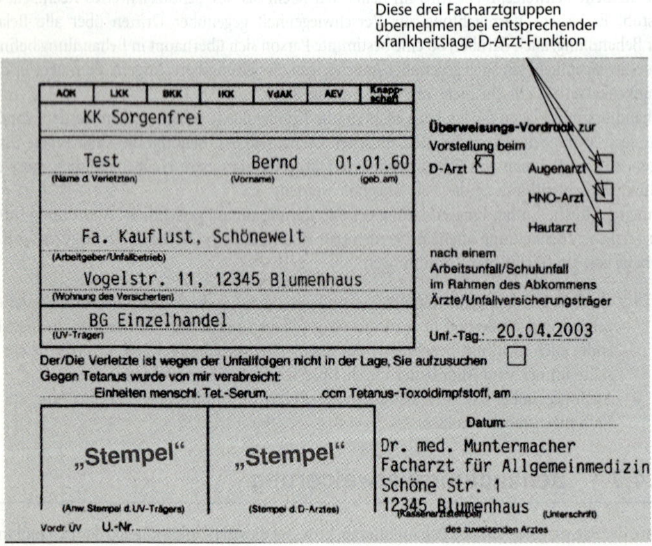

AOK | LKK | BKK | IKK | VdAK | AEV | Knappschaft

KK Sorgenfrei

Test (Name d. Verletzten) | Bernd (Vorname) | 01.01.60 (geb. am)

Fa. Kauflust, Schönewelt (Arbeitgeber/Unfallbetrieb)

Vogelstr. 11, 12345 Blumenhaus (Wohnung des Versicherten)

BG Einzelhandel (UV-Träger)

Überweisungs-Vordruck zur Vorstellung beim D-Arzt [X] Augenarzt [ ] HNO-Arzt [ ] Hautarzt [ ]

nach einem Arbeitsunfall/Schulunfall im Rahmen des Abkommens Ärzte/Unfallversicherungsträger

Unf.-Tag: 20.04.2003

Der/Die Verletzte ist wegen der Unfallfolgen nicht in der Lage, Sie aufzusuchen [ ]

Gegen Tetanus wurde von mir verabreicht:

.... Einheiten menschl. Tet.-Serum, ... ccm Tetanus-Toxoidimpfstoff, am ....

Datum: ....

„Stempel" (Anw. Stempel d. UV-Trägers) | „Stempel" (Stempel d. D-Arztes)

Dr. med. Muntermacher
Facharzt für Allgemeinmedizin
Schöne Str. 1
12345 Blumenhaus
(Kassenarztstempel) (Unterschrift) des zuweisenden Arztes

Vordr. ÜV U.-Nr. ....

Abb. 1.12 Überweisung zum D-Arzt

Arbeitsunfälle

- Meldepflicht bei der zuständigen BG innerhalb höchstens 8 d
- Meldung und Anlage des Unfallberichts auf Vordruck A 13, auf dessen Rückseite Rechnungserstellung gemäß dem Abkommen der Unfallversicherungsträger (BG – GOÄ)
- Bei unvorhergesehen langer Behandlungsdauer oder nachträglichem Eintritt von AU Überweisung zum D-Arzt!
- Medikamentenverordnung zu Lasten der BG
- Beim Ausfüllen von Rezepten, Transportscheinen u.Ä.: Zuständige BG als Kostenträger eintragen, Kennzeichnung „Arbeitsunfall" erforderlich (☞ 1.2.5)
- Bei AU-Bescheinigung wird Krankenkasse als Kostenträger eingetragen. Zusätzlich Feld „Arbeitsunfall" markieren.

1.4.9 Zwangsbehandlung

Nach dem Infektionsschutzgesetz bei Ansteckungsgefahr möglich: Z.B. Salmonellenausscheider in Großküchen, offene Lungen-Tbc.

 Eine Zwangsbehandlung betrifft nur Pat. mit meldepflichtigen Erkr.: Hier ist daher immer das Gesundheitsamt eingeschaltet und verfügt die Zwangsmaßnahme. (Meldepflichtige Erkr., ☞ 9.11).

1.4.10 Zwangseinweisung

Bei Fremd- oder Eigengefährdung (auch Suizidgefahr). Zwangseinweisung bedeutet Freiheitsberaubung und bedarf richterlicher Entscheidung (meist innerhalb von 24 h nachträglich, länderabhängig geregelt). Die Zwangseinweisung kann auch unter einfacher körperlicher Gewalt (Fesselung, zwangsweiser Transport) notwendig sein, Polizei hinzuziehen. Angehörige sehr sorgfältig über Konsequenzen und Begleitumstände der Zwangseinweisung aufklären (traumatisches Erlebnis!).

 Formblatt (☞ Abb. 1.13) immer in der Bereitschaftstasche mitführen.

1.4.11 Blutentnahme für die Polizei

Die Polizei ist zur Veranlassung einer Blutentnahme verpflichtet, wenn begründeter V.a. Alkoholeinfluss im Straßenverkehr oder bei einer Straftat besteht.
Die Entnahme

- Kann nicht durch die Atemprobe (Alcotest®) ersetzt werden (in Deutschland)
- Muss von dem Vorgeführten geduldet werden (notfalls ist die Anwendung einfacher körperlicher Gewalt statthaft)
- Muss durch einen Arzt durchgeführt werden.

Vordruck für die sofortige Unterbringung nach § 17 PsychKG

Einweisender Arzt (Stempel)	Hausarzt (Stempel)
Dr. med. Muntermacher Facharzt für Allgemeinmedizin Schöne Str. 1 12345 Blumenhaus	Dr. med. Muntermacher Facharzt für Allgemeinmedizin Schöne Str. 1 12345 Blumenhaus

An das Ordnungsamt __der Stadt Blumenhaus__

Betr.: Sofortige Unterbringung gem. § 17 des Gesetzes über Hilfen und Schutzmaßnahmen bei psychischen Krankheiten (PsychKG) vom 2. 12.1969 (GV. NW 1969 S. 872)

Name des Unterzubringenden __Test, Paul__

Geburtdatum __04.04.1944__

PLZ __12345__ Wohnort __Blumenhaus__ Straße __Vogelstr. 11__

Aufgrund einer Untersuchung am heutigen Tage ergibt sich folgender Befund:

[x] Psychose [ ] Psychische Störung, die Psychose gleich kommt [ ] Suchtkrankheit [ ] Schwachsinn

Verhalten des Patienten (Verhaltensbeschreibung, Gefahr):

aggressives und enthemmtes Verhalten mit Selbst- und Fremdgefährdung

Vorgeschichte (z.B. frühere Episoden, auch Fremdanamnese):
nach Angaben der Ehefrau wiederholte Tätlichkeit gegenüber Familienmitgliedern

Körperlicher Befund:
o.B. - örtlich und zeitlich nicht orientiert, Wahnideen

Die Person ist zur freiwilligen Aufnahme nicht bereit / befindet sich im Zustand der Willenslosigkeit*

Da die gegenwärtige Gefahr nur durch Unterbringung in einem psychiatrischen Krankenhaus erfolgreich abgewendet werden kann, wird gebeten, beim Amtgericht einen Unterbringungsbeschluß zu beantragen.

Für den Krankentransport ist ein Krankenwagen erforderlich.
* (Zutreffendes bitte unterstreichen)

Name und Adresse von Angehörigen __Test, Bernd, Beerenstr. 5, 12345 Blumenhaus__

Der Vormund oder Pfleger mit dem Recht zur Aufenthaltsbestimmung ist
[ ] nicht bekannt [ ] bekannt, aber z.Zt. nicht erreichbar [ ] eine Vormundschaft/Pflegschaft besteht nicht

Anschrift des Vormundes/Pflegers

Ort, Datum __Blumenhaus, 20.04.2003__ Unterschrift des Arztes

Abb. 1.13 Vordruck für die sofortige Unterbringung nach § 17 PsychKG

Der niedergelassene Arzt ist nicht zur Blutentnahme verpflichtet, sondern kann diese ohne Angabe von Gründen ablehnen (bei Anfrage der Polizei immer nach den Personalien des Vorzuführenden fragen: Blutentnahmen bei Pat. der eigenen Praxis ablehnen!). Vor Blutentnahme immer Befragung nach Vorerkr. (**Cave:** Blutungsneigung oder Marcumarther.!) oder Medikamenteneinnahme (ggf. Urinprobe sicherstellen) und standardisierte Untersuchung nach Formular (Koordinationsprüfungen, Drehnystagmus). Bei Untersuchung und Blutentnahme muss ein Polizeibeamter als Zeuge anwesend sein.

- Nie Alkohol zur Desinf. benutzen (Oxycyanat-Tupfer liegen den Entnahmebestecken bei)
- Zeitpunkt der Entnahme minutengenau dokumentieren. Kopie des Protokolls 10 J. verwahren
- Liquidation auf meist mitgeliefertem Formular gemäß GOÄ nach Vorschriften des jeweiligen Landesinnenministeriums.

1.5 Anamnese und Diagnostik

1.5.1 Anamnese

Anamneseerhebung muss beim Erstkontakt meist auf ein vertretbares Minimum reduziert werden, im Verlauf der Behandlung aber umfassende *Familien- und Sozialanamnese* im Rahmen mehrerer Kontakte, Hausbesuche, Behandlung von Familienangehörigen möglich („erlebte Anamnese"). Dokumentation am zweckmäßigsten auf gesondertem Blatt, das über den Verlauf der Behandlung immer weiter vervollständigt wird, kopiert und in die Unterlagen der weiteren Angehörigen eingelegt werden kann.

Eine gute Möglichkeit zur Vervollständigung der Anamnese ist die Gesundheitsuntersuchung (☞ 30.1.2).

Anamnese beim Erstkontakt Grundsätzlich problemorientiert, beschränkt auf das unabdingbar Notwendige, jedoch unter Verwendung offener Fragen: Art und Dauer der gegenwärtigen Beschwerden? Umstände des ersten Auftretens? Schmerzcharakter und -intensität? Beeinflussung durch frühere Episoden? Frühere Behandlung? Etwaige Ängste, Vermutungen, Befürchtungen? Berufliche/familiäre Belastungen?

„Rumpfanamnese" Immer angezeigt, wenn eine Behandlung erforderlich ist. Fragen nach:
- Bekannten schweren Erkr. (z.B. Asthma, Diab. mell., Hochdruck, Epilepsie)
- Medikamenten: Z.B. Antikoagulanzien, Ovulationshemmer
- Bekannten Allergien und Unverträglichkeiten
- Alkohol-/Nikotin-/Drogenmissbrauch
- Bei Frauen: Kurze Regelanamnese, Schwangerschaften
- Problemen während derselben Erkr. bei Familienangehörigen
- Früheren Untersuchungen und Ther.? Unterlagen vorliegend? (sonst anfordern).

Die Erhebung einer Anamnese ist als alleinige Leistung unabhängig von der erforderlichen Zeit allenfalls als Nr. 1 EBM bzw. 1 oder 3 GOÄ (Beratung) abrechnungsfähig, sonst Bestandteil der Untersuchungsziffern (☞ 33.3.3). Ausnahme: Homöopathische Diagnose Nr. 30 (GOÄ).

Notfallanamnese Umfang hängt wesentlich von der Dringlichkeit des Notfalls ab, entspricht weitgehend der „Rumpfanamnese". Grundsätzlich fragen nach: Näheren Umständen des vorliegenden Notfalls? Evtl. auslösenden Ursachen? Früheren Ereignissen? Bei unbekannten Pat. Frage nach Vorerkr., Medikation u.a.?

1.5.2 Körperliche Untersuchung

An die problemorientierte Anamnese schließt sich die beschwerde- oder symptomorientierte Untersuchung an (s. spezielle Diagn. der Organkapitel).

Die vollständige körperliche Untersuchung (Nr. 60 EBM, Nr. 8 GOÄ) umfasst mind. den auf dem Berichtsbogen zur Gesundheitsuntersuchung gesteckten Rahmen. Notwendig bei allen alten, multimorbiden, schwer kranken Pat. sowie bei Untersuchungen im Rahmen der OP-Vorbereitung und natürlich bei unklaren Fällen.

GOÄ: Nr. 5 (symptombezogen), einzelne Organsysteme Nr. 6 bzw. 7, je nach untersuchtem System. Ganzkörperuntersuchung Nr. 8 (Umfang s. Leistungsbeschreibung). Zuschläge für Untersuchung von Kindern, Beratung außerhalb der Sprechstunde, bei Nacht usw. nicht vergessen!

1.5.3 Diagnose

Diagnosen im echten wissenschaftlichen Sinn sind in der Allgemeinpraxis seltener als:
* Leichte Gesundheitsstörungen (z.B. Gastroenteritis, Lumbalgie, Bronchitis)
* Befindlichkeitsstörungen (z.B. Schwäche, Blähungen, afebrile Inf.)
* Symptomgruppen, die auf eine umschriebene Erkr. hindeuten (z.B. Herpes zoster, Asthma)
Oft reicht eine Verdachtsdiagnose oder eine Symptombeschreibung aus, um eine sinnvolle Behandlung zu beginnen.
Ob eine Diagnosesicherung unter Einsatz aller möglichen Mittel (und oft erheblicher Belastung des Pat.) erfolgen muss, kann nur im Einzelfall entschieden werden.
* Meist ist *„abwartendes Offenlassen"* der Diagnose gerechtfertigt
* Wenn auch das Häufige wahrscheinlich ist, muss in jedem Fall der *„abwendbar gefährliche Verlauf"* ausgeschlossen werden (Beispiel: Malignom bei scheinbar harmloser „Hämorrhoidenblutung"). Bei begründetem V.a. schweren Verlauf muss eine weiterführende Abklärung erfolgen. In Zweifelsfällen, bei bisher unbekannten Pat. und im Notfalldienst eher frühzeitig Klinikeinweisung zur stationären Abklärung und Ther.

1.6 Prä- und poststationäre Betreuung

Zunehmende Verlagerung von früher stationär erbrachten Leistungen in den ambulanten Bereich
Vorteile: Engere Patientenbindung, Einsparung von Mehrfachuntersuchungen, Verkürzung der stationären Aufenthalts, gemeinsame Def. von Behandlungszielen, Einbezug ganzheitlicher (fachübergreifender) Gesichtspunkte, Eingehen auf individuelle Erfordernisse einzelner Pat.
Notwendige Bedingungen: Intensiver Informationsaustausch zwischen Praxis und Klinik, kollegiale Zusammenarbeit mit den entsprechenden Krankenhäusern, möglichst gleich bleibende Ansprechpartner (Ober-/Chefärzte, Abteilungsleiter, Ambulanzärzte).

1.6.1 Prästationäre Betreuung

Vor elektiven Eingriffen oder als Vorbereitung stationärer Diagn. Häufig: Abklärung der Narkose und Operationsfähigkeit. Z.B.:
* Untersuchung vor Narkose (☞ 4.5)
* Mitteilung früherer Befunde und Anamnese soweit relevant
* Abklären, welche präop. Maßnahmen ambulant durchgeführt werden können und welche sinnvoller und wirtschaftlicher im Krankenhaus zu erbringen sind
* Erörterung der geplanten Maßnahmen mit dem Pat. (Nr. 13, 17 EBM, 3 oder 34 GOÄ).

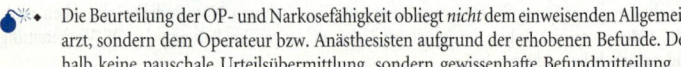 ◆ Die Beurteilung der OP- und Narkosefähigkeit obliegt *nicht* dem einweisenden Allgemeinarzt, sondern dem Operateur bzw. Anästhesisten aufgrund der erhobenen Befunde. Deshalb keine pauschale Urteilsübermittlung, sondern gewissenhafte Befundmitteilung

◆ Die Aufklärung und das Einholen des Einverständnisses vor OP oder invasiver Diagn. ist ausschließlich Sache des Operateurs/Anästhesisten/Radiologen o.Ä. (Haftung!).

1.6.2 Poststationäre Betreuung

Chronische Erkrankungen Verordnung häuslicher Pflege oder Hauswirtschaftshilfe (☞ 1.2.9, Abb. 1.11), Pflegehilfsmittel wie Nachtstuhl, Gehstützen oder Gehwagen, Haltegriffe in Bad und WC, Badewannenlift u.Ä. Teilnahme an ambulanter Herz- oder Diabetikergruppe? Ggf. bei der zuständigen Kasse Blutdruck- oder BZ-Messgerät beantragen (formloser Antrag auf Kostenübernahme mit kurzer Begründung); Berentung einleiten, Beantragung von Schwerbehinderung (beim Versorgungsamt, erfolgt durch den Pat., hausärztlicherseits sollte Attest beigefügt werden). Unterstützung des Pat. bei Antrag auf Pflegebedürftigkeit (☞ 30.2.9).

Postoperativ Weiterführung der Thromboseprophylaxe? Pat. bzw. Angehörige zur Injektion anleiten und Technik kontrollieren. Verbandswechsel, Faden-/Klammerentfernung, Gipskontrolle/-abnahme. Anschlussheilbehandlung (AHB) zur neurologischen/orthopädischen u.a. Rehabilitation erforderlich? Kontroll-Endoskopie?

Maligne Erkrankungen Nachsorge-Termine planen und gesondert aufzeichnen (Nachsorge-Pass, ☞ 28.2.2). Vermittlung von Adressen für Selbsthilfegruppen (☞ 34.2); auf Anspruch hinweisen, dass über 3 J. jährliche Nachsorge- und Festigungs-Kuren möglich sind; Fortführung der AU notwendig? Auszahlschein? Stationäres Heilverfahren notwendig? Stufenweise berufliche Rehabilitation oder Berentung anstreben?

Bettlägerige Patienten Thromboseprophylaxe? Häusliche Krankenpflege/Haushaltshilfe organisieren (☞ 1.2.9). Versorgung mit Hilfsmitteln veranlassen: Z.B. Nachtstuhl, pflegegerechtes Bett, Bett Lift, Badewannen-Lift, Gehhilfen, Dekubitus-Matratze. Katheterpflege oder -wechsel nötig? Mobilisation/KG (auch mit Hausbesuch verordnungsfähig). Antrag auf Schwerpflegebedürftigkeit stellen? Essen auf Rädern? Tagespflegeheim?

▶ Chronisch-obstruktive Lungenerkr./Asthma: Regelmäßige Atemgymnastik, Einnahme und Verwendung von Dosieraerosolen häufig kontrollieren. Inhalationshilfen? Sauerstoff-Konzentrator notwendig?
▶ Parkinson-Pat.: Medikamenten-Anpassung; häusliche Hilfsmittel.

1.7 Problempatienten

1.7.1 „Drehtürpatient"

▶ Typisches Patientenverhalten: Häufige Konsultationen, oft sprunghafter Wechsel der Beschwerden und Diagnosen, Drängen nach Aktion (Medikamente, Diagn., Überweisungen). Milde Verlaufsformen erst bei kritischer Durchsicht der Karteikarte erkennbar: Durchlaufen einer Vielzahl von Diagnosen über viele J., meist ohne handfeste Befunde
▶ Typische Reaktionen des Arztes: Ärger oder Verzweiflung, hohe Bereitschaft, „irgendetwas" zu verschreiben oder den Pat. „irgendwohin" zu überweisen.

Therapeutisches Vorgehen Kein leichtfertiges Verschreiben von Placebos oder Pseudo-Placebos (indirekte psychische Gewöhnung). Mit apparativer Diagn. zurückhaltend sein, um eine mögliche somatoforme Störung nicht zu fixieren. Ist die Problematik erkannt, den Pat. direkt ansprechen ("Was ist es eigentlich, das Sie von mir wollen?"). Ansprechen des depressiven oder psychosomatischen Hintergrunds, frühzeitige Überweisung zum Psychiater oder Psychotherapeuten zur Differenzialdiagnose.

Cave: Abgrenzung zu Pat. mit chron.-rezid. Schmerzzuständen, lang dauernder Müdigkeit und prädepressivem Erscheinungsbild. Diese könnten den Krankheitsbildern chron. Müdigkeitssy. Fibromyalgie (☞ 18.6.1) und dem Sy. der Multiplen Chemischen Sensitivitäten (☞ 29.2.7) zugeordnet werden.

Bei V.a. eine dieser Erkr.:

- Sorgfältige Diagn., bes. Ausschluss somatischer Grunderkr. (Diab. mell., Hypothyreose, Parasitose, Eisenmangel, Kollagenosen, paraneoplastisches Sy.)
- Ausschluss manifester psychischer Erkr. (Depression, Minus-Form einer Schizophrenie, dysthyme Reaktion)
- Ausschluss chron.-allergischer Erkr.: Intox., Medikamentenabusus, Wohnraumgifte.

Management bis zur Diagnosesicherung:

- Geduldige Abklärung, keine voreiligen ("Kurzschluss-")Diagnosen, dem Pat. Verständnis für sein Leiden vermitteln.
- Reha-Antrag bedenken, allg. roborierende Maßnahmen.

1.7.2 Non-Compliance-Patient

Non-Complier: Befolgen Anweisungen nicht, lassen Termine ausfallen, stellen wiederholt banale Fragen, scheinen einfache Zusammenhänge nicht zu verstehen.

Hat meist verständliche Gründe:

- Fehlende Einsicht oder mangelndes Verständnis (z.B. Diab. mell.)
- Verleugnung der Krankheit (oft bei art. Hypertonie, Suchterkr.)
- Bequemlichkeit (z.B. Adipositas, Hyperlipidämie)
- Furcht vor NW einer medikamentösen Ther. (z.B. Kortisonbehandlung beim Asthma)
- Hoher Zeitaufwand für Arztbesuche (meist zu lange Wartezeiten, ☞ 1.1.1)
- Zu viele oder zu komplizierte Therapieanweisungen.

Compliance lässt sich fördern durch:

- Versuch, die individuellen Schwierigkeiten zu verstehen (offene Fragen!)
- Einfache, nicht-medizinische Sprache verwenden
- Konzentration auf die Ther. der wesentlichen Haupterkr.
- Mitgabe klarer Therapieanweisungen in schriftlicher Form
- Häufigere, kurze Konsultationen mit knapper, für den Pat. "verdaubarer" Informationsvermittlung
- Zusammenfassung chron. Erkrankter in Schulungsgruppen (Diab. mell., art. Hypertonie, Asthma, degenerative Rückenleiden)
- Eingehen auf Ängste oder schlechte Erfahrungen des Pat.
- Reduktion der Medikation auf das Allernotwendigste
- Verwendung von sinnvollen Kombinations- oder Depotpräparaten nach einer Einstellphase mit Monotherapeutika
- Ansprechen möglicher depressiver oder psychosomatischer Ursachen, Rentenbegehren?

1.7.3   Der „banale Fall"

Sog. banale Beratungsanlässe sind in der Allgemeinpraxis häufig. Die Einschätzung „banal" ist jedoch die des Arztes. Der Pat. erlebt seine Befindensstörung subjektiv als ernsthaft oder bedrohlich.

Praktisches Vorgehen

- Ausschluss einer schwerwiegenden Erkr.: Z.B. „Hämorrhoidenbeschwerden" als missverstandenes Erstsymptom eines Kolonkarzinoms oder „Magenverstimmung" als Frühbild einer Appendizitis
- Nach Ausschluss eines abwendbaren gefährlichen Verlaufs Abklärung, ob es sich handelt um:
  - Vorzeigesymptom, z.B. auch Konsultationssturm in präsuizidaler Phase
  - Befindensstörung bei schwerer, jedoch verleugneter Grunderkr. (z.B. Alkoholismus)
  - Subjektiv sehr schwer erlebte Beeinträchtigung (z.B. Arthrose, Hörverlust im Rahmen eines Alterungsprozesses), mit der sich der Pat. nur schwer abfindet
  - Warnsymptom bei schwerer neurotischer Störung (Zwangsstörungen, Hypochondrie)
  - Angsterkr., Überbesorgnis wegen früher erlebter schwerer Erkrankungsfälle im Familien- oder Bekanntenkreis
  - Das „schwächste Glied der Kette" (Symptomträger für Familienkonflikte).
- Es gibt keine wirklich „banalen" Beratungsanlässe. Das Gefühl der Banalität kann ein Warnzeichen der drohenden Verdrängung oder Aggression (von Seiten des Pat. oder des Arztes) sein; für Arzt und Pat. heißt es Wahrnehmen lernen und nach der zugrunde liegenden Angst, Charakterstörung oder Grundkrankheit suchen. Der „banale Fall" stellt die größte Anforderung an die Sensibilität des Arztes!

1.7.4   Alkoholkrankheit

Bei allen Verdachtsfällen (Gesamteindruck, Foetor, unklare berufliche Konfliktsituationen, Hinweise von Angehörigen, Transaminasenerhöhung unklarer Genese, Blutbildveränderungen) das Trinkverhalten ansprechen. Wenig hilfreich sind gerichtete Fragen nach der konsumierten Alkoholmenge. Eher nützlich: „Sind Sie mit sich unzufrieden wegen Ihres hohen Alkoholkonsums?", Hatten Sie schon Schwierigkeiten mit Familienangehörigen oder Kollegen wegen Ihres Trinkverhaltens?". Hoch signifikant sind die vier Grundfragen gemäß dem CAGE-Akronym:

- „Hatten Sie jemals den Wunsch, dass Sie weniger trinken sollten?"
- „Fühlten Sie sich schon einmal von anderen wegen Ihrer Trinkgewohnheiten kritisiert?"
- „Hatten Sie jemals Schuldgefühle wegen Ihrer Trinkgewohnheiten?"
- „Brauchen Sie bisweilen als erstes am frühen Morgen ein alkoholisches Getränk, um die Augen offen oder die Hände ruhig zu halten?"

Wenn der begründete V.a. eine Alkoholabhängigkeit besteht, sollte das Thema immer wieder angesprochen werden. Dabei jedoch sowohl Kollusionen wie auch Moralisieren vermeiden. Nach Gründen für die Alkoholabhängigkeit suchen. Einbezug von Familienangehörigen nur mit Einwilligung des Pat. (Vertrauensverhältnis, Schweigepflicht!).

Verweis auf Selbsthilfegruppen (Liste der örtlichen Ansprechpartner erstellen: Anonyme Alkoholiker, Suchtberatungsstellen), bei Behandlungsmotivation Einleitung einer Entgiftungs- oder Entzugsbehandlung (☞ 21.9).

Symptomatisch stehen Ehe-, Familien- oder Berufsprobleme oft im Vordergrund. Diese behandeln, ohne das Grundproblem (Abhängigkeit und Co-Abhängigkeit) zu verdrängen.
Prädelir und Delir gehören in stationäre (Intensiv-)Behandlung (☞ 21.9).

1.7.5 Der drogenabhängige Patient

Anfragen nach kurz- oder langfristiger Substitution mit Benzodiazepinen, Kodeinpräparaten oder Methadon sind häufig. Drogenabhängige sind grundsätzlich in einer Notsituation und hilfsbedürftig, dennoch kritische Distanz wahren!
Häufige Argumente, den Arzt zur schnellen Verschreibung einer Ersatzdroge zu bewegen, sind
- „Ich trete am Montag eine Entzugsbehandlung an und muss die drei Tage überbrücken"
- „Meine Eltern haben mich aus der Wohnung geschmissen"
- „Ich habe kein Geld mehr und müsste was klauen (auf den Strich gehen), um wieder Stoff zu besorgen"
- „Mein Hausarzt, der mir das Methadon verschreibt, ist gerade im Urlaub/ nicht erreichbar.

Grundsätzlich solchem Verlangen nicht nachgeben, auch wenn die Einzelschicksale oft erschütternd sind. Verantwortungsvolle Substitutionsbehandlung setzt lang dauernden Kontakt, häufige Gespräche, eine begleitende psychosoziale Betreuung und den Ausschluss von Beigebrauch (Urinproben) voraus. Generell – v.a. im Notdienst – die sofortige Verschreibung verweigern, aber grundsätzliche Bereitschaft zu einer längerfristig angelegten Ther. deutlich machen.

- Mehrfachgebrauch von Drogen ist sehr häufig: Heroin plus Kokain plus Benzodiazepine
- Unter – auch kunstgerecht durchgeführter – Substitution mit Kodein oder Methadon können Todesfälle durch Beigebrauch eintreten
- Kodein ist kein ideales Substitutionsmittel wegen NW (Obstipation, Schlafstörungen, Notwendigkeit häufiger Einnahme (Halbwertszeit ca. 3–5 h) und ca. 7% Versagern.

Substitutionsbehandlung
Durchführung der Substitutionstherapie in den Bundesländern uneinheitlich geregelt. Antrag auf Zulassung zur Substitution an die zuständige KV richten. Grundsätzlich wird der Erwerb der Fachkunde „Suchtmedizin" zur Erteilung der Genehmigung durch die KV gefordert.
Grundsätzlich verlangt eine gewissenhafte therapeutische Substitution ein ganzheitliches Behandlungskonzept mit somatischer und psychosozialer Dimension. Die Beachtung der Vorschriften der Betäubungsmittel-Verschreibungsverordnung (BtmVV) ist unabdingbare Voraussetzung.
- Als Kassenleistung nur zulässig bei:
- Erfolgloser oder aussichtsloser Abstinenz
- Mehrfachem Scheitern früherer Therapieversuche
- Bei Schwangerschaft oder
- Zur Unterstützung der Behandlung anderer Erkrankungen.

Behandlung einer weniger als zwei Jahre dauernden Opiatabhängigkeit ist genehmigungspflichtig.
Erforderlich: Erstellung eines umfassenden, individuellen Therapiekonzepts, Einschaltung einer psychosozialen Beratung, gewissenhafte Dokumentation. Benachrichtigung von KV und Kasse erforderlich, ebenso die Meldung ans Substitutionsregister (zur Vermeidung von Mehrfach-Substitutionen).
Auswahl des Substitutionsmittels (Methadon, Polamidon, LAAM, Naltrexon, Buprenorphin) erfolgt nach individuellen Gesichtspunkten.

- Prinzipiell kann von den Aufsichtsbehörden und einem Kassengremium die Herausgabe und Einsichtnahme in die gesamte Dokumentation verlangt werden. Pat. müssen darüber eingehend aufgeklärt werden; schriftliche Einverständniserklärung. Die Rechtmäßigkeit dieser Bedingung wird gegenwärtig noch überprüft!
- Immer schriftlichen Behandlungsvertrag abschließen
- Unabhängig von der Art des gewählten Substitutionsmittels ist die Mitgabe (Take-Home) erst nach frühestens sechs Monaten stabiler Therapie möglich
- Abbruch der Behandlung bei anhaltendem Beigebrauch, nicht bestimmungsgemäßen Gebrauch des Substitutionsmittels (z.B. i.v.-Applikation, Verkauf), oder sonstigem Verstoß gegen die Vertragsbedingungen
- Auch Vertragsärzte ohne Fachkunde können bis zu drei Pat. substituieren, sofern sie diese einem entsprechend zugelassenen Arzt einmal im Quartal konsiliarisch überweisen
- Gebietsspezifische Besonderheiten und Programme (z.B. Heroin-Substitution) bei der KV, den Drogenbeauftragten, oder bei der DGS (Deutsche Gesellschaft für Suchtmedizin, internet: www.dgsuchtmedizin.de) erfragen.

1.7.6 Der AU-orientierte Patient

- Gründliche Untersuchung vor Krankschreibung (☞ 1.2.4): Diskrepanzen zwischen Befund und Beschwerdeschilderung?
- Bei körperlich scheinbar banalen Zuständen Pat. fragen, ob AU aus anderen Gründen gewünscht wird; auch eine akute berufliche/familiäre Konfliktsituation oder ein Erschöpfungssy. kann die Kriterien für AU erfüllen
- Bei Konflikten am Arbeitsplatz Rücksprache mit dem Betriebsarzt, der Personalstelle oder dem Personalrat (schriftliches Einverständnis des Pat.!). Manche Krankenkassen haben Sozialberater (z.B. DAK, BEK)
- Pat. auf Gefahren unnötig langer Krankschreibung hinweisen (Kündigungsmöglichkeit durch den Arbeitgeber)
- AU ablehnen, wenn nach Würdigung aller Umstände nicht vertretbar.

1.7.7 Der Tumorpatient

s.a. ☞ 28.1)

- Psychische Verarbeitung der Krebserkr. unterstützen, wenn vom Pat. gewünscht: Z.B. Vermittlung von Selbsthilfegruppen oder individuelle Psychother. Möglichst Familie oder Lebenspartner einbeziehen
- Regelmäßige Nachsorgetermine nach OP, Chemother. oder Radiatio vereinbaren; Nachsorgepass
- In den ersten 3 J. nach Diagnosestellung bieten die meisten Kassen jährliche Nachsorgekuren ("Stütz- und Festigungskur") an
- Engmaschige klinische und Laborkontrollen bei ambulanter Radiatio oder Chemother.

- Bei Tumorpat. mit systemischer Zytostatikather. und/oder Strahlenther. Labor-Ausnahmeziffern 3495 u.a. nicht vergessen.

Bei absehbar tödlichem Verlauf einer Erkr. ist Offenheit – nicht Schonungslosigkeit! – hilfreich

- Art der Erkr. und den absehbaren Verlauf frühzeitig erörtern. Mit Einverständnis des Pat. die Angehörigen frühzeitig einbeziehen
- Auf Konzepte für flankierende Maßnahmen (Haushaltshilfe, Pflegehilfsmittel, Sozialstation, amb. Pflegedienste, Beantragung der Schwerpflegebedürftigkeit, ☞ 30.2.9) hinweisen und evtl. koordinieren
- Alternative Behandlungsmöglichkeiten auf Wunsch des Pat. erörtern, auch wenn diese aus wissenschaftlich-medizinischer Sicht nicht abgesichert erscheinen. Kosten werden in bes. Fällen von Kassen übernommen
- Dem Pat. und seiner Familie versichern, dass Schmerzen nahezu vollständig und befriedigend behandelbar sind (und dieses auch tun!)
- Nach Ängsten, Sorgen, Wünschen ausdrücklich fragen – der Pat. hat oft eine unbegründete Scham
- Aktiv die notwendige Regelung familiärer und finanzieller Angelegenheiten ansprechen
- Werden lebensverlängernde Maßnahmen gewünscht? Wenn nicht, Patientenverfügung anbieten. Unterbringung in einem Hospiz? Adressen über Sozialdienste, Kirchen, Telefonbuch

! Häufig benötigen nahe Angehörige, die auch die tägl. Betreuung wahrnehmen, ebenso seelische und medizinische Unterstützung. In Einzelfällen kann die kurzzeitige Verordnung von Sedativa, Tranquilizern und Schlafmitteln angezeigt sein.

1.7.8 Der immunsupprimierte Patient

Als immunsupprimiert gelten:
- Diabetiker
- Pat. mit konsumierenden Erkr. (Malignome, chron. Hep., AIDS u.a.)
- Überwiegend Bettlägerige
- Erheblich Über- oder Untergewichtige
- Pat., die regelmäßig Glukokortikoide u.a. Immunsuppressiva einnehmen (Pat. mit Asthma, rheumatoider Arthritis oder multipler Sklerose, Transplantationspat., Pat. unter oder nach Chemother.!)
- Pat. mit bekannten Immunerkr. sowie mit Asplenie oder nach Splenektomie.

! Behandlungsregeln für Immunsupprimierte: Bei febrilen Episoden intensive Diagn. (Abstriche, Sputum-, Urin-, Blutkulturen) einleiten und frühzeitig breite, aber kalkulierte antibiotische Ther. ansetzen. Intensivierte Prophylaxe (Impfstatus überprüfen, regelmäßige Influenza-, Pneumokokkenimpfung; ☞ 9.2.3).

1.7.9 Der mittellose Patient

Häufig sind Mangelerkr. infolge unzureichender oder einseitiger/unausgewogener Ernährung: Infektanfälligkeit? Untergewicht? Vitaminmangel? Parasitosen? Wohnbedingungen erfragen oder anlässlich eines Hausbesuchs inspizieren (Heizung vorhanden? Sanitäre Bedingungen?).
Von ärztlicher Seite anregen, die Befreiung von der Zuzahlungspflicht (☞ 32.1.1 und ☞ 1.2.5) zu beantragen. Ggf. Vermittlung weiterer Adressen: Sozialamt, Fürsorgestelle, Schuldnerberatung.

Gut gemeint, aber gerade bei chron. Erkr. völlig sinnlos ist die Mitgabe von Ärztemustern

1.7.10 Der ausländische Patient

Typische Probleme sind:
- Erschwerte Kommunikation durch Sprachschwierigkeiten
- Kulturell bedingte, völlig anders geprägte Somatisierungsmuster
- Für den deutschen Arzt ungewohnte Erwartungen an ihn und sein ther. Vorgehen.

Sprachprobleme Dolmetscher (Familienangehörige, AH) oder kurze Sprachführer mit den wichtigsten Fragen und Wendungen (z.B. von der AOK).

Somatisierung Typischerweise wird durch für uns scheinbar banale Erkr. häufig das Gesamtbefinden stark beeinträchtigt. Oft Projektion von Symptomen in den Bewegungsapparat und/oder in den Bauch. Die häufige Entwurzelungsdepression türkischer, serbokroatischer oder süditalienischer Pat. spiegelt sich als chron. rezid. Abdominalschmerz wider (bis hin zum Ulcus pepticum), Weichteilrheumatismus, Infektanfälligkeit, Kopfschmerz. **Cave:** Gestik und Mimik oft ausdrucksvoller als bei inländischen Pat.

Therapeutische Erwartungen Gerade bei türkischen Pat. steht an erster Stelle die körperliche Untersuchung: Der Arzt hat die Erkr. zu finden. Gut gemeinte intensive Anamnesen, Erläuterungen zu Medikamenten können den Pat. erheblich verunsichern, völlig unverständlich sein oder sogar eine Verschlechterung der Compliance bewirken. Die Vorstellungen von Krankheit, ihrer Ursache und Behandlung können von magischen Inhalten (böser Blick, Verzauberung, schuldbeladenes Schicksal) geprägt sein. Kranksein, Appetitverlust und Gewichtsabnahme können deshalb subjektiv als äußerst bedrohlich erlebt werden.

Oft werden mehrere Ärzte gleichzeitig in Anspruch genommen: Dies muss kein Misstrauen signalisieren, sondern entstammt der Überzeugung, dass verschiedene Ärzte für verschiedene Erkr. zuständig sind.

- Während des Fastenmonats (Ramadan) muss bei praktizierenden Muslimen mit der Verschlechterung einer Urikämie, Gichtanfällen, Urolithiasis, Kollapszuständen gerechnet werden
- Streng genommen ist während des Ramadan sogar die Einnahme von Medikamenten während des Tages verboten: **Cave:** Diabetes, Hochdruck u.a.
- Ausnahmen sieht der Koran bei Schwangeren, Stillenden und chron. Kranken vor, jedoch muss die Genehmigung zur Medikamenteneinnahme beim Gemeindevorsteher eingeholt werden.

1.8 Hausbesuch

Häufigkeit der Hausbesuche in einer Allgemeinpraxis durchschnittlicher Größe ca. 6–8/d. Die Mehrzahl sind planbare, regelmäßig wiederkehrende Besuche, meist bei alten, pflegebedürftigen oder behinderten Pat. Seltener ist der sofortige Notfallbesuch (auch aus der Sprechstunde heraus). Vorteile des Hausbesuchs: Zwangloser Einbezug der Angehörigen, Erleben des sozialen Rahmens, „erlebte Anamnese".

Vorbereitung:

- Besuchstasche auf Vollständigkeit überprüfen
- Visitenliste vollständig, dringende Besuche zusätzlich?
- Besonderheiten mitzunehmen? (Verbandsmaterial, Impfstoff, EKG)
- Kopie der Besuchsliste mit Telefonnummern in der Praxis hinterlassen
- Karteikarten oder Ausdrucke, je 1 Satz Formulare (vorgedruckt).

Planbarer Hausbesuch Hausbesuchstag oder über die Wo. einteilen, Strecken mit möglichst wenig Fahrt- und Zeitaufwand organisieren. Pat. sollten den Besuchszeitpunkt abschätzen können. Angehörige sind dann anwesend, Hörgeräte eingeschaltet, Medikamente hergerichtet, Essen abgeräumt. Spart deutlich Verweilzeit.

Dringender Hausbesuch Anforderung nach Aufnahme der Personalien durch die AH an den Arzt durchstellen. Kernfragen: Alter des Pat.? Symptome und Beschwerden, die den Notruf auslösen? Dauer der Erkr.? Ähnliches schon mal gehabt? Wenn nicht bekannt: Derzeitige Medikation. Nur im direkten Gespräch lässt sich verantwortungsvoll abklären, ob ein scheinbar dringender Hausbesuch auch etwas warten kann. Allg. gilt: Lieber einmal „unnötig" kommen. Häufig lassen sich telefonisch erste Tipps geben (Analgetika, Wadenwickel, Diät), die einen dringenden in einen planbaren Hausbesuch verwandeln. (Rückruf bei Verschlechterung vereinbaren!) Andererseits kann ein hochakuter Notfall erkennbar werden und ggf. die gleichzeitige Alarmierung des Notarztes schon von der Praxis aus erfolgen.

Nächtlicher Hausbesuch Ist der Pat. nicht bekannt, genaue Adressen- und Wegbeschreibung, Außenbeleuchtung einschalten lassen. Cave: Auf dem Lande den frei laufenden Wachhund (z.B. auf Bauernhöfen) nicht vergessen! Evtl. Rückruf vor Antritt des Hausbesuches, um Identität zu überprüfen. Anschrift und Telefonnummer zu Hause bzw. in der Praxis hinterlassen. In begründeten Zweifelsfällen von der örtlichen Polizeistelle Begleitung erbitten.

Tab. 1.6 Abrechnung von Hausbesuchen

Planbarer Hausbesuch	25 EBM + 2 oder 1	50 GOÄ
Dringend, auch im Notfalldienst	26 EBM + 2 oder 1	50E
Unterbrechung d. Sprechstunde, auch im Notfalldienst	26 + 5 EBM + 2 oder 1	50E
Nachts 20–8 h	25/26 + 5 EBM + 2 oder 1	50F/G
Samstag, Sonntag, Feiertage (auch 24. u. 31.12.)	25/26 + 5 EBM + 2 oder 1	50H
Mehrfachbesuch	5–1–32	51

!
- Die Nr. 26 EBM (entsprechend 50E GOÄ) ist auch im geregelten Notfalldienst abrechenbar, sofern die Besuchsanforderung dringend ist und die laufende Behandlung anderer Pat. unterbrochen werden muss
- Wegepauschalen nicht vergessen (Nr. 7234–36 tags und 7237–39 nachts 20–8 h)!
- Auf Hausbesuchen muss Erreichbarkeit gewährleistet sein: Liste der Hausbesuche mit Telefonnummern bei der AH, ggf. Piepser oder Mobilfunk.

Besuch in Alten- und Pflegeheimen

- Engen Kontakt zu Angehörigen, Betreuern und Pflegepersonal suchen *und* halten!
- Klare Dokumentation in den Cardex-Systemen, v.a. bei Angabe der Diagnosen, bei Medikamentenverordnung und Pflegeanweisungen. Aktuelle Befunde, Krankenhausberichte u.Ä. in Kopie für Notfälle zu den Akten geben (im verschlossenen Umschlag, damit Schweigepflicht gewahrt bleibt). Sofern vorhanden, Patientenverfügungen (z.B. Ablehnung von Wiederbelebungsmaßnahmen) deutlich sichtbar zu den Akten legen.

Abrechnungstechnisch unterscheiden

- Altenwohnheim: Bei jedem Pat. einzelner Hausbesuch (Nr. 25/26 m. 1 oder 2 ggf. 5 EBM evtl. plus Wegegeld) abrechenbar, da „abgetrennte Einheit" (eigene Klingel, eigener Briefkasten, eigener Herd)
- Altenheim: Alle Mitbewohner gehören zu derselben „sozialen Gemeinschaft". Nur für den ersten Besuch Nr. 25 abrechnen, alle weiteren Besuche sind Mitbesuche (Nr. 32 ohne Wegegeld), aber mit 1 oder 2 und ggf. Nr. 5
- Pflegeheim: Wie Altenheim. Bei vereinbarten Besuchen zu festgelegter Zeit in Begleitung einer Schwester/eines Pflegers nur Visitenziffern (Nr. 18–24, deutlich geringer bewertet).

1.9 Sterben und Tod

1.9.1 Der sterbende Patient

Meist wurde der Pat. über längere Zeit in der Praxis oder zu Hause betreut. Die innere Bindung ist sehr viel stärker als beim Tod eines Krankenhaus-Pat., aber auch die Bereitschaft, sich selber Verantwortung für den Tod anzulasten oder anlasten zu lassen.
Sofern es sich um einen absehbar tödlichen Verlauf handelt:
   Frühzeitig mit Pat. und Angehörigen Sterben und Tod ansprechen
   Versichern, dass Schmerzen behandelbar sind (der Pat. hat oft mehr Angst vor dem Sterben als vor dem Tod. *Alle* Möglichkeiten der Schmerzstillung ausschöpfen, ☞ 26.2.2)
   Auf die Erledigung notwendiger Angelegenheiten hinweisen (Testament, Familienangelegenheiten), bei Vorliegen der Voraussetzungen Antrag auf Schwerstpflegebedürftigkeit (☞ 30.2.9), wenn gewünscht: Hospizunterbringung. Internet-Kontakt: www.hospiz.net.de
   Hilfestellungen bei gewünschten Reisen (Besuche bei Verwandten): Versorgung mit Medikamenten, Hilfsmittel (Rollstuhl), Rücksprache mit Ärzten am geplanten Urlaubsort
   Versorgung mit nötigen Hilfsmitteln (Krankenbett, Nachtstuhl, Badewannenlift; ☞ 1.2.5)
   Im Beisein der Angehörigen frühzeitig klären, ob der Tod im häuslichen Umfeld gewünscht (und von den Angehörigen ertragen) wird oder ob Wunsch nach Krankenhaus- oder Intensivbehandlung/Reanimationsmaßnahmen besteht (andernfalls Patientenverfügung)
   Häufige Hausbesuche im unmittelbar präfinalen Stadium, in manchen Fällen ist Reduktion der Medikation auf das unmittelbar Nötige oder eine häusliche Infusionsther. hilfreich (Angehörige lassen sich oft erstaunlich gut anlernen, sonst amb. Pflegedienst).

1.9.2 Todesbescheinigung

Die Ausstellung einer Todesbescheinigung erfordert die vollständige Untersuchung der unbeklei
deten Leiche. Sichere Todeszeichen müssen eingetreten sein (s.u.). Leichenschau erst nach Ver
streichen der 4h-Frist nach dem Todeszeitpunkt durchführen. Unter Umständen (vergebliche
Reanimationsversuch) ist ein zweiter Besuch für die Leichenschau unumgänglich.

Kriterien des klinischen Todes:
Atemstillstand, Pulslosigkeit (**cave:** Intox.), weite und lichtstarre Pupillen (**cave:** Blindheit, Glas-
auge).

Sichere Todeszeichen:
Leichenstarre, nicht wegdrückbare Totenflecke an abhängigen Partien, Fäulnis, mit dem Leben
nicht vereinbare Verletzungen.

Die Todes- und Leichenschaubescheinigung ist ein landesrechtliches Dokument. Ihr Aussehe
unterscheidet sich je nach Bundesland. Sie wird benötigt für Überführung und Bestattun
und verbleibt bei den Angehörigen oder wird dem Bestatter übergeben.

Amtlicher (offener) Teil
Eigentliche Todesbescheinigung für Bestattungsunternehmen und Standesamt.
- Personalien, Ort und Zeitpunkt des Todes
- Ansteckungsgefahr, implantierter Schrittmacher?
- Anhaltspunkte für nicht-natürlichen Tod? Nicht-natürliche Todesursachen sind: Gewaltan
  wendung, Selbsttötung, Unfall, Vergiftung, Folge von OP oder Anästhesie
- Ungeklärte Todesursache: Keine Befunde, die einen Tod aus natürlicher Ursache nahe lege

Anhaltspunkte für nicht-natürlichen Tod oder ungeklärte Todesursache:
In allen diesen Fällen und bei begründetem Verdacht Polizei/Staatsanwaltschaft unverzüglic
benachrichtigen (örtliche Polizeidienststelle).

Vertraulicher Teil
Leichenschauschein, zur Vorlage beim Standesamt.
Zusätzlich Angaben über Todesursachen, Diagnosen, Begleiterkr. Obwohl die Anforderungen fü
die Erstellung diagnostischer Ketten in den meisten Leichenschauscheinen kaum zu erfüllen sin
sollte man eine vernünftige Diagnosenfindung/Todesursachenbeschreibung versuchen. Bei un
bekannten Verstorbenen über Angehörige und HA Vordiagnosen herauszufinden versuche
Bei begründeten Zweifeln an der Identität des Toten Polizei einschalten.

!
- Die Leistungspflicht der Krankenkasse endet mit dem Tod
- Besuch, Leichenschau und Wegegeld nach GOÄ mit den Angehörigen abrechnen, Nr. 5
  100 (GOÄ)
- Wenn der Tod bei Benachrichtigung des Arztes noch nicht eingetreten war und/oder ei
  Reanimationsversuch durchgeführt wurde, Besuch und Reanimation über Krankenschei
  abrechnen.

1.9.3 Obduktion

n der Allgemeinpraxis meist schwierig zu erwirken. Bei Todesfällen, die bei der Leichenschau icht befriedigend zu klären sind (jedoch kein Anhalt für einen nicht-natürlichen Tod vorliegt), ollten die Angehörigen zur Zustimmung zu einer Autopsie motiviert werden. Hemmnisse: Ab- hnung, den Verstorbenen „verstümmeln" zu lassen, religiöse Gründe, Furcht vor heimlicher rganentnahme; finanzielle Gründe: Die Obduktion ist keine Kassenleistung, muss also von en Angehörigen bezahlt werden (Kosten € 500,– bis € 1000,– je nach angewandtem Steigerungs- atz des Pathologen plus Überführung zum Institut). Widerrufsmöglichkeit der Einwilligung: 24 h, rst dann Obduktion.

Da auch Pathologen Interesse an Obduktionen haben, mit dem örtlichen Pathologen (Kran- kenhaus) eine kollegiale Vereinbarung treffen, dass Obduktionen entweder überhaupt nicht oder nur nach einem den wirtschaftlichen Verhältnissen der Trauerfamilie entsprechenden Satz berechnet werden. Staatsanwaltlich angeordnete Obduktionen werden immer auf Staats- kosten durchgeführt. In der Klinik erwirkte Obduktionen sind i.d.R. ebenfalls kostenfrei.

1.9.4 Organspende

at. auf Organspende aktiv ansprechen. Spenderausweise in Sprech- oder Wartezimmer auslegen. usweise, Autoaufkleber, Informationsmaterial erhältlich beim: Arbeitskreis Organspende, ostfach 1562, 63235 Neu-Isenburg, Tel: 06102 3590, Internet: www.akos.de.

1.10 Zusammenarbeit mit anderen Heilberufen

nschriften finden sich gesammelt im Verzeichnis der örtlichen AOK sowie (weniger vollständig) den Gelben Seiten. ersönliche Vorstellung empfehlenswert, ersatzweise telefonische Kontaktaufnahme. Kranken- ymnasten, Masseure und Bademeister freuen sich über das Interesse und informieren gerne ber die eigene Praxis und deren Möglichkeiten. Zusammenarbeit mit Heilpraktikern ist standes- idrig.

hysikalische Therapie

rankengymnastik Behandlungsspektrum der nächstgelegenen Krankengymnasten in Erfah- ung bringen: Bobath-, Vojta-, PNF-Verfahren? Zusätzlich Fango, Kurzwelle o.Ä. möglich? Die euen Heilmittel-Richtlinien verlangen regelmäßige Berichte von Seiten der Physiotherapeuten ber Fortgang und Erfolg der Behandlung.

rgotherapie Ambulante Rehabilitation bei angeborenen oder erworbenen motorischen, sen- motorischen, psychischen Störungen. Ziel ist die größtmögliche Selbstständigkeit im tägl. Leben d Beruf. Typische Ind.:

Z.n. Apoplex (z.B. Restparesen, Störungen der Feinmotorik)

- MS (z.B. Paresen, Apraxie)
- Z.n. perinataler oder frühkindlicher Hirnschädigung (z.B. Zerebralparese, Legasthenie, Re chenschwäche)
- Hirnleistungsstörung (z.B. nach PRIND)
- Psychosoziale Verhaltensstörungen (z.B. Aufmerksamkeitsdefizit).

Erfolgt als Einzel- oder Gruppenbehandlung; Hausbesuche prinzipiell möglich, meist wegen Not wendigkeit einer Werkstatt nicht sinnvoll. Wichtig ist die genaue ergother. Funktionsanalyse (durch den Ergotherapeuten) und die intensive Zusammenarbeit mit dem HA bei der gemein samen Def. von Behandlungszielen. Entscheidung über Hilfsmittelversorgung anhand der ge machten Fortschritte.

Logopädie Erforderlich bei erworbenen oder angeborenen Sprachstörungen (z.B. Dysarthrie, Dysphasie, Aphasie, Rekurrensparese). Nach neurologischer und HNO-ärztlicher Diagn. mei Indikationsstellung und Verordnung durch HNO-Arzt. Präventiv ist der HA bes. geforde zur frühzeitigen Indikationsstellung bei Kindern mit Sprachentwicklungsverzögerungen, Stottern Früherkennung von Hörfehlern u.a.

Psychotherapie Wird eine psychother. Behandlung neu eingeleitet, sollte die Kontaktaufnah me durch den Pat. erfolgen. Mitgabe einer Liste der Psychotherapeuten in näherer Umgebung. B V.a. ther. Konflikte, die beim HA ausgetragen werden, Rücksprache mit dem Psychotherapeute s.a. ☞ 21.11.

Wenn eine schnelle Vermittlung notwendig und kein Termin kurzfristig erhältlich ist, evtl. Ve einbarung eines diagnostischen Erstgesprächs beim Psychotherapeuten im Rahmen einer Krisen intervention. Aufgrund dessen lässt sich entscheiden über Dringlichkeit und Art der Weiterb handlung (stationär/ambulant), oder eine vorübergehende Weiterbehandlung durch den HA, b eine Psychother. begonnen werden kann.

Ambulante Krankenpflege/Sozialstation Adressen über Amt für Öffentliche Ordnun Bürgermeisteramt, Rathaus, Kirchen, Telefonbuch. Private Pflegedienste: Gelbe Seiten.

Kommunikation auf den von den ambulanten Diensten geführten Pflegeprotokollen (im Carde Stil) reicht nicht aus! Mit Pflegedienstleiter(in) der jeweiligen Einrichtung in unregelmäßiger Fol Treffen vereinbaren, um über die Problempat. (Langzeitpflege, Non-Complier, sterbende Pat.) sprechen. Falls erforderlich, Treffen im Haus des Pat. vereinbaren, Angehörige einbeziehen; rege mäßige Kontrollen, ob die angeordneten Maßnahmen ordnungsgemäß erfüllt werden; bei schwe wiegenden Problemen ggf. Wechsel des Pflegedienstes einleiten.

Psychosoziale Beratungsstellen, Selbsthilfegruppen Kommunal: Adressen über Ra haus, Landratsamt, Amt für Öffentliche Ordnung, Kirchenämter.

Praxisinterne Adressenliste sinnvoll:

- Familien-/ Eheberatung: Überweisung an Psychotherapeuten oder Institute meist mit lang Wartezeiten. Im Akutfall auf (meist kirchliche oder kommunale) Beratungsstellen verweis
- Suchtpat.: Intensiver Kontakt bei Planung von Langzeitbehandlung (Reha-Maßnahme ☞ 30.2.6) und sozialer Reintegration nötig; Betreuer von entzugs- oder substitutionswillig Pat. bitten, gelegentlich zu Sprechstundenterminen mitzukommen. Koordination von Lan zeitentzugsprogrammen oder auch niedrigschwelligen Entgiftungen nur mit Wissen und M arbeit des Beraters (schriftliche Schweigepflichtentbindung gegenüber dem Berater!)
- Überschuldete Pat.: Beratung meist über Sozialämter, Schuldnerberatungsstellen der Kirch

- Mobbing-Opfer: Anti-Mobbing-Initiative, Frankfurt/M., 069 95208660
- Selbsthilfegruppen: In größeren Städten oder Gemeinden finden sich häufig zentrale Koordinations- und Anlaufstellen der Selbsthilfegruppen (Adressen ☞ 34.2). Diese können die Pat. an die geeignete Selbsthilfegruppe verweisen. Z.B.: M. Crohn, MS, Gewalt in der Ehe, Mukoviszidose, M. Alzheimer, Rheumaliga.

1.11 Notfalldienst

In den meisten Gegenden geregelter Notfalldienst für Wochenende und Feiertage, manchmal auch für die Nachtzeit, mit rotierender Dienstbereitschaft der niedergelassenen Ärzte. Organisation liegt bei der örtlichen Ärzteschaft, Benachrichtigung der zuständigen KV nötig (auch bei Tausch oder Vertretung). Jeder Vertragsarzt (auch FA) ist zur Teilnahme verpflichtet, außer wenn ein gesonderter fachärztlicher Bereitschaftsdienst besteht (z.B. Kinder-, Augen-, HNO-Ärzte). Befreiung nur aus schwerwiegenden Gründen (chron. Erkr., Gehunfähigkeit u.a.) durch Antrag bei der KV möglich.

Während des Notdienstes muss das Telefon ständig besetzt sein, auch nachts, wenn niemand in der Praxis anwesend ist. Anrufbeantworter (auch mit Mitteilungsspeicher) sind nicht ausreichend, Mobiltelefon oder verzögerungsfreie Anrufweiterschaltung jedoch möglich.

Im Bereitschaftsdienst und bei Notfällen außerhalb des Bereitschaftsdienstes besteht Behandlungs- und Besuchspflicht.

AH nimmt *nicht-dringliche* Besuchsanforderungen auf, um eine weg- und zeitsparende Hausbesuchsplanung zu ermöglichen. Dabei Erfassung der Pat.- und Versicherungsdaten, Ausfüllen der Notfall-Abrechnungsscheine (☞ 1.1.2), Vorbereitung eines Rezeptformulars.

Während der Hausbesuche muss Arzt erreichbar sein: Liste der Telefonnummern der besuchten Pat. bei AH oder Mobiltelefon.

In Zweifelsfällen oder wenn mehrere dringende Besuchsanforderungen vorliegen, evtl. Kurzbesuch machen, um zu klären, ob eine spätere Versorgung möglich ist.

Cave: Der eigene Notdienstbereich darf nicht verlassen werden. Pat., die aus einem anderen Bereich um Hausbesuch bitten, müssen an den dort diensttuenden Kollegen verwiesen werden.

- Wenn Klinikeinweisung wahrscheinlich, von AH auch Einweisungsschein und Transportverordnung ausfüllen lassen
- Plan der diensttuenden Apotheken (Tageszeitung) in der Praxis auslegen und in Besuchstasche mitführen
- Lässt sich keine befriedigende Arbeitsdiagnose stellen, eher großzügige Ind. zur Klinikeinweisung oder Kontrollbesuch vereinbaren.

1.12 Gutachten, Atteste

Ein Gutachten ist jede Form ärztlicher Äußerung, die über die Beschreibung von Befunden oder Mitteilung von Diagnosen hinausgeht (s.a. AU-Bescheinigung, ☞ 1.2.4). **Cave:** Vollapprobation erforderlich (Streng genommen darf ein AiP nicht einmal eine AU-Bescheinigung ausstellen!).

Gemäß Berufsordnung sind „Zeugnisse (Atteste) und Gutachten mit der notwendigen Sorgfalt und nach bestem Wissen" zu erstellen. Bei „Gefälligkeitsattesten" leidet in Streitfällen die Glaubwürdigkeit von Arzt (bis hin zu Haftpflicht- oder Regressforderungen) und Pat. Kann der zur Begutachtung aufgeforderte Arzt aufgrund der ihm vorliegenden Befunde und seiner Erfahrung keine für ihn überzeugende Stellungnahme abgeben, andere Stelle zur Begutachtung vorschlagen FA der infrage kommenden Fachrichtung, MDK.

Mit Ausnahme der Kassen- und MDK-Anfragen fallen alle unten aufgeführten Untersuchungen und Atteste nicht in die Leistungspflicht der gesetzlichen Krankenversicherung. Die „Abrechnung auf Krankenschein bzw. VK" (möglicherweise unter Angabe nicht zutreffender Diagnosen oder Abrechnungsbegründungen) ist unrechtmäßig und erfüllt den Straftatbestand des Betrugs.

Anfragen der Krankenkassen Grundsätzlich besteht gegenüber den gesetzlichen Krankenkassen Auskunfts- und Berichtspflicht. Solche Berichte (z.B. Auskunft über die Dauer von AU-Zeiten) müssen kostenlos erstellt werden.

Für die Beantwortung anderer Anfragen steht dem Arzt eine Vergütung zu. Die Kassen sind gehalten, für die Auskunftseinholung vereinbarte Formulare zu verwenden. Für diese erfolgt ein Vergütung gemäß den Verträgen zwischen KV und Kassen (je nach KV-Bezirk unterschiedlich geregelt). Beispiele:

• Vorschlag für die stufenweise Wiedereingliederung (Muster 20)
• Anfrage der Krankenkasse zum Zusammenhang von AU-Zeiten (Muster 53)
• Anfrage zur Zuständigkeit einer anderen Kasse (Muster 50)
• Anfrage zum Vorliegen eines missglückten Arbeitsversuchs (Muster 54)
• Kurvorschlag (Muster 25).

• Anhand der Veröffentlichungen der zuständigen KV überprüfen, ob die anfragende Kasse die korrekten Vordrucke verwendet. Liegen Vereinbarungen vor, besteht keine Berichtspflicht, wenn die Kasse die falschen Formulare verwendet (auf denen der Hinweis auf die Abrechenbarkeit fehlt)!
• War der Pat., auf den sich die Anfrage bezieht, im aktuellen Quartal nicht in Behandlung, kann ein Abrechnungsschein selbst erstellt werden.
• Ggf. Portokosten abrechnen, sofern kein Freiumschlag beigefügt ist.

Anfragen von öffentlichen Versicherungsträgern Befundscheine für Versorgungsämter, Gutachten für die Beantragung stationärer Heilverfahren für LVA oder BfA, Anfragen im Rahmen berufsgenossenschaftlicher Heilverfahren oder Behandlungen.
I.d.R. Formularanfragen oder Gutachten. Die Honorierung ist aufgrund von Verträgen mit den Kammern oder KVen geregelt und seitens des einzelnen Arztes nicht verhandelbar. Der Arzt ist zur Auskunftserteilung verpflichtet; Verweigerung, (erhebliche) Verspätung oder Nichtachtung können berufsrechtlich geahndet werden.

Atteste und Gutachten für private Versicherungsunternehmen, Rechtsanwälte u.a.
• AU-Bescheinigung für Privatversicherte
• Anfragen, z.B.
  – Anfragen von Haftpflichtversicherern zu Unfallfolgen, privaten Krankenversicherern zu Dauer und Umfang der AU usw.

– Befundbeschreibungen und gutachterliche Stellungnahmen zur Vorlage bei Gericht
– Auskünfte über Pat. aufgrund der Aufzeichnungen des Arztes
– Auskünfte über verstorbene Pat.
* Peinlichst auf Vorlage der Schweigepflichtentbindung des Pat. achten, am besten in jedem Fall den Pat. anrufen und sich der Entbindung vergewissern
* Abrechnung: Je nach Umfang GOÄ Ziff. 70, 71 ff., evtl. zusätzlich Schreib- und Kopiergebühren, Porto.

Untersuchungen für Lebensversicherungen   Der Pat. muss vollständig darüber aufgeklärt sein, dass ein Verschweigen von Krankheitszuständen zur Anfechtbarkeit des Versicherungsverhältnisses bzw. zur Verweigerung von Leistungen führen kann. Deshalb darf der Arzt auch keine ihm bekannten Erkr., Behinderungen oder Gebrechen verschweigen. Andererseits kann der Arzt nicht haftbar gemacht werden, wenn ein Pat. ihm anamnestische Einzelheiten verschwiegen hat. Umfang (gemäß dem Formular der Versicherungsgesellschaft):
* Ausführliche Anamnese
* Gründliche und vollständige körperliche Untersuchung
* Urinstreifentest und -sediment
* Je nach Auftrag des Versicherers zusätzlich: Labor, HIV-Test, EKG, Belastungs-EKG.

Abrechnung: Gem. GOÄ Ziff. 1, 8, 71, 77 usw., zusätzlich Labor- und technische Untersuchungen je nach Umfang, Schreibgebühren, Kopiergebühren, Porto. Evtl. ist eine Anpassung der Steigerungsfaktoren aufgrund eines außergewöhnlichen Zeitaufwands nötig. Ungewöhnlich umfangreiche Anfragen erfordern ein Honorar nach Aufwand. Abdingungserklärung vor Beantwortung der Anfrage von Versicherung verlangen.

Kindergartentauglichkeitsbescheinigung   Dient zum Ausschluss von Entwicklungsverzögerungen, Fehlentwicklungen des Seh- und Hörvermögens, Verhaltensstörungen, übertragbaren Erkr.
Ausreichend ist die Vorlage einer Bescheinigung über das Ergebnis der Kindervorsorgeuntersuchung nach U7 (☞ 30.1.2), sofern das Kind bei Aufnahme in den Kindergarten nicht älter als dreieinhalb J. (44 Mon.) ist. Das Ergebnis der U8 sollte spätestens 12 Mon. nach Kindergarteneintritt nachgereicht werden.
Wurden bisher keine Vorsorgeuntersuchungen durchgeführt, oder wünschen die Eltern eine Bescheinigung von einem anderen Arzt, muss eine Eingangsuntersuchung stattfinden. Diese umfasst:
* Gründliche Anamnese unter Betonung der Entwicklungsanamnese (Abfrage der Meilensteine, Vergleich mit älteren Geschwistern)
* Erhebung des Impfstatus
* Ganzkörperuntersuchung
* Orientierender Seh- und Hörtest
* Anlage und Ablesung eines Tuberkulintests.

Bescheinigung formlos oder auf Vordrucken der Gemeinde. Abrechnung: Sofern die U7 oder U8 durchgeführt wurden, GOÄ Ziff. 70. Wenn eine erneute Untersuchung notwendig war, entsprechend GOÄ Ziff. 1, 8, K170.

* Sonderfall: Unbedenklichkeitsbescheinigung für den Kindergartenbesuch nach ansteckenden Erkr.: Kurze Anamnese und problemorientierte Untersuchung, kurze Bescheinigung (entweder formlos oder auf Vordruck des Kindergartens). Abrechnung: GOÄ inkl. Ziff. 70.

Gesundheitsbescheinigungen Häufig für Studienplatz- oder Lehramtsanwärter, Gesundheitsbescheinigungen für Ausbildungsanwärter (sofern unter 18 J.: Jugendarbeitsschutzgesetz, ☞ 30.1.2), Studenten mit geplantem Auslandssemester u.Ä.

Empfohlener Umfang:

- Anamnese
- Vollständige körperliche Untersuchung
- Tuberkulin-Test
- Urinstreifentest
- Abrechnung: Gem. GOÄ.

Sportärztliche Atteste, Tauglichkeitsuntersuchungen Können bis auf wenige Ausnahmen (z.B. Fallschirmspringer, fliegerärztliche Untersuchungen) grundsätzlich von jedem approbierten Arzt durchgeführt werden. Für eine verantwortliche und kompetente Untersuchung sollten jedoch gründliche Kenntnisse der Anforderungen der betreffenden Sportart vorhanden sein, optimal ist eigene praktische Erfahrung.

Umfang

- Anamnese
- Körperliche Untersuchung
- Beurteilung von Leistungsfähigkeit/Trainingszustand (Ergometrie, evtl. Spiroergometrie)
- Weitere Untersuchungen in Abhängigkeit von der durchgeführten Sportart (z.B. Laktatmessung, Spirometrie, Sehtest, Labor)
- Abrechnung: Gem. GOÄ.

Sporttauglichkeitsuntersuchungen stellen immer nur eine Momentaufnahme der körperlicher Verfassung dar. Bei Risikosportarten (z.B. Drachen-, Gleitschirmfliegen, Tauchen, Extremklettern) sollte die Tauglichkeit nur für einen bestimmten Zeitraum (etwa 2 J.) attestiert werden.

Rechtlich werden hohe Anforderungen gestellt, falls es zu Unfällen oder Todesfällen kommt die sich nachweisbar auf eine falsch attestierte Tauglichkeit zurückführen lassen. Deshalb dürfen „Gefälligkeitsatteste" nicht erstellt werden. Sicherste Grundlagen sind:
- Eigene Erfahrung in der betreffenden Sportart
- Gewissenhaftes Vorgehen nach Untersuchungsprotokollen, wie sie von Sport-Dachverbänden für verschiedene Sportarten entwickelt wurden (z.B. von der GTÜM für das Sporttauchen).

1.13 Qualitätssicherung

Das Bemühen um eine hohe Qualität der ärztlichen Tätigkeit ist ein grundsätzliches Anliegen de Ärzteschaft. Gemäß Berufsordnung ist jeder Arzt zu bes. Sorgfalt bei der Berufsausübung (§ 2) un zu regelmäßiger Fortbildung während des gesamten Berufslebens (§ 4) verpflichtet. In der neue Muster-Weiterbildungsordnung ist dazu ebenso wie im SGB V, §§ 135–139 die Verpflichtung zu Teilnahme an Qualitätssicherungsmaßnahmen enthalten (§ 5).

Durchführung und Kontrolle der Qualitätssicherung obliegt den Kammern, die diese Aufgab jedoch an weitere Institutionen (auch die KVen) delegieren können.

Interne Qualitätssicherung: In der Praxis durchzuführen. Beispiel: Ringversuche mit vorgefer tigten und zentral versandten Kontrollseren für das Praxislabor. Es wird die Richtigkeit der ver endeten Methoden überprüft; Abweichungen sind nur in einem eng definierten Rahmen tolerierbar.

externe Qualitätssicherung: Kontrolle durch eine auswärtige Instanz. Beispiel: Begutachtung von Röntgenbildern auf Schärfe, Darstellung der wesentlichen Organe; Kontrolluntersuchung von Stichproben zytologischer Präparate durch einen auswärtigen Zytologen.

Derzeit gültige Vorschriften der KVen beziehen sich nur auf technische Leistungen:

- Labor (Ringversuche)
- Rö (externe Überprüfungen der angefertigten Bilder sowie Testaufnahmen an den Geräten), Mammographien, CT- und MRT-Aufnahmen
- Zytologische Untersuchungen (Stichprobenkontrollen von Ausstrichen)
- Ultraschalldiagn.
- Langzeit-EKG-Untersuchungen.

Weitere Bemühungen um eine Qualitätsverbesserung:

- Evaluierung und Zertifizierung der Fort- und Weiterbildung (durch vorgeschriebene Curricula, Fachgespräche, weitere Fachkundenachweise, Überprüfung der laufenden Fortbildung des einzelnen Arztes, z.B. durch Punktesysteme für Literatur, Seminare usw.)
- Stichprobenprüfungen im Einzelfall, z.B. auswärtige Begutachtung von EKGs, Sono-Dokumentationen, Spirometrien
- Qualitätszirkel für Allgemeinärzte auf freiwilliger Basis
- Pläne für eine (freiwillige?) regelmäßige Re-Zertifizierung für niedergelassene Ärzte.

Darüber hinaus kann sich jede Institution im Gesundheitswesen freiwillig weiteren Qualitätssicherungsmaßnahmen unterziehen. Die erfolgreiche Umsetzung wird durch eine auswärtige Instanz zertifiziert.

In Deutschland gibt es gegenwärtig zwei Normenfamilien, aufgrund derer eine Zertifizierung möglich ist:

- Zertifizierung nach DIN-ISO 9004/2 und DIN-ISO 9001
- Zertifizierung gemäß Richtlinien der EFQM (European Foundation for Quality Management).

Die Normen der DIN-ISO-9000-Familie sind ursprünglich für Produktionsbetriebe entwickelt und erst nachträglich auf Dienstleistungsunternehmen angepasst worden. Der Fragenkatalog der EFQM orientiert sich stärker an dem Nutzen der Qualitätssicherungsmaßnahmen für Mitarbeiter und Kunden.

Beiden gemeinsam ist das Prinzip, wesentliche Abläufe eines Unternehmens (hier: Arztpraxis) nachvollziehbar zu beschreiben, deren Ablauf allgemeinverbindlich festzulegen und die Verwirklichung zu überprüfen. Der Erfolg solcher vorwiegend prozess- und strukturverbessernder Maßnahmen wird einerseits durch externes Auditing und andererseits durch Messung der Mitarbeiter- und Kundenzufriedenheit (Fragebögen u.Ä.) überprüft.

Weitere Informationen bei der zuständigen Ärztekammer.

1.14 Wirtschaftlichkeitsprüfung

Stichprobenprüfung: (2% der Ärzteschaft in jedem Quartal, höchstens jedoch alle 2 J.) sowie bei Überschreitung der festgelegten Richtgrößen in einzelnen Leistungsgruppen oder in der Gesamtabrechnung, oder wenn Unwirtschaftlichkeit vermutet wird oder wahrscheinlich ist.

Sie bezieht sich auf die abgerechneten Leistungen, die verordneten Arznei-, Heil- und Hilfs
mittel (einschließlich Sprechstundenbedarf sowie, Facharztüberweisung, Klinikeinweisung
und AU-Bescheinigungen

* Prüfungsausschuss: Über die Wirtschaftlichkeit der Behandlungs-/Verordnungsweise ent
scheidet der Prüfungsausschuss der KV. Zusammensetzung: Je drei Vertreter der Ärzteschaf
(Prüfärzte, ehrenamtlich) und der Kassenverbände, Vorsitz wechselweise Kassen- bzw. Ärzte
vertreter. Nach Prüfung der Unterlagen kann durch die Kassen oder die Ärztevertreter de
Antrag auf Feststellung der Unwirtschaftlichkeit gestellt werden

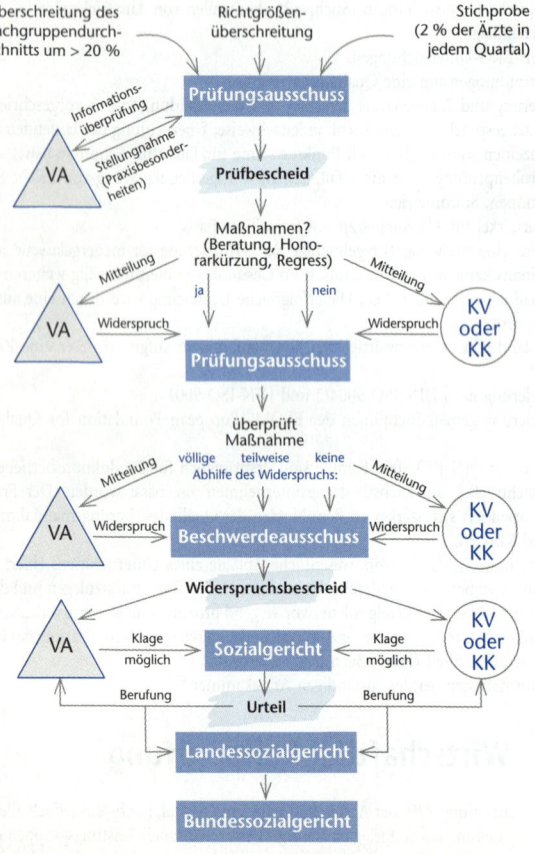

Abb. 1.14 Wirtschaftlichkeitsprüfung

Kriterien der Unwirtschaftlichkeit: Bei Überschreitung des Fachgruppendurchschnitts insgesamt, in einzelnen Leistungsgruppen oder im Bereich der Verordnungen

- < 20%: Unwirtschaftlichkeit allenfalls durch Einzelfallprüfungen nachweisbar
- 20–50%: Unwirtschaftlichkeit anzunehmen, muss durch den Prüfungsausschuss aufgrund mehrerer Beispielfälle nachgewiesen werden
- > 40–50%: „Offensichtliches Missverhältnis", Kürzung oder Regress nahezu unabwendbar Maßnahmen bei nachgewiesener Unwirtschaftlichkeit:
- Honorarkürzungen (im Sinne einer Rückforderung für – „unwirtschaftlich" – zu viel abgerechnetes Honorar)
- Regressforderung (als Schadenersatz für unverhältnismäßig verursachte Kosten, z.B. im Arznei- oder Heilmittelbereich oder auch bei AU-Bescheinigungen)
- Bei erstmaliger Feststellung von Abweichungen meist Beratung, es sei denn, es liegt ein „offensichtliches Missverhältnis" vor

Widerspruchsverfahren: Gegen alle Entscheidungen der Prüfgremien (☞ Abb. 1.14) kann seitens des betroffenen Arztes oder der Kassen Widerspruch eingelegt werden. Widerspruchsbegründung meist durch:

- Praxisbesonderheiten: Hoher Rentneranteil, Schwerpunkte in Asthmatikerbetreuung o.Ä.
- Nachweis kompensierender Kostenersparnis in einem anderen Bereich
- Mangelnde statistische Signifikanz (bei geringen Leistungszahlen und/oder zu kleiner Vergleichsgruppe, v.a. bei Zusatzbezeichnungen wie Psychother., Badearzt, Tropenmedizin ist ein statistischer Vergleich nicht aussagekräftig).

1.15 Individuelle Gesundheitsleistungen

Werden von Versicherten der gesetzlichen Krankenversicherung medizinische Leistungen gewünscht, die nicht im Rahmen der Diagn. oder Ther. einer Erkr. erforderlich sind, können diese nur als **„Individuelle Gesundheitsleistungen"** (IGeL) erbracht werden. Die gesetzliche Krankenversicherung ist für solche nicht-satzungsgemäße Leistungen nicht erstattungspflichtig oder die Leistungspflicht ist sogar ausdrücklich ausgeschlossen (z.B. im Rahmen der BUB – Richtlinien). Der Pat. wird in einem solchen Fall zum Selbstzahler.

Es wird geschätzt, dass von den Patienten einer normalen Kassenpraxis

10% kein Geld für Leistungen außerhalb der gesetzlichen Krankenversicherung haben

60% kein Interesse haben

Und 30% potenzielle Kunden sind.

1.15.1 Leistungskatalog

Die hier aufgeführten Beispiele sind nur repräsentative Vertreter der am häufigsten angebotenen IGeL.

Präventionsangebote außerhalb der Leistungspflicht der gesetzlichen Krankenversicherung

Zusätzliche Früherkennung wie Osteoporose-Screening, Glaukom-Früherkennung, PSA-Bestimmung, zusätzliche Kinder-Vorsorge-Untersuchungen, zusätzliche Ultraschalluntersuchungen im Rahmen der Schwangerenvorsorge, Hormonstatus

- Zusätzliche Gesundheits- oder Kreislauf-Checks für Erw., Kinder und Jugendliche, Sono-Checks
- Spezielle Kreislauf-Checks für sportliche Senioren
- Raucher-Checks (Sono, Labor, Rö, Lungenkrebsfrüherkennung)
- Gehirn- oder Mental-Check zur Früherkennung demenzieller Bilder oder spezieller Hirnleistungsschwächen
- Umweltmedizinische Beratung ohne Vorliegen von Erkr.

Präventiv-therapeutische Angebote
- Adipositas-Beratung und -Betreuung bei Fehlen einer Erkr.
- Raucherentwöhnungsprogramme
- Raucher: Fitness-Beratung
- Sport- und medizinische Reha-Angebote außerhalb der Ind. des Rehabilitationssports, ärztliche Trainingsbegleitung.

Therapeutische Angebote
- Akupunktur
- Behandlung mit Knorpel-Aufbau-Präparaten, Stoßwellenther. (Lithotripsie)
- Sauerstofftherapieverfahren, Bioresonanz-Methoden
- Oxythermie
- Kolon-Hydro-Therapie
- Bright-Light-Therapie der saisonalen Depression
- Ästhetische Chirurgie.

Service-Leistungen
- Untersuchungen und Bescheinigungen, Atteste außerhalb der vertragsärztlichen Leistungspflicht (Versicherungs-, Eignungsuntersuchungen, Kindergartenreife, Reiserücktritt)
- LKW-, Sportboot-, Führerscheintauglichkeit
- Befundberichte für Schmerzensgeldansprüche, Gerichtsverhandlungen.

Labordiagnostische Wunschleistungen
- Blutgruppenbestimmung auf Wunsch, PSA, HIV-Serologie, pränatale Diagn., Toxoplasmos Triple-Test
- Spezielle Lipiddiagn. ohne Krankheitsverdacht
- Laktatbestimmungen im Rahmen von Trainings-Checks.

Lifestyle- und kulturspezifische Angebote (Komfort-Medizin)
- Reisemedizinische Beratung
- Sporttauglichkeitsuntersuchungen (Tauchen, Fallschirmspringen u.a.)
- Zirkumzision ohne medizinische Ind.
- Ernährungsberatung; Nahrungsergänzungspräparate
- Wellness-Coaching
- Beratung und Training bei Flugangst.

Eine weitaus vollständigere Aufstellung findet sich z.B. bei der Kassenärztlichen Bundesvereinigung (www.kbv.de), den regionalen KVen (z.B. Wegweiser der KV Nordrhein unter www.kvno.de), und sehr ausführlich bei www.medwell.de oder www.igel-liste.de. Buchtipp: Kostenerstattung und individuelle Gesundheitsleistungen, Krimmel, L., Deutscher Ärzteverlag, 2. Aufl. 2002.

1.15.2 Marketing

Der Arzt verlässt bei der Bereitstellung von IGeL seine gewohnte Rolle als Krankheitsbehandler und wird in vielen Fällen zum Gesundheitsberater oder „Präventions-/Wellness-Manager". Er tritt in ein stärker partnerschaftliches Verhältnis zum Patienten.

Für IGeL sollte nicht aktiv geworben werden, keinesfalls dürfen Pat. zu deren Inanspruchnahme gedrängt werden. Ein solches Verhalten könnte auch berufsrechtliche Folgen haben.

Grundsätzlich muss der Arzt von der Wirksamkeit und der Sinnhaftigkeit der in seiner Praxis angebotenen Leistungen hundertprozentig überzeugt sein. Eine ausschließliche Gewinnorientierung wird von den Pat. rasch durchschaut und abgelehnt. Andererseits kann gerade in einem solchen zusätzlichen Angebot eine Möglichkeit zur Verwirklichung ärztlicher Ideen außerhalb der schulmedizinischen Vorgaben und eine persönliche Sinnfindung stattfinden. Die Umsatzsteigerung abseits von budgetierten Honoraren ist dabei ein angenehmer und wichtiger (aber nicht leitender) Nebeneffekt.

Von Anfang an sollte das gesamte Praxisteam motiviert bei Einführung und Umsetzung von IGeL eingebunden werden. Da IGeL als „PLUS-Leistungen" angeboten werden, muss dem PLUS der Honorierung auch ein PLUS an Service folgen.

Bes. wichtig sind:

- Dezente Angebote für Sonderleistungen, kein Drängen der Ärzte oder der Helferinnen
- Professioneller Umgang aller Praxis-Mitarbeiter mit den Leistungen, guter Informationsstand bezüglich Ind., Wirkung und möglichen unerwünschten Wirkungen
- Klare Auskünfte, warum keine Erstattung durch die gesetzliche Krankenversicherung erfolgt
- Wenn sinnvoll, erläuternde Broschüren oder Merkblätter
  Keine oder nur geringe Wartezeiten (am besten gesonderte Sprechstunde, z.B. IGeL-Nachmittag)
  Vertiefte Zuwendung durch Personal und Arzt.

Die Unterscheidung zwischen IGeL- und GKV-Leistung bedeutet keine Trennung in 1. und 2. Klasse – IGeL sind lediglich ein PLUS („Luxus") zur im Übrigen medizinisch ausreichenden Versorgung im Rahmen der gesetzlichen Krankenversicherung.

1.15.3 Juristische Aspekte

Eine Privatbehandlung gesetzlich Versicherter kommt nur dann infrage, wenn der Versicherte dies ausdrücklich wünscht oder wenn es um die Inanspruchnahme von Leistungen geht, die nicht in den Bereich der gesetzlichen Krankenversicherung fallen. Dazu gehören auch prinzipiell vertragsärztliche Leistungen, die allerdings im konkreten Fall vom Pat. *zusätzlich gewünscht* werden (z.B. Intervall-Check).

In jedem Fall ist vor Beginn der Behandlung eine schriftliche Vereinbarung mit dem Pat. zu treffen. Diese muss auch einen Hinweis darauf enthalten, dass gegenüber der gesetzlichen Krankenversicherung kein Anspruch auf Kostenerstattung besteht (☞ Abb. 1.15).

Für Leistungen, die Bestandteil der kassenärztlichen Verträge und im Rahmen einer Behandlung notwendig, sinnvoll und wirtschaftlich sind, darf auch dann kein Selbstzahlervertrag geschlossen werden, wenn das Kassenhonorar nicht kostendeckend ist (z.B. bei manchen ambulanten Ope-

```
┌──────────────────────┐        ┌──────────────────┐
│                      │        │                  │
│                      │        │  - Praxisstempel - │
│                      │        │                  │
└──────────────────────┘        └──────────────────┘
```

ERKLÄRUNG ÜBER DIE
INANSPRUCHNAHME VON INDIVIDUELLEN GESUNDHEITSLEISTUNGEN

Ich wünsche, durch die/den behandelnde(n) Ärztin/Arzt die folgenden Leistungen in Anspruch zu nehmen:

_____

_____

_____

_____

_____

Es ist mir bekannt, dass die gesetzliche Krankenkasse, bei der ich versichert bin, eine im Sinne des Gesetzes ausreichende Behandlung gewährt und vertraglich sichergestellt hat. Ich wünsche dennoch die oben aufgeführten Leistungen. Ich weiß, dass ich diese individuellen Gesundheitsleistungen privat nach der Gebührenordnung für Ärzte (GOÄ) zu bezahlen habe. Gegenüber meiner gesetzlichen Krankenkasse habe ich keinen Anspruch auf Kostenerstattung oder Kostenbeteiligung.

Datum: Datum:

Ort: Ort:

....
Unterschrift Patient   Unterschrift Ärztin/Arzt

rationen). Der GKV-Versicherte hat auch in einem solchen Fall Anspruch auf Behandlung durch den Vertragsarzt.

Die Honorierung von Selbstzahlerleistungen erfolgt rechtswirksam nur gegen Rechnungsstellung auf Grundlage der GOÄ (☞ 1.15.4). Wenn kein schriftlicher Behandlungsvertrag geschlossen und/oder keine Rechnung gemäß GOÄ erstellt wurde, ist ein Honorar nicht einklagbar.

🔵 Beim Verkauf von Gesundheitsprodukten (Nahrungsergänzungen u.Ä.) auf strikte Trennung der Verkaufsräume von der Praxis achten (sonst Umsatzsteuerpflicht!).

1.15.4 Abrechnung/Honorar

Die Rechnungsstellung erfolgt nach den Grundsätzen der GOÄ. Wo keine GOÄ-Ziffern existieren, können Analog-Ziffern verwendet werden. Bei nicht ausreichender Kostendeckung können entsprechende Faktor-Steigerungen vereinbart werden (schriftlich!). Bei nicht kostendeckenden Honorierungsangeboten, z.B. von Versicherungs-Untersuchungen, besteht auch die Möglichkeit einer Abdingungserklärung, d.h. Vereinbarung eines Honorarbetrags unabhängig von den Vorgaben der GOÄ.

Optimal ist das Angebot einer zeitnahen Rechnungsstellung und Bezahlung. Die Rechnung kann sofort nach erfolgter Behandlung mitgegeben werden. Für die Bezahlung bieten sich nicht nur Überweisung oder Barzahlung an, sondern auch Kreditkarte oder e-cash (lohnt sich aufgrund der relativ hohen Investitionskosten jedoch erst ab einem größeren Umsatz).

Internet

- Ärztliche Zentralstelle Qualitätssicherung: www.aezq.de
- Bundesärztekammer: www.baek.de
- Qualitätsmanagement in der ambulanten Versorgung: www.q-m-a.de
- Hospizunterbringung: www.hospiz.net.de
- Organspende: www.akos.de

3.15.6 Abrechnung/Honorar

Ärztliche Arbeitstechniken

2

Inhalt

MANFRED EISSLER

2.1 Desinfektion und Sterilisation

2.1.1 Desinfektion

Die Desinf. bezweckt Infektverhütung und Verhinderung der Infektausbreitung in der Allgemeinpraxis (v.a. in der kleinen Chirurgie und bei Punktionen) und betrifft benutzte Gegenstände, Wäsche, Liegen (OP-)Raum, Pat. und Personal.

Hygienische Händedesinfektion (medizinisches Personal)

Indikation Keimreduktion durch Vernichtung der Anflugkontaktkeime: Vor Arbeitsbeginn, vor und nach einer körperlichen Untersuchung, vor dem Umgang mit Medikamenten, nach Arbeitspause und Toilettengang. **Cave:** Einmalhandschuhe ersetzen keine Händedesinf.

Kontraindikationen Notfälle, Allergie gegen Desinfektionsmittel (s.u.).

Material Desinfektionsmittellösungen, z.B. Desmanol®, Sterilium® (Isopropylalkohol und rückfettende Substanzen). *Alternative bei Allergie:* Desderman®, AHD 2000® (Ethanol und Polyölfettsäureester, Geruchsstoffe, Farbstoff E 133).

Vorgehen Grobe Verschmutzungen mit Einmalhandtuch entfernen. Desinfektionslösung möglichst aus dem Wandspender (Ellenbogenbedienung) entnehmen. Hände und Unterarme mit 3 ml Lösung (1 Hub) einreiben bis zur Trocknung (ca. 30 Sek.). Hände gründlich waschen und mit (Einmal-) Handtuch abtrocknen.

Chirurgische Händedesinfektion (medizinisches Personal)

Indikation Hochgradige Reduktion der Kontaktkeime und der normalen hauteigenen Flora. Vor chirurgischen Eingriffen und Gelenkpunktionen.

KI ☞ 25.8.1; Material ☞ 4.2 und s.o.

Vorgehen 5 Min. gründlich Hände mit Wasser, Seife, Nagelbürste bis zum Ellenbogen waschen (Kurzzeitwecker!), mit Einmalhandtuch abtrocknen. Hände und Unterarme (für 3–5 Min. 2 × mit etwa 5 ml Lösung (2 Hub) bis zu den Ellenbogen einreiben. In den letzten 2 Min. nur noch bis zum proximalen Unterarm.

Hautdesinfektion (Patient)

Indikation Verhinderung iatrogener Inf., vor Injektionen (Kategorie I und II), Punktionen (Kategorie II und III), OP (Kategorie III), Wundbehandlung (☞ 4.2.3).

Kontraindikationen Nur lebensbedrohliche Notfälle. Allergie, bes. gegen jodhaltige Desinfektionsmittel (s.u.).

Material Tupfer, Kompressen, Desinfektionsmittel, z.B. Ethanol, Braunol®, Betaisodona-Lösung® (10% verfügbares Jod in wässriger Lösung); *Alternative:* Kodan®-Spray (Ethanol, 2-Propanol); Dibromol® (2-Propanol, Bromchlorophen).

Vorgehen bei der Hautdesinfektion

Kategorie I (geringes Infektionsrisiko): Injektionen – s.c., i.c., i.v. und Blutentnahmen.
Hautdesinfektionsmittel auftragen (z.B. Kodan®-Spray oder mit Ethanol getränkte Tupfer) und kurz – ca. 30 Sek. – warten, bis Feuchtglanz auf der Haut durch das Verdunsten des Alkohols verschwindet. Die Einwirkzeit ist dann beendet.

Kategorie II (mittl. Infektionsrisiko): i.m. Injektionen, i.v. Verweilkanülen.
Haut mit Desinfektionsmittel reinigen, z.B. Kodan®-Spray und Tupfer, erneut Desinfektionsmittel auftragen (sprayen) und die Einwirkzeit – ca. 30 Sek. – abwarten.

Kategorie III (hohes Infektionsrisiko): OP, Gelenkpunktionen.
Sterile Handschuhe und möglichst Mundschutz tragen. Haut reinigen, ggf. enthaaren. Anschließend zweimalig Desinfektionsmittel (z.B. PVP-Jod) auftragen, jeweils 2,5 Min. einwirken lassen.

> Hände- und Hautdesinfektionsmittel sind nicht das Gleiche: Händedesinfektionsmittel (z.B. Sterilium®) enthalten rückfettende Zusätze, die bei der Hautdesinfektion stören, da sie die Haftung von Pflastern herabsetzen.

Sonstige Formen der Desinfektion

Desinf. von Geräten und Flächen, z.B. Toilette und Fußboden: Gründlich vorreinigen und mit Desinfektionslösung, z.B. Sagrotan®, abwischen (sprayen); ggf. mehrmals tägl. Sprühdesinf. von Untersuchungs- und Instrumententischen, Infusionsständern, z.B. mit Buraton® oder Chloramin®

Desinf. von optischen Geräten (z.B. Endoskopen), Kunststoffen (z.B. Absaugvorrichtungen und Inhalationsgeräten): Eintauchen in z.B. Secusept® forte, Secusept® Reinigungsverstärker®. Anschließend (nach der empfohlenen Einwirkzeit) Instrumente gründlich wässern.

2.1.2 Sterilisation

Heißluftsterilisation

Indikation Maßnahme zur völligen Entkeimung steril benötigter Instrumente.

Kontraindikationen Wäsche, Kunststoffe, optische Aufsätze.

Material Heißluftsterilisator, Instrumentenkassetten (Luftschlitze öffnen).

Vorgehen Instrumente grob desinfizieren und reinigen (außer die optischen Ansatzstücke), in Metallkassetten verpacken und in den Sterilisator bringen:
- 200 °C – 20 Min.
- 190 °C – 30 Min.
- 160 °C – 90 Min.

Dampfsterilisation (Autoklavieren)

Indikation Maßnahme zur völligen Entkeimung steril benötigter Instrumente, Verbandstoffe, Wäsche, Gummi (also nicht mit Heißluft sterilisierbare Gegenstände).

Kontraindikationen Viele Kunststoffe.

Material Autoklav, Instrumentenkassetten, Tücher, Folien, Schweißgerät.

Vorgehen Ähnlich wie bei Heißluftsterilisation, jedoch geringere Temperatur und kürzere Einwirkzeit.
- 121 °C bei 2,026 bar (121 kPa) über 12 Min.
- 134 °C bei 3,039 bar (207 kPa) über 6 Min.

! Benötigtes Material einschließlich Lochtuch in das (Instrumenten-) Tischtuch wickeln und zusammen autoklavieren. Verschluss erfolgt durch Klebestreifen, z.B. Steam-Clox®, die die erfolgte Autoklavierung optisch anzeigen. Nach Abkühlung Datum der Sterilisation auf Streifen vermerken. Kontrolle delegierbar.

2.2 Injektionstechniken

Bei allen Injektionen
- Haut desinfizieren nach Kategorie I (i.c., s.c., i.v.) bzw. Kategorie II (i.m.; ☞ 2.1.1)
- Nach Einstechen richtige Lage der Kanüle durch Aspiration prüfen: Bei i.c., s.c. und i.m. Injektionen darf kein Blut aspiriert werden
- Grundsätzlich Einmalhandschuhe tragen.

Komplikationen Blutung, Nervenverletzung, Entzündung bei Pat.; Ansteckungsgefahr bei Kanülenverletzung (Hep. B, C, HIV, ☞ 9.9.8) für Arzt oder AH.

2.2.1 Intrakutane Injektion

Indikation BCG-Impfung, Sensibilisierungstests (Tuberkulintest, Pricktest), Schmerzther. (Quaddelung; ☞ 26.2.3).

Kontraindikationen Entzündung im Einstichbereich.

Injektionsort Z.B. Unterarminnenseiten, Rücken.

Material Applikator, Spritze, feine Kanüle (25 G/0,5 braun).

Vorgehen Kanüle sehr flach zur Hautoberfläche mit der Öffnung nach unten einführen, Aspirationsversuch, intrakutane Quaddelung setzen: Haut erscheint weißlich, pro Quaddel nu 0,1–0,2 ml applizieren.

2.2.2 Subkutane Injektion

Indikation Z.B. Heparin, Insulin.

Kontraindikationen Z.B. lokale Hauterkr.

Injektionsort Alle Körperregionen mit ausgeprägter Subkutis: Oberschenkel, Unterbauch, evtl. Rücken.

Material Nadel 23 G/0,63 blau oder 25 G/0,5 braun.

Vorgehen Hautfalte leicht anheben und im Winkel von 45° einstechen.

2.2.3 Intramuskuläre Injektionen

Indikation Impfungen (z.B. Tetanus) und parenterale Gabe von ausdrücklich für die i.m. Injektion ausgewiesenen Medikamenten.

Kontraindikationen Schock, V.a. Herzinfarkt (CK-Anstieg, **KI** für Lyse); Entzündungen, Hämatome und Ödeme im Injektionsgebiet, Koagulopathie und Antikoagulanzienther.

Ventroglutäale Injektion nach von Hochstetter

Material Lange Kanüle: 21 G/0,8 (beim Normalgewichtigen mind. 4 cm, beim Übergewichtigen 7 cm lang); max. 5 ml injizieren.

Vorgehen Desinf. nach Kategorie II (☞ 2.1.1).

- Im Stehen: Pat. leicht vorbeugen, soll Gew. zur Entspannung der Injektionsseite auf Gegenseite verlagern. An Tisch oder Wand abstützen. **Cave:** Vasovagale Synkope

Im Liegen:

- Re: Zeigefinger auf Spina iliaca ant. sup., Mittelfinger auf Crista iliaca legen
- Li: Zeigefingerspitze auf

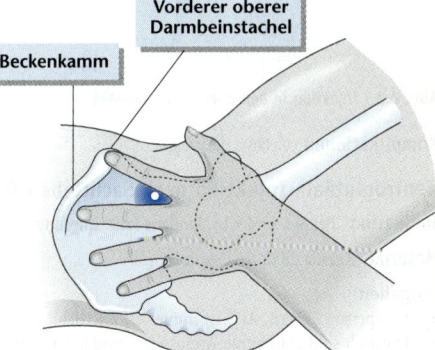

Abb. 2.1 Ventroglutäale Injektion nach von Hochstetter im Liegen

den Unterrand der Crista iliaca, Mittelfinger auf Spina iliaca ant. sup. legen
- In das so entstandene Dreieck (oberer äußerer Quadrant), in Höhe der Fingergrundglieder 2–3 cm tief senkrecht einstechen; vor Injektion aspirieren.

Komplikationen Von allen Injektionen höchstes Infektionsrisiko → Spritzenabszess (☞ 4.3.2), Verletzung von N. ischiadicus, großen Gefäßen!

Oberarminjektion

Indikation Bevorzugt bei Impfungen kleinerer Injektionsmengen, max. 2–3 ml, z.B. Masern, Influenza, Diphtherie, Hep. B, FSME (☞ 9.2.3).

Material Kanüle 20 G/0,8, 4 cm lang, Spritze (oft gibt es Fertigspritzen).

Vorgehen Senkrecht zum Humerus in den M. deltoideus bei nicht rotiertem Arm ca. 1–2 cm tief einstechen. Aspiration!

Komplikationen Gefäß-Nervenverletzung (N. radialis, A. brachialis), deshalb Injektion möglichst durch den Arzt.

Injektion in den Oberschenkelmuskel

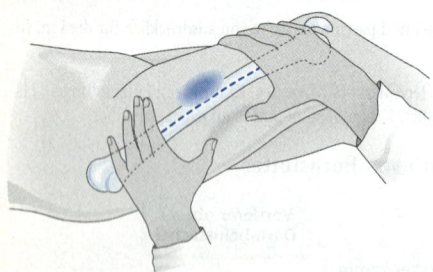

Abb. 2.2 Injektion in den Oberschenkelmuskel

Indikation Alternative z.B. bei bettlägerigen, unruhigen Pat. zur Verabreichung von Sedativa.

Material Kanüle 21 G/0,8.

Vorgehen Oberschenkel im Hüftgelenk leicht gebeugt und innenrotiert. Injektion senkrecht auf den Femur in den lateralen Anteil des M. quadriceps femoris in der Mitte einer gedachten Linie zwischen Trochanter major und Patella.

Komplikationen Gefäßverletzung.

Ventroglutäale Injektion nach Sachtleben (Crista-Methode)

Indikation Bei Sgl. und Kleinkindern (z.B. Impfungen).

Material Kanüle 23 G 0,6, Spritze 2 ml.

Vorgehen
- Hilfsperson (Eltern, AH) ist immer erforderlich!
- Hilfreich sind entspannte Atmosphäre und bei älteren Kindern Erklärung des Vorgangs
- Position bei größeren Kindern: Seitenlage
- Sgl. und Kleinkinder in aufrechter Stellung auf den Arm nehmen lassen (Hände umfassen Oberschenkel und Rücken)
- Arzt umfasst die Taille des Pat. so, dass der Zeigefinger entlang der Crista iliaca liegt. Injektionspunkt liegt unterhalb des proximalen Drittels des Zeigefingers auf einer gedachten Linie zwischen Eminentia cristae und Trochanter major, und zwar bei
  – Sgl.: Einen Finger breit unterhalb der Crista iliaca
  – Kleinkindern: Zwei Finger breit unterhalb der Crista iliaca.

Nach Hautdesinf. (Kategorie II, ☞ 2.1.1) senkrecht einstechen, aspirieren und langsam injizieren, danach Kanüle ruckartig entfernen, Injektionsstelle komprimieren und ggf. mit Pflaster bedecken.

Komplikationen Wie Methode nach von Hochstetter (s.o.).

Vor jeder i.m. Injektion bei unbekannten Pat. nach Antikoagulanzienther. fragen.

2.2.4 Intravenöse Injektion

Indikation Medikamente, für die keine andere Applikationsform erlaubt ist oder wenn schneller Wirkungseintritt einer Substanz erforderlich ist.

Kontraindikationen Entzündungen am Injektionsort.

Material Kanüle 21 G/0,8, Spritze, Stauschlauch.

Injektionsort Nach Präferenz, Ellenbeuge, Unterarm, Handrücken, V. jugularis externa. Ultima ratio: Fußrücken (Thrombosegefahr), V. femoralis (☞ 2.3.2).

Bei Dialysepat. oder Pat., der wahrscheinlich dialysepflichtig wird, Armvenen schonen.

Vorgehen Proximal des Punktionsortes Stauschlauch nicht zu fest anlegen, da sonst art. Zufluss unterbunden wird (art. Pulse müssen tastbar sein). Vene palpieren, Hautdesinf. (Kategorie I). Punktion der Vene im Winkel von ca. 30° zur Haut (Kanülenöffnung nach oben) bei gleichzeitiger Fixierung der Haut nach distal, Lagekontrolle durch Blutaspiration, Öffnen der Stauung. Langsame Injektion (ca. 1–3 ml/Min.), sofern keine spezielle Medikamentenvorschrift besteht. Trockenen Tupfer auflegen. *Nach* Herausziehen der Nadel Kompression der Einstichstelle und Anheben des Arms (Arm nicht beugen → führt zu venösem Stau mit Hämatombildung).

Komplikationen Hämatom, Nachblutung, Gefäß- und Nervenverletzung; bei Injektion im Stehen vagale Synkope.

- Bei jeder Amp. Kontrolle von: Wirkstoff? Dosis? Verfallsdatum? Inhalt? (Ausfällung? Trübung?)
- Bei schwierigen Venenverhältnissen: Arm reiben, leicht beklopfen, mehrmaliger Faustschluss vor Anlegen des dünnen Stauschlauches, großzügig Alkoholspray, Nitrolingual-Spray auf die Haut bei dünnen oberflächlichen Venen wirkt dilatierend (auch lassen sich Venen unter feuchter Haut besser tasten); ebenso warmes Hand-/Armbad oder heiße feuchte Tücher
- Zur i.v. Injektion bei Sgl. und Kleinkindern evtl. einen sicher fixierbaren peripher-venösen Zugang legen (z.B. Multifly®-Kanüle).

2.3 Diagnostische und therapeutische Punktionen

2.3.1 Periphere Venenpunktion bei Erwachsenen

Indikation Blutentnahme, Aderlass.

Kontraindikationen Entzündung im Punktionsgebiet.

Vorgehen Technik und Ort wie bei i.v. Injektion (☞ 2.2.4), Stauschlauch nach Beendigung der Blutentnahme lösen; möglich ist auch eine Blutentnahme ohne Stau.

Komplikationen Platzen der Vene mit Hämatombildung.

Material Kanüle 20 G/0,8, Spritzen, Blutröhrchen bzw. Vakuumsystem. Butterflies (19 G/1,1 weiß, 21 G/0,8 grün, 23 G/0,6 blau). Blutröhrchen mit folgenden Zusätzen:

Tab. 2.1   Blutentnahmeröhrchen

Zusätze	Zweck
Plastikkügelchen	Serologie, Kreuzprobe, klinische Chemie
Na-Zitrat 3,8%	Gerinnungstests, BSG
Na-Heparin	Blutgase, HLA-Typisierung, ionisiertes Ca^{2+}
EDTA	Hämatologie
Na-Fluorid	Laktat und Glukose

! Hämolyse vermeiden (falsch hohe K^+-Werte[®]): Blut langsam aspirieren und erst nach Entfernung der Kanüle in die Röhrchen einspritzen. Bei langwieriger Venenpunktion zuerst Gerinnung und E'lyte abnehmen.

2.3.2   Punktion der V. femoralis beim Erwachsenen

Indikation Venöse Blutentnahme bei Scheitern an anderen Entnahmestellen; als Notfallzugang.

Kontraindikationen Lokale Entzündung, Koagulopathie oder Antikoagulanzienther.

Material Kanüle 21 G/0,8, u.U. lange Nadel, 20-ml-Spritze, Einmalhandschuhe, Desinfektionsmittel.

Vorgehen

! Merke: **I V A N** = Von **I**nnen: **V**ene, **A**rterie, **N**erv.

- Pat. in flache Rückenlage bringen, möglichst in Außenrotation und leichter Abduktion im Hüftgelenk
- Desinf. der Leistengegend nach Kategorie II
- Femoralarterie mit dem 2. und 3. Finger der nicht punktierenden Hand sicher palpieren fixieren
- Punktion ca. 1 cm medial der Arterie auf die Mitte des Leistenbandes
- Nadel unter Aspiration vorschieben (kommt kein Blut, Kanüle unter Sog langsam zurückziehen, bis Blut angesaugt wird)
- Nach Beendigung Kanüle zurückziehen und schnell die Einstichstelle für mind. 3 Min. komprimieren.

Komplikationen Arterien-/Nervenläsion mit Hämatom.

2.3.3   Peripher-venöser Zugang beim Erwachsenen

Indikation Parenterale Zufuhr größerer Volumina von Medikamenten (z.B. Antibiotika) oder Infusionslösungen (mit/ohne Med.). Vorsichtsmaßnahme im Notfall (wenn i.v. Gabe mehrerer Medikamente zu erwarten ist).

Kontraindikationen Entzündliche Hautveränderungen und Ödem an der Punktionsstelle.

Material 2–3 Verweilkanülen verschiedener Größen (Standard bei Erw. für wässrige Infusionen: 17 G/gelb oder 18 G/grün), Pflasterverband, u.U. Lokalanästhetikum mit 25-G-Kanüle und 2-ml-Spritze, evtl. Mandrin zum Verschließen, Einmalhandschuhe, Desinfektionsmittel. Zur Blutentnahme entsprechende Röhrchen (☞ 2.3.1) und ggf. Adapter.

Punktionsort Bei häufigeren Punktionen mit distalen Venen beginnen, um kaliberstärkere Venen zu schonen. Sinnvolle Reihenfolge: Unterarm, Handrücken, Ellenbeuge; möglichst nicht über Gelenken.

Vorgehen Evtl. Haarentfernung (Einmalrasierer); Desinf. nach Kategorie II (☞ 2.1.1). Bei empfindlichen Pat. und großen Verweilkanülen (< 18 G) LA (0,1 ml 1% Lidocain i.c.). Die Vene stauen, möglichst proximal einer Y-Vereinigung, und die Haut fixieren: Im Winkel von 5° zur Hautoberfläche zuerst die Haut rasch durchstechen und die Vene flach punktieren. Wenn Blut am transparenten Kanülenansatz einströmt, Verweilkanüle um ca. 5 mm ins Venenlumen vorschieben, Nadel zurückziehen, gleichzeitig Verweilkanüle vorschieben; Stau lösen; Nadel entfernen, dabei mit einem Finger die Vene proximal der Kanülenspitze abdrücken und Infusion anschließen oder die Verweilkanüle mit Stopfen oder Mandrin verschließen; Zugang sicher mit Pflaster fixieren.

Komplikationen
- Vene platzt: Evtl. zu steil punktiert und Hinterwand durchstochen oder bindegewebsschwache Gefäße bei Pat. unter Glukokortikoidther.
- Schmerzhafte Punktion: Hautpunktion zu langsam und/oder zu flach oder Punktion durch Desinfektionsmittelpfütze
- Paralaufen der Infusion, Thrombophlebitis (☞ 11.4.5)
- Vorschieben der Kunststoffkanüle nicht möglich, obwohl sie im Lumen liegt: Evtl. Venenklappen: Zugang mit NaCl spülen und gleichzeitig vorschieben.

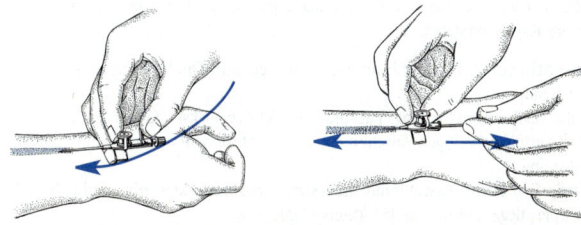

Abb. 2.3   Legen einer intravenösen Verweilkanüle

! • Bei Niereninsuff. Unterarm schonen (Shunt!)
• Jede an der Punktionsstelle dolente Verweilkanüle sofort entfernen: Der Pat. hat imme
Recht, auch wenn nichts zu sehen ist!

Tab. 2.2 Merkmale von Verweilkanülen

Gauge	24 G	22 G	20 G	18 G	17 G	16 G	14 G
Farbe	gelb/ weiß	blau	rosa	grün	gelb	grau	orang
Außendurchmesser [mm]	0,7	0,9	1,1	1,3	1,5	1,7	2,1
Innendurchmesser [mm]	0,47	0,6	0,8	1,0	1,1	1,3	1,7
Durchfluss (ml NaCl 0,9%/ Min., druckabhängig)	22	35	60	95	125	195	330
Verwendung	Kinderheilkunde						
	Erwachsene						
	Dünne Venen		Infusionen, Transfusionen		Notfälle, hohe Infusionsrate		

2.3.4 Umgang mit implantierbaren Venenkathetern

Zentrale Venenkatheter zum dauerhaften Verbleib. Meist über V. subclavia in V. cava sup. eingeführ

Indikationen
• Langzeitchemother. (z.B. Leukämien, maligne Lymphome)
• Schlechte Venenverhältnisse bei Zytostatikather. solider Tumoren
• Langzeitther. mit venenreizenden Medikamenten (z.B. CMV-Ther. bei AIDS, ☞ 9.9.6)
• Längerfristige parenterale Ernährung
• Schmerzther. (v.a. bei Tumorpat.).

Vorteile Jederzeit sicherer i.v. Zugang vorhanden, Pat. muss nicht ständig neu „geplagt" we
den.

Nachteile Thrombosierung und Inf. (Kathetersepsis) möglich, v.a. bei nicht sachgemäßer B
handlung des Kathetersystems.

Hickman-Katheter Wird über Haut nach außen geführt. Direkter Anschluss von Infusione
ans Schlauchende.
• Vorteile: Leichte Handhabung, Pat. braucht nicht „gepiekst" zu werden, mehrere Lumi
möglich zum gleichzeitigen Anschluss mehrerer Infusionen/Verabreichung größerer Infu
onsvolumina.
• Nachteile: Evtl. kosmetisch störend, muss stets steril abgedeckt werden, dadurch Probleme b
der Körperpflege und höhere Infektionsgefahr.

ort-System Vollimplantierter Venenkatheter mit subkutaner Injektionskammer.
Vorteile: Völlig von Haut bedeckt, daher problemlose Körperpflege, geringere Infektionsgefahr

Nachteile: Etwas schwierigere Handhabung, Anstechen nur mit Spezialnadeln (Huber-Nadeln mit 90° gewinkelter Kanüle, z.B. Farmacia-Gripper-Nadeln®; **Cave:** Auf keinen Fall normale Kanülen verwenden, da diese Stanzdefekte verursachen), Pat. muss „gepiekst" werden,

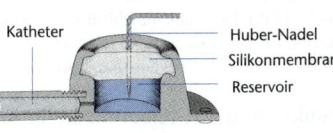

Abb. 2.4 Port-System

max. zwei Kammern → mögliches Infusionsvolumen dadurch etwas limitiert.

orgehen
Steril arbeiten! Falls keine Infusion läuft, nur nach Setzen eines Heparinblocks (10–20 ml heparinisierte NaCl-Lösung) abstöpseln bzw. Nadel entfernen, sonst thrombosiert System!
Bei längerem Nichtgebrauch: Spülen mit mind. 10 ml heparinisierter Kochsalzlösung alle 4 Wo.
Infusionsgeschwindigkeit nicht zu langsam (Thrombosierungsgefahr!)
Bei Zytostatika-Injektion nach jedem Medikament mit NaCl spülen
System darf nie unbenutzt bleiben ohne Heparinblock, also auch Infusion nicht einfach abstellen! Sog in herznahen Venen → Gefahr der Luftembolie, daher Schlauchende nie offen lassen, immer abklemmen, nie Nadel ohne aufgesetzte Spritze verwenden. Luftfreie Systeme!
Blutabnahme: System erst mit 5–10 ml NaCl spülen. Dann 10 ml Blut aspirieren und verwerfen. Nach erfolgter Blutabnahme zunächst mit 20 ml NaCl spülen, System mit 10 ml heparinisierter Kochsalzlösung füllen
Beim Port bes. zu beachten: Nadel nur während laufender Injektion des Heparinblocks herausziehen!
Bei KO sofort Kontakt mit FA oder mitbehandelnder Klinik aufnehmen!

.3.5 Punktion beim Säugling und Kleinkind

eriphere Venenpunktion und Legen einer Verweilkanüle

dikation Blutentnahme; wenn sofortiger Wirkungseintritt eines Medikamentes erwünscht ist d im Notfall.

ontraindikationen Bei V.a. Epiglottitis (☞ 16.5.4) mit hochgradigem Angst- und Erregungszustand keine Punktion (evtl. Verschlechterung).

aterial Butterfly 19 G oder 21 G, Venofix, Venenverweilkanüle 20–26 G, Kanüle 16–20 G, ritze.

nktionsort
Sgl.: Kopfvenen, Handrücken, Unterarm, V. saphena magna
Kleinkind: Handrücken, Unterarm, Ellenbeuge
Notfall: V. jugularis externa und V. brachiocephalica (nur für Geübte!), V. femoralis.

Methode Stauschlauch wird nicht benötigt. Immer erforderlich ist eine Hilfsperson, die da Kind beruhigt, hält und an den Extremitäten mit der Hand zugleich staut. Ggf. lokalanästhetisch Salbe (z.B. Xylocain® 2%) zur Minderung des Einstichschmerzes (Einwirkzeit beachten, meis 10–15 Min.). Der Punktionsablauf gleicht dem beim Erw. Auf bes. gute Fixierung der Kanül achten. Bei der Blutentnahme das Blut direkt in die entsprechenden Röhrchen tropfen lasser da die zarten Venen bei Sog, bes. beim Vakuumblutentnahmesystem, kollabieren.

Punktion der V. femoralis beim Kind

Eine Hilfsperson steht an der Kopfseite über das Kind gebeugt und hält die flektierten Knie m Oberschenkeln um etwa 45° abgespreizt und außenrotiert. Die V. femoralis liegt unmittelba medial der Arterie (IVAN-Regel, (☞ 2.3.2). 2–3 cm unterhalb des Lig. inguinale in Richtun auf die Vene unter einem Winkel von 30–45° von kaudal einstechen, Kanüle unter Aspiratio vorschieben, bis Blut aspiriert wird. Kompression der Blutentnahmestelle mit einem Tupfer fü mind. 3 Min.

Komplikationen

* Vene platzt, zu steil punktiert oder zartes Gefäß
* Paralaufen der Infusion
* Hämatom bei Dislokation der Nadel (Butterfly mit liegender Stahlnadel bei unruhigem Kind
* **Cave:** Hohe Infektionsgefahr bei Kanülierung der Femoralvene – Zurückhaltung!

Tibiapunktion

Indikation Injektion und Infusion von Notfallmedikamenten unter Reanimationsbedingunge und schnelle Rehydratation, wenn Venenpunktion nicht gelingt. Ultima ratio im Notfall.

Kontraindikationen Infekt oder Hautläsion über Punktionsstelle.

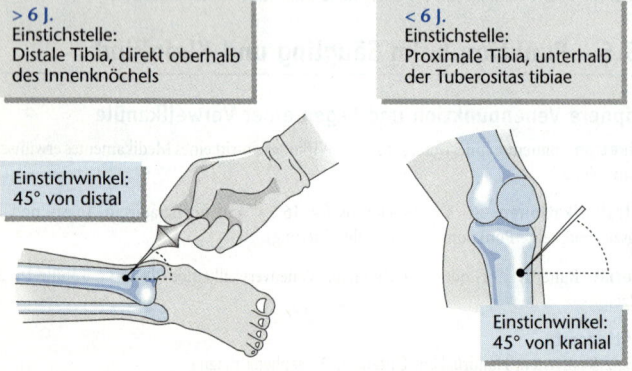

> 6 J.
Einstichstelle:
Distale Tibia, direkt oberhalb
des Innenknöchels

< 6 J.
Einstichstelle:
Proximale Tibia, unterhalb
der Tuberositas tibiae

Einstichwinkel:
45° von distal

Einstichwinkel:
45° von kranial

Abb. 2.5 Intraossäre Injektion bei Kindern

Material

- Spezialnadeln (z.B. Firma Cook Critical Care), bis 2. Lj. 18 G, > 2. Lj. 16 G
- Evtl. Knochenmarkpunktionsnadeln
- Spritzen, Desinfektionsmittel, Tupfer.

Komplikationen Osteomyelitis nach unzureichender Desinf., Verletzung der Epiphysenfuge, Fett- und Knochenmarkembolie.

Methode der intraossären Injektion

- Injektionsort: Bei Kindern bis 6 J. proximale Tibia an der medialen flachen Fläche, etwa 1–3 cm unterhalb der Tuberositas tibiae (Einstichwinkel 45° von kranial); bei Kindern > 6 J. distale Tibia, direkt oberhalb des Knöchels (Einstichwinkel 45° von kaudal)
- Desinfektion Kategorie III (☞ 2.1.1)
- Kanüle mit Druck im oben angegebenen Winkel einführen
- Distanz Haut-Knochenmark selten größer als 1 cm
- Nach erfolgreicher Punktion zunächst etwas physiologische Kochsalzlösung spritzen, dann Substanz injizieren bzw. Infusion anlegen.

Kapilläre Blutentnahme

Möglich bei BB und Glukosebestimmung. Geduld und Geschicklichkeit des Untersuchers sind unabdingbar. Falls möglich, sollte das Kind über jeden vorgesehenen Schritt informiert werden. Keine falschen Versprechungen – Schmerz bzw. kleiner Stich sollten angekündigt werden, ggf. Miteinbeziehen des Kindes, durch anschaulich-spielerische Erklärung der Technik. Unter Umständen LA hilfreich (☞ 26.2.3).

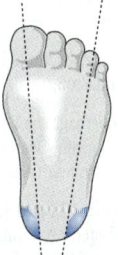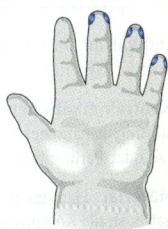

2.3.6 Pleurapunktion

Abb. 2.6 Kapilläre Blutentnahme. Punktionsstellen an Hand und Fuß

Indikation Begrenzt auf ausgedehnte Ergüsse bekannter Ätiol., (v.a. Herzinsuff., Malignom) zur Entlastung und somit Besserung der durch den Erguss hervorgerufenen Symptome.

Kontraindikationen Hämorrhagische Diathese, Antikoagulanzienther.

Material Entweder Punktionsset mit Rotanda-Spritze oder 50-ml-Spritze mit 3-Wegehahn und zwei steril montierten Verbindungsschläuchen, zwei Punktionskanülen (z.B. Abbocath®, Braunüle®) 16 G/grau oder 17 G/gelb, 20-ml-Spritze, 10 ml 1%iges Lidocain mit zwei Kanülen (25 G/braun und 21 G/grün), großes Gefäß, zwei Paar sterile Handschuhe, Desinfektionslösung, braunes Pflaster, sterile Tupfer.

Komplikationen Pneumothorax, Hämatothorax, Inf., Verletzung der Interkostalgefäße, Lungenödem (e vacuo) bei zu schneller Punktion durch Unterdruck, Verletzung intraabdomineller Organe (Leber und Milz).

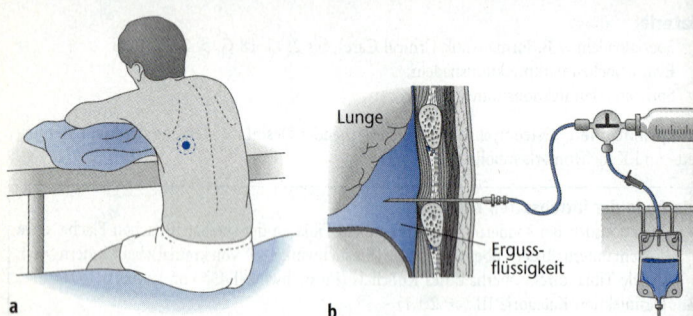

Lunge

Erguss-
flüssigkeit

a   b

Abb. 2.7 Pleurapunktion. Haltung des Pat. Punktionsstelle: Dorsolateral, in der hinteren Axillar-
oder Skapularlinie, unterhalb des Ergussdämpfungsrandes am Oberrand der Rippe, da Interko-
stalnerven/-gefäße am Unterrand verlaufen

2.3.7 Aszitespunktion

Indikation In der Allgemeinpraxis nur bei bekanntem karzinomatösem Erguss oder Aszites bei
portaler Hypertension zur Entlastung.

Kontraindikationen Hämorrhagische Diathese, z. B. Pat. mit Leberzirrhose und Gerinnungsstörung, hepatisches Präkoma, große Ovarialzyste, Grav., Hydronephrose, multiple Abdominal-
OP oder Peritonitis in der Anamnese (Adhäsionen).

Material Hautdesinf. Kategorie III (☞ 2.1.1). Braunüle 18 G/grün, Infusionsbesteck, Auffang-
gefäß, sterile Kompressen, Pflaster, LA, Einmalskalpell, sterile Handschuhe, ggf. beschriftete Un-
tersuchungsröhrchen (klinische Chemie, Pathologie, Mikrobiologie).

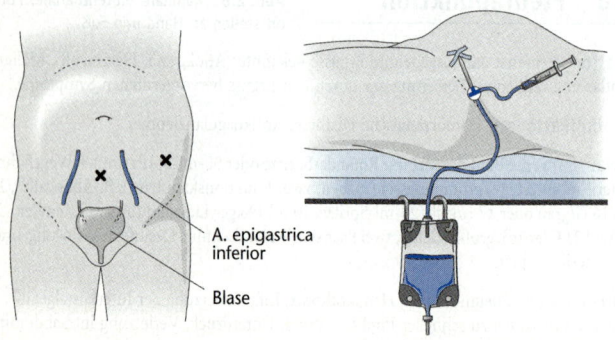

A. epigastrica
inferior

Blase

Abb. 2.8 Aszitespunktion

Komplikationen
- Darmverletzung mit konsekutiver lokaler/diffuser Peritonitis
- Hämatom bei Verletzung der A. epigastrica
- Ödembildung durch Eiweißverlust
- Volumenmangelschock.

Untersuchung des Pleurapunktats i.d.R. auf
- Proteingehalt, spez. Gew. (Transsudat? Exsudat?), Glukose, Laktat, Chol., LDH (nur Pleuraflüssigkeit bei V.a. Tumor), Zellzahl und Differenzialbild
- Bakteriologische Kulturen, Tbc- und Pilzkulturen
- Bei V.a. maligne Erkr.: Zytologie (Labor benachrichtigen, Punktat zentrifugieren).

Zusätzlich bei Peritonealflüssigkeit
- Mikroskopische Untersuchung auf Speiseanteile
- Bei V.a. Pankreatitis: Amylase, Lipase.

2.3.8 Gelenkpunktion

Strenge Indikationsstellung (erhebliche Infektionsgefahr)
Aufklärung des Pat. über die Risiken
Der streckseitige Zugang ist i.d.R. vorzuziehen, da die Synovialtasche der Haut am nächsten ist und von den größeren Nerven, Arterien und Venen am weitesten entfernt liegt. Der kürzere Injektionsweg birgt jedoch größere Infektionsgefahr
Bei V.a. Gelenkinfektion keine Injektion von Glukokortikoiden
Bei Diabetikern besteht erhöhte Infektionsgefahr.

Indikation Therapeutisch: Entleerung von Ergüssen (serös – blutig), zur Entlastung des Gelenks, Instillation von Medikamenten; diagnostisch: Gewinnung von Synovialflüssigkeit zur DD unklarer Arthritiden.

Kontraindikationen Inf., Hautschäden und Hauterkr. in der Umgebung der Punktionsstelle (Cave: Iatrogener Inf.!).

Material Desinfektionsmittel (Kategorie III, (☞ 2.1.1), sterile Tupfer, steriles Tuch (Einmalunterlage), steriles Lochtuch, ggf. LA: 14er-Nadel und 1% Scandicain®, Einmalhandschuhe, 20-ml-Spritzen, Nadel 20 G, 4 oder 6 cm, Laborgefäße, sterile Kompressen.

Vorgehen Gelenkpunktion unter streng aseptischen Kautelen vornehmen, Haare im Punktionsbereich mit Einmalrasierer entfernen, Hautdesinf. nach Kategorie III, chirurgische Händedesinf., OP-Handschuhe anziehen und den Gelenkbereich mit einem Schlitztuch abdecken. Stichinzision mit spitzem (11er) Skalpell, ggf. vorher LA mit 1%igem Scandicain® und 14er-Nadel. Kanüle bis ins Gelenk vorschieben. Aspiration von Erguss bzw. Probeinjektion von 0,9%iger NaCl-Lösung oder Lokalanästhetikum, um Fehlinjektionen ins Weichteilgewebe zu vermeiden. *Nach der Punktion:* Sterile Kompressen und Pflasterverband. Nach Applikation von Medikamenten das Gelenk mehrmals durchbewegen. Pat. eindringlich unterrichten, sich bei Beschwerden unverzüglich vorzustellen!

Punktion des Schultergelenks

Dorsaler Zugang zur Injektion Pat. sitzt in entspannter Körperhaltung, Arm am Körperstamm adduziert und Unterarm ventralseitig am Bauch angelegt. Hinter dem Pat. stehend mit Daumen und Zeigefinger der nicht punktierenden Hand das Schultergelenk und die Spina scapulae palpieren. Etwa ein Querfinger unterhalb der Biegung (Angulus acromialis) Infiltration. Dann Hautpunktion, die Kanüle ca. 1,5–2 cm in Richtung Proc. coracoideus vorschieben bis zur Gelenkkapsel (derb-elastischer Widerstand). Mit einem kleinen Ruck diese durchstoßen und aspirieren. Der Pat. darf keinerlei Missempfindungen haben.

Ventraler Zugang zur Punktion Das Schultergelenk liegt hier oberflächlicher, etwa 1 cm tief. Pat. in Rückenlage, Oberarm leicht außenrotiert und abduziert. Die Einstichstelle befindet sich 1 cm kaudal und lateral der Spitze des Proc. coracoideus, Stichrichtung leicht nach medial.

Punktion des Ellenbogengelenks

Zur kompletten Entleerung bei Erguss sind i.d.R. beide Punktionswege – lateral und dorsal – erforderlich.

Lateraler Zugang Den Unterarm in Pronationsstellung auflegen. Unter Rotation den Gelenkspalt zwischen Radiusköpfchen und Capitulum humeri tasten.

Dorsaler Zugang Bei gebeugtem Ellenbogengelenk an der proximalen Olekranonspitze den Trizepssehnenansatz durchstechen.

Punktion des Handgelenks

Dorsoradialer Zugang bevorzugt Die Hand um 20–30° flektieren, lateral der Sehne des Extensor pollicis, senkrecht in die Gelenkhöhle 1–2 cm tief direkt distal des Proc. styloideus radii injizieren.

Punktion des Kniegelenks

Ventromedialer Zugang Vom Pat. am angenehmsten empfunden, bietet sich bes. zur Injektion an. Der Pat. sitzt, Unterschenkel hängt, Fuß leicht außenrotiert (Alternative: Liegend mit gebeugtem, unterpolstertem Kniegelenk). Das Dreieck Tibiakante, Femurkondylus – Patellasehne aufsuchen (sog. inneres Knieauge) und senkrecht in leicht kraniomedialer Stichrichtung punktieren und Kanüle vorschieben. Knochenkontakt vermeiden (Knorpelschaden).

Medialer Zugang Zur Punktion Pat. in Rückenlage, Knie gestreckt, bei entspannter Muskulatur und locker verschieblicher Patella. Punktion in der Mitte des Dreiecks, das mediale Patellarandmitte, Epicondylus femoralis medialis und medialer Tibiacondylus bilden. Erleichterung der Punktion: Patella von lateral der stechenden Nadel entgegenschieben. Die Stichrichtung zeigt horizontal auf die Kniescheibenmitte und leicht nach dorsal. Analog ist die Punktion von lateral möglich.

Lateroproximaler Zugang bei starkem Erguss Punktion des prominenten Recessus ca. 1,5 cm proximolateral der Patella. Durch Druck auf den unteren Patellapol den Erguss nach proximal schieben. Lateromedialer Zugang möglich.

Punktion des oberen Sprunggelenks

Punktion von medioventral Zwischen Malleolus medialis, Tibiagelenkfläche und Talus in Richtung Articulatio talocruralis ca. 3 cm tief einstechen.

nktion von **lateroventral** An der vorderen Kante des Malleolus lateralis, 2–3 QF proximal
nd ventral der Spitze des Malleolus die Nadel in Richtung des Malleolus medialis unter der Ti-
akante einführen. Das Gelenk liegt in etwa 3 cm Tiefe.

.4   Entnahme von Material für bakteriologische Untersuchungen

.4.1   Urin

rgehen bei der Uringewinnung ☞ 31.1.3

atheterurin

In Ausnahmefällen und bei dringlicher Ind., wenn kein MSU zu gewinnen ist, unter sterilen
Kautelen die Einmalkatheterisierung durchführen (☞ 2.6.3). **Cave:** Keimverschleppung
Bei Dauerkatheterträgern: Urin mit einer sterilen Spritze aus dem vorher desinfizierten Ent-
nahmestutzen abziehen.

ringewinnung bei Säuglingen und Kleinkindern

s Genitale mit feuchten Tupfern sorgfältig reinigen (Cremereste verhindern das Haften der
utel). Einmalklebebeutel, Urinbeutel für Kinder (z.B. von B. Braun) um das Genitale befestigen.
folgt die Miktion nicht sofort, Sgl. und Kleinkinder wieder wickeln und nach Ablenkung –
aziergänge oder Spiel – Prozedur wiederholen.

.4.2   Bronchial- und Trachealsekret

dikation I.d.R. Sekretgewinnung bei Tracheostoma-Pat. (☞ 22.4.4).

aterial Steriler Absaugkatheter Charr. 12–16, steriles Röhrchen.

rgehen Bei Kanülen- oder Tubuswechsel sterilen Absaugkatheter einführen, Sekret aspirie-
, Katheterspitze mit steriler Schere abschneiden und ebenfalls in steriles Röhrchen geben.

utum ☞ 12.2.3

.4.3   Abstriche

t sterilen Abstrichtupfern oder Ösen das Material nur unter Sicht von verdächtigen Stellen
nehmen. Für den Transport ins Labor Abstrichmaterial in speziellen Trägermedien aufbewah-
: Transportmedien sind z.B. Stuart-Medium (Portagerm®, Port-A-Cul®), Amies-Medium
answab®, Precision®). Die von den Herstellern angegebenen Überlebenszeiten in den Trans-
rtmedien betragen je nach Spezies 24–48 h.

Nasopharynxabstrich

Indikation V.a. Pertussis im Stadium catarrhale, Diphtherie.

Kontraindikationen (V.a.) Epiglottitis.

Material Sterile Ösen/Tupfer, Transportmedium in Röhrchen/Hustenplatte.

Vorgehen Sterilen Tupfer in Nasenöffnung bzw. p.o. bis Rachenwand einführen, evtl. vorhandene Membranen (V.a. Diphtherie) anheben und Material vom Grund entnehmen.

Rachen-/Tonsillenabstrich

Indikation V.a. Scharlach, Diphtherie, Pertussis, rezid. Angina tonsillaris.

Kontraindikationen (V.a.) Epiglottitis.

Material Steriler Tupfer, Transportmedium und/oder Streptokokken-Selektiv-Elektiv-(SSE)Agar, Brutschrank.

Vorgehen Die Zunge mit dem Spatel herunterdrücken und mit einem sterilen Tupfer Material von entzündeten oder mit Sekret bedeckten Bereichen entnehmen. Beim Zurückziehen des Tupfers die Berührung anderer Schleimhäute vermeiden.

Gehörgangsabstrich

Indikation Komplizierte Otitis media, Rezidive, Trommelfelldefekte mit laufendem Ohr, Antibiotikaresistenz, V.a. Otomykose.

Material Steriler Wattetupfer/Öse, steriles Röhrchen (Transportmedium).

Vorgehen Bei „laufendem Ohr" direkt Sekret aus dem Gehörgang entnehmen oder unter Sicht mittels indirekter Otoskopie (☞ 22.2.4) aus dem Gehörgang oder vom Trommelfell. Bei V. Mykose die Hautschuppen mit sterilem Spatel abheben und in sterilem Röhrchen einsenden.

Harnröhrenabstrich

Indikation Fluor, V.a. Gonorrhoe oder Chlamydieninf.

Material Steriler Tupfer, Transportmedium; bei V.a. Gonorrhoe spezielles Set mit Transgrow/Stuart-Transportmedium, bei V.a. Chlamydien spezielles Transportmedium, Imagen® (intrazelluläre Parasiten, Anzucht nur in Gewebekulturen).

Vorgehen Genitale säubern (☞ 13.2.1). Möglichst morgens vor dem ersten Wasserlassen, son nicht vor Ablauf einer Stunde nach dem Wasserlassen den Harnröhrenausfluss mit Tupfer au nehmen und in Transportmedium einbringen. Bei fehlendem Ausfluss den Tupfer mit dünne Stiel ca. 2 cm drehend in die Urethra einführen.

Zervixabstrich ☞ 14.1.2

Material aus geschlossenen Prozessen

Indikation Abszesse, Zysten.

Kontraindikationen V.a. Malignom, Tbc.

Material Desinfektionsmittel, Kanüle 21 G/0,8, Spritze (steril), sterile Handschuhe.

Vorgehen Desinf. nach Kategorie II (☞ 2.1.1), Punktion nach Tastbefund (Fluktuation?) oder sono. Material in Röhrchen mit Transportmedium einbringen und bei Raumtemperatur lagern. Bei V.a. Anaerobier-Inf. Eiter in ein geeignetes Medium, z.B. Port-A-Cul®, geben.

Material aus offenen Prozessen

Indikation Ulzera, infizierte Wunden.

Material Sterile Tupfer, Transportmedium.

Vorgehen Mit Abstrichtupfer Sekret aus der Tiefe der Wunde entnehmen. Vorher oberflächliche Schorfe oder Sekrete (enthalten Umgebungskeime) entfernen.

- Materialentnahme, wenn möglich, vor antibiotischer Ther.
- Bei speziellen Transportproblemen (körperwarme Proben) Probenabholdienst des Labors benachrichtigen
- Mikrobiologische Probengefäße, Transportsets und spezielle selektive Medien beim Labor anfordern, ggf. Rücksprache
- Alternative zum Nasopharynxabstrich bei V.a. Pertussis: Sicherer Nachweis der Inf. durch Serologie (ELISA IgA) in der 2. Krankheitswoche
- Hilfreich zur raschen Orientierung bei Streptok.-Inf.: Latex-Schnelltest (Antistreptolysin O-Reaktion) → Ergebnis in 5 Min.
- Die Chlamydien-Kultivierung ist aufwendig und teuer, daher nur in Ausnahmefällen anzufordern
- Alternative: Direkter Antigen-Nachweis mit fluoreszierenden konjugierten monoklonalen AK – IF IgG, IF IgA (Sprühfixierung des Materials (z.B. Merckofix®) auf einem Spezialobjektträger)
- Enzymimmunologisch – Chlamydiazyme® – Transport gonokokkenhaltigen Materials (Postversand) an Speziallabor unproblematisch. Nachgewiesen werden nicht mehr vermehrungsfähige Gonokokken (Gonozyme®) durch enzymimmunologische Verfahren.

Stuhl ☞ 31.1.4, Tbc-Diagn. ☞ 12.3.5

2.5 Histologie und Zytologie

Histologie

der kleinen Chirurgie entnommene Gewebsproben (Atherome, Fibrome u.a.) sofort in die vorgesehenen Versandgefäße des jeweiligen pathologischen Instituts bringen. Diese enthalten üblicherweise Formol (etwa 4%ige Formalinlösung). Formol härtet (Denaturierung und Vernetzung der Eiweißkörper) und fixiert (Hemmung der Autolyse, Heterolyse und bakt. Zersetzung). Das

Substrat darf nicht an der Wand oder am Verschluss des Gefäßes trocken hängen, das Verhältn Gewebemasse/Formol sollte mind. 1 : 20 betragen. Üblicherweise erfolgt Postversand bei Raum temperatur.

Zytologie

Zellausstriche, Zervix- und Vaginalabstriche am Objektträger ausstreichen, je nach Fragestellun (z.B. Krebsfrüherkennung) mit einem flüssigen oder Sprühfixatum (Merckofix®, bei Färbun nach Papanicolaou) fixieren oder lufttrocknen (bei MGG-Färbung; evtl. mit Labor vorher abklä ren, welche Färbungen durchgeführt werden) und möglichst noch am gleichen Tag dem Patho logen/Zytologen zukommen lassen. Nativabstrich (☞ 14.1.2).

2.6 Sonden und Drainagen

2.6.1 Ernährungssonden

Magensonde

Indikation Zufuhr von Sondennahrung bei Kau- oder Schluckstörung (Schwäche, Kachexi neurologische Erkr.).

Material Weiche Sonden aus Silikonkautschuk oder Polyurethan (Freka®-Sonde, Pfrimme soft®, Liegezeit bis 1 J.), 12–16 Charr.; im Kühlschrank aufbewahrte Sonden lassen sich bess einführen.

Vorgehen Pat. das Vorgehen erklären, Zahnprothese entfernen, ggf. LA des Mund- bzw. N senraumes mit Lidocainspray. Pat. sollte aufrecht sitzen, den Kopf leicht nach vorne geneigt. Gle mittel (z.B. Lidocain 2% Gel) oder Anfeuchten macht die Sonde gängiger. Sonde vorzugswei durch die Nase (unterer Nasengang) oder Mund schieben und den Pat. während des Schiebe zum Schlucken auffordern. Kooperative Pat. können nach Passage des Nasenrachenraumes ein Schluck Wasser in den Mund nehmen und beim nächsten Schub mit der Sonde nach Aufforde rung schlucken. Einführen der Sonde bis zur Markierung (ca. 50–60 cm), Lagekontrolle dur Aspiration von Sekret, Luftinsufflation mit Blasenspritze und Auskultation des Luftaustritts i epigastrischen Winkel.

> ⚠️ Bei Hustenreiz oder Zyanose: Sondenlage in der Trachea oder vor dem Kehlkopf. Sonde sofo zurückziehen!

Sonde entfernen: Die Sonde am aufrecht sitzenden Pat. abklemmen und durch gleichmäßigen Z entfernen.

Komplikationen

- Refluxösophagitis (☞ 8.3.1) mit konsekutiver Ösophagusstenose
- Sondendislokation mit Verschlingung und Verknotung
- Aspiration
- Druckulzera an Nasen-/Rachenwand.

Dünndarmsonde

Anlage i.d.R. durch Internisten mit gastroenterologischer Erfahrung.

Indikation Längerfristige enterale Sondenernährung (Flüssigkeit und niedermolekulare, chemisch-definierte Diäten) bei z.B. Colitis ulcerosa, M. Crohn.

Material Polyurethan-Sonde, z.B. Wiruthan®, oder Sonde aus Silikonkautschuk mit Spiralmandrin, z.B. Levin®.

Vorgehen Facharztüberweisung zum Internisten; nasoenterale Sonden werden i.d.R. endoskopisch unter Röntgenkontrolle über einen Führungsdraht gelegt.

Komplikationen (s. Magensonde) Perforation.

Perkutane endoskopische Gastrostomie (PEG)

Anlage durch Internisten bzw. in der Klinik.

Prinzip Direkte, transkutane, endoskopisch kontrollierte Sondeneinleitung in den Magen oder Dünndarm als Alternative zur nasogastralen/enteralen Applikation.

Indikation Alterskachexie, senile Demenz, Schluckstörungen bei neurologischen Erkr. Tumoren im Oropharynx und Ös. Liegezeiten von 1–2 J. möglich.

Kontraindikationen Ileus, Peritonitis, Gerinnungsstörung.

Material Standard-Sets, z.B. Memo-sond (Polyurethan, 42 cm Länge, 4,1 mm Durchmesser).

Vorgehen PEG-Anlage unter stationären Bedingungen, endoskopisch in LA mit 24 h Kreislaufüberwachung, antibiotischer Einmalprophylaxe, Antazida, H_2-Blockern, Rachenhygiene.

Komplikationen Wundinf., dadurch Peritonitis; Schmerzen im Bereich des Punktionskanals; lokale Blutung; Refluxösophagitis.

Pflege der Sonden und PEG

Verbandswechsel aseptisch
Offenhalten durch Gabe von lauwarmer Flüssigkeit, z.B. Tee
Verstopfungsgefahr: Spülen vor und nach Nahrungs- und Medikamentengabe (in gelöster Form) mit je 50 ml Tee/Wasser
Bei kontinuierlicher Nahrungszufuhr alle 2 h spülen
Nasenschleimhautpflege mit Dexpanthenol-Salbe, z.B. Bepanthen®-Roche-Nasensalbe.

- Ind. zur Ernährung über Sonde kritisch stellen: Seitens des Pat. bzw. der Angehörigen muss gewährleistet sein, dass die Sondenhygiene eingehalten wird und Manipulationen am System unterbleiben, ggf. Klinikeinweisung
- Ernährungsschwestern, teils an Kliniken angestellt, teils auf kommerzieller Basis arbeitend, betreuen und beraten die Pat. und stellen sondenspezifische Materialien zur Verfügung.

2.6.2 Drainagen

Aseptische Verhältnisse (nach OP)

Indikation Ableitung von Wundsekret, Blut und Eiter.

Material *Redon-Saugdrainage* zur Ableitung postop. Serome/Hämatome, z.B. Leistenherni
Struma, Osteosynthese, Arthroplastik. *Sekretdrainagen* werden (i.d.R. in der Klinik) nac
24–48 h unter aseptischen Bedingungen mobilisiert und sollten nicht länger als 5–6 d liegen

Vorgehen Die intraoperativ, unter aseptischen Verhältnissen gelegten und meist mit Naht
xierten Drainagen nach 2, spätestens nach 3 d entfernen: Ableitung abklemmen, Desinf. von Ha
und Drainage, anschließend Ziehen des Fadens und der Drainage. Drainage auf Vollständigke
überprüfen.

Septische Verhältnisse: Wunden, Abszesse

Indikation Ableitung von Wundsekret, Blut und Eiter.

Material Halbrohrdrainagen/ Gummilaschen bei kleiner Abszesshöhle oder Phlegmone; Jod
formgaze.

Vorgehen Drainagen an der tiefsten Stelle der Wunde (ggf. Gegeninzision) legen (☞ 4.3.2
Sicherung der Drainage durch Naht oder sterile Sicherheitsnadel. Regelmäßige Wundkontro
und Verbandswechsel.

2.6.3 Blasenkatheter

Transurethraler Dauerkatheter

Indikation Harnverhalt (Prostatahyperplasie), Makrohämaturie, Urininkontinenz oder Übe
laufblase.

Kontraindikationen Harnröhrenstriktur, Urethritis, Prostatitis, Epididymitis, Harnröhre
riss.

Material Verweil-Katheter, ein- oder doppelläufig, mit Blockballon, Desinfektionsmittel, z
Braunovidon®, Betaisodona®, steriles Katheterset (mit Schale, Urinbeutel, Tupfer, Handschu
Unterlage mit Lochtuch, Spritze mit Lidocain-Oberflächenanästhetikum und Gleitmittel), Spri
mit 5 oder 10 ml, Aqua dest. zur Blockade.

Vorgehen bei Männern
- Rückenlage, äußeres Genitale desinfizieren (ohne sterilen Handschuh), Lochtuch so platz
  ren, dass die Harnröhrenöffnung sichtbar ist
- Mit sterilem Handschuh Penis halten, Vorhaut zurückstreifen und Harnröhrenöffnung spr
  zen. Glans penis und Meatus urethrae dreimal mit einem Tupfer desinfizieren (z.B. mit
  taisodona®)

Urethrale Oberflächenanästhesie mit Lidocain-Gel-Spritze, z.B. ca. 10 ml Instillagel®, 60 Sek. warten (Penis dabei hochhalten und darauf achten, dass Lidocain-Gel nicht wieder herausläuft)

Spitze des Katheters mit sterilem Gleitmittel versehen

Mit der li Hand den Katheter am hinteren Ende greifen und ihn mit der re Hand mit einer sterilen Pinzette 5 cm von der Spitze entfernt fassen

Katheterende zwischen kleinem und Ringfinger der re Hand einklemmen

Penis mit der li Hand nach oben strecken und Blasenkatheter mit Pinzette ca. 15 cm in die Harnröhre vorschieben (Krümmung der Katheterspitze bei Thiemann-Ka-

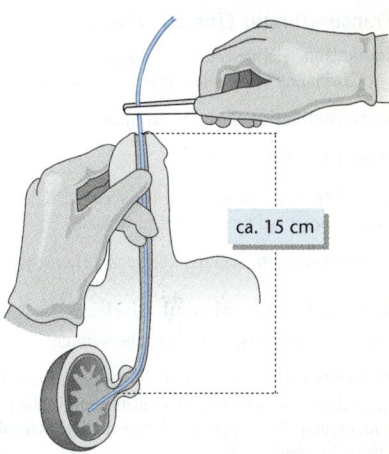

ca. 15 cm

Abb. 2.9 Legen eines Blasenkatheters beim Mann

theter nach kranial). Wird Widerstand spürbar, Penis unter Strecken absenken und Katheter weiterschieben, bis Urin fließt. Ggf. kleineren Katheter verwenden. *Alternativ:* Innere Plastikhülle um Katheter belassen und mit der Hand anfassen. Dann Katheter schrittweise aus der Hülle heraus- und in die Harnröhre hineinschieben

Fließt Urin, Katheter ca. 5 cm weiter vorschieben. Ballon mit 5 oder 10 ml Aqua dest. blocken. Vorsichtig zurückziehen, bis man einen federnden Widerstand spürt.

Cave: Präputium reponieren wegen Gefahr der Paraphimose.

Vorgehen bei Frauen

Rückenlage, Fersen zusammenstellen, Knie nach außen

Lochtuch so platzieren, dass die Harnröhrenöffnung sichtbar ist

Zuerst Vulva von ventral nach dorsal desinfizieren. Dann mit li Hand (sterile Handschuhe) Labien spreizen und kleine Schamlippen dreimal desinfizieren. Zuletzt Harnröhrenöffnung desinfizieren. Der letzte Tupfer wird in den Vaginaleingang gebracht. Desinfektionstupfer mit Pinzette halten, nur einmal verwenden

Mit neuer Pinzette Katheter in die Harnröhre einführen. Blockballon mit 5 oder 10 ml Aqua dest. füllen. Vorsichtig zurückziehen, bis man einen federnden Widerstand spürt. *Alternativ:* Innere Plastikhülle um Katheter belassen und mit der Hand anfassen. Dann schrittweise Katheter aus der Hülle heraus- und in die Harnröhre schieben

Tupfer aus dem Vaginaleingang entfernen.

Komplikationen Keimverschleppung, aszendierende Inf., Harnröhrenverletzung.

Transurethraler Einmalkatheter

Indikation Harnretention (neurogener Genese), Selbstkatheterisierung Querschnittsgelähm ter, Gewinnung von sterilem Blasenurin nach strenger Ind.

Kontraindikationen s. Dauerkatheter.

Material s. Dauerkatheter.

Vorgehen Durchführung wie Legen eines DK, jedoch ohne Ballonblockade. **Cave:** Gleitmitt bzw. Lidocain-Gel kann bakterizid wirken.

Komplikationen Keimverschleppung, Harnröhrenverletzung.

Suprapubischer Blasenkatheter

Anlage durch Urologen (Facharztüberweisung).

Indikation Harnröhrenstrikturen, längerdauernde Urinableitung. Nachteil der transurethrale gegenüber der suprapubischen Urinableitung ist die Traumatisierung der Urethra mit Striktur bildung; deshalb ist langfristig die suprapubische Urinableitung vorzuziehen. Die Infektionsrate i bei beiden gleich.

Kontraindikationen V.a. Blasen-Ca, Koagulopathie, Hauterkr. im Bereich der Punktionsste le, auch sonographisch nicht sicher abgrenzbare Strukturen.

Material Zystotomie-Set (z.B. Cystofix®).

Komplikationen Blutung, Peritonitis bei Via falsa.

!
- Nicht mit physiologischer Kochsalzlösung blocken, wegen Gefahr der Ventilverkrustu (stattdessen Aqua dest.)
- Wenn immer möglich, Einmalkatheterisierung vorziehen
- Widerstand beim Einführen des Katheters → Harnröhrenstriktur? Urologische Behan lung veranlassen
- Wenn trotz problemloser Einführung des Katheters kein Urin fließt, Katheter vorsich anspülen, evtl. wird Katheteröffnung nur von kleinem Koagel o.Ä. verlegt
- Bei Blutung aus Urethra nach Ziehen eines geblockten DK (z.B. verwirrter Pat.) möglich bald neuen DK legen → Urethra wird sonst evtl. von Koageln verlegt und entspreche schwierig zu katheterisieren
- Bei Urinmengen > 600 ml fraktioniertes Ablassen zur Vermeidung einer Blutung e vacu Katheter für 2–3 d belassen, danach Auslassversuch und Restharnkontrolle.

Pflege von Blasenkathetern

- Geschlossenes, steriles System verwenden, Katheter möglichst nicht abstöpseln oder abkle men, Urinbeutel nicht hochhängen
- Keine Routinespülungen
- Pat. und Angehörige anleiten: 2 × tägl. gründliche Intimpflege, Sekretabsonderungen, Ve krustungen mit Schleimhautdesinfektionsmittel (z.B. Braunol®) entfernen.

Transurethrale Blasenkatheter

- Dauerkatheterwechsel mind. alle 2 Wo., bei trübem Urin oder Hinweis auf Inf. sofort
- Silastik-Langzeit-Katheter kann für ca. 3 Mon. belassen werden.

Suprapubische Blasenkatheter

- Täglicher Verbandswechsel mit sterilen Kompressen und Hautdesinf.
- Katheterwechsel mind. alle 2 Mon. (ggf. Facharztüberweisung zum Urologen)
- **Cave:** Katheterwechsel bei leerer Blase ohne bereitliegenden Ersatzkatheter. Kulissenverschiebung → kein Einführen möglich.

2.7 Infusions- und Ernährungstherapie

2.7.1 Basiswissen Ernährung

Bei normaler Ernährung decken die drei Grundnahrungsstoffe Eiweiß, Fett und KH im Verhältnis 15 : 30 : 55 den tägl. Energiebedarf.

Tab. 2.3 Kalorienberechnung (Umrechnung: 1 kcal = 4,2 kJ)

Grundumsatz ca. 25 kcal/kg tägl.

1 g Eiweiß	= 4,1 kcal (17,2 kJ)	**1 g Fett**	9,3 kcal (39,1 kJ)
1 g Kohlenhydrat (KH)	= 4,1 kcal (17,2 kJ)	**1 g Alkohol**	7 kcal (29,3 kJ)
BE = 12 g KH (ca. 50 kcal) entsprechen ca. 1 Scheibe Brot oder ½ Brötchen			

Energiezufuhr Täglicher Bedarf des Menschen liegt bei ca. 120 kJ/kg (30 kcal/kg).
Er-Regel:
- Basal: 24 kcal/kg
- Ruhe: 32 kcal/kg
- Mittlere Arbeit: 40 kcal/kg
- Schwere Arbeit: 48 kcal/kg.

Bei Übergewicht 15 kcal/kg, bei Untergewicht 30–35 kcal/kg anstreben.

Tab. 2.4 Tägl. Erhaltungsbedarf von Wasser und Elektrolyten des Erw. (70 kg)

Wasser	1700–2500 ml	**Kalzium**	50–60 mval
Natrium	70–100 mval	**Chlorid**	70–100 mval
Kalium	40–60 mval	**Phosphor**	50–70 mval

Einteilung der Sondennahrungen

- Nährstoffdefinierte Diäten: Vollständig bilanziert, aus hochwertigem Eiweiß, Glukose, Oligosacchariden und Fett (oft auch mittelkettige Fettsäuren = MCT)
- Chemisch definierte Diät (= Elementardiät, Astronautenkost), die aus L-Aminosäuren bzw. Oligopeptiden, TG und Glukose-Oligosacchariden zusammengesetzt ist. Sie enthält keine Bal-

laststoffe und ist frei von Allergenen. Die Osmolalität muss unter 800 mosmol/l liegen, sons
treten osmotisch bedingte Durchfälle auf.

2.7.2 Parenterale Ernährung

Flüssigkeitsersatz

Indikation Bei mangelnder Flüssigkeits- und Nahrungsaufnahme für 1–2 d, z.B. Inf. bei ger
iatrischen Pat. mit relativ gutem AZ.

Kontraindikationen Fortgeschrittene Leber- und Niereninsuff., dekompensierte Herzinsuff.
Wegen stark schwankender BZ-Werte evtl. auch Diab. mell. und Hyperglykämie.

Voraussetzung Kooperative Angehörige, Kontrolle der Ausfuhr, Labor: E'lyte, BB, BZ, Krea
Harnstoff.

Material Fertig-Infusionslösungen, z.B. Normofundin® (enthält Na^+ 80 mmol/l, K^+ 18 mmol/
Mg^{2+} 3 mmol/l, Ca^{2+} 2 mmol/l, Cl^- 76 mmol/l, restliche Anionen 38 mmol/l) mit Glukose 5%
(580 mosmol/l).

Vollständige parenterale Ernährung

Syn. Home parenteral nutrition.

Indikation Malassimilation, z.B. Kurzdarmsy.

Voraussetzung Wegen der hohen Osmolarität der Lösungen ist ein zentraler Zugang oder Po
erforderlich; ausreichende Compliance des Pat. bzw. der Angehörigen, Schulung im Krankenhau
und regelmäßige Betreuung durch eine Ernährungsambulanz, bzw. enge Zusammenarbeit m
dem Krankenhaus ist notwendig.

2.7.3 Enterale Ernährung

Orale Nährstoffzufuhr

Indikation Erkr. ohne Nährstoffverwertungs- oder Verdauungsstörungen bei wachen und ko
operativen Pat. mit erhaltenem Schluckakt, z.B. Pankreasinsuff., Colitis ulcerosa. Zusatznahrun
bei kachektischen oder betagten Pat., die über die normale Ernährung unzureichend Nährstof
aufnehmen.

Material Flüssige oder pulverisierte Trinknahrung verschiedenster Geschmacksrichtungen mi
ohne Ballaststoffe, z.B. Biosorb® Drink, Biosorb® plus, Fresubin®, Meritene® (alle 1 kcal/ml)

Vorgehen Basisbedarf bei ausschließlicher Ernährung: 30 kcal/kg/d, einschleichende Dos. G
samtmenge auf 5 Mahlzeiten verteilen.

Gastrale Nährstoffzufuhr (Magensonde/PEG)

Indikation Bei Kau- und Schluckstörungen (Z.n. neurologischen Erkr., OP im Mund-, Kiefer- und Larynxbereich); evtl. geriatrische Pat.

Material
- Einfache Formuladiäten: Bei normaler Motilität, Digestion und Absorption. Zusammensetzung: Eiweiß, KH, Fett, v.a. langkettige TG (LCT), E'lyte und Vit., z.B. Berodiät® S, Biosorb® S
- Spezielle Formuladiäten: Bei eingeschränkter Digestion und Absorption (z.B. chron. Pankreasinsuff.). Zusammensetzung: KH vorwiegend als Oligosaccharide, Fette vorwiegend als mittelkettige TG (MCT), z.B. Biosorbin® MCT; häufig laktosearm/-frei, z.B. Fresubin® fl.

Vorgehen Je nach Bedarf bis max. 2–3 l/d; Applikation als Bolus: 100–300 ml innerhalb weniger Min. mit Pausen von ca. 1–2 h. Mit ca. 20 ml Wasser nachspülen: Verhindert Verstopfen der Sonde. Magensonde etwa $^1/_2$ h vor Applikation öffnen. Bei Pat. mit erhaltenem Bewusstsein Nachtpause einhalten. Allmählicher Übergang zu oraler Ernährung.

Alternative Kontinuierlich über Tropfinfusion oder mit Pumpe, z.B. Nutromat® (Fa. Pfrimmer), Salvimat® (Fa. Boehringer).

Jejunale Nahrungszufuhr (Dünndarmsonde/PEJ)

Indikation Schwere Nährstoffverwertungsstörungen, z.B. M. Crohn, Colitis ulcerosa, MAS, Zytostatikather. Dünndarmmotilität und Absorptionskapazität müssen erhalten sein.

Material Astronautenkost bzw. Elementardiät bestehend aus chemisch definierten Bausteinen. Ziel ist die Resorption unabhängig von der Verdauungsleistung des Dünndarms.
- Niedermolekulare Formeldiät (Peptiddiät), z.B. Salvipeptid liquid® (450 mosmol/l, 1 kcal/ml) oder Peptisorb®, Survimed®
- Monomolekulare Formeldiät (wegen zu hoher Osmolalität nicht zu empfehlen).

Vorgehen Kontinuierliche Zufuhr über Pumpe: Beginn mit ca. 25–30 ml/h, bei guter Verträglichkeit langsame Steigerung bis max. ca. 150 ml/h (25 ml–50 ml–100 ml). Der Nahrungsaufbau sollte immer stufenweise über mehrere Tage erfolgen. Die Osmolalität sollte nicht über 400 mosmol/l liegen (Gefahr der osmotischen Diarrhoe). Ggf. 2–6 mg Loperamid (z.B. Imodium®) pro Liter Diätnahrung bei starkem Durchfall; auf Exsikkose-Zeichen achten; bei mehrere Tage anhaltenden Durchfällen und schlechtem AZ evtl. Klinikeinweisung zum (Diät-)Nahrungsaufbau.

Komplikationen bei Sondenernährung

Aspiration bei Motilitätsstörungen (Diabetiker: Gastroparese!), Erbrechen

Diarrhoe durch zu schnelles Einlaufen, zu niedrige Temperatur, osmotisch durch zu hohe Konzentration, Störung der Fettverdauung, Laktoseintoleranz, bakt. Kontamination

Dehydratation, Hypernatriämie durch unzureichende Wasserzufuhr

Druckschäden durch zu langes Liegen der Sonden

Obstruktion der Sonden (v.a. Antazida und Peptide verklumpen)

Abdominalschmerzen

Dumping-Sy.

Untergewicht bei fehlender Gewichtskontrolle.

!
- Sondennahrung anwärmen
- Vor jeder Bolusgabe: Aspiration
- Oberkörperhochlagerung
- Ausreichende Flüssigkeitsgabe – Tee (beugt auch Obstruktion vor)
- Kontinuierliche Verabreichung über Pumpsysteme vermindert Diarrhoe
- Defäkationsfrequenz etwa 1 × in 5–6 d normal, da keine Ballaststoffe in Sondennahrung
  Cave: Nicht mit Obstipation verwechseln
- Bei langfristiger Sondenernährung Gabe von Ballaststoffen bei nährstoffdefinierter Diät Salviplus®, Biosorb® plus
- Für häusliche Dauerbehandlung können sowohl Sondennahrung als auch Pumpen verordnet werden
- Freka® Nasenolive: Die ungenutzte Sonde kann unsichtbar getragen werden
- Diabetiker: Sondenkost für Diabetiker (u.a. Stoffwechselerkr.), z.B. Fa. Fresenius.

2.8 Verbände

2.8.1 Wundverbände

Geschlossene Wunden Wunde mit saugfähiger, steriler Mullkompresse abdecken und mit elastischem Klebeverband (z.B. Fixomull stretch®) oder Mullbinde fixieren. Nicht unter Spannung aufkleben → Spannungsblasen. Ein steriler OP-Verband ist ein sehr guter Schutz gegen Keime, deshalb Verband ohne Anlass nicht zu früh wechseln (2.–4. postop. Tag). Verband soll luftdurchlässig sein, um feuchte (Brut-)Kammer zu vermeiden. Sobald Wunde trocken (nach ca. 2–3 d) Verband entfernen und offene Wundbehandlung, auch bei noch liegenden Wundfäden. An Gliedmaßen zusätzl. elast. Kompressionsverband. Im Gesicht kein Wundverband nötig, wegen rascher Wundheilung und schwieriger Verbandsfixation. Ggf. Sprühverband (z.B. Nobecutan®-Spray).

Nässende, offene Wunden Mit Fettgaze (z.B. Oleotüll®) bedecken, um Verkleben des Verbandes mit Wunde zu verhindern. Bei Ulcera cruris (☞ 11.4.4, ☞ 25.16) und Dekubitus (☞ 27.9) Hydrokolloid- und Hydrogelverbände (z.B. Varihesive®, Hydrosorb®). Zuschneiden der Verbandsplatte (muss die Wundränder 1–2 cm überragen). Bei tiefen Wunden ggf. Schaumstoff auf Verbandsplatte (direkter Wundkontakt). Kompressionsbinden. Verbandswechsel, wenn sich über der Wunde im Pflaster eine Blase (oder Verfärbung) bildet, spätestens nach 7 d. Effekt: Wundsekret und Pflaster bilden Gel, welches Sogwirkung auf Schmutz und Bakterien ausübt und die Wundsekretion anregt.

Infizierte Wunden Durch Drainage (☞ 2.6.2) für kontinuierlichen Abfluss des Wundsekrets sorgen. Evtl. Auflegen von mit NaCl-Lsg. oder Rivanol® getränkten Kompressen (Effekte: Kühlung durch Verdunstung; Feuchtigkeitsstrom von sezernierender Wunde bis zur Wundoberfläche).

!
- Hydrokolloid-Verbände sind teuer, jedoch geringerer Arbeitsaufwand
- Hyrokolloid-Verbände sind wasserdicht (Pat. kann gebadet werden, v.a. bei Inkontinenz und Dekubitus) und besitzen geringere Infektionsraten
- Wunden bei Verbandswechsel mit sterilem NaCl anfeuchten: Kompressen lösen sich leichter und schmerzfreier.

2.8.2 Kompressionsverbände

Indikation Thromboseprophylaxe, Thrombophlebitis, Ulcera cruris, Z.n. Varizen-OP, Ödemverringerung bei Wunden oder -verödung.

Material Kurzzugbinden, Verbandsklammern oder Heftpflaster.

Vorgehen Venösen Blutstau beseitigen (Extremitäten für Min. hochhalten, ggf. herzwärts ausstreichen – nicht bei art. Durchblutungsstörungen), ggf. Knochenvorsprünge (Schienbein, Knöchel) und Körpermulden (zwischen Knöchel und Achillessehne, Kniekehle) polstern. Zehen frei lassen (Durchblutung, Sensorik, Mobilität kontrollieren), Fuß in 90°-Stellung bringen. Ferse miteinwickeln (sonst Fensterödem), Kompression von distal nach proximal gleichmäßig vermindern, Binde beim Anwickeln zu ³/₄ bis ganz dehnen (Kompression), in natürlicher Laufrichtung abrollen (Schnürfurchen), Binde schließen, Oberschenkel nach Möglichkeit mit einbeziehen. Die Binden sollen sich etwa zur Hälfte überlappen. An Gelenken und bei stark konischen Verbänden (z.B. Unterarm) in Achtertouren wickeln, um Faltenbildung zu vermeiden → Kornährenverband.

Komplikationen
Blässe oder Blauverfärbung der Zehen: Verband mit geringerer Kompression anlegen
Störungen der Sensorik oder Motorik: Polsterung verbessern, ggf. Verband mit geringerer Kompression anlegen
Anschwellen der Zehen: Mobilisation verbessern, ggf. Einschnürungen beseitigen, Kompression überprüfen (proximal abnehmend).

2.8.3 Spezielle Bindenverbände und Schienen

Indikation Ruhigstellung bei (infizierten) Wunden, Distorsion, Fraktur, Z.n. Luxation, Tenovaginitis.

Material Schienen (Kramer-, Alu-Finger-, Braunsche Schiene), Trikotschlauch (z.B. Tubigrip®), Klebebinde (z.B. Peha-Haftbinde®, Zinkleim-/Stärkebinden).

Vorgehen
Schienenverbände zur Ruhigstellung von Fingern und/oder Hand, z.B. Fingerschiene mit Holzspatel, Fingerschiene nach Böhler®, Link Finger Splint® oder biegsame, auf die gewünschte Länge kürzbare, gepolsterte Aluminiumschienen. Bei Fingerverletzungen immer Handgelenk mitfixieren; Gelenke in Funktionsstellung, Schiene mit elastischer Binde anwickeln.
Zinkleimverband zur Kompressionsbehandlung bei allen Schwellungszuständen am Unterschenkel, z.B. nach tiefer Venenthrombose (☞ 11.4.3). **Cave:** Schnürfurchen (Verband nicht elastisch). Kontrolle des richtigen Sitzes: Zehen oder Finger, die in Ruhestellung evtl. leicht bläulich verfärbt sind, werden nach Umhergehen rosig. Wichtig: Vor Anlegen muss Extremität vollständig abgeschwollen sein. Sonst vorher ca. 2 h hochlagern.
Verband bei Fixateur externe: Tägliche Desinf. der Austrittsstellen und der Schanz-Schrauben. Schanz-Schrauben mit Kompressen von zentral nach peripher reinigen. Krusten und Verklebungen lösen, evtl. Bäder in verdünnter Betaisodona®-Lösung. Kurzfristige Kontrollen wichtig; Gefahr der Bohrlochosteomyelitis.

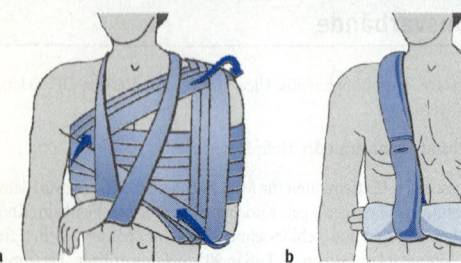

Abb. 2.10 Desault- und Gilchrist-Verband

Desault-Verband: Zur kurzfristigen postop. Ruhigstellung der Schulter und des Ellenbogengelenks für max. 1 Wo. (☞ Abb. 2.10).

- Fixation der Achselpolsterung (drei Kreistouren)
- Fixation des Oberarmes an den Thorax, Außenrotation der Schulter (drei Kreistouren)
- Fixation des Unterarmes in 90°-Stellung. Merksatz für Verlauf der Bindengänge: ASCH (gesunde) Achsel – Schulter – Ellenbogen. Binden laufen dabei abwechselnd über Brust und Rücken. Unterarm evtl. mit Tragegurt sichern.

Velpeau-Verband: Technisch einfachere Variante des Desault-Verbandes. Überziehen eines Trikotschlauches (z.B. Tube-Gaze®) wie ein T-Shirt, Armöffnungen U-förmig ausschneiden und Enden über Schulter verknoten. Öffnungen für Fingergrundgelenke und Daumen einschneiden.

Gilchrist-Verband: Schlauchmull (Länge: 3 × Strecke: Fingerspitzen – Halsansatz) nach zwei Dritteln quer einschneiden, Arm in das längere Ende einführen. Kurzes Ende um den Hals führen und schlaufenartig mit einer Sicherheitsnadel am Handgelenk befestigen. Langes Ende um Rumpf führen und mit einer Schlaufe am distalen Oberarm fixieren. Schlauchmull im Bereich der Fingergrundgelenke und des Daumens einschneiden und Finger aus Verband führen. Polsterung unter der Achsel nicht vergessen. Vorteil von Fertigverbänden (z.B. Tricodur® Gilchrist-Bandage): Einfaches Anlegen, waschbar, mehrfach zu verwenden (☞ Abb. 2.10).

Rucksackverband: Zur Ruhigstellung des Schultergürtels nach Klavikulafrakturen (☞ 5.3.4). Evtl. nach Schultereckgelenkssprengungen oder nach Trichterbrustkorrekturen in der Klinik angelegt. Mit Watte gefüllter schmaler Schlauchmull. Verband tägl. nachspannen (Armdurchblutung: Radialispuls, Blaufärbung). Einfacher anzubringen sind Fertigverbände, wie z.B. die Tricodur® Klavikula-Bandage mit Klettverschluss (☞ Abb. 2.11).

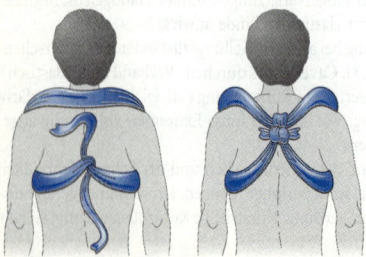

Abb. 2.11 Rucksackverband

2.8.4 Funktionelle Tapeverbände

Indikation Schutz und Stütze, selektive Entlastung und Bewegungseinschränkung zur Vermeidung von Extrembewegungen, wenn keine totale Immobilisation erforderlich ist, z.B. bei Muskelzerrungen und Überdehnungen, Tendovaginitiden, Peristitiden, nach Gipsabnahme, bei Kapsel-Band-Insuff., permanenten Überlastungsreizen.

Kontraindikationen Ausgedehnte Hämatome, großflächige Hautverletzungen, allergische Hautaffektionen.

Material und Vorgehen In der Reihenfolge des Anlegens:

Polster: Z.B. Schaumstoffpolster zuschneiden

Unterzug: Hautschutz (z.B. Gasofix®-Binde)

Ankerstreifen: Zur „Aufhängung" der Zügel an den Verbandenden

Zügel: Tragende Elemente des Verbandes, Bestimmen Funktion des Verbandes (z.B. Entlastung, Bewegungseinschränkung)

Fixierstreifen: Verhindern Ablösen von unter Zug stehenden Zügeln (quer zu den Zügeln angebracht)

Verschalungsstreifen: Schließen des Verbandes, Schaffung eines festen Verbundes

Sicherungsstreifen: Zusätzlicher Schutz an bes. beanspruchten Stellen Anlegen der Verbände in Funktionsstellung.

Falls keine Rasur, Unterzug (z.B. Gasofix®-Binde) nicht vergessen: Abziehen des Verbandes sonst sehr schmerzhaft

Verbände geschlossen und am Bein mind. vom Großzehengrundgelenk bis Knie reichend bei venöser Abflussstörung

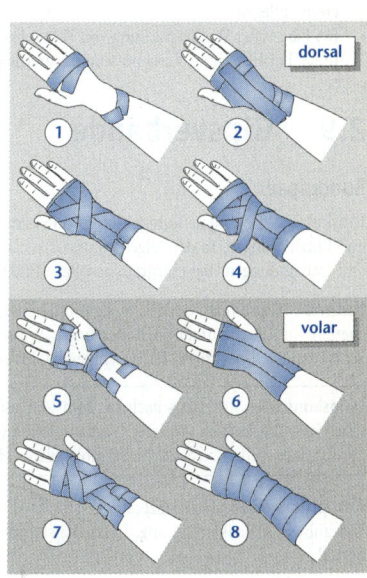

Abb. 2.12 Tapeverband am Handgelenk

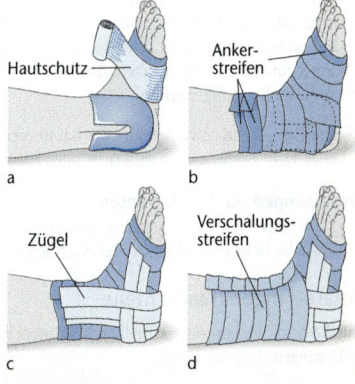

Abb. 2.13 Tapeverband am Sprunggelenk

- Bei Schwellungstendenz nur semizirkuläre Verbände
- Nach Abnahme des Verbandes Haut mit Benzin von Pflasterresten reinigen und mit Hau
  creme pflegen
- Bei Blau- oder Weißverfärbung von Zehen bzw. Fingern, bei zunehmenden Schmerzen auc
  unter Hochlagerung Verband sofort entfernen (Hinweis für den Pat.).

2.9   Gipsverbände

Rundgipse

Indikation   Komplette Ruhigstellung von Frakturen, Weichteilverletzungen, Tendoperiostose
und Entzündungen. In der Allgemeinpraxis v.a. an der oberen Extremität bei Tendoperiostose
und Entzündungen. Bei chirurgischen Pat. (Frakturen) sind die Gipsverbände zu überwache

Material   Gipsbinden oder Schnellgipsbinden (z.B. Gypsofix Extra®), Longuetten (5fach-Lo
guetten von 20 cm Breite in Rollenform), Wasser (20–25 °C), Polstermaterial, Papierbinde
Schlauchmull, Gipsschere, Rabenschnabel, Gipsspreizer, oszillierende Säge, evtl. Gipstisch.

> **Gipskontrolle:** Spätestens nach ca. 24 h und sofort, wenn der Pat. Beschwerden hat
> Bei Gipsruhigstellung größerer Gliedabschnitte (v.a. Unter- und Oberschenkel) Thrombose
> prophylaxe (z.B. 1 ×/d s.c. niedermolekulares Heparin, z.B. Fraxiparin® 0,3; ☞ 32.6.1).

Komplikationen   Hautmazeration, Druckstellen, Kompartmentsy., Volkmann-Kontraktu
Thrombose, Gelenkeinsteifung, Inaktivitätsatrophie, Verklebung von Sehnenscheiden, Morb
Sudeck.

Kontrollieren

- Schmerz: Wundschmerz, Frakturschmerz, Inf., Zirkulationsbehinderung durch zu engen Ve
  band
- Innervation und Motilität: Sensibilität der Zehen und Finger
- Zirkulation (Finger- und Zehenkuppen): Zyanose = venöse Abflussbehinderung; Blässe, Isc
  ämie, zunehmende Schmerzen, Ameisenlaufen (Parästhesien), Kältegefühl, Gefühllosigkeit
  art. Durchblutungsstörung.

▸ Der Pat. mit Beschwerden im Gips hat immer Recht. Bei jedem V.a. KO, zu engem Verba
  oder Druckstellen: Gips entfernen oder fenstern.

Anweisungen an den Patienten

- 24 h Extremität hochlagern, bei Beschwerden sofortige Vorstellung
- Tägliche Bewegungsübungen der Nachbargelenke zur Vermeidung unnötiger Versteifunge

Volare Finger-Handschiene

Indikation   Finger- oder Mittelhandfrakturen, nach Wundversorgung über Gelenken, Sehne
verletzungen, Inf. der Hand.

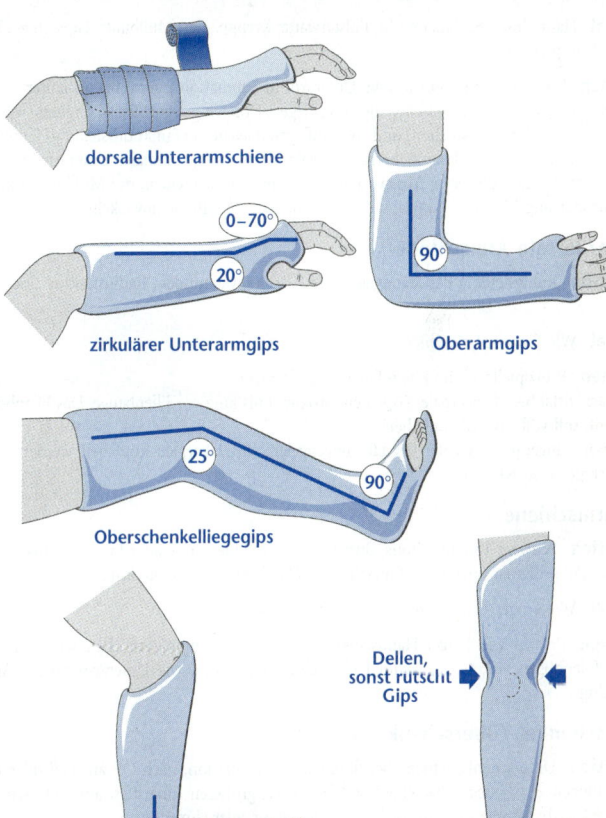

dorsale Unterarmschiene

zirkulärer Unterarmgips

0–70°

20°

Oberarmgips

90°

Oberschenkelliegegips

25°

90°

Sarmiento-Gips

90°

Dellen,
sonst rutscht
Gips

Tutor

Abb. 2.14 Gipsverband

Material Hautschutz (Schlauchmull), Polsterwatte, Krepppapier, Mullbinde, Gipsschere, Wasser, ggf. Kompressen.

Vorgehen Hautschutz und Polsterung. Unterarm in Supination lagern. Bei geplanter, straffe Fingerfixierung Mullstreifen zwischen die Finger legen. Doppelt gelegte 5fach-Longuette wässern kurz ausdrücken (Enden festhalten) und volar auflegen (Gelenke in Funktionsstellung). Longuette soll distal die Fingerkuppen knapp überragen, proximal bis zum proximalen Unterarmdrittel reichen. Longuette anmodellieren, Aussparung für Daumen einschneiden, mit Mullbinde fixieren Nach Gipshärtung Mullbinde dorsal aufschneiden, elastische Binde anwickeln.

Volare/dorsale Armschiene

Indikation Ruhigstellung des Handgelenks (z.B. Tendovaginitiden, Radiusfraktur „loco classico").

Material Wie Finger-Handschiene.

Vorgehen Prinzipielle Technik wie Finger-Handschiene.
- Volar: Distal bis Metacarpale-Köpfchen, proximal bis kurz vor Ellenbeuge. Das Ellenbogengelenk soll voll beweglich bleiben
- Dorsal: Fingergrundgelenke bis Ellenbogengelenk. Metakarpale-Köpfchen werden knapp überragt, sonst wie volar.

Oberarmschiene

Indikation Schwere Tendovaginitis, Bursitis olecrani, Phlegmone oder Lymphangitis des Unterarms, Z.n. größeren operativen Eingriffen an Ellenbogen oder Unterarm.

Material Wie Finger-Handschiene.

Vorgehen Prinzip wie Finger-Handschiene. Unterarm in Supination (Pat. schaut in sein Hand), Ellenbogen 90°, Gips proximal bis Achselhöhle, distal wie Unterarmschiene. Anlag streckseitig.

Unterschenkel-/Oberschenkelschiene

Indikation Unterschenkelschiene bei fibulotalarer Bandläsion, nach OP am Fuß oder OSG Entzündungen des Fußes. Oberschenkelschiene nach größeren Eingriffen am Unterschenke Kniegelenksarthroskopie und -distorsion, Patellafraktur oder -luxation.

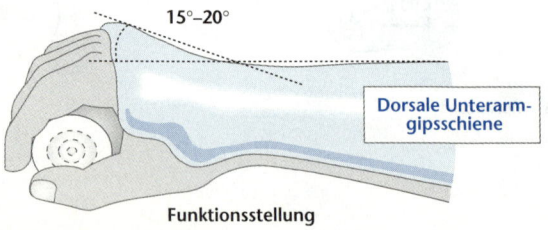

15°–20°

Dorsale Unterarm-gipsschiene

Funktionsstellung

Abb. 2.15 Dorsale Unterarmgipsschiene

Material Wie Finger-Handschiene, jedoch breite Longuetten.

Vorgehen Prinzip wie Finger-Handschiene. Pat. in Bauchlage. Winkel Unterschenkel – Fußsohle 90° (sonst Spitzfußgefahr). Gips soll distal Zehen überragen, proximal bis knapp unter die Kniekehle reichen (Kniebeugung muss bis 90° möglich sein).
Bei Oberschenkelschiene Unterschenkel durch Unterlage unter Fußrist um ca. 30° anheben. Gips proximal bis handbreit unter Trochanterhöhe. In der Kniekehle zwei Gräten zur Verstärkung bilden.

2.10 Sonographie in der Allgemeinmedizin

Grundsätzlich können alle diagnostischen Ultraschall-Methoden auch vom Allgemeinarzt erbracht und abgerechnet werden, sofern die Richtlinien der zuständigen KV erfüllt werden (können bei der KV angefordert werden).

Übliche Schallköpfe

Verwendete Frequenzen
- 3,5 MHz: Abdomen
- 5,0 MHz: Schilddrüse, Gelenke, Weichteile
- 7,5 MHz: Schilddrüse, Gelenke, Weichteile, oberflächennahe Strukturen, periphere Gefäße
- 10 MHz: Oberflächennahe Strukturen, periphere Gefäße.

Je höher die Frequenz, desto besser die Auflösung, aber geringere Eindringtiefe.

Geometrie der Schallköpfe
- Lineare Anordnung (linear array)
- Konvexe Anordnung (curved array)
- Mechanischer Sektor
- Elektronischer Sektor (phased array).

Für die Abdomen-Sono am besten geeignet ist ein Konvex-Schallkopf. Ebenfalls geeignet sind Linearschallköpfe und Schallköpfe mit mechanischem Sektor. Die Schallköpfe mit elektronischem Sektor werden im Wesentlichen in der Endosono verwendet.
Zur Bilddokumentation ist ein Videoprinter oder Videorecorder empfehlenswert.

Allgemeine Beurteilungskriterien
- Organlage (regelrecht, dystop)
- Organgröße
- Beziehung zu Nachbarorganen
- Evtl. Atemverschieblichkeit
- Organgrenzen, Abgrenzbarkeit
- Reflexmuster (grob, fein)
- Echogenität (echoreich, echoarm, echofrei)
- Verteilung der Reflexe über das Organ (homogen, inhomogen)
- Umschriebene, abgrenzbare Strukturen im Parenchym (echoarm, echogleich, echoreich im Vergleich zum normalen Organ)

- Zysten (echofrei, scharf begrenzt, Zystenrandschatten)
- Knoten (echoreich, echoarm, evtl. mit Randsaum)
- Verkalkungen, Steine (mit Schallschatten).

Abdomensonographie

Vorbereitung

- Untersuchung möglichst morgens
- Pat. sollte nüchtern sein (auch keine Zigarette)
- Am Vortag möglichst keine blähenden, schwer verdaulichen Speisen
- Evtl. Vorbereitung mit „Entschäumer"; z.B. am Vortag 3 × 2 Tbl. Dimeticon (z.B. Lefax®), am Untersuchungstag morgens nüchtern 2 Tbl. Dimeticon.

Lagerung

- Rückenlage mit leicht erhöhtem Oberkörper
- Evtl. Seitenlagerung zur besseren Darstellung der lateralen Organe, Arm hinter Kopf legen lassen
- Evtl. Untersuchung im Stehen: Die Oberbauchorgane treten tiefer und sind meist besser darstellbar. Hilfreich auch bei der Differenzierung von Befunden in der Gallenblase (Lageänderungen von Flüssigkeitsspiegeln und von Konkrementen).

Untersuchungsgang Grundsätzlich sollte man sich einen bestimmten Untersuchungsablauf zulegen, den man einhält, um nichts zu vergessen oder zu übersehen.

Unklare oder pathologische Befunde werden im Anschluss genauer untersucht und dokumentiert. Pathologische Befunde müssen sich immer in mehreren Ebenen abbilden lassen. Untersuchung der Oberbauchorgane möglichst in tiefer Inspiration. Alle Organe möglichst in zwei Ebenen darstellen und durchsichten.

Tab. 2.5 Befunde Oberbauchsonographie

Leber

	Größe in der MCL	Echo-genität	Echo-struktur	Kontur (kaudaler Leberrand)	Bemerkung
Normalbefund	Bis 13 cm (kraniokaudal)	Etwas dichter als Nierenparenchym	Feine Reflexe, gleichmäßige Verteilung	Glatt berandet, spitzwinklig ($\leq 45°$)	Elastische Verformbarkeit durch Palpation
	Gefäße: Lebervenen an der Einmündung in die V. cava (im Subkostalschnitt sog. Lebervenenstern) < 1,0 cm. V. portae < 1,5 cm. V. cava < 2 cm. Die intrahepatischen Äste der V. portae zeigen an den Rändern helle Reflexstreifen. Die Lebervenen erscheinen wie ausgestanzt ohne Randreflexe. Die intrahepatischen Gallengänge sind bei guter Auflösung i.d.R. (in Hilusnähe) ventral der Äste der V. portae als echofreie Bänder erkennbar				

Tab. 2.5 Fortsetzung

iffuse Parenchymveränderungen

	Größe in der MCL	Echogenität	Echostruktur	Kontur (kaudaler Leberrand)	Bemerkung
kute Hep.	↑ (in 65%)	↓	Wenig verändert	Wenig verändert	Evtl. echoarme LK im Leberhilus
onographiche „Fettber"	↑	↑	Vergröbert, gleichmäßig verdichtet	Stumpfwinklig, Dorsalfläche konvex, Kontur evtl. unscharf, aber glatt	Rel. häufiger Befund; keine gute Korrelation zwischen Sonobefund, Histologie und Transaminasen. Typischer Befund bei längerbestehendem Diab. mell.
eberzirrhose	Zunächst ↑; Verhältnis von Lobus caudatus zu re Leberlappen > 0,55 Im Spätstadium ↓	↑	Vergröbert, unregelmäßig verdichtet, z.T. knotige Strukturen, Kapseldiskontinuität	Verklumpt, Kontur feinwellig bis höckrig oder eingezogen	Gefäße unregelmäßig, Kalibersprünge, evtl. Aszites und Verbreiterung der V. portae

kale Läsionen

	Begrenzung	Form	Echogenität	Echostruktur	Bemerkungen
etastasen	Meist unregelmäßig	„Rundherde", aber auch unregelmäßig oder infiltrativ	Ca. 30% echodicht (mit echoarmem Randsaum), ca. 60% echoarm	Meist unregelmäßig	Auftreten solitär oder multipel. Morphologie lässt keinen Rückschluss auf Histologie zu
imäres eberzell-Ca	Unregelmäßig	Unregelmäßig	Ca. 60% echoreich, Rest echoarm/komplex	Unregelmäßig, evtl. echoarme Nekrosezonen	Häufig multifokales Wachstum, meist bei vorbestehender Leberzirrhose

Tab. 2.5 Fortsetzung

	Größe in der MCL	Echogenität	Echostruktur	Kontur (kaudaler Leberrand)	Bemerkung
Hämangiom	Glatt	Rund-oval	Echoreich (kleine Tumoren); seltener atypisch wolkig-echoarm (größere Tumoren)	Konturverklumpung nur bei oberflächennahen Tumoren	Kein echoarmer Randsaum (DD zur Metastase). 10% multiples Vorkommen; relativ häufiger Zufallsbefund; bengne
Fokale Verfettung	Meist scharf begrenzt	Rundlich oder geometrisch konfiguriert	Echodicht	Meist regelmäßig	Typische Lokalisation periporta und Gallenblasenbett. Norma Verlauf und Weite der Lebe gefäße
Leberadenom	Glatt, manchmal polyzyklisch	Rund-oval	Variabel	Regelmäßig, kleinere Gefäße	Keine sicheren Sonokriterien – weiterführende Diagn.
FNH (fokal noduläre Hyperplasie)	Höckerig, bucklig	Rund-oval	Meist echoarm	Relativ homogen	FNH bei F nach langjähriger Ein nahme von Ov lationshemmern häufiger
Kongenitale Zyste	Glatt	Rund, ovalär, manchmal polyzyklisch	Echofrei, „dorsale Schallverstärkung"	Echofrei	In 30% multipl Auftreten, häuf ger Zufallsbefur benigne
Echinokokkus	E. cysticus: glatt	Rundlich, evtl. Tochterzysten, in Nestern beieinander liegend	Typischerweise girlandenförmige oder speichenradförmige Binnenstruktur. Häufig Verkalkungen der Zystenwand		DD zur konger talen Zyste: Ve dickte Wand
	E. alveolaris: Unscharf	Unregelmäßig, raumfordernd	Zentrale reflexfreie Höhlensysteme, evtl. schollige Verkalkungen		

	Größe in der MCL	Echo-genität	Echo-struktur	Kontur (kaudaler Leberrand)	Bemerkung
Liquide Prozesse (Hämatom, Abszess)	Meist un-scharf	Unregelmä-ßig	Echoarm, jedoch meist Bin-nenechos (DD zur Zyste)		Bei Hämatom mit Organisations-grad zunehmende echoreiche Bin-nenreflexe
Sonstige fokale Leber-veränderungen	Intrahepatischer Gallengangstein, intrahepatische Verkalkungen, Caroli-Sy. (kongenitale, segmentäre Erweiterungen der intrahepatischen Gallengänge), Aerobilie (Luft in den Gallengängen; perlschnurartige Echos in Portalfeld-projektion)				

Tab. 2.5   Fortsetzung

Gallenblase

Normalbefund	• Größe: Länge 6–10 cm, Dicke: < 4 cm • Wanddicke: ≤ 3 mm, in kontrahiertem Zustand bis 5 mm (evtl. Doppel-kontur) • Form: Sehr variabel, schlank, gestreckt, rundlich, geknickt (evtl. „Phrygi-sche Mütze"), Lumen: Echoleer
„Fehlende" Gallenblase	Ursachen für eine fehlende sonographische Darstellung der Gallenblase: Z.n. Cholezystektomie, postprandiale Kontraktion, Schrumpfgallenblase bei chron. Cholezystitis, steinvolle Gallenblase, Dystopie, Agenesie, leere Gallenblase (Ventilverschluss D. cysticus oder Infundibulum)
Sludge	Echoreichere Ablagerungen; feines Reflexmuster, meist mit Spiegelbildung entsprechend der Schwerkraft; Änderung des Spiegels bei Umlagerung; häufiger Befund, meist keine pathologische Bedeutung
Gallenstein	• Echodichter intravesikaler Reflex, Nachweisgrenze ca. 2 mm • Schallschatten (manchmal fehlend) • Lageveränderlichkeit.Ursachen für das Übersehen einer Cholezystolithiasis: Solitärer Stein im Ductus cysticus, kleine Steine ohne Schallschatten, Stein(e) im Gallenblasenfundus bei Darmluftüberlagerung
Gallenblasen-hydrops	Große Gallenblase; keine Komprimierbarkeit; lokaler Druckschmerz; evtl. Konkrement im Ductus cysticus nachweisbar. Größe längs meist > 10 cm, quer > 4 cm
Polypen	Abgrenzung zwischen Cholesterolpolypen und Adenomen manchmal schwierig • Cholesterolpolypen: Typischerweise wandständige echoreiche Strukturen (meist multiples Vorkommen) ohne Schallschatten. Größe meist < 5 mm • Adenome sind meist solitär, nicht direkt wandassoziiert (gestielt), Größe meist > 5 mm

	Tab. 2.5 Fortsetzung

Gallenblasen-Ca	Sonographische Verdachtsmomente:
	• Wandassoziierte, breitbasige polypoide Läsion
	• Wandverdickung mit inhomogener Echostruktur, unregelmäßig begren
	• Vollständig von inhomogenen Reflexen ausgefüllte Gallenblase
	• Meist Konkrementnachweis **Cave:** Keine spezifischen Malignitätskriterie DD zur chron. Cholezystitis schwierig. Infiltration in die Leber
Akute Chole-zystitis	Wandverdickung (> 4 mm). Im Initialstadium dreischichtiger Wandaufba danach echoreiche Wand mit echoarmem Randsaum (Pericholezystitis). Mei Volumenzunahme (a.p. Durchmesser > 4 cm), Druckdolenz bei Palpation Sludge. Bei Gallenblasenempyem flockige Verdichtungen im Sludge, evtl. membranartige Reflexbänder.
Chron. Chole-zystitis	• Inhomogene echoreiche Wandverdickung (ohne kontinuierliche Schic tung)
	• Konkrementnachweis
	• Verminderte Kontraktilität
	• Echoreiche Wandverkalkung
	• Lumenfüllende Reflexe („echogene Gallenblase")
	• Größenminderung (Schrumpfgallenblase)
	• Evtl. lamelläre Wandkalzifikationen („Porzellangallenblase")
Gallengänge	
Normalbefund	Ductus hepatocholedochus
	• Weite: Proximal (Hepatikusgabel): 2–4 mm, distal 4–6 mm (inner Durchmesser)
	• Bei Z.n. Cholezystektomie Erweiterung bis max. 9–11 mm tolerabel
	• Meist ab Hepatikusgabel darstellbar.
	Intrahepatische Gallengänge: Evtl. hilusnah als feine, echofreie Streifen para der Pfortaderäste darstellbar
Dilatation der Gallengänge	Intrahepatisch: Erweiterung der parallel zu den Pfortaderästen verlaufende Gallengänge, sog. Doppelflinten-Phänomen; im ausgeprägten Stadium deu liche Aufweitung der intrahepatischen Gallengänge, Bild der „knorrigen Eich Extrahepatisch: Erweiterung des Ductus hepatocholedochus, evtl. Gallenbl senhydrops. Ursachen: Choledochusstein; Papillenstenose; Papillentumor; Pankreatitis; Pankreaskopftumor; Gallengangkarzinom
Pankreas	
Normalbefund	Homogene Echostruktur. Echogenität altersabhängig, etwas echoreicher al gesunde Leber. A.p. Durchmesser (Pankreaskopf) 2–3 cm, Korpus (ventral A. mesenterica sup.) 1,5–2 cm, Weite d. Ductus pancreaticus < 3–4 mm
Pankreaslipo-matose	Erhöhte Echogenität aufgrund von Fetteinlagerungen; bei Adipositas, Diab mell., Fettstoffwechselstörungen; im Alter

Tab. 2.5 Fortsetzung

Akute Pankreatitis	Sonographische Stadieneinteilung (nach Gladisch): • Stadium I: Unauffälliges Organ, evtl. Vergrößerung und/oder leicht verminderte Echogenität • Stadium II: Unscharfe Kontur, vermehrter Organdurchmesser, verminderte Echogenität. Echostruktur homogen bis heterogen, peripankreatische, perilienale, pararenale Flüssigkeitsansammlungen • Stadium III: Zerfließende Organkontur, Echostruktur inhomogen-scheckig mit reflexarmen bis -freien Arealen, Nekrosestraßen, Pseudozysten
Chron. Pankreatitis	Inhomogenes Reflexmuster, unregelmäßig, perlschnurartig erweiterter Pankreasgang. Evtl. Retentionszysten. In frühen Stadien manchmal vermehrter Organdurchmesser, später Schrumpfung, Zunahme der Echogenität, evtl. schollige Verkalkungen
Pankreas-Ca	Lokalisation: 70% Kopf, 25% Korpus. Umschriebene Organvergrößerung, evtl. Konturunschärfe. Echogenität meist etwas herabgesetzt, Echostruktur homogen. Evtl. dilatierter Ductus pancreaticus. **Cave:** Keine typischen Malignitätskriterien, aber oft Infiltration der V. lienalis durch lokoregionale Metastasen; schwierige **DD:** Segmentäre Pankreatitis
Nieren	
Normalbefund	Größe und Form sehr variabel. Grenzwerte für Längsdurchmesser: 10–12 cm. Hilusdurchmesser 5–7 cm. Verhältnis Parenchym: Pyelon ca. 2 : 1. Im Alter ca. 1 : 1. Nierenbecken und Ureter: Normalerweise nicht abgrenzbar
Normvarianten (10%)	• Einseitige Agenesie (1 ‰), meist linksseitig • Hypoplasie: Nierengröße < 50% der Norm, Regelrechte Parenchymstruktur, regelrechte Parenchym-Sinus-Relation. Kompensatorische Hypertrophie der kontralat. Niere • Nierenektopie: Z.B. Beckenniere • Hufeisenniere: Parenchymbrücke ventral der Aorta • Doppelt angelegtes Nierenhohlraumsystem: Parenchymbrücke durch den Sinus renalis • Nierenbuckel: Meist linksseitig am lateralen Parenchymsaum • Hypertrophische Columnae renales: Rundliche Vorwölbung in den Sinus renalis • Renkulierung (3–4%): Lateraler Parenchymsaum glattwellig konturiert, polyzyklische Parenchymstruktur • Fetale Lappung (inkomplette Lappenfusion): Meist im kranialen Abschnitt Demarkierung eines Parenchymsegmentes durch einen echodichten Reflexsaum

Tab. 2.5 Fortsetzung

Nierenzysten	• Häufigster „pathologischer" Sonobefund der Nieren (ohne Krankheits-wert) • Vorkommen solitär oder multipel. Lokalisation innerhalb des Parenchyms (kortikal) oder diesem aufsitzend (pararenal). Parapelvine Zysten liegen im Sinus renalis
Schrumpf-niere	Verkleinerte Nieren, schwer abgrenzbar, wellige Kontur, Parenchymver-schmälerung (häufig im Alter)
Nephro-lithiasis	Echoreicher Reflex zentral oder peripher im Sinus renalis. Häufig ist nur ein Schallschatten nachweisbar (da der Sinus renalis ebenfalls reflexreich ist); evtl. Konkremente in einem Kelch mit Kelchaufweitung; Nierenbeckenausgussstein mit großem Steinreflex und großem Schallschatten
Harnstau-ungsniere	• Zunächst echoarme Aufweitung d. Nierenbeckens, dann auch der Kelche. Zunehmende Verschmälerung des Parenchymsaums • Stadium I: Echoleere Dilatation der flüssigkeitsgefüllten Nierenkelche, Er-weiterung des Nierenbeckens • Stadium II: Zentral große, zystische, konfluierende Erweiterungen; deutlich erweitertes Nierenbecken; beginnende Parenchymverschmälerung • Stadium III: Hydronephrotische Sackniere; flüssigkeitsgefülltes, sackartiges Gebilde, evtl. noch geringer Parenchymsaum erkennbar. Abhängig vom Ausmaß der Stauung und von der Lokalisation einer Obstruktion lässt sich ein dilatierter Ureter in seinem proximalen Anteil oder evtl. sogar im ganzen Verlauf bis zur Einmündung in die Blase darstellen
Angiomyo-lipom	Häufigster gutartiger Nierentumor. Glatt begrenzte, echoreiche Raumforde-rung, meist homogene Echostruktur, Größe meist < 3 cm. Andere Nieren-tumoren: Adenom, Lipom, Fibrom, Hämangiom, Sarkom, Lymphom, Meta-stasen, Nierenbeckenkarzinom
Nierenzell-karzinom	Ab ca. 2 cm Größe sonographisch erkennbar; sehr vielfältige Sonomorphologie: rundliche bis polyzyklische Begrenzung meist unregelmäßig, evtl. mit zipfligen Ausziehungen. Meist relative Echoarmut oder Isoechogenität. Echostruktur homogen bis unregelmäßig, evtl. schollige Verdichtungen, ggf. mit Schall-schatten. Evtl. Thromben in V. renalis oder V. cava
Milz	
Normalbefund	• Untersuchung in Exspiration (wg. Überlagerung durch Lunge). Größe und Form der Milz sind sehr variabel. Grenzwerte: Dicke (Tiefe): 4 cm, Breite 7 cm, Länge: 11 cm („4711-Regel"). Für die Diagnose „Splenomegalie" müssen mind. 2 der 3 Parameter vergrößert sein • Normvariante: Nebenmilz, oft multiples Vorkommen. Lokalisation meist im Milzhilus, kugelige Form, Echokriterien wie normales Milzparenchym

◼ Tab. 2.5 Fortsetzung ◼	
Milzinfarkt	Keilförmige Binnenstruktur, zunächst isoechogen, dann echoarm bis echoleer. Im Verlauf der Organisation echoreiche Reflexe, als Residuen, Kalzifikationen, Pseudozysten, Einziehung der Oberfläche
Trauma	◆ Intraliales Hämatom: Echoarme bis -freie Läsion mit unregelmäßiger Begrenzung ◆ Milzruptur: Echoarme bis -freie perilienale Raumforderung in Milzloge; Frühstadium: Evtl. nur diskreter echoarmer perilienaler Randsaum. Ruptur selbst oft nicht darstellbar
Aorta	
Normalbefund	Lumenweite im oberen Anteil < 2,5 cm, in Bifurkationshöhe < 2 cm; herzschlagsynchrone Pulsation, nicht komprimierbar
Aortensklerose	Echodichte Plaques, der Wand anliegend; Wandunregelmäßigkeiten; evtl. dorsaler Schallschatten. Im Alter oft geschlängelter Verlauf („kinking")
Aortenaneurysma	Konzentrische oder exzentrische Aufweitung > 3,0 cm, umschrieben, sackförmig, dissezierend; meist infrarenal, evtl. teilthrombosiert
Venen	
Normalbefund	V. cava bis 2 cm Lumenweite; (physiologische, atemabhängige Kaliberschwankung; Doppelpulsation), V. portae < 1,4 cm Lumenweite; Venen sind komprimierbar
Venöse Dilatation	Aufhebung der Doppelpulsation, fehlende atemabhängige Kaliberschwankung und Komprimierbarkeit; meist auch erweiterte Lebervenen; bei unterer Einflussstauung (z.B. Rechtsherzinsuff.). Sonstiges: Thrombenbildung in den Venen, speziell bei malignen Erkr., evtl. Ausbildung von Tumorzapfen, Lumeneinengungen
Harnblase	
Normalbefund	Darstellung im suprapubischen Quer- und Längsschnitt, möglichst bei gut gefüllter Blase. Größe und Form je nach Füllungszustand sehr variabel. I.d.R. im Querschnitt ellipsoid bis rechteckig, im Längsschnitt dreieckig. Glatte Wandkontur, Wanddicke füllungsabhängig
Chron./rezid. Zystitis	◆ Verdickte Harnblasenwand, Kapazität ↓, Divertikel, evtl. vesikorenaler Reflux ◆ Ödematöse Auflockerung bei massiver Entzündung
Steine	◆ Echodichter, intravesikaler Reflex mit dorsalem Schallschatten ◆ Bei Umlagerung Lageänderung
Divertikel	◆ Rundliche oder ovale, echoleere Ausstülpung der Blasenwand ◆ Divertikelhals (Verbindung zum Blasenlumen) meist darstellbar ◆ Ggf. Untersuchung bei verschiedenen Füllungszuständen

Tab. 2.5 Fortsetzung	
Tumor	• Polypöse, wandständige, intravesikale Struktur unterschiedlicher Echogenität • Umschriebene oder flächige Wandverdickung
Blutung/ Empyem	• Koagel: Flottierende Raumforderung ohne Schallschatten • Eiter: Verdacht bei diffusen Binnenechos im Blasenlumen
Restharn-bestimmung	Bestimmung der drei Maximaldurchmesser (a: longitudinal, b: transversal, sagittal) $V = 0,52 \times a \times b \times c$. Restharnbestimmung: Volumenbestimmung nach Blasenentleerung; normal: Kein Restharn
Prostata	
Normalbefund	Darstellung durch die gefüllte Harnblase. Querschnitt bis 5 cm, Längsschnitt bis 3 cm. Rundliche bis dreieckige Form. Echoreiche Kapsel; regelmäßiges, echoarmes, feines Binnenreflexmuster. Dorsaler, strichförmiger Reflex (Harnröhre). Im Querschnitt (ventrokranial der Prostata der Blasenwand anliegend) echoarme Samenbläschen
Benigne Prostata-hyperplasie	• Gleichmäßige oder asymmetrische Organvergrößerung • Evtl. Echogenitätsminderung • Bei Mittellappenhyperplasie zapfenförmige Impression der Harnblase
Chron. Prostatitis	• Gleichmäßige oder asymmetrische Organvergrößerung möglich • Inhomogenes, vergröbertes Reflexmuster • Evtl. Verkalkungen (echodicht mit Schallschatten)
Prostata-karzinom	• Echogenität kann erhöht oder erniedrigt sein • Unregelmäßige, unscharfe Randbegrenzung • Kapsel evtl. nicht mehr abgrenzbar • Evtl. Verkalkungen (echodicht mit Schallschatten)
Uterus	
Normalbefund	Untersuchung durch die gefüllte Blase, Größe variabel (klein bei Nullipara, bei Multipara bis $10 \times 7 \times 7$ cm). Zyklusabhängige Organgröße und Endometriumdicke. Bei IUP intrauteriner, echoreicher Reflex.
Uterusmyom	• Echogenität vermindert, z.T. schalenartige Muster • Organvergrößerung, meist umschrieben • Evtl. Verkalkungen (echoreich mit Schallschatten)
Uterus-karzinom	• Echogenität verstärkt oder vermindert • Evtl. Verkalkungen (echoreich mit Schallschatten) • Unregelmäßige Begrenzung, evtl. über die Organgrenzen hinaus • Verdacht bei jeder Endometriumgesamtdicke $\geq$ 8–10 mm und Endometriumanteil an a.p. Durchmesser des Uterus $\geq$ 30% in der Postmenopause

Tab. 2.5 Fortsetzung	
Frühschwangerschaft (Zufallsbefund)	Endometriumdicke > 2 cm, evtl. noch kein Fruchtblasennachweis (→ Schwangerschaftsbeginn), Corpus luteum
Ovarien	
Normalbefund	• Größe: Ca. 2,5–5 × 1,5–3 × 0,6–1 cm (H × B × D) • Zystische Follikel bis 2,5 cm (zyklusabhängig)
Ovarialzysten	• Zyklusunabhängige, glattbegrenzte echofreie Strukturen mit dorsaler Schallverstärkung • **Cave:** Echogene Zysten bei Endometriose, Corpus-luteum-Zyste, Abszess, malignen und benignen Tumoren
Ovarialkarzinom	• Unscharf begrenzte Struktur, überwiegend solide oder mit zystischen und soliden Anteilen • Unregelmäßige Zystenwände • Verdacht bei Ovarialvolumen > 7,5 cm³ in der Postmenopause
Tuben	
Normalbefund	Im Abdominalschall nicht abgrenzbar
Extrauteringravidität	Evtl. aufgetriebener Tubenabschnitt, Uterus und Ovar abgrenzbar, Corpus luteum im Ovar, evtl. freie Flüssigkeit, evtl. Herzaktion, keine intrauterine Grav. nachweisbar
Saktosalpinx	Zystische Struktur bei gut abgrenzbarem ipsilateralen Ovar; **DD:** Darmschlingen (→ Peristaltik), Megaureter (→ peristaltische Wellen)

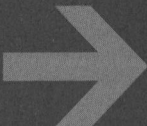

Notfallmanagement

3

Inhalt

EFAN GESENHUES _ HERMANN M. BEHRE

3.1 Das Rettungswesen in Deutschland

3.1.1 Notfallmeldung

Notfallpatienten Akut Erkrankte oder Verletzte, die sich durch Bedrohung oder Störung ein[er] Vitalfunktion (Atmung, Kreislauf, Temperaturregulation, Energiehaushalt) in Lebensgefahr b[efinden].

Notruf Meldung des Notfallgeschehens mit möglichst konkreten Angaben über das Ereign[is].

Faustregel 5 × W

- *Was* ist passiert? Z.B. „Pat. mit schwerster Atemnot" oder bei Unfällen kurze Schilderun[g] des Hergangs, z.B. „Radfahrer gegen PKW geprallt"
- *Wo* ist es passiert? Genaue Beschreibung des Notfallortes, evtl. Stockwerksangabe, Klinge[l,] Wegbeschreibung in der freien Natur (markante Punkte nennen: „Waldrand", „Flusslauf[",] „Aussichtsturm")
- *Wie viele* Verletzte?
- *Welche* Art von Verletzung/Erkr. liegt vor?
  - Keine genauen Diagnosen! Einfache Beschreibung wichtiger! („Bewusstlose Person m[it] stark blutender Kopfverletzung", „Pat. erbricht hellrotes Blut")
  - Angaben über die Notwendigkeit technischer Hilfe (Feuerwehr) bei eingeklemmten od[er] schwer zugänglichen Pat.
- *Wer* meldet den Notfall? Eigenen Namen nennen und Telefonnummer, von der aus an[ge]gerufen wird, für evtl. Rückfragen.

Für *jede* Notfallmeldung gilt:
- Ruhe bewahren
- Keine Spekulationen, sondern konkrete Angaben
- Auf Rückfragen der Rettungsleitstelle warten
- Über das geeignete Rettungsmittel (☞ 3.1.2) entscheidet die Rettungsleitstelle nach den v[or]liegenden medizinischen und einsatztaktischen Gesichtspunkten.

Alarmierung der Polizei Immer bei (Verkehrs-)Unfällen mit Verletzten, Toten, V.a. krim[i]nelle Delikte, Gefahr in Verzug, bei unklarer Todesursache und unbekannter Leiche; erfolgt a[u]tomatisch durch die Rettungsleitstelle.

3.1.2 Organisation des Rettungswesens

Rettungsleitstelle
Führungsinstrument des Rettungsdienstes und Bindeglied zu weiteren Hilfsorganisationen, z.B. Polizei, Feuerwehr, Technisches Hilfswerk, Katastrophenschutz.
- Aufgaben: Entgegennahme der Notrufe und Disposition der Rettungsmittel mit grunds[ätz]licher Weisungsbefugnis (die medizinischen Entscheidungen vor Ort ausgenommen)
- Einheitliche Notrufnummer der Rettungsleitstellen in Deutschland: **112**

Empfehlenswert ist, rechtzeitig Informationen über die zuständige Rettungsleitstelle einzuholen und evtl. Vertreter des örtlichen Rettungsdienstes in die Praxis zum persönlichen Gespräch einzuladen.

Medizinische Notfallmeldung über Polizeinotruf = Zeitverlust.

Rettungsmittel
Krankentransportwagen (KTW): Zum Transport und zur Versorgung von Nicht-Notfallpat., die keiner differenzierten Sofortbehandlung bedürfen
Rettungswagen (RTW): Mit Behandlungsraum zur Versorgung von Notfallpat., Pat. von allen Seiten zugänglich, Mitführen entsprechender Notfallmedikamente und Geräte
Notarztwagen (NAW): Mit Notarzt besetzter RTW
Notarzteinsatzfahrzeug (NEF): Meist Kombi-PKW mit umfangreicher notfallmedizinischer Ausrüstung zur schnellen Heranführung eines Notarztes und eines Rettungsassistenten
Rettungshubschrauber (RTH): Zur schnellen Heranführung von Notarzt und Rettungsassistenten, v.a. in ländlichen Gebieten, zum Transport des Notfallpat. in das für ihn geeignete Krankenhaus. Zuvor unbedingt Transportfähigkeit durch adäquate Patientenversorgung herstellen.

Nichtärztliches Personal im Rettungswesen Je nach Fahrzeugart unterschiedliche Besetzung mit:
Rettungshelfer: Mitarbeiter mit min. rettungsdienstlicher Ausbildung (Zivildienstleistende, Ehrenamtliche)
Rettungssanitäter: Mitarbeiter mit fortgeschrittener rettungsdienstlicher Ausbildung
Rettungsassistent: Höchste Qualifikation, 2-jährige Ausbildung.

3.2 Kardiopulmonale Reanimation

3.2.1 Lebensrettende Basismaßnahmen

Syn. Basic life support. Phase der Notfallbehandlung eines Pat. bis zum Eintreffen von Rettungsdienst/ Notfallteam.
Vor Beginn der lebensrettenden Sofortmaßnahmen Notruf 112 durchführen.

Klinik des Atem- und Kreislaufstillstands
Bewusstlosigkeit (fehlende Reaktion auf Ansprache und Schütteln)
Pulslosigkeit (Palpation A. carotis)
Atemstillstand (fehlende Atembewegungen, -geräusche, Luftstrom)
Weite Pupillen (**Cave:** Medikamentenwirkung)
Graue/zyanotische Hautverfärbung.

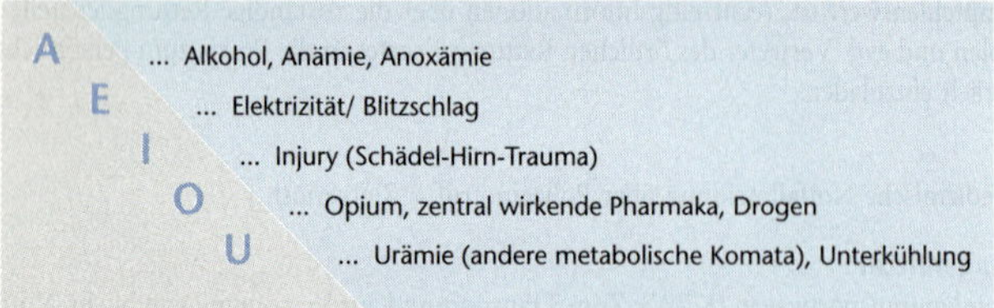

A	... Alkohol, Anämie, Anoxämie
E	... Elektrizität/ Blitzschlag
I	... Injury (Schädel-Hirn-Trauma)
O	... Opium, zentral wirkende Pharmaka, Drogen
U	... Urämie (andere metabolische Komata), Unterkühlung

Abb. 3.1   Differenzialdiagnose Bewusstlosigkeit – AEIOU-Regel

Voraussetzungen der erfolgreichen Reanimation

Einer hat das Kommando und den Überblick   I.d.R. der anwesende Arzt. Helfer bestimm[e]
und Aufgaben verteilen (vielleicht sind ausgebildete Ersthelfer anwesend), durch Helfer Rettung[s-]
dienst einweisen lassen. Jede Reanimation ist für die Helfer körperlich anstrengend, evtl. für A[b-]
lösung sorgen.

Platz schaffen   Tische, Stühle zur Seite räumen (auf dem Sofa hinter dem Wohnzimmertis[ch,]
neben dem Schrank reanimiert es sich schlecht!): Ein gefährdeter Pat. in der Praxis sollte nicht [im]
kleinsten Hinterzimmer untergebracht werden, sondern dort, wo er von allen Seiten zugänglich [ist]
und Hilfsmittel (Sauerstoff, Beatmungsbeutel, Defibrillator u.a.) vorhanden sind.

Lagerung   Auf harter Unterlage! Am Notfallort meist Fußboden oder Straße; in der Praxis ha[t die]
Liege (ggf. „Herzbrett").

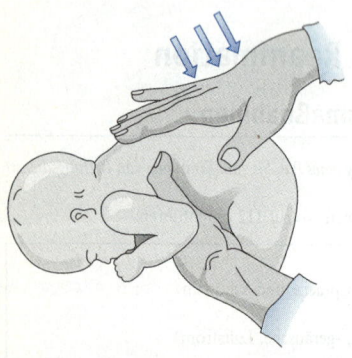

Abb. 3.2   Rückenschläge in Kopftieflage bei V.a. Fremdkörperaspiration

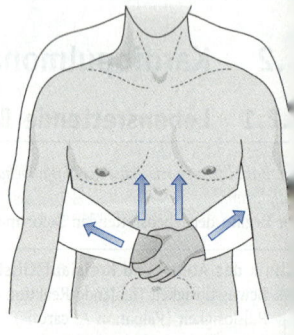

Abb. 3.3   Heimlich-Handgriff bei V.a. Fremdkörperaspiration (bei älteren Kindern und Erwachsenen)

eanimation (ABC-Schema)

temwege freimachen

Entfernen von Erbrochenem, Fremdkörper aus dem Mund-Rachen-Bereich mit Finger, Taschentuch, Magill-Zange o.Ä.

Kopf überstrecken und Unterkiefer nach vorn und oben ziehen (Esmarch-Handgriff, [☞ Abb. 3.4]), bei Sgl. und Kleinkindern nur Schnüffelposition

Bei V.a. Fremdkörperaspiration: Beim Kind Rückenschläge in Kopftieflage (☞ Abb. 3.2); Heimlich-Handgriff (☞ Abb. 3.3) bei älteren Kindern und bei Erw.

Erfolgen daraufhin keine Atemgeräusche/Atemstöße → **Diagnose: Atemstillstand.**

eatmung

und-zu-Mund-Beatmung

Kopf überstreckt halten, mit einer Hand die Nase des Pat. verschließen

Mit der anderen Hand den Mund des Pat. durch Herabziehen des Kinns leicht öffnen, dann mit eigenem Mund fest umschließen

Beatmen mit normaler Ausatemstärke, bei Kindern weniger. **Cave:** Auf keinen Fall max. Atemstärke! Beatmungsfrequenz (☞ Tab. 3.2)

Ausatmung erfolgt passiv.

und-zu-Nase-Beatmung

Kopf überstreckt halten, Mund des Pat. fest verschließen

Nase des Pat. mit dem Mund fest umschließen

Luft in die Nase einblasen.

und-zu-Mund-und-Nase-Beatmung (☞ Abb. 3.6)

Bei Kindern bis zu 3 J.

Kopf weder gebeugt noch extrem überstreckt

Luft in Mund und Nase einblasen. **Cave:** Je kleiner das Kind, desto vorsichtiger die Beatmungsstärke dosieren.

askenbeatmung mit Beatmungsbeutel (☞ Abb. 3.4)

Möglichst mit 100% O_2-Zufuhr aus Sauerstoffflasche und angeschlossenem Reservoirbeutel

O_2-Flow mind. so hoch wie das Atemminutenvolumen (ca. 1 l/10 kgKG/Min., also z.B. 7 l/Min. bei 70 kgKG)

Vor Beatmung Einlage eines Guedel-Tubus zum Freihalten der Atemwege. **Cave:** Richtige Größe sehr wichtig!

Tab. 3.1   Guedel-Tuben (Mund-Rachen-Tuben)-Richtwerte

uglinge	Größe 00	**Jugendliche**	Größe 2
einkinder	Größe 0	**Erwachsene (Frau)**	Größe 3
nder	Größe 1	**Erwachsene (M)**	Größe 4

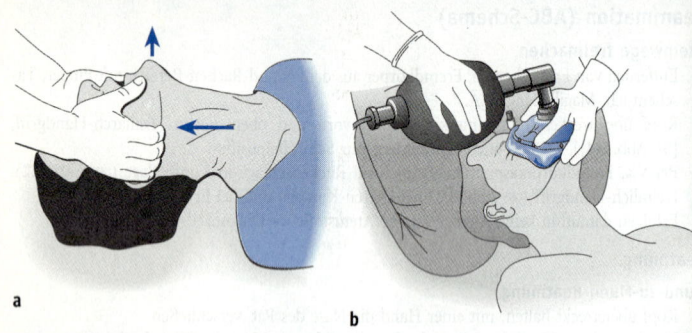

Abb. 3.4 Esmarch-Handgriff und Beatmung mit Ambu®-Beutel

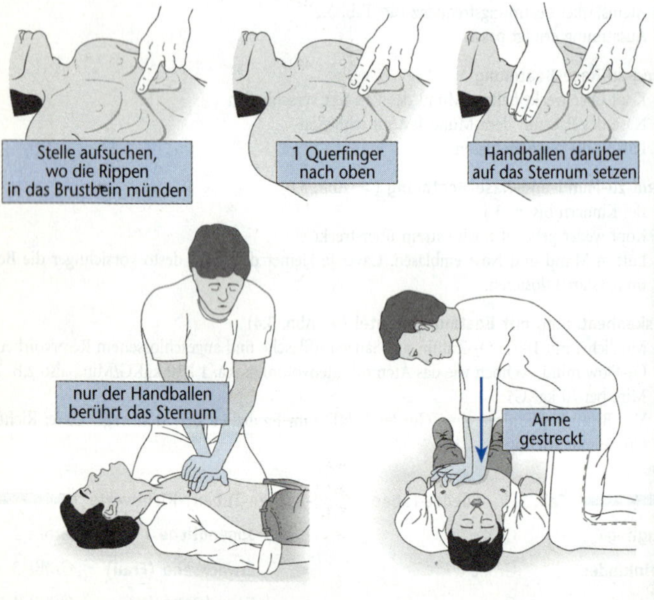

a

b

Stelle aufsuchen,
wo die Rippen
in das Brustbein münden

1 Querfinger
nach oben

Handballen darüber
auf das Sternum setzen

nur der Handballen
berührt das Sternum

Arme
gestreckt

Abb. 3.5 Herzdruckmassage. Druckphase und Entlastungsphase sind gleich lang (1 : 1); bei Entlastung die Handballen nicht vom Druckpunkt abheben!

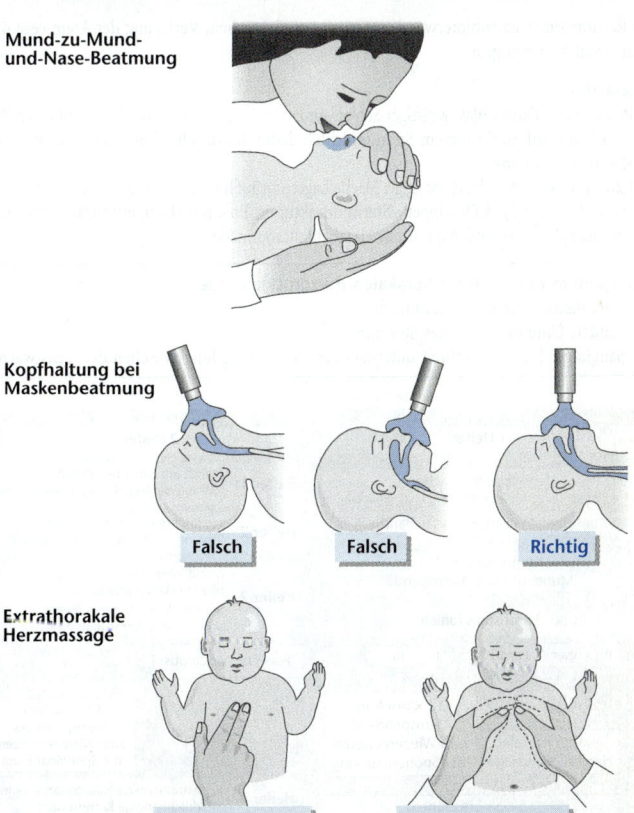

Mund-zu-Mund-und-Nase-Beatmung

Kopfhaltung bei Maskenbeatmung

Falsch   Falsch   Richtig

Extrathorakale Herzmassage

2-Finger-Technik   Thoraxumfassend

b. 3.6   Kinderreanimation. Oben: Mund-zu-Mund-**und**-Nase-Beatmung bei Kindern bis zu 3 J. Bei ößeren Kindern Mund-zu-Mund- oder Mund-zu-Nase-Beatmung. Mitte: Kopfhaltung bei Maskenbeatmung. Der Kopf soll weder gebeugt, noch extrem überstreckt werden. Unten: Extrathorakale rzmassage. Li: Thoraxumfassende Technik, re: 2-Finger-Technik

chnik der Guedel-Tubuseinlage

Tubus anfeuchten

Mit dem distalen Ende nach oben in den Mund einführen

Stößt der Tubus gegen die Rachenhinterwand, um 180° drehen, sodass die distale Öffnung hinter der Zunge nach unten zu liegen kommt.

KO: Reizung der Rachenhinterwand, Auslösen von Erbrechen, Verlegung der Atemwege durc[h] falsch gewählte Tubusgröße.

Circulation

♦ Präkordialer Faustschlag: Kräftiger Schlag aus ca. 15 cm Höhe über der Brust auf einen Pun[kt] zwischen mittl. und unterem Sternumdrittel; dadurch evtl. Durchbrechen eines mögliche[n] Kammerflimmerns

♦ Extrathorakale Herzdruckmassage: Flache Lagerung auf harter Unterlage entscheidend; Tec[h]nik (☞ Abb. 3.5). **KO:** Rippen-/Sternumfrakturen, Pneumo-/Hämatothorax, Leber-/Mil[z]ruptur, Erbrechen und Aspiration, Herzbeuteltamponade.

Druckpunkte bei der extrathorakalen Herzdruckmassage

♦ Erwachsene: Untere Sternumhälfte

♦ Kinder: Unteres Drittel des Sternums

♦ Säuglinge: 1 querfingerbreit unterhalb der Verbindungslinie zwischen den Brustwarzen.

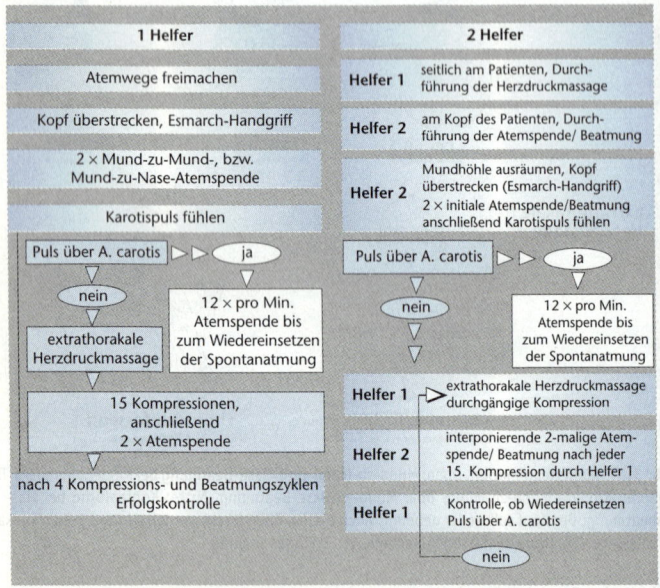

Abb. 3.7 Reanimation: Die Empfehlungen zur Vorgehensweise von einem bzw. von zwei Helf[ern] gelten ausschließlich für den nicht intubierten Pat. Ist der Pat. endotracheal intubiert, könne[n] Beatmung und Herzdruckmassage unabhängig voneinander durchgeführt werden

Tab. 3.2 Richtlinien für Beatmung und externe Herzmassage

ltersgruppe	HDM/ Beatmung	Herzmassage Frequenz	Kompressions- tiefe	Technik
rwachsene	15 : 2	100/Min.	4–5 cm	2 Hände
chulkinder (ab 8 J.)	15 : 2	100/Min.	4–5 cm	1 oder 2 Hände
inder (1–8 J.)	5 : 1	100/Min.	3–4 cm	1 Handballen
äuglinge	3 : 1	120/Min.	2–3 cm	2 Finger

ontrolle einer effektiven Reanimation
- Heben des Brustkorbs bei jeder Beatmung
- Tastbarer (A.-carotis-, A.-femoralis-) Puls bei jeder Druckmassage
- Rosigwerden der Haut
- Engerwerden der Pupillen.

e lebensrettenden Basismaßnahmen werden lange durchgeführt, bis sie durch erweiterte asismaßnahmen (advanced cardiac life support) durch entsprechende Helfer (Rettungsenst/Notarzt) fortgesetzt werden.

ve: Bes. ausdauernde Reanimation bei Intox. d Unterkühlung! „Nobody is dead, until he is arm and dead!"

.2.2 Maßnahmen bei Kammerflimmern/ -flattern

ste Maßnahme beim Kammerflimmern ist imer die frühzeitige Defibrillation (☞ 3.2.3) im eierblock (200, 200, 360 J.) vor der Intubaon!

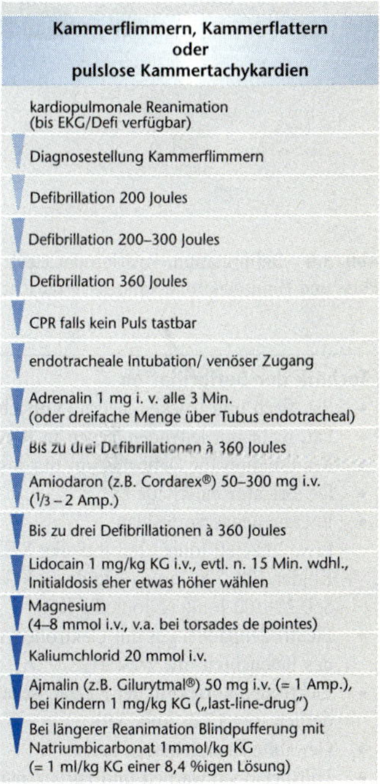

- Obwohl bisher keine offiziellen Empfehlungen vorliegen, zeigt sich z.Zt. ein Trend weg vom Lidocain (z.B. Xylocain® 2%) als Antiarrhythmikum der ersten Wahl beim Kammerflimmern, da es evtl. die Defibrillationsschwelle erhöht

Kammerflimmern, Kammerflattern oder pulslose Kammertachykardien

kardiopulmonale Reanimation (bis EKG/Defi verfügbar)

Diagnosestellung Kammerflimmern

Defibrillation 200 Joules

Defibrillation 200–300 Joules

Defibrillation 360 Joules

CPR falls kein Puls tastbar

endotracheale Intubation/ venöser Zugang

Adrenalin 1 mg i. v. alle 3 Min. (oder dreifache Menge über Tubus endotracheal)

Bis zu drei Defibrillationen à 360 Joules

Amiodaron (z.B. Cordarex®) 50–300 mg i.v. ($^1/_3$ – 2 Amp.)

Bis zu drei Defibrillationen à 360 Joules

Lidocain 1 mg/kg KG i.v., evtl. n. 15 Min. wdhl., Initialdosis eher etwas höher wählen

Magnesium (4–8 mmol i.v., v.a. bei torsades de pointes)

Kaliumchlorid 20 mmol i.v.

Ajmalin (z.B. Gilurytmal®) 50 mg i.v. (= 1 Amp.), bei Kindern 1 mg/kg KG („last-line-drug")

Bei längerer Reanimation Blindpufferung mit Natriumbicarbonat 1mmol/kg KG (= 1 ml/kg KG einer 8,4 %igen Lösung)

Abb. 3.8 Maßnahmen bei Kammerflimmern

- Zunehmend bevorzugt eingesetzt wird Ajmalin (z.B. Gilurytmal®), das sowohl bei Kammerflimmern/ventrikulären Tachykardien als auch bei supraventrikulären Tachykardien, WPW-Sy. und Tachyarrhythmien bei Vorhofflimmern gut wirksam ist.

3.2.3 Defibrillation

Gleichstromimpuls, der mittels zweier Elektroden durch das Herz geleitet wird. Dadurch gleichzeiti[g] Depolarisation vieler Herzmuskelfasern mit dem Ergebnis spontaner regulärer Herzaktionen. Unte[r]scheidung zwischen herzphasen- oder R-Zacken-gesteuertem Elektroschock (= Kardioversion) bz[w.] ungesteuertem Elektroschock (= Defibrillation).

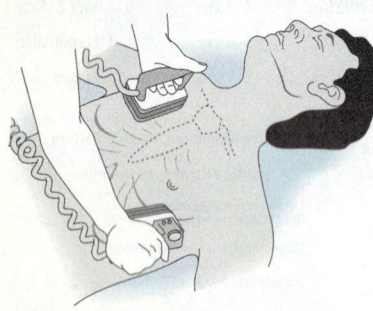

Indikation

- Defibrillation bei Kammerflatter[n/] Kammerflimmern (☞ 3.2.2)
- Kardioversion bei medikament[ös] nicht beherrschbaren Tachykardi[en] und abs. Tachyarrhythmie[n,] i.d.R. der Klinik vorbehalten.

Voraussetzungen

- Bestmögliche O$_2$-Versorgung d[es] Myokards durch effektive Herzdruc[k]massage und O$_2$-Beatmung
- Diagn. des Kammerflatterns/-fli[m]merns über den bei jedem Defibril[la]tor vorhandenen EKG-Monitor, A[b]leitung über separate Elektrod[en] oder Defibrillationspaddel.

Abb. 3.9 Defibrillation. Position der Elektroden: Plus- und Minuselektrode können vertauscht sein

---

Technik der Defibrillation

- Pat. flach und trocken lagern (Vorsicht bei Regen!)
- Pat. nicht mit leitenden Teilen in Berührung bringen
- Reanimation für Defibrillation nur kurz unterbrechen
- Defibrillator einschalten
- Energiemenge vorwählen
  – Erw. 200–360 Joule (2–5 Joule/kg KG)
  – Kinder 100–200 Joule (2 Joule/kg KG)
  – Sgl. 20–100 Joule (2 Joule/kg KG)
- Elektrodenpaddel gut mit Elektrodencreme bestreichen (im äußersten Notfall reicht auc[h] das Befeuchten mit Wasser!)
- Elektroden korrekt in der Herzachse auf den Brustkorb aufsetzen, festes Andrücken erfo[r]derlich (☞ 3.2.3, Abb. 3.9)
- Gewählte Energiemenge laden
- Hilfspersonen warnen und zurücktreten lassen, Pat. und seine Auflage nicht berühren
- Nach erfolgter Ladung defibrillieren.

Anmerkung

- Beim Erw. Beginn mit 200 Joule und Steigerung bei Ineffektivität auf 360 Joule (Dreie[r]block: 200, 200, 360 Joule)
- Bei Pat. mit Herzschrittmacher Defibrillationselektroden in ca. 10 cm Abstand zum Schri[tt]macher platzieren.

- Jeder Arzt muss mit der Handhabung seines Defibrillators vertraut sein! Immer wieder „trocken" üben! Sinnvoll ist es, die einzelnen Bedientasten in der richtigen Reihenfolge zu nummerieren:
  Einschalten = 1, Energiewahl = 2, Laden = 3, Defibrillieren = 4.
  Gerät mind. 1 ×/Wo. auf Funktion prüfen und auf korrekten Ladezustand der Akkus achten
- „Blinde" Defibrillation (ohne EKG) bei gesichertem Herz-Kreislauf-Stillstand indiziert!

3.2.4 Intubation

Indikation Respiratorische Insuff., Verletzung und drohende Obstruktion der Luftwege, Polytrauma, Schock, bewusstlose Pat. mit Gefahr des Erbrechens.

Voraussetzungen

Benötigte Materialien: Laryngoskop (z.B. MacIntosh-Spatel), Endotrachealtubus mit Führungsstab; Tubusdurchmesser bei M 7,5–8,5, bei F 7,0–7,5, bei Kindern Größe des kleinen Fingers = Größe des Tubus. 10-ml-Spritze zum Blocken des Tubus, Magill-Zange, Ambu®-Beutel, Absauggerät, Mullbinde oder Leukoplast® zum Fixieren des Tubus, Stethoskop. **Cave:** Vorher venösen Zugang legen, falls Zeit ausreicht!
Kurznarkose bei ansprechbaren Pat.: Z.B. Etomidat (z.B. Hypnomidate®) 7–10 ml = 14–20 mg (0,2–0,3 mg/

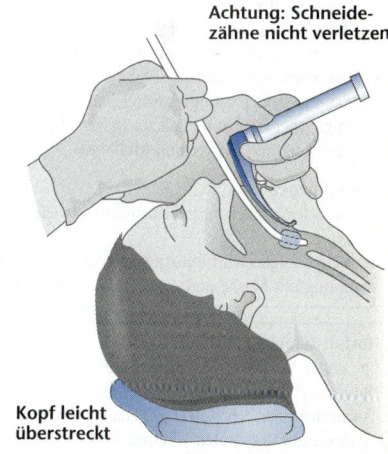

Achtung: Schneidezähne nicht verletzen

Kopf leicht überstreckt

Abb. 3.10 Intubation

kg) i.v., Nachinjektion von 0,1 mg/kg (3 ml bei 60 kg) möglich, max. Dosis 3 Amp. = 60 mg. Wirkungseintritt nach 20 Sek., Wirkdauer ca. 2–5 Min. **Cave:** Keine analgetische Wirkung, deshalb Kombination mit kurzwirkendem Opioidanalgetikum erwägen, z.B. Morphin (z.B. MSI 10/20 Mundipharma®) 10–20 mg i.v., Wirkungseintritt nach 10 Sek., analgetische Wirkung 90 Min.

Intubation und Narkoseeinleitung nur durch erfahrenen und geübten Arzt!

Durchführung der Intubation

- Pat. in Rückenlage, Kopf des Pat. auf ein flaches Kissen lagern, Arzt hinter dem Pat., leichte Überstreckung im Okzipitalgelenk, Vorziehen des Unterkiefers, Reinigen des Mund-Rachenraums mit Tupfer und Absaugung, Entfernung evtl. Fremdkörper (z.B. Prothese). **Cave:** Keine Hyperextension oder Überhängen des Kopfes!

Forts. ▶

- Laryngoskop in der li Hand, Öffnen des Mundes mit den Fingern der re Hand (bei Kiefersperre 10 mg Diazepam i.v.)
- Einführen des Laryngoskops von der re Seite, bis Epiglottis sichtbar ist, Zunge dabei leicht zur li Seite schieben
- Spatelspitze in die epiglottische Falte einführen und nach ventral und kranial anheben, bis Stimmritze sichtbar ist
- Mit Daumen und Zeigefinger der re Hand Einführen des Tubus durch die Glottis, bis Cuff (aufblasbare Manschette zur Abdichtung der Trachea) die Glottis passiert hat
- Blocken des Tubus mit 10 ml Luft. **Cave:** Bei Kindern bis zum 8. Lj. wird der Tubus nicht geblockt, Gefahr der Schleimhautschädigung
- Kontrolle der Tubuslage durch Beutelbeatmung und Auskultation: Beide Lungenflügel belüftet? Falls Tubus zu tief, meist einseitige Intubation des re Hauptbronchus! → Zurückziehen des *ungeblockten* Tubus
- Bei Intubation in den Ös.: Blubbern bei Auskultation im Epigastrium → Tubus entfernen, Pat. mit Beutelbeatmung ausreichend oxygenieren, erneuter Intubationsversuch (nach erfolgreicher Intubation Luft aus Magen über Magensonde entleeren, sonst droht Erbrechen)
- Fixierung mit Pflaster und Mullbinde.

Anmerkungen
- Bei Schwierigkeit, Spatel einzuführen (Kiefersperre), Pat. stärker sedieren, z.B. 10 mg Diazepam i.v.

Bei nicht erfolgreicher Intubation aufgrund technischer Probleme oder anatomischer Varianten Beatmung mit Maske und Ambu®-Beutel bis zum Eintreffen des Notarztes.

Notfall-Nadel-Koniotomie
Bei akuter Verlegung der oberen Luftwege und erfolglosen Intubationsversuchen 3–4 graue Braunülen® (16 G) unter Aspiration mit 10-ml-Spritze durch das Lig. conicum und den ersten Trachealring stechen (**Cave:** Verletzung der Tracheahinterwand). Metallkanüle zurückziehen Methode nur zur akuten Überbrückung bis zur Tracheotomie.

3.3 Retten und Lagern

3.3.1 Retten

Retten heißt: Befreien von Menschen aus Lebensgefahr.

Bei Verkehrsunfällen Rauchverbot, Unfallstelle absichern, Zündung ausschalten, evtl. Alarmierung der Feuerwehr bei eingeklemmten Personen (Feuerlöscher bereithalten), brennende Fahrzeug, Brandgefahr, schwierigem Gelände, unzureichender Möglichkeit zur Ausleuchtung der Unfallstelle.

Bei gasverseuchten Räumen Keine Lichtschalter oder Klingeln betätigen (Funkenbildung), Feuerwehr/Atemschutz, Räume belüften.

Bei Stromunfällen

- Erstmaßnahme: Stromkreis unterbrechen!
- Niederspannungsunfall (unter 1000 Volt): Gerät abschalten, Netzstecker ziehen, Sicherung ausschalten oder entfernen, isolierender Standort
  Hochspannungsunfälle (über 1000 Volt): Als Ersthelfer ausreichenden Sicherheitsabstand (5 m) zum Pat. bzw. spannungsführenden Teilen einhalten (Lichtbogen!). Alle zunächst notwendigen technischen Maßnahmen nur durch VDE-Fachmann (Feuerwehr!).

3.3.2   Lagern

Tab. 3.3   Lagern

Klinik	Lagerung	Ziel
Atemnot	Oberkörper erhöht, Arme aufstützen	Einsatz der Atemhilfsmuskulatur
Lungenödem	Aufrecht sitzen, Beine tief, Arme aufstützen	Entlastung des Lungenkreislaufs
Volumenmangelschock	Beine hoch, Kopf tief (Schocklagerung)	↑ venöser Rückfluss, ↑ Durchblutung der lebenswichtigen Organe
Kardiogener Schock	Oberkörper erhöht (ca. 30°)	↓ venöser Rückfluss
Vena-cava-Kompressions-Sy.	Linkshalbseitenlagerung	↑ venöser Rückfluss
Akuter peripherer Arterienverschluss	Extremität tieflagern	Verbesserung des art. Zuflusses über Kollateralen
Akuter peripherer Venenverschluss	Extremität hochlagern	Verbesserung des venösen Abflusses über Kollateralen
Hypertensive Krise	Oberkörper erhöht	↓ Hirndurchblutung
Trauma (Bewusstsein erhalten)		
Schädel-Hirn-Trauma	Oberkörper erhöht (ca. 30°), Kopf in Mittelstellung	↓ Hirndurchblutung, ↓ Hirndruck
Wirbelsäulen-Trauma	• Lagerung wie vorgefunden • Umlagern mit 4–5 Helfern (Schaufeltrage) auf vorgeformte Vakuummatratze	• Ruhigstellung • Vermeiden weiterer Schäden
Thorax-Trauma	• Oberkörper erhöht • Möglichst auf verletzter Seite	Ruhigstellung und Schmerzlinderung des Verletzten, ↑ Belüftung des unverletzten Lungenflügels

Klinik	Lagerung	Ziel

Tab. 3.3   Fortsetzung

Trauma (Bewusstsein erhalten)

Klinik	Lagerung	Ziel
Abdominal-Trauma	Rückenlage, angezogene Beine mit Knierolle, Kopfpolster	Bauchdeckenspannung ↓, Schmerzlinderung
Extremitäten-Trauma	• Ruhigstellung • Erkennbare Deformierungen unter Längszug ausrichten • Evtl. Schocklagerung	• Blutstillung • Schmerzlinderung • Vermeiden weiterer Schäde

Bewusstlosigkeit mit ausreichender Spontanatmung

Stabile Seitenlage: • Oberer Arm und unteres Bein nach vorn • Unterer Arm und oberes Bein nach hinten		Freihalten der Atemwege, Vermeiden von Aspiration

3.4   Schock

Klinik

- Veränderte Bewusstseinslage: Unruhe, Angst, Somnolenz, Koma
- Tachykardie
- RR-Amplitude ↓. Systol. RR ↓ < 90 mmHg (bei bestehender Hypertonie evtl. „normaler" RR
  Cave: Schockindex (Puls/$RR_{systol.}$ > 1,0; normal = 0,5) ist ein unzuverlässiger Parameter!
- Kaltfeuchte, blassgraue Extremitäten
- Periphere Zyanose
- Hyperventilation.

Präklinische Diagnostik

- Körperliche Untersuchung: Haut, Halsvenenfüllung, Herz und Lunge auskultieren, Bewuss seinszustand prüfen; RR, Herzfrequenz, Atemfrequenz, Körpertemperatur
- EKG: Herzinfarkt (☞ 10.4), Rhythmusstörungen (☞ 10.6)?

! Notfalltherapie bei allen Schockformen

- Schnelle Behandlung ist entscheidend für die Prognose!
- Schocklagerung (☞ 3.3.2): Bei allen Schockformen; *Ausnahme:* Kardiogener Scho (Oberkörper erhöht, Beine tief)
- Sicherung der Atmung: O_2-Zufuhr (4–6 l/Min.), evtl. Intubation und Beatmung
- 2–3 großlumige venöse Zugänge: Zur großzügigen Flüssigkeitszufuhr unter Puls- und R Kontrolle bei allen Schockformen. *Ausnahme:* Kardiogener Schock (☞ 3.4.2)
- Volumenersatz: Initial mit Ringer-Lösung und evtl. kolloidalen Plasmaersatzlösunge z.B. HAES-steril®, bei Kindern 6%, bei Erw. 6% oder 10%; Erw.: Minimaldo 500 ml, Maximaldosis ca. 1500 ml; Kinder: Ca. 10 ml/kgKG
- Ggf. Sedierung und Schmerzther.: Mit niedriger Dos. beginnen; geringes Verteilungsv lumen im Schock!

3.4.1 Hypovolämischer Schock

Volumenverluste werden durch Volumengabe therapiert.

Therapeutisches Vorgehen

Sofortversorgung sichtbarer Blutungen (Kompression)

Schocklagerung (☞ 3.3.2)

Sauerstoffanreicherung der Atemluft

Mehrere dicklumige venöse Zugänge (initial „sicheren" kleineren Zugang, nicht zu viele Versuche)

Aggressive Volumensubstitution: Möglichst mit Ringer-Lösung und/oder kolloidaler Plasmaersatzlösung, z.B. HAES-steril® 6% oder 10%, 500–1500 ml i.v. (nicht bei Verbrennungen)

RR- und (wenn möglich) EKG-Überwachung

Schutz vor Kälte

Psychische Betreuung

Ggf. Sedierung: Z.B. mit Diazepam 2,5–10 mg i.v., mit niedriger Dos. beginnen, fraktioniert injizieren. **Cave:** Atemdepression

Ggf. Schmerzther.: Bei Traumapat. im Schock Ketamin am besten geeignet, da RR-anhebender Effekt und fehlende Atemdepression (z.B. Ketanest® 0,25–0,5 mg/kgKG i.v.), evtl. Kombination mit Benzodiazepinen zur Sedierung, um wirre Träume beim Pat. zu vermeiden

Ggf. Intubation und Beatmung (☞ 3.2.4).

3.4.2 Kardiogener Schock

Therapeutische Ziele: Stabilisierung bzw. Anhebung des Blutdrucks, da diastolischer Druck die Koronarperfusion entscheidend beeinflusst; Analgesie; Sedierung; Behandlung akuter KO (z.B. Rhythmusstörungen).

Therapeutisches Vorgehen

Oberkörper erhöht (☞ 3.3.2)

RR- und EKG-Überwachung

Sauerstoffanreicherung der Atemluft

1–2 venöse Zugänge

Vorlastsenkung durch vorsichtige Gabe von Nitro-Spray unter RR-Kontrolle. **Cave:** RR-Abfall, KI: Systolischer RR < 90–100 mm Hg

Bei Schmerzen: Analgesie, am besten Ketamin (z.B. Ketanest® 0,25–0,5 mg/kgKG i.v.) oder Opiate, z.B. Morphin 5–10 mg i.v. **Cave:** Atemdepression, Erbrechen

Bei Unruhe: Leichte Sedierung, am besten mit Benzodiazepinen (z.B. Diazepam 5 mg i.v.)

Bei Hypertonie: RR-Korrektur mit Kalziumantagonisten (z.B. Nifedipin-Kps. 5 mg zerbeißen lassen oder aufstechen und ausdrücken) oder Nitro-Spray 2 Hübe oder Urapidil 25 mg i.v. (Ebrantil® 25) Dos. dem RR-Verlauf anpassen

Bei Zeichen der kardialen Dekompensation: Rasch wirkendes Schleifendiuretikum, z.B. Furosemid 20–40 mg i.v.

Bei Tachyarrhythmie: Verapamil 5 mg (langsam!) i.v. oder Digoxin 0,4–0,8 mg i.v., evtl. vorsichtige Gabe von β-Blockern (Beachte: NW und KI)

- Bei Kammertachykardie: Ajmalin 50 mg i.v. oder Lidocain 100 mg i.v., bei Erfolglosigkeit od... instabilem RR elektrische Kardioversion durch Notarzt
- Bei Bradykardie: Atropin 0,5 mg i.v., je nach Wirkung evtl. nach 5 Min. wiederholen. Atr... pinresistente Blockformen: Orciprenalin (Alupent®) 0,5 mg auf 1 : 10 NaCl 0,9% i.v.

! Die im kardiogenen Schock oft notwendige Gabe von Katecholaminen (Dopamin, Dobut... min) kann der HA am Notfallort auch ohne Perfusor (200 mg Dopamin in die Infusio... vorsichtig nach Wirkung infundieren.

3.4.3 Anaphylaktischer Schock

Unterbindung weiterer Allergenzufuhr ist Voraussetzung für eine erfolgreiche Ther.

Therapeutisches Vorgehen
- Schocklagerung (☞ 3.3.2)
- RR- und (wenn möglich) EKG-Überwachung
- Sauerstoffanreicherung der Atemluft
- Adrenalin: Sofortapplikation als Spray, 1 mg verdünnt in 10 ml 0,9% NaCl-Lösung, 0,25–1 m... langsam i.v., evtl. wiederholen nach 3–10 Min. oder doppelte Dosis intratracheal
- Rasche Volumensubstitution: Möglichst mit Ringer-Lösung und/oder kolloidalen Volume... ersatzlösungen (z.B. HAES-steril® 6% oder 10%) 500 ml i.v.
- Glukokortikoide: Z.B. Prednisolon 100–1000 mg i.v.
- H1-Antihistaminika: Z.B. Dimetinden (z.B. Fenistil®) 4–8 mg i.v.
- Bei Bronchospastik: Theophyllin 5 mg/kgKG langsam i.v.
- Ggf. Intubation und Beatmung.

! - Bes. Gefahr der Atemwegsverlegung bei Ödem der oberen Luftwege, z.B. nach Insekte... stich in diesem Bereich („Eis lutschen lassen")! Primäre Intubation zur Sicherung d... Atemwege (nur durch den Geübten) erwägen. Wenn das Ödem voll ausgebildet ist, b... stehen extreme Schwierigkeiten!
- Nach Hyposensibilisierung Einstichstelle mit hochverdünntem Adrenalin (1 : 100 00... umspritzen.

3.4.4 Verdacht auf septischen Schock

Sofort Klinikeinweisung einleiten, bis zum Eintreffen des RTW:
- Schocklagerung (☞ 3.3.2)
- Intubation und Beatmung (☞ 3.2.4)
- RR- und, wenn möglich, EKG-Überwachung
- Sauerstoffanreicherung der Atemluft
- Volumensubstitution: Möglichst mit kolloidalen Lösungen (HAES-steril® 6% oder 10... 500 ml i.v.
- Antibiotikather. erst in der Klinik.

3.5 Vergiftungen

Meist in suizidaler Absicht, akzidentelle Vergiftungen 10–15%, gewerbliche ca. 5%.

3.5.1 Allgemeine Therapie bei Vergiftungen

Elementartherapie

- Sicherung der Vitalfunktionen (☞ 3.2.1)
- Notfallmeldung zur sofortigen Klinikeinweisung mit Notarztbegleitung
- Asservierung von Material zur toxikologischen Analyse (Speisereste, Tbl., Gläser, Flaschen, Urin, Mageninhalt, Stuhl)
- Verringerung der Resorption mittels induzierten Erbrechens (s.u.).

Antidottherapie

Naloxon (z.B. Narcanti®) bei Intox. mit großen Mengen opiathaltiger Analgetika, Atropin (z.B. Atropinsulfat-100 mg®) bei Alkylphosphatintox. (Cholinesterasehemmer-Intox.), Acetylcystein (z.B. Fluimucil®) bei Paracetamolintox., Flumazenil (z.B. Anexate®) bei Benzodiazepininintox. Spezielle Vergiftungen und ihre Antidotther. (☞ 3.5.2).

Induziertes Erbrechen

KI: Bewusstlosigkeit, Bewusstseinstrübung, Vergiftungen mit Säuren, Laugen, fettlöslichen Substanzen (z.B. Pflanzenschutzmittel), Schaumbildnern.

Vorgehen

- Mechanische Reizung der Rachenhinterwand
- Ipecacuanha-Sirup: Erw. 6 Messlöffel (30 ml), Kinder bis 1½ J. 2 Messlöffel (10 ml), 1½ bis 5 J. 3 Messlöffel (15 ml), ab 5 J. 6 Messlöffel (30 ml). Sofort danach Saft oder Wasser trinken lassen (Kinder 1 Glas, Erw. 2–3 Gläser). Nach 30 Min. bei Erw. erneute Gabe möglich. Schulkinder halbe Dosis. **KI:** Kinder < 9 Mon.

3.5.2 Spezielle Vergiftungen

Alkohol

Klinik Alkoholfötor, ↓ Konzentrationsfähigkeit, ↓ Reaktionszeit, gestörte motorische Koordination, ↑ Wärmeabgabe durch periphere Gefäßerweiterung, Erbrechen, Hypoglykämie, Bewusstlosigkeit, RR-Abfall.

Therapie Klinikeinweisung; bis zum Eintreffen des Notarztes Atmung sichern (☞ 3.2.1), stabile Seitenlage; Wärmeverlust ausgleichen (zudecken!); BZ-Kontrolle, evtl. Traubenzucker p.o. oder 5% Glukose in Ringer i.v.

Antidepressiva

Klinik Krämpfe, Koma, Herzrhythmusstörungen, Erregung, Halluzinationen, anticholinerg Symptomatik.

Therapie Klinikeinweisung; evtl. vor Eintreffen des Notarztes Physostigminsalizyl (z.B. Anticholium®) 2 mg langsam i.v.; Antidot Atropin soll aufgezogen bereitliegen.

Barbiturate

Klinik Atemlähmung, RR- und Temperaturabfall, Bewusstseinsstörung, Hyporeflexie, Azidos „Schlafmittelblasen".

Therapie Schockbehandlung und Klinikeinweisung.

Benzodiazepine

Klinik Muskelrelaxation, Benommenheit, Ataxie; seltener: Bewusstlosigkeit, Atemdepressic und Blutdruckabfall.

Therapie Klinikeinweisung; evtl. vor Eintreffen des Notarztes Gabe des Benzodiazepinantag nisten Flumazenil (z.B. Anexate®), initial 0,2 mg i.v., wiederholen bis zur Gesamtdosis 1 mg

Betablocker

Klinik Kardiodepressive Wirkung (Bradykardie, AV-Block I.–III. Grades, RR-Abfall, periphe Zyanose, Oligurie); bei Passage der Blut-Hirn-Schranke Sedierung (Schwindel, Benommenhe oder Erregung (Erbrechen, Krämpfe, halluzinatorische Psychose), Dyspnoe durch Bronchosp stik. Bei Kindern oft Hypoglykämie.

Therapie Klinikeinweisung; evtl. vor Eintreffen des Notarztes induziertes Erbrechen und l Bradykardie Atropin 0,3 mg i.v.

Cholinesterasehemmer, z.B. Parathion = E 605®

Klinik Miosis, Bradykardie, Sekretionssteigerung, Magen-Darm-Spasmen, Muskellähmunge Ataxie, Krämpfe, Bronchospasmus, Lungenödem, Atemlähmung.

Therapie Klinikeinweisung; evtl. vor Eintreffen des Notarztes O_2-Beatmung, **anschließe** Atropin-Gabe (Atropinsulfat-100 mg®) bis zur erkennbaren Normalisierung vegetativer Funkti nen: Leichte atropinbedingte Tachykardie anstreben. **Cave:** Kontaktgift – Eigensicherung bead ten, keine Mund-zu-Mund-Beatmung.

CO-Vergiftung

Klinik Bis 10% COHb keine Symptome. 15–30% COHb: Kopfschmerzen, leichte Sehstörung Dyspnoe, Schwindel, Unwohlsein, Bewusstseinsstörungen. 30–40% COHb: Hellrote Haut, Nac lassen der Urteils- und Entschlusskraft (keine Selbstrettung mehr möglich!), Koordinationss rungen, Atemstörungen. 50% COHb: Bewusstlosigkeit, Krämpfe, Atemlähmung, Herzversag Hirnödem.

Therapie Zunächst Retten. **Cave:** Eigensicherung beachten; Atemschutz; Feuerwehr einschalten; Klinikeinweisung; bis zum Eintreffen des Notarztes O_2-Beatmung.

CO_2-Vergiftung

Klinik Bei 3–10 Vol.-% in der Atemluft: Kopfschmerzen, Ohrensausen, Schwindel, Blutdruckanstieg, Dyspnoe. 10–15 Vol.-%: Bewusstlosigkeit, Krämpfe, Schock. > 15 Vol.-%: Apoplexähnlicher Verlauf.

Therapie Zunächst retten. **Cave:** Eigensicherung beachten; Atemschutz; Feuerwehr einschalten; Klinikeinweisung; bis zum Eintreffen des Notarztes Frischluft, O_2-Beatmung.

Digitalisglykoside

Klinik Erbrechen, Farbensehen, Benommenheit, Halluzinationen, Delir; kardiale Rhythmusstörungen: Sinusbradykardie mit (supra-) ventrikulärer Tachykardie, Extrasystolen, Bigeminus, AV-Blockierung, Kammerflimmern.

Therapie Absetzen des Präparats und Klinikeinweisung zur stationären Überwachung. Bei schweren Intox. Behandlung lebensgefährlicher Arrhythmien vor Eintreffen des Notarztes; Atropin (0,3–0,6 mg i.v.) bei Blockbildern und Bradykardien; Lidocain (50–100 mg i.v. als Bolus) bei ventrikulären Tachykardien, Kammerflimmern; Phenytoin (z.B. Phenhydan® 125 mg i.v.) bei Extrasystolie und AV-Überleitungsstörungen.

H_1-Antihistaminika

(z.B. Diphenhydramin = Inhaltsstoffe frei verkäuflicher Schlafmittel)

Klinik Anticholinerges Sy. mit zentral bedingter Unruhe, Angst, Erregungszuständen, Aggressivität, in schweren Fällen Verwirrung, motorische Unruhe, choreoathetotische Bewegungen, Koma, Krämpfe, Atemdepression, Tachykardien, heiße rote Haut, trockene Schleimhaute. Kinder sind wesentlich empfindlicher als Erw.: Rasche Bewusstlosigkeit mit Krämpfen und kardialen KO möglich.

Therapie Klinikeinweisung; evtl. vor Eintreffen des Notarztes Erw. initial 2 mg Physostigmin (z.B. Anticholium®) langsam i.v.; Antidot Atropin soll aufgezogen bereitliegen. Bei schweren Vergiftungen die Einzeldosis 1–2 × wiederholen, bis der Pat. aufwacht oder NW auftreten. Kinder: Einzeldosis 0,5 mg i.v.

Laugen

Klinik Kolliquationsnekrosen, schwer stillbare Blutungen, Erbrechen von Schleimhautfetzen, Aspirationspneumonie.

Therapie Sofortige Klinikeinweisung. Induziertes Erbrechen ist kontraindiziert. Flüssigkeitszufuhr p.o. wenig sinnvoll, weil Nekrosen unmittelbar nach Ingestion entstehen.

Neuroleptika

Klinik Sedierung, extrapyramidale Störungen, Herzrhythmusstörungen, Blutdruckabfall, Schock.

Therapie Klinikeinweisung; evtl. vor Eintreffen des Notarztes Biperiden (z.B. Akineton®) 5 mg langsam i.v. und Schockbehandlung (☞ 3.4). Kein Adrenalin, da es Blutdruckabfall auslösen kann.

Opiate, z.B. Morphin, Heroin, Methadon

Klinik Miosis, Bewusstseinsstörung, Atemlähmung, Bradykardie, Erbrechen, Blutdruckabfall, Krämpfe, Harnverhalt, Lungenödem.

Therapie Klinikeinweisung; evtl. vor Eintreffen des Notarztes Naloxon (z.B. Narcanti® 0,4–2 mg i.v., ggf. alle 2–3 Min. wiederholen (kurze HWZ!). **Cave:** Vorsichtig dosieren, Pat. soll schläfrig bleiben, weil sonst Erregungszustand und Widerwillen möglich, außerdem akute Entzugssy.

Paracetamol

Klinik Ab 5–15 g bei Erw. nach 6–8 h Leberzellnekrosen, Blutgerinnungsstörungen, hämolytische Anämie, metabol. Azidose. Chron. Vergiftung: Interstitielle Nephritis.

Therapie Klinikeinweisung; evtl. vor Eintreffen des Notarztes Methionin (z.B. Acimethin®) initial 2,5 g p.o. oder Acetylcystein (z.B. Fluimucil®Antidot Injektionslösung Amp. 25 ml à 5 g 150 mg/kg i.v. in 200 ml 5%iger Glukose über 15 Min.

Reinigungsmittel (Detergenzien in Spül- und Waschmittel)

Klinik Lokale Reizerscheinungen an den Schleimhäuten, z.B. Konjunktivitis, Gastroenteritis, oral kaum toxisch, da nur geringe enterale Resorption, jedoch Schaumbildung (Aspirationsgefahr!). Nach Aspiration: Pneumonie, Laryngospasmus bes. bei Kindern. Nach Resorption: Hämolyse, evtl. Nierenversagen.

Therapie Reichlich Wasser trinken lassen, Entschäumer wie Dimeticon (z.B. sab simplex® Suspension; Dos. nach Schwere der Vergiftung, mind. 1 TL). Induziertes Erbrechen ist gefährlich (Aspirationsgefahr!).

Reizgase

Klinik Zunächst lokale Reizerscheinungen an Augen, Nase, Rachen, später nach symptomfreiem Intervall toxisches Lungenödem möglich.

Therapie Klinikeinweisung; vor Eintreffen des Notarztes Haut und Schleimhäute spülen, Intubation, Steroid-Spray (z.B. Auxiloson® DA; 2. Wahl Pulmicort®) 5 Hübe alle 10 Min. zur Lungenödemprophylaxe; auch (☞ 12.6.3)

Salizylate

Klinik Respirat. Alkalose (Tachypnoe), dann metabol. Azidose, Schwindel, Ohrensausen, Erbrechen, Krämpfe, Koma.

Therapie Klinikeinweisung; bis zum Eintreffen des Notarztes evtl. induziertes Erbrechen (☞ 3.5.1).

Säuren

Klinik Lokale Reizwirkungen und Koagulationsnekrosen an Mund, Rachen, Ös. und Magen, Glottisödem; Hämolyse, Hämaturie, Anurie, Azidose.

Therapie Klinikeinweisung; bis zum Eintreffen des Notarztes lokale Spülungen mit Wasser.

Tab. 3.4   Giftinformationszentren

Ort	Telefon	Fax
Berlin Beratungsstelle	030/19240	030/30 68 67 21
Berlin Virchow-Klinikum	030/45053 -555, -565	030/45053 -909
Bonn Uni-Kinderklinik	0228/287 -3211, -3333	0228/287 -3314
Erfurt Gemeinsames GIZ	0361/730730	0361/7307317
Freiburg Uni-Kinderklinik	0761/19240	0761/2704457
Göttingen GIZ Nord	0551/19240 und 383180	0551/3831881
Homburg/Saar Uni-Kinderklinik	06841/19240	06841/1628438
Mainz Med. Uni-Klinik	06131/19240	06131/176605
München Toxikol. Abt. TU	089/19240	089/41402467
Nürnberg Med. Klinik Krhs. Nord	0911/3982451	0911/3982192
Wien Allg. Krankenhaus	(0043) 1/4064343	(0043)1/404004225
Zürich Toxikol. Info-Zentrum	(0041) 1/2515151	(0041) 1/2528833

In Notfällen nur tel. Auskunft!

Die Akutversorgung der häufigsten Notfälle in der Allgemeinarztpraxis wird jeweils in dem Kapitel der speziellen Organerkr. abgehandelt (Notfallkästen).

Chirurgie

4

Thomas Schmid _ Katja Maile

4.1 Grundlegende Techniken

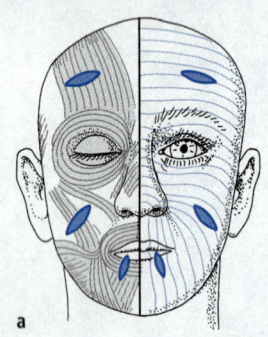

a

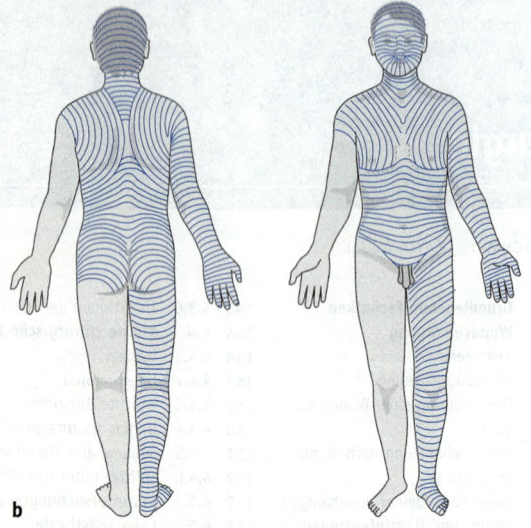

b

Abb. 4.1 Hautspaltlinien

Schnittführung Hautfalten verlaufen i.d.R. senkrecht zur Faserrichtung der darunter liegenden Muskulatur und längs zu den Hautspaltlinien. Schnitte, die in diesen Falten verlaufen, ergeben die unauffälligsten Narben und bewirken gleichzeitig den geringsten Funktionsverlust.

Im Bereich eines Gelenks soll die Schnittführung parallel zur Gelenkbeugefalte verlaufen. **Cave:** erhöhte Kontrakturneigung bei gelenknaher OP.

Wundverschluss

Einfache Einzelknopfnaht: Einfachste Naht bei problemloser Wundrandadaptation oder Situationsnaht

Rückstichnaht nach Donati: Bei ungleich langen Wundrändern oder erhöhter Nahtspannung (Standardnaht)

Intrakutannaht: Kosmetisch bes. gutes Ergebnis, erfordert Übung

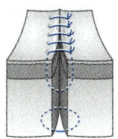 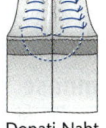 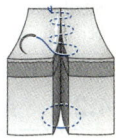

Einzelknopfnaht Donati-Naht Intrakutannaht

Abb. 4.2 Nahttechniken

Verschluss kleiner, glattrandiger, sauberer Wunden mit Steristrip® oder Histoacryl® (Lagerung im Kühlschrank).

Tab. 4.1 Nahtmaterialien	
resorbierbares Fadenmaterial	• Kollagen (Catgut) • Polyglykolsäure (Dexon®, Vicryl®)
nichtresorbierbares Fadenmaterial	• Polyester (Mersilene®, Ethibond®) • Polyamid = Nylon (Ethilon®, Resolon®) • Polypropylen (Prolene®)

Tab. 4.2 Anwendungsbeispiele	
Kopfplatzwunde	2/0 oder 3/0 Resolon®, Prolene®
Gesicht, Finger, Intrakutannaht	4/0 oder 5/0 Resolon®, Prolene®
Subkutannaht, Umstechung eines Gefäßes	3/0 oder 4/0 Vicryl®
Lippe, Zunge, Wangenschleimhaut	4/0 Vicryl rapid®; Catgut eher ungeeignet
Sekundärnaht	2/0 oder 3/0 Resolon®, Prolene®
Naht einer Drainage oder Cystofix	2/0 Mersilene®
proktologische Eingriffe	3/0 oder 4/0 Dexon®, Vicryl®

4.2 Wundversorgung

> **Steriles Instrumentenset für eine Wundversorgung**
> Tupferklemme zum Desinfizieren der Haut, Gefäß für Desinfektionsmittel, Tupfer, Tuch un
> Lochtuch zum Abdecken, chirurgische Pinzette, Nadelhalter, gebogene Schere, Nadeln, Knopf
> kanüle zur Spülung taschenreicher Wunden, Skalpellgriff.
> **Steril anreichen lassen:** Fäden, ggf. atraumatische Nadel-Faden-Kombination, Histoacryl-Kle
> ber®, Steristrip®, Verbandsmaterial: Kompressen, Pflaster u.a.

4.2.1 Anamnese

- Ort und Zeitpunkt der Verletzung (primäre Wundnaht nur innerhalb der ersten 6–8 h
- Unfallhergang, verletzender Gegenstand (Messer, Kreissäge, Bissverletzung (☞ 4.2.5)
- Arbeitsunfall? (Wegeunfall, Schule, Kindergarten, Kinderheim, Kurunfall: D-Arztverfahr
  ☞ 1.4.8)
- Nicht sichtbarer Fremdkörper in der Wunde?
- Tetanusschutz überprüfen (möglichst Impfpass) (☞ 9.2.3)
- Bei Kopfwunden nach Bewusstlosigkeit, Gedächtnislücke, Übelkeit, Erbrechen, Schwin
  fragen, Verhalten beurteilen; ggf. Fremdanamnese erheben: Commotio cerebri (☞ 5.3.2

4.2.2 Wunduntersuchung

Bei Verletzungen von Fingern oder Hand immer Fingerringe, Armreife oder Uhren we
Schwellneigung *sofort* entfernen! Um das Durchtrennen des Schmuckstücks zu vermeid
kann mit einem stärkeren Faden der schon festsitzende Ring nahezu schmerzfrei entfe
werden. Dabei werden beide Enden des Fadens unter Zug nach distal kreisend unter d
Ring rund um den Finger bewegt. Polysept®-Salbe erhöht die Gleitfähigkeit.

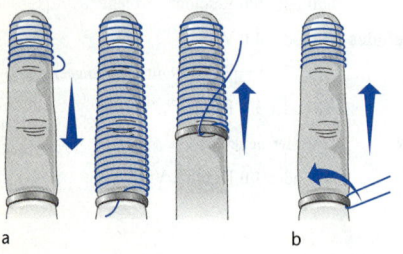

a   b

Abb. 4.3 Zwei Bindfadenmethoden zur Entfernung
eines Rings

Vorgehen
- Ggf. Wundreinigung (Spül
  mit steriler NaCl-Lsg.)
- Desinf. (z.B. Betaisodona®-L
- Wundinspektion auf Ver
  zung von Sehnen, Knoch
  Gefäßen, Nerven oder Bur
  Fremdkörper.
  Cave: Freiliegende Gefäße
  Nerven nicht mit Pinzette c
  Klemmen fassen. Zusätzli
  Verletzungsgefahr
- MDS peripher prüfen
- Gelenkstabilität (patholog. A
  klappbarkeit, z.B. bei Sei
  bandläsion)

Sehnen intakt? (aktive Bewegung in benachbarten Gelenken, z.B. Beugung und Streckung der Finger in End- und Mittelgelenk)

Cave: Genauere Untersuchung bei starken Schmerzen erst nach LA (☞ 4.6) durchführen.

Überweisung zum Chirurgen oder in die Klinik nach Erstversorgung (z.B. mit Schiene oder Druckverband) v.a. bei
- V.a. knöcherne Verletzung, Mitverletzung von Nerven, Sehnen, Bändern oder Bursae
- Arterieller (spritzender) oder starker venöser bzw. diffuser Blutung
- Fremdkörperverletzung mit Infektionszeichen oder fraglichem Restfremdkörper in der Wunde
- Tiefen Wunden mit Verletzung der Faszie
- Infizierten Wunden mit Lymphangitis
- Verletzungen an Hand oder Gesicht
- Arbeitsunfällen, wenn AU von mehr als einem Tag folgt
- Schweren Quetschverletzungen und Verletzungen mit kosmetischen Problemen
- Amputationsverletzung.

Versorgung eines Amputats: Amputat in einen Plastikbeutel legen und den Beutel verschließen. Diesen dann in einen 2. Plastikbeutel mit Eiswürfeln und Wasser geben, den 2. Beutel ebenfalls verschließen und mit dem Pat. einer schnellstmöglichen Versorgung zuführen. Kein direkter Amputat-Eis-Kontakt!

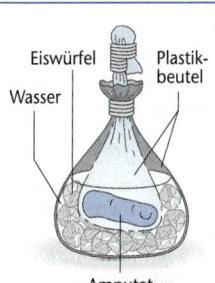

Eiswürfel Plastikbeutel
Wasser
Amputat

Abb. 4.4   Transport eines Amputats

.2.3   Durchführung einer Wundversorgung

el: Keimreduktion und Vermeidung von Sekundärinf.

Tab. 4.3   Wunddesinfizienzien

aut- und unddesinfektion	Oberflächliche Wunddesinfektion (Schürfwunden)	Wundspülung
Kodan®-Lsg.	• Mercuchrom®-Lsg.	• H_2O_2
Dibromol®-Lsg.	• Rivanol®-Lsg.	• Braunol®-Lsg.
Betaisodona®-Lsg.	• Betaisodona®-Lsg.	• Betaisodona®-Lsg.

! Bei Verbandswechsel, Fädenziehen etc. farblose Desinfektionsmittel benutzen (wird vom Pa█ besser akzeptiert), vor Wundversorgung gefärbte Desinfektionsmittel (Kontrolle der vollstän█ digen Desinfektion).

Offene Wundbehandlung

Wundbehandlung ohne Wundnaht, z.B. bei Schürfung, oberflächlicher Hautablederung, alten un█ infizierten Wunden.

Vorgehen

- Oberflächliche Schürfwunden: Reinigung mit Lokaldesinfizienzien, z.B. Kodan®-Tinktur od█ Mercuchrom®, ein Verband ist selten erforderlich. Zurückhaltung mit Mercuchrom® bei se█ großen Flächen (Quecksilberresorption!) und im Gesicht (Tätowierung)!
- Bei tiefen Schürfungen und nicht deckbaren Hautablederungen ist nach Wundreinigu█ (Spülung mit Knopfkanüle) ein Verband mit Fettgaze (z.B. Oleotüll®) und Polyvido█ Jod-Salbe (z.B. Polysept®) erforderlich, tägl. Verbandswechsel
- Infektionsgefährdete Wunden (☞ 4.2.5).

Primäre Wundnaht

Die Wundränder kleiner, oberflächlicher, glatt berandeter Wunden an geeigneten Körperstellen (z.█ Stirn) können v.a. bei Kindern durch starke Pflasterstreifen (z.B. Steristrip®) oder Wundkleber (z.█ Histoacryl®) ohne LA adaptiert werden.

Indikation Alle Wunden, für die keine KI vorliegen (s.u.).

Kontraindikationen Für die primäre Wundnaht:
- Alte Wunden (6–8 h, max. 12 h überschritten; s.u.)
- Wunden mit Infektionszeichen (☞ 4.3.1)
- Bisswunden (☞ 4.2.5)
- Wunden von Fleischermessern oder ähnlich potenziell kontaminierten Instrumenten
- Überweisungspflichtige Wunden (☞ 4.3).

Lagerung Liegender Pat., Wunde gut zugänglich.

Sedierung Wegen der Übertragung der Erregung, z.B. von der Mutter auf das Kind, sind Kind█ – auch Kleinkinder – oft *ohne* Eltern leichter zu versorgen, wenn z.B. eine AH vor der eigentlich█ Wundversorgung das Vertrauen des Kindes gewinnt. Einfühlsames Verhalten des Arztes ist V█ aussetzung für eine gelungene Wundversorgung. Sonst kann die Gabe einer Chloralhydrat-R█ tiole® (Wirkungseintritt nach ca. 5 Min.), erforderlich werden. **NW:** Müdigkeit, Schleimhautr█ zung. **Dos.:** Sgl. 0,5–1, Kleinkinder 1–2 und Schulkinder 2–3 Rectiolen.

Hautdesinfektion

- Am behaarten Kopf oder z.B. stark behaarten Arm Rasur eines ca. 1 cm breiten Saumes. **Ca█** Keine Rasur der Augenbrauen! (wachsen evtl. nicht nach)
- Dreimalige Desinf. z.B. mit gefärbtem Kodan®, bei bekannter Allergie gegen dieses Desinf█ tionsmittel kann auch Betaisodona®-Lösung verwendet werden
- Bei Desinf. in Wundnähe und an Schleimhäuten z.B. Braunol® verwenden (brennt kaur█

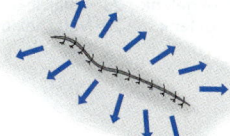

Aseptische Wunde:
Von innen nach außen
reinigen oder desinfizieren

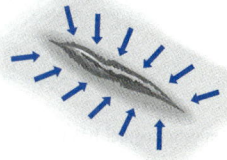

Septische Wunde:
Von außen nach innen
reinigen

ob. 4.5 Wundreinigung bei aseptischen und septischen Wunden

okalanästhesie I.d.R. Infiltration (☞ 4.6.3).

orbereitung Instrumente (Nadelhalter, Skalpellgriff, Skalpellklinge, Nahtschere, chirurgische nzette), Abdecktücher, Nahtmaterial auf kleinem Instrumententisch bereitlegen. uf gute Beleuchtung achten.

- Ohne Helfer: Steriles Tuch ausbreiten, Instrumente und Material steril auf Tuch fallen lassen, Handschuhe anziehen, Material ordnen, Pat. abdecken
- Mit Helfer: Handschuhe anziehen, steriles Tuch anreichen lassen, Instrumente und Material steril anreichen lassen und auf Tuch ablegen, Pat. abdecken.

urchführung

- Untersuchung in Anästhesie nach Fremdkörpern, Taschenbildung, Sehnen-, Knochen-, Bursabeteiligung, Gefäßverletzung
- Devitalisiertes Gewebe abtragen (bei Riss-Quetschwunden)
- Ggf. Friedrich-Wundexzision mit Skalpell (☞ Abb. 4.6); **Cave:** Nicht an Fingern und im Gesicht. Ziel: Glatte Wundränder, frisches, gesundes Gewebe an allen Wundflächen.
- Wunde mit 0,9% NaCl spülen
- Möglichkeit der Versorgung mit Histoacryl® oder Steristrip® prüfen
- Möglichst spannungsfreie primäre Wundrandadaptation (☞ 4.1, Abb. 4.2) mit nichtresorbierbarem Fadenmaterial (☞ 4.1).

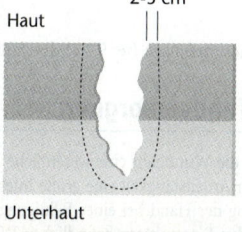

Haut

2–3 cm

Unterhaut

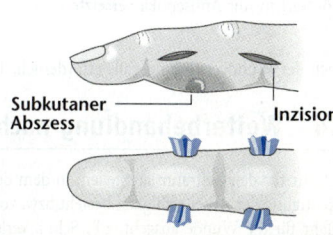

Subkutaner
Abszess

Inzision

b. 4.6 Friedrich-Wundexzision (li). Inzision bei subkutanem Fingerabszess (re)

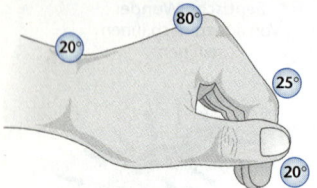

Handgelenk	20° Dorsalextension
Grundgelenk	20° Volarflexion
Mittelgelenk	25° Volarflexion
Endgelenk	20° Volarflexion

Abb. 4.7 Ruhigstellung der Hand

Sekundäre Wundnaht

Indikation Alte Wunden (> 8 h). Nach offener Wundbehandlung ist nach 5–7 d eine sekundä Wundnaht zur Verkürzung der Wundheilungszeit möglich.

Voraussetzungen

- Wunde von gut durchblutetem Granulationsgewebe ausgekleidet
- Keine Infektionszeichen (Rötung, Schwellung, Überwärmung, „Pochen").

Vorgehen Wundausschneidung (☞ Abb. 4.6), Nahtabstand größer als bei primärer Na Einzelknopfnaht ohne Rückstich.

Wundverband und Verbandswechsel

Obligat sind sterile Abdeckung und deren Fixierung. Schonung. Bei Handinf. (infizierte Wunde, F naritium u.Ä.; ☞ 4.3.6) oder in Gelenknähe zusätzlich Ruhigstellung in der sog. Plateau-Stellu (☞ Abb. 4.7), z.B. mit Aluschiene.

Salbenverband Auf sterile Kompresse einen Salbenstrang aufbringen, ohne die Kompresse r der Tube zu berühren. Geeignete Salbe: Z.B. Polysept®-Salbe. **Cave:** Bei Jodüberempfindlichk keine PVJ-haltigen Salben. Alternativ z.B. Flammazine®- oder Rivanol®-Salbe. Generell keine I kalantibiotika! Salbenkompresse auf Wunde auflegen, Salbe durch leichte Bewegungen etwas v teilen, Kompresse anwickeln.

Salbengazeverband Bei nur oberflächlichen Wunden alternativ zum Salbenverband geeign Reine Fettgaze (z.B. Oleotüll®) verhindert Ankleben des Verbandes (z.B. bei Schürfungen), ar infektiös wirken mit Antiseptika versetzte Gazen (z.B. Sofra-Tüll®, Branolind®).

! Nach der Wundversorgung, falls erforderlich, Tetanusimpfungen (☞ 9.2.3) durchführe

4.2.4 Weiterbehandlung nach Wundversorgung

! AU nur für den Zeitraum ausstellen, in dem durch die Wundnaht eine wesentliche Bee trächtigung der Arbeitsfähigkeit besteht bzw. von der Arbeitstätigkeit eine große Infektio gefahr für die Wunde ausgeht, z.B. Schnittverletzung der Hand bei einer Reinigungskr Häufig ist keine AU erforderlich, v.a. bei nicht an den Extremitäten befindlichen Wun (z.B. kleine Schnittverletzung an der Stirn).

leitungen für den Patienten

Bei guter Wundrandadaptation und sauberer Wunde kann Duschen (nicht Baden!) ab 4. Tag
erlaubt werden, bei Kopfplatzwunden ab 2. Tag. Sonst kein Wasser an die Naht kommen
lassen, solange die Fäden liegen

Bei Verletzungen an den Extremitäten, bes. streckseitig, in den ersten Tagen wenig Bewegungen mit verletztem Körperteil durchführen. Eine Ruhigstellung ist nur in seltenen Fällen erforderlich.

undkontrolle Am 2. und 7. Tag sowie zum Fädenziehen (s.u.). Pat. ausdrücklich darauf auferksam machen: Bei Rötung, Schwellung, Überwärmung, Pochen und Fieber sofortige Wiederrstellung.

i Wundinf. Fäden vorzeitig ziehen (s.u.) und offene Wundbehandlung (☞ 4.2.3).

Lösen eines fest haftenden Verbandes:
5 Min. vor Verbandswechsel Kompresse über wasserdichter Unterlage mit steriler NaCl-Lsg.
übergießen, bis sie triefend nass ist und einweichen lassen.

denziehen

nweise im Arztbrief des zurücküberweisenden FA/der Klinik beachten.

austregeln zum Fädenziehen
Rumpf: Nach 10–14 d
Extremitäten: Nach 8–10 d, streckseitig 10–12 d
Kopf und Gesicht: Nach 7–10 d
Kinder: Nach 5–7 d.

terial Farbloses Desinfektionsmittel (z.B. Kodan®), sterile anatomische Pinzette, sterile
ere/Skalpell, steriler Tupfer, ggf. Pflaster.

chnik

Einzelknopfnaht: Desinf., Knoten durch Ziehen an einem Fadenende anheben, einen Faden
unter dem Knoten durchtrennen, Faden herausziehen

Intrakutannaht: Desinf., ein Ende der Naht hochziehen und durchtrennen. Den Faden am
anderen Ende mit einer Pinzette fassen und durch vorsichtiges tangentiales Ziehen entfernen.
Evtl. Faden mit einer Klemme fassen und langsam aufwickeln.

Faden vollständig entfernen. Ein in der Narbe zurückgebliebener Rest kann zu Inf. oder Bildung eines Fadengranuloms führen.

2.5 Versorgung kleiner Verletzungen

pfplatzwunden

gnostik I.d.R. Inspektion. Zusatzverletzungen ausschließen: Druckschmerz, Stufenbildung
Kalotte oder über Jochbogen bzw. Nasenbein (Fraktur?). Orientierender Neurostatus (Comtio cerebri?), HWS frei beweglich (Distorsion, Fraktur?), Untersuchung von Mundhöhle,

Augen, Gehörgang, Trommelfell und des N. facialis (☞ 20.2.6), Tetanusschutz überprüf (☞ 9.2.3). Rö. nur bei wirklichem Frakturverdacht oder erheblicher Gewalteinwirkung. Cav Bes. strenge Rö.-Ind. bei Kindern!

Therapie Durchgreifende, alle Schichten fassende Wundnaht i.d.R. mit Polypropylen atraum tisch 3/0 (Blutstillung), Sprühverband (z.B. Nobecutan-Spray®).

Gelockerter oder luxierter Zahn

- Bei gelockerten Zähnen keine Manipulationen (Gefahr der Luxation), Kompresse auf die I troffene Zahnreihe legen und Pat. zubeißen lassen
- Bei luxierten Zähnen, die noch an Weichteilen hängen, Repositionsversuch, Weiterbehan lung wie bei gelockertem Zahn
- Vollständig luxierte Zähne (auch bei Verschmutzung) mit isotoner Lösung (Ringer-Lakt NaCl) spülen und asservieren. **Cave:** Zahn nicht an der Wurzel fassen!
- Facharztüberweisung an Zahnarzt bei jedem Zahnschaden
- Facharztüberweisung an Chirurgen oder Kieferchirurgen bei Verletzungen im Gesichtsk reich, die über eine oberflächliche Hautverletzung hinausgehen, z.B. bei V.a. Fraktur
- Facharztüberweisung an Augenarzt bei V.a. Augenverletzung, an HNO bei V.a. Nasenbe fraktur (☞ 22.5.6).

Insektenstich

Klinik Rötung, Schwellung, Juckreiz, zentrale Einstichstelle; bei Allergikern evtl. übermäß Lokalreaktion, Atemnot und Schockzeichen (☞ 3.4).

Diagnostik Verursachendes Insekt (z.B. Biene, Wespe, Hornisse) und allergische Reaktioner der Vorgeschichte erfragen. Auf Kreislaufreaktion achten!

Therapie

- Nach Bienenstich Desinf. und Stachelextraktion mit Pinzette (**cave:** anhängende Giftdr nicht ausdrücken!)
- Bei jedem Stich: Hautkühlung, Antihistamingel (möglichst zuvor im Kühlschrank gelag z.B. Tavegil®-Gel)
- Übermäßige Lokalreaktion (Schwellung über zwei benachbarte Gelenke): Antihistamir oral, z.B. Loratadin (z.B. Loratadin AL 10 mg 1 × 1 Tbl. tägl.)
- Pat. über mögliche Spätreaktion aufklären und zur Wiedervorstellung auffordern. Tetan schutz überprüfen (☞ 9.2.3).

Komplikationen und ihre Therapie

- Allergische Reaktion (Ödem, Übelkeit, Erbrechen, Blutdruckabfall): Clemastin (z.B. Taveg 2–4 mg i.v., Prednisolon (z.B. Solu-Decortin H®) bis 250 mg i.v.; ggf. Klinikeinweisung
- Anaphylaktischer Schock: (☞ 3.4.3)
- Sekundärinf.: Rivanolumschläge (☞ 4.2.3) oder Polyvidon-Jod-Salbenverband (z.B. Po sept®), Ruhigstellung
- Bei phlegmonöser Entzündung Antibiose für 7 d mit Amoxicillin 3 × 1000 mg tägl. o Ofloxacin (z.B. Oflohexal®) 2 × 1 Tbl. à 200 mg tägl.

...ckenbiss (☞ 9.3.3, ☞ 9.4.7)

...inik Meist reizlos in der Hautoberfläche sitzende Zecke, häufig Teilentfernung durch Pat. oder ...gehörige, selten Schmerz und lokale Wundinf.

...erapie Entfernung der Zecke in toto: Mit feiner anatomischer Pinzette möglichst hautnah ...sen und gegen den Uhrzeigersinn unter leichtem Zug herausdrehen, Desinf., Pflasterverband. ...anusschutz überprüfen (☞ 9.2.3). Wundkontrolle bei lokalen Beschwerden erforderlich. Pat. ... Wiedervorstellung bei KO (Schwellung, Inf., Erythem, Arthritis) auffordern.

...mplikationen

Wundinf.: Rivanolumschläge (☞ 4.2.3) oder Polyvidon-Jod-Salbenverband (z.B. Polysept®), Ruhigstellung

Bei phlegmonöser Entzündung Antibiose für 7 d mit Amoxicillin 3 × 1000 mg tägl. oder Ofloxacin (z.B. Oflohexal®) 2 × 1 Tbl. à 200 mg tägl.

Borreliose: Erstsymptom ist das Erythema chronicum migrans. An der Bissstelle entsteht erhabene Rötung, die sich ringförmig in die Umgebung ausbreitet. Durch Abblassen des Zentrums entsteht die charakteristische Ringform, zusätzlich Missempfindungen im Bereich des Erythems, Fieber, Krankheitsgefühl, Lymphadenitis, Meningitis. Latenz bis zu 5 Mon. **Ther.:** ☞ 9.3.3

FSME: Prophylaktische und postexpositionelle Immunisierung (☞ 9.2.3), Klinik und Ther. ☞ 9.4.7.

Im Frühjahr die aktuelle Situation z.B. beim Impfstoffhersteller (☞ 9.2.3) oder einem nahe gelegenen virologischen Institut erfragen. Häufige Anfragen von Eltern, v.a. im Wochenenddienst, bezüglich der postexpositionellen Immunisierung. Sinnvoll nur in Endemiegebieten!

...ktusstacheln

...ltiple, v.a. sehr feine Kakteenstacheln können an unbehaarter Haut schmerzfrei entfernt wer..., indem man Haushaltskleber, z.B. Uhu®, auf den befallenen Stellen antrocknen lässt und mit ... „eingeklebten" Stacheln wieder entfernt.

...gelhaken

...derhaken nicht aufsuchen oder zurückziehen, sondern drehend nach vorn weiterschieben. Hat ... Haken die Haut zum 2. Mal durchstochen, Haken fassen und am Ansatz abkneifen.

...ssverletzung

...fe Gewebsquetschungen bei geringfügigen Hautverletzungen bilden den Boden für Wundinf.

...erapie

Kein primärer Wundverschluss (Mischinf.). Bei zuverlässigen Pat. kann eine Adaptation der Wundränder nach Wundexzision (☞ 4.2.3, Abb. 4.6) und gründlicher Spülung durchgeführt werden. Einfache Einzelknopfnaht. Tägliche Wundkontrollen!

Ausschluss von Begleitverletzungen, Wundspülung (☞ 4.2.3)

Polyvidon-Salbenverband (z.B. Polysept®), engmaschige Wundkontrollen

Tetanusschutz überprüfen (☞ 9.2.3) und kompromisslose Simultanprophylaxe bei fehlendem Impfausweis.

Cave: Bei einem Haustier Tollwutimpfstatus des Tieres klären, evtl. Amtstierarzt einschalten. jedem Tollwutverdacht (Biss eines Wild- oder auffälligen Haustieres) Tollwutimmunisierung ginnen (☞ 9.2.3).

Facharztüberweisung an Chirurgen bei Unsicherheit über Wundverschluss und bei entstellend Wunden, ggf. sofort handchir. oder plastisch-chir. Versorgung einleiten.

Metzgerverletzung

Therapie

- Bei Verletzungen durch Instrumente, die mit Fleisch- und Wurstwaren in Kontakt war keinen primären Wundverschluss durchführen (Rotlauf-Gefahr)
- Ausschluss von Begleitverletzungen, Wundspülung, Polyvidon-Salbenverband (z.B. Pc sept®), engmaschige Wundkontrollen
- Tetanusschutz überprüfen (☞ 9.2.3)
- Facharztüberweisung zum Chirurgen bei entstellenden Wunden oder zum D-Arzt bei Arbe unfällen (☞ 1.4.8), wenn AU länger als 1 d.

Kleine Verbrennungen und Verbrühungen

Klinik Rötung, Schwellung, Schmerz, Blasen, Nekrosen.

Erstmaßnahmen

- Initial Kühlung mit reichlich fließendem Leitungswasser (**Cave:** Unterkühlung)
- Bei Inhalationstrauma z.B. Auxiloson®-Dosier-Aerosol und Klinikeinweisung, s. Not kasten (☞ 12.1.1).

Weitere Therapie

- Wundreinigung mit Oleotüll® (kleine Blasen und Nekrosen können belassen werden, sola sie trocken und blande sind)
- Flammazine®-Verband bei Verbrennungen im Gesicht, an Gelenken und bei Kindern (Fla mazine® am besten aus dem Kühlschrank). Bei anderen Lokalisationen Oleotüll®, Polyvid Jod-Salbenverband (z.B. Polysept®)
- Tägliche Verbandswechsel
- Tetanusschutz überprüfen (☞ 9.2.3).

Klinikeinweisung in Chirurgie bei Verbrennungen > 15% der Körperoberfläche bei Erw., > 5– bei Kindern und bei Inhalationstrauma (s.a. ☞ 12.1.1). Volumenersatz und Analgesie schon Transport.

Kleine Erfrierungen

Klinik Gefäßspasmus mit kalter, weißer Haut. Charakteristisch ist der Gefäßschaden mit Du blutungsstörungen der Akren. Ggf. Unterkühlung der Gesamtperson ausschließen.

Therapie Langsames Erwärmen im Wasserbad, steriler Verband, ggf. Wundreinigung Oleotüll®, Polyvidon-Jod-Salbenverband (z.B. Polysept®), tägl. Verbandswechsel. Tetanussc überprüfen (☞ 9.2.3). Facharztüberweisung/Klinikeinweisung bei Erfrierungen 3. Grades (Amputationsindikation). Trockene Demarkierung möglich.

Einweisung in Klinikeinweisung bei V.a. Unterkühlung und großflächiger Erfrierung (> 15% Körperoberfläche).

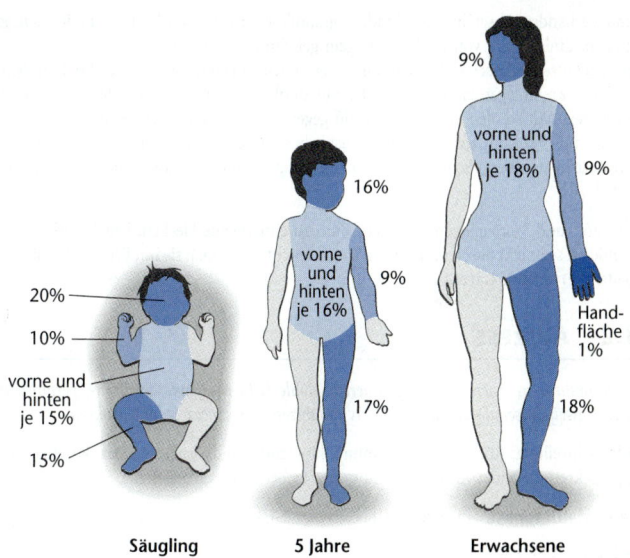

b. 4.8 Ausmaß von Verbrennungen

.3   Wund- und Hautinfektionen

.3.1   Wundinfektion

iologie Große, verschmutzte Wunde; großer Weichteilschaden durch Kontusion; Fremdkör- in der Wunde; schlechte Durchblutung (pAVK, Diab. mell., schlechte Nahttechnik); schlech- AZ.

inik Rötung, Schwellung, Schmerz, Überwärmung, (eitrige) Sekretion, Fieber.

agnostik Klinisch. Erregernachweis normalerweise nicht erforderlich.

erapie
Rivanol-Umschläge (Rivanol-Salbe oder Rivanol-Tbl. 1 g zum Auflösen in 1 l Wasser), tägl. Verbandswechsel
Bei oberflächlichem Wundinf. Mercuchrom®-Pinselung und Oleotüll®-Schutzverband
Bei liegender Hautnaht: Einzelne Fäden (z.B. jeden zweiten) entfernen, Wundspreizung, of- fene Wundbehandlung mit Polyvidon-Jod-Salbenverband (z.B. Polysept®, s.a. ☞ 4.2.4). Kompressenzipfel, Jodoform®-Gaze oder Drainage in Wunde einlegen und tägl. Drainage-

und Verbandswechsel, bis die Wunde zugranuliert ist; antibiotische Ther. i.d.R. nicht erfo derlich, Einlagerung von Leukase®-Kegeln gelegentlich hilfreich

- Drainagestreifen lassen sich leicht durch Zerschneiden von sterilen Latex-Handschuhen he stellen. Vor Einlegen Handschuhpuder mit steriler NaCl-Lösung oder feuchter Kompres entfernen. Mit sterilen Sicherheitsnadeln gegen „Verschwinden" sichern!
- Facharztüberweisung an Chirurgie bei ausbleibender Besserung, tiefer Wundhöhle, septisch Symtomen (Fieber, Schüttelfrost), Lymphangitis, phlegmonöser Infektionsausbreitu (☞ 4.3.4).

! Rivanol® und Mercuchrom® machen kaum zu entfernende Flecken. Feuchte Rivanol®-Ve bände nässen nicht durch und bleiben länger feucht, wenn man sie mit Frischhaltefolie (Hau haltsrolle) sichert. **Cave:** Feuchte Kammer.

4.3.2 Abszess

Eiteransammlung in einer nicht präformierten Höhle (z.B. Mamma-, Spritzen-, periproktitisch Abszess, Schweißdrüsenabszess der Axilla, Wundabszess). Err. meist Staphylokokken.

Klinik Schwellung, Rötung, Überwärmung, klopfender und Druckschmerz, Fluktuation, e (eitrige) Sekretion, selten Allgemeinsymptome (Fieber, Abgeschlagenheit).

Differenzialdiagnose Infiziertes Atherom (☞ 4.4.3).

Diagnostik Klinisch.

Therapie
- Großzügige Spaltung, auch schon vor Einschmelzung (s. Kasten).
- Offene Wundbehandlung mit Polyvidon-Jod-Salbenverband (z.B. Polysept®). Bei gro Abszesshöhle Jodoform®-Gaze oder Laschendrainage einlegen
- Tägl. Wundspülung und Verbandswechsel
- Ruhigstellung, wenn in Gelenknähe gelegen
- Meist keine Antibiose nötig („Lokale Inf. werden lokal behandelt")
- Facharztüberweisung zum Chirurgen bei Allgemeinsymptomen (Fieber, Schüttelfrost, Lym adenitis, Lymphangitis), Abszessen im Gesichts- und Halsbereich sowie über Gelenken.

Komplikationen Sepsis (☞ 3.4), Tetanus auch hier möglich (☞ 9.2.3).

Instrumentenset für eine Abszessspaltung
Tupfer, Tuch und Lochtuch zum Abdecken, chirurgische Pinzette, Skalpell, scharfer Löffe Knopfkanüle, Einmalspritze, Latexhandschuhe.

Technik der Abszessspaltung
- Hautdesinf. (☞ 2.1.1)
- Leitungsanästhesie
- Oberflächenanästhesie mit Chloräthyl-Spray (Infiltrationsanästhesie abszessnah kontr indiziert)

Forts.

Spaltung:
– Kleiner Abszess (Durchmesser bis 1 cm): Stichinzision mit Skalpell (Klinge Nr. 11, tief genug)
– Größerer Abszess: Über max. Fluktuation kreuzförmig einschneiden und die zentralen Spitzen kappen, sodass im Zentrum eine Öffnung entsteht. Alternativ: Inzision und Gegeninzision
– Länglicher und großer Abszess: Stichinzision am Abszessrand und Gegeninzision am gegenüberliegenden Rand. Gummilasche durch Inzision einführen und durch Gegeninzision ausleiten

Abszesshöhle säubern: Mit Knopfkanüle und NaCl 0,9% spülen. Gründlich mit scharfem Löffel ausräumen (Kürettage). Abschließend nochmals spülen. **Cave:** Bei größeren Abszessen vor der ersten Spülung Wundabstrich zur Err.- ggf. Resistenzbestimmung.

Bei Furunkel, Abszess oder Phlegmone im Gesicht, v.a. an Oberlippe, Nase, Stirn, Oberkiefer, besteht die Gefahr der Keimverschleppung über die V. angularis in den Sinus cavernosus mit septischer Sinus-cavernosus-Thrombose, Letalität bis 50%!
Cave: Keine Manipulation am Abszess (z.B. Ausdrücken), Klinikeinweisung zur i.v. Antibiose; Sprechverbot, Kauverbot, flüssige Kost über Strohhalm.

3.3   Follikulitis, Furunkel, Karbunkel

inik

Follikulitis: Entzündung eines Haarfollikels, spitzkugelige, gelblich-grüne, linsengroße Papulopustel. Prädilektionsstellen: Bart, Rücken, Oberschenkelinnenseite, Gesäß
Furunkel: Akut eitrige Entzündung eines Haarbalgs und/oder seiner Talgdrüse. Schmerzhafter bis walnussgroßer Knoten mit zentralem Elterpfropf, Überwärmung, Fluktuation Prädilektionsstellen: Nacken, Gesäß, Oberschenkelinnenseiten, Oberlippe
Karbunkel: mehrere konfluierende Furunkel (s.o.), Prädilektionsstellen: Nacken und Rücken.

Diab. mell., chron. Inf. und Leukämie (☞ 19.4), ggf. AIDS (☞ 9.9) ausschließen, bes. bei Auftreten mehrerer Furunkel bzw. bei häufigen Rezidiven („Furunkulose").

agnostik   Klinisch. Bei massivem Befund BSG und Leukos erhöht.

erapie

Follikulitis: Antiseptisch; sorgfältige Körperhygiene, desinfizierende Bäder (z.B. Chinosol®) oder Lösungen (Ichthoseptal®)
Furunkel (noch nicht fluktuierend):
Ammoniumbituminosulfonat-Salbenverband (z.B. Schwarze Salbe® Lichtenstein 20%, Ichtholan® 10%/20%)
Verbandswechsel jeden 2. d bis zum Abtrocknen
Furunkel (deutlich fluktuierend):
Inzision (☞ 4.3.2) und PVJ-Salbenverband (z.B. Polysept®)
Kompressenzipfel, Jodoform® Gaze oder Drainage in Wunde einlegen, ggf. Leukase®-Kegel einlegen, tägl. Verbandswechsel

– Ggf. Einstellung eines Diab. mell. (☞ 17.1)
– Antibiose i.d.R. nicht erforderlich
• Karbunkel: Klinikeinweisung in Chirurgie, wenn Narkosemöglichkeit fehlt.

Komplikationen Lymphangitis, -adenitis.

4.3.4   Phlegmone

Flächenhaft fortschreitende, eitrige Entzündung des Bindegewebes (subkutan, intramuskulär oder su
faszial). Err. sind meist Streptok., aber auch Staphylokokken oder Mischflora. Oft dienen Bagatellv
letzungen als Eintrittspforte.

Klinik Unscharf begrenzte Rötung, Schwellung, Überwärmung, Schmerz, seltener Fieber,
Erysipel immer, verbunden mit schwerem Krankheitsgefühl, Lymphangitis („Blutvergiftung
Lymphadenitis, Phlebitis.

Therapie
• Ruhigstellung, Hochlagerung, Rivanol-Umschläge (☞ 4.3.1)
• Antibiose mit Penicillin 3 × 1,5 Mega tägl. (z.B. Megacillin®)
• Facharztüberweisung zum Chirurgen zur Spaltung, wenn kons. Ther. unzureichend
• Klinikeinweisung in Chirurgie bei reduziertem AZ (Fieber, Schüttelfrost) und bei Hand- o
  Gesichtsphlegmone zur i.v. Antibiose
• Tetanusschutz überprüfen! (☞ 9.2.3).

4.3.5   Gasbrand

Schwere Wundinf. mit hochgradiger Toxämie, ausgedehntem lokalen Ödem und Blasenbildung. E
Clostridium perfringens, IKZ: Mehrere Stunden bis 3 d. Vorwiegend tiefe, verzweigte, gequetsc
Wunden betroffen. Absolute Einweisungsindikation.

Klinik
• Stark schmerzende Wunde, deutliches Ödem, Knistern im Wundbereich bei Palpation, gr
  braune Hautverfärbung, fleischwasserfarbene Sekretion, Fäulnisgeruch
• Lymphadenitis
• Akut septisches Bild mit stark reduziertem AZ, Puls erhöht, RR erniedrigt, Ikterus, Anä
  und starker Unruhe
• Schon vor Transport Volumenersatz und Schmerzbehandlung.

Komplikationen Schock, ANV.

Therapie Sofortige Klinikeinweisung in Chirurgie mit Notarzt, tel. Anmeldung in der Kli
Dort breite Eröffnung, Nekrektomie bis ins Gesunde und i.v. Antibiose.

Prognose Letalität 40–60%! Alles hängt von der frühzeitigen Diagnose ab!

.3.6 Infektionen der Hand

aronychie

trige Entzündung des Nagelfalzes oder Nagelwalls mit paraungualer Ausbreitung. Meist Sekundär-
f. nach Bagatellverletzungen (z.B. bei Maniküre). Err.: Staphylokokken, Streptok., E. coli oder Pro-
us, evtl. Candida albicans.

inik Schmerz, bes. auf Druck, Rötung, Schwellung, Überwärmung, keine Einschmelzung.

agnostik Klinisch.

anaritium

r. und Eintrittspforte wie bei Paronychie. Eitrige Fingerentzündung unterschiedlicher Tiefe
Abb. 4.9). Cave: Ausbreitung entlang der Sehnen bis in die Hohlhand (→ Hohlhandphlegmone).
rmen (☞ Abb. 4.9):
  Oberflächlich: Subungual, kutan, subkutan, Kragenknopfpanaritium
  Tief: Sehnen-, Knochen-, Gelenkbeteiligung, Hohlhandphlegmone.

inik Pulsierender Schmerz, Rötung, Schwellung, Überwärmung, Einschmelzung, schmerz-
fte Bewegungseinschränkung der Finger oder der Hand, evtl. starker Druckschmerz im Verlauf
r Sehnen oder in der Hohlhand.

agnostik BSG und Leukos erhöht, Rö zum Ausschluss einer Knochenbeteiligung.

nservative Therapie Nur in eindeutig unkomplizierten Fällen (beginnendes Panaritium
ne tastbare Einschmelzung):
  Rivanol Umschläge, Handbäder (Betaisodona®, Kamille) 1 × tägl.
  Ruhigstellung mit Alufingerschiene, evtl. provisorisch mit Mundspatel oder Unterarmfingergipsschiene.

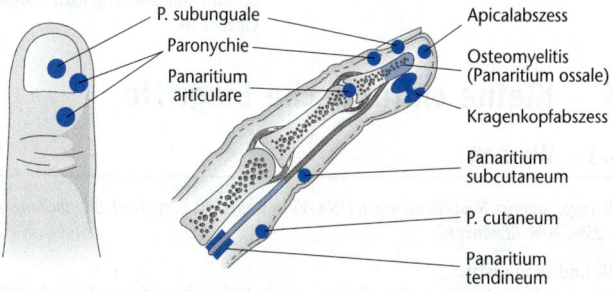

P. subunguale
Paronychie
Panaritium
articulare

Apicalabszess
Osteomyelitis
(Panaritium ossale)
Kragenkopfabszess
Panaritium
subcutaneum
P. cutaneum
Panaritium
tendineum

b. 4.9 Fingerinfektionen

Chirurgische Therapie

- Paronychie: Abschieben und Inzision des Nagelwalls (☞ Abb. 4.10) mit Einlage einer Gummilasche, ggf. partielle Nagelresektion (☞ 4.4.4)
- Panaritium: I.d.R. Facharztüberweisung; **Ind.:**
- Im Zweifelsfall immer bei fehlender Erfahrung
- Keine eindeutige Besserung nach 3 d kons. Ther.

Keine undifferenzierte antibiotische Anbehandlung!
Sofortige Facharztüberweisung an Chirurgie/Handchirurgie, wenn

- V.a. Sehnenbeteiligung, Hohlhandphlegmone: Streckschmerz und Schonhaltung der Finger, symmetrische Schwellung eines ganzen Fingers und Handrückenödem, heftiger Druckschmerz und/oder Rötung im Verlauf der Sehnenscheiden der Hohlhand
- V.a. Osteomyelitis: Ruheschmerz und Rötung, Schwellung, Überwärmung trotz Ruhigstellung
- V.a. Gelenkbeteiligung: Gelenkschwellung, Schmerz bei Zug > Stauchung.

Schwielenabszess

Inf. durch Rhagaden unter Schwielen im Mittelhand- oder Fußbereich; oft bei Bauarbeitern.

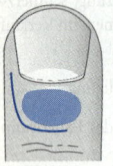 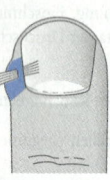 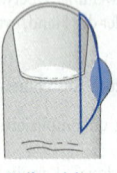

Nagelrand-inzision **Gummilasche** **Keilexzision**

Abb. 4.10 Inzision bei Paronychie

Klinik
- Schmerz, Schwellung unter der inzierten Schwiele
- Schwellung, Rötung der Interdigitalfalte
- Handrücken-, Fußrückenödem
- Abspreizung der benachbarten Finger/Zehen.

Therapie Facharztüberweisung an Chirurgen zur operativen Ausräumung. Postoperativ Ruhigstellung nach Vorgabe des Operateurs.

4.4 Kleine chirurgische Eingriffe

4.4.1 Warzen

Sehr häufige, gutartige Neubildung, durch DNA-Viren verursacht, ansteckend. Selbstheilungstendenz in ca. 25%, hohe Rezidivrate.

Klinik und Diagnostik

- Verruca vulgaris: V.a. im Kindes- bis frühen Erwachsenenalter auftretende runde, halbkugelige, evtl. papillomatöse Knötchen. Oberfläche rau, trocken und evtl. rissig. Häufig punktförmige Einblutungen, rasenartige Vermehrung möglich. **DD:** ☞ 25.10

Verruca plantaris: Verruca vulgaris der Fußsohle. Meist an druckbelasteten Zonen befindliche endophytisch wachsende rundliche Verhärtung. Glatte Oberfläche durch Verlust der Papillarleisten (☞ Abb. 4.11). Druckschmerzhaft. Zentral oft schwarze Punkte durch Einblutung. **DD:** Klavus (Papillarleisten vorhanden).

onservative Therapie

ehandlung mit verschiedenen Lösungen

Monochloressigsäure (gesättigte Lösung): Die oberste Hornschicht der Warze mit einem angespitzten Holzstäbchen (z.B. Zahnstocher) durchstoßen. Monochloressigsäure aufbringen, bis die Warze nichts mehr aufnimmt. Pflasterverband. Nach der Anwendung kann es für 5 d zu einer Hautrötung kommen, Abheilung der Warze in ca. 8 d. Prozedur ggf. wiederholen

Salizylsäure oder 5-Fluorouracil: Salben oder Lösungen, z.B. Salizylvaseline 3% oder Verru-

mal®-Lsg.: Tägliche Pinselung der Warzen bis zum Abheilen, ohne dass Lösung auf die umgebende Haut kommt. **Cave:** Verrumal® gehört nicht in Kinderhand!

Salizylsäurepflaster (z.B. Guttaplast®): **Ind.:** (multiple) Plantarwarzen. Pflaster für 2–3 d belassen, danach lässt sich die mazerierte Haut zusammen mit den Warzen nach einem Fußbad mit dem scharfen Löffel ablösen. **Cave:** Pflaster soll nur die Warze bedecken, Gefahr einer großflächigen Mazeration bei unsachgemäßem Vorgehen! Gesunde Haut mit Vaseline abdecken.

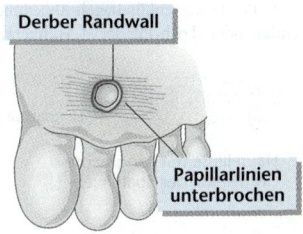

Abb. 4.11 Plantarwarze

Einfache Methode um festzustellen, ob die Warze abgeheilt ist: Den Pat. die umgebende Haut zusammendrücken lassen, bei Schmerzlosigkeit ist die Warze abgeheilt, bei Schmerzhaftigkeit noch nicht.

Keine ätzende Lösung oder Salbe auf gesunde Haut kommen lassen. Saugfähiges Papier zum Aufsaugen von Flüssigkeit bereithalten, die auf die umgebende Haut gelaufen ist.

ggestive Beeinflussung Betupfen mit einer Farbstofflösung kann zum Verschwinden eines nifikanten Anteils der Warzen führen.

uterisation einer Warze

dikation Bei einzelnen oder mehreren kleinen Warzen.

rgehen Nach Infiltrationsanästhesie (☞ 4.6.3) der Warzenbasis mit dem erhitzten Elektro- uter die Warze unter Schonung des umgebenden Gewebes vollständig abtragen. Alternativ ochfrequenzkoagulation.

chbehandlung/Verlauf Sterilen Verband anlegen und zunächst tägl. erneuern. Schmerzther. d AU s.u. Abheilung nach 2–3 Wo.

mplikationen Narbenbildung. Rezidiv bei verbleibendem Warzenrest.

Kürettage einer Warze

Indikation Solitäre Warze.

Vorgehen Hautdesinf., Infiltrationsanästhesie (☞ 4.6.3) der Warzenbasis, dann scharfen Löf[fel] am Rand der Warze ansetzen und unter Druck und Rotation die Warze in toto entfernen. Es blei[bt] ein bes. sauberes rundes Loch zurück, wenn man vor der Enukleation die umgebenden Hor[n]schichten mit einem kleinen Skalpell kreisrund oberflächlich einritzt. Die Blutung steht meist na[ch] 5-minütiger Kompression, sonst Blutstillung mit Elektrokauter oder Diathermie, in der Pra[xis] auch Höllensteinstift. PVJ-Salbenverband (z.B. Polysept®). Warze zur histologischen Begutac[h]tung einschicken (Versand ☞ 2.5).

Nachbehandlung/Verlauf Verbandswechsel zunächst alle 2 d, AU und Schmerzther. (g[gf.] Ibuprofen, z.B. Ibu 400 mg AbZ, 3 × 400 mg tägl.) meist nicht erforderlich (AU ggf. zur Entlastu[ng] nach Plantarwarzenkürettage). Abheilung nach 2–3 Wo. Bei Wunde an der Fußsohle ist oft e[in] entlastendes „Loch-Pflaster" („Hühneraugenpflaster") hilfreich.

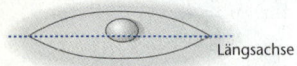

Längsachse

Hautellipse mit Längsachse
im Verlauf der Spaltlinien

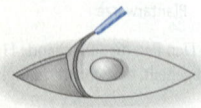

Hautabschnitt wird mit Skalpell
vom Subkutanfett abpräpariert

Abb. 4.12 Wetzsteinförmige Umschneidung

Exzision einer Warze

Indikation Wegen hoher Rezidivrate nur als u[lti]ma ratio, wenn ein gutes kosmetisches Ergeb[nis] wichtig ist, z.B. Warze im Gesicht.

Vorgehen Hautdesinf., Infiltrationsanästhe[sie] (☞ 4.6.3) der umgebenden Haut, wetzsteinförm[ige] Umschneidung (☞ Abb. 4.12) unter Mitnahme [der] gesamten Warze, Wundverschluss (☞ 4.2.3), Pfl[as]terverband, Einschicken der Warze zur histolo[gi]schen Begutachtung (Versand ☞ 2.5)

! Instrumentenset für die Exzision einer War[ze:] Tupfer, Tuch und Lochtuch zum Abdeck[en,] chirurgische Pinzette, Skalpell, spitze Sche[re,] Nadelhalter, atraumatisches Nahtmaterial [mit] nichtresorbierbarem Faden (z.B. Resolo[n] 4/0), Gefäß für den Versand des Präparates [an] die Pathologie (☞ 2.5), sterile Latexhandsc[hu]he.

Nachbehandlung/Verlauf Fädenziehen nach 7–10 d (☞ 4.2.4).

Kryotherapie einer Warze
Schmerzfreiheit kombiniert mit besten kosmetischen Resultaten.

Indikation Isoliert stehende Warzen.

Therapie Vereisung mit flüssigem Stickstoff.

Verlauf Nekrose nach 1–2 d, Abheilung in 1 Wo.

4.2 Hauttumoren

☞ 25.10) Exzision in der Praxis nur bei Hauttumor ohne Malignitätskriterien. Die histologische gutachtung des exzidierten Tumors ist obligat.

chartüberweisung zum Dermatologen bei:

- Naevi mit Zeichen der Malignität (V.a. malignes Melanom, ☞ 25.10.3): Größenzunahme, Veränderung der Pigmentierung, Ulzeration, Blutung oder Juckreiz. **Cave:** Biopsie aus einem malignen Melanom ist ein Kunstfehler!
- Naevi mit Entartungstendenz oder schwieriger Abgrenzung zum malignen Melanom: Tierfellnaevus, Blauer Naevus (Naevus coeruleus)
- V.a. Basaliom (☞ 25.10.4), V.a. Spinaliom (☞ 25.10.5)
- Alle unklaren, v.a. schnell wachsenden Tumoren.

---

nstrumentenset für die Exstirpation eines Hauttumors

terile Handschuhe, Tupfer, Tuch und Lochtuch zum Abdecken, chirurgische Pinzette, Skalpell Klinge Nr. 11 oder 15), Schere spitz-spitz, Moskitoklemme, scharfer Haken, Nadelhalter, ichtresorbierbarer Faden, (z.B. Resolon® 3/0 oder 4/0 mit atraumat. Nadel), resorbierbarer aden (z.B. Vicryl® 4/0), Gefäß mit Formaldehyd 10% für Histologie. Evtl. Elektrokauter der Diathermiegerät.

---

xstirpation eines Hauttumors

dikation Naevi, Histiozytome und breitbasig aufsitzende Hautveränderungen.

rgehen

- Hautdesinf., Infiltrationsanästhesie (☞ 4.6.3)
- Mundschutz, Händedesinf. und sterile Handschuhe
- Betroffenen Hautbereich mit sterilem Lochtuch abdecken
- Wetzsteinförmige Umschneidung (☞ 4.4.1, Abb. 4.12) der Hautveränderung durch Haut und Subkutis und keilförmige Exzision
- Blutstillung bei größeren Blutungen durch Ligatur des Gefäßes mit resorbierbarem Faden
- Unter Spannung stehende Wundränder mit Schere oder Skalpell subkutan mobilisieren, Adaptation der Wundränder mit Donati-Rückstichnähten oder Intrakutannaht (☞ 4.1). Taschenbildung und große Hautspannung vermeiden, bei großen Defekten kann eine Subkutannaht erforderlich werden (z.B. Vicryl®)
- Trockener und steriler Verband mit Pflaster, bei Intrakutannaht zusätzlich Steristrips® zur besseren Adaptation der Wundränder
- Präparat zur histologischen Begutachtung einschicken.

rlauf Wundinspektion nach 2 d und zum Fädenziehen, bei **KO** sofort. Fädenziehen nach 0 d (☞ 4.2.4), bei gespannter Haut auch erst nach 14–16 d.

mplikationen Inf., Blutung, Dehiszenz nach zu früher Entfernung des Nahtmaterials.

uterisation eines Hautanhängsels

dikation Größeres gestieltes Fibrom (Fibroma pendulans) oder Papillom.

Vorgehen Infiltrationsanästhesie (☞ 4.6.3), Abtragung durch Kauterisation mit Schlinge un der Basis. Hautanhängsel nicht komplett kauterisieren, damit histologische Begutachtung mögli bleibt.

Verlauf Trockener Pflasterverband; Wundkontrolle, Abheilung nach 1–2 Wo.

Komplikationen Narbenbildung.

> Kleine Fibromata pendulantia werden durch Scherenschlag entfernt: Desinf., mit chir. Pinzett fassen, basisnah abschneiden, Blutstillung ggf. mit Höllensteinstift, Pflasterverband.

4.4.3 Weichteiltumoren

Lipom

Gutartige, häufige Fettgewebsgeschwulst, oft multipel am ganzen Körper.

Klinik und Diagnostik Weiche Konsistenz, schmerzfrei. Präoperativ Größe und Lagebez hung zu benachbarten Strukturen beurteilen. **Cave:** Häufig täuscht der Palpationsbefund, b bezüglich der Tiefenausdehnung.

Therapie Operativ, wenn kosmetische oder mechanische Gründe (Gürtel) vorliegen, gelege lich auch bei Karzinophobie.

Vorgehen Exstirpation (stumpfes Ausschälen) mit der Bindegewebskapsel. **Cave:** Jedes Lipe hat ein versorgendes Blutgefäß in der Tiefe (Blutung sistiert meist unter Kompression, anderenf Gefäß unterbinden). Keine Höhle hinterlassen! Subkutane Nähte oder tiefgreifende Hautna Facharztüberweisung zum Chirurgen bei großem Lipom und/oder unklarer Tiefenausdehnu bes. in Gelenknähe.

Komplikationen Nachblutung, Wundinf.

Atherom

Im Volksmund „Grützbeutel", Retentionszyste der Haartalgdrüsen, bis apfelgroß, an behaarten K perpartien, häufig am Kopf.

Klinik und Diagnostik Glatt begrenzter, prallelastischer, mit der Haut verschieblicher Knot häufig auf der Kuppe ein Komedo. Oft kommt es zu einer eitrigen Einschmelzung des Athero inhalts (= infiziertes Atherom) mit Schmerz, Rötung, Überwärmung.

Therapie

- Nicht infiziertes Atherom: Exstirpation in toto. **Cave:** Verbleibende Kapselreste führen z Rezidiv. Vorgehen: Bei V.a. verbliebene Kapselreste Kürettage der Wundhöhle mit dem sch fen Löffel und mit Knopfkanüle spülen (NaCl 0,9%)
- Infiziertes Atherom: Bei Lymphangitis Antibiotikather., Vereisung (Chlorethylspray) u Eröffnung des Atheroms. Exstirpation nach sekundärer Wundheilung „zweizeitig".

xstirpation eines Weichteiltumors

ämtliche Weichteiltumoren sollten möglichst intakt und in toto exzidiert werden, um Wundheilungsstörungen und Rezidive zu vermeiden.

Instrumentenset für die Exzision eines Weichteiltumors

ſterile Handschuhe, Tupfer, Tuch und Lochtuch zum Abdecken, chirurgische Pinzette, Skalpell, gebogene Präparierschere, Fadenschere, Moskitoklemme, scharfer Haken, Nadelhalter, nichtresorbierbarer Faden (z.B. Resolon 3/0 oder 4/0 mit atraumatischer Nadel), resorbierbarer Faden (z.B. Vicryl 4/0), ggf. Redon-Drainage, Gefäß für Histologie. Elektrokauter oder Diathermiegerät.

orgehen

Ggf. Haare in der Umgebung rasieren, Hautdesinf.

Infiltrationsanästhesie (☞ 4.6.3)Tiefenausdehnung nicht unterschätzen, Lokalanästhetikumdepot zwischen Haut und Atheromwand/Zyste injizieren, das erleichtert die Präparation durch Separation der Gewebsschichten, ein weiteres Depot **unter** die Zyste injizieren. **Cave:** Keine Infiltration bei infiziertem Atherom (s.o.)

Mundschutz anlegen, Händedesinf. und sterile Handschuhe anlegen, sterile Abdeckung mit einem Lochtuch

Festlegen der Schnittführung entlang den Hautlinien (☞ 4.1, Abb. 4.1)

Spindelförmiger, doppelter Hautschnitt über die gesamte Vorwölbung, bei Atherom um den Komedo. Schnitt muss sicher die gesamte Kutis durchtrennen, darf aber nicht die TU-Kapsel verletzen

Spindelmitte (Komedo) mit Moskitoklemme fassen, nach oben ziehen

Kleine Zysten oder Lipome können mit dem Finger enukleiert werden, größere Tumoren erfordern eine Präparation mit der gebogenen Schere. Adhäsionen stumpf oder scharf lösen.

Blutgefäße mit Moskitoklemme fassen und mit resorbierbarem Faden (☞ 4.1) unterbinden, umstechen oder mit Diathermie koagulieren

Präparat zur histologischen Begutachtung einschicken: Facharztüberweisung Pathologie

Nach der Entfernung eines großen Weichteiltumors Hohlraum durch Subkutannaht mit resorbierbaren Fäden verkleinern oder bei Donati-Naht das tiefe Fettgewebe an der Subkutis fixieren

Ggf. Lasche einlegen

Adaptation der Wundränder mit Donati-Rückstichnähten (☞ 4.1)

Trockener und steriler Pflasterverband.

erlauf

Wundinspektion nach 2 d, sofortige Wiedervorstellung bei Rötung, Schwellung, Schmerz

Fädenziehen nach 9–12 d je nach Lokalisation (☞ 4.2.4)

Bei guter Wundrandadaptation kann kurzes Duschen (nicht Baden!) ab 4. Tag erlaubt werden

Bei OP an Extremitäten Ruhigstellung nicht erforderlich, nur Schonung der Extremität empfehlen.

Zysten

Epithelzysten entstehen durch traumatische Verschleppung von Epidermisinseln mit Keimepithel in d..
Subkutis. Lokalisation hauptsächlich Beugeseiten der Finger und Hohlhand.
Epidermoidzysten sind im Gegensatz dazu in die Tiefe verlagerte, zystische Tumoren der Epiderm..
oder ihrer Anhangsgebilde. Prädilektionsstellen sind Nase, Augen, Stirn und Steißregion.

Therapie Facharztüberweisung zum Chirurgen zur Exstirpation in toto.

4.4.4 Unguis incarnatus

Eingewachsener Nagel; häufige und sehr schmerzhafte Erkr., meist ist die Großzehe fibularseits b..
troffen.

Ätiologie Zu enges Schuhwerk, falsches Schneiden der Nägel (das vordere Nagelende soll ..
Zehenkuppe überragen). Der Nagel wächst in den seitlichen Nagelwall ein. Dort entsteht infizie..
tes Granulationsgewebe.

Klinik Rötung, Schwellung, heftiger Druckschmerz und eitrige Sekretion.

Konservative Therapie

Indikation Nur gering entzündeter eingewachsener Zehennagel, nur Rötung und Schme..
keine Granulationen.

Vorgehen Ggf. in Oberst-Leitungsanästhesie (☞ 4.6.3) Reinigung des Wundbetts mit Betai..
dona®-Lsg., Abtragen einwachsender Nagelanteile, PVJ-Salbenverband (z.B. Polysept®) und Fu..
bäder (z.B. mit Kernseife), Pflasterverband, der den entzündeten Nagelwall vom Nagel wegzie..
Bequemes Schuhwerk.

Verlauf Wenn nicht innerhalb 1 Wo. Beschwerderückgang Ind. zur chirurgischen Ther.

Chirurgische Therapie

> **Instrumentenset: Unguis incarnatus**
> Tupfer, Tuch und Lochtuch zum Abdecken, chirurgische Pinzette, Skalpell, Schere spitz-spit..
> Nadelhalter, Fadenschere, gerade Klemme, scharfer Löffel, Gummischlauch zur Verwendun..
> als Tourniquet für Blutsperre.

Vorgehen

- Gründliche Hautdesinf. (☞ 4.2.3) des betroffenen Zehs und des Vorfußes
- Oberst-Leitungsanästhesie (☞ 4.6.3)
- Anlegen eines Mundschutzes, Händedesinf. und Anlegen von sterilen Handschuhen
- Sterile Abdeckung mit Abdecktuch, Zeh durch Lochtuch schieben
- Anlegen der Blutsperre mit einem Gummischlauch als Tourniquet und Fixierung mit ei..
  Klemme
- Mit der Schere den betroffenen Rand des Nagels in 2–3 mm Breite parallel zum Nagelw..
  einschneiden, der Nagelwall mit den Granulationen wird mit dem Skalpell parallel dazu..
  zidiert. Schnitt bis in die Nagelmatrix verlängern. Entstehenden Gewebekeil bis zum Knoc..

hinab entfernen. Mit dem scharfen Löffel restliche Granulationen abtragen, Nagelmatrix und Nagelbett auskratzen (Emmert-Plastik). Gummischlauch entfernen, bei blanden Wundverhältnissen Adaptationsnaht

Verband mit Fettgaze (z.B. Oleotüll®) und Betaisodona®-Salbe, sterilen Kompressen und Druckverband.

Verlauf

Für 1 d Fuß hochlagern, für 3 d entlasten, tägl. Fußbäder mit Kernseife oder Betaisodona®-Lösung

Analgetikum verordnen: Ibuprofen (z.B. Ibu 400 mg AbZ) Einnahme nach Bedarf, bis zu 3 × 400 mg tägl., am ersten Abend ggf. auch Tramal®-Tr.

Verbandswechsel nach 2, 5 und 10 d mit Fettgaze (z.B. Oleotüll®) und Betaisodona®-Salbe.

4.4.5   Subunguales Hämatom

Quetschverletzung der Finger oder der Zehen. Typischer Unfallmechanismus: Schlag mit dem Hammer auf den Finger oder Einklemmen eines Fingers in der Autotür.

Klinik   Hämatomverfärbung unter dem intakten Nagel, pochender Spontanschmerz, verstärkt durch Druck auf das Nagelbett.

✴ Zum Ausschluss einer Sehnenbeteiligung immer Beuge- und Strecksehnen prüfen (☞ 5.3.7).

Therapie   Kleines Nagelhämatom: Trepanation des Nagels über dem Hämatom mit spez. Nagelbohrer oder einer großen Kanüle (Drehbewegung ☞ Abb. 4.13). Hämatom entleert sich unter Druck! Spritzt, nicht darüber beugen! Anlegen eines mäßig straffen Verbandes mit sterilen Kompressen und Fingerstülpa®. Nach Abfluss des Hämatoms besteht normalerweise Beschwerdefreiheit.

Bei totalem Nagelhämatom (gesamtes Nagelbett betroffen): Oberst-Leitungsanästhesie (☞ 4.6.3), Nagel vorsichtig entfernen und säubern, Hämatom entfernen, Nagel wieder fixieren, Verband mit sterilen Kompressen und Fingerstülpa, Fingerschiene für 3–5 d.

Komplikationen   Nagelkranzfraktur: Rö bei totalem Nagelhämatom, nach größerem Trauma und bei persistierenden Beschwerden nach Trepanation.

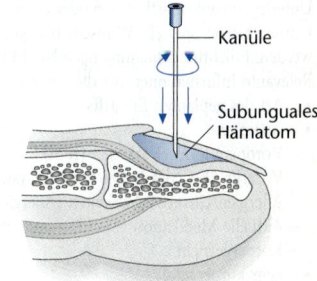

Abb. 4.13   Nageltrepanation

4.4.6 Splitter unter dem Fingernagel

Therapie Schmerzarme Extraktion unter Erhaltung des Nagels.

Vorgehen

* Lokalanästhetikum aufziehen, aufgesetzte Nadel oder Splitterpinzette in den Splitter einhak und soweit es geht herausziehen, danach mit dem Lokalanästhetikum spülen und weite Splitteranteile anhaken und herausziehen oder herausspülen. Kontrolle auf komplette Entfernung des Splitters unter Durchleuchtung mit einer kräftigen Lampe von der Fingerkuppe her

* Falls dies nicht gelingt oder bei Metall- oder Glassplittern: Nagel distal keilförmig einschneiden, Keil entfernen, Fremdkörper entfernen, Nagelbett spülen (☞ Abb. 4.14).

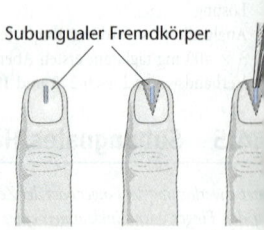

Subungualer Fremdkörper

Abb. 4.14 Entfernung eines subungualen Fremdkörpers

Verlauf Offene Wundbehandlung (☞ 4.2.3). Verband mit Fettgaze (z.B. Oleotüll®) und Polyvidon-Jod-Salbe (z.B. Polysept®), tägl. Verbandswechsel.

4.5 Voruntersuchungen zur Narkose

Vor ambulanter oder elektiver, stationär durchgeführter OP. Oft bringt der Pat. entsprecher Unterlagen vom Anästhesisten oder Operateur mit. Entsprechend der Art des geplanten Eingr können hierbei spezielle Wünsche bezüglich der Voruntersuchungen oder Laborwerte mitget werden. Pflichtuntersuchung nach Nr. 13 EBM (s.u.), jedoch ohne Spirometrie, PTT und γ-G Relevante Informationen für die Auswahl des Narkoseverfahrens sind:

* Art des geplanten Eingriffs
* Anamnese
  – Voroperationen/Narkosen (KO?)
  – Vorerkr. (bes. des Herz-/Kreislaufsystems, Lunge, Nieren, Leber, Stoffwechselerkr., ZNS
  – Allergien/Unverträglichkeiten (Allergiepass mitbringen)
  – Aktuelle Medikation (Medikamentenname, Dos., Einnahmedauer)
  – Körpergewicht
* Ganzkörperstatus
* Labor: Hb, Hk (kl. BB), Thrombos, Na$^+$, K$^+$; Gerinnung: Quick, PTT; Serum: Krea, G, γ-GT; BZ, evtl. TSH
* Kleine Spirometrie: VC, FEV$_1$; z.B. bei Asthma bronchiale, starken Rauchern (☞ 12.2.2
* Rö-Thorax: Ab 60. Lj. oder bei entsprechender Anamnese
* EKG: Ab 40. Lj. oder bei entsprechender Anamnese.

! Die Entscheidung über Art des Narkoseverfahrens (Allgemeinanästhesie, Regionalanästhes die Erklärung desselben, Aufklärung über erforderliche Maßnahmen, mögliche NW und sind Aufgabe des Anästhesisten.

4.6 Lokalanästhesie

Leitungsblockade von Nerven, Nervenstämmen oder Nervenplexus zur lokalen/regionalen Schmerz-
ausschaltung vor operativen Eingriffen oder zur Schmerzther., bei der das Bewusstsein erhalten bleibt.

4.6.1 Indikationen und Kontraindikationen

Indikation Eingriffe der kleinen Chirurgie, z.B. Exzisionen, Wundversorgungen.

Kontraindikationen
- Lokale Inf. am Ort der geplanten Injektion
- Systemische Inf.
- Gerinnungsstörungen/Antikoagulanzienther. mit Phenprocoumon (z.B. Marcumar®), Heparin (rel. KI)
- Allergie gegen das Lokalanästhetikum oder das Konservierungsmittel (meist Methylparaben), das häufig größeren Mengen (z.B. Flaschen zu 50 ml, Oberflächenanästhetika) sowie vielen Präparaten mit Adrenalinzusatz zugefügt ist. (s.a. ☞ 4.6.2)
- Schockzustände (mangelhafte Gewebeperfusion)
- Unkooperative/verwirrte Pat.: Bei starker motorischer Unruhe oft nur Vollnarkose möglich.

Vorteile
- Geringe Gefährdung, bes. bei Risikopat.
- Keine Aspirationsgefahr (wacher Pat.)
- Ambulante Behandlung möglich
- Meist keine anästhesiologische Überwachung erforderlich (bei Verwendung von geringen Lokalanästhetika-Mengen).

Nachteile
- Verletzungsgefahr von Nerven, Blutgefäßen, Pleura oder anderen benachbarten Strukturen
- Gelegentlich ungenügende oder gar fehlende Anästhesie (→ je nach Ursache Nachinjektion unter Beachtung der erlaubten Maximaldosis oder Vollnarkose)
- Rel. hoher Zeitaufwand und Übung bei peripheren Nervenblockaden erforderlich.

Nadeln mit kurzem Anschliff: Geringere Gefahr der Nervenverletzung.

4.6.2 Lokalanästhetika: Eigenschaften und Komplikationen

Nahezu alle derzeit zur LA gebräuchlichen Lokalanästhetika gehören zur Stoffgruppe der Amide (s.
Tabelle). Die bei uns zugelassenen Lokalanästhetika der Estergruppe sind Procain (z.B. Novocain®, nur
zur Infiltrationsanästhesie verwendet) und Tetracain (z.B. Pantocain®, Oberflächenanästhetikum).
Größter Nachteil der Ester ist ihre allergene Potenz, die durch ihren Metaboliten Paraaminobenzoe-
säure bedingt ist.

Tab. 4.4			Amide für die Lokalanästhesie			
Freiname	**Handels-name®, z.B.**	**Wirkungs-eintritt, -dauer**	**Erhältliche Konzentrationen**	**mg/ml**	**Max. Dosis /kg K**	
Lidocain	Xylocain, Xylocitin	Rasch, 60–120 Min.	0,5%, 1%, 2%	5, 10, 20	4 mg	
Prilocain	Xylonest	Rel. rasch, 90–180 Min.	0,5%, 1%, 2%	5, 10, 20	6 mg	
Mepivacain	Meaverin, Scandicain	Rel. rasch, 90–180 Min.	0,5%, 1%, 2%	5, 10, 20	4 mg	
Bupivacain	Bupivacain-Woelm, Carbostesin	Langsam, 4–12 h	0,25%, 0,5%, 0,75%; **Cave:** 0,5% auch hyperbar	2,5, 5, 7,5	< 2 m	
Etidocain	Dur-Anest	Rasch, 4–8 h	1%	10	4 mg	

Nebenwirkungen der Lokalanästhetika

Je höher die lokal injizierte Dosis eines Lokalanästhetikums ist, desto höher ist der Plasmaspiege und die Gefahr toxischer NW! Auslöser:
- Versehentliche intravasale Injektion (Arterie/Vene)
- Absolute/relative Überdosierung des Lokalanästhetikums
- Rasche Resorption vom Injektionsort, z.B. Gesichtsbereich.

Prophylaxe toxischer Nebenwirkungen
- Dosisgrenzen beachten
- Prämedikation mit einem Benzodiazepin wie Midazolam (z.B. Dormicum®) 1–2 T 30–60 Min. vor OP (alte Pat. $^1/_2$ Tbl.)
- Durch Aspiration vor Lokalanästhetikum-Injektion intravasale Lage der Nadel ausschließ

Präkonvulsive Warnzeichen bei Lokalanästhetikaüberdosierung
Periorale Taubhe metallischer Geschmack, Somnolenz, verwaschene Sprache, Muskelzittern, Ohrensaus Schwindel, Sehstörungen, Nystagmus.

Therapie
- Abbrechen der Lokalanästhetikum-Injektion! → Tief durchatmen lassen (Hyperventilati erhöht zerebrale Krampfschwelle), O_2-Gabe (Prävention einer Hypoxie), Venenzugang leg Diazepam (z.B. Faustan®, Valium®) 2,5–5 mg i.v.
- Klinikeinweisung mit Notarzt vorbereiten, Telefonat durch AH
- Zum Offenhalten des Venenzugangs Infusion einer kristalloiden Lösung (z.B. NaCl 0,9 Tutofusin HG 5®)
- Notfallzubehör bereitstellen.

Zur Erkennung der präkonvulsiven Warnzeichen verbalen Kontakt zum Pat. halten! **Cave:** Eine tiefere Sedierung kann die Symptome verschleiern.

erebrale Nebenwirkungen Unruhe, generalisierte tonisch-klonische Krämpfe, Bewusstlogkeit, unregelmäßige Atmung, zentrale Atemlähmung, unbehandelt Exitus.

herapie Diazepam (z.B. Faustan®, Valium®) 2,5–5–30 mg i.v., O_2-Gabe, bei Atemstillstand mächst Maskenbeatmung mit O_2 und Hyperventilation, Intubation zur sichereren Weiterbemung (☞ 3.2.4), frühzeitige Notarztalarmierung mit Rettungswagen zur notfallmäßigen Klikeinweisung.

ardiovaskuläre Nebenwirkungen Meist kombiniert mit zerebralen Krämpfen. Sinusbrakardie, RR-Abfall, Kreislaufkollaps, Asystolie/Kammerflimmern.

erapie Wie zerebrale NW (s.o.). **Zusätzlich** Kopftieflage/Beine anheben, über Venenzugang sche Volumenzufuhr (kristalloide oder kolloidale Lösung, z.B. Ringerlactat, Haes-steril® 6%). Je ch Schweregrad der kardiovaskulären Störung Atropin 0,25–1 mg i.v., Akrinor® 0,5–1 (–4) ml ., Adrenalin (z.B. Suprarenin®) 0,05–1 mg i.v., ggf. andere pos. inotrope Medikamente wie opamin; bei Herzstillstand kardiopulmonale Reanimation (☞ 3.2). **Cave:** Das lang wirkende pivacain ist relativ kardiotoxisch. Deshalb nicht zu Infiltrationsanästhesien benutzen.

llergische Nebenwirkungen Durch veresterte Lokalanästhetika oder Methylparaben: Prinpiell alle Stufen allergischer Reaktionen von Hauterscheinungen (Exanthem, Urtikaria) bis hin schwerem Schockzustand, Bronchospasmus und Anaphylaxie möglich.

herapie ☞ 3.4.3

In der Praxis am besten nur Lokalanästhetika ohne Konservierungsmittel anschaffen, z.B. Lidocain Braun® 1% 5-ml-Amp., Xylocitin® 0,5%/1% 10-ml-Amp., Scandicain® 0,5%/1% 5-ml-Amp., Xylonest® 0,5%/1% 10-ml-Amp., Carbostesin® 0,25%/0,5% 5-ml-Amp.

asokonstriktorzusatz

wirkt Resorptionsverzögerung des Lokalanästhetikums → Wirkungsdauer verlängert, verrinrte systemische Toxizität. Einige Lokalanästhetika mit vom Hersteller zugefügtem Adrenalin thalten Konservierungsmittel (z.B. Meaverin® 0,5%/1% mit Adrenalin 1 : 200 000, Xylocain® 5%/1% mit Adrenalin).

ontraindikationen Anwendung an Akren (Finger, Zehen, Ohren, Nase, Penis), keine zirkue Injektion an Extremitäten, KHK, Herzmuskelerkr., art. Hypertonie, Arteriosklerose, Thyreoxikose, Diab. mell., Einnahme trizyklischer Antidepressiva (sympathische Wirkung verstärkt). **W:** Unruhe, Angst, Kaltschweißigkeit, RR-Anstieg bis hypertone Krise, Tachykardie, Tachyarythmie, Kammerflimmern (Symptome der Adrenalinintox.).

erapie der Nebenwirkungen O_2-Gabe, über Venenzugang Diazepam (z.B. Faustan®, Vam®) 5–10 mg i.v. Entsprechend der Symptomatik Betablocker wie Pindolol (z.B. Visken®) –0,4 mg i.v., Infusion (z.B. Elektrolytlösung, NaCl 0,9%). Kardiopulmonale Reanimation ☞ 3.2).

4.6.3 Lokalanästhesieverfahren

Oberflächenanästhesie

Betäubung von Schleimhäuten (Nase, Mund, Rachen, Tracheobronchialsystem, Genitaltrakt, u. *oder Haut durch direktes Benetzen mit dem Lokalanästhetikum. Diese Präparate enthalt* *z.T. Konservierungsstoffe.*

Schleimhautanästhesie

- Als Spray: Lidocain (z.B. Xylocain®) 4%, Tetracain (z.B. Pantocain®) 4%
- Als Gel: Lidocain (z.B. Xylocain®) 2%, Mepivacain (z.B. Meaverin®) 2%.

Wirkungseintritt nach 5 Min., Wirkdauer bis 30 Min.

Indikation Diagnostische und ther. Eingriffe wie Harnröhrenkatheterisierung, Ösophago-/C stroskopie, Magensondierung, Bronchoskopie u.Ä. Zur Wundversorgung nicht geeignet. **Ca** Evtl. rasch toxische Plasmaspiegel (☞ 4.6.2). Dosierungshinweise beachten.

Hautanästhesie Z.B. dicke Emla®-Cremeschicht (Lidocain-Prilocain-Creme) wird auf Ha aufgetragen und mit Okklusivverband (z.B. Tegaderm®) abgedeckt. Wirkungseintritt na 30–60 Min., Wirkdauer mit Okklusivverband bis zu 5 h.

Indikation LA der (intakten) Haut vor Blutabnahmen, Venenkatheterisierung und chirur schen Eingriffen an der Hautoberfläche, bes. bei Kindern.

Kontraindikationen Applikation auf Wunden und Schleimhäute; atopische Dermatitis.

Kryoanästhesie „Vereisen" mit z.B. Chlorethyl „Dr. Henning®". Wirkungseintritt sofort na Auftreten leichter Reifbildung; Wirkdauer max. 10 Min.

Indikation Oberflächliche Eingriffe, z.B. Eröffnung von Blasen.

Infiltrationsanästhesie

Örtliche Um- und Unterspritzung des Operationsgebiets mit Lokalanästhetikum (☞ Abb. 4.15)

Indikation Kleine chirurgische und operative Eingriffe (☞ 4.2.5), z.B. Wundversorgung, ▶ zisionen kleiner Tumoren, schmerzhafte Punktionen mit dicklumigen Kanülen.

Vorgehen Lokalanästhetikum niedriger Konz. mit guten Ausbreitungseigenschaften im Gewe wählen, z.B. Lidocain (z.B. Xylocitin®) 0,5–1%, Mepivacain (z.B. Scandicain®) 0,5–1%. Sind gr Volumina nötig, die *niedrigere Konz.* (0,5%) wählen. **Cave:** Kardiologische KO bei Überschrei der Maximaldosis, (☞ 4.6.2).
Nach chirurgischer Hautdesinf. (☞ 2.1.1) Nadel vom Einstichort aus seitlich des zu exzidierenc Gewebes vorschieben, nach Aspiration (intravasale Lage ausschließen!) unter Spritzen bis z' Einstich zurückziehen. Nun die Nadelrichtung ändern, wieder vorschieben und analog un fächerförmiger Nadelführung das OP-Gebiet um- und unterspritzen.

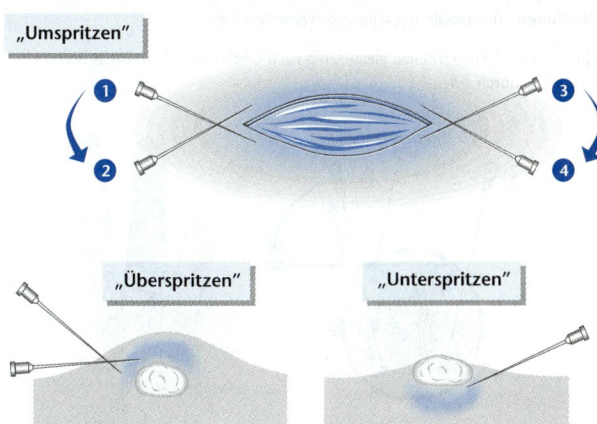

ob. 4.15 Infiltrationsanästhesie

✦ Bei Wundversorgungen wegen Gefahr der Keimverschleppung nie vom inneren Wundrand aus punktieren!

✦ Ausgedehnte Infiltration in gut durchbluteten Bezirken (z.B. Gesicht) führt schnell zu hohen Plasmaspiegeln und damit zur Gefahr toxischer NW. → zulässige Höchstdosis vorher ausrechnen! (☞ 4.6.2)

✦ Zur Inzision eines Abszesses i.d.R. keine Infiltrationsanästhesie: Lokalanästhetika sind bei saurem Gewebs-pH in entzündeten Gebieten nur unzureichend wirksam. Gefahr der Keimverschleppung. Geeigneter sind Leitungsanästhesie oder Vollnarkose.

eriphere Nervenblockaden

jektion einer geringen Menge Lokalanästhetikum in Nervennähe. Rascher Wirkungseintritt, lange 'irkungsdauer.

okalanästhetika für die Nervenblockade: Lidocain (z.B. Xylocitin®) 1%, Prilocain (z.B. Xylonest®) %, Mepivacain (z.B. Scandicain®)1%, Bupivacain (z.B. Carbostesin®) 0,25–0,5%.

eitungsanästhesie nach Oberst

dikation Operative Eingriffe an Fingern und Zehen wie Nagelbetteingriffe (☞ 4.4.4), peri- .ere Wundversorgung, akrale Panaritien.

urchführung Chirurgische Hautdesinf. (☞ 2.1.1). Einstich mit einer 22-G-Nadel dorsalseitig . einer Fingerseite in Fingerbasishöhe. Setzen einer Hautquaddel. Dann Nadel in Richtung Nerv .. digitalis dorsalis) vorschieben und nach Aspiration LA-Depot (z.B. Lidocain 2% ohne Adre- lin 1–2 ml) setzen. Nun Nadel zurück-, aber nicht aus der Haut herausziehen und dann volar m N. digitalis palmaris profundus schieben und wieder nach Aspiration LA-Depot spritzen. adel entfernen und analog die andere Fingerseite betäuben.

Komplikationen Intravasale Injektion, Nervenverletzung.

🔹✴ Nicht mehr als 2 Finger/Zehen gleichzeitig nach Oberst betäuben. Dann besser Hand-/Fuß
block (i.d.R. durch FA).

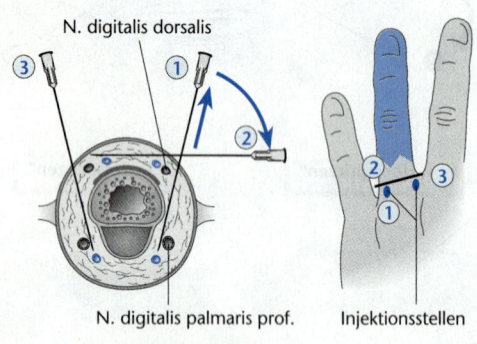

N. digitalis dorsalis

N. digitalis palmaris prof.   Injektionsstellen

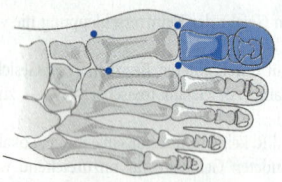

Abb. 4.16   Leitungsanästhesie nach Oberst an Finger und Zehe

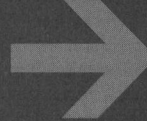

Traumatologie

5

THOMAS SCHMID

5.1 Anamnese und Erstuntersuchung

Anamnese

Die Anamnese (bei bewusstseinsgetrübten oder verwirrten Pat. die Fremdanamnese) ist meist richtungweisend.

- Ort und Zeit des Unfalls?
- Arbeitsunfall? (Wegeunfall, Schule, Kindergarten, Kinderheim → D-Arztverfahren; (☞ 1.4.
- Unfallhergang:
  - Sturzhöhe, Körperhaltung, direkte Gewalteinwirkung, Verkehrsunfall, Fremdkörper?
  - Schwindelgefühl, Schwarzwerden vor den Augen vor dem Sturz (innere Ursache)?
  - Stromunfall?
- Beschwerden (Schmerz in Ruhe, bei Bewegung, Schwellung, Bewegungseinschränkun Atemnot, Übelkeit)
- Frühere Verletzungen, OP?
- Vorerkr., Medikation, Alkohol, Drogen?
- Bei Hautverletzung: Tetanusschutz überprüfen (☞ 9.2.3)
- Bei Schädelverletzungen nach Bewusstlosigkeit, Gedächtnislücke, Übelkeit, Erbreche Schwindel, Verlangsamung, Schläfrigkeit fragen (☞ 5.3.2).

Körperliche Untersuchung

Inspektion

- Posttraumatische Fehlstellung (Achse/Rotation), Beinlängenunterschied (Beckenschi stand): → Luxation/Fraktur
- Schwellung (Seitenvergleich), Hämatom → Distorsion, Luxation, Fraktur, Weichteilverl zung
- Hautverletzung (Riss-, Quetsch-, Platz-/Stichwunde, Schürfung, Ablederung)
- Wundinspektion auf Verletzung von Sehnen, Gefäßen, Nerven oder Bursa, Fremdkörpe
- Blutung (auch aus Körperöffnungen), Liquorrhoe (☞ 5.3.2)
- Schonhaltung, Gangbild
- Bewusstseinszustand (☞ 5.3.2).

Palpation

- Druckschmerz, Klopfschmerz
- Kompressionsschmerz (Thorax, Becken, Schulter, Schädel)
- Krepitation (nicht gezielt austesten wegen Schmerzen und Verletzungsgefahr)
- M,D,S peripher prüfen
- Schädelverletzungen: Stufenbildung (Kalotte, Jochbogen; ☞ 5.3.2).

Funktionsprüfung

- Schmerz bei Belastung oder Bewegung, abnorme Beweglichkeit
- Bewegungseinschränkung passiv/aktiv (Seitenvergleich)
- Stabilität des Bandapparates (Aufklappbarkeit im Seitenvergleich)
- Kraftminderung (Sehnenruptur)
- Pupillenreaktion, auch konsensuell auf Licht und Konvergenz.

Rö-Untersuchungen

Bei jedem V.a. Fraktur, Luxation oder Fremdkörper (Metall) muss eine Rö-Untersuchung veranlasst werden, nicht aber bei jeder Prellung

Rö-Aufnahmen i.d.R. in 2 Ebenen (außer Klavikula)

Bei V.a. Bandruptur (z.B. Außenband OSG) gehaltene Aufnahmen

Bei persistierenden Beschwerden und unauffälligem ersten Rö-Befund ist eine Wiederholung der Rö-Untersuchung nach 1 Wo. sinnvoll, da sich nach dieser Zeit bei Frakturen eine erkennbare Resorptionszone bildet.

Häufig übersehene Frakturlokalisationen: Wirbelkörper, Schenkelhals, Azetabulum, Schambein, Kalkaneus, Kahnbein der Hand.

5.2 Therapieprinzipien

5.2.1 Ruhigstellung

zur Schmerzbehandlung oder Ther.

Indikation Frakturen, Luxationen, Gelenkinstabilitäten, Wunden in Gelenknähe, Z.n. Sehnen-, Muskel-, Band-, Nerven-, Gefäßnaht an Extremitäten, größere Weichteilinf. der Extremitäten.

Durchführung Tapeverbände (☞ 2.8.4), Gips-, Kunststoff-, Schienenverbände (☞ 2.8.3), Extension oder Osteosynthese. Zum Transport in die Klinik bei Frakturen können Schmerzen durch provisorische Schienung (z.B. aufblasbare, pneumatische Schienen oder Lagerung mit Sandsäcken) vermindert werden.

Zur kurzfristigen Ruhigstellung eignen sich auch unkonventionelle Arten der Schienung (z.B. eine stabile Zeitschrift auf der Streckseite der Extremität mit elastischer Binde anwickeln).

5.2.2 Schmerzbehandlung

☞ 26.2)

An den Extremitäten ist Ruhigstellung gleichzeitig Schmerzbehandlung!

Bei leichten Knochenschmerzen trotz Ruhigstellung: Paracetamol 500 mg bis 4 × 1 Tbl. tägl. **NW:** Selten Hautrötung, **KI:** Leberkrankheiten, vorgeschädigte Niere

Bei stärkeren Schmerzen: Tramadol 50–100 mg (z.B. Trama® AbZ Tr. 4 × 20–40 Tr. tägl.), bes. vor dem Einschlafen. **NW:** Sedierung, orthostatische Regulationsstörung, **KI:** Bewusstseinsstörungen, niedriger Blutdruck

Falls damit keine ausreichende Analgesie erreicht wird: Zusätzlich NSAR (☞ 18.3.2) geben: Ibuprofen 400 mg (z.B. Ibu® 400 mg AbZ) 3 × 1–2 Tbl. tägl. **NW:** Okkulte gastrointestinale Blutung, **KI:** Magen-Darm-Ulzera, SLE, Mischkollagenosen

Bei starken Schmerzen zum Transport in die Klinik zur definitiven Versorgung: Tramadol (z.B. Tramal® 1 Amp. 100 mg i.m.). **Cave:** Blutdruckabfall, Erbrechen, Atemdepression bei i.v. Gabe.

! Schmerzmittel (z.B. 20–40 Trama® AbZ Tr.) 15 Min. vor einem schmerzhaften Verband
• wechsel verabreichen.

5.2.3 Abschwellende Maßnahmen

In der Schwellphase (Tag 1–4) von Prellungen, Distorsionen und Frakturen wirken Hochlagerur
Kühlung mit Eisbeuteln und Salbenverbände abschwellend und schmerzlindernd.

• Salbenverband: Dimethylsulfoxid (z.B. in Dolobene® Gel) und Diclofenac (z.B. Voltaren
  Emulgel)
• Eisbeutel: Eis aus dem Kühlschrank zusammen mit kaltem Wasser (im Verhältnis 1 : 2)
  einen Plastikbeutel geben, den Beutel verschließen und auf das geschwollene Gelenk, das n
  einem Tuch o.Ä. bedeckt ist, legen. Eisbeutel auswechseln, wenn das Eis geschmolzen is

● Kein direkter Hautkontakt bei der Anwendung von Eis und Kühlpackungen, Gefahr von
  kalen Erfrierungen!

5.2.4 Krankengymnastische Übungsbehandlung

Schon während der Ruhigstellung eines großen Gelenks (Schulter, Ellenbogen, Hüfte, Knie)
i.d.R. eine isometrische krankengymnastische Übungsbehandlung sinnvoll, um Muskelatrophi
vorzubeugen. Nach der Ruhigstellung Mobilisation und Kräftigung.
Zur Wiederherstellung der vollen Beweglichkeit benötigt ein Gelenk mind. noch einmal denselb
Zeitraum, den es ruhig gestellt war.

5.2.5 Medikamentöse Thromboseprophylaxe

*Jede Ruhigstellung der unteren Extremität (auch nur bis Kniehöhe!) ist ein Risiko für die Entstehu
von Thrombosen.*

• Ist immer erforderlich bei Ruhigstellung der unteren Extremität im Liegegips
• Nach operativer Versorgung von Weichteilverletzungen und bei Versorgung mit Gehgips o
  Orthesen nur bei zusätzlichen Risikofaktoren (höheres Alter, Übergewicht, frühere thro
  boembolische Ereignisse, Nikotinabusus, Varikosis, Einnahme weiblicher Geschlechtsh
  mone).

Durchführung

• Bevorzugt mit niedermolekularem Heparin, z.B. Fraxiparin® 0,3 oder Clexane® 20/40 1 × ta
  s.c.
• Aufklärung über mögliche **NW** (vermehrte Blutungsneigung, allergische Hautreaktion, Ha
  ausfall; ☞ 32.6.1)
• Wenn möglich, Pat. oder verlässliche Angehörige unter Aufsicht zum selbstständigen Spritz
  anleiten. Anderenfalls evtl. Betreuung durch eine Sozialstation/Gemeindepflegerin einleit
  v.a. bei betagten Pat.

Thromboseprophylaxe ☞ 32.6

5.3 Verletzungen

5.3.1 Grundlagen

Prellung (Kontusion)

Direkte Gewalteinwirkung durch Stoß oder stumpfe Gewalt (z.B. Schlag gegen die Rippen).

Klinik Schwellung, evtl. Prellmarke, Schmerz bei Bewegung oder bei Belastung (z.B. bei Atemexkursionen).

Diagnostik Kompressionsschmerz, keine Krepitation oder Begleitverletzung.

Therapie Hochlagerung, Kühlung, Salbenverband (z.B. Mobilat®-Salbe, Voltaren® Emulgel), an Extremitäten elastische Binde, nur in Ausnahmefällen Schmerzther. erforderlich, z.B. Paracetamol 500 mg (z.B. Ben-u-ron® Tbl.) bis 4 × 1 Tbl. tägl.
Folgenlose Abheilung in wenigen Tagen. Bei anhaltenden Schmerzen knöcherne Verletzung röntgenologisch ausschließen; ggf. Facharztüberweisung zum Chirurgen.

Sehnenverletzung

Durch indirekte Gewalteinwirkung oder bei degenerativen Veränderungen (z.B. lange Bizepssehne, Achillessehne). Sehnendurchtrennung: Bei Schnittverletzungen (z.B. Beugesehnen der Finger).

Klinik Schwellung, Druckschmerz.

Diagnostik Schmerz bei passiver Bewegung, aktive Bewegung nur mit eingeschränkter Kraft oder nicht mehr möglich, z.B. Zehenstand bei Achillessehnenruptur, aktive Streckung bei Strecksehnenabriss der Finger, bei Achillessehnenruptur Lücke tastbar.
Facharztüberweisung zum Chirurgen: Rö in 2 Ebenen.

Therapie Operative Sehnennaht, vorzugsweise im Rahmen der Wundversorgung, Ruhigstellung für mind. 6 Wo.

Luxation, Subluxation

Klinik Plötzlicher Schmerz mit anschließender schmerzhafter Fixierung des Gelenks.
Sichere Zeichen: Deformierung der Gelenkkontur, leere Gelenkpfanne, Gelenkkopf an abnormaler Stelle tastbar
Unsichere Zeichen: Schwellung, Schmerz, Bewegungseinschränkung, federnde Fixation bei Prüfung der Beweglichkeit.

Diagnostik Palpation, Funktionsprüfung, M,D,S distal der Luxation prüfen.

Therapie Sofortige Reposition, ggf. in Kurznarkose, danach Ruhigstellung. Facharztüberweisung zum Chirurgen, Rö in 2 Ebenen: Ausschluss Fraktur oder knöcherne Absprengung.

Tab. 5.1 Ruhigstellung nach Luxationen			
Schulter	1–2 Wo.	**Finger**	3–4 Wo.
Schultereckgelenk	4–6 Wo.	**Hüftgelenk**	2 Wo.
Ellenbogen	3 Wo.	**Kniegelenk**	8–12 Wo.
Handwurzelknochen	3–4 Wo.	**Sprunggelenk**	6 Wo.

Nervenverletzung

Meist bei Schnittverletzungen. Gelegentlich bei stumpfem Trauma oder bei Frakturen.

Klinik Sensibilitätsausfall im Versorgungsgebiet des verletzten Nervs (☞ 20.2.4, Abb. 20. motorische Ausfälle.

Therapie Klinikeinweisung in Neurochirurgie/Replantationsabteilung/Unfallchirurgie zur r krochirurg. Versorgung des Perineuriums, Ruhigstellung und Nachsorge nach Anweisung Klinik, Wachstumsgeschwindigkeit des nachsprossenden Axons ca. 1 mm tägl. ab 2 Wo. n der Durchtrennung.

Offene Gefäßverletzung

Meist Schnittverletzung.

Klinik Spritzende Blutung bei Verletzung einer Arterie, kontinuierliche Blutung bei Verletzu einer Vene.

Therapie Druckverband mit Kompressen, keine Klemmen verwenden, bes. kein Transport liegenden Klemmen. Abbinden einer Extremität nur als ultima ratio. Kleine Venen können lig (☞ 4.2) werden.

Geschlossene Gefäßverletzung

Z.B. bei Schulterluxation, Kniegelenksluxation, Humerusfraktur, Femurfraktur, Beckenringfraktur Prellungen.

Klinik

- Hämatom (livide Verfärbung, Fluktuation); bei sehr großen Hämatomen oder Blutung Körperhöhlen (intraabdominale Blutung ☞ 5.3.9, intrathorakale Blutung ☞ 5.3.8) häm rhagischer Schock möglich
- Bei art. Verletzung Ischämie-Symptomatik peripher der Verletzung: Schmerz, Pulslosigk Blässe, Parästhesien, evtl. Lähmung
- Bei venöser Verletzung Stauungssymptomatik: Schwellung, Spannungsgefühl, dunkel-liv Verfärbung.

Therapie Schnellstmöglicher Transport (bei stärkeren Blutungen und/oder Kreislaufinstabi nur mit ärztlicher Begleitung) in Klinik zur operativen Rekonstruktion, Ruhigstellung der Ex mität. Lagerung der Extremität möglichst schmerzarm, bei venöser Verletzung hoch. Intraven Volumenersatz (☞ 3.4.1).

Die sichtbaren Blutungen sind bei weitem nicht so gefährlich wie die unsichtbaren.

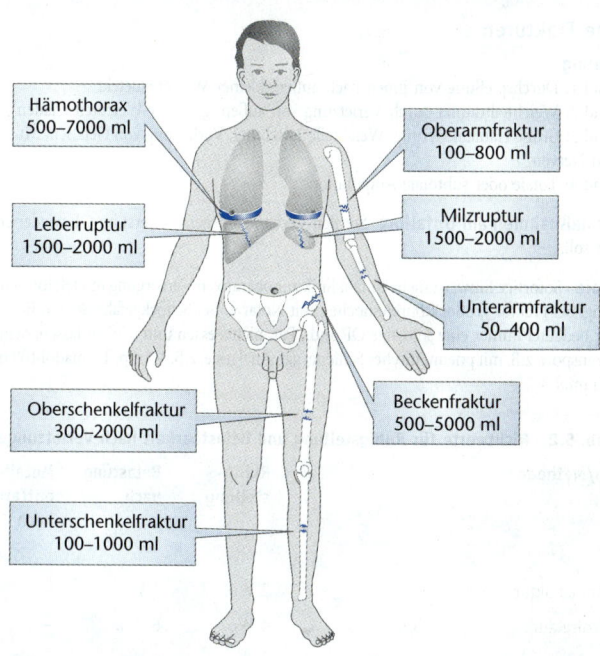

Abb. 5.1 Traumatische Blutverluste

Frakturen allgemein

Klinik
Sichere Frakturzeichen: Achsenfehlstellung, abnorme Beweglichkeit, Knochenreiben (Krepitation)
Unsichere Frakturzeichen: Schwellung, Schmerz, Bewegungseinschränkung, Hämatom.

Diagnostik In der Klinik. Unbedingt M,D,S distal der Fraktur prüfen!

Therapie Begleitende Weichteilverletzungen steril abdecken, Extremität ruhig stellen (z.B. Schiene) und Facharztüberweisung an Chirurgen: Rö in 2 Ebenen, auch bei nur geringem V.a. eine knöcherne Verletzung.

Krepitation nicht absichtlich auslösen (unnötige Schmerzen, Gefahr der Verletzung von Nerven und Gefäßen, erhöhtes Sudeck-Risiko)!

Offene Frakturen

Einteilung
- Grad 1: Durchspießung von innen nach außen, kleiner Weichteildefekt
- Grad 2: Weichteiltrauma durch Verletzung von außen, größerer Weichteilschaden
- Grad 3: Große Hautablederung, Weichteilquetschung, Verletzung von Gefäßen, Muskulatur und Nerven
- Grad 4: Totale oder subtotale Amputation.

Sofortmaßnahmen am Unfallort Sterilen Verband anlegen, der erst im OP wieder entfernt werden soll.

Therapie Sofortige Einweisung in Unfallklinik zur operativen Versorgung mit telefonischer Anmeldung; bei Fraktur großer Röhrenknochen mit Notarzt. Bei Schockgefahr ☞ 3.4. Eine offene Fraktur bedeutet immer eine sofortige OP-Ind., Pat. nichts essen und trinken lassen. Schienung zum Transport, z.B. mit pneumatischer Schiene; ggf. Analgesie, z.B. 1 Amp. Tramadol 100 mg i.v. (z.B. Tramal®).

Tab. 5.2 Richtwerte für Ruhigstellung und Belastbarkeit nach Verletzungen

Läsion/Methode		Ruhig-stellung	Belastung nach	Metall-entfernung nach
Hand				
Nagelkranzfraktur		2 Wo.	2 Wo.	–
Endgliedfraktur	Kons.	4 Wo.	6 Wo.	–
	Operativ	3 Wo.	6 Wo.	5 Wo.
Mittelgliedfraktur	Kons.	3–4 Wo.	6 Wo.	–
	Operativ	3 Wo.	6 Wo.	5 Wo.
Grundgliedfraktur	Kons.	3–4 Wo.	6 Wo.	–
	Operativ	3 Wo.	6 Wo.	5 Wo.
Fingergelenksarthrodese	Draht	4 Wo.	6–8 Wo.	6 Wo.
	Schraube	3 Wo.	6 Wo.	Verbleibt
Fingergelenksluxation	Kons.	2–3 Wo.	4 Wo.	–
Fingerseitenband	Naht	3 Wo.	6 Wo.	4 Wo.
	Plastik	3 Wo.	6 Wo.	4 Wo.
Beugesehne	Naht und kons. Nachbehandl.	3–4 Wo.	6–10 Wo.	–
	Naht und Kleinert-Schiene	3–4 Wo.	6–10 Wo.	5 Wo.

Tab. 5.2	Fortsetzung				
...ision/Methode		Ruhig-stellung	Belastung nach	Metall-entfernung nach
	Reinsertion	3–4 Wo.	6–10 Wo.	5 Wo.
	Schwanenhals-deformität	4 Wo.	8–10 Wo.	6 Wo.
	Sehnentransplanta-tion	3–4 Wo.	6–10 Wo.	–
...recksehne	Endglied (Stack-Schiene)	5–6 Wo.	6–8 Wo.	–
	Mittelzügel	4–5 Wo.	10–12 Wo.	6 Wo.
	Naht	4–5 Wo.	6 Wo.	–
...ittelhandfraktur 1. Strahl	Kons.	6 Wo.	6–8 Wo.	–
2.–5. Strahl	Kons.	3–4 Wo.	6 Wo.	–
	Operativ	3–4 Wo.	6 Wo.	5 Wo.
...olando-Fraktur	Operativ	3–4 Wo.	8–10 Wo.	6 Wo.
...nnett-Fraktur	Kons.	6 Wo.	8–10 Wo.	–
...izarthrose	Arthrodese	6 Wo.	8–10 Wo.	6 Wo.
	Prothese	3 Wo.	6 Wo.	3 Wo.
...avikularefraktur	Kons.	8–16 Wo.	16 Wo.	–
	Operativ	9–12 Wo.	16 Wo.	–
...atti-Russe-Plastik	Operativ	12 Wo.	16 Wo.	–
...iquetrumfraktur	Kons.	6 Wo.	6 Wo.	–
...iformefraktur	Kons.	3–4 Wo.	6 Wo.	–
...natumfraktur	Operativ	6 Wo.	8–10 Wo.	6 Wo.
...natummalazie	Revaskularisierung	6 Wo.	8–10 Wo.	6 Wo.
	Spongiosaplastik	8 Wo.	12 Wo.	–
	Prothese	6 Wo.	8–10 Wo.	3 Wo.
...boidfraktur	Operativ	6 Wo.	8–10 Wo.	6 Wo.
...rilunäre Luxation	Operativ	4–5 Wo.	8–10 Wo.	6 Wo.
...ervain-Luxationsfraktur	Operativ	12 Wo.	16 Wo.	12 Wo.
...ndgelenksluxation	Kons.	4 Wo.	6 Wo.	–

		Tab. 5.2 Fortsetzung		
Läsion/Methode		**Ruhig-stellung**	**Belastung nach**	**Metall-entfernung nach**
Handgelenksluxations-fraktur	Operativ	8–10 Wo.	12 Wo.	6–9 Mon.
Handgelenksarthrodese	Operativ	8 Wo.	10–12 Wo.	4–6 Mon.
Nervennaht	Operativ	3 Wo.	–	–
Unterarm				
Distale Radiusfraktur	Kons.	4–6 Wo.	6 Wo.	–
	Operativ	3–4 Wo.	6 Wo.	3–6 Mon.
Unterarmfraktur	Operativ	1–2 Wo.	4–6 Wo.	12–18 Mon.
Monteggia-Fraktur	Kons.	6–8 Wo.	10–12 Wo.	–
	Operativ	3–4 Wo.	8–10 Wo.	–
Galeazzi-Fraktur	Operativ	3 Wo.	8–10 Wo.	12–18 Wo.
Radiusköpfchenfraktur	Kons.	1–2 Wo.	–	–
	Operativ	1–2 Wo.	–	–
Radiusköpfchenluxation		4–5 Wo.	6–8 Wo.	–
Olekranonfraktur	Kons.	4–6 Wo.	8–10 Wo.	–
	Operativ	1–2 Wo.	6–8 Wo.	4–6 Mon.
Ellenbogenluxation	Kons.	2–3 Wo.	–	–
	Operativ	6 Wo.	10–12 Wo.	
Oberarm				
Distale Humerusfraktur	Kons.	4–6 Wo.	8–10 Wo.	–
	Operativ	2–3 Wo.	8–10 Wo.	6–9 Mon.
Kondyläre Humerusfraktur	Operativ	3 Wo.	4–6 Wo.	8 Wo.
Humerusschaftfraktur	Kons.	5–7 Wo.	8–10 Wo.	–
	Operativ	1–2 Wo.	8–10 Wo.	12–18 Mon.
Prox. Humerusfraktur	Kons.	4–6 Wo.	8–10 Wo.	–
	Operativ	3–4 Wo.	6–8 Wo.	12 Mon.
Humeruskopffraktur	Kons.	4–6 d	6–8 Wo.	–
Schulterluxation	Kons.	1–2 Wo.	8–10 Wo.	–
	Operativ	2–3 Wo.	8–10 Wo.	3 Mon.

Tab. 5.2	Fortsetzung			
...äsion/Methode		Ruhig-stellung	Belastung nach	Metall-entfernung nach
...zepssehnenruptur	Operativ	4 Wo.	10–14 Wo.	–
...avikulafraktur	Kons.	2–3 Wo.	4–5 Wo.	–
	Operativ	1 Wo.	4–6 Wo.	6 Mon.
...C-Gelenksprengung	Kons.	4–6 Wo.	8 Wo.	–
	Operativ	10 d	8 Wo.	7 Wo.
...C-Gelenksprengung	Kons.	4–6 Wo.	8 Wo.	–
...apulakorpusfraktur	Kons.	3–6 d	5–6 Wo.	–
...apulahalsfraktur	Kons.	3–4 Wo.	6 Wo.	–
...apulafraktur	Operativ	3–6 d	6 Wo.	6 Mon.
...terschenkel/Fuß				
...roßzehenfraktur	Kons	3–4 Wo.	5–6 Wo.	–
...nstige Zehenfraktur	Kons.	2–3 Wo.	4 Wo.	–
...ittelfußfraktur	Kons.	4–6 Wo.	6–8 Wo.	–
...ßwurzelfraktur	Kons.	6 Wo.	8–10 Wo.	–
...lkaneusfraktur	Kons.	1 Wo.	12–16 Wo.	–
...lusfraktur	Kons.	4 Wo.	12–16 Wo.	–
	Operativ	1–2 Wo.	12–16 Wo.	6–12 Mon.
...hillessehnenruptur	Operativ	6–8 Wo.	3 Mon.	–
...bulotalare Bandruptur	Kons./operativ	3–4 Wo.	4–6 Wo.	–
...alleolarfraktur	Kons.	4–6 Wo.	6–8 Wo.	–
	Operativ	6–8 d	6 Wo.	6–9 Mon.
...stale Tibiafraktur	Kons.	6–8 Wo.	10–12 Wo.	–
	Operativ	2–3 Wo.	12–16 Wo.	12–18 Mon.
...biaschaftfraktur	Kons.	6–8 Wo.	12–16 Wo.	–
	Operativ	4–6 d	10–14 Wo.	12–18 Mon.
	Operativ (Nagelung)	4–6 d	3–6 Wo.	12–18 Mon.
...biakopffraktur	(☞ 5.3.12)	6–8 Wo.	3–4 Mon.	18 Mon.

Tab. 5.2 Fortsetzung

Läsion/Methode		Ruhig-stellung	Belastung nach	Metall-entfernung nach
Proximale Fibulafraktur		2–4 Wo.	4–6 Wo.	–
Fibulaschaftfraktur	Kons.	2–3 Wo.	4 Wo.	–
Meniskusresektion		1–2 d	5–10 d	–
Knieluxation	Kons.	6–8 Wo.	8–10 Wo.	–
Kniekollateralband	Naht	4–6 Wo.	8 Wo.	–
Kniestreckapparat	Naht	6 Wo.	8 Wo.	–
Vordere Kreuzbandplastik		3–6 Wo.	12–14 Wo.	–
Patellafraktur	Operativ	4–6 Wo.	6–8 Wo.	6–9 Mon.
Patellaluxation	Kons.	3–4 Wo.	6 Wo.	
Oberschenkel				
Distale Femurfraktur	Operativ	4–6 Wo.	8–12 Wo.	12–18 Mon.
Femurschaftfraktur	Kons.	6–10 Wo.	14–16 Wo.	–
	Operativ	1–2 Wo.	8–10 Wo.	18–24 Mon.
Hüftluxation		1–2 Wo.	4–8 Wo.	–
Pertrochantäre Femurfraktur	Kons.	8–12 Wo.	12–16 Wo.	–
	Operativ (DHS)	1–2 d	4–6 d	(12–18 Mo.
Schenkelhalsfraktur	Kons.	8–12 Wo.	12–16 Wo.	–
	Operativ (TEP, ☞ 5.3.11)		Je nach TEP	–
	Operativ (Schrauben)	2–4 d	16–24 Wo.	12–18 Mon.
Femurkopffraktur		4–8 Wo.	12–16 Wo.	12–18 Mon.
Azetabulumfraktur	Kons.	6–8 Wo.	3–4 Mon.	–
	Operativ	1–2 Wo.	8–12 Wo.	12–18 Mon.
Beckenringfraktur	(☞ 5.3.10)	3–6 Wo.	6–8 Wo.	–
Beckenrandfraktur	Kons.	2–4 Wo.	6 Wo.	–
Symphysensprengung	Kons.	8–10 Wo.	12–16 Wo.	–
	Operativ	4–6 Wo.	6–8 Wo.	(12–18 Mo.

Tab. 5.2 Fortsetzung				
sion/Methode		Ruhig-stellung	Belastung nach	Metall-entfernung nach
irbelkörperfraktur	LWS/BWS	6–12 Wo.	12–16 Wo.	–
	HWS	8–12 Wo.	10–16 Wo.	–
minektomie		1–2 Wo.	8–12 Wo.	–

weichungen durch individuell unterschiedliche Läsionen und klinikinterne Vorgaben möglich

teosynthese

Prinzipien der Osteosynthese: Sichere Ruhigstellung, frühzeitige Mobilisierung, interfragmen-täre Kompression führt zur primären Knochenheilung ohne Kallus

Belastungsstabil: Volle Belastbarkeit der verletzten Extremität nach operativer Versorgung, z.B. Marknagelung, dynamische Hüftschraube (DHS)

Übungsstabil: Passive Bewegungsübungen möglich, z.B. Plattenosteosynthese, Zugschrauben-osteosynthese, Fixateur externe

Adaptationsstabil: Zusätzliche Ruhigstellung der Extremität erforderlich, z.B. Spickdraht-osteosynthese.

tallentfernung (ME) Nach Empfehlung des Operateurs, i.d.R. 6–12 Mon. nach OP; nicht alten Pat., hohem OP-Risiko. Immer präop. Rö-Kontrolle.

lastungsaufbau nach OP

Tab. 5.3 Richtwerte Belastungsaufbau nach OP		
rletzung	Therapie	Volle Einsatzfähigkeit der Extremität nach
erarmfraktur	12–14 Wo.	4–5 Mon.
-Gelenksprengung	7–8 Wo.	3–4 Mon.
enbogenfraktur	8–10 Wo.	4–5 Mon.
terarmfraktur	6–7 Wo.	3–4 Mon.
ttelhandfraktur	4 Wo.	2–3 Mon.
hnbeinfraktur	12–16 Wo.	5–7 Mon.
murfraktur	12–16 Wo.	6–8 Mon.
tellafraktur	8–10 Wo.	4–6 Mon.
terschenkelfraktur	12–14 Wo.	4–6 Mon.
ßwurzelfrakturen	12 Wo.	12–15 Mon.
tatarsalefrakturen	8 Wo.	4–6 Mon.

rapie beinhaltet stationäre Behandlung, poststationäre Ruhigstellung und krankengymnastische ngsbehandlung. Im Einzelfall Abweichungen möglich.

Frakturen im Kindesalter

Besonderheiten

- Kindliche Knochenbrüche konsolidieren schneller
- Frakturen im Schaftbereich induzieren ein vermehrtes Längenwachstum
- Achsenfehlstellungen bis 10° an der oberen Extremität und bis 20° an der unteren Extrem[ität] können durch das Längenwachstum ausgeglichen werden
- Rotationsfehler werden nicht ausgeglichen
- Eine Epiphysenverletzung kann zu vorzeitigem Wachstumsstillstand oder überschießend[em] Wachstum führen
- Eingeschränkte Beweglichkeit durch Gelenkversteifung, Muskelatrophie oder M. Sudeck t[re]ten praktisch nie auf
- 90% der kindlichen Frakturen können kons. behandelt werden
- Wulstfraktur: Der Periostmantel bleibt intakt, leichte Einstauchung der Kortikalis (Kompr[es]sionsfraktur).

Typische Frakturarten

- Grünholzfraktur: Biegungsbruch, bei dem der Periostmantel nur an der Konvexseite der Fr[ak]tur einreißt, daher keine Dislokation der Fragmente
- Epiphysenverletzungen (☞ Abb. 5.2).

OP-Indikationen bei kindlichen Frakturen

- Offene Frakturen Grad 1–3 (s.o.)
- Irreponible Frakturen oder wenn das Repositionsergebnis durch Ruhigstellung nicht halt[bar] ist
- Frakturen mit Gelenkbeteiligung
- Epiphysäre Frakturen Typ Aitken II und III (☞ Abb. 5.2)
- Frakturen mit Dislokation (Epicondylus lateralis humeri, Olekranon, mediale Schenkelh[als]fraktur, Patella)
- Polytraumatisierte Kinder mit mehreren Frakturen
- Frakturen mit Begleitverletzungen von Gefäßen und Nerven, z.B. distale Humerusfrak[tur] (☞ 5.3.5).

	Epiphysenlösung		Epiphysenfraktur		Epiphysen-stauchung
Salter	I	II	III	IV	V
Aitken	0 (I)	I	II	III	VI

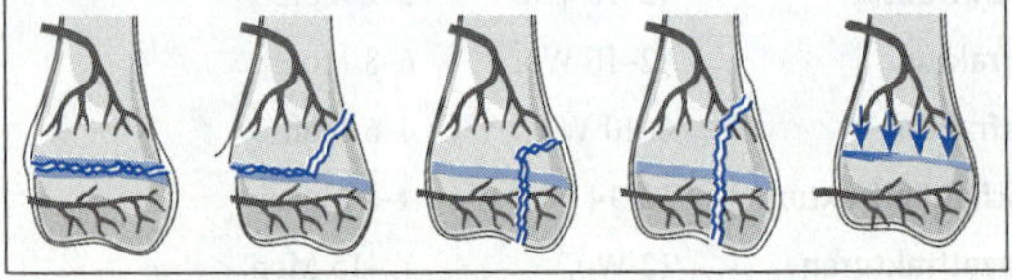

Abb. 5.2 Stadien der Epiphysenverletzung nach Salter/Aitken

.3.2 Kopfverletzungen

Tab. 5.4 Differenzialdiagnose: Kopfverletzungen

agnose	Leitsymptome
häädelprellung	Kopfschmerzen, Platzwunde
nsenbeinfraktur	Schwellung, Schiefstand oder Einsinken der Nasenwurzel, Behinderung der Nasenatmung, Epistaxis
lottenfraktur	Druckschmerz, Schwellung, evtl. Stufenbildung, Instabilität bei Trümmerfraktur
sichtsschädelfraktur	Veränderung der Zahnreihe, Schmerz bei Kieferbewegung, Instabilität, Doppelbilder
häädelbasisfraktur	Brillen- oder Monokelhämatom, Blut und/oder Liquor aus Mund, Nase, Ohr, Hörschwäche, Schwindel
häädel-Hirn-Trauma	Bewusstseinsstörung, Übelkeit, Erbrechen, Amnesie, path. Pupillenreaktion
trazerebrale, epidurale und bdurale Blutungen	Evtl. verzögerte Eintrübung, zunehmende Anisokorie, Stauungspapille

lgemeines Vorgehen

Schädel-Hirn-Trauma (SHT)

- Sofortige Klinikeinweisung möglichst in Neurochirurgie mit NAW oder Rettungshubschrauber
- Erstuntersuchung: (Fremd-) Anamnese, äußere Verletzungen, Pupillenreflex (seitengleich?), sonstige neurologische Ausfälle, RR-Messung. **Cave:** Kontrolluntersuchungen in kurzen Abständen
- I.v. Zugang: Mannitlsg. 15% (z.B. Osmofundin®) 100 ml in 15 Min., ersatzweise Furosemid 20 mg i.v., wenn RR stabil; Dexamethason 8 mg (z.B. Dexa 8 mg Jenapharm®) bis 40 mg i.v. Bolus i.v.
- Bei Bewusstlosen: Intubation (☞ 3.2.4); wenn nicht möglich, Atemwege mit Guedel-Tubus oder Nasopharyngealtubus freihalten.

Cave: Begleitverletzungen nicht vergessen. Pat. nie allein lassen.

ientierende Erstuntersuchung Bewusstseinszustand, Vigilanz, Ansprechbarkeit, Orien- theit, Pupillenreaktion.

amnese

Anhaltspunkte für eine Commotio cerebri sind: Unfallhergang nicht erinnerlich, Gedächt- nislücke, Bewusstlosigkeit, Kopfschmerzen, Übelkeit, Erbrechen, Schwindelgefühl Medikamente, Alkohol, Krampfleiden, Diab. mell.?

spektion Mund-Rachenraum, Zahnreihe; Prellmarke, Schwellung, Fehlstellung, z.B. der se, Monokel-, Brillenhämatom, Blut/Liquor aus Nase, Ohr, Mund.

Palpation Druckschmerz, Schwellung (Galeahämatom), Stufenbildung (Jochbein und Orbi‑
rand), Kompressionsschmerz, Instabilität des Gesichtsschädels (vorsichtiges Ziehen am Oberk‑
fer nach ventral).

Funktionsprüfung Pyramidenbahnzeichen (☞ 20.2.4), Sensibilität, Motorik der Ex
Augenbeweglichkeit, Doppelbilder (Orbitabodenfraktur, „Blow‑out‑fracture"), Kieferschluss.

● ☀Immer an die Entwicklung eines chron. subduralen Hämatoms denken, bes. bei älteren P
mit nur geringem Trauma.

Schädelprellung mit/ohne Platzwunde

Unfallhergang: Schlag auf den Kopf oder Sturz.

Diagnostik Commotio cerebri und Kalottenfraktur ausschließen (keine Bewusstseinsstöru
keine Übelkeit, keine Stufenbildung, kein Schädelkompressionsschmerz). Ggf. Rö‑Schädel
2 Ebenen, bes. bei anhaltendem Kopfschmerz.

Therapie Wundversorgung (☞ 4.2.3), Tetanusschutz prüfen (☞ 9.2.3). **Cave:** Möglichst
Analgetika verzichten (verschleiern Verlauf).

Differenzialdiagnose Kalottenfissur. Verlaufsbeobachtung!

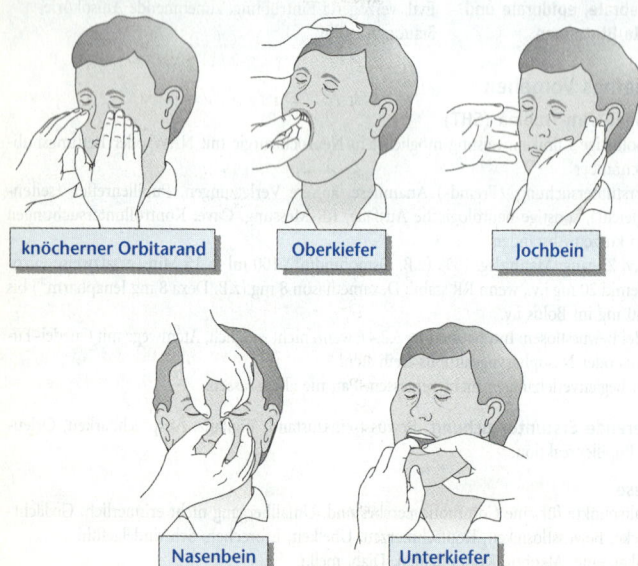

knöcherner Orbitarand **Oberkiefer** **Jochbein**

Nasenbein **Unterkiefer**

Abb. 5.3 Prüfung auf Gesichtsschädelfraktur

asenbeinfraktur

inik Prellmarke oder Schürfung an der Nasenwurzel, Schwellung, Hämatom, Fehlstellung der ase (Schiefstand oder Einsinken), behinderte Nasenatmung, Nasenbluten.

agnostik Druckschmerz, Krepitation bei vorsichtiger Untersuchung der Nase, Stufenbildung benachbarten Orbitaunterrand?

erapie Überweisung an HNO-Arzt.
Bei Fehlstellung: Schneuzverbot; **Rö:** Nasenbein seitlich und NNH; besteht keine Fehlstellung, kann eine Nasenbeinfraktur kons. behandelt werden, sonst Reposition und ggf. Gipsschiene Wundversorgung (☞ 4.2.3), Tetanusschutz prüfen (☞ 9.2.3)
Ggf. Analgesie: Z.B. Paracetamol 500 mg (z.B. ben-u-ron® Tbl.) bis 4 × 1 Tbl. tägl.

mplikationen Nasenbluten (Ther. ☞ 22.5.4).

esichtsschädelfraktur

Tab. 5.5 Gesichtsschädelfraktur		
kalisation	**Symptom**	**Untersuchung**
chbein	Hämatom, Schwellung	Stufenbildung, Druckschmerz
erkiefer	Veränderung der Zahnreihe	Instabilität des Oberkiefers bei Zug nach ventral
terkiefer	Kiefersperre, Veränderung der Zahnreihe, Schmerz bei Bewegung des Unterkiefers, Zubeißen schmerzhaft	Druckschmerz am Kiefergelenk
bitaboden ("low-out-fracture")	Doppelbilder	Augenbewegungsstörungen

erapie Bei V.a. Gesichtsschädelfraktur Klinikeinweisung, möglichst direkt in Mund-Kiefer-sichtschirurgie.

Ausgebrochene Zähne können in den ersten Stunden mit großem Erfolg replantiert werden. Zähne in Gefäß mit 0,9% NaCl-Lösung mitgeben und sofortige zahnärztliche Weiterbehandlung einleiten. Wenn Zahn nicht verschmutzt ist, in Alveole einsetzen und Pat. auf eingelegte Kompresse zubeißen lassen bis zur zahnärztlichen Versorgung. **Cave:** Zahn nur an der Krone fassen. Nicht die sehr empfindliche Wurzelregion schädigen!

lottenfraktur

stumpfem Anpralltrauma nicht dislozierte Berstungsfraktur oder Fissur, bei umschriebener valteinwirkung evtl. offene Impressionsfraktur.

nik Prellmarke (behaarten Kopf genau inspizieren!), Schwellung, Hämatom, ggf. Verlangung, Schwindel, Eintrübung.

Diagnostik Stufenbildung, Kalotten-Kompressionsschmerz. Bei zusätzlichem Epiduralhäm tom evtl. Anisokorie, Halbseitensymptomatik.

Komplikationen Eine Kalottenfraktur ist praktisch immer mit einem SHT (☞ 5.3.2) kom

Therapie Klinikeinweisung in Chirurgie zur weiteren Diagn. und Ther. **Cave:** An möglic Begleitverletzung der HWS denken!

Schädelbasisfraktur

Klinik Monokel- oder Brillenhämatom, Liquor/Blut aus Nase, Mund, Ohr.

Diagnostik Evtl. einseitige Hörschwäche, neu aufgetretener Schwindel. Bei nicht eindeutig Liquorrhoe Kompressentest durchführen: An Ohr, Nase oder Rachen austretendes Blut mit ein Kompresse auffangen. Liquor bildet einen hellen Hof um das Blut.

Komplikationen SHT, Liquorfistel, Meningitis.

Therapie Klinikeinweisung in (Neuro-)Chirurgie zur Diagn., Ther. (Antibiose), Beobachtu

5.3.3 Wirbelsäulenverletzungen

Anamnese

Unfallhergang (Verkehrsunfall, Sturz aus großer Höhe). Auffahrunfall mit Kopfnickbewegu HWS-Distorsion, sog. „Schleudertrauma" der HWS. Schmerzlokalisation und -beginn, Paräst sien, Sensibilitätsausfälle, Lähmungen, Inkontinenz.

Primärdiagnostik

Schmerz bei Drehung und Beugung der WS, Muskelhartspann, Myogelosen der paravertebra Muskulatur, Druckschmerz, lokaler Klopfschmerz, Bewegungseinschränkung, Schwellung, Fe stellung, Sensibilitätsausfälle, Lähmungen, Reflexstatus.

⚓ Bei jedem V.a. spinalen Schock (sensible und motorische Ausfälle): Pat. möglichst nicht wegen, waagerechte Lagerung (evtl. auch auf Vakuummatratze. Voraussetzung: Helfer, fahrung). Notarzt. Klinikeinweisung in Neurochirurgie. Langsame i.v. Gabe von 40 mg ▶ xamethason (z.B. Dexa 40 mg Jenapharm®) ist indiziert. Ggf. Analgesie mit Tramadol 100 i.v. (z.B. Tramal® 100).

HWS-Distorsion

Weichteilschaden durch plötzliche Flexion und Extension der HWS, z.B. bei Auffahrunfall; a Seitkomponenten möglich.

🔵✳ Der in der Bevölkerung bekannte Begriff „Schleudertrauma" ist mit der Erwartung ho Schmerzensgeldzahlungen oder gar Rentenansprüchen verbunden und sollte vermie werden.

Tab. 5.6 Klinische Einteilung von HWS-Distorsionen

HWS-Distorsion Grad I

Klinik	Schmerzen im Nacken, geringe Bewegungseinschränkung der HWS, Neurologie o.B., beschwerdefreies Intervall > 1 h
Rö	Steilstellung der HWS (nicht beweisend)
AU	Tage bis max. 3 Wo.
MdE nach AU	Max. 20% für 0–4 Wo.

HWS-Distorsion Grad II

Klinik	Starke Schmerzen in Ruhe und bei Bewegung der HWS, Nackensteife, Schluckbeschwerden, Parästhesien an Händen und Armen, beschwerdefreies Intervall < 1 h
Rö	Steilstellung der HWS (nicht obligat)
AU	2–4 Wo.
MdE nach AU	I.d.R. max. 20% für 6 Mon., dann i.d.R. max. 10% für 6 Mon.

HWS-Distorsion Grad III

Klinik	Zwangshaltung der HWS, Kopfschmerzen, Ausstrahlung der Schmerzen in Schultern und Arme, Kribbelparästhesien in Armen und Händen. *Neurologie:* Wurzel- und Rückenmarkssymptome (radikuläre Schmerzen, Paresen, sensorische Ausfälle), kein beschwerdefreies Intervall.
Rö	Fehlstellung, abnorme Aufklappbarkeit
AU	6 Wo. und mehr
MdE nach AU	I.d.R. max. 30% 6 Mon., dann 20% für 18 Mon., Dauerrente 10–20% (selten)

Diagnostik Schmerzhafte Bewegungseinschränkung der HWS, lokaler Druckschmerz und Hartspann der paravertebralen Halsmuskulatur.

Therapie

Bei Distorsion Grad I Aufklärung des Pat. über evtl. Zunahme der Beschwerden in den ersten Tagen und komplettes Abklingen der Beschwerden in 4–8 Wo.

Bei stärker ausgeprägten Beschwerden Facharztüberweisung (ggf. Klinikeinweisung) an Chirurgen zum Frakturausschluss: Rö HWS in 4 Ebenen, evtl. Dens-Zielaufnahme, ggf. Funktionsaufnahmen nach Entscheidung des Chirurgen

Verordnungen:

Muskelrelaxation: Z.B. Tetrazepam 50–200 mg (z.B. tetrazep® von ct)

Analgesie z.B. Paracetamol 500 mg (z.B. ben-u-ron®) 4 × 1 Tbl. tägl.

– Halskrawatte i.d.R. bei:
HWS-Distorsion Grad II 2 Wo., Abtrainieren (s.u.) nach 1 Wo.
HWS-Distorsion Grad III 3–4 Wo., Abtrainieren (s.u.) nach 2 Wo.
Abtrainieren: Stundenweises Ablegen der Halskrawatte in Abhängigkeit von den Schmerz
des Pat. Ablegen der Halskrawatte bei Nacht nur, wenn sie Schlafstörungen auslöst (Näc
liches Tragen wichtig, um unwillkürliche Torsionen zu vermeiden)
♦ KG (nur bei Grad II und III): 2. Wo. axiale Belastung der HWS und isometrische Spannung
übungen der Nacken- und Schultermuskulatur, 3. Wo. zusätzlich Wärmeanwendung (R
licht, Fango).

💧 Psychogene Fixierung mit Dauerschmerzen möglich, prophylaktisch ausführliche Aufkläru
direkt nach dem Unfallereignis und konsequente analgetische Behandlung.

HWS-Wirbelfraktur

Klinik: Wie bei HWS-Distorsion Grad III (☞ 5.3.3, Tab. 5.6), zusätzlich Lähmungen u
Sensibilitätsausfälle der oberen Extremität bis zur kompletten hohen Querschnittslähmu
mit Atemstillstand möglich.
Ther.: Bei Verdacht sofortige Klinikeinweisung in Neurochirurgie mit Notarzt.
Lagerung: Harte Unterlage, Ruhigstellung der HWS mit stiff-neck® oder Schanz-Krawat

BWS-LWS-Wirbelkörperfraktur

Häufig übersehene Fraktur! Traumatisch bedingt (z.B. Sturz vom Pferd) oder pathologische Fraktur
Wirbelkörpermetastasen und hochgradiger Osteoporose.

Klinik Schmerzen im Rücken nach Sturz.

Diagnostik Druckschmerz, Klopfschmerz über dem entsprechenden Dornfortsatz, meist
thorakolumbalen Übergang, Schmerz bei Bewegung; Sensibilität (☞ 20.2.1, Abb. 20.2), Motor
Reflexe der unteren Extremität prüfen (nicht obligat beeinträchtigt).

Therapie Klinikeinweisung in Chirurgie mit Liegendtransport (möglichst auf Vakuummatr
ze) zur Diagnosesicherung: Rö, Rö-Schicht, CT.
♦ Konservativ: Stabile Fraktur: Bettruhe für 3–4 Wo., instabile Fraktur: Bettruhe für 6 W
anschließend für 2 Wo. vorsichtige Mobilisation (Vierfüßlergang, Gehen, Bewegungsb
nicht Sitzen)
♦ OP-Ind.: Neurologische Ausfälle, Wirbelkörperaufrichtung bei jungem Pat. (selten)
♦ Poststationäre Empfehlung:
– Sitzen nur auf Keilkissen für 2–4 Wo. Hohe Seite des Keilkissens gehört an die Stuhlleh
– Aus dem Liegen stets über die Seite aufrichten und Bett mit beiden Beinen gleichzeitig v
lassen; nicht heben, nicht bücken.

Komplikationen
♦ Früh: Instabile Fraktur mit neurologischen Ausfällen der unteren Extremität bis zum ko
pletten Querschnitt
♦ Spät: Kyphose oder Skoliose der WS mit posttraumatischer Arthrose der Wirbelgele
chron. Lumbalsy., lokal und pseudoradikulär (☞ 6.1.7).

ifferenzialdiagnose Myogelosen (☞ 7.1.6), akutes lokales LWS-Sy. (☞ 6.1.5), Bandschei-
nvorfall (☞ 20.9.1).

.3.4 Schulterverletzungen

✳ Bei Schulterverletzungen sollte nach 2–3 d Ruhigstellung (z.B. im Desault-Verband) eine Mobilisierung erfolgen, da die Schultergelenkskapsel sehr schnell schrumpft und eine irreversible
Gelenkversteifung droht.

llgemeines Vorgehen

linik Schmerz in Ruhe und bei Bewegung, Dys- und Parästhesien an Schulter oder Arm.

iagnostik
Anamnese: Unfallhergang (meist Sturz oder Anpralltrauma)
Inspektion: Prellmarke, Schwellung, Hämatom, Fehlstellung, einseitiger Schultertiefstand
Palpation: Druckschmerz, „Klaviertastenphänomen" (Hochstand und federnde Fixation des
lateralen Klavikularrandes bei AC-Gelenksprengung), Krepitation, freie Gelenkfläche tastbar?
Funktionsprüfung:
- Schmerzhafte Bewegungseinschränkung (Prüfung ☞ 6.2.2)
- Federnde Fixation des Schultergelenks
- M,D,S am Arm (Sensibilität ☞ 20.2.1, Abb. 20.2)
- Verletzung des N. axillaris möglich (☞ 20.10.5): Verminderte Sensibilität proximale Ober-
armaußenseite, verminderte Kraft des M. deltoideus (Abduktion und Anteversion des Arms).

lavikulafraktur

*iufige Fraktur, v.a. bei Kindern. Unfallhergang: Sturz auf ausgestreckten Arm, Ellenbogen oder
hulter. Meist mittl. Drittel betroffen.

linik Druckschmerz, Bewegungsschmerz der Schulter, meist Hochstand des medialen Klavi-
lafragments, evtl. Krepitation.

erapie Facharztüberweisung an Chirurgen (zum Transport ggf. Ruhigstellung in Armtrage-
:h).
cksackverband (☞ 2.8.3, Abb. 2.11) für 3–4 Wo.; Verband muss *jeden Tag nachgespannt* wer-
n.
²-Ind.: Offene Fraktur, Beteiligung des Akromioklavikulargelenks, laterale Fraktur, Gefäß-Ner-
nschaden. ME nach 6 Wo.

ognose Eine Klavikulafraktur heilt i.d.R. ohne funktionelle Beeinträchtigung aus; der anfäng-
he Kalluswulst verkleinert sich nach einigen Wo.

✳ Pat. soll möglichst nicht zu flach liegen, Rucksackverband im Liegen weitgehend unwirksam.

hultereckgelenksprengung

*1. AC-Gelenksprengung, Luxatio acromioclavicularis. Unfallhergang: Sturz oder Schlag von hinten
* die Schulter bei adduziertem Arm.*

Klinik Schwellung, schmerzhafte Bewegungseinschränkung v.a. bei Elevation, Druckschme über lateralem Klavikulaende mit Zunahme bei Zug am Arm in kaudaler Richtung, Hochstan der lateralen Klavikula (je nach Verletzungsausmaß unterschiedlich ausgeprägt), „Klaviertaste phänomen" bei Druck auf das laterale Klavikulaende bei vollständiger Bandruptur (Tossy II)

Therapie Facharztüberweisung an Chirurgen schon bei V.a. Schultereckgelenksprengung. Zu Transport ggf. Arm in Armtragetuch ruhig stellen.
Konservative Ther. bei unvollständigem (Tossy I und II), operativ bei vollständigem Ri (Tossy III) der betroffenen Bänder.

Schulterkontusion

Unfallhergang: Sturz oder Schlag auf die Schulter.

Klinik Schwellung, schmerzhafte Bewegungseinschränkung der Schulter.

Therapie Facharztüberweisung an Chirurgen bei V.a. Fraktur zum Frakturausschluss. Eisbeu (☞ 5.2.3), Diclofenac-Salbenverband (☞ 5.2.3), ggf. Analgetikagabe, KG nicht erforderlic wenn Pat. Schulter selbst aktiv bewegt; Ruhigstellung kontraindiziert (Schonhaltung verhinderr

Ruptur der Rotatorenmanschette

Unfallhergang: Sturz auf ausgestreckten Arm. Bei degenerativen Veränderungen evtl. Bagatelltraur ausreichend.

Klinik Kraftminderung bei Abduktion des Armes (Pseudoparalyse: Arm kann nicht waagerec gehalten werden), Schmerz der dorsalen Schultermuskulatur bei Bewegung, v.a. bei Elevation d Arms mit „schmerzhaftem Bogen" (Zunahme der Schmerzen bei Abduktion des Oberarms in c Horizontale und Rückgang der Schmerzen bei weiterer Elevation).

Therapie Facharztüberweisung an Chirurgen oder Orthopäden bei V.a. Verletzung der Ro torenmanschette zur Schultersono oder Rö, ggf. MRT.
- Zum Transport ggf. Arm in Armtragetuch ruhig stellen. Ther. primär immer kons.: Ruh stellung im Desault- oder Gilchrist-Verband. Analgetika, Antiphlogistika (NSAR ☞ 18.3
- OP-Ind.: Aktive Sportler. Junger Pat. (< 50 J.) nach 6-wöchiger, erfolgloser kons. Ther. Postoperativ lange Rehabilitation, KG über mehrere Mon. Wenn nicht durch Klinik schon v« anlasst, Reha bzw. AHB in die Wege leiten.

Skapulafraktur

Selten. Unfallhergang: Sturz oder Schlag auf das Schulterblatt mit großer Krafteinwirkung (z.B. Mot radunfall). Oft mit Begleitverletzungen (Klavikulafraktur, Schulterluxation).

Klinik Prellmarke, Hämatom, Schwellung, Herabhängen der Schulter, schmerzhafte Bev gungseinschränkung der Schulter.

Diagnostik Klinisches Bild. Lokaler Druckschmerz, Schulterkontur evtl. deformiert.

Therapie Facharztüberweisung an Chirurgen. Zum Transport Arm ggf. in Armtragetuch ru stellen.

d.R. kons. mit Ruhigstellung in Desault- oder Gilchrist-Verband für 1 Wo., krankengymnasti-
he Übungsbehandlung. Analgesie: Tramadol 50 mg, z.B. Tramadol®-ratio, 4 × 1 Kps. tägl.

omplikationen Fraktur mit Beteiligung der Gelenkpfanne (OP-Ind.); Nervenverletzungen:
B. Plexus brachialis, N. axillaris, N. suprascapularis (keine Außenrotation möglich).

roximale Humerusfraktur

äufige Fraktur älterer Pat., Unfallhergang: Sturz auf ausgestreckten Arm oder Ellenbogen.

linik und Diagnostik Schonhaltung, Schwellung, Hämatom, lokaler Druckschmerz,
hmerzhafte Bewegungseinschränkung der Schulter, Krepitation, M,D,S distal überprüfen.

erapie Facharztüberweisung an Chirurgen bei V. a. Fraktur zum Rö Schulter p.a. und trans-
orakal. Zum Transport ggf. Arm in Armtragetuch ruhig stellen.
  Meist kons. Ther.
- Desault-Verband für höchstens 5 d
- KG: Pendelübungen schon nach 3–4 d beginnen, kein Armtragetuch wegen Versteifungsge-
  fahr des Schultergelenks
- Ggf. Analgesie: Diclofenac 50 mg oral (z.B. Diclo 50® AbZ), 3 × 1 Drg. tägl. oder Tramadol
  50 mg (z.B. Tramadol®-ratio), 4 × 1 Kps. tägl.
  OP-Ind.: Luxationsfraktur, Abriss des Tuberculum majus, Gefäß-, Nervenschaden.

omplikationen Begleitverletzungen: Plexus brachialis, A. axillaris.

ognose Durch intensive KG für 4–6 Wo. lässt sich die bestmögliche Funktion erhalten, den-
ch bleibt oft eine eingeschränkte Schulterbeweglichkeit zurück; **Cave:** Bes. beim alten Menschen
efahr der Schultersteife (frozen shoulder).

hulterluxation (☞ 6.2.8), Sternoklavikularluxation (☞ 6.2.5)

3.5   Oberarm- und Ellenbogenverletzungen

umerusschaftfraktur

fallhergang: Sturz oder selten Schlag auf den Oberarm.

inik und Diagnostik Abnorme Beweglichkeit, Fehlstellung, schmerzhafte Bewegungsein-
ränkung, Schwellung, Krepitation, M,D,S distal prüfen.

erapie Facharztüberweisung an Chirurgen/ Klinikeinweisung in Chirurgie. Zum Transport
. Oberarm provisorisch schienen (☞ 5.2.1) oder in Armtragetuch ruhig stellen.
  Konservativ: Reposition in Kurznarkose, Ruhigstellung in Desault-/Gilchrist-Verband bis
  Schmerzfreiheit (ca. 2 Wo.), dann Manschette (Sarmiento-Brace) für 4–6 Wo., KG (Pendel-
  übungen, sobald schmerzfrei möglich). Nach Gipsabnahme intensive Mobilisation und Kräf-
  tigung für ca. 4 Wo.
  OP-Ind.: Offene Fraktur, geschlossene Reposition nicht möglich, art. Verletzung, N. radialis-
  Läsion.

Komplikationen

* Verletzung der A. brachialis: Pulslosigkeit am Handgelenk
* N.-radialis-Lähmung (traumatisch oder iatrogen bei Primäroperation oder Materialentfe nung): Fallhand.

Bizepssehnenruptur

* Proximal (lange Bizepssehne): Meist degenerativ, häufig. Lange Bizepssehne reißt im Sulc intertubercularis des Humerus. Unfallhergang: Oft nur geringfügige, inadäquate Krafteinwi kung
* Distal (kurze Bizepssehne): Traumatisch, selten (Abriss an Tuberositas radii). Unfallhergan Starke Krafteinwirkung.

Klinik

* Proximal: Bizepsmuskelbauch kugelförmig und nach *distal* verlagert, kraftvolle Beugung i Ellenbogengelenk (bes. bei Supination) eingeschränkt, aber noch möglich
* Distal: Bizepsmuskelbauch kugelförmig und nach *proximal* verlagert, Ausfall der kraftvoll Beugung im Ellenbogengelenk.

Therapie

* Proximal: Facharztüberweisung an Chirurgen oder Orthopäden. Bei degenerativer Gene meist keine Ther. erforderlich. Klinikeinweisung bei jungem Pat., v.a. bei Leistungssportle Refixation der Sehne indiziert
* Distal: Klinikeinweisung in Chirurgie zur Refixation der Sehne.

! Die degenerativ bedingte Bizepssehnenruptur wird von den Berufsgenossenschaften nicht Arbeitsunfall anerkannt.

Distale Humerusfraktur

Häufige Fraktur bei Kindern, bei Erw. meist als Begleitverletzung bei Ellenbogenluxation. Unfallh gang: Sturz auf den Ellenbogen oder die Hand bei gebeugtem Arm.

Klinik und Diagnostik Schwellung, Fehlstellung, lokaler Druckschmerz, schmerzhafte Bew gungseinschränkung, seitliche Aufklappbarkeit im Ellenbogengelenk, M,D,S distal prüfen.

Komplikationen

* Gelenkbeteiligung der Fraktur
* Verletzung A. brachialis
* Läsion N. ulnaris (☞ 20.10.2) oder N. medianus (☞ 20.10.5), Kompartment-Sy. (☞ 5.4.

Therapie Facharztüberweisung an Chirurgen, zum Transport ggf. provisorisch schien (☞ 5.2.1). Reposition in Kurznarkose, Ruhigstellung in Oberarmgips für 4–6 Wo. OP-In Wenn Repositionsergebnis ungenügend oder durch Ruhigstellung nicht haltbar. Bei Kinde großzügige Indikationsstellung.

Ellenbogenluxation

Unfallhergang: Sturz auf die Hand bei gebeugtem Arm (Erstluxation), evtl. Bagatelltrauma bei re Luxationen.

Klinik Schwellung, Fehlstellung.

Diagnostik Maximale schmerzhafte Bewegungseinschränkung, Unterarm in 130°-Beugestellung federnd fixiert, M,D,S distal prüfen.

Komplikationen Häufig knöcherne Begleitverletzungen. Druckschädigung des N. medianus (☞ 20.10.5) oder N. ulnaris (☞ 20.10.2), Kompartment-Sy. (☞ 5.4.1); Abriss oder Verschluss der A. cubitalis.

Therapie Facharztüberweisung an Chirurgen, sofortige Reposition, wenn Helfer Oberarm fixieren kann; Ruhigstellung für 3–4 Wo., KG (manuelle Mobilisation, Kräftigung).

Prognose Bei konsequenter KG meist keine bleibende Behinderung, sehr selten Rezidivluxationen.

Radiusköpfchenfraktur

Unfallhergang: Sturz auf die Hand mit gleichzeitig gestrecktem Ellenbogengelenk.

Klinik und Diagnostik Schwellung, Druckschmerz über proximalem Radiusende, Schmerzen im Ellenbogenbereich bei Pronation und Supination.

Komplikationen Trümmerfraktur, Gelenkbeteiligung.

Therapie Facharztüberweisung an Chirurgen.
Konservativ: Oberarmgips für 3–4 Wo, KG
OP-Ind. (wird großzügig gestellt): Gelenkstufe, Dislokation, Luxationsfraktur
Bei ausgedehnter Trümmerzone und/oder altem Pat. ist eine Radiusköpfchenresektion primär meist die beste Ther.

Radiusköpfchensubluxation (Chassaignac)

Häufig bei Kleinkindern bis 3 J. Unfallhergang: Kind wird ruckartig an einer Hand hochgezogen, dabei springt das Radiusköpfchen teilweise aus dem Lig. anulare.

Klinik Ellenbogen leicht gebeugt und proniert, Kind bewegt schmerzbedingt den Unterarm nicht mehr. Rö-Untersuchung bei klassischer Anamnese und freier Beweglichkeit im Ellenbogen nach Reposition nicht erforderlich, bei fortbestehenden Beschwerden Facharztüberweisung zum Frakturausschluss.

Diagnostik Kind greift nicht mehr nach einem Spielzeug oder Schlüsselbund.

Therapie Reposition durch Daumendruck auf das Radiusköpfchen unter max. Supination und gleichzeitiger Beugung im Ellenbogen (☞ Abb. 5.4). Nach erfolgreicher Reposition bewegt das Kind den Arm wieder frei und greift nach Spielzeug.

Eine Chassaignac-Subluxation kann in den ersten Lj. mehrfach auftreten. Eltern über den Luxationsmechanismus aufklären: Ruckartige Zugbewegungen an den Armen des Kindes vermeiden.

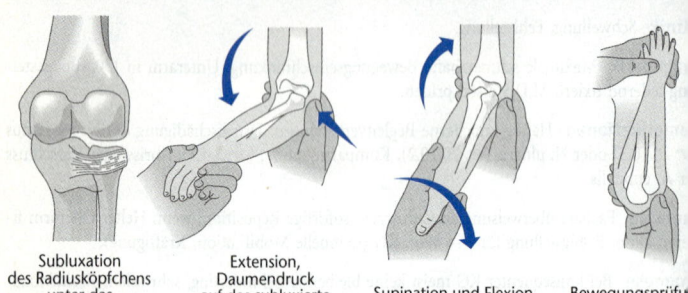

Subluxation
des Radiusköpfchens
unter das
Lig. annulare

Extension,
Daumendruck
auf das subluxierte
Radiusköpfchen

Supination und Flexion

Bewegungsprüfu

Abb. 5.4 Repositionsmanöver der Chassaignac-Subluxation

Olekranonfraktur

Unfallhergang: Sturz oder Schlag auf Ellenbogen.

Klinik und Diagnostik Schwellung, Hämatom, lokaler Druckschmerz, schmerzhafte Strec
hemmung des Ellenbogens, Frakturspalt durch die Haut tastbar, M,D,S distal prüfen.

Therapie FA-Überweisung an Chirurgen. Zum Transport Arm ggf. in Armtragetuch ru
stellen.

- Konservativ mit Oberarmgips in 90°-Stellung bei nicht dislozierter Fraktur
- OP-Ind.: Dislokation und Stufenbildung im Gelenk.

Komplikationen Posttraumatische Arthrose,
Pseudarthrose.

Prognose Meist Restitutio ad integrum.

5.3.6 Unterarmverletzunge

Unterarmschaftfraktur

*Häufigste Fraktur des Kindes, meist komplette Unt
armfraktur mit Fraktur beider Unterarmknoch
Unfallhergang: Sturz auf die Hand, Parierfraktur (
rekte Gewalt).*

Klinik und Diagnostik Schwellung, Dru
schmerz, Fehlstellung, abnorme Beweglichk
Krepitation, Bewegungseinschränkung beider
nachbarter Gelenke prüfen, M,D,S distal prüfe

Therapie FA-Überweisung an Chirurgen. Z
Transport ggf. provisorisch schienen (☞ 5.2.1

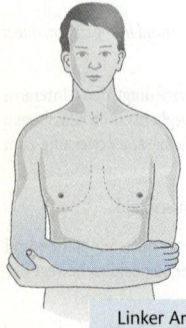

Linker Arm hält den
rechten, bei Fraktur des
rechten Unterarms

Abb. 5.5 Typische Stützhaltung bei
Unterarmfraktur

Kons.: Beim Kind, Reposition in Kurznarkose, 4–6 Wo. Oberarmgips
OP-Ind.: Beim Erw. oder bei unzureichendem Repositionsergebnis, KG.

omplikationen

Nervenverletzung: N. radialis, N. medianus (☞ 20.10.5), N. ulnaris (☞ 20.10.2)
Pseudarthrose (Sperrwirkung durch 2. Knochen)
Brückenkallus zwischen Radius und Ulna: Eingeschränkte Pronation und Supination nach Ruhigstellung.

rognose Nach achsengerechter Reposition und Fixation gut.

onderformen

Monteggia-Fraktur: Ulnaschaftfraktur proximales Drittel und Radiusköpfchenluxation (Riss Lig. anulare und Membrana interossea)
Galeazzi-Fraktur: Radiusschaftfraktur mittl. Drittel und Luxation der distalen Ulna.

istale Radiusfraktur (Radiusfraktur loco typico)

äufigste Fraktur des Menschen, Unfallhergang: Sturz auf die Hand.

rmen

Colles-Fraktur (Radiusextensionsfraktur): Häufigste Fraktur des Erw.; Unfallhergang: Sturz auf ausgestreckte oder dorsal extendierte Hand
Smith-Fraktur (Radiusflexionsfraktur): Seltene Fraktur; Unfallhergang: Sturz auf volar flektierte Hand, z.B. plötzlich gebremster Motorradfahrer.

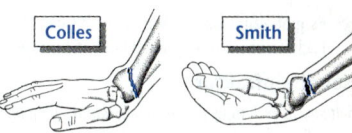

Abb. 5.6 Unfallmechanismus und Dislokationsformen bei Radiusfraktur

inik und Diagnostik Schwellung, Druckschmerz distaler Radius, Fehlstellung (Bajonettoer Fourchette-Stellung ☞ Abb. 5.6), schmerzhafte Bewegungseinschränkung von Handgelenk d Fingern, Krepitation, M,D,S distal prüfen.

erapie FA-Überweisung an Chirurgen. Zum Transport ggf. provisorisch schienen (☞ 5.2.1). Konservativ (bei Colles-Fraktur): Reposition in Bruchspaltanästhesie oder Kurznarkose, Ruhigstellung i.d.R. in dorsaler Unterarmgipsschiene für 3–4 Wo., Rö-Kontrollen nach Vorgabe des Chirurgen
OP-Ind.:
- Irreponible oder instabile Fraktur (meist bei Smith-Fraktur)
- Offene Fraktur, sekundäre Dislokation.

mplikationen Läsion N. medianus (☞ 20.10.5), Sudeck-Sy. (☞ 5.4.4), Pseudarthrose ☞ 5.4.2).

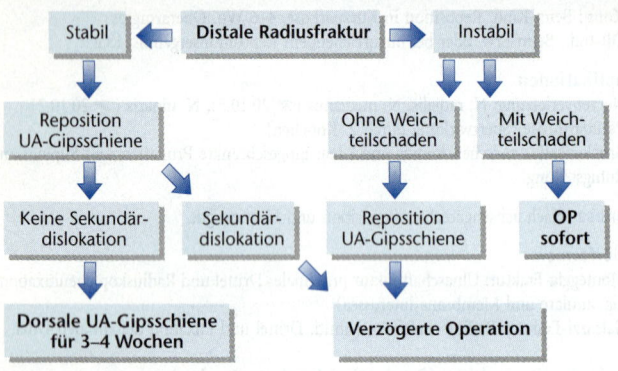

Abb. 5.7 Vorgehen bei distaler Radiusfraktur

5.3.7 Handgelenk- und Handverletzungen

Es gibt keine *kleinen* Verletzungen der Hand! Wegen hoher Komplikationsrate im Zwei Facharztüberweisung an (Hand-)Chirurgen.

Kahnbeinfraktur

Seltene, aber häufig übersehene Fraktur, Unfallhergang: Sturz auf die überstreckte und radialwärts abgewinkelte Hand.

Klinik und Diagnostik Schwellung, Druckschmerz in der Tabatière, Daumenstauchungsschmerz, Bewegungsschmerz bei Dorsalflexion und Radialabduktion im Handgelenk. **Cave:** Schmerz kann sehr gering sein.

Therapie Facharztüberweisung an Chirurgen. Rö: Handgelenk in 4 Ebenen, Navikularequartett.
- Konservativ: 6 Wo. Oberarmgips, dann Unterarmgips für weitere 4–10 Wo. (Daumen bis Nagelbett, 2.–5. Finger frei)
- OP-Ind.: Primär selten, bei Pseudarthrose nur in Spezialklinik (Handchirurgie/Orthopädie).

Komplikationen
- Pseudarthrose: Ther.: Osteosynthese mit Spongiosaplastik, palliativ: Resektion des Proc. styloideus radii, Denervierung der Handwurzel
- Perinavikuläre Arthrose.

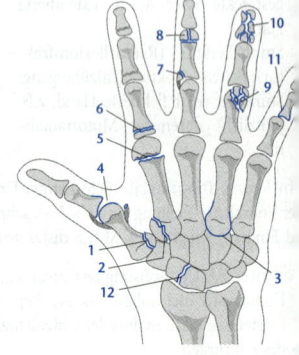

Abb. 5.8 Synopsis Handfrakturen.
1) Bennett-Fraktur, 2) MC-II-Basisfrakt
3) MC-IV-Luxation, 4) Ausriss volare Pl
te, 5) Subkapitale MC-II-Fraktur, 6) Ep
physenlösung der Zeigefingergrundpha
lanx, 7) Knöcherner Seitenbandausriss,
8) Phalanxköpfchenfraktur, 9/10) Trüm
merfraktur End- und Grundphalanx, 11
PIP-Luxation D V, 12) Skaphoidfraktur

Die frische Kahnbeinfraktur ist häufig schmerzarm. Bei persistierenden Beschwerden nach Sturz auf die Hand Rö-Kontrolle nach 1–2 Wo.; häufig ist der Bruchspalt erst dann sichtbar.

Luxationen von Handwurzelknochen

Selten, Unfallhergang: Sturz auf die nach dorsal flektierte Hand.

Klinik Fast völlige schmerzhafte Aufhebung der Beweglichkeit im Handgelenk, Umfangsvermehrung im Handgelenkbereich, Sensibilitätsstörungen im N.-medianus-Bereich (Fingerkuppen des Zeige- und Mittelfingers).

Therapie Facharztüberweisung an Chirurgen, Reposition in Plexusanästhesie, Ruhigstellung in Gips für 4–5 Wo., intensive KG, keine Belastung des Handgelenks vor 8 Wo.

Komplikationen Aseptische Knochennekrose (z.B. Lunatummalazie).

Fraktur von Mittelhandknochen

Unfallhergang: Sturz oder Schlag auf die Hand, Quetschverletzung, nach Faustschlag.

Klinik und Diagnostik Schwellung, Druckschmerz, schmerzhafte Bewegungseinschränkung beim Faustschluss, Fehlstellung (Bei Faustschluss verlaufen die Fingermittelachsen auf das Kahnbein zu, die Achse des betroffenen Strahls weicht von dieser Konvergenz ab), eingesunkene oder verkürzte Metakarpaleköpfchen bei Flexion.

Facharztüberweisung an Chirurgen.
  Konservativ: Reposition, palmare Unterarmfingergipsschiene in Funktionsstellung, Ruhigstellung für 4–6 Wo.
  OP-Ind.: Dislozierte Fraktur, Fraktur mit starkem Achsenknick, offene Fraktur.

Daumensattelgelenkfrakturen

Bennett-Fraktur: Daumensattelgelenkfraktur. Relativ häufige Luxationsfraktur der Basis des Os metacarpale I. Unfallhergang: Stauchung des adduzierten Daumens.
Rolando-Fraktur: Daumensattelgelenkfraktur. Selten. Intraartikuläre Y-förmige Basisfraktur des Os metacarpale I. Unfallhergang: Sturz auf abgespreizten Daumen.

Klinik Bei Bennett-Fraktur: Druckschmerz Basis Metacarpale I, Schwellung im Daumenballenbereich, Daumen nach radial disloziert und verkürzt, Einengung der Daumenkommissur. Bei Rolando-Fraktur: Druckschmerz Basis Metacarpale I, Schwellung, massiv schmerzhafte Bewegungseinschränkung im Daumengrundgelenk.

Therapie FA-Überweisung an Chirurgen. I.d.R. Ind. zur Osteosynthese bei beiden Varianten.

Komplikationen Arthrose, eingeschränkte Daumenbeweglichkeit.

Fingerfrakturen

Meist knöcherne Strecksehnenausrisse. Unfallhergang: Z.B. Finger nach dorsal umgeknickt (z.B. beim Ballspiel im Sportunterricht).

Klinik und Diagnostik Allg. Frakturzeichen (☞ 5.3), Fehlstellung, schmerzhafte Bewegungseinschränkung, lokaler Druckschmerz, abnorme Beweglichkeit, seitl. Aufklappbarkeit, Sensibili-

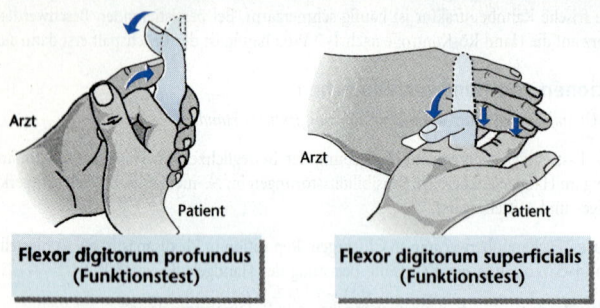

Abb. 5.9 Prüfung der oberflächlichen und tiefen Beugesehnen

tät, aktive Bewegung der Finger (Beugung getrennt im Grund- und Mittelgelenk, ☞ Abb. 5. prüfen.

Differenzialdiagnose Distorsion eines Fingergelenks, **Ther.:** Tapeverband ☞ 2.8.4.

Therapie Facharztüberweisung an Chirurgen oder Radiologen. Rö a.p. und seitlich.
- Konservativ: Ggf. Reposition in Leitungsanästhesie nach Oberst (☞ 4.6.3), Ruhigstellung Unterarmfingergips oder Aluminium-Fingerschiene, bei Endgliedfrakturen in Stack-Schien für 3–4 Wo., intensive KG
- OP-Ind.: Offene Fraktur, Gelenkbeteiligung, Repositionshindernis, Sehnenriss.

Komplikationen Arthrose, Bewegungseinschränkung.

! Etwa 4 Stack-Schienen in den gängigen Größen sollten griffbereit in der Praxis liegen. D Versorgung kann dann schon vor dem Rö beginnen, da Klinik i.d.R. eindeutig.

Ulnare Seitenbandruptur des Daumengrundgelenks (sog. Skidaumen)
Unfallhergang: Sturz auf die Hand mit abgespreiztem Daumen (z.B. Sturz mit dem Skistock).

Klinik Schmerz am Daumengrundgelenk in Ruhe und bei Bewegung, Schwellung, Hämator

Diagnostik Druckschmerz ulnar, schmerzhafte Bewegungseinschränkung, Aufklappbarkeit d ulnaren Seitenbandes Daumengrundgelenk in Streckstellung (Seitenvergleich). Rö a.p. und schr zum Ausschluss knöcherner Begleitverletzungen, evtl. gehaltene Aufnahme.

Therapie Facharztüberweisung an (Hand-)Chirurgen. OP-Ind. bei frischen Verletzungen ir mer gegeben. Bandnaht. Postop. 5–6 Wo. Ruhigstellung in Gipsverband oder temporäre Spic draht-Arthrodese.

Komplikationen Arthrose und Bewegungseinschränkung sowie chron. Instabilität im Da mengrundgelenk bei übersehener Bandruptur.

Prognose Gut bei konsequenter Behandlung.

Ruptur der Kollateralbänder der Langfinger

Unfallhergang: Laterales Abknicken eines Fingers, z.B. durch Sturz.

Klinik und Diagnostik Lokale Schwellung, massive schmerzhafte Bewegungseinschränkung im verletzten Gelenk, im Seitenvergleich vermehrte Aufklappbarkeit des Gelenks auf der betroffenen Seite.

Therapie Facharztüberweisung an (Hand-)Chirurgen, kons.: Ruhigstellung 4–6 Wo.

Prognose I.d.R. keine Bewegungseinschränkung der Finger zu erwarten.

Strecksehnenverletzung

Unfallhergang: Beim Ballspiel, Bettenmachen, Schuhanziehen plötzliche Beugebelastung bei Streckstellung des Fingers.

Klinik und Diagnostik Fehlstellung, schmerzhafte Bewegungseinschränkung, aktive Streckung des Fingers eingeschränkt oder unmöglich, passiv keine Bewegungseinschränkung, Ruptur der Streckaponeurose im Mittelgelenk: Knopflochdeformität.

Therapie Facharztüberweisung an Chirurgen. Bei Strecksehnenruptur am Endglied: Ruhigstellung in Stack-Fingerschiene für 6 Wo., selten OP-Ind. Bei anderen Lokalisationen schnellstmögliche Sehnennaht wegen rascher Degeneration der Sehnenstümpfe, Ruhigstellung für 4–6 Wo., ggf. temporäre Arthrodese durch Kirschner-Draht.

Prognose Bei frühfunktioneller Übungsbehandlung meist gute funktionelle Ergebnisse.

Beugesehnenverletzung

Unfallhergang: Schnittverletzung, v.a. Kreissägenverletzung.

Klinik Schmerz bei Bewegung, aktive Fingerbeugung eingeschränkt.

Diagnostik Aktive Beugung getrennt im Mittel- und Endgelenk prüfen (☞ Abb. 5.9):
- Ruptur der tiefen Beugesehne: Fehlende kraftvolle Beugung im Endgelenk
- Ruptur der oberflächlichen Beugesehne: Fehlende kraftvolle Beugung im Mittelgelenk

Therapie Facharztüberweisung an (Hand-)Chirurgen. Meist sofortige Sehnennaht durch erfahrenen (Hand-)Chirurgen, Ruhigstellung in Gipsverband, nach wenigen Tagen aktive Streckung der Finger gegen einen Gummizug (Kleinert-Schiene).

Fingerluxationen

Meist im PIP-Gelenk, Unfallhergang: Stauchungsverletzung eines Fingers.

Klinik und Diagnostik Schwellung, Schmerz, typische, bajonettartige Fehlstellung, keine aktive Streckung möglich, Sensibilität prüfen.

Therapie Sofortige Reposition, ggf. in Leitungsanästhesie nach Oberst (☞ 4.6.3), sonst Facharztüberweisung. Ruhigstellung in Fingerschiene oder Unterarmfingergipsschiene in Funktionsstellung für 3–4 Wo.

Subunguales Hämatom ☞ 4.4.5, Amputationsverletzungen ☞ 4.2.

5.3.8 Thoraxverletzungen

Bei Thoraxverletzungen bedarf jede Form der Atembeeinträchtigung, die über die schmerz bedingte Reaktion hinausgeht, der stationären Einweisung ebenso wie jeder V.a. Verletzun intrathorakaler oder intraabdomineller Organe (☞ 5.3.9).

Klinik allgemein

Schmerzlokalisation in Ruhe, atemabhängiger Schmerz, Schmerz beim Husten, Dyspnoe.

Primärdiagnostik

- Anamnese: Unfallhergang erfragen
- Inspektion: Prellmarke, Schwellung, Hämatom (Rippenfraktur), offene Fraktur? Hautemph sem (Pneumothorax), Zyanose, Tachypnoe, paradoxe Atmung, obere Einflussstauung (Spar nungspneumothorax)
- Palpation: Lokaler Druckschmerz, Krepitation, Thoraxkompressionsschmerz, instabiler Th rax (Rippenserienfraktur), Palpation des Abdomens (Verletzung intraabdominaler Organ
- Perkussion und Auskultation: Seitendifferenz (Pneumothorax, Pleuraerguss), basale Däm fung (Pleuraerguss)
- Seitendifferenz bei Stimmfremitus „neunundneunzig" (Pleuraerguss)
- Schmerz bei tiefer Inspiration.

Rippenprellung, Rippenfraktur

Unfallhergang: Stoß oder Schlag an umschriebener Stelle des Thorax, z.B. Sturz auf harten Gegenstar evtl. pathologische Fraktur: Osteoporose, Metastase. Bei Serienfrakturen meist schweres Thoraxtraum (Autounfall, Sturz aus größerer Höhe).

Klinik

- Rippenprellung/isolierte -fraktur: Schmerz in Ruhe, bei Inspiration und Husten zunehmen Evtl. Hautemphysem oder Dyspnoe durch Pneumothorax (☞ 12.1.7)
- Serienfraktur: Klinik entspricht im Wesentlichen der bei isolierter Fraktur, Symptomatik j doch stärker ausgeprägt. Bei instabilem Thorax (ventrale Serienfraktur kaudal der 4. Rip oder Stückfrakturen) meist dramatisches Krankheitsbild mit Dyspnoe, evtl. Schock.

Diagnostik

- Prellung und isolierte Fraktur meist primär nicht zu unterscheiden: Typische Klinik; Druc und Thoraxkompressionsschmerz; evtl. tastbare Stufe oder Krepitation (Fraktur), evtl. pe kutorisch und/oder auskultatorisch Pneu (☞ 12.1.7) nachweisbar; immer Rö-Thorax 2 Ebenen, knöcherner Hemithorax, ggf. Schrägaufnahmen
- Bei V.a. Serienfraktur nur basale Diagn. durch HA. Sofortige Klinikeinweisung (s.a. Kast unten). Anamnese, Inspektion: Nachhinkende, evtl. paradoxe Atmung? Palpation, Perkus on: Pneu? Erguss?

Hausärztliche Therapie   Bei Rippenprellung, isolierter und stabiler Mehrfachfraktur (bis 3 Rippen) kons.:

- Analgetika: Tramadol 50 mg (z.B. Tramadol®-ratio 4 × 1–2 Kps. tägl., evtl. zusätzlich An phlogistikum: Ibuprofen 400 mg (z.B. Ibu 400® AbZ) 3 × 1–2 Tbl. tägl.

Antitussiva: Kodein 30 mg (z.B. Codeinum phosphoricum Berlin-Chemie®) 1 Tbl. zur Nacht
Mukolytika: Acetylcystein (z.B. Fluimucil® 3 × 1 Kps. tägl. à 200 mg) oder Ambroxol (z.B. Ambro 30 mg AbZ 3 × 1 Kps. tägl.)
Cave: Bei Fraktur in den ersten Tagen engmaschige klinische Kontrollen.

Pat. gut mit Analgetika abdecken und v.a. ältere Pat. zum Durchatmen und Abhusten auffordern, da Pneumoniegefahr durch Hypoventilation.

Einweisungsindikationen
Klinikeinweisung in Chirurgie bei:
  Instabilem Thorax mit paradoxer Atmung (inspiratorische Einziehung der Thoraxwand) bei Rippenserienfraktur (s.o.)
  Pneumothorax: Dyspnoe, hypersonorer Klopfschall, abgeschwächtes Atemgeräusch, Hautemphysem (☞ 12.1.7)
  Spannungspneumothorax: Zusätzlich Schock, obere Einflussstauung, sofortige Entlastung erforderlich, *vitale Bedrohung!* (☞ 12.1.7, ☞ 3.4)
  Hämatothorax: Dyspnoe, Schock, Anämie, basale Dämpfung
  Lungenkontusion: Dyspnoe, evtl. Hämoptoe (☞ 12.1.6)
  Verletzungen der oberen Luftwege: Dyspnoe, Hautemphysem, Ateminsuff., evtl. Hämoptoe (☞ 12.1.6), evtl. obere Einflussstauung
  Verletzung des Herzens oder der großen Gefäße (z.B. Contusio cordis, Perikardtamponade, Aortenruptur): Schock, neu aufgetretene Arrhythmie, paradoxer Puls, *vitale Bedrohung!* (☞ 3.4)
  Zwerchfellruptur: Dyspnoe, abgeschwächtes Atemgeräusch, hypersonorer Klopfschall, Darmgeräusche im Thorax
  Nieren-, Leber-, Milzverletzungen (Prellungen bis Kapselrisse) bei Frakturen der unteren Rippen im lateralen Bereich, Abdomensono (☞ 2.10)
  Klinikeinweisung mit Notarzt (ggf. selbst begleiten) bei Spannungspneumothorax (Entlastung ☞ 12.1.7), Schockzeichen, oberer Einflussstauung, Hautemphysem im Halsbereich, neu aufgetretener Arrhythmie.

Sternumprellung, -fraktur
Unfallhergang: Stoß oder Schlag auf Sternum, z.B. durch Sicherheitsgurt, Lenkradverletzung bei nicht angeschnalltem Fahrer.

Klinik Schmerz in Ruhe und bei Inspiration, Schmerzzunahme beim Husten.

Diagnostik Schwellung, selten Gurtmarke, lokalisierter Druckschmerz, selten Krepitation oder tastbare Stufe, Thoraxkompressionsschmerz, Auskultation, EKG zur kardialen DD. Ggf. Facharztüberweisung zum Radiologen.

Therapie Facharztüberweisung an Chirurgen. Konservativ:
  Analgetika: Tramadol (z.B. Tramadol®-ratio 4 × 1–2 Kps. à 50 mg tägl.), evtl. Ibuprofen 400 mg (z.B. Ibu 400® AbZ 3 × 1–2 Tbl. tägl.)
  Antitussiva: Kodein (z.B. Codeinum phosphoricum Berlin-Chemie® 1 Tbl. à 30 mg zur Nacht)
  Mukolytika: Acetylcstein (z.B. Fluimucil® 3 × 1 Kps. tägl. à 200 mg) oder Ambroxol (z.B. Ambro 30 mg AbZ 3 × 1 Kps. tägl.).

Komplikationen Contusio cordis, Atelektasen, traumatisches Lungenödem, Mediastinalhämatom.

5.3.9 Abdominal- und Urogenitalverletzungen

Stumpfes und scharfes Bauchtrauma, direktes Anpralltrauma (Beckenfraktur!).

Klinik Anamnese, Abdominalschmerz, Schwächegefühl, Harnverhalt, Hämaturie, Schock (☞ 3.4).

Diagnostik
- Inspektion: Prellmarke, Hämatom, Blässe, Kaltschweißigkeit
- Palpation: Druckschmerz, Abwehrspannung
- Auskultation: Verminderte Peristaltik, evtl. abgeschwächtes Atemgeräusch (Pneumo-, Hämatothorax), thorakale Darmgeräusche (Zwerchfellruptur)
- Schock? RR ↓, Puls ↑
- Rektale Untersuchung: Schmerz oder Vorwölbung im Douglas-Raum (freie Flüssigkeit)
- Makrohämaturie, Anurie: Nierenparenchym- und Harnwegsverletzung
- Sono: Freie Flüssigkeit (intraabdominale Blutung, Blasenruptur), freie Luft (Darmruptur, Ruptur parenchymatöser Organe, subkapsuläres Hämatom.

Differenzialdiagnostische Leitbefunde
- Milzruptur: Prellmarke und Druckschmerz li Oberbauch, sonographisch freie Flüssigkeit oder subkapsuläres Hämatom, **cave:** Zweizeitige Milzruptur
- Leberkontusion oder -ruptur: Prellmarke und Druckschmerz re Oberbauch, sonographisch freie Flüssigkeit oder Kapselriss
- Darmverletzungen: Abwehrspannung, bretthartes Abdomen, sonographisch freie Flüssigkeit und/oder freie Luft (☞ 8.1.6)
- Nierenkontusion: Mikrohämaturie; sonographisch: Prellmarke
- Nierenparenchymverletzung: Makrohämaturie, sonographisch Ruptur und freie Flüssigkeit
- Harnblasenruptur: Makrohämaturie oder Anurie, druckschmerzhafter Tumor im Unterbauch; sonographisch: Freie Flüssigkeit im Unterbauch
- Harnröhrenruptur: Makrohämaturie oder Anurie, Hämatom am Perineum.

Bei jedem V.a. Milz-, Leber-, Darmverletzung Klinikeinweisung in Chirurgie, bei V.a. Nieren-, Harnwegsverletzung Klinikeinweisung in Urologie.

.3.10 Beckenverletzungen

	Tab. 5.7 Beckenverletzungen	
rmen	**Beispiel**	**Therapie**
kturen ohne bilitätsverlust	Isolierte Schambein- oder Sitzbeinfraktur, Darmbeinfraktur, Steißbeinfraktur, Abrissfrakturen	Meist kons., Bettruhe 1–3 Wo., KG (Schwimmen)
kturen mit bilitätsverlust	Komplette Beckenringfraktur, Sprengung der Iliosakralfuge, Symphysensprengung	Konservativ: Bettruhe 2–16 Wo., selten Osteosynthese nötig
kturen mit Beteiligung Hüftgelenkpfanne	Azetabulumfraktur, zentrale Hüftluxation	Meist Osteosynthese

egweisende Fragen und Befunde

amnese Unfallhergang, meist direkte Gewalteinwirkung durch Schlag, Sturz oder Quetung.

nik Prellmarke, Hämatom, Ruheschmerz.

agnostik
Beckenkompressionsschmerz, Instabilität des Beckenrings (Beckenringfraktur, Symphysensprengung)
Schmerz bei Bewegung der Hüfte, Beinlängendifferenz? (Azetabulumfraktur, proximale Femurfraktur)
Rektale Untersuchung: Schmerz oder Vorwölbung im Douglas-Raum (freie Flüssigkeit im Abdomen), pathologische Beweglichkeit der Steißbeinspitze (Steißbeinfraktur)
Blässe, RR, Puls (hoher Blutverlust möglich, ☞ 5.3.1, Abb. 5.1)
Makrohämaturie, Anurie (intraabdominale Verletzung, ☞ 5.3.9)
Sono zum Ausschluss freier Flüssigkeit und Verletzung intraabdominaler Organe des kleinen Beckens (☞ 5.3.9).

eißbeinfraktur, Steißbeinprellung
allhergang: Sturz auf das Gesäß.

nik Schmerz beim Sitzen und Liegen. Evtl. Hämatom.

agnostik Druckschmerz und Schmerz bei Bewegung der Steißbeinspitze, pathologische Belichkeit der Steißbeinspitze bei rektaler Untersuchung. Evtl. Rö Steißbein seitlich.

erapie Konservativ mit Analgetika Tramadol (z.B. Tramadol®-Ratio 3 × 1 Kps. à 50 mg tägl.), Dislokation digital-rektale Reposition (i.d.R. durch FA). 1–2 Wo. Bettruhe, sofern schmerzngt erforderlich. Auf weichen Stuhlgang achten.

Komplikationen Kokzygodynie, z.T. lang anhaltend. Bei starkem Leidensdruck und Versag der kons. Ther. nach Monaten bis Jahren Resektion der Steißbeinspitze. **Cave:** Nur geringe folgsrate.

Darmbeinfraktur

Selten, Unfallhergang: Schlag oder Sturz auf Darmbeinschaufel.

Klinik Schmerz in Ruhe und bei Bewegung des Beins.

Diagnostik Druckschmerz, Schwellung, Hämatom, selten Krepitation.

Therapie Facharztüberweisung an Chirurgen, wenn Diagn. noch nicht gesichert. Konserva Analgetika Tramadol (z.B. Tramadol®-Ratio 3 × 1 Kps. à 50 mg tägl.). Bettruhe abhängig v Schmerz für 1–3 Wo.

Beckenringfraktur

Unfallhergang: Quetschung oder Sturz auf das Becken.

Klinik Schmerz in Ruhe und bei Bewegung der Hüfte.

Diagnostik Beckenkompressionsschmerz, evtl. Beinverkürzung, Prellmarke.

Therapie Klinikeinweisung in Chirurgie. Konservativ: Bettruhe für 6 Wo., Mobilisation un Teilbelastung, Vollbelastung nach 10 Wo., bei Pat. > 60 J. frühere Mobilisation möglich.

☀ Mitverletzung intraabdominaler Organe des kleinen Beckens (z.B. Harnleiter) möglich. Beckenringfrakturen sind Blutverluste bis zu 3 l möglich, Gefahr eines Volumenman schocks.

Symphysensprengung

Unfallhergang: Quetschung des Beckens, häufig postpartal.

Klinik Schmerz in Ruhe und bei Belastung eines Beins.

Diagnostik Beckenkompressionsschmerz, lokaler Tastbefund.

Therapie Klinikeinweisung in Chirurgie:
- Bei Diastase bis 2 cm kons.: Bettruhe für 4 Wo.
- Bei Diastase > 2 cm OP-Ind.: Plattenosteosynthese oder Zerklage.

Azetabulumfraktur

Häufig übersehene Fraktur, Unfallhergang: Schlag oder Druck von lateral auf den Trochanter m

Klinik Schmerz in Ruhe und bei Bewegung der Hüfte.

Diagnostik Trochanterdruckschmerz, ggf. Hämatom, evtl. Beinverkürzung, je nach Fraktu fixierte Rotationsfehlstellung.
Klinikeinweisung in Chirurgie:
- Konservativ: Extensionsbehandlung für 10–12 Wo., KG

OP-Ind.: Plattenosteosynthese bei größeren Abrissen des hinteren Pfannendaches und Kombinationsfraktur mit zentraler Luxation, Bettruhe 6–8 Wo., KG, Teilbelastung nach 8 Wo.

omplikationen Arthrose, Fehlstellung, Hüftkopfnekrose.

.3.11 Hüft- und Femurverletzungen

egweisende Fragen und Befunde

amnese Unfallhergang meist direkte Gewalteinwirkung durch Schlag, Sturz oder Quetung.

agnostik Ruheschmerz, Schmerz bei Bewegung im Hüftgelenk, Prellmarke, Hämatom, Fehllung, Beinlängendifferenz, Druckschmerz, Beckenkompressionsschmerz (proximale Femurktur), federnde Fixation (Luxation), M,D,S distal prüfen, Läsion des N. ischiadicus möglich 6.1.6).

Verletzung des N. ischiadicus kommt es zu Ausfällen des
  N. peroneus:
- Ausfall der Fuß- und Zehenheber
- Sensibilitätsausfall in einem kleinen Dreieck im 1. Zehenzwischenraum und auf dem Fußrücken sowie am Außenknöchel
  N. tibialis:
- Ausfall der Flexoren an Fuß und Zehen, Zehenspitzengang nicht mehr möglich
- Sensibilitätsausfall der Fußsohle
- ASR abgeschwächt oder aufgehoben.

iftluxation

en, Unfallhergang: Massive Gewalteinwirkung (z.B. Verkehrsunfall).

nik und Diagnostik Lokaler und ischialgiformer Schmerz in Ruhe, Fehlstellung des Beins ängig vom Luxationstyp (meist Adduktion und Innenrotation bei Luxatio iliaca), Bewegungsähigkeit in der Hüfte, federnde Fixation, evtl. Beinverkürzung.

erapie Sofortige Klinikeinweisung in Chirurgie, sofortige Reposition in Narkose. Belastungsbau nach Vorgabe des Chirurgen, KG. Repositionsversuch in der Frühphase durch Geübten echtfertigt.

mplikationen Selten Läsion des N. ischiadicus (☞ 20.1.3, ☞ 20.10.5), Hüftkopfnekrose. TEP-Luxation Implantatlockerung oder -ausbruch.

oximale Femurfraktur

r häufige, aber häufig übersehene Fraktur v.a. bei Pat. > 60 J., Unfallhergang: Sturz auf die Hüfte, en Verkehrsunfall. Formen: Mediale und laterale Schenkelhalsfraktur (SHF), per- und subtrochan- Femurfraktur.

nik Schmerz in Ruhe, Bein kann nicht mehr belastet werden.

Diagnostik Schwellung, Hämatom im akuten Stadium selten erkennbar, verkürztes und a ßenrotiertes Bein (Blickdiagnose), fixierte Fehlstellung, Trochanterdruckschmerz, Leistendruc schmerz.

Differenzialdiagnose Beim Jugendlichen akute Epiphysiolysis.

Komplikationen Hüftkopfnekrose, Pseudarthrose, Thrombose und Embolie durch Immol lisierung.

Therapie Klinikeinweisung in Chirurgie.
- Konservativ: Bei eingekeilter medialer SHF und Typ Pauwels I, Bettruhe für 2–3 Wo., M bilisation unter zunehmender Teilbelastung
- OP-Ind.:
  - Kopfendoprothese bei medialer SHF und Pat. > 65 J.
  - TEP bei medialer und lateraler SHF, bes. Typ Pauwels III
  - Pertrochantäre Schraubenosteosynthese bei jüngeren Pat.
  - DHS (dynamische Hüftschraube) bei per- und subtrochantärer Femurfraktur, bei stabil Verhältnissen auch Bündelnagelung nach Ender (Zugang von distal)
  - Winkelplatte bei lateraler SHF, per- und subtrochantärer Femurfraktur
  - Kondylenplatte oder Gammanagel bei subtrochantärer Fraktur.

Postoperative Nachsorge
- Mobilisation nach Hüftkopfprothese und TEP: Meist nach wenigen Tagen Gehschule un Vollbelastung
- Mobilisation nach DHS: Nach einigen Tagen Mobilisation unter Teilbelastung, sow schmerzbedingt möglich
- Mobilisation nach Winkelplatte und Kondylenplatte: Nach 4–6 Wo. Tip-Belastung mit A rollen (Belastungssteigerung).

Poststationäre Betreuung
- Anschlussheilbehandlung (AHB): Wird von Klinik beantragt, sonst selbst Antrag nachho
- Krankengymnastische Übungsbehandlung (Gehschule): Immer indiziert
- Hilfsmittel (Unterarmgehstöcke, Vierpunktstöcke) ggf. erforderlich. Verordnen, wenn F „ohne" aus der Klinik entlassen wird
- ME nur bei jungen Pat. erforderlich, meist nach 12–18 Mon.
- Thromboseprophylaxe (☞ 32.6.1, ☞ 5.2.5) mind. für die Zeit der Teilbelastung.

! Schwimmen und Radfahren nach Erreichen der Vollbelastung empfehlenswert. Sportfähigk (☞ 7.1.4).

Komplikationen Kontrakturen bei Schonhaltung, bes. Beugekontraktur.

Versehentliche axiale Vollbelastung meist nicht so gefährlich wie akzidentelle Torsior Lockerung der Osteosynthese oder TEP.

Femurschaftfraktur

Unfallhergang: Meist Verkehrsunfall mit direktem Trauma, evtl. pathologische Fraktur.

inik und Diagnostik Schmerz in Ruhe und bei Bewegung, Krepitation, Hämatom. Fehl-
llung: Prox. Fragment bei prox. Fraktur abduziert, bei dist. Fraktur adduziert. M,D,S distal
üfen.

mplikationen Blutverlust > 2 l möglich, Fettembolie, Verletzung N. ischiadicus (☞ 20.1.3,
20.10.5).

erapie Klinikeinweisung in Chirurgie.

Konservativ: Kinder bis 4. Lj. Beckengips (auf der verletzten Seite bis zum Fuß, Gegenseite bis
zum Knie)

OP-Ind. ab 4. Lj. immer gegeben

- Marknagel: Fraktur im mittl. Femurdrittel ohne Rotationsinstabilität, Mobilisation nach 3 d
mit Teilbelastung, Vollbelastung nach Vorgabe des Operateurs
- Verriegelungsnagel: Fraktur im distalen oder proximalen Femurdrittel oder rotationsinstabile
Fraktur im mittl. Femurdrittel, Entlastung bis zur Dynamisierung nach ca. 3 Wo., dann zü-
giger Belastungsaufbau
- Plattenosteosynthese: Gelenknahe Fraktur, evtl. mit Spongiosaplastik, Mobilisation mit Teilbelastung in Abhängigkeit von der Frakturkonsolidierung beginnend i.d.R. nach 4–6 Wo.

3.12 Knieverletzungen

egweisende Fragen und Befunde

amnese Unfallhergang, direktes Trauma (Sturz, Schlag) oder Verdrehung (Sport), Gelenk-
ckierung, Ergussbildung, knackendes Geräusch.

agnostik

Inspektion: Prellmarke, Schwellung, Hämatom, Fehlstellung (Fraktur), Lage der Patella (bei
Luxation nach lateral verlagert)

Palpation: Druckschmerz, Krepitation (Fraktur), freie Gelenkfläche tastbar (Luxation)? Kniegelenkserguss

Funktionsprüfung: Schmerzhafte Bewegungseinschränkung, Meniskuszeichen (federnde Fi-
xation des Kniegelenks, Schmerz im Gelenkspalt bei Rotation des Unterschenkels und bei
Druck auf die Gelenkfläche, wandernder Druckschmerz bei Bewegung des Kniegelenks, Kol-
lateralbänder (seitliche Aufklappbarkeit bei Streckung und 30°-Beugung im Kniegelenk),
Kreuzbänder (vordere und hintere Schublade, Lachmann-Test (☞ 6.2, Abb. 6.12)
M,D,S am Unterschenkel, mögliche Verletzung des N. peroneus (☞ 20.10.5).

Bei posttraumatischem Kniegelenkserguss immer an eine Kniebinnenverletzung oder eine
Fraktur mit Gelenkbeteiligung denken. Facharztüberweisung an Unfallchirurgen. Keine Knie-
gelenkpunktion durchführen, wenn rasche Arthroskopie indiziert ist!

iegelenksprellung

ifig, Schlag oder Sturz auf das Knie.

Klinik und Diagnostik Prellmarke, Schmerz bei Bewegung, kein Gelenkserguss, keine K[...]pitation, passiv freie Beweglichkeit.

Therapie Facharztüberweisung an Chirurgen bei V. a. Fraktur, Eisbeutel (☞ 5.2.3), Dic[...]fenac-Salbenverband (☞ 5.2.3), ggf. Analgetikagabe.

Kniegelenksdistorsion

Sehr häufig, Drehbelastung im Kniegelenk, v.a. beim Sport.

Klinik und Diagnostik Schmerz bei Bewegung, kein Gelenkserguss, keine Krepitation.

Therapie Facharztüberweisung an Chirurgen bei Kniegelenkserguss oder V.a. Fraktur, Eisbeu[...] (☞ 5.2.3), Diclofenac-Salbenverband (☞ 5.2.3), ggf. Analgetikagabe.

Patellaluxation

Typischerweise bei Beugung Luxation meist nach lateral. F > M.

Ätiologie

- Angeborene Form: Entwicklungsfehler des M. vastus lateralis, Dysplasie des Gleitlagers
- Erworbene Form: Entwicklungsbedingte Formabweichungen (Patellahochstand, Dyspla[...] des Gleitlagers), nach Trauma oder Inf. (Folgen: Gelenkdeformitäten, Lockerung der me[...]alen Retinacula).

Klinik

- Angeborene Form: Dislokation der Patella nach lateral. Ausgeprägte Kniebeugestellung, spä[...] Kontrakturen und Genua valga
- Habituelle Luxation: Patella luxiert in leichter Beugung ohne Beschwerden, häufig dopp[...]seitig. Kniescheibe befindet sich an der Außenseite des Knies und reponiert sich spontan o[...] wird vom Pat. wieder eingerenkt
- Rezid. Luxation: Schmerzhaft, meist mit Erguss (blutig). Ohne Trauma bei plötzlicher [...]wegung (Änderung der Bewegungsrichtung mit Drehung nach innen bei Quadrizepsansp[...]nung), Einknicken des Knies und Luxation der Patella nach außen unter starkem Schm[...] Erstereignis meist in der Kindheit.

Diagnostik

- Körperliche Untersuchung:
  - Abnorm verschiebliche Patella. Evtl. kann die Luxation demonstriert werden
  - Apprehension-Test pos. (☞ 6.6.2)
  - Oft Patella alta, X-Beine, minderentwickelter M. vastus medialis
- Rö des Kniegelenks in 2 Ebenen und Tangentialaufnahmen: Angeborene Patelladyspl[...] (nach Wiberg), Femurkondylenabflachung, Subluxation? Bei angeborener Form Rö-Na[...] weis ab 3. Lj. (Ossifikation).

Therapie

- Kräftigung der knieumgreifenden Muskulatur (KG: Quadrizepstraining). Sportempfehlu[...] Rückenschwimmen mit Flossen, Radfahren mit außenrotiertem Fuß, Rudern
- Facharztüberweisung zumindest nach Erstluxation: 3 Wo. Orthese oder Oberschenkelg[...] tutor, danach Auftrainieren des M. vastus medialis

Arthroskopische Abklärung bei Hämarthros (Folge der Zerreißung medialer Kapsel-Band-strukturen oder osteochondraler Läsionen?). Abgesprengte Knorpelknochenfragmente sollen refixiert werden, sonst Entfernung

OP bei häufigen Rezidiven, z.B. Verlagerung des Streckapparats nach medial, OP nach Ali-Krogius, OP nach Elmslie, lateral release.

Prognose Gehäufte Luxationen führen zu Knorpelschäden im lateralen Femoropatellargelenk sowie zu Schmerzen und Reizergüssen, später Arthrose.

Die Geh- und Standfestigkeit kann durch konsequente KG pos. beeinflusst werden: Anleitung zur Selbstbehandlung sinnvoll.

Patellafraktur

Häufig offene Fraktur nach Verkehrsunfall, Unfallhergang: Schlag oder Sturz auf das gebeugte Knie.

Klinik und Diagnostik Prellmarke, Schwellung, schmerzhafte Bewegungseinschränkung, tast-barer Frakturspalt bei Querfraktur, Kniegelenkerguss.

Therapie Facharztüberweisung an Chirurgen zum Rö (a.p., seitlich und axial, ggf. tangential), ggf. Arthroskopie.

Konservativ bei nicht dislozierter Längsfraktur: Evtl. Punktion eines Hämarthros, Gipstutor für 6 Wo., Thromboembolieprophylaxe (☞ 32.6.1, ☞ 5.2.5)

OP-Ind.: Querfraktur, dislozierte Fraktur, offene Fraktur. Bei Trümmerfrakturen Patellekto-mie. I.d.R. Zugschraubenosteosynthese bei Längsfraktur, Zuggurtung bei Querfraktur.

Postoperative Nachsorge Frühfunktionelle Nachbehandlung, intensive KG (je nach Stabilität Osteosynthese unter Teil- oder Vollbelastung), Thromboembolieprophylaxe (☞ 5.2.5, 32.6.1) bis zum Ende der Ruhigstellung. ME i.d.R. nach 6–9 Mon.

Komplikationen

Quadrizepssehnenruptur, Ruptur des Lig. patellae

Knorpelschäden mit posttraumatischer Retropatellararthrose (rel. häufig)

Pseudarthrose, Refraktur.

Prognose Retropatellarer Knorpelschaden entscheidend für Langzeitprognose. Bei exakter Reposition und stabiler Osteosynthese gute Prognose.

Patellarsehnenruptur

Selten, oft degenerative Vorschädigung, Unfallhergang: Meist Sportverletzung.

Anamnese Plötzlicher Schmerz bei Anspannung des Quadrizepsmuskels, Rupturgefühl.

Klinik und Diagnostik Patellahochstand mit Schmerzen und Delle am Unterrand, Streckde-fizit im Kniegelenk, fehlender PSR.

Therapie Facharztüberweisung an Chirurgen, Ausschluss knöcherner Ausriss, meist operative Sehnennaht oder Refixation mit Zuggurtung, Postop.: Ruhigstellung in Tutor mit Teilbelastung 4–6 Wo., anschließend intensive KG, zunächst v.a. aktive Mobilisierung. Volle Sportfähigkeit nach 4–6 Mon.

Meniskusverletzungen

Häufig, oft im Zusammenhang mit Bandverletzungen des Kniegelenks, bes. des Innenbandes, an d
der Innenmeniskus fixiert ist, Innenmeniskus 5-mal häufiger betroffen. Unfallhergang: Plötzliche Ro
tion des Unterschenkels oder gewaltsame Hyperflexion oder Extension des Kniegelenks, bei älteren P
ist durch degenerative Vorschädigung auch bei Bagatelltrauma eine Meniskusläsion möglich.

Anamnese Frische Verletzung: Gelenkblockierung mit einschießenden Schmerzen, Ergussl
dung, Streckhemmung, später gehäuft Einklemmungserscheinungen mit federnder Fixati
Schnappphänomene, typisch: Symptomfreie Intervalle.

Klinik und Diagnostik Kniegelenkserguss, Streckhemmung, selten Blockierung, bei Knieb
gung wandernder Druckschmerz über dem Gelenkspalt, Schmerzprovokation bei Rotation
gebeugten Knies, Außenrotation: Innenmeniskusläsion, Innenrotation: Außenmeniskusläsi
Meniskustests nach Apley und Payr (☞ 6.6.2, Abb. 6.12), Bandstabilität prüfen.

Therapie Facharztüberweisung an Chirurgen, kons.: Kleine, degenerativ bedingte Menisk
schädigung beim alten Pat., zunächst Schonung, dann KG; **KO:** Gonarthrose.

Arthroskopische Operation Ziel: Möglichst viel Meniskus erhalten. Meist Meniskusteilres
tion, wenige Tage Entlastung, freie Beweglichkeit, selten Refixation des Meniskus bei latera
Längsrissen, dann 6–8 Wo. Orthese mit eingeschränkter Beugung und Teilbelastung, intens
KG.
Volle Sportfähigkeit nach 4–5 Mon.

Vordere Kreuzbandruptur

Die Kreuzbänder stabilisieren das Kniegelenk nach ventral und dorsal, kombinierte Kapselbandlä
nen sind wesentlich häufiger, als Schäden einzelner Strukturen, bes. ungünstig ist die Kombina
vorderes Kreuzband, mediales Seitenband und dorsomediale Kapsel (sog. unhappy triad oder ante
mediale Instabilität).

Anamnese Heftiger Schmerz bei der Verletzung, knackendes Geräusch, Schmerz bei erne
Bewegung des Kniegelenks, schnell einsetzende Ergussbildung, bei älteren Rupturen Gelenl
stabilität und schmerzhafte Einklemmungserscheinungen.

Klinik und Diagnostik Massiver Hämarthros, schmerzhafte Bewegungseinschränkung, La
mann-Test in 20°-Beugung (☞ 6.6.2, Abb. 6.12) und vorderer Schubladentest in 90°-Beug
(☞ 6.6.2, Abb. 6.12) ohne harten Anschlag, Pivot-shift-Test (☞ 6.6.2).

Therapie Facharztüberweisung an Chirurgen, Ausschluss knöcherne Verletzung, ggf. MRT c
Arthroskopie zur Sicherung der Diagnose oder Ausschluss von Begleitverletzungen.

Konservative Therapie Bei älteren Pat.: Intensive KG zur Kräftigung des M. quadriceps
moris.

Arthroskopische Operation Nach 6–8 Wo (bei jungem und sportlich aktivem Pat. zur V
meidung einer Gonarthrose): Kreuzbandersatz mit Semitendinosus- oder Patellarsehnenpla
intensive KG, bes. Muskelaufbautraining. Bei antero-medialer Instabilität OP innerhalb wen
Tage. Für die Qualität des Behandlungsergebnisses ist die funktionelle Nachbehandlung von
scheidender Bedeutung. Volle Sportfähigkeit nach 9–12 Mon.

mplikationen Streckdefizit (Bein wurde prä- und postop. nicht durchgestreckt gelagert), skelatrophie.

ntere Kreuzbandruptur

rd oft übersehen, das hintere Kreuzband ist 10- bis 20-mal seltener betroffen, als das vordere Kreuz- d. Unfallmechanismus: Direkte Gewalt von ventral auf das gebeugte Knie.

amnese Relativ wenig Schmerzen, selten Schwellung und Bewegungseinschränkung, erst t treten Instabilitätszeichen auf.

nik und Diagnostik Prellmarke Tibiavorderkante, wenig Schmerzen, kaum Kniegelenks- uss, zurückgefallener Tibiakopf", Lachmann-Test in 20°-Beugung und hinterer Schubladentest)0°-Beugung ohne hinteren Anschlag (☞ 6.6.2, Abb. 6.12).

erapie Facharztüberweisung an Chirurgen, Ausschluss knöcherne Verletzung, ggf. MRT zur nerung der Diagnose oder Ausschluss von Begleitverletzungen, Arthroskopie wenig aufschluss- h.

nservativ: Konsequente KG mit Kräftigung des M. quadriceps femoris und der ischiokruralen skulatur.

nur bei kombinierten Bandverletzungen. Für die Qualität des Behandlungsergebnisses ist die ktionelle Nachbehandlung von entscheidender Bedeutung.

ptur der Kollateralbänder

Seitenbänder stabilisieren das Knie nach lateral und medial, Unfallhergang: Dreh-Druck-Belas- g des gebeugten Kniegelenks, Sportverletzung, Innenband 10-mal häufiger betroffen.

amnese Plötzlicher Schmerz bei Varus- oder Valgusstress, in Ruhe Schmerzfreiheit, Schmerz erneuter Bewegung des Kniegelenks, initial meist kein Instabilitätsgefühl.

nik Druckschmerz am Ansatz der Seitenbänder unterhalb des Gelenkspalts, im Seitenver- ch (bei leichter Beugung) vermehrte Aufklappbarkeit, meist kein Erguss im Kniegelenk.

rapie Meist kons.: 3 Wo. Ruhigstellung in Orthese, Eisbeutel (☞ 5.2.3), ggf. Analgetika- e, anschließend KG. Selten operative Bandnaht (nur bei komplexen Instabilitäten, z.B. Ruptur enband und vorderes Kreuzband). Volle Sportfähigkeit nach 3–4 Mon.

tale Femurfraktur

allhergang: Stoß, Schlag, Sturz auf das Knie, häufig mit erheblichen Weichteilverletzungen.

nik und Diagnostik Schmerz, Schwellung, Hämatom, Adduktions- und Beugefehlstellung distalen Fragments mit Deformierung der Kniegelenkkontur, distaler Oberschenkel verkürzt verdickt, Kniegelenkserguss nur bei Gelenkbeteiligung der Fraktur, M,D,S distal prüfen.

nplikationen

Begleitverletzung von Becken und Hüfte (Beckenkompressionsschmerz, Trochanterdruck- schmerz, schmerzhafte Bewegungseinschränkung der Hüfte) Verletzung der A. poplitea (peripher Pulslosigkeit, Blässe)

- Verletzung des N. ischiadicus (☞ 20.1.3, ☞ 20.10.5)
- Arthrose bei Fraktur mit Kniegelenkbeteiligung als Spätfolge.

Therapie Klinikeinweisung in Chirurgie.
- Konservativ: Suprakondyläre Stauchungsfrakturen bei kleinen Kindern, Gipsruhigstellung 4 Wo.
- Operativ: Kondylenplatte, evtl. mit Spongiosaplastik, bei intraartikulärer Fraktur Rekonstr tion der Gelenkfläche.

Postoperative Nachsorge Je nach Stabilität der Osteosynthese Frühmobilisierung, Gi schale, ggf. Rundgips. Vorgehen nach Vorgabe des Operateurs. I.d.R. Teilbelastung n 4–6 Wo., anschließend Intensivierung der KG, medikamentöse Thromboseprophyl (☞ 32.6.1, ☞ 5.2.5), ME i.d.R. nach 18 Mon.

Tibiakopffraktur

Unfallhergang: Axiale Tibiastauchung oder seitliche Gewalteinwirkung.

Klinik und Diagnostik Schmerz bei Belastung und Bewegung, oft erst schmerzarm, aus prägte Schwellung i.d.R. in der Wade, evtl. Valgus- oder Varusfehlstellung, Kniegelenkserg M,D,S distal prüfen, Kollateralbänder prüfen (Aufklappbarkeit).

Komplikationen
- Begleitverletzungen: Knorpelläsion, Meniskusverletzung, Seiten- oder Kreuzbandruptur
- Fibulaköpfchenfraktur mit Verletzung des N. peroneus (☞ 20.10.5)
- Posttraumatische Arthrose bei mangelhafter Rekonstruktion der Gelenkfläche.

Therapie Facharztüberweisung an Chirurgen.
- Konservativ: Bei stufenloser Gelenkfläche, Trümmerfraktur bei Pat. > 65 J. Ruhigstellun Oberschenkelgips, Teilbelastung nach 4–6 Wo., Vollbelastung nach 12 Wo., medikamen Thromboseprophylaxe (☞ 32.6.1, ☞ 5.2.5), intensive KG schon während der Teilbelast
- OP-Ind.: Stufenbildung oder Einstauchung der Gelenkfläche, Abrissfraktur der Emine mediana, Bandruptur. Osteosynthese mit Abstützplatte und Spongiosaplastik, ggf. Bandn Teilbelastung nach 4–6 Wo., Vollbelastung ab 10. Wo., je nach Stabilität und Verlaufsk trolle auch spätere Vollbelastung nötig, KG (volle Streckung) ist von entscheidender Bec tung! ME i.d.R. nach 18 Mon. Außerdem OP bei Quadrizepssehnenruptur, Ruptur Lig. patellae, Meniskusverletzungen (☞ 6.6.1), Bandläsionen (☞ 6.6.1).

!
- Bei bikondylären Trümmerfrakturen oft kein Kniebinnenschaden.

5.3.13 Unterschenkel- und Sprunggelenkverletzungen

Unterschenkelschaftfrakturen

Häufig komplette Unterschenkelfraktur, selten isolierte Tibia- oder Fibulaschaftfraktur, Unfall gang: Meist direkte Gewalteinwirkung.

nik und Diagnostik Schmerz bei Bewegung und Belastung, sichtbare Achsen- und/oder tationsfehlstellung, Krepitation, Hämatom, offene Fraktur? M,D,S am Fuß prüfen.

erapie Facharztüberweisung an Chirurgen.

Konservativ: Nicht dislozierte Fraktur, geringgradige Achsenfehlstellung, Wachstumsalter. Ruhigstellung in Oberschenkelliegegips, Teilbelastung nach 6 Wo., Vollbelastung nach 10–12 Wo., medikamentöse Thromboseprophylaxe (☞ 32.6.1, ☞ 5.2.5)

OP-Ind.: Offene Frakturen, Gefäß- oder Nervenschaden: Osteosynthese mit Marknagel, Verriegelungsnagel, Schrauben- oder Plattenosteosynthese, Fixateur externe. Mobilisierung in Abhängigkeit von Osteosynthesemethode und Konsolidierung der Fraktur

Bei reiner Fibulaschaftfraktur i.d.R. nur Zinkleimverband und konsequente Analgesie.

mplikationen

Kompartment-Sy. (Tibialis-ant.-Sy., ☞ 5.4.1)

Pseudarthrose, Achsenfehlstellung.

chbehandlung Intensive KG.

gnose Bei konsequenter Ther. gut.

storsion des Sprunggelenks

r häufig, *Unfallhergang: Supinationstrauma im OSG.*

nik und Diagnostik Schmerz bei Belastung und Bewegung im OSG, Schwellung und Hätom über dem Außenknöchel, Druckschmerz, *keine* vermehrte laterale Aufklappbarkeit im , Rö: OSG in 2 Ebenen ggf., keinesfalls routinemäßig, gehaltene Aufnahmen.

ferenzialdiagnose Außenbandruptur des Sprunggelenks.

rapie

Analgesie und Abschwellung: Hochlagerung, Kühlung, Salbenverband (z.B. Mobilat®, Exhirud®, Voltaren®). Ggf. Antiphlogistika, z.B. 3 × tägl. 50 mg Diclofenac oral

Stabilisierung und Schonung für 1–2 Wo.: Elastische Binde oder Tapeverband (☞ 2.8.4), ggf. Unterarmgehstützen

Wenn Bandruptur oder Fraktur nicht sicher ausgeschlossen werden können, Facharztüberweisung zum Chirurgen.

Klinische Hinweise für eine Bandruptur sind starke Schwellung mit Hämatombildung und deutlich vermehrte Aufklappbarkeit im Seitenvergleich. **Cave:** „Schlottergelenk" bei Sportlern kann Bandruptur vortäuschen.

ßenbandruptur des Sprunggelenks

fig, Unfallhergang: Supinationstrauma im OSG.

nik und Diagnostik Schmerz bei Belastung und bei Bewegung, häufig weniger stark als bei orsion, starke Schwellung und Hämatombildung, im Seitenvergleich vermehrte laterale Aufpbarkeit im OSG, Rö: OSG in 2 Ebenen und gehaltene Aufnahmen.

Differenzialdiagnose Distorsion des Sprunggelenks, Sprunggelenkfraktur.

Therapie
- Konservativ: Ruhigstellung in Kompressionsverband, Tapeverband, Orthese (z.B. Aircas Schiene) oder laterale Unterschenkelstützschiene bis Beschwerdefreiheit (ca. 2 Wo.), med Thromboseprophylaxe (☞ 5.2.5, ☞ 32.6.1), Sportverbot für 4–6 Wo.
- OP-Ind. (nur bei Gelenkinstabilität, evtl. bei Leistungssportlern): Bandnaht, Ruhigstellung Orthese für 4 Wo. (☞ 6.7.10), medikamentöse Thromboseprophylaxe (☞ 5.2.5, ☞ 32.6. Sportverbot für 4–6 Wo.

! Ind. zur primären Bandnaht am Außenknöchel wird immer zurückhaltender gestellt. ▶
Spätergebnisse bei kons. Ther. rechtfertigen in vielen Fällen nicht die OP.

Sprunggelenksfrakturen

Unfallhergang: Supinationstrauma im OSG, gewaltsames Verdrehen des Fußes gegen den Unterschkel (z.B. Verkehrsunfall, Sport).

Klinik Zunehmender Schmerz in Ruhe, Belastung nicht möglich, starke Schwellung, Hämato

Diagnostik Fehlstellung im OSG bei Luxationsfraktur, vorsichtig seitliche Aufklappbarkeit p fen, M,D,S am Fuß prüfen.

Therapie Facharztüberweisung an Chirurgen.
- Konservativ: I.d.R. Außenknöchelfrakturen Typ Weber A, Ruhigstellung in Unterschenkelg für 4–6 Wo., medikamentöse Thromboseprophylaxe (☞ 32.6.1, ☞ 5.2.5)
- OP-Ind.:
  - Außenknöchelfrakturen Typ Weber B und C
  - Innenknöchelfraktur
  - Bimalleoläre Sprunggelenksfraktur: Kombination von Innen- und Außenknöchelfraktur
  - „Trimalleoläre" Sprunggelenksfraktur: Kombination von Innen-, Außenknöchelfraktur ▶ Abrissfraktur der Tibiahinterkante (Volkmann-Dreieck)
  - Pilon-tibiale-Fraktur: Distale Tibiafraktur mit Gelenkbeteiligung
  - Sprunggelenkluxationsfraktur: Komplette Instabilität im Sprunggelenk nach bi- oder trin leolärer Fraktur mit Zerreißung des Kapselbandapparats, sofortige OP-Ind.
- Postoperativ: Ruhigstellung in Unterschenkelgips für 6 Wo., medikamentöse Thrombosep phylaxe (☞ 32.6.1, ☞ 5.2.5), KG ab 3. Wo., ME nach 12 Mon.

Komplikationen Arthrose, Bewegungseinschränkung, Tarsaltunnel-Sy. (☞ 6.7.13)

Prognose Selten Arthrose, v.a. nach Pilon-tibiale-Fraktur.

Häufig übersehene Fraktur: Maisonneuve-Fraktur. Kombination von hoher Fibulafraktur Ruptur der Membrana interossea (☞ Abb. 5.10).

Achillessehnenruptur

Häufige Verletzung, oft Folge eines degenerativen Vorschadens, Unfallhergang: Meist Bagatellve. zung, Sportverletzung, Schnitt- oder Stichverletzung.

Klinik Plötzlicher Schmerz, häufig verbunden mit schnalzendem Geräusch, Schmerz beim hen und Stehen.

agnostik Sicht- und tastbare Delle
erhalb der Ferse, kraftvolle Stre-
ing im Sprunggelenk (Zehenstand)
ht mehr möglich, bei Druck auf
Wade *keine* Plantarflexion des Fu-
s.

fferenzialdiagnose Knöcherner
sriss am Kalkaneus (v.a. bei jugend-
em Pat.).

erapie Klinikeinweisung in Chi-
gie. Jede Achillessehnenruptur
ss operativ versorgt werden. Post-
: Ruhigstellung in Unterschenkel-
s in Spitzfußstellung für 3–4 Wo.,
chließend Intermediärstellung für
Vo. und 90°-Stellung für 2 Wo., al-
ativ Pneumatik-Walker, Thrombo-
rophylaxe (☞ 32.6.1, ☞ 5.2.5),
nkengymnastische Übungsbehand-
g.

gnose Sportliche Belastung der
illessehne frühestens nach 12 Wo.
upturrate nach OP ca. 4%, v.a. in
ersten 3 Mon.

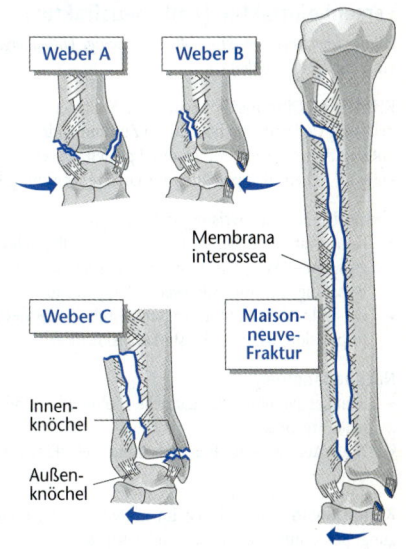

Abb. 5.10 Weber-A-, -B- und -C-Fraktur und
Maisonneuve-Fraktur

3.14 Fußverletzungen

rungbeinfraktur (Talusfraktur)
tiv selten, Unfallhergang: Sturz aus großer Höhe, Verkehrsunfall.

nik und Diagnostik Schmerz bei Belastung, Schwellung, Hämatom, gelegentlich tastbare
chensplitter, schmerzhafte Bewegungseinschränkung im Sprunggelenk, M,D,S distal prüfen.

rapie Klinikeinweisung in Chirurgie.
Konservativ: I.d.R. bei Frakturen ohne Fragmentverschiebung, Unterschenkelliegegips für
4–6 Wo., evtl. Gehapparat (z.B. nach Allgöwer)
OP-Ind.: Luxationsfrakturen, Taluskorpusfrakturen. Postop. Ruhigstellung in Unterschenkelliegegips für 6–8 Wo., Thromboseprophylaxe (☞ 32.6.1, ☞ 5.2.5).

chbehandlung Sehr wichtig! Teilbelastung und Vollbelastung in Abhängigkeit von der Frak-
onsolidierung, KG.

nplikationen Talusnekrose, posttraumatische obere Sprunggelenkarthrose.

Fersenbeinfraktur (Kalkaneusfraktur)

Häufig übersehene Fraktur, oft doppelseitig, Unfallhergang: Starke axiale Gewalteinwirkung (z
Sturz aus großer Höhe).

Klinik und Diagnostik Hämatom, Kalkaneus verbreitert, traumatischer Plattfuß, Schmerz
Belastung und beim mediolateralen Zusammendrücken des Kalkaneus, Schmerz bei Bewegung
unteren Sprunggelenk, M,D,S distal prüfen. **Cave:** Kompartment-Sy.: Sensibilitätsstörung beu
seitig an Zehen, Beugestellung im Großzehengrundgelenk.

Therapie Klinikeinweisung in Chirurgie.
- Konservativ: Möglichst alle Frakturen. Ruhigstellung und Entlastung in Unterschenkellie
  gips für 6–8 Wo., Thromboseprophylaxe (☞ 32.6.1, ☞ 5.2.5), nach 2 Wo. Mobilisation oh
  Belastung, z.B. mit Allgöwer-Gehapparat für 6–12 Wo.
- OP-Ind.: Abrissfraktur der Achillessehne oder des Bandapparats, intraartikuläre Fraktur
  Impression, irreponible, starke Dislokation.

Nachbehandlung
- Krankengymnastische manuelle Mobilisation und Kräftigung entscheidend für das funk
  nelle Ergebnis
- Nach Abschluss der Frakturheilung meist Einlagen, seltener Schuhwerk nach Maß erford
  lich.

Komplikationen Arthrose im unteren Sprunggelenk, bes. bei Frakturen mit Gelenkbet
gung; posttraumatischer Platt- oder Knickfuß.

Mittelfußfrakturen

Unfallhergang: Quetschung oder Schlag auf den Mittelfuß, selten Ermüdungsfraktur („Marschf
tur") des Metatarsale 2–4.

Klinik und Diagnostik Schmerz bei Belastung, Schwellung und/oder Hämatom, Veränder
des Fußgewölbes.

Therapie
- Meist kons. bei nicht dislozierten Frakturen D2–D4. Ruhigstellung in Unterschenkelgeh
  für 4–6 Wo., Thromboseprophylaxe (☞ 32.6.1, ☞ 5.2.5), KG, ggf. Facharztüberweisung
  Chirurgen
- OP-Ind. bei D1 und D5, selten bei starker Dislokation der Fragmente bei D2–D4, Ruhigs
  lung in Unterschenkelgehgips für 4–6 Wo., Thromboseprophylaxe (☞ 32.6.1, ☞ 5.2.5),

Komplikationen Hautschädigung, persistierende Belastungsschmerzen.

> Die Abgrenzung einer operativ zu versorgenden Fraktur, z.B. der Basis des 5. Mittelfußk
> chens von einer persistierenden Epiphyse ist nicht immer leicht. Konsil eines erfahrenen
> legen, auch Orthopäden oder Radiologen ist wertvoll.

Zehenfrakturen und -luxationen

Häufig, Unfallhergang: Schlag gegen Zehen oder Quetschung.

Klinik und Diagnostik Schmerz bei Belastung, bes. beim Abrollen des Fußes, Schwellung, subunguales Hämatom (☞ 4.4.5), Fehlstellung, path. Beweglichkeit.

Therapie Bei V.a. Großzehenfraktur, dislozierte Zehenfraktur oder Gelenkbeteiligung F. Facharztüberweisung an Chirurgen.

Konservativ

- Dislokation oder Luxation: Reposition in Leitungsanästhesie nach Oberst

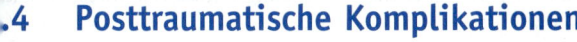

Abb. 5.11 Pflasterzügelverbände

- Großzehenfraktur: Ruhigstellung in Unterschenkelgipsschiene, Thromboseprophylaxe (☞ 32.6.1, ☞ 5.2.5)
- Fraktur der Zehen 2–5: Ruhigstellung in Pflasterzügelverband (☞ Abb. 5.11) aus Heftpflaster oder Tapeverband für 3–4 Wo.
- **Cave:** Analgesie nicht vergessen!
- **OP-Ind.:** Dislozierte Schaftfraktur des des Großzehengrundglieds.

Bei Verbandswechsel trockenen Tupfer mit absorbierendem Puder zwischen den Zehen nicht vergessen.

5.4 Posttraumatische Komplikationen

5.4.1 Kompartment-Syndrom

Akute Minderdurchblutung innerhalb einer Muskelloge durch Zunahme des Gewebsdrucks (Frakturhämatom und posttraumatisches Muskelödem) → Hypoxie und neuromuskuläre Ausfallerscheinungen. Bevorzugte Lokalisationen: Unterschenkel und Unterarm.

Klinik

Par- und Hypästhesie im Frakturbereich und distal davon, Kältegefühl, Muskelschwäche, wenig Spontanschmerzen, kaum Schwellung

Harte, druckschmerzhafte Muskulatur.

Therapie Bei V.a. Kompartment-Sy. sofortige Klinikeinweisung in Chirurgie.

Alle Verbände abnehmen

Notfallmäßige Faszienspaltung

Hämatom- und Nekrosenausräumung

Ggf. Osteosynthetische Versorgung in gleicher Sitzung

Vorübergehende Auflage von synthetischem Hautersatz (z.B. Epigard®)

Wundverschluss durch Sekundärnaht nach einigen Tagen.

Komplikationen

Spätstadium bei zu später Diagnosestellung: Muskelnekrose mit Kontrakturen

Volkmann-Kontraktur (☞ 6.4.6)

Tibialis-ant.-Sy. (Parese der Großzehenstrecker, Sensibilitätsausfälle im Interdigitalraum zwischen 1. und 2. Zehe).

5.4.2 Frakturheilungsstörungen

* Verzögerte Frakturheilung: Keine knöcherne Konsolidierung nach 4–6 Mon.
* Pseudarthrose: Keine knöcherne Durchbauung nach 8 Mon. Ursachen: Ungenügende od unterbrochene Ruhigstellung, mangelnder Fragmentkontakt, Durchblutungsstörung d Fragmente und der Weichteile, Inf.

Klinik Schwellung, anhaltende Schmerzen bei Belastung, schmerzhafte Bewegungseinschrä kung.

Therapie Facharztüberweisung an Chirurgen oder Orthopäden zur stabilen Osteosynthese, g gleich Klinikeinweisung, Dekortikation der Pseudarthrose und Spongiosaplastik, ggf. Antibi und Spül-Saugdrainage.

5.4.3 Osteomyelitis

Selten; meist im Zusammenhang mit offenen Frakturen.

Klinik

* Akute Osteomyelitis: Rötung, Schmerzen, Schwellung, Überwärmung, Fieber, Leukozyt
* Chron. Osteomyelitis: Persistierende Schwellung, eitrige Sekretion, Fistel, fehlende knöcher Konsolidierung.

Diagnostik BSG ↑↑, Rö, ggf. Abstrich mit Antibiogramm, ggf. Knochenszinti.

Therapie Bei V.a. Osteomyelitis Facharztüberweisung an Chirurgen.

* Nekrosenabtragung
* Stabilisierung der Osteosynthese, meist durch Fixateur externe
* Drainage: Spül-Saugdrainage
* Antibiose:
  – Lokal: Gentamicin-Pallakoskette (z.B. Septopal®)
  – Systemisch: Antibiose nach Antibiogramm über längeren Zeitraum
* Autologe Spongiosaplastik nach Infektsanierung.

Prognose Häufig Übergang einer akuten in eine chron. Osteomyelitis, infizierte Pseudarthr mit Bewegungs- und Belastungseinschränkung, trophische Störungen, knöcherne Fehlstellung

5.4.4 Sudeck-Dystrophie

Durchblutungsstörung einer verletzten Extremität aufgrund einer neurovaskulären Fehlregulation Atrophie der Weichteile und des Knochens. Lokalisation: V.a. Hand, selten Knie, Fuß.
Risikofaktoren: Unsanfte Reposition, großes Hämatom, lange Ruhigstellung, ängstlicher Pat., un reichende Analgesie nach Versorgung der Fraktur.

Tab. 5.8 Sudeck-Dystrophie

adium	Klinik	Therapie
8 Wo. ch uma	**Akutphase:** Ruhe- und Bewegungsschmerz, Hitze- und Spannungsgefühl, teigige Weichteilschwellung, Überwärmung, Haut rötlich-livide verfärbt, Hyperhidrose, vermehrtes Haarwachstum, **Rö:** Nach 3–4 Wo. subchondrale Entkalkung	Hochlagerung und Ruhigstellung in Funktionsstellung, keine Massagen oder Bewegungsübungen des betroffenen Gelenks, jedoch aktive, schmerzlose Bewegungsübungen aller nicht ruhig gestellten Gliedmaßenabschnitte, *durchblutungsfördernde Medikamente:* Pentoxifyllin (z.B. Trental® 400 2–3 Drg. tägl.), Sekale-Alkaloide (z.B. Hydergin forte® 2 × 1 Tbl. tägl.), *Antiphlogistika:* Diclofenac 3 × 50 mg tägl. evtl. Calcitonin (z.B. Karil® 100 I.E. s.c. tägl. für 2–4 Wo., danach 3 ×/Wo.), evtl. *Sedativa:* Diazepam 5 mg 1–3 Tbl. tägl.
3 Mon. ch uma	**Dystrophe Phase:** Bewegungsschmerz, Schwellung rückläufig, Haut blass und glänzend, Hautatrophie mit Hypothermie, Muskelatrophie. **Rö:** Nach 6 Wo. „wolkige" Knochenentkalkungen	Aktive Bewegungsübungen unter sorgfältiger Schmerzvermeidung, Fortsetzung der medikamentösen Ther., Ganglion-stellatum-Blockade, stützende Gespräche
6 Mon. ch uma	**Atrophe Phase:** Schmerzfreiheit in Ruhe, Schmerz bei passiver Bewegung, Haut blass, glänzend, atrophisch, Muskel- und Knochenatrophie, Kontrakturen, Gelenksteifen. **Rö:** Diffuse Osteoporose, „Glasknochen"	Bindegewebsmassagen, aktive Bewegungsübungen, elastische Quengelverbände, schonende Dehnungsübungen, warme Bäder, plastisch-chirurgische OP, evtl. Psychother. mit straffer Führung

„Sudeck-Dystrophie" sollte gegenüber dem Pat. möglichst nicht erwähnt werden. Die Angst vor bleibenden Schmerzen und Versteifungen kann den Vasospasmus verstärken und die Beschwerden verschlimmern.

Orthopädie

Inhalt

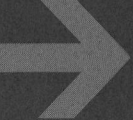

LF HAAKER _ KRISCHAN VON HINTZENSTERN _ RAINER ZIESCHÉ

6 Orthopädie

Inhalt

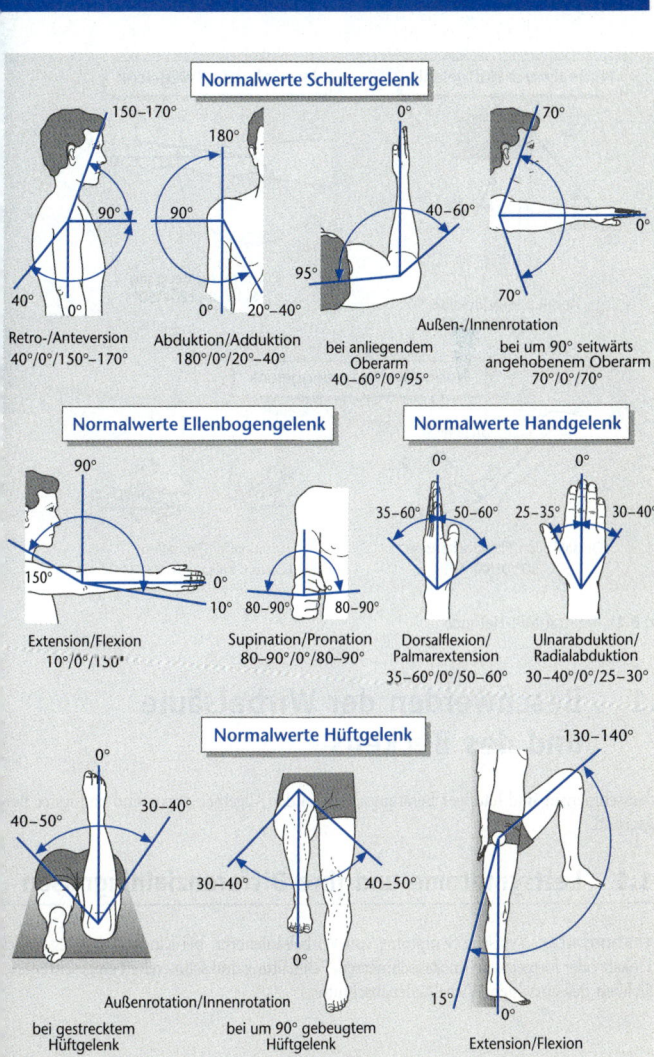

Normalwerte Schultergelenk

150–170°
90°
40°
0°

180°
90°
0° 20°–40°

0°
40–60°
95°

70°
0°
70°

Retro-/Anteversion
40°/0°/150°–170°

Abduktion/Adduktion
180°/0°/20°–40°

Außen-/Innenrotation
bei anliegendem
Oberarm
40–60°/0°/95°

bei um 90° seitwärts
angehobenem Oberarm
70°/0°/70°

Normalwerte Ellenbogengelenk

90°
150°
0°
10°

Extension/Flexion
10°/0°/150°

80–90° 80–90°

Supination/Pronation
80–90°/0°/80–90°

Normalwerte Handgelenk

0°
35–60° 50–60°

0°
25–35° 30–40°

Dorsalflexion/
Palmarextension
35–60°/0°/50–60°

Ulnarabduktion/
Radialabduktion
30–40°/0°/25–30°

Normalwerte Hüftgelenk

0°
40–50° 30–40°

30–40° 40–50°
0°

130–140°
15°
0°

Außenrotation/Innenrotation
bei gestrecktem
Hüftgelenk
40–50°/0°/30–40°

bei um 90° gebeugtem
Hüftgelenk
40–50°/0°/30–40°

Extension/Flexion
15°/0°/130–140

6.1 Neutral-Null-Methode

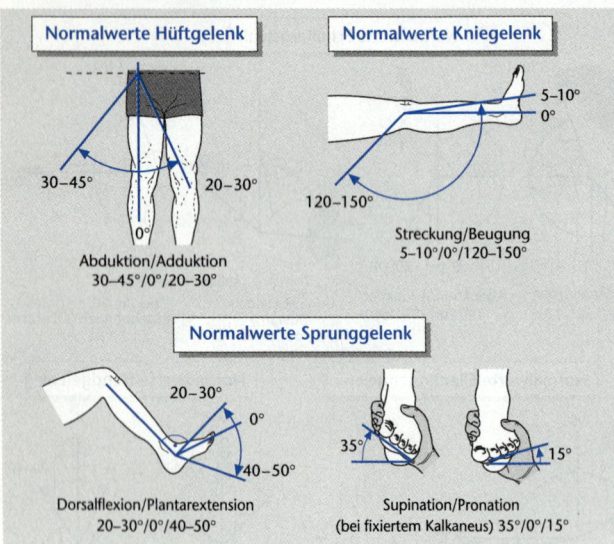

Abb. 6.1 Neutral-Null-Methode

6.1 Beschwerden der Wirbelsäule und des Beckens

Rückenschmerzen sind häufiger Beratungsanlass in der Allgemeinpraxis und häufigster Beratungsgrund.

6.1.1 Leitsymptome und ihre Differenzialdiagnosen

Wachstumsalter Typische Symptome von Wirbelsäulenerkr. bei Kindern und Jugendlichen sind lokale oder fortgeleitete Rückenschmerzen, Fehlhaltung und schmerzhaft eingeschränkte weglichkeit der einzelnen Wirbelsäulenabschnitte.

Tab. 6.1	Leitsymptome im Wachstumsalter	
Leitsymptom	**Typisches Alter**	**Verdachtsdiagnose**
Bewegungseinschränkung der HWS, Fehlhaltung des Kopfes	Sgl.; 7.–14. Lj.	Muskulärer Schiefhals (☞ 6.1.3)
Hyperkyphose der BWS, fixierte Kyphose, Bewegungseinschränkung BWS, Klopfschmerz BWS	10.–16. Lj.	M. Scheuermann (☞ 6.1.11)
Seitneigung dysharmonisch, Rippenbuckelbildung bei Rumpfbeuge	8.–16. Lj.	Skoliose (☞ 6.1.10)
Tastbare Stufe in der Dornfortsatzreihe, lokaler oder fortgeleiteter Rückenschmerz	Angeboren oder im Wachstumsalter erworben	Spondylolyse, Spondylolisthese (☞ 6.1.12)
Sternosymphysale Zwangshaltung, Kyphose oder Flachrücken	7.–15. Lj.	Haltungsschaden

Weitere Differenzialdiagnosen im Wachstumsalter

Hüfte: Hüftdysplasie (☞ 6.5.5), Coxitis fugax (☞ 6.5.10), M. Perthes (☞ 6.5.11), Epiphysiolysis capitis femoris (☞ 6.5.12)

Weichteile: Mumps (☞ 16.7.8), Otitis media (☞ 22.6.3), Pleuritis (☞ 12.3.4), Pneumonie (☞ 12.3.3), Nephritis (☞ 13.4), Pyelonephritis (☞ 13.3.3)

Tumor: Lymphom (☞ 19.4.3), Osteosarkom (☞ 16.13), retroperitoneale Tumoren, Ewing-Sarkom (☞ 16.13).

Erwachsenenalter

Tab. 6.2	Leitsymptome im Erwachsenenalter	
Leitsymptome	**Hinweise, Anamnese, Befunde**	**Verdachtsdiagnose**
Schiefhaltung des Halses mit Bewegungseinschränkung, evtl. mit fortgeleitetem Schmerz in den Arm	Vorsichtige Traktion bringt Linderung, Ausschluss einer radikulären Symptomatik (HWS-BSP!)	HWS-Sy. (☞ 6.1.3), lokal oder pseudoradikulär; akut, chron.
Lokaler Klopfschmerz über BWS, Atemabhängigkeit	Gürtelförmiger Schmerz, Rippenwirbelgelenksblockierung, Facettengelenksblockierung	BWS-Sy. (☞ 6.1.4), lokal oder pseudoradikulär
Lokaler gürtelförmiger Rückenschmerz evtl. pseudo-radikulär in Gesäß oder Oberschenkel ausstrahlend	Lumbaler Muskelhartspann, Verkürzung der ischiokruralen Muskulatur	LWS-Sy. (☞ 6.1.5), akut oder chron., lokal oder pseudoradikulär
Tastbare Stufe in der Dornfortsatzreihe, lokaler oder fortgeleiteter Schmerz in beide Beine	Auftreten nach längerem Stehen oder Gehen bzw. bei Stellungs- oder Lageänderung	Spondylolyse, Spondylolisthesis (☞ 6.1.12)

Tab. 6.2 Fortsetzung		
Leitsymptome	**Hinweise, Anamnese, Befunde**	**Verdachtsdiagnos**
Lokaler oder in beide Beine fortgeleiteter Rückenschmerz	„Claudicatio spinalis" nach längerer Gehstrecke	Spinalkanalstenose
(Einseitiger) Beinschmerz > Rückenschmerz, neurologische Ausfälle	Reflexausfall, Paresen	Bandscheibenprolaps (☞ 20.9.1
Lokaler foudroyanter Rückenschmerz	Labor (BSG, Leukos, CRP)	Spondylodiszitis (☞ 6.1.12)

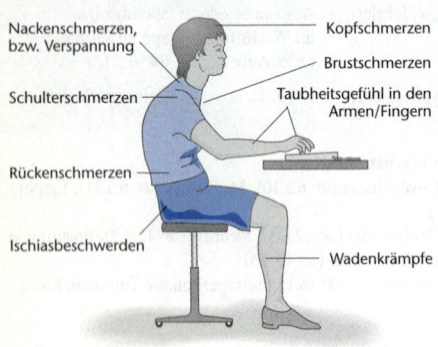

Nackenschmerzen, bzw. Verspannung

Kopfschmerzen

Brustschmerzen

Schulterschmerzen

Taubheitsgefühl in den Armen/Fingern

Rückenschmerzen

Ischiasbeschwerden

Wadenkrämpfe

Abb. 6.2 Sekundärleiden bei chronischer Fehlhaltung

Weitere Differenzialdiagnosen im Erwachsenenalter

- Hüftschmerzen: Bei LWS-S ISG-Blockierung (☞ 6.1.9) Koxarthrose (☞ 6.5.3), Koxitis (☞ 6.5.10), Hüftkopfnekrose (☞ 6.5.7
- Schulterschmerzen: Bei HW Sy., SAS (☞ 6.2.3)
- Thoraxschmerzen: Bei He infarkt, Pleuritis, Pneumor Pneumothorax
- Lendenschmerz: Bei Neph tis, Pyelonephritis.

6.1.2 Diagnostische Methoden

- Anamnese: Akute (Blockierung, Prolaps) oder schleichende Schmerzsymptomatik (Spinal nalstenose, Bechterew), Verhebetrauma (Blockierung, Prolaps), Belastungs- und/oder Bev gungsabhängigkeit, Ruheschmerz (Spondylodiszitis)?
- Inspektion: Fehlhaltung (Blockierung, Prolaps), WS-Formen (Hohlrund-, Flachrücken, S liose u.a.), Rippenbuckel, Lendenwulst, Schulterhochstand, asymmetrische Taillendreied
- Palpation: Klopfschmerz über bestimmten Dornfortsätzen (Etagenlokalisation), tastba Muskelhartspann, Myogelosen.

Funktionsprüfung

- Finger-Boden-Abstand (FBA): Maß für die Gesamtbeweglichkeit der WS, Angabe in Zer metern bei Rumpfbeuge mit gestreckten Knien
- Radikuläre Zeichen: Reflexstatus, Hyposensibilitäten, Nervendehnungsschmer (z.B. Lasègue-Zeichen, ☞ 20.2.2)
- Lokale Veränderungen: Muskelhartspann, Myogelosen, Klopf- und Druckschmerz

| Physiologisch | Thorakale Hyperkyphose (Rundrücken) | Lumbale Hyperlordose (Hohlkreuz) | Kypho-Lordose | Total-Kyphose | Flachrücken |

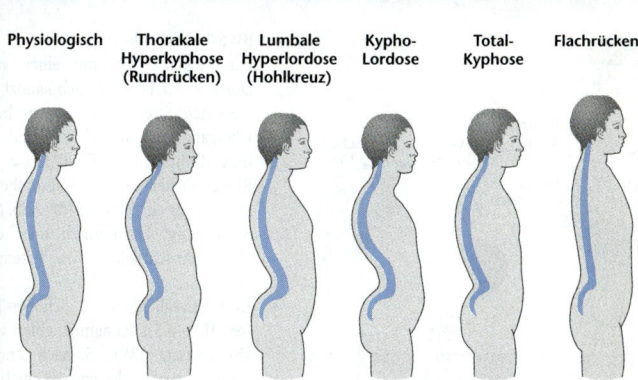

b. 6.3 Haltungstypen

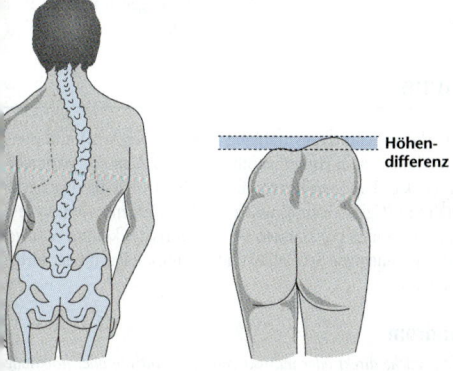

Höhen-differenz

b. 6.4 Beugung des Rumpfes führt bei einer Skoliose zur ...penbuckelbildung; der Untersucher kniet dabei hinter dem ...ienten

HWS-Beweglichkeit: Untersuchung des Pat. im Sitzen; hinter Pat. stehen, Schulter fixieren. Seitneigung: 45°/0°/45°. Rotation in Neutralstellung: 85°/0°/85° (Abnahme mit zunehmendem Alter physiologisch). Rotation in Inklinationsstellung: 50°/0°/50° (Prüfung obere HWS). Rotation in Reklinationsstellung: 70°/0°/70° (Prüfung untere HWS). Flexion/Extension 2/20 cm gemessen am Kinn-Jugulumabstand (abhängig von Körpergröße)

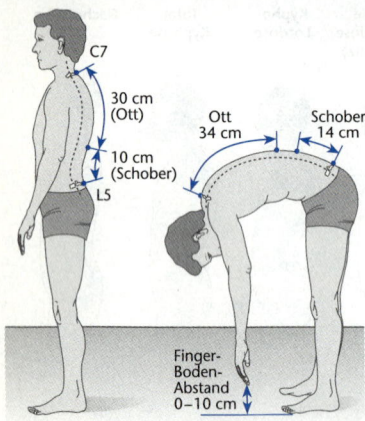

Abb. 6.5 Schober-Test

- ◆ BWS-Beweglichkeit:
- – Ott-Zeichen: Zunahme einer vo[m]
  Dornfortsatz HWK 7 nach kaudal g[e]
  messenen Strecke von 30 cm be[im]
  Übergang vom aufrechten Stand z[ur]
  max. Rumpfbeuge, z.B. 30/32 cm
- – Rippenbuckelbildung bei Rumpfbeu[ge]
  als Hinweis auf Skoliose (☞ Abb. 6.[...])
- – Seitneigung: Harmonisch oder e[in]
  seitige Einschränkung im Seitenv[er]
  gleich?
- ◆ LWS-Beweglichkeit: Schober-T[est]
  (☞ Abb. 6.5): Zunahme einer v[om]
  Dornfortsatz LWK 5 nach kra[nial]
  gemessenen Strecke von 10 cm be[im]
  Übergang vom aufrechten Stand z[ur]
  max. Rumpfbeuge, z.B. 10/14 c[m]
  Seitneigung harmonisch? Rotati[on]
  (Schultergürtel gegen fixiertes Beck[en]
  45°/0°/45°).

6.1.3 HWS-Syndrome

Zu unterscheiden sind lokale Sy. (keine Schmerzausstrahlung in Kopf oder Arm) und pseud[o]
radikuläre Sy. mit Schmerzausstrahlung, v.a. in Hinterhauptbereich oder Arm (Zervikobrachi[al]
sy.). Selten radikuläre Sy. durch zervikale Bandscheibenvorfälle (< 2%). Durch die enge nachb[ar]
schaftliche Beziehung von vegetativem (Ggl. stellatum) und zentralem Nervensystem sowie d[en]
Verlauf der A. vertebralis durch die Foramina transversaria der Querfortsätze kommt es zuwei[len]
zu einer bunten Mischung von Symptomen wie Schwindel und Tinnitus, lokalen oder fortge[lei]
teten Schmerzen und Kopfschmerzen.

Akutes lokales HWS-Syndrom

Alle klinischen Erscheinungsbilder, welche direkt oder indirekt von degenerativen oder funktione[llen]
Störungen zervikaler Bewegungssegmente in ihrer Symptomatik auf die Halsregion beschränkt bleib[en].
Überwiegend positionsabhängige Schulter-Nackenschmerzen, Pat. kann Schmerzpunkt meist [mit]
einem Finger zeigen. Am kraniolateralen Trapeziusrand vom Okziput bis Akromioklavikulargel[enk]
finden sich Triggerpunkte.

Klinik Bewegungseinschränkungen der HWS (steifer Hals); Tonuserhöhung der Schul[ter-]
Nacken-Muskulatur (Myogelosen).

! Bei einer Irritation der unteren zervikalen Bewegungssegmente werden Schmerzen zwisc[hen]
den Schulterblättern angegeben! Vorsichtige manuelle Längstraktion der HWS bringt ku[rz]
fristig Besserung.

Diagnostik

Körperliche Untersuchung: Funktionseinschränkung? Schmerzpunkte? Neurologischer Status der oberen Extremität (Hinweis auf radikuläres Sy.?)

Rö: HWS in 2 Ebenen und Schrägaufnahme bei V.a. degenerative Veränderungen oder neoplastische Prozesse.

Differenzialdiagnose Tendopathien an Dorn- und Querfortsätzen (probatorische Infiltration mit einem Lokalanästhetikum, z.B. Procain 0,5%), Metastasen, M. Bechterew (Atembreite eingeschränkt), Spondylodiszitis.

Therapie

Wärmeapplikation jeder Art (Fango- oder Moorpackungen, Rotlicht oder Heißluft in der Praxis, Heizkissen, Wärmeflasche zuhause)

Halskrawatte: Am besten durch konfektionierte Krawatten, z.B. Cervidur®, Cerviflex® mit Aussparung für den Kinnbereich und Fixierung in leicht kyphotischer Stellung; Wirkprinzip: Immobilisation, Wärmewirkung und Entlastung. Tragezeit: Max. 2 Wo. (**cave:** Gewöhnung!). Danach Krawatte rasch „abtrainieren" (Anlage nur noch nachts)

Triggerpunktinfiltration: S.c. Applikation geringer Lokalanästhetikamengen, z.B. Procain 0,5%, jeweils 0,5 ml an die Schmerzpunkte am kranialen Trapeziusrand

Medikamentöse Ther.: NSAR (z.B. Diclofenac 3 × 50 mg) + Magenschutzther. (z.B. Maalox®), Muskelrelaxanzien (z.B. Musaril®); besser, aber teurer: Vioxx 1 ×/d 25 bzw. 50 mg (bei Unverträglichkeit z.B. Diclofenac)

KG: Manuelle Ther., Muskeldehnungen, isometrische Übungen zur Muskelkräftigung, Mobilisierung.

Prognose Bei konsequenter Ther. meist vollständige Restitution.

Komplikationen Chronifizierung, evtl. mit segmentaler Bewegungsstörung.

Pseudoradikuläres oberes HWS-Syndrom

HWS-Sy., verbunden mit Kopfschmerzen, Schwindelattacken, mitunter auch Hör-, Seh- und Schluckstörungen.

Ätiologie Degenerative und funktionelle Störungen der oberen HWS und der Kopfgelenke. Typischerweise F zwischen 30. und 60. Lj.

Klinik Kopfschmerz (Seitenbetonung, Positionsabhängigkeit und anfallsweises kurzfristiges Auftreten), Schwindel (Auslösung durch Hyperextension und Rotation der HWS z.B. beim Rasieren); kurzfristige Dauer, schwere Objektivierbarkeit, Übelkeit.

Diagnostik

Funktionsprüfung der HWS: Eingeschränkte Rotation, bes. bei Inklination des Kopfes – Hinweis auf Kopfgelenksblockierung?

Rö: HWS in zwei Ebenen, Schrägaufnahmen, ggf. Densspezialaufnahmen, evtl. CT, MRT

Bei Schwindel Facharztüberweisung zum HNO-Arzt und Neurologen.

Differenzialdiagnose Migräne (☞ 20.4.1), M. Menière (☞ 20.1.1), Insuff. der A. vertebralis (typischerweise Auslösung von Schwindel bei Reklination und Rotation), Blutdruckschwankungen, Herzrhythmusstörungen.

Therapie Manuelle Lösung von Blockierungen durch Geübten (Chirother.). Wärmeapplikatio jeder Art, Bindegewebsmassage, keine Traktionsbehandlung (führt eher zu Schmerzverstärku und Chronifizierung), Triggerpunktinfiltration. Medikamentöse Ther.: NSAR, Muskelrelaxa zien.

Prognose Günstig bei schneller Diagnosestellung. **Cave:** Interdisziplinäres Problem (üb HNO-Arzt zu Orthopäden, Neurochirurgen zurück zum HA); hausärztliche Führung ist hi bes. wichtig, da der Pat. häufig verunsichert nach fachärztlicher Diagn. zurückkehrt.

Pseudoradikuläres und radikuläres unteres HWS-Syndrom

HWS-Sy. mit Schmerzausstrahlung in den Arm, ausgehend von den Segmenten C5–C8 (C6 und C7 30%, C8 25%, C5 nur 5% der Fälle).

Ätiologie Degenerative Prozesse, z.B. Unkovertebralarthrose (Altersgipfel 50.–65. Lj.), Fehlh tung, seltener diskogene Raumforderungen (Altersgipfel 30.–45. Lj.).

Klinik
* Pseudoradikulär: Dermatomübergreifende Brachialgie, ggf. auch Kribbelparästhesie u Taubheitsgefühl in den Fingern; Fehlhaltung des Kopfes
* Bandscheibenbedingt: Plötzliches Auftreten, Überwiegen der Fehlhaltung, dermatombezog ner Schmerz, Streckstellung der HWS im seitlichen Rö
* Unkovertebralarthrose: Allmählicher Beginn, Brachialgie als führendes Symptom, unkove tebrale Osteophyten im Rö, chron. Verlauf.

Diagnostik

Tab. 6.3 Differenzialdiagnosen des radikulären HWS-Syndroms

Nervenwurzel	Kennmuskel	Reflexminderung	Dermatom peripher
C5	Deltoideus	BSR	Im unteren Deltoideusbere
C6	Bizeps, Brachioradialis	BSR, RPR	Daumen-, Teil Zeigefinger
C7	Daumenballen, Trizeps, Pronator teres	TSR	Zeige- und Mittelfinger, T Ringfinger
C8	Kleinfingerballen, Fingerbeuger	TSR	Kleinfinger, Teil Ringfinge

Rö: HWS in 2 Ebenen (Steilstellung) und Schrägaufnahmen (evtl. Einengung der Foramina), g CT, MRT (Bandscheibenprotrusion, -prolaps).

Differenzialdiagnose Skalenuslückensy., Karpaltunnelsy. (☞ 20.10.1), andere Nervenko pressionssy. (Supinatorsy.), Epikondylitis (☞ 6.3.4), SAS (☞ 6.2.3), AC-Gelenksarthr (☞ 6.2.7), Blockierungen, muskuläre Dysbalance, PCP mit Densarrosion und Kopfgelenksins bilität.

erapie

Wärmeapplikation jeder Art (wie akutes lokales HWS-Sy., s.o.). KG: Traktionsbehandlung (Glissonschlinge oder manuell). Medikamentöse Ther.: NSAR, Muskelrelaxanzien
Facharztüberweisung bzw. Klinikeinweisung bei zunehmender radikulärer Symptomatik mit Muskelatrophien, Paresen, Reflexausfall (TSR, BSR, RPR). Meist kons. Behandlung mit zervikalen Wurzelblockaden, zervikal epiduralen Injektionen und/oder Stellatumblockaden, selten OP-Ind. (durch FA). OP-Methodik sehr unterschiedlich.

ognose Bei diskogener Ursache kons. gut (nur 5% OP-pflichtig!), bei Unkovertebralarthro-
eher schlecht.

sttraumatisches HWS-Syndrom

*. Schleudertrauma (Beschleunigungsverletzung der HWS), HWS-Zerrung. Nach Aufprallunfällen.
mbination von Band- und Kapseldehnung sowie Reizung von Nervenwurzeln und vegetativem
rvenplexus.*

inik Charakteristisch ist beschwerdefreies Intervall > 1 h nach dem Unfall bei leichten und
ttl. Schweregraden. Im Übrigen Nacken-/Hinterkopfschmerz, Bewegungseinschränkung der
WS und alle Zeichen einer vegetativen Begleitsymptomatik wie beim zervikozephalen Sy.
.). Fehlendes freies Intervall spricht für schweres Trauma!

agnostik

Bewegungsprüfung der HWS (ausgeprägte Rotationseinschränkung)
Neurologischer Status: Meist unauffällig. **Cave:** Sonstige Traumafolgen (Commotio, intrazerebrale Blutung u.a. ausschließen)
Rö: HWS in 2 Ebenen und ggf. Schrägaufnahmen sowie Densspezial- und Schichtaufnahmen (Steilstellung der HWS, Frakturausschluss), Funktions-CT der HWS (Ermittlung des Bewegungsausmaßes der Kopfgelenke nach Dvořák) nur bei chron. Beschwerden.

Palpation nach den Regeln der manuellen Diagn. ist in allen Stadien wichtig und muss dokumentiert werden. Dies hilft bei späteren Gutachten zu Verletzungsfolgen.

ferenzialdiagnose Schwere Distorsion der HWS mit Densfraktur, Bänderrissen, Bandeibenrupturen, retropharyngealen Hämatomen, Frakturen, Luxationen.

erapie

Halskrawatte: Höchstens 10–14 d, dann „abtrainieren" (nur noch nachts tragen)
Medikamentöse Ther.: Vit.-B-Präparate, NSAR, ggf. kurzfristig Diazepam 5 mg 3 × 1 zur Sedierung und Muskelrelaxation
Ruhe in reizarmer Umgebung.

gnose Gut! Selten Chronifizierung mit Kopfschmerzen und Schwindelanfällen. **Cave:** Neu-
sche Entwicklung im Zusammenhang mit Schmerzensgeld und Versorgungswunsch.

Bei Wegeunfall immer D-Arztverfahren einleiten (☞ 1.4.8), auch wenn Verletzung zunächst nicht schwerwiegend erscheint.

Schiefhals (Tortikollis)

Sonderform des lokalen HWS-Sy., bei der Fehlhaltung und Bewegungseinschränkung der HWS Vordergrund stehen.

Ätiologie Muskulär; symptomatisch als Folge einseitiger Seh- oder Hörschwäche, angebore

Klinik Groteske Fehlhaltung des Kopfes. Palpatorisch findet sich eine einseitig betonte Anspanung der Schulter-Nackenmuskulatur. Alle übrigen Bewegungsrichtungen, bes. zur Mittelstelluund gegenüber liegenden Seite hin, sind fast vollständig aufgehoben. Besserung durch vorsichtiTraktion.

Diagnostik Nur beim anamnestischen Trauma Rö der HWS in 2 Ebenen zur AusschlussdiagSchrägaufnahmen und Densspezial- sowie Schichtaufnahmen i.d.R. durch FA. SymptomatiscUrsachen, wie einseitige Seh- oder Hörschwäche ausschließen. Bei Verdacht Facharztüberweisuzum Augen- oder HNO-Arzt.

Therapie Manuelle Traktion, Training der Antagonisten, Halskrawatte. Injektionen mit Botunustoxin durch Erfahrene. Bei angeborenem Tortikollis evtl. nach intensiver frühkindlicher Tenotomie des M. sternocleidomastoideus an Mastoid und/oder Sternum.

Prognose Bei angeborenem Schiefhals OP-Bedürftigkeit durch Orthopäden (ggf. zusammmit Pädiater) abklären lassen. Bei Kindern und Jugendlichen stets gutartiger Verlauf, bei Ekann sich durch intradiskale Massenverschiebung ein zervikaler Diskusprolaps mit radikuläroder medullären Symptomen entwickeln! Ther. dann in entsprechender Fachabteilung nach abulanter Vorstellung.

6.1.4 BWS-Syndrome

Einteilung nach Lokalisation und Schmerzcharakteristik in lokales BWS-Sy. (Schmerzen oder Futionsdefizit im eigentlichen BWS-Bereich), pseudoradikuläres BWS-Sy. (Schmerzen in Thorakalreich oder Oberbauch einstrahlend) und radikuläres BWS-Sy. (seltene Fälle von Wurzelkompressoder -zerstörung).

Lokales BWS-Syndrom

Ätiologie Häufig durch chron. Fehlhaltung, muskuläre Dysbalance, Gefügestörung, Bändschwäche, Blockierung der Wirbelgelenke. Seltener durch knöcherne Degeneration, Tumorentzündliche (auch rheumatische) Erkr., aseptische Knochennekrosen oder Osteoporose.

Klinik und Diagnostik

- Anamnese: Schmerz atemabhängig, belastungsabhängig oder in Ruhe, nachts, seit wann, Crakter?
- Inspektion: Flachrücken, Hyperkyphose, Skoliose, Muskulatur (Asymmetrie? Hypotonie
- Funktionsprüfung: Inklination, Reklination, Ott-Zeichen, Seitneigung, Rotation
- Palpation: Paraspinös über Wirbelgelenken. Hinweis auf Myogelosen, Blockierungen? Kloschmerz?

Die Entscheidung, ob eine Blockierung vorliegt, ist nicht immer leicht. Einen Hinweis gibt oft die Funktionsprüfung, bei der die Bewegung in eine Richtung schmerzerleichternd wirkt und ein Druckschmerz direkt neben dem Wirbeldorn (Irritationspunkt) auslösbar ist.

Weiterführende Diagnostik

Labor: BSG und BB (zum Ausschluss einer entzündlichen Erkr.), AP (↑ bei Knochenumbau, z.B. bei Tumoren)

Rö: WS in 2 Ebenen zur Abgrenzung von degenerativen (z.B. M. Forestier: Spondylitis hyperostotica mit dextrolat. Syndesmophytenbildung, gehäuft bei Diab. mell.), entzündlichen oder neoplastischen Prozessen. **Cave:** Aussagekraft nicht so deutlich wie im Hals- oder Lendenbereich, da vielfach überlagert durch Rippen, Lunge und Schulterblätter

Szinti: Zur DD entzündlicher Erkr. und Tumoren oder deren Metastasen

MRT und CT: Nur bei speziellen Fragestellungen.

Therapie Abhängig von der Grunderkr.

Bei akuter Symptomatik: NSAR, z.B. Diclofenac, lokale Infiltration mit Lokalanästhetika (z.B. Procain 0,5%) oder Quaddelther., Wärme (z.B. Mikrowelle) oder Elektrother. (z.B. Interferenzstrom)

Bei Fehlhaltung und muskulärer Dysbalance: Muskeldehnung und kräftigende KG, begleitet von detonisierenden Maßnahmen, z.B. warmen Bädern oder kurzfristig oraler Gabe von Muskelrelaxanzien wie Tetrazepam, z.B. Musaril® 1 × tägl. ½ bis 3 × tägl. 1 Filmtbl.

Bei Gefügestörungen und Bänderschwäche: KG überwiegend stabilisierend verordnen. Keine mobilisierende Gymnastik oder entsprechend Sportarten, wie z.B. Tennis

Bei Blockierungen: Manualther.

Pseudoradikuläres BWS-Syndrom

Ätiologie Wie lokales BWS-Sy., zusätzlich jedoch Affektionen der Rippen-Wirbel-Gelenke, häufig mit reversiblen Blockierungen.

Klinik und Diagnostik Oft interkostaler Druckschmerz und atemabhängiger Schmerz, v.a. bei Inspiration (**DD:** Herzerkr., pulmonale Erkr., v.a. mit Pleurabeteiligung, ossäre Metastasen). Nicht selten Hauptschmerzpunkt weit entfernt von der BWS, z.B. am sternalen Rippenknorpel. Der Irritationspunkt liegt hier weiter lateral und tief neben dem M. erector spinae.

Therapie Wie lokales BWS-Sy., jedoch auch wirbelsäulenferne Schmerzbehandlung (segmental) hilfreich.

Bei Infiltrationen im Rippenbereich immer an die Gefahr von Pleuraverletzungen denken → ca. 15 Min. Nachbeobachtung in der Praxis.

Radikuläres BWS-Syndrom

Ätiologie Spondylose, Tumoren, Bandscheibenschäden, Zosterneuralgie.

Klinik Stechender, genau im Dermatom verlaufender Schmerz, der meist lageunabhängig unterbrochen fortbesteht.

Therapie I.d.R. Facharztüberweisung. Weiterbehandlung je nach Grunderkr. Einschalten ein Schmerzambulanz bei schlechtem Ansprechen auf bisherige Maßnahmen. Chirother. kontraind ziert.

6.1.5 Akutes lokales LWS-Syndrom

Syn. Lumbago, „Hexenschuss". Krankheitserscheinungen, die durch Funktionsstörungen und deger rative Veränderungen in den lumbalen Bewegungssegmenten gekennzeichnet sind, keine Schmerzar strahlung.

Ätiologie Verhebetrauma (Kasten Bier aus dem Kofferraum gehoben) mit Massenversch bung der Bandscheibe oder degenerativen Bandscheibenveränderungen, Facetten- oder Iliosakr gelenksirritationen. Seltener Bandscheibenprotrusion mit Druck auf das stark mit Schmerzreze toren besetzte hintere Längsband.

Klinik Mehr oder weniger stark ausgebildeter ein- oder beidseitiger Muskelhartspann, gürt förmiger oder lumbaler Schmerz, meist keine Fehlhaltung zu einer Seite, sondern leichte Rump vorneigung (Schonkyphose); Bewegungssperre der LWS (Rumpfbeuge kann nur aus den Hü gelenken ausgeführt werden, Finger-Boden-Abstand größer als 40 cm). Häufig lokaler Druck- u Klopfschmerz ohne Schmerzausstrahlung in Gesäß oder Bein.

Diagnostik Anamnese und Klinik meist ausreichend. Rö der LWS in 2 Ebenen nur bei höhere Alter und Trauma in der Anamnese; CT nur bei V.a. Bandscheibenvorfall.

Differenzialdiagnose Urologische Erkr. (Nierensteine, Pyelonephritis), Osteoporose, be gyn. Erkr. (Endometriose, Lageveränderung des Uterus), innere Erkr. (Magen, Galle, Pankre bis hin zur Colitis ulcerosa und zum M. Crohn (☞ 8.5.2), Spondylodiszitis (☞ 6.1.12).

! Bei unklaren Lumbalgien immer Urin-Streifentest (z.B. Combur® 5 plus Leuko) durchführ

Therapie Wärmeanwendung in jeder Form, Stufenlagerung zuhause durchführbar, lokale jektionsbehandlung, manuelle Ther. (durch ausgebildete KG Mobilisation oder Arzt mit Zusa bezeichnung Manipulation). KG (z.B. Klappsches Kriechen, Rückenschule, Übungen aus der E lastungshaltung). Massagen, Elektrother. (Diadynamik), Akupunktur; vorübergehend NSAR u oder Muskelrelaxanzien.

Prognose Bei rein lokaler Symptomatik gut.

6.1.6 Radikuläres LWS-Syndrom

Syn. Ischias, Lumboischialgie. Mechanische Irritation der Nervenwurzeln (L4,) L5 und S1 (verursacht in Gesäß und Beine ausstrahlende Schmerzen und neurologische Störungen mit str segmentaler Begrenzung (☞ 20.9.1).

.1.7 Pseudoradikuläres LWS-Syndrom

hmerzentstehung auf einer oder mehreren Etagen durch Irritation der sensiblen Versorgungsäste der inen Wirbel- oder Kreuzdarmbeingelenke.

iologie Spondylarthrose (Facettengelenksarthrose), ISG-Blockierung, Bandscheibenprotru- n, Wirbelgleiten, muskuläre Dysbalance, Muskelverkürzungen (z.B. ischiokrural oder piriformis), Facettengelenkganglion, Diastematomyelie, Spinalkanalstenose.

inik Meist akut auftretend. Schmerzausstrahlung vom Rücken über das Gesäß in die Leiste er bis zum Knie dermatomübergreifend, häufig bds.

agnostik
Neurologischer Status: Keine motorischen Störungen oder Reflexausfälle, kein echter Nerven-dehnungsschmerz (Lasègue neg.)
Rö: LWS in 2 Ebenen (Ausschluss einer Facettengelenksarthrose), ggf. CT (Ausschluss einer Protrusion)
Labor (BB, BSG, CRP ↑ bei Spondylodiszitis).

ferenzialdiagnose Nierenerkr., Leistenbruch, gyn. Erkr., Tumoren.

erapie
Zuerst: Medikamentöse Ther. mit NSAR (z.B. Voltaren® 3 × 50 mg bzw. Vioxx® 1 ×/d 25 oder 50 mg) oder Muskelrelaxanzien (z.B. Musaril® 0–0–2), ggf. i.m. Injektion (z.B. Ambene® N)
Bei gesicherter Ursache (Spondylarthrose): Rumpf- und rückenstabilisierendes Muskeltrai-ning (KG), Wärme jeder Art, Elektrother., Stangerbäder, Massagen, Extensionsbehandlung (Schlingentisch), Manuelle Ther., Akupunktur. In hartnäckigen Fällen: Injektionsbehandlung mit Lokalanästhetika (z.B. paravertebral, 5 ml Procain 0,5%); rumpfstabilisierendes Korsett, Chirother.

ognose Neigung zur Chronifizierung (häufigster Grund für Berentung!), daher frühzeitig asequente Ther. vor Ort, sonst Reha anregen.

1.8 Facettensyndrom

ktionsstörung der Facettengelenke durch Blockierung oder Spondylarthrose.

nik Wie bei pseudoradikulärem LWS-Sy. (☞ 6.1.7).

agnostik Rö der LWS in 2 Ebenen und Schrägaufnahme.

erapie Probatorische Injektion durch Vorgehen mit dünner Nadel ca. 2 cm paravertebral der baren Dornfortsatzreihe zwischen den Dornfortsätzen bis auf Os und Infiltration von 2–5 ml alanästhetikum, z.B. Procain 0,5%, evtl. mit geringen Zusätzen einer Kortison-Kristallsuspen- a z.B. 10 mg Triamcinolon. Eine intraartikuläre Injektion ist nicht erforderlich, es genügt die iartikuläre Umflutung. Die probatorische Injektion ist sonographisch gesteuert sicherer.

6.1.9 ISG-Blockierung

Blockierung eines Kreuzdarmbeingelenks aus äußerer (Sprungtraining, Bodenunebenheit beim La
fen) oder innerer (Fehlstatik) mechanischer Ursache. Häufig auch nach oder während Grav.

Klinik Akut druckschmerzhafte ISG-Fugen, meist mit pseudoradikulärer Schmerzausstrahlu
häufig gürtelförmiger Schmerz. Kompressionsschmerz des Beckens, Hyperflexionsschmerz c
Hüfte.

Diagnostik
* Anamnese: Auslösung durch sportliche Betätigung, Z.n. Grav.?
* Körperliche Untersuchung: Schmerzmaximum in der Kreuzdarmbeinfuge, variable Beinlä
  gendifferenz (Pat. schiebt beim Aufrichten aus Rückenlage in Langsitz das Bein der blockiert
  Seite vor)
* Rö: LWS in 2 Ebenen, ggf. Schichtaufnahmen
* Labor: BB, BSG, CRP ggf. HLA B 27 zum Ausschluss eines M. Bechterew.

Differenzialdiagnose M. Bechterew, andere seroneg. Spondylarthritiden (☞ 18.4).

Therapie Wie bei pseudoradikulärem LWS-Sy., Injektionsbehandlung mit LA, z.B. Proc
0,5% in das Kreuzdarmbeingelenk unmittelbar medial der tastbaren Spina iliaca post. sup.

6.1.10 Skoliose

Vermehrte Seitausbiegung der WS, immer auch mit Rotation der Wirbelkörper verbunden. 90% ic
pathisch, 10% andere Ursachen.

Klinik Grad der Skoliose korreliert nicht mit Beschwerden.

Diagnostik
* Körperliche Untersuchung: Deutliche Rippenbuckel- oder Lendenwulstbildung bei Rum
  beuge (☞ 6.1.2, Abb. 6.4), jeweils an den Konvexseiten der Krümmung. Bogenförmiger o
  S-förmiger Verlauf der Dornfortsatzreihe im Stand. Taillendreieck einseitig vergrößert, Sch
  terblatthochstand. Seitenunterschiede in der Seitneigungsfähigkeit
* Rö der BWS und LWS in 2 Ebenen; im Wachstumsalter engmaschige Verlaufskontrolle
* Facharztüberweisung zum Orthopäden bei Krümmungswinkeln > 15–20° nach Cobb
* Facharztüberweisung zusätzlich zum Neurologen. Krümmungswinkel > 40° nach Cobb; n
  rogene Ursachen: Arthrogrypose, Muskeldystrophie, Meningomyelozele
* Lufu in schweren Fällen (Restriktion?).

Therapie In 90% kons. mit KG (Muskelaufbau, Haltungsschule, Atemgymnastik), in schwe
Fällen Facharztüberweisung zum Orthopäden, ggf. Korsettbehandlung, Verlaufskontrolle (F
gredienz?) und Prüfung der OP-Ind.

! Keine Einschränkungen bei Sport und Beruf bei Krümmungswinkeln < 15–20° nach Cc

6.1.11 Morbus Scheuermann

Juvenile Wirbelkörperreifungsstörung an Grund- und Deckplatten der BWS, seltener LWS; meist Knaben in der Pubertät.

Klinik Belastungsabhängiges lokales BWS-Sy., zunehmende Hyperkyphosierung der BWS.

Diagnostik
Bei Verdacht immer Facharztüberweisung zum Orthopäden
Rö: BWS in 2 Ebenen; Schmorlsche Knötchen als Nachweis von Bandscheibeneinbrüchen in Grund- und Deckplatten.

Gute Möglichkeiten zur Erfassung der Erkr. sind die Jugendschutzuntersuchung und die Musterung.

Therapie Im schmerzhaften, floriden Stadium Befreiung vom Schulsport, Entlastung von schwerer körperlicher Arbeit, ggf. symptomatische Ther. mit NSAR; detonisierende Maßnahmen, z.B. Fango, warme Bäder oder Schwimmen im warmen Wasser (wie bei lokalem BWS-Sy.); Massage; KG zur Muskelkräftigung und Haltungschule; ther. Reiten. Steuerung der Berufswahl: Kein Bauberuf, Bergbau, Landwirtschaft.

Sportfähigkeit besteht für alle Sportarten, die schmerzfrei betrieben werden können. Hyperlordosierung (Speerwurf, Rudern, Trampolin, Turnen mit Geräteabgang, Delphinschwimmen) vermeiden. Kein Leistungssport.

Prognose Heilt i.d.R. ohne wesentliche klinische Residuen aus; gelegentlich teilfixierte Hyperkyphose der BWS, wird oft nachträglich zufällig im Rö aus anderer Ind. entdeckt.

6.1.12 Seltene Veränderungen

Spondylodiszitis

Entzündung einer Bandscheibe mit angrenzenden Wirbelkörpern durch hämatogene Aussaat eines Fokus jeglicher Art (in 50% vorausgegangen bakt. Inf.) oder postop. (Bandscheiben-OP oder intradiskale Verfahren, wie Diskographie, Chemonukleolyse, Laserdiskotomie). Meist untere BWS oder obere LWS betroffen.

Klinik Ausgeprägter lokaler Schmerz bes. bei axialer Belastung im Sitzen und Stehen. **Cave:** Lokale Entzündungszeichen fehlen!

Diagnostik
Körperliche Untersuchung: Umschriebener Klopfschmerz, axialer Stauchungsschmerz
Labor: Entzündungsparameter (BSG, BB) ↑, Tine-Test (zum Ausschluss einer Tbc)
Rö: LWS oder BWS in 2 Ebenen und Schichtaufnahmen, MRT mit typischen Signalveränderungen, 3-Phasen-Skelettszinti mit typischem Speicherherd
Facharztüberweisung zum Orthopäden bzw. Klinikeinweisung in orthopädische Fachklinik bei röntgenologisch gesicherter Diagn.

Differenzialdiagnose Osteochondrose, juvenile Aufbaustörungen, Knochenmetastasen, Tb Cholezystitis, Pankreatitis, Ulcus ventriculi, Nierenkolik u.a.

Therapie Grundsätzlich durch Orthopäden. Bei akutem Bild Klinikeinweisung in Orthopäd Neurochirurgie zur OP; langfristige Antibiose und Versorgung mit „Spondylitiskorsett".

Prognose Protrahierter Verlauf, geringes Ansprechen auf Antibiose, weil bradytrophes Gewe Ausheilung meist nicht vor Ablauf eines Jahres!

Komplikationen Senkungsabszess in der Psoasmuskelloge (CT, MRI). **Ther.:** Sofortige Klin einweisung in Chirurgie.

M. Baastrup

Phänomen der sog. „kissing spines"; Schmerzsy. durch Berührung der lumbalen Dornfortsätze, häu durch Höhenminderung des Zwischenwirbelraums infolge Osteochondrose.

Klinik Wie pseudoradikuläres LWS-Sy.

Diagnostik
* Körperliche Untersuchung: Isolierter Druckschmerz der betroffenen Dornfortsätze, Schmerzverstärkung durch Reklination
* Rö: LWS seitlich, Funktionsaufnahmen in max. Reklination zeigen evtl. die Berührung Dornfortsätze mit Hypersklerosierung der Berührungszonen (Nearthrose).

Therapie Konservativ mit entlordosierender KG, Wärme jeder Art, Elektrother., interspin Injektionen mit LA, evtl. entlordosierendes Korsett. OP nur selten mit keilförmiger Resekt der Dornfortsätze nötig!

Lumbosakrale Übergangsstörung

Lumbalisation (6-teiliger LWS-Aufbau), Sakralisation (4-teiliger LWS-Aufbau), asymmetris Übergangsformen mit Megaprocessus transversus ggf. mit Nearthrosenbildung zum Sakrum.

Klinik Lokal lumbale Beschwerdesymptomatik nicht immer vorhanden, evtl. lokaler DS im IS Bereich; häufig funktionelle Störungen (Blockierungen) infolge der Hypermobilität bei 6-teilig LWS-Aufbau.

Diagnostik Rö der LWS in 2 Ebenen, ggf. CT.

Therapie Konservativ mit Wärme jeder Art, Elektrother., lokale Injektionen mit LA. OP Nearthrosenresektion oder Resektion des kaudalen Anteils des Megaprocessus transversus selten erforderlich!

Wirbelgleiten (Spondylolisthesis)

Ätiologie Wahrscheinlich durch erworbene Bogenschlussstörung oder Ermüdungsbruch zelner Wirbelbögen. Einseitige Spondylolysen führen nicht zum Wirbelgleiten, können jed pseudoradikuläre LWS-Sy. bedingen. Verschiedene Schweregrade: Spondylolyse = Defektbild im Bereich der Wirbelbögen; Spondylolisthesis = Wirbelgleiten; Spondyloptose = Ventralgle eines Wirbels auf nächste untere Wirbelebene. Sonderform: Pseudolisthese oder degenera Olisthese des alten Menschen auf dem Boden einer Osteochondrose mit Facettengelenksverschl

inik Meist Zufallsbefund oder Beschwerdebild wie bei pseudoradikulärem LWS-Sy. = 6.1.7). Evtl. Zunahme der Beschwerden nach langem Stehen und Gehen. Manchmal deutlich htbares „Sprungschanzenphänomen" (tastbare Stufe in der Dornfortsatzreihe).

agnostik Rö der LWS in 2 Ebenen und Schrägaufnahmen, ggf. CT oder MRT zum Nachweis er Flavumhypertrophie.

fferenzialdiagnose Wie bei pseudoradikulärem LWS-Sy.

erapie Meist kons. mit KG zur Rumpfstabilisierung und lokaler Injektionsbehandlung mit . Ind. zur Korsettbehandlung und dessen Verordnung durch FA.

ognose Beschwerdefreie Verläufe sind selbst bei Spondyloptose möglich. Ein ausreichendes iskelkorsett vermag eine noch so ausgeprägte Instabilität in einem Segment in den Lebensab- nitten der höchsten körperlichen Aktivität zu kompensieren. Dorsoventrale Fusions-OP zeigt e Ergebnisse.

Hyperlordosierende Sportarten wie Speerwurf, Turnen, Rudern, Delphinschwimmen meiden.

mbale Spinalkanalstenose

ꞏ lumbale Spinalkanal hat eine genetisch determinierte Weite, Minimum bei L3/4.

ologie
Primär enger Spinalkanal durch z.B. angeborene Knochenaufbaustörungen oder kongenitale Fehlbildungen wie Achondroplasie, Chondrodystrophie
Sekundär Einengung durch degenerative Veränderungen, z.B. Spondylophyten, Facettenge- lenksarthrosen, Diskusprotrusion, Pseudospondylolisthesis.

nik Oft positionsabhängiger Schmerz im Sakralbereich und/oder Gesäß, Beinschmerz, Bes- ung bei Rumpfbeuge durch Entlordosierung. Funktionseinschränkung: Claudicatio spinalis reduzierter Gehstrecke, belastungsabhängige Kraftminderung der Beine.

gnostik Beurteilung des Gangbilds, lokaler Druckschmerz, Provokation durch Reklination, merzfreie Gehstrecke. Rö: LWS in 2 Ebenen; CT, (Myelo-)MRT, EMG, NLG, i.d.R. veranlasst ch Orthopäden.

fferenzialdiagnose Arterielle Verschlusskrankheit, Tumoren, Aortenaneurysma, pseudo- ikuläre Syndrome anderer Genese.

rapie Antiphlogistika (NSAR), entlordosierende Mieder (Überweisung zum Orthopäden). durale, peridurale Injektionen. OP (Klinikeinweisung in die Orthopädie/Neurochirurgie): De- ipression durch Laminektomie, Hemilaminektomie, Facettektomie, ggf. mit Fusion.

kzygodynie

nerzhaftigkeit des Steißbeins.

ologie Trauma, Tumor, Bandscheibenvorfälle, gyn. Erkr.; evtl. Blockierung des Steißbeins.

Klinik 80% F mit Schmerzen beim Sitzen, Defäkation, Koitus. Lokaler Druckschmerz, rekta[...] Untersuchungsschmerz.

Diagnostik Rö des Steißbeins in 2 Ebenen, ggf. Beckenübersicht und Schichtaufnahmen. Hä[...] fig o.B.

Differenzialdiagnose Tumoren, Colitis ulcerosa, Fisteln, somatoforme Störungen.

Therapie Konservativ mit lokalen Injektionen (LA) im Steißbeinbereich, Hiatusblockaden, e[...] duralen Injektionen. Manuelle Mobilisations- und Manipulationstechniken, Sitzring, Akupun[...] tur.

Prognose Häufig ungünstig bei psychischer Fixierung. Operative Steißbeinspitzenresekti[...] selten Erfolg versprechend! Oft Schmerzzunahme nach OP!

6.2 Schulterregion

Schulterschmerzen und -funktionsdefizite haben ihre Ursachen nicht nur in den eigentlich[...] Schultergelenkserkr. Häufig sind sie durch vertebragene, muskuläre und neurologische Erkr. [...] dingt.

! Gerade im Schulterbereich ist es wichtig, den Pat. genau zeigen zu lassen, wo es schmerzt, [...] welchen Bewegungen der Schmerz verstärkt wird und wohin er ausstrahlt. So erfährt man, [...] der Pat. unter „Schulter" versteht.

6.2.1 Leitsymptome und ihre Differenzialdiagnose

Tab. 6.4 Differenzialdiagnose des Schulterschmerzes

Leitsymptome	Verdachtsdiagnose	Typisches Alter	Differenzialdiagnos[...]
Schulterschmerz mit Bewegungseinschränkung			
Schulterschmerz mit Ausstrahlung in den Deltamuskelbereich, nächtlich verstärkter Schmerz, schmerzhafter Bogen („painful arc") 60°–120° bei Abduktion	Periarthritis humeroscapularis = PHS	35–55 J., F > M	Zervikobrachialsy. (☞ 6.1.3), zervikaler Bandscheibenvorfall (☞ 20.9.3), Thoracic outlet-Sy., Thrombos[...] der A. subclavia (☞ 11.3.3), Angina pectoris (☞ 10.3), Pancoast-Tumor (☞ 12.8), Lymphom[...] (☞ 19.4.3), Karpaltu[...] nel-Sy. (☞ 20.10.1)

Tab. 6.4 Fortsetzung

itsymptome	Verdachtsdiagnose	Typisches Alter	Differenzialdiagnosen
...hmerz bei Abduktion ...er der Horizontalen, ...aler Druckschmerz ...er dem Akromio-...vikulargelenk	Akromioklavikular-gelenksarthrose (Schultereckgelenk)	Ab 45 J., M > F	Klavikulafraktur (☞ 5.3.4), Schultereck-gelenkssprengung (☞ 5.3.4)
...mpressionsschmerz, ...merzhafte Bewegungs-...schränkung in jeder ...htung, tiefer Schulter-...merz, tastbare Krepita-...n, morgendlicher An-...fschmerz	Omarthrose	Ab 45 J., M > F	Subcapitale Humerus-fraktur (☞ 5.3.5), Nervenkompressionssy. (N. suprascapularis, N. accessorius)
...tung, Schwellung, ...merzhafte ...wegungseinschränkung	Omarthritis	Jedes Alter	Lymphangitis (☞ 11.5.2), akutes kalzifizierendes SAS (☞ 6.2.3)
...uck- und Spontan-...merz im Sulcus ...ertubercularis	Bizepssehnen-tendinose	Jedes Alter (Überkopfarbei-ter, -sportler)	Zervikobrachialsy. (☞ 6.1.3)
...fsitzender Bizeps-...skelbauch	Bizepssehnenruptur		

...ulterschmerz ohne Bewegungseinschränkung

...tabilitätsgefühl, ...nappen in der ...ulter, Gefühl, als ob ...Schulter kurz ...aus und wieder ...ückspringt	Posttraumatisch rezid. Luxation	20–35 J.,	
	Subluxation der Schulter (uni- oder multidirektional)	20–35 J.	Andere Schulterinstabi-litäten
	Habituelle Schulter-luxation (uni- oder multidirektional)	Jedes Alter	Andere Schulterinstabi-litäten, Rotatorenman-schettenruptur
	Willkürluxation	Jedes Alter, selten	

6.2.2 Diagnostische Methoden

Anamnese Mit *einem* Finger genau zeigen lassen, wo der Hauptschmerz lokalisiert wird. S wann? Alte Traumen? Dauerschmerz oder abhängig von bestimmten Bewegungen oder Belastu gen? Schmerzauslösende Bewegung vorführen lassen! Schmerzbedingte Schlafstörungen? Schw rigkeiten bei bestimmten Alltagsverrichtungen (Kämmen, Zähneputzen, „Schürzengriff", B Verschluss)? Vordiagn. durch andere Ärzte?

Inspektion des Gelenks in Ruhe und in Funktion Frühes Mitgehen der Skapula bei A duktion und Anteversion? Konturveränderungen (Pelottenphänomen = Eindellung der Haut Schultergelenksbereich bei Luxation)? Entzündungszeichen: Rötung, Schwellung, Überwärmu (Omarthritis, akutes kalzifizierendes SAS), Muskelatrophie im Vergleich zur Gegensei (z.B. M. supraspinatus bei länger bestehender Rotatorenmanschettenruptur).

Palpation DS über der Supraspinatussehne (subakromial lateral), der langen Bizepssehne (S cus intertubercularis; Bicepssehnentendinitis/-osis) oder über dem Akromioklavikulargelenk

Funktionsprüfungen (☞ 6, Abb. 6.1). Anteversion/Retroversion: 170°/0°/40°. Abduktic Adduktion: 180°/0°/40°. Außenrotation/Innenrotation: Ohne Abduktion 40°–60°/0°/95°, 90° Abduktion 70°/0°/70°. Schmerzhafter Bogen („painful arc"): Pos. bei 60°–120° spri für SAS; pos. > 160° spricht für Schultereckgelenksprozess. Schürzengriff (bis zur Hü LWS, untere BWS, Skapulaspitze?): Kombinationsbewegung aus Innenrotation, Adduktic und Retroversion. Nackengriff, Überkopfgriff bis zur gegenseitigen Skapula: Überprüfung v Außenrotation und Abduktion.

Instabilitätsprüfung Vordere, hintere und axilläre Schubladenprüfung in Rückenlage: V schieben des Humeruskopfes bei Fixierung der Skapula auf dem Rand der Untersuchungsli und Bewegung des Humeruskopfes in die genannten Richtungen. *Apprehension-Test:* Schme hafte Subluxation des Humeruskopfes bei max. Abduktion und Außenrotation (☞ Abb. 6 weist auf Instabilität und subakromiale Einklemmung hin.

Impingement-Tests („To impinge" = anstoßen) weisen auf subakromiale Einklemm („Impingement") hin.

- Neer-Test: Forcierte Anteversion mit endgradiger Schmerzangabe (☞ Abb. 6.6)
- Hawkins-Test: Forcierte Innenrotation
  in Adduktionsstellung (Polizeigriff).

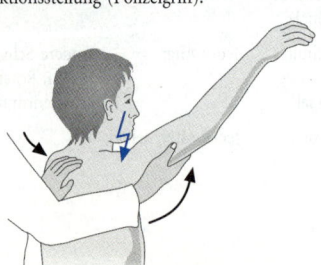
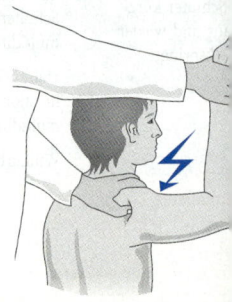

Abb. 6.6 Neer-Test: Schmerz bei forcierter endgradiger Anteversion

Abb. 6.7 Apprehension-Test

nstige Tests Cross-body-action: Schmerzhafte horizontale Adduktion weist hin auf Akro-
oklavikulargelenks-Pathologie (☞ 6.2.7, Abb. 6.9).

nstige diagnostische Methoden Labor (nur bei V.a. Omarthritis; BSG, BB, CRP), Rö der
ulter in 2 Ebenen, Sono, CT, Arthrographie (bei V.a. Läsionen der Rotatorenmanschette),
nti (bei Tumor- oder Arthritisverdacht).

2.3 Periarthropathia humeroscapularis (PHS)

*melbegriff für Krankheitsbilder verschiedener Ätiol. Meist Myotendinosen der Rotatorenman-
ette mit oder ohne Kalkherde oder Affektionen der Supraspinatussehne und/oder der langen Bizeps-
ne in zu engem Subakromialraum (subakromiale Sy. der Rotatorenmanschette = SAS).*

Tab. 6.5 Subakromiale Syndrome (SAS) der Rotatorenmanschette

gnose	Ätiologie
faches SAS	Tendomyopathie der Rotatorenmanschette und/ oder der langen Bizepssehne, ggf. mit begleitender Bursitis subacromialis
zifizierendes SAS, n „Tendinitis calcarea"	Tendomyopathie mit Kalkeinlagerung, oft Supraspinatussehne
klebendes SAS, Schultersteife	Tendomyopathie mit Kapselfibrose und -schrumpfung
truierendes SAS	Ruptur oder Teilruptur der Rotatorenmanschette und/oder der langen Bizepssehne

nik

Alle SAS-Formen: Druckschmerz subakromial lateral und ventral in den Anfangsstadien, unterschiedlich ausgeprägte Bewegungseinschränkung, nächtliche Schmerzen

Einfaches und kalzifizierendes SAS: Sog. „painful arc", d.h. Schmerz, der bei Abduktion von
ca. 60° einsetzt und bei etwa 120° wieder nachlässt

Verklebendes SAS: Massive Bewegungseinschränkung (vorrangig Abduktion, Rotation,
Schürzen- und Nackengriff), Außenrotation schlechter als Abduktion, Abduktion schlechter
als Innenrotation

Destruierendes SAS: Kraftlosigkeit der initialen Abduktionsbewegung, evtl. Atrophie des
M. supraspinatus (bei längerem Bestehen). Bei Teilruptur Kraft nicht vermindert.

gnostik

Funktionsprüfung: Einschränkung von Abduktion und Außenrotation

Impingementzeichen: Nach Neer (☞ 6.2.2, Abb. 6.6) und nach Hawkins pos.

Painful arc (☞ Abb. 6.8): Typisch für SAS

Sono: Bursitis subacromialis (Dopplung der Grenzschicht zum Deltamuskel), Kalkkonkremente (echoreiche Einlagerung mit Schallschatten), Sehnenschäden (Konvexitätsumkehr
des Sehnenechos in 2 Ebenen)

Rö: Röntgendichte Kalkkonkremente, subakromiale Osteophyten?

💧 Eine wechselseitige Überlagerung von zervikobrachialen Schmerzsy. und SAS ist häufig! D
halb immer eine Bewegungsprüfung der HWS in die Untersuchung einbeziehen (☞ 6.1.

Therapie **Allg.:** Reizung vermeiden (Sport, Arbeiten über Kopf), keine Ruhigstellung du
Verbände.

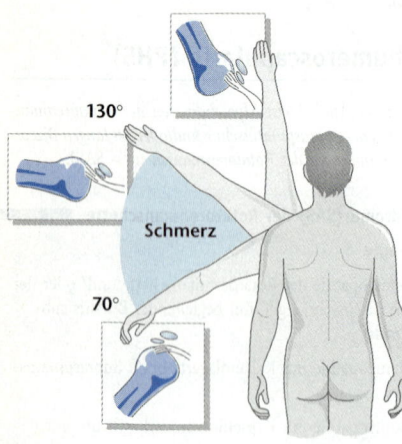

130°

Schmerz

70°

Abb. 6.8 Painful arc

Lokale physikalische Maßnahmen

- Bei akuter Symptomatik: Kä
  anwendung, Eismassage
- Bei chron. Verlauf auch Wärr
  Ultrareizstrom, ggf. in Kombi
  tion mit Ultraschall, Iontop
  rese mit Analgetika in jedem S
  dium
- Lokale Externa: Hyperämi
  rend (z.B. Rubriment®) o
  mit NSAR (z.B. Voltaren-Em
  gel®).

! Pat. reagieren auf physikalis
  Maßnahmen sehr unterschi
  lich. Keine Patentlösung
  1. Rezept i.d.R. 6 Verordnun

Manuelle Therapie und KG M
lisation (Traktion nach kaudal
Seitgleiten/joint play, gefüllten Eimer schwenken) und Rotatorenkräftigung, Selbstther. nach
leitung (Rotatorentraining am besten mit Therabändern an Türklinke), konsequente manu
Blockadelösung HWS und obere BWS sowie ISG.

Medikamente

- Akuter Verlauf: Am ehesten systemisch mit NSAR, z.B. Diclofenac 3 × 50 mg, ggf. kurzfr
  Glukokortikoide p.o. **Cave:** KI
- Chron. Verlauf: Infiltration mit LA, ggf. Kombination mit Kortikosteroiden intra- und ex
  kapsulär. Nadelung oder ESWT bei Kalkherden
- Operative Intervention (Dekompressions-OP) bei chron. Therapieresistenz.

6.2.4 Bizepssehnentendinose/-ruptur

Ätiol. wie SAS; Ruptur der langen Bizepssehne meist auf dem Boden eines Impingements.

Klinik Druckschmerz über dem Sulcus intertubercularis (weist bei 10° Innenrotation nach v
ral), Schmerz bei Abduktion, evtl. „painful arc". Zusätzlich Schmerz bei forcierter Supina
(Yergason-Test) gegen isometrischen Widerstand bei flektiertem Ellenbogen.

Komplikationen Ruptur: Deutlich sichtbare Verlagerung des Bizepsmuskelbauchs nach di
bes. bei Flexion im Ellenbogen gegen Widerstand.

agnostik

Sono: Aussagekräftiges Diagnostikum
Nachweis eines echoarmen Rings um das Bizepssehnenecho (Halo)
Kaliberdifferenz im Vergleich zur Gegenseite
Leerer Sulkus bei Ruptur. **DD:** Luxation in Richtung Tub. minus
Rö: Nicht ergiebig, in seltenen Fällen MRT hilfreich.

erapie

Tendinosis: Wie SAS (☞ 6.2.3)
Ruptur: In seltenen Fällen, bes. bei jüngeren Pat. < 50 J. und posttraumatisch bei Leistungssportlern Refixation durch sog. Schlüssellochoperation. I.d.R. keine wesentlichen Funktionsdefizite, vorwiegend kosmetisches Problem.

2.5 Schultergelenksarthrose (Omarthrose)

*näre Arthrose eher selten, da keine statische Belastung. Sekundäre Arthrose auf dem Boden alter
umen, Humeruskopfnekrose, Osteochondrosis dissecans oder Defektzustand nach rheumatischer
r. Häufiger mit zunehmendem Alter ab 45 J.*

nik Zu Krankheitsbeginn diskrete Beschwerden, später bewegungsabhängige Schmerzen, ak-
und passive Bewegungseinschränkung, Reibegeräusche, tastbare Krepitation und Muskelatro-
e (Rotatoren, Deltoideus).

gnostik

Funktionsprüfung: Bewegungseinschränkung in alle Richtungen, vorrangig Rotations- und
Abduktionsbewegungen, Stauchungsschmerz, „Kapselmuster"
Rö: Gelenkspaltverschmälerung, Sklerosierung der Gelenkflächen, Randosteophyten, Entrun-
dung des Kopfes. **DD:** Akromioklavikulargelenksarthrose (☞ 6.2.7), Omarthritis (☞ 6.2.6).

rapie

Physikalische Maßnahmen: Interferenzstrom (☞ 26.2.5), Kurzwelle, KG
NSAR: Z.B. 3 × 50 mg/d Diclofenac (z.B. Voltaren®)
Infiltrationsther. mit LA, evtl. Kombination mit Glukokortikoiden
Hilfsmittelversorgung: Socken- und Schuhanziehhilfe
Selbstther. Durch Warmwasserbäder, Heizkissen, Wärmeflasche, „Finger an der Wand hoch-
klettern"
OP-Maßnahmen selten, nur bei entsprechendem Leidensdruck Arthrodese, isoelastische He-
miprothese, Shoulder-Cup-Prothese.
e: Bei Immobilisation rasche Schultersteife!

2.6 Omarthritis

umatische oder bakt. Schultergelenksentzündung, meist durch hämatogene Streuung oder iatrogen.

nik Bewegungsschmerz in alle Richtungen, Schonhaltung (Innenrotation), Schwellung, Rö-
, Überwärmung, verstrichene Kontur.

Diagnostik

* Labor: Entzündungsparameter: Leukozytose, BSG ↑, CRP ↑, Tine-Test, Fokussuche nach E
  zündungsherd im HNO- oder Zahnbereich, Rheumafaktoren bei V.a. rheumatische Ursa
* Sono: Gelenkerguss
* Rö: Beginnende Gelenkdestruktion; evtl. CT, MRT, wenn Rö nicht aussagekräftig.

Therapie Bei geringstem V.a. septische Arthritis sofortige Klinikeinweisung in chirurgische o
orthopädische Klinik (systemische parenterale Antibiose, Spülsaugdrainage transarthroskopis
oder ggf. offene Synovektomie). Sonst (☞ 18.3).

Komplikationen Sepsis, septischer Schock, Destruktion und Ankylose des Gelenks.

6.2.7   Schultereckgelenksarthrose

Syn. AC-Gelenksarthrose. Idiopathisch oder Folge einer unerkannten Tossy-I-Verletzung (☞ 5.3
aber auch von dauernder Überkopfarbeit oder bestimmten Sportarten, z.B. Speerwerfen. Wird hä
verkannt.

Klinik Schmerzen bei Verrichtungen über der Horizontalebene (Überkopfarbeit und Horiz
taladduktion), nächtliche Schmerzen, bes. bei Seitenlage (Kompression des AC-Gelenks, Schm
zen häufig stärker als bei Omarthrose, ☞ 6.2.5).

Diagnostik

* Schmerzauslösung durch Horizontaladduktionstest: Arm wird in 90° Anteversion
  angewinkeltem Ellenbogengelenk zur gegenseitigen Schulter adduziert, hoher schmerzha
  Bogen zwischen 160° und 180°
* Probatorische Infiltration des Gelenks mit Lokalanästhetikum zur Diagnosesicherung
* Rö: Panoramaaufnahme der AC-Gelenke im a.p. Strahlengang (kolbige Auftreibung
  lateralen Klavikulaendes, Hypersklerosierung der Gelenkflächen).

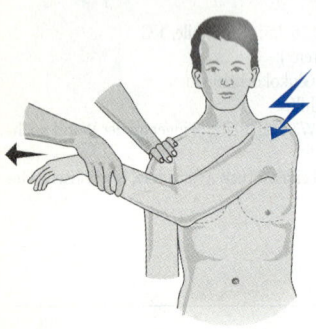

Differenzialdiagnose Osteosarkom des l
ralen Klavikulaendes (selten und eher schm
arme Schwellung), Omarthrose (☞ 6.2.5), Art
tis des AC-Gelenks.

Therapie

* Nach Diagnosesicherung: Physikalische M
  nahmen in Form von Ultraschallbehandlu
  Wärmeapplikation jeder Art, KG, NSAR
  Diclofenac, z.B. 3 × 50 mg. Probatoris
  AC-Gelenksinjektion im Abstand
  2–4 Wo., ggf. unter Zusatz eines Kortison
  parats, später ggf. Ind. zur operativen Re
  tions-/Interpositionsplastik

Abb. 6.9 Horizontaladduktionstest
staucht das AC-Gelenk

Poststationär: Ruhigstellung nicht erforderlich. KG zur Mobilisierung der Schulter ca. 3 × / Wo.; tägl. Automobilisation. AU 3–4 Wo., danach i.d.R. sport- und arbeitsfähig.

gnose Meist völlige Beschwerdefreiheit nach dem Eingriff.

2.8   Schulterluxation

erden angeborene, habituelle und traumatische Luxationen unterschieden. Habituelle Luxationen
nen schon bei banalen Bewegungen auftreten oder willkürlich durch den Betroffenen selbst ausgelöst
den. Die traumatische Luxation ist Folge eines Sturzes auf die Hand oder den Ellenbogen in Abduk-
sstellung des Schultergelenks oder Folge einer brüsken, unterbrochenen Ausholbewegung. Meist
ert der Humeruskopf nach vorne unten (90%), seltener nach hinten unten (7–8%), sehr selten
die Achselhöhle.

Tab. 6.6   Differenzialdiagnose: Schulterluxation

nische Diagnose	Ätiologie, Pathologie, Therapie
umatische Schultergelenksluxation, traumatisch rezid.	**Ätiol.:** Traumatisch; **Pathologie:** Bankart-Läsion, Hill-Sachs-Delle, Tuberculum majus-Abriss, Labrum-Abriss; **Ther.:** Operativ bei 2. Ereignis
ituelle Schulterluxation direktional/multidirektional)	**Ätiol.:** Bindegewebsschwäche; **Pathologie:** Keine oder selten Begleitpathologie; **Ther.:** Konservativ, ggf. OP
kürluxation rsal oder multidirektional)	**Ätiol.:** Angeboren oder antrainiert; **Pathologie:** Keine Begleitpathologie; **Ther.:** Konservativ
luxationen (unidirektional seitig, dorsal, multidirektional)	**Ätiol.:** Angeboren oder traumatisch; **Pathologie:** Bankart-Läsion; **Ther.:** Selten operativ

en den Komplettluxationen sind sog. Subluxationen (Heraustreten des Humeruskopfes auf Pfannenrand mit Spontanreposition) häufig, diese werden je nach Subluxationsrichtung als ere, hintere oder kaudale Instabilitäten bezeichnet. Sie können erworben (Überkopfsport-n) oder angeboren sein. Häufig ist die beidseitige habituelle Subluxation nach dorsal.

ik
Komplettluxation:
Schonhaltung und Bewegungsunfähigkeit des Armes
Charakteristisch: „Pelottenphänomen" (Eindellung der Haut in Höhe des ehemals intakten Schultergelenks)
Schmerz bei traumatischen Luxationen dramatisch, bei habituellen und Willkürluxationen eher gering
Parästhesien bis hin zum Taubheitsgefühl im Arm („dead-arm-syndrome")
Subluxationen:
Instabilitätsgefühl (Pat. gibt an, dass Oberarmkopf kurz austritt und wieder zurückspringt).

plikationen Plexuszerreißung oder andere Nervenschädigung, knöcherne Begleitverlet-
gen.

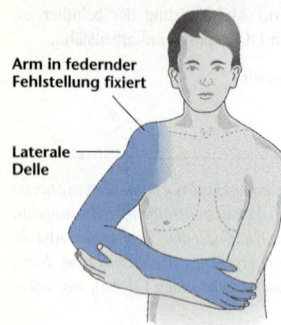

Arm in federnder Fehlstellung fixiert

Laterale Delle

Abb. 6.10 Pelottenphänomen

Diagnostik

- Subluxation, rezid. Luxation: Anamnese ri
  tungweisend! Für den Nachweis einer chron.
  stabilität ist der sog. „Apprehension-Test" (
  duktion und Außenrotation, wie zur max. A
  holbewegung des Arms, ☞ Abb. 6.2) wich
  „Schubladenuntersuchungen" bei chron. Insta
  lität pos.
  - Sono: Vordere oder hintere Subluxation in
    dyn. Untersuchung nachweisbar (Hill-Sac
    Delle im horizontalen dorsalen Bild charakte
    tisch für posttraumatisch rezid. Luxationen)
  - Rö: Knöcherne Begleitverletzung? Selten Dop
    kontrast-CT
- Komplettluxation: Klinisch deformierte Schu
  schmerzhafte Bewegungseinschränkung bzw.
  wegungsunfähigkeit, evtl. Sulkuszeichen. Üb
  prüfung Durchblutung, Motorik, Sensibilität. Klinikeinweisung (Chirurgie, Orthopädie
- Habituelle Luxation, Willkürluxation: Anamnestisch inadäquates Trauma, meist Eigenrep
  tion möglich. Gelegentlich Fesselungs-OP nach Bankart erforderlich.

Hausärztliche Therapie

- Komplettluxation: Schnellstmögliche Reposition zur Verhütung von Gefäß-Nerven-Schä
  (entweder eigener Repositionsversuch nach Arlt, Hippokrates oder Kocher; ☞ 6.
  Abb. 6.11); Rö. vor Reposition, falls möglich, oder sofortige Klinikeinweisung ohne wei
  Diagn. nach Schmerzmedikation, z.B. 1 Amp. Dolantin® oder Tramal® i.m. ggf. i.v., 1 A
  Diclofenac i.m., 1 Amp. Dexamethason i.m., 1 Amp. Diazepam i.m., i.v.
- Subluxation: Facharztüberweisung zur weiteren Diagn. und Therapieeinleitung.

Hausärztliche Nachbehandlung

- Posttraumatische Schulterluxation: Reposition für 3 Wo. in Gilchrist-Verband, dann inten
  KG
- Habituelle und Willkürluxationen: Keine Ruhigstellung, sondern sofortige funktion
  KG. Gleiches gilt für Subluxationen
- OP-Ind.: Ab zweitem Ereignis traumatisch rezid. Schulterluxation, da mit jeder weiteren
  xation weitere Schädigungen des Kapsel-Labrumkomplexes. Entscheidung über OP-Ver
  ren meist nach Arthroskopie des Gelenks (z.B. offene oder transarthroskopische Bank
  Naht: Raffung des Kapsel-Labrumkomplexes und Fixierung am vorderen oder hinteren P
  nenrand, „Fesselung").

Poststationäre Behandlung Nach Stabilisationsoperation 4–6 Wo. im Gilchrist-Verb
Unbedingt begleitend KG mit passiven Bewegungsübungen bis 45°. Anteversion und Abdukt
Cave: Gefahr „frozen shoulder". Im Anschluss an die Ruhigstellungsphase gilt der Grund
„Muskelkräftigung vor Bewegungszuwachs", d.h., jeder Bewegungsgewinn muss durch aktive
bilisierung, bes. der Rotatorenmuskulatur, gesichert werden. Die aktive Außenrotations-Ab

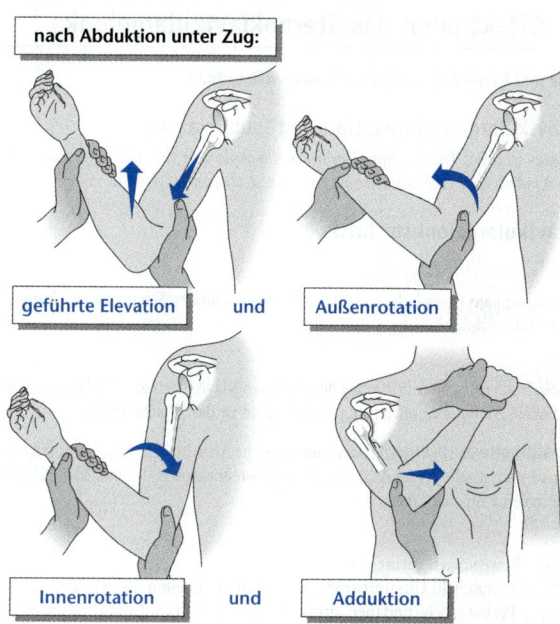

nach Abduktion unter Zug:

geführte Elevation   und   Außenrotation

Innenrotation   und   Adduktion

. 6.11 Reposition nach Kocher. Liegender Pat. mit leicht aufgerichtetem Oberkörper; Ellen-
en in 90°-Flexion. Vorgehen: Zug und Abduktion → Elevation und Außenrotation → Innen-
tion und Adduktion

sbewegung wird zuletzt geübt. Sport unterhalb der Horizontalebene nicht vor Ablauf eines
en J., Überkopfsportarten erst nach einem J.

gnose

Posttraumatisch rezid. Luxationen: In 80% Rezidive nach kons. Ther., in 5–12% nach operativer Ther.

Habituelle und Willkürluxationen: Operative Stabilisierung ist langfristig schwierig. Krankengymnastische Muskelkräftigung, am besten im Rahmen einer erweiterten ambulanten Physiother.

Einige OP-Verfahren verursachen Außenrotationseinschränkung; gelegentlich Omarthrosen-
entwicklung (☞ 6.2.5).

6.2.9 Affektionen des Sternoklavikulargelenks

Reizzustände sind häufig Folge anderer Erkr. des Schultergürtels.

Sternoklavikulargelenksluxation und -subluxation
*Meist indirektes seitliches Trauma mit Hebeln der Klavikula über die erste Rippe nach ventral o
kranial. Bei Kindern und Jugendlichen sind Spontanluxationen möglich (☞ 5.3.4).*

Sternoklavikulargelenksarthritis
Selten; meist F mittl. Alters betroffen.

Klinik Schwellung im Bereich des Gelenks, evtl. Druckschmerz. Schmerzverstärkung bei Ret
version und Abduktion des Arms.

Diagnostik
* Rö: Zystisch sklerotische Auftreibung des medialen Klavikulaendes; CT: Bessere Aussagek
* Szinti: Lokale Aktivitätsanreicherung überwiegend in der Weichteilphase.

Differenzialdiagnose Bakterielle oder rheumatische Arthritis (Labor!), Tumoren (z.B. Ost
sarkom), posttraumatische Instabilität, M. Tietze (Osteonekrosen des medialen Klavikulaen
bzw. der sternalen Rippenansätze).

Therapie
* Endgradige Bewegungen vermeiden
* Physiother.: Ultraschall, Ultrareizstrom, Iontophorese, Enelbin®-Packungen
* Injektionen: Probatorische und ther. intraartikuläre Inj. mit Lokalanästhetika oder verdün
  Kortikoid-Suspension
* OP: Bei hartnäckigen Beschwerden evtl. Resektion des medialen Klavikulaendes. Indikatio
  stellung durch erfahrenen Spezialisten!

6.2.10 Vertebragene und neurogene Schulterschmerze

In die Schulterregion projizierte Schmerzen sind sehr häufig (Ursachen s. entsprechende Kapi

Differenzialdiagnose
* Bandscheibenerkr. der HWS
* Osteochondrose im HWS-Bereich
* Spondylarthrosen der HWS-Gelenke
* Fehlhaltungen und muskuläre Dysbalancen im zervikothorakalen Wirbelsäulenbereich
* Reversible Blockierungen im vorgenannten Bereich
* Nervenkompressionssy. des N. suprascapularis
* Alle peripheren Nerven-Engpasssy.
* Neurogene Deformationen mit sekundären Arthrosen und Fehlstellungen
* Projizierter Schmerz (Head-Zone) bei Leber-Galle-Erkr. (re)
* Lk-Metastasen („Virchow-Drüse") bei Magen-Ca. (li), Angina pectoris.

.3   Ellenbogengelenk

.3.1   Leitsymptome und ihre Differenzialdiagnose

Tab. 6.7   Differenzialdiagnosen der Ellenbogenbeschwerden

tsymptom: Schmerz

mmerz-arakter	Zusätzliche Symptome	Weitere Hinweise	Diagnose
heschmerz	Schwellung, evtl. Überwärmung, Funktions-einschränkung	Chron. rezid., im Verlauf zu-nehmende, belastungsabhängige Symptomatik	(Aktivierte) Arthrose (☞ 6.3.5)
			Tumor (selten)
		Multiple Gelenkaffektionen	C.P. (☞ 18.3.1)
	Rötung	Klinisch/laborchemisch Entzündungszeichen	Gelenkinf.
	Hämatom, Fehlstellung	Trauma in der Anamnese	Fraktur (☞ 5.3.5)
	Fluktuierende Schwellung streckseitig	Mech. Belastung durch Druck und Reibung	Bursitis olecrani (☞ 6.3.3)
	Evtl. Rötung und Überwärmung	Äußere Verletzung	Infizierte Bursa (☞ 6.3.3)
	Gelenkblockierung	6–10 J. alte Knaben	M. Panner
ktions-merz voziert ch salexten-/Palmar-ion im dgelenk		Monotone Belastung (z.B. durch Tennis, Golf, Auswringen, Fensterputzen)	Epicondylitis radialis et ulnaris (☞ 6.3.4)
angs- und zündungs-merz	Schwellung, evtl. Überwärmung, Funktions-einschränkung	Chron. rezid. im Verlauf zu-nehmend und belastungsunab-hängig	Arthrose (☞ 6.3.5)

Tab. 6.7   Fortsetzung

Schmerz-charakter	Zusätzliche Symptome	Weitere Hinweise	Diagnose
Belastungs-unabhängig	Schwellung, Überwärmung, Funktionseinschränkung	Multiple Gelenkaffektionen	C.P. (☞ 18.3.1)
	Rötung	Klinische/laborchemische Entzündungszeichen	Gelenkinf.
	Hämatom, Fehlstellung	Anamnestisches Trauma	Fraktur (☞ 5.3.5)
	Gelenkblockierung	Wiederholte Traumatisierung und Belastung im Sport (Judo)	Chondrom tosis (☞ 6.3.6)
		6–10 J. alte Knaben	M. Panner
Am Ende von Flexion und Extension	Streck- und/oder Beugedefizit	Nach Trauma, Inf., Apoplex; bei Myositis ossificans, c.P., kongenitaler Deformität, infantiler Zerebralparese	Kontraktur (☞ 6.3.6)

Leitsymptom: Schwellung

Beschreibung	Zusätzliche Symptome	Diagnose
Lokal begrenzt, prall-elastisch, streckseitig über dem Olecranon	Entzündungszeichen	Bursitis olecrani (☞ 6.3.3) evtl. infiziert
Fluktuierend	Ruhe- und Funktionsschmerz, Bewegungseinschränkung, evtl. Überwärmung	Aktivierte Arthrose (☞ 6.?)
	Entzündungszeichen	Gelenkinf.
		C.P. (☞ 18.3.1), Arthritis urica (☞ 17.3)
Ödematös	Hämatom, Fehlstellung	Fraktur, Luxation (☞ 5.3.)
Solide	Schmerz	Tumor (selten)
Fluktuierend/teigig	Gelenkblockierung	Chondromatosis (☞ 6.3.6)

Tab. 6.7 Fortsetzung

tsymptom: Bewegungseinschränkung

	Zusätzliche Symptome	Diagnose
	Dehnungsschmerz	Kontraktur
	Ruhe-/Funktionsschmerz	Arthrose
	Entzündungszeichen	C.P., Bursitis olecrani
	Hämatom, Fehlstellung	Fraktur
	Gelenkblockierung	Chondromatosis, M. Panner
	Cubitus valgus et varus	Angeborene oder erworben Deformitäten/Luxationen

tsymptom: Deformität

schreibung	Weitere Hinweise	Diagnose
bitus valgus et varus	Trauma in der Anamnese	Posttraumatische Deformität

3.2 Diagnostische Methoden

amnese

Rechts- oder Linkshänder?

Schmerz: Lokalisation, Ausstrahlung (HWS, Schulter, Unterarm), Beschwerdedauer und Häufigkeit, Funktions- (eher degenerativ), Ruhe- oder Nachtschmerz (entzündlich)

Schmerzprovokation: Sport, Haushaltstätigkeiten

Trauma oder Belastungen in der Vorgeschichte

Vorbehandlung: Verband, Medikation, Punktion, Injektion, physikalische Ther.

Vorerkr. und deren Ther. (kons., OP, KO).

perliche Untersuchung

Inspektion: Beobachten beim Entkleiden, Schonhaltung, Atrophien, Narben, Hämatom, Entzündungszeichen, Achsfehlstellung, Seitenvergleich; Cubitus valgus von 0–10° bei M/bis 20° bei F physiologisch

Palpation: Druckschmerz über anatomischen Strukturen (Epikondylen, Muskelursprünge, Bursa olecrani, Sulcus ulnaris, M. pronator teres, M. supinator)

Stabilitätsprüfung: Kollateralbänder des Ellenbogens, in Streckstellung, im Seitenvergleich.

Bewegungsprüfung: Extension/Flexion (Norm: E/F 5°–10°/0°/140°–150°), Pro-/Supination im Unterarm (Norm: 80°–90°/0°/80°–90°)

Funktionstests: Unterarmextensoren/-flexoren, Dehnungsschmerz des N. ulnaris (☞ 20.10.2)

Neurologischer Befund: Stets Seitenvergleich von Sensibilität, Motorik (Schwur-, Fall-, Krallenhand/N. medianus, N. radialis, N. ulnaris), Reflexstatus (BSR, TSR, RPR).

Weiterführende Diagnostik

- Sono: Dokumentation und Verlaufskontrolle von Ergüssen und Synovitiden
- Rö: Ellenbogen a.p. und seitlich bei V.a. angeborene, (post-)traumatische Deformitäten, (generative oder destruktive Prozesse.

Cubitus valgus et varus

Meist nach in Fehlstellung verheilter Fraktur oder traumatischer Wachstumsfugenläsion auftreten selten kongenitale Achsabweichung von der physiologischen Valgität (M < 10°, F < 20°).

Klinik Varusstellung kosmetisch weniger akzeptabel als Valgität, oft Kombination mit Fur tionseinschränkung (Flexion/Extension, Unterarmrotation) des Gelenks. Bei Cubitus valgus Schaden des N. ulnaris denken!

Diagnostik Klinischer Befund; Rö: Zur Ursachensuche (in Fehlstellung verheilter Bruch, a geborene Radiusköpfchenluxation) und exakten Achsbestimmung. Weiterführende Diagn. r bei Funktionsdefizit.

Therapie Bei fehlendem Leidensdruck und ohne Behinderung nicht notwendig. KG bei beg tenden Kontrakturen (☞ 6.3.6). Bei funktioneller Behinderung suprakondyläre Korrekturost tomie, ggf. mit Neurolyse des N. ulnaris und beugeseitiger Verlagerung. Nachbehandlung: Na Spickdrahtosteosynthese 6–8 Wo. Thorax-Arm-Abduktionsgips in 90°-Ellenbogenflexion. stabiler Osteosynthese sofort aktive KG.

Radioulnäre Synostose

Familiär gehäufte angeborene ein- oder doppelseitige Verbindung zwischen proximalem Radius Ulna.

Therapie Die operative Trennung verbessert nicht die Funktion. Nur bei bilateraler Synost und ungünstiger Pronationsstellung ist eine supinierende Korrekturosteotomie nach Wachstu abschluss sinnvoll. Die Führungshand sollte in der funktionell günstigen Pronation (Schreib Türen öffnen u.a.) verbleiben.

6.3.3 Bursitis olecrani

Häufig Reizbursitis (abakt.), seltener bakt. Bursitis.

Ätiologie Mechanische Dauerbeanspruchung, Stoß, Inf. nach Verletzung, Gicht.

Klinik Glatte, fluktuierende Schwellung über dem Olecranon. Auch bei nicht-eitriger Bur zusätzlich oft Entzündungszeichen (Rötung, Überwärmung, Druckschmerz).

Diagnostik I.d.R. klinisch.
- Anamnese: Sturz auf den Ellenbogen oder häufiges, langes Abstützen (Druck, Reibung) dem Ellenbogen, z.B. am Schreibtisch (student elbow, miners' elbow)
- Sono: Glatte, begrenzte, echoarme Struktur mit dorsaler Schallverstärkung
- Labor: BSG, Leukos, Harnsäure (Gicht?)
- Punktion zur weiteren Differenzierung der Pathogenese: Blut (Trauma), klare Flüssig (chron. Bursitis), Eiter (Inf.), Uratkristalle (Gicht, ☞ 17.3). **Cave:** Iatrogene Inf.!

fferenzialdiagnose Lipom (Abgrenzung durch Palpation und Sono), c.P. mit Rheumakno-
, Synovialom.

erapie
Bakterielle Bursitis: Bursektomie i.d.R. durch FA. Nachbehandlung: Postoperative Ruhigstellung mit dorsaler Oberarmgipsschiene bis zur Wundheilung, Antibiose nach Erregeraustes-
stung (Abstrich) bis zur Normalisierung der lokalen Entzündung

Reizbursitis (abakt.): Punktion zur Entlastung, Schonung (AU bis zum Rückgang der akuten
Entzündung), Ruhigstellung über 2 Wo., antiphlogistische Verbände (z.B. Diclofenac,
z.B. Voltaren® Emulgel), Injektionsther. (5 mg Triamcinolon in 2 ml Mepivacain 0,5%ig)
in die Bursa nach Entlastung durch Punktion. Bei Therapieresistenz über 4 Wo. Bursektomie
i.d.R. indiziert.

3.4 Epicondylitis humeri radialis oder ulnaris

*rtionstendopathie, eigentlich Epikondylosis. Siebenmal häufiger am Ursprung der radialen Unter-
extensoren und Handgelenksflexoren (Tennisellenbogen), als an dem der ulnaren Unterarmfle-
en (Golfer-, Werferellenbogen). Häufung in der 4. Lebensdekade.*

ologie Mikrotraumatisierungen infolge Überbeanspruchung, begünstigt durch Alterung,
ren zur Degeneration der Muskelansätze. Begünstigende Faktoren für die Entwicklung einer
condylitis radialis:
Haushalt: Arbeiten mit Dorsalextension im Handgelenk und gestrecktem Ellenbogen,
z.B. Verkäuferin hinter Kühltheke
Tennis: Rückhandschlag mit unzureichender Beugung im Ellenbogen, unzureichende Dämpfung der Schlägerbespannung.

nik Lokaler Druck- und Funktionsschmerz am entsprechenden Epikondylus. Meist auch in
Muskulatur nach distal palpabel.

gnostik
Anamnese: Schmerzen durch wiederholte, einseitige, statisch-dynamische Beanspruchung in
Beruf/Freizeit (Fensterputzen, Polieren, Fechten u.a.)
Körperliche Untersuchung: S. Kasten
Rö: Nur ausnahmsweise zum Ausschluss von seltenen ossären Prozessen.

---

ovokationsmanöver bei Epicondylitis
Bei Epicondylitis radialis:
- Chair-Test: Schmerz bei Anheben eines Stuhls an der Lehne mit pronierter Hand
- Mittelfingerstrecktest: Schmerzen bei aktiver Streckung des Fingers gegen Widerstand
- Thomsen-Handgriff: Schmerz bei passiver Palmarflexion, der im Handgelenk dorsal ex-
tendierten Faust
Bei Epicondylitis ulnaris: Schmerz bei Palmarflexion und Supination der Hand gegen Wi-
derstand.

Differenzialdiagnose Rheumatische, infektiöse Entzündungen, Tumoren, Kompressions ☞ 20.10.1), vertebragen mit Zervikobrachialgie ohne lokalen Druckschmerz.

Konservative Therapie

- Schonung: Keine einseitigen ursächlichen Belastungen
- Physikalische Ther.: Kryo-Ther., Wärmebehandlung, Querfriktion der Handgelenksstre muskulatur bzw. der Handgelenksbeugemuskulatur. Lokale Ultraschallbehandlung, Mik welle, hydroelektrisches Teilbad
- Medikamentöse Ther.: Salbenverbände, z.T. auch kortikoidhaltige Cremes. Infiltration Sehnenansatzes sowie des Epikondylus mit LA-Kortikoidgemisch, z.B. 5 ml Mepivac 1% + 4 mg Dexamethason Kristallsuspension); evtl. auch im Bereich der Sehnenansätze di des Epicondylus radialis humeri
- Volare Unterarmgipsschiene: Zusätzliche Ruhigstellung bei Therapieresistenz (alterna Tape-Verband). Fixierung der Hand bei Epicondylitis humeri radialis in leichter Dorsal tension; bei Epicondylitis ulnaris in leichter Handgelenksbeugung; Dauer ca. 14 d
- Orthopädietechnik: Prophylaktisch Epikondylitisspange oder z.B. Epitrain®-Bandage, Druck bei der radialen Epikondylitis auf die Handgelenksextensoren ausübt. Dadurch derung der Zugrichtung der Sehne und Entlastung des Sehnenansatzes. Die Hilfsmittel k nen im tägl. Leben und bei der Arbeit getragen werden
- KG: Bewegungs-Ther., Dehnungsübungen
- Bei Tennisspielern: Hinweis auf korrekte Schlagtechnik (Rückhand korrekt?) und Trainin aufbau. Bei weitgehender Schmerzfreiheit: Langsam ansteigende Spielbelastung, konsequer Aufwärmungstraining, Stretching. Evtl. Umsteigen auf einen flexibleren, nicht zu schwe und nicht kopflastigen Schläger
- Epicondylitis humeri ulnaris: Vorübergehend das Tragen schwerer Gegenstände einschrän bzw. vermeiden.

Operative Therapie

Indikation Versagen der kons. Ther. bei einer Behandlungsdauer bis zu 6 Mon. Bei sorgfält OP-Technik komplikationslose OP-Verfahren. **KO** der OP: Verletzung des N. ulnaris und Kollateralbänder.

- OP nach Hohmann: Desinsertion der entsprechenden Handgelenksstreck- oder -beugen kulatur (Entlastung des Sehnenansatzes). Ausheilung in narbiger Verlängerung der Muske sätze
- OP nach Wilhelm: Denervation der Gelenkkäste des N. radialis. Zusätzlich Desinsertion Muskelansätze. Der OP-Erfolg kann präop. durch LA getestet werden. Diese OP-Tech kommt zusätzlich bei der radialen Epikondylitis in Betracht bei Schmerzausstrahlung auf den distalen Oberarm und prox. Unterarm.

Prognose Meist kons. Ausheilung (Voraussetzung: Schonung). Rezidive nach OP, bes. bei Technik nach Hohmann.

.3.5 Ellenbogengelenksarthrose

imär oder sekundär nach Fraktur, Entzündung, Chondromatose (☞ 6.3.6) oder avaskulärer Ne-
ose.

inik Chron. rezid. an Häufigkeit und Intensität zunehmende Schmerzen; zunächst nur nach
anspruchung, später auch belastungsunabhängig und in Ruhe, langsam progredienter Funk-
nsverlust (vorwiegend: Extension und Supination); nach Überbeanspruchung ggf. Schwellung,
guss und Überwärmung, lokaler Druckschmerz am Gelenkspalt (Osteophyten).

agnostik Klinische Verdachtsdiagn., bestätigt durch:
Rö: Gelenkspaltverschmälerung, unregelmäßige Gelenkkontur, Osteophyten, subchondrale
Sklerosierung
Sono: Begleitsynovitis und Ergussbildung bei aktivierter Arthrose.

erapie
Hausärztliche Beratung: Vermeiden von monotonen Bewegungsabläufen, ungünstigen He-
belkräften (Lasten in Rumpfnähe führen, nicht in Armvorhaltung), lokale Wärmeanwendung
(langärmlige Pullover), Bewegung ohne Überlastung
KG: Funktionserhaltende, weniger mobilisierende Übungen mit Traktionen
Physikalische Ther.: Kryother. bei Reizzuständen, Wärmeapplikation bei chron. Schmerzen
(z.B. Teilbäder), Kurzwelle im Kondensatorfeld (wiederholt, intermittierend 6 Anwendungen
rezeptieren)
Medikamentöse Ther. bei Reizzuständen: Salbenverbände (mit Diclofenac, z.B. Voltaren®-
Emulgel), NSAR p.o. (z.B. Diclofenac 3 × 50 mg), intraartikuläre Injektionen (z.B. 5 ml Bu-
pivacain 0,5% mit 4 mg Dexamethason). **Cave:** Gelenkinf.
Operativ. Zurückhaltende Indikationsstellung, da oft nur vorübergehender Therapieerfolg zu
erwarten ist; bei Kontraktur Arthrolyse oder Resektions-Interpositionsarthroplastik möglich.
Endoprothetische Versorgung im experimentellen Stadium.

3.6 Sonstige Erkrankungen

ondromatosis des Ellenbogens

ologie Idiopathisch oder posttraumatisch ("Judo-Ellenbogen"); durch Metaplasie von Sy-
ialzotten entstehen Chondrome, die als Perlen abgeschnürt werden und frei im Gelenk flot-
en.

inik Rezid. Gelenkblockierungen mit stechendem Schmerz, Schwellung infolge Synovitis, ggf.
s- bis bohnengroße Chondrome palpabel, Funktionseinschränkung.

gnostik Palpations- und Röntgenbefund.

erapie Operative Entfernung der Chondrome mit Synovektomie, ggf. Arthrolyse. *Nachbe-*
dlung: Z.B. Oberarmgipsschale in 90°-Beugestellung des Gelenks für 1 Wo., ab 2. d postop.
sive Mobilisierung aus der Schale, ab 2. Wo. postop. Beginn mit aktiver Übungsbehandlung.

Prognose Sekundärarthrose ist durch druckbedingte Knorpelläsion möglich, maligne Enta̱[?]
tung in Einzelfällen beschrieben.

Kontrakturen

*Verschwielung und Schrumpfung der Gelenkkapsel, Faszien, Sehnen oder Muskeln mit Funktionse[?]
schränkung.*

Ätiologie Meist posttraumatisch oder rheumatisch, weniger häufig postinfektiös, neurog[?]
(Spastik, Polio, Apoplex), durch eine Myositis ossificans oder aufgrund einer angeboren[?]
Anomalie.

Klinik Vorwiegend Beugung und Streckung betreffende, endgradig schmerzhafte Bewegun[?]
einschränkung.

Diagnostik Harter Anschlag: Knöcherne Sperre. Weicher Anschlag: Weichteilbedingtes Fun[?]
tionshindernis. Rö: Arthrogene Veränderungen, z.B. ausgeheilte Fraktur, Usuren.

Therapie

- In der Praxis: Information des Pat., dass meist nur Teilerfolge erzielt werden. Je länger
  Kontraktur besteht, desto geringer sind die Erfolgsaussichten. Passive KG mit manueller Th[?]
  Pat. muss zum eigenständigen Üben angehalten werden. Bei fehlendem Teilerfolg trotz inte[?]
  siver Behandlung zusätzlich Quengelgipse und -schienen oder Etappengipse. Mobilisatior[?]
  Narkose aufgrund der hohen Rezidivrate nicht Erfolg versprechend.
- Operativ: Bei erfolgloser kons. Ther. über 6 Mon., Unfähigkeit, die Hand zum Mund zu füh[?]
  und als adjuvante Ther. bei Synovektomien von Rheumatikern Ind. zur Arthrolyse oder [?]
  throplastik gegeben. Nachbehandlung i.d.R. durch Orthopäden oder Operateur.

6.4 Unterarm und Hand

6.4.1 Leitsymptome und Differenzialdiagnose

Unterarm und Hand: Nervenkompressionen, Sehnenscheidenentzündungen, -stenosen (z.[?]
Tendovaginitis stenosans de Quervain), Tendoperiostosen, Sehnenverkalkungen, entzündlic[?]
Prozesse, benigne oder maligne Knochentumoren.
Handgelenk: Arthritiden, Arthrosen (Bouchard), posttraumatische Fehlstellung, Skaphoi̱[?]
pseudarthrose, Diskusläsion Ulnokarpalgelenk, Lunatummalazie u.a. Nekrosen der Handwu[?]
zelknochen, skapholunäre Dissoziation u.a. Bandverletzungen, chron. entzündliche Proze[?]
Handgelenksganglion, intraossäre Ganglien, Zysten oder Tumoren, Luxation der Extensor-ca[?]
pi-ulnaris-Sehne, Synovitiden der Streck- bzw. Beugesehnen, Karpaltunnel-Sy., N.-ulnar[?]
Kompression in der Guyonschen Loge.
Daumensattelgelenk: Rhizarthrose, posttraumatische Arthrose, Kapsel-Band-Läsionen, A[?]
thritis.
Mittelhand: Knochentumoren, Weichteiltumoren oder Fremdkörper in der Nähe von Nerve[?]
strängen, z.B. Ringbandganglion, schnellender Finger, Sehnenscheidenphlegmonen.

Forts.

inger und Fingergelenke: Arthritiden, Arthrosen (Bouchard), posttraumatische Fehlstellun-
en, Sehnenscheidenphlegmonen, alte Seitenbandverletzungen.

ingerendglieder: Glomustumoren, Panaritien, Mukoidzysten, Heberden-Arthrosen.

esamte Hand: Kausalgie (brennende Schmerzen nach Nervenverletzungen), Neurome,
udeck-Sy., Phlegmonen.

.4.2 Diagnostische Methoden

namnese

Unfall, OP, Inf., Tumor, c.P., Kollagenosen, Gicht, Diab. mell.
Belastung im Alltag: Rechts-/Linkshänder, Beruf (z.B. Arbeit mit Presslufthammer, Sekretä-
rin), Freizeit (z.B. Radfahren, Skiläufer).

rperliche Untersuchung

Inspektion: Hautfarbe, Beschwielung, Narben, Entzündungszeichen, Atrophien (Haut, Muskel), Haltung der Hand, Achsenbeurteilung der Gelenke (z.B. Ulnardeviation der Langfinger
bei c.P.)

Palpation: Temperatur, Schweißbildung, Hautbeschaffenheit (derb, weich) und Verschieblichkeit, lokale Druckdolenz

Funktionsprüfung: Greifformen (Spitz-, Schlüsselgriff, Faustschluss), Fingerbeugung und
-streckung, Fingerab- und -adduktion, Daumenopposition (Abstand: Daumen-/Langfinger-
kuppe), aktive und passive Bewegungsprüfung, Kontrakturen

Neurologischer Befund: Sensibilität, grobe Kraft, Koordination (Schreibprobe), Hoffmann-
Tinel-Zeichen: Irritation des N. medianus durch Beklopfen im Karpaltunnel, Nervenirritation
durch anhaltende Dorsal-/Palmarflexion im Handgelenk, bei neurologischen Defiziten Elek-
troneurographie durch Fachkollegen (NLG, EMG)

Durchblutung: Pulse (A. radialis, A. ulnaris, Kapillarpuls am Fingernagel), evtl. angiologische
Ultraschall-Diagn. mit sog. Taschen-Doppler.

iterführende Diagnostik

Sono: Darstellbar sind Ganglien, Tenosynovitiden (c.P.) und Gelenkergüsse zur Dokumentation und Verlaufsbeurteilung des klinischen Befunds

Rö: Hand in 2 Ebenen ohne gegenseitige Überlagerung der Finger, gehaltene Aufnahmen des
Daumengrundgelenks bei Bandinstabilität (Skidaumen), Aufnahmen im Seitenvergleich zur
Beurteilung von Traumafolgen bei Kindern.

4.3 Erkrankungen der Sehnen und Sehnenscheiden

ratenonitis crepitans (Sehnenscheidenentzündung)

zündung des Sehnengleitgewebes mit Fibrinausschwitzung.

ologie Überlastung (z.B. Computerarbeit) oder rheumatische Erkr. (☞ 18).

Klinik Schmerzhafte Schwellung von Sehnen der Hand- und Fingerextensoren, Funktio
schmerz, Krepitation palpabel (Schneeballknirschen/Hirschlederknarren durch Fibrinausschw
zung).

Diagnostik
- Anamnese: Sport, Beruf
- Palpation mit Funktionsprüfung: Mit der einen Hand palpieren, mit der anderen Hand Fing
  des Pat. passiv bewegen.

Therapie
- Salbenverbände über 2 Wo. mit NSAR-haltigen Gels (z.B. Voltaren® Emulgel)
- Ruhigstellung über 2 Wo. mit volarer Unterarmgipsschiene und Fingereinschluss. AU je na
  Tätigkeit bis zu 2 Wo.

Schnellender Finger (Digitus saltans)

*Verdickung von Sehne und Sehnenscheide mit Gleitstörung im Bereich des Ringbands auf Höhe
Grundgelenksbeugefalte. M : F = 1 : 7, typischerweise 40.–60. Lj., bei Kindern: Pollux flexus.*

Ätiologie Unklar, degenerative Sehnenveränderung wird diskutiert.

Klinik Betroffener Finger (Daumen, Mittel-, Ringfinger) steht in Beugestellung. Im frühen S
dium Überwindung der Enge aktiv möglich; bei Progredienz nur noch schmerzhafte, pass
Überwindung der Stenose.

Diagnostik Inspektion, Palpation (verschieblicher Sehnenknoten in Höhe der Beugefalte
Fingerbewegung).

Therapie
- Konservative Ther.: Im Frühstadium lokale Glukokortikoidinjektion; **cave:** Sehnenruptu
- Operative Ther.: Risikoarme Ringbandspaltung durch Orthopäden oder Handchirurg
  Nachbehandlung: Funktionelle Übungsbehandlung.

Tendovaginitis stenosans de Quervain

*Sehnenscheidenentzündung des 1. Sehnenfachs (M. abductor pollicis longus, M. extensor pollicis l
vis). Typischerweise F zwischen 30.–60. Lj.*

Ätiologie Chron. Überlastung durch monotone Beanspruchung (Computerarbeit, Heck
schneiden).

Klinik Funktionsabhängiger Schmerz im Bereich der Tabatière mit Ausstrahlung in Daur
und Unterarm; lokale schmerzhafte Schwellung.

Diagnostik *Finkelstein-Zeichen:* Daumen in Hohlhand einschlagen, passive, forcierte Ulnard
tion im Handgelenk führt durch Dehnung der Sehnen zu heftigem Schmerz.

Differenzialdiagnose Styloiditis radii (Finkelstein-Zeichen neg., radiale Abduktion schm
haft), Rhizarthrose und Navikularpseudarthrose radiologisch abgrenzbar.

erapie

Konservative Ther.: Ruhigstellung des Daumens im Gipsverband oder lokale Glukokortikoid-infiltrationen i.d.R. nur zur Überbrückung

Operative Ther.: Spaltung des Sehnenfachs führt zur Rezidivfreiheit. **KO:** Schädigung des R. superficialis N. radialis.

.4.4 Ganglion

äufig benigne, zystische, gallertig gefüllte, häufig gestielte (Gelenkkapsel, Sehnenscheide, Ringband) schwulst der Hand. F > M; Altersgipfel 3. Dezennium.

iologie Diskutiert werden eine Degeneration der Gelenkkapsel bei chron. Reizzuständen berlastung) oder eine myxomatöse Neubildung.

inik Prall-elastische, glatt begrenzte, subkutan vorwiegend dorsal über dem proximalen ndrücken gelegene Raumforderung. Unterschiedlich starke Schmerzausprägung, Nervenkom-ession möglich (N. ulnaris, N. interosseus dorsalis).

agnostik Klinisch, ggf. Sono: Glatt begrenzte, echoarme Formation mit dorsaler Schallver-rkung. Rö: Zum Ausschluss ossärer Veränderungen.

fferenzialdiagnose Bursa über Exostosen des 2. und 3. Mittelhandknochens ist durch seit-es Rö abgrenzbar.

erapie

Konservativ: Aufklärung des Pat. über die Gutartigkeit der Neubildung; Behandlung ist ange-zeigt, wenn das Ggl. kosmetisch stört oder symptomatisch ist. Zerdrücken (digital oder Schlag mit einem Buch bei gebeugtem Handgelenk) und Stichelung (Punktion und Aspiration) mit Kortisoninjektion (1 ml Mepivacain 0,5%ig und 4 mg Dexamethason) mit Rezidivrate 35%

Operativ: Hohe Rezidivfreiheit durch radikale Exzision ohne Kapselverschluss (Erfolg > 80%), Nachbehandlung: Fingerübung ab 1. postop. Tag, Schonung 1–2 Wo.

4.5 Dupuytren-Kontraktur

romatose der Palmaraponeurose. M : F = 6–10 : 1, Altersgipfel: Nach 50. Lj.

ologie Unklar; prädisponierende Faktoren sind familiäre Vorbelastung, Alkoholismus, Le-schäden, Diab. mell., Epilepsie.

nik Zunehmende, knotig, strang- oder flächenartige Vernarbung der Hohlhandfaszie mit ckdefizit der Finger. Häufigste Lokalisationen sind 4. und 5. Strahl. Stadieneinteilung: Kon-kturen der Fingergelenke werden summiert: St. I = 0–45°, St. II = 45–90°, St. III = 90–135°, IV > 135°.

erapie Progression ist nicht durch kons. Ther. zu beeinflussen.

OP-Ind.: Durch Funktionsdefizit in Beruf und Privatleben sowie subjektive Beeinträchtigun-gen festgelegt. Direkte Absprache mit Operateur (Orthopäde, Handchirurg) zu empfehlen

- OP-Verfahren: Fasziotomie, begrenzte Strangexzision, partielle oder totale Fasziektom
  Amputation des Kleinfingers kann bei extremer Kontraktur sinnvoll sein. Nachbehandlur
  Dorsale Unterarmgipsschiene zur Ruhigstellung des Handgelenks für 2 Wo., palmar Stal
  wollepolster zur Hämatomprophylaxe, Mittel- und Endgelenk bleiben frei und werden
  2. postop. Tag beübt (aktiv/passiv), Hochlagerung während der ersten postop. Tage, k
  und selbstständiges Üben aktiv und passiv länger als 6 Wo.

Prognose Bei begrenzten Eingriffen bis zu 50% Rezidive, bei totalen Fasziektomien und ko
sequenter Nachbehandlung weitestgehende Rezidivfreiheit.

6.4.6 Kontrakturen

Volkmann-Muskelkontraktur

Narbige Verkürzung der Unterarmmuskulatur als KO eines Kompartmentsy. (☞ 5.4.1).

Klinik Narbige Reduktion der Muskelmasse am Unterarm, Beugekontraktur des Handgelen
Überstreckung der Fingergrundgelenke, starke Beugung in den Fingermittel- und -endgelenk
Daumenadduktion, Dysästhesien oder Hypästhesien und evtl. trophische Störungen.

Diagnostik Klinisch. Rö zum Nachweis von Frakturfolgen.

Therapie Konservativ mit KG und Ergother.; operativ nur nach Indikationsstellung durch
fahrenen Handchirurgen oder Orthopäden, z.B. Desinsertionsoperationen (Scaglietti und Goss
und die Verlängerung von Fingerbeugesehnen (Epstein).

Prognose Bei manifester Kontraktur kons. und operativ nur Teilerfolge.

Kontraktur der Handmuskulatur

*Narbige Fingerkontraktur infolge ischämischer Muskelnekrosen durch Fraktur, Quetschung o
strangulierende Verbände.*

Klinik Beugestellung im Fingergrundgelenk, Streckstellung im Mittel- und Endgelenk, Daun
palmaradduziert. Bei gestrecktem Grundgelenk Beugung im Mittel- und Endgelenk nicht mög'
(Intrinsic-plus-Position).

Diagnostik Klinisch. Rö zum Nachweis von Frakturfolgen.

Therapie Wie bei Volkmann-Kontraktur.

! Bei Kontrakturen des Unterarms oder der Hand berufliche Reha anregen (LVA, BfA, Arbe
amt, ggf. BG (☞ 30.2.6).

Spastische Kontrakturen

Zentral bedingte Störung der Bewegungskoordination mit Muskeltonussteigerung und Teilpares

Ätiologie U.a. Schlaganfall, Hirn-Rückenmarksverletzungen, infantile Zerebralparese.

inik Individuell sehr unterschiedlich; typischerweise spastische Lähmung mit Flexion im Ellbogen; Handgelenk palmar flektiert, ulnar abduziert und proniert; Finger gebeugt, Daumen ngeschlagen ("thumb in palm"); häufig Schwanenhalsdeformität der Finger (☞ 18.1).

erapie Stets Abstimmung zwischen Orthopäden, Neurologen und Physiotherapeuten koordinieren.

KG und Ergother.: Zur Kontrakturprophylaxe, Verbesserung der Bewegungskoordination (betreuende Personen einbeziehen!) und Selbsthilfe (Ess-, Schreibtraining u.a.)

Facharztüberweisung zum Orthopäden zur orthopädietechnischen Versorgung: Z.B. Nachtlagerungsschienen zur Kontrakturprophylaxe und Gelenkstabilisation

Operative Ther.: OP-Ind. selten und nur bei kooperativen Pat. gestellt. Mögliche OP-Verfahren: Muskelursprungsablösungen, Tenotomien, Muskelverlagerungen, Arthrodesen.

.4.7 Arthrosen

diokarpalgelenk

iologie Gelenkverschleiß, meist nach in Fehlstellung verheilter Fraktur, Navikularpseudhrose, Lunatummalazie oder entzündlicher Destruktion; idiopathisch.

inik Belastungsabhängige Schmerzen.

agnostik Anamnese und Klinik wegweisend, Rö sichert Diagn.

fferenzialdiagnose C.P. (Entzündungszeichen, multipler Gelenkbefall), Lunatummalazie diologische Abgrenzung).

erapie

Konservativ: Stabilisation durch Handgelenk-Lederriemen (nicht verordnungsfähig!), Textilmanschetten mit und ohne Kunststoff-/Metallschiene (verordnungsfähig) oder Kunststofforthesen (Kostenvoranschlag teilweise notwendig), Wärmebehandlung (Eigenther.: Bewegen im Warmwasserbad, wärmende Handgelenkmanschetten/"Pulswärmer"), Ergother. (Gelenkschutzmaßnahmen), Kurzwelle, Iontophorese mit NSAR, Röntgentiefenbestrahlung (Ultima ratio). Bei Reizzuständen: Bis zu 1 Wo. orale NSAR, intraartikuläre Injektion

Operativ: Nur bei erfolgloser kons. Ther. erwägen. OP-Möglichkeiten: Z.B. Denervierungs-OP, Resektionsarthroplastiken (bei Rheumatikern), Arthrodesen, die die Gesamtfunktion der Hand verbessern.

izarthrose

ufige, meist beidseitige Arthrose des Daumensattelgelenks; oft postmenopausal im Rahmen einer varthrose.

nik Frühzeitig schmerzhafte Funktionslimitierung mit Adduktionskontraktur.

gnostik Klinisch. Rö sichert Diagn.: Typische Arthrosezeichen, zusätzlich Subluxation des metacarpale I nach dorso-radial.

Differenzialdiagnose Navikularpseudarthrose (Rö!), Tendovaginitis de Quervain (Finkelstein-Zeichen pos., ☞ 6.4.3), Styloiditis radii (Finkelstein-Zeichen neg.).

Therapie
- Konservativ: Behandlung entspricht der der Radiokarpalarthrose (s.o.)
- Operativ: Synovektomie bei jungen Pat., sonst Resektion des Os trapezium mit Sehneninterposition oder Arthrodese. OP-Ind. nach Ausschöpfen der kons. Behandlung.

Bouchard-Arthrose
Degeneration der Fingermittelgelenke, M < F, idiopathisch.

Klinik Verdickte, druckschmerzhafte Fingermittelgelenke, Streckhemmung, evtl. synovitischer Reizzustand.

Diagnostik Rö sichert Diagn.

Differenzialdiagnose C.P. (Entzündungszeichen, multipler Gelenkbefall, radiolog. Destruktionen), Psoriasis-Arthritis.

Therapie
- Medikamentöse Ther. mit NSAR bei aktivierter Arthrose
- Operativ: Synovektomie bei synovitischem Reizzustand, sonst bei ausgeschöpfter kons. Th. Arthrodese. Endoprothesen haben sich noch nicht durchgesetzt.

Heberden-Arthrose
Degeneration der Fingerendgelenke (häufiger als Bouchard-Arthrose).

Ätiologie Genetische Prädisposition, F >> M, oft postmenopausal.

Klinik Schubweiser Verlauf, schmerzhafte, knotig plumpe Deformierung der Gelenke, Streckdefizit, radiale Achsenabweichung; relativ geringe Gebrauchsbehinderung der Hand.

Diagnostik Klinisch Rö: Typische Arthrosezeichen. **DD:** Arthritis psoriatica (Hautveränderungen, Befall eines Strahls, meist Entzündungszeichen).

Therapie
- Konservativ: Medikamentöse Ther. mit NSAR bei Aktivierung, Röntgenbestrahlung lindert Schmerzen
- Operativ: Bei Funktionseinschränkungen und hohem Leidensdruck Arthrodese sinnvoll.

6.4.8 Enchondrom

Häufigster Knochentumor der Hand, M : F = 1 : 1, kein Altersgipfel. Meta-diaphysär im Röhrenknochen v.a. in der Grundphalanx gelegene, gutartige Neubildung aus hyalinem Knorpel.

Klinik Zufallsbefund, harte Schwellung oder pathologische Fraktur.

agnostik Rö der Hand in 2 Ebenen. Glattrandige, blasige Auftreibung des Knochens mit ntraler Aufhellung, evtl. Frakturlinie.

fferenzialdiagnose Riesenzelltumor und aneurysmatische Knochenzyste imponieren ra-ologisch oft gleich. Abgrenzung histologisch.

erapie
Operativ: Intraläsionale, sorgfältige Ausräumung und Spongiosaplastik. Bei Fraktur zusätz-liche Osteosynthese oder Sanierung nach Frakturheilung
- Nachbehandlung: I.d.R. 2–3 Wo. Unterarmgipsschiene mit Fingereinschluss bei Frakturge-fahr. Danach schrittweise Mobilisierung nach Vorgabe des Operateurs
- **KO:** Fraktur nach zu früher Belastungsfreigabe.

ognose Rezidivgefahr nur bei unvollständiger Entfernung. Bei multiplen Enchondromen ma-ne Entartung möglich, aber selten.

.4.9 Lunatummalazie

. M. Kienböck. *Aseptische Nekrose des Mondbeins, die über J. zu einer progredienten Handgelenks-hrose führen kann. M : F = 4 : 1, Altersgipfel: Ende 2. Lebensdekade. Ätiol.: Unklar; häufig bei nusvariante der Elle (Drucksteigerung?) und nach chron. Traumatisierung (z.B. Arbeit mit Press-hammer).*

nik Schmerzhaft limitierte Dorsalextension im Handgelenk, Kraftminderung, evtl. leichte rsale Schwellung.

agnostik Rö sichert Diagn.; Einteilung nach Decoulx in 4 Stadien: I Verdichtung, Aufhellung und Sklerose, III Zusammenbruch, IV Arthrose.

erapie
Konservativ: Ruhigstellung nur im Frühstadium sinnvoll
Operativ: Radiusverkürzungsosteotomie (im Frühstadium ohne Arthrose), Resektions-/Inter-positionsarthroplastik (Sehne/Silikon) oder Teilarthrodesen des Handgelenks (bei Arthro-sen). Alternative zur Arthrodese: Denervierungsoperation nach Wilhelm.

.5 Hüfte und Bein

5.1 Leitsymptome und ihre Differenzialdiagnose

uglinge und Kleinkinder

gnostisch wichtig ist das frühzeitige Erkennen von bakt. Gelenkentzündungen und Dysplasien.

■ **Tab. 6.8   Leitsymptome im Säuglings- und Kleinkindalter** ■

Leitsymptome	Weitere Hinweise	Verdachtsdiagnose
Schmerz und Entzündung		
Bewegungsschmerz; Rötung, Schwellung, Überwärmung; Entlastungsstellung und Scheinlähmung	Sgl. (meist hämatogen) und ältere Kinder (meist exogen)	Septische und unspezifisc Arthritis (☞ 6.5.13), hämatogene Osteomyeliti (☞ 6.5.13)
Abspreizhemmung		
Faltenasymmetrie, Abduktionshemmung, Beinlängendifferenz; pos. Ortolani-Zeichen (☞ 6.5.2)	Sgl. und Kleinkinder, F > M	Hüftdysplasie – angebore Hüftluxation (☞ 6.5.5)
Hinken		
Hinken bei einseitiger, Watschelgang bei beidseitiger Erkr.; pos. Trendelenburg-Zeichen (☞ 6.5.2)	Kleinkinder ohne Dysplasie-Screening, F > M	Hüftdysplasie – angebore Hüftluxation (☞ 6.5.5)

Wachstumsalter

- Schmerz und Hinken: Schmerzlokalisation oft vage und unspezifisch, häufig Bereich distalen Oberschenkels und Kniegelenks
- Schmerzhaft eingeschränkte Beweglichkeit des Hüftgelenks (Seitenvergleich!), verbunden augenfälligem Schonhinken
- Orientierung an Alter und Geschlecht wegweisend (☞ Tab. 6.9).

■ **Tab. 6.9   Leitsymptome im Wachstumsalter** ■

Leitsymptome	Weitere Hinweise	Verdachtsdiagnose
Schmerzen und Entzündung		
Bewegungsschmerz; Rötung, Schwellung, Überwärmung, Entlastungsstellung und Scheinlähmung, Gelenkerguss	Kleinkinder (meist exogen), allg. Infektionszeichen	Septische und unspezifis Arthritis, hämatogene Osteomyelitis (☞ 6.5.13
Oligo- oder polyarthritische Beschwerden, evtl. Systembeteiligung	Gesamte Kindheit, Geschlechts-Prävalenz je nach Subtyp	Juvenile c.P. (☞ 18.3.4)
Hinken, Hüft- und Knieschmerz, bes. nachts; Schonhaltung, Muskelatrophie, schleichender Verlauf	Kinder aus Krisen- und Armutsgebieten mit Tbc-Risiko; selten	Spezifische Arthritis (☞ 6.5.13)
Schmerzen und Schwellung im Bereich von Hüfte und Knie bzw. Ober- und Unterschenkel	Kinder < 15 Lj., evtl. Allgemeinsymptome (Fieber, Abgeschlagenheit), selten	Ewing-Sarkom (☞ 16.1

Tab. 6.9 Fortsetzung		
...itsymptome	Weitere Hinweise	Verdachtsdiagnose
...hmerzen mit Bewegungseinschränkung		
...ötzliche Hüft- und Knieschmer-... ...n mit Schonhaltung, oft nach ...fekt, Bewegungseinschränkung ...s. der Innenrotation	Hauptsächlich Kinder < 10 J., Altersgipfel bei 5.–6. Lj., F : M = 1 : 1	Coxitis fugax („Hüft-schnupfen", ☞ 6.5.10)
...chte, belastungsabhängige ...sten- und Knieschmerzen, ...schränkung bes. von Innen-...ation und Abduktion, Schon-...ken	3.–12. Lj., Altersgipfel bei 5.–6. Lj., F : M = 1 : 4	M. Perthes (☞ 6.5.11)
...wegungseinschränkung bis auf ...ßenrotation, zunehmende ...ßenrotationsstellung, bagatelli-...te Knieschmerzen	Pubertät: Knaben 12.–16. Lj., Mädchen 10.–14. Lj., F : M = 1 : 2, häufig eunuchoidaler Hochwuchs oder adiposo-genitaler Typ	Epiphyseolysis capitis femoris (☞ 6.5.12), Lenta-Form (häufig)
...tzliches Zusammenbrechen, ...fen unmöglich, pos. Drehmann-...chen (☞ 6.5.2)	Pubertät: Knaben 12.–16. Lj., Mädchen 10.–14. Lj., F : M = 1 : 2	Epiphyseolysis capitis femoris (☞ 6.5.12), akute Form (selten)
...merzen ohne Bewegungseinschränkung		
...e- und Beinschmerzen vor ...n Einschlafen	Hauptsächlich Kinder < 10 J., F : M = 1 : 1, keine pathologischen Befunde	So genannter Wachstums-schmerz (☞ 6.6.12)
...änderungen ohne Schmerzen und Bewegungseinschränkung		
...spezifische Veränderungen, ... fassbarer Krankheitswert, ... Schwellung	Jugendliche, Maximum Pubertätsalter	Osteosarkom (☞ 16.13)
...lbares Überspringen ...chnappen") des Tractus ...ibialis über den Trochanter ...or	V.a. junge Mädchen; evtl. Bursitis trochanterica	Schnappende Hüfte (☞ 6.5.8)

Erwachsenenalter

Tab. 6.10 Leitsymptome im Erwachsenenalter

Leitsymptome	Weitere Hinweise	Verdachtsdiagnose
Schmerzen mit Bewegungseinschränkung		
Leistenschmerz, Projektion → Knie; Einlauf- und Belastungsschmerz, zunehmende Beugekontraktur	Labor unauffällig, meist > 50 J., eingeschränkte Innenrotation → Fuß meist außenrotiert	Koxarthrose (☞ 6.5.3)
Schmerzen im Bereich des Trochanter major mit Ausstrahlung an der Außenseite des Oberschenkels und deutlicher Funktionsbehinderung	Muskelverspannung im Schmerzbereich palpabel, Schmerzen lassen sich durch Beugung und starke Abspreizung des Hüftgelenks auslösen	Periarthropathia coxae (☞ 6.5.6)
Schmerzhafte Innenrotation, Druckschmerz im Trochanter-major-Gebiet	Rö und Labor unauffällig	Piriformissy. (Muskelverkürzung)
Schmerzen fakultativ, Bewegungseinschränkung (bes. Adduktion), geringe Beugekontraktur	Primäre Protrusio (junge Erw.), immer doppelseitig. M : F = 1 : 5. Sekundäre Protrusio bei Vorerkr.	Protrusio acetabuli (☞ 6.5.9)
Schmerzen ohne Bewegungseinschränkung		
Verkürzungshinken, Beckenschiefstand, WS- oder Hüftschmerz	Z.n. Fraktur, Osteomyelitis, OP o.Ä.?	Beinlängendifferenz (☞ 6.5.4)
Zunehmende belastungsabhängige Leistenschmerzen, evtl. Knieschmerz, Hinken	30.–60. Lj, M : W = 4 : 1, Risikofaktoren: Gicht, Steroide, Alkoholabusus	Idiopathische Hüftkopfnekrose (☞ 6.5.7)
Brennende Schmerzen am vorderen lateralen Oberschenkel	Rö und Labor unauffällig	Meralgia paraesthetica (☞ 20.10.3)
Schmerzen und Entzündung Ruhe- und Bewegungsschmerz	Rheumatologische Anamnese und Labor (☞ 18.2.3) wegweisend	Koxitis bei rheumatisch Erkr.: C.P. (☞ 18.3.1), M. Bechterew (☞ 18.4. M. Reiter (☞ 18.4.3).
Starker Bewegungsschmerz, Entlastungsstellung; Rötung, Schwellung, Überwärmung	Hohes Fieber. Unfallfolge, OP, intraartikuläre Injektion. Risikofaktoren (Diab. mell., Alkohol, Immunsuppression)	Eitrige Arthritis (☞ 6.5. hämatogene Osteomyel. (☞ 6.5.13)

Tab. 6.10	Fortsetzung	
itsymptome	Weitere Hinweise	Verdachtsdiagnose
nken, Hüft- und Knieschmerz, s. nachts; Schonhaltung, iskelatrophie	Pat. aus Krisen- und Armutsgebieten mit Tbc-Risiko; selten	Spezifische Arthritis (☞ 6.5.13)
kale Schmerzen im Bereich des ochanters, der Sitzbeinhöcker er im Bereich der vorderen iftgelenkskapsel (Leiste)	Mechanische Reizung bei Sportlern; im Rahmen einer Arthrose	Bursitiden des Hüftgelenks (☞ 6.5.6)
'stenschmerz		
amerzen mit und ohne vegungseinschränkung	**DD:** Inguinal-, Schenkel-hernie; Nephrolithiasis (☞ 13.3.4), Prostatitis (☞ 13.5.3); gyn. Affektio-nen (☞ 14.3)	Idiopathische Hüftkopf-nekrose (☞ 6.5.7), Koxarthrose (☞ 6.5.3)

5.2   Diagnostische Methoden

amnese

Schmerzlokalisation und -dauer: Hauptbeschwerden seit wann? Ständig, gelegentlich, rezid.?
Schmerzcharakter: Belastungsabhängig? Ruheschmerz? Nachtschmerz?
Gehstrecke: Unbegrenzt, schmerzfrei > × km. Gangunsicherheit, nicht gehfähig, Stockbenut-zung?
Lindernde bzw. intensivierende Faktoren?
Hinweis auf entzündlich-rheumatische Erkr.: Morgensteifigkeit > 30 Min., Ruhe- und Spon-tanschmerz, andere Gelenke betroffen?
Erkr. des Bewegungsapparats in der Kindheit? Erbkrankheiten, Stoffwechselerkr.?
AZ? Begleitsymptome wie Fieber? Z.n.Trauma oder Tumorerkr. in der Anamnese?
Medikamenteneinnahme: NSAR, Glukokortikoide, Antikoagulanzien?
Beruf, Sport, Hobby?
Parästhesien? In welchem Bereich, seit wann?

Beschwerden in der „Hüfte" können ihren Ursprung auch in der WS haben: Z.B. Bandschei-benerkr., enger Spinalkanal, Sakroileitis (☞ 18.4.1), ISG-Blockierung (☞ 6.1.9).

rperliche Untersuchung des Hüftgelenks

ner im Seitenvergleich untersuchen!

pektion   Immer in Ruhestellung und in Funktion.
Gangbild: Schonhinken (Belastungsschmerz)? Verkürzungshinken (Adduktions- oder Beu-gekontraktur)? Insuffizienzhinken bei muskulärer Hüftinstabilität

- Beckenstand: Beckengeradstand, Beckentiefstand re oder li? Untersucherhände auf ⌐ Beckenkämme des aufrecht stehenden Pat. auflegen, Verkürzungsausgleich mit Brettche unterlage
- Beinachse:
  - Gerade
  - X-Bein, Messung Innenknöchelabstand, Genu valgum – Genua valga
  - O-Bein, Messung Kondylenabstand, Genu varum – Genua vara
- Beinlängendifferenz (☞ 6.5.4).

Palpation

- Leistendruckschmerz, Trochanterklopfschmerz (Arthrose, Arthritis)?
- Stauchungs- oder Rotationsschmerz (Arthritis, Endoprothesenlockerung)?
- Entzündungszeichen: Rötung, Schwellung, Überwärmung (Bursitis)?

Funktionsprüfung

- Flexion/Extension
  - Flexion: Auf niederen Sesseln kann nur sitzen, wer die Hüften gut beugen kann
  - Extension: Aufrechtes Gehen ohne Vornüberneigen und/oder Hyperlordose
- Adduktion/Abduktion: Einschränkungen bewirken kaum Behinderungen. Meist im Ra men einer Arthritis/Arthrose
- Außen-/Innenrotation (bei gebeugten Knien prüfen). Innenrotationsausfall bewirkt kau Behinderung (Arthritis/Arthrose). Kontrakturen in Außenrotation verursachen beschwe lichen Außenrotationsgang
- Beugekontraktur: Kann durch Hyperlordose kompensiert werden und wird leicht übers hen. Deshalb: Thomas-Handgriff bei V.a. Hüftbeugekontraktur: Durch max. Beugen d gegenseitigen Hüfte in Rückenlage wird die Beckenkippung nach vorn mit Hyperlordo der LWS aufgehoben und das Streckdefizit sichtbar gemacht
- Trendelenburg-Zeichen: Pat. ca. 30 Sek. auf einem Bein stehen lassen; normalerweise ka im Einbeinstand das Becken zumindest waagerecht gehalten werden. Bei Insuff. d M. gluteus med. Abkippen des Beckens auf der Gegenseite (Trendelenburg pos.)
- Duchenne-Zeichen (im Einbeinstand Neigung des Körpers zur Standbeinseite): Pos. t Insuff. des M. gluteus medius und minimus oder als Zeichen einer unwillkürlichen Ent stung des Hüftgelenks
- Drehmann-Zeichen (Hüftgelenksuntersuchung bei V.a. Epiphysiolysis capitis femori Pos., wenn Hüfte bei Flexion in Außenrotation ausweicht
- Ortolani-Zeichen (Hüftgelenksuntersuchung beim NG): Unterschenkel mit den Händ umfassen, 2. und 3. Finger auf die Trochanteren legen. Hüften und Knie 90° beugen u Oberschenkel in Richtung der Femurachse sanft nach unten drücken. Ein instabiler Hü kopf springt dabei nach hinten aus der Pfanne heraus, was die auf dem Trochanter liegend Finger des Untersuchers deutlich spüren können. Jetzt die Beine langsam abduzieren, wä rend die Langfinger den Trochanter nach oben drücken. Bei dieser Bewegung springt ⌐ Hüftkopf wieder in die Pfanne hinein, was als deutliches Schnappen zu spüren ist: „Ortola pos.".

ibor

BSG: Wichtiger Parameter für Unterscheidung degenerative versus entzündliche und rheumatische Erkr. (☞ 18.2.3)

CRP: Reagiert rascher und zuverlässiger als BSG

BB: Leukozytose bei unspezifischer Arthritis sowie Osteomyelitis

Zur **DD** von rheumatischen Erkr. (☞ 18.1).

ldgebende Verfahren

Rö: Beckenübersicht a.p. und zweite Ebene, z.B. nach Lauenstein. Typische Arthrosezeichen: Subchondrale Sklerosierung, Gelenkspaltverschmälerung, Osteophyten, Pfannenrandausziehung, Deformierung (Hüftkopfentrundung), Geröllzysten. Arthritiszeichen (☞ 6.5.13)

Tomographie: Konventionelle Rö-Schichtaufnahmen knöcherner Veränderungen. Stellt das Ausmaß der Gelenkzerstörung besser dar (z.B. bei V.a. Hüftkopfnekrose oder Azetabulumbeteiligung bei Entzündung)

Gelenksono: Zur Darstellung von Gelenkergüssen, Synovitis und Synovialzysten sowie Bursitis; Veränderung von Muskeln und Sehnen

MRT: Zur Erkennung von Weichteilveränderungen entzündlicher Art und zur Früherkennung von Osteonekrosen. Hervorragender Kontrast zwischen Weichteilen und Knochen. Darstellung von Synovialmembran und Erguss

Gelenkszintigraphie: Zeigt alle Gelenke mit erhöhtem Umsatz, Entzündungen, Tumoren, heterotopen Ossifikationen auf. Gibt i.d.R. keine differenzialdiagn. Hinweise.

5.3   Koxarthrose

ifiges Krankheitsbild in der Allgemeinpraxis, F > M. Sammelbezeichnung für degenerative Veränderungen des Hüftgelenks mit schmerzhafter Funktionsminderung.

Primäre (oder idiopathische) Koxarthrose (ca. 35%): Ätiol. unbekannt, beginnt meist zwischen 50. und 60. Lj., oft beidseitig

Sekundäre Koxarthrose (ca. 65%): Beruht auf präarthrotischen Deformitäten (Hüftdysplasie, M. Perthes, Epiphysiolysis capitis femoris, rheumatische Erkr., bakt. Koxitis, Frakturen, posttraumatische Hüftkopfnekrosen u.a.), tritt meist schon zwischen 30. und 40. Lj. auf.

nik

Schmerzhafte, progrediente Bewegungseinschränkung, z.B. beim Aussteigen aus dem Auto, beim Treppensteigen und Anziehen von Strümpfen

Anlaufschmerz in der Leiste, im Trochantergebiet und in der Glutäalgegend. Anfangs meist Belastungsschmerz, später dann Ermüdungs-, Ruhe- und Nachtschmerz

LWS-Beschwerden durch Hyperlordose bei Beugekontraktur

Schonung und Wärme werden als lindernd, Wetterwechsel und Gehen auf hartem Grund als verschlimmernd angegeben.

Schon zu Krankheitsbeginn: Projektion der Schmerzen in Oberschenkel und Kniegelenk möglich, hierdurch oft Fehldiagnosen.

Diagnostik

- Anamnese: Frühere Hüftgelenkserkr.; Leidensdruck?
- Körperliche Untersuchung:
  - Gangbild: Schonhinken (Belastungsschmerz) und Verkürzungshinken (Adduktions- o Beugekontraktur). Insuffizienzhinken bei muskulärer Hüftinstabilität mit pos. Trendel burg- (☞ 6.5.2) und Duchenne-Zeichen (☞ 6.5.2)
  - Beinlängendifferenz, Muskelatrophie an Oberschenkel und Gesäß
  - Palpation: Leistendruckschmerz, Trochanterklopfschmerz
  - Bewegungsumfang endgradig schmerzhaft mit Einschränkung der Innenrotation und A spreizfähigkeit
  - Minderung der Streckfähigkeit (Beugekontraktur) mit dem Thomas-Handgriff (☞ 6.5 prüfen
  - Im fortgeschrittenen Stadium oft Beuge-, Adduktions- und Außenrotationskontraktur so Minderung der groben Kraft durch schonungsbedingte Muskelatrophie, Begleitkontrak Kniegelenk
- Rö: Beckenübersicht mit den typischen Arthrosezeichen
- Labor: Unauffällig, BSG und ggf. RF zum Ausschluss einer entzündlichen Grunderkr.

Therapie

Allgemeinmaßnahmen

- Aufklärung des Pat. über den degenerativen Verlauf der Krankheit und die daraus resul rende Änderung seiner Lebensgewohnheiten in Alltag, Beruf und Sport
- Viel Bewegung ohne Belastung: Fahrrad fahren statt Laufen, evtl. Heimtrainergerät empfeh (Grundversion ausreichend), Schwimmen zum Erhalt der Beweglichkeit, selbstständ Durchführen von Gymnastik und KG nach Anleitung (z.B. erst KG verschreiben, evtl. Gru vermitteln über Krankenkasse, Volkshochschule o.Ä.)
- Gewichtsreduktion bei Adipositas
- Hilfsmittel: Tragen von weichen Sohlen und gepufferten Absätzen, Stockbenutzung (auf Gegenseite), Keilkissen, Toilettensitzerhöhung, An- und Ausziehhilfen für Strümpfe Schuhe.

Konservative Therapie

Zu Beginn der Krankheit

- Bei Vorliegen einer präarthrotischen Deformität OP abklären
- Beinlängenausgleich ab 1 cm Differenz sinnvoll (☞ 6.5.4)
- Bewegungsther., Wärme (Fango, heiße Rolle), Elektrother. (Stangerbad, 2-Zellenbad, K welle).

Im fortgeschrittenen Stadium

- KG zur Kontrakturprophylaxe bzw. -beseitigung durch Bewegungs- und Lagerungsther
- Antiphlogistika (**Cave:** NW Ulcus ventriculi, ☞ 8.4.2), bei aktivierter Arthrose (akut-sy vitischer Reizzustand) auch Retardpräparate, z.B. Diclofenac 100 mg (z.B. Voltaren® Ret dragees) oder neuere (teurere) Cox-2-Hemmer, z.B. Vioxx® oder Celebrex®
- Evtl. Myotonolytika, z.B. Chlormezanon (z.B. Muskel Trancopal®, 2–3 Tbl. à 200 mg t oder Tetrazepam (z.B. Musaril®, 2–3 Tbl. à 50 mg tägl.)

Lokale Injektionen bei ansatztendopathischen Beschwerden (Trochanter maior, spina iliaca ant. sup., Patellaoberkante): Großflächiges Umspritzen der schmerzhaften Druckpunkte, z.B. 10–20 ml Procain® 0,5%ig); ggf. Glukokortikoid/Lokalanästhetikum-Injektionen intraartikulärer oder periartikulärer Schmerzpunkte, nur durch Geübte! **Cave:** Hüftkopfnekrose durch intraartikuläre Injektion von Kortison möglich!

Hilfsmittel: Bei Inoperabilität zwei Unterarmgehstützen und Versuch eines Korsetts mit beweglichem Oberschenkelteil (Hohmann-Bandage).

erative Therapie

ikation Nach Ausschöpfung kons. Möglichkeiten. Bei sekundären Koxarthrosen operative rrektur-Intervention bereits bei Beginn der Beschwerden. Auswahl von Prothesenart und -typ rch den Operateur. Allg. gilt:

- Zementfreie TEP bei rüstigen Pat. und biologischem Alter < 70 J. Vorteil: Bessere Wechselmöglichkeit. Nachteil: Ggf. postop. Teilbelastung (je nach Operateur)
- Zementierte TEP bei biologischem Alter > 70 J., fortgeschrittener Osteoporose, Unfähigkeit zu mehrwöchiger Teilbelastung. Vorteil: Postoperativ i.d.R. Vollbelastung möglich
- Hybrid-TEP: Zementfreie Pfanne, zementierter Schaft.

mplikationen nach Endoprothesenimplantation Periartikuläre Ossifikationen mit Bewegungseinschränkung, Luxation, Nervenschädigung (z.B. Zehenheberparese), Inf., Prothesenlokung, Embolie.

stoperative hausärztliche Betreuung bei Patienten mit TEP

- Anweisungen des Operateurs zur Belastungssteigerung erfragen
- Verordnung von KG und/oder Bewegungsbädern zur Überbrückung bis zur AHB, ggf. Antragstellung kontrollieren
- Thromboseprophylaxe mind. bis zur Vollbelastung sicherstellen (Low-dose-Heparin)
- Gangbild kontrollieren, nicht zu früh die Gehstützen weglassen (Trendelenburg-Zeichen)
- Bei V.a. Prothesenlockerung (schmerzhafte Funktionsstörung, Stauch-, Extension-, Rüttel- und Rotationsschmerz) Wiedervorstellung des Pat. beim Operateur. Häufig keine direkte Diagn. durch Rö (Saumbildung).

ort nach Hüft-TEP

- Empfehlenswert: Schwimmen
- Tolerabel: Wandern, Golf, Radfahren
- Ungeeignet: Feldspiele mit kämpferischem Charakter, z.B. Fußball, Handball, Tennis; alpiner Skilauf, Reiten, Sportkegeln.

gnose Progredient über J. und z.T. Jahrzehnte bis hin zur Invalidität. Sekundäre Insertionsopathien (Periarthropathia coxae, ☞ 6.5.6) möglich. Bei zunehmender Versteifung können Schmerzen im fortgeschrittenen Stadium aufgrund bindegewebiger Ankylose wieder zurück-n.

6.5.4   Beinlängendifferenz (BLD)

75% der Bevölkerung betroffen. BLD > 1 cm kann Statik und Dynamik des Bewegungsappar
stören.

Ätiologie
- Echte BLD: Wachstumsstörungen, Z.n. Fraktur oder OP
- Funktionelle BLD: Scheinbare Beinverkürzung durch Fehlstellungen von Gelenken (me
  Hüftbeugekontraktur oder Skoliose) oder ISG-Blockaden.

Klinik   Geringe BLD oft asymptomatisch, bei größerer BLD Verkürzungshinken, bei langjähri
BLD auch Wirbelsäulen- (Skoliose) und Hüftgelenksbeschwerden möglich.
- Echte BLD: Ausgleichender Beckenschiefstand, Beine erscheinen gleich lang und werden v
  Pat. auch so empfunden
- Funktionelle BLD: Bei fixierter Beckenfehlstellung infolge einer Hüftbeugekontraktur, IS
  Blockierung oder einer Skoliose stehen Füße nicht nebeneinander auf gleichem Niveau, sod
  eine Ferse den Boden nicht berührt. Pat. empfindet dies als BLD.

Diagnostik
- Beinlängenmessung im Stehen: Beckenschiefstand ausgleichen mit Unterlage von Brettch
  verschiedener Dicke unter das kürzere Bein (indirekte Messung)
- Beinlängenmessung im Liegen: Mit Maßband Abstand Spina iliaca ant. sup. bis zum Auß
  knöchel im Seitenvergleich.

Messfehlerbereich ±1 cm! Fehldiagn. möglich. Eine unnötige Schuhanpassung kann sekun
zu haltungsbedingten Beschwerden führen.

Therapie
- Facharztüberweisung zum Orthopäden: Alle Kinder sowie Erw. mit BLD > 2 cm
- Echte BLD:
  – Im Wachstum Ausgleich ab 0,5 cm erforderlich (Skolioseprophylaxe)
  – Beim Erw. Ausgleich ab 1–1,5 cm durch Absatzerhöhung und Einlage am Konfektionssch
    ab 3 cm orthopädisches Schuhwerk und Diskussion der OP-Ind. durch Orthopäden
- Funktionelle BLD: Ther. der Grunderkr. (Kontraktur, ISG-Blockierung oder Skolio
  ☞ 6.1.10), evtl. symptomatische Schuherhöhung.

Prognose   Ohne Ther. Beschwerden meist erst im Erwachsenenalter im WS-Bereich (Skoli
☞ 6.1.10). Vermehrte Belastung und Abnutzung des Hüftgelenks auf der längeren Beins
(Koxarthrose, ☞ 6.5.3), Periarthropathia coxae (☞ 6.5.6), langfristig auch Knie und OSG.

6.5.5   Angeborene Hüftdysplasie und Hüftgelenksluxation

- Hüftdysplasie: Ca. 2–4% aller Lebendgeborenen in Deutschland. Ossifikationsstörung
  Hüftpfanne, ca. 40% beidseitig
- Hüftgelenksluxation: In ca. 10% Folge der Dysplasie

Prädisponierende Faktoren: Pos. Familienanamnese, Beckenendlage, weibliches Geschlecht
(F : M = 6 : 1).

nik

Sgl. und Krabbelkinder sind beschwerdefrei
Bei Laufbeginn: Hinken bei einseitiger, Watschelgang bei beidseitiger Erkr.; frühzeitige Ermüdung; keine Schmerzen.

gnostik

Bei allen NG Screening der Hüften in den ersten 3–4 Lebenstagen (U2) und Sono bei der U3
veranlassen
Körperliche Untersuchung: Ortolani-Zeichen (☞ 6.5.2) und Abspreizbehinderung (normal
80–90°, sicher pathologisch < 45°) ab dem 2. Lebensmon. fassbar; evtl. Faltenasymmetrie
(Oberschenkel und Gesäß) und Beinlängendifferenz (**Cave:** Beidseitige Erkr.); Sgl. bewegungsarm; bei größeren Kindern Trendelenburg-Zeichen (☞ 6.5.2) pos.

rapie Facharztüberweisung zum Orthopäden oder Pädiater. Stadien- und altersabhängige
andlung mit Spreizhose, Schienen-, Gipsverband, Extensionsverfahren oder operativ.

gnose Bei frühzeitiger Diagn. und Ther. in den ersten Lebensmonaten meist folgenlose Ausung, sonst sekundäre Arthrose wahrscheinlich. Operative Verfahren (ab 2. Lj.) können Risiko
zieren.

5.6 Extraartikuläre Hüftbeschwerden

iarthropathia coxae

*rtionstendopathie im Trochanterbereich, z.T. mit Beteiligung der Bursa trochanterica. Isoliert vormend oder als Begleitsymptom bei Koxarthrose (☞ 6.5.3), bei Z.n. Trauma, Haltungsanomalien,
nerativen Veränderungen der LWS (☞ 6.1.5), ISG-Blockierungen sowie als Überlastungsreaktion
BLD (☞ 6.5.4).*

nik Schmerzen im Bereich des Trochanter maior mit Ausstrahlung an der Außenseite des
rschenkels bis zum Knie; deutliche Funktionsbehinderung.

gnostik Umschriebener Druckschmerz entsprechend den Sehnenansätzen am Trochanter
or (M. gluteus med.), Tuberositas glutea (M. gluteus max.), Tuber ossis ischii (Adduktoren).
palpable Verspannung der betroffenen Muskeln. Schmerzprovokation durch Beugung und
ke Abduktion.

rapie Bei isolierter Periarthropathie: Infiltration (Umspritzen) der schmerzhaften Druck-
kte mit Mepivacain (z.B. Scandicain®) 0,5%ig. Zusätzlich lokale Behandlung mit Etofenamat-
gem gekühltem Gel (z.B. Rheumon® Gel) oder anderen Externa. Chirother. bei Blockierun-
In therapieresistenten Fällen Linderung durch gezielte lokale Glukokortikoid-Infiltration.

gnose Verlauf oft langwierig und rezid., Spontanheilung möglich.

Aufklärung des Pat. über langwierigen Verlauf!

Bursitiden

- Bursitis iliotibialis bei mechanischer Reizung durch den Tractus iliotibialis, der bei Flexio Extensionsbewegung der Hüfte über den Trochanter gleitet; bei Sportlern häufig
- Bursitis ischiadica: Lokale Schmerzen über dem Sitzbeinhöcker
- Bursitis iliopectinea: Leistenschmerzen unter dem M. iliopsoas an der Vorderseite der Hü gelenkskapsel. Gelegentlich an der Leistenvorderseite als Vorwölbung zu tasten; selten.

Therapie Lokale Infiltration evtl. mit Glukokortikoiden. Selten OP (Exzision).

6.5.7   Idiopathische Hüftkopfnekrose

Aseptische spontane Osteonekrose. In 50% doppelseitig. M : F = 4 : 1, vorwiegend 30.–60. Lj.

Ätiologie Lokale Durchblutungsstörung. Risikofaktoren: Glukokortikoidther., Alkoholabus Stoffwechselstörungen (Hyperurikämie, Hyperlipidämie), Gefäßerkr. (AVK, Thrombose).

Klinik

- Oft stummes Entstehen der Nekrose, dann zunehmende belastungsabhängige Leistenschm zen; gelegentlich akuter Hüftschmerz
- Zunehmende Funktionseinschränkung Innenrotation und Abduktion.

Diagnostik

- Bei Verdacht Facharztüberweisung zum Orthopäden
- Rö der Hüfte: Im Frühstadium evtl. o.B., dann Rarefizierung der Knochenstruktur, Sinter des nekrotischen Knochengewebsanteils und zunehmende Inkongruenz zwischen Hüftk und Pfanne; Frühdiagn. nach optimaler Anamnese und Untersuchung durch MRT und/c Szinti möglich.

Differenzialdiagnose Koxitis (☞ 6.5.13), Tumoren, Osteochondrosis dissecans.

Therapie

- Ausschalten der Risikofaktoren, Entlastung an Unterarmgehstützen
- Meist OP: Anbohrung, Umstellung, lange postop. Entlastung; Hüft-TEP.

Prognose Abhängig vom Ausmaß der Nekrose.

6.5.8   Schnappende Hüfte

Ruckartiges Springen des Tractus iliotibialis über den Trochanter maior bei zu starker Vorwölk desselben.

Ätiologie Bindegewebsschwäche oder Beinlängendifferenz. Oft bei jungen Mädchen und Sportlern.

Klinik

- Fühlbares, evtl. schmerzhaftes, oft hör- und sichtbares schnellendes Überspringen des Tra über den Trochanter beim Gehen. Bei entspannter Muskulatur im Liegen nicht auslös
- Meist chron. Bursitis (☞ 6.5.6).

gnostik Klinisch. Palpation: Im Gleichschritt hinter Pat. gehen, dabei Finger 2–4 re und li die Trochanteren auflegen.

erapie
Aufklärung über Harmlosigkeit, evtl. KG (Dehnübungen) bei entsprechendem Leidensdruck
Bei Schmerz: Lokale Infiltration mit LA (z.B. Procain 1%)
Bei akuter Bursitis: Ruhigstellung (Gehstützen), NSAR (als Externa oder systemisch); bei entsprechender Erfahrung Glukokortikoidinjektionen
Facharztüberweisung zum Orthopäden bei Therapieresistenz
OP als Ultima ratio: Traktusfixierung oder -verlängerung oder Trochanterreduktion sowie Bursektomie.

gnose Gut.

5.9 Protrusio acetabuli

wölbung des Pfannenbodens in das kleine Becken. Oft Zufallsbefund. Primäre Protrusio meist *seitig und in der Pubertät entstehend (F : M = 5 : 1). Sekundäre Protrusio bei Z.n. Trauma* *r anderer Vorschädigung (z.B. c.P.).*

ik Schmerzfreie Bewegungseinschränkung (v.a. der Streckung und Rotation). Evtl. Schmerdurch Sekundärarthrose sowie bei sekundärer Protrusio durch Grunderkr.

gnostik Rö entscheidend.

rapie
Bei mäßiggradiger Protrusion und mäßigen Beschwerden: KG (Traktion), physikalische Maßnahmen wie bei Koxarthrose, Gewichtsabnahme, Aufgabe ungünstiger beruflicher und sportlicher Aktivitäten
Bei starken Schmerzen Facharztüberweisung zum Orthopäden mit Fragestellung:
Intensivierung der physikalischen Ther. und KG
OP-Ind. zur Valgisierungsosteotomie
Bei sekundärer Form Behandlung der Grunderkr.

gnose Bei primärer Form ab 50 Lj. gehäuft Sekundärarthrosen, bei sekundärer Form Verlauf bel.

5.10 Coxitis fugax

Hüftschnupfen. Nicht-bakt. rheumatoide Synovitis, oft im Anschluss an Inf. (Grippe, Erkältung). *sgipfel 5.–6. Lj., F : M = 1 : 1.*

ik
Plötzliche, oft belastungsabhängige Hüft- und/oder Knieschmerzen mit Hinken oder Schonhaltung
Funktionseinschränkung, v.a. Innenrotation
AZ unauffällig.

Diagnostik

- Anamnese: Inf. vor dem Auftreten der Beschwerden? Plötzliches Auftreten?
- Labor: BSG und BB meist normal
- Sono: Erguss möglich
- Rö (Beckenübersicht): Evtl. Abhebung der Hüftgelenkskapsel; lateralisierter Hüftkopf.

Differenzialdiagnose Eitrige Koxitis (allg. Entzündungszeichen; Facharztüberweisung b Klinikeinweisung zur Punktion und operativer Revision), M. Perthes Stadium I (☞ 6.5.11), venile c.P.

Therapie

- Symptomatisch. Wenige Tage Bettruhe, ASS 4 × 10 mg/kg KG tägl. für 3–8 d
- Verlaufs- und Laborkontrolle zum Ausschluss einer bakt. Koxitis
- Befreiung vom Schulsport für die Zeit der Beschwerden
- Nach 3 Mon. Röntgenkontrolle zum Ausschluss eines M. Perthes
- Bei starken Schmerzen oder Beschwerdepersistenz über 1 Wo. Facharztüberweisung zum thopäden zur Diagnosesicherung, Entlastungspunktion mit Bakteriologie. Dort evtl. intern tierende Gamaschen-Extension mit $1/7$ Körpergewicht.

Prognose Sehr gut; reversibel nach 1–2 Wo.

6.5.11 M. Perthes

Ischämische Nekrose des wachsenden Hüftkopfes unklarer Ätiol. Meist 3.–12. Lj., Altersgipfel 5.–6. M : F = 4 : 1.

Klinik

- Schleichender Beginn mit leichtem Schonhinken (Kind „zieht das Bein nach") und ans genden belastungsabhängigen Leisten- und Knieschmerzen, die häufig aber nur vorübe hend bestehen
- Bewegungseinschränkung (Innenrotation und Abduktion)
- AZ unbeeinflusst, Laborwerte normal
- Später echte Beinlängenverkürzung (☞ 6.5.4) möglich.

Diagnostik Bei Verdacht Facharztüberweisung zum Orthopäden Rö: Beckenübersicht Hüfte axial.

Therapie Durch FA; stadienabhängig, z.B. Entlastung durch Thomassplint und Rollstuhl intertrochantäre Umstellungsosteotomie des Schenkelhalses. Analgetika bei Bedarf, je nach und Beschwerden.

Prognose Später Krankheitsbeginn ist prognostisch ungünstig. Defektheilung und sekun Arthrose möglich.

5.12 Epiphyseolysis capitis femoris

ist langsames Gleiten bzw. Kippen der proximalen Femurkopfepiphyse über Wo. und Mon., selten te Lösung. Altersgipfel 10.–16. Lj. M : F = 2 : 1. In ca. 50% sind beide Hüften betroffen.

nik Zunächst Leisten- und Knieschmerz während und nach Belastung, Hinken, schnelle Er-dung, nach Wo. bis Mon. zunehmende Außenrotationshaltung und Verkürzung des Beins bei geschränkter Innenrotation. Selten Beginn mit akuter Unfähigkeit, das Hüftgelenk zu bewegen.

gnostik
Drehmann-Zeichen pos.: Zwangsweise Abduktion bei Beugung des außenrotierten Beins (☞ 6.5.2)
Funktionsprüfung: Eingeschränkte Innenrotation., Abduktion und Flexion
Facharztüberweisung zum Orthopäden bei Verdacht. Rö (Beckenübersicht und axiale Auf-nahme) beweisend.

ferenzialdiagnose Koxitis (Anamnese, BSG ↑, Entzündungsparameter), M. Perthes amnese, Rö).

rapie Operativ; je nach Gleitwinkel Spickung mit Kirschner-Drähten (prophylaktisch auch Gegenseite!), Korrekturosteotomie oder offene Reposition.

Akute Epiphysenlösung mit Gefahr der Kopfnekrose durch Zerreißen der Epiphysengefäße.
Ther.: Sofortige Bettruhe, Belastungsverbot, sofortige Klinikeinweisung in Orthopädie.

gnose Gut bei Frühdiagn. und operativer Ther.; sekundäre Arthrose bei eingetretener Hüft-fnekrose.

5.13 Osteomyelitis und bakterielle Arthritiden

ute Osteomyelitis (eitrige Knochenmarkentzündung)

ologie Bei Kindern v.a. endogen durch hämatogene Aussaat eines Herdes, z.B. Nabelinf., O-Inf. Bei Erw. v.a. exogen nach Trauma oder OP.

aik
Im Säuglingsalter: Schonung des betroffenen Gelenks (Entlastungsstellungen), Bewegungs-schmerz, lokale und allg. Entzündungszeichen (**Cave:** Fieberfreier Verlauf möglich)
Im Kindesalter: Je nach Verlauf mehr oder weniger deutliche allg. und lokale Entzündungs-zeichen und Funktionseinschränkung
Im Erwachsenenalter: Schmerzen, Funktionseinschränkung. Bei Gelenknähe Begleiterguss und eitriger Durchbruch möglich. AZ oft gut.

gnostik
Labor: BSG ↑↑, Leukos ↑↑
Klinikeinweisung bei Verdacht und unzureichenden ambulanten Therapiemöglichkeiten.

Therapie Frühestmögliche Antibiose (zunächst i.v. über mind. 2 Wo., dann oral ü 2–3 Mon.), Ruhigstellung und ggf. OP, z.B. Drainage subperiostaler Abszesse, Entfernung v Sequestern.

Prognose Frühzeitiger Therapiebeginn entscheidend. Bei Kindern Wachstumsstörungen du Schädigung der Wachstumsfugen, bei Erw. häufig Rezidive mit Übergang in chron. Osteomyel

Chronische Osteomyelitis

Meist sekundär nach nicht ausgeheilter exogener oder posttraumatischer oder postop., seltener n hämatogener Osteomyelitis.

Klinik Schmerzen, v.a. nachts, Schwellung, evtl. Überwärmung, Fistelbildung.

Diagnostik BSG (↑); Rö: Typische Knochenverdichtung, Sklerose, Sequesterbildung, v.a. sekundärer Form.

Differenzialdiagnose Knochentumoren, Osteoidosteom.

Therapie Facharztüberweisung zum Chirurgen zur operativen Sanierung.

Prognose Rezidive auch nach Jahrzehnten möglich. Schwere Verläufe mit Versteifung, Be verkürzung möglich.

Komplikationen Sepsis (☞ 3.4.4), Achsfehler, Beinlängendifferenz (☞ 6.5.4), pathologis Frakturen, Amyloidose.

Eitrige (septische) Arthritis

Bakterielle Gelenkinf. Bei Erw. meist exogen durch Trauma, postop. oder durch intraartikuläre jektionen (Glukokortikoide!). Prädisposition: Diab. mell., Alkoholismus, Immunsuppression. Bei I dern meist hämatogen (Durchbruch eines Osteomyelitisherdes).

Klinik

- Starker Bewegungsschmerz, Entlastungsstellung des betroffenen Gelenks
- Akute lokale Entzündungszeichen
- Hohes Fieber und reduzierter AZ.

Bei Sgl. kann Fieber völlig fehlen. Mögliche Zeichen: Somnolenz, fahl-graues Hautkol Kollaps.

Diagnostik Klinisch. Bei Sgl. immer nach Vorerkr. und Inf. fragen (Osteomyelitis, Nabel HWI, Inf. im HNO-Bereich). Labor: BSG ↑↑, Leukos ↑.

Differenzialdiagnose Aktivierte Arthrose, akuter Schub einer rheumatischen Erkr. (☞

Therapie Sofortige Klinikeinweisung schon bei Verdacht in ein Zentrum mit der Möglich zur operativen Revision des Gelenks! Gelenk bis zum Transport entlasten und kühlen; Ther septischen Schocks (☞ 3.4.4). **Cave:** Antibiotika möglichst erst *nach* Punktion und Blutku

Prognose Bei sofortiger Behandlung (operative Revision des Gelenks, Arthrotomie, Saug-S Drainage, Antibiose) Restitution möglich.

mplikationen Sepsis, Destruktion des Gelenks, Luxation, Ankylose, Wachstumsstörungen Kindern durch Destruktion der Wachstumsfugen; Übergang in chron. Verlaufsform.

ezifische Osteomyelitis und Arthritis

iologie Selten, meist bei Migranten durch Tuberkelbakterien nach hämatogener Aussaat es pulmonalen oder viszeralen Primärherds. Auch Gonokokken-, Spirochäten- (Lues) und ucelleninf. möglich. *Spezifische Arthritis:* Hüft-, Knie- und/oder Iliosakralgelenke. *Spezifische eomyelitis:* Meist Wirbelkörper.

nik Schleichender Verlauf, Belastungsschmerzen im gesamten Gelenk, Hinken, Erguss, Mus-atrophie.

agnostik BSG (↑), Leukos ↑. Tine-Test pos. Facharztüberweisung zur Diagnosesicherung elenkpunktat).

erapie Facharztüberweisung zur Abklärung einer Tbc, Brucellose, Lues bzw. eines Gonokok-inf.; Ther. der Tbc (☞ 12.3.5). Evtl. Facharztüberweisung zum Chirurgen zur operativen Sa-rung.

ognose Unbehandelt schwere Destruktion des Gelenks. Bei frühzeitiger Ther. restitutio ad egrum möglich.

.6 Knie und Unterschenkel

6.1 Leitsymptome und ihre Differenzialdiagnose

jüngeren Pat. häufig Knieverletzung (☞ 5.3.12, Traumatologie), bei älteren Pat. eher dege ative oder entzündliche rheumatische Kniegelenksbeschwerden.

Knieschmerzen können ihren Ursprung auch im Hüftgelenk haben oder auf einem pseudo-radikulären LWS-Sy. beruhen.

chttraumatisch bedingte Kniegelenksbeschwerden im chstumsalter

e- und Beinschmerz sind relativ häufig im Wachstumsalter. Die Ursachen reichen vom harm-n Wachstumsschmerz bis zum Ewing- oder Osteosarkom (☞ 16.13).

Tab. 6.11   Kniebeschwerden nichttraumatischer Genese – Wachstumsalter

Leitsymptome	Weitere Hinweise	Verdachtsdiagnose
Generalisierte Knieschmerzen		
Spontanschmerzen im Knie und peripatellar, später Quadrizeps-atrophie	Verstärkt beim Treppen-steigen und Sitzen mit gebeugten Kniegelenken	Chondropathia patellae (☞ 6.6.4)
Knie- und Beinschmerzen vor dem Einschlafen, keine pathologi-schen Befunde	Hauptsächlich Kinder < 10 J., F : M = 1 : 1	So genannter Wachstum schmerz (☞ 6.6.12)
Schmerzen und Schwellung in Hüfte und Knie bzw. distalem Ober- und proximalem Unter-schenkel	10.–15. Lj.; Fieber, Abgeschlagenheit, Gewichtsverlust	Ewing-Sarkom (☞ 16.13)
Knochenschmerzen, Weichteil-schwellung im Bereich des distalen Ober- und proximalen Unterschenkels	10.–20. Lj., M > F	Osteosarkom (☞ 16.13)
Kniegelenksachsenabweichung		
O- bzw. X-Bein-Stellung	Altersabhängig	Genu varum, -valgum (☞ 6.6.5)
Lokalisierbare Knieschmerzen		
Schnappen oder Klicken im Kniegelenk bei ca. 20°-Beugung	Meist lateraler Meniskus. Kinder 10.–20. Lj.	Scheibenmeniskus
Schmerz und druckschmerzhafte Schwellung im Bereich der Tuberositas tibiae	M > F, 10.–16. Lj., deutliche Zunahme bei Belastung und Beugung	M. Osgood-Schlatter (☞ 6.6.11)
Knieschmerzen mit Erguss		
Rezid. Gelenkergüsse, Schwellung, schwer lokalisierbare Schmerzen	Jugendliches Alter, M > F, 12.–18. Lj.; Einklemmungen bei freiem Gelenkkörper	Osteochondrosis dissecans (☞ 6.6.8)
Gehäufte Patellaverrenkungen, Patellafehlstellung	Bei Patelladysplasie und Rotationsfehlern sowie Muskelatrophie und laxer Bandführung	Patellaluxation (☞ 5.3.1)

Tab. 6.11 Fortsetzung

...tsymptome	Weitere Hinweise	Verdachtsdiagnose
...eid. Hämarthros	Erstmanifestation meist im Kindesalter	Koagulopathien: Hämophilie A, B (☞ 19.5.3), Sichelzellenanämie (☞ 19.3.3), Thalassämie (☞ 19.3.3)
...m Hüftgelenk ausgehende Kniebeschwerden		
...chte, belastungsabhängige ...ft- und Knieschmerzen, ...ktionseinschränkung ...enrotation und Abduktion), ...onhinken	3.–12. Lj., Altersgipfel bei 5.–6. Lj., F : M = 1 : 4	M. Perthes (☞ 6.5.11)
...ktionseinschränkung bis auf ...ßenrotation, zunehmende ...ßenrotationsstellung, ...atellisierte Knieschmerzen	Pubertät: Knaben 12.–16. Lj., Mädchen 10.–14 Lj., F : M = 1 : 2	Epiphysiolysis capitis femoris (☞ 6.5.12)
...zliches Zusammenbrechen, ...fen unmöglich, pos. ...hmann-Zeichen (☞ 6.5.2)	Pubertät: Knaben 12.–16. Lj., Mädchen 10.–14. Lj., F : M = 1 : 2	Epiphysiolysis capitis femoris (☞ 6.5.12)
...eschmerzen mit Fieber		
...he Temperaturen, lokaler ...ckschmerz (distaler Femur, ...ximale Tibia)	Schulkinder	Hämatogene Osteomyelitis (☞ 6.5.13)
...lare Arthritis		
...emische Beteiligung, BSG ↑, ... oligo- oder polyartikulär ...retend	Je nach Krankheit unterschiedlich bei Beschwerden entzündlich-rheumatischer Genese, evtl. Z.n. Inf.	Juvenile c.P. (☞ 18.3.1), M. Reiter (☞ 18.4.3), Spondylitis ankylosans (☞ 18.4.1), rheumatisches Fieber (☞ 18.4.3), reaktive Arthritiden (☞ 18.4.3)

Nichttraumatisch bedingte Kniegelenksbeschwerden im Erwachsenenalter

Tab. 6.12   Kniebeschwerden nichttraumatischer Genese – Erwachsenenalter

Leitsymptome	Weitere Hinweise	Verdachtsdiagnose
Beschwerden bei Belastung		
Gelenkschmerzen, Ergüsse, Reduktion der Gehstrecke, Hinken, Bewegungseinschränkung	Beschwerden oft wetterabhängig, alte Verletzung in der frühen Anamnese	Gonarthrose, aktivierte Arthrose (☞ 6.6.3, medial, lateral oder Pangonarthrose)
Flüchtige Einklemmungserscheinungen, danach oft Reizergüsse	Akut traumatisch, posttraumatisch oder nach chron. Fehlbelastung (Beruf)	Meniskusschaden (☞ 5.3.12)
Schmerzen, oft tastbare prall-elastische Geschwulst in Gelenkspalthöhe	M > F, 30.–40. Lj., meist medial	Meniskusganglion
Chron. Instabilitäten	Traumatische Lockerung von Kapsel-Bandstrukturen	Kapsel-Band-Schäden, Kniegelenksinstabilität (☞ 5.3.12)
Belastungsschmerzen im medialen Kniegelenksbereich	F > 60 J.; plötzliches Auftreten	M. Ahlbäck
Beschwerden im Bereich der Kniescheibe		
Spontanschmerzen im Bereich der Kniescheibe, Quadrizepsatrophie	Verstärkt beim Treppensteigen und Sitzen mit angewinkelten Beinen	Retropatellararthrose, a... Femoropatellararthrose (FPA, ☞ 6.6.3)
Mediale oder retropatellare Knieschmerzen	F > M; Gefühl des „Gelenkschnappens"	Plica-Sy. (☞ 6.6.6)
Meist rezid. Kniegelenksluxationen, Erguss	Häufig Erstluxation im Kindesalter ohne adäquates Trauma	Patellaluxation (☞ 5.3.1...)
Schwellung über Patella oder Patellarsehne	Entzündungszeichen abhängig von Bursitisform (eitrig, abakt.)	Bursitis (praepatellaris, infrapatellaris, ☞ 6.6.9)
Kniegelenksachsenabweichung		
O- bzw. X-Bein-Stellung	Grunderkr. (z.B. Arthrose, Osteomalazie)?	Genu varum bzw. valgu... (☞ 6.6.5)

	Tab. 6.12 Fortsetzung	
eitsymptome	**Weitere Hinweise**	**Verdachtsdiagnose**
schwerden im Bereich der Kniekehle		
ehen in der Kniekehle, nktionseinschränkung a. Beugung)	Sackförmige Ausstülpung der hinteren Kapselwand, 20.–40. Lj., meist schmerzlos	Poplitealzyste (☞ 6.6.7)
hmerzen und Entzündung		
tung, Erguss, endgradig merzhaft bewegungseinge- ränkt, druckempfindlich	Z.n. Inf.: Scharlach, andere Streptokokkenanginen, Ruhr, Salmonellose, Yersiniose, Brucellose, Grippe	Reaktive Arthritis, rheuma- tisches Fieber
sch auftretende, schmerzhafte, ht- und tastbare Entzündung	Vorangehende Gichtanfälle (z.B. Großzehengrund- gelenk)?	Gicht (☞ 17.3)
rker Bewegungsschmerz, lastungsstellung; Rötung, wellung, Überwärmung	Hohes Fieber. Z.n. Trauma, OP, intraartikuläre Injektion. Risikofaktoren (Diab. mell., Alkoholismus, Immunsuppression)	Eitrige Arthritis
l. systemische Beteiligung 3. Konjunktivitis), BSG ↑, . oligo- und polyartikulär tretend	Evtl. weitere Beschwerden entzündlich-rheumatischer Genese	C.P. (☞ 18.3.1), M. Reiter (☞ 18.4.3), Spondylitis ankylosans (☞ 18.4.1), Psoriasisarthritis (☞ 25.15)
klare Beschwerden		
geschränkte oder aufgehobene iegelenksbeweglichkeit, kaum merzen	Posttraumatisch, postentzündlich bei Neuropathien	Kontrakturen (☞ 6.6.10)
merzen und Schwellung	Radiologische Malignitäts- zeichen	Osteosarkom (☞ 16.13), Riesenzelltumor, synoviales Sarkom
aken, Knieschmerz, bes. nachts; onhaltung, Muskelatrophie	Pat. aus Krisen- und Armutsgebieten mit Tbc-Risiko, Gonorrhoe	Spezifische Arthritis (☞ 6.5.13), gonorrhoische Monarthritis (☞ 9.8.1)

Extraartikuläre Knie- und Beinschmerzen

Schmerzangaben sind oft vage und unspezifisch. Folgende Symptome weisen auf eine extraartikuläre Genese hin:

Tab. 6.13 Knie-/Beinschmerzen extraartikulärer Genese

Leitsymptome	Weitere Hinweise	Verdachtsdiagnose
Varikosis		
Druckschmerzhafte, mit der geröteten Haut verschiebliche Verdickung	**DD** tiefe Venenthrombose	Thrombophlebitis (☞ 11.4.5)
Z.n. Trauma		
Rasch zunehmender, krampfartiger oder stechender Schmerz	Druck-, Dehn-, Anspannungsschmerz	Muskelzerrung, Muskelfaserriss, Muskelriss (☞ 7.1.6)
Unklare starke Schmerzen im Unterschenkelbereich, zunehmender Muskeldehnungsschmerz, Weichteilschwellung	Bei V.a. Kompartmentsy. Entfernung sämtlicher Verbände!	Kompartmentsy. (☞ 5.4.
Schmerzen, Schwellung, vasomotorische Störungen, trophische Veränderungen der Haut	Nach Trauma, aber auch neurolog. oder inneren Krankheiten	M. Sudeck (☞ 5.4.4)
Claudicatio		
Vorübergehendes, zu Gehpausen zwingendes Hinken infolge Muskelschmerzen	Pulslosigkeit; Risikofaktoren der Arteriosklerose	PAVK (☞ 11.3.2)
Verkürzte Wegstrecke, zunehmende Schwäche und Schmerz	Degenerative oder kongenitale Enge des Wirbelkanals. **Diagn.:** Tomographie	Claudicatio spinalis

6.6.2 Diagnostische Methoden

Anamnese
- Hauptbeschwerden seit wann? Ständig, gelegentlich, rezid.?
- Schmerz belastungsabhängig, Einlaufschmerz, Ruheschmerz, Nachtschmerz? Schmerz ausbar? Schmerzen beim Treppensteigen, tiefe Hocke möglich (Beugefähigkeit)?
- Gehstrecke: Unbegrenzt, schmerzfrei > × km, nicht gehfähig, Stockbenutzung?
- Trauma, Tumor, Vorbehandlungen in der Anamnese?
- Erguss, Schwellungen?

Instabilitätsgefühl (Bandinsuff.), Blockierungen (Streckhemmung, Beugehemmung), Einklemmung (Menisci, freie Gelenkkörper)?

rperliche Untersuchung

spektion

Achsenabweichung? Genu varum, valgum (Knie- und Knöchelabstand/-Winkel messen): Bei Sgl. Genua vara; bei Kindern Genua valga physiologisch bis 10°; ab 7. Lj. Normalisierung auf etwa 5–7° Valgus

Quadrizepsatrophie (M. vastus medialis)?

Rötung, Schwellung?

lpation

Überwärmung? Tanzende Patella (intraartikulärer Erguss)?

Gelenkspalt: Druckempfindlichkeit, Resistenz?

nktionsprüfung

Bewegungsumfang: Extension/Flexion, (☞ 6, Abb. 6.1)

Stabilitätsprüfung: Immer am liegenden Pat. untersuchen

Seitenbänder: Fuß des Pat. unter dem Arm fixieren und mit den Händen die seitliche Aufklappbarkeit des Knies in leichter Beugestellung prüfen

Kreuzbänder: Untersucher fixiert den Fuß des Pat., indem er darauf sitzt. Er prüft die Verschieblichkeit des rechtwinklig gebeugten Knies nach vorne und nach hinten (Schubladenphänomen). Pos. bei weichem oder fehlendem Anschlag

Lachmann-Test: Zum Nachweis einer vorderen Kreuzband-Läsion: Neg. bei Schubladenbewegung bis 5 mm und hartem eindeutigen Anschlag, pos. bei größerem Bewegungsausschlag und weichem bzw. fehlendem Anschlag

Pivot-shift-Test (dynamischer vorderer Subluxationstest): Ruptur oder Elongation des vord. KB? Verschiedene Techniken (MacIntosh): Z.B. Rückenlage, Fuß Iro., Knie in Ext., Valgusstress am prox. Oberschenkel. Dann vorsichtige Flex.-Ext.-Bewegungen. Pos.: Subluxationsschnappen durch Ausschaltung des sonst stabilisierenden Tractus iliotibialis (oft unangenehm für Pat.), bei anteromedialer Instabilität meist deutlich. Wichtig: Test vorsichtig ausführen, unbedingt auf gute muskuläre Entspannung des Pat. achten. Bei akuter Verletzung wegen Schmerzen meist nicht zu testen

Funktionstests

Apley-Zeichen: Zur Differenzierung Kapsel-Band-Schaden/Meniskusläsion. Pat. in Bauchlage mit gebeugten Knien. Schmerzen bei Rotation unter Zug sprechen für einen Kapsel-Band-Schaden. Außenrotationsschmerz unter Druck spricht für medialen, Innenrotationsschmerz für lateralen Meniskusschaden (☞ Abb. 6.12)

Steinmann I: Innenmeniskus-Läsion: Spontanschmerz innerer Gelenkspalt bei Außenrotation des gebeugten Kniegelenks. Außenmeniskus-Läsion: Äußerer Gelenkspalt bei Innenrotation

Steinmann II: Wandernder Druckschmerz bei Kniebeugung nach dorsal

Zeichen nach Finocchietto („segno del salto"): Hörbares Zurückspringen des Hinterhorns bei ruckartigem Vorziehen des Tibiakopfes (vordere Schublade) bei Meniskusläsion mit Insuff. des vorderen Kreuzbands und medialen Seitenbands

Meniskustest nach Payr: Im Schneidersitz schmerzt Hinterhornläsion des Innenmeniskus, verstärkt durch Herunterdrücken des gebeugten Kniegelenks (☞ Abb. 6.12)

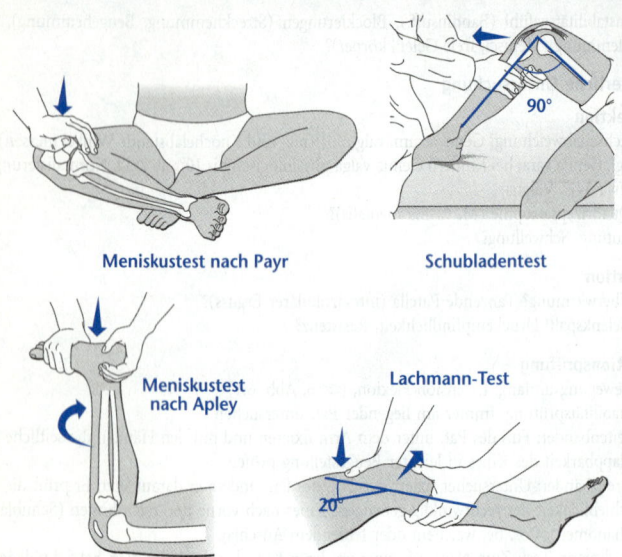

Abb. 6.12 Meniskustest (li), Kreuzbanduntersuchung (re)

- Patella
  - Patellaandruck und -verschiebungsschmerz
  - Crepitatio: Flache Hand auf Patella legen, Knie bewegen lassen → spürbares Reiben. Pos. Arthrose im Femoropatellargelenk
  - Zohlen-Zeichen: Patella nach kaudal fixieren und Pat. auffordern den M. quadriceps anspannen; führt zu Schmerzen. Pos. bei Chondropathia patellae
  - Apprehension-Test: Pat. macht Abwehrbewegungen beim Versuch des Untersuchers, Knie bei lateralisierter Patella zu beugen. Pos. bei habitueller Patellaluxation.

6.6.3 Gonarthrose, aktivierte Arthrose

Syn. Arthrosis deformans des Kniegelenks. Häufigste Arthrose. Man unterscheidet: Primäre G arthrose (idiopathisch, meist 50.–60. Lj., F vorwiegend nach der Menopause betroffen) und sekun. Gonarthrose bei Achsenfehlstellung (X-, O-Bein), posttraumatisch (Meniskus- oder Bandschä. sowie Frakturen), entzündlich (Arthritis), Osteochondrosis dissecans.

Klinik

- Gelenkschmerzen: Schubartig verlaufend, zunächst oft uncharakteristisch (z.B. Gangu cherheit, Wetterfühligkeit), dann Anlauf- und Belastungsschmerz, bes. bergabwärts wande bei fortgeschrittener Arthrose auch Dauer- und Nachtschmerz

Ergüsse: In der akut-synovitischen Phase (aktivierte Arthrose)
Gelenksbeweglichkeit und Gehstrecke reduziert
Muskelatrophie (v.a. Oberschenkel), evtl. Flexionskontraktur
Sekundäre Gelenkfehlstellungen, z.B. Genu varum bei medial betonter Gonarthrose, möglich.

Diagnostik

Anamnese: Typische Klinik, evtl. Trauma zurückliegend
Körperliche Untersuchung: Einschränkung der Kniegelenksbeweglichkeit, Bewegungsreiben,
leichte Überwärmung, Quadrizepsatrophie, Achsenfehlstellung, Flexionskontraktur. Bei Femoropatellararthrose Schmerzen durch Verschieben der Kniescheibe.

Stadieneinteilung der Gonarthrose nach Röntgenbefund

Initiale Gonarthrose: Ausziehungen der Eminentia intercondylaris
Mäßige Gonarthrose: Mäßige subchondrale Sklerosierung, geringe Verschmälerung des
Gelenkspalts, beginnende Abflachung der Femurkondylen
Mittelgradige Gonarthrose: Subchondrale Sklerosierung, Entrundung der Femurkondylen,
osteophytäre Randwulstbildung
Ausgeprägte Gonarthrose: Gelenkdestruktion mit Aufhebung des Gelenkspalts und zystischen Veränderungen.

Differenzialdiagnose Hüftgelenkserkr. (☞ 6.5), c.P. u.a. Arthritiden (☞ 6.5.13), Gicht
(☞ 17.3), Meniskusschaden (☞ 5.3.12), Osteochondrosis dissecans (☞ 6.6.8), M. Ahlbäck
(☞ 6.6.1).

Therapie

Allg. Prinzipien:
Gelenkentlastung bei Erhaltung der Beweglichkeit durch Handstock auf der Gegenseite,
z.B. Rp. 1 Fritz-Handstock; Gewichtsreduktion
Orthopädietechnische Möglichkeiten: Pufferabsätze, Silikoneinlagen, Schuhinnenranderhöhung (Valgusgonarthrose) oder Schuhaußenranderhöhung bei Varusgonarthrose, z.B. Rp.
Schuhinnen-/-außenranderhöhung 3 mm für 1 Paar feste Schuhe zur Probe
Kausale Ther.: Bei Achsenfehler, Seitenbandlockerung oder intraartikulärem Schaden
Bei mäßig- und mittelgradiger Gonarthrose:
KG zur Erhaltung der Beweglichkeit, z.B. Bewegungsbad, Ergometer ohne hohe Belastung
und Kraft; Wärmeanwendungen (Fango, heiße Rolle, Heißluft) im chron. Stadium
Selbstständige Durchführung von Bewegung, z.B. Schwimmen, evtl. Gehschule mit Gehstock
Im akuten Schub (aktivierte Arthrose):
Physikalische Ther.: Kryother., z.B. kalte lokale Gelbehandlung für 2 Wo. mit Diclofenac
(z.B. Voltaren® Emulgel) 4 × tägl. im akuten Stadium, nächtliche kalte Enelbin®-Umschläge.
Elektrother. Hydrother., ggf. Rö.-Reizbestrahlung zur Schmerzreduktion
NSAR für 4–5 d bei aktivierter Arthrose, z.B. Diclofenac 3 × 50 mg tägl. oder Cox-2-Hemmer
Versuche mit systemisch wirksamen Chondroprotektiva, z.B. Gumbaral® oder Dona 200 S®,
3 × 2 Drg., sind noch immer üblich bei noch erhaltenem Gelenkknorpel (ausreichender Gelenkspalt im Rö)
Im akuten Schub bei massivem Reizerguss ggf. Punktion mit anschließender Injektion von
z.B. 40 mg Triamcinolon (z.B. Volon® A) in 10–20 ml Mepivacain (z.B. Scandicain® 0,5%ig).

Druckverband von Zehengrundgelenken bis über das Knie aufwärts und Entlastung des Kn█ gelenks für 3 d (fachliche und räumliche Voraussetzung!)
- Gelenkerhaltende OP: Korrekturosteotomien (bei Pat. < 60 J. mit unikompartimenteller A█ throse). Prinzip: Umlagerung der Belastung vom arthrotisch veränderten Gelenkanteil auf █ besser erhaltene Seite. Voraussetzung: Asymmetrische Arthrose, ausreichende Bandstabili█ keine Gelenkdestruktion. Postoperativ i.d.R. 6 Wo. Entlastung (so genannter 3-Punkte-Ga█ mit Tippbelastung), Thrombose-Prophylaxe (☞ 32.6.1) sowie isometrisches Training u█ assistive KG. Mobilisation nach röntgenologischem Befund (nach Anweisung des Operateu█
- Implantation von Endoprothesen, wenn Beschwerden durch kons. Maßnahmen nicht m█ zu beeinflussen sind. Verschiedene Prinzipien: Mono- und bikondylär, Oberflächeners█ (Schlittenprothese) und Scharnierprothesen, zementiert und zementfrei, auch mit Ers█ der Patellarückseite.

! Die Injektion von künstlicher Gelenkschmiere, z.B. Synvisc®, zeigt keinen nachweisbaren N█ • zen. Derartige Medizinprodukte sind zu Lasten der GKV nicht verordnungsfähig!

Prognose Konservative Ther. verhindert zwar nicht das Fortschreiten der Erkr., erhält jed█ oft lange die Gehfähigkeit. Umstellungsosteotomien haben bei jüngeren Pat. prophylaktisch█ Wert. Ergebnisse der Knieendoprothetik inzwischen mit denen der Hüftendoprothetik verglei█ bar.

Komplikationen Risiken einer Injektionsther., wie Inf., allergische Reaktionen. OP-Risik█ wie Peroneusparese, Kompartment-Sy., Endoprothesenlockerung.

6.6.4 Chondropathia patellae

Syn. Patellares Sy.; chron. Knieschmerzen unklarer Genese, bes. im retropatellaren Gleitlager, verst█ nach Belastung; typischerweise F und Jugendliche. Multifaktorielle Ätiol: Muskuläre Insuff., Band█ xität, Mikrotraumata, retropatellare Chondromalazie (endoskopisch-pathologische Diagn.) n█ Trauma oder angeborenen Fehlbildungen im Femoropatellargelenk.

Klinik
- Spontanschmerzen im Bereich der Kniescheibe, verstärkt beim Berg- oder Treppabgehen █ wie beim Sitzen mit gebeugten Knien (Kino!). Linderung durch Kniestreckung
- Gelegentlich Reizerguss und Blockierungen.

Diagnostik
- Kniescheibe klopfempfindlich, mediale und/oder laterale Patellagelenkfläche druckschme█ haft (Versuch, Finger seitlich unter Patella zu schieben)
- Crepitatio beim Verschieben der Kniescheibe, tastbares retropatellares Reiben beim Du█ bewegen des Kniegelenks
- Patellaandruck- und -verschiebeschmerz und Zohlen-Zeichen pos. (☞ 6.6.2)
- Rö: Zunächst unauffällig, später Arthrosezeichen möglich
- Retropatellare Knorpelveränderungen (Aufrauung und Erweichung) gut im MRT darstell█ Arthroskopie nur bei zu erwartenden Konsequenzen, nicht nur zur Diagnosesicherung

fferenzialdiagnose Meniskusschaden (Anamnese, klinische Untersuchung, Arthroskopie), ca mediopatellaris (Arthroskopie, seltene Erkr., wie z.B. Patelladysplasie, Tumor).

erapie

Schonung: Weniger sportliche Aktivitäten mit Belastung der unteren Extremität; Knieflexion vermeiden (z.B. Bergsteigen, Radfahren mit zu niedrigem Sattel, langes Autofahren). In rezid. Fällen Sportabstinenz. Keine Einschränkung für nicht-belastende Bewegung, z.B. Schwimmen

KG: Quadrizepstraining (Vastus medialis) zur Wiederherstellung der Muskelbalance, Muskeldehnung (M. rectus femoris)

Physikalische Maßnahmen: Wärme (Fango, heiße Rolle), evtl. Eis (5 Min.)

Minusabsätze zur Reduktion des Patellaandrucks an ihr Gleitlager

Im akuten Zustand evtl. kurzfristige Ruhigstellung im Gipstutor

Facharztüberweisung zum Orthopäden bei Therapieresistenz, hohem Leidensdruck, sowie im Erwachsenenalter

OP: Zurückhaltende Ind., am ehesten endoskopisch „lateral release" bzw. Pridie-Bohrungen bei Chondromalazie.

ognose Hohe Selbstheilungstendenz bei Jugendlichen. Übergang in Femoropatellararthrose ☞ 6.6.3) möglich.

6.5 Beinachsenfehlstellung

u varum/Genu valgum; Genua vara/Genua valga. Vermehrte O- bzw. X-Beinstellung im Knienk (Merkspruch: Oh Varus!). Ein- oder doppelseitige Beinachsenfehlstellung, angeboren oder er-ben. Beim Sgl. sind O-Beine, beim Kleinkind (bis 3 J.) X-Beine physiologisch (10° Valgus). Nor-e Beinstellung im Schulalter und beim Erw.: X-Bein mit 5–7° Valgus-Stellung.

ologie

Einseitige Achsenabweichungen: Idiopathisch, nach Wachstumsfugendefekten durch Tumor, Trauma, Entzündung (z.B. Osteomyelitis), nach Lähmung (z.B. Polio)

Beidseitige Achsenabweichungen: Bei Stoffwechselerkr., z.B. Rachitis, Phosphatdiabetes, kongenitalen Skeletterkr. (z.B. Osteogenesis imperfecta), allg. Bindegewebsschwäche

Bei Erw.: Entzündliche (z.B. c.P., ☞ 18.3.1) und degenerative Erkr. (z.B. Arthrose, ☞ 6.6.3).

nik

Selten Beschwerden, bei Kindern meist besorgte Eltern

Genua vara: O-förmige Verbiegung eines oder beider Beine. Interkondylendistanz > 1 cm bei Fußschluss

Bei Jugendlichen Innenrotationsstellung der Unterschenkel und kompensatorische Knick-Senk-Füße. Watschelndes Gangbild, rasche Ermüdbarkeit

Bei Erw. mediale Überlastungsgonarthrose (☞ 6.6.3), Belastung des äußeren Fußrands

Genua valga: Erhöhter Innenknöchelabstand im Stehen bei aneinander liegenden Femurkondylen. Evtl. Außenrotationsfehlstellung des Fußes und rasche Ermüdbarkeit. Bei Erw. laterale Überlastungsgonarthrose (☞ 6.6.3), Überlastung des Fußinnenrands, Laxität der Seitenbandführung

Angeborene Genua valga: Mögliches Zeichen einer Kniegelenksluxation, Hemmungsfehlbildung oder Hüftluxation.

Diagnostik
- Rö: Beinachsenaufnahmen a.p. im Stehen
- Facharztüberweisung zum Orthopäden zur weiteren Diagn., exakten Messung und Dokumentation (Interkondylenabstand, Intermalleolarabstand).

Therapie
- Allg. Maßnahmen:
  - KG bei Muskelinsuff. und Bindegewebsschwäche zur Verbesserung des muskulären Gleichgewichts
  - Sport: Z.B. Schwimmen, Radfahren, Rudern
  - Gewichtsreduktion
  - Bei geringen Fehlstellungen beim X-Bein Schuhinnenranderhöhung, beim O-Bein Schuhaußenranderhöhung. Cave: Nicht über 3 mm!
- Facharztüberweisung zum Orthopäden in ausgeprägten Fällen zur
  - Ther. der Grunderkr. (z.B. Rachitis)
  - Schienen- und Einlagenversorgung
  - Erwägung einer Korrekturosteotomie bei erworbenen Genua vara oder valga
- Verlaufskontrolle: Wiederholte Umrisszeichnungen der Beine, Fotodokumentation erspart Rö-Kontrolle.

Komplikationen Bandlockerung und frühzeitige Gonarthrose bei allen Fehlstellungen. Knick-Senkfuß bei Valgusfehlstellungen.

6.6.6 Plicasyndrom

Unterschiedlich ausgeprägte Persistenz der embryonalen Gelenksepten (Plica synovialis) mit nachfolgender Hypertrophie und Fibrosierung. Etwa 30% aller Kniegelenke betroffen. Symptomatisch wird meist die medial der Patella verlaufende Synovialfalte (Plica mediopatellaris). Bei Kniegelenksdistension Plicaeinriss möglich.

Klinik Meist asymptomatisch (Zufallsbefund bei Arthroskopie); seltener mediale oder retropatellare Knieschmerzen unterschiedlicher Ausprägung, verstärkt bei Kniebeugung; „Gefühl, als das Gelenk schnappt".

Diagnostik
- Gelegentlich ist die Plica als Strang medial der Patella tastbar
- Facharztüberweisung zum MRT und zur Arthroskopie (Resektion in derselben Sitzung) zur differenzialdiagn. Abgrenzung (Chondropathia patellae, ☞ 6.6.4), mediale Meniskopathie (☞ 6.6.2).

Therapie
- KG (Quadrizepstraining) lindert häufig Beschwerden
- Arthroskopische Plicaresektion bei eindeutigen Beschwerden.

Prognose Gut. Rezidivgefahr bei alleiniger Durchtrennung der Plica.

.6.7 Poplitealzysten

sten in der Kniekehle, ausgehend von der dorsalen Kniegelenkskapsel (Baker-Zyste) oder der Bursa s M. gastrocnemius bzw. des M. semimembranosus.

iologie In den meisten Fällen ist eine intraartikuläre Ursache (c.P., ☞ 18.3.1), chron. Meskusläsion (☞ 5.3.12, freier Gelenkkörper) auslösend. Synovitis und seröser Erguss bedingen hwellung.

inik
- Leicht ziehender Schmerz in der Kniekehle, Druckgefühl und Müdigkeit im Bein
- Schmerzverstärkung durch max. Flexion und Extension
- Prall-elastische Vorwölbung unterschiedlicher Größe in der Kniekehle, bei Kniestreckung meist gut tastbar (hintere Kapsel medialseitig)
- Bei Ruptur heftige Schmerzen in der Kniekehle.

agnostik
- Sono: Echoarme bis -freie, ovale Struktur (Kniegelenk längs von dorsal)
- MRT
- Arthrographie zur Darstellung einer Verbindung mit dem Kniebinnenraum, wenn für OP-Ind. wichtig
- Arthroskopie zur Kniebinnenabklärung, wenn MRT nicht hinreichend präzise.

fferenzialdiagnose Varixknoten (☞ 11.4.2), Thrombose (☞ 11.4.3) der V. poplitea, sel- Tumoren (z.B. Chondrosarkom).

erapie
- Punktion und Bandage zur temporären Entlastung nur unter strengsten aseptischen Kautelen („Facharztstandard")
- Bei anhaltenden Beschwerden und funktionellen Beeinträchtigungen Facharztüberweisung (operative Entfernung der Zyste).

ognose Rezidive nach OP möglich. Dauerhafte Abhilfe nur durch Behandlung des evtl. Pri-rleidens, z.B. Meniskektomie mit anschließender Entfernung der Zyste.

fferenzialdiagnose Thrombophlebitis (☞ 11.4.5).

6.8 Osteochondrosis dissecans

ptische Nekrose, die von einem subchondralen Knochenbezirk als freier Gelenkkörper („Gelenk-us") in den Gelenkraum abgestoßen werden kann. Lokalisation: Überwiegend am lateralen d des medialen Femurkondylus. Primäre Form: Jugendliche ab dem 10. Lj., M > F. Sekundäre m: Posttraumatisch, z.B. durch Abscherfraktur bei Patellaluxation.

nik
- Im Stadium der Nekroseentstehung selten Beschwerden, später diffuse Gelenkschmerzen mit eingeschränkter Belastbarkeit und rezid. Ergussbildung
- Einklemmungen (Blockierung) durch freie Gelenkkörper.

Diagnostik

- Druckschmerz meist am medialen Femurkondylus bei Kniebeugung
- Rö (gelegentlich Zufallsbefund): Durch Sklerosierung demarkierter Defekt, meist am med[...]alen Femurkondylus (Mausbett), zusammen mit darin liegendem Dissekat. Nach Dissekata[...]stoßung ist das Mausbett leer, und das Dissekat liegt als freier Gelenkkörper im Gelenk
- MRT.

Differenzialdiagnose Einklemmung durch lädierte oder subluxierte Menisci (Rö neg.).

Therapie

- Facharztüberweisung an Orthopäden, falls entsprechende Erfahrung fehlt
- Bei Jugendlichen und noch unscharf begrenzten Demarkierungen: Entlastung; kniebelasten[...] Sportarten vermeiden, Berufsberatung
- Bei fortschreitender Demarkierung: OP, z.B. arthroskopische Anbohrung, Dissekatrefixieru[...] u.a. Postoperativ Entlastung für 6–12 Wo. und Kontrollen über 3–6 Mon.

Prognose Spontane Rückbildung bei Jugendlichen möglich, sonst häufig Präarthrose im [...]reich des Knorpeldefekts bzw. des leeren Mausbetts.

6.6.9 Bursitis praepatellaris

Häufig chron. rezid. abakt. Bursitis, seltener akut eitrig.

Ätiologie Chron. Belastung, z.B. Fliesenleger, Torhüter; traumatisch oder bei Grunder[...] z.B. Gicht.

Klinik

- Umschriebene Fluktuation s.c. vor der Patella
- Kniegelenksbeweglichkeit frei, bei Beugung Spannungsschmerzen
- Ausmaß der Entzündungszeichen variabel, evtl. präpatellare Wunde.

Differenzialdiagnose Bursitis infrapatellaris.

Diagnostik Klinisch und sonographisch; Punktion bei unklarem Erguss (Bakteriologie, Ha[...] säurekristalle?).

Therapie

- Chron. Bursitis: Punktion bei Ergussbildung, Druckverband, NSAR, Eis. Facharztüberw[...] sung zur Bursektomie bei Therapieresistenz
- Geschlossene traumatische Bursitis: Schonung, Ruhigstellung, Salbenverband. Bei Persistie[...] des Ergusses Punktion und Druckverband
- Offene traumatische Bursitis: Facharztüberweisung zur Bursektomie
- Eitrige Bursitis: Facharztüberweisung zur Inzision mit Drainage. Exstirpation des Schle[...] beutels in zweiter Sitzung, falls erforderlich wegen Erguss, Vernarbung, Schmerz
- Bei Gicht: NSAR, Eis, Ruhigstellung. Ther. der Grunderkr. (☞ 17.3).

Komplikationen Phlegmonöse Ausbreitung, Chronifizierung. **Cave:** Durchbruch in das [...]lenk bei eitriger Bursitis.

6.10 Kontrakturen des Kniegelenks

Bewegungseinschränkung aufgrund von Störung bindegewebiger und ossärer Strukturen. Am Knie ist Beugekontraktur (= Streckhemmung).

Ätiologie Schrumpfung von Kapselanteilen, z.B. nach kons. oder operativ behandelten Kapselbandläsionen, nach Immobilisation (z.B. im Gips), bei Schonhaltung oder M. Sudeck ☞ 5.4.4). Reflektorische Muskelverkürzung.

Klinik
Bewegungseinschränkung: Streck- bzw. Beugehemmung, evtl. Ankylose mit vollständigem Bewegungsverlust; meist eingeschränkte Patellamobilität
Beugekontraktur mit kompensatorischer Spitzfußstellung (funktionelle Beinverkürzung) bei gleichzeitiger Beugung im Hüftgelenk. **DD:** Koxarthrose (☞ 6.5.3) mit Hüftgelenksbeugekontraktur.

Diagnostik
Anamnese: Trauma, OP, Ruhigstellung; akute oder chron. Entzündung?
Harter oder weicher Bewegungsanschlag (knöchernes oder weichteilbedingtes Hindernis)?
Rö (Funktionsaufnahmen): Bei V.a. knöcherne Ankylosen.

Therapie
KG: Endgradige aktive und passive Bewegungsübungen über mehrere Gelenke, v.a. bei weichem, nachgebendem Bewegungsanschlag
Ergother.: Lagerungsschienen, Quengelschienen, Etappengipse
Facharztüberweisung zum Orthopäden bei nicht geklärter Ursache oder Therapieresistenz
OP: Manuelle Narkosemobilisation und blutige Arthrolyse (je nach Befundkonstellation arthroskopisch oder offen) bei Versagen der kons. Ther. oder ossär bedingten Kontrakturen.

Prognose Meist langwieriger Verlauf. Bei hoher Motivation des Pat. Restitution möglich.

6.11 M. Osgood-Schlatter

Aseptische Nekrose der Tuberositas tibiae. M > F; Altersgipfel 10.–16. Lj., oft beidseitig.

Ätiologie Meist Überlastung, z.B. Fußball.

Klinik Diskreter Ruheschmerz, evtl. Schwellung und verstärkter Belastungsschmerz beim Treppensteigen und nach sportlicher Betätigung im Bereich der Tuberositas tibiae.

Diagnostik
Schmerzverstärkung bei Streckung des Kniegelenks gegen Widerstand
Rö (mit Gegenseite zum Vergleich): Typischerweise unregelmäßige Struktur, Sklerose und evtl. scholliger Zerfall der Tuberositas; Epiphysenfugen weit offen.

Differenzialdiagnose Bursitis infrapatellaris (☞ 6.6.10).

Therapie
- Partielle Sportkarenz (v.a. Sprungdisziplinen) bis Sportverbot je nach Beschwerdebild (Att für Schulsport)
- Kalte lokale Gelbehandlung mit Diclofenac (z.B. Voltaren®Emulgel) 4 × tägl.
- Iontophorese mit NSAR oder Lokalanästhetika
- Versuch mit Negativabsatz; evtl. Ruhigstellung im Gipstutor für 3–4 Wo.
- OP: Abtragung der evtl. schmerzhaften knöchernen Ausziehung; selten erforderlich.

Prognose Sehr gut; Vorwölbung der Tuberositas nach Ausheilung ist prädisponierend für B sitis infrapatellaris.

6.6.12 So genannter Wachstumsschmerz

Häufig. Ausschlussdiagn. bei Kindern (meist < 10 J.) mit Beinschmerzen ohne klinisch fassbaren fund.

Klinik Knie- und Beinschmerzen vor dem Einschlafen und nachts und spontanes Verschwind der Beschwerden am darauf folgenden Tag.

Diagnostik Anamnestisch. Klinik, Rö, Labor (BSG): Keine pathologischen Befunde.

Differenzialdiagnose Ewing-Sarkom (BSG ↑, evtl. Allgemeinsymptomatik, Rö), Osteos kom (Knochenschmerzen, gelegentlich Weichteilschwellung).

Therapie Keine. Wiedervorstellung nach ca. 6 Wo. zur Kontrolle, um keine ernsthafte Erkr übersehen. Aufklärung der Eltern über die Harmlosigkeit.

Prognose Gut.

6.7 Sprunggelenk, Ferse und Fuß

6.7.1 Leitsymptome und ihre Differenzialdiagnose

Akute, nichttraumatisch bedingte Beschwerden

Tab. 6.14 Fußbereich – akute Beschwerden nichttraumatischer Genese

Leitsymptome	Weitere Hinweise	Verdachtsdiagnose
Schmerzen im Sprunggelenk		
Schwellung in der Knöchelregion, Anlauf-, Bewegungs- und Belastungsschmerz	Verdickung der Gelenke. Gelenkspalt druckempfindlich. Beweglichkeit eingeschränkt	(Aktivierte) Arthrose de Sprunggelenke

Tab. 6.14 Fortsetzung		
itsymptome	**Weitere Hinweise**	**Verdachtsdiagnose**
ennende oder prickelnde hmerzen in und um den enknöchel sowie an der Binnenkante	Schwierigkeiten beim Gehen, Stehen und Tragen enger Schuhe	Tarsaltunnelsy. (☞ 6.7.13)
hmerzen hinter dem Außen- öchel	Nächtliche und belastungs- abhängige Dysästhesien	Peronealsehnenluxation
hmerzen im Bereich der Achillessehne		
ötzlich heftiger Schmerz, Gefühl s Zerreißens, Zehenspitzenstand seitig aufgehoben	Delle an der Rupturstelle tastbar. Fußsenkung gegen Widerstand nicht möglich	Achillessehnenruptur (☞ 5.3.13)
hmerz, Schwellung, Hyperämie retrokalkanealen Raum	Schmerzen beim Gehen oder Tragen von flachen, geschlossenen Schuhen	Bursitis achillea, Achillodynie
hmerzen im Bereich des Vorfußes		
ennende, „elektrisierende", allsweise auftretende Vorfuß- merzen	Drang, augenblicklich die Schuhe auszuziehen	Morton-Metatarsalgie (☞ 6.7.12)
hmerzen im Bereich der Zehen		
rker Schmerz im Großzehen- ndgelenk, häufig nachts innend	Anfallsauslösung durch Festessen, Alkohol, M > F	Gicht (☞ 17.3). **DD:** Hallux rigidus

ronische Beschwerden

Tab. 6.15 Fußbereich – chronische Beschwerden		
tsymptome	**Weitere Hinweise**	**Verdachtsdiagnose**
chwerden im Bereich der Sprunggelenke und des Rückfußes		
ufiges „Verknöcheln", nknicken"	Alte Umknicktraumen, Außenband	Chron. Instabilität des OSG (☞ 6.7.10)
auf-, Bewegungs- und astungsschmerz	Verdickung der Gelenke. Gelenkspalt druckempfind- lich. Beweglichkeit einge- schränkt	Arthrose der Sprunggelenke (☞ 6.7.11)

Tab. 6.15 Fortsetzung

Leitsymptome	Weitere Hinweise	Verdachtsdiagnose
Belastungsabhängige Schmerzen, rezid. Schwellungen	Blockierung bei Dissekatlösung möglich. Gelenkerguss	Osteochondrosis dissecans des Talus
Belastungsabhängiger Fußwurzelschmerz, Schonhinken	Juvenile aseptische Osteochondronekrose des Os naviculare pedis	M. Köhler I (☞ 6.7.14)

Beschwerden im Bereich der Ferse

Belastungsschmerz unter der Ferse, Druckschmerz am Ansatz der Plantaraponeurose	Dorsaler Fersensporn: Berührungs- und Druckschmerz am dorsalen Kalkaneus	Plantarer Fersensporn (☞ 6.7.5) oder Insertionstendinose der Plantaraponeurose
Schmerzhafte, gerötete Prominenz am Achillessehnenansatz	Oft junge F, Formvariante des Fersenbeins	Haglund-Ferse (☞ 6.7.6)
Schmerzen an den Fersenrändern	Bei sportlichen Kindern 8.–12. Lj., M > F	Apophysitis calcanei (☞ 6.7.14)

Beschwerden im Bereich des Vorfußes

Metatarsalgie	Quere Wölbung des Vorfußes aufgehoben, Schwiele über 3. MFK, Vorfuß verbreitert	Spreizfuß (☞ 6.7.3)
Vorfußschmerzen bei Zehendeformitäten	Achsabweichung der Großzehe? Arthrose im Großzehengrundgelenk?	Hallux valgus (☞ 6.7.8) Hallux rigidus (☞ 6.7.9)
Belastungsabhängiger Vorfußschmerz, Schonhinken	Juvenile aseptische Osteochondronekrose der MFK II > III > IV	M. Köhler II (☞ 6.7.14)

Fußbeschwerden bei Diabetes

Fußsohlenbrennen, „restless legs", Schwellung, Subluxation, Ulkus	Etwa ab 10 J. nach Auftreten des Diabetes	Diabetischer Fuß (☞ 17.1.2)

ngenitale Fehlbildungen

Tab. 6.16 Fußbereich – kongenitale Fehlbildungen

tsymptome	Weiter Hinweise	Verdachtsdiagnose
bische kontrakte und steife lbildung (Spitzfuß, Rückfuß- us, Hohlfuß, Sichelfuß)	Dünne kurze Wade. Nach begleitenden Fehlbildungen suchen (Hüftdysplasie, Spina bifida). Facharzt- überweisung	Kongenitaler Klumpfuß (☞ 6.7.14)
nelförmige Deformität rfußadduktion, Rückfuß in gusstellung)	Ther. je nach Schweregrad. Facharztüberweisung	Sichelfuß
rem dorsalflektierter Fuß; rücken liegt der Tibia an	Ther. je nach Schweregrad. Facharztüberweisung **Prognose:** Gut	Angeborener Hackenfuß
nation der Ferse und des fußes, Abduktion des fußes	Facharztüberweisung **Prognose:** Bei alleiniger kons. Ther. schlecht. Schmerzen erst im Adoleszentenalter	Angeborener Knick-Senk- Fuß (☞ 6.7.4)

vorbene Fußdeformitäten

Tab. 6.17 Fußbereich – erworbene Deformitäten

tsymptome	Weiter Hinweise	Verdachtsdiagnose
ormität der medialen Fußwölbung		
diale Fußwölbung zu flach flachung des Längsgewölbes)	Die Deformität richtet sich unbelastet auf. **Ätiol.:** Statisch, posttrau- matisch, Lähmungen	Senkfuß (☞ 6.7.4)
rhöhte mediale Fußwölbung	Nur Ferse und Fußballen berühren den Boden. **Ätiol.:** Idiopathisch und neurogen	Hohlfuß
ormität im Rückfuß		
aneus in Valgusstellung	Die Deformität richtet sich unbelastet auf, z.B. im Zehenstand. **Ätiol.:** Statisch, Lähmungen	Knickfuß (☞ 6.7.4), kindlicher Knick-Senk-Fuß

Tab. 6.17 Fortsetzung

Leitsymptome	Weitere Hinweise	Verdachtsdiagnose
Kalkaneus in Varusstellung	Nur die Außenkante des Fußes ist belastet **Ätiol.:** Angeboren, Lähmungen, posttraumatisch	Klumpfuß (☞ 6.7.14)

Deformität im oberen Sprunggelenk

Fixierte Plantarflexion im OSG, nur Zehenstand möglich (bei Beckengeradstand). „Bein zu lang"	Plantigrades Auftreten mit Knierekurvation. **Ätiol.:** Spastische Lähmung, posttraumatisch, schlaffe Lähmung, Pflegefehler	Spitzfuß

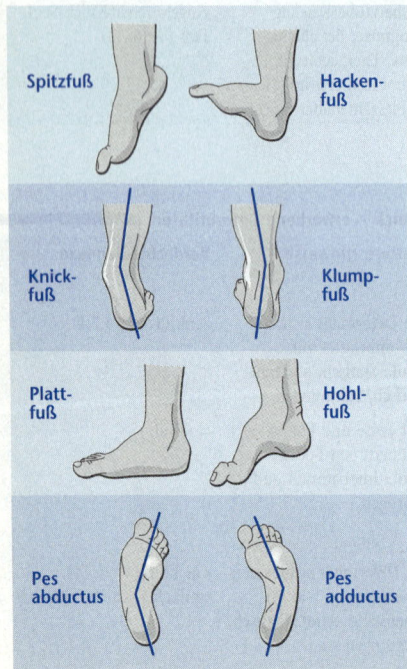

Spitzfuß   Hacken-fuß

Knick-fuß   Klump-fuß

Platt-fuß   Hohl-fuß

Pes abductus   Pes adductus

Abb. 6.13 Fußdeformitäten, rechter Fuß

Tab. 6.17   Fortsetzung

itsymptome	Weitere Hinweise	Verdachtsdiagnose
ß in Dorsalextension, henstand unmöglich	Z.B. nach Polio. **Ätiol.:** Schlaffe Lähmung (M. Triceps surae)	Hackenfuß
tatarsalgie mit Deformität		
ere Wölbung des Vorfußes fgehoben, Vorfuß verbreitert	Sekundäre Zehendeformitäten: Hallux valgus, Dig. quintus superductus, Krallen- und Hammerzehen. **Ätiol.:** Statisch, c.P.	Spreizfuß (☞ 6.7.3)
fhebung des Längsgewölbes, ganze Fußsohle liegt auf	Meist kontrakt. **Ätiol.:** Statisch, posttraumatisch, Lähmungen	Plattfuß

hendeformitäten

Tab. 6.18   Deformitäten im Bereich der Zehen

itsymptome	Weitere Hinweise	Verdachtsdiagnose
chwerden im Bereich der Großzehe		
ular e Abweichung der Großzehe Grundgelenk, Pseudoexostose Os metatarsale I	F > M, meist bds. Spreizfuß. Oft Schleimbeutelentzündung an der Exostose	Hallux valgus (☞ 6.7.8)
astungsschmerz in der Abrollase, Abrollen über den äußeren Brand, Großzehe ist kaum sal extendierbar	M > F, Arthrosis deformans im Großzehengrundgelenk; DD Gicht	Hallux rigidus (☞ 6.7.9)
chwerden im Bereich der Zehen II–V		
wielen und Clavi, Überstreckung . Beugekontraktur in den engelenken	Meist sekundär bei Fußdeformitäten	Hammer- und Krallenzehen (☞ 6.7.7)
rnverdickung infolge Druckastung bei Fußdeformitäten	DD Hornschwiele (kein Dorn, kein Schmerz), DD Dornwarze (schwarze Pünktelung)	Clavus
Zehe liegt über der IV.	Dauerhafter Therapieerfolg nur bei OP	Digitus quintus varus

6.7.2 Klinische Untersuchung von Sprunggelenk und Fu

Spezielle Anamnese

- Hauptbeschwerden seit wann?
- Schmerz belastungsabhängig, Einlaufschmerz, Ruheschmerz?
- Schwellungen, wann?
- Instabilitätsgefühl (Bandinsuff.), Blockierungen (freie Gelenkkörper)?
- Bisherige Ther., Erfahrungen mit Schuhen und Einlagen?
- Frühere Verletzungen (Frakturen, Distorsionen) oder OP in der Anamnese?

Körperliche Untersuchung

Inspektion

- Gangbild? Beckenstand, Beinlänge?
- Rötung, Schwellung? Ulkus?
- Deformität (☞ 6.7.1, Abb. 6.13)?
- Zehenform (Krallenzehen, Hallux valgus)?
- Fußsohlenbeschwielung als Hinweis auf die tatsächliche Belastung.

Palpation

- Überwärmung? Druckschmerz? Bewegungsschmerz?
- Deformierung passiv ausgleichbar oder kontrakt?
- Durchblutung (A. dorsalis pedis, A. tibialis)?

Funktionsprüfung (immer Vergleich mit der Gegenseite)

- Beweglichkeit der Sprunggelenke: Pat. auf der Liege sitzend, frei hängende Unterschenkel.
  Bewegung des OSG kann in Dorsal-Plantarflexion aktiv und passiv überprüft werden. U
  Mit der einen Hand wird der hängende Unterschenkel fixiert, mit der anderen die Ferse u
  fasst und nach innen (Supination) und außen (Pronation) gedreht
- Vordere Schublade des OSG: Pat. auf der Liege sitzend, frei hängende Unterschenkel.
  Untersucher übt Druck auf die distale Tibia aus und Zug auf das Fersenbein. Dadu
  wird ggf. eine vordere Talussubluxation provoziert. Evtl. Klicken palpierbar
- Hackenstand und -gang durchführbar? Nicht möglich bei Fußheberlähmung und fixier
  Spitzfuß
- Zehenstand und -gang möglich? Nicht möglich bei Achillessehnenriss oder Trizepslähm
- Thompson-Zeichen bei V.a. Achillessehnenruptur: Bei Kompression der Wade oberhalb
  Achillessehne fehlt bei Sehnenruptur die Plantarflexion des Fußes
- Zehenbeweglichkeit (Flexion/Extension).

6.7.3 Spreizfuß

Häufigste Fußdeformität. Verbreiterter Vorfuß mit abgeflachtem Fußquergewölbe führt zu Entlast des I. und V. und zu pathologischer Mehrbelastung des II. und III. Mittelfußköpfchens. Oft in K bination mit Hallux valgus und Hammer- bzw. Krallenzehen oder als Begleitbefund bei c.P. u.a. Ü wiegend F ab dem 40. Lj. Kontrakter Spreizfuß: Das eingesunkene Fußquergewölbe kann passiv n ausgeglichen werden.

nik Belastungsabhängige Schmerzen im Mittel- und Vorfußbereich beim Gehen und Stehen.
tatarsalgie.

agnostik

Körperliche Untersuchung:
- Verbreiterung des Vorfußes, Quergewölbe abgesunken
- Vermehrte Beschwielung unter den Metatarsaleköpfchen II und III. Diese springen nach plantar hervor. Minderbeschwielung unter dem Metatarsaleköpfchen I
- Druckdolenz im Bereich der Metatarsaleköpfchen II und III
- Rö (im Stehen a.p.): Bei eindeutigem Befund nicht erforderlich; typischerweise Auffächerung der Metatarsalia, Winkel zwischen I. und II. Mittelfußknochen größer 10°.

erapie

- Fußgymnastik (Greifübungen, Handtuch kräuseln, im Sommer barfuß laufen), bequeme Schuhe, niedrige Absätze
- Retrokapitale Abstützung des Quergewölbes, bewährt: Kombination einer retrokapitalen Pelotte mit Schmetterlingsrolle (mit Aussparung der Metatarsalköpfchen II und III). Z.B. Rp. Kork-Leder-Einlagen nach Abdruck mit retrokapitaler Pelotte bds./re/li und Sohlen mit Schmetterlingsrolle bds./re/li
- Retrokapitale Abrollrampe zur Entlastung bei bes. ausgeprägter Schwielenbildung über sämtlichen Metatarsalköpfchen
- Bei kontraktem Spreizfuß: Bettende Einlagen, ggf. unter Aussparung druckschmerzhafter Areale
- Bei entzündlichem Spreizfuß: Ruhigstellung, Fußbäder, feuchte Umschläge, vorübergehend NSAR, z.B. Diclofenac (z.B. Voltaren®) 3 × tägl. 50 mg
- Bei kontraktem Spreizfuß, Therapieresistenz bzw. zur Frage der OP-Ind.: Facharztüberweisung zum Orthopäden.

nplikationen

- Druckstellen, Schwielen und Hühneraugen (☞ 6.7.7)
- Sekundäre Zehenbeschwerden: Hallux valgus (☞ 6.7.8), Hammerzehenbildung (☞ 6.7.7), Digitus quintus varus
- Diverse OP-Verfahren der begleitenden Zehendeformitäten (Brandes, Hohmann, u.a.)
- Morton-Neuralgie zusätzlich möglich.

gnose Dauerhafte Wiederaufrichtung des Quergewölbes i.d.R. weder kons. noch operativ
glich.

7.4 Knick-Senk-Fuß

isierung der Fußwurzel und Absenkung des Längsgewölbes.

ologie Angeboren, statisch, neurogen, rheumatisch, degenerativ.

lik Oft Beschwerdefreiheit in der Jugend, später vermehrt lokale Schmerzen durch Präarsen und Arthrosen, peripatellares Sy., pseudoradikuläres LWS-Sy. (☞ 6.1.7). Meist kombi-t, doch auch nur Knick- oder Senkfuß möglich. Kombination mit Spreizfuß (☞ 6.7.3) oder ton-Neuralgie (☞ 6.7.12) möglich.

Diagnostik Klinische Untersuchung barfuß im Stehen.

Therapie
- Formung durch Einlagen mit Anheben der Fußinnenkante und Stützung des Längsgewöl
- Aktive unterstützende Greifübungen
- Facharztüberweisung zum Orthopäden bei ausgeprägtem Befund.

Komplikationen Arthrosen in Fußwurzel und Sprunggelenken.

Prognose Abhängig vom Behandlungsbeginn.

6.7.5 Fersensporn

Spornartige Knochenbildung des Plantarfaszienansatzes an der unteren Fersenseite. Selten: Dors Fersensporn im Ansatz der Achillessehne.

Ätiologie Oft bei Fußfehlformen mit flach stehendem Kalkaneus (Knick-Senk-Fuß). Äl Personen, erhöhtes Gew., stehender Beruf.

Klinik
- Stichartige Belastungsschmerzen unter der Ferse. Die Pat. belasten deshalb nur den Vor
- Sekundäre Bursitis als Folge der Knochenausziehung mit erheblichen Belastungsschmer:

Diagnostik
- Bei hängendem Fuß typischer, umschriebener Druckschmerz am medialen Vorderrand Tuber calcanei
- Rö seitlich: Typische Ausziehung am ossären Ansatz der Plantaraponeurose, bei Beg manchmal fehlend.

Differenzialdiagnose
- Fasciitis plantaris; gleiche Klinik wie Fersensporn, nur Rö neg. **Ther.:** Wie bei Fersenspe (s.u.)
- M. Ledderhose: Kontraktur der Plantaraponeurose, vergleichbar der Dupuytrenschen K traktur der Hand.

Therapie
- OP scheidet i.d.R. aus. **KO:** OP führt durch Narbenbildung meist zu anhaltenden Schmer deshalb größten Wert auf gute Anpassung der Einlage durch erfahrenen Ortho-Schuhma legen!
- Korrektur der auslösenden Fußfehlform (Längsgewölbestützung)
- Entlastung des Sporns durch Ausmuldung, z.B. Rp. Viscoheel® FS oder Rp. Durchgehe Kork-Leder-Einlagen nach Abdruck mit Überhöhung des Längsgewölbes und Fersenspe aussparung re/li/bds. (bei Spreizfuß zusätzlich retrokapitale Pelotte). Pufferabsatz zw Druckverteilung
- Injektion eines Gemisches aus Kortikoid-Kristallsuspension und Lokalanästhetikum lateral direkt an den Sporn (z.B. 1 ml Amp. Supertendin®-Depot N) durch Geübten.

Stoßwellenbehandlung ist nicht indiziert!

7.6 Haglund-Ferse

ichteilverdickung am oberen hinteren Kalkaneus, die nach längerem Bestehen meist verknöchert. ursacht durch Schuhdruck, Scheuern am Kalkaneusrand (idiopathisch?).

nik Zunächst empfindliche Stelle über dem hinteren oberen Teil der Ferse, oft von den Pat. ost mit Heftpflaster versorgt, später Weichteilverdickung, Schwielen, Druckdolenz, Fersen-merzen beim Gehen, Vergrößerung der Bursa, die als schmerzhafte, gerötete Beule über Achillessehne erscheint.

gnostik
Typische Klinik mit Weichteilverdickung am oberen Fersenbeinrand
Rö: Ausziehung des kranialen hinteren Fersenbeinrandes im Stadium der Ossifikation (bei eindeutiger Klinik und Erfahrung nicht zwingend).

ferenzialdiagnose Periostose des Fersenbeins: Chron. Periostreizung, schmerzhaft in den ichen Anteilen des Kalkaneus.

rapie
Sandalen ohne hintere Kappe (skandinavische Holzschuhe können auch alltags getragen wer-den). Nach Beschwerdebesserung Ausweitung und Weichbettung der Fersenkappe
Salbenumschläge über 2 Wo. (z.B. Etofenamat: Vorgekühltes Rheumon® Gel 4 × tägl.)
Systemische Gabe von Antiphlogistika bei hoch schmerzhaftem akuten Reizzustand, z.B. Diclofenac 3 × 50 mg (z.B. Voltaren® 50 Drg.)
Bei Therapieresistenz Facharztüberweisung zum Orthopäden, ggf. OP.

gnose Chirurgische Entfernung der hinteren lateralen Anteile des Kalkaneus und Bursek-ic bei konsequenter Entlastung nur selten notwendig.

7.7 Hammer- und Krallenzehen, Clavi

ächst ausgleichbare, später kontrakte Fehlstellung der Zehen II–V. Ausbildung von Clavi (Syn. neraugen; Hornhautverdickung bzw. Schwielenbildung unter Ausbildung eines nach innen ge-eten harten Dorns) als Reaktion auf Knochen- bzw. Schuhdruck.

ologie Meist in Kombination mit Spreizfuß und Hallux valgus bzw. relative Verkürzung der gesehnen durch abgeflachtes Fußgewölbe. Ursächlich auch neurologische Störungen (Hohl-spastische Lähmung) oder eine entzündliche Erkr. (c.P. ☞ 18.3).

ik Schmerzen über dem Mittel- und Endgelenken sowie an den Zehenspitzen führen den zum Arzt.

gnostik
Hammerzehe (am häufigsten): Beugekontraktur des Zehenendgelenks. Die Zehenkuppe hat Bodenkontakt
Krallenzehe: Beugekontraktur des Zehenmittel- und -endgelenks. Überstreckung im Grund-gelenk

- Rö: Subluxation und Luxation der betroffenen Gelenke; nur zum Ausschluss anderer Er
  sinnvoll, da Klinik eindeutig ist.

Therapie
- Bequemes Schuhwerk, Sandalen (vorne offen; Druckentlastung), ggf. Polsterung
- Beeinflussung der verursachenden Deformität (Spreizfußbehandlung, ☞ 6.7.3)
- OP: Methode der Wahl. Facharztüberweisung zum Orthopäden/Chirurgen mit der Frages
  lung der OP-Ind. und des OP-Verfahrens. Postop. Ther. verfahrensabhängig
- Bei Kindern mit nicht kontrakten Deformitäten evtl. Ther. mit Nachtschienen und Pflas
  zügelverbänden.

Prognose Konservative Ther. meist nicht befriedigend. Bei sorgfältiger OP gute Langzeitre
tate.

! Pediküre und Exzision von Clavi oder Keratolytika (Pflaster, Salizylpaste) haben palliati
Charakter, deshalb bei eher ausgeprägter Klinik frühzeitig auf wenig belastende OP hinweis

6.7.8 Hallux valgus

*Häufigste Zehendeformität. Abweichung der Großzehe nach fibular bei gleichzeitiger Innenrota
und evtl. Metatarsus I varus. Meist bds. F > M.*

Ätiologie Relative Verkürzung der Streck- und Beugesehnen bei abgeflachtem Fußgew
durch Spreizfuß, Platt-Knickfuß, zu enges Schuhwerk mit spitzer Vorfußausformung.

Klinik
- Die gesamte Großzehe weicht zunehmend nach außen ab, steht gelegentlich über oder u
  der zweiten Zehe
- Prominentes Metatarsalköpfchen I (Pseudoexostose an der tibialen Seite des Metatars
  köpfchens I). Durch Schuhdruck → Hühneraugen, Schwellung, Rötung bzw. Bursitis :
  schen Gelenkkapsel und Haut
- Schuhprobleme, Frostballen, Belastungsschmerz
- Oft in Kombination mit Hammer- oder Krallenzehen.

Diagnostik
- Typische Klinik mit Zehenfehlstellung und Pseudoexostose
- Rö beider Vorfüße in 2 Ebenen im Stehen: Achsenabweichung des Hallux nach lateral, Val
  Winkel zwischen Metatarsale I und Grundphalanx größer 10°, Subluxation des Großze
  grundgelenks, Arthrose im Großzehengrundgelenk; nur bei unklarer Diagnose.

Therapie
- Seitliche Ausweitung des Schuhs, Sandalen, breite Sportschuhe. Filzeinlage zwischen 1.
  2. Zehe
- Spreizfußbehandlung (☞ 6.7.3)
- Nachts evtl. Schienenlagerung, auch redressierende Verbände
- Bei Bursitis NSAR-haltige Salben, z.B. mit Diclofenac (z.B. Voltaren Emulgel®) mehrmals

OP-Ind. wird durch Funktionseinschränkung und Leidensdruck bestimmt. Nach Abwägung der Risiken entscheidet letztlich der Pat. über operatives Vorgehen. Auch ambulante OP möglich. Nachbehandlung nach Vorgabe des Operateurs. Zahlreiche OP-Verfahren.

gnose
Außer im Frühstadium kann die Progredienz nicht aufgehalten werden. (Durch die Fehlstellung der Großzehe entsteht eine Bogenspannung der Sehne des M. extensor hallucis longus, die die Großzehe in weitere Außenabweichung zieht.)
Konservative Ther. meist nicht befriedigend. OP mit guten Ergebnissen.

Prophylaxe: Schuhe mit genügend Zehenspielraum, flache Absätze, Zehengymnastik (Abspreizübungen). Pat. auch bei anderen Beratungsanlässen humorvoll/diskret auf schlechtes Schuhwerk ansprechen!

7.9   Hallux rigidus

rose des Großzehengrundgelenks, meist einseitig, überwiegend bei M. Ätiol.: Mikro- und Makro-
matisierung des Großzehengrundgelenks, Entzündung (z.B. idiopathische Gicht oder c.P.).

ik
Belastungsschmerz im Großzehengelenk, v.a. in der Abrollphase
Zehenstand, Treppensteigen, Bergaufgehen werden als bes. schmerzhaft empfunden
Verändertes Gangbild aufgrund mangelnder Extensionsfähigkeit des Großzehengrundgelenks (Abrollen über die Außenkante)
Beugekontraktur im Grundgelenk im Endstadium.

nostik
Schmerzhafte kapsuläre Bewegungseinschränkung des Großzehengrundgelenks; Dorsalextension schmerzhaft eingeschränkt
Oft störende Exostosen
Rö: Typischerweise Sklerosierung, Verschmälerung des Gelenkspalts, dorsomediale Spornbildung und Exostosen.

erenzialdiagnose Hallux valgus (Achsabweichung!), Gicht (anfallsartig, Labor!), Sesa-
litis: lokaler Schmerz plantar unter dem 1. Metatarsaleköpfchen. Schmerzverstärkung im
nstand.

apie
Einlagenversorgung und Sohlenversteifung (schützt das Großzehengrundgelenk vor schmerz-
after Überstreckung). Vordere Abrollrampe (Ballenrolle) am Schuh ermöglicht Abrollen mit
teifer Sohle (z.B. Rp. Hallux-rigidus-Rolle für einen rechten/linken festen Schuh zur Probe,
ötigenfalls entsprechende Sohlenerhöhung auf der Gegenseite. Diagn. Hallux rigidus re/li)
elbstständige manuelle Ther. mit Zug am Endglied und „joint play", Training der Dorsalex-
ension
OP nach Keller-Brandes. Facharztüberweisung zum Orthopäden zur Abwägung der OP-Ind.
ach Einverständnis des Pat.

nose Gut bei OP oder sorgfältiger Schuhzurichtung.

6.7.10 Chronische Instabilität des OSG

Häufig. Ungenügende fibulare Kapsel-Band-Führung nach Distorsion oder bei konstitution Lockerung des Kapsel-Band-Apparats des OSG.

Klinik
- Unsicherheitsgefühl im Sprunggelenk
- Rezid. Distorsionen, bes. auf unebenem Boden
- Schwellung am Außenknöchel, verstrichene Konturen.

Diagnostik
- Laterale Aufklappbarkeit des OSG (Insuff. der fibularen Seitenbänder)
- Druckschmerz über dem Lig. fibulotalare anterius
- Vordere Schublade pos.
- Rö (gehaltene a.p. Aufnahmen, ggf. Gegenseite zum Vergleich): Vermehrte laterale Aufkla barkeit zwichen Talus und Tibiagelenkfläche. Evtl. abgerundete knöcherne Absprengur am Außenknöchel. Evtl. degenerative Veränderungen an der lateralen Talusrolle.

Therapie
- Absatzverbreiterung und laterale Sohlenerhöhung
- KG: Aktive Stabilisierung (Peronealmuskulatur)
- Beim akuten Rezidiv: Äußere Stabilisierung, z.B. Aircast®-Schiene für 6 Wo., proniere Tape-Verband
- Facharztüberweisung zum Orthopäden; OP, z.B. Watson-Jones Plastik, unter Verwend eines Teils der Peronealsehne zur Stabilisierung; erfordert sorgfältige Nachbehandlung. N zu frühe Belastung. Heparin-Prophylaxe, z.B. mit Fraxiparin® 0,3 abends s.c.
- Postoperative Nachbehandlungszeit 6 Wo.

Prognose Bei insuffizienter Bandführung Frühaarthrose möglich. **Cave:** Langzeitergebnis h wesentlich von Erfahrung des Operateurs und regelrechter Nachbehandlung ab.

6.7.11 Sprunggelenksarthrosen

Arthrose des oberen Sprunggelenks
Gelenkverschleiß aufgrund von Inkongruenz nach Traumata, Inf., Bandinsuff., c.P., idiopathi

Klinik
- Schmerzen in der gesamten Zirkumferenz des OSG, bes. unter den Knöcheln, bes. bei gerem Gehen und Stehen
- Anlaufschmerzen, Schonhinken, zunehmende Versteifung
- Schwellneigung bei Belastung, verstrichene Gelenkkonturen.

Diagnostik
- Typische Klinik
- Eingeschränkte Fußgelenksbeweglichkeit

Rö (Sprunggelenk in 2 Ebenen): Randzacken an Innenknöchel sowie vorderer Tibiakante, später subchondrale Sklerosierung und Gelenkspaltminderung.

ferenzialdiagnose

Vorderes Schienbeinkompressionssy. (gehäuft bei Fußball- und Handballspielern): Schmerzen an der Vorderkante des OSG, verstärkt bei Dorsalextension. Rö: Exostose des Talushalses
Hinteres Schienbeinkompressionssy.: Schmerzen an der Rückseite des OSG, verstärkt im Zehenstand. Rö: Exostose am hinteren Talushals.

erapie

Schonung, Handstock (auf der Gegenseite), hohes Schuhwerk
Gepufferter Absatz, steife Sohle mit Abrollrampe
Bei aktivierter Arthrose antiphlogistische Maßnahmen, z.B. Diclofenac (z.B. Voltaren®) 3 × 50 mg
Facharztüberweisung zum Orthopäden
Zur Planung einer Korrekturosteotomie bei Fehlstellung im frühen Stadium
Im fortgeschrittenen Stadium zur Überprüfung der Ind. zur Arthrodese.

Bei Ind. zur Arthrodese kann der HA v.a. bei älteren Pat. mit wirklich gutem Gewissen zu einer OP raten, vor der der Pat. meist zurückschreckt (Reizwort: Gelenkversteifung).

gnose

Krankheitsverlauf progredient
Gute Ergebnisse bei Arthrodese, geringe funktionelle Einbußen, Gangbild nur wenig gestört
Kunstgelenk nur in Ausnahmefällen empfehlenswert, noch keine gängige Praxis.

hrose des unteren Sprunggelenks

*nkflächendegeneration im Bereich des Talokalkanear-, Talonavikular- und Kalkaneokuboidge-
s.*

ologie Posttraumatische (z.B. nach Fersenbeinfraktur) und idiopathisch degenerative Ver-
erungen der Fußgelenke; z.T. auch funktionell.

ik

Bewegungs- und Belastungsschmerz, Anlaufschmerz
Rezid. Ergüsse und verdickte Gelenkkapsel
Schmerz bei seitlichen Bewegungen (Gehen auf unebenem Boden).

gnostik

Gelenkbeweglichkeit (Pronation, Supination) schmerzhaft eingeschränkt
Gelenkspalt druckschmerzhaft
Rö: Typische Arthrosezeichen (Sklerosierung, Randosteophyten, Deformierung der Gelenk-
partner).

rapie

Schuhversorgung: Steife Sohle und Abrollrampe (Fußrolle)
Lokale Anwendung von Externa, z.B. Indometacin (z.B. Amuno® Gel) 3 × tägl.

- Die systemische Gabe von Antiphlogistika bei hoch schmerzhaftem akuten Reizzusta z.B. Diclofenac Kps. 50 mg 3 × 1 (z.B. Voltaren® 50) oder Diclofenac als 100 mg Su morgens (z.B. Voltaren® 100 Supp.). Bei Dauerther. an Gastritisprophylaxe denken (H₂-Blocker)!
- Bei starken Beschwerden: Arthrodese. Postop. Ruhigstellung und Teilbelastung für 12 V **Cave:** Zu frühe Belastung!
- Bei Teilbelastung muss auch der HA versuchen, eine Thromboseprophylaxe durchzusetz z.B. mit Fraxiparin® 0,3 abends s.c.

Prognose Progressiver Verlauf.

6.7.12 Morton-Neuralgie

Anfallsweise auftretende Vorfußschmerzen durch Kompression der aus dem N. tibialis stammen Interdigitalnerven in Höhe der Mittelfußköpfchen. Ätiol.: Verbreiterung des Quergewölbes (Spreizfu dabei meist Kompression des Interdigitalnervs III, der den Raum zwischen der III. und IV. Zehe sorgt. M : F = 4 : 1, meist 4.–5. Lj. Häufig übersehene Krankheit.

Klinik Vorfußschmerzen mit dem typischen Drang, augenblicklich die Schuhe auszieher müssen; daraufhin Beschwerderückgang. Über J. zunehmend und sich auf den ganzen Fuß breitend. In 50% Sensibilitätsstörung im Interdigitalraum.

Diagnostik
- Typischer Schmerz durch dorso-plantaren Griff mit Daumen und Zeigefinger
- Ggf. Auslösung durch seitliche Kompression des Quergewölbes; **DD:** C.P.
- Diagnostische LA (wie Oberst-LA im Mittelhandbereich).

Therapie
- Bequeme, weiche, breite Schuhe
- Retrokapitale Einlagenabstützung zur ausreichenden Entlastung des Quergewölbes (z.B. Kork-Leder-Einlagen nach Abdruck mit retrokapitaler Pelotte) wie bei Spreizfußbehandl (☞ 6.7.3)
  - Kortikoid-Procain Infiltration von dorsal, wenn diagnostische LA pos.
  - OP: Resektion des komprimierten Nerven als ultima ratio.

Prognose Konservative Ther. reicht meist aus. Falls OP erforderlich, gute Ergebnisse (bis Besserung).

6.7.13 Tarsaltunnelsyndrom

Kompression bzw. Irritation (z.B. vaskuläre Insuff.) des N. tibialis hinter dem Innenknöchel gang des Tarsalkanals. Wird oft übersehen.

Klinik
- Nächtliche und belastungsabhängige Dysästhesien, Hypästhesien an der Fußinnenkant
- Ausstrahlung in Ferse, Fußsohle, Zehen und Wade
- Selten Paresen der Fußmuskulatur.

gnostik

Bei hängendem Fuß kann der typische Schmerz durch Druck hinter dem Innenknöchel und forcierte Extension im OSG sowie durch venöse Stauung des Unterschenkels mit der Blutdruckmanschette provoziert werden

Facharztüberweisung zum Neurologen zur Messung der NLG des N. tibialis.

ferenzialdiagnose

Fersenschmerzen bei Wurzelreizung S1

Kompression der Nn. plantares auf Höhe des M. abductor hallucis (kein Fersenschmerz: Distales Tarsaltunnelsy.).

rapie

Aufrichtung des Fußes zur Entlastung des Tarsaltunnels durch Schuhinnenranderhöhung (z.B. Kork-Leder-Einlagen nach Abdruck mit Überhöhung des Längsgewölbes re/li für festes Schuhwerk, 1 Paar zur Probe)

Bei akuten Beschwerden Immobilisation und Salbenumschläge (z.B. mit Etofenamat) über 2 Wo. (z.B. im Tiefkühlschrank vorgekühltes Traumon® Gel 4 × tägl.)

Zusätzlich NSAR für 4–5 d. Adjuvant neurotrope Vit. möglich (z.B. Neurobion® forte 3 × 2 Tbl.)

Bei Therapieresistenz Facharztüberweisung zum Orthopäden zur lokalen Injektionsther. (Kortikoide, Lokalanästhetika) und Abwägung einer OP-Ind.

gnose   Operative Neurolyse und Dekompression nur in ca. 60–70% so erfolgreich wie bei paltunnelsy.-OP des Handgelenks.

7.14 Sonstige Sprunggelenks- und Fußbeschwerden

rbus Köhler I

tane Osteonekrose des Os naviculare. M : F = 2 : 1. Betroffen sind Kinder im Schulalter (Alter ca. J.). In 30% doppelseitig, selten.

ik   Schmerz im Bereich der medialen Fußwurzel, evtl. mit Schwellung (DD: Tumor, Tbc, aler Fußhöcker); Schonhinken und eingeschränktes Abrollen über Fußaußenrand.

nostik

Körperliche Untersuchung: Druckdolenz über Os naviculare

Rö (Fuß in 2 Ebenen): Os naviculare verschmälert und sklerosiert.

rapie

Facharztüberweisung zum Orthopäden zur Mitbehandlung

Schonung: Sportverbot und Entlastung durch Einlage und ggf. Gehstützen für 8–12 Wo., bei tarken Beschwerden evtl. Gipsversorgung.

nose   Bei entsprechender Ther. meist Ausheilung.

Morbus Köhler II

Spontane Osteonekrose des Metatarsalköpfchens II (seltener III oder IV) mit Befall der Epiphysen, während des Wachstums, meist zwischen 12.–18. Lj., selten.

Klinik Schmerz und Schwellung über dem mittl. Vorfuß. Meist nur belastungsabhängig.

Diagnostik Rö (Fuß in 2 Ebenen): Metatarsalköpfchen abgeflacht, verkürzt und verbreit

Therapie
- NSAR bei Beschwerden, z.B. Diclofenac (z.B. Voltaren®) 3 × 50 mg bei älteren Jugendlich sonst nur 3 × 25 mg Kps.
- Facharztüberweisung zum Orthopäden zur Mitbehandlung
- Einlagen mit retrokapitaler Abstützung, bei stärkeren Schmerzen Gipsentlastung
- Evtl. OP nach Wachstumsabschluss (Basisresektion des Zehengrundglieds und plastis Umformung des Metatarsalköpfchens II).

Prognose Frühe Arthrose möglich; Regenerationstendenz bei Köhler II schlechter als Köhler I.

Apophysitis calcanei

Lokale, belastungsabhängige Schmerzen im Bereich der Wachstumsfuge, meist ohne Veränderu der Weichteile. Häufigste Ursache von Fersenschmerz im Wachstumsalter, bes. beim Sportler zwis 8. und 16. Lj.

Klinik Fersenschmerz, Verschlimmerung durch Sportarten mit Sprung oder Sprungant Gelegentlich Hyperämie und Schwellung.

Diagnostik
- Anamnese: Typisches Alter, sportliche Aktivitäten und typische Schmerzlokalisation ent der Ränder der Wachstumszonen
- Rö: Kalkaneus seitlich und a.p. („spezial"): Im Seitenvergleich häufig unregelmäßige Stru der Wachstumsfuge.

Therapie
- Schonung, Salbenverbände mit NSAR, lokale Wärmebehandlung (hilft im chron. Stad manchmal sogar im akuten, besser als Eis)
- Fersenpolster (z.B. Rp. Viscoheel® Einlagen 1 Paar), Absatzerhöhung (z.B. Rp. Absatze hung bds. 8 mm ohne Abrollhilfe)
- Sportpause für 4–6 Wo. je nach Beschwerdebild (Attest für Schüler)
- Bei Therapieresistenz Gehgips für mind. 3 Wo., angedeutete Spitzfußstellung erlaubt
- Abwägen des Risikos einer Venenthrombose/Thromboseprophylaxe.

Prognose Sehr gut.

Kongenitaler Klumpfuß

Angeborene, idiopathische Fehlbildung mit Spitzfuß, Rückfußvarus, Hohlfuß, Sichelfuß und Sup tion des Vorfußes. Passiv nicht ausgleichbare Fußdeformität. Häufigkeit 0,1% der NG. M : F = 2 : doppelseitig.

nik Spitzfuß mit Varuskomponente im Rückfuß, Supination und Adduktion im Vorfuß.
poplastische Wade, bereits nach Geburt schon deutlich erkennbar.

gnostik
Sollte bei U1 oder U2 abgeschlossen sein
Untersuchung in Rückenlage bei Beugung des Beines in Knie- und Hüftgelenk von 90°; ma-
nuelle Korrektur nicht möglich, bes. Spitzfußkomponente.

ferenzialdiagnose Klumpfußhaltung als intrauterine Lagerungsfolge (manuelle Korrektur
ständig möglich; harmlos); neurogener Klumpfuß bei Meningozele; myodysplastischer
mpfuß bei Spina bifida.

rapie
Durch Orthopäden: Die manuelle Redression muss am 1. d nach der Geburt beginnen, nach
Wiedererreichen des Geburtsgewichts redressierende Gipsbehandlung!
Bei Restdeformität gegen Ende des ersten Lebenshalbjahrs operative Verfahren einleiten. Ver-
laufskontrollen bis zum Wachstumsabschluss durch Orthopäden, Facharztüberweisung.

gnose Unbehandelt: Schlecht, Kind wird beim Laufen den äußeren Fußrand oder sogar den
rücken belasten! Auch bei therapiertem Klumpfuß: Wadenatrophie sowie verkürzter und ver-
terter Fuß (Schuhzurichtung).

mplikationen Druckulzera durch Gipsbehandlung; Pes adductus bei unzureichender Kor-
ur.

Auf Koinzidenz mit anderen Skelettauffälligkeiten achten: Spina bifida, sonographischer Ausschluss einer Hüftdysplasie, bes. bei Kindern aus schwierigen sozialen Verhältnissen, die nicht
zur Vorsorge gebracht werden und wegen anderer Beschwerden in die Praxis kommen.

8 Osteoporose

*emerkr. des Skeletts mit erhöhtem Frakturrisiko durch Verminderung von Knochenmasse und
ktur. Häufigste generalisierte Knochenerkr. Etwa 25–30% aller F nach dem 60. Lj. haben
messbare Osteoporose.*

8.1 Ätiologie und Einteilung

näre Formen

I: Postmenopausale Osteoporose bei Frauen
Erhöhter Knochenmineralsalz-Umsatz (high turn-over), relativer Östrogenmangel. Überwiegend Abbau der Spongiosa, M:F = 1:7
Wirbelkörper-, meist BWK mit akutem lokalen BWK-Sy., und distale Radiusfrakturen
typisch.

Typ II: Senile Osteoporose bei Frauen und Männern

- Allg. Knochenmineralsalz-Verlust ab 70. Lj. (low turn-over), Abbau von Spongiosa und K tikalis. M : F = 1 : 2
- Oberschenkelhalsfrakturen typisch.

Sekundäre Formen

- Bei Glukokortikosteroid-Ther. (ab ca. 7,5 mg Prednisolonäquivalent tägl.), Cushing-Sy
- Bei Ther. mit Heparin, Laxanzien, Schilddrüsenhormonen
- Bei Inaktivität, z.B. nach 4–6 Wo. Bettruhe, Para-, Hemiplegie
- Parainfektiös, immunogen: Z.B. bei c.P.
- Bei Hyperthyreose (gesteigerter Knochenabbau bei erhöhtem Umsatz (☞ 17.6.2), Hyper rathyreoidismus, auch sekundär bei Niereninsuff., Hämodialyse! (☞ 13.4.3), M. Cush (☞ 17.7), Hypogonadismus (☞ 17.7), Diab. mell. (☞ 17.1)
- Renal: Chron. Niereninsuff., metabolische Azidose.

Risikofaktoren

- Pos. Familienanamnese
- Genussgifte, z.B. Nikotin, Alkohol, Koffein
- Geringe körperliche Aktivität
- Untergewicht, schlanker Habitus
- Niedrige Kalziumaufnahme (mag keine Milch und Molkereiprodukte)
- Östrogenmangel (frühe Menopause, Nullipara, Ovarektomie)
- Chron. Hungerzustände, Malnutrition, Malabsorption.

6.8.2 Klinik

- Chron. Rückenschmerzen, Myogelosen der Rückenmuskulatur (veränderte Statik mit F belastung von Gelenken, Muskeln und Bändern), radikuläre Schmerzen (Thorax, Abdom Beine)
- Zunehmender Rundrücken (BWS-Kyphose, „Witwen-Buckel")
- Verlust an Körpergröße, scheinbare Überlänge der Arme (Körpergröße erst erfragen, c selbst nachmessen!), Abdomenvorwölbung
- Akute Schmerzen bei Frakturen (distaler Radius, Wirbelkörper, Schenkelhals) nach inadä tem Trauma
- Akute Schmerzen bei Subluxationen kleiner Wirbelgelenke im Rückenbereich sowie su riostalen Blutungen (z.B. nach Deckplatteneinbruch)
- Aufsetzen des unteren Rippenbogens auf dem Beckenkamm mit schlaffen, schräg verlau den Hautfalten im Stammbereich.

6.8.3 Diagnostik

- Typische Klinik, Anamnese (z.B. Fraktur nach inadäquatem Trauma)
- Rö der BWS und LWS a.p. und seitlich
  - Verminderte Strahlendichte der Wirbelkörper. **Cave:** Erst ab ca. 30% Mineralsalzverlust das Rö eine sicher erkennbar vermehrte Strahlendurchlässigkeit. Nicht zur Frühdiagn. g net!

Wirbelkörperdeformierungen: Keilwirbel (mittl. BWS), Fischwirbel (bikonkave Deckplatten; untere BWS, obere LWS)

Deckplatteneinbrüche

Rahmenwirbel (Akzentuierung der Wirbelkörperkonturen mit flauer Spongiosa)

Labor: Ca^{2+}, Phosphat, AP, Parathormon, BB, BSG, E'phorese, Leberwerte, Krea i.d.R. unauffällig. Zum Ausschluss von Tumoren, endokrinologischen u.a. orthopädischen Krankheitsbildern

Szinti wenn Labor und Rö. nicht eindeutig (DD Skelettmetastasen)

CT, MR: DD Tumor? Plasmozytom?

Knochenbiopsie: Bei unklarem Befund (Ind. i.d.R. durch FA).

Häufig Östrogensubstitution und Osteodensitometrie auf gyn. Veranlassung. Gezielt danach fragen! Bei klinischem V.a. Osteoporose Messprotokoll in Kopie anfordern. Ist der klinische Verdacht bestätigt, Therapieempfehlung folgen. Bei Grenzbefund unter Berücksichtigung der Fehlerbreite des Geräts erneute Untersuchung in etwa 6 Mon. veranlassen. Gleich bleibender Befund spricht i.d.R. gegen Osteoporose.

ferenzialdiagnose

Osteopenie: Verminderung der Gesamtskelettmasse ohne Zeichen der statischen Insuff.

Osteomalazie: Verminderte Knochen-Mineralisation durch Störung des Vit.-D-Stoffwechsels (Labor: AP stark erhöht, Serumphosphat stark erniedrigt, Kalzium im Harn erniedrigt)

Plasmozytom: (☞ 19.4.4); Rö des Schädels seitlich: Osteolysen häufig

Wirbelsäulen-Metastasen: Ganzkörperszintigraphie sinnvoll

Spondylitis (☞ 6.1.12), Diszitis (Entzündungsparameter erhöht)

Physikalische Altersatrophie

BWS-Sy. anderer Genese (☞ 6.1.4), „Modekrankheit"

Leukämien, maligne Lymphome.

8.4   Therapie

ht-medikamentöse Therapie

Steht im Vordergrund

Physiother.: Remobilisierung, Schmerzlinderung, körperliches Training. Kräftigung der Rücken- und Bauchmuskulatur. Flektierende Übungen der WS sind zu vermeiden

Physikalische Ther.: Mit Hydrother., Elektrother., Wärme

Halbelastisches Mieder: Zur Frühmobilisierung nach Wirbelkörperfraktur; evtl. bei länger anhaltenden Schmerzen (Lindemann-Mieder, vom Orthopäden verordnet)

OP: Ggf. bei Frakturen (z.B. Hüft-TEP bei medialer Schenkelhalsfraktur).

Wirbelkörpereinbrüche stellen keine OP-Ind. dar.

rmakotherapie

Kalzium (1–1,5 g tägl.) durch Ernährung mit Milch/Käseprodukten, ggf. Kalzium oral (z.B. Calcium-Sandoz® forte) als Basisther.

Vit. D: Zur unterstützenden Behandlung empfohlen. 1000–3000 IE (z.B. Vigantoletten 1000® 1–3 × 1 tägl.). Regelmäßige Kontrolle der Serumkalzium- und Phosphatwerte erforderlich

- Östrogene in Kombination mit Gestagenen. Präparate und Dos. wie bei Prophylaxe (☞ 6.8 **KI:** Östrogenabhängiger Tumor
- Fluorid-Ther.: Osteoblastenstimulation. Bei Osteoporose mit langsamen Umsatz (low tu over). Therapiedauer: 2–4 J. **NW:** Gastrointestinale Symptome, schmerzhafte Schwellung Fußgelenke. **KI:** Chron. Leber- und Nierenerkr., Hypertonus. Präparate z.B. Natriumfluoric Baer® (2 × 1 Drg. jeweils 2 h nach dem Essen), Ossiplex retard® (3 × 1 Drg. für 2–3 M dann 2 × 1 Drg.). Bei Fluoridther. muss Kalzium zusätzlich zum Fluorid in adäquater Me zur Verfügung stehen
- Kalzitonin: Gute analgetische Wirkung bei Schmerzen und frischen Wirbelfrakturen. Als D erther. (max. 3 Mon.) bei Osteoporose mit erhöhtem Umsatz (high turn-over). Dos.: 1 (100 IE) Karil® s.c. oder i.m. tägl. für ca. 6 Wo., dann 2 Wo. Pause, weiter unter Kalziu spiegelkontrolle. **NW:** Übelkeit, Diarrhoe, Flush, Tachykardie, allergische Reaktionen). V.a. Antikörperbildung: Humanes Calcitonin (Cibacalcin® 0,5. Dos.: 3–5 × 1 Amp./W
- Anabolika, z.B. Metenolonacetat (z.B. Primobolan® S 1 × 1 Tbl. tägl.) oder Nandrolor canoat (z.B. Deca-Durabolin®, Dos.: Alle 4–8 Wo. 1 Amp. 50 mg i.m.) bei postmenopaus Osteoporose. Erhöhen Knochen- und Muskelmasse, ggf. das Allgemeinbefinden. **Cave:** rilisierung, Leberschäden, Störung des Lipidstoffwechsels und Hyperkalzämie
- NSAR zur Behandlung chron. Schmerzen, z.B. Diclofenac (z.B. Voltaren®) 3 × 50 mg. akuten Schmerzen zusätzlich Tramadol (z.B. Tramal® Tr.) oder Buprenorphin (z.B. Ten sic®)
- Bisphosphonate: Actonel® oder Fosamax®.

6.8.5 Prophylaxe

Prophylaxe bei nachgewiesener primärer Osteoporose

- Ausreichende Versorgung mit Kalzium (1 g tägl., entspricht 1 Liter Milch) und Vit. D übe Nahrung
- Regelmäßige körperliche Aktivität, Gymnastik, Rückenschwimmen, Wandern
- Medikamentöse Prävention der postmenopausalen Osteoporose bei F mit erhöhtem Ri (z.B. nach Ovarektomie): Östrogen-Gestagen Präparat (z.B. Presomen® compositum, F gest®, Trisequens®) Mittel der Wahl. Auch transdermal möglich (z.B. Estraderm TTS®) Östrogenabhängiger Tumor (z.B. Mamma NPL, Endometrium NPL, Ovarial NPL)
- Alkohol und Rauchen meiden.

Prophylaxe der sekundären Osteoporose

- Behandlung der Grundkrankheit
- Physikalische Basisther.
- Gabe von 1 g Kalzium oral (z.B. Calcium-Sandoz® fortissimum) tägl.
- Fluoride, z.B. 2 × 1 Kau-Tbl. Tridin® N
- Calcitonin-Dauermedikation (3 Mon.) bei Knochenschmerzen (z.B. 50–100 IE Karil® täg oder i.m.)
- Substitution von Vit. D 1000–3000 IE tägl. (z.B. Vigantoletten® 1000) bei Malabsorpt
- Östrogen-Gestagen Kombination in der Postmenopause (z.B. Presomen® comp. 1 × 1 tägl.) als Basisther. bei F.

.9 Naturheilkundliche Therapieprinzipien

g. Prinzipien ☞ 32.9. Bei den meisten *funktionellen* Schmerzsyndromen des Bewegungsappa-
es ist mit sehr guten Erfolgen einer Akupunkturbehandlung zu rechnen. Weitere Möglichkeiten
osierungsangaben für Erwachsene):

zymtherapie (s.a. ☞ 18.3.2)   Zur Durchblutungsförderung, Schwellungsminderung: Bro-
·lain pos® 3 × 2 Drg., Wobenzym® 3 × 2 Drg., Phlogenzym® 3 × 2 Drg.

mplexhomöopathie (s.a. ☞ 18.3.2)
Traumeel® Tbl. (3 × 1), Tr. (3 × 10); Salbe und Amp. (als Eigenblutbehandlung, peritendinär,
periartikulär, i.m., s.c.; bei akuten Entzündungen und Reizzuständen 1–3-mal/Wo.)
Zeel® und Zeel comp® Tbl. (3 × 1 unter der Zunge zergehen lassen), Tr. (3 × 10), Amp. (s.c.,
i.m., zur Eigenbluttherapie, peritendinär und -artikulär; bei chron. degenerativen Erkr. des
Bewegungsapparats, 2–3-mal/Woche).

ytotherapie (s.a. ☞ 18.3.2)
Weidenrinde: Assalix® 2 × 1–2 Drg., Assplant® 2 × 1–2 Drg.
Teufelskralle: Teltonal 480®, Cefatec®, Rivoltan®, Allya® Tbl. jeweils 2 × 1 Tbl., Phytodolor®
Tr. 3 × 20–30
Weihrauch: H 15®, 2–3 × 1 Kps.
Brennessel: Hox alpha®, 3 × 1 Tbl.
..: ein Versuch ist sowohl bei akuten als auch chron. Schmerzzuständen im Bereich des Be-
ţungsapparats gerechtfertigt.

Naturheilkundliche Therapieversuche zunächst möglichst individuell entweder mit Phytother., Homöopathie, Enzymen oder Akupunktur durchführen – möglichst keine „Schrot-
schusstherapie". Bei Bedarf verschiedene Verfahren *nacheinander* anwenden.

portmedizin

⊃MAS HORSTMANN _ ANDREAS NIESS _ HANS-HERMANN DICKHUTH

Sportmedizinische Fragestellungen an den nicht spezialisierten Hausarzt kommen i.d.R. aus d
Freizeitbereich, seltener aus dem Leistungssport. Entsprechend unterschiedlich sind die Pati
tenkenntnisse über Vorteile und Gefahren des Sports. Hieraus ergeben sich präventive und th
Aufgaben für den Hausarzt.

7.1 Orthopädische Aspekte

7.1.1 Untersuchung

*Unausgewogenheit der tonischen und phasischen Skelettmuskulatur führt oft zu Bewegungseinschr
kungen, verursacht Ausweichbewegungen, bedeutet Leistungsverlust und begünstigt Verletzungen
Überlastungsschäden.*

Ziel: Verhütung von Sportverletzungen und Schäden durch Erkennen von Fehlformen und H
tungsfehlern. Beratung hinsichtlich Sportfähigkeit und individuell geeigneter Sportarten.

- Sportanamnese (Trainings- und Wettkampfumfang)
- Orthopädische Anamnese (☞ 6.1)
- Inspektion von Rumpf und Extremitäten auf Fehlhaltung und Fehlformen
  - Extremitätenachsen: Genua valga und vara (☞ 6.6.5), Cubitum varum et valgum, Fußf
    (☞ 6.7.3, 6.7.4), Beinlängendifferenz (☞ 6.5.4), Senk-, Spreiz-, bes. Knickfuß im Einb
    stand, bei Planung von Leistungssport ggf. Facharztüberweisung zum Spezialisten zur L
    bandanalyse, wenn sich die Fehlform unter Belastung verstärkt. Einfacher: Überprüfung
    benutzten Sportschuhe auf einseitig abgelaufene Sohlen.
  - Rumpf: Hyperkyphose und -lordose (z.B. verstärkte ventrale Beckenkippung), Flachrück
    Skoliose, Beckenhaltung
- Funktionelle Untersuchung
  - WS: (Vor-, Rück-, Seitneigung, Rotationsprüfung, Finger-Boden-Abstand, Schober-
    (☞ 6.1.2), Ott-Zeichen (☞ 6.1.2), Kinn-Jugulum-Abstand (☞ 6.1.2)
  - Gelenke: Neutral-Null-Methode (☞ 6, Abb. 6.1), Prüfung der Kapsel-Band-Stabilität (I
    dertests, ☞ 6.6.2), ggf. Überstreckbarkeit bei Hypermobilität
  - Muskelfunktionstests nach Janda zur Beurteilung von Dysbalancen und Verkürzun
    i.d.R. trainingsbegleitend durch Sportarzt bzw. durch Sporttherapeuten und Krankeng
    nasten.

Je nach Befund Facharztüberweisung zum Orthopäden, Sportmediziner oder Ther. durch HA,
Verordnung von Schuheinlagen bei Fußfehlformen, KG bei Fehlhaltungen der WS.

7.1.2 Beratung gesunder Sportler aus orthopädischer Sicht

Typische Fehler des Sportlers

- Ungenügende Aufwärmung (inkl. Stretching) → Muskel- und Sehnenverletzungen
- Fehlerhafte Bewegungsabläufe selbst beim Jogging; v.a. aber bei schnellkräftigen Belastu
  mit gleichzeitiger Torsionsbeanspruchung (z.B. Hochsprung – Fuß, Speerwurf – Wirbels
  Baseball – Schultergelenk)

Unzureichende basale Kondition mit vorzeitiger Ermüdung: Verletzungen ereignen sich häufiger zu Beginn z.B. der Wettkampfsaison oder am Ende von Training oder Wettkampf

Zu hohes Trainingspensum → Überlastungsschäden

Zu hohe Risikobereitschaft und Überschätzung der eigenen Fähigkeiten → Verletzungsgefahr, v.a. bei unerfahrenen Sportlern (z.B. Jugendlichen)

Schlecht abgestimmte Trainings- und Wettkampfprogramme ohne ausreichend lange Erholungsphasen nach Maximalbelastung → erhöhtes Verletzungsrisiko

Schlafentzug, Alkoholgenuss und die Einnahme von Drogen (Doping, ☞ 7.2.8) erhöhen das Verletzungsrisiko deutlich.

ainingsberatung aus orthopädischer Sicht

Bei Hobbysportlern: Allg. Trainingsplanung und -gestaltung: Bei Trainingsbeginn Aufwärmen, Stretching; Belastungsumfang und -intensität von Training zu Training langsam steigern, lieber häufiger und dafür kürzer und mind. 3–4 × / Wo.

Bei Leistungssportlern: Einbeziehung des Trainers: Besprechung von ggf. alternativen Trainingsbelastungen in Abstimmung auf zu erwartende Belastungsprobleme. Ggf. Bewegungsanalyse

Geräte in Fitnessstudios nur unter fachgerechter Anleitung benutzen.

srüstung

Sportgerechte Kleidung (z.B. Radtrikot mit schweißabsorbierender Faser) verwenden. Ggf. Schutzkleidung (z.B. beim Fechten, Eishockey) tragen

Sportschuhe (☞ 7.1.3)

Sportgeräte regelmäßig kontrollieren und warten (z.B. Ski, Skibindung)

Geeignete Sportstätten benutzen.

1.3   Beratung von Sportlern bei Verletzungen und Vorschäden

iningsberatung

Bei Ermüdung und nach Erkr. oder Verletzungen Belastungseinschränkung (☞ 7.1.4), sonst erhöhtes Verletzungs- und Überlastungsrisiko (Muskel- und Bandzerrungen und -rupturen)

Bei chron. rezid. Supinationstraumata im Sprunggelenk („Umknicken") funktioneller Verband (Tapeverband bei entsprechender Erfahrung) oder Orthese, z.B. Aircast®, Malleoloc®, Push®.

ratung zur Prophylaxe von Sportverletzungen und Sportschäden

Krankengymnastik: Tonisierung, Dehnung und Kräftigung von z.B. verkürzter und insuffizienter Muskulatur (v.a. Rumpfmuskulatur)

Einlagenversorgung: Rezeptur von stützenden, ggf. korrigierenden Einlagen mit Vorfußpolster, retrokapitaler Stütze, ggf. Supinationsstütze, in Laminattechnik. **Cave:** Keine Leder-Kork-Einlagen in Sportschuhen

- Schuheinbauten bei Spikes- und Radrennschuhen durch Orthopädietechniker. (Indikatio‹
  stellung durch FA)
- Spezielles Schuhwerk zur Korrektur einer unphysiologischen Supinations- oder Pronatio‹
  tendenz. Beratung im Sportschuhfachgeschäft, in Problemfällen Pedographie, ggf. Laufba‹
  test mit Videokontrolle durch Fachgeschäft oder sportmedizinische Abteilung. Besser: Ak‹
  muskuläre Korrektur des Haltungsdefizits durch geeignetes Training (Balancepads). Ggf. ‹
  richtung des Sportschuhs durch Orthopädietechniker, z.B. der Fersenkappe bei Achillody‹
- Beratung bei internistischen Erkr.

Spezielle Prophylaxe

Schulter Aufwärmen durch Laufen, Joggen, Ergometerfahren, Technikoptimierung.
- Flexibilitätstraining: Hintere Kapsel, Innenrotatoren, Vorsicht bei Werfern (Instabilität‹
- Krafttraining: Außen-/Innenrotatoren, Schulterheber, Schulterblattmuskulatur, exzentrisc‹
  Training, da durch exzentrische Überbelastung oft Tendinitiden und deg. Prozesse entsteh‹

Ellenbogen Ganzkörpertraining, Wurfbewegung in leichter Form beginnen, warme Bek‹
dung, Stretching und Eis zwischen den Trainingseinheiten.

Hand und Finger Tapen gefährdeter Gelenke, Grundlagentraining, Schutzkleidung, adäqu‹
Sportgeräte.

Halswirbelsäule Kräftigungsübungen, Koordinationstraining zur Vermeidung potenziell ‹
fährlicher Bewegungsabläufe.

Lendenwirbelsäule Form und Intensität des Trainings z.B. im Kunstturnen beachten.
- Flexibilitätstraining: Rumpfbeugen vorwärts/seitwärts, Hamstrings
- Krafttraining: Bauchmuskulatur, Beckenübungen, modifizierte „Sit ups“.

Leiste
- Flexibilitätstraining: Iliopsoas-, Rectus femoris- und Adduktoren-Muskulatur
- Krafttraining: Adduktoren, Bauchmuskulatur.

Knie Ausdauertraining mittels Laufen, Radfahren und Skilanglauf als Vorbereitung auf das ‹
fahren.
- Flexibilitätstraining: Quadrizepsmuskulatur, laterale Kniestrukturen
- Krafttraining: Muskuläres Gleichgewicht, Koordination, Propriozeption.

Unterschenkel, Achillessehne, OSG
- Flexibilitätstraining: Achillessehne, Hamstringsmuskulatur
- Krafttraining: Zehen-/Fersenstände (40 Wiederholungen), Widerstandsübungen mit Do‹
  extension, Plantarflexion, Supination und Pronation (40 Wiederholungen, z.B. mit Th‹
  band), Gleichgewichtsübungen einbeinig auf Balancebrett (5 Min.), plyometrische Übun‹
  Hüpfen auf einem Bein, Hochsprünge auf 2 Beinen, Achterläufe, Orthesen bei Pat., die ‹
  Knöchelverletzung neigen, Tapezügel (2).

ehabilitation nach Sportverletzungen

e möglichst rasche Wiederherstellung von Kraft, Ausdauer und Koordination nach verletzungs-
dingten Trainingspausen oder Ruhigstellungen läuft in 3 Phasen ab. Zeitpunkt, Dauer und Trai-
ngsprogramme der einzelnen Phasen können je nach Verletzung stark variieren.

- Stationäre Reha bei schweren Verletzungen, wenn die Arbeitsfähigkeit des Pat. dauerhaft beeinträchtigt werden könnte. Antrag erfolgt durch die primär behandelnde Klinik (☞ 30.2.6)
- Ambulante Reha, ggf. EAP (erweiterte ambulante Physiother.) oder AOTR (ambulante orthopädische traumatologische Rehabilitation) bei allen anderen Verletzungen.

ase I

habilitationsbeginn schon während der Therapiephase, ggf. mit unverletzter Seite.
l: Wiederherstellung der Bewegungskontrolle durch:
- Reduktion und Ausschaltung v.a. schmerzreflektorischer Bewegungshemmungen
- Wiederherstellung der ausreichend freien Gliedmaßenbeweglichkeit, soweit das angewandte
  OP-Verfahren dies erlaubt
- Reduktion und Behebung von Stabilisierungs- und Bewegungsdefiziten im nicht verletzten
  Bereich.

wendungen:
- Übungen ausschließlich im schmerzfreien Bereich
- Isometrische Beübung in komplexen Muskelschlingen am besten unter Einbeziehung des
  Rumpfes. Ideal: KG n. Brunkow oder Vojta, sofern Erfahrungen in der Anwendung bei Sport-
  lern existieren
- Propriozeptive neuromuskuläre Fazilitation (PNF): Nur dann problemlos und effektiv, wenn
  das Rumpfstabilisierungsvermögen im Sinne von Brunkow und Vojta gegeben ist
- Manuelle Ther., sofern das angewandte OP-Verfahren dies erlaubt
- Elektrostimulation (s.a. ☞ 26.2.5)
- Physikalische Maßnahmen
- Medikamentöse Ther.

ase II

*wöhnlich nach 4–6 Wo. Nachbehandlungsschemata differieren je nach Operateur und Operations-
hode, ggf. Rücksprache mit Operateur.*
l: Muskelaufbau und Ausdauertraining unter Wahrung der Bewegungskontrolle.
- Weitere Mobilisation des betroffenen Bereiches unter eingeschränkter Belastung
  Fortsetzung der KG (s.o.)
- Schwimmen, v.a. Kraul- und Rückenschwimmen (Mobilisierung ohne Gelenkbelastung)
- Radfahren, Geh-Lauftraining (kurze Strecken, Gehpause, langsam steigern)
- Trainingsgeräte und Krafttrainingsgeräte (Isokinetisches Krafttraining, sonstige Krafttrai-
  ningsgeräte)
- Trainingsorientiert durchgeführte KG (Stabilisierung, Tonisierung, Dehnung, s.o.).

ase III

h Abschluss des aufbauenden Kraft- und Ausdauertrainings.
l: Wiederherstellung der uneingeschränkten sportlichen Belastbarkeit durch synchrone, opti-
koordinierte Muskeltätigkeit, Balancevermögen, ausreichende konditionelle Kraft und Aus-
er sowie Mobilität (optimierte Bewegungskontrolle im sportlichen Belastungsbereich).

- Spezifisches Training für bestimmte körperliche und sportliche Aktivitäten, je nach Zielsetzung und Bedürfnis
- Laufaktivitäten mit Starts, Stops, Richtungswechseln und wechselndem Untergrund
- Sprung- und Wurfbelastungen
- Fortführung des begonnenen Krafttrainings und der „trainingsbegleitenden KG" (s.o.)
- Sporttechnische Methoden, bei denen die motorische Kontrolle und Koordination verbessert werden kann.

7.1.4   Sportfähigkeit

Nach Operationen

Der Operateur legt die Schonungsdauer und Belastbarkeit fest. Der Belastungsaufbau sollte gemäß den 3 Phasen Ther., Rehabilitation und sportartspezifisches Training ablaufen (☞ 7.1.3). Wettkampffähigkeit wird erst nach Abschluss des sportartspezifischen Trainings erreicht.

Schulsport/Freistellung vom Schulsport

Handhabung von Voll- oder Teilfreistellung im Schulsport ist Ländersache. Relativ einheitliche gelung in der Bundesrepublik unter z.T. jedoch unterschiedlichen Bezeichnungen wie Befreiung/F stellung (Baden-Württemberg), Beurlaubung (Berlin) oder Nichtteilnahme (Rheinland-Pfalz).

- Gründe: Krankheit oder Verletzung, welche sportliche Aktivität verbieten. Minderung Leistungsfähigkeit aufgrund konstitutioneller oder entwicklungsbedingter Ursachen sowie folge Erkr.
- Sportförderunterricht in der Schule (früher Sonderturnen) als Kompensations- und Fördermaßnahme für leistungsschwache Kinder möglich, evtl. auch Empfehlung außerschulische Maßnahmen, z.B. orthopädisches Turnen, ambulanter Behindertensport
- Dauer: Unter 4 Wo. kann die Befreiung i.d.R. durch den Sportlehrer erfolgen. Über 4 Wo. mit ärztlichem Zeugnis (Attest). Bei längerer Dauer kann ein schul-, sport- oder amtsärztli Attest bzw. Gutachten verlangt werden (in den Bundesländern unterschiedlich geregel
- Inhalt des Attests: Diagnose (Ind. zur Freistellung), Dauer, Voll- oder Teilfreistellung, letzterer Hinweis auf ausdrücklich verbotene Belastungsformen, evtl. Angabe mögli und wünschenswerter Übungsformen.

Möglichst frühzeitige Teil-Sportbefreiung, sofern die damit verbundenen Belastungen die T und Rehabilitation nicht behindern.

Internet: www.uni-duesseldorf.de/www/AWMF/ll/sp-33700.htm

Tab. 7.1 Freistellungen im Schulsport (modifiziert nach DSÄB)

krankung	Vollbefreiung	Teilbefreiung Umfang	Dauer
ondylolyse, ondylolisthesis	–	Extreme lumbale Hyperlordosierung	Auf Dauer
Scheuermann im riden Stadium	3–6 Mon.	Starke oder dauernde kyphosierende, lordosierende oder axiale Belastung	Wachstumsdauer
ltungsanomalien, hler, -schwächen	–	–	–
iopathische Skoliose 20°	–	Extreme axiale Belastung, z.B. Gewichtheben, Trampolin	Bis Wachstumsabschluss
40°	–	Alle axialen und Dauerbelastungen, z.B. Sprungübungen	Auf Dauer
50° bei evtl. OP-Ind.	Bis 1 J. postop.	Wie oben, kein Leistungssport, Kontaktsportarten	Auf Dauer
xa valga, ftdysplasie	–	Bei Subluxationsstellung lange Laufbelastung, Sprung und Sprint	Auf Dauer
Perthes	Im Initialstadium 6 Mon.	Alle Belastungen außer Schwimmen und Gymnastik im Sitzen	1–3 J.
Schlatter-Osgood, Sinding-Larsen	Bei starken Schmerzen	Stufenweiser Belastungsaufbau über Schwimmen, Gymnastik, Laufen, Spiele, Sprünge	4–12 Wo.
ellofemorales merzsyndrom ondropathia ellae)	2–4 Wo.	Kraftbelastung aus der tiefen Hocke, Sprünge, lange Laufbelastung	4 Wo.–2 J.
skel-/Sehnenverlet- gen	2–6 Wo./6 Wo.	Bei Kontinuitätsunterbrechung und nach OP alle Belastungen außer Schwimmen, leichter Gymnastik	4 Wo.
doperiostosen	2–4 Wo.	–	–
ndläsion OSG	6 Wo.	Bis zur vollen Wiederherstellung der muskulären und propriozeptiven Fähigkeiten: Sprünge, Geräteabgang, Spiele	2–6 Wo.

Tab. 7.1 Fortsetzung

Erkrankung	Vollbefreiung	Teilbefreiung Umfang	Dauer
Distorsionen	2–6 Wo.	S.o.	S.o.
Commotio cerebri	1–2 Wo.	Sprünge, Geräteturnen, Tauchen	4 Wo.
Zyklusabhängige Beschwerden und Erkr.	–	Nur bei schweren Störungen des Allgemeinbefindens: Maximalkraft, Sprünge, Schwimmen, erschöpfende Ausdauerbelastung	Für einzelne Sportstunde max. 2–4 d
Allergische Rhinitis	–	Sport im Freien (Pollenflug)	Saisonal
AV-Ersatzrhythmus, AV-Dissoziation, AV-Block 1./2. Grades (ohne Grunderkr.)	–	–	–
Impfungen gegen Tetanus, Diphtherie, Polio, Masern, Mumps, Röteln, FSME	Nur bei KO	–	–
Windpocken, Röteln	–	Wettkämpfe, Prüfungen	4 Wo.
Masern, Mumps (komplikationslos)	3–4 Wo. nach Entfieberung	Wettkämpfe, Prüfungen	–
Mononucleosis infectiosa (komplikationslos)	4–6 Wo. nach Blutbildnormalisierung	Gefahr stumpfer Bauchtraumen (Milz): Reck, Sprünge, Kampfspiele	–
Keuchhusten	–	Intensive Ausdauerbelastung, Spiele	2 Mon.
Grippe	2–4 Wo. nach Beschwerdefreiheit	S.o.	4 Wo.
Scharlach (komplikationslos)	3–4 Wo. nach Schuppung	S.o.	S.o.
Akuter Harnwegsinfekt	2–4 Wo.	Schwimmsport	3 Mon.

mpfehlungen für Patienten mit Hüft- und Kniegelenks-TEP

e Sportfähigkeit ist in erster Linie abhängig vom einwandfreien mechanischen Zustand des nstgelenks, einer stabilen Verankerung und einer angemessenen muskulären Konstitution d Gelenkmobilität. Beurteilung i.d.R. durch behandelnden Orthopäden/Chirurgen. Vorbereitng auf sportliche Aktivitäten nach Abschluss der KG durch Endoprothesen-Sportgruppen sinn-l.

unterlassen sind Bewegungsformen mit akuten Spitzenbelastungen wegen Gefährdung der plantatstabilität, axiale Stauchungen (durch Stöße und Sprünge), rotierende Bewegungsmuster, 'duktionsbewegungen wegen Luxationsgefahr.

geeignete Sportarten Ballspiele mit Gegnerkontakt, Rückschlagspiele (Ausnahme Tennis, ibte Spieler in kontrollierter Form), Kampfsportarten, Sprungdisziplinen, Leistungs- und Wett-npfsport.

eignete Sportarten Disziplinen ohne weit ausholende Bewegungen und Impulsbelastun- oder Sturzgefahr.

Schwimmen: Bes. Kraul- und Rückenkraul, Brustschwimmen ohne max. Beinschlag

Radfahren: Bes. Heimtrainer und sichere Fahrer. Damenräder zum besseren Aufsteigen

Gymnastik: Keine extremen Bewegungen des op. Gelenks! Erhaltung und Verbesserung der muskulären Leistungsfähigkeit, Verbesserung der Beweglichkeit durch gezielte krankengymnastische Übungsbehandlung

Rudern, Segeln, Paddeln

Wandern

Tanzen.

dingt geeignete Sportarten

Bogenschießen, Bowling, Kegeln

Golf: Bei sicherer und modifizierter Technik zur Vermeidung von Dreh- und Scherkräften. Keine Spikesschuhe

Jogging/Walking: Im ebenen, übersichtlichen Gelände. Gut stützendes und dämpfendes Schuhwerk. Vor der Ermüdung oder Muskelschwäche aufhören

Skiabfahrtslauf/Skilanglauf: Nur geübte Pat., gut präparierte Pisten und Loipen, gute Schnee- und Sichtverhältnisse, kein Skatingschritt. Auf erhöhte Sturzgefahr hinweisen

Tennis/Tischtennis: Geübte Spieler, Doppelspiel bevorzugt, Hart- und Filzböden vermeiden, Ausfallschritte und Stopps vermeiden.

ntraindikationen

Nicht belastungsgerechte Situation der Prothese, Instabilität einer Prothesenkomponente

Z.n. Wechseloperation und Luxation

Durchgemachte tiefe Inf.

Ausgeprägte (nicht ausgeglichene) Beinlängendifferenzen

Schmerzen bei oder nach Belastung.

ormationen www.hueftschule.de

iterführende Literatur: Künstlicher Gelenkersatz, Jerosch, Heisel, Pflaum Verlag, München 1. Die neue Knieschule, Engel-Korus, blv-Verlag, München. Hüftschule, Horstmann, Haupt, lag Hofmann, Schorndorf, 2002.

Empfehlungen für Patienten mit Osteoporose

Ziel: Körperliche Bewegung zur Verbesserung der Muskelkraft, Beweglichkeit der betroffe Skelettpartien und Aktivierung der Osteoblasten. Osteoporose-Prophylaxe (☞ 6.8.5).

Besonders geeignete Sportarten

- Regelmäßiges Schwimmen oder Bewegungen zur Stärkung der Bauch- und Rückenmus latur in temperiertem Wasser
- Radfahren und Wandern
- Tägliche Gymnastik und isometrisches Training. Anleitung durch KG oder in Gruppen. formation: Selbsthilfegruppe Osteoporose (☞ 34.2.2). Oft bieten auch gesetzliche Krank kassen und einzelne Ärzte entsprechende Kurse an.

Empfehlungen für Patienten nach Gliedmaßenamputationen

Armamputierte

- Laufen: Belastung eher im Ausdauerbereich. Sprint wegen Sturzgefahr weniger geeignet
- Sprungdisziplinen: Weitsprung, Hochsprung (Flop-Technik)
- Rückschlagspiele (bei einseitiger Amputation): Faustball, Prellball, Fußball, Tennis, Tisch nis
- Schwimmen: Einseitige Amputation → Brustschwimmen, beidseitige Amputation → Rück wimmen mit Flossen.

Beinamputierte

- Ohne Prothese: Schwimmen, bei beidseitiger Amputation mit Schwimmflosse, Ballspiele Sitzen oder im Rollstuhl (Volleyball, Basketball, Prellball)
- Mit Prothese: Geschicklichkeitsgehen (verschiedene Hindernisse, Schulung im Umgang der Prothese), bei sicherer Beherrschung der Prothese: Wurfdisziplinen und Ballspiele Stand
- Mit Spezialausrüstung: Angeln, alpiner Skilauf mit Krückenski oder Monoski.

! Prinzipiell gilt: Ergänzung der sportlichen Betätigung durch rumpfstabilisierende Gymna Sport soll mit und ohne Prothese erfolgen.

Informationen Deutscher Behindertensportverband, Friedrich-Alfred-Str. 15, 47055 Duisburg 1, Tel.: 02 03 / 7 38 16 20.

.1.5 Sportbedingte Erkrankungen/Verletzungen

Tab. 7.2 Sportbedingte Erkrankungen/Verletzungen

ortart	Typische Überlastungsschäden oder Verletzungen
ichtathletische ufdisziplinen	Supinationstrauma OSG, Muskelverletzungen, Ermüdungsfrakturen Tibia/Mittelfuß, Achillodynie, Plantarfasziitis, Tractus iliotibialis Scheuersy., Tibiales Stresssy.
ichtathletische rungdisziplinen	Spondylolysen, Patellaspitzeninsertionstendinose ("jumper's knee"), Ermüdungsbrüche Tibia/Mittelfuß, Achillodynie
ichtathletische urfdisziplinen	Spondylolysen, Insertionstendopathien und Impingement-Sy. der Schulter, Abrissfraktur des Dornfortsatzes C7, Epicondylitis humeri ulnaris und radialis
räteturnen, nstturnen	Frakturen an Hand und Unterarm, Insertionstendinosen der Schulter, Spondylolyse, Spondylolisthese, Wirbel(luxations)frakturen, Supinationstrauma
hwimmen	Ansatztendinosen im Schulterbereich, Meniskusläsion, Innenbandtendinose, patello-femorales Schmerzsy.
ßball	Commotio cerebri, Supinationstrauma OSG, Prellungen, Hautverletzungen, Muskelzerrungen/-risse, Meniskusläsion, Bandverletzungen, v.a. Knie und OSG, patello-femorales Schmerzsy.
ndball	Commotio cerebri, Prellungen, Zerrungen, Navicularefraktur, Strecksehnenabriss der Langfinger, Kniebinnenverletzungen (Bandrupturen, Meniskusläsion), Bursitis praepatellaris
sketball, Volball	Commotio cerebri, Kapsel-Bandverletzungen an Fingern und Handgelenken, Supinationstrauma OSG, Bursitis subacromialis, Supraspinatustendinosen, Kniebinnenverletzungen (Bandrupturen, Meniskusläsionen), Patellaansatztendinosen, patello-femorales Schmerzsy., Achillodynie
nnis	Muskelzerrungen/-risse (v.a. M. gastrocnemius, M. quadriceps, M. biceps femoris, M. pectoralis major, Adduktoren), Tendopathien der Rotatorenmanschette, Epicondylitis humeri radialis (Tennisellenbogen), Achillodynie, Achillessehnenriss, Spondylolyse, Supinationstrauma OSG, Ligamentose ulnares Handgelenk
dminton, uash	Kniebinnenverletzungen (Bandrupturen, Meniskusläsionen), Supinationstrauma OSG, Augenverletzungen, Achillodynie, Epicondylitis humeri radialis, patello-femorales Schmerzsy., "jumper's knee"
lf	Epicondylitis humeri ulnaris (Golferellenbogen), Handgelenksüberlastungen, Bizeps-Tendinitis, Lumbago

Tab. 7.2 Fortsetzung	
Sportart	**Typische Überlastungsschäden oder Verletzungen**
Ballett, Jazztanz, Aerobic	Lumbalgie, Spondylolysen, Achillessehnenruptur, Supinationstrauma OSG, Hallux valgus, Ermüdungsbrüche Tibia/Mittelfuß
Kraftsportarten	Spondylolyse, -listhese, patello-femorales Schmerzsy., Patellaspitzendinose, Insertionstendopathie: Schulter, med. Ellenbogen, Muskelläsion M. pectoralis
Kampfsportarten	HWS-Trauma, Bänderdehnung Knie/OSG, Bursitis praepatellaris, Suluxation/Luxation Schulter, Spondylolysen, Commotio cerebri, Prellugen
Reiten	Commotio cerebri, Weichteilverletzungen, Prellungen, Radius-Claviclafraktur, patello-femorales Schmerzsy., Bursitis praepatellaris
Radfahren	Commotio cerebri, Schürfungen, Prellungen, Radius-Claviculafraktu BWS-Kyphose, Myogelosen zervikal/lumbal, N.-ulnaris-Schädigung, Furunkel, Granulome, peroneale Knötchen, patello-femorales Schmerz Patellaspitzentendinose, Tractus iliotibialis Scheuersy.
Alpiner Skilauf	Kniebinnenverletzungen (Bandrupturen, Meniskusläsionen), Tibiafratur, v.a. proximal und am Schaftende der Skistiefel, Riss des ulnaren Daumenseitenbandes („Skidaumen")
Skilanglauf	Tibiales Stresssy., Achillodynie, Lumbago, Ansatztendinosen M. trice Epicondylus humeri radialis, Kniebandverletzungen, „Skidaumen"
Snowboarden	Handgelenksdistorsionen, -frakturen, Knieseitenbandverletzungen, Sprunggelenksdistorsionen
Rudern	Patello-femorales Schmerzsy., Chondromalazie, Tractus iliotib. Sche ersy., Lumbalgie, Bandscheibenvorfall, Spondylolysen, Ermüdungsbr Rippen, Unterarm-Extensoren-Tenosynovitis
Eis- und Rollschuhlauf/Inline Skating	Unterarm/Radiusfraktur, Fußbeschwerden, Achillodynie, Tenosynov vorderes OSG, tibiales Stresssy., Ermüdungsbruch Tibia, patello-femor Schmerzsy., Adduktorentendinose, Lumbago

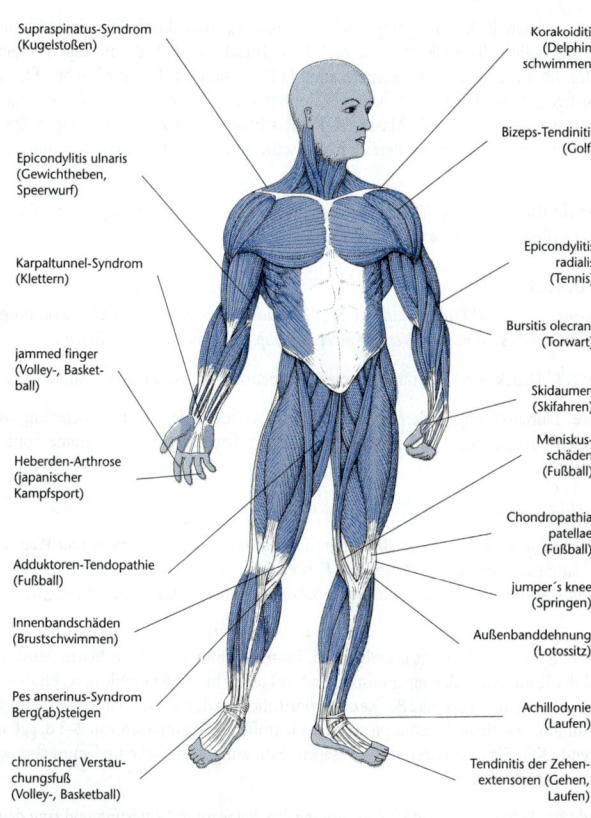

Supraspinatus-Syndrom
(Kugelstoßen)

Korakoiditis
(Delphin-
schwimmen)

Bizeps-Tendinitis
(Golf)

Epicondylitis ulnaris
(Gewichtheben,
Speerwurf)

Epicondylitis
radialis
(Tennis)

Karpaltunnel-Syndrom
(Klettern)

Bursitis olecrani
(Torwart)

jammed finger
(Volley-, Basket-
ball)

Skidaumen
(Skifahren)

Meniskus-
schäden
(Fußball)

Heberden-Arthrose
(japanischer
Kampfsport)

Chondropathia
patellae
(Fußball)

Adduktoren-Tendopathie
(Fußball)

jumper´s knee
(Springen)

Innenbandschäden
(Brustschwimmen)

Außenbanddehnung
(Lotossitz)

Pes anserinus-Syndrom
Berg(ab)steigen

Achillodynie
(Laufen)

chronischer Verstau-
chungsfuß
(Volley-, Basketball)

Tendinitis der Zehen-
extensoren (Gehen,
Laufen)

. 7.1 Sportverletzungen

1.6 Muskelverletzungen und -erkrankungen

ogelosen

*?wechselentgleisung in vorwiegend statisch beanspruchten Muskeln mit reaktiver muskulärer Ver-
'ung.*

gnostik Druckschmerzhafte knötchen- bis spindelförmige Verhärtungen der Muskulatur,
statik, Schmerzen bei Überbelastungen der betroffenen Muskulatur, schmerzreflektorische
skelverspannung, schmerzhaft eingeschränkte Bewegungen.

Therapie Je nach Bedarf antiphlogistische Medikation, lokal durch Einreiben, Quaddel (Carbostesin 0,25%, Technik ☞ 2.2), oral (z.B. Diclofenac 2–3 d 150 mg, Phlogenzy 3 × 2 Drg. für ca. 2–3 Wo.), Muskelrelaxation (z.B. Musaril®, 1 Tbl. zur Nacht), Elektrot (z.B. Interferenzstrom, Hochvolt, Mikrowelle, Iontophorese), warme Bäder und Packungen, S na, ggf. muskeltonisierende KG, Massagen. Keine schmerzauslösenden Belastungen. Sportli Belastungen im ermüdungsfreien Bereich häufig sofort möglich, sofern diese Belastung schm frei ist.

Differenzialdiagnose Bei Therapieresistenz vertebragene Wurzelreizungen oder Blockier gen ausschließen (☞ 6.1.6, ☞ 6.1.9).

Muskelkater

Als Folgezustand einer Mikrotraumatisierung 1–2 d nach grenzwertigen sportlichen Belastungen tretendes muskuläres Schmerzsy. Verschwindet i.d.R. spontan nach wenigen Tagen.

Diagnostik Druck- und Dehnungsschmerz der betroffenen Muskulatur, Muskelverhärtu

Therapie Durchblutungsfördernde Maßnahmen (warme Bäder, Sauna, Lockerungsmass Schwimmen), Lockerungs- und Dehnungsgymnastik, Bewegungsther. (langsame kontrolli Bewegungen).

Muskelkrämpfe

Meist während oder nach extremer Belastung (in Ruhe, nachts). Oberschenkel- und Wadenmu latur am häufigsten betroffen. Begünstigende Faktoren: Extremer Flüssigkeits- und E'lytverlust, lo Durchblutungsstörungen (zu enge Schuhe oder Strümpfe, Varizen, Inf.), unzureichender Training stand.

Therapie Sportliche Aktivität unterbrechen. Passive Dehnung des betroffenen Muskels, r besser aktive Kontraktion der antagonistischen Muskulatur bis zur Krampflösung, Eisabreibu und leichte Lockerungsmassage. Bei Rezidiv sportliche Aktivität abbrechen. Flüssigkeits- und lytsubstitution. Sportliche Belastungskarenz der betroffenen Gliedmaßen von 2–3 d, ggf. mu tonisierende KG, Eis und Lockerungsmassagen. Evtl. antiphlogistische und muskelrelaxier Medikation über 2–3 d.

Prophylaxe Flüssigkeits- und E'lytversorgung, v.a. bei warmer Witterung und lang dauern sportlichen Belastungen. Bei häufigerem Auftreten Ausschluss von Ursachen wie Kalzium-Magnesiummangel, Durchblutungsstörungen, neurologischen Erkr.

Muskelprellung, Muskelquetschung

Direkte Gewalteinwirkung mit konsekutiver Hämatombildung, reaktiver Muskelverhärtung, Ze tergang und narbiger Abheilung.

Diagnostik Sofort starker Schmerz, Lähmungsgefühl, schmerzbedingte Bewegungseinsch kung, Hämatom evtl. mit Fluktuation. **Cave:** Bei starker Muskelverhärtung und Hämatombil Gefahr eines Kompartiment-Sy. (☞ 5.4.1).
Rö. Der betroffenen Gliedmaßen in 2 Ebenen bei Frakturverdacht. **Sono,** um Ausmaß des matoms zu erfassen.

nservative Therapie Lokale abschwellende Salbenverbände, Antiphlogistika (z.B. Diclofe-c 3 × 50 mg für 2–3 d), fibrinolytische Enzyme (z.B. Phlogenzym® 3 × 2 Drg. über 2–3 Wo.). mpressionsverbände bzw. Bandagen, Muskelrelaxanzien im Verlauf der ersten 3 d (z.B. Mu-il® 1 × 1 Tbl. zur Nacht), tonisierende KG, Ultraschall-Ther.; Reduktion der Belastung, solange lastungsschmerzen bestehen. Bei ausgedehnten Befunden Vorgehen und zeitlicher Verlauf wie Muskelfaserriss (s.u.).

erative Therapie Nur bei großen Hämatomen Facharztüberweisung zum Chirurgen zur matomausräumung.

turheilkundliche Therapieempfehlung Prinzipien s.a. ☞ 32.9

zyme (☞ 18.3.2) Bromelain pos® (3 × 2 Drg.), Wobenzym® (3 × 2 Drg.), Phlogenzym® × 2 Drg.).

möopathie (☞ 18.3.2) Traumeel® Tbl. (3 × 1), Tr. (3 × 10), Salbe und Amp. (als Eigen-tbehandlung, peritendinär, periartikulär, i.m., s.c. 1–3-mal/Wo.).

uskelzerrung, Muskelfaserriss, Muskelriss

ge einer plastischen Verformung der betroffenen Muskulatur mit mehr oder weniger ausgeprägter ntinuitätsunterbrechung infolge einer schnellkräftigen Bewegung (bei der Zerrung mit mehr oder niger ausgeprägter Kontinuitätsunterbrechung nur mikroskopische Verletzungen).

iologie Prädisponierend sind Muskelverkürzungen und -verhärtungen. Äußere Einflüsse wie te Witterung, unzureichendes Aufwärmen und fehlendes Stretching spielen eine wesentliche le.

nik Schlagartig einsetzender stechender Schmerz, der zum Abbruch der Bewegung zwingt serriss/Riss) oder rasch krampfartig zunimmt (Zerrung).

agnostik
Druck-, Dehn-, Anspannungs- und Widerstandsschmerz
Bei Faserriss gelegentlich sichtbares Hämatom
Bei Muskelriss tastbare Lücke, sichtbares Hämatom distal der Verletzung, evtl. mit tastbarer Fluktuation; teilweiser bis kompletter Funktionsverlust
Sono (5 MHz): Lokalisation und Ausdehnung des Risses und Hämatoms.

ortmaßnahmen nach dem PECH-Schema
Pause, Ruhigstellung
Eis im Wasserbeutel
Compressionsverband (Eisbeutel evtl. auflegen)
Hochlagerung.

nservative Therapie Bei reiner Muskelzerrung oder -faserriss.

3. Tag
Abschwellung, Analgesie: Extremität häufig hochlagern, Kompressionsverbände, antiphlogi-stische Salbenverbände (z.B. Reparil®-Gel, Traumon®-Gel, Voltaren®-Emulgel), orale Anti-

- phlogistika (z.B. Diclofenac, z.B. Voltaren® 3 × 50 mg tägl. p.o.), Elektrother. (Iontophores Lymphdrainage
- Schonung, Entspannung: Entlastende Verbände (z.B. Tapeverband), Gehstützen, Muskel laxanzien (z.B. Musaril® 3 × 1 Tbl. tägl. für 3–7 d)
- Hämatomresorption: Fibrinolytische Enzyme (z.B. Phlogenzym® 3–4 × 2 Drg. tägl. ü 2–3 Wo.)
- Thromboseprophylaxe: Z.B. 2 × 5000 Fraxiparin® s.c. tägl.

Ab 4. Tag Zusätzlich Interferenzstrom und Ultraschall möglich (raschere Hämatomresorptic

Ab 3. Wo. bei Zerrung, ab 6. Wo. bei Muskelfaserriss, ab 8.–12. Wo. bei Muskelriss Vorsichtige Mobilisierung bis zur Schmerzgrenze, aktive Dehnübungen.

Arbeitsunfähigkeit Bei Gehunfähigkeit 1–2 Wo.

Myositis ossificans bei zu früh einsetzender passiver Dehnung oder Massage.

Operative Therapie Klinikeinweisung in Chirurgie oder Orthopädie: Bei Leistungssport und ambitionierten Hobbysportlern mit Muskelrissen über ⅓ des Querschnitts (tastbare Mus lücke) sowie bei größeren Hämatomen (starke Schwellung, Fluktuation): Hämatomausräumung, adaptierende Muskelnaht. *Nachbehandlung:* Ruhigstellung für 4 Wo. Teilbelastung bis zur 12. Wo. Sofortige KG mit muskeltonisierenden Übungen auf Ganzkör basis (Brunkow, Vojta, PNF).

Sportliche Belastung Schmerzabhängige Steigerung der Belastung, bei Zerrung nach 2–4 V bei Faserriss nach 4–6 Wo., bei Muskelriss nach 12 Wo. Häufig ist die max. Leistung durch Minderbelastbarkeit der Muskelnarbe nicht mehr möglich. **Cave:** Häufig Rezidive bei zu frül Belastungsbeginn.

7.1.7   Tendopathien

Folgezustände rezid. Mikrotraumatisierungen von Sehnengewebe: Reaktive, häufig chron. persistie de Entzündung mit degenerativen Veränderungen der Sehnen (Tendinitis) und der Sehneninsen (Insertionstendopathie – apophysäre Insertion; Tenoperiostitis – periostale Insertion, z.B. T kantensy.).

Häufigste Lokalisation Achillessehne, Lig. patellae, M.-adductor-longus-Sehne, M.-su spinatus- und -subscapularis-Sehne, Finger-/Handextensorensehnen, Plantarfaszie.

Ätiologie Koordinationsstörungen, schlechter Trainingszustand, zu kurze Regenerationsp nach extremer Belastung, Inf., ungeeigneter Bodenbelag (zu harter Boden, bei Untrainierte weicher, unebener Boden), Schuhe (schlechte Dämpfung, ungeeignet für Fußtyp, ☞ 7.1.3), ˈ ningsgerät (z.B. ungeeigneter Tennisschläger, zu harte Bespannung, falsche Griffstärke).

Klinik Beginn mit Anlaufschmerz, der bei Belastung abnimmt, später anhaltender Schn **Cave:** Bei Beschwerden über 4 Wo. an Ermüdungsfraktur denken, v.a. bei hohem Laufpen und Sportlerinnen mit Amenorrhoe.

agnostik

Anamnese: Erstes Auftreten von Schmerzen nach ungewohnten, extremen Belastungen
Körperliche Untersuchung: Verdickung, Überwärmung, lokaler Druckschmerz, Dehn- und
Widerstandsschmerz, schmerzhafte Krepitation bei Paratenonitis
Sono.

nservative Therapie

-3. Tag Sportpause, Eis, Belastung oder Teilbelastung, sofern unter Schmerzfreiheit möglich;
funktioneller Verband (Tape).

-5. Tag Eis, Elektrother., Ultraschall, okklusive Salbenverbände mit antiphlogistisch wirken-
a Salben (z.B. Voltaren® Emulgel). Keine glukokortikoidhaltigen Salben! Antiphlogistische Me-
ation mit 3 × 50 mg tägl. Diclofenac (z.B. Voltaren® dispers 2 × 1) max. 1 Wo. bei leerer
genanamnese. Phlogenzym® 3 × 2 Drg. tägl. für ca. 3 Wo.

Begleitend Akupunkturbehandlung möglich.

5. Tag KG zur Tonisierung, Dehnung und Kräftigung ausschließlich im schmerzfreien Zu-
d. Injektionen mit Lokalanästhetikum *paratendinös* oder an Sehnenansatz (2–5 ml
bostesin® 0,25%). Bei schweren, therapieresistenten oder chronifizierten Fällen: Glukokorti-
d-Injektion (z.B. Volon® A10 Kristallsuspension) **Cave:** Nur an den Sehnenansatz großflächi-
Sehnen. Keinesfalls an Achilles-, Patellar- und Quadrizepssehneninsertion. Ggf. Bandagen zur
lastung, Einlagenversorgung.
entrisches Training, v.a. bei Achillodynie.

erative Therapie Nach erfolgloser kons. Ther. (bis 12 Mon.) Entlastung des Sehnenansat-
Entfernung von degenerativem Sehnengewebe.

turheilkundliche Therapieempfehlung Prinzipien s.a. (32.9).

yme Bromelain pos® (3 × 2 Drg.), Wobenzym® (3 × 2 Drg.) oder Phlogenzym® (3 × 2 Drg.).

möopathie Traumeel® Tbl. (3 × 1), Tr. (3 × 10), Salbe oder Amp. (als Eigenblutbehandlung,
tendinär, periartikulär, i.m., s.c. 1- bis 3-mal/Wo.).

rtliche Belastung Bei Schmerzfreiheit schrittweiser Belastungsaufbau. Ausweichen auf
rtarten, die die betroffene Sehne nicht belasten: Z.B. Radfahren, Schwimmen, Aqua-Jogging.

2   Internistische Aspekte

2.1   Internistisch-sportärztliche Untersuchung

kation einer sportmedizinischen Untersuchung:
Ausschluss oder Beurteilung von Erkr., die evtl. eine KI für sportliche Belastung darstellen
oder die sportliche Leistungsfähigkeit beeinträchtigen

- Objektivierung des aktuellen Leistungsvermögens und Aufdecken möglicher belastungsin⬚
  zierter Störungen im Rahmen der Trainings- und Wettkampfbelastung (z.B. Mangelzustär⬚
  Übertraining).

Anamnese

- Erkr. in der Familie
- Eigene Vorerkr.: Herz-Kreislauf (z.B. Vitien, Hypertonie), Inf. (Häufigkeit), Asth⬚
  (☞ 12.6), Allergien (☞ 25.2.2)
- Aktuelle Medikation
- Ernährung (z.B. vegetarisch, kalorienreduziert), Alkoholabusus?, Nikotinabusus?
- Vegetativum: Schlaf, Appetit, Stuhlgang
- Sozialstatus: Beruf, Studium, Familie u.Ä.
- Gynäkologische Anamnese bei F
- Sportanamnese: Ausgeübte Sportart(en), bisherige Wettkampfleistungen, Trainingsa⬚
  Trainingsinhalte (Intensität, Umfang), Wettkampf- und Trainingsplanung, aktuelles Befin⬚
  (sportliche Form, Ermüdbarkeit, Regenerationsfähigkeit)
- Aktuelle Beschwerden.

Körperliche Untersuchung

- Äußerer Aspekt, Gew., Größe, Körperfettgehalt (z.B. durch Messung der Hautfaltendic⬚
- Hals- und Kopforgane: Tonsillen, Zähne, LK, NNH (Inf.-/Herdzeichen?), Schilddrüse, V⬚
  (z.B. bei Schützen)
- Herz-Kreislauf-System: Herzgeräusche (☞ 10.8), Kardiomyopathie (☞ 10.9), Hypert⬚
  (☞ 11.6.2)
- Lunge: Obstruktion (☞ 12.4)
- Gefäßstatus (☞ 11.3)
- Allergien: Bes. Pollinosen (☞ 22.5).

Sportmedizinischer Laborstatus
Folgende Laborwerte werden im Rahmen einer spor⬚
dizinischen Routineuntersuchung empfohlen:

- BSG, CRP (Inf.-, Entzündungshinweis)
- Kleines BB (Anämie, Inf.hinweis)
- Natrium, Kalium, Kalzium, Magnesium (Elektrolytmangel)
- Harnstoff (Proteinstoffwechsel)
- CK (muskuläre Beanspruchung)
- Eisen, Ferritin (Eisenmangel)
- Urinstatus (Streifentest, ☞ 31.1.3, ☞ 13.2.1).

7.2.2 Sportbedingte Änderungen der Laborwerte

Sportliche Belastungen können Veränderungen bestimmter Laborwerte bewirken, die teilw⬚
deutlich außerhalb des Normbereichs liegen:

- Leukozytose: Folge der belastungsinduzierten Katecholamin- und Cortisolausschütt⬚
  Maximalwerte (bis ca. 20000/µl) 0–6 h nach Belastungsende. Normalisierung inner⬚
  von 24 h

Hkt.: Anstieg nach intensiven oder längeren Belastungen durch passagere Verminderung des Plasmavolumens. Bei Ausdauersport evtl. Pseudoanämie (Hb erniedrigt, Hkt erniedrigt) infolge trainingsbedingter Zunahme des Plasmavolumens

CRP: Erhöht in den ersten Tagen nach intensiver körperlicher Belastung

Harnstoff i.S.: Erhöht infolge gesteigerten Proteinabbaus; signalisiert katabolen Stoffwechselzustand. Erhöhte Werte v.a. im Rahmen von Ausdauerbelastungen. Extremwerte bis 12–14 mmol/l (ca. 80 mg/dl), 1–24 h nach Belastung, Normalisierung innerhalb von 1–2 d. Werte über 8–9 mmol/l (ca. 50 mg/dl) können auf ein Übertraining hinweisen

Harnsäure: Max. Werte bis 800 μmol/l (ca. 13 mg/dl) 30–60 Min. nach Belastung, Rückbildung i.d.R. innerhalb von 48 h

CK: Marker der muskulären Belastung/Adaptation. Max. Werte nach Extrembelastungen bis > 1000 U/l (Marathonlauf) bzw. > 5000 U/l (exzentrische Kraftbelastung). Max. etwa 12–48 h nach Belastung, Rückbildungsdauer bis zu einer Wo., Mitanstieg von LDH und GOT

Urinstatus: Belastungsinduzierte Proteinurie möglicherweise als Folge einer Permeabilitätserhöhung der Glomerulummembran und Sättigung der tubulären Rückresorption. Seltener Hämaturie nach Belastung, meist ohne pathologische Ursache, jedoch wie Proteinurie immer kontrollbedürftig.

2.3 Sporttypische Untersuchungsbefunde

dauertraining führt zu adaptiven Veränderungen des Herzens mit sporttypischen EKG-, Echo- und tgenbefunden (sog. „Sportherz"). Ursache: Trainingsinduzierte vagotone Reaktionslage und/oder okardhypertrophie.

Oft schwierige Abgrenzung zwischen sporttypischen und pathologischen Befunden! Immer Art und Umfang des durchgeführten Trainings und der Klinik bei DD berücksichtigen. Allg. gilt: Das Ausmaß sporttypischer Veränderungen am Herzen korreliert mit dem Trainingsvolumen und der Leistungsfähigkeit des Sportlers, ist aber individuell sehr unterschiedlich ausgeprägt.

G

ifige EKG-Varianten des Sportlers

zbildung und Reizleitung

Reizbildung: Sinusbradykardie (teilweise bis 30/Min. im Schlaf), ektoper Vorhof- oder AV-Knotenrhythmus, respir. Sinusarrhythmie, AV-Dissoziation, selten ventrikuläre Ersatzrhythmen

Reizleitung: SA-Block, AV-Block Grad I und II, Typ Mobitz I bzw. Wenckebach

DD: Diese sportbedingten Veränderungen bilden sich unter Belastung zurück.

-Komplex und Erregungsrückbildung

-Komplex: Inkompletter RSB, Steiltyp, verstärkte Ausprägung von S in V1–3 sowie von R in 5.

egungsrückbildung: Meist vegetativ bedingte Veränderungen wie ST-Elevation („early repoation"), überhöhte T-Welle und T-Negativierung, v.a. bei letzterer DD jedoch notwendig.

Differenzialdiagnose

- Vagotonie → Normalisierung unter Belastung, weiterhin Rückbildung der „physiologisch T-Negativierung u.U. im Nüchternzustand, unter Valsalva-Manöver oder ca. 1 h nach or Gabe von 6–9 g eines Kaliumsalzes (**KI:** Niereninsuff.)
- Bei T-Negativierung in mehreren Ableitungen immer weitere Ursachen mit Echokardio phie ausschließen: Ischämie (☞ 10.3), Mitralklappenprolaps (☞ 10.8.3), Hyperto (☞ 11.6.2), hypertrophe Kardiomyopathie (☞ 10.9.2), arrhythmogene rechtsventrikul Dysplasie, Vitien (☞ 10.8), Myo- oder Perikarditis (☞ 10.7.2, ☞ 10.7.3).

Rhythmusstörungen Extrasystolen treten beim Sportler nicht häufiger als bei Normalper nen auf. I.d.R. als harmlos einzuschätzen sind VES bis Lown IVa in Ruhe, welche unter Belast verschwinden und nicht im Rahmen einer organischen Herzerkr. oder Hyperthyreose (☞ 17. auftreten.

Atypische Befunde im Sportler-EKG

- AV-Block Grad II Typ Mobitz II und AV-Block Grad III, kompletter Rechts- oder Linkssch kelblock
- Tachykarde Rhythmusstörungen bei WPW-Sy. (☞ 10.6.1), abs. Arrhythmie bei Vorhoff mern (☞ 10.6.1), komplexe supraventrikuläre und ventrikuläre Arrhythmien unter Belast oder ventrikuläre Tachykardien.

Diese Veränderungen sind nicht mehr im Rahmen einer physiologischen Adaptation erklärbar besitzen jedoch hinsichtlich der Sporttauglichkeit eine erhebliche Bedeutung. Gründliche kar logische Diagn. erforderlich! Facharztüberweisung zum Kardiologen.

Echokardiographie

Physiologische Veränderungen Myokardhypertrophie und Vergrößerung der Herzhöl in gleichem Ausmaß (Wanddicke und enddiastolischer Durchmesser um bis zu 20% erhöht, M kelmasse und endiastolisches Volumen um bis zu 70% erhöht). Bei Facharztüberweisung : Kardiologen immer Sportanamnese mit angeben.

Pathologische Untersuchungsbefunde

- Hypertrophie bei Hypertonie (☞ 11.6.2): Anfangs meist konzentrische, erst später Überg in exzentrische Hypertrophie, diastol. Funktionsstörung
- Dilatative Kardiomyopathie (☞ 10.9.1): Missverhältnis zwischen Ventrikelgröße und r ergometrischer Leistung, meist Reduktion von Verkürzungs- und Ejektionsfraktion (b Sportler normal)
- Hypertrophe, nicht-obstruktive Kardiomyopathie (☞ 10.9.2): Lokale Hypertrophie einze Wandabschnitte, bes. Septum, i.d.R. verkleinertes Innenvolumen
- Vitien (☞ 10.8): Nachweis relevanter Stenosen oder Insuff. mit Dopplerecho.

Röntgen-Thorax

Physiologische Veränderungen

- Harmonische Herzvergrößerung mit Betonung des re. Ventrikels
- Vermehrte Lungengefäßzeichnung.

grenzung von pathologischen Befunden DD Herzvergrößerung (z.B. Herzinsuff., Kar-
myopathie).

2.4 Ergometrie in der Sportuntersuchung

ikation
Ausschluss bzw. Beurteilung einer Erkr. (KHK, Rhythmusstörungen, Herzinsuff., hyperten-
sive Regulationsstörung, Belastungsasthma, Cor pulmonale) nach den üblichen Kriterien
(☞ 10.2.2, ☞ 10.2.3)
Leistungsbeurteilung
Leistungs-, Gesundheits-, Rehabilitationssport, Berufseignung, Gutachten
Leistungskontrolle: Aktueller Stand bes. der aeroben Ausdauer (Dauerleistungsgrenze), be-
dingt auch der max. und anaeroben Kapazität
Unter Berücksichtigung vorliegender Vergleichsbefunde und der Trainingsanamnese Beur-
teilung des Trainingserfolges, bedingt auch Leistungsprognose
Ermittlung individueller Intensitätsvorgaben für das aerobe Ausdauertraining.

chführung (☞ 10.2.2).
V.a. bei Fragestellungen im Sport (Leistungsdiagn., Trainingssteuerung) modifizierte Ergo-
metrieprotokolle bzw. sportartspezifische Belastungsformen, z.B. mit Laufband-, Ruder- oder
Kanuergometer; Facharztüberweisung zum spezialisierten Sportmediziner (i.d.R. Mehrstu-
fentest)
Messparameter: EKG, RR, Laktat (ggf. Facharztüberweisung Sportmedizin)
Zusätzlich je nach Fragestellung: Spirometrie (Ventilation, max. Sauerstoffaufnahme), Lun-
genfunktionsprüfung vor und nach Belastung, ggf. Facharztüberweisung Sportmedizin bzw.
Internist mit entsprechender Praxisausstattung.

traindikationen (☞ 10.2.2)

2.5 Beratung des Sportlers

einsteiger Bei Breiten-, Präv.- oder Rehabil.-Sport Beratung bei Auswahl der geeigneten
rtart(en). Anleitung durch fachkundigen Übungsleiter. Behutsame Steigerung von Trainings-
nsität und -umfang. Vor Beginn sportärztliche Grunduntersuchung, bei Personen > 40 J.
trolle alle 2 J.

ningsberatung Im Ausdauertraining individuelle Intensitätsempfehlungen nach Lei-
gsdiagn. (☞ 7.2.4). Bei Leistungssportlern ggf. zusätzlich Intensitätskontrollen im Training
tat). Herzfrequenzkontrollen mittels portabler Pulsmessgeräte auch im Breitensport leicht
sierbar, dabei moderates Ausdauertraining bei 70–80% der unter Ausbelastung ermittelten
viduellen max. Herzfrequenz (bei grober Orientierung ohne Laktatleistungskurve). **Cave:**
zfrequenzvorgaben nach Faustformeln können in Einzelfällen zu groben Fehleinschätzungen
Trainingsintensität führen.
er primärpräventiven Gesichtspunkten (Arteriosklerose) empfehlenswerter zusätzlicher Ka-
nverbrauch/Wo. > 1500 kcal. = z.B. 3 × 7 km Laufen oder Walking/Wo. Krafttraining: Kor-

rekte Technik! (Trainer!), **Cave:** Pressdruck bei Herz-Kreislauf-Erkr. (RR-Anstieg!), Kraftb
stungen bei Herz-Kreislauf-Pat. nur bei 30–50% der Maximalkraft.

Ernährung Im Ausdauersport Kalorienzufuhr zu 60% über KH, 15% Eiweiß, 25% Fett (m
fach ungesättigte Fettsäuren!). Im Kraftsport Vermeidung der häufig zu hohen Proteinmer
(max. 2 g/kg KG tägl.).
Auf vielfältige Zusammensetzung achten (Vit.- und Mineralstoffzufuhr!): Obst, Gemüse-, V
kornprodukte (z.B. Vit. C, β-Carotin, Mg^{2+}, mageres Fleisch, Fisch (z.B. Eisen, Zink), Milch
dukte (z.B. Ca^{2+}).

Flüssigkeits- und KH-Zufuhr während Ausdauer-(Spielsport-)belastungen > 1 h
Trinkmenge von 100–200 ml alle 15 Min. anstreben, empfohlener KH-Anteil 50–80 g/l (O
saccharide, z.B. Maltodextrine, reiner Glukose vorziehen, da bei gleicher Energiemenge gerin
osmot. Aktivität!), zusätzl. 0,5–1 g/l NaCl. Nach Belastung Zufuhr schnellresorbierbarer K
den ersten beiden Stunden (schnellere Glykogenresynthese!): Z.B. direkt und 1 h nach Spor
weils 1 g KH/kg KG, im weiteren Verlauf normale Mahlzeit.

Akute Erkrankungen Grippale Inf. bergen das Risiko von KO (z.B. Myokarditis). Bei leic
Inf. der oberen Luftwege ohne Fieber nur leichtes Training, keine hohen Belastungen! Bei Fi
kein Sport! Vorsichtige Wiederaufnahme des Trainings 3–5 d nach Fieberabfall, individuell a
längere Pause beachten!

Umweltfaktoren

- Höhentraining: Voraussetzung stabile aerobe Grundlage. Anpassungsphase (5–7 d) nur le
  tes Training. Reduktion der Trainingintensität notwendig. Rückanpassung auf Normalbe
  gungen: Wettkämpfe i.d.R. erst nach 10 d. **Cave:** Ausreichende Trinkmenge (Dehydr.),
  Schutz
- Höhenkrankheit (☞ 9.10.8).
- Klima- und Zeitzonenwechsel: In der Anpassungsphase (☞ 9.10.8.) reduziertes Trai
  Anreise zu Wettkämpfen entsprechend terminieren
- Ozon: Bei Ozonwerten von > 200 µg/m^3 Training nach Mögl. in den Morgen- und Ab
  stunden, Orte mit hoher Busch- oder Baumbepflanz. vorziehen, evtl. Ausweichen in S
  hallen. Strengere Handhabung bei Personen mit Atemwegs-Erkr. oder ozonbezogenen S
  ptomen.

Übertrainingssyndrom

Klinik Leitsymptom: Reduzierte sportliche Leistungs- und Regenerationsfähigkeit.
Mögliche Begleitsymptomatik: Erhöhte Inf.-Anfälligkeit, LK-Schwellung, Appetitlosigkeit,
Müdigkeit, Konzentrationsschwäche, emotionale Instabilität, erhöhter Ruhepuls, belastun
adäquate Muskelbeschwerden.

Diagnostik Anamnese (vorausgehender Inf., überzogenes Training, hohe Wettkampf-Frequ
zusätzlich psychischer Stress, Ernährungsfehler?), Ausschluss einer organischen Erkr.; L
Häufig keine eindeutigen richtungweisenden Befunde.

Therapie Passagere Trainingsreduktion bis -pause, Intensitätskontrollen, Miteinbeziehun
Trainer und Umfeld.

2.6 Sport bei chronischen Erkrankungen

gemeine Kriterien Bei bestimmten chron. Erkr. ist körperliche Aktivität wegen eines pos. flusses auf die Krankheit sinnvoll. Dabei eine individuell dosierte und der Erkr. Rechnung gende Belastungsform wählen. Immer etwaige Begleiterkr., z.B. des Bewegungsapparates, mit-ücksichtigen! Beginn der Sportausübung i.d.R. unter Anleitung bzw. in der Gruppe (Rehabi-tionssport), später nach individueller Risikoabschätzung.

rzerkrankungen Beeinflussung der Belastbarkeit, z.B. durch Myokardschädigung, Ischämie l Rhythmusstörungen (☞ 10.6). Vorbeugung überproportionaler Gefährdung durch fachkun-e Übungsanleitung und ärztliche Präsenz (Herzsportgruppe; ☞ 34.2) sowie regelmäßige er-netrische Kontrollen (☞ 10.2.2, ☞ 10.2.3). Ziel der dosierten körperlichen Aktivität ist eine bessere periphere Anpassung (bessere Bewältigung der Alltagstätigkeit), bei KHK in Kombi-ion mit Cholesterinsenkung Abschwächung der Progression.

Geeignet: Kontrollierte Ausdauerbelastungen (z.B. Gehen, Laufen, Radfahren), Spiele mit Ausdauercharakter, verschiedene Gymnastikformen, z.B. Grundelemente der Bewegung wie Springen, Federn, Werfen, Dehnübungen, u.a.

Weniger geeignet: Sportarten mit erhöhter Verletzungsgefahr bei Marcumarther. (Klappen-pat.), Schwimmen bei höhergradigen Rhythmusstörungen oder stärkerer Einschränkung der Myokardfunktion, schweres Krafttraining.

Maximale Leistungsfähigkeit nicht gleich Belastbarkeit. Bes. Pat. mit volumenbelastenden Vi-tien sind oft sehr leistungsfähig und dennoch bereits irreversibel myokardgeschädigt.

pertonie (☞ 11.6.2). Bei fehlenden Folgeerkr. primär keine Einschränkung der körper-en Leistungsfähigkeit. Pos. Beeinflussung durch Training zu erwarten durch direkten Effekt, vichtsreduktion, Steigerung NaCl-Ausscheidung. Umfang der Sporttauglichkeit abhängig von were des Hochdrucks, RR-Einstellung und etwaigen Folgeerkr. (Gefäßschäden).

Geeignet: Moderater Ausdauersport (z.B. Laufen, Radfahren), Spiele mit geringer Kraftkom-ponente

Weniger geeignet: Kraftsport (z.B. Bodybuilding, Kugelstoßen), Kampfsport, Sport mit star-ker psychischer Stressbelastung.

onische Erkrankungen der Atemwege Je nach Schweregrad Einschränkung der körper-en Belastbarkeit bei chron. obstruktiver Bronchitis, Asthma bronchiale, Lungenemphysem den eher selteneren restriktiven Lungenerkr. V.a. beim Asthma bronchiale ist ein pos. Effekt das subjektive Befinden zu erwarten, möglicherweise auch eine Senkung der Infekthäufigkeit. hgegenüber wird beim Exercise-induced-Asthma gerade durch Belastung die Obstruktion aus-st. Hier sind Leistungsfähigkeit und Belastbarkeit von der medikamentösen Behandlung ab-gig.

quate Medikation vor Sportaufnahme (☞ 12.6.3).

Geeignet: Moderate aerobe Ausdauerbelastungen, bei reduz. Belastbarkeit mit Intervallcha-rakter. Radfahren, Walking, Schwimmen (warme Wassertemp.), Gymnastik (Wassergymn.), spezifische Kräftigung von Arm- und Schultermuskulatur

Weniger geeignet: Laufen, Belastungen in kalter Umgebung, wobei im Einzelfall auch dies gut toleriert werden kann.

Cave: Kardiale Folgeerkr. beachten! **KI:** Ausgeprägte Rechtsherzinsuff., Z.n. dekomp. Cor ⏾ monale, Hypoxämie unter Belastung, schlecht einstellbares Exercise-induced-Asthma.

Chronische Gefäßerkrankungen

* Periphere AVK: Körperliche Leistungsfähigkeit ist vom Schweregrad abhängig (☞ 11.3.2). ⏾ Stadium II b gehört eine krankheitsangepasste körperliche Belastung jedoch zur Ther. (Verlängerung der Gehstrecke durch Training). Dies gilt auch nach Intervention (Dilatat⏾ Gefäßchirurgie). **KI:** Aneurysmen mit Rupturgefahr, bes. der Aorta
* Chron. venöse Erkr. (☞ 11.4.4): Können ebenfalls durch eine dosierte Bewegungsther. ⏾ beeinflusst werden. Geeignet: Geh-, (Lauf-)Belastungen mit Ausdauercharakter, Gymn⏾ (Orientierung an der Lokalisation des Verschlusses), Sprunggelenksarbeit bei chron. ven⏾ Erkr. (Gehen an der Treppe, Pedalergometrie).

Cave: Bei Z.n. Beinvenenthrombose früheste Belastung nach 6 Wo.

Diabetes mellitus

* Typ-2-Diabetiker (☞ 17.1) profitiert von körperlicher Aktivität (z.B. Gewichtsredukt⏾ Verbesserung der Insulinresistenz). Beim Typ-1-Diabetiker (☞ 17.1) sind pos. Effekte n⏾ gesichert
* Geeignet: V.a. Ausdauerbelastungen (Energieumsatz gut abschätzbar)
* Weniger geeignet: Keine grundsätzlichen Einschränkungen, teilweise auch Leistungss⏾ möglich. Einschränkung von BZ-Einstellung und Begleiterkr. abhängig.

Kontraindikationen für körperliche Aktivität

BZ-Spiegel über 300 mg/dl oder Azetonnachweis im Urin (Gefahr der Ketoazidose). C⏾ Mögliche Folgeerkr. wie KHK (stumme Ischämie), AVK, Nephro- und Neuropathien beach⏾ geeignetes Schuhwerk.

> **/** Keine grundsätzliche Einschränkung der körperlichen Belastbarkeit bei Diab. mell. Ris⏾
> * ergeben sich durch Hypoglykämie (erhöhter Energieverbrauch). Prophylaxe: Zusätzliche⏾ Aufnahme vor dem Sport (Zusatz- oder Sport-BE) und/oder Reduktion der Insulindosier⏾ (eher bei längerdauernden Aktivitäten). Wichtig ist eine individuelle Anpassung durch r⏾ mäßige BZ-Messungen vor, während und 2–3 h nach Belastung. Nächtliche Hypoglyk⏾ nach abendlichem Training!

Nierenerkrankungen (☞ 13.4.3). Bes. bei chron. Dialyse eingeschränkte körperliche Be⏾ barkeit. Kein grundsätzliches Verbot sportlicher Aktivität (z.B. einseitig nephrektomierte ⏾ nierentransplantierte Pat. sind durchaus sportlich belastbar). **KI:** Ausgeprägte Anämie, entz⏾ liche Schübe einer Nierenerkr. oder Organkomplikationen, z.B. Linksherzinsuff.

Nicht geeignet: Hochintensive Ausdauerbelastungen bei kompensierter Niereninsuff. (evtl. ⏾ schlechterung), Extremsport mit mechanischer Gefährdung bei einseitiger oder Transplanta⏾ re, Krafttraining bei Begleithochdruck.

Chronische Erkrankungen der Verdauungsorgane Restriktion der körperlichen Akti⏾ ten i.d.R. nicht erforderlich. Bisher kein Hinweis auf Verschlechterung des Krankheitsbilde⏾ chron. Hep., Leberzirrhose, chron. Pankreatitis oder entzündlichen Darmerkr. (☞ 8.5). R⏾ mäßige Kontrollen der Laborparameter, z.B. GOT, GPT, Lipase sind jedoch notwendig. ⏾ Einschränkungen oder Verbot körperlicher Belastung bei Akuterkr. und entzündlichen Schü⏾

/-1-Infektion Pos. Effekte auf subjektives Wohlbefinden, Reduktion des Stress- und Angst-
enzials sowie Beibehaltung der Körper-(Muskel-)masse werden beobachtet. Weiterhin Hin-
se auf günstige Beeinflusssung der CD4-Zellen.

Geeignet: Ruhiges aerobes Ausdauertraining, moderates Krafttraining, Sport in der Gruppe
Weniger geeignet: Langanhaltende intensive oder erschöpfende Belastungen, Leistungssport.
Im individuellen Falle im asymptomatischen Stadium unter strenger Überwachung (CD4-
Zellen) in bestimmten Sportarten Leistungssport vertretbar

Weitere Einschränkung der sportlichen Aktivität bei Auftreten von KO, dann symptomlimi-
tierte Fortsetzung der körperlichen Aktivität, bei floriden Inf. Unterbrechung der Sportausübung.

e: Sportarten mit Körperkontakt, Sportler mit blutenden Wunden aus dem Wettkampf neh-
n, Erstversorgung nach den üblichen Regeln (Handschuhe, steriler Verband), generelles Verbot
Teilnahme an Sportarten mit Körperkontakt nach bisherigem Stand nicht notwendig.

norerkrankungen Pos. Effekte von moderatem körperlichem Training auf das psycho-phy-
ne Befinden des Krebskranken sind beschrieben. Ausmaß möglicher Sportausübung abhängig
Stadium, evtl. KO (**KI:** Z.B. ossäre Filiae mit Statikgefährdung) bzw. Begleiterkr.
ignet: Moderates aerobes Ausdauertraining, Gymnastik, Sport in der Gruppe.
weis auf spezielle Krebssportgruppen i.R. der Tumorrehabilitation.

inndertensport Bei Querschnittslähmung wichtiger Bestandteil der Rehabilitation. *Ziele:*
vierung möglichst vieler Muskelgruppen, Neuanpassung des kardiovaskulären Systems.
ignet: Bewegungstraining im Wasser bis zum Schwimmen und Tauchen, Sicherheitstraining
Rollstuhl, Spielsportarten wie Basketball oder Tischtennis, Fechten, Rollstuhlrennen (Deut-
r Rollstuhlverband; ☞ 34.2.2).

erssport Alter ist keine KI für sportliche Aktivität! Einschränkung allenfalls durch Erkr. s.o.,
r immer vorherige Untersuchung. Pos. Einfluss auf den Erhalt von Beweglichkeit, muskulärer
kardiopulmonaler Leistungsfähigkeit. Spezielle Seniorensportgruppen in Vereinen.

2.7 Medikation und Sport

*medikamentöse Ther. innerer Erkr. beeinflusst u.U. die körperliche Belastbarkeit. So sind in Ab-
igkeit von Erkr., Medikation und Art der Sportausübung verschiedene Interaktionen zu beachten.
en leistungseinschränkenden und -steigernden Effekten können Medikamente bei gewissen Erkr.
körperliche Belastung auch erst ermöglichen. Bei Wettkampfsportlern mögliche Dopingproblema-
eachten. **Cave:** Richtlinien können sich verändern! (Dopingliste wird jährlich aktualisiert;
.2.8).*

arezeptorenblocker
Wirksames Antihypertonikum bei starkem Blutdruckanstieg unter Belastung, dadurch höhere
körperliche Belastbarkeit bei einem Teil der Hypertoniker, ebenso bei KHK (myokardialer
Sauerstoffbedarf sinkt)
Keine gesicherte Beeinflussung kurzzeitiger (wenige Sek.) Kraft- oder Koordinationsbelastun-
gen

- Einschränkung der aeroben und max. Leistungsfähigkeit, schnellere muskuläre Ermüd[ung], hemmende Effekte auf Glykogenolyse und Lipolyse. Senkung der Belastungsherzfrequ[enz]. Möglicherweise auch Abschwächung der durch körperliches Training induzierten Blutdr[uck]senkung und HDL-Zunahme.

🔹 Dopingproblematik! Bei Sportarten, in denen eine Abschwächung sympathikotoner Reak[tio]nen erwünscht ist (z.B. Schießsport, Fechten, Kürwettbewerbe, Rennsport) kann durch [Be]tablocker die Wettkampfleistung evtl. pos. beeinflusst werden. Pat. entsprechend aufklä[ren].

Kalziumantagonisten
- Keine Beeinträchtigung der muskulären und kardiopulmonalen Leistungsfähigkeit
- Geringe Beeinflussung der Belastungsherzfrequenz: Nifedipin ↑, Verapamil ↓.

ACE-Hemmer Körperliche Leistungsfähigkeit wie Ca2+-Antagonisten, bei Herzinsuff. Senk[ung] der Ruhe- und Belastungsherzfrequenz.

Diuretika Evtl. Beeinflussung der Muskelfunktion (Muskelschwäche, -krämpfe) durch Elek[tro]lytverschiebung.

🔹 Dopingproblematik! Bedeutung im Gewichtsklassensport (z.B. Kampfsportarten, Gewich[the]ben, Rudern): Möglicherweise leistungssteigernder Einfluss z.B. im Hochsprung. Anwen[dung] auch, um den Nachweis anderer verbotener Substanzen zu erschweren.

Antiasthmatika (☞ 12.6.3). Keine Leistungsminderung unter Gabe von Theophyllinen, [Glu]kokortikoiden, β₂-Mimetika, Anticholinergika oder Cromoglycinsäure zu erwarten.

🔹 Eine systemische Glukokortikoidgabe gilt als Doping, inhalative Gabe ist unter Meldepf[licht] erlaubt. Von den β₂-Mimetika sind nur Salbutamol, Salmenterol und Terbutalin erlaub[t, al]lerdings nur zur Inhalation (☞ 7.2.8).

Insulin, orale Antidiabetika (☞ 17.1.4), Dopingproblematik (☞ 7.2.8)

7.2.8 Doping

Laut IOC „besteht Doping aus der Verabreichung von Wirkstoffen, die verbotenen Gruppen pha[rma]kologischer Wirkstoffe angehören und/oder dem Einsatz verbotener Methoden".
Im Arzneimittelgesetz (11.9.1998) wird Doping als Straftatbestand genannt (§ 6a): „Es ist [ver]boten, Arzneimittel zu Dopingzwecken im Sport in den Verkehr zu bringen, zu verschr[eiben] oder bei anderen anzuwenden."

🔹 Nahrungsergänzungsstoffe können mit Steroidhormonen kontaminiert sein, die dem [Do]pingverbot unterliegen.

Dopingliste des IOC mit Medikamenten-Beispielen (Stand 2003)
- Verbotene Wirkstoffgruppen:
  – Stimulanzien (z.B. Amphetamin, Kokain, Repoterol, Ephedrin/Grenzwert)
  – Narkotika (z.B. Morphin, Heroin, Pethidin)
  – Anabole Steroide (z.B. Stanzolol, Nandrolon, Testosteron)

Diuretika (z.B. Hydrochlorthiazid, Furosemid, Spironolacton)

Peptidhormone, Mimetika und Analoge (z.B. Erythropoietin, ACTH, STH; Insulin bei endokrinologisch attestierter Ind. erlaubt)

Antiöstrogene Wirkstoffe (nur beim Mann verboten)

Verbotene Methoden:

Blut-Doping (z.B. Eigenblut- oder Fremdtransfusionen)

Künstliche Sauerstoffträger, Plasmaexpander

Pharmakologische, chemische oder physikalische Manipulationen der Urinprobe

Gendoping

Wirkstoffgruppen, zugelassen nur mit gewissen Einschränkungen:

Alkohol (Verbot nach den Bestimmungen der einzelnen Sportfachverbände)

Cannabinoide (Grenzwert für Metabolit)

Lokalanästhetika (nur lokal und intraartikulär, Mitteilungspflicht)

Glukokortikoide (nur intraartikulär, lokal und zur Inhalation, Mitteilungspflicht)

β-Blocker (Dopingkontrollen nur bei einzelnen Sportverbänden, z.B. bei Schießwettbewerben).

β_2-Agonisten: Nur die Substanzen Salbutamol, Salmenterol, Terbutalin und Formoterol dürfen bei diagnostiziertem Asthma bronchiale als Aerosol, nicht jedoch systemisch, angewandt werden (Meldepflicht mit Attest beim zuständigen Verband).

- Viele „harmlos" erscheinende Medikamente (Hustensaft, Grippemittel, Nasenspray) enthalten verbotene Substanzen
- Beispiele laut IOC erlaubter Schmerz- oder Hustenmittel: Tramadol, Propoxyphen, Codein, Dihydrocodein
- Grenzwertkonz. für Koffein im Urin: 12 µg/ml (durch 1–3 Tassen Kaffee à 100 mg Koffein nicht zu erreichen!). Grenzwert für Ephedrin: 10 µg/ml Urin (wurde festgelegt, um mögliche „Behandlungsdopingfälle" auszuschließen. Bei bestimmungsgemäßem Gebrauch und Absetzen 36–48 h vor dem Wettkampf ist kein pos. Urinbefund zu erwarten.

ormationen Jeder sportmedizinisch tätige Arzt sollte eine *aktuelle* Dopingliste besitzen, um ehentliches Doping zu vermeiden. Information beim Institut für Biochemie der DSHS Köln w.dopinginfo.de).

Magen-Darm-Trakt

Ta Kossat _ Stefan Gesenhues _ Thomas Schmid

8.1 Leitsymptome und ihre DD

8.1.1 Mundgeruch (Foetor ex ore)

Objektiver oder nur subjektiv vom Pat. empfundener Geruch der Ausatemluft.

Differenzialdiagnose

Erkrankungen von Mund, Nase, Rachen

- Stinkend: Ozaena, Tonsillitis, Tonsillarabszess (☞ 22.3.2), Tumorexulzerationen, Stomatitis ulcerosa (☞ 22.3.1), Zahneiterungen, Parodontopathien, verminderter Speichelfluss (Xerostomie)
- Süßlich: Diphtherie (☞ 9.3.6), Angina Plaut-Vincenti.

Erkrankungen innerer Organe

- Faulig: Lungenerkr. (Gangrän, Abszess, Bronchiektasen)
- Faulig, nicht sauer: Ös.-Divertikel (☞ 8.3.2)
- Sauer-faulig: Magenerkr. (chron. Gastritis, Magen-Ca)
- Urinös: Urämie (☞ 13.1.14)
- Wie frische Leber: Foetor hepaticus.

Stoffwechselerkrankungen Nach Azeton: Diabetisches Koma (☞ 17.1.5).

Intoxikationen

- Nach Bittermandel: Blausäure, Zyankali
- Nach Knoblauch: Phosphor.

> Nicht organisch bedingte Ursachen sind stark gewürzte Speisen, Alkohol-, Nikotinabusus sowie mangelnde Mund- und Zahnhygiene.
> Bei nur subjektiv empfundenem Mundgeruch und nach Ausschluss organischer Ursachen psychosomatische Genese denken.

Diagnostik

- Anamnese: Geruchscharakteristika, Genussmittel, Ernährungsgewohnheiten, Zahnpfl., chron. Allgemeinerkr.
- Körperliche Untersuchung: Inspektion des Mundraums, Auskultation und Perkussion Lunge, Abdomenpalpation
- Labor: BB, BZ, BSG, Krea, Harnstoff, Bili, γ-GT, GOT
- Ggf. zum Zahnarzt schicken oder Facharztüberweisung zum HNO-Arzt, Pulmologen oder Sono, Gastroskopie.

Therapie Entsprechend der Grunderkr. und symptomatisch (z.B. Zähne regelmäßig mit Zahnbürste und -seide reinigen, Speichelfluss durch Kaugummi oder Kauen von festen Nahrungsmitteln anregen, Mundhöhle bei Karies und Parodontopathien vom Zahnarzt sanieren lassen

1.2 Zungenbrennen

Differenzialdiagnose

Hunter-Glossitis bei perniziöser Anämie (☞ 19.3.2)
Eisenmangel-Anämie (☞ 19.3.1)
Weitere Zungenveränderungen möglich bei: Vit.-A- (Leukoplakien, ☞ 24.5.1), -B_2- (blaurote Zunge) und Niacin-Mangel (☞ 17.4, Himbeerzunge durch Glossitis)
Psychogene Genese.

Diagnostik

Anamnese: Ernährungsgewohnheiten (Alkoholabusus), Anämiesymptome, Begleitsymptome (z.B. Hautveränderungen oder Nachtblindheit)
Körperliche Untersuchung: v.a. Inspektion des Mundraums (Zungenfarbe, Leukoplakien), der Haut, Nägel, Haare; Anämiezeichen (☞ 19.1.1)
Labor: BB
Weitere Diagn. entsprechend dem klinischen Verdacht.

Therapie Behandlung der Grunderkr., evtl. Substitution des entsprechenden Vit. oder Spurenelements.

1.3 Sodbrennen

Brennender retrosternaler Schmerz infolge gastroösophagealen Refluxes.

Differenzialdiagnose

Ös.-Erkr.: Ösophagitis (☞ 8.3.1), Ös.-Ca (☞ 8.3.3)
Magenerkr.: Kardianahes Ulkus (☞ 8.4.2) oder Ca (☞ 8.4.3), chron. Gastritis (☞ 8.4.4, Tab. 8.13), Z.n. Magenresektion, funktionelle Dyspepsie (☞ 8.4.1)
Mediastinaltumoren; KHK (☞ 10.3), Herzinfarkt (☞ 10.4); BWS-Sy. (☞ 6.1.4).

Diagnostik

Anamnese: Akuter oder langsamer Beginn? Abhängig von Nahrungsaufnahme? Verstärkung im Liegen (gastroösophagealer Reflux) oder nach körperlicher Belastung (kardiale Genese)? Bekannte Magenerkr.?
Körperliche Untersuchung: Blasse Haut und Schleimhäute als Zeichen der Anämie, Thorax- und Abdomenuntersuchung
Labor: BSG, BB, Haemoccult®-Test
Je nach klinischem Verdacht EKG, Facharztüberweisung zur Ösophago-Gastroskopie, Rö-Thorax oder EKG.

Erst nach Ausschluss einer organischen Ursache darf eine funktionelle Störung angenommen werden.

Therapie Entsprechend der Grunderkr.

Naturheilkundliche Therapieempfehlung Prinzipien s.a. (☞ 32.9).

Phytotherapie Bei leichten Beschwerden entweder alternativ oder auch zusätzlich: Beginn r Enteroplant® Kps. (Pfefferminz-/Kümmelöl). **Ind.:** Dyspeptische Beschwerden, bes. mit leich Krämpfen im Magen-Darm-Bereich, Meteorismus, Völlegefühl. **KI:** Cholestase, Cholezysti schwerer Leberparenchymschaden, Kinder < 12 J. **NW:** Magenbeschwerden bei empfindlich Pat. **WW:** Enteroplant und Antazida zeitversetzt im Abstand von mind. 1 h einnehmen. **Dos.:** 3 : Kps.

Alternativ mit Iberogast® Tct. beginnen (Frischpflanzenauszüge aus Iberis amara, Kamillenblüt Kümmel, Mariendistel, Melisse, Pfefferminz, Schöllkraut, Süßholz): **Ind.:** Funktionelle und m tilitätsbedingte Magen-Darm-Störungen, Gastritis, gastrointestinale Spasmen; **KI/NW/W** Keine. **Dos.:** Erw. 3 × 20 Tr. tägl., Kinder 3 × 10 Tr. tägl. vor oder zu den Mahlzeiten in etv Flüssigkeit.

Falls unter Phytother. kein Wirkungseintritt innerhalb 1 Wo., Wechsel auf schulmedizinis Ther. Bei pos. Therapieerfolg Dauerbehandlung über Mon. unter entsprechender Kontrolle m lich.

8.1.4 Schluckstörungen (Dysphagie)

Subjektiv: „Steckenbleiben" der Nahrung. Häufigste Ursache: mechanische Behinderung der N rungspassage im Bereich des Ös.

- Oropharyngeale Dysphagie: Gestörter Transport vom Mund in den Ös. Störung wird b Schlucken hinter der Zunge oder im Halsbereich empfunden
- Ösophageale Dysphagie (häufiger): Gestörter Transport im Ös. Retrosternale Missempf dung und Schmerzen (Odynophagie) nach dem Schlucken.

Ätiologie der ösophagealen Dysphagie

- Ös.-Ca (☞ 8.3.3): Häufigste Ursache im Erw.-Alter, Crescendo-Anamnese von wenigen V
- Zenker-Divertikel (☞ 8.3.2): Regurgitationen, Mundgeruch
- Refluxösophagitis (☞ 8.3.1): Lange Anamnese von Sodbrennen
- Mediastinale Prozesse: z.B. retrosternale Struma, Neoplasien
- Achalasie: Unfähigkeit des unteren Ös.-Sphinkters zur Erschlaffung. **Klinik:** über J. zur mende Dysphagie sowohl flüssiger als auch fester Nahrung. **Stufenther.:** Medikamentös Ca-Antagonisten (z.B. Nifedipin). Endoskopische, pneumatische Dilatation oder altern Botulinus-Toxin-Injektion in den unteren Ös.-Sphinkter. OP: Kardiomyotomie. **Cave:** Hä als psychosomatische Beschwerden fehldiagnostiziert. Im Frühstadium oft unauffälliger doskopischer und radiologischer Befund, diagnoseweisend ist die Ös.-Manometrie
- Selten: Sklerodermie (☞ 18.5.2), Myasthenia gravis, Plummer-Vinson-Sy. (stenosiere Membranen am oberen Ös.-Sphinkter), diffuser Ösophagospasmus.

DD Globus pharyngis: Sehr häufig auftretendes Kloßgefühl im Hals, das nicht mit Schlu störungen einhergeht, sondern sich bei Nahrungsaufnahme eher bessert. Ursache ist eine l funktion des oberen Ös.-Sphinkters; oft psychosomatisch.

Stress verschlimmert die Dysphagie sowohl bei organischen als auch bei funktionellen rungen.

ologie der oropharyngealen Dysphagie

Funktionelle Ursachen: Erkr. des ZNS (z.B. TIA, Apoplex, MS, M. Parkinson, FSME), diabetische PNP, Hypothyreose

Organische Ursachen: Fremdkörper, Entzündungen im Halsbereich (Pharyngitis, Tonsillitis, Seitenstrangangina), Neoplasie (Zunge, Pharynx, Hypopharynx, Larynx, proximaler Ös., SD, Lymphome), Zenker-Divertikel.

gnostik

Anamnese: In 80% der Fälle wird die Ursache einer Dysphagie durch die Anamnese gefunden. **Cave:** Viele Pat. gewöhnen sich bei langsam zunehmender Symptomatik an ihre Schluckbeschwerden, deshalb gezielt fragen

Begleitsymptome: Sodbrennen, Regurgitationen, Heiserkeit (Rekurrensparese), Husten (Aspiration), Anämiesymptome (☞ 19.1.1, z.B. als Hinweis auf Refluxösophagitis oder Ca) Körperliche Untersuchung: Ganzkörperstatus, v.a. Inspektion der Mundhöhle sowie Palpation der Halsregion (Struma, LK)

Facharztüberweisung zum HNO-Arzt oder Ös.-Breischluck bei V.a. oropharyngeale Dysphagie, Facharztüberweisung zur Ösophago-Gastroskopie bei V.a. ösophageale Dysphagie Bei ergebnisloser Diagn. ggf. Facharztüberweisung zur Ös.-Manometrie und 24 h-Langzeit-pH-Metrie.

Auch vorübergehende Schluckstörungen bedürfen einer Abklärung, da organische Stenosen (z.B. neoplastisch bedingt) sich oft durch vereinzelte Dysphagieepisoden (Mon. vor einer ständigen Dysphagie) bemerkbar machen.

Tab. 8.1   Differenzialdiagnose Schluckbeschwerden

ge	Antwort	Hinweis auf
?	Zunge, Hals	Oropharyngeale Dysphagie
	Hinter Brustbein	Ösophageale Dysphagie
: wann?	Seit Jahren	Achalasie
	Seit Wochen	Neoplasie
	Seit Tagen	Infektiöse Ösophagitis, Medikamentenulkus
	Seit Stunden	Fremdkörper
bei fester Nahrung?	Ja	Neoplasie, Striktur
	Auch bei Getränken	Achalasie, sonstige Motilitätsstörungen
rend des Essens zunehmend?	Ja	Divertikel, Achalasie
	Nein	Organische Stenose

8.1.5 Übelkeit und Erbrechen

Bei akutem Abdomen fast immer vorhanden. Vieldeutiges Symptom. Bes. gefährdet sind Sgl., Kle kinder und alte Menschen.

Tab. 8.2 Differenzialdiagnose: Übelkeit/Erbrechen

Erkrankung bzw. Ätiologie	Charakteristika oder Begleitsymptome
Gastrointestinale Erkrankungen	
Akute Gastroenteritis (☞ 9.3, Tab. 9.15) und Lebensmittelvergiftung	Meist zusätzlich Diarrhoe (☞ 8.1.8), evtl. zeitlich versetzt
Erosive akute Gastritis (☞ 8.4.4, Tab. 8.13)	Medikamenten- oder Alkoholanamnese oft
Ulcus ventriculi/duodeni (☞ 8.4.2)	Sofortschmerz nach Nahrungsaufnahme od Nüchternschmerz, evtl. Teerstühle
Diabetische Magenatonie (☞ 17.1.5)	Erbrechen von unverdauten Speisen
Appendizitis (☞ 8.5.3)	Häufig typische Schmerzsymptomatik
Peritonitis (☞ 8.1.6)	Peritonitiszeichen
Ös.-Varizen (☞ 8.3.4)	Schwallartiges Erbrechen von Blut
Gallenkolik (☞ 8.9.1)	Krampfartige Schmerzen im re Ober- oder Mittelbauch, evtl. in Rücken oder re Schul ausstrahlend
Nierenkolik (☞ 13.3.4)	Kolikschmerzen im Rücken oder seitlicher Unterbauch
Akute Pankreatitis (☞ 8.8.1)	Konstante gürtelförmige Oberbauchschme
Herz-Kreislauf-Krankheiten	
Herzinsuff. mit Stauungsgastritis	Zeichen der Herzinsuff. (☞ 10.5.1)
Herzinfarkt (☞ 10.4)	**Cave:** Evtl. einziges Symptom eines Hinter wandinfarkts
Hypertone Krise (☞ 11.6.2)	Hoher RR, evtl. Kopfschmerz, Sehstörung Bewusstseinsstörungen, kardiale Symptom Dyspnoe
Endokrine Ursachen	
Frühschwangerschaft (☞ 15.2.1)	Morgendliches Erbrechen, häufig Besserung Übelkeit bei Nahrungsaufnahme
Diabetische Ketoazidose (☞ 17.1.5)	Polyurie, Polydipsie, konstante Übelkeit, Erbrechen, Schockzeichen (☞ 3.4)

Tab. 8.2 Fortsetzung	
krankung bzw. Ätiologie	**Charakteristika oder Begleitsymptome**
rebrale Krankheiten	
mor, Blutung, Meningoenzephalitis	Kopfschmerzen, evtl. neurologische Herd-symptome
gräne (☞ 20.4.1)	Rezid. Beschwerden mit Kopfschmerzen
toxikationen	
:ohol, Nikotin, Pilze, Lösungsmittel, Blei	Genussmittel-, Nahrungs- und Berufs-anamnese. **Cave:** Bei V. a. Intox. das Erbrochene möglichst aufbewahren.
itere Ursachen	
dikamente, z. B. NSAR, Glykoside, Diuretika, en, Antibiotika, Morphinderivate	Medikamentenanamnese, Symptome je nach Medikament
chische Ursachen	Anorexie, Bulimie oder akute Konfliktsituation
ukomanfall (☞ 23.3.1)	Kopfschmerzen, Druckmydriasis
Menière (☞ 22.6.4)	Schwindel und Ohrensausen

agnostik

Anamnese: Zeitpunkt und Häufigkeit des Erbrechens, Beschaffenheit des Erbrochenen (sauer bei Mageninhalt oder geruchlos bei Regurgitation aus Ös.; Beimengungen von Blut, Gallen-flüssigkeit, Kot, Eiter oder Parasiten), Familie oder Freunde ebenfalls betroffen, Allgemein-befinden (Kopfschmerzen, Fieber, Schwindel), Medikamenteneinnahme, Alkoholkonsum, chron. Vorerkr., Auslandsaufenthalte

Ganzkörperuntersuchung

Bei schlechtem AZ, klinischem V. a. eine ernste Grunderkr. oder bei unveränderten Beschwer-den nach 3 d ist eine weitere Diagn. entsprechend der Verdachtsdiagnose erforderlich.

An Exsikkosezeichen (☞ 27.8), RR und Puls, Meningismus (☞ 20.8.1, Abb. 20.11) sowie rektale Untersuchung denken. Die drei schwerwiegendsten Erkr. abchecken: Herzinfarkt, in-trakraniale Prozesse, Peritonitis.

erapie

Ther. der Grunderkr.

Flüssigkeitssubstitution: z. B. mit Kamillen-, Fencheltee, Mineralwasser ohne Kohlensäure; evtl. mit Traubenzucker süßen und langsam schluckweise trinken

Kostaufbau:

1.–2. Tag: Nahrungskarenz, anschließend langsamer Kostaufbau

2.–3. Tag: Schleim- und Suppenkost, z. B. Reis-, Haferschleim, passierte Karottensuppe, evtl. Zwieback, reine Kohlenhydratmahlzeiten ohne Fett und Eiweiß; ballaststoffarm; auf ausrei-chende Kochsalz- und Kaliumzufuhr achten

– 3.–5. Tag: Langsamer Kostaufbau durch Zulagen; Milch, Eigelb zum Legieren der Supp»
  Buttermilch, Joghurt, Gemüsesäfte, Weißbrot, geriebener Apfel
– Danach langsamer Übergang zur leichten Vollkost
- Antiemetika: z.B. Metoclopramid (z.B. Paspertin®, MCP-ratiopharm®) 1–3 ×/d 10–20 mg
  Supp. **NW:** Dyskinesien (Antidot: Akineton®), Schwindel, Müdigkeit. Alternative: Dom»
  ridon (z.B. Motilium®). **KI:** Kinder < 2 J., Stillzeit, Grav., Blutungen im GIT.

Naturheilkundliche Therapieempfehlung Prinzipien s.a. (☞ 32.9).

Phytotherapie Bei leichten Beschwerden alternativ bis zum Abklingen der Beschwerden: Ibe»
gast® Tct. oder Enteroplant® Kps; (☞ 8.1.3).

Komplikationen Dehydratation, hypokaliämische metabolische Alkalose (v.a. bei Kinder»
Aspirationspneumonie, Mallory-Weiss-Sy. (durch starkes Erbrechen entstehen Mukosaeinri»
am Ös.-Magen-Übergang mit nachfolgender Blutung).

8.1.6 Bauchschmerzen/Akutes Abdomen

- Akute oder chron., in das Abdomen projizierte Schmerzen mit abdom. oder extraabdo»
  Ursache. Auch undramatisch erscheinende Bauchschmerzen können lebensbedrohlich s»
- Der Begriff „Akutes Abdomen" bezeichnet ein Krankheitsbild mit starken Schmerzen »
  Bauch- und Beckenbereich, Abwehrspannung und schlechtem AZ bis hin zum Sch»
  mit Ind. zur operativen Intervention (☞ 8.2.1, Abb. 8.1).

Tab. 8.3 Differenzialdiagnose des akuten Abdomens

Erkrankung	Begleitsymptome	Ätiologie/DD
Akute, kontinuierlich zunehmende Schmerzen		
DD extraabdom. Ursachen: z.B. Herzinfarkt (☞ 10.4), Perikarditis (☞ 10.7.3), Pneumo» (☞ 12.3.3)und Pleuritis (☞ 12.3.4)		
Appendizitis	Typische Schmerzpunkte (☞ 8.5.3)	Bakt. Entzündung
Akute Cholezystitis (☞ 8.9.2)	Schmerzen im re Oberbauch, Fieber, Erbrechen, evtl. tastbare Gallenblase	Cholelithiasis
Akute Pankreatitis (☞ 8.8.1)	Gürtelförmige Schmerzen, Erbrechen, Meteorismus	Cholelithiasis, Alkoho» abusus
Divertikulitis (☞ 8.5.4)	Symptome einer „Linksappendizitis"	Bakt. Entzündung der Divertikel
Peritonitis	Diffuser Schmerz, zunächst brett-hartes Abdomen, Abwehrspannung, Loslassschmerz. Später paralytischer Ileus: auskultatorische „Grabesstille", Stuhl- und Windverhalt, Fieber, Erbrechen, Schock	Perforation, Durchwa» derung oder durch chemische Noxe (z.B. Barium-KM, ☞ 8.2.2)

Tab. 8.3 Fortsetzung		
Erkrankung	**Begleitsymptome**	**Ätiologie/DD**
Inkarzerierte Hernie	Schmerzhafte Vorwölbung, Übelkeit, Erbrechen, Ileussymptome	Durch akute intraabdom. Druckerhöhung Einklemmung des Bruchinhaltes
Entzündl. Erkrankungen	☞ 14.3.1	☞ 14.3.1

Kolikartige Schmerzen mit schmerzfreien Intervallen

Begleitsymptome häufig Übelkeit und Erbrechen; **cave:** Pat. unruhig vor Schmerzen.
Auch extraabdom. Ursachen: diabetische Ketoazidose (☞ 17.1.5), Porphyrie (☞ 8.7.2), hämolytische Krisen (☞ 19.3.3)

Gallensteinkolik	Schmerzen im re Oberbauch, teilweise mit Ausstrahlung in re Schulter, Fieber	☞ 8.9.1
Nierenkolik	Je nach Steinlokalisation Schmerzen im Rücken oder seitlichen Unterbauch mit Ausstrahlung in die Hoden oder Schamlippen, evtl. reflektorischer Ileus, in 30% Makrohämaturie	☞ 13.3.4
Mechanischer Ileus	Wind- und Stuhlverhaltung, hochgestellte klingende Darmgeräusche, evtl. Koterbrechen. **Cave:** Zunächst wenig druckschmerzhaftes Abdomen, später Symptome des paralytischen Ileus	Z.n. OP (Bridenileus), inkarzerierte Hernien, Kolon-Ca, chron. entzündliche Darmerkr.
Invagination	Meist anhaltendes Schreien bei Sgl. und Kleinkindern; Erbrechen, Apathie, selten blutiger Stuhl, bei rektaler Untersuchung häufig Blut am Fingerling	☞ 16.6.6

Perakute Schmerzen

Darmischämie (☞ 11.3.4)	Beruhigung der Schmerzen für ein paar h, später zusätzlich Peritonitissymptome; evtl. Herzrhythmusstörungen	Mesenterialinfarkt (arteriosklerotisch oder durch Embolus bedingt), Volvulus
Ruptur eines Bauchaortenaneurysmas (☞ 11.3.5)	Zusätzlich Schmerzen in LWS-Region, evtl. Hämatemesis, blutiger Stuhl und Makrohämaturie. Schockzeichen; in 70% vor OP-Beginn tödlich	Arteriosklerose, meist Hypertonie

Tab. 8.3 Fortsetzung		
Erkrankung	**Begleitsymptome**	**Ätiologie/DD**
Chronische Schmerzen mit gleich bleibender Lokalisation		
Ulcus duodeni/ventriculi (☞ 8.4.2)	Meist unspezifische Begleitsymptome. Schmerzen episodisch im epigastrischen oder paraumbilikalen Bereich	Helicobacter-pylori-Inf Stress, Medikamente (NSAR)
Karzinom im GIT	Leistungsknick, Gew.-Verlust, Abneigung gegen bestimmte Speisen, zunehmende Schmerzen	☞ 8.5.7
Diffuse chronische Schmerzen **DD** extraabdom. Ursachen: vertebragene Störungen		
Parasitenbefall, Mykosen	Z.B. analer Juckreiz bei Madenwürmern (☞ 9.7.1) oder Gew.-Verlust bei Bandwurm (☞ 9.7.3), Meteorismus bei Myko (☞ 9.5.2)	
Funktionelle Störungen	Obstipation oder Diarrhoe, häufig Meteorismus (☞ 8.5.5).	

Diagnostik

- Anamnese: Schmerzanalyse (Beginn, Charakter, Lokalisation), Begleitsymptome (Fieber, brechen, Speisenunverträglichkeit), Stuhlgang (Wind-, Stuhlverhalten, Blutauflagerung Teerstühle), Miktion (Makrohämaturie), frühere abdom. Erkr. oder OP, sonstige chr Erkr. (Diab. mell., Porphyrie, Thalassämie), Medikamente (Antikoagulation), bei F letzte gel (z.B. Extrauteringrav. oder Mittelschmerz)
- Abdomenuntersuchung
  - Palpation: Vorsichtige Schmerzlokalisation (Schmerzort vom Pat. zeigen lassen). Überp fung der klassischen Schmerzpunkte für Appendizitis und Gallenblasenerkr.
  - Evtl. palpable Resistenz. Carnett-Test (☞ 8.2.1). Untersuchung der Bruchpforten (im Ste und beim Pressen) und des Genitales bei M (**DD** Hodentorsion, ☞ 16.9.4). Rektale Ur suchung bei Erw. obligatorisch
  - Perkussion des Abdomens: Meteorismus?
  - Auskultation des Abdomens: Metallisch klingende Darmgeräusche oder „Grabesstille". C Bei V.a. Ileus ist es sinnvoll, vor der Palpation zu auskultieren, denn die Palpation kann Da geräusche auslösen und damit zu einer Fehlinterpretation führen
- Weitere Diagn. vor Klinikeinweisung nur bei gutem AZ
  - Labor: BB, BZ, GPT, GOT, γ-GT, AP, Lipase, Krea, Urinstatus, Haemoccult®-Test. C Leukozytensturz bei Perforation möglich
  - Sono: Gallen-, Nierensteine, Aszites, Pankreatitiszeichen
  - EKG (**DD** Herzinfarkt, v.a. bei Pat. > 40 J.)
  - Ggf. Facharztüberweisung zu: Rö Abdomenübersicht, Gastro-, Koloskopie, Gynäkologen Urologen; CT.

! Peritonitiszeichen: Muskuläre Abwehrspannung, Loslass-, Klopfschmerz und Schmerzin sivierung durch Husten.

Akutes Abdomen

Sofortige Klinikeinweisung veranlassen bei:

● Peritonitiszeichen, schlechtem AZ
● V.a.: Entzündlichen Prozess (Perforationsgefahr, meist Nahrungskarenz mit parenteraler Ernährung erforderlich), Ileus, Darmischämie, diabetisches Koma, Extrauteringrav., Herzinfarkt
● Immer bei akutem Beginn sowie bei älteren Pat., Sgl. und Kindern
● Maßnahmen bis zum Eintreffen des KTW/RTW:
  – Pat. nichts essen und trinken lassen
  – I.v. Zugang legen, bei drohendem Schock (☞ 3.4.1) Volumensubstitution
  – Zurückhaltung mit der Analgetikagabe vor Diagnosesicherung
● Bei den sehr häufigen Gallen- und Ureterkoliken kann aufgrund des meist eindeutigen klinischen Bildes eine analgetische und spasmolytische Ther. (☞ 8.9.1) sofort eingeleitet werden.

In allen nicht dringenden Fällen nach ambulanter (falls möglich) Diagn. die entsprechende Ther. einleiten. Bei unklarer Diagnose Pat. wegen der Gefahr einer raschen Änderung des Beschwerdebildes bzw. einer möglichen lebensbedrohlichen Situation engmaschig untersuchen (auf jeden Fall Kontrolle am nächsten Tag). Über Warnsymptome aufklären.

1.7 Blähungen und Völlegefühl

*teorismus oder Blähsucht: Luft- bzw. Gasansammlung im Darm oder in der freien Bauchhöhle.
hungen ohne Begleitsymptome und Beschwerdefreiheit nach Stuhlgang oder Windabgang sind ohne
nkheitswert.*

forenzialdiagnose

Bes. neu aufgetretene Blähungen und Völlegefühle mit Begleitsymptomen (verändertes Stuhlverhalten, Übelkeit, Erbrechen, Bauchschmerzen, Gew.-Verlust) können auf folgende Grunderkr. hinweisen

Stenosen im GIT (z.B. Ca)

MAS (☞ 8.5.1), z.B. Laktasemangel oder Pankreasinsuff.

Lebererkr. mit portaler Hypertension (☞ 8.7.3)

Iatrogen verursachte Störungen: Medikamente (z.B. Antibiotika)

Funktionelle Ursachen: Dyspepsie (☞ 8.4.1), Reizkolon (☞ 8.5.5), vermehrte Aerophagie unter Stress, erhöhte Sensibilität bei normalem Gasgehalt des Abdomens, Alkoholkrankheit

Ernährungsbedingte Blähungen und Völlegefühl: „Körnerdiät", hoher Anteil an blähenden Nahrungsmitteln (z.B. Früchte, Gemüse, Getreide, Kaffee, kohlensäurehaltige Getränke sowie Nahrungsmittelzusätze wie Inosit, Sorbit, Xylit v.a. in „zuckerfreien" Süßwaren), Alkoholismus, Darmmykose

Nahrungsmittelallergie.

Bei akutem Meteorismus immer an Ileus oder Perforation denken.

Diagnostik

- Anamnese: Beschwerdedauer, Nahrungsmittelabhängigkeit, Allgemeinbefinden (Übelk
  Gew.-Verlust), Alkoholabusus, Medikamente
- Körperliche Untersuchung: Abdomenuntersuchung einschließlich rektaler Untersuchun
- Labor: BSG, BB, GPT, γ-GT, Lipase, Haemoccult®-Test
- Abdomen-Sono: Leber-, Gallenblasen-, Pankreasveränderungen
- Ggf. Facharztüberweisung zur Gastro- oder Koloskopie.

Cave: Überdiagnostik kann eine iatrogene Neurotisierung und Chronifizierung begünstigen

Therapie

- Bei Meteorismus mit Begleitsymptomen: Ther. der Grunderkr.
- Bei harmlosen Blähungen und Völlegefühl:
  – Aufklärung und Beruhigung des Pat.
  – Ernährungsberatung: Mehrere kleine Mahlzeiten statt drei großer. Langsam, ruhig essen. B
    hende Speisen (Zwiebeln, Lauch, Pilze, unreifes Obst, Nüsse, Rosinen, frisches Brot, Kn
    lauch), kohlensäurehaltige Getränke und Genussmittel meiden. In der akuten Phase sehr
    tige Speisen meiden, eher ballaststoffarme Ernährung
  – Postprandiale Bewegung und Anwendung von Wärme sinnvoll
  – Bei Beschwerdepersistenz und auf Wunsch des Pat. medikamentöse **Ther.:** Metocloprar
    (z.B. Paspertin® oder MCP-ratiopharm® 3 × 10 mg/d), Dimeticon (z.B. Aegrosan®) o
    Simethicon (z.B. Lefax® 3 × 100 mg/d) oder pflanzliche Carminativa (s.u.).

Cave: Einige Dimeticon-Präparate enthalten als Hilfsstoff Laktose und sind deshalb bei Lakta
mangel kontraindiziert. Aufgrund der nicht überzeugenden Wirksamkeit von Dimeticon in kl
schen Studien und des geringen Preises sind pflanzliche Carminativa oft sinnvoller.

Naturheilkundliche Therapieempfehlung   Prinzipien s.a. (☞ 32.9).

Phytotherapie   Bei leichten Beschwerden alternativ bis zum Abklingen der Beschwerden:

- Carminativum Hetterich® Tr. (Kamillenblüten, Pfefferminzblätter, Kümmel, Fenchel, Po
  ranzenschalen). **Ind.:** Meteorismus, Roemheld-Sy., Gärungs- und Fäulnisdyspepsie, Adjuv
  bei Leber- und Gallenerkr. Sono- und Röntgenvorbereitung. Relative **KI:** Cholezystolithia
  NW: In Einzelfällen Überempfindlichkeitsreaktionen der Haut u. der Atemwege (Fench
  Erhöhung der Lichtempfindlichkeit der Haut in Einzelfällen (Pomeranze). **WW:** Keine
  kannt. **Dos.:** Sgl. 5–10 Tr./Flasche oder in 1 TL Flaschennahrung, bei spastischer Obstipa
  anfangs 5–10 Tr., Kinder 15–20 Tr., Erw. 30–40 Tr. 3 × tägl. in Flüssigkeit während
  Mahlzeiten
- *Alternativ:* Iberogast Tr. oder Enteroplant Kps. (☞ 8.1.3)
- *Alternativ:* Pascopankreat® N Tr. (Kümmelöl, Kamillenöl, Condurangorindentinktur, N
  riendistelfrüchte, Fenchelfrüchte). **Ind.:** Enterokardialer Symptomenkomplex, Verdauu
  störungen, Meteorismus. **KI:** Allergie gegen Fenchel, **NW/WW:** Keine bekannt. **Dos.:** 3 ×
  10–15 Min. vor den Mahlzeiten 20–30 Tr.

1.8 Akute Diarrhoe

hr als 3 nicht geformte bis wässrige Stühle tägl., meist Inf.

fferenzialdiagnose

ektiöse Diarrhoe

Lebensmittelvergiftung: Durchfall und Erbrechen wenige h nach Verzehr von bakterientoxinhaltigen Nahrungsmitteln (häufig Tiefkühlkost, Fleisch, Geflügel, Eier, Milchprodukte, Speiseeis). **Ther.:** Außer symptomatischer Ther. meist keine weiteren Maßnahmen erforderlich

„Reisediarrhoe": Zu 80% bakt. bedingte, wenige d anhaltende Diarrhoe. **Ther.:** Symptomatisch; bei Fieber, schlechtem AZ oder blutiger Diarrhoe Antibiotikaverordnung nach Err.-Bestimmung (meist enterotoxische E. coli-Stämme)

Ruhr (Dysenterie, ☞ 9.3, Tab. 9.15): blutig-schleimig-eitrige Diarrhoe durch Shigellen oder Entamoeba histolytica. **Cave:** Shigellenruhr meldepflichtig. **Ther.:** Klinikeinweisung

Weitere Diarrhoe-Err.: Salm. (Typhus, Paratyphus, Enteritis; ☞ 9.3.1), Aeromonas, Campylobacter jejuni, Yersinien, Viren, Parasiten.

dikamentös bedingte Diarrhoe

Laxanzienabusus

Antibiotika: Tritt bei ca. 30% der Pat. mehrere Tage nach Antibiotikaeinnahme auf, meist harmlos (nicht toxinvermittelt). Selten pseudomembranöse Kolitis durch Clostridium difficile-Toxin mit wässriger Diarrhoe, evtl. Fieber; bis 4 Wo. nach Antibiotikather. auftretend; **Ther.:** Klinikeinweisung

Magentherapeutika: Antazida mit hohem Magnesiumgehalt, H_2-Rezeptorenblocker

Digitalis: Evtl. Frühzeichen einer Intox.; Spiegelbestimmung

Diuretika, Eisenpräparate, Chenodeoxycholsäure

NSAR: Nach Langzeiteinnahme Kolitis mit wässriger, z.T. blutiger Diarrhoe möglich.

rrhoe durch Nahrungsmittelallergie/-unverträglichkeit Relativ häufig (ca. 10%) be-
t Laktasemangel mit Unverträglichkeit von Milch und Milchprodukten. Weitere Beispiele:
zehr von Erdbeeren oder Verwendung hoher Dosen an Zuckerersatzstoffen wie Sorbitol.

getative Diarrhoe Bei Angst, Stress o.Ä.

tenere Ursachen Akuter Schub einer chron. entzündlichen Darmerkr. (häufig blutig,
8.5.2), Strahlenkolitis (**cave:** kann auch 20 J. nach Strahlenther. plötzlich auftreten), ischämi-
e Kolitis, Intox. mit Quecksilber oder Alkohol, AIDS-Enteropathie u.a.

gnostik

Anamnese: Dauer, Häufigkeit und evtl. Nahrungsmittelabhängigkeit der Diarrhoe, Stuhlbeschaffenheit (wässrig oder blutig), Begleitsymptome (Erbrechen, Fieber, Schmerzen: periumbilikal weist auf Dünndarmerkr. hin, li-seitige oder sakrale Schmerzen eher auf Dickdarmerkr.), Auslandsaufenthalt, Umgebungserkr., Medikamenteneinnahme, Alkoholkonsum, Z.n. Bestrahlung, HIV-Risikogruppe

Abdomenuntersuchung einschließlich digitaler rektaler Untersuchung; auf Exsikkosezeichen achten

Unter folgenden Voraussetzungen ist zunächst i.d.R. keine weitere Diagn. erforderlich:
- Bei Erw. mit Diarrhoedauer < 3 d (im Gegensatz zu Sgl. und Kleinkindern) und falls ke[...] Immundefekt besteht
- Unkomplizierter Verlauf: Kein blutiger Stuhl, keine Exsikkosezeichen, guter AZ, keine so[...] stigen schwerwiegenden Erkr.
- Keine Tätigkeit in Lebensmittel verarbeitendem Betrieb
- Kein V.a. Epidemie.

- Falls die genannten Voraussetzungen fehlen und wenn die Diarrhoe unter symptomatisc[...] Ther. nach 3–5 d nicht sistiert: Stuhluntersuchung auf Leukos (zu 75% pos. bei bakt. I[...] billiger, als gleich mikrobiologische Stuhluntersuchung), okkultes Blut sowie Labor (BSG, E'lyte, Krea)
- Bei Leukos im Stuhl: Mikrobiologische Stuhluntersuchung (von mind. 3 Stuhlproben) [...] Campylobacter jejuni, Shigellen, Yersinien, Salm., Aeromonas, evtl. Staph. aur. **Cave:** Sch[...] ler Stuhltransport muss gewährleistet sein
- Keine Leukos im Stuhl: Zunächst keine weitere Diagn., erst bei Persistenz der Diarrhoe n[...] symptomatischer Ther. Stuhlkultur und evtl. Serologie (o.g. Bakterien) sowie zusätzlich [...] tersuchung auf Amöben, Lamblien und Wurmeier
- Bei blutiger Diarrhoe: Je nach Schweregrad ambulant oder stationär. Ggf. Mikrobiologie u[...] oder Serologie auf Campylobacter, Shigellen, Salm., Yersinien, enteroinvasive E. coli, Ar[...] ben, Schistosomen. Ausschluss einer pseudomembranösen Kolitis (Antibiotika-Anamne[...] Auch an sexuell übertragbare Erkr. denken, z.B. Gonorrhoe. Evtl. Koloskopie zum Aussch[...] von Polypen, Ca oder erstem Schub einer Colitis ulcerosa
- Bei Tropenrückkehrern:
- Malaria (☞ 9.10.8, ☞ 9.10.9): Blutausstrich, dicker Tr., Serologie (Pat. nach telefonisc[...] Rücksprache direkt zum Labor schicken)
- Amöbenruhr (☞ 9.6.3): Stuhluntersuchung und Serologie auf Amöben
- Schistosomiasis (☞ 9.10.8): Stuhluntersuchung in der Frühphase, später Serologie
- Lambliasis (☞ 9.6.2): Zystennachweis im Stuhl oder Untersuchung des frischen (!) Stuhls[...] vegetative Formen.

Therapie

- Symptomatisch: 1–2 d Teefasten, z.B. Schwarztee, grüner Tee (20 Min. ziehen lassen), [...] Verordnung von Mineralstoffpräp., z.B. Oralpädon®, Nahrungskarenz, evtl. geriebene Ä[...] Dann langsamer Kostaufbau: Zwieback, Schleimsuppen, z.B. Reis- und Haferschleim, Ka[...] felsuppen, fettarme Mahlzeiten. Nach Rückgang der Diarrhoe langsam zur leichten Voll[...] und dann rel. schnell zur Vollkost übergehen. **Cave:** Nach Virus- und Parasiteninf. hä[...] vorübergehende Laktoseintoleranz
- Nach Err.-Bestimmung spezifische Antibiotikather. (☞ 9.3.1). **Cave:** Antibiotika verhin[...] Sepsis, aber Effekt auf Diarrhoe ist eher gering; z.B. bei EHEC (☞ 9.3, Tab. 9.15) sind sie in[...] akuten Phase kontraindiziert
- Ind. zur Klinikeinweisung: V.a. Sepsis, Exsikkosezeichen (☞ 27.8), schlechter AZ, schw[...] sonstige Erkr., Therapieresistenz, evtl. blutige Diarrhoe. Bei älteren Pat., Kleinkindern und [...] evtl. mehrmals tägl. klinische Kontrolle oder wenigstens telefonische Rücksprache, frühze[...] Klinikeinweisung empfehlenswert.

Antisekretorische Mittel und Aktivkohle sind wirkungslos. Motilitätshemmer wie Loperamid (z.B. Imodium®) sind nur bei leichten Verläufen indiziert, nie bei Kindern < 2 J. **Cave:** Bei blutigen, lang anhaltenden (3–5 d), auf Nahrungsmittelintox. verdächtigen Diarrhoen sind Motilitätshemmer relativ kontraindiziert, da die Toxine im Körper verbleiben.

turheilkundliche Therapieempfehlung Prinzipien s.a. (☞ 32.9).

ytotherapie Bei leichten Diarrhoen entweder alternativ oder auch zusätzlich Therapiebeginn

Uzara® Drg., Tr. oder Saft (Uzarawurzeltrockenextrakt).**Ind.:** Unspezifische, akute Durchfallerkr. **KI:** Ther. mit herzwirksamen Glykosiden, Grav., Stillzeit. **NW/WW:** Keine. **Dos.:** Drg.: Erw. einleitend 5 Drg., dann 3–6 × tägl. 1 Drg.; SK einleitend 1–2 Drg., dann 3–6 × 1 Drg.; KK 1–2 × 1 Drg.
Tr.: Erw. einleitend 60–80 Tr.(1 Teel.), dann 3–6 × tägl. 30 Tr., SK einleitend 30–40 Tr., dann 3–6 × tägl. 15–25 Tr.; KK 3 × tägl. 6–12 Tr.; Sgl. 3 × tägl. 3–5 Tr.
Saft: Erw. zu Beginn 25 ml (2 ½ Messl.), dann bis zur Heilung 3–6 × 5 ml (½ Messl.); SK zu Beginn 5–7 ml, dann 3–6 × tägl. 3–4 ml; KK 3–6 × tägl. 1–2 ml; Sgl. 3 × tägl. 0,5–1 ml Lsg.
Alternativ: Diaro® Kps. (Tormentillwurzelstock): **Ind.:** Unspezifische, akute Durchfallerkr. **KI:** Kinder bis 12 J. **NW:** Evtl. Magenbeschwerden. **WW:** Keine. **Dos.:** 3 × tägl. 2 Kps.
Alternativ: Diarrhoesan® Flüssigkeit (Apfelpektine, Kamillenblüten). **Ind.:** Nichtbakt. bedingte leichte Diarrhoen. **KI/NW/WW:** Keine. **Dos.:** Erw./SK anfangs 2 Essl. in etwas Wasser oder Tee. Dann stdl. 1 Essl. Kleinkinder erhalten die gleichen Gaben, nur jeweils 1 Teel. Sgl. ½ Teel. stdl.

möopathie
Okoubasan® D2 (Okoubaka aubrevillei e cort. Ramorum sicc. D2 trit.). **Ind.:** Lebensmittelunverträglichkeiten, akute Diarrhoen nach Nahrungsmittelvergiftungen und Inf. des Magen-Darm-Trakts, prophylaktisch bei Klima- und Ernährungsumstellung, z.B. bei Fernreisen **KI/NW/WW:** Keine (**cave:** Erstverschlimmerung!). **Dos.:** Erw. alle 30–60 Min., höchstens 12 × tägl. 1 Tbl. lutschen oder unter der Zunge zergehen lassen (mahlzeitenunabhängig).

1.9 Chronische Diarrhoe

id. oder länger als 14 Tage anhaltende Diarrhoe (tägl. mind. 4 nicht geformte Stuhlgänge).

ferenzialdiagnose
Häufig funktionelle Diarrhoe: Reizkolon (☞ 8.5.5)
Colitis ulcerosa, M. Crohn (☞ 8.5.2)
Infektiöse Diarrhoe: Gleiche Ätiol. wie bei akuter Diarrhoe
Medikamentöse Diarrhoe (☞ 8.1.8)
Neoplasien: Villöses Adenom, Kolon-Ca (☞ 8.5.7), medulläres Schilddrüsen-Ca, Pankreas-Ca (☞ 8.8.3), Phäochromozytom
Divertikulitis (☞ 8.5.4), MAS (☞ 8.5.1), chologene Diarrhoe
Endokrin bedingte Diarrhoe: Hyperthyreose (☞ 17.6.2), Diab. mell. (autonome PNP, ☞ 17.1.5), M. Addison, paraneoplastisches Sy. (z.B. durch Kalzitonin, ☞ 13.1.11), Zollinger-Ellison-Sy. (☞ 8.4.2)

- Nahrungsmittelallergie
- Blindsack-Sy. bei Z.n. Billroth II
- Zöliakie.

Tab. 8.4 Ätiologische Hinweise durch Stuhlcharakteristika

Stuhlcharakteristika	Hinweis auf
Kleine Stuhlmengen	Erkr. des distalen Kolons
Große Stuhlmengen	Erkr. des Dünndarms oder des Pankreas
Helle, schaumige Stühle	Erkr. des Dünndarms
Dunkle Stühle mit Schleim- oder Blutauflagerungen	Erkr. des distalen Kolons (bei jüngeren Pat. eher Colitis ulcerosa und M. Crohn, bei älteren Pat. eher Malignom)
Fettglänzende, übel riechende Stühle	MAS (☞ 8.5.1), Zöliakie

Diagnostik

- Anamnese: Dauer und Beschaffenheit der Diarrhoe, Begleitsymptome (z.B. Gew.-Verlust o Fieber; seltenere Begleitsymptome s.u.), Medikamenteneinnahme, Laxanzienabusus, Vore
- Ganzkörperstatus
- Labor: BSG, Diff.-BB, Quick (evtl. ↓ bei MAS), BZ, E'lyte, Krea
- Weitere Diagn. entsprechend der klinischen Verdachtsdiagnose: Mikrobiologische Stuhl tersuchung, Serologie, Facharztüberweisung zur Rektosigmoidoskopie, Koloskopie
- Bei unklaren Befunden und schweren Erkr. Facharztüberweisung zum Gastroenterolog

Tab. 8.5 Richtungweisende Begleitsymptome bei Diarrhoe

Symptom	Hinweis auf
Arthritis	Chron. entzündliche Darmerkr. (☞ 8.4.2 und ☞ 18.
Symptome der chron. Niereninsuff.	Urämische Enteritis (☞ 13.1.14)
Fisteln perianal oder enterokutan	M. Crohn (☞ 8.5.2) oder Darm-Tbc
Flushsymptomatik	Karzinoid-Sy.
Erythema nodosum	Chron. entzündliche Darmerkr. (☞ 8.5.2)
Herzrhythmusstörungen, KHK	Ischämische Darmerkr.
Hyperpigmentierung, rezid. Inf.	M. Addison, AK-Mangelsy.
Myalgien, Arthralgien, Fieber	Periarteriitis nodosa
Periorale Pigmentflecken	Peutz-Jeghers-Sy.: autosomal dominante Erbkrankh Dünndarmpseudopolypen
Schluckstörungen, periorale Fältelung, „Madonnenfinger"	Sklerodermie (☞ 18.5.2)

turheilkundliche Therapieempfehlung Naturheilkundlich allenfalls unterstützende
iptomatische Ther. (☞ 8.1.8)

1.10 Obstipation

*hlfrequenz und Stuhlbeschaffenheit unterliegen auch beim Gesunden starken Schwankungen. Un-
Obstipation wird meist ein Defäkationsintervall > 3 d verstanden. Ca. 12% aller Pat. in der Praxis
en an Obstipation. Zunehmende Häufigkeit mit dem Alter.*

Akut einsetzende Obstipation ist verdächtig auf organische Stenose und muss sorgfältig abgeklärt werden.

ologie der akuten Obstipation

nosierender Prozess
Am häufigsten Kolon-Ca (☞ 8.5.7) und Divertikulitis (☞ 8.5.4)
Seltener: Kompression bzw. Strangulation des Darms von außen (z.B. durch Adhäsionen,
Hernie, Volvulus) und Verlegung des Darmlumens durch Darmwandprozesse (Polypen,
M. Crohn) oder intraluminale Hindernisse (Skybala, Würmer, Fremdkörper).

Alle o.g. stenosierenden Erkr. können zur vollständigen Obstruktion und damit zum klinischen Bild eines mechanischen Ileus führen: Aufgetriebenes Abdomen, sichtbare Darmstei-
fungen (durch Stenoseperistaltik), hochgestellte klingende Darmgeräusche, heftige Schmerzen, Erbrechen (Koterbrechen), Schock. Sofortige Klinikeinweisung.

ktionelle Genese Wesentlich häufiger als organische Ursachen.
Veränderte Lebensgewohnheiten: Psychische Faktoren, Ernährungsumstellung, Bewegungs-
mangel, Urlaub
Akute fieberhafte Erkr.
Endokrine Störungen (s.u.): Führen häufiger zu chron. Obstipation
Medikamente: Laxanzien (durch Circulus vitiosus), Diuretika, Opiate, Analgetika, trizyklische
Antidepressiva, Antazida, Eisenpräparate, Austauscherharze (z.B. Quantalan®), MAO-Hem-
mer.

ologie der chronischen Obstipation **Cave:** Die zur akuten Obstipation führenden Fak-
n bzw. Erkr. können auch eine chron. Obstipation verursachen.

anische Darmerkrankungen
Meist Kolon-Ca oder Divertikulitis
Seltener: Vordere Rektozele, ischämische oder Strahlenkolitis, Sklerodermie mit intestinalem
Befall, Analveränderungen (☞ 8.6), schmerzhafte Defäkation mit Unterdrückung des „call of
nature".

ktionelle Störungen
Habituelle Obstipation: Häufigste Ursache; meist durch disponierende Lebensweise. v.a. bei
älteren Pat.
Reizkolon: Zweithäufigste Ursache (☞ 8.5.5).

Obstipationsbegünstigende Faktoren
Bewegungsmangel, ballaststoffarme Ernährung, wenig trinken (v.a. ältere Pat.), unregelmäßig Essen unter Stress (z.B. kein Frühstück, dafür aber „abendlicher Ausgleich" mit großer Mahlzeit), bewusste Unterdrückung des Defäkationsreizes (z.B. keine Zeit, mangelnde Hygienemöglichkeiten, ungewohnte Toilettenverhältnisse, schmerzhafte Analkanalerkr.), Fehlen des nikotinvermittelten Defäkationsreizes bei Ex-Rauchern.

Metabolische und endokrine Störungen Hypokaliämie (☞ 13.1.10, z.B. durch Laxanzienabusus), Hyperkalzämie (☞ 13.1.11, z.B. beim Hyperparathyreoidismus), Hypothyreose (Verstopfung oft erstes Symptom einer hypothyreoten Stoffwechsellage; ☞ 17.6.3), Hypophysenvorderlappeninsuff. (☞ 17.7), Langzeitdiabetes (autonome PNP, ☞ 17.1.5), Grav.

Sonstige Ursachen Neurogene Erkr. (PNP, MS, M. Parkinson, zerebrovaskuläre Erkr., ZNS-Tumoren), Anismus (durch falsches Pressen induzierte funktionelle Obstipation des Analkanals mit sekundärer chron. Obstipation, meist bei F).

Malignitätsverdächtige Begleitsymptome: Gew.-Verlust, neu aufgetretene Schmerzen, Wechsel mit Diarrhoe, Blutauflagerungen, „Bleistiftstühle".

Diagnostik
- Anamnese: Beschwerdedauer, Stuhlbeschaffenheit (Blut oder Schleim im Stuhl), Stuhlfrequenz (cave: häufig fühlt sich der Pat. obstipiert, obwohl die Stuhlfrequenz noch im Normbereich liegt), Ernährung, körperliche Bewegung, Medikamente (v.a. Laxanzien), erst seit kurzer Zeit Nikotinkarenz, Vorerkr., Stress, Reise, Begleitsymptome
- ! Da der Defäkationsvorgang i.d.R. tabuisiert wird, ist eine gezielte Befragung umso wichtiger, z.B.: Gefühl der inkompletten Entleerung, Notwendigkeit einer digitalen Stuhlausräumung oder schmerzhafte Defäkation
- Körperliche Untersuchung: Resistenzen im Abdomen, Darmgeräusche (mechanischer Ileus), Meteorismus, Inspektion der Analregion, rektale digitale Untersuchung
- Labor: BSG, BB, E'lyte einschließlich Kalzium, BZ, Krea, γ-GT, GOT, GPT, CEA, mehrmals Haemoccult-Test®. Erweiterte Labordiagn. nur bei entsprechender klinischer Verdachtsdiagnose
- Facharztüberweisung zur Rekto- bzw. Koloskopie bei entsprechendem klinischem Verdacht oder wenn symptomatische Ther. nach 14 d erfolglos.

Therapie
- Behandlung der Grunderkr.
- **Ind.** zur Klinikeinweisung: V.a. mechanischen Ileus, Ca oder Divertikulitis. Operative Versorgung einer Rektozele. Evtl. proktologische Sanierung
- Symptomatische Ther.: Langwierig, erfordert viel Zeit und Geduld von Pat. und Arzt
  - Aufklärung des Pat. über „normalen Stuhlgang" und über die Harmlosigkeit der Obstipation; „Entschlackung" ist Unsinn
  - Viel körperliche Bewegung; Ernährungsumstellung (☞ 8.6.2)
- Medikamentöse Ther.: **Ind.:** Nur wenn symptomatische Ther. erfolglos und organische Erkr. ausgeschlossen sind:

Mittel erster Wahl: Lactulosesirup 15–45 ml nach dem Frühstück (z.B. Lactuflor®). **NW:** Meteorismus, Flatulenz, Übelkeit. **KI:** Ileus, Galaktoseintoleranz

Nur bei Ther.-Resistenz: Bisacodyl 5–10 mg (z.B. Dulcolax®, Laxans-ratiopharm®). **NW:** Hypokaliämie und damit verstärkte Darmträgheit, „Laxanzienkolon" bei schwerem Laxanzienabusus (Weitstellung des Colon desc. und Schwarzpigmentierung der Schleimhaut = Melanosis coli).

---

lgemeine Verhaltenstipps für Patienten mit Obstipation
- Morgens rechtzeitig aufstehen, um Zeit für den Stuhlgang zu haben
- Ein Glas Wasser oder Saft zur Bahnung des gastrokolischen Reflexes nach dem Aufstehen trinken
- Stuhldrang nicht unterdrücken
- Heftiges Pressen beim Stuhlgang vermeiden
- Leichte Bauchdeckenmassage: vom re Unterbauch dem Kolonverlauf bis zum li Unterbauch folgend
- Konsequenter Verzicht auf Laxanzien
- Schrittweise Entwöhnung bei langjährigem Laxanzienabusus
- Innerhalb 1–2 Wo. stark wirksame Laxanzien (z.B. Antrachinone) langsam absetzen und durch osmotische Laxanzien ersetzen (z.B. Laktulose) oder Na$^+$-Picosulfat (z.B. Laxoberal®, indischer Flohsamen)
- Bei weiterhin bestehender Obstipation Kombination von Laktulose mit Füll- und Quellstoffen (bei Verwendung von Plantago psyllium, z.B. Mucofalk®, weniger Blähungen als bei Weizenkleie). Ggf. auch Mikroklistier hilfreich.

:urheilkundliche Therapieempfehlung Prinzipien s.a. (☞ 32.9).

totherapie Bei milden Formen der Obstipation alternativ oder zusätzlich Therapiebeginn Pascobilin® novo FTbl. (Artischockenblätter, Pfefferminzblätter, Löwenzahnwurzel/-kraut). **.:** Krampfartige Oberbauchbeschwerden infolge funktioneller Störungen der ableitenden Galwege. **KI:** Gallenwegsverschluss, Gallenblasenempyem, Ileus. Bekannte Allergie gegen Korb-ler und Artischocken. Relative KI: Cholezystolithiasis. **NW/WW:** Keine. **Dos.:** 3 × tägl. 1–2 vor den Mahlzeiten *oder mit* Pascopankreat® N Tr. (☞ 8.1.7).

Spasmen Cholarist® Tbl. (Chelidonium majus, Schöllkraut). **Ind.:** Spasmen gastrointestinal der Gallenwege. **KI:** Bestehende und anamnestische Lebererkr., gleichzeitige Anwendung rschädigender Stoffe; Kinder < 12 J., Cholezystolithiasis, Cholestase. **NW:** Selten GIT-hwerden; in Einzelfällen Transaminasen- und Bilianstieg bis zum arzneimittelinduzierten rus (medikamentös-toxische Hep.; nach Absetzen reversibel). Bei Anwendung > 4 Wo. Leber-te kontrollieren. **WW:** Keine bekannt. **Dos.:** 3 × tägl. 1–2 Tbl.

nplikationen Divertikulitis (☞ 8.5.4), Hämorrhoiden (☞ 8.6.3), evtl. erhöhtes Risiko für rektale Ca.

8.1.11 Bluterbrechen (Hämatemesis)

Blutungen im GIT haben zu 85–95% ihren Ursprung in Ös., Magen oder Duodenum. 100 gastro testinale Blutungen/100 000 Erw./J.

Klinik Meist „kaffeesatzartiges" (durch Magen-HCl in Chlorhämin umgesetztes Hb) oder re Bluterbrechen bei starker Blutung sowie bei Anazidität. **DD** Hämoptyse: hellrotes, schaum Blut. Kreislaufschock (☞ 3.4.1), Anämie (☞ 19.1.1).

💧 10% der Blutungen im GIT verlaufen letal. 20–30% der Pat. bluten aus zwei oder mehr sionen.

Tab. 8.6 Differenzialdiagnose der oberen Gastrointestinalblutung

Blutungsquelle	Häufigkeit/Symptome/Anamnese
Ulkus (☞ 8.4.2)	50–60%. Bekannte Ulkusanamnese; episodische nächtliche Schmer
Ös.-Varizen (☞ 8.3.4)	10–30%. Oft schwallartiges, plötzliches Bluterbrechen aus Ös.- od Magenfundusvarizen (gleich häufig)
Ösophagitis (☞ 8.3.1)	Sodbrennen, epigastrische Schmerzen
Erosive Gastritis	Oberbauchschmerzen, Alkohol-, Medikamentenanamnese
Maligner oder benigner Tumor	Häufig asymptomatisch oder uncharakteristische Symptome
Mallory-Weiss-Syndrom	Nach heftigem Erbrechen oder starkem Würgen kann es zu Einri der gastroösophagealen Schleimhaut mit anschließender Blutung kommen. **Cave:** Erbrechen kann auch eine Blutung aus Varizen ausl

💧 GIT-Blutungen können mit Blutungen aus Nase, Rachen, Mundhöhle und dem Respiratio trakt verwechselt werden. Hämatemesis ist kein obligates Symptom einer oberen Gas intestinalblutung.

Diagnostik

◆ Anamnese: Beschwerdedauer und -frequenz, Beschaffenheit des Erbrochenen, Z.n. Trau bekannte Vorerkr. (Ulkus, Magen-Darm-OP, Leberzirrhose, hämorrhagische Diathese, I generkr.), Medikamente (Antikoagulanzien, Antiphlogistika, v.a. ASS und Diclofenac; tikosteroide), Nikotin-, Alkoholabusus

◆ Körperliche Untersuchung: Schockzeichen (☞ 3.4.1), Inspektion von Nasen-Rachenra Lungenauskultation, Abdomenuntersuchung einschließlich digital-rektaler Untersuchu

❗ Falls möglich, Inspektion des Erbrochenen!

◆ Weitere Diagn. i.d.R. stationär. Ambulante Diagn. nur bei stabiler Kreislauflage und sich Blutungsstillstand

  – Labor: BSG, BB, Thrombos, Quick, PTT, GPT, γ-GT, Krea, Haemoccult®. **Cave:** Norm Hkt. schließt Blutung nicht aus. Verdünnung des Blutes aus dem Extravasalraum bra mehrere Stunden

  – Facharztüberweisung entsprechend der Klinik zur Gastro- und evtl. Koloskopie.

erapie

Sofortige Klinikeinweisung mit ärztlicher Begleitung bei V.a. akute gastrointestinale Blutung. **Cave:** Pat. auch bei stabiler Kreislauflage zur Überwachung (wegen Rezidivgefahr) und Diagn. einweisen

Erstversorgung: i.v. Zugang legen, Schockther. (☞ 3.4.1), Magensonde.

mplikationen

Lebensbedrohlicher Blutverlust innerhalb kürzester Zeit; Letalität z.B. bei Varizenblutung 50%, bei Ulkusblutung 10–15%

Ulkusrezidivblutungen: Zu 90% innerhalb der nächsten 3 d

Aspirationspneumonie mit hoher Letalität.

1.12 „Blut im Stuhl"

tbare oder unsichtbare Blutbeimengungen im Stuhl. **Cave:** *Alleinige Stuhlbeurteilung kann zu hen Rückschlüssen auf den Blutungsort führen; Beschaffenheit und Farbe des Blutes im Stuhl gt auch von Blutungsstärke und Darmtätigkeit ab.*

nik

Teerstühle (Melaena): Schwarzroter, meist breiiger, klebriger Stuhl mit charakteristischem Geruch; Blutmenge mind. 50–200 ml. **DD:**

Medikamente: Eisen- und Wismutpräparate, Kohletbl.

Nahrungsmittel: Spinat, Blaubeeren, große Mengen Rote Bete

Cave: Meist blutet es im oberen GIT, nur bei Darmträgheit evtl. im unteren GIT

Dunkelbraun-rotes Blut im Stuhl: v.a. bei Läsionen im re Kolon

Frisches Blut im Stuhl: v.a. bei Läsionen im li Kolon, aber auch bei proximaleren Läsionen (bei schneller Darmpassage und/oder massiver Blutung)

Blutauflagerungen auf geformtem Stuhl v.a. bei Läsionen im Rektum oder Analkanal

Anämiezeichen (☞ 19.1.1); Kreislaufschock (☞ 3.4.1). **Cave:** Bei anämischen oder älteren Pat. schon bei einem Blutverlust < 500 ml möglich.

Tab. 8.7 Differenzialdiagnose der unteren Gastrointestinalblutung

ungsquelle	Erkrankung	Bemerkung
tum/Analkanal	Hämorrhoidalblutung (☞ 8.6.3)	Häufigste Blutungsursache; hellrote, evtl. spritzende Blutung
	Analfissuren, -Ca, -Verletzungen	☞ 8.6.8
on	Kolonpolypen (☞ 8.5.6), Kolon-Divertikel (☞ 8.5.4), Kolon-Ca (☞ 8.5.7)	Meist Pat. > 60 J. **Cave:** Bei massiven Blutungen sind meist zwei Blutungsquellen vorhanden.
	Kolitis: z.B. M. Crohn, Colitis ulcerosa (☞ 8.5.2)	Meist Pat. < 60 J.

Tab. 8.7 Fortsetzung		
Blutungsquelle	**Erkrankung**	**Bemerkung**
	Angiodysplasie	Multipel vorkommende arteriovenö‹ Malformationen v.a. im Zökum, Cc ascendens und Ileum; meist chron. re Blutungen mit hypochromer Anäm
Dünndarm (nur 10% der unteren GIT-Blutungen)	Tumoren (☞ 8.5.1)	Benigne Tumoren bluten oft massiv maligne Tumoren eher okkult
	Meckel-Divertikel	Hauptsächlich bei Kindern
	Invagination	Fast nur bei Kindern (☞ 16.6.6)
	Vaskuläre oder entzündliche Erkr.	Z.B. Mesenterialinfarkt (☞ 11.3.4), Vaskulitiden, M. Crohn (☞ 8.5.2)

Diagnostik

- Anamnese: Beschwerdedauer, Stuhlbeschaffenheit und -farbe, Z.n. Darm-OP, Vorerkr. morrhagische Diathese), Medikamente (Antikoagulanzien, ASS)
- Körperliche Untersuchung: Schockzeichen (☞ 3.4), Symptome der Anämie (☞ 19.1.1) ‹ der hämorrhagischen Diathese (☞ 19.1.3), Abdomenpalpation (Resistenzen, Hepatospl‹ megalie), rektale Untersuchung
- Weitere ambulante Diagn. nur bei sicherem Sistieren der Blutung und gutem AZ:
  – Labor: BSG, Diff.-BB, Thrombos, Quick, PTT, ggf. mehrfache Haemoccult®-Tests, ma skopisch nicht sichtbare Blutbeimengung ab ca. 2 ml Blut/d feststellbar; 20% falsch neg gebnisse sowie 10% falsch pos.; Stuhl zur Ansicht mitbringen lassen
  – Facharztüberweisung zur Prokto-/Rektoskopie. Falls keine Blutungsquelle erkenn Facharztüberweisung zur Gastroskopie (denn häufigste Ursache von analem Blutab‹ sind blutende Ulcera ventriculi oder duodeni). Bei neg. Befund Facharztüberweisung zur loskopie.

Therapie

- Erstversorgung bei massiver Blutung und/oder drohendem Kreislaufschock (☞ 3.4.1); g lumigen i.v. Zugang legen, Volumensubstitution, Schocklagerung
- Ind. zur Klinikeinweisung: akute Blutung, V.a. abgelaufene Blutung bei schlechtem schweren Vorerkr., älteren Pat., hämorrhagischer Diathese oder Antikoagulanzienther.
- Behandlung der blutenden Läsion: Meist endoskopisch möglich; sonst OP oder ggf. pro logische Versorgung.

1.13 Ikterus

...bfärbung der Skleren, Haut und Schleimhäute durch Ablagerung von Bili im Gewebe bei erhöhtem ...-Gehalt im Blut (> 2 mg/dl bzw. 34 µmol/l).

...nik

- Skleren: Zunächst Gelbfärbung (Bili 2–3faches der oberen Norm), bei weiterer Erhöhung Verfärbung der Haut
- Urin: Dunkler „Bierurin" bei hepatischem und posthepatischem Ikterus
- Stuhl: „Kalkstuhl" bei komplettem Verschlussikterus
- Haut: Evtl. Anämiezeichen (☞ 19.1.1) oder Zeichen der Leberinsuff. (z.B. Spider-Naevi, Lacklippen, Weißnägel, Palmarerythem)
- Ggf. Pruritus, Fieber.

„Falscher Ikterus": Unmittelbare Farbstoffablagerung durch Medikamente oder Nahrung (z.B. Karotten).

Tab. 8.8   Differenzialdiagnose des Ikterus

...ologie	Typische Befunde
...hepatischer Ikterus	
...molytische Anämien (☞ 19.3.3, ...Sphärozytose, Sichelzellenanämie)	Bili < 7fach, evtl. Anämie; Stuhl und Urin unauffällig. Indirektes Bili ↑
...fektive Erythropoese (z.B. perniziöse ...mie, ☞ 19.3.2)	
... selten Shunthyperbilirubinämien ...mutlich familiär durch intramedulläre ...truktion von Ery-Vorstufen bedingt)	
...atischer Ikterus	
...jugationsstörung: Gilbert-Meulengracht-Sy. ...rus juvenilis intermittens): Wichtigste ...onjugierte Hyperbilirubinämie beim Erw. ...iliär gehäuft. Keine Ther. erforderlich	Bili < 7fach, Abdominalkoliken, sonst alles normal
...retionsstörungen	Typische Befunde für alle folgenden Exkretionsstörungen: Erhöhung von Bili, GOT, GPT, γ-GT, AP. Urin dunkel, evtl. heller Stuhl und Juckreiz
...shep. (☞ 8.7.1)	Übelkeit, Abgeschlagenheit, Fieber, Serologie
...rzirrhose (☞ 8.7.3)	Alkoholabusus (häufigste Ursache). **Cave:** 50% ohne Ikterus
...astasenleber	Symptome von Seiten des Primärtumors

▰▰▰▰ Tab. 8.8	Fortsetzung ▰▰▰▰
Ätiologie	**Typische Befunde**
Medikamenteninduzierte Leberzellschädigung	Ikterus entwickelt sich 5–50 d nach Medikamenteneinnahme (z.B. Anabolika, Kortikosteroide, Chlorpromazin, Erythromycin, Diphenylhydantoin)
Leberbeteiligung bei Systemerkr., z.B. Lymphome, Amyloidose, PBC (☞ 8.9.3)	Hauptsymptome durch jeweilige Grunderkr. mit entsprechenden Laborbefunden
Schwangerschaftsbedingte Cholestase (idiopathischer Schwangerschaftsikterus)	Im 3. Trimenon auftretend, benigner Verlauf, starker Pruritus. **Cave:** Akute Schwangerschaftsfettleber mit hoher Letalität als selt. DD
Posthepatischer Ikterus	
Intraluminale Obstruktion: Gallensteine, Strikturen, Cholangitis, Gallengangstumoren	Erhöhung von Bili, GOT, GPT, γ-GT, AP. Dunkler Urin, heller Stuhl und Juckreiz.
Extraluminale Obstruktion: Pankreaserkr. (☞ 8.8, Ca, Entzündungen, Zysten); Magen- (☞ 8.4.3), selten Kolon-Ca (☞ 8.5.7); Lebererkr. (Abszess, Echinokokkuszyste, Lymphom der Leberpforte)	Befunde s.o.; zusätzlich spezifische Param. wie Lipase ↑, CEA ↑, CHE, BSG, BB, Serol. u.a.

Diagnostik

- Anamnese: Dauer des Ikterus (bei plötzlich aufgetretenem schmerzlosem Ikterus ist Pankr.-Ca am wahrscheinlichsten; bei leichtem Ikterus, evtl. mit Koliken: Cholelithiasis), AZ, Begleitsymptome (Juckreiz, Fieber, Abgeschlagenheit, Koliken, Gew.-Verlust), Stuhl-, Urinfarbe, Medikamente, Alkoholabusus, Auslandsreise
- Körperliche Untersuchung: Palpation und Perkussion des Abdomens (Resistenzen, Schmerzen, Aszites, Lebergröße und -beschaffenheit) sowie Hautinspektion (Anämie-, Leber-Hautzeichen)
- Labor: BB, Bili (zunächst nur Gesamt-Bili), GOT, GPT, γ-GT, AP; (s.a. ☞ Tab. 8.9)
- Sono (☞ 2.10): Gallensteine? Erweiterte Gallenwege? Pankreasveränderungen? Anzeichen Leberzirrhose?
- Weitere Diagn. entsprechend der Verdachtsdiagnose z.B.:
  - Labor: Hämolysediagn. (Diff.-BB, LDH, Retikulozyten, Coombs-Test), Hep.-Serologie, immunologische Tests (AMA), Tumormarker
  - Facharztüberweisung zur Endosono, ERCP oder CT Abdomen.

Tab. 8.9   Differenzialdiagnose des Ikterus nach Laborwerten

	Prähepatisch (hämolytisch)	Hepatisch (parenchymatös)	Posthepatisch (cholestatisch)
irektes Bili	↑	↔ (↑)	↔
ektes Bili*	↔	↑	↑
im Urin	↔	↑ (Urin dunkel)	↑ (Urin dunkel)
bilinogen im Urin	↑	↑/↓	↓/↔
und GPT	↔	↑↑	↑
und γ-GT	↔	↑	↑↑
	↑↑	↑	(↑)
hl	Dunkel	Hell oder dunkel	Hell
kreiz	Nein	Evtl.	Ja

otient direktes Bili/Gesamt-Bili > 0,5 spricht für posthepatische Cholestase

rapie

Grunderkr. behandeln

Ind. zur Klinikeinweisung: Z.B. Isolierung bei Hep. A, drohendes Leberkoma, posthepatischer kterus (meist endoskopische Ther. oder Laparotomie), kausale Ther. bei Tumor.

1.14   Hepatomegalie

*rdurchmesser in der MCL > 12 cm. **Cave:** Eine unterhalb des Rippenbogens tastbare Leber ist nicht abedeutend mit einer Lebervergrößerung (z.B. bei Lungenemphysem): Obere Lebergrenze bestim-* (Perkussion).

Hepatomegalie mit weicher und evtl. druckschmerzhafter Leber: meist Hep. oder Stauungs- eber

Leber hart und knotig: Leberzirrhose, maligne Erkr. **Cave:** Bei Zirrhose kann Leber auch ver- kleinert sein (bes. im fortgeschrittenen Stadium)

Wichtig: Beurteilung der Milzgröße (☞ 19.1.7). Splenomegalie als Hinweis auf eine portale Hypertension. Pfortaderstauungen können von der Milz durch Volumenveränderungen teil- weise „kompensiert" werden.

erenzialdiagnose Hepatomegalie

ettleber: Häufigste Ursache

tauung: Rechtsherzinsuff., Trikuspidalinsuff.

Entzündung: Alkohol, infektiös (z.B. Brucellose, miliare Tbc), granulomatös (Sarkoidose, M. Hodgkin), Medikamente

umoren: Biliäre Obstruktionen, Zystenleber, Leberabszess.

Differenzialdiagnose Hepatosplenomegalie DD der Splenomegalie (☞ 19.1.7)

- Inf.: Virale Hep., Mononukleose, chron. persistierende Hep., fortgeschrittene chron. agg[...]
  sive Hep.
- Leberzirrhose mit portaler Hypertension
- Stoffwechselerkr.: Hämochromatose, M. Wilson, Mukoviszidose, α_1-Antitrypsinmangel
- Systemerkr.: M. Hodgkin, Sarkoidose
- Stauung: Rechtsherzinsuff., Pericarditis constrictiva, Budd-Chiari-Sy.
- Selten: Myeloproliferatives Sy., extramedulläre Blutbildung bei Anämie (Hämolyse, perniz[...]
  Anämie), Speicherkrankheit (Glykogenosen, Tyrosinose, M. Hurler, Lipoidosen), Histi[...]
  tose, Amyloidose.

8.1.15 Aszites

Meist Symptom einer fortgeschrittenen Erkr. mit schlechter Prognose.

Ätiologie

- Stauungsaszites
  - Portal: Leberzirrhose, Budd-Chiari-Sy. (Lebervenenverschluss), Alkoholhepatitis, Pforta[...]
    thrombose
  - Kardial: Rechtsherzinsuff., Pericarditis constrictiva
- Maligner Aszites: Z.B. bei Peritonealkarzinose, intraabdominellen Tumoren, Metastasenl[...]
- Entzündlicher Aszites: Bakterielle Inf., z.B. Tbc; Pankreatitis
- Sonstige (selten): Z.B. schwere Hypalbuminämie (nephrot. Sy.), Albuminverlust-Sy.), A[...]
  loidose, Mesenterialvenenthrombose, M. Whipple, Myxödem.

! Häufigste Ursachen: Leberzirrhose (ca. 80%) und Malignome (ca. 10%); seltener: Ent[...]
dungen, Rechtsherzinsuff., Pankreatitis, Pfortaderthrombose und Budd-Chiari-Sy.
Zusätzliche Inf. ist mit ca. 20% häufig.

Diagnostik

- Körperliche Untersuchung: Verstrichener Bauchnabel, Meteorismus („Erst der Wind, [...]
  der Regen") als Zeichen eines *drohenden* Aszites; Perkussion mit verschieblicher Flan[...]
  dämpfung (☞ 8.2.1). **Cave:** Nachweis erst ab 1 l Aszitesflüssigkeit sicher möglich
- Oberbauch-Sono: Aszites erst ab ca. 50–200 ml nachweisbar; typischer Befund (☞ 2.[...]
- Labor: BB, E'lyte, Krea, GPT, γ-GT, GOT, AP, Bili, LDH, Albumin i.S. (**DD:** portale Hy[...]
  tension/Hypalbuminämie), Quick, PTT, Fibrinogen, Thrombos vor Aszitespunktion. Tu[...]
  marker, Lipase
- Ind. zur Klinikeinweisung:
  - Zur diagn. Aszitespunktion (nur bei sicherer Beherrschung ambulant empfehlenswert;
    Peritonitis, Blutung, Hohlorganverletzung)
  - Im weiteren Verlauf bei ausgeprägter Symptomatik (Aszites meist > 3 l), z.B. Schme[...]
    Dyspnoe, Subileus, Hernien, Aszites plus Pleuraerguss oder Aszites plus periphere Öd[...]

rapie

ufentherapie bei Aszites

Basistherapie

Kochsalzrestriktion:
- Kein Salz in der Küche und auf dem Tisch; nur streng Na⁺-armes Mineralwasser (s. Etikett)
- Keine Konserven, keine Fertiggerichte, keine Backwaren außer salzarmem Brot (z.B. aus Reformhaus), keine Schokolade, < 0,25 l Milch tägl. Keine Wurst, kein Käse (Na-arme Waren aus Reformhaus). **Cave:** Na⁺-haltige Medikamente (z.B. Antazida, Penicilline) vermeiden

Flüssigkeitsrestriktion: Maximal 1,5 l tägl.

Bettruhe wünschenswert, aber selten realisierbar.

Diuretika

Ausschwemmung mit Spironolacton (Aldactone ®, Osyrol ®, zahlreiche Generika): für 3 d je 100 mg tägl.; Ziel: 500–750 g Gew.-Verlust tägl. Bei mangelhafter Ausscheidung Dosissteigerung um 50 mg tägl. bis max. 400 mg tägl. **KI:** Krea > 1,7 mg/dl

Bei Bedarf zusätzlich Schleifendiuretikum, z.B. Furosemid (z.B. Lasix ®) bis 80 mg tägl. **Cave:** Nicht bei erniedrigtem Na⁺ i.S. oder Urin

Laborkontrollen während Ausschwemmung: 1 ×/Wo. bis Aszites < 200 ml; Krea, Na⁺, K⁺ i.S.; Na⁺ im Sammelurin

Dauerther.: nach erfolgreicher Ausschwemmung Spironolacton 50–100 mg tägl. als Rezidivprophylaxe.

Mögliche Ursache für Ther.-Resistenz: Mangelnde Compliance, hohe Na⁺-Zufuhr, Krea ↑, nephrotoxische Medikation, bakt. Peritonitis, GI-Blutung.

Stationäre Maßnahmen

Therapeutische Aszitespunktion. **Ind.:** Erfolglose medikamentöse Ther. (in ca. 10%) und/ oder Ateminsuff. **KO:** Albuminverlust ca. 25 g/1000 ml Aszites, Kreislaufbelastung

Peritoneovenöser Shunt: Voraussetzung ist u.a. steriler Aszites, keine manifeste Enzephalopathie (☞ 8.7.3)

Ultima ratio: Lebertransplantation.

gnose Aszites ist KO eines Leidens von per se schlechter Prognose. Therapieziel: Verbesserte nsqualität.

1.16 Gewichtsverlust

eiwilliger Gew.-Verlust durch Missverhältnis zwischen Nahrungsaufnahme und Energieverch. Kurzzeitiger Gew.-Verlust kann durch Variationen des Flüssigkeitshaushalts zustande kom-

logie

roenterologisch bedingter Gewichtsverlust

Tumoren des GIT

MAS (☞ 8.5.1): z.B. bei chron. Pankreatitis (☞ 8.8.2), Sprue, M. Crohn (☞ 8.5.2), Paraitosen

- Magenerkr.: Ulkusleiden (☞ 8.4.2), Magenausgangsstenose, perniziöse Anämie (☞ 19.
- Leberzirrhose (☞ 8.7.3), Hep. (☞ 8.7.1)
- Ös.-Striktur (☞ 8.3.1).

Nicht gastroenterologische Ursachen für Gewichtsverlust

- Endokrine Erkr.: Diab. mell., v.a. Typ I (☞ 17.1.2), Hyperthyreose (☞ 17.6.2), Phäoch
  mozytom, M. Addison (☞ 17.7)
- Infektion: Tbc (☞ 12.3.5), Endokarditis (☞ 10.7.1), HIV-Inf. (☞ 9.9)
- Tumorerkr. (☞ 28.2.1)
- Herzerkr.: Herzinsuff. (☞ 10.5)
- Nierenerkr.: Urämie (☞ 13.1.14)
- Psychische Erkr.: Anorexia nervosa (☞ 21.4.7), Depression (☞ 21.6), Schizophre
  (☞ 21.7)
- Drogen-, Medikamentenabhängigkeit (z.B. Diuretikaabusus).

Diagnostik

- Anamnese: Dauer des unfreiwilligen Gew.-Verlusts, Begleitsymptome (z.B. Nachtschw
  Fieber, Diarrhoe, Erbrechen), Ernährungsgewohnheiten (vorausgegangene oder besteh
  Diäten), Nikotin-, Alkoholabusus, bekannte Vorerkr., Medikamente, Stress oder andere s
  ke psychische Belastungen
- Körperliche Untersuchung: Ganzkörperstatus
- Labor: Zunächst BSG, BB, BZ, γ-GT, GOT, GPT, Krea, Urinstatus
- Abdomensono: Bes. Leber und Pankreas sowie Tumorsuche (LK-Vergrößerungen)
- Weitere Diagn. entsprechend der Verdachtsdiagnose; z.B.:
  – Labor: Amylase (bei V.a. Pankreatitis), Tumormarker (z.B. CEA und CA 19–9), Stuhlur
    suchung auf pathogene Keime und Wurmeier
  – Facharztüberweisung zur Gastro-, Koloskopie oder CT Abdomen.

Therapie

- Entsprechend der Grunderkr.
- **Ind.** zur Klinikeinweisung: anhaltender Gew.-Verlust und ergebnislose ambulante Dia

8.2 Diagnostische Methoden

8.2.1 Körperliche Untersuchung

Inspektion des Abdomens

- Hautveränderungen: Petechien (☞ 19.1.3), rote Striae (M. Cushing), Narben und Nar
  brüche, Caput medusae (Leberzirrhose, ☞ 8.7.3)
- Behaarungstyp: Z.B. weiblicher Behaarungstyp bei M (Leberzirrhose, ☞ 8.7.3), Verlus
  Sekundärbehaarung (Hypophyseninsuff., ☞ 17.7)

„Bauchform": aufgeblähter „Trommelbauch" (Meteorismus), ausladende Flanken (Aszites), „Vorbuckelung" der Bauchwand (große Tumoren, peristaltische Bewegungen bei mechanischem Ileus, Rektusdiastase).

„5 F-Regel" des aufgetriebenen Bauches: Fett, Fetus, Fäzes, Flatus, Flüssigkeit.

pation des Abdomens

Durchführung: Pat. liegt flach auf dem Rücken (möglichst in warmem Raum), beide Arme neben dem Körper. Zunächst oberflächliche Palpation des gesamten Abdomens, dann Untersuchung der einzelnen Organe (s.u.). **Cave:** Palpationsbeginn nie im angegebenen Schmerzbereich!

Allgemeine pathologische Befunde:

Lokale Abwehrspannung bei Reizung des parietalen Peritoneums

Generalisierte Abwehrspannung: „bretthartes Abdomen" bei diffuser Peritonitis

Druckschmerz, z.B. über Ulzera

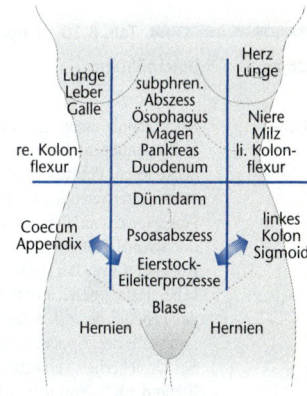

Abb. 8.1 Schmerzlokalisationen bei abdomineller Palpation

Loslassschmerz nach leichtem Eindrücken der Bauchwand, z.B. bei Appendizitis (☞ 8.5.3 und ☞ 16.6.8)

Resistenzen, z.B. bei Tumoren.

- Überwinden einer nichtpathologischen Abwehrspannung: Pat. mit offenem Mund atmen und Knie anziehen lassen
- Carnett-Test zur Unterscheidung zwischen intraabdom. oder von den Bauchdecken ausgehender Schmerzquelle:
- Durchführung: Palpation des Schmerzpunktes. Pat. Kopf heben lassen und Druck mit den palpierenden Fingern verstärken. Bei intraabdom. Schmerzquelle verschwindet der Druckschmerz, bei Schmerzquelle in der Bauchdecke bleibt der Druckschmerz bestehen oder wird stärker. **Cave:** 10–20% aller Bauchschmerzen sind bauchwandbedingt
- **DD** des Bauchwandschmerzes: Erkr. der Haut, des subkutanen Fettgewebes, der Muskulatur (z.B. Rektusscheidenhämatom, Bauchmuskelzerrung), des Knochens (z.B. Rippenbogenrand-Sy.) und des parietalen Peritoneums (Peritonitis). Hernien. WS-Erkr.

Tab. 8.10 Palpation der Abdominalorgane

Organ	Durchführung	Pathologische Befunde mit Krankheitshinweis
Leber	Beide Hände einige cm unterhalb des re Rippenbogens flach auf die Bauchdecke legen, Pat. tief einatmen lassen → herabtretender Leberrand hebt Fingerspitzen an. Beim Gesunden meist nur schmaler Streifen der Leber palpabel. **Cave:** Bei stark vergrößerter Leber Hände tiefer ansetzen. Angabe der Lebergröße: z.B. 5 Querfinger unterhalb des Rippenbogens in MCL. Bei Unsicherheit versuchen, Leber mit li Hand nach ventral zu schieben, mit re Hand wird palpiert	◆ Vergrößerung z.B bei: Hep., Stauung durch Rechtsherzinsuf. Cholestase; **DD:** Zwerchfelltiefstand, z.B. bei Emphysematiker ◆ Schmerzhaftigkeit z.B. bei: Hep. (selten) oder Stauung. **DD:** Cholezystitis, retrozökale Appendizitis ◆ Leberrand: abgerundet bei Fettleber, Hep.; scharf bei Zirrh höckrig bei Metastasen und gr knotiger Zirrhose ◆ Konsistenz: teigig bei Fettleber weich bei Hep., hart bei Zirrh sehr hart bei Metastasen
Gallenblase	Prinzipiell wie Leberpalpation; bei Vergrößerung in MCL unterhalb der Leber palpabel	Courvoisier-Zeichen: Schmerzlose, aufgetriebene Gallenblase palpabel, z.B. bei Papillenstein oder Pankreas Schmerzhaftigkeit bei Cholezystitis Cholelithiasis
Milz	In Rücken- oder re Seitenlage mit einer Hand schräg nach lateral palpieren, mit der anderen von dorsal dagegen halten. Pat. tief inspirieren lassen. Anstoßen der Milz an die palpierende Hand weist auf Vergrößerung hin. **Cave:** Bei starker Vergrößerung reicht Milz bis in Unterbauch → dort mit Palpation beginnen	◆ Vergrößerung (☞ 19.1.7) ◆ Schmerzhaftigkeit: Milzinfarkt. Milzabszess ◆ **DD:** Pankreas-, Kolonerkr.
Appendix	☞ 16.6.8	

Perkussion des Abdomens
◆ Perkussion bei V.a. Aszites: in Rückenlage Perkussion der lateralen Flüssigkeitsdämpfur Knie-Ellenbogen-Lage Perkussion der ventral gesammelten Flüssigkeitsmenge
◆ Leberperkussion: Perkussion in der MCL von kranial nach kaudal. Normalgröße ca. 12

! Bei Schwierigkeiten in der Lebergrößenbestimmung „Kratzauskultation" zur Hilfe neh
◆ Stethoskop re neben Processus xiphoideus aufsetzen und mit Fingernagel parallel zum muteten Leberrand von kaudal nach kranial leicht über die Haut streichen. Über der L wird das Geräusch stärker.

skultation des Abdomens

Normalbefund: 5–10 Darmgeräusche/Min.

Pathologische Befunde:

Laute, in schneller Folge wellenförmig ablaufende, hohe, spritzende und metallisch klingende Darmgeräusche: mechanischer Ileus

Darmgeräusche auch durch Beklopfen der Bauchwand nicht auslösbar: paralytischer Ileus

Reibegeräusche, z.B. im re Oberbauch bei Metastasenleber oder im li Oberbauch bei Milzinfarkt

Systolikum: Tiefes Systolikum z.B. bei Aortenaneurysma, hohes Systolikum bei Nierenarterienstenose (auch ventral auskultierbar).

itale rektale Untersuchung

Durchführung: Pat. liegt in li Seitenlage mit angewinkelten Beinen oder steht breitbeinig und mit Unterarmen auf Untersuchungsliege abgestützt. Inspektion (Fissur, Fisteln, Perianalthrombose, prolabierte Hämorrhoiden, Mariske, Tumor, Ekzem). Pat. pressen lassen, Zeigefinger mit Handschuh und Gleitmittel (z.B. Vaseline) unter leichter Drehung einführen. **Cave:** Heftigste Schmerzen bei Analfissur, LA (☞ 4.6.2 und ☞ 4.6.3) erforderlich

Beurteilung des Analkanals: Sphinktertonus, Schmerzen, Stenosen, Infiltrationen, Resistenz (Tumor). **Cave:** Innere Hämorrhoiden nicht palpabel, außer (selten) bei Thrombosierung

Palpation der Ampulla recti:

Normalbefund: Weiche verschiebliche Darmwand, ventral Prostata (☞ 13.5) oder Portio palpabel (☞ 14.1.2). **Cave:** Pathologische Resistenzen können durch Kotsteine, Pessare, Tampons, Blasenkatheter vorgetäuscht werden

Pathologische Befunde: Fixation oder Resistenzen der Darmschleimhaut, druckdolenter oder fluktuierender Douglas-Raum (z.B. Appendizitis oder Douglas-Abszess), pathologischer Prostatabefund (☞ 13,5). Inspektion des Handschuhs: Blut oder Teerstuhl?

ographie (☞ 2.10)

2.2 Gastroenterologische Funktionsdiagnostik

rbauch-Sono (☞ 2.10)

phagus – Magen – Dünndarm – Dickdarm

phago-Gastro-Duodenoskopie

i Prämedikation fiberendoskopische Untersuchung des Ös., Magens und Duodenums.

kation Untersuchung der 1. Wahl bei V.a. Ös.-, Magen- oder Duodenum-Erkr.; Abklärung obere und untere GIT-Blutung; Ulkus, Ca oder chron. Gastritis (v.a. Helicobacter-pylori ; perniziöse Anämie.

ereitung des Patienten Labor (BB, Quick, Thrombos). Pat. muss nüchtern sein.

plikationen Reaktion auf Prämedikation, Aspirationspneumonie, kardiovaskuläre KO, sreflex (z.B. Asystolie), bei Probeexzision Blutung und Perforation. **Cave:** Bei Oberbauchnerzen vor einer Gastroskopie immer EKG zum Infarktausschluss.

Nachsorge Keine bei komplikationslosem Verlauf.

Ösophagus-Breischluck

Pat. schluckt unter Rö-Durchleuchtung KM.

Indikation Untersuchung der 1. Wahl bei:

- Unklaren Schluckbeschwerden
- V.a. Motilitätsstörungen: Achalasie, Ösophagospasmus
- V.a. Ös.-Divertikel (Vermeidung einer iatrogenen Perforation bei Endoskopie)
- Abklärung einer endoskopisch nicht passierbaren Stenose.

Vorbereitung des Patienten Absetzen aller motilitätsverändernden Medikamente, Anam~~ese~~ bezüglich KM-Allergie oder KM-KI. **KM-KI:** Niereninsuff. (Gefahr des ANV), Hyperthyre~~ose~~ (ggf. basales TSH bestimmen), V.a. ösophagotracheale Fistel. Pat. nüchtern (auch kein Niko~~tin~~).

Komplikationen KM-Unverträglichkeit, Mediastinitis bei Barium-Extravasat.

Nachsorge Keine.

Magen-Darm-Passage

Unter Rö-Durchleuchtung Schlucken von KM, nach Prallfüllung des Magens Gabe eines gasbilde~~nden~~ Granulats zur Doppelkontrastdarstellung.

Indikation

- Funktionelle Störungen: z.B. diabetische Magenatonie
- Endoskopisch nicht passierbare Stenosen
- V.a. symptomatische Lage- oder Formanomalien: Z.B. Thoraxmagen kann endoskopisch ~~un~~ kommen unauffällig sein
- V.a. symptomatische Hernien
- Nach Endoskopie bei V.a. submukösen Tumor oder bei unverändertem Beschwerdebild ~~bei~~ unauffälliger Endoskopie.

Vorbereitung des Patienten Wie bei Ösophagusbreischluck (s.o.). Bei V.a. Passagebehi~~nde~~rung (z.B. Magenausgangsstenose) am Vortag nur flüssige Nahrung.

Komplikationen KM-Unverträglichkeit, Peritonitis bei Barium-Extravasat.

Nachsorge Keine.

Dünndarm-Darm-Doppelkontrast nach Sellink

Eine Duodenalsonde wird in der ersten Jejunumschlinge platziert, Einlauf mit KM und Methylz~~ellu~~lose, durch Umlagerung des Pat. Darstellung des gesamten Dünndarms.

Indikation Unklare GIT-Blutung bei unauffälliger Endoskopie, Tumorsuche, M. Crohn, D~~iver~~tikel (Meckel-Divertikel), Polypen, rezid. Subileus.

Vorbereitung des Patienten KM-Anamnese (Allergien? Hyperthyreose?). Pat. am Vorta~~g ab~~führen lassen (z.B. mit Dulcolax® oder Laxoberal®), am Untersuchungstag nüchtern.

Komplikationen KM-Unverträglichkeit, Peritonitis bei Barium-Extravasat.

...hsorge Bei Beschwerden evtl. entblähende Medikamente.

-Atemtest

...t zur Bestimmung der KH-Absorption. H$_2$ wird im Darm bei der Verstoffwechselung von Zuckern ...ildet, im Kolon absorbiert und über die Lungen abgeatmet. Das ausgeatmete H$_2$ wird in den ersten ... nach definierter Gabe des zu untersuchenden Zuckers (z.B. Laktose, Fruktose, Glukose) gemessen.

...ikation V.a. MAS oder bakt. Fehlbesiedelung im Dünndarm, Bestimmung der orozökalen ...nsitzeit.

...bereitung des Patienten Pat. nüchtern (12 h kein Nikotin). Am Vorabend keine lang wirk-...en Antazida, keine H$_2$-Blocker.

...nplikationen Keine.

...hsorge Keine.

...tose-Toleranztest

...le Gabe von Laktose mit BZ-Bestimmungen in den nächsten 2 h, evtl. im Rahmen eines H$_2$-Atem-...

...ikation V.a. Laktasemangel.

...bereitung des Patienten Pat. nüchtern.

...und Nachsorge Keine.

...toskopie

...res Rohr, Beurteilung bis max. ca. 30 cm ab ano.

...ikation Untere GIT-Blutung, Hämorrhoiden, V.a. Ca oder Polypen.

...bereitung des Patienten Labor (Quick, Thrombos).

...nplikationen Perforation, Blutung.

...hsorge Keine.

...oskopie

...ibles Rohr, Beurteilung bis ins terminale Ileum möglich.

...kation Untersuchung der 1. Wahl bei der Abklärung von unterer GIT-Blutung, Ca, Poly-...Divertikel, M. Crohn, Colitis ulcerosa.

...bereitung des Patienten Unterschiedliche Handhabung. Am Vortag nur flüssige Nahrung, ...trinken (mind. 3–4 l), ca. 14 Uhr mit dem Abführen beginnen, z.B. durch Trinken einer ...che X-prep®. Am Untersuchungstag je nach Erfolg evtl. weitere Abführmaßnahmen (Einlauf, ...ma). Labor: Quick, Thrombos (bei geplanter Polypektomie: Blutgruppe).

...plikationen Perforation, Blutung.

...hsorge Ggf. entblähende Medikamente.

Kolonkontrasteinlauf

Röntgenologische Darstellung des gesamten Kolons durch KM-Einlauf, Luftinsufflation und Um
gerungen des Pat.

Indikation Divertikeldarstellung; zusätzlich zur Koloskopie als Ausschlussdiagn. vor Annah
von funktionellen Beschwerden; bei erfolgloser Koloskopie im Rahmen einer akuten unteren G
Blutung; Abklärung einer Kolonbeteiligung bei extrakolischen Prozessen.

Vorbereitung des Patienten Unterschiedliche Methoden, s. Koloskopie. **Cave:** Zeitlichen
stand von koloskopischer Biopsie (je nach Lokalisation 24 h bis 14 d) und Polypenabtragung (1
beachten! Prinzipiell vorher rektale Untersuchung, besser Rektoskopie.

Komplikationen Peritonitis bei Barium-Extravasat, KM-Unverträglichkeit.

Nachsorge Ggf. entblähende Medikamente.

Gallenblase/-wege/Pankreas

ERCP (Endoskopische retrograde Cholangio-Pankreatographie)

Endoskopische Sondierung der Papilla Vateri und Inj. von KM unter Durchleuchtung mit der
Möglichkeit einer Papillotomie und Steinextraktion.

Indikation Unklare Cholestase, Choledocholithiasis, biliäre Pankreatitis, V.a. Pankreas-C

Vorbereitung des Patienten Wie zur Gastro-Duodenoskopie, zusätzlich KM-Anam
(Allergien? Hyperthyreose?).

Komplikationen Wie Gastro-Duodenoskopie, zusätzlich KM-Unverträglichkeit, Pankrea
selten Cholangitis.

Nachsorge Evtl. Labor (BB, Lipase).

PTC (Perkutane transhepatische Cholangiographie)

Sonographiegesteuerte Feinnadelpunktion eines intrahepatischen Gallengangs und Injektion von
unter Durchleuchtung.

Indikation Bei unklaren Befunden, bes. bei hoch gelegenen intrahepatischen Abflussbehi
rungen. **KI:** Metastasenleber.

Vorbereitung des Patienten Labor (BB, Quick, Thrombos, Blutgruppenbestimmung).
muss nüchtern sein.

Komplikationen 2–3%: hauptsächlich gallige Pankreatitis, Blutung, passagere Amylasee
hung.

Nachsorge Evtl. Labor (Amylase, Lipase, Bili, Transaminasen).

Orale Cholezysto-Cholangiographie

Röntgenkontrastdarstellung der Gallenblase und der Gallengänge durch orale KM-Gabe 12 I
Untersuchung.

...ikation Heute kaum mehr indiziert, von Sono und ERCP abgelöst.

...dosonographie

...raluminale Sono, meist im Rahmen einer Ösophago-Gastro-Duodenoskopie oder Koloskopie.

...ikation Meist erst im Anschluss an andere Verfahren. Bei V.a. LK-Metastasen (präop. Sta-...g), Pankreas-TU (bes. im Pankreaskopf-Bereich), submuköse TU und bei Choledocholithiasis.

...bereitung des Patienten Wie bei ERCP, Sedierung oder Kurznarkose wie Ös.-Gastro-Duo-...oskopie.

...tersuchungen des gesamten Abdomens

...ntgen: Abdomenübersicht

...domenleeraufnahme im Stehen oder in Linksseitenlage.

...ikationen
- Akutes Abdomen: V.a. Ileus (Flüssigkeitsspiegel) oder Perforation (**cave:** in 30% der Fälle trotz Perforation keine Luft nachweisbar, dann besser Rö-Thorax)
- V.a. Konkremente (Gallenblase, Gallenwege, Niere) und Verkalkungen (chron. Pankreatitis, Porzellangallenblase, Echinokokkuszyste, Gefäße, Aneurysma)
- Tumoren: Große Tumoren mit Verdrängung (Übersicht)
- Fremdstrukturen: Tbl.-Reste bei Intox., verschluckte Fremdkörper.

...bereitung des Patienten Keine Vorbereitung bei akutem Abdomen. Sonst am Vortag La-...zien und Verzicht auf blähende Kost. Am Untersuchungstag nüchtern.

...nplikationen Keine.

...hsorge Keine.

...Abdomen

*...Strahlbündel rotiert um Pat.; Strahlungsabschwächung durch unterschiedliche Gewebe wird auf ...nüberliegender Seite durch Detektorsystem registriert. Bilddarstellung durch Computer. Je nach ...restellung zusätzliche KM-Gabe p.o., i.v. oder i.a. **Cave:** Aussagefähigkeit des CT hängt stark von ...likationsweise und -menge des KM ab.*

...ikation Hauptsächlich Tumor- und Metastasensuche.

...bereitung des Patienten Pat. nüchtern, KM-Anamnese, bei i.v. Injektion Krea- und meist ...n TSH-Bestimmung.

...nplikationen Keine bis auf KM-Unverträglichkeit.

...hsorge Keine.

...aroskopie

...aumbilikale Stichinzision mit anschließender Punktion des Peritonealraums und CO$_2$-Insuffla-... Endoskopische Inspektion des Abdominalraums (v.a. Leberoberfläche, Gallenblase, Milz, Perito-...n parietale, Magenvorderwand, Teile des Darms, sowie nicht vom Netz bedeckte Beckenorgane); ...Probeexzision.

Indikation Nicht anders zu klärende Lebererkr. (**KI:** Leberabszess, Leberhämangiom, Ch angitis).

Vorbereitung des Patienten Labor (BB, Quick, Thrombos, Blutungszeit). Am Vorabend leichte Kost. 12 h Nahrungskarenz vor der Untersuchung.

Komplikationen Pneumothorax, intraabdom. Blutung, gallige Peritonitis, Sepsis.

Nachsorge Selten erforderlich nach dem meist 24–48-stündigen stationären Aufenthalt.

! Bei der Diagn. der Leber, des Pankreas und der Milz dominieren Sono und CT. Angiograp MRT und nuklearmedizinische Verfahren sind selten und meist nur bei speziellen Frages lungen erforderlich.

8.3 Speiseröhre

8.3.1 Ösophagitis

20–30% der „gesunden" Bevölkerung leiden gelegentlich unter refluxtypischen Beschwerden. Se medikation ist stark verbreitet.

Ätiologie
- Meist Refluxösophagitis durch Insuff. des unteren Ös.-Sphinkters:
  – Druck senkende Faktoren des Ös.-Sphinkters: KH, Fette, Alkohol, Hormone, Medikam
  – Pathologisch-anatomische Faktoren: Kardia-Ca, Z.n. Magenresektion, Magenausgangs nose und neuromuskuläre Erkr. wie Sklerodermie, Schwangerschaft. **Cave:** Axiale Hiatus nie (☞ 8.4.4, Tab. 8.13) führt nur selten zur Refluxösophagitis
- Seltene Ursachen: akute Inf. (z.B. Candida, Herpes) bes. bei Immunsuppression, Strahlent des Mediastinums, Z.n. Verätzung, medikamentöse Erosionen (z.B. Doxycyclin, Tetracy Minocyclin, NSAR, Eisen- und KCl-Präparate).

! Prophylaxe von Ös.-Schäden durch „steckenbleibende" Medikamente:
  - Einnahme im Stehen mit mind. einem Glas Flüssigkeit
  - Einige Bissen gut gekauter Banane.

Klinik
- Hauptsymptome: Sodbrennen, v.a. postprandial
- Saures, seltener galliges Aufstoßen, Schluckbeschwerden (durch narbige Strikturen), Er chen, Schmerzen beim Essen. Besserung der Beschwerden tagsüber. Verstärkte Beschwe im Liegen oder beim Bücken, meist schon lange bestehend, schubweise auftretend
- Chron. Husten und rezid. Atemwegsinf. durch „stille" Aspiration.

❄ In seltenen Fällen keine Symptome trotz endoskopisch erkennbarer Läsionen.

Diagnostik
- Anamnese: Häufigkeit und Dauer der Beschwerden, kardiale Symptomatik, Medikam (v.a. Selbstmedikation), Z.n. Strahlenther., Verätzung oder Magen-OP, Alkoholkonsur

Körperliche Untersuchung: v.a. Racheninspektion (Candidabeläge) und kardiale Untersuchung (V.a. KHK, **DD** s.u.)

Facharztüberweisung zur Ösophago-Gastroskopie i.d.R. ausreichend zur Diagnosestellung. Ggf. MDP und 24-h-pH-Metrie-Manometrie.

Von der Stärke der Beschwerden kann nicht auf den Schweregrad der Schleimhautläsionen geschlossen werden.

Differenzialdiagnose   KHK (☞ 10.3), Dyspepsie (☞ 8.4.1), Ulcus ventriculi/duodeni (☞ 8.4.2), chron. Gastritis (☞ 8.4.4; **cave:** häufigste Fehldiagnose) u.a. Ös.-Erkr. (z.B. Ös.-Divertikel, Achalasie, diffuser Ös.-Spasmus).

Therapie der Refluxösophagitis

Allgemeine Maßnahmen   Vermeiden von Sphinkterdruck-senkenden Medikamenten: Nitrate, Anticholinergika, β-adrenerge Agonisten, Aminophyllin, Benzodiazepine. **Cave:** Bei langfristiger Einnahme (> 5 J.) steigt das Risiko für Ös.-Adeno-Ca um den F 3,8.

Patienten-Regeln bei Refluxösophagitis
- Gew.-Reduktion „senkt den Druck von unten" (70% der unter Refluxsymptomen leidenden Pat. sind übergewichtig)
- Mit erhöhtem Oberkörper schlafen („bergauf kann der Magensaft nicht fließen"), z.B. Kopfkeil ins Bett
- 3 h vor dem Schlafengehen nichts mehr essen
- Häufige kleine Mahlzeiten
- Nikotinabstinenz
- Wenig bzw. möglichst keinen Alkohol, bes. keine harten alkoholischen Getränke
- Kostumstellung: Fett- und KH-arm (betrifft bes. Zucker), eiweißreich. Keine säurehaltigen Getränke
- Keine einschnürende Kleidung
- Stress vermeiden
- Eine evtl. Obstipation behandeln (☞ 8.1.10).

Cave: Nach neueren Untersuchungen haben Allgemeinmaßnahmen einen wesentlich geringeren Stellenwert als früher angenommen.

Medikamentöse Therapie
- Protonenpumpenblocker wie Esomeprazol (z.B. Nexium® mups) 20–40 mg/d für 8–12 Wo. (**NW, KI** ☞ 8.4.2, Tab. 8.11). Gelegentlich höhere Einzeldosen, z.B. bei peptischen Stenosen
- Wegen hoher Rezidivrate (70–90% innerhalb 6 Mon.) nach erfolgreicher medikamentöser Ther. Rezidivprophylaxe mit Esomeprazol (z.B. Nexium® mups 20 mg tägl. oder jeden 2. d) über 6–12 Mon. (evtl. lebenslang)
- Am wirksamsten sind Protonenpumpen-Blocker, danach kommen H_2-Blocker (evtl. Kombination Ranitidin und Metoclopramid oder Domperidon)
- Sucralfat (z.B. Sucralfat-ratio® 4 × 1 g/d) ist lediglich bei der alkalischen Refluxösophagitis nach Gastrektomie indiziert.

Operative Therapie
- **Ind.:** Konsequente medikamentöse Ther. über mind. 1 J. ist erfolglos, bes. bei jüngeren oder bei KO. **Cave:** strenge Ind.-Stellung, da auch nach OP Rezidive möglich und selbst St turen einer kons. Ther. (endoskopische Bougierung) noch zugänglich sind
- Methode der Wahl: Laparoskopische Fundoplikatio nach Nissen/Toupet.

Indikation zur Klinikeinweisung KO, z.B. Ulzera mit Arrosionsblutung, Ca.

Komplikationen
- Narbige Strikturen mit Dysphagie (10–20% der Fälle). **Ther.:** Bougierung bei Durchme < 9 mm
- Sickerblutung mit nachfolgender Eisenmangelanämie
- Ulkus
- Barrett-Sy.: Schleimhautmetaplasie; präkanzeröse Läsion mit 10%iger Entartungsrate, desh jährliche endoskopische Kontrollen (Abstände abhängig vom Dysplasiegrad)
- „Stille Aspiration", Pneumonie, Verstärkung eines Asthma bronchiale, Laryngitis.

„Zehnerregel" der Refluxkrankheit
- Jeder 10. Deutsche klagt über Refluxbeschwerden
- Jeder 10. Mensch mit axialer Hiatushernie leidet an einer Refluxkrankheit
- Bei jedem 10. Refluxkranken besteht eine Refluxösophagitis
- Jede 10. Refluxösophagitis führt zu einem Barrett-Sy.
- Bei jedem 10. Barrett-Sy. entwickelt sich ein Adeno-Ca.

8.3.2 Ösophagusdivertikel

In der röntgenologischen Routinediagn. werden in 0,1% der Fälle Ös.-Divertikel entdeckt, M
- Pulsionsdivertikel: Ausstülpung nur der Schleimhaut, z.B. Zenker-Divertikel (70%; lieg der pharyngealen Hinterwand li) und epiphrenisches Divertikel (10%; oberhalb des Zwe fels lokalisiert)
- Traktionsdivertikel: Ausbuchtung der gesamten Ös.-Wand durch extraösophageale Proz Meist (20%) parabronchiales Traktionsdivertikel, z.B. durch Lymphadenitiden in Höhe Trachealbifurkation.

Klinik Regurgitation unverdauter Speise, gelegentlich nachts Speisereste auf dem Kopfkis übler Mundgeruch, Schluckbeschwerden und Hustenreiz (wichtigste **DD:** Ca, ☞ 12.8.1 ☞ 8.3.3), Sodbrennen. Traktionsdivertikel sind beim Essen meist symptomlos.

Diagnostik
- Anamnese: Art und Dauer der Beschwerden, Begleitsymptome wie Gew.-Verlust (zur **DD**
- Körperliche Untersuchung: Unauffällig
- Facharztüberweisung zum Ös.-Breischluck. **Cave:** Bei V.a. Divertikel keine Ösophagosk wegen erhöhter Perforationsgefahr.

Differenzialdiagnose Hauptsächlich Ca (☞ 8.3.3) u.a. Ös.-Erkrankungen, die mit Dysph einhergehen (☞ 8.1.4).

…erapie
- Zenker-Divertikel: Klinikeinweisung zur OP oder zur endoskopischen Sphinkterdurchtrennung bei kleinen Divertikeln
- Epiphrenisches und epibronchiales Divertikel: Nur bei Beschwerden operative Ther.

3.3 Ösophaguskarzinom

…tliche Zunahme der Adeno-Ca-Inzidenz …–80% aller Ös.-Ca), seltener Plattenepithel-… Nur 0,5% der Ös.-Tumoren sind gutartig. … F = 8 : 1, meist > 50 J.

…ologie 90% der Adeno-Ca entstehen in … Barrett-Mukosa infolge einer Refluxphagitis (☞ 8.3.1). Weitere Ursachen: …otin-, Alkoholabusus, Achalasie, Plum-…-Vinson-Sy., Sklerodermie (☞ 18.5.2), …kturen nach Laugenverätzung. Zusätzlich …disponierend: Hoher Nitrosamingehalt der …rung, physikalische Noxen (heiße Spei-…Getränke), chron. Mikrotraumen (harte, …ig gekaute Nahrung).

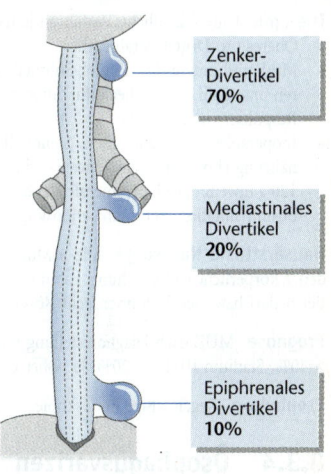

Abb. 8.2 Ösophagusdivertikel

Zenker-Divertikel **70%**

Mediastinales Divertikel **20%**

Epiphrenales Divertikel **10%**

…nik
- Erst sehr spät subjektive Symptome (Ös. schon zu ²/₃ verlegt)
- Hauptsymptome: Dysphagie (erstes Zeichen) und Gew.-Verlust. Zusätzlich Globusgefühl oder „Kratzen im Hals"
- Spätsymptome: Erbrechen, Regurgitation, Blutung. Beim Befall der Nachbarorgane: Heiserkeit, Horner-Sy. (☞ 20.1.7, Abb. 20.1), unstillbarer Hustenreiz.

…gnostik
- Anamnese: Differenzierung der Schluckbeschwerden (Schluckbeschwerden nur bei fester Nahrung? Seit Wo. zunehmend?), Nikotin-, Alkoholabusus; Vorerkr. (Refluxösophagitis, Magen-OP, Verätzung, Z.n. thorakaler Strahlenther.), Allg.-Symptome (Leistungsknick, ungewollter Gew.-Verlust)
- Körperliche Untersuchung: Bes. zervikale und supraklavikuläre LK palpieren, Respirationstrakt untersuchen (Pleuraerguss)
- Facharztüberweisung zur Ösophago-Gastroskopie mit Biopsie zur Diagnosesicherung
- Facharztüberweisung oder Klinikeinweisung zum Tumorstaging.

…erenzialdiagnose Alle Erkr. mit dem Leitsymptom Dysphagie (☞ 8.1.4).

Therapie Unterschiedliche Verfahren je nach Lokalisation und Stadium:

- Oberes Ös.-Drittel: Strahlenther.
- Mittl. und unteres Ös.-Drittel: Subtotale Ösophagotomie, Magenhochzug. 80% aller Tumoren unterhalb der Trachealbifurkation sind resektabel. Evtl. präop. Polychemother. (40–5 Responser) und Radiatio
- Inoperables Ca: Strahlenther., Stenoseüberbrückung, Sicherstellen einer ausreichenden nährung (hochkalorische, eiweiß-, vitaminreiche, flüssig-breiige Kost mit 3000–4000 k 120 g Eiweiß/d, evtl. parenterale Zusätze), z.B. durch Laserkoagulation, Bougierung, Endo busimplantation, perkutane endoskopische oder laparoskopische Gastrostomie.

Hausärztliche Nachsorge Alle 3 Mon. Anamnese (neu aufgetretene/veränderte Beschw den?), körperliche Untersuchung, Labor (BSG, BB, AP, γ-GT, CEA) sowie alle 6 Mon. Rö-Tho Bei Bedarf bzw. bei Rezidivverdacht Rö-Ös., Abdomensono und Endoskopie.

Prognose MÜZ nach Diagnosestellung und ohne Ther. 7 Mon. 5JÜR nach OP: Stadium > 40%, Stadium III–IV < 20%. Je höher der Tumorsitz, desto schlechter die Prognose.

Prophylaxe Regelmäßige Endoskopie bei Risikopat.

8.3.4 Ösophagusvarizen

Die Blutung aus Ös.- oder Magenvarizen ist wichtigste Ursache der Morbidität/Mortalität bei Le zirrhose. 90% der Zirrhotiker entwickeln Ös.-Varizen, davon bluten 30% akut.

Ätiologie Am häufigsten alkoholische Leberzirrhose. Seltener: Leberzirrhosen nichtalkoh scher Genese, Rechtsherzinsuff., Thrombose und/oder Tumorinvasion von Milzvene, V. inf. oder Pfortader.

Klinik

- Akut: Schwallartiges, abrupt beginnendes Bluterbrechen, Übelkeit, Blut im Stuhl, Scho
- Subakut: Melaena, Anämiesymptome; fast immer zusätzlich Symptome der Grundkrank

Diagnostik I.d.R. Notfallsituation mit Blickdiagn. (Blutspritzer/-lachen in der Umgebung Pat.).

- Anamnese: erstmaliges Bluterbrechen, Teerstühle oder frisches Blut im Stuhl, Vorerkr., A holanamnese
- Körperliche Untersuchung: Schockzeichen (☞ 3.4.1)
- Bei akuter Blutung sofortige Klinikeinweisung zur weiteren Diagn. und Ther.
- Bei anamnestischem V.a. Ös.-Varizen Facharztüberweisung zur Ösophago-Gastroskopie unbekannter Genese Ätiol. abklären.

Differenzialdiagnose Obere GIT-Blutung anderer Genese (☞ 8.1.11).

Therapie

- Bei akuter Blutung:
  - Mehrere i.v. Zugänge legen, Schockther. (☞ 3.4.1)
  - Sofortige Klinikeinweisung: Endoskopische Blutstillung durch Ligatur, Hämoclipps ode massiver Blutung intravasale Injektion von N-Butyl-(2)-Cyanacrylat. Bei instabilem Schock mit NAW

Prophylaxe der 1. Varizenblutung: Alkoholabstinenz. Bei mittl. und großen Varizen sowie fehlender KI: Langzeitther. mit einem nichtkardioselektiven β-Blocker (z.B. Nadolol oder Propranolol 40–160 mg/d; Dos. soll zu einer 25%igen Senkung der Herzfrequenz führen). Evtl. Ligatur

Prophylaxe der 2. Varizenblutung: Obligat, da Risiko einer Rezidivblutung > 70%

Endoskopische Eradikation: v.a. durch Ligatur

Medikamentöse Ther. mit β-Blockern (s.o.)

Portosystemische Shuntverfahren: Transjugulare intrahepatische portokavale Stenteinlage (TIPS) oder chirurg. portosystemischer Shunt.

gnose Das Blutungsrisiko korreliert mit der Schwere der Lebererkr., der Varizengröße und oskopisch erkennbaren sog. „red colour signs" auf den Varizen. Letalität der 1. Blutung 50%, Rezidivblutungen deutlich geringer, Gesamtletalität der Blutungen 35%.

4   Magen

4.1   Dyspeptische Beschwerden und funktionelle Dyspepsie

logisches Konzept: Viszerale Hyperalgesie. Prävalenz: ca. 30% der Bevölkerung, davon 50% in licher Behandlung.

Dyspeptische Beschwerden (Dyspesie): Oberbauchsymptome und Symptomkombinationen (Symptomkomplex). Kategorien: dysmotilitäts- und ulkustypische Dyspesie

Funktionelle Dyspepsie: Dyspeptische Beschwerden von 3 Mon. Dauer ohne strukturelle Läsion, Inf. oder biochemische Abnormalität.

nik Beschwerden mit wechselndem Charakter bestehen häufig seit J. oder Mon.:

Dumpfe oder brennende Schmerzen im Oberbauch, selten mit Ausstrahlung, meist mittl. Intensität

Völlegefühl, Übelkeit, Erbrechen, frühzeitiges Sättigungsgefühl

Nahrungsmittelunverträglichkeiten.

Charakteristika: Beschwerderückgang am Abend, kein nächtliches Erwachen, Schmerzzunahme im Stehen.

gnostik

Anamnese: Art und Dauer der Beschwerden, Besserung im Urlaub, Zunahme bei Stress; Begleitsymptome (gehäuft Migräne, Palpitationen, Globusgefühl, Atembeklemmungen); Medikamente (z.B. NSAR, ASS), gastrointestinale Vorerkr., familiäre und berufliche Situation (Konfliktsituationen, ungelöste Trauerreaktionen), Psyche (depressive Grundstimmung) Ganzkörperstatus, v.a. Abdomen

Basisdiagn.: BSG, BB, γ-GT, AP, GPT, Krea, BZ, wiederholt Haemoccult-Test®, evtl. Laktosetoleranztest (☞ 8.2.2) und Sono

Je nach Schweregrad und Dauer der Symptome sowie Pat.-Alter: Facharztüberweisung zur Ösophago-Gastro-Duodenoskopie, Koloskopie oder Dünndarm-Doppelkontrast.

💧 Bes. erstmalig auftretende epigastrische Beschwerden bei Pat. > 50 J. erfordern eine ausfü⟨ liche Diagn. zum Tumorausschluss; funktionelle Magenbeschwerden sind nur Ausschluss⟨ gnose!

Differenzialdiagnose GIT-Tumor, Laktoseintoleranz, Refluxösophagitis (☞ 8.3.1), Ul⟨ duodeni/ventriculi (☞ 8.4.2), chron. entzündliche Darmerkr. (☞ 8.5.2), GIT-Inf., chron. C⟨ lezystitis (☞ 8.9.1).

! Populärmedizinisch als Candida-Sy. bezeichnete Erkr. mit abdom. Spannungen, Übel⟨
• Durchfällen, Verstopfung, Konzentrationsstörungen und Depressionen. Derzeit keine d⟨ Studien belegten diagnostischen und ther. Grundlagen. Bei 20–60% aller Menschen sind ⟨ im GIT nachweisbar, jedoch nur in < 1% tritt eine Mykose auf.

Therapie
* Unspezifische Maßnahmen: Beschwerden des Pat. ernst nehmen, über die gutartige Natur⟨ Krankheitsbildes aufklären (rezid. Charakter der Symptome, keine weitere Diagn. erfor⟨ lich, kein erhöhtes Malignitätsrisiko), nach lebensbelastenden Ereignissen suchen, evtl. rufliche und soziale Situation ändern, Nikotinkarenz, Reduktion des Alkoholkonsums, r⟨ mäßigere und abwechslungsreiche Ernährung
* Medikamentöse Ther.: Nur auf Wunsch des Pat. Mittel 1. Wahl sind Prokinetika (z.B. M⟨ clopramid, Domperidon). Iberogast® und Dimeticon (sab simplex®) wirken nur teilw⟨ Symptomorientiert evtl. Protonenpumpenhemmer oder H₂-Blocker. Antazida haben ke⟨ Vorteil gegenüber Plazebo. Plazebokontrollierte Studien zur Wirksamkeit von Antidepres⟨ fehlen, lediglich Mianserin zeigt pos. Effekte
* Evtl. Facharztüberweisung zum Psychotherapeuten.

💧 Medikamentöse Ther. bis zu 50% nur Plazeboeffekt. Nach derzeitigen Studien werden⟨ Beschwerden nur bei Dyspepsie vom Ulkustyp durch die Eradikation einer H.-pylori-⟨ beeinflusst.

Naturheilkundliche Therapieempfehlung Prinzipien s.a. (☞ 32.9).

Phytotherapie Bei leichten Beschwerden alternativ oder komplementär Therapiebeginn⟨ Iberogast® Tct. (☞ 8.1.3), Enteroplant® Kps., Pascobilin® novo Tbl. (☞ 8.1.10), Pasco⟨ kreat® N Tr. (☞ 8.1.7).

Homöopathie Jsostoma® S Tbl.: **Ind.:** Akute/chron. Gastritis, nervöse/funktionelle GIT-Stö⟨ gen, z.B. Völlegefühl, Meteorismus, Dyspepsie, u.a. nach OP, fetthaltigen/schwer verdaulic⟨ Speisen,übermäßigem Alkohol- und Nikotinkonsum. **KI/NW/WW:** Keine. **Dos.:** Bei akuten⟨ schwerden in den ersten 1–2 Tagen stdl. 1–2 Tbl. bis zur Besserung. Dann 3 × tägl. 1–2⟨ einnehmen; vorzugsweise vor den Mahlzeiten langsam im Mund zergehen lassen.

8.4.2 Ulkuskrankheit

*Eine der häufigsten gastroenterologischen Erkr. Ulcus duodeni: 130–150 Erkr./100 000 Einwo⟨
(M > F), Ulcus ventriculi: 40–50 Erkr./100 000 Einwohner (M und F). Inzidenz nimmt ab.*

iologie

Inf. mit Helicobacter pylori (fast 100% bei Ulcus duodeni, ca. 80% bei Ulcus ventriculi). **Cave:** Bei ca. 50% der über 50-jährigen Gesunden ist Helicobacter pylori nachweisbar

NSAR, selten Glukokortikoide; ihre Kombination erhöht das Risiko bes.

Sonstige Ursachen: Zollinger-Ellison-Sy. (Gastrin produzierender Tumor, zu 70% im Pankreas lokalisiert), Hyperparathyreoidismus, Malignom; Stressfaktoren unter intensivmed. Ther.

Zusätzliche prädisponierende F. (auch für Helicobacter-pylori-Ulkus): Vermehrte Aggressionsfaktoren beim Ulcus duodeni, verminderte Schutzfaktoren beim Ulcus ventriculi, Nikotinabusus und psychosozialer Stress.

agen-Darm-Schäden (Ulzera, Blutungen, Perforation) durch NSAR

öchstes Risiko bei NSAR mit langer Halbwertszeit wie Azapropazon und Piroxicam, gefolgt n Indometacin, Ketoprofen, Diclofenac, Naproxen und Ibuprofen. Ältere Pat. > 75 J. sind bes. fährdet: KO-Rate der NSAR 5%.

nik

Meist episodisch auftretende, epigastrische oder paraumbilikale Schmerzen, beim Ulcus duodeni häufig nachts. Der „klassische Schmerz" (Nüchternschmerz beim Ulcus duodeni und Sofortschmerz nach dem Essen beim Ulcus ventriculi) ist eher selten

Druck-, Völlegefühl, Inappetenz, Brechreiz

Cave: Häufig schmerzlose Ulzera bei älteren Pat. (PNP) sowie unter NSAR und Glukokortikoiden. Blutungen sind in 20% der Fälle ein erster Hinweis. Weitere Erstsymptome: Teerstuhl, Anämie, Leistungsknick.

Es gibt keine für die Ulkuskrankheit spezifischen Symptome; die Differenzierung zwischen Ulcus ventriculi und Ulcus duodeni anhand der Beschwerden ist nur selten möglich.

gnostik

Anamnese: Schmerzlokalisation und -charakter, bekanntes Ulkusleiden, Hinweis auf KO (Hämatemesis, Teerstuhl), Risikofaktoren

Körperliche Untersuchung: Meist unauffällig, evtl. Druckschmerz im Oberbauch, Zeichen der Anämie (☞ 19.1.1)

Facharztüberweisung zur Gastro-Duodenoskopie mit Helicobacter-pylori-Nachweis (Urease-Schnelltest und/oder histologische Untersuchung)

Helicobacter-pylori-neg. Ulkus ohne NSAR-Anamnese: Ausschluss Hyperparathyreoidismus (Ca^{2+} und Parathormon i.S. ↑) und Zollinger-Ellison-Sy. (Gastrin-Serumspiegel > 240 pmol/l beweisend, evtl. Facharztüberweisung zur Magensaftanalyse und Gastrinstimulation).

ferenzialdiagnose

Magen-Ca (☞ 8.4.3), bes. bei Ulkus im Fundus oder an der kleinen Kurvatur

Weitere **DD** des „Ulkusschmerzes": Refluxösophagitis (☞ 8.3.1), Erkr. von Pankreas oder Leber, M. Crohn (☞ 8.5.2), Reizkolon (☞ 8.5.5), funktionelle Magenbeschwerden (☞ 8.4.1), Angina pectoris (☞ 10.1.1), Angina abdom. bei chron. Mesenterialarterienverschluss (☞ 11.3.4).

Therapie des ersten Ulkus

- Allgemeinmaßnahmen: Geregelter Tagesablauf, Zeit zum Essen. Scharfe Gewürze meid jedoch keine eigentliche „Ulkusdiät"; evtl. leichte Vollkost. Stress vermeiden. Nikotin-, Al holkarenz. Kaffee möglichst nie auf nüchternen Magen trinken; auf ulzerogene Medikame verzichten (NSAR, ASS, Kortikosteroide, Zytostatika)
- Medikamentöse Ther. bei Helicobacter-Nachweis: Tripelther. über 7 d zur Eradikation (w tere Ind. s.u.)
  - Empfehlung 1. Wahl: Protonenpumpenhemmer (2 × Standarddosis/d, ☞ Tab. 8.11) p Clarithromycin (z.B. Klacid® 2 × 250 mg/d) plus Metronidazol (z.B. Clont® 2 × 400 mg NW-Rate ca. 15%, relativ preiswert. Nachteil: häufig Resistenzen gegen Metronidazol Europa bis zu 30–40%)
  - Alternative: Protonenpumpenhemmer (2 × Standarddosis/d) plus Clarithromy (2 × 500 mg/d) plus Amoxicillin (z.B. Amoxi HP® 2 × 1000 mg/d). NW-Rate ca. 30%, teu als 1. Empfehlung, aber weniger Resistenzen.

- Erfolgreiche Eradikation führt zur Ausheilung. Reinf. sind selten (< 1%/J.). Bei Therapie sagen (10%) sind möglich:
  - Quadrupelther. (Protonenpumpenhemmer, Wismut, Tetracyclin, Metronidazol) od
  - Kombinationsther. Protonenpumpenhemmer plus Rifabutin (300 mg/d) plus Amox lin (2 × 1 g/d) oder
  - Antibiose nach Antibiogramm plus Protonenpumpenhemmer plus Amoxicillin.

- Medikamentöse Ther. bei Helicobacter-pylori-neg. Ulkus:
  - Monother. über 3–4 Wo. mit Protonenpumpenhemmer,
  - Ulkusprophylaxe bei NSAR-Ther. (v.a. mit Ulkus in der Anamnese): Misopro (Cytotec® 200, 2–4 x/d), **NW:** Diarrhoe, abdom. Schmerzen und Menorrhagien, Grav.; bei gebärfähigen F nur unter Antikonzeption oder Protonenpumpenhemme

Tab. 8.11 Zusammenfassung der „Ulkus-Medikamente"

Medikament	Bsp. Handels-präparate (®)	Indikation	Nebenwirkungen
Protonenpumpen-hemmer, z.B. • Omeprazol (Standarddosis 20 mg) • Lansoprazol (Standarddosis 30 mg) • Pantoprazol (Standarddosis 40 mg) • Esomeprazol (Standarddosis 20 mg)	• Antra® • Agopton® • Pantozol® • Nexium®	Mittel 1. Wahl bei Ulcus duodeni und ventriculi. Langzeitprophylaxe bei Refluxösophagitis und Zollinger-Ellison-Sy.	Gleiches Spektrum wie H_2 Blocker (Diarrhoe, Bauchschmerzen, Müdigkeit, Schwindel, Kopfschmerzen und Exantheme). **Cave:** E kann in üblicher Dos. bei sprechend disponierten, jü geren Pat. auch eine orale (nicht nur i.v.) Gabe von Omeprazol zu Sehstörungen führen (nicht endgültig ge klärt).

Tab. 8.11 Fortsetzung			
dikament	Bsp. Handels-präparate (®)	Indikation	Nebenwirkungen
-Blocker, . Ranitidin	Ranitic®	Akutes Ulkus ohne H.-pylori-Nachweis	Z.B. allergische Reaktionen, gastrointestinale Störungen (Übelkeit, Erbrechen, Diarrhoe, Obstipation), Libidoverlust, Gynäkomastie, Muskel-, Gelenk-, Kopf-schmerzen, Müdigkeit

erapiekontrolle

Nach 2 Wo. Schmerzverlauf erfragen, ggf. körperliche Untersuchung
Erfolgskontrolle beim Helicobacter-pylori-pos., unkomplizierten Ulcus duodeni ca. 6 Wo. nach Therapieende:
- Kontrollgastroskopie nicht unbedingt erforderlich
- Überprüfung der Eradikationserfolgs mit dem ^{13}C-Harnstoff-Atemtest.
- **Cave:** Serologische Tests ungeeignet (aussagekräftiger Titerabfall erst nach 6–12 Mon.)
Obligate Kontrollgastroskopie mit Überprüfung des Helicobacter-Status (s.o.) nach ca. 6 Wo. bei Ulkus-KO und Ulcus ventriculi (zusätzlich Biopsien aus Restulkus oder Ulkus-narbe zum Malignitätsausschluss).

solute Indikationen zur Eradikationstherapie bei Helicobacter-pylori-Infektion

Ulcus duodeni und ventriculi
Chron. symptomatische Helicobacter-pylori Gastritis mit Läsionen (☞ 8.4.4), Helicobac-ter-pylori-Gastritis und erhöhtes Ca-Risiko (z.B. Z.n. Magenteilresektion, Magen-Ca bei Verwandten 1. Grades)
Nach Resektion eines Magenfrüh-Ca
Magenlymphom (MALT-Lymphom) im Frühstadium
M. Ménétrier.

lative Indikationen zur Eradikationstherapie bei Helicobacter-pylori-Infektion

Ther.-resistente funktionelle Dyspepsie (nach Abklärung)
Magen-Ca in Familien-Anamnese
Langzeit-Ther. mit PPI bei GERD bei jüngeren Pat.
Eisenmangelanämie unklarer Ätiol.
Lymphozytäre (Korpus-)Gastritis
Geplante oder bestehende NSAR-Ther.
Patientenwunsch.
ve: Folge der Helicobacter-pylori-Eradikation ist evtl. eine verstärkte Refluxkrankheit der eiseröhre.

Tab. 8.12 Ulkuskomplikationen

Komplikation	Häufigkeit	Klinik	Therapie
Ulkusblutung	10–20%	Hämatemesis, frisches Blut im Stuhl, Teerstühle, Anämiezeichen (Sicker-blutung) oder Schock. **Cave:** 30% der Blutungen rezidivieren (davon 90% innerhalb von 72 h nach Erstblutung)	Klinikeinweisung zur Notfallgastroskopie, ggf.
Ulkusperforation	Ca. 5%	Plötzlicher Schmerz, Peritonitiszeichen (☞ 8.1.6)	Klinikeinweisung zur Sof OP (konventionell offen oder laparoskopisch)
Ulkuspenetration	Selten	Lokalisationsabhängig: • Penetration in Pankreas-kopf oder in li Leber-lappen: Diffuse Bauch-schmerzen, ggf. in Rücken ausstrahlend • Penetration ins Kolon: Diarrhoe, Koterbre-chen, voluminöse Stühle mit unverdauten Nah-rungsresten, massiver Gew.-Verlust	Klinikeinweisung Chirur
Narbige Magen-ausgangsstenose	2–4%	Postprandiales Erbrechen, Gew.-Verlust, Völlegefühl	Klinikeinweisung zum endoskopischen Dilata-tionsversuch; ggf. OP (selektive Vagotomie un Pyloroplastik oder Mage teilresektion)

Postoperative Komplikationen der Ulkuschirurgie

- Dumping-Sy.: In 10–20% der Fälle nach Billroth-II-, in 4% nach Billroth-I-Resektion, selten nach selektiver proximaler Vagotomie
  - Frühdumping: Schweißausbruch, Übelkeit, Tachykardie und Kollapsneigung beim oder nach dem Essen
  - Spätdumping: Heißhunger, Zittern und Schock 2–3 h nach dem Essen
  - **Ther.:** Keine Flüssigkeit zu den Mahlzeiten, 8–12 Mahlzeiten ohne schnell resorbierbare (z.B. Zucker); KH möglichst ballaststoffreich auswählen, häufig Laktoseintoleranz
- Sy. der zuführenden Schlinge (Blindsack-Sy.) nach Billroth-II-Resektion: **Klinik:** Galliges brechen, Völlegefühl, Abdominalschmerzen. **Ther.:** Klinikeinweisung zur OP
- Weitere KO: Anastomosenulkus, Vit.-B_{12}- und Eisenmangelanämie.

8.4.3 Magenkarzinom

idenz: 26 M und 12 F pro 100 000. Altersgipfel 55.–70. Lj. Lokalisation: 70% Antrum an der kleinen rvatur.

iologische Einflüsse
Hoher Nitrosamin-Gehalt der Nahrung, vermehrte Aufnahme von stark geräuchertem Fleisch, Wurstwaren und Fisch; Asbestexposition

Erhöhtes Ca-Risiko bei: perniziöser Anämie (0,5–12%), chron.-atrophischer Gastritis (5–13%), M. Ménétrier (8%), villösen Magenpolypen, Z.n. Magen-OP und Helicobacter-pylori-Gastritis (Typ B). **Cave:** jährliche gastroskopische Kontrollen.

nik
Häufig asymptomatisch oder „empfindlicher Magen"

Uncharakteristische Symptome wie Völle- und Druckgefühl im Oberbauch, Inappetenz, Übelkeit, fauliges Aufstoßen, Abneigung gegen bestimmte Speisen (Fleisch), Leistungsknick, Gew.-Verlust

Spätzeichen bei Magenausgangsstenose: Erbrechen unverdauter Speisen 2–3 h nach dem Essen

Metastasenzeichen, z.B. Aszites, Ikterus, Unterleibsschmerzen (Ovarialmetastasen, sog. Krukenberg-Tumor).

ve: Malignitätsverdächtig: Pat. > 45 J. mit Schluckbeschwerden, Teerstuhl oder Hämatemesis.

gnostik
Anamnese: Magenvorerkr. oder Magen-OP, Blut im Stuhl

Körperliche Untersuchung: Palpable Resistenz im Oberbauch, supraklavikuläre LK, Metasta-senleber

Labor: BSG, BB, wiederholt Stuhluntersuchung auf okkultes Blut

Facharztüberweisung zur Gastro-Duodenoskopie mit Biopsie (Treffsicherheit > 98%)

Tumorstaging am besten in der behandelnden Klinik.

ferenzialdiagnose Ulkuskrankheit (☞ 8.4.2), Magenlymphom, benigner Magentumor en).

rapie I.d.R. alleinige OP (Ausnahme: Bei nicht kurativ zu operierenden Tumoren im zelfall präop. Chemother.):
Meist Gastrektomie und systematische Lymphadenektomie

Bei kleinen Tumoren evtl. distale Resektion

Palliative Maßnahmen bei nicht resezierbarem Tumor: Gastroenterostomie, Tubuseinlage.

särztliche Nachsorge
Kostberatung: 4–6 Mahlzeiten/d, Zucker und Milch zunächst vermeiden, dann Verträglichkeit testen, leichte Vollkost

Evtl. symptomatische medikamentöse Ther.: Bei Übelkeit Metoclopramid; bei Steatorrhoe Pankreasenzyme

Lebenslange Prophylaxe einer Vit.-B_{12}-Mangelanämie (☞ 19.3.2)

◆ Kontrollen: Keine routinemäßige engmaschige Nachsorge (keine Verlängerung der Überlebenszeit); palliative Chemother. erst bei Symptomen; lediglich bei subtotaler Gastrektomie Endoskopie nach 6–12 Mon.

! Magen- und Ösophagusresektionen sind postop. mit Nahrungstransportproblemen verbunden: Pat. anweisen, sorgfältig zu kauen und viel Flüssigkeit zu den Mahlzeiten zu trinken (Ausnahme: Dumping-Sy.). Gebisssanierung bzw. guter prothetischer Ersatz obligat.

8.4.4 Sonstige Erkrankungen

Tab. 8.13   Weitere Erkrankungen des Magens

Erkrankung	Definition/Ätiologie	Klinik	Diagn. und Ther.
Axiale Hiatushernie	Kardia des Magens ist in den Thoraxraum hochgezogen	Selten Symptome, meist Zufallsbefund	MDP (Kopftieflage). fehlender Symptoma keine Ther.
Paraösophageale Hiatushernie	Teil des Magenfundus in Thoraxraum hochgezogen	Meist asymptomatisch. **Cave:** Symptome durch **KO:** Ulkus, Erosion (Anämiezeichen), Volvulus (akutes Abdomen)	MDP (Kopftieflage). (wegen hoher KO-R
Akute Gastritis	◆ Noxen: Alkohol, Medikamente (ASS, NSAR, Kortikosteroide, Zytostatika), bakt. Inf. (☞ 9.3, Tab. 9.15) ◆ Stress: Schock, Trauma, Leistungssport	Oberbauchschmerzen, Übelkeit, Erbrechen. Bei nichterosiver Gastritis häufig keine Beschwerden. Meist rasche Selbstheilung	Gastro-Duodenosko *Allgemeinmaßnahme* Noxen meiden (Alkhol-, Nikotin-, Kaffverzicht, auslösende Medikamente absetzen). Medikamentös **Ther.:** Meist nicht n evtl. Antazida oder Übelkeit Antiemetik
Chron. Gastritis	◆ Typ A (Autoimmungastritis, Korpusgastritis): 5% ◆ Typ B (H.-pylori-Gastritis, Antrumgastritis): 85% ◆ Typ C (chemisch induzierte Gastritis): 5–10%, z.B. durch Gallereflux oder NSAR	Meist asymptomatisch oder unspezifische Symptome (Völlegefühl, Übelkeit, Aufstoßen). Evtl. Ausbildung einer perniziösen Anämie	Gastro-Duodenosko Ther. des Vit.-B$_{12}$-Mangels (☞ 19.3.2) und bei Beschwerde Eradikationsther. de Helicobacter pylori (☞ 8.4.2)

.5 Darmerkrankungen

5.1 Dünndarmerkrankungen

lassimilationssyndrom

lassimilation ist der Oberbegriff für Malabsorption und Maldigestion.

nik

2–3 × tägl. Stuhlgang mit großen Stuhlmengen, evtl. Diarrhoe und Fettstühle (lehmartig, klebrig, glänzend, scharf riechend), ungewollter Gew.-Verlust, Müdigkeit, Leistungsknick Symptome durch Mangel an fettlöslichen Vit. (☞ 17.4, z.B. Nachtblindheit, trockene Haut, erhöhte Blutungsneigung), Eisen (Symptome der Anämie ☞ 19.3.1), Vit. B$_{12}$ (☞ 19.3.2), Kalzium (☞ 13.1.11, z.B. Knochenschmerzen) und Eiweiß (Ödeme).

gnostik

Labor: BSG, Diff.-BB, Quick, BZ, Eisen, E'lyte, Chol., TG, Albumin. Bei entsprechender Verdachtsdiagnose weitere Untersuchungen: Vit. B$_{12}$, Folsäure, Serum-Karotin, Fett im Stuhl Weitere Diagn. zur Ursachenklärung, z.B.:

Mikrobiologische Stuhluntersuchungen und Serologie bei V.a. infektiöse Dünndarmerkr.

Dünndarm-Doppelkontrast bei V.a. M. Crohn oder Tumor

H$_2$-Exhalationstest oder Laktosebelastungstest bei V.a. Laktasemangel (relativ häufig; Beschwerden nach Milchgenuss; **Ther.:** Milchmengen > 0,5 l/d vermeiden bzw. individuelle Verträglichkeit ermitteln)

Abdomensono, Pankreas-/Leberenzyme und Facharztüberweisung zur Gastroskopie bei V.a. hepatobiliäre, pankreatogene bzw. gastrogene Maldigestion. **Cave:** Gastro-Duodenoskopie mit Dünndarmbiopsien (auf Überweisung vermerken) bei V.a. Sprue (Syn. Zöliakie; chron. Darmschleimhautentzündung wegen allergischer Reaktion gegen Gluten › Zottenatrophie. Altersgipfel: 20.–35. und 50.–70. Lj. **Ther.:** Glutenfreie Ernährung (☞ 17.5.3), evtl. Glukokortikoide und Immunsuppressiva.

rapie

Behandlung der Grunderkr.

Substitutionsther. nur bei nachgewiesenem Mangel: Kalzium (☞ 13.1.11), Magnesium, Eisen (☞ 19.3.1), Vit. B$_{12}$ und Folsäure (☞ 19.3.2), fettlösliche Vit. (Kombinationspräparat anfangs wöchentlich 1 Amp. i.m., später alle 8 Wo.; z.B. Adek Falk®), Zink 60–120 mg/d (z.B. Zinkorotat 20® Tbl.)

Evtl. symptomatisch mit Antidiarrhoika wie Loperamid, z.B. Lopedium®

Ernährung sollte ballaststoffarm und leicht aufschließbar, evtl. hyperkalorisch und mit essenziellen Nährstoffen angereichert sein; je nach Ursache auch gluten-/laktosefrei oder oxalsäurearm. Bei Steatorrhoe (z.B. exokriner Pankreasinsuff., ☞ 8.8.2) Ersatz langkettiger TG (CCT) durch mittelkettige (MCT), z.B. Ceres®.

Dünndarmtumoren

Nur ca. 5% aller gastrointestinalen Tumoren. Benigne : maligne = 10 : 1. Primäre maligne Dü darmtumoren sind sehr selten; dann meist im Jejunum. Häufiger sind Metastasen von Kolon-, Mag oder Ovarial-Ca (meist Infiltration im Rahmen einer Peritonealkarzinose).

Klinik Unspezifische Beschwerden; Symptome treten erst spät auf. Evtl. Anämie, abde Schmerzen, Subileus- oder Ileussymptomatik (☞ 8.1.6). Aszites und Kachexie bei Maligno

Diagnostik
◆ Anamnese: Bekannte maligne Erkr., Klinik (s.o.)
◆ Ganzkörperstatus: Palpable Resistenz, Ileusbefund
◆ Facharztüberweisung zum Dünndarm-Doppelkontrast, evtl. zur Angiographie oder zum (nur größere Tumoren sichtbar), Biopsie.

Therapie Klinikeinweisung zur Dünndarmteilresektion bei Benignität und zur radikalen Res tion bei primär malignem Dünndarmtumor (meist nur noch palliativer Eingriff möglich).

Meckel-Divertikel

30–90 cm proximal der Valvula ileocoecalis im Ileum gelegen. Bei ca. 2% aller Menschen vorhan aber nur in 2–4% symptomatisch.

Klinik
◆ Bei Entzündung wie Appendizitis
◆ Rezid. akute Blutung möglich: Melaena
◆ Ileussymptomatik durch Invagination, Strangulation oder Perforation.

Diagnostik Wie bei Appendizitis (☞ 8.5.3).

Therapie Klinikeinweisung zur Resektion des symptomatischen Divertikels.

Verwachsungsbauch

Klinik Rezid. abdom. Beschwerden an derselben Stelle, evtl. Erbrechen, geblähtes Abdor Subileussymptomatik.

Diagnostik Anamnese (Z.n. mehrfacher Abdominal-OP, v.a. mit Peritonitis), körperliche tersuchung (v.a. pathologische Darmgeräusche), Klinikeinweisung zur MDP.

Therapie I.d.R. keine möglich, nur bei eindeutigen Befunden und strenger Indikationsstel Klinikeinweisung zur OP. **Cave:** Bei langer Anamnese psychische Komponente beachten, psychother. Mitbehandlung. Jede operative Intervention kann einen „Circulus vitiosus" auslö

5.2 Morbus Crohn und Colitis ulcerosa

r.-Beginn 20.–40. Lj. Chron. entzündliche, rezid. Darmerkr. unbekannter Ätiol. mit familiärer ufung.

M. Crohn: Transmuraler und segmentaler Befall der Darmwand (v.a. Kolon und terminales Ileum, kann im gesamten GIT auftreten)

Colitis ulcerosa: Auf Mukosa und Submukosa beschränkter Darmwandbefall mit Beginn im Rektum und Ausbreitung nach proximal.

Tab. 8.14 Klinik, Komplikationen, Diagnostik, DD, Einweisungsindikation

	M. Crohn	Colitis ulcerosa
nik	Gew.-Verlust, abdom. Schmerzen (meist re Unterbauch, ähnlich dem „Appendizitis-Schmerz"), 3–6 ×/d Diarrhoe (meist ohne Blut), evtl. Anämiezeichen, perianale Läsionen (z.B. Fisteln, Fissuren, Abszesse), bei Kindern Gedeihstörung. Weitere extraintestinale Manifestationen (☞ 8.5.3, Abb. 8.4)	Bis zu 20 ×/d blutig-schleimige Diarrhoe, abdom. Schmerzen (hauptsächlich li), seltener Gew.-Verlust, evtl. Fieber. Extraintestinale Manifestationen (☞ 8.5.3, Abb. 8.4)
nplikationen	Stenose, Ileus, Fisteln (enteroenteral, entero-kutan, enterovesikal, rekto-vaginal), Konglomerattumor, Abszesse, perianale KO (Abszess, Fisteln, Fissur), Blutung, selten Perforation, MAS. **Cave:** 80% der M.-Crohn-Pat. müssen innerhalb von 10 J. einmal operiert werden, meist wegen Stenosen mit Ileus. Bei 50% später erneute OP	Exzessive Blutung, toxisches Megakolon (Kolonweite > 6 cm, verdickte Darmwand), Schock, Perforation, maligne Entartung (Risiko um das 8–20fache gegenüber der Normalbevölkerung erhöht)
	Cave: Bei beiden Erkr. kommt relativ häufig eine bakt. Superinf. vor, v.a. mit Yersinien und Salm. (M. Crohn ca. 30%, Colitis ulcerosa 14%)	
gnostik	• Anamnese: Dauer der Beschwerden, Blut im Stuhl, familiäre Darmerkr., Begleitsymptome (z.B. Gelenkbeschwerden) • Ganzkörperstatus: Palpable Resistenzen im re oder li Unterbauch, rektale Untersuchung (v.a. Fisteln, Blut am Fingerling) • Labor: BSG, BB, Thrombos, CRP. Ausschluss infektiöser Diarrhoe (☞ 9.3, Tab. 9.15), v.a. bei abruptem Beginn • Facharztüberweisung zur Rektoskopie bzw. zur Koloskopie mit Ileoskopie • Bei unklarer Diagnose Facharztüberweisung zum Kolonkontrasteinlauf	

━━━━━━━━━ **Tab. 8.14** Fortsetzung ━━━━━━━━━

Diagnostik Fortsetzung	◆ Bei M. Crohn zusätzlich systematische Suche nach weiteren Herd Facharztüberweisung zum Dünndarm-Doppelkontrast und zur Ösophago-Gastro-Duodenoskopie.
	! In 10% der Fälle keine Differenzierung zwischen M. Crohn und Co ulcerosa möglich! Entscheidend sind Befallstyp und Histologie.
DD	◆ Infektiöse Enterokolitiden (☞ 9.3, Tab. 9.15) und Diarrhoen ande Genese (☞ 8.1.9)
	◆ Reizkolon (☞ 8.5.5), Kolon-Ca (v.a. bei Colitis ulcerosa; ☞ 8.5.7 Divertikulitis (☞ 8.5.4)
	◆ Appendizitis (☞ 8.5.3) v.a. bei M. Crohn
Ind. zur Klinikeinweisung	◆ Elektiv bei Versagen der kons. Ther. (s.u.) zur OP: z.B. symptomatis Stenosen bei M. Crohn, häufige Rezidive bei Colitis ulcerosa (möglic kontinenzerhaltende Proktokolektomie, frühzeitige Entscheidung sinnvoll wegen hoher KO-Rate)
	! Wenn OP bei M. Crohn, dann min. Wenn OP bei Colitis ulcer Funktionserhalt trotz Radikalität
	◆ Notfallmäßig bei folgenden KO: Ileus, Perforation, intraabdom. Abszess, toxisches Megakolon, exzessive Blutung
	◆ Weniger dringlich: z.B. bei enterovesikalen oder perianalen Fistel

Konservative Therapie

M. Crohn

◆ Allgemeinmaßnahmen: Abwechslungs- und eiweißreiche Vollwertkost. Evtl. individu Ausschlussdiät im Anschluss an eine in der Klinik durchgeführte Elementardiät. Bei Steno auf ballaststoffreiche Kost verzichten. Nikotinkonsum einschränken (starke Raucher ha öfter KO)

◆ *Ther. des akuten Schubs:* Bei hoher Aktivität Klinikeinweisung zur parenteralen Ernährung medikamentösen Ther. mit Prednisolon (bei Therapieversagen Tumornekrosefaktor-AK fliximab). Bei geringer bis mittl. Aktivität ambulante Ther.:

– Prednisolon (z.B. Decortin H®) 60 mg/d absteigend um ca. 5–10 mg/Wo. über 6–12 V

– Budesonid (topisch wirksames Glukokortikoid, z.B. Entocort® Kps.) 9 mg/d, bei Remis Dosis z.B. um 3 mg/Wo. reduzieren; Alternative zu systemischen Steroiden v.a. bei ile kalem Befall

– Mesalazin 4 g/d (z.B. Claversal®), Dosisreduktion bei Remission (z.B. um 1 g/Wo.), Alte tive zu Steroiden (aber weniger wirksam)

◆ Ther. der chron. aktiven Erkr.:

– Prednisolon: Dosis entsprechend Krankheitsaktivität

– Azathioprin (z.B. Azafalk®) 1–2 mg/kg KG/d. **Cave:** Wirkungseintritt erst nach 3–6 M

– Methotrexat 25 mg/Wo. i.m., später 15 mg/Wo. oral

◆ Ther. perianaler Fisteln:

– Metronidazol 2–3 × 400 mg/d (in Deutschland für Dauerther. nicht zugelassen)

– Infliximab in spezialisierten Zentren

Rezidivprophylaxe: Unterschiedliche Empfehlungen, insgesamt schwierig und wenig wirksam, z.B.:

Mesalazin 2 g/d bei isoliertem Dünndarmbefall

Azathioprin 2 mg/kg KG/d bei Hochrisikopat.

Substitutionsther. des MAS (☞ 8.5.1) bei Befall des terminalen Ileums oder nach Ileum-Resektion:

Fettlösliche Vit. alle 4 Wo. (z.B. Adek Falk®)

Vit.-B_{12}-Substitution (☞ 19.3.2)

Mineralstoff- und Spurenelementsubstitution (v.a. Zink, Eisen, Magnesium, Kalzium) je nach Laboranalyse.

itis ulcerosa Allgemeinmaßnahmen: Entsprechend der individuellen Verträglichkeit normale abwechslungsreiche Vollkost (☞ 17.5). Eine allg. gültige „Kolitis-Diät" gibt es nicht.

Tab. 8.15 Konservative Therapie der Colitis ulcerosa

	Therapie
werer oder fulminanter ub	Klinikeinweisung zur kons. Ther. mit Kortikosteroiden evtl. plus Mesalazin oder – bei Therapieversagen – zur Proktokolektomie
inger bis mäßiger Schub	• Distale Kolitis: Mesalazin 1 g/d Supp. bei Proktitis oder Klysmen bei Proktosigmoiditis. Alternativ: Budesonid 2 mg/d als Schaum oder Klysma • Ausgedehnte Kolitis: Mesalazin p.o. 3–4,8 mg/d (seltener lokale Ther.). Alternativ: Prednisolon p.o. 40–60 mg/d
on. aktive Erkr.	Azathioprin p.o. 2,5 mg/kg KG/d oder 6-Mercaptopurin p.o. 1 mg/kg KG/d
idivprophylaxe	• Mesalazin p.o. 1,5 mg/d, evtl. lokale Ther. bei distalem Befall • Bei Ineffektivität E. coli Nissle p.o. 200 mg/d.

Tab. 8.16 Medikamente bei chron.-entzündlichen Darmerkrankungen

	Handelsnamen®, z.B.	Nebenwirkungen	Kontraindikatione
Mesalazin, 5-Amino-Salicylsäure	Salofalk oder Pentasa; jeweils Klysmen, Supp. und Tbl.	Pankreatitis, Peri-/ Myokarditis, allergische Reaktionen, interstitielle Nephritis. **Cave:** regelmäßige Blut- und Urinkontrollen; weniger NW als Sulfasalazin	Leber-, Nierenfunk tionsstörungen, bestehende Ulcera duodeni/ventriculi, Kleinkinder
Sulfasalazin (Salazosulfapyridin)	Azulfidine (Klysmen, Supp., Tbl.) oder Colo-Pleon (Klysmen, Tbl.)	Relativ häufig: GIT-Störungen (Übelkeit, Erbrechen), Hautausschläge, BB-Veränderungen, Hep., fibrosierende Alveolitis, Kopfschmerzen, Schwindel, Infertilität bei M (reversibel), selten Folsäuremangel	Leber-, Niereninsu Erkr. der blutbilden Organe, Kinder < 2
Steroide (systemisch)	☞ 32.4		
Steroide (topisch)	Entocort Kps. oder Klysmen	Prinzipiell gleiche NW wie bei systemischen Glukokortikoiden, nur wesentlich seltener	Lokale Darminf., schwere Leberfunk tionsstörungen, Gr Stillzeit, Kinder. **C** KI für orale Gabe, w folgende Erkr. vorl gen: Tbc, Hyperto Diab. mell., Osteo rose, Ulkus, Katar rose, Ulkus, Katara Windpocken, Mas

Therapie bei extraintestinalen Manifestationen

- Periphere Oligarthritis: Sulfasalazin 2–4 g/d oral (5-Amino-Salicylsäure nicht wirksam
- Erythema nodosum: Glukokortikoide
- Pyoderma gangraenosum: Ciclosporin i.v.

! Für Patienten mit M. Crohn und Colitis ulcerosa gilt:

- Bei der Notwendigkeit wiederholter endoskopischer Kontrollen und den sich re schnell ändernden Ther.-Schemata empfiehlt sich eine enge Zusammenarbeit mit gastro-enterologischen FA

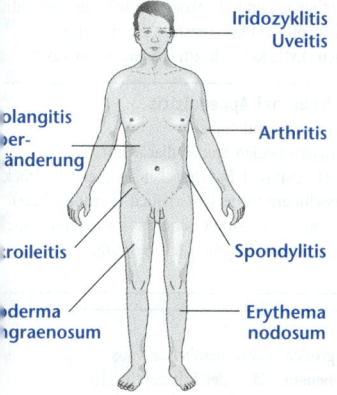

- Eine psychother. oder psychologische Betreuung ist aufgrund des langwierigen und chron. Krankheitsverlaufs von Vorteil
- Hohes Osteoporose-Risiko bei Ther. mit Steroiden, evtl. prophylaktische Kalzium- und Vit.-D-Gabe.

Naturheilkundliche Therapieempfehlung Prinzipien s.a. (☞ 32.9).

Prognose Sterblichkeit nach 10- bis 15-jähriger Krankheitsdauer 3–5%.

Abb. 8.3 Extraintestinale Manifestationen von chron. entzündlichen Darmerkrankungen

8.5.3 Appendizitis

Krankh. v.a. des jüngeren Lebensalters (Häufigkeitsgipfel im Schulalter). Bei Kleinkindern selten, aber hohe Perforationsgefahr (bei Kindern < 4 J. 80%). Bakt. Entzündung begünstigt durch Abknickung, Kotsteine und Askariden.

Klinik Alle Symptome des akuten Abdomens möglich. „Klassische Symptomenfolge" nur bei ⅓ der Pat.:

- Appetitlosigkeit (bei Kindern oft der entscheidende Hinweis)
- Kurze Anamnese (h bis max. 2–3 d). Ziehende Schmerzen im Epigastrium oder paraumbilikal, erst nach einigen h Schmerzen im re Unterbauch
- Übelkeit und Erbrechen
- Fieber meist nicht > 39 °C
- Bei Kindern evtl. Durchfall; i.A. keine wesentlichen Stuhlbesonderheiten
- Häufig Begleitappendizitis bei „Kinderkrankheiten" (Masern, Scharlach, Windpocken)
- Subakute oder chron. Appendizitis: lange Anamnese (Mon. bis J.); Kinder neigen schubweise zu Schmerzen stets im re Unterbauch, häufig Obstipation, Gedeihstörung, Untergewicht.

Diagnostik

- Anamnese: Verlagerung der Schmerzen, Begleitsymptome (Fieber), Vorerkr. (**DD:** Cholelithiasis, Nephrolithiasis), letzte Menstruation, mögliche Grav.
- Körperliche Untersuchung: Druck-, Klopfschmerz und Abwehrspannung im re Unterbauch (s.u.), rektale Untersuchung obligat! **Cave:** Bei Lagevariationen der Appendix (☞ Abb. 8.4) oder Grav. z.B. auch im re Oberbauch möglich
- Je nach dem klinischen Bild sofortige Klinikeinweisung oder ambulante Diagn.:

– Labor: BSG, BB (fast immer Leukozytose, aber fehlende Leukozytose schließt Appendi[zitis] nicht aus), bei beginnender Peritonitis initial oft „Leukozytensturz". Urinstatus
– Sono v.a. zum Ausschluss anderer Ursachen. Evtl. Kokarde am Zökumpol sichtbar.

Typische Schmerzpunkte oder Schmerzzeichen bei Appendizitis

- McBurney: Mitte zwischen Spina iliaca ant. sup. und Nabel
- Lanz: Übergang re zum mittl. Drittel zwischen beiden Spinae iliacae ant. sup.
- Blumberg: kontralateral zum McBurney-Druckpunkt Bauchdecken langsam eindrück[en] und plötzlich loslassen → Erschütterungsschmerz im re Unterbauch (Peritonealreiz)
- Rovsing: retrogrades Ausstreichen des Kolons → Dehnungsschmerz im re Unterbauch
- Psoasdehnungsschmerz: schnelle Streckung des zuvor gebeugten re Hüftgelenks
- Rektaler Druckschmerz re.

Diagnosehilfen

- Guter Appetit schließt Appendizitis mit großer Wahrscheinlichkeit aus
- Häufig Schonhaltung des re Beines (bei Beugung lässt der Schmerz nach)
- Schmerzzunahme bei Erschütterung (Pat. auf re Bein hüpfen lassen)
- Bei älteren Pat. oft kaum Symptome (Perforation ohne Peritonitis)
- **Cave:** Appendizitis wird häufig fehldiagnostiziert, bei Unsicherheit lieber frühzeitig K[li]nikeinweisung: Risiko durch „unnötige" OP ist geringer als durch zu späte.

Differenzialdiagnose

- Gyn. Erkr.: Adnexitis, extrauterine Grav., Follikelsprung
- Gastroenteritis, Ulzera, Cholezystitis, selten Entzündung des Meckel-Divertikels, Erstmani[fe]station des M. Crohn, urologische Erkr.

Therapie Beim V.a. Appendizitis Klinikeinweisung zur Appendektomie. **KO** der Appende[kto]mie: Abszesse, Brideniteus.

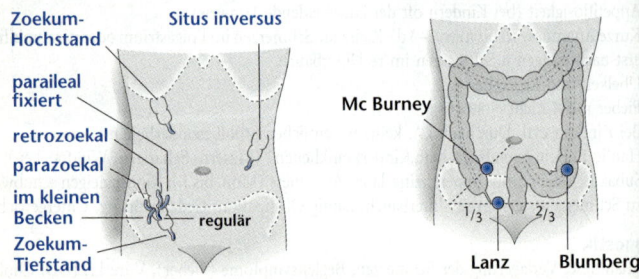

Abb. 8.4 Lagevarianten der Appendix (li) und Druckpunkte bei Appendizitis (re)

mplikationen

Perforation: Meist am 2. d; Peritonitis

Periphlitisches Infiltrat bei gedeckter Perforation: Palpabler Tumor 3–5 d nach Beschwerdebeginn, lokale Abwehrspannung

Abszessbildung, Douglas-Empyem.

5.4 Kolondivertikulitis

e Divertikel (Ausstülpung der gesamten Darmwand) sind selten. Meist treten Pseudodivertikel sstülpung der Darmschleimhaut durch Lücken in der Darmmuskulatur) auf. Prinzipiell im ganzen möglich; in 80% der Fälle ausschließlich Sigma betroffen.

ehmende Erkr.-Wahrscheinlichkeit im Alter und bei Übergewicht (Pat. > 70 J. haben in 50–65% rtikel). Meist langjährige ballaststoffarme Ernährung und Obstipation.

Divertikulose ist fast immer symptomlos, selten Beschwerden wie beim Reizkolon. In 15–20% inden sich die Divertikel bakt. und führen zu klinischen Beschwerden und KO .

ik

Klassisches Bild: „Linksappendizitis" mit evtl. kolikartigen Schmerzen im li Unterbauch

Stuhlunregelmäßigkeiten: Wechsel von hartem und schleimigem Stuhl, selten Blutbeimengung

Häufig Miktionsbeschwerden durch Mitbeteiligung der Blase (von außen aufgrund unmittelbarer Nachbarschaft zum Sigma)

Völlegefühl, Meteorismus

Im akuten Stadium Fieber.

gnostik

Anamnese: Akuter oder subakuter Beginn der Schmerzen, Stuhlunregelmäßigkeiten, Begleitsymptome (z.B. Fieber, „Blasenentzündung")

Körperliche Untersuchung: Evtl. walzenförmige, druckschmerzhafte Resistenz im li Unterbauch palpabel, lokale Abwehrspannung

Labor: BSG ↑, BB (Leukozytose), CRP ↑

m akuten Zustand Klinikeinweisung. Koloskopie ist wegen Perforationsgefahr kontraindiziert Bei diagn. Unsicherheit Kolonkontrasteinlauf; **cave:** nur mit wasserlöslichem KM! Evtl. CT oder abdom. Sono.

erenzialdiagnose

Kolon- und Rektum-Ca (☞ 8.5.7)

Erstmanifestation einer chron. entzündlichen Darmerkr. (meist jüngeres Lebensalter, ☞ 8.5.2).

apie

nd. zur Klinikeinweisung: Bei V.a. akute Divertikulitis zur parenteralen Ernährung und Antibiose, bei KO evtl. Not-OP; elektiv zur Sigmaresektion (bei rezid. entzündlichen Schüben oder entzündlicher Kolonstenose)

Erstmaßnahmen: Bettruhe, Eisauflage auf den schmerzhaften Bereich, Nahrungskarenz

Hausärztliche Nachsorge nach Klinikaufenthalt: Kostberatung (ballaststoffreiche Ernährung mind. 60 g Ballaststoffe/d) unter Meidung blähender Speisen: Vollwertprodukte, Obst, nicht-

blähendes Gemüse). Viel trinken. **Cave:** 30% aller Pat. erleiden ein oder mehrere Divert
litisrezidive.

Komplikationen 30% der Pat. sind betroffen.
- Sigmastenose mit Ileus: Häufigste KO bei langer Anamnese
- Divertikelperforation: Oft leere Anamnese; akutes Krankheitsbild mit lokalisierter, selt
  auch diffuser Peritonitis, Abszess- oder Fistelbildung (v.a. in Harnblase)
- Divertikelblutung: Selten.

8.5.5 Reizkolon (Colon irritabile)

Funktionelle Darmstörung ohne fassbare organische Ursache. Ätiol. Faktoren: Viszerale Hyperalg
Z.n. Darminf., Stress, Ernährung. Altersgipfel 20.–40. Lj. F > M. Prävalenz in Industrielän
15–20%.

Klinik
- Stuhlunregelmäßigkeiten: Meist Diarrhoe (nur am Tage), aber auch Wechsel von Diar
  und Obstipation (**DD** Ca) oder nur Obstipation möglich. Gefühl der inkompletten En
  rung. Selten Schleimbeimengungen
- Schmerzen oder Völlegefühl wechselnder Lokalisation. Erleichterung durch Defäkation,
  schlimmerung unter psychischer Anspannung
- Häufig zusätzlich Meteorismus
- Extraintestinale Beschwerden: Miktionsstörungen, gyn. Symptome, Migräne, Palpitatio
  Karzinophobie, hohe Komorbidität mit psychiatrischen Erkr.

Diagnostik
- Anamnese: Beschwerden häufig über J., Stuhlbeschaffenheit (s.o.), Schmerzlokalisation,
  hängigkeit der Symptome von der Tageszeit oder belastenden Situationen, Begleitsympt
- Körperliche Untersuchung: Abdomen einschließlich digital-rektaler Untersuchung
- Labor: BSG, BB, Urinsediment, Stuhluntersuchung auf okkultes Blut, ggf. auch Bakterien
  Parasiten, Laktoseintoleranz und Sprue ausschließen
- Überweisung zur Sigmoidoskopie. Bei Pat. > 40 J. und Ca-Verdacht zur Koloskopie.

Je kürzer die Vorgeschichte und je älter der Pat., desto unwahrscheinlicher ist ein Reizk
Fieber, nächtliche Schmerzen, Gew.-Verlust, Blut im Stuhl und Leukozytose schließen
Reizkolon aus.

Differenzialdiagnose Alle gastrointestinalen Erkr., die mit Bauchschmerzen (☞ 8.1.6)
arrhoe (☞ 8.1.8) und Meteorismus (☞ 8.1.7) einhergehen.

Therapie Wegen der hohen Plazebo-Ansprechrate (bis ca. 70–85%) und der bisher ungesic
ten Wirksamkeit einer medikamentösen Ther. auf den Krankheitsverlauf stehen nichtme
mentöse Maßnahmen an erster Stelle.

Nichtmedikamentöse Therapie
- Psychische Betreuung: Pos. Arzt-Pat.-Verhältnis trägt zur Besserung bei. Aufklärung des
  über Gutartigkeit des Krankheitsbildes, aber auch über die Chronizität der Beschwe

Cave: Ungünstig und für den Pat. unglaubwürdig ist immer die Aussage: „Ihnen fehlt nichts". Günstiger ist es, die Erkr. mit erhöhter Sensibilität des Darms auf Reize wie Nahrung, Stress und Hormone zu erklären

Richtige Stuhl- und Ernährungsgewohnheiten: regelmäßige, stressfreie Mahlzeiten. Je nach vordergründiger Symptomatik Auswahl der Speisen, z.B. bei *Obstipation* (☞ 8.1.10) ballaststoffreiche Nahrungsmittel (mind. 60 g Ballaststoffe/d) sowie Weizenkleie (1–3 Essl./d; die zunächst verstärkt auftretenden Blähungen lassen nach einiger Zeit nach), bei *Diarrhoe* Bevorzugung von „stopfenden" Speisen (z.B. Reis, Kartoffeln, Hafergerichte, Bananen)

Entspannungsübungen, Biofeedback-Verfahren, Autogenes Training und Stressreduktionsprogramme helfen bes. Pat. mit Angst- oder Depressionssymptomatik.

Medikamentöse Therapie Symptomatisch entsprechend den Hauptbeschwerden; Verordnung möglichst nur für kurze Zeit, keine medikamentöse Dauerther.

Diarrhoe: Kurzzeitig Loperamid (z.B. Imodium®) max. 12 mg/d oder versuchsweise Colestyramin, z.B. Quantalan® (teuer)

Obstipation: Osmotisch wirksame Laxanzien, z.B. Magnesiumsulfat (Bittersalz), Lactulose (z.B. Lactuflor® Sirup 15–45 ml nach dem Frühstück) oder Glyzerinzäpfchen (z.B. Glycilax®) Abdom. Schmerzen, Bläh- und Spannungsgefühl: Unterschiedliche Empfehlungen, keine gesicherte Wirksamkeit. Anticholinergika wie Butylscopolamin (z.B. Buscopan®), Spasmolytika wie Mebeverin (z.B. Duspatal®), Pfefferminzöl (z.B. Mentacur®) sowie Analgetika wie Paracetamol. Bei therapierefraktären Schmerzen mit begleitender Angst- und Depressionssymptomatik Antidepressiva wie Amitriptylin (z.B. Saroten®; **cave:** nur bei Diarrhoe wegen obstipierender NW) oder Mianserin (z.B. Tolvin®, eher bei obstipierten Pat.).

Prokinetika (z.B. Domperidon, Metoclopramid) sind ohne klinisch relevante Wirksamkeit. Wirkung des noch nicht zugelassenen selektiven 5-HT$_4$-Agonisten Tegaserod wurde in klinischen Studien bewiesen; **Ind.:** Obstipationsbetontes Reizdarmsy.

Naturheilkundliche Therapieempfehlung Prinzipien s.a. (☞ 32.9).

Phytotherapie Pfefferminze (Mentha piperita), z.B. Iberogast® Tct. (☞ 8.1.3), Pascobilin® N Tbl. (☞ 8.1.10), Pascopankreat® N Tr. (☞ 8.1.7), Enteroplant® Kps. (☞ 8.1.3).

Homöopathie Jsostoma® S Tbl. (☞ 8.4.1).

8.6 Gutartige Dickdarmtumoren

85% neoplastische Polypen (Adenome) mit tubulärer, villöser oder tubulovillöser Histologie. 10% Erw. sind betroffen. *Entartungsrisiko: tubuläres Adenom > 1 cm 1%, > 2 cm 10%; villöses Adenom …; tubulovillöses Adenom 25%.*

Klinik

Meist asymptomatisch, evtl. Blut- und Schleimabgang

Selten Prolaps mit Fremdkörpergefühl bei tiefsitzenden gestielten Adenomen

Diarrhoe v.a. bei großen villösen Adenomen

Sonderform: Familiäre Polypose. Autosomal dominant vererbte Erkr. mit 100 bis > 1000 Kolonpolypen. Obligate Präkanzerose. **Ther.:** totale Koloproktektomie.

Diagnostik

* Anamnese: Familiäre Darmerkr., Stuhlgang (Blut im Stuhl)
* Körperliche Untersuchung: Meist unauffällig. Obligat rektal untersuchen
* Labor: BB, Untersuchung auf okkultes Blut im Stuhl
* Facharztüberweisung zur Koloskopie. **Cave:** Adenome immer im Ganzen entfernen und stologisch untersuchen lassen, Biopsien reichen nicht aus.

Therapie

* Facharztüberweisung zur endoskopischen (bis ca. 3 cm Durchmesser) oder operativen P pektomie. **KO** der Polypektomie: Nachblutung
* Therapiekontrollen: Abhängig von Anzahl/Größe/Art der Polypen; z.B.:
– Bei nur einem Adenom endoskopische Kontrolle nach 3 J.
– Bei multiplen Adenomen alle 2 J.
– Bei Adenomen < 1 cm genügt Standard-Nachsorge (alle 3 J.)
– Nach Entfernung von Polypen mit hochgradigen Dysplasien Kontrolle nach 3–6 Mon.

8.5.7   Dickdarmkarzinom

Zweithäufigstes Malignom. Erkrankungsgipfel mit 50–70 J. Risikofaktoren: Adenome, Colitis ulce familiäre Polypose, Adipositas, tierisches Nahrungsfett, HNPCC (hereditäres nichtpolypöses K karzinom-Sy., autosomal-dominante Vererbung).

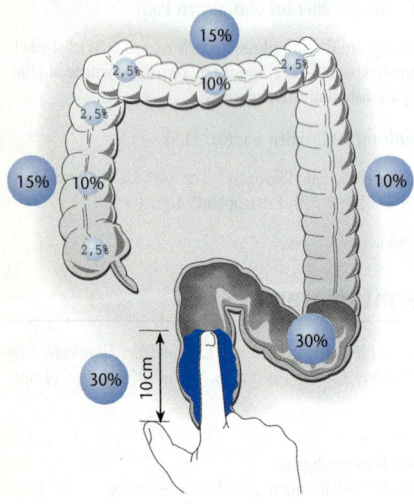

Abb. 8.5   Häufigkeit der Lokalisation des Kolon-Ca

Klinik Symptome treten spät 25% der Pat. haben bei Diagnose lung Lebermetastasen.

* Alarmsymptome:
– Änderung der Stuhlgewohr ten: Wechsel von Diarrhoe Obstipation, Meteorismus, F lenz, unwillkürlicher Stuhlab ("falscher Freund"), "Blei stühle" (v.a. bei Lokalisation Rektum)
– Blut im Stuhl: Je weiter dista Ca lokalisiert ist, desto häuf
* Weitere Symptome: Anä Gew.-Verlust, Leistungsk abdom. Schmerzen
* Symptome durch KO im Spä dium: Ileus, Perforation mit ger Peritonitis, Fistelbil (Stuhlabgang durch Sch oder Harnröhre)
* Begleitsymptome durch Le Lungen- oder Skelettmetasta

gnostik

Anamnese: Beschwerdedauer (Wo. bis Mon.), Stuhlgang, abdom. Schmerzen, Z.n. Polypek-tomie, familiäre Darmerkr., bekannte chron. entzündliche Darmerkr. (Colitis ulcerosa)

Ganzkörperstatus einschließlich rektaler Untersuchung (erfasst 50% der Rektum-Ca): ab-dom. Resistenzen, evtl. stuhlgefülltes Kolon tastbar, Anämiezeichen, knotige und harte Leber, rektal palpabler Tumor, Blut am Fingerling

Facharztüberweisung zur Rekto-/Koloskopie. **Cave:** Immer das gesamte Kolon zum Aus-schluss eines Zweittumors beurteilen (in 4–8% der Fälle). Ggf. vorher Labor und Sono

Labor: BSG, BB, CEA, Stuhl auf okkultes Blut (mehrfach). **Cave:** CEA ist *kein* Screening-Test; präop. erhöhte Werte (> 5 mg/ml) korrelieren mit schlechter Prognose

Sono: Lebermetastasen, paraaortale LK, Nierenstauung

Weiter Diagn. und Tumorstaging in der behandelnden Klinik (Einweisung).

Tab. 8.17 Stadieneinteilung des kolorektalen Karzinoms

C-Stadium	TNM-Klassifikation	Dukes-Einteilung	Histologie
	TIS N0 M0	–	Ca in situ
	T1 N0 M0	A	Befall Mukosa/Submukosa
	T2 N0 M0	A	Plus Befall Muscularis propria
	T3 N0 M0	B	Alle Wandschichten befallen
	T4 N0 M0	B	Darmwand überschritten
	Tx N1–3 M0	C	Regionale LK befallen oder Infiltration der Umgebung
	Tx Nx M1	D	Fernmetastasen

erenzialdiagnose Dickdarm-Adenom (☞ 8.5.6), rezid. Divertikulitis (☞ 8.5.4), Reizko-(☞ 8.5.5).

rapie Immer Klinikeinweisung mit bes. Erfahrung in Dickdarmchirurgie.

OP: Kurativ oder palliativ (s.u.). Beim großen T3- oder T4-Rektum-Ca präop. Radio-Che-mother. OP isolierter Fernmetastasen (in 25% Heilung) in Leber und Lunge, evtl. nach sy-temischer Chemother.

Adjuvante Chemother. beim Kolon-Ca: Im UICC-Stadium III mit 5-Fluorouracil und Folin-äure verlängert das Leben und verbessert die Lebensqualität (z.B. Gewichtszunahme, Sym-tomrückgang). Pat. mit gutem AZ, jüngerem biologischem Alter, guter Motivation, auch bei Metastasen profitieren bes. Ther. ist gut verträglich (kein Haarausfall, keine Übelkeit). Kom-ination von Irinotecan, 5-Fluorouracil und Folinsäure erbrachte in Studien die längsten Überlebenszeiten, aber auch hohe Rate an toxisch bedingten Todesfällen zu Therapiebeginn. Erweiterte Option: Orales Zytostatikum mit den Wirkstoffen Tegafur, Uracil kombiniert mit alziumfolinat (UFT®). Wirkung wie Standardther. mit 5-FU. Vorteil: Orale Applikation, veniger toxisch

Adjuvante Chemo-Radiother. beim Rektum-Ca: Im UICC-Stadium II und III.

Tab. 8.18 Übliche Operationsverfahren beim Dickdarm-Ca	
Tumorlokalisation	**OP-Verfahren**
Kolon	
Zökum, Colon ascendens	Hemikolektomie re
Re Kolonflexur, Colon transversum	Erweiterte Hemikolektomie re
Li Kolonflexur, Colon desc.	Hemikolektomie li
Sigma	Rektosigmoidresektion
Rektum	
Unterer Tumorrand > 5 cm ab ano*	Rektumresektion ohne Anlage eines Anus prae ("Kontinenzresektion")
Unterer Tumorrand < 5 cm ab ano*	Rektumexstirpation mit Anlage eines Anus pra

Cave: Bei Inoperabilität evtl. Umgehungsanastomose, entlastender Anus praeter, transanale Tumorver nerung (Rektum-Ca); bei gefährdeter Anastomose evtl. temporäre Anus-praeter-Anlage.
* Im Einzelfall Grenze bei 3–4 cm ab ano.

Hausärztliche Nachsorge Derzeit übliche Standardnachsorge in Deutschland:
- 1. J.: Alle 3 Mon. Anamnese, körperliche Untersuchung, Labor (BSG, Diff.-BB, GPT, okkultes Blut im Stuhl?, CEA), Abdomen-Sono und Facharztüberweisung zur Endosk des „Restdickdarms"
- 2. J.: Die gleichen Kontrollen in halbjährlichem Abstand
- 3.–5. J.: nur 1 × jährlich Kontrolle
- Vom 1.–5. J. Facharztüberweisung zum Rö-Thorax 1 ×/J.

! Bei Kolon-Ca mit polypfreiem Restdarm Kontrollkoloskopie alle 1,5–2 J. Nach Hemik tomie nach 5 J. Bei Rektum-Ca Kontrollkoloskopie nach 6, 18, 24, 36 und 60 Mon. In enge Zusammenarbeit mit Tumorzentrum und Operateur anstreben.

Prognose Bei 40% der Pat. bei Diagnosestellung keine kurative Ther. mehr möglich. 25% primär kurativ operierten Pat. erleiden ein Rezidiv. 5JÜR bei Kolon-Ca im UICC-Stadium I: II: 70%, III: 45%, IV: 5%. 5JÜR bei Rektum-Ca im UICC-Stadium I: 75%, II: 60%, III: IV: 5%.

Prophylaxe kolorektaler Tumoren
- Protektive Faktoren: verschiedene Antioxidanzien (Vit. A, C, E, Beta-Karotin), Kalzi **Cave:** Keine Protektion durch Vit. in Tbl.-Form. In Studien aus USA wurde das Ca-Ri durch ASS-Einnahme etwa halbiert; derzeit keine generelle Empfehlung
- Ernährungsempfehlung: Undogmatisch ovo-lakto-vegetabil. Viel Gemüse, wenig tieris Fette und „rotes" Fleisch, wenig Alkohol (v.a. Bier erhöht Rektum-Ca-Risiko), kein N tin. Obst zeigt beim Dickdarm-Ca keinen Schutz, jedoch bei Ca des oberen Verdauu trakts. Ballaststoffe schützen ebenfalls nicht vor Ca

Forts

Körperliche Aktivität senkt Erkrankungsrisiko um 50%

Endoskopische Kontrollen in $1/2$- bis 2-jährigem Abstand bei Präkanzerosen und Risikogruppen

Vorsorgeuntersuchungen von Nicht-Risikopersonen ab dem 50. Lj.: jährlich Haemoccult®-Test und rektale Untersuchung. Optimal: Zusätzlich alle 5 J. flexible komplette Koloskopie.

5.8   Der „Stoma-Patient"

Darm-Stoma dient der zeitweiligen oder ständigen Kotableitung; z.Zt. ca. 160 000 Stomaträger in tschland.

stoma: Das endständige Ileostoma liegt im re Unterbauch, meist 2–3 cm prominent. Der Stuhl ünnflüssig und aggressiv (Hautschäden). Mehr oder weniger kontinuierliche Entleerung, bes. ngs hohe Wasser- und Elektrolytverluste. Bei einer *kontinenten* Ileostomie (z.B. Kock-Reser-) sammelt sich der Stuhl in einer Darmdopplung und wird über einen Katheter mehrmals tägl. eert. Das kontinente Stoma wird mit einer Kappe verschlossen.

stoma: Lokalisation ☞ Abb. 8.6. Das endständige Kolostoma liegt meist im Hautniveau, gentlich ist es etwas prominent. Der Stuhl ist umso fester, je weiter distal das Stoma liegt.

ikationen für die Stomaanlage

Protektiver Anus praeter: Vorläufige Umgehung einer gefährdeten Anastomose nach Sigmaoder Rektumresektion zur Ruhigstellung des nachfolgenden Darms bei Entzündungen

Entlastungs-Anus-praeter: Vorübergehende Kotableitung im Ileuszustand bis zur definitiven Versorgung

Palliativer Anus praeter: Definitive Kotableitung bei inoperablem Ca

Permanenter endständiger Anus praeter: Meist als Sigmaanus nach Rektumexstirpation oder als Ileostoma nach Koloproktektomie wegen Colitis ulcerosa.

erialien für die Stomaversorgung

Beutel: Kolostomiebeutel (geschlossen, oft integrierter oder abklebbarer Aktivkohlefilter), lleostomabeutel (Ausstreifbeutel), Minibeutel oder Kappe (bei kontinentem Stoma zur Abdichtung), einteiliger Beutel (Hautschutzplatte in Beutel integriert), zweiteiliger Beutel (Basisplatte mit aufklebbarem oder an einem Rastring befestigten Beutel)

Hilfsmittel: Schablone zur Messung der Stomagröße, Karayapaste zum Ausgleich von Hautunebenheiten, Aktivkohle, Gürtel zur Beutelbefestigung, Beutelüberzüge

Pflegemittel: Alkalifreie Seife, Hautschutzspray oder -tücher, Mullkompressen, Wattestäbchen, Rasierer, Handschuhe, Abfallbeutel.

dhabung des Stomas

Den Umgang mit dem Stoma erlernt der Pat. am besten in einem onkologischen Zentrum oder in einer geeigneten AHB. Später ist eine Betreuung des Pat. gemeinsam mit einem Stomatherapeuten zu empfehlen

Beutelwechsel: Bei Kolostomie i.d.R. nach jedem Stuhlgang, bei Ileostomie Wechsel einteiliger Beutel alle 2–3 d. Basisplatte bei zweiteiligen Beuteln kann bis 5 d belassen werden

Benutzten Beutel entfernen: Hautschutzplatte vorsichtig von oben nach unten abziehen

Nachlaufenden Stuhl abwischen

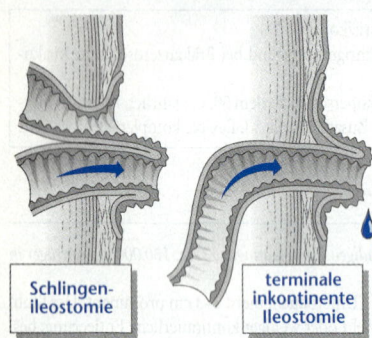

Schlingen-ileostomie | terminale inkontinente Ileostomie

Abb. 8.6 Stoma-Formen

– Stomaumgebung mit lauwarm[em] Wasser und alkalifreier Seife von [au]ßen zum Stoma hin waschen, Sto[ma]rand mit Wattestäbchen vorsic[htig] säubern, gut abtrocknen, „Luft [an] die Haut lassen"
– Stomagröße mit Schablone ausr[eis]sen und Hautschutzplatte aussch[nei]den
– Ggf. rasieren und Hautunebenhe[iten] mit Karaya-Paste ausgleichen, Aktivkohle zur Geruchsbindun[g in] Beutel geben
– Schutzfolie abziehen, Beutel von [un]ten nach oben ankleben
– Evtl. (bei starker Schweißbild[ung]) Beutelüberzug anbringen

- Besonderheiten:
  - Ileostoma-Beutelwechsel: Verschlussklammer am Ausstreifbeutel öffnen, Stuhl in Toil[ette] Beutel ausstreifen, Beutelausflussöffnung reinigen, mit Klammer verschließen
  - Irrigation: Mithilfe eines handelsüblichen Irrigationssets den Restdickdarm mit 1–2 l kör[per] warmem Wasser spülen (bei Ileostomie nicht möglich). Vorteil: Stuhlgangsfreie Zeit [von] 24–48 h (lediglich Tragen einer Stomakappe), Unabhängigkeit von Beutelversorgung, we[niger] Blähungen, freieres gesellschaftliches und berufliches Leben.

Stoma-Komplikationen und ihre Therapie
- Retraktion (v.a. bei adipösen Pat.): Stoma zieht sich unter Bauchhautniveau zurück → Ba[uch]haut kommt mit den Ausscheidungen in Berührung und mazeriert. T[her.:] Facharztüberweisung zur OP
- Parakolostomie-Hernie: Prophylaktisch schweres Heben und Tragen sowie Übergew. ver[mei]den. **Ther.:** Facharztüberweisung zur OP
- Anus-praeter-Prolaps: **Ther.:** Facharztüberweisung zur OP
- Durchblutungsstörung: Livide Verfärbung des Stomas. **Ther.:** Bei Gew.-Zunahme Gew[.-re]duktion. Überprüfung der Stomaversorgung; darf nicht zu eng anliegen. S[onst] Facharztüberweisung zur OP
- Mazeration der Haut durch Darminhalt, v.a. bei Ileostoma. **Ther.:** Hautpflege [...] Facharztüberweisung zur OP (Neuanlage mit prominentem Stoma)
- Stenosierung: In den ersten 6 postop. Mon. ist eine geringe Stomaverkleinerung (1–2 [mm] größen) normal; Stoma sollte mind. fingerbreit sein. **Ther.:** Facharztüberweisung zu[r OP] (meist ambulant möglich).

Tipps zur Betreuung eines Stoma-Patienten
- Anschluss an Selbsthilfegruppen empfehlenswert. Adressen über die Deutsche ILCO [...] Kepser Str. 50, 85356 Freising
- Ernährung: Es gibt keine allg. gültige Stomadiät. Pat. probiert die Speisenverträglichk[eit am] besten selbst aus (Diättagebuch hilfreich). Prinzipiell eine abwechslungsreiche Vollwer[t]

empfehlen. Ileostoma- und evtl. Transversostomaträger sollten ballaststoffreiche Nahrung (Ballaststoffe > 25 g/d) eher meiden sowie faserreiches Essen (z.B. Spargel, Lauch, Sellerie) bes. gut kauen (Gefahr der Stomablockade). **Cave:** Diarrhoefördernde Nahrungsmittel Geruchsbelästigung bzw. Undichtigkeit des Systems vermeiden: Auf richtige Größe der Beutelöffnung achten (**cave:** postop. Schrumpfung des Stomas! Stomagröße mit im Handel erhältlicher Schablone messen), Hautunebenheiten mit Hautschutzplatten oder -pasten ausgleichen. Beutel senkrecht herunterhängen lassen, rechtzeitig entleeren und wechseln (ggf. Irrigation). Bei starkem Schwitzen oder in warmen Ländern statt Karayaring Synthetikhautschutzringe benutzen. Auf blähende und stark geruchserzeugende Speisen verzichten (z.B. Gewürze, Zwiebeln, Knoblauch, geräucherte Fleischprodukte, Fisch, Spargel, Pilze, Eier, Hartkäse). Geruchshemmende Speisen sind Spinat, grüner Salat, Petersilie, Preisel-, Heidelbeeren, Joghurt

Fortführen des gewohnten Lebens

Beruf: Frühberentung vermeiden; keine grundsätzliche Einschränkung von Berufs- und Arbeitsfähigkeit (Ausnahme: regelmäßige Schwerarbeit)

Sexualleben: Keine Beschränkung (Ausnahme: Verzicht aufgrund organischer OP-bedingter Störungen wie Impotenz, Scheideneinengung usw.)

Reisen: Keine Beschränkung (ausreichende Menge Versorgungsartikel und Medikamente gegen Diarrhoe mitnehmen). Bei Flugreisen (Druckveränderung, ☞ 9.10.1, Tab. 9.36)

Sport: Alle Sportarten möglich (außer Schwerathletik und Kampfsportarten mit erhöhtem Verletzungsrisiko).

8.9 Hernien

Leistenhernie (Hernia inguinalis)

Häufigkeitsgipfel: Kindesalter (meist angeboren, indirekt); jüngeres Erwachsenenalter (größte sportl. Aktivität); Rentenalter (meist direkt).

Klinik Unspezifischer, stechender und ausstrahlender Schmerz im Bereich der Leiste; dezente Vorwölbung oder Schwellung in der Bruchregion, v.a. bei Husten oder Niesen, die vom Pat. häufig nicht bemerkt wird. Bei Inkarzeration: Abdominelle Schmerzen, Übelkeit und Erbrechen,

Je kleiner die Bruchpforte, desto größer die Inkarzerationsgefahr.

Diagnostik
Anamnese: Schweres Heben? Sportler? Chron. Husten?

Körperliche Untersuchung: Inspektion und Palpation der inguinalen Bruchpforte (Pat. steht). Husten und pressen lassen (inguinale Vorwölbung sichtbar?), dann unter Palpation wiederholen: bei beginnender Hernie stößt Peritonealsack an Fingerkuppe, bei kompletter Hernie ist Bruchsack in den Leistenkanal eingetreten. Immer mituntersuchen:

Femoralispulse: Bds. tastbar? Hinweis auf Aneurysma?

Hoden und Nebenhoden: Varikozele? Hydrozele? Tumor?

Rektale Untersuchung: Tumor? Prostatitis?

Bewegungsapparat: Schmerz in der Leistenregion, z.B. bei Koxarthrose.

Differenzialdiagnose Femoralhernie, Femoralaneurysma, AV-Fistel, Varixknoten V. saphena magna; LK-Metastase (Anal-Ca, Hauttumor), Lipom, Zysten, Senkungsabsz Erkr. des Stütz- und Bewegungsapparats, z.B. Koxarthrose (☞ 6.5.3); urogenitale Erkr., Var zele; Hernie bei Hydrozele.

Therapie OP ist Ther. der Wahl, Bruchband obsolet (**KO:** Abnahme des Bauchmuskelto Hautmazerationen, Rezidiv). Ausnahme nur bei allg. oder lokaler Inoperabilität (sehr gr Bruch, massive Verwachsungen).

OP-KO: Chron. Leistenschmerz und Sensibilitätsstörungen durch Nervenreizung bei ca. 5- der Pat.; ischämische Orchitis; Hodenatrophie; Verletzung des Ductus deferens.

✔ Inkarzeration

Sofortige Klinikeinweisung (Chirurgie) veranlassen. Bis zum Eintreffen des KTW manu Repositionsversuch:

- Analgesie (z.B. 1 Amp. Dolantin® à 50 mg langsam i.v.), Bruch trichterförmig bis Bruchring umfassen (bei Rechtshändern mit der li Hand) und den Bruchinhalt ma rend zur Bauchhöhle ausstreichen
- Wichtig: Entspannte Bauchdecke (Beine anwinkeln lassen, warmes Bad oder Sedat Blase und Darm sollten entleert sein
- Wenn Reposition nicht rasch gelingt, keine weiteren Manipulationen.

Femoral- oder Schenkelhernie

Zweithäufigste Bruchform; stets erworben. Bevorzugt ältere F im 5.–8. Lebensjahrzehnt. schlechtsverhältnis F : M = 3 : 1; rechtsseitig : linksseitig = 2 : 1; in 20% bds. Ausgeprägte Inkarz tionsneigung durch enge Bruchpforte; Repositionsversuche sind meist erfolglos.

Klinik Oft uncharakteristisch (z.B. Leistenschmerz, Stuhlunregelmäßigkeiten, Schmerzen b Gehen), daher häufig erst im Stadium der Inkarzeration erkannt.

Diagnostik Klinik, Sono.

Differenzialdiagnose Wie bei Leistenhernie.

Therapie Klinikeinweisung (Chirurgie) bei Verdacht. Großzügige OP-Ind. wegen hoher In zerationsrate.

OP-KO: Venöse Abflussstörung, Thrombembolie (1%), Kompression des N. femoralis.

8.6 Proktologie

8.6.1 Diagnostik

Inspektion Linksseitenlage oder Knie-Ellenbogen-Lage.

- Gesäß: Symmetrie, Schwellung, Rötung, Injektionsstellen
- Perineum: Rötung, Schwellung
- Gesäßfalte: Rötung, Schwellung, Fistelöffnung in der Mittellinie (druckdolent; Sekr spontan, auf Druck)

Anus: Hautfältelung, Pigmentierung, vollständig geschlossen? Abnorme Veränderungen: Kotreste, Rötung, ekzematöse Hautveränderungen, Mariske n, Kondylome, Fisteln, Schwellungen
Anus beim Pressen: Austritt von Schleimhaut oder von Hämorrhoidalknoten?

tale Untersuchung ☞ 8.2.1

ktoskopie

htigste diagn. Maßnahme in der Proktologie neben der rektalen Untersuchung; ermöglicht Übert über den ganzen Analkanal.

gehen: Keine Darmvorbereitung nötig. Proktoskop mit Gleitmittel bestreichen und langsam
ständig einführen (**cave:** bei V.a. Analfissur sehr vorsichtig einschieben). Obturator herauslen. Analkanal beim Zurückziehen des Proktoskops inspizieren.
- Inspektion:
  - Normalbefund: Schleimhaut blass mit gut sichtbaren Gefäßen
  - Schleimhautveränderungen: Rötung, Auflagerungen, Blutungsneigung, Ulzerationen
  - Hämorrhoiden, hypertrophe Papillen, Fissuren
- Sondierung von Krypten mit gebogener Knopfsonde: Schmerz, Eiteraustritt?
- Bei Perianalfistel: Innere Fistelmündung durch Sondierung mit Knopfsonde, Injektion von
  Methylenblau oder Luft feststellbar?
- Biopsie aus tumorverdächtigen Veränderungen.

6.2 Allgemeine Empfehlungen

weichen Stuhl sorgen Ursachen für harten Stuhl ☞ 8.1.10.

erapie bei hartem Stuhl: Stufenschema
- Umstellung auf ballaststoffreiche Kost: Kein Zucker, keine Süßigkeiten; 6 kleinere statt 3
  große Mahlzeiten
- Viel trinken: 2–3 l/d, ggf. Trinkmenge über eine Wo. mit Datum und Uhrzeit aufschreiben
- Falls erfolglos, zusätzlich Quellmittel: 2 Essl. Kleie oder Leinsamen in Joghurt oder Buttermilch und zusätzlich $^1/_2$ l morgens und abends trinken
- Falls immer noch erfolglos: 1 Glas mit gequollenem Mukofalk® oder Agiocur® (plantago
  ovata) und zusätzlich 1–2 Gläser morgens und abends trinken.
ve: Keine Abführmittel verwenden (Wirkungsverlust und Abhängigkeit).

siologischer Stuhlgang Innerhalb weniger Min. nach Einsetzen des Stuhldrangs die Toiaufsuchen. Zur raschen und vollständigen Entleerung genügt die Entspannung des Schließkels. Forcierte Bauchpresse fördert die Entstehung von Hämorrhoidalleiden, Analfissur und kenbodensenkung mit konsekutiver Schließmuskelschwäche.

Um den Stuhldrang in den frühen Morgenstunden auszulösen, direkt nach dem Aufstehen
mehrere Gläser Wasser oder Saft trinken.

lhygiene Faustregel: Schonend, mit wenig Papier und viel Wasser.

8.6.3 Hämorrhoidalleiden

Erweiterung des arteriovenösen Plexus haemorrhoidalis sup. Drei Hauptkolumnen bei 3, 7, 11 Uhr Steinschnittlage.

Ätiologie Pressen beim Stuhlgang, chron. Obstipation, selten bei portaler Hypertension, akut unter der Geburt (Pressphase).

Klinik Begleitsymptome: Peranale Blutung, hellrotes Blut, z.T. tropfend oder spritzend; Juckreiz, Brennen, Nässen (Schmieren), selten Schmerz, dann eher dumpf und schwer lokalisierbar. Stadieneinteilung (I–IV) nach Prolapsverhalten:

- **Stadium I:** Vorwölbung oberhalb Linea dentata (nicht tastbar)
- **Stadium II:** Knoten prolabieren beim Pressen; spontane Reposition
- **Stadium III:** Prolaps nach Defäkation; manuelle Reposition möglich
- **Stadium IV:** Reposition unmöglich; Übergang in Analprolaps.

Diagnostik

- Körperliche Untersuchung: Inspektion (Pat. pressen lassen), bei Schmerzfreiheit rektale Untersuchung (☞ 8.2.1), bei Schmerzen ggf. mit Xylocain®-Gel: Nur bei Inkarzeration oder Thrombose der Hämorrhoiden pos. Unkomplizierte Hämorrhoiden sind nicht palpabel.
- (Facharztüberweisung zur) Proktoskopie und Rektoskopie
- Facharztüberweisung zur Koloskopie nach Ausschluss von Hämorrhoiden zur weiteren Klärung oder bei persistierender Blutung.

Nicht prolabierte, vergrößerte Hämorrhoiden sind weder mit der rektalen Untersuchung noch mit der Rektoskopie nachweisbar. Bei V.a. Hämorrhoiden und zum Ausschluss eines Malignoms immer proktoskopische Abklärung.

Differenzialdiagnose Analfissur (☞ 8.6.7), perianale Thrombose (☞ 8.6.4), kolorektales (☞ 8.5.7), Analabszess und Analfistel (☞ 8.6.6), anorektale Prolapsformen (☞ 8.6.5; selten

Therapie

- Beratung: Für weichen und physiologischen Stuhlgang sorgen, Analhygiene (☞ 8.6.2)
- Symptomatisch: Salben (z.B. Faktu®, Haemo-Exhirud®, Posterisan®)
- Zusätzlich bei Hämorrhoiden:
  - 1.–2. Grades: Sklerosierung mit 5% Phenolmandelöl, alternativ Infrarotkoagulation, normalerweise in 8 Sitzungen
  - 2.–3. Grades: Gummibandligatur (stärkere Wirkung als Sklerosierung), wird parallel zur Sklerosierung durchgeführt; **Cave:** Blutungsrisiko beim Abfallen der Ligatur nach 2–3 Wo.
  - 3.–4. Grades: Stapler-OP nach Longo oder konventionelle OP nach Milligan-Morgan nach Parks, ggf. in 2 Sitzungen.

! Sklerosierungsbehandlung und Gummibandligatur sind bei korrekter Durchführung (deutlich oberhalb der Linea dentata) nicht schmerzhaft. Bei der neuen OP nach Longo werden das Hämorrhoidalgewebe mit einem Klammerrundnahtgerät entfernt und die Schleimhautränder wieder miteinander vernäht. *Vorteil:* Wesentlich schmerzärmer als die konventionelle OP. *Nachteil:* Bei großen, prolabierten Hämorrhoiden nicht einsetzbar.

stop. Nachbehandlung: Beratung: s.o. Duschen oder kurze Sitzbäder in warm Wasser nach dem Stuhlgang, sonst bis 3-mal tägl. **KO:** Rezidiv, Inkontinenz, Stenose.

Kamillezusatz zu Sitzbädern nur in Form von Kamillentee zu empfehlen. Käufliche Kamillenzubereitungen wirken potenziell allergen.

Kurheilkundliche Therapieemphlung Prinzipien s.a. (☞ 32.9).

Fototherapie Bei leichten Beschwerden alternativ Therapiebeginn mit Virgiher Zaubernuss (Hamamelis virginia-z.B.:

Hametum® Creme/Salbe: **Ind.:** Oberflächliche Hautverletzungen, lokale

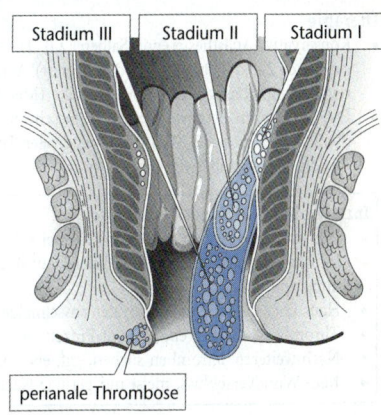

Abb. 8.7 Hämorrhoiden

Entzündungen der Haut und der Schleimhäute. **KI:** Bek. Allegien gegen Hamamelis bzw. Paraffin, Wollwachs. **NW:** Keine bekannt. **WW:** Bei gleichzeitiger Anwendung von Kondomen kann es zu deren verminderter Reißfestigkeit kommen → Sicherheitsverlust! **Dos.:** Je nach Bedarf mehrmals tägl. dünn auftragen bzw. leicht einmassieren

Eulatin® NN Salbe: **Ind.:** Hämorrhoiden, Analekzeme, Analpruritus. **KI:** Bekannte Allergien gegen Hamamelis bzw. enthaltene Konservierungs- und Beistoffe (Bismutgallat, Benzocain, Wollwachs). **NW:** Selten Überempfindlichkeitsreaktionen. **WW:** Wie Hametum-Salbe. **Dos.:** 2–3 × tägl. am bzw. im Enddarmbereich auftragen.

5.4 Perianale Thrombose

Thrombose und begleitendes Hämatom aus Venen des Plexus haemorrhoidalis inf., häufig junge Pat.

Ätiologie Starkes Pressen beim Stuhlgang, Entbindung oder Kraftsport (Bodybuilding), Druck außen (z.B. nach längerem Radfahren); spontan.

Klinik Plötzlich auftretender, stark schmerzhafter prall-elastischer Knoten am äußeren Anal-.

Diagnostik Inspektion: Bläulich-livider Knoten am Analrand, gelegentlich mit zentraler Öffnung bei spontaner Perforation; allenfalls vorsichtige digitale Austastung (sehr schmerzhaft), ggf. Xylocain®-Gel zur Vorbereitung der LA.

Differenzialdiagnose Abszess (☞ 8.6.6), Hämorrhoidalprolaps (☞ 8.6.3).

Therapie

- Konservativ: Anästhesierende Salben (z.B. Haemo-Exhirud®); deutlicher Beschwerderü gang nach 2–3 d (Hämatom wird resorbiert). Anleitung zur Analdehnungstherapie und Stu regulierung. Häufig bleibt eine Hautfalte (Mariske) zurück
- OP: Bei starken Beschwerden rasche Beschwerdefreiheit durch Inzision, jedoch hohe R divrate (50% in 6–12 Mon.); v.a. bei großer Thrombose (> 2 cm), Infektionszeichen o Rezidiv Facharztüberweisung Chirurgie.

Inzision bei perianaler Thrombose
- Pat. mit angezogenen Beinen in Linksseitenlage
- Infiltrationsanästhesie (☞ 4.6.3) der Haut über der Thrombose, möglichst nach Anwe dung von Xylocain®-Gel
- Haut über der Thrombose ovalär ausschneiden
- Thrombus exprimieren, ggf. mit Pinzette entfernen
- Nach weiteren Thromben suchen, ggf. ebenfalls exprimieren
- Kein Wundverschluss, meist nur geringe Nachblutung.

! Patientenberatung: Nach dem Stuhlgang mit lauwarmem Wasser abduschen, möglichst w mechanische Irritation des Anus.

8.6.5 Anorektale Prolapsformen

In der Allgemeinpraxis eher seltenes Krankheitsbild.

Analprolaps: Ausstülpung der Analhaut bzw. Analschleimhaut; Sphinkterapparat meist mit mindertem Tonus intakt.

Rektumprolaps: Rezid. Vorfall aller Wandschichten des Rektums durch Invagination von pr mal der Levatorebene; Inkontinenz unterschiedlicher Ausprägung (☞ Abb. 8.8).

Zur **Diagn.** und **Ther.** immer Facharztüberweisung bzw. Klinikeinweisung zur Diagnosesicher (Proktoskopie/Rektoskopie) und ggf. chirurgischen Ther.

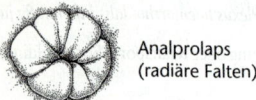
Analprolaps
(radiäre Falten)

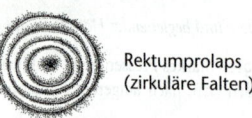
Rektumprolaps
(zirkuläre Falten)

Abb. 8.8 Anal- und Rektumprolaps

8.6.6 Analabszess/Analfistel

Analabszess ist die Akutmanifestation, eine Fistel die chron. Verlaufsform einer von den Prokto drüsen ausgehenden Inf. Analfisteln führen meist von Krypten der Linea dentata nach außer Perianalhaut. Die innere Fistelöffnung kann obliterieren (inkomplette äußere Fistel), die äußere angelegt sein (inkomplette innere Fistel).

Tab. 8.19 Übersicht: Analabszess und Analfistel

	Analabszess	Analfistel
nik	Ständige Schmerzen beim Stuhlgang und Sitzen, mit der Zeit zunehmend, Rötung, schmerzhafter Tumor (Hufeisenabszess), Fieber, Schüttelfrost	Eitrige Sekretion, Pruritus, selten Schmerzen beim Stuhlgang
gn.	Druckschmerzhafte, überwärmte Schwellung perianal oder intraanal, Facharztüberweisung zum Chirurgen/Proktologen: Abszesseröffnung, Ausschluss eines Durchbruchs in Nachbarorgane	Sichtbare äußere Fistelöffnung, fadenförmige subkutane Induration (Fistelgang); Facharztüberweisung zur Proktoskopie: Fistelsondierung
r.	Inzision in LA, Exzision in Vollnarkose, Sanierung oder Fadendrainage einer Fistel	Operative Fistelspaltung ggf. mit Verschiebelappenplastik der Analhaut, alternativ: Einlage einer Fadendrainage in LA
	Rezidiv (v.a. bei Fisteln), Inkontinenz (selten)	Rezidiv (v.a. bei hohen Fisteln), Inkontinenz (bei OP sofort oder nach J.)
	Anal- oder Rektumkarzinom (☞ 8.5.7), Analfissur (☞ 8.6.7), perianale Thrombose (☞ 8.6.4). V.a. M. Crohn (☞ 8.5.2)	

top. Nachbehandlung: Wie bei Hämorrhoiden (☞ 8.6.3).

Keine Therapieversuche mit Salben oder Antibiotika.

6.7 Analfissur

gsgerichteter Riss im unteren Analkanal, meist bei 6 Uhr in Steinschnittlage.

ologie Harter Stuhl, Pressen beim Stuhlgang. Der reflektorisch erhöhte Sphinktertonus
t zu verzögerter Wundheilung.

nik
Heftige Schmerzen beim Stuhlgang, für einige h anhaltend
Peranale Blutungen: Hellrotes Blut am Papier, Blutstreifen auf dem Stuhl, selten tropfende
Blutung.

gnostik
Inspektion bei leicht gespreizten Gesäßfalten
Vorsichtige digitale Austastung: Hoher Sphinktertonus, Druckschmerz, indurierter Randwall;
bei länger bestehender Fissur: Hypertrophe Analpapille proximal und Vorpostenfalte distal
Facharztüberweisung zur Rektoskopie/Koloskopie bei multiplen und irregulären Fissuren sowie bei persistierender Blutung.

Differenzialdiagnose Rhagaden (oberflächliche kleine Hautrisse, häufig mit Pruritus a[?] Morbus Crohn (☞ 8.5.2), Analkarzinom (☞ 8.6.8), Abszess (☞ 8.6.6), perianale Thromb[?] (☞ 8.6.4).

Therapie
- Beratung: Weicher Stuhlgang (☞ 8.6.2), Laxanzien kontraindiziert
- Salben und Zäpfchen mit anästhesierenden Wirkstoffen (z.B. DoloPosterine®, Faktu®, H[?] mo-Exhirud®, Xylocain®)
- Dehnungsbehandlung mit Finger oder Analdehner mit DoloPosterine®-Salbe (morgens [?] abends für 5 Min.) führt i.d.R. zur Abheilung der Fissur nach einigen Wo. **KO:** Rezidiv, k[?] plizierte Fistel
- Überweisung zum Proktologen: Nach erfolgloser kons. Ther., Fistel- oder Abszessbildu[?] oder wenn OP erwünscht ist
- OP:
  – Laterale Sphinkterotomie (Schwächung des Schließmuskels führt zur schnellen Abheilung[?] Fissur)
  – Exzision der Fissur und posteriore Sphinkterotomie (OP nach Eisenhammer)
  – **KO:** Inkontinenz bei zu großzügiger Spaltung oder im Alter, „Schlüssellochdeformität" Anus mit Schmieren und Nässen.

8.6.8 Analkarzinom

Selten, 1–3% aller Dickdarmtumoren; M : F = 1 : 1. Altersgipfel 50 J.; 60% Plattenepithel-Ca, [?] basaloides Ca (kloakogenes Ca), 10% Sonstige. Metastasen: Lymphogen (früh) über iliakale un[?] rirektale LK, hämatogen (spät) in Lunge und Leber.

Klinik Derbe Induration oder Tumor ohne Begleitentzündung, Blutung, Fremdkörperge[?] Juckreiz, Kontinenzstörungen.

Diagnostik Rektale Untersuchung, Leisten-LK, Facharztüberweisung zur Prokto-/Rekto-loskopie mit Biopsie, ggf. Facharztüberweisung zu Rö-Thorax, Becken-CT [?] Klinikeinweisung zum Tumorstaging.

Differenzialdiagnose Analfissur, ulzerierter Hämorrhoidalknoten, hypertrophe Analpa[?] Condylomata acuminata, Rektumkarzinom, perianale Thrombose.

Therapie Chirurgie/Radiochemotherapie. **Prognose:** 5JÜR ca. 50%.

8.6.9 Proctalgia fugax

Sehr schmerzhafte Spastik des Analsphinkters und der Beckenbodenmuskulatur, ca. 4% der pr[?] logischen Pat., M : F = 1 : 2, Altersgipfel zwischen 40 und 50 J.

Klinik Krampfartig einschießende, 1–30 Min. anhaltende Schmerzen im Analbereich mit [?] strahlung in den Unterbauch, unabhängig vom Stuhlgang, häufig nachts.

Diagnostik Inspektion, Prokto-/Rektoskopie unauffällig.

Differenzialdiagnose Analfissur (☞ 8.6.7), Analabszess (☞ 8.6.6).

Therapie Wärmeanwendung (Wärmedecke, warm abduschen, Sitzbad), Entspannung des Beckenbodens durch Sitzen auf eigener Faust oder Tennisball; bei unzureichender Wirkung der Pat. einen Finger in den Analkanal einführen und den verkrampften Schließmuskel lockern, nur in Ausnahmefällen Zäpfchen mit Spasmolytika Propyphenazon/Drofenin (z.B. Spasmo-Cibalgin S®).

8.6.10 Anale/perianale Hautveränderungen

Pruritus ani, Analekzem

Analekzem und Juckreiz treten meist gemeinsam auf und sind häufig Symptom anderer proktologischer Erkr.

Ätiologie

- Hautirritation durch unzureichende Reinigung bei Trichteranus, Hypertrichose, Mariskenoder durch falsche Reinigungsverfahren (☞ 8.6.4)
- Nahrungsmittel: Scharfe Gewürze (Curry, Pepperoni, Paprika), Zitrusfrüchte, bes. Orangen (-saft)
- Proktologische Erkr.: Hämorrhoiden, Fissur, Fistel, Stuhlinkontinenz, Condylomata acuminata, Tumoren
- Pilzinf.: Lokal oder intestinal. Wurminf.: Oxyuren
- Feuchtigkeitsabsonderungen bei Harninkontinenz, Fluor vaginalis
- Intestinale Erkr.: Diarrhoe, Kolitis, chron. Obstipation, Colon irritabile, selten Nahrungsmittelallergie
- Systemische Erkr. mit Juckreiz: Diab. mell., Schilddrüsenkrankheiten, Urämie, Cholestase, Lymphome, Eisenmangelanämie
- Dermatologische Erkr.: Kontaktallergie (Slipeinlage mit Deo, Klopapier, Weichspüler), Psoriasis (☞ 25.15), Endogenes Ekzem (☞ 25.8.2).

Diagnostik
Anamnese, Inspektion, ggf. Abstrich; bei unklarem Befund Facharztüberweisung zu Dermatologen.

Therapie
- Nichtreizende Reinigungsverfahren (viel Wasser)
- Vaseline oder Babycreme (z.B. Penaten®), 1–2 ×/d nach dem Stuhlgang
- Salben auf Zinkoxidbasis (z.B. Tannin-Zink-Paste: acidi tannici 1,0, olei arachidis 10,0, pastae Zinci DAB 8 ad 50,0), 1–2 ×/d nach dem Stuhlgang
- Antimykotische und kortisonhaltige Pasten (z.B. Candio Hermal Plus Paste®, Locacorten-Vioform-Paste®), 1–2 ×/d nach dem Stuhlgang für 3–4 d, danach mit kortisonfreien Präparaten weiterbehandeln
- Bei Nachweis einer intestinalen Candidainf.: Nystatin 500000 IE 3 × 1–2 Tbl./d für 14 d (z.B. Nystatin Stada®)
- Oxyuren (nachgewiesen oder auf Verdacht): Mebendazol 100 mg (z.B. Vermox®) 2 × 1 Tbl. im Abstand von 3 Wo.

! Bei Nichtansprechen der Ther. oder suspektem dermatologischem Befund Facharztüberweisung zum Proktologen oder Dermatologen.

Jede asymmetrische perianale Hautveränderung ist biopsiepflichtig.

Pilonidalsinus (Steißbeinfistel)

Meist junge M, durch eingespießte Haare in der Rima ani ausgelöste Entzündung, Abszedierung Fistel ohne Verbindung zum Analkanal.

Klinik

+ Chron. Form: Juckreiz, eitrige Sekretion aus einem Porus in der Rima ani
+ Akute Form: Schmerzen, Rötung, Schwellung, Fluktuation bei eitriger Einschmelzung
+ Sonderform: Pyodermia fistulans sinifica: Fuchsbauartig verzweigte perianale Fistelgäng

Therapie Klinikeinweisung Chirurgie zur Exzision in toto in Narkose, Sekundärheilung. *Pos Nachbehandlung:* Offene Wundbehandlung, häufige Verbandswechsel, ggf. Wundrandätzung Policresulen (z.B. Albothyl®) bei überschießendem Granulationsgewebe; Abschluss der Wu heilung i.d.R. nach 6–10 Wo. **KO:** Rezidiv.

8.6.11 Stuhlinkontinenz

Unwillkürlicher peranaler Abgang von Blähungen, flüssigem oder festem Stuhl, meist bei älteren F Pat. mit Demenz.

Ätiologie

+ Sensorisch: Z.n. Hämorrhoidektomie, fortgeschrittenes Hämorrhoidalleiden, chron. zündliche Darmerkr., Colon irritabile (☞ 8.5.5)
+ Muskulär: Z.n. Analfistelspaltung, Dammriss intra partum
+ Neurogen: Dehnungsschaden der Pudendusäste bei Beckenbodensenkung durch chron. stipation (starkes Pressen) oder intra partum, Querschnitt-Sy., MS, M. Hirschsprung
+ Anal- oder Rektumprolaps; Chron. Obstipation; Colon irritabile
+ Geriatrisch-psychiatrisch: Demenz, psychische Probleme (Auseinandersetzung mit Pflege sonal), Regression.

Klinik Analekzem mit Nässen, Brennen, Juckreiz; postop. evtl. Deformierung des Analr verzogene Fältelung; Descensus perinei (Anus im Niveau der Sitzbeinhöcker oder tiefer).

Tab. 8.20 Schweregrade der Stuhlinkontinenz	
Grad I	Wäscheverschmutzung
Grad II	Inkontinenz für Winde und flüssigen Stuhl
Grad III	Inkontinenz für breiigen Stuhl
Grad IV	Komplette Inkontinenz

agnostik

amnese

Alle Inkontinenzformen: Wäscheverschmutzung, stadienabhängig unwillkürlicher Abgang von Blähungen (häufig Erstsymptom) und/oder Stuhl (☞ Tab. 8.20)

Bei sensorischer Inkontinenz: „Falscher Freund" (Abgang von Stuhl bei „geplantem" Windabgang)

Bei entzündlichen Darmerkr./Colon irritabile: Imperativer Stuhldrang

Bei Anal- oder Rektumprolaps: Gefühl unvollständiger Entleerung, Blut- und Schleimabgänge, Prolaps beobachtet.

xtale digitale Untersuchung

Schwäche des M. sphincter ani internus: Klaffender Anus neben dem untersuchenden Finger; Schwäche des M. sphincter ani externus oder der Puborektalschlinge: Verminderte Kontraktionskraft des Sphinkterapparats

Klistiertest: Zeit, über die man ein Klistier halten kann, zeigt Schwächegrad des willkürlichen Schließmuskels (Normal 10 Min.)

Facharztüberweisung zur Proktoskopie und Rektoskopie zum Ausschluss Rektumprolaps (☞ 8.6.5), Proktitis, Fäkulom, Obstipation (☞ 8.1.10), Rektumkarzinom (☞ 8.5.7).

erapie

sorische Inkontinenz Ther. der Grunderkr., z.B. Proctitis ulcerosa oder Morbus Crohn.

urogen-muskuläre Inkontinenz

Beratung:

Pressen beim Stuhlgang vermeiden

Bei beginnender analer Inkontinenz: Auf weichen Stuhlgang achten

Bei manifester analer Inkontinenz: Geformten Stuhl anstreben

Beckenbodentraining (KG)

Bei Angst vor unwillkürlichem Abgang von Stuhl kann mit einem Wasserklistier (lauwarmes Wasser ohne Zusätze) vor dem Verlassen des Hauses der Enddarm entleert werden. **Cave:** Nicht verschreibungsfähig

OP:

Post-anal repair (Raffung des Schließmuskelapparats) nur in spezialisierten, proktologisch-chirurgischen Zentren. Nur bei 50% der Pat. geringgradige Besserung

Kolostomieanlage: Als ultima ratio bei Fehlschlagen aller anderen Maßnahmen und hohem Leidensdruck.

onische Obstipation (Fäkulom) Auf weichen Stuhlgang achten (☞ 8.6.2), Fäkulom in der tumampulle mit dem Finger zerkleinern, nach 2–3 Klistieren kommt es zum Abgang der Fäomteile; alternativ proktoskopische Ausräumung.

8.7 Lebererkrankungen

Leitsymptome und -befunde Müdigkeit, evtl. Symptome eines grippalen Inf.; Ikter (☞ 8.1.13); Leber vergrößert (akute Erkr.) oder verkleinert und verhärtet (Zirrhose ☞ 8.7.3); Leberhautzeichen, Pigmentanomalien; Aszites (☞ 8.1.15).

Diagnostik in der Allgemeinpraxis

* Leberzellenzyme: GOT (AST), GPT (ALT) ↑ bei Schädigung; evtl. ↓ bei schwerer Leberdystrophie. GPT > GOT bei Virushepatitis; GOT > GPT bei alkoholischer Hep. **DD** γ-GT-höhung (☞ 31.2): Wenn gleichzeitig AP ↑↑, Bili ↑: Cholestase (Gallensteine, Cholangitis ☞ 8.9.3); wenn AP und Bili normal bis leicht ↑: Toxischer Leberzellschaden, GLDH bei Leberzellnekrose, Verschlussikterus, toxisch
* Syntheseleistung. **Ind.:** Nur bei V.a. Leberzirrhose, chron.-aktive Hep., Intox. (z.B. Tetrachlorkohlenstoff, Schwermetalle, Arsen); CHE, Gerinnungsfaktoren (Quick, PTT, Fibrinogen, evtl. AT III bestimmen) und Albumin ↓
* Serum-E'phorese (☞ 31.2). **Ind.:** V.a. chron. Hep. oder Zirrhose
* Ammoniak: Leberinsuff.
* Virusserologie (☞ 8.7.1)
* Immunglobuline und Auto-AK: **Ind.:** Lebererkr. mit γ-Globulin erhöht, je nach **DD** Einbestimmung: IgA ↑ bei Alkohol, IgG ↑ bei Autoimmunhepatitis, IgM ↑ bei PBC, akuter Virushepatitis. Auto-AK-Differenzierung zur **DD** Autoimmunhepatitis/PBC/PSC (☞ 8.9.3), durch Gastroenterologen
* Tumormarker: α-Fetoprotein.

Sonographie ☞ 2.10

Allgemeine naturheilkundliche Therapieempfehlung   Prinzipien s.a. (☞ 32.9).

Phytotherapie

* Mariendistel (Silybum marianum), z.B. Hepar Pasc® 100 Tbl. **Ind.:** Tox. Leberschäden, unterstützenden Behandlung chron.-entzündlicher Lebererkr., Leberzirrhose. **KI:** Kinder (keine Erfahrungen), Grav., Stillzeit **NW:** Evtl. leichte Diarrhoen. **WW:** Keine bekan **Dos.:** 2–4 × tägl. 1 Ftbl. *oder*
* Legalon® 140 Kps. Madaus. **Ind.:** Wie Hepar Pasc® 100 Tbl. **KI:** Kinder < 12 J., Grav., Still **NW:** Selten leicht laxierend. **WW:** Keine bekannt. **Dos.:** Behandlungsbeginn 3 × 1 Kps. Erhaltungsdosis 2 × 1 Kps. *oder*
* Silimarit® Kps. Bionorica: **Ind., KI, NW, WW:** wie Hepar Pasc® 100 Tbl. **Dos.:** Erw. Kinder >12 J. 2 × 1 Kps. tägl.

8.7.1 Virushepatitiden

Durch Hep.-Viren A, B, C, D, E verursachte Erkr.; meist mildere Hep. auch durch andere Viren möglich, z.B. EBV (☞ 9.4.3), CMV (☞ 9.4.6), Enteroviren (Diarrhoe), Adeno- und Cox sackie-Viren (grippale Inf.).

nik

„Prodromalphase" (kann bei anikterischer Hep. > 8 Wo. dauern): Abgeschlagenheit, Appetit ↓, Übelkeit, leichte Temp.-Erhöhung. Evtl. Oberbauchschmerzen re, Juckreiz, Gelenkschmerzen

Ikterische Phase (nicht obligat): Gelbsucht, brauner Urin, entfärbter Stuhl; Bauchschmerzen und allg. Krankheitsgefühl bessern sich meist mit Beginn des Ikterus.

/e: ²/₃ der Inf. verlaufen asymptomatisch, bes. bei Kindern.

gnostik

Anamnese: Je nach Übertragungsmodus und Infektionsrisiko der vermuteten Hep. (s.u.): Auslandsreisen, Hep.-Fälle im sozialen Umfeld, Unfälle/OP in den letzten 6 Mon., medizin. Beruf, Sexualverhalten zu Hause/im Urlaub

Körperliche Untersuchung: Haut-/Sklerenikterus, Drogenmissbrauch, Druckschmerz re Oberbauch? Leber und/oder Milz vergrößert? Periphere LK (**DD:** Infektiöse Mononukleose, ☞ 9.4.3)

Labor:

Zum Ausschluss einer akuten Inf. Anti-HAV-IgM, HBsAg, Anti-HBc-IgM, HBeAg, Anti-HCV

Zum sicheren Ausschluss einer akuten Hep. C wegen der diagn. Lücke (1–5 Mon.) HCV-RNA bestimmen

Ausschluss Hep. E ist oft entbehrlich (s.u.)

Bei pos. HBsAg: Anti-HDV-IgM bestimmen

GPT, GOT, Bili zur Beurteilung des Schweregrads. Meist nur initial AP und γ-GT ↑

Apparative Diagn.: Sono.

patitis A

2–6 Wo., Übertragung vorwiegend fäkal-oral, auch durch Blutprodukte und Geschlechtsverkehr. *ie chron. Verläufe, i.d.R. lebenslange Immunität. In 50–90% asymptomatisch. Infektiosität 2 Wo. bis ca. 4 Wo. nach Erkrankungsbeginn. Virusnachweis bis 3 Mon. p.i. im Stuhl. Erkr. und Tod *depflichtig.*

ikogruppen Touristen und „Heimaturlauber" nach Rückkehr aus Gebieten mit hoher *.*-A-Durchseuchung; Verzehrer von Krusten- und Schalentieren (v.a. im Sommer); Angehö- Hep.-A-gefährdeter Berufsgruppen (Entwicklungsdienste, medizinische Einrichtungen, Kin- agesstätten, Abwasserentsorgung); Hämophile; Angehörige, Sexualpartner und Mitbewohner Infizierten, i.v. Drogenabhängige.

gnostik AntiHAV-IgM (Akutphase). Mehrphasiger Verlauf möglich („Auf und ab" der *'saminasen). AntiHAV-IgG spricht für Immunität (nach Inf. i.d.R. lebenslang, nach Impfung zu 10 J.).*

rapie

Isolierung für ca. 10 d nur bei Kleinkindern und stuhlinkontinenten Pat.; körperliche Scho- nung, Bettruhe; leichte, schmackhafte Kost; kein Alkohol. AU 4–6 Wo. (mögliche Infektiosi- tät)

I.d.R. Klinikeinweisung. *Ausnahme:* Isolierung (eigenes Geschirr, eigenes Bad mit Toilette) *und Versorgung zu Hause möglich. Pflegeperson ist über das Infektionsrisiko aufzuklären.*

💧❄ Leberzerfallskoma selten auch bei Hep. A möglich.

Prophylaxe Hygiene (☞ 9.10.8); Impfungen (☞ 9.2.3).

❗ Aktive Immunisierung (z.B. mit Vaqta®) schützt Kontaktpersonen erst nach 14 d. γ-Glob
• i.m. (z.B. Beriglobin®, Erw. 5 ml, Kinder unter 20 kgKG 2 ml) ist bis 14 d nach Ansteck
wirksam, kommt wegen hochinfektiöser Prodromalphase trotzdem oft zu spät. Bei ü
45-Jährigen hohe Durchseuchungsrate, vor Impfung (☞ 9.2.3) empfehlenswert: Rückspra
mit zuständigem Gesundheitsamt (Unterbrechung der Infektionskette).

Hepatitis B

IKZ 1–6 Mon., Übertragung überwiegend parenteral durch Blut, Blutprodukte, Körpersekrete (Sex.
kontakt) und perinatal. Chron. Verläufe (= Viruspersistenz) bei Erw. in 5–10%, bei Kindern wes-
lich häufiger, bei NG in fast 100%. Keine Isolierung notwendig.

Risikogruppen Personen mit hoher Promiskuität, bes. Prostituierte und homosexuelle
(34% aller Inf., von 30% der Inf. unklarer Genese wahrscheinlich hoher Anteil durch Sexualk
takte), I.v.-Drogenabhängige (28%), Dialysepat. (4%), Transfusions- und Blutproduktempfän
(2% der Infizierten), Kinder HBsAg-pos. Mütter, medizinische Berufe.

Diagnostik Nach Hep.-B.-Inf. sind
Anti-HBs und Anti-HBc nachweisbar, nach aktiver Impfung
(☞ 9.2.3) nur Anti-HBs; **cave:** Infektiosität besteht, solange HBsAg oder
HBeAg oder Anti-HBc-IgM nachweisbar.

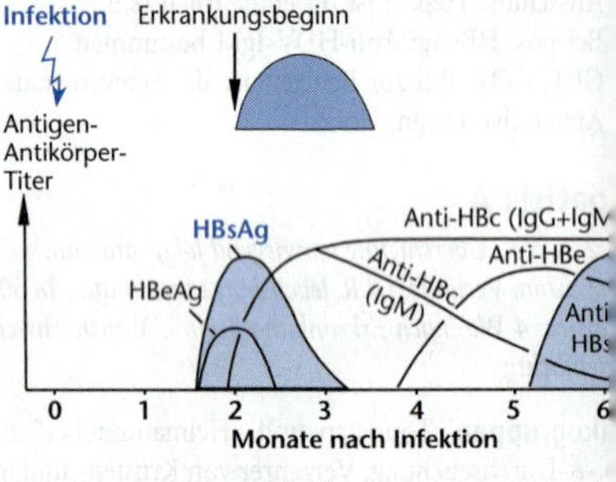

Abb. 8.9 Antikörper bei Hepatitis B

• Akut: HBsAg, Anti-HBc-IgM.
 Bei pos. HBsAg: Anti-HDV (s.u.).
• Nach 4 Wo.: HBeAg (normal:
 neg.), HBsAg (normal: Titer
 < 40% des Ausgangswertes).
 GOT, GPT noch ↑
• Nach 13 Wo.: HBsAg, HBeAg
(falls nach 4 Wo. noch pos.), Anti-HBe (normal: pos.), GOT, GPT leicht ↑ bis norma
– Falls Infektiosität zu klären ist: Anti-HBc-IgM, Nachweis von HBV-DNA
– Falls HBsAg-pos. oder Anti-HBe-neg. oder Transaminasen ↑↑: V.a. chron. Hep., Facha
 überweisung (s. Ther.)
• Chron. Hep. B ist Ind. zur Leberbiopsie Facharztüberweisung. Histologische Beurteilung
 Entzündungsaktivität (Grading) und der Fibrosierung (Staging) hat die Einteilung in ch
 persistierende/chron. aktive Hep. ersetzt
• Bei histologisch geringer Aktivität und (fast) normalen Transaminasen ist Ther. noch
 stritten; ohne Ther.: Kontrollbiopsie innerhalb 1 J.

❗ Die Verlaufsbeurteilung der Hep. ist kostenträchtig. Nach Diagnosestellung Facharztüber-
• sung erwägen.

erapie

Allg.: Körperliche Schonung, leichte Kost, kein Alkohol

Ansteckungsrisiko: Bei sozialem Kontakt außerhalb häuslicher Umgebung auch bei Infektiosität praktisch keine Übertragungsgefahr; über Gefahr der sexuellen Übertragung aufklären

Bei medizinischem oder sozialem Beruf i.A. so lange AU, bis Infektiosität ausgeschlossen ist

Chron. Hep. B: Interferon-α (Roferon A®), bei Therapieresistenz Lamivudin (Zeffix®); **Ind.:** I.d.R. durch FA (HBeAg-pos., HBV-DNA > 10 pg/ml); **KI:** s.u. Hep. C. **Dos.:** 3 × 6 Mio. IE Interferon/Wo. s.c. über 6 Mon., evtl. länger. **NW:** s. Kasten unter Hep. C

Klinikeinweisung nur bei schwerem Verlauf.

V.a. entschädigungspflichtige Berufskrankheit bei medizinischem Beruf: Meldung an BG (☞ 1.4.8 und ☞ 29.1.2).

phylaxe

Eigenblutspende vor Elektiv-OP. Aktive Immunisierung aller Kinder, Jugendlichen Risikogruppen; aktive plus passive Impfung (☞ 9.2.3):

Bei voraussichtlich engem Kontakt mit HBsAg-Trägern bis zu 6 Mon.

Nach Exposition (☞ 9.2.3); nach beruflicher Exposition (z.B. Kanülenstich): Vor Impfung HBV-Serologie von fraglicher Inf.-Quelle und Impfling klären.

gnose

Unbehandelt Leberzirrhose in ca. 20%. Durch Interferon-α-Ther. HBV-Inaktivieg in 40%. Einfluss der Ther. auf das Risiko und die Entwicklung eines Leberzell-Ca ist h unklar.

patitis C

te Erkr. oft inapparent bis grippeähnlich und anikterisch. Verläuft in über 80% chron., in Deutschl zweithäufigste Ursache für Leberzirrhose und -Ca. Übertragung durch Blut (-produkte) und versekrete. Risikogruppen ähnlich Hep. B. Inf. in über 40% durch i.v. Drogenabusus; ktionsrisiko ↑ bei Immundefizienz (HIV, Dialyse), gering für medizinisches Personal. Oft unbe-nter Infektionsweg.

gnostik

Stufendiagnostik:

1. Anti-HCV: Nach 1–5 Mon. pos. und in 7–10% falsch pos. (z.B. bei hohem IgG i.S., Autoimmunerkr., pos. RF)

2. Wenn Anti-HCV pos., Facharztüberweisung zur Anti-HCV-Differenzierung (in AK gegen Core- und mind. 4 weitere Antigene)

3. Wenn diese überwiegend pos.: HCV-RNA bestimmen

Ind. für HCV-RNA-PCR (i.d.R. durch FA):

Bestätigung der Inf. vor Interferon-Ther.; hier zusätzlich Genotypisierung. Ther.-Kontrolle s.u.

Akute Hep. unklarer Ätiol. oder V.a. chron. Hep. C

Nachweis der HCV-Inf. bei Immundefizienten; PCR obligat bei HIV-Positiven und Transplantatempfängern

Infektiositätsnachweis/-ausschluss bei Anti-HCV-Positiven

Leberbiopsie: Vor Ther. wünschenswert.

Therapie PEG-Interferon oder Interferon-α und Ribavirin. Bei Therapieversagen evtl. Kom[bi]nation mit Amantadin.

- **Ziel:** Zirrhose und Leberzell-Ca vermeiden. **Ind.:** Durch FA (hängt streng von der Krankhe[its]aktivität ab: Histologie); meist bei prognostisch günstigen Genotypen. **KI:** Leberzirrhose Ch[ild] C (☞ 8.7.3); psychiatr. Erkr. und i.-v.-Drogenabusus (auch nur anamnestisch); Retinopat[hie;] kardiale, renale, zerebrale Vorerkr.; Leukopenie, Thrombos < 80/nl. **Cave:** Häufige KO (10[%)] ist eine Immunthyreoiditis, v.a. bei HLA-DR3-pos. F mit Schilddrüsen-Ak ↑
- **Dos., Überwachung:** Initial 3 Mon. lang 3 × 6 Mio. IE/Wo. unter Kontrolle von BB, Tra[ns]aminasen, Ganzkörperstatus alle 2 Wo.; dann HCV-RNA-PCR:
  – Wenn neg., weiter 3 × 3 Mio. IE/Wo. für insgesamt 1 J.
  – Wenn noch pos., mit Fachzentrum weitere Ther. festlegen
- **Prognose:** Viruselimination je nach Genotyp und Viruslast in ca. 50–80%. Auch bei Vir[us]persistenz scheint Interferon-α die Prognose zu verbessern (geringere Häufigkeit von Zirrh[ose] und Leberzell-Ca.) Bei Viruspersistenz im Mittel nach 30 (unter 20 bis über 50) J. Zirrh[ose] prognost. ungünstig: Alter bei Inf. über 40 J., Alkohol über 50 g/d.

Nebenwirkungen der Interferontherapie
Frühe NW: Grippeähnliche Symptome (**Ther.:** Vor Injektion Paracetamol, z.B. 500–1000 [mg] Supp., Novaminsulfonzäpfchen).
Späte NW
- Allg.: Abgeschlagenheit, Appetitlosigkeit, Diarrhoe, Gewichtsabnahme, Schlafstörunge[n,] Haarausfall, Kopfschmerzen, Gelenkschmerzen
- Hämatologisch: Knochenmarkdepression (Leuko-, Thrombozytopenie)
- Infektiös: Rezid. HWI, Bronchitiden, Sinusitiden
- Psychisch: Reizbarkeit, Affektinkontinenz, Depression
- Immunologisch: Selten Autoimmunerkr.

Hepatitis D

Err. benötigt zur Vermehrung HBV, verschwindet bei Ausheilung mit HBsAg. Weltweit bei 5% [der] *HBsAg-Positiven auch HDV-Inf., in Deutschland seltener.*

Diagnostik Nur sinnvoll bei nachgewiesener Hep. B: HDV-Ag, Anti-HDV-IgM, HDV-[RNA] pos. Ko-Inf.: HBeAg pos.; Superinf.: Anti-HBc pos., Facharztüberweisung ratsam.

Therapie Keine HDV-spezifische Ther. verfügbar.
- Interferon-α zur Elimination von HBV (s.o.)
- Schonung, Alkoholverbot
- Klinikeinweisung bei fulminantem Verlauf (bis 30% bei Superinf., bes. bei Kindern, Dro[gen]abhängigen).

Prognose Bei Superinf. Zirrhose häufiger als bei HBV-Monoinf.

Prophylaxe Bei HBsAg-Negativen: Impfung gegen Hep. B (☞ 9.2.3).

patitis E

*. 2 Wo. bis 2 Mon. Übertragung fäkal-oral, selten parenteral; geringer infektiös als Hep. A. In *opa sehr selten, endemisch in Afrika, Asien, Südamerika.*

gnostik HEV-Ag, Anti-HEV-IgM, HEV-RNA (Anti-HEV-IgG: nach durchgemachter Inf. nunität).

rapie Spezifische antivirale Ther. nicht verfügbar. Klinikeinweisung auf Infektionsstation r in tropenmedizinische Abteilung.

gnose Letalität akut 1–2%; bei Schwangeren höher (im letzten Trimenon 20%). Keine on. Verläufe.

phylaxe Persönliche Hygiene in Endemiegebieten. Keine Impfung möglich. **Cave:** Bei un- er Lebererkr. nach Tropenaufenthalt an akute Hep. E denken.

7.2 Leberschäden bei Stoffwechselerkrankungen

st prognostisch unbedeutende Leberbeteiligung bei zahlreichen angeborenen Stoffwechselstörungen; erhalb der Päd. am häufigsten: Mukoviszidose (☞ 16.5.10), α_1-Antitrypsinmangel (s. Lungen- hysem ☞ 12.5), diabetische Fettleber (☞ 17.1.5).

mochromatose, Hämosiderose

nablagerung in Haut und parenchymatösen Organen. M : F = 6 : 1.

mochromatose: Vererbte, seltene Erkr. mit gesteigerter Eisenresorption aus dem Darm.
mosiderose: Erworben, z.B. durch Hämolyse (hämolytische Anämien ☞ 19.3.3; wiederholte nsfusionen, Arzneimittel-NW), bei Alkoholismus, chron. Niereninsuff.

nik Hautpigmentierung und Diab. mell. („Bronzediabetes"), Herzinsuff. (häufigste Todes- che bei Hämochromatose), Hepatomegalie mit Übergang in Zirrhose, Libidoverlust; in 50% nkbeschwerden, meist an Fingern, Handwurzel, Knie.

gnostik Ferritin und Serumeisen ↑, erhöhte Transferrinsättigung (> 70%); Facharztüber- ung ggf. zum Kardiologen zum Ausschluss einer Kardiomyopathie, bei Hämolyse evtl. zum natologen.

erenzialdiagnose Alkoholtoxisch bedingte Leberzirrhose. Selten: Chrysosis. Bei Blutsver- dten von Hämochromatose-Pat. (M ab 25 J., F ab 55 J.): Eisenstatus, ggf. Leberbiopsie.

rapie

Aderlässe: 500 ml alle 7–14 d, bis Ferritin i.S. normal über ca. 2–3 J.; **KI:** Anämie (Hb < 120 g/), Hypoproteinämie < 65 g/l. Alle 1–2 Mon. BB, Serumeiweiß (falls ↓ oder Ödeme: evtl. Ther.- Intervalle verlängern, Albumin i. S., sollte ≥ 35 g/l bleiben), Fe^{2+}
Wenn Fe^{2+} und Ferritin normal:
3-monatlich Fe^{2+} bestimmen, bei erneutem Anstieg wieder Aderlassther.
Bei Hämochromatose evtl. lebenslang Aderlass alle 1–3 Mon. (Zirrhoseprophylaxe).

Prognose Bei rechtzeitiger, optimaler Ther. Erkrankungsstillstand, sogar Normalisierung Leberbefunds möglich. Unbehandelt Tod durch Herzinsuff. (30%), Leberzell-Ca (30%), Let koma (25%), Diab. mell.-KO.

Morbus Wilson

Autosomal-rezessiv vererbte Transport- und Ausscheidungsstörung für Kupfer, meist zwischen 4. 18. Lj. manifest; Kupfer-Ablagerungen v.a. in Leber, Gehirn, Augen (Kayser-Fleischer-Kornealri Nieren.

Klinik Bei chron. Verlauf neurologisch-psychiatrische Störungen meist vor Lebersymptom (Parkinson-Sy., choreatiforme Störungen; Ataxie; Sprach- oder Bewusstseinsstörung; Wesens änderung). Seltener: Manifestation als rasch fortschreitendes Leberversagen (sehr schlechte P nose).

Jede Leberfunktionsstörung bei Kindern und Jugendlichen: V.a. M. Wilson. Umgeh Diagn. einleiten (s.u.).

Diagnostik

- Anamnese: Körperliche und psychische Belastbarkeit erniedrigt? Fremd-, Familienanam
- Körperliche Untersuchung: Sklerenikterus? Lebergröße und -konsistenz? Facharztüber sung zum Augenarzt (Kornealring ☞ 23.4.2, evtl. nur bei Spaltlampenuntersuchung sicht
- Labor: Cu^{2+} i. S. ↓↓, Coeruloplasmin ↓↓ (normal > 0,15 g/l), Cu^{2+} im Sammelurin ↑. Tr aminasen und Lebersynthese je nach Krankheitsstadium verändert
- Facharztüberweisung bzw. Klinikeinweisung zur Leberbiopsie (beweisend ist erhöhter C Gehalt im Lebertrockengewebe).

Therapie In enger Zusammenarbeit mit Fachklinik oder FA (Gastroenterologe/Pädiater) Penicillamin, bei KI ggf. andere Chelatbildner; kupferarme Diät, evtl. Cu^{2+}-Resorptionshemm (z.B. Zinksulfat) und genetische Beratung (ggf. Eltern und Geschwister des Pat. screenen).

Prognose Auch bei optimaler Ther. Lebenserwartung meist ↓. Bei rechtzeitigem Therapi ginn (vor Auftreten neurologischer Symptome) kann Krankheitsausbruch verhindert wer Manifeste neurologische Symptome nur teilweise reversibel.

Porphyria cutanea tarda (PCT; chron. hepatische Porphyrie)

Häufigste dominant vererbte Hämsynthesestörung. Prävalenz > 20 : 100 000. Krankheitsauslöser Alkohol, Medikamente. M : F = 6 : 1; Manifestation nach 40. Lj.

Klinik Blasenbildung, Hyperpigmentation und erhöhte Vulnerabilität an lichtexponierter F Rosa bis braun nachdunkelnder Urin.

Diagnostik Auslösende Noxen? Koproporphyrine im Sammelurin ↑; Facharztüberweisung Leberbiopsie (Diagnosesicherung).

Differenzialdiagnose Andere Porphyrien, selten. **Diagn.:** Quantitative Bestimmung an Porphyrine im Sammelurin, evtl. auch in Erys.

erapie

Auslöser eliminieren. Stets ratsam: Alkoholverzicht und Weglassen nicht vital indizierter Medikamente wie Östrogene (z.B. Kontrazeptiva)

Kein unnötiger Aufenthalt in der Sonne; im Freien Körper ausreichend bedecken; „Sun-Blocker" mit LSF > 20 verwenden (in Ausnahmefällen Verordnung auf Kassenrezept möglich)

In schweren Fällen enge Zusammenarbeit mit FA

Chloroquin (Resochin®), z.B. jeden 3. d 125 mg über 8–12 Mon.

Alternativ: Aderlässe 1–2 ×/Wo. 500 ml, bis Koproporphyrinausscheidung normal bzw. bis zum Verschwinden der Photosensibilität; **cave:** Proteinverlust bei Leberfunktionsstörung

Evtl. Ther. einer Hep. C

KI der Verfahren: Leberzirrhose (☞ 8.7.3).

gnose Gut bei frühzeitiger Ausschaltung der auslösenden Noxen, sonst Leberzirrhose.

ute intermittierende Porphyrie (AIP)

osomal-dominant vererbter Hämsynthesedefekt. Prävalenz 10 : 100 000, aber nur jeder 10. Gen-er erkrankt. Akute, schwere Erkr., keine chron. Leberschäden. M : F = 1 : 2–4; Manifestation im -40. Lj. Auslöser: Stress, Hypoglykämie, Alkohol, zahlreiche Medikamente (Liste z.B. im Anhang Roten Liste® 2003), Inf., hormonelle Umstellungen.

nik Sehr variabel.

GIT: Abdominelle Koliken, Diarrhoe oder Subileus, Ikterus, Erbrechen

Vegetativ: Übelkeit, Tachykardie, RR-↑, Fieber (**DD:** Inf.)

Neurologisch: Sensible und motorische Ausfälle (oft primär Arm- und Handstreckerparese), Neuralgien, Kopfschmerzen, Krampfanfälle; selten lebensbedrohliche aufsteigende Lähmungen

Psychiatrisch: Somnolenz, Depression, Psychosen.

gnostik

Urin: Frisch o.B. bis rötlich, beim Stehenlassen nachdunkelnd; qualitative Schnelldiagnose aus Spontanurin mit dem Schwartz-Watson-Test

Labor: Qualitativer Porphobilinogen-Nachweis im Urin. Falls pos.: Quantitativ Porphobili-nogen und Delta-Aminolävulinsäure (δ-ALS) im Sammelurin ↑↑. GOT, GPT, Bili ↑. BB: Anämie, Leukozytose

Bei begründetem V.a. AIP umgehend Klinikeinweisung.

ferenzialdiagnose Blei-Intox., akutes Abdomen (☞ 8.1.6), neurologische (☞ 20.1) und hiatrische Erkr. (☞ 21.6, ☞ 21.7, ☞ 21.10.3), Inf.-Krankheiten.

rapie

Klinikeinweisung zur notwendigen Intensivüberwachung und -ther.: Forcierte Diurese unter Ausgleich von Flüssigkeits- und E'lyt-Defiziten

Poststationäre Rezidivprophylaxe:

Beratung zur Lebensführung: Regelmäßig essen (60–70% KH, 15–20% Eiweiß, < 20% Fett); Alkoholkarenz; Medikamente nur nach ärztlicher Anweisung einnehmen

Notfallausweis ausstellen (vor Narkosen immer vorzeigen)

Genetische Beratung von Blutsverwandten

Häufige Rezidive: 1 Amp. Hämarginat/Wo.

! Sehr hilfreich für Pat. und weiter-/mitbehandelnde Ärzte: „Positivliste" mit nach Ind. geo[...]
neten, erfahrungsgemäß bzw. individuell verträglichen Medikamenten (ggf. Rücksprache
Klinik).

8.7.3 Alkoholinduzierter Leberschaden und Leberzirrhose

Differenzialdiagnose alkoholtoxischer Leberschäden

Arzneimittelschädigung (Medikamentenanamnese), Fettleber bei Adipositas permagna, D[...]
mell. (☞ 17.1), Leberschäden bei anderen Stoffwechselerkr. (u.a. ☞ 17.2 und unten).

Tab. 8.21 Einteilung der Leberschäden	
Histologie	**Klinische Diagnose**
I Ohne entzündliche Reaktion	Fettleber
II Fibrose mit entzündlicher Reaktion	Fettleber-Hep.
III Zirrhotischer Umbau	Leber-/Fettzirrhose, Funktion

Alkoholtoxische Fettleber

Verfettung von > 50% der Hepatozyten (< 50%: Leberzellverfettung).

Ätiologie Alkoholabusus (in 90%), Diab. mell., Fehlernährung (Über- oder Unterernähru[...]
Medikamente (z.B. Tetrazykline, Glukokortikoide, Methotrexat), Toxine (z.B. CCl_4, Pilzgif[...]

Klinik Oft asymptomatisch, evtl. Oberbauchdruckgefühl.

Diagnostik
- Anamnese: Alkoholkonsum? Medikamente? Arbeitsplatz? Vorerkr. (z.B. Diab. mell., Fetts[...]
  wechselstörungen)?
- Körperliche Untersuchung: Leber prall elastisch bis derb, vergrößert, abgerundeter Leber[...]
- Sono: Leber vertikal in MCL > 14 cm, ventrodorsal > 10 cm, abgerundeter kaudaler R[...]
  Binnenstruktur: homogen, echoreich (hell), periphere Venen schlecht darstellbar
- Labor: GOT, GPT normal bis ↑; meist γ-GT, IgA und TG ↑ (= Hinweis auf toxische, a[...]
  alkoholtoxische Genese). CDT (Carbohydrate-Deficient-Transferrin) bei ch[...]
  Alkoholabusus ↑
- Leberzytologie: Beweisend; Materialgewinnung durch ultraschallgezielte Feinnadelpunk[...]
  Facharztüberweisung. **Ind.:** Nur in unklaren Fällen. **KI:** Schwere Gerinnungsstörung
  Punktion Thrombos, Quick, PTT).

Therapie Absolute Alkoholabstinenz. Ggf. Entgiftung und Entziehungskur einleiten. Falls
kooperativ, später Ernährungsberatung: Gewichtsnormalisierung unter leichter, vitaminrei[...]
Vollkost (ca. 35 kcal/kg KG).

Gleichzeitiges Alkoholverbot und Diätgebot überfordert den Pat.

Prognose Bei Abstinenz Zellverfettung reversibel. Fortgesetzter Alkoholkonsum: Übergang in Fettleberhepatitis und (nach durchschnittlich 10–20 J.) Leberzirrhose.

Alkoholtoxische Fettleberhepatitis

Klinik Subfebrile Temp., Abgeschlagenheit, Übelkeit bis Erbrechen, Völlegefühl, Oberbauchschmerzen, Ikterus; evtl. asymptomatisch.

Diagnostik
Körperliche Untersuchung: Hepatomegalie, Leber derb und druckdolent
Labor: GOT, GPT ↑ (typisch: GOT > GPT), direktes Bili ↑. Fast immer: γ-GT ↑↑, Chol. und TG ↑, Leukozytose, Anämie (makro-/mikrozytär, ☞ 19.1.1)
Sono: Befund wie bei Fettleber, evtl. inhomogene Binnenstruktur
Leberhistologie (Biopsie in Klinik, s.u.) beweisend.

Therapie
Klinikeinweisung bei symptomatischer Fettleberhepatitis (fulminanter Verlauf: Leberkoma, s.u.) zur stationären Entgiftung. Bei schwerem Verlauf Intensivüberwachung, evtl. hochdosiert Silymarin (z.B. Legalon®)
Hausärztliche poststationäre Betreuung:
Beratung zur Lebensführung (Alkoholabstinenz) und Prognose (Gefahr: Leberzirrhose)
Lebertherapeutika sinnlos bei fortgesetztem Alkoholabusus, entbehrlich bei Abstinenz
Laborkontrollen: Alle 3 Mon. Transaminasen, bis diese normal.

Zieve-Syndrom
Trias aus alkoholtoxischem Leberschaden, Hypertriglyceridämie und hämolytischer Anämie.
Klinik: Oberbauchschmerzen, Übelkeit, Erbrechen, Ikterus, Häufig Begleitpankreatitis (☞ 8.8.1)
Diagn.: Wegweisend: Direktes und indirektes Bili erhöht (s.a. Fettleberhepatitis, hämolytische Anämie ☞ 19.3.3)
DD: Cholangitis (Sono ☞ 8.9.3 und ☞ 2.10); hämolytische Anämie (☞ 19.3.3), „Drogenikterus" (Medikamentenanamnese).

Leberzirrhose
Irreversibler Funktionsverlust durch bindegewebigen Umbau der Leber. M : F = 7 : 3. Leber-Ca-Risiko stark erhöht.

Ätiologie Alkohol (ca. 60%), Virushep. (ca. 25%, Hep. C in Mitteleuropa bereits häufiger als Hep. B), Stoffwechselerkr. (☞ 8.7.2), Autoimmunhep., PBC, PSC, Rechtsherzinsuff. (☞ 10.5.1), Lebervenenthrombose, lebertoxische Medikamente, Intox. (z.B. Lebensmittel, Schwermetalle, Pflanzenschutzmittel).

Klinik

- Abgeschlagenheit, Reizbarkeit, Schwitzen, Libidoverlust
- Übelkeit, Obstipation, Flatulenz, Fettintoleranz
- Druck unter dem re Rippenbogen
- Juckreiz, Ikterus
- „Leberhautzeichen": Spider naevi, Palmarerythem, „Lackzunge", Mundwinkelrhaga Weißnägel, Gynäkomastie, Bauchglatze, Dupuytren-Kontraktur, Atrophie des Kleinfinger lens, Caput medusae (sehr selten)
- Häufige **KO:** Ulzera, Blutungen im GIT (z.B. Ösophagusvarizen), Aszites, spontane bakt. ritonitis, hepatische Enzephalopathie, hepatorenales Sy. (Leber- und Nierenversagen).

Diagnostik

- Körperliche Untersuchung: Leber normal, vergrößert oder verkleinert; derb; oft starker teorismus. Auf Zeichen portaler Hypertension achten (Leberhautzeichen s.o.): Aszites, S nomegalie?
- Labor: GOT, GPT, GLDH meist ↑; γ-GT, AP (↑) bis ↑. Quick, CHE, Albumin und AT III ↓. Makrozytäre Anämie (☞ 19.3.2), evtl. Thrombopenie, β- und γ-Globuline ↑. Ammoniak ↑
- Oberbauch-Sono: Charakteristischer Befund (☞ 2.10), Weite von Pfortader und Milz messen. **DD:** Evtl. CT sinnvoll
- Facharztüberweisung zum Gastroenterologen bei V.a. portale Hypertension (Ulzera, Öso gus- und Fundusvarizen) und/oder bei differenzialdiagnostischer Unsicherheit zur Leberb sie. **KI:** Schwere Gerinnungsstörung (Quick, PTT, Thrombos zuvor kontrollieren).

Hausärztliche Therapie

- Absolute Alkoholkarenz, sonst sind andere Maßnahmen zwecklos
- Alle nicht vital indizierten Medikamente absetzen, ggf. Auswahl nicht hepatotoxischer M kamente
- Ernährungsberatung:
- Ausreichende Energie- und Eiweißzufuhr (**Ind.** zur Eiweißrestriktion: Nur bei manifester zephalopathie, s.u.)
- Keine stark gesalzenen Nahrungsmittel (z.B. Wurst, Käse, Konserven), kein Nachsalzen durch Flüssigkeitsrestriktion auf 1,5–2 l entbehrlich); bei Aszites (☞ 8.1.15)
- Bei ausgeprägter Cholestase Substitution der fettlöslichen Vit. A, D, E, K (☞ 17.4)
- Bei megaloblastärer Anämie, PNP (☞ 19.3.2): Vit. B_{12} p.o./i.m., (Dos. ☞ 19.3.2); evtl. Folsäure 5 mg/d und Vit. B_1 + B_6 je 100 mg (z.B. Neuro-AS N® Drg.) p.o.
- Mindestens 2×/J.: Sono, $α_1$-Fetoprotein i.S. (KO? Leber-Ca?)
- Klinikeinweisung bei oberer GIT-Blutung (Notfall auch bei Verdacht! Bei jedem Pat.-Ko nach Teerstuhl fragen), bei therapieresistentem oder hochgradigem Aszites, unklarem Fi manifester hepatischer Enzephalopathie, V.a. Leberzell-Ca und Oligo-Anurie als Hinwe hepatorenales Sy.

gnose

Tab. 8.22 Child-Pugh-Score bei Leberzirrhose

	1 Punkt	2 Punkte	3 Punkte
umin [g/l]	> 35	28–35	< 28
ites	Fehlend	Gering	Ausgeprägt
rubin [mg/dl]	≤ 2	2–3	≥ 3
ck	> 70	40–70	< 40
ephalopathie	Keine	Leicht	Präkoma, Koma

d A: 5–6 Punkte, Child B: 7–9 Punkte, Child C: 10–15 Punkte.

Child A nach Ausschalten der Noxe gute Prognose, MÜZ bei Child C ca. 6 Mon.

esursachen: Leberkoma > GIT-Blutungen > kardiale/renale KO > Leberzell-Ca.

patische Enzephalopathie

nträchtigung der Gehirnfunktion bei gestörter Synthese-/Entgiftungsfunktion der Leber; Pathoge-
umstritten. Leberausfallskoma: Reversibel; Leberzerfallskoma: Irreversibel.

ik Je nach Ausprägung:

Latent: Oft ohne subjektive Beeinträchtigung; nur diskrete psychische Veränderungen, psychometrische Tests evtl. pos.

Manifest: Schläfrigkeit, Apathie, Anorexie, Flapping tremor, deutliche Verschlechterung in
psychometrischen Tests

Präkoma: Verwirrtheit oder Erregungszustände, Foetor hepaticus

gnostik Einfache psychometrische Tests: Schriftprobe; Linien nachfahren, Zahlenverbin-
gstest (Vordrucke z.T. kostenfrei, z.B. bei Fa. Falk, Freiburg). Bei jedem Zirrhosepat. durch-
en; alle 4–6 Wo. kontrollieren, in kürzeren Intervallen bei Inf., Diuretikather., Diarrhoe, Erhen, Z.n. GIT-Blutung, Z.n. peritoneovenösem Shunt.

erenzialdiagnose Exsikkose, primäre neurologisch-psychiatrische Erkr.

rapie

mmer Klinikeinweisung bei V.a. *manifeste* Enzephalopathie zur Darmsterilisierung, kontrol-
ierten Ernährung mit speziellen Aminosäuregemischen, Flüssigkeitsbilanzierung, evtl. Intensivüberwachung; evtl. Lebertransplantation

Bei V.a. *latente* Enzephalopathie (z.B. min. Schriftveränderungen):

Alle Medikamente absetzen (Ausnahme: Stuhlansäuerung, s.u.)

Diätetische Maßnahmen: Ausreichende Deckung des Energiebedarfs durch Fett und KH (in-
lividuellen Plan von Diätassistenten zusammenstellen lassen); pflanzliche Nahrungsmittel
bevorzugen (wahrscheinlich günstiger Effekt durch pflanzliches Eiweiß und Ballaststoffe)

Stuhlregulierung und -ansäuerung mit Lactitol (z.B. Importal®Pulver) oder Lactulose (z.B.
Lactuverlan®-Granulat); **Dos.** nach Effekt, **Ziel:** 2 weiche Stühle tägl.

♦ Bei Lactitol-/Lactulose-Unverträglichkeit (starke Bauchschmerzen, Diarrhoe) oder zusätz
bei schlechtem EZ: verzweigtkettige ASn. **Dos.:** ca. 0,25 g/kgKG, auf 3–4 Einzelgaben
verteilt (z.B. Falkamin®-Pellets, Beutel à 9,33 g, pro Dosis ½–1 Beutel).

Prognose Bei manifester hepatischer Enzephalopathie ohne Lebertransplantation sehr schle

8.7.4 Häufige Tumoren und Zysten der Leber

Leberhämangiom
*Häufigster benigner Lebertumor, v.a.bei F. Oft Zufallsbefund in Sono oder OP. 0,5–7,0% der Bes
kerung.*

Komplikationen Blutet selten, entartet nie maligne.

Fokal-noduläre Hyperplasie
Primär F im 20.–50. Lj., Assoziation mit Einnahme oraler Kontrazeptiva. Kein Entartungsrisi

Klinik Meist asymptomatischer Zufallsbefund, bei großen Tumoren und Einblutungen Ü
keit, Erbrechen und Oberbauchschmerz.

Diagnostik Sono (echoarm, inhomogen), MRT.

Therapie Nur bei Beschwerden OP. Orale Kontrazeptiva kontraindiziert.

Leberadenom
Primär F, 15.–45. Lj., mit Einnahme oraler Kontrazeptiva assoziiert. Maligne Entartung mög

Klinik Nur bei großen Tumoren oder Einblutung Erbrechen, Übelkeit und Oberbauchschm
Rupturgefahr mit lebensbedrohlichen Blutungen in ca. 20%. **Cave:** Größe nimmt in Grav

Diagnostik Sono (echokomplex bis echoarm), MRT.

Therapie OP wegen Rupturgefahr, möglicher Entartung und vor geplanter Grav. Bei fehle
OP-Ind. sonographisch kontrollierte Punktion. Orale Kontrazeptiva sind kontraindiziert.

Primäres Leberzellkarzinom (hepatozelluläres Ca, HCC)
*80% entstehen in zirrhotisch umgebauter Leber. Häufig bei chron. viraler Hep. (B, C, D), Hä
chromatose oder Alkoholabusus.*

Klinik Schmerzen im re Oberbauch, Völlegefühl, Gewichtsreduktion, Inappetenz, Müdig
Fieber, Hepatomegalie, Ikterus, Aszites, Splenomegalie.

Diagnostik BSG ↑, Transaminasen ↑, α_1-Fetoprotein ↑, AP ↑, Bili ↑, LDH ↑, HbsAg, Anti-
Anti-HCV, ggf. Anti-HDVAFP ↑ (> 400 ng/ml), Sono, CT, MRT, Angiographie; Punktion n
unklaren Fällen oder wenn keine kurative Ther. möglich.

Therapie Bei umschriebenem Prozess Resektion, nur in Ausnahmefällen Transplantation
liativ sonographisch kontrollierte Ethanolinjektion bei solitärem Sitz.

gnose Schlecht, bei Resektabilität und Transplantation 1JÜR 40%.

ermetastasen

ärtumorlokalisation im Einzugsgebiet der V. portae, meist Kolon- bzw. Rektum-Ca; weniger häu-
ronchial-, Mamma-, Uterus-, Pankreas-Ca. Selten Leukämien, Lymphome, endokrine Tumoren
Karzinoid-Tumor).

ik Zeichen der primären Tumorerkr., höckrige Leber.

itäre Leberzysten

fig asymptomatisch. Sono-Zufallsbefund: Runde Raumforderung ohne Wand, distale Schallver-
ung.

rapie Selten, nur bei mehr als 5 cm Durchmesser (Punktion, Sklerosierung).

inokokkuszyste

ch Echinococcus granulosus (E. cysticus, Hundebandwurm; gekapselt) und Echinococcus multi-
aris (E. alveolaris, Fuchsbandwurm; keine Kapsel, destruierendes Wachstum); an Häufigkeit zu-
nend. Übertragung z.B. durch mit Hunde- oder Fuchskot kontaminierte Waldbeeren; Larven wan-
in die Leber und bilden dort zystenartige, z.T. gekammerte Hydatiden.

ik Lange symptomlos, ggf. Hepatomegalie, Ikterus, ggf. Zeichen eines extrahepatischen Be-
(z.B. Lunge, Hirn).

gnostik Serologie, CT, Sono, Labor (Eosinophilie).

rapie Operative Entleerung/Entfernung oder perkutane Drainage (unter Albendazol) und/
anthelminthisch (Mebendazol, z.B. Vermox®; Albendazol, z.B. Eskazol®); anthelminthische
. bei E. alveolaris über J. Meldepflicht.

8   Pankreaserkrankungen

8.1   Akute Pankreatitis

tandauung des exokrinen Pankreasgewebes mit Übergreifen auf die Nachbarstrukturen. Alle
eregrade von rein ödematöser Durchtränkung bis Totalnekrose; schwere, hämorrhagisch-nekro-
ende Form lebensbedrohlich. Nach Ausheilung erhaltene Organfunktion.

logie Am häufigsten Gallensteine oder Alkoholexzess. Selten (Virus-)Inf. (Mumps, Hep.),
men (auch ERCP), Hyperlipidämie, Hyperparathyreoidismus, NW von Medikamenten

kreatitisauslösende Medikamente
kokortikoide, Azathioprin, Thiazid-Diuretika, Furosemid, Östrogene, Tetrazykline, Valpro-
ure; fraglich Chlortalidon, Procainamid, L-Asparaginase, iatrogene Hyperkalzämie.

Klinik Schlagartig einsetzender, anhaltender, oft gürtelförmig in den Rücken ausstrahlen Oberbauchschmerz („Vernichtungsschmerz"), häufig Meteorismus. Übelkeit, Erbrechen, man mal Gesichtsrötung (Flush). Frühzeitig Volumenmangel-Zeichen bis -Schock (☞ 3.4.1).

Diagnostik Klinikeinweisung bei ausgeprägter Klinik.

- Anamnese: Gallensteine? Zeitlicher Zusammenhang mit Alkoholexzess, Gallenkolik, Fe sen? Vorher rezid. postprandiale Beschwerden? Medikamente? Virusinf.? Ulkusleiden?
- Körperliche Untersuchung: Abdomen diffus druckschmerzhaft, nicht bretthart trotz Abw spannung („Gummibauch"), Darmgeräusche reduziert (Subileus), evtl. Fieber und Tachy die
- Labor: α-Amylase ↑. (**Cave:** Falsch pos. Werte bei Niereninsuff., nach ERCP und als M kamenten-NW)
- Akute Pankreatitis ist gesichert, wenn Amylase *und* Lipase/Elastase 1 auf > 4–5fac Normalwert ↑. Zusätzlich Ca^{2+} (↓); Hypokalzämie ist der zur Beurteilung von Sch und Prognose der Erkr. wichtigste Parameter
- Oberbauch-Sono (☞ 2.10): Vergrößertes, echoarmes Pankreas (-Segment), schwer abgr bare Organkontur. Bei ödematöser Form homogenes Binnenecho. Bei hämorrhagisch-ne tisierender Form echoarme bis -freie Bezirke (Pseudozysten) und evtl. vom Pankreas au hende (echoarme) Nekrosestraßen. Gallensteine? Erweiterter Ductus choledochus?
- Evtl. EKG zum Ausschluss eines Hinterwandinfarkts bei diagn. Unklarheit.

Differenzialdiagnose Schub einer chron. Pankreatitis, akute Cholezystitis (☞ 8.9.2), a Cholangitis (☞ 8.9.3), Ulkusperforation bzw. -penetration ins Pankreas (☞ 8.4.2), akute stroenteritis (☞ 9.3, Tab. 9.15), Aortenaneurysma-Dissektion (☞ 11.3.5), Mesenterial-In oder -Thrombose (☞ 11.3.4), basale Pleuritis (☞ 12.3.4), Herzinfarkt (☞ 10.4).

Vorgehen bei V.a. akute Pankreatitis

- Sofortige Klinikeinweisung. Bei V.a. beginnenden Schock venösen Zugang legen, V mensubstitution und ärztliche Transportbegleitung
- Bettruhe, Nulldiät (auch keine Medikamente p.o.), evtl. Magensonde
- Analgesie und Spasmolyse: Z.B. Butylscopolamin 20 mg (= 1 Amp. Buscopan®) und tamizol (Novaminsulfon-Liechtenstein®) 1000–2500 mg (1 Amp. à 2 bzw. 5 ml) lan (!) i.v. oder als Kurzinfusion in z.B. 250 ml NaCl 0,9%. Falls nicht ausreichend: Pr (2 g/24 h i.v. oder 50–100 mg s.c.). Opiate nur, wenn anders nicht beherrschbar (Sph terspasmus; ☞ 8.9.1, Kasten: „Vorgehen bei Gallenkolik"); Spasmolyse mit Nife (5–20 mg als Zerbeißkps.) oder Nitroglyzerin (z.B. Nitrolingual® Spray 2 Hübe). RR-Abfall.

Therapie

- Immer stationär (Ausnahme: Leichte Begleitpankreatitis, z.B. bei Mumps). Meist kons. OP (z.B. Gallensteinentfernung, kons. nicht beherrschbare **KO**). Nach Abklingen der tsymptome (meist nach 6–10 d) vorsichtiger Nahrungsaufbau mit zunächst protein- und armer Schonkost
- Poststationär wegen Rezidivgefahr für mind. 8 Wo. abs. Alkoholverbot. Diät zunächst s fettarm (unter 40 g tägl.) und leicht verdaulich, kein Kaffee, nichts Gebratenes; bei Besch defreiheit nach 4–6 Wo. Übergang auf gesunde Normalkost (☞ 17.5) mit 60–80 g Fett ggf. Gewichtsreduktion

Bei (drohender) Alkoholkrankheit: Bes. Motivation nach Schwersterkr. stärken bzw. nutzen und Pat. an Selbsthilfegruppe (z.B. Anonyme Alkoholiker) vermitteln bzw. zur Entziehungskur bewegen (☞ 21.9.1)

Bei Pseudozysten-Persistenz (in ca. 2%; α-Amylase bleibt erhöht) wöchentliche Sonokontrollen über 6–8 Wo. Bei Beschwerden oder Pseudozysten > 5 cm nach 8 Wo.: Klinikeinweisung.

Nach akuter Pankreatitis durch Gallenstein oder Alkoholabusus stets eingehende Lebensführungsberatung (abrechnen mit Nr. 17 EBM).

Komplikationen ANV, Akute respir. Insuff., DIC. **Lokale KO:** Pseudozysten, Abszess, Chole-, Pleuraerguss, diffuse Peritonitis, intraabdom. Blutung.

Prognose Meist gut bei ödematöser Form. Bei hämorrhagisch-nekrotisierender Form – abhängig von Schwere und KO – auch unter Maximalther. hohe Letalität (bis 100% bei Versagen von Organsystemen).

8.2 Chronische Pankreatitis

Über Jahre bis Jahrzehnte in Schüben oder kontinuierlich verlaufender, zirrhoseähnlicher Organumbau mit zunehmender Pankreasinsuff.

Ätiologie Bei Erw. überwiegend chron. Alkoholmissbrauch; bei Kindern/Jugendlichen Mukoviszidose.

Klinik Oberbauchschmerzen, verstärkt bzw. ausgelöst durch Nahrungs- oder Alkoholzufuhr, oft mit Ausstrahlung in den Rücken; in > 10% schmerzlos; Gew.-Verlust; Symptome einer exokrinen Pankreasinsuff. erst bei weitestgehendem Funktionsverlust. In 10–20% insulinpflichtiger D. mell. bei endokriner Pankreasinsuff.

Gewichtsabnahme ist meist ein schmerzbedingtes Frühsymptom. Aus Angst vor postprandialen Schmerzen essen die Pat. zu wenig. Erst nach jahrelangem Verlauf massive Steatorrhoe.

Symptome und KO einer exokrinen Pankreasinsuffizienz
Übel riechende voluminöse Fettstühle (mangelhafte Eiweißverdauung führt zu Metabolisierung durch Darmbakterien), Kachexie
Hypovitaminosen:
Vit. A: Nachtblindheit, Verhornungsstörungen u.a. Hautveränderungen
Vit. K: Gerinnungsstörung (PTT ↑, TPZ ↑, Quick ↓)
Vit. D: Osteomalazie. Meist komplexe Osteopathie mit Osteoporose (☞ 6.8 und unten)
Bei Steatorrhoe, v.a. in Komb. mit Diarrhoe: Hypokalzämie bis zur Osteoporose bzw. -malazie.

Diagnostik
Oberbauch-Sono (☞ 2.10): Wichtigste Untersuchungsmethode; typischerweise vergröbertes und verdichtetes Echomuster, unregelmäßige Organkontur oder schlechte Abgrenzbarkeit vom peripankreatischen Fettgewebe, evtl. erweiterte Pankreasgangabschnitte. **Cave:** Jährlich wiederholen, um Pankreas-Ca frühzeitig zu erkennen (☞ 8.8.3)

- In Zweifelsfällen oder bei schlechter Beurteilbarkeit Facharztüberweisung zur Endos
  (empfindlichstes Verfahren zur Frühdiagn. der chron. Pankreatitis); alternativ ERCP o
  CT (bzw. MRT) bei speziellen Fragestellungen (z.B. Milzvenenthrombose) oder wenn En
  sono nicht möglich
- Labor: Im akuten Schub wie bei akuter Pankreatitis (☞ 8.8.1). Evtl. Hinweise auf ch
  Alkoholabusus: γ-GT ↑, MCV ↑, CDT, TG ↑
- Pankreasfunktionsdiagn.: Nur sinnvoll bei morphologischen Organveränderungen, da ers
  fortgeschrittener Erkr. pathologische Befunde. Meist nach bildgebender Diagn. (s.o.) a
  vom HA durchführbar:
  - Pankreolauryltest (Pancreolauryl-Test® N, Temmler Pharma): Nur in Anwesenheit von F
    kreas-Esterasen resorbierbares Fluoreszein-Dilaurat wird als Kps. mit standardisiertem F
    stück verabreicht, Spaltprodukt (Fluoreszein) quantitativ im Sammelurin nachgewiesen; V
    derholung nach 2 d mit Fluoreszein-Kps. (individuelle Resorptions- und Ausscheidung
    terschiede). Unter Praxisbedingungen aussagekräftigste Methode
  - Chymotrypsin und Elastase 1 im Stuhl: Mäßig sensitiv; selten auch bei nicht pankreatog
    Diarrhoe ↓, deshalb 2- bis 3-mal bestimmen
  - Stuhlgewicht und Stuhlfett: Nicht spezifisch; häufig schlechte Pat.- oder auch Labor-C
    pliance
  - Bei exokriner Pankreasinsuff. mind. 1 × jährlich endokrine Funktion überprüfen: BZ-Ta
    profil, HbA1, ggf. OGTT.

Therapie

- Wichtigste Maßnahme: Lebenslange strikte Alkoholkarenz
- Diät: Bei exokriner Insuff. v.a. als adjuvante Schmerzther. Streng fettarme Kost (< 40 g
  tägl.), 6–7 kleine, eiweiß- und kohlenhydratreiche Mahlzeiten (i.d.R. schwer durchzuse
  wiederholte Ernährungsberatung!), problematisch bei vorbestehender Unterernährung.
  auch bei gutem Willen nicht realisierbar. Praktikabler: Bes. fette Nahrungsmittel mei
  sichtbares Fett als mittelkettige TG (MCT), z.B. Ceres® MCT-Diät-Margarine und -Spei
  Bezug über Hersteller Union Deutsche Lebensmittelwerke, Postfach 30 55 88, 20317 Ham
- Pankreasferment-Substitution: Nur bei fortgeschrittener Funktionseinschränkung (> 8
  zu jeder Mahlzeit z.B. Kreon® oder Pankreatin mikro® ratiopharm; Dos. nach E
  (aber immer > 10 000 Lipase-Einheiten; bei manifester Steatorrhoe > 80 000) **Ziel:** KG
  stant oder zunehmend, Stuhlvolumen und -frequenz ↓, postprandiale Schmerzen ↓. Bei
  terdosierung Flatulenz und starke Geruchsbelästigung. Empfohlene Dosis muss manch
  deutlich überschritten werden. Unter Substitution evtl. energiereiche Ernährung
  50–80 g Fett tägl. möglich
- ! Großzügige Indikationsstellung zur Fermentsubstitution ist auch wirtschaftlich sinnvoll:
  sparung von Analgetika, Verringerung von AU-Zeiten, Verhinderung bzw. Hinausschi
  von KO durch Mangelernährung
- Analgetika: Häufig über J. erforderlich → hohe Abhängigkeitsgefahr. Beginn mit peri
  wirksamen Mitteln (☞ 26.2.2). Zurückhaltung mit zentralen Analgetika bei Alkoho
  Morphinderivate kontraindiziert. Bei Schmerzzunahme mehrgleisiges Vorgehen: Diät
  Pankreasferment, nichtmedikamentöse Verfahren wie Akupunktur, unterstützende Me
  tion, z.B. mit Neuroleptika
- Vitaminsubstitution: Bei lange (vor)bestehender Steatorrhoe oder sehr hohem Bedarf an
  kreasfermenten V.a. Mangel an fettlöslichen Vit. Substitution parenteral, z.B. Adek-Falk®

anfangs wöchentlich 1 Amp. = 1 ml (evtl. erstattungsfähig. Ggf. Rücksprache mit Kranken-kasse und MDK)

Bei V.a. Diab. mell. (☞ 17.1): Je nach Schweregrad Diät oder Insulinther.; **cave:** Oft schwer einstellbar, enge Zusammenarbeit mit FA ratsam

Im akuten Schub: Ther. ☞ 8.8.1

Operative Ther.: Bei lokalen KO; meist Drainage von Pseudozysten.

dikation zur Klinikeinweisung
V.a. Pankreas-Ca (immer dringlich)
Lokale KO, die größere OP erfordern (selten dringlich)
Zunehmende Kachexie unter Ther.

nplikationen Pseudozysten, Duodenal- und Choledochus-Stenose, Milzvenenthrombose, kreasfistel, Diab. mell. (☞ 17.1). In 4% Pankreas-Ca (☞ 8.8.3), KO einer exokrinen Pan-sinsuff. (s. unter „Klinik").

gnose Je früher auslösende Faktoren (Alkohol!) eliminiert werden, desto besser. Organum-und eingetretene Funktionseinbußen sind irreversibel, bei Progredienz nach 10–15 J. Verlust exokrinen Funktion. Pankreas-Ca kann sich auch in frühen Krankheitsstadien entwickeln.

3.3   Pankreaskarzinom

t Adeno-Ca, 75% im Pankreaskopf. Inzidenz ca. 10 : 100 000, zunehmend. Vierthäufigste Ursache sbedingter Todesfälle. Selten: Maligne, endokrin aktive Tumoren der Langerhans-Inseln (Insu-ne, Gastrinome). Häufigkeitsgipfel 50.–60. Lj.

logie Chron. Pankreatitis (Alkohol), Nikotin, kanzerogene Nahrungsbestandteile wie Ni-mine.

ik Meist erst im Spätstadium symptomatisch.
Erstsymptome:
Bei Pankreaskopf-Ca: Meist schmerzloser Ikterus, evtl. mit palpabler gestauter Gallenblase (Courvoisier-Zeichen)
Bei Korpus- und Schwanz-Ca: Schmerz
Spätsymptome: Aszites, Pleuraerguss, Übelkeit, Erbrechen und unerträgliche Schmerzen durch Nerveninfiltration oder Stauungspankreatitis
Gelegentlich Hyperkoagulabilität als paraneoplastisches Frühsymptom: Thrombosen, auch Lungenembolien, seltener rezid. Thrombophlebitiden.

nostik
Sono: Praktikabelste Screeningmethode. Verdächtig: Unregelmäßig begrenzte Raumforde-ung (**DD:** Pseudozyste) oder Bild einer umschriebenen akuten Pankreatitis (☞ 8.8.1) ohne klinisches Korrelat
Labor: Unspezifisch, v.a. keine **DD**-Kriterien zu vorbestehender chron. Pankreatitis. Bei si-herer Diagnose Ausgangswerte für Tumormarker CA 19–9 (in 80% erhöht), CEA, TPA zur Verlaufsbeobachtung bestimmen

- Facharztüberweisung bzw. Klinikeinweisung bei begründetem V.a. Pankreas-Ca zur weite Diagn. (CT, ERCP, Feinnadelbiopsie).

Differenzialdiagnose Chron. (☞ 8.8.2) und akute (☞ 8.8.1) Pankreatitis. Gutartige Ve gung des Pankreas- oder Gallengangs (Entzündungsfolge, Retroperitonealfibrose), Mager (☞ 8.4.3) mit Infiltration des Pankreas. Sehr selten: Gutartiges Pankreaslipom oder -fibro

Therapie

- (Sub)totale Duodenopankreatektomie mit Antrum- und Choledochusresektion (Whip Resektion); potenziell kurativ in ca. 20% (nur Frühstadium). OP-Letalität ca. 12%. S **KO:** Dumping-Sy. (☞ 8.4.2) und wie nach Cholezystektomie (☞ 8.9.1). Exokrine und dokrine Pankreasinsuff. (☞ 8.8.2)
- Palliativ-invasive Maßnahmen:
- Passage-Wiederherstellung (Choledocho- oder Gastrojejunostomie)
- Endoskopische (Gallengangsprothese) oder perkutan-transhepatische Galle-, evtl. auch I kreassekretableitung.

Hausärztliche Betreuung

- Bei nicht resezierbarem Pankreas-Ca (80%):
- Behandlungsplan bei neu oder wieder auftretenden Tumorsymptomen und v.a. Ind. Klinikeinweisung schriftlich festlegen. Wenn möglich, mit Pat. und/oder Angehörigen bes chen und Willen des Pat. dokumentieren
- Schmerzther.: Großzügig unter frühzeitigem Einsatz von Opiaten (☞ 26.2.2); Facharztüberweisung in Schmerzambulanz, z.B. zur rückenmarksnahen Opiatgabe (Pl
- Rechtzeitig häusliche Pflege sicherstellen (☞ 1.2.9)
- Ernährungsberatung: Häufige kleine Mahlzeiten (nicht zwingen); leicht verdauliche koh hydratreiche Kost; schwer Verdauliches (Hülsenfrüchte, Gebratenes, Fritiertes) sowie Ba stoffe meiden
- Bei Z.n. Pankreas(teil)resektion (20%):
- Vorsichtiger Optimismus (präop. nicht erkennbare Metastasen, v.a. in der Leber mögl Sofortige Diagn. bei V.a. Rezidiv
- Ernährungsberatung: Bei „Dumping-Sy." möglichst keinerlei Zucker, keine Getränke zu Mahlzeiten, Volumen der Mahlzeiten allmählich steigern. Fettrestriktion und Ersatz Koch- und Streichfetts durch MCT (☞ 8.8.2). Bei sehr schlechtem EZ evtl. MCT-ang cherte spezielle Formuladiät über Magensonde, möglichst mehrmals tägl. und bedarfs kend; langsamer Übergang auf fettarme Diab.-Diät. Meist hochdosierte Enzymsubstitu erforderlich (☞ 8.8.2)
- Regelmäßige BZ-Kontrollen; bei Pankreasschwanzerhaltung Diab.-Diät meist ausreich bei Totalresektion basaler Insulinbedarf ca. 36 IE
- Erhöhte Gefahr von Cholangitis bis hin zum Leberabszess, ggf. chologene Leberzirrhos Verdacht frühzeitige Klinikeinweisung.

Nachsorge In enger Zusammenarbeit mit Klinik bzw. FA.

Prognose 5JÜR bis 40% bei Papillen-Ca (Frühsymptome!). Bei Pankreasgang-Ca 5JÜR < bei distalem Sitz (Korpus und Kauda) < 5%. Bei Diagnosestellung je nach Tumorlokalisatio 70–95% bereits LK-Befall.

9 Gallenblase und Gallenwege

9.1 Cholelithiasis

Cholesterinmischsteine. F : M = 3 : 1 (< 60. Lj.) bzw. 2 : 1 (> 60. Lj.). Risikofaktoren bei entchender Veranlagung v.a. Über- und Fehlernährung, Hypercholesterinämie, Lipidsenker vom Fiyp (!), „5 f" = female, fat, over fourty, fertile, fair haired. Pigmentsteine bei jüngeren Pat. aus elmeerländern, Afrika, Südostasien. Prädisponierend: Hämolytische Erkr. wie Sichelzellenanämie, assämie, Malaria. Choledochussteine selten primär, sondern überwiegend durch Steinwanderung ik).

ik 50% „stumme" Steine (sonographischer Zufallsbefund).

3ei 40% rezid., oft diffuse Oberbauchschmerzen mit Übelkeit, Aufstoßen, Meteorismus; evtl. auch nur Druckgefühl oder Ziehen im Oberbauch v.a. nach Kaffee, fettem Essen, Alkoholgenuss. Nicht obligat: Temperaturerhöhung bis 38,5 °C

3ei 10% primär Gallenkolik mit krampfartigen Ober-/Mittelbauchschmerzen mit Ausstrahung in Rücken und re Schulter, Übelkeit, Erbrechen und subfebrilen Temp. oder akute Cholezystitis (☞ 8.9.2).

plikationen Akute Cholezystitis (☞ 8.9.2), Cholangitis (☞ 8.9.3), Gallenblasenkarzi- (☞ 8.9.5).

gnostik

Anamnese: Fettintoleranz? Jetzt/früher entfärbter Stuhl, brauner Urin, Juckreiz? Fettstoffwechselstörung? Chron. Darmkrk.? Familienanamnese

Körperliche Untersuchung: Haut-/Sklerenikterus, Oberbauchdruckschmerz oder -abwehrpannung, Klopfschmerz am Leberrand?

abor: Bei Zufallsbefund oder uncharakteristischen Beschwerden BB, γ GT, AP, Lipase, Geamtbilirubin zum Ausschluss stärkerer Abflussbehinderung oder entzündlicher KO ☞ 8.9.2). Oft bei chron. Cholezystitis Normalbefunde, allenfalls Leukos, γ-GT und AP ↑–↑↑; zur **DD** alkoholtoxischer Leberschaden GOT mitbestimmen. Bei Kolik (passagere abflussbehinderung) oft auch ohne Ikterus: Bili (↑) und Urobilinogen im Urin pos. (Testtreifen). Bei starken Krämpfen evtl. zur **DD:** Urinstatus mit Uroporphyrinen (☞ 8.7.2)

Oberbauch-Sono: Stets beim nüchternen Pat. morgens durchführen. Kleinste bis lumenfülnde, bei Lagewechsel flottierende, oft halbmondförmige Reflexe mit dorsalem Schallschatten n der Gallenblase. Gallengänge normal/erweitert, Aerobilie nach Steinabgang in den Darm Verwechslungsmöglichkeit mit Konkrementen). *Chron. Cholezystitis:* Bei erschlaffter Gallenlase verdickte, homogen echoreiche und gut abgrenzbare Gallenblasenwand; nach Reizmahleit (z.B. 1 Tasse Kaffee mit Sahne oder 1 gekochtes Ei) schwache oder fehlende Gallenblaenkontraktion

acharztüberweisung bzw. Klinikeinweisung zur weiterführenden Diagn. (Endosono, Choleraphie, ERCP) bei V.a. Gallenblasen-Ca oder Verschlussikterus (☞ 8.1.13).

erenzialdiagnose der Gallenkolik Akute Cholezystitis (☞ 8.9.2), Cholangitis .9.3), andere Ursachen des akuten Abdomens (☞ 8.1.6); Ikterus-DD (☞ 8.1.13).

Hausärztliches Vorgehen

- **Sonographischer Zufallsbefund:**
  - Ernährungsberatung: Fett- und cholesterinarme, kleine Mahlzeiten (☞ 17.5.2); Alkohol individueller Verträglichkeit nicht prinzipiell verbieten; wirkt aber „Galledät" entgegen. wichtsreduktion (meist indiziert) durch dauerhafte Ernährungsumstellung, nicht durch stische Kurzdiäten
  - Aufklärung über mögliche Symptome und KO (Kolik, Entzündung der Gallenblase -wege, Gelbsucht) und deren Folgen (z.B. Klinikeinweisung)
- **Chron. Cholezystitis** (klinisch oder sonographisch):
  - Frühzeitige Cholezystektomie oder Alternativther. (s.u.) empfehlen
  - Präop. Gewichtsreduktion (senkt OP-Risiko)
  - Bei Therapieverweigerern: Aufklärung über KO und Ernährungsberatung s.o., Dokumention.

!
- Geringe Beschwerden: Evtl. frei verkäufliche (pflanzliche) Cholagoga empfehlen pflanzliche Spasmolytika (z.B. Panchelidon® N Kps., spasmo gallo sanol® N Drg.) schreiben
- Stärkere Schmerzen: Analgetika, z.B. Metamizol (z.B. Novalgin® u.a.), 500–1000 m Einzeldosis, bis zu 3 × tägl. (5 g tägl. nicht überschreiten), ggf. zusammen mit Spas lytika wie N-Butyl-Scopolamin (z.B. Buscopan® Drg., Tr. oder Supp.) 10–20 mg b 5 × tägl. bei sehr kurzer HWZ
- Nur Kleinpackungen verordnen, bei zunehmendem Bedarf Cholezystektomie anstr
- Bei von Temperaturerhöhung bis 38,5 °C und Leukozytose begleiteten Oberba schmerzen evtl. versuchen, die Entwicklung zur akuten Cholezystitis (☞ 8.9.2) zu hindern, z.B. mit Ciprofloxacin (Ciprobay®) 2 × 250–500 mg p.o. **Cave:** Ambulante schleppung einer akuten Cholezystitis, v.a. bei alten Pat. Nach antibiotischer Vorbeh lung erschwerte OP-Verhältnisse (☞ 8.9.2).

Vorgehen bei Gallenkolik
- Sofortige Klinikeinweisung bei Koliken mit Ikterus und/oder Fieber > 38,5 °C
- Ambulante Behandlung auch unkomplizierter Koliken nur,
  - wenn HA ständig erreichbar und Pat. zuverlässig, nicht chron. krank und nicht a lebend ist
  - wenn wiederholte Temperaturmessung und Befundkontrolle nach 4–6 h gewährl sind
- Analgesie und Spasmolyse: Z.B. Butylscopolamin 20 mg (z.B. Buscopan® 1 Amp.) Metamizol 2500 mg (Novaminsulfon-Liechtenstein® 5 ml) langsam (!) i.v. Falls ausreichend: Nicht spasmogenes Morphinderivat wie Pentazocin (z.B. Fortral®) 3 oder Pethidin (z.B. Dolantin®) 50 mg als Supp. oder i.m./i.v. Evtl. zusätzlich Nife oder Nitrat (Dos. und NW ☞ 8.8.1)
- Bei Erbrechen Metoclopramid (z.B. MCP-ratiopharm®, Paspertin®) 10 mg = 1 Supp. 1 Amp. i.m./i.v.
- **Cave:** Choleretika (Hymecromon, z.B. Cholspasmin® forte) können Kolik versch mern.

Naturheilkundliche Therapieempfehlung Prinzipien s.a. (☞ 32.9).

totherapie Bei leichten Beschwerden alternativ oder komplementär:
Schöllkraut (Chelidonium majus), z.B. Cholarist® Tbl. (☞ 8.1.10)
Alternativ: Mariendistel (Silybum Marianum), z.B. Legalon ® 140 Kps. Madaus (☞ 8.7), He-par-Pasc® 100 (☞ 8.7), Silimarit® Kps. Bionorica (☞ 8.7)
Alternativ: Artischocke (Cynara scolymus), z.B. Pascobilin® novo Ftbl. (☞ 8.1.10)
Alternativ: Cynacur® Drg.: **Ind.:** Dyspeptische Beschwerden, bes. funktionelle Störungen der ableitenden Gallenwege. **KI:** Bekannte Artischocken- u.a. Allergie gegen Korbblütler, Gallen-wegsverschluss, Kinder < 12 J., Vorsicht bei Cholelithiasis, Grav., Stillzeit. **WW:** Keine be-kannt. **Dos.:** 3 × tägl. 1 Drg. zu den Mahlzeiten.

erenzialtherapie von Gallensteinen

aroskopische Cholezystektomie Ind.: Ther. der Wahl bei Gallensteinpat. im beschwerde-n Intervall. *Vorteile:* geringere Traumatisierung (dadurch von 6–10 auf 3 d verkürzter Kran-ausaufenthalt), frühere körperliche Belastbarkeit. OP-Dauer und Narkoserisiko etwa wie bei er Cholezystektomie. OP-Letalität bei elektiver Laparotomie 0,5–2%, bei Laparoskopie 0,2%. **KI:** Gallenblasenempyem oder -gangrän, ausgedehnte Verwachsungen, starkes Über-cht, V.a. Gallenblasen-Ca. **Poststationäre Betreuung:** Hautfäden nach ca. 10 d ziehen. AU Wo. postop.

ventionelle Cholezystektomie Ind.: Wenn laparoskopische Cholezystektomie kontrain-rt. **Poststationäre Betreuung:** Wundkontrolle. Zu 12-wöchiger körperlicher Schonung raten: hr der Narbenhernie v.a. bei Adipositas, Obstipation, schwerem Heben und Tragen, Husten cher!). Günstig: Ballaststoffreiche Kost, keine Gewichtszunahme. AU 2–12 Wo. je nach Tätig-

P) mit Papillotomie Ind.: Cholezystektomierte mit Gallengangsteinen; Verschlussikterus at. mit hohem OP-Risiko, biliäre Pankreatitis. **Poststationäre Betreuung:** Oberbauch-Sono ‒12 Mon. (Steinrezidiv? Karzinomfrüherkennung). Fett- und cholesterinarme Diät (Rezi-ophylaxe). Schonkost 3–4 d und Amylasekontrolle. Evtl. auch Leukos. **Prognose:** Erfolgs-e bis 93%. Bei Versagen: OP.

korporale Stoßwellen-Lithotripsie (ESWL) Ind.: Gallensteinleiden bei Pat. mit hohem Risiko, nicht mehr als max. 3 Steine, Solitärstein möglichst < 3 cm. Erfolgsquote mit endo-schen Zusatzverfahren > 80%. Häufigste **KO:** 30–60% Koliken bei Fragmentabgang ("Stein-"). *Vorteile:* Wiederholbar. Kombination mit ERCP (Steinfragment-Extraktion) oder me-nentöser Litholyse möglich. Nur i.v. Kurznarkose erforderlich. *Nachteil:* Nur in spezialisier-entren möglich. **KI:** Akute Cholezystitis oder Cholangitis, Hämangiome in Leber oder re , Bauchaortenaneurysma, Antikoagulanzienther., dekompensierte Herzinsuff. (wegen kreis-elastenden Ganzkörperbades). **Poststationäre Betreuung:** Wie nach ERCP.

kamentöse Litholyse Ind.: Cholesterinsteine mit radiologisch gesicherter Kalkarmut; ra-gischer/sonographischer Nachweis der Gallenblasenkontraktilität nach Reiz(mahlzeit); größe < 2 cm; Gesamt-Steinvolumen < 50% des Gallenblasenvolumens; durchgängige, stein-Gallenwege; keine längerfristig intolerablen Beschwerden. **Cave:** Gallensteine sind Folge der ken Gallenblase. Litholyse beseitigt die Ursache nicht. **KI:** Lebererkr., Magen-/Duodenal-Ul-Grav. oder mögliche Konzeption im Behandlungszeitraum, gleichzeitige Ther. mit Antazida Colestyramin (Resorptionshemmung), MAS (☞ 8.5.1). **Vorgehen:**

- Gewichtsreduktion, fett- und cholesterinarme kleine Mahlzeiten
- Kombinationsther. Ursodeoxycholsäure + Chenodeoxycholsäure je 6–8 mg/kg (500–750 abends (!) effektiver und NW-ärmer als Monother. 10–15 mg/kg Ursodeoxycholsäure Chenodeoxycholsäure allein
- Leberwert-Kontrollen bei Chenodeoxycholsäure-Monother.
- Therapiedauer 12–18 Mon., danach komplette Steinauflösung bei ca. 60%
- Sono-Kontrollen alle 3 (–6) Mon. Nach 1 J. sollten Steine um mind. 30% kleiner gewo sein
- Lyseabbruch bei offensichtlicher Ineffektivität oder schwerwiegenden KO (Gallengang schluss, akute Cholezystitis).

! Rezidivrate ca. 20%; medikamentöse Rezidivprophylaxe auch aus Kostengründen nicht i ziert, ggf. Rezidivther.

Prognose des Steinleidens nach Therapie Wird entscheidend von den Risikofakt (Fehlernährung, Übergewicht, Fettstoffwechselstörung) bestimmt. Nach Cholezystektomi ca. 10% Rezidivsteine.

8.9.2 Akute Cholezystitis

Bei über 90% infolge Gallensteinleiden: Hier bei > 30% bakt. Besiedlung der Gallenblase mit E oder anderen Darmkeimen.

Klinik Beginn meist mit Kolik, Temperatur > 38,5 °C, nicht selten Schüttelfrost, Oberba schmerz, kontinuierlich zunehmend, mit Ausstrahlung in re Schulter; Übelkeit, Erbrecher

Diagnostik
- Anamnese: Gallensteine? Frühere Koliken? Jetzt zeitlicher Zusammenhang mit fettem E
- Körperliche Untersuchung: Meist nur leichter Ikterus, druckschmerzhafter Leberrand lokale Abwehrspannung oder schmerzhaft (!) tastbare Gallenblase
- Labor: Leukos ↑↑, GOT und GPT (↑)–↑.

Differenzialdiagnose Wie akutes Abdomen (☞ 8.1.6); akute Cholangitis (☞ 8.9.3), p riertes Duodenalulkus (☞ 8.4.2), akute (retrozökale) Appendizitis (☞ 8.5.3), akute (☞ 8.7.1) oder Leberabszess, Pyelonephritis re (☞ 13.3.3), basale Pleuritis re (☞ 12.3.4).

Vorgehen bei akuter Cholezystitis/Cholangitis
- Schon bei Verdacht sofortige Klinikeinweisung
- Bettruhe, Nahrungskarenz, 1–2 Teetage, langsamer Kostaufbau
- Analgesie: Nicht-spasmogenes Morphinderivat, z.B. Pentazocin 30 mg (z.B. Fo 1 Amp.) oder Pethidin 50 mg (z.B. Dolantin® 1 Amp. à 1 ml). Bei V.a. Cholangiti sätzlich Spasmolyse mit Butylscopolamin, z.B. Buscopan® 20 mg i.v.
- Bei Schüttelfrost oder ausgeprägter Gelbsucht: Vor Transport in die Klinik Breitspekt Antibiotikum, z.B. Mezlocillin (z.B. Baypen®) 2 g als i.v. Kurzinf. oder Ceftriaxon Rocephin®) 2–4 g i.v. erwägen (möglichst nach Blutabnahme für Blutkultur).

ststationäre Maßnahmen Nach kons. Ther.: Elektiv-OP (☞ 8.9.1) empfehlen (bei Wohl-inden des Pat. oft schwer durchzusetzen). Alternative Behandlungsmethoden bei Z.n. akuter olezystitis meist nicht indiziert, v.a. KO-Wahrscheinlichkeit ↑ unter medikamentöser Litholyse.

9.3 Cholangitis

ute (infektbedingte) Cholangitis

endierende Inf. bei Galleabflussstörungen, meist durch Choledochus- oder Papillenstein nach Kolik ingt, selten ohne Konkremente unter Einbeziehung der Gallenblase, z.B. bei Typhus abdominalis uerausscheider), bei Lamblien- und anderen Protozoen- oder bei Wurminf.

nik Hohes Fieber, starke Schmerzen im re Oberbauch, intermittierender oder zunehmender rus. Selten: Chron. Verlauf mit rezid. Fieberschüben und Oberbauchschmerzen, oft ohne Ik-s. **KO** (innerhalb weniger h): Akute Pankreatitis (☞ 8.8.1), pericholangitische Leberabszesse, ensteinperforation, gallig-eitrige Peritonitis (☞ 8.1.6), Cholangiosepsis.

gnostik
- Anamnese: Gallensteine, frühere Koliken?
- Körperliche Untersuchung: Ikterus, Leber oft vergrößert und druckschmerzhaft, sonst wie bei akuter Cholezystitis (☞ 8.9.2), häufig Symptome einer Begleitpankreatitis (gürtelförmige Oberbauchschmerzen, Übelkeit und Erbrechen; ☞ 8.8.1)
- Labor: Leukos ↑↑, BSG ↑↑, CRP, GOT und GPT (↑)-↑, Bili, γ-GT, AP (↑)-↑.

rapie Notfallmaßnahmen (☞ 8.9.2); immer Klinikeinweisung.
- ERCP mit Papillotomie: Methode der Wahl bei Z.n. Cholezystektomie oder hohem OP-Ri-siko. *Nachteil:* Häufiger Rezidivsteine bzw. erneute entzündliche KO bei belassener Gallen-blase
- Cholezystektomie mit Gangrevision: Bei akut-entzündlichen KO meist offene OP (☞ 8.9.1). *Nachteile:* Höheres Risiko als bei endoskopischer Steinentfernung. Längere Krankenhaus-Ver-weildauer und Rekonvaleszenz. *Vorteil:* Zweiteingriffe selten erforderlich
- ESWL: Nur in Ausnahmefällen.

stationäre Maßnahmen: Nach OP, nach ERCP, bei Steingallenblase Elektiv-OP nach Wo., auch (☞ 8.9.1).

gnose Letalität bei frühzeitigem Therapiebeginn 2–5%; bei zu spät einsetzender Behandlung auf oft von KO bestimmt (akute Pankreatitis, ☞ 8.8.1, oder/und Sepsis). Strikturen der Gal-vege und narbige Papillenstenosen möglich (auch nach Ther.).

ronische Cholangitis (Sonderformen)

är sklerosierende Cholangitis (PSC, betrifft vorwiegend die extrahepatischen Gallenwege) und n. nichteitrige destruierende Cholangitis (CNDC, Syn. PBC) der (kleinen) intrahepatischen Gal-inge.

ologie Immunologisch; Koinzidenz mit anderen Autoimmunerkr.

nik Müdigkeit, Juckreiz, Ikterus.

Diagnostik Transaminasen ↑, Virushep.-Serologie neg. (☞ 8.7.1); Facharztüberweisung z Internisten (Rheumatologie/Gastroenterologie) bzw. Klinikeinweisung zur weiteren Dia (ERCP, Leberbiopsie, Auto-AK-Differenzierung).

Therapie Facharztüberweisung zur Therapieeinleitung und -überwachung: Ursodeoxychols re, evtl. Immunsuppressiva. Bei PSC evtl. endoskopische Dilatation.

Prognose CNDC schreitet irreversibel über bis zu 20 J. fort; dann Lebertransplantation erf derlich. PSC-Verlauf sehr variabel. Im Endstadium häufig Galleableitung (OP oder perkut transhepatische Drainage) notwendig, wenn Lebertransplantation nicht durchführbar.

8.9.4 Postcholezystektomiesyndrom

(PCHES) In ca. 5% nach Cholezystektomie anhaltende oder wiederkehrende Beschwerden, die präop. Symptomen ähneln.

Ätiologie

- In 30–50% extrabiliäre organische Erkr.:
  - Am häufigsten chron. Gastritis (☞ 8.4.4, Tab. 8.13) oder Ulkuskrankheit (☞ 8.4.2)
  - Pyelonephritis (☞ 13.3.3) und Nephrolithiasis (☞ 13.3.4)
  - Kolondivertikulitis (☞ 8.5.4), Kolitis unterschiedl. Genese (☞ 8.5.2), enterale Allerg chron. rezid. Appendizitis (☞ 8.5.3)
  - Pankreas-Ca (☞ 8.8.3), chron. Pankreatitis (☞ 8.8.2)
  - Pseudoradikuläres BWS-Sy. (☞ 6.1.4)
  - Akute intermittierende Porphyrie (☞ 8.7.2)
- In ca. 10% Rezidivsteinbildung in den Gallenwegen. Nur z.T. Fehlinterpretation als PCH Häufig andere Symptome als präop. (☞ 8.9.1); Auftreten mit langer Latenzzeit (i.A. >)
- Übersehene KO der Cholelithiasis (Pankreatitis, Papillitis, sekundär biliäre Zirrhose); du verbesserte präop. Diagn. (Sono, ERCP) immer seltener
- Selten fehlerhafter Eingriff (z.B. versehentliche Ligatur des Ductus choledochus), in 2 höchstens 5% unzureichende OP (z.B. übersehene Choledochussteine oder -stenosen)
- Häufig anhaltende funktionelle Beschwerden (durch die Cholezystektomie nicht beseit

Anteil an PCHES-Pat. ohne nachweisbare Organveränderung steigt in den letzten J. an.
nicht als Ausdruck fehlindizierter OP werten. **DD:**

- Ernährungsfehler: Zu fettreiche Ernährung, zu große Mahlzeiten (eine gewisse Fetti leranz ist nach Cholezystektomie normal)
- Gallenwegsdyskinesien (anamnestisch oft vegetative Dysregulation von Herz/Magen/
- Psychosomatische Krankheitsbilder: Z.B. Konversionsneurose, larvierte Depres (☞ 21.6.1), sekundärer Krankheitsgewinn (auffällig dramatische Schilderung nicht jektivierbarer Beschwerden) durch vermehrte Zuwendung in der Familie, Entlastung Arbeitsplatz oder Rentenbegehren.

Diagnostik

- Anamnese: Ausführlich zur Abschätzung, ob Ther. subjektiv/objektiv notwendig? **DD**-Ab rung dringlich?

Körperliche Untersuchung: Ganzkörperstatus

Oberbauch-Sono

Labor: BB, γ-GT, AP, GOT, GPT, α-Amylase/Lipase, Bili; (semiquantitativ) Urobilinogen im Urin

Biliäre Ursache des PCHES unwahrscheinlich: Facharztüberweisung zum Gastroenterologen zur Magen-Darm-Diagn., i.d.R. erst Gastro-Duodenoskopie

V.a. Gallenwegsdyskinesie: Facharztüberweisung/Klinikeinweisung zur oralen Cholegraphie (vorher Schilddrüsenfunktion prüfen); alternativ zur ERCP bzw. Endosono

Cholezystektomie vor < 8 Wo.: Ambulante Vorstellung beim Operateur.

Therapie Alle Fälle mit nur mäßigen Beschwerden und ohne pathologische Organbefunde: Diätversuch über 3–4 Wo.; Fettanteil < 30% des Gesamtbrennwertes, 5–6 kleine Mahlzeiten tägl., sichtbar fetthaltige Nahrungsmittel konsequent meiden

Falls keine Besserung unter Diät: Meist psychische Ursache (s.u.)

Psychosomatisches PCHES: „Kleine Psychother.":

Konfliktsuche und -besprechung (evtl. Facharztüberweisung zum Psychiater)

Bei V.a. larvierte Depression ☞ 21.6.5

Anregung zu entspannenden Verfahren (z.B. Autogenes Training).

Prävention Gewissenhafte Indikationsstellung: Keine Cholezystektomie beim geringsten Zweifel an biliärer Ursache von Beschwerden. Pat. bereits präop. über adäquate Ernährungsweise beraten.

8.5 Gallenblasenkarzinom

Selten. Häufigkeitsgipfel > 70. Lj. In 70% mit Cholezystolithiasis vergesellschaftet. Ca. 1–2% aller Gallenblasensteinpat. entwickeln ein Gallenblasen-Ca. Meist Adeno-Ca, selten maligne entartetes Papillom. Frühe hämatogene und lymphogene Metastasierung.

Klinik Uncharakteristisch, wie bei chron. Cholezystitis. Evtl. Ikterus mit/ohne Bauchschmerzen, Gew.-Verlust, Anorexie, Übelkeit und Erbrechen und tastbare Resistenz im re Oberbauch.

Diagnostik Sono/CT zeigen irreguläre Raumforderung, oft vergesellschaftet mit Gallensteinen und Porzellangallenblase. Diagnosesicherung meist durch explorative Laparotomie, oft intraop. Zufallsbefund.

Therapie Cholezystektomie mit Lymphknotendissektion einzige kurative Ther. (in < 10% möglich), ggf. mit Leberteilresektion.

Prognose 5JÜR T1/T2 ca. 50% (selten so früh erfasst), T3/T4 < 20%.

Internet

Maligne Erkr.: www.krebsgesellschaft.de/ISTO/Standards/index.html, www.krebs-webweiser.de, http://cancernet.nci.nih.gov/

nfektionen, Impfungen, eisemedizin

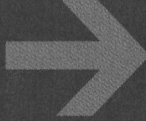

9

Inhalt

ISTOPH ROTTLEB

9 Infektionen, Impfungen, Reisemedizin

Inhalt

1 Differenzialdiagnose Fieber

öhung der Körpertemperatur infolge einer gestörten Wärmeregulation (Sollwertverstellung durch
ogen- oder Toxinwirkung, z.B. von Makrophagen, Tumorzellen, Stoffwechselprodukten, Bakteri-
estandteilen); bis 38 °C subfebrile Temp., bis 38,5 °C mäßiges Fieber, über 39 °C hohes Fieber.

1.1 Differenzialdiagnose bei Fieber mit Lokalbefund

Kindern s.a. ☞ 16.4.1

Tab. 9.1 DD bei Fieber

perregion Lokal- ptomen	Untersuchung auf/Begleitbefund	Mögliche Ursache	Weiterführende Untersuchung
f	Starke Kopfschmerzen	Akute Sinusitis, Arteriitis temporalis (☞ 18.5.3)	BSG ↑↑
	Meningismus neuro- logische Ausfälle	Meningitis, Hirnabszess, Enzephalitis (☞ 20.8.2)	Klinikeinweisung zu CCT, Liquordiagn.
en	Stechende Ohren- schmerzen, Schwer- hörigkeit	Otitis media (☞ 22.6.3), beginnender Zoster	Otoskopie, Druck- schmerz am Mastoid
ne	Schwellung und Schmerzen im Kieferbereich	Zahnwurzelabszess, Sialadenitis (☞ 22.8.1)	Zum Zahnarzt schicken; Drüsenaus- führungsgang: auf Eiter achten
◄	Spontan-, Druck- und Klopfschmerz	Sinusitis (☞ 22.5.2)	Sono, Diaphanoskopie, evtl. Facharztüberwei- sung zum HNO-Arzt
d/Rachen	Tonsillenvergröße- rung, eitrige Beläge	Streptokokken-Angina (☞ 22.3.2); Mononukleose (☞ 9.4.3); Scharlach (☞ 16.7.3)	Abstrich auf Bakterien, Serologie
/Nacken	LK-Schwellungen	Mononukleose (☞ 9.4.3), Tonsillitis (☞ 22.3.2), Toxoplasmose (☞ 9.6.1), M. Hodgkin (☞ 19.4.3), Seitenstrangangina (☞ 22.7.1), Scharlach, Röteln	Sono, großes BB, Serologie, evtl. Biopsie

Tab. 9.1 Fortsetzung

Körperregion mit Lokal-Symptomen	Untersuchung auf/Begleitbefund	Mögliche Ursache	Weiterführende Untersuchung
Thorax	RG, Dämpfung Dyspnoe, Tachykardie	Pneumonie (☞ 12.3.3), Lungenembolie (☞ 12.9.2)	Rö-Thorax, ggf. Klinikeinweisung
Leber	Druckschmerz, Vergrößerung	Hep. (☞ 8.7.1), Cholezystitis (☞ 8.9.2)	Sono, Serologie
	Cholestase	Cholangitis (☞ 8.9.3), Cholelithiasis (☞ 8.9.1)	Außer bei Hep. im Klinikeinweisung
Unterbauch	Druckschmerz, keine Diarrhoe	Peritonitis (☞ 8.1.6), Appendizitis (☞ 8.5.3), Ileus (☞ 8.1.6)	Klinikeinweisung Chirurgie
	Darmgeräusche spärlich oder hochgestellt	Adnexitis (☞ 14.3.3), Ileus (☞ 8.1.6)	Klinikeinweisung Gynäkologie
	Diarrhoe und Druckschmerz	Inf. Gastroenteritis (☞ 9.3, Tab. 9.15)	Bakt. Stuhldiagn.
		M. Crohn und Colitis ulcerosa (☞ 8.5.2)	Haemoccult®, klein BB, BSG, Kolosko
Flanken	Klopfschmerz, Dysurie	Harnwegsinf. (☞ 13.3.2), Pyelonephritis (☞ 13.3.3)	U-Stix, Urikult®, S Klinikeinweisung b V.a. Urosepsis
		Spondylitis (☞ 6.1)	Rö
Gelenke	Rötung, Schwellung, Druckschmerz	Rheumatische Erkr. (☞ 18), Eitrige Arthritis (☞ 6.5.13), Sarkoidose (☞ 12.7.2)	Facharztüberweisu oder Klinikeinweis je nach Lokalbefu oder AZ
Extremitäten	Klopfschmerz, Rötung, Schwellung	Akute Osteomyelitis (☞ 6.5.13), Phlegmone, Abszess (☞ 4.3.4)	Facharztüberweisu oder Klinikeinweis je nach Befund
Haut	Flächenhafte Rötung, Lymphangitis	Erysipel (☞ 25.5.2), Phlegmone, Zoster	LK-Status; Klinikeinweisung nach Lokalbefund und AZ

.1.2 Differenzialdiagnose nach Fieberverlauf

Kontinua: Anhaltend hohes Fieber (> 39 °C) über Tage und Wo.: Atypische Pneumonien (☞ 12.3.3), Legionellose, (Ornithose ☞ 9.3.10, Mykoplasmen und Q-Fieber ☞ 9.3.10, viral), Sepsis bei Immunschwäche, Salmonellose (☞ 9.3.1), SLE (☞ 18.5.1), Endokarditis (☞ 10.7.1), Brucellose (☞ 9.3.4), Typhus (☞ 9.3.1). Klinikeinweisung zur Diagn. und Ther.

Intermittierend: Deutliche tägl. Fieberschwankungen (> 1 °C) mit Fieber > 39 °C, zwischendurch Perioden mit niedrigerer Temperatur, vorübergehend auch Abfall auf Normalwerte möglich: Sepsis durch einen streuenden Herd, z.B. Endokarditis (☞ 10.7.1). Klinikeinweisung zur Diagn. und Ther.

Biphasisches Fieber: Temperaturanstieg für 1–2 d auf > 39 °C (Erregerausbreitung), Abfall der Temperatur, zweiter meist länger andauernder Temperaturanstieg (Organbefall). Influenza (☞ 9.4.4) u.a. Virusinf. Symptomatische Behandlung, Klinikeinweisung bei schlechtem AZ

Undulierendes Fieber: Über 2–3 d langsam ansteigendes und wieder abfallendes, mäßig hohes (bis 39 °C) Fieber im Wechsel mit Perioden normaler Temperatur über mehrere Wo. hinweg. Brucellose (☞ 9.3.4), Tumorfieber, Autoimmunkrankheiten. Klinikeinweisung zur Diagn. und Ther.

Rekurrierendes Fieber: In regelmäßigen Abständen auftretendes, mehrere Tage anhaltendes hohes Fieber (> 39 °C). Malaria (**Diagn.:** Reiseanamnese, EDTA-Blut für Plasmodiennachweis; ☞ 9.10.8 und ☞ 9.10.9)

Subfebril: Temperaturerhöhung dem physiologischen Tagesablauf angepasst, nicht über 38,0 °C. Tumorfieber (bes. maligne Lymphome; ☞ 19.4.3), Tbc (☞ 12.3.5), Arzneimittelfieber (drug fever; toxische oder allergische Reaktion, v.a. bei Sulfonamiden), Lungenembolie (☞ 12.9.2), Hyperthyreose (☞ 17.6.2), chron. Tonsillitis (☞ 22.3.2), Endokarditis (☞ 10.7.1), RA (☞ 18.3.1), Polymyalgia rheumatica (☞ 18.5.3)

Remittierendes Fieber: Max. Schwankungen ≤ 1,5 °C, Temperatur abends höher als morgens. Vorkommen: Pyelonephritis (☞ 13.3.3), Tbc (☞ 12.3.5), Rheumatisches Fieber, Sepsis.

Diagnostik Fieber objektivieren (selbst messen). Ganzkörperstatus; Labor: Je nach Befund, Fieberverlauf und AZ, großes BB, CRP, BSG, Urinstatus, Transaminasen, Blutkulturen (mehrmalig; im Fieberanstieg Erfolg versprechend). Evtl. RF, ANA, HIV-Test. Abdomen-Sono, Rö-Thorax. Abhängig von Befunden bzw. längerem Persistieren Klinikeinweisung zur weiterführenden Diagn. Bei psychisch auffälligen Pat. an mögliche Manipulation des Thermometers denken!

1.3 Vorgehen nach Fieberdauer

Kinder < 1 J.: Bei Trinkschwäche bzw. Verweigerung von mehr als 3 Mahlzeiten ggf. Facharztüberweisung zum Kinderarzt, je nach AZ evtl. Klinikeinweisung in die Kinderklinik („Durstfieber")

Kinder > 1 J.: Abwartendes Offenlassen bei Fieber bis 3 d, soweit kein klarer Lokalbefund vorliegt und der AZ es erlaubt, rein symptomatische Ther. (☞ 16.14.1), dann Facharztüberweisung zum Kinderarzt bei reduziertem AZ

Bislang gesunde Erw.: Bei fehlendem Lokalbefund zunächst abwarten, nach 2–3 d diagn. Klärung anstreben: Ganzkörperstatus, großes BB, BSG, CRP, Transaminasen, Blutkulturen, Urin-Status, Abdomen-Sono. Soweit kein klarer Lokalbefund vorliegt und der AZ es erlaubt, rein

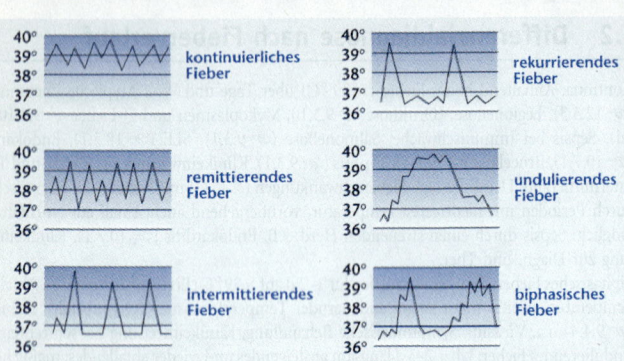

Abb. 9.1 Fieberverläufe

symptomatische Ther. Bei Fortbestehen des Fiebers ohne wegweisenden Befund über hinaus i.d.R. Klinikeinweisung

- Erw. mit Vorerkr.: Prüfen, ob das Fieber auf eine Aktivierung der Grunder (z.B. Autoimmunerkr., malignes Lymphom) zurückzuführen ist, Behandlung der Grunder ggf. Facharztüberweisung oder Klinikeinweisung bei reduziertem AZ, bei hohem Fieber u Vorliegen eines Immundefekts (HIV-Inf., immunsuppressive Ther., Z.n. Splenektomie), wie bei Fortbestehen des Fiebers über 1 Wo. hinaus. Bei Diab. mell. vermehrt BZ-Kontro durch den Pat. selbst oder den HA wegen Gefahr der BZ-Entgleisung.

> Fieber unbekannter Herkunft, das länger als 2 Wo. besteht: 40% Inf., 25% Tumoren, 20 immunologische Erkr., 5–10% seltene Ursachen.

9.2 Impfungen

Die Immunisierung durch Impfungen ist eine der wichtigsten und wirksamsten Maßnahmen z Schutz vor Infektionskrankheiten. Mit einer hohen Durchimpfungsrate können einzelne Krankhe erreger regional oder sogar weltweit ausgerottet werden. Immunität gegen Erkr. lässt sich passiv du Immunglobulingabe, aktiv durch Impfung oder eine Kombination beider Methoden erreichen.

9.2.1 Allgemeine Regeln für Impfungen

! In Deutschland besteht keine Impfpflicht. Impfempfehlungen werden durch die obersten sundheitsbehörden der Länder ausgesprochen. Diese öffentliche Empfehlung hat im Falle Impfschäden wichtige Bedeutung für die weitere Versorgung (§ 20 IfSG).

- Passive Immunisierung durch Immunglobuline: Vorteil der sofortigen Schutzwirkung. Na teil: Schutz ist nur von kurzer Dauer (4 Wo. bis 3 Mon.), es besteht nur humorale Immur

Aktive Immunisierung: Der Organismus wird mit Antigenen von Krankheitserregern konfrontiert und muss selbst eine Immunität ausbilden. Der Schutz tritt verzögert ein, ist aber von langer Dauer. Jede neue Antigenzufuhr führt zu einer Gedächtnisreaktion mit Verstärkung der Immunität

Totimpfstoffe: Abgetötete Krankheitserreger oder aufbereitete Antigene; keine Impfinf. möglich, deshalb auch bei Pat. mit Immundefekten applizierbar. I.d.R. Grundimmunisierung durch 3 Injektionen, meist i.m. (v.a. Adsorbatimpfstoffe)

Lebendimpfstoffe: Enthalten attenuierte, aber vermehrungsfähige Krankheitserreger → Risiko für Immunsupprimierte und Schwangere. Zur Ausbildung der Immunität genügt i.d.R. 1 Impfung. Applikation s.c. oder p.o. (je nach Impfstoff).

ʼormationen zu Impfungen Hersteller-Informationen: In Packungsbeilagen, Fachfortionen und wissenschaftlichen Basis-Broschüren. Hersteller können auch jederzeit telefonisch ntaktiert werden → Service-Nummern der Arzneimittelhersteller finden sich z.B. in der Roten te.

ördliche Informationen: Das Robert-Koch-Institut unterhält eine Ständige Impfkommission ʼIKO), die Impfempfehlungen regelmäßig überarbeitet (letzte Fassung vom Juli 2001). Die pfehlungen sind im Anhang der „Roten Liste" abgedruckt. Bestellung der Impfempfehlungen STIKO bei: Robert-Koch-Institut, Nordufer 20, 13353 Berlin, unter Fax-Nr. 01888-754-▪1oder unter (info@rki.de). Kosten: Bis zu 10 Exemplare kostenfrei gegen Porto von 1,53 €.

ntraindikationen für Impfungen

Akute Infektionserkr.: Impfung frühestens 2 Wo. nach Genesung

OP: Bei dringender Ind. kann bei vorangegangener Impfung ein operativer Eingriff jederzeit durchgeführt werden. Bei elektiven OPs wird für Totimpfstoffe ein Abstand von 3 d, für Lebendimpfstoffe ein Abstand von 14 d empfohlen. Dies soll helfen, unerwünschte Impfreaktionen von OP-Komplikationen zu unterscheiden. Impfungen aus dringender bzw. vitaler Ind. (Hep. B, Tollwut) sind unverzüglich durchzuführen. Bislang keine Hinweise auf eine Inkompatibilität zwischen Impfungen und OP. Eine Ausnahme bilden OP in Verbindung mit Immunsuppression, z.B. Transplantationen. Impfungen sind in diesem Fall in Zusammenarbeit mit den behandelnden Ärzte zu planen

Grav.: Alle nicht dringend indizierten Impfungen (☞ 9.2.4)

Bei Immunsuppression bzw. Immundefekt: Keine Lebendimpfungen. *Ausnahme:* Varizellen bei Leukämiepat. MMR wird bei asymptomatischer HIV-Inf. empfohlen

Allergie gegen Bestandteile eines Impfstoffs (z.B. Hühnereiweiß, ☞ 9.2.4)

Nach Auftreten von **KO** bei einer Impfung besteht bis zur Klärung der Ursachen eine KI für denselben Impfstoff.

▸ine Kontraindikationen sind:
 Banale Inf. mit subfebriler Temperatur
 Möglicher Kontakt des Impflings zu Personen mit Infektionskrankheiten
 Krampfanfälle in der Familie; Fieberkrämpfe (bei bekannter Disposition Gabe eines Antipyretikums bei der Impfung)
 Chron. Erkr., nichtprogrediente ZNS-Erkr.
 Ekzeme u.a. Dermatosen, lokalisierte Hautinf.

Forts. ▶

- Behandlung mit Antibiotika, niedrig dosierten Kortikosteroiden ($\leq$ 10 mg Hydrocortison Äquivalent) oder lokal angewendeten Steroidpräparaten
- Bei *Totimpfstoffen*: Angeborene oder erworbene Immundefekte; Neugeborenenikteru Frühgeburtlichkeit (Frühgeborene sollten unabhängig vom Geburtsgewicht gemäß de empfohlenen Impfalter geimpft werden).

Aufklärung vor Impfungen
- Art, Risiken und Behandlungsmöglichkeiten der zu verhütenden Krankheit
- Nutzen der Impfung
- Art des Impfstoffs, Durchführung der Impfung
- NW und Risiken des Impfstoffs
- Information über **KO** einer Punktion (Blutung, Verletzung von Nerven und Gefäßen, I
- Mögliche Lokalreaktionen (Rötung, Schwellung, Schmerzhaftigkeit)
- **KI** für die Impfung
- Empfehlungen über Verhaltensmaßnahmen im Anschluss an die Impfung
- Beginn und Dauer der Schutzwirkung, Notwendigkeit von Auffrischimpfungen
- „Öffentliche Impfungen": Schriftliche Aufklärung wird empfohlen; zusätzlich muss Mögli keit zum Gespräch gegeben sein. Aufklärungsmerkblätter (inkl. Fragebogen und Einw gungserklärung) für Impfungen im Kindesalter sind erhältlich bei: Deutsches Grünes Kre Schuhmarkt 4, 35037 Marburg.

Impfanamnese
- Allg. Gesundheitszustand?
- Immunschwäche, -defekt?
- Durchgemachte Infektionskrankheiten?
- Frühere Impfungen, Auftreten von Impfreaktionen?
- Bestehen einer Grav.?
- Allergien.

Impfabstände
- Wichtig für einen lang dauernden Impfschutz: Der bei der Grundimmunisierung erforderliche Mindestzeitraum (s. einzelne Impfungen) zwischen vorletzter und letzter Impfung nicht *unterschritten* werden
- Es gibt keine unzulässig großen Abstände zwischen Impfungen. Jede Impfung gilt. Auch für viele J. unterbrochene Grundimmunisierung muss nicht neu begonnen werden
- Ist nicht bekannt, wann zuletzt bzw. ob überhaupt eine Impfung stattgefunden hat, ist kein Grund, eine Grundimmunisierung nicht zu beginnen oder Impfungen aufzuschie oder nicht durchzuführen
- Serologische Kontrollen zur Überprüfung des Impfschutzes sind i.d.R. nicht angezeigt genügt meist 1 Auffrischimpfung. Spezielles Schema beachten bei Tetanus ($\mathscr{F}$ 9.2.3), Tol: ($\mathscr{F}$ 9.2.3), Hep. B ($\mathscr{F}$ 9.2.3)
- Durch zusätzliche Impfungen bei bereits bestehendem Impfschutz steigt das Risiko nur bei BCG-Impfung (verstärkte Lokalreaktion) und Pneumok.-Impfung (systemis allergische Reaktionen)
- Lebendimpfstoffe: Können simultan verabreicht werden; werden sie nicht simultan ve reicht, ist ein Mindestabstand von 4 Wo. zu empfehlen. Voraussetzung: Vollständiges klingen der Impfreaktion, keine KO

Totimpfstoffe (inaktivierte Krankheitserreger, d.h. deren Antigenbestandteile/Toxoide): Keine Mindestabstände zu anderen Impfungen erforderlich, auch nicht zu solchen mit Lebendimpfstoffen

Bei Wiederholungsimpfungen im Rahmen der Grundimmunisierung sollte für die weiteren Impfungen das gleiche Präparat verwendet werden. Bei schlechter Verträglichkeit bzw. unzureichender Immunantwort nach Abschluss einer Impfserie kann eine Impfung mit dem Präparat eines anderen Herstellers u.U. den gewünschten Impferfolg haben

Kombinationsimpfstoffe helfen, Injektionen und Impftermine einzusparen; in manchen Fällen sind sie auch billiger als die Summe der jeweiligen Monovakzinen.

gang mit Impfstoffen Vor allem Lebendimpfstoffe sind temperaturlabil und müssen vor ärmung und Gefrieren geschützt werden. Alle Impfstoffe sind bei 2–8 °C zu lagern, wobei die peratur permanent mit einem geeichten Minimax-Thermometer kontrolliert werden muss. fstoffe, die falsch gelagert oder eingefroren wurden, sind zu verwerfen. Angebrochene Amp. rt verbrauchen, v.a. wegen der Gefahr der bakt. Kontamination (**cave:** Spritzenabszess). Für njektion eine neue Kanüle verwenden. An der Aufziehkanüle anhaftender Impfstoff kann zu alreaktionen der Haut führen.

ektionsort (Herstellerangaben beachten!)

Subkutan: Am dorsalen Oberarm oder ventrolateral am Oberschenkel; v.a. Lebendimpfstoffe. Bei Antikoagulation auch i.m. Impfstoffe (Herstellerangaben beachten)

Intramuskulär: Die meisten Totimpfstoffe werden i.m. injiziert. Impfstoffmengen bis 1 ml in den M. deltoideus oder M. triceps brachii. Injektion in den M. deltoideus ergibt bessere Immunität als intraglutäale Injektion. So lange der M. deltoideus nicht genügend ausgebildet ist, wird die Injektion in den M. vastus lateralis (anterolateraler Oberschenkel) empfohlen (STI-KO 1/2000). Hier besteht kaum Gefahr, Nerven oder Gefäße zu verletzen. Bei Mengen > 1 ml wird die intraglutäale Injektion (nach v. Hochstetter) oder die Injektion in den M. vastus lateralis empfohlen.

freaktionen

fig auftretende, milde, selbstlimitierende Symptome.

Lokalreaktionen: Rötung, Schwellung, Schmerzhaftigkeit im Bereich der Injektionsstelle; klingen innerhalb von 72 h ab. Bei anhaltenden Beschwerden an eine Inf. denken

An den ersten beiden Tagen nach Impfung können subfebrile Temperaturen auftreten. Bei Disposition zu Fieberkrämpfen: Simultane Gabe von Antipyretika

MMR-Impfung: Zwischen 7. und 12. Tag ist eine leichte masernähnliche Symptomatik mit subfebrilen Temperaturen möglich.

fkomplikationen

egelrechter Anwendung der amtlich zugelassenen Impfstoffe extrem selten.

Bei Verdacht: Immunstatus und ggf. interkurrente Inf. zum Zeitpunkt der Impfung abklären → Serum und ggf. mikrobiologische Proben (Serum-Stuhlproben) asservieren

Meldung an das örtliche Gesundheitsamt und die Arzneimittelkommission der deutschen Ärzeschaft, Postfach 41 01 25, 50861 Köln, Tel. (0221) 4004-0, Fax (0221) 4004-539. Meldeormulare werden regelmäßig im Deutschen Ärzteblatt auf der letzten Seite abgedruckt mpfling bzw. Eltern/Sorgeberechtigte auf gesetzliche Regelungen zur Versorgung nach Impfchäden hinweisen (IfSG §§ 60–64, 66). Der Antrag ist beim zuständigen Versorgungsamt zu tellen.

Impfdokumentation

- Immer doppelte Dokumentation durchführen (in den Impfunterlagen des Impflings un[d] den Aufzeichnungen des Arztes)
- Möglichst vorhandene Dokumente (Impfbücher) weiterführen. Falls diese nicht vorlie[gen] kann eine separate Bescheinigung ausgestellt werden. Zum späteren Nachtrag in Impfbü[cher] ist jeder Arzt berechtigt
- Bei Neuausgabe von Impfbüchern WHO-gerechte Formulare bevorzugen („Internatio[nale] Bescheinigungen über Impfungen und Impfbuch", erhältlich beim Deutschen Grünen Kr[euz] s.o.)
- Dokumentiert werden: Tag der Impfung; Art der Impfung; Bezeichnung des Impfstoffs (H[an]delsname); Chargen-Nummer (sehr wichtig!); impfender Arzt.

Abrechnung von Impfungen

- Kassenleistung sind alle öffentlich empfohlenen Impfungen. Die Einstufung erfolgt durch [die] STIKO und kann sich von Bundesland zu Bundesland unterscheiden
- Kosten für Indikationsimpfungen aufgrund beruflicher Risiken werden von der geset[zlich] benannten Stelle (i.d.R. Arbeitgeber) übernommen
- Sonder- und Reiseimpfungen müssen privat abgerechnet werden.

9.2.2 Impftabellarium

Um mit möglichst wenig Injektionen auszukommen, sollten Kombinationsimpfstoffe bevor[zugt] werden. Wichtige Kombinationsimpfstoffe sind:

Tab. 9.2 Kombinationsimpfstoffe

Tetanus	Diph-therie	Per-tussis	Polio (Salk)	HiB	Hepa-titis A	Hepa-titis B	Kombinationsimpfst[off] Präparate, z.B.
x	x						DT-Impfstoff Behring® DT-Impfstoff Merieux® Td-Impfstoff Merieux® Td-pur®, Td-Rix®
x	x	x					DTP-Impfstoff Merieu[x] Infanrix® DTPa, Boost[er]
x	x	x		x			Infanrix® + Hib
x	x	x	x				Quatro-Virelon®, TETRAVAC®
x	x		x				REVAXIS®
x	x	x	x	x			PENTAVAC®, Infanrix + Hib
x	x	x	x	x		x	HEXAVAC®, Infanrix [Hexa]
				x		x	PROCOMVAX®
					x	x	Twinrix®

Tab. 9.3 Impfkalender Kinder- und Jugendimpfungen
(Öffentlich empfohlene Impfungen der STIKO, Stand 7/2002 nach § 20 IfSG)

...fohlenes Impfalter und Mindestabstände zwischen den Impfungen des Impfkalenders
...elle: Epidemiologisches Bulletin 28/2001)

...fstoff	Vollendeter Lebensmonat						Vollendetes Lebensjahr	
	Geb.	2	3	4	11–14	15–23	5–6	9–17
.../DTPa*		1.	2.	3.	4.		A	A
...Td							A****	A
								A
.*		1.	2.**	3.	4.			
.*	Np	1.		2.	3.			G
		1.		2.	3.			A
.*****					1.	2.***		G

Auffrischimpfung, Abstand zur letzten Impfung mind. 5 J.

Grundimmunisierung aller bislang ungeimpften Kinder bzw. Komplettierung eines unvollständigen Impfschutzes

Abstände zwischen 1. und 2. sowie 2. und 3. Impfung mind. 4 Wo.; Abstand zwischen 3. und 4. Impfung mind. 6 Mon.

Bei Verwendung von OMP-(Oberflächenmembranprotein)-gekoppeltem Impfstoff entfällt dieser Termin

Ein Mon. Mindestabstand zwischen den MMR-Impfungen

Bis zum vollendeten 5. Lj. Auffrischimpfung mit DT-Impfstoff

Anamnestische Angaben über durchgemachte Masern, Mumps oder Röteln sind ohne serol. Kontrolle nicht verwertbar. Es gibt keinen Hinweis auf NW bei Impfung nach durchgemachter Inf. oder mehrfachen Impfungen. Daher zum Impftermin die vorgesehene MMR-Impfung durchführen

: Diphtherie, Tetanus, Pertussis azellulär

Kombinationsimpfstoff Tetanus mit reduziertem Diphtherie-Toxoidgehalt für Jugendliche und Erw. Pertussis azellulär

Haem. infl. Typ B

Hepatitis B

Inaktivierte Poliovakzine

: Masern, Mumps, Röteln

Neugeborene mit HBsAg-pos. Mutter

Tab. 9.4　Standardimpfungen für Erwachsene

Impfung	Personen-kreis	Impfmodus	Wieder-impfung	Vorsichts-maßnahmen
Tetanus (TI) Diphtherie (TI)	Alle Erw.	Grundimmunisierung mit Diphtherie-Tetanus (Td); Kombinationsimpfstoff: 0/4 Wo./1 J.; 0,5 ml i.m. Tetanus bei Verletzung[*]	Bei Verletzung[*]; sonst alle 10 J. 1 Dosis	Allergische Reakt nen
Polio-Salk	Alle Erw.	0/4 Wo./6 Mon. bzw. 1 J.	1 Dosis alle 10 J.	Keine speziellen
Masern (LI) Mumps (LI)	Alle ungeimpften Erw.	Masern-Mumps-Röteln (MMR) Kombinationsstoff 1 Dosis (0,5 ml) s.c.	Nicht vorgesehen	Grav., Neomycin Allergie, Hühner weiß-Allergie; K Immundefizienz
Röteln (LI)	Alle seroneg. F im gestationsfähigen Alter	Röteln-Monovakzine 1 Dosis (0,5 ml) s.c. oder Masern-Mumps-Röteln; Kombinationsimpfstoff 1 Dosis (0,5 ml) s.c.	Falls Röteln-AK unter 1 : 32 in HAH. Titerkontrolle 4 Wo. p.v.	Neomycin-Allerg Hühnereiweiß-Allergie KI: Grav Immundefizienz

Ausführliche Informationen (☞ 9.2.3); LI = Lebendimpfstoff, TI = Totimpfstoff.

 * Vorgehen (☞ 9.2.3).

** bei versehentlicher Impfung ist ein Schwangerschaftsabbruch nicht indiziert.
　Tetanus, Diphtherie, Polio-Salk und Röteln sind öffentlich empfohlene Impfungen laut STIKO 7/2

Tab. 9.5　Indikations- und Sonderimpfungen

Ausführliche Informationen ☞ 9.2.3

Impfung	Personenkreis	Impfmodus	Wiederimpfung	Vorsichtsm nahmen
FSME (TI)	Personen mit Naturkontakt in Endemiegebieten **	Grundimmunisierung: 0/4 Wo./1 J. i.m.	Alle 5 J. 1 Dosis	Hühnereiwe Allergie, neurologisch Störungen
	Passive Immunisierung	Immunglobulin	Schutz für 4 Wo.	Schutzquote 60%

Tab. 9.5 Fortsetzung				
...pfung	Personenkreis	Impfmodus	Wiederimpfung	Vorsichtsmaßnahmen
...patitis A	Exponiertes Personal, z.B. im Medizinbereich, Homosexuelle, Hämophile, Kontaktpersonen zu HA-Erkrankten	Grundimmunisierung nach Angaben des Herstellers, 2 bzw. 3 Injektionen	Alle 10 J. 1 Dosis	Vortestung auf HA-AK, bei Geburtsjahr vor 1950 oder langem Aufenthalt im Endemiegeb.
	Postexpositionsprophylaxe	Immunglobulin	Schutz für 3 Mon.	
...patitis B	Medizinisches und zahnmedizinisches Personal; Pat. mit häufiger Übertragung von Blutprodukten; Kontaktpersonen Erkrankter	♦ Grundimmunisierung: 0/4 Wo./ 6 Mon. i.m.; bei Risikogruppen: Titerkontrolle ♦ Postexpositionell: aktive und passive Immunisierung	Titer 6 Wo. nach letzter Impfung: ♦ < 100 IE/l: Sofort ♦ ≥ 100 IE/l: 10 J.	Keine bes.
...uenza	Personen > 60 J. oder mit chron. Erkr. von Herz und Lunge	Im Herbst eine Dosis i.m., ungeimpfte Kinder 2 Injektionen 0/4 Wo.	Jährlich im Herbst. Cave: Erregerwechsel	Hühnereiweiß-Allergie
...umokok-(TI)	Wie Influenza; geplante Splenektomie; Asplenie	Jugendliche 2 Injektionen: 0/4 Wo. s.c., Erw. nur 1 Dosis	1 Dosis, Erw. und Jugendliche alle 6 J., Kinder < 10 J. alle 3 J.	Zeitabstand zur Wiederimpfung beachten!
...wut **	Postexpositionell	6 Impfungen an den Tagen: 0-3-7-14-30-90; bei massiver Exposition zusätzlich am Tag 0 Tollwut-Immunglobulin 20 IE/kg KG		Keine, da vitale Ind.

Tab. 9.5 Fortsetzung

Impfung	Personenkreis	Impfmodus	Wiederimpfung	Vorsichtsmaßnahmen
Tollwut ** (TI)	Präexpositionell bei Veterinären, Forstpersonal	Grundimmunisierung: 0/1 Wo./4 Wo./1 J.	Bei erneuter Exposition 3 Injektionen: 0/3/7 d, sonst alle 3 J.	Bei gefährdetem Laborpersonal 6 Mon. Titerkontrollen; Impfung wenn < 0,5 IE
Varizellen (LI)*	Kinder, seroneg. Jugendliche und Erw., F mit Kinderwunsch, Leukämiepat., chron. Erkr., geplante Immunsuppression	1 Dosis s.c.	Bei Immunsuppression nach 6 Mon.; sonst nicht erforderlich	KI: Grav., HIV-Inf., starke Immunsuppression

LI = Lebendimpfstoff, TI = Totimpfstoff
* In manchen Bundesländern öffentlich empfohlen
** Ausführliche Informationen (☞ 9.2.3) beachten!

Tab. 9.6 Reiseimpfungen

Ausführliche Informationen ☞ 9.2.3. Grundsätzlich: Tetanus-, Polio-, Diphtherie-Impfsch prüfen, ggf. impfen (☞ 9.2.3)

Impfung	Indikation, Reiseziel	Impfmodus	Schutz: Beginn; Dauer; Schutzquote	Bemerkungen Vorsichtsmaßnahmen
Cholera (TI)	Länder mit schlechter Hygiene (nur wenn Impfzertifikat bei Einreise/Transit verlangt wird)	2 Injektionen s.c.: Tag 0/14	6. d p.v.; 6 Mon.; 40–80%	Häufig NW; vo WHO nicht m empfohlen; 2 W Abstand zur or Typhus-Impfu
FSME (TI)	Süddeutschland, Österreich, Tschechien, Skandinavien, Osteuropa, Sibirien	Grundimmunisierung: 0/4 Wo./12 Mon. i.m. oder	2 Wo. nach 2. Impfung; mind. 5 J.; 98%	Hühnereiweiß-Allergie, neuro gische Störung
		Immunglobulin	4 Wo.; 60%	Keine

Tab. 9.6 Fortsetzung				
...pfung	Indikation, Reiseziel	Impfmodus	Schutz: Beginn; Dauer; Schutzquote	Bemerkungen, Vorsichts- maßnahmen
...bfieber	Tropisches Afrika, Südamerika (für einige Länder obligatorisch)	1 Dosis s.c.; Impfung nur in autorisierten Impfstellen	10. d p.v.; 10 J.; > 98%	Hühnereiweiß- Allergie; wegen evtl. verstärkter **NW** möglichst 4 Wo. Abstand zu anderen Lebend- impfungen
...atitis A	Länder mit schlechter Hygiene	Grundimmuni- sierung nach Angaben des Herstellers, 2 bzw. 3 Injektio- nen i.m. 0/4 Wo./ 1 J.	2 Wo. nach 2. Impfung; 5 J.; > 95%	Test auf HA-AK, bei Geburtsjahr- gängen vor 1950
		Oder Immun- globulin	3 Mon.; 80%	Möglichst 3 Mon. Abstand zu Lebendimpfungen
...atitis B	Längere Aufent- halte in Afrika und Fernost	Grundimmuni- sierung: 0/4 Wo./6 Mon. i.m.	2 Wo. nach 2. Impfung ca. 10 J., 95%	Titerkontrolle bei Risikogruppen (☞ 9.2.3)
...an-Enze- ...litis (TI)	Südostasien (> 1 Mon. Aufenthalt in ländlichen Gebie- ten, nicht für „Nor- mal-Touristen")	Grundimmuni- sierung: s.c. Tag 0/7/30	2 Wo. p.v.; 4 J.; > 90%	Impfung in Gelb- fieber-Impfstellen
...ingo- ...ken (TI) A, C,	Sahelzone, Vorder- asien, tropisches Südamerika (Ar- beitsaufenthalte, Trekkingreisen)	Kinder: Ab 7. Lebensmon. und Erw.: s.c. 1 Dosis	1 Wo. p.v.; 1–3 J.; 98%	Schützt nicht ge- gen den in Europa häufigen Typ B
...wut ...exposi- ...ell, TI)	Südostasien, Süd- amerika (> 3 Mon. Aufenthalt, berufl. Exposition)	Grundimmu- nisierung: i.m. 0/2/4 Wo./1 J.	2 Wo. nach 3. Impfung; 5 J.; 99%	Bei Exposition Auffrischung mit 3 Impfungen: i.m. Tag 0/3/7

Tab. 9.6 Fortsetzung				
Impfung	**Indikation, Reiseziel**	**Impfmodus**	**Schutz: Beginn; Dauer; Schutzquote**	**Bemerkungen Vorsichts- maßnahmen**
Typhus (LI)	Länder mit schlech- ter (Lebensmittel-) Hygiene	Grundimmu- nisierung: p.o. Tag 0/2/4	1 Wo. nach 3. Impfung; 1–3 J.; 70%	2 Wo. Abstand Polio-Lebendim- fung; WW mit Antibiotika und Malariamitteln
Typhus (TI)		Grundimmu- nisierung: i.m. oder s.c. 1 Dosis Erw. und Kinder ab 2. Lj.	1 Wo. p.v.; 3 J.; 70%	Keine bes.

LI = Lebendimpfstoff, TI = Totimpfstoff, p.v.: post vaccinem

Tab. 9.7 Zeitplan für Reiseimpfungen					

Mindestabstände von Impfungen zum Abreisetermin. Bei Grundimmunisierungen darf de Mindestabstand zwischen 1. und 2. Impfung nicht unterschritten werden.

Woche vor der Abreise	6.	5.	4.	3.	2.	1
Maßnahme						
Diphtherie/Tetanus	G1				G2, A	
FSME	G1				G2, A	
Gelbfieber					X	
Hepatitis-A-Immunglobulin						
Hepatitis-A-Impfung					G1, A	
Hepatitis-B- und Kombinationsimpfung Hep. A/Hep. B	G1				G2, A	
Japan-Enzephalitis			G1	G2		
Malaria-Prophylaxe, Beginn						
Meningokokken					X	
Polio tot (Salk)	G1				G2, A	
Tollwut	G1	G2			A	
Typhus*					X	

G1: Grundimmunisierung, 1. Dosis; G2: 2. Dosis; G3: 3. Dosis; A: Auffrischimpfung
* Bei oralem Lebendimpfstoff Abstand zu Malariaprophylaxe beachten (☞ 9.2.3).

Tab. 9.8 Kurzübersicht: Vorkommen und Prophylaxe von Tropenkrankheiten in ausgewählten Regionen

eziel	Malaria	Gelb-fieber	Empfohlene Impfungen	Bilhar-ziose	Filariosen	Leishmaniose		
						V	M	K
»pa, Mittel-rküste	–	–		–	–	(+)	–	+
ka								
›ten	(+), A	Z	HA, T	++	–	+	–	+
dafrika	(+), A	Z	HA, T	+	–	+	–	+
afrika	++, C	E	HA, T; HB, R, M	++	OC+, LF	(+)	–	(+)
frika	++, C	Z, e	HA, T; HB, R, M	++	LF, OC	+	–	+
frika, l. Teil	++, C	Z	HA, T	+	–	–	–	–
frika, Kap	–	Z	HA, T	(+)	–	–	–	–
rika								
›ik	–; Haiti ++, A	Z	HA, T	(+)	Haiti: LF	–	–	–
›ko, nland	–	Z	HA, T	–	OC	–	(+)	(+)
›ko, ikküste	++, A	Z	HA, T	–	OC	(+)	(+)	(+)
elamerika	++, A	Z	HA, T	–	OC	(+)	(+)	(+)
elamerika (ama)	++, C	E	HA, T; M	–	OC	–	(+)	(+)
zuela, e	(+), C	e	HA, T; M	+	OC	(+)	+	+
zuela, erland	++, C	e	HA, T; M	–	–	–	+	+
ien, Ama-s	++, C	G, e	HA, T; M	–	OC	(+)	+	+
ien, südöstl. enregion	–	G, e	HA, T; M	++	–	+	+	+

	Tab. 9.8 Fortsetzung					
Reiseziel	**Malaria**	**Gelb-fieber**	**Empfohlene Impfungen**	**Bilhar-ziose**	**Filariosen**	**Leishman**
Kolumbien, Ecuador	++[1], C	e	HA, T	–	OC	(+) (+)
Peru, Bolivien	++[1], A	Z, e	HA, T	–	–	(+) –
Asien						
Naher Osten	+, A	Z*)	HA, T	+		+ –
Jemen	++, B	Z	HA, T	+	OC	+ –
Indien, Pakistan	++, B	Z	HA, T; HB, J, R	–	LF	+ –
China (südl. 35. Breitengrad)	+, A	Z	HA, T; HB, J	+	LF	+ –
Südostasien	++, C	Z	HA, T; HB, J, R	+	LF	– –
Indonesien	++, B	Z	HA, T	–	LF	– –
Philippinen	++, B	Z	HA, T	+	–	– –
Australien	–	Z	–	–	–	– –

- Malaria: A, B, C = WHO-Klassifikation; Risiko: – kein, (+) gering, + mäßig, ++ hoch, [1] in den Hoch kein Malariarisiko
- Gelbfieber: e = Impfung empfohlen; E = Impfbescheinigung erforderlich; Z = Impfzertifikat erforderli Einreise aus Gelbfiebergebieten für Personen älter als 12 Mon. (* in einigen Ländern 6 Mon.), je nach unterschiedliche Regelung
- Empfohlene Impfungen: HA = Hep. A, T = Typhus. Bei bes. Risiko zusätzlich: HB = Hep. B, J = J Enzephalitis, M = Meningokokken, R = Tollwut
- Filariosen: OC = Onchozerkose (Flussblindheit), LF = lymphatische Filariose (Elephantiasis). Auße Westafrika Risiko für Touristen sehr gering
- Leishmaniose: V = viszeral, M = mukokutan, K = kutan. Für Touristen nur geringes Risiko

9.2.3 Impfungen nach Alphabet geordnet

Cholera-Impfung

Indikation Fragwürdig. Reisen in Cholera-Endemiegebiete. Freiwillige Sonderimpfung. der WHO nicht mehr empfohlen (unzureichende Schutzwirkung), kann jedoch von natio Gesundheitsbehörden bei der Einreise gefordert werden.

Impfstoff Parenterale Ganzkeimvakzine, Totimpfstoff. Adsorbatimpfstoff.

fmodus 2 Injektionen. s.c. im Abstand von 14 d (Cholera-Impfstoff Behring®: 1. Inj. 0,5 ml, j. 1 ml); Kinder von 1–10 J. die halbe Dosis.

enwirkungen Abgeschlagenheit, Kopfschmerzen, schmerzhafte Lokalreaktion. Zahnherde, en- und Gallensteine können aktiviert werden.

tzwirkung Beginn: Ab 6. d p.v.; Schutzquote: 40–80%; Dauer: 6 Mon.

derimpfung Im Bedarfsfall nach 6 Mon.

traindikationen Grav., rheumatische Erkr., Antikoagulanzien, neurologische Erkr., chron. -, Leber-, Nierenerkr.

nderheiten Verhütet nicht Inf., jedoch schwere Erkr. Lokale und allg. NW häufig, Pro-ionsreiz auf latente und chron. Entzündungen. Keine Immunität nach Überstehen einer era!

ive Immunisierung Nicht verfügbar.

htherie-Impfung
therie ☞ 9.3.6

kation Standardimpfung für Kinder und Erw. Auffrischimpfung bei Exposition. Z.n. Diph-, da die Erkr. keine zuverlässige Immunität hinterlässt. Öffentlich empfohlene Schutzimp-

stoff Totimpfstoff, Toxoid, Adsorbatimpfstoff.

modus
Grundimmunisierung ab vollendetem 2. Lebensmon. mit 3 Injektionen (0,5 ml i.m.), Impf-chema: 0/4–8 Wo./7–12 Mon.
ei Kindern mit Kombinationsimpfstoffen gegen Diphtherie (D), Tetanus (T), Haem. infl. yp B (HiB), Pertussis (P) und Hep. B. Verfügbare Präparate ☞ 9.2.2, Tab. 9.2
npfstoff für Kinder (z.B. von Behring®) bis zum vollendeten 5. Lj.: 75 IE Toxoid. Vom 5. bis um vollendeten 6. Lj. mit reduzierter Dosis = 30 IE impfen (0,2 ml des Kinderimpfstoffs). Ab em 6. Lj. Erw.-Impfstoff „d" mit 5 IE Toxoid (Diphtherie-Adsorbat-Impfstoff Behring® für rw.) anwenden!
rw. mit Grundimmunisierung: Alle 10 J. 1 Injektion (= 0,5 ml) mit Kombinationsimpfstoff etanus-Diphtherie Td (Td-Impfstoff-Behring®; bei Antikoagulation auch s.c. Gabe mög-ch). Bei ausreichender Tetanus-Immunität Impfung mit „d"-Diphtherie-Monovakzine.

nwirkungen Am Impftag oder dem darauf folgenden Tag Temperatursteigerungen bei der Sgl. Selten verstärkte Lokalreaktion. „d"-Impfstoff bisher ohne Begleiterscheinungen.

tzwirkung Beginn: 1 Wo. nach der 2. Impfung; Konversionsrate: über 98%; Schutzquote: 0%. Keine letalen Verläufe bei Geimpften. Dauer: Primär 5–7 J. Nach Booster im wesentlich länger.

erimpfungen 1. Booster vor Schulbeginn, 2. mit ca. 10 J., danach alle 10 J. Bei Exposi-gefahr Auffrischimpfung mit 1 Dosis, wenn Grundimmunisierung mehr als 3 J. zurückliegt. erletzungen Impfung mit Tetanus-Monovakzine, wenn letzte Td-Impfung < 5 J.

Kontraindikationen Keine bes., allg. KI (☞ 9.2.1).

Besonderheiten Impfung verleiht antitoxische, aber keine antiinfektiöse Immunität; verhir kein Keimträgertum. Präparate zur passiven Immunisierung werden nicht mehr angebote

Chemoprophylaxe **Ind.:** Enge Kontaktpersonen zu Erkrankten und Keimträgern.

- Einmalige Gabe von Depot-Penicillin-G (z.B. Tardocillin®) intraglutäal (0,6 Mio. IE bei sonen < 30 kg, 1,2 Mio. IE bei Personen > 30 kg) oder
- Oral über 7–10 d Erythromycin (z.B. Erythrogenat®), Erw. und Jugendliche 14 J. 2 × 500 mg, für Kinder 40 mg/kg tägl. in 2 Dosen, z.B. als Saft (z.B. Paediathroc

!
- Parallel zur Chemoprophylaxe Grundimmunisierung durchführen!

FSME-Impfung

FSME ☞ 9.4.7

Indikation Personen in Endemiegebieten (z.B. Donautal, Bayerischer Wald, Oberrhein und tentäler, nichtalpine Gebiete in Österreich, ganz Tschechien, Gebiete in Osteuropa, Skandina und Sibirien) mit Naturkontakt: Wanderer, Waldarbeiter, Hobbygärtner. Kinder ab vollend 3. Lj. Indikationsimpfung, Reiseimpfung; für diese Personengruppen öffentlich empfohler

Impfstoff Impfstoffe mit abgetöteten Viren:
- Encepur® FSME-Vaccine Behring, inaktiviertes Virus Stamm K23 1,5 µg, zugelassen für der ab vollendetem 12. Lj
- Encepur® Kinder für Kinder ab vollendetem 1. Lj bis zum vollendeten 12. Lj.

Impfmodus Kinder und Erw.: Zweimalige Inj. (0,5 ml) i.m. im Abstand von 14 d–3 N 3. Impfung nach 9–12 Mon. Schema für Schnellimmunisierung: 0/7/21 Tage.

Nebenwirkungen Starke Lokalreaktion, Kopfschmerzen, Gliederschmerzen, Fieber. Selter ningismus. In Einzelfällen Guillain-Barré-Sy.

Schutzwirkung Beginn: 2 Wo. p.v.; Dauer: über 3 J.; Konversionsrate: 98%. Schutzwirkung gegen russischen und fernöstlichen Subtyp.

Wiederimpfung Alle 5 J. **KI:** Allergie gegen Hühnereiweiß (☞ 9.2.4).

Besonderheiten Relative Kreuzimmunität zum Gelbfiebervirus. Bei Kindern < 12 J. i.d.R der Verlauf der FSME-Erkr. **WW:** Nach Gabe von FSME-Immunglobulin 4 Wo. Abstan FSME-Impfung einhalten.

Passive Immunisierung

Indikation Bei ängstlichen Pat. aufgrund einer niedrigen Aufwand-Nutzen-Ratio die In rückhaltend stellen und Pat. zur aktiven FSME-Impfung motivieren. Impfabstand zum Ze stich von 3 Wo. einhalten, um sich die Möglichkeiten der Serodiagn. im Falle einer FSME-I bewahren.

Dosis Nach Zeckenbiss in den ersten 72 h p.i. FSME-Immunoglobulin FSME-Bulin® 0, kgKG tief i.m. Vor Einreise in Endemiegebiet FSME-Bulin s® 0,05 ml/kg KG i.m.

utzwirkung Nur in 60–66% für 3–5 Wo.

enwirkungen Bei richtig durchgeführter Injektion keine.

lbfieber-Impfung

ikation Sonderimpfung; Reisen in Gelbfiebergebiete (in Afrika zwischen 15° nördlicher und südlicher Breite sowie in Südamerika Amazonasgebiet). Für Einreise in diese Länder meist gatorisch (bei Impfstelle erfragen), Kinder ≥ 9 Mon. Impfung auch dringend anzuraten bei Reisen in Gelbfiebergebiete ohne Impfvorschrift (Impfvorschriften ☞ 9.2.3 und ☞ 9.2.2, Tab. 9.7)
angesichts unvorhergesehener Änderungen der Reiseroute oder Zwischenlandungen in Ländern, die eine Gelbfieberimpfung vorschreiben.

fstoff Lebendimpfstoff. Kühlkette!

fmodus 1 Injektion (0,5 ml) i.m. oder s.c., nur durch staatlich autorisierte Impfstellen.

enwirkungen Bei immundefizienten Personen Gelbfiebersymptomatik.

utzwirkung Beginn: Ab 10. d nach Erstimpfung, ab 1. d nach Wiederimpfung: Konversiate: > 99%; Schutzquote: > 99%; Dauer: 10–15 J. Amtliche Anerkennung: 10 J.

derimpfung Alle 10 J. bei Bedarf.

traindikationen Klinisch relevante Hühnereiweißallergie, manifeste Immundefizienz; ., außer bei Expositionsgefahr. Keine Impfung von Kindern < 9 Mon.

onderheiten WW: Abstand zu anderen Lebendimpfungen 4 Wo., nach Immunglobulingahstand von 4 Wo.

sive Immunisierung Nicht verfügbar.

tere Gelbfieberprophylaxe Expositionsprophylaxe: Wie bei Malaria (☞ 9.10.7)

emophilus-influenzae-Typ-B-Impfung

ikation Kinder von 2 Mon.–5 J. Hauptrisikogruppe sind Kinder im Alter von 6–18 Mon. (für st die Impfung öffentlich empfohlen).

fstoff Totimpfstoff als Monovakzine (z.B. HibTITER®) oder Bestandteil von Polyvakzinen 9.2.2, Tab. 9.2).

fmodus Ab 2. Lebensmon.: 3 Injektionen (0,5 ml) i.m., im Abstand von 4–6 Wo., Mon.; danach Auffrisch-Impfung. Ab dem 12. Lebensmon. nur noch 1 Injektion.

enwirkungen Kopfschmerzen, Temperaturerhöhung.

tzwirkung Konversionsrate: Ca. 90%. Dauer: Noch unbekannt. Impfung schützt gegen sive hämatogene Erregerausbreitung, z.B. in das ZNS, nicht aber gegen Otitis oder Sinusitis. aträgertum wird nicht verhindert.

Wiederimpfung Nicht vorgesehen.

Kontraindikationen Keine bes., allg. KI (☞ 9.2.1).

Besonderheiten HiB-Meningitis hinterlässt nicht immer zuverlässige Immunität. Desl Impfung 6–8 Wo. nach Erkr. nachholen.

Passive Immunisierung Nicht verfügbar.

Chemoprophylaxe mit Rifampicin Schützt auch bei Meningokokken-Inf.; s.u. (andere D

Indikation Asymptomatische HiB-Träger jeden Alters können Zweiterkr. verursachen! Desl alle Personen (einschließlich Erw., auch geimpfte Personen) im Haushalt des Erkrankten ein ziehen, falls in der Familie mind. ein Kind < 4 J.

Vorgehen Einnahme von Rifampicin 30–60 Min. vor einer Mahlzeit.

Nebenwirkungen Rifampicin verursacht eine Orangefärbung von Urin, Schweiß, Tränen Speichel. In 20% leichte gastrointestinale NW (Übelkeit, Erbrechen, Durchfall).

Kontraindikationen Grav.; Leberschäden.

Tab. 9.9 HiB-Umgebungsprophylaxe

Alter der Kontaktpersonen	Rifampicin: Tagesdosis, Einzeldosen, Dauer
< 1 Mon.	10 mg/kg KG tägl. in 1 Einzeldosis für 4 d
1 Mon. bis 12 J.	15 mg/kg KG tägl. in 1 Einzeldosis für 4 d (≤ 450 m§
> 12 J.	600 mg tägl. in 1 Einzeldosis für 4 d

Hepatitis-A-Impfung

Kostenübernahme indikationsbezogen durch Krankenkassen.

Indikation Reisende in Gebiete mit hoher Hep.-A-Durchseuchung (Naher Osten, Afrika, ostasien, Südamerika), Indikationsimpfung für Angehörige von Entwicklungsdiensten, Hep gefährdetes Personal medizinischer Einrichtungen und Laboratorien, Personal in Kindertages ten, Einrichtungen für geistig Behinderte, Abwasserentsorgung, homosexuelle M, Hämoph

Impfstoff Totimpfstoffe mit oder ohne Aluminiumhydroxid.
- Havrix® 720 mit 720 Antigeneinheiten bei Kindern ab dem 2. Lj. bis zum vollendeten 1
- Havrix® 1440 mit 1440 Antigeneinheiten ab einem Alter von 15. J
- EPAXAL® und HAVpur®: 500 Antigeneinheiten, Kinder ab dem 2. Lj. und Erw.

Impfmodus 2 Injektionen à 1 ml i.m. bevorzugt in den M. deltoideus im Abstand von 6–12 N Bei Impfstoffen der ersten Generation 3 Impfungen.

Nebenwirkungen Abgeschlagenheit, Kopfschmerzen, verstärkte Lokalreaktion.

Schutzwirkung Beginn: Nach der 2. Impfung; Konversionsrate: 95%. Dauer: Noch nich sichert, 5–10 J. werden angenommen.

Abreise kann nach Immunglobulingabe sofort erfolgen, sonst möglichst erst nach der 2. Imp-
ɡ. Eine eingeleitete Grundimmunisierung bei Reisenden (im Ausland, nach der Rückkehr) und
Kontaktpersonen sollte in jedem Falle vervollständigt werden.

derimpfung Nach 10 J.

traindikationen Strenge Indikationsstellung bei Schwangeren.

onderheiten Vor Impfung Anti-HAV-Titer bestimmen, sofern Pat. vor 1950 geboren wur-
ɓei Antikoagulation ist auch s.c.-Gabe möglich.

Tab. 9.10 Schema der Hepatitis-A-Immunprophylaxe für Reisende (Virushepatitiden ☞ 8.7.1)

dimmunisierung	1. Impfung an Tag	2. Impfung an Tag	3. Impfung an Tag
Wo. Zeit			
HA-Monovakzine	0	180–360 (6–12 Mon.)	–
Kombinationsimpfung HA/HB	0	25–45	180–360 (6–12 Mon.)
ɔ. Zeit			
Monovakzine	0	180–360 (6–12 Mon.)	–
Wo. Zeit, mit Kontakt zu Erkrankten oder bei Verzehr -kontaminierter Speisen	Nur Immunglobulin an Tag 0 (Schutz 3 Mon.) oder Immunglobulin + Impfung an Tag 0	180–360 (6–12 Mon.)	–

ɨive Immunisierung

ɨstoff Nichtspezifisches Gammaglobulin (IgG).

ɨkation Wenn aktive Immunisierung nicht möglich ist. PEP bei engem Kontakt zu Erkrank-
ɔzw. Konsum HA-Virus-kontaminierter Nahrungsmittel. Immunglobulingabe bis zu 10 d
Exposition sinnvoll.

ɨerung Herstellerinformationen beachten, z.B. Beriglobin®: Pers. ≤ 20 kg 2 ml i.m.; Pers.
kg 5 ml i.m.

ɨve Immunisierung

ɨmodus Grundimmunisierung: Bei den neueren Impfstoffen (z.B. Havrix 1440®, VAQTA®)
ɔfungen in den M. deltoideus. Schema 0/6–12 Mon.

Hepatitis-B-Impfung

Virushepatitiden ☞ 8.7.1

Indikation Öffentlich empfohlene Standardimpfung bei Kindern ab vollendetem 2. Lebmon. und Jugendlichen bis zum 17. Lj. Indikationsimpfung bei Personen mit bes. Risiko, s○ als PEP.

- Präexpositionell:
  - 1 Hep.-B-gefährdetes medizinisches und zahnmedizinisches Personal; andere Personeng○ pen mit Infektionsrisiko durch Blutkontakt zu Infizierten, z.B. Polizisten, Feuerwehr
  - 2 Dialysepat., Pat. mit häufiger Übertragung von Blut und Blutprodukten, Pat. vor ausged○ ten chirurgischen Eingriffen
  - 3 Pat. mit chron. Lebererkr., die HbsAg-neg. sind
  - 4 Durch Kontakt mit HBsAg-Trägern in Familie und Gemeinschaft (z.B. in Kindergä○ Kinderheimen, Pflegestätten) potenziell gefährdete Personen
  - 5 Pat. in psychiatrischen Anstalten oder Einrichtungen für Zerebralgeschädigte oder Ve○ tensgestörte
  - 6 Bes. Risikogruppen, wie z.B. homosexuell aktive M, I.v.-Drogenabhängige, Prostitui○ länger einsitzende Strafgefangene
  - 7 Reisende in Regionen mit hoher Hep.-B-Prävalenz (Entwicklungsländer) bei längerfrist○ Aufenthalt (ab 6 Mon.) oder bei zu erwartenden engen Kontakten zur einheimischen B○ kerung
- Postexpositionell: Nach Verletzung mit möglicherweise HBV-kontaminierten Gegenstä○ (z.B. Injektionsnadel). Neugeborene HBsAg-pos. Mütter.

! Schwangere werden entsprechend den Mutterschaftsrichtlinien nach der 32. SSW mögl○ nahe dem Geburtstermin auf HbsAg untersucht. Bei pos. Ergebnis wird unmittelbar○ partum mit der Hep.-B-Immunisierung des Kindes (Simultanimpfung) begonnen.
Wenn der pos. HBsAg-Status der Mutter erst nachträglich bekannt wird, kann die pa○ Immunisierung bis 7 Tage post partum nachgeholt werden. Nach abgeschlossener Grun○ munisierung beim Kind serol. Kontrolle (Anti-HBs, HbsAg).

Impfstoff Totimpfstoff, Adsorbatimpfstoff.
- Gen H-B Vax®: Für Erw. und Kinder > 10 J., enthält 20 μg HBsAg
- Gen H-B Vax-K pro infantibus®: Für Kinder < 10 J., enthält 10 μg HBsAg
- Gen H-B Vax-D®: Für Dialysepat., enthält 40 μg HBsAg.

Impfmodus
- Grundimmunisierung mit 3 Impfungen, Injektion bevorzugt in den M. deltoideus. Schem○ 4 Wo./6–12 Mon. Titerkontrolle 4 Wo. nach der 3. Dosis
- PEP innerhalb von 24 h durchführen (sinnvoll bis 72 h). Gabe von Hep.-B-Immunglobul○ nach Präparat i.v. oder i.m., z.B. Hepatect®: 6–12 IE/kg KG i.v.; Neugeborene: 20 IE/kg○ Simultan an anderer Stelle Applikation der Hep.-B-Vakzine. Anschließend bei fehlender○ unvollständiger Grundimmunisierung die weiteren Impfungen entsprechend den Richtl○ nachholen.

Tab. 9.11 Hepatitis-B-Postexpositionsprophylaxe (PEP)

geschichte	Keine Maßnahmen	Anti-HBs-Bestimmung	Anti-HBs (IU/l)	Hep.-B-Vakzine	Hep.-B-Immunglobulin
-HBs nach Grundimmuerung ≥ 100 IU/l und e Impfung vor ≤ 5 J.	Ja				
erhalb der letzten 12 Mon. de ein Anti-HBs-Wert 00 IU/l gemessen	Ja				
-HBs nach Grundimmuerung war ≥ 100 IU/l und e Impfung vor 5–10 J.		Nein		Ja	Nein
t oder unvollständig apft, der Impferfolg wurde kontrolliert			≥ 100	Nein	Nein
responder (Anti-HBs Grundimmunisierung 0 IU/l)	Ja		10 ≤ n < 100	Ja	Nein
te Impfung liegt mehr als zurück			< 10	Ja	Ja
-HBs nicht binnen 48 h estimmen				Ja	Ja

-/Lowresponder Immunologisch Gesunde sprechen in ca. 5% nicht oder nur schlecht auf Hep.-B-Impfung an (Anti-HBs-Werte < 10 IE/l 1–2 Mon. nach 3. Dosis) – genetische Faktoren inen eine Rolle zu spielen. Durch bis zu 3 weitere Impfungen im Abstand von ca. 3 Mon. wird . 70% dieser Fälle eine ausreichende Anti-HBs-Bildung erreicht. Wenn auch dann kein Anti-gebildet wird, handelt es sich um echte Nonresponder, die nicht durch Impfung gegen Hep. B nützt werden können.

tzwirkung Beginn und Dauer: Abhängig vom Titer; nach bisherigen Erfahrungen mind. ; Konversionsrate: Bei jüngeren Personen ca. 97%; bei Personen zwischen 50 und 60 J. 0%.

derimpfung
Bei den Indikationsgruppen **1–4** nach Anti-HBs-Serostatus, Auffrischimpfung abhängig vom nach abgeschlossener Grundimmunisierung erreichten Anti-HBs-Titer, 1–2 Mon. nach 3. Dosis:
Bei Anti-HBs-Werten < 100 IE/l erneute Impfung (eine Dosis) und Kontrolle nach einem Mon.
Bei Anti-HBs-Werten ≥ 100 IE/l Auffrischimpfung (eine Dosis) nach 10 J.

- Bei Immundefizienz regelmäßige Kontrollen alle 3–6 Mon. Bei Fortbestehen des Infekti⬦ risikos in Indikationsgruppen **5–7** alle 10 J. Auffrischimpfung ohne serol. Kontrolle.

Nebenwirkungen Lokaler Schmerz, selten Fieber.

Kontraindikationen Keine bes., allg. **KI** (☞ 9.2.1).

Besonderheiten
- Kontrolle des Impferfolgs bei medizinischem Personal unbedingt erforderlich. Bei Ant⬦ agulation s.c.-Gabe möglich
- Die Impfung gegen Hep. B schützt auch vor einer Hep. D (= Delta), da deren Err. zur Inf. Vermehrung die Hilfe des Hep.-B-Virus benötigt.

Passive Immunisierung Nach Exposition Simultanimpfung.

Kombinationsimpfstoff Hepatitis A und B

Indikations- oder Reiseimpfung.

Impfstoff Totimpfstoff; Erw.: 20 µg HBsAg + 720 HAV-Antigene; Kinder: 10 µg HBsAg + HAV-Antigene.

Indikation Kinderimpfstoff vom 2.–15. Lj., Erwachsenenimpfstoff ab 16. Lj.

Impfmodus Grundimmunisierung: 3 Impfungen, Injektion in den M. deltoideus (z.B. Twinrix®), 1 ml. Schema: 0/4–6 Wo./6–12 Mon.

Nebenwirkungen Lokaler Schmerz, selten Fieber.

Kontraindikationen Keine bes., allg. **KI** (☞ 9.2.1).

Besonderheiten Wie bei Monovakzinen für Hep. A und Hep. B.

Influenza-Impfung, „Grippeschutzimpfung"

Influenza ☞ 9.4.4

Indikation Sonderimpfung (freiwillige Individualimpfung); Pers. ab 60. Lj. und Pat. mit c⬦ Erkr., bes. Herz- und Lungenerkr., bei Erw. und Kindern ab 6 Mon. Auch in der Grav. mö⬦ und sinnvoll. Empfohlen für Beschäftigte im Gesundheitswesen.

Impfstoff Totimpfstoff, Adsorbatimpfstoff. Wegen der Variabilität der Influenza-Viren jedes J. ein aktualisierter Impfstoff angeboten.

Impfmodus Im Herbst mit dem jeweils aktuellen Impfstoff.
- Erw. und Kinder ab dem 3. Lj.: 1 Dosis i.m. (z.B. Influsplit SSW® 0,5 ml)
- Bislang ungeimpfte Kinder von 3–12 J.: 2 Dosen à 0,5 ml i.m. im Abstand von 4 Wc⬦
- Kinder von 6 Mon.–3 J.: 2-mal ½ Dosis i.m. (z.B. Influsplit SSW® 0,25 ml) im Abstanc⬦ 4 Wo.

Nebenwirkungen Gelegentlich verstärkte Lokalreaktion; Kopf- und Gliederschmerzen; häufigen Wiederimpfungen selten Vaskulitis.

utzwirkung Beginn: Ca. 2 Wo. nach der Impfung; Dauer: Über die Wintersaison. Konver-
nsrate: Ca. 90% (HAHT nach Hirst > 1 : 40); Schutzquote: Je nach Antigenkorrespondenz:
utz vor Erkr. 50–60%; Schutz vor schweren Verläufen 90%.

ederimpfung Jährlich im Herbst vor Beginn der Grippesaison.

ntraindikationen Klinisch relevante Hühnereiweißallergie.

onderheiten Schützt nur gegen Erkr. an Influenza, nicht jedoch vor grippalen Inf. Bei Anti-
gulation ist auch s.c.-Gabe möglich.

ssive Immunisierung Wegen Variabilität des Err. nicht sinnvoll, ggf. Chemoprophylaxe
dem Neuraminidase-Inhibitor Zanamivir, z.B. Relenza®.

pan-Enzephalitis-Impfung

ikation Sonderimpfung; längerer Aufenthalt (> 4 Wo.) während der Übertragungszeit (in
Tropen während der Regenzeit, in gemäßigten Zonen v.a. von Spätsommer bis Frühherbst) in
emiegebieten (Süd- und Ostasien), Bevölkerung in Endemiegebieten.

fstoff Totimpfstoff; abgetötete Viren.

fmodus 3 Impfungen von 1,0 ml s.c. an den Tagen 0/7/30. Kinder < 3 J. mit $\frac{1}{2}$ Dosis.

enwirkungen 0,5–1% allergische Reaktionen (sofort oder verzögert 2–3 d p.v.); Kopf- und
derschmerzen, gastrointestinale Beschwerden.

utzwirkung Beginn: 2 Wo. p.v.; Konversionsrate: > 90%; Dauer: mind. 4 J.

derimpfung Nach 4 J

ntraindikationen Keine bes., allg. **KI** (☞ 9.2.1).

onderheiten Impfstoff in Deutschland nicht zugelassen, kann aber über eine internationale
theke bezogen werden. Impfungen meist nur an Gelbfieber-Impfstellen.

ssive Immunisierung Nicht verfügbar.

sern-Impfung
ern ☞ 16.7.1

kation
Öffentlich empfohlene Impfung bei Kindern ab vollendetem 2. Lebensmon. und Jugendli-
hen. Ziel ist die Eradikation der Masern
Öffentlich empfohlen für medizinisches Personal und Personal in der Kinderbetreuung
Erw. ohne Impfung.
nnestische Angaben über durchgemachte Masern ohne serol. Kontrolle nicht verwertbar.
gesehene Impfung zum Impftermin in jedem Fall durchführen, da NW bei Impfung nach
hgemachter Inf. oder mehrfachen Impfungen nicht bekannt.

Impfstoff Lebendimpfstoff, attenuiertes Masernvirus, Kühlkette! Gegen Licht und Wärme s empfindlich. Monovakzine, z.B. Masern-Impfstoff Merieux® (Amp. 0,5 ml) und Bestandteil Kombinationsimpfstoffen (☞ 9.2.2, Tab. 9.2).

Impfmodus Grundimmunisierung bei Kindern und Jugendlichen mit 2 Impfdosen im Abst von mind. 4 Wo., auch bei Erw. möglichst 2 Impfdosen, z.B. Masern-Vaccinol® 0,5 ml s.c. (c i.m.). Vorzugsweise mit Kombinationsimpfstoff MMR.

Nebenwirkungen Bei 3–5% der Geimpften um den 9. d p.v. Temperaturerhöhung, z.T. uncharakteristischem Exanthem, „Impfmasern" mit mildem Verlauf.

Schutzwirkung Beginn: Sofort! Bis zu 48 h nach Exposition auch Inkubationsimpfung mögl Konversionsrate: 97–99%; Dauer: Wahrscheinlich lebenslang.

Wiederimpfung Bei Kindern (MMR) ab vollendetem 15. Lebensmon.

Kontraindikationen AIDS, Allergie gegen Hühnereiweiß (☞ 9.2.4).

Besonderheiten Nach Immunglobulin- und Serumgaben 4 Mon. Abstand zur Impfung! kubationsimpfung nur bis 48 h nach Exposition sinnvoll. Kinder mit *asymptomatischer* H Inf. können geimpft werden.

Passive Immunisierung Wenn aktive Immunisierung nicht möglich, unspezifisches Gam globulin (IgG) verabreichen.

Meningokokken-Impfung

Indikation

* Pat. mit Asplenie, geplanter Splenektomie, Hypogammaglobulinämie, Komplementdefe
* Sonderimpfung für Reisen in Endemiegebiete (Sahelzone, Vorderasien, tropisches Süda rika)
* Zur Einreise nach Saudi-Arabien ist eine AC oder ACWY-Impfung erforderlich, z.B. für M ka-Pilger. Gültigkeit: 10 d–3 J. nach der letzten Impfung.

Bei Kindern < 18 Mon. ist der Impferfolg zweifelhaft.

Impfstoff Totimpfstoff mit Kapselpolysacchariden der Meningokokkentypen A, C, W135 u (z.B. Mencevax® ACWY).

Impfmodus 1 Dosis 0,5 ml s.c.

Nebenwirkungen Verstärkte Lokalreaktion, Schwellung regionaler LK, Kopfschmerzen, T peraturerhöhung.

Schutzwirkung Beginn: 1 Wo. nach der Impfung; Konversionsrate: Ca. 98%; Dauer: Bei und Kindern ab dem 6. Lj.: 3–5 J.; bei Kindern < 6 J. nur 2 J. Schutzquote: Ca. 90%.

Die Meningokokken-Impfung schützt nicht gegen Meningokokken vom Typ B, die in Eu und der nördlichen Hemisphäre vorherrschen!

Wiederimpfung Nur bei Verweilen in Endemiegebieten bzw. erneuter Exposition.

...traindikationen Keine bes., allg. **KI** (☞ 9.2.1).

...sive Immunisierung Nicht verfügbar.

...moprophylaxe mit Rifampicin
Rifa®, Rimactan®.

...ikation Asymptomatische Meningokokken-Träger jeden Alters können Zweiterkr. verursa-
...! Deshalb alle Personen (einschließlich Erw., auch geimpfte Personen) im Haushalt des Er-
...kten einbeziehen, falls in der Familie mind. ein Kind < 4 J. (s. Kasten).

...gehen Rifampicin 30–60 Min. vor einer Mahlzeit einnehmen.

...enwirkungen Orangefärbung von Urin, Schweiß, Tränen und Speichel. In 20% leichte ga-
...intestinale NW (Übelkeit, Erbrechen, Durchfall).

...traindikationen Grav.; Leberschäden.

Tab. 9.12 Meningokokken-Umgebungsprophylaxe	
...er der Kontaktpersonen	**Rifampicin: Tagesdosis, Einzeldosen, Dauer**
...J., > 3 Mon.	10 mg/kg KG tägl. in 2 Einzeldosen für 2 d
...2 J.	20 mg/kg KG tägl. in 2 Einzeldosen für 2 d ≤ 450 mg/d
...2 J.	1200 mg tägl. in 2 Einzeldosen für 2 d

...mps-Impfung

...kation Öffentlich empfohlene Standardimpfung für Kinder ab vollendetem 2. Lebensmon.
...Jugendliche. Erw. ohne Impfung, seroneg. exponierte Personen (z.B. Lehrer). Öffentlich emp-
...en für medizinisches Personal und Personal in der Kinderbetreuung.
...nnestische Angaben über durchgemachte Mumps ohne serol. Kontrolle nicht verwertbar.
...gesehene Impfung zum Impftermin in jedem Fall durchführen, da NW bei Impfung nach
...hgemachter Inf. oder mehrfachen Impfungen nicht bekannt.

...fstoff Lebendimpfstoff, attenuiertes Mumpsvirus. Sehr licht- und wärmeempfindlich:
...kette! Vorzugsweise als Kombinationsimpfstoff (MMR; ☞ 9.2.2, Tab. 9.2).

...fmodus 1 Impfdosis (z.B. Mumpsvax® 0,5 ml) s.c. (oder i.m.), vorzugsweise mit Kombina-
...simpfstoff MMR, z.B. M-M-R Vax®.

...enwirkungen Selten, in der 2. Wo. p.v. Temperaturerhöhung.

...tzwirkung Beginn: 2 Wo. p.v.; Konversionsrate: Ca. 97%; Dauer: Wahrscheinlich lebens-

...derimpfung Bei Kindern und Jugendlichen Wiederholung (MMR) ab vollendetem 15. Le-
...mon.

...traindikationen Immundefizienz, AIDS, Allergie gegen Hühnereiweiß (☞ 9.2.4).

Besonderheiten Mumpsimpfung kann bei Kindern mit asymptomatischer HIV-Inf. erfol

Passive Immunisierung Nutzen von Immunglobulinen nicht erwiesen.

Pertussis-Impfung
Pertussis ☞ 16.7.7

Indikation Öffentlich empfohlen für Sgl. ab vollendetem 2. Lebensmon., Kinder und Juge liche bis zum 18. Lj. Personal in Päd. und Infektionsmedizin sowie in Gemeinschaftseinrichtur für das Vorschulalter.

Impfstoff Totimpfstoff; Monovakzine, z.B. Pac Merieux®. Kombinationsimpfstoffe mit D therie, Pertussis, Polio, HiB, Hep. B (☞ 9.2.2, Tab. 9.2). Wegen besserer Verträglichkeit ge nigten, azellulären Impfstoff bevorzugen.

Impfmodus
* Grundimmunisierung:
  – Kinder ab vollendetem 2. Lebensmon.: 4 Impfungen, 3 × 0,5 ml i.m. im Abstand vo 4–8 Wo., 0,5 ml i.m. 6–12 Mon. nach der 3. Impfung
  – Jugendliche zwischen 14. und 18. Lj.: 2 Impfungen, 2 × 0,5 ml i.m. im Abstand von je 4–8
  – Erw.: 1 Impfung
* Auffrischimpfung: 1 × 0,5 ml i.m.

Nebenwirkungen
* Ganzkeimvakzine: Schmerzen lokal. Bei Reflux ins Unterhautfettgewebe Induration, Röt Schwellung. Fieber bei ca. 20% am selben oder folgenden Tag, in 0,1% zerebraler Krampfa
* Azellulärer Impfstoff: Gelegentlich verstärkte Lokalreaktion.

Schutzwirkung Beginn: 2 Wo. nach der 2. Impfung; Konversionsrate: > 80%; Dauer: Ca. Dauer der Immunität nach Erkr. 15–20 J.

Wiederimpfung Laut STIKO-Empfehlung 7/2001 im 10.–18. Lj., sonst alle 10 J. Die Immu ist nicht dauerhaft; trotz vollständiger Grundimmunisierung als Kind kann der Erw. später w an Pertussis erkranken, der hier atypisch als hartnäckige Bronchitis verläuft.

Kontraindikationen
* Ganzkeimvakzine: HIV-pos. Kinder. Progressive neurologische Erkr., Epilepsie → nur ge de Kinder impfen
* Azellulärer Impfstoff: Unverträglichkeit von Ganzkeim- oder azellulärem Pertussisimpfs progressive neurologische Erkr. (bisher keine Erfahrung).

Passive Immunisierung Nutzen von Immunglobulinen nicht gesichert.

Chemoprophylaxe Bei ungeimpften Kindern mit Kontakt zu Erkrankten: Erythrom 50 mg/kg tägl. über 14 d, z.B. als Saft (z.B. Paediathrocin®).

Pneumokokken-Impfung

Indikationen Personen mit erhöhter gesundheitlicher Gefährdung infolge einer Grundkr heit.

Immundefekte: Asplenie, Hypogammaglobulinämie, Komplementdefekt, HIV-Inf., Sichelzellenanämie, Leukosen, nach KMT

Chron. Erkr. von Herz, Kreislauf, Atemwegen, Niere

Diabetes mellitus

Liquorfistel

Vor Einleitung einer immunsuppressiven Ther.

Frühgeborene (< 38. SSW); niedriges Geburtsgewicht (< 2500 g)

Kinder mit Gedeihstörungen oder neurologischen Erkr.

■fstoff
Konjugat-Impfstoff: Die 7 häufigsten Kapselpolysaccharidtypen konjugiert mit einem Trägerprotein; Totimpfstoff, z.B. Prevenar®. Geeignet für Kinder ab 2 Mon. bis zum vollendeten 2. Lj. *Immunisierung:*

Sgl. und KK < 6 Lebensmon.: 4 Impfungen à 0,5 ml i.m.; 3 Injektionen im Abstand von je 1 Mon.; 1. Dosis i.d.R. im 3. Lebensmon., 4. Dosis im 2. Lj.

Ungeimpfte Kinder von 7–11 Mon.: 3 Impfungen à 0,5 ml i.m., 2 Injektionen im Abstand von 1 Mon., 3. Dosis im 2. Lj.

Ungeimpfte Kinder von 12–23 Lebensmon.: 2 Impfungen à 0,5 ml i.m; 2 Injektionen im Abstand von 1 Mon.

Impfungen bei Kindern ab 2 J. mit 23-valentem Polysaccharid-Impfstoff durchführen

Polysaccharid-Impfstoff: Kapselpolysaccharide der 23 häufigsten Pneumok.-Subtypen (von insgesamt > 90), Totimpfstoff; z.B. Pneumopur®, Pneumovax® 23. Geeignet für Kinder ab dem vollendeten 2. Lj., Jugendliche und Erw. *Immunisierung:* Kinder ab vollendetem 2. Lj. und Erw.: 1 × 0,5 ml s.c. oder i.m.

■enwirkungen Stärkere Lokalreaktion, Schwellung regionaler LK, Fieber, Abgeschlagenheit. ■.c. Injektion können schwere Lokalreaktionen auftreten.

■traindikationen Schwere Pneumok.-Inf. oder -Impfung während der letzten 5 J.

■tzwirkung Beginn: 2 Wo. p.v.; Konversionsrate: > 90%; Dauer: 3-5 J.; Schutzquote: ■0%.

■derimpfung Bei fortbestehender Ind. Erw. alle 6 J., Kinder < 10 J. alle 3 J. Kinder, die mit ■ugatimpfstoff geimpft wurden, erhalten ab dem vollendeten 2. Lj. eine Impfung mit Poly- ■harid-Impfstoff (Mindestabstand zur letzten Impfung mit Konjugatimpfstoff 2 Mon.). Bei ■erer Wiederimpfung stärkere NW.

■nderheiten Notwendige Aktualisierung des Impfstoffs je nach den in Europa und Nord- ■rika vertretenen Pneumok.-Subtypen.

■ive Immunisierung Nicht verfügbar.

■o-Impfung nach Sabin (Schluckimpfung)
■ ☞ 9.4.9

■kation Laut STIKO nur noch Sonderimpfung (Riegelungsimpfung) bei Ausbruch von Po-

Impfstoff Lebendimpfstoff, enthält Impfvirustypen I, II und III; Kühlkette!

Impfmodus Grundimmunisierung: 3 orale Gaben im Abstand von mind. 6 Wo.

Polio-Impfung nach Salk
Polio ☞ 9.4.9

Indikation Seit Mai 1998 anstelle des Impfstoffs nach Sabin als Standardimpfung gegen Polio Kinder ab vollendetem 2. Lebensmon. und Erw. öffentlich empfohlen.

Impfstoff Totimpfstoff mit formolabgetöteten Polioviren der Typen I, II und III. Als Mo vakzine oder in Kombinationsimpfstoffen (☞ 9.2.2, Tab. 9.2).

Impfmodus Grundimmunisierung mit 2 Injektionen (z.B. IPV-Virelon® C) s.c. oder i.m. Abstand von 4–6 Wo. sowie dritte Impfinjektion nach ca. 12 Mon. Auffrischimpfung alle

Nebenwirkungen Selten verstärkte Lokalreaktion.

Schutzwirkung Beginn: 2 Wo. nach der 2. Impfung; Konversionsrate: 94–96%; Dauer: Indi duell verschieden. Bei Polioexposition evtl. auch vorzeitige Auffrischimpfung.

Wiederimpfung Alle 10 J. bei exponierten Personen (medizinisches Personal, Entwicklungs der), sonst laut STIKO nicht erforderlich.

Kontraindikationen Keine, auch nicht symptomatische HIV-Inf. bei Kindern.

Besonderheiten Da eine lokale Darmimmunität durch die Salk-Impfung nicht zusta kommt, fehlt dieser Impfung der epidemiologische, seucheneingrenzende Effekt.

Passive Immunisierung Nicht verfügbar.

Röteln-Impfung
Röteln ☞ 16.7.2
Zur Prävention der Röteln-Embryopathie (bei Inf. bis zur 16. SSW), Fehlbildungsrate ca. 60%

Indikation Öffentlich empfohlen für alle Kinder ab vollendetem 12. Lebensmon., alle Jug lichen bis 18 J., bei denen keine 2 MMR-Impfungen dokumentiert sind; alle seroneg. F in bärfähigen Alter. Medizinisches Personal und Personal in der Kinderbetreuung.

Impfstoff Lebendimpfstoff, attenuiertes Rötelnvirus. Kühlkette!

Impfmodus 1 Impfdosis (= 0,5 ml) s.c. (oder i.m.). Zweimalige Kombinationsimpfung Kinder mit MMR-Impfstoff (z.B. M-M-RVax®) in 2. Lj. mit Mindestabstand 4 Wo. Ungeim Jugendliche und Erw. 1 MMR-Dosis. Bei seroneg. F mit Kinderwunsch anschließend serol. trolle.

Nebenwirkungen Bei 2–5% aller Geimpften um den 9.–14. d p.v. Temperaturerhöhung belliformes Exanthem, LK-Schwellungen möglich. Postpubertär gehäuft Arthralgien.

Schutzwirkung Beginn: 21 d p.v. Immunität vorhanden, wenn Röteln-AK-Titer mind. 1 : 3 Hämagglutinationshemmtest oder Röteln-AK ≥ 15 IU/ml im quantitativen EIA und Röteln neg.; Konversionsrate: 99%; Dauer: Noch unklar (erst 17 J. Erfahrung); Schutzquote: 95%

...ederimpfung Wenn Titer < 1 : 32.

...traindikationen Grav.

...onderheiten Postvakzinale Kontrolle bei der Schwangerenvorsorge. Akzidentelle Impfung ...er Grav. ist kein Grund zum Schwangerschaftsabbruch; es wurde noch nie die Schädigung ...s Embryos/Feten beobachtet.

...sive Immunisierung

...ikation Röteln-Prävention bei seroneg. Schwangeren bis zur 16. SSW. Zuverlässige Unter-...ckung einer Inf. nur innerhalb der ersten 4 d nach Röteln-Exposition. Bei Exposition vor der ...SW erneute Immunglobulingabe nach 4–5 Wo.

...fstoff Es gibt keine Präparate mit spezifischem Röteln-Immunglobulin. Zur PEP bei sero-...Schwangeren Human-Immunglobulin mit ausreichender Röteln-AK-Konz. verwenden, z.B. ...ma-Venin®, Endobulin Immuno®, Sandoglobulin®. Dos. nach Angaben des Herstellers.

...utzwirkung Präventiv > 80%, postexpositionell ca. 60%.

...anus-Impfung

...ikation Bundesweit öffentlich empfohlene Standardimpfung aller Kinder und Erw. wegen ...manenter Infektionsgefahr.

...fstoff Totimpfstoff, Toxoid. Der Standardimpfstoff zur Grundimmunisierung und für den ...etzungsfall enthält 40 IE Tetanus-Toxoid. Impfstoffe mit 2 IE Tetanus-Toxoid (z.B. Tetamun ...®) sind nur zur Auffrischimpfung bei abgeschlossener Grundimmunisierung geeignet.

...fmodus Grundimmunisierung ab vollendetem 2. Lebensmon. mit 3 Injektionen ...Tetanol®) à 0,5 ml i.m.

...fschema: 0/4–8 Wo./7–12 Mon. Bei Kindern mit Kombinationsimpfstoff gegen Diphtherie ...Tetanus (T), Haem. infl. Typ B (HiB), Pertussis (P), Hep. B (☞ 9.2.2, Tab. 9.2). Auffrischung ...0. Lj., Wiederholung alle 10 J.

...rgehen bei Verletzungen
...nachgewiesener und glaubhafter kompletter Grundimmunisierung:
...Letzte Impfung vor ≤ 5 J.: Keine Impfung
...Letzte Impfung vor 5–10 J.:
...Bei sauberen geringfügigen Wunden keine Impfung
...Bei allen anderen Verletzungen 1 Impfung
...Letzte Impfung vor > 10 J.: 1 Impfung.
...ne, fragliche oder unvollständige Grundimmunisierung:
...Bei geringfügigen, sauberen Verletzungen: Beginn oder Vervollständigung der Grundim-...munisierung
...Bei allen anderen Verletzungen: Impfung + Tetanus-Immunglobulin
...Bei 2 Tetanus-Impfungen in der Vorgeschichte und wenn die Verletzung nicht länger als ...24 h zurückliegt nur Impfung und kein Tetanus-Immunglobulin.

Forts. ▶

Durchführung der Simultanimpfung

Simultan und kontralateral zur Impfinjektion 250 IE Antitoxin (z.B. Tetagam N® 1 Amp.). Bei schweren Blutverlusten, vernachlässigten Wunden oder ausgedehnten Verbrennungen: 500 Antitoxin (z.B. Tetagam N® 2 Amp.), anschließend Grundimmunisierung vervollständigen. Im Zweifelsfall und bei V.a. Unverträglichkeit Titer bestimmen.

Nebenwirkungen Stärkere Lokalreaktion, mitunter starke Induration mit Rötung, Schwell und Überwärmung bei Hyperimmunisierung.

Schutzwirkung Beginn: 1 Wo. nach 2. Impfung der Grundimmunisierung; Konversionsr 99%; Dauer: Mindestens 10 J.

Wiederimpfung Im 10. Lj., dann alle 10 J. 1 Impfdosis (0,5 ml i.m.), vorzugsweise mit Td-Im stoff (z.B. Td-Vaccinol®, „d": Diphtherie). Bei Verletzungen Impfung mit Tetanus-Monovakz wenn letzte Td-Impfung < 10 J. In Zweifelsfällen und bei V.a. Unverträglichkeit Titerbestimm Impfschutz, wenn Titer > 0,01 IE Antitoxin/ml. Gehäuft Impf-Unverträglichkeiten, wenn T > 4 IE Antitoxin/ml.

Kontraindikationen Keine bes., allg. **KI** (☞ 9.2.1). Sehr gut verträglicher Impfstoff.

Besonderheiten Auch als Kombinationsimpfstoffe DT, DPT und Td (nach dem 7. Lj.). Antikoagulanzienther. kann das Antitoxin Tetagam N® auch s.c. angewendet werden.

Passive Immunisierung Nach Verletzung ohne ausreichenden Impfschutz Simultanimpf (s.o.).

Tollwut-Impfung

Tollwut ☞ 9.4.8

Indikation Postexpositionell; präexpositionell öffentlich empfohlen für Risikogruppen Förster, Veterinäre). Reiseimpfung bei Reisen nach Südostasien und Südamerika.

Impfstoff Totimpfstoff, human diploid cells (HDC) Impfung.

Impfmodus postexpositionell Sofortiger Beginn der Behandlung! Wunddesinfektion v vertretbar mit 70% Ethanol, sonst PVP-Jod, z.B. Betaisodona®; bei richtiger Durchführung duktion des Infektionsrisikos um 90%. 1 Dosis (z.B. Rabivac®) 1 ml i.m. an den Ta 0–3–7–14–30 und 90. Am Tag 0 zusätzlich homologes Tollwut-Hyperimmunglobulin (z.B. rirab® Tollwut Immunglobulin), exakt 20 IE/kg KG i.m., nicht überdosieren! So viel wie mög vom Immunglobulin um die Verletzungen herum instillieren, den Rest entfernt vom Verletzu ort injizieren.

Empfehlungen der WHO zur Postexpositionsprophylaxe bei Tollwut

*   **Expositions-Kategorie 1:** Berühren oder Füttern von Tieren; Belecken der intakten Ha Berühren eines Impfstoffköders bei intakter Haut: Keine Schutzimpfung (Vorsichtsm nahme! Bislang ist noch keine Tollwutinf. durch ein solches Ereignis ausgelöst word

Forts.

Expositions-Kategorie 2: Knabbern an der intakten Haut; oberflächliche Kratzer, die nicht zum Bluten führten; Belecken der nicht intakten Haut: Aktive Schutzimpfung durchführen
Expositions-Kategorie 3: Jegliche Bissverletzung oder Kratzwunden, die die Haut durchdringen; Kontamination von Schleimhäuten mit Speichel (z.B. Lecken, Spritzer), Kontakt von Hautverletzungen oder Schleimhäuten mit Impfstoffködern: Aktive plus passive Immunisierung (Vorsichtsmaßnahme! Bislang ist noch keine Tollwutinf. durch ein solches Ereignis ausgelöst worden).

pfmodus präexpositionell 4 Impfungen mit 1 ml HDC-Impfstoff zum Zeitpunkt: 0/7 d/ d/12 Mon. i.m.

benwirkungen Gelegentlich am Injektionsort Druckgefühl.

utzwirkung Abhängig von der Lokalisation der Wunde. Ungünstige Prognose bei Bisswun- im Gesicht. Beginn: Ab 2.–3. Inj. der Impfserie; Konversionsrate: 98–99,5%; AK bereits 4 d vorhanden; Dauer: 3–5 J.

ederimpfung Nach 3 J. 1 Dosis. Immunisierung bei Bissverletzungen abhängig vom Zeit-kt der letzten Impfung: < 1 J. → 0–3 d; 1–5 J. → 0–3–7 d; > 5 J. → entsprechend ungeimpften sonen.

traindikationen Bei postexpositioneller Impfung keine, da Erkr. immer tödlich verläuft. xpositionelle Impfung: Allg. **KI** (☞ 9.2.1).

sive Immunisierung Nach massiver Exposition Simultanimpfung.

phus-Impfung

phus ☞ 9.3.1

kation Reisen (Mittelmeer, Orient, Fernreisen). Kinder ab vollendetem 2. Lj. Nur aktive nunisierung möglich, passive nicht verfügbar.

endimpfstoff, oral

fstoff Lebendimpfstoff. Oralimpfstoff. Kühlkette!

fmodus An Tag 0, 2 und 4 je 1 Kps. (z.B. Typhoral L®) 1 h vor der Mahlzeit.

enwirkungen Gelegentlich Übelkeit, Durchfall, Temperaturerhöhung.

utzwirkung Beginn: 1 Wo. nach der 3. Impfung; schützt nur gegen Salm. typhi, nicht jedoch n Salm. paratyphi oder Enteritis-Salm. Schutzrate: Ca. 90%; Dauer: 3 J.

derimpfung Nach 2 J. Vor oder bei massiver Exposition jährlich.

traindikationen Kinder < 3. Lebensmon., allg. **KI** (☞ 9.2.1).

onderheiten Antibiotikather. und Laxanzieneinnahme gefährden den Impferfolg. Beginn r Malariaprophylaxe frühestens 3 d nach letzter Einnahme von Typhus-Impfstoff.

Totimpfstoff, parenteral

Impfstoff Gereinigtes Vi-Kapselpolysaccharid von Salm. typhi. Sehr gute Verträglichkeit.

Impfmodus 1 Dosis (z.B. TyphimVi®) 0,5 ml i.m. oder tief s.c.

Nebenwirkungen Gelegentlich verstärkte Lokalreaktion.

Schutzwirkung 70%, Beginn 3 Wo. p.v.

Wiederimpfung Nach 3 J.

Kontraindikationen Keine.

Varizellen-Impfung

Indikation Indikationsimpfung für folgende Personengruppen. Wenn Varizellen-AK
< 100 IU, besteht serol. kein sicherer Anhalt für Immunität.
- Seroneg. F mit Kinderwunsch
- Ungeimpfte Jugendliche von 12–15 J. ohne Varizellenanamnese
- Seroneg. Personal im Gesundheitsdienst, bes. in pädiatrisch-onkologischen Kliniken
- Enge Kontaktpersonen von Immunsupprimierten
- Seroneg. Pat. mit atopischem Ekzem; seroneg. Pat. vor Einleitung einer Immunsuppres~
- Personen mit mäßiger Immunsuppression
- Seroneg. Leukämie-Pat. in hämatologischer Remission (Kriterien: Klinische Remiss~
  ≥ 12 Mon., Gesamtlymphozytenzahl ≥ 1200/mm³, Unterbrechung der Erhaltungst~
  vor und nach der Impfung für eine Wo.).

Bisher ist nicht geklärt, ob die Impfung gegen eine Zoster-Erkr. schützt. Zulassung für gesu~
Erw. und Kinder ab vollendetem 9. Lebensmon.

Impfstoff Lebendimpfstoff (z.B. Varilrix®), Kühlkette!

Impfmodus 1 × 1,0 ml s.c.

Nebenwirkungen Bei gesunden Personen gelegentlich lokal Schmerzen oder Spannungsgef~
Bei immundefekten Personen Fieber, evtl. Impfvarizellen. Bisher keine KO bekannt.

Schutzwirkung Beginn: 2 Wo. p.v.; Konversionsrate: Bei Gesunden ca. 93%; Dauer: Bei
sunden lebenslang; bei immundefekten Personen z.T. nur kurz; Schutzquote: 80–95% bei
munsupprimierten.

Wiederimpfung Erneute Impfung, wenn Varizellen-AK EIA < 100 IU. Bei Immunsuppres~
nach 3 Mon. serol. Kontrolle.

Kontraindikationen Schwere Immundefizienz, laufende Chemother. (Leukos < 1200
AIDS; Grav. (versehentliche Impfung in der Grav. kein Grund für Schwangerschaftsabbru~

Passive Immunisierung

Indikation Prävention bei seroneg. Schwangeren; Neugeborene bei Varizellen-Exposition;
unter zytostatischer Ther. bei Varizellen-Exposition.

sierung Anwendung je nach Präparat i.v. oder i.m., z.B. Varicellon® 0,2 ml/kg KG i.m.

ufgrund der epidemiologischen Situation verschiebt sich die Erkr. immer mehr in das Erwach-
nenalter. Dann jedoch verlaufen die Windpocken oft schwer, und das Risiko der Schwanger-
haftsinf. steigt. Durch Impfung bleiben später der Stress und die Kosten des Varizellen-Im-
unglobulins bei Varizellen-Exposition von seroneg. Schwangeren erspart. Bei gut verträgli-
em Impfstoff findet deshalb die allg. Varizellen-Impfung immer mehr Befürworter. Seroneg.
mit Kinderwunsch sollte die Impfung angeraten werden (keine Kassenleistung).

pfungen gegen unspezifische Infektionen

ikation Immunstimulation bei rezid. Harnwegs- bzw. Atemwegsinf. sowie vaginalen Inf.

ofstoff Lyophilisierte Extrakte eines Spektrums der üblicherweise bei den jeweiligen Inf. be-
gten Bakterien. *Atemwegsinf.:* Z.B. Biomunyl®, Bronchobactan®, Broncho-Munal®, Broncho-
om®. *Harnwegsinf.:* Z.B. Uromunal®, Uro-Vaxom®. *Vaginalinf.:* Z.B. Gynatren®.

2.4   Impfen in besonderen Situationen

pfungen und Schwangerschaft

h Möglichkeit sollten Impfungen außerhalb der Grav. erfolgen. Wegen einer theoretisch mög-
en Gefährdung des Feten (bis auf wenige Ausnahmen) keine Lebendimpfstoffe anwenden.
Unbedenkliche Impfungen in der Grav.: Typhus oral, Tollwut (vitale Ind.), Polio-Salk, Teta-
nus, Hep. A, Hep. B, Diphtherie, Influenza
Impfung nur bei sorgfältiger Risikoabwägung wegen fehlender Erfahrung bei Schwangeren:
FSME, Meningokokken, Masern (bei Bedarf passive Immunisierung), Pneumok., Mumps,
Japan-Enzephalitis, Gelbfieber, wenn Reise in Epidemiegebiet unvermeidlich
Kontraindiziert in der Grav.: Cholera; Varizellen und Röteln: Bei Bedarf passive Immunisie-
rung, versehentliche Impfung während der Grav. keine Ind. für Schwangerschaftsabbruch.

pfen bei bestimmten Grundkrankheiten

ndsätzlich **keine KI** für Standardimpfungen sind: Asthma, Mukoviszidose, Zöliakie, chron.
z-/Lungenerkr., Down-Sy., stabile neurologische Erkr., Unterernährung, hypotrophe Kinder
Frühgeborene, postnataler Ikterus.
Diab. mell.: Dringlich indizierte Impfungen sind Influenza, Mumps, Pneumok. **KI:** Cholera
(gefäßaktive Endotoxine)
Herzfehler (angeboren/erworben): Dringlich indizierte Impfungen sind Influenza, Pneumok.,
Masern. **KI:** Cholera, Pertussis in Abhängigkeit vom Gesundheitszustand
Geistig/körperlich Behinderte: Dringlich indizierte Impfungen sind Tetanus, Polio; Hep. A,
Hep. B, bei Kindern Auffrischimpfungen von Diphtherie mit „d" Impfstoff
Hirnorganisches Anfallsleiden: Pertussis-Impfung mit azellulärem Impfstoff
Mukoviszidose: Dringlich indizierte Impfungen sind Pertussis, Influenza und Pneumok., Ma-
sern. **KI:** Cholera-Ganzkeimvakzine
Neurodermitis: Während eines Schubes nur passive Immunisierung in dringenden Fällen
(z.B. Tetanus), im inaktiven Stadium können alle Impfungen durchgeführt werden, sofern
keine Allergie gegen Bestandteile des Impfstoffs besteht

- Sichelzellenanämie: Dringlich indizierte Impfungen sind Influenza, Pneumok. **KI:** Chole Ganzkeimvakzine
- Lungenemphysem, chron. Bronchitis: Dringlich indizierte Impfungen sind Influenza, Pne mok.
- Autoimmunerkr., Rheumatische Erkr.: Keine Impfung während aktiver Krankheitspha oder immunsuppressiver Ther.; in diesen Fällen auf passive Immunisierung ausweichen
- KHK, Z.n. apoplektischem Insult: Keine Cholera-Ganzkeimvakzine (gefäßaktives Endoto:
- Antikoagulation/Gerinnungsstörungen: Relative **KI** für: Cholera-Ganzkeimvakzine und G fieber (Thrombozytenabfall 4–6 d p.v.). Möglichst keine i.m. Injektionen, ggf. auf Impfst ausweichen, die s.c. appliziert werden können
- Elektive operative Eingriffe: 2 Wo. Abstand zu Impfungen wegen möglicher Impfreaktio
- Z.n. Splenektomie: Dringlich indizierte Impfung: Pneumok.
- Immunsuppression: Systemische Glukokortikoide (> 5 mg Prednison-Äquivalent) und tostatika. Keine Lebend-, aber alle Totimpfstoffe. Relative Ausnahme: Varizellen
- Frühgeburtlichkeit: Frühgeborene sollten, unabhängig vom Geburtsgewicht, gemäß d empfohlenen Impfalter geimpft werden.

HIV und AIDS

Impfungen induzieren die HI-Virus-Replikation um das 3- bis 5fache. Die HIV-Konz. erreicht 4–6 p.v. wieder die Ausgangswerte. Bedeutung für die Progression bisher unklar. Impfungen unter a retroviralem Schutz durchzuführen, ist eine mögliche Vorsichtsmaßnahme.

- Asymptomatische HIV-Inf.: Keine Lebendimpfstoffe, Ausnahme: Masern, Mumps, Rö
- AIDS: Nur Totimpfstoffe und passive Immunisierung
- HIV-pos. Kinder: Wegen übertragener mütterlicher AK kann erst im Alter von 1 J. endg festgestellt werden, ob das Kind tatsächlich infiziert wurde. Empfehlungen der STIKO in ser Situation: Für alle Impfungen gelten die gleichen Ind. und KI wie für Nichtinfizier

Allergische Reaktionen

Eine allergische Reaktion auf eine Impfung kann durch den Impfstoff selbst oder durch Hilfsstoff Präparat verursacht sein. Um die Immunität abzuklären, zuerst eine Titerbestimmung der ents chenden AK durchführen. Wenn kein erhöhter AK-Titer vorliegt, allergologische Abklärung auf H stoffe.

Hühnereiweiß Impfstoffe gegen folgende Krankheiten enthalten Hühnerprotein (nach ab: mender Konz. geordnet): Gelbfieber, Influenza, Masern, Mumps, FSME, Tollwut. V.a. Hüh eiweißallergie vor Impfung allergologisch abklären.
Einteilung der allergischen Reaktion in 3 Schweregrade

- Grad 1: Allg. Unverträglichkeit von Hühnereiern ohne allergische oder anaphylakti Symptome, neg. Hauttest: Keine Gegenanzeigen für Impfungen, auch nicht gegen Influ oder Gelbfieber
- Grad 2: Im Hauttest nachgewiesene, jedoch klinisch nicht bedeutsame Hühnereiweißalle Gelbfieber-Impfung ist relativ kontraindiziert und darf nur in dringlichen Fällen geg werden. Impfung gegen Influenza in der Klinik
- Grad 3: Pat. mit Sofortreaktion nach Verzehr von Hühnereiweiß mit Urtikaria, Laryr Bronchospasmus, RR-Abfall. Impfung gegen Influenza und Gelbfieber kontraindiziert. I fung gegen Masern, Mumps, FSME und Tollwut (präexpositionell) in der Klinik.

omycin U.a. in folgenden Impfstoffen enthalten: Masern, Mumps, Röteln, Polio (je nach steller unterschiedlich).

tfallseren, Informationen

hinteren Abschnitt der Roten Liste® (Seiten mit blauem Rand), befindet sich ein Verzeichnis Notfalldepots, in denen folgende Seren und Plasmaderivate aufbewahrt werden: Botulismus-itoxin vom Pferd, FSME-Immunglobulin, Hep.-B-Immunglobulin, polyvalentes Immunglo-n, Schlangengift-Immunserum polyvalent Europa, Tetanus-Immunglobulin, Tollwut-Im-nglobulin, Tollwut-Impfstoff, Varicella-Zoster-Immunglobulin.

ätzlich in der Roten Liste®:

Verzeichnis von Informations- und Behandlungszentren für Vergiftungen für Deutschland und Europa (☞ 3.5.2, Tab. 3.4)

Impfempfehlungen; Impfvorschriften für den internationalen Reiseverkehr

Empfehlungen zur Malariaprophylaxe.

3 Bakterielle Infektionen

Tab. 9.13 Häufige bakterielle Infektionen in der Praxis

nkheitsbild	Typische Erreger	Therapie
ina tonsillaris 22.3.2)	Viren (40%), A-Streptok. (30%)	Penicillin-V, Cephalexin (z.B. Oracef®)
te Bronchitis 12.3.2)	Viren (90%), Mykoplasmen	Evtl. Doxycyclin (z.B. Azudoxat®)
on. Bronchitis 12.4)	Haem. infl., Pneumok., Moraxella	Antiobstruktive Ther. (☞ 12.6.3), Rauch-verbot. Antibiotika nur bei akuter Exazer-bation: Amoxicillin/Clavulansäure (Aug-mentan®), Cephalosporin 2 (z.B. Elobact®), Co-trimoxazol (z.B. Bactrim®)
usitis 22.5.2)	Pneumok., Haem. infl., Staph. aureus, Streptok.	Schleimhautabschwellende Mittel, Kamil-lendampf; Amoxicillin/Clavulansäure (Augmentan®), Cephalosporin 2 (z.B. Elobact®), Co-trimoxazol (z.B. Bactrim®)
is media 22.6.3)	Pneumok., Haem. infl., Moraxella, Staph. aureus	Wärmebehandlung des Ohres, schleim-hautabschwellende Mittel Amoxicillin/Clavulansäure (Augmentan®), Cephalo-sporin 2 (z.B. Elobact®)
is externa 22.6.1)	Staph. aureus, Pseudomonas, Candida	Nach Grunderkr. und Err.

Krankheitsbild	Typische Erreger	Therapie
Pneumonie (☞ 12.3.3)	Pneumok. (60%), Mykoplasmen, Haem. infl., Legionellen, Chlamydia pneumoniae	Roxithromycin (z.B. Rulid®), Cephalosporin 2 (z.B. Elobact®) je na AZ Klinikeinweisung
HWI (☞ 13.3.2)	E. coli, Enterokokken	Reichlich trinken; Co-trimoxazol (z.B. Bactrim®), Ciprofloxacin (z.B. Ciprobay®)
Urethritis (☞ 13.3)	Chlamydien, Urea-plasmen; Gonokokken	Azithromycin (z.B. Zithromax®), Ciprofloxacin (z.B. Ciprobay®), Partnerbehandlung

Tab. 9.13 Fortsetzung

Tab. 9.14 Lebensmittelvergiftungen

Pathomechanismus: Aufnahme von präformierten, d.h. im Lebensmittel von Bakterien vor Nahrungsaufnahme gebildeten Toxinen. Zum Zeitpunkt des Verzehrs können die Bakterien a tot sein. Hitzestabil/hitzelabil: Beständigkeit des Toxins gegenüber Kochen bei 100 °C.

Salmonellen ☞ 9.3.1

Erreger, Häufigkeit	IKZ; Pathome-chanismus	Klinik; Krank-heitsdauer (KD)	Hauptübertragung; Risikofaktoren	Nachweis; Therapie
Staphylococcus aureus, 30%	1–6 h; hitzestabiles Enterotoxin (keine Ver-mehrung bei Kühlung)	Plötzliche Übel-keit, Erbrechen, Diarrhoe, Bauchkrämpfe, Schweißaus-brüche, meist ohne Fieber; KD: 1–2 d	Fleisch- (v.a. Geflügel) und Milchprodukte, Soßen, Puddings, Dressings, Kartoffel-salat; typisch für Gemeinschafts-verpflegung	Err. und T im Lebens tel; sympto matisch
Bacillus cereus, 30%	1–16 h; hitzestabiles Enterotoxin	Übelkeit, selten Erbrechen, wässrige Diar-rhoe, Bauch-krämpfe; KD: 1 d	V.a. stundenlang warmgehaltene Reis- und stärkehaltige Lebensmittel, Eier-speisen, zerkleinerte, erhitzte Fleisch-produkte	Err. und T im Lebens tel, Err. im Erbrochen symptoma tisch
Clostridium perfringens, 30%	8–16 h; hitzestabiles Enterotoxin	Wässrige Diar-rhoe, teilweise Erbrechen; KD: 1–2 d	Fleisch (v.a. fertige Gerichte bei Zimmer-temperatur aufbe-wahrt), Soßen	Err. und T im Lebens tel; sympto matisch

Tab. 9.14 Fortsetzung

eger, ufigkeit	IKZ; Pathome-chanismus	Klinik; Krank-heitsdauer (KD)	Hauptübertragung; Risikofaktoren	Nachweis; Therapie
rio para-molyticus, ten	16–72 h; hitzelabiles Enterotoxin	Wässrige Diarrhoe	Roher Fisch, Meeresfrüchte	Err. im Lebensmittel; symptoma-tisch
stridium ulinum, r selten	1–10 d; hitze-labile Neuro-toxine	Erbrechen, Diarrhoe; Kopf-schmerzen, Doppelsehen, Obstipation, Schluck- und Atemstörungen, Paralyse; KD: Bis zu 8 Mon.	Schinken, Räucher-fisch, v.a. hausge-machte Gemüsekon-serven (**cave:** bom-bierte Konserven), unzulänglich erhitzte Fleisch-, Milch- und Gemüsespeisen	Err. und Toxin im Lebensmit-tel, Toxin im Patienten-serum; Klinik-einweisung obligat

Tab. 9.15 Übersicht Enteritiserreger

eger	Inkubations-zeit; Haupt-übertragung, Risikoländer	Klinik	Diagnostik: Material; Methode	Chemotherapie: 1. Wahl; Alternative
omonas sp., ten	1–2 d; Lebens-mittel	Wässrig-blutige, manchmal pro-trahierte Diarrhoe	Stuhl; Kultur	Ciprofloxacin*** 2 × 500 mg/d für 7 d
pylobacter ni/coli, fig	2–5 d; Geflügel, Rohmilch	Schmerzhafte, schleimige, häufig blutige Diarrhoe, Fieber	Stuhl, Lebens-mittel: Antigen-EIA, Kultur, Blutkultur, Serologie	Erythromycin 4 × 500 mg/d für 7 d; Ciprofloxa-cin*** 2 × 500 mg/d für 7 d
eritis-monellen, fig 9.3.1)	1–3 d; Geflügel, Hackfleisch	Fieber, Erbre-chen, Diarrhoe	Stuhl, Lebens-mittel, Blut: Kultur, Serologie	Ciprofloxacin*** 2 × 500 mg/d für 10 d*; Co-trimo-xazol** 2 × 960 mg/d für 10 d*
C = Entero-morrhagi-e E. coli	3–5 d; Rind-fleisch, Rohmilch, Schmierinf.	Wässrige, später blutig-schleimige Diarrhoe	Stuhl; Toxin-nachweis mit EIA oder PCR	Von Antibiose wird abgeraten

Tab. 9.15 Fortsetzung

Erreger	Inkubationszeit; Hauptübertragung, Risikoländer	Klinik	Diagnostik: Material; Methode	Chemotherapi 1. Wahl; Alternative
Shigellen, selten	2–7 d; Schmierinf., Lebensmittel. Afrika, Asien	Schleimig-blutige Diarrhoe, Tenesmen	Stuhl, Kultur	Co-trimoxazol* 2 × 960 mg/d 5 d; Ciprofloxacin*** 2 × 500 d für 5 d
Vibrio cholerae, Vibrio eltor (in Europa sehr selten)	16–72 h; Trinkwasser	Profuse, wässrige Diarrhoe	Stuhl, Kultur	Doxycyclin 2 × 100 mg/d 5 d; Co-trimoxazol** 2 × 960 d für 5 d*
Yersinia enterocolitica, häufig	2–7 d; ungeklärt	Rezid. Bauchschmerzen, Fieber, Diarrhoe, Arthritis, Exantheme	Stuhl, Blut: Kultur, Serologie	Co-trimoxazol* 2 × 960 mg/d 7 d; Ciprofloxacin*** 2 × 500 d für 7 d
Virale Erreger				
Rotaviren	1–3 d; Schmierinf., Sgl., Kleinkinder	Akute Diarrhoe, Erbrechen, Fieber	Stuhl, Antigen-EIA	Symptomatisch
Adenoviren, Typen 40, 41	1–3 d; Schmierinf., Sgl., Kleinkinder	Diarrhoe, Erbrechen, Fieber	Stuhl, Antigen-EIA	Symptomatisch
Norwalk-Viren	1–3 d; Schmierinf., Jugendliche und Erw.; Kleinepidemien	Diarrhoe, (Erbrechen, Fieber)	Stuhl, PCR	Symptomatisch
Astro-Viren	1–4 d; Schmierinf.	Diarrhoe, (Erbrechen, Fieber)	Stuhl, Antigen-EIA, PCR	Symptomatisch
Protozoen				
Giardia lamblia, häufig	5–10 d; Trinkwasser Osteuropa, Nordamerika u.a.	Rezid. wässrige, fieberfreie Diarrhoe, Dauer > 3 Wo.	Stuhl; Antigen-EIA, Mikroskopie	Tinidazol**** 1 × 2 g

* bei unkompliziertem Verlauf nur symptomatische Ther.; ** z.B. Bactrim®; *** z.B. Ciprobay®; **** z.B. Simplotan® (☞ 8.1.8)

Tab. 9.16	Übersicht Zoonosen		
tsymptome	**Tier**	**Exposition**	**Erreger/Erkrankung**
)er,	Schaf, Ziege	Aerosole	Q-Fieber
emeinsymptome,			(☞ 9.3.10, Tab. 9.20)
umonie			
	Schaf, Ziege, Rind	Milchprodukte,	Brucellose (☞ 9.3.4)
		Ausscheidungen	
	Geflügel, Tauben	Aerosole	Ornithose
			(☞ 9.3.10, Tab. 9.20)
)er,	Ratte, Nagetier	Biss, Kratzer	Rattenbissfieber
emeinsymptome,			(☞ 9.3.10, Tab. 9.20)
ralgien			
alinf., abszedierend	Hund	Biss	Pasteurellose
r phlegmonös			(☞ 9.3.10, Tab. 9.20)
	Katze	Biss, Kratzer	Pasteurellose
			(☞ 9.3.10, Tab. 9.20),
			Katzenkratzkrankheit
			(☞ 9.3.8)
	Schwein, Fisch,	Hautkontakt zu	Erysipeloid
	Wildtier	inf. Fleisch	(☞ 9.3.10, Tab. 9.20)
	Ratte, Nagetier	Biss	Rattenbissfieber
			(☞ 9.3.10, Tab. 9.20)

Tab. 9.17	Neurotrope Erreger und ihre Diagnostik
ingitis, lymphozytär	
fig	
e-Borrelien (☞ 9.3.3)	Serologie
onema pallidum (Lues, ☞ 9.8.2)	Serologie
nps-Virus (☞ 16.7.8)	Serologie
sackie-/ECHO-Viren (☞ 9.4.5)	Serologie
_en_	
no-Viren	Serologie
es-(HSV-2)-Virus (☞ 9.4.1)	PCR
E (☞ 9.4.7)	Serologie
)-Viren (☞ 9.4.9)	Serologie

Tab. 9.17 Fortsetzung

Meningitis, lymphozytär

Enzephalitis/Enzephalopathie

HSV-1 (50% aller Fälle! ☞ 9.4.1)	PCR
FSME-Virus (☞ 9.4.7)	Serologie
Enterovirus Typ 70, 71	Serologie, PCR
Treponema pallidum (Lues, ☞ 9.8.2)	Serologie
Varicella-Zoster-Virus (☞ 9.4.2)	Serologie
Masern-Virus (☞ 16.7.1)	Serologie
HIV (☞ 9.9.5)	Serologie
Influenza-Virus (☞ 9.4.4)	Serologie, PCR
Tollwut-Virus (Rabies; ☞ 9.4.8)	Antigen

Guillain-Barré-Syndrom

EBV (☞ 9.4.3)	Serologie
Influenza-/Parainfluenza-Virus (☞ 9.4.4)	Serologie
HBV (☞ 8.7.1)	Serologie
CMV (☞ 9.4.6)	Serologie
VZV (☞ 9.4.2)	Serologie
HSV (☞ 9.4.1)	Serologie

Schlaffe Lähmungen

Polio-Viren (☞ 9.4.9)	Serologie
Enterovirus 70, 71	Serologie, PCR
Coxsackie A7, A9, B2–B5 (☞ 9.4.5)	Serologie
Clostridium botulinum (Toxin → Botulismus ☞ 9.3, Tab. 9.14)	Serologie
VZV (☞ 9.4.2)	Serologie

...karditis/Perikarditis	**Diagnostik**	**LK-Schwellung**	**Diagnostik**
...sackie-Virus	Serologie	Toxoplasmen	Serologie
...V	Serologie	EBV	Serologie
...uenza-Virus	Serologie	Röteln-Virus	Serologie
...	Serologie	HIV	Serologie
...e-Borrelien	Serologie	Treponema pallidum (Lues)	Serologie
...ralgien	**Diagnostik**	CMV	Serologie
...ln-Virus	Serologie	Adenoviren	Serologie
...o-B19-Virus	Serologie	Bartonella henselae (Katzenkratzkrankheit)	Serologie
...e-Borrelien	Serologie	**Pneumonie**	**Diagnostik**
...atitis-B-(-A-, -C-)Virus	Serologie, PCR	Influenza-/Parainfluenza-Virus	Serologie
	Serologie	Mykoplasmen	Serologie
...sackie-Viren	Serologie	Chlamydien	Serologie
...nien	Serologie	Adenoviren	Serologie
...Auto-AK	Serologie	Coxsackie-Viren	Serologie
		RSV	Serologie

Tab. 9.18 Erregerbezogene Serologie bzw. PCR

...1 Salmonellen

...monellen-Gastroenteritis

Salmonella (= S.) enteritidis, S. typhimurium und weitere 1600 Serotypen. Erregerreservoir im ...eich, Inf. durch Verzehr von kontaminierten Lebensmitteln, z.B. Geflügel-, Rind-, Schweinefleisch, ...st, Eiern. Seit 1993 Vorkommen auch in Gewürzen (Paprika, Pepperoni). Übertragung von ...sch zu Mensch durch Schmierinf. möglich, aber selten. Für Erkr. hohe Erregerdosis erforderlich.

...ik 8–48 h p.i. Übelkeit, Erbrechen, später krampfartige Leibschmerzen und Durchfall: Eini...unne Stühle bis zu massiver wässriger, blutiger oder eitriger Diarrhoe. Dauer: 3 d. In der Hälfte ...älle Fieber; Dauer > 3 d spricht für septischen Verlauf oder Organinf. *Verlaufsformen:* Ga...enteritis 75%, Sepsis mit oder ohne Gastroenteritis 10%, septische Lokalherde 5%, ...Osteomyelitis, Arthritis, Meningitis. Asymptomatische Ausscheider 1%.

...nostik Erregernachweis in Stuhl und asservierten Nahrungsmitteln. Bei Fieber und/oder ...ger Diarrhoe Blutkulturen.

Therapie Bei unkomplizierter Erkr. nur ausreichende orale Flüssigkeitszufuhr. Bei Fieber ⬦ blutigem Stuhl Antibiose mit Ciprofloxacin (z.B. Ciprobay®) p.o. 2 × 500 mg tägl. (wirkt ge⬦ fast alle bakt. Enteritiserreger). Alternative: Co-trimoxazol, z.B. Bactrim® 2 × 960 mg tägl. ⬦ schwerem Verlauf Klinikeinweisung, v.a. Kinder und alte Menschen (**cave:** Exsikkose). Nach E⬦ der Erkr. Stuhlkontrollen auf Erregerausscheidung. Meist spontane Elimination innerhalb wer⬦ Wo. Bei Erregerausscheidung > 3 Mon. Versuch der medikamentösen Eradikation mit Oflox⬦ (2 × 500 mg über 10 d).

! Bei V.a. Lebensmittelinf. durch öffentlich in Verkehr gebrachte Nahrungsmittel den Leb⬦ mittelkontrolldienst (Landratsamt/Kreisgesundheitsamt) verständigen. Beschäftigte im ⬦ bensmittelbereich: Tätigkeitsverbot, bis 3 Stuhlproben an aufeinander folgenden T⬦ neg. sind. Bei Salm.-Ausscheidung > 3 Mon. hinaus entschädigt der Staat den Pat. ⬦ den Verdienstausfall.

Typhus

Err.: Salmonella typhi und paratyphi. In Europa selten. Übertragung durch kontaminierte Leb⬦ *mittel und Trinkwasser.*

Klinik Unbehandelt charakteristischer 4-wöchiger Ablauf. *1. Wo.:* Stufenförmig ansteige⬦ Fieber, Leibschmerzen, Kopfschmerzen, relative Bradykardie. *2. Wo.:* Verstopfung, Husten, ⬦ nomegalie, Roseolen am Oberbauch. *3. Wo.:* Somnolenz, erbsbreiartige Durchfälle. *4. Wo.:* B⬦ rung.

Komplikationen Darmperforation, Organinf. (Meningitis, Arthritis, Cholezystitis).

Diagnostik Blutkultur (zu 90% während der 1. Wo. pos). Ab 2. Wo. Erregernachweis in ⬦ und Urin sowie Serologie (Widal). Großes BB: Leukos normal oder ↓, Eosinopenie.

Therapie Im Frühstadium ambulante Behandlung mit Ciprofloxacin (z.B. Ciprobay®) ⬦ 2 × 500 mg tägl. möglich, in späteren Stadien Klinikeinweisung. Impfung bei Fernreise⬦ (☞ 9.2.3).

9.3.2 Anthrax (Milzbrand)

Err.: Bacillus anthracis. Zoonose, weltweites Vorkommen, in Europa sehr selten. Inf. durch Berü⬦ *von verseuchten Tierkadavern und -häuten von Pflanzenfressern; Inhalation oder Verschlucker* *infektiösem Staub. Anthrax-Sporen bleiben über Jahrzehnte infektionstüchtig. In Deutschlan⬦* *2000 keine humane Erkr. Aktuell durch Verwendung bei Terroranschlägen; ausführliche Inform⬦* *nen zu erforderlichen Maßnahmen beim RKI: http://www.rki.de/INFEKT/BIOTERROR/.*

Klinik Abhängig von Eintrittspforte 3 Milzbrandformen: Haut-, Lungen-, Darmmilzbrand⬦ nächst Lokalinf., später Generalisation des Err., Auslösung der Krankheitserscheinungen ⬦ das Anthraxtoxin. Bei generalisierter Inf. immer letaler Verlauf.

- Hautmilzbrand (95% d.F.): Nach 2–7 d rasch aufschießende schmerzlose Papel, dann Ü⬦ gang in ein mit schwärzlichem Schorf bedecktes Geschwür, das von einem ausgedehnten⬦ them umgeben ist. Chirurgische Maßnahmen sind kontraindiziert. Durch Toxineinschw⬦ mung hohes Fieber, Hypotonie, Arrhythmie. **KO:** Sepsis (5–20% d.F.). Bei Chemother⬦ Prognose

Lungenmilzbrand: Nach 2- bis 3-tägigen grippalen Symptomen schlagartig Bronchopneumonie mit hohem Fieber, Hämoptoe, Schock. Prognose bei manifester Pneumonie infaust
Darmmilzbrand (sehr selten): Initial Leibschmerzen, später perakut blutige Diarrhoe, Peritonitis, Schock. Prognose infaust.

gnostik Erregernachweis durch Abstriche von Hautläsionen, Nase, Rachen; aus Blutkultumikroskopisch.

rapie Bei bestätigter Anthrax-Exposition Chemoprophylaxe (PEP) für 8 Wo. mit Ciproflon, Amoxicillin oder Doxycyclin. Ein Human-Impfstoff ist in Deutschland nicht zugelassen. Bei hrax-Erkr. stationäre Behandlung.

3.3 Lyme-Borreliose

*Borrelia burgdorferi (Spirochäte); durch Zecken (10–30% infiziert) auf den Menschen übertra-
Übertragung durch Stechfliegen unwahrscheinlich.*

rgehen bei Zeckenbiss
hzeitige Entfernung einer festgesaugten Zecke (Übertragung erst ab 24 h Saugdauer, Risiko
portional zur Dauer). Große vollgesaugte Zecken mit den Fingern herausdrehen; kleine,
ch leere Zecken mithilfe einer Pinzette entfernen, wobei der Zeckenkörper nicht gequetscht
rden darf, um Inokulation des infektiösen Speichels zu vermeiden. Vom Ersticken mit Öl
er Klebstoff wird abgeraten; durch verlängerten Kontakt und verstärkte Speichelabsonderung
Zecke erhöht sich die Wahrscheinlichkeit einer Inf. Der in der Wunde verbliebene Zek-
kopf ist nicht infektiös und kann mit spitzer Pinzette entfernt werden. Von Chemoprophy-
e nach Zeckenbiss wird abgeraten; Risiko von Unverträglichkeit. Bei unzureichender Com-
nce Gefahr einer verschleppten Inf. ohne AK-Bildung.

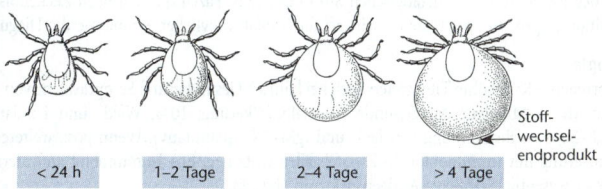

Stoff-
wechsel-
endprodukt

| < 24 h | 1–2 Tage | 2–4 Tage | > 4 Tage |

9.2 Abschätzung der Saugdauer bei Zecken

ik Einteilung des Krankheitsverlaufs in 3 Stadien möglich, allerdings individuell sehr va-
l. Frühstadium kann übersprungen werden oder in Spätstadien nur ein einzelnes Symptom
anden sein. Hohe Spontanheilungsrate im Frühstadium. Dennoch zur Prävention gefährli-
Spätmanifestationen immer antibiotische Behandlung.

Erythema migrans (Frühstadium)

- Lokalbefund: An der Bissstelle oft Papel mit Hyperpigmentation. Von dort sich zentrif[ugal] ausbreitendes Erythem (über 7–10 Tage, aber bis zu 1 Mon. möglich), Kriterium: Durchm[es]ser ≥ 5 cm, später mit zentraler Abblassung. Verlauf über 3–6 Wo. Nur 10–30% der [Pat.] können sich an Zeckenbiss erinnern
- Begleitsymptome: Allgemeinbeschwerden 80%, Müdigkeit 54%, Myalgie 44%, Arthra[lgie] 44%, Kopfschmerzen 42%, Fieber mit Schüttelfrost 40%, Nackensteifigkeit 35%, Appet[lo]sigkeit 26%, Lymphadenopathie 26%. Selten: Fazialislähmung.

Lyme-Meningitis

- Begleitsymptome: Kein bzw. leichtes Fieber (37,5–38,5 °C); Allgemeinsymptome (40%): [Mü]digkeit, Übelkeit, Appetitlosigkeit, Gewichtsabnahme; Muskel- und Gelenkschme[rzen] (20–30%); geringer Meningismus, milder Kopfschmerz. Hirnnervenausfälle (50% d[er Fälle]). Zu 80–90%N. facialis betroffen. Selten Nn. oculomotorius, trochlearis und abduc[ens]. **DD:** MS, Inf. des ZNS (☞ 20.8) → Facharztüberweisung
- Periphere Neuropathie: Radikulopathie, überwiegend im Bereich des Zeckenbisses. Über [Tage] anhaltende, wandernde Schmerzen, v.a. nachts.

Lyme-Arthritis Chron., intermittierende, mono- oder oligoartikuläre Arthritis der großen [Ge]lenke, v.a. des Knies ohne systemische Symptome. **DD:** Arthritiden (☞ 18.1).

Neuroborreliose 1,5–15 J. nach Erstinf. Multifokaler Befall des ZNS in wechselnder Aus[präg]ung, Abgrenzung zur MS schwierig. Symptome: Meningitis, Myelitis, Hirnnervenausfälle, E[nze]phalitis, Mono- und Polyneuritis, Sensibilitätsstörungen, Ataxie, Para- und Tetraparesen, Bla[sen]störungen, epileptische Anfälle, psychische Auffälligkeiten.

Sonstige Spätstadien Haut: Acrodermatitis chronica atrophicans (atrophische, gefältelte H[aut] wie „Zigarettenpapier"); Herz: Myokarditis, Pankarditis, Arrhythmien.

Diagnostik Bei verdächtigen Hauterscheinungen (Erythema migrans), unklaren rheuma[ti]schen Beschwerden oder neurologischen Störungen (z.B. Fazialisparese) nach Zeckenbiss [bzw.] -exposition fragen. In Spätstadien erschwert die Vielfalt möglicher Symptome die Diagnos[e].

Serologie

- Borrelien-AK: Erhöhte Titer treten auch bei klinisch Gesunden auf. Seroprävalenz von B[orre]lien-AK in Mitteleuropa: Gesunde Normalbevölkerung: 10%, Wald- und Landarb[eiter] 12,5–30% → Bestimmung von IgG- und IgM-AK (quantitativ). Wenn pos., weitere D[iffe]renzierung mit Immunoblot. In Zweifelsfällen trotz neg. EIA Immunoblot anfordern, [da] dieser wesentlich größeres Antigenspektrum abdeckt.
  - Erythema migrans: Serokonversion (EIA) zu 35% bei Erstvorstellung, zu 85% ein Mon. [nach] Diagnosestellung
  - Lyme-Meningitis: Serologie nahezu immer pos.
  - Lyme-Arthritis: Serologie meist pos., PCR aus Synovialflüssigkeit bei unbehandelten(!) P[at. zu] 85% pos.
- TPHA-Test bei neurologischer Symptomatik zum Ausschluss einer Lues (ebenfalls Spiro[chä]ten, daher Kreuzreaktion möglich). Jeder pos. AK-Befund im ELISA muss durch einen [Im]munoblot bestätigt werden.

e: Bislang ist noch kein serol. Aktivitätsparameter verfügbar. Wegen langsamer Serokonver-
a muss die Diagnose „Lyme-Borreliose" häufig klinisch gestellt werden.

uor

Lyme-Meningitis: Befund ähnlich wie bei viraler Meningitis. In 80% d.F. Pleozytose (100–1000/3 Zellen) zu über 90% Lymphozyten. Eiweißerhöhung (bis 1g/dl). Intrathekale Synthese von IgG, IgM, IgA; bevorzugt IgM-Bildung

Neuroborreliose: Lymphozytose (300/3 Zellen), mäßige Eiweißerhöhung (1g/dl), normale Glukose. Entscheidend: Intrathekale AK-Produktion.

Arthritis: Aus Synovialflüssigkeit zu 85% pos.
Meningitis: Aus Liquor zu 40–50% pos.
Neuroborreliose: Aus Liquor zu 54% pos.

Bei völlig unauffälligem Laborbefund ist eine chron. Lyme-Borreliose unwahrscheinlich.

Tab. 9.19 Antibiose bei Lyme-Borreliose

nkheitsstadium	Antibiotische Behandlung
hema migrans	
achsene	Doxycyclin 2 × 100 mg p.o. für 21 d
der > 8 J.	Amoxicillin 3 × 500 mg p.o. für 21 d
rnativen	Erythromycin 4 × 500 mg p.o. für 21 d
	Cefuroxim-axetil 3 × 500 mg p.o. für 21 d
wangere, Stillzeit	Amoxicillin 3 × 500 mg p.o. für 21 d
der < 8 J.	Amoxicillin 20–40 mg/kg KG tägl. p.o. in 3 Dosen
karditis	
le Symptomatik	Doxycyclin 2 × 100 mg p.o. für 21 d
	Amoxicillin 3 × 500 mg für p.o. für 21 d
werere Symptomatik	Ceftriaxon 1 × 2 g/d i.v. für 14 d
roborreliose	
le Symptomatik (Fazialisparese)	Amoxicillin 3 × 500 mg p.o. für 21–30 d
	Doxycyclin 2 × 100 mg p.o. für 21–30 d
rnativen	Ceftriaxon 1 × 2 g/d i.v. für 14–21 d
vere Symptomatik **ningitis, Radikulitis, Enzephalitis,** **phere Neuropathie)**	Ceftriaxon 1 × 2 g/d i.v. für 14–21 d

Tab. 9.19	Fortsetzung
Krankheitsstadium	**Antibiotische Behandlung**
Alternativen	Doxycyclin 2 × 100 mg p.o. oder i.v. fü 14–21 d
Lyme-Arthritis	
Alle Patienten*	Doxycyclin 2 × 100 mg p.o. für 30 d
	Amoxicillin 3 × 500 mg p.o. für 30 d
	Ceftriaxon 1 × 2 g i.v. für 14–21 d

* zusätzlich NSAR. **Handelsnamen der Antibiotika:** Cefuroxim-axetil: z.B. Elobact®, Ceftriaxon: z.B. Rocephin®

Cave: Erfolg der Ther. nur klinisch beurteilbar. Wenn trotz lege artis durchgeführter Ther Symptome persistieren, muss die Diagnose „Borreliose" verworfen werden. In frühen Stadie rascher Abfall des Titers spezifischer AK, in Spätstadien hingegen Persistenz hoher AK-Titer nur sehr langsamer Rückgang. Titer-Kontrolle frühestens 6 Mo. nach Ther. sinnvoll. Keine verlässige Immunität nach durchgemachter Borreliose, Reinf. möglich.

Prognose In Frühstadien: Hohe Spontanheilungsrate. In Spätstadien: Unbehandelt Remis nen der Beschwerden, jedoch nur selten Erregerelimination. Ansprechrate der antibiotisc Ther.: 80–95%. Residualschäden insgesamt: ca. 5%.

9.3.4 Brucellose

Err.: B. melitensis (Schafe und Ziegen, am häufigsten), B. abortus (Rind, M. Bang), B. suis (Schw B. canis (Hund), B. ovis (Hase), B. neotomae (Ratten). Zoonose, weltweites Vorkommen. Inf. d direkten Kontakt zu erkrankten Tieren (perkutan) oder Trinken nicht-pasteurisierter Schafs- Ziegenmilch (Käse!). Erhöhtes Infektionsrisiko für Veterinäre, Beschäftigte in Landwirtschaft Fleischverarbeitung. Die meisten Inf. erfolgen im Ausland (z.B. Mittelmeerraum, „Maltafieber

Klinik Vielgestaltig und uncharakteristisch. IKZ 1 Wo. bis mehrere Mon. (!), dann meist sc chender Beginn mit Kopf-, Gelenk- und Gliederschmerzen und chron. Fieber über Wo. bis M (septisch, kontinuierlich oder undulierend). Schwellung von Milz und LK (50%), Hepatome 25%. **KO:** Endokarditis, Osteomyelitis, Meningoenzephalitis.

Diagnostik Gezielte Anamnese (berufliche Exposition, Ernährung, Auslandsreise). Leuk tenzahl normal oder ↓, Granulozytopenie, relative Lymphozytose (80%). AK-Titeranstieg (≥ 1 : 100), Erregernachweis in Blutkulturen, Urin, Liquor, evtl. in Biopsien.

Therapie Schwierig. Trotz wirksamer antibiotischer Ther. häufig Rezidive. In komplizie Fällen Klinikeinweisung. Doxycyclin 200 mg tägl. plus Rifampicin (z.B. Rifa®) 600 mg für 4–6 Wo. Alternative: Co-trimoxazol (z.B. Bactrim®) 2 × 480 mg/d plus Rifam 600 mg tägl. für 4–6 Wo. **Cave:** Resistenzen gegen Rifampicin möglich. BB-Kontrollen.

3.5 Listeriose

*Listeria monocytogenes. Zoonose. Ubiquitäres Vorkommen in der Natur, Inf. durch direkten
takt zu infizierten Tieren oder durch Milch und Milchprodukte (bes. Camembert). Wachstum
Err. auch bei +4 °C (Kühlschrank); wird durch Pasteurisierung nicht vollständig inaktiviert.*

ik Selten manifeste Erkr., v.a. bei älteren Personen mit konsumierender Grunderkr. sowie
NG. Krankheitsbilder:
Systemische Inf.: Sepsis, Meningitis, Enzephalitis, selten auch Endokarditis. Oft uncharakte-
ristische, grippeähnliche Symptome. Pathohistologisch 2 Verlaufsformen: Akut-eitrige Ent-
zündung und granulomatöse Verlaufsform mit Abszessbildung, sog. Listeriomen
Schwangeren-Listeriose: Grippaler bis septischer Verlauf vorwiegend im letzten Trimenon.
Bei schwerem Verlauf Abort bzw. Gefahr der Frühgeburt
Neugeborenen-Listeriose: Durch intrauterine oder perinatale Inf., Manifestation als septische
Neugeborenen-Granulomatose.

gnostik Erregernachweis aus Blutkulturen, Liquor oder Biopsien. Serologie unzuverlässig.

rapie Klinikeinweisung zur i.v. Antibiose; Expositionsprophylaxe v.a. für Schwangere indi-
: H-Milch; kein Camembert, Kontakt zu Kühen, Schafen, Schweinen meiden.

3.6 Diphtherie

*Corynebacterium diphtheriae. In Mitteleuropa selten, meist importierte Fälle aus Osteuropa.
tragung durch Tröpfcheninf. Schleimhautschädigung durch Toxinbildung. IKZ 3–12 d, Manife-
on bei 20% der Infizierten. Durch Toxinfernwirkung Myokarditis und Polyneuritis möglich.*

ik
Lokale, benigne Rachendiphtherie (mäßiges Fieber, typischer Lokalbefund): Großflächig entzündetes Tonsillengebiet mit Pseudomembranen (fest haftende weiß-graue Beläge aus nekro-
ischem Material, beim Ablösen kommt es zur Blutung), süßlicher Foetor ex ore, Schwellung
des Rachens und der regionalen LK, Höhepunkt der Erkr. nach 3–5 d. **KO:** Larynxdiphtherie
mit bellendem Husten und Stridor („echter" Krupp)
Andere lokale Manifestationen: Nasendiphtherie (blutiger Schnupfen), Augendiphtherie, Na-
eldiphtherie
Toxische, maligne Diphtherie: Myokarditis, Herz-Kreislauf-Versagen, unstillbares Erbrechen,
Haut- und Schleimhautblutungen. Bei Abwehrschwäche oder als KO einer lokalen Diphthe-
ie.

gnostik Klinischer Aspekt (liegt Grundimmunisierung > 10 J. zurück, sind schwere Ver-
möglich). Erregernachweis aus Nasen-, Rachenabstrich. **Cave:** Pseudomembranen vorher
en.

rapie Klinikeinweisung schon bei Verdacht zur Antibiose (Penicillin-G oder Erythromy-
Chemoprophylaxe und Impfung (☞ 9.2.3) bei Kontaktpersonen des Erkrankten.

9.3.7 Chlamydia-trachomatis-Infektionen

*Krankheitsbilder: Trachom (Serotypen A–C); unspezifische Genitalinf., Neugeborenen-Pneum█
Einschlusskörperchen-Konjunktivitis (Serotypen D–K); Lymphogranuloma venereum (Serot█
L1–L13; ☞ 9.8.5).*

Klinik Dysurie, Pollakisurie, Urethralsekretion, vaginaler Fluor.

Komplikationen

* Bei chron. Inf.: Salpingitis (☞ 14.3.3) mit ektopischen Schwangerschaften oder Sterilitä█
aktive Arthritis
* Sexuelle Übertragung
* Neugeborenen-Inf.: Übertragung unter der Geburt führt beim NG zu Einschlusskörperc█
Konjunktivitis oder Pneumonie. Beim reifen NG relativ gutartiger Verlauf, bei Frühgebor█
schlechte Prognose. Deshalb bei Schwangeren konsequentes Chlamydien-Screening. Die
dé-Prophylaxe gegen Konjunktivitis ist wirkungslos, stattdessen PVP-Jod verwenden.
schlusskörperchen-Konjunktivitis: Gutartiger Verlauf, spontane Abheilung █
3–16 Mon., unter Ther. nach 2–3 d
* Trachom: Keratokonjunktivitis mit Entropium; v.a. in den Tropen und Subtropen verbr█
bei langem Verlauf Erblindung.

Diagnostik Abstriche von Urethra und Zervix für Gensonde oder PCR (s.a. ☞ 14.1.2).

Therapie In unkomplizierten Fällen Einmaldosis von Azithromycin (z.B. Zithrom█
1 × 1 g = 1 × 4 Kps. à 250 mg. Alternative: Doxycyclin 2 × 100 mg über 7 d. In chron. F█
Ther. mit Doxycyclin über mind. 20 d. Partnerbehandlung!

9.3.8 Katzenkratzkrankheit

*Rel. häufige Zoonose. Err.: Bartonella henselae. Übertragung durch Katzen 95%, Hunde 4%, 1%█
Tierkontakt. Inf. auch durch Belecken von Hautläsionen oder Schleimhäuten möglich.*

Klinik

* Hautbefund: Nach 3–10 d Auftreten eines 3–5 mm großen Bläschens oder einer Pustel; s█
Umwandlung zur Papel, die mehrere Tage bis Mon. bestehen bleibt. Abheilung ohne Nar█
bildung. Bei Einbringen von infektiösem Material in das Auge, konjunktivales Granul█
* LK: 2 Wo. (3–70 d) nach dem Kratzer schmerzhafte Schwellung eines oder mehrerer r█
närer LK. Größe 1–5 cm, selten größer
* Begleitsymptome: In 30% d.F. Fieber; in 50% d.F. Abgeschlagenheit, Kopfschmerzen, A█
titlosigkeit.

Komplikationen ZNS-Befall mit Krampfanfällen, fokalen Ausfällen, Neuroretinitis.

Diagnostik Vorgeschichte, klinischer Aspekt, Serologie. Aus Biopsiematerial PCR und H█
logie.

Differenzialdiagnose Malignes Lymphom, Mononukleose, Toxoplasmose.

...rapie Symptomatisch, kühle Umschläge auf geschwollene LK. Antibiotika nur bei KO, wirk... sind Makrolide (z.B. Rulid®) oder Ciprofloxacin (z.B. Ciprobay®).

...gnose Nahezu immer Restitutio ad integrum. Rückbildung der LK-Schwellung über ... Mon., in 2% d. F. über 1–3 J. Bei Neuroretinitis in seltenen Fällen bleibende leichte Visus-...chränkung.

3.9 Enterohämorrhagische Escherichia coli (EHEC)

...E. coli, toxinbildende Stämme (Verotoxin, SLT = Shiga-like-Toxin), > 160 Serotypen. Inf. durch ...uss unpasteurisierter Milchprodukte, roher/unzureichend gegarter (Rind-)Fleischprodukte. Über-...ng von Mensch zu Mensch durch Schmierinf. Direkte Übertragung vom Tier auf den Menschen ...n. Niedrige Infektionsdosis (nur 100 Keime erforderlich). Bes. gefährdet sind Kinder < 4 J. IKZ für ...urchfallerkr. 1–3 d, bis zu 8 d.

...ik Wässriger Durchfall 80%, wässrig-blutiger Durchfall 20%, kolikartige Bauchschmerzen, ...indern häufig Erbrechen, leichtes Fieber. *Intestinale KO:* Chron. Kolitis bei Erw. (**DD** Colitis ...osa), nekrotisierende Kolitis und Dickdarminvagination mit Ileus bei Sgl. *Extraintestinale* ...Hämolytisch-urämisches Sy. (HUS), v.a. bei Kindern < 6 J., hämolytische Anämie, Throm-...nie, ANV.

...nostik BB: Fragmentozyten, Thrombopenie; LDH ↑, Krea ↑; Stuhluntersuchung auf ...C, Toxinnachweis mit EIA oder PCR. *Zwingende Ind.* nach RKI:
...Durchfall und mind. eine der folgenden Bedingungen: HUS oder TTP (auch Verdacht), blutig ...ässrige Stühle, endoskopisch nachgewiesene hämorrhagische Kolitis, nekrotisierende Ente-...okolitis
...Durchfall in der Anamnese (innerhalb der letzten Wo.) und mind. eine der folgenden Be-...ingungen: Hämolytische Anämie, ANV
...Ausbrüche in Gemeinschaftseinrichtungen bzw. bei Gemeinschaftsverpflegung.

...apie Abhängig vom Schweregrad. Symptomatische Ther. (☞ 8.1.8); von Antibiotikagabe ...eher abgeraten; falls doch, dann mit Ciprofloxacin (z.B. Ciprobay®). Beim Auftreten von **KO** ...keinweisung.

...nose Im Anschluss an die Kolitis bei Kindern < 6 J. in 10–15% d.F. hämolytisch-urämi-... Sy. (HUS), zu 50% dialysepflichtig. Dauer der Dialysepflichtigkeit meist 1–2 Wo. Bei HUS ... Letalität, in 15–30% Proteinurie, terminale Niereninsuff. und/oder Bluthochdruck. HUS am ...gsten bei Kindern von 3 J.; Enteritis häufiger bei Kindern > 10 J.

...Jmgebungsuntersuchungen sowie Kontrolluntersuchungen bei Rekonvaleszenten: Erreger-...usscheidung ca. 2–3 Wo., zu 10% auch > 1 Mon. Überwachung und Berufsbeschränkungen ...hnlich wie bei Salmonellosen, bis 3 Stuhlproben neg. sind.

...Kein Verzehr roher oder unzureichend gegarter Fleischprodukte durch Kinder < 10 J.

9.3.10 Sonstige bakterielle Infektionen: Alphabetische Übersicht

Tab. 9.20 Sonstige bakterielle Infektionen

Krankheit, Erreger, Häufigkeit	IKZ; Übertragung; Prädilektions-gruppen; geogr. Vorkommen	Klinik	Diagnostik	Therapie: 1. Wahl, Alternative
Aktinomyko-se, Actinomy-ces israelii, selten	Mehrere Wo.; endogene Inf.; kariöse Zähne; ubiquitär	Im Halsbereich blaurote Infiltra-te, Fistelung und Vernarbungen	Blickdiagn.; Erregernachweis in Eiter und Biopsien	Klinikeinweis: Chirurgische Drainage und Augmentan® über 4 Wo.
Campylo-bacteriose, C. jejuni C. fetus, selten	2–10 d; Geflügel, Rohmilch, Ab-wehrschwäche; ubiquitär	Blutig-schleimige Diarrhoe. **KO:** Sepsis, Meningitis	Klinikeinweisung; akzidenteller Nachweis in Blutkulturen	Ciprofloxacir 2 × 500 mg/ alternativ: Erythromycir 4 × 500 mg/
Chlamydia pneumoniae	Tröpfcheninf.; weltweit	Hartnäckige Tracheitis und Bronchitis; häufig milder Verlauf	Spezifisches IgM; hoher Wert oder signifikanter Anstieg von spezifischem IgG	Doxycyclin 200 mg tägl., Roxithromyc 300 mg/d für
Erysipeloid (Schweine-rotlauf), Erysipelothrix rhusiopathiae, selten	Hautkontakt mit verseuchtem Fleisch von Schwein, Pferd, Wildtieren, Fisch; Betroffene: Metz-ger, Köche; welt-weit	Von Inokulati-onsstelle ausge-hend nach 1–4 d Erysipeloid (livides Ödem)	Anamnese und Klinik; kulturell aus Gewebesaft oder Biopsien	Penicillin-V 3 × 1,5 Mio oder Ciproflo cin, jeweils 1
Mykoplasmen-Erkrankungen				
M. pneumo-niae, häufig	Wenige d; Tröpfcheninf.; ubiquitär	Atypische Pneu-monie. **KO:** Käl-teagglutininämie	Ausschlussdiagn., Serologie	Doxycyclin 200 mg tägl. Roxithromyc 300 mg tägl. Azithromyci Einmaldosis 1 × 1 g

Tab. 9.20	Fortsetzung			

...nkheit, ...ger, ...figkeit	IKZ; Übertragung; Prädilektions- gruppen; geogr. Vorkommen	Klinik	Diagnostik	Therapie: 1. Wahl, Alternative
...plasma ...lyticum, ...ominis, ...ig	Wenige d; sexuell; ubiquitär	Unspezifische Urogenitalinf. Salpingitis, Prostatitis	Abstriche, Exprimaturin	
...tospirose, ...ospira ...rrogans, ...häufig	5–14 d; Zoonose; perkutan durch: Abwasser, fäkal gedüngten Boden; Landwirte, Kanalarbeiter; ubiquitär	2-phasiger Verlauf: hohes Fieber, starke Waden- und Kopfschmerzen. Später hämorrhagisches Fieber, hämorrh. Pneumonie, Ikterus, Nierenversagen	Klinikeinweisung bei Verdacht. Serologie. Mikroskopie von Trachealsekret	Penicillin G 10 Mio. E tägl.; Doxycyclin 200 g tägl.
...ardiose, ...ardia sp., ...selten	Mehrere Wo.; Inhalation von infektiösem Staub; Abwehrschwäche; ubiquitär	• Bronchopneumonie mit Abszedierung (**DD** Tbc) • Sepsis mit Hirnabszessen	DD zur Tbc; Klinikeinweisung Rö-Thorax, Kultur aus Sputum, Punktaten	Co-trimoxazol 4 × 960 mg tägl. für 3–6 Mon.
...those, ...mydia ...aci; ...iv häufig	1–3 Wo.; Aerosol von Geflügel, Tauben; Vogelzüchter weltweit	Grippaler Inf., 20% schwere atypische Pneumonie; hohes Fieber, Kopfschmerzen, trockener Reizhusten, Hepatosplenomegalie	Rö-Thorax, Serologie, Abdomensono	Doxycyclin 200 mg/d; Roxithromycin 300 mg/d; Ciprofloxacin 2 × 0,5 g, jeweils über 14 d
...eurellose, ...eurella ...ocida; ...g	2 h–3 d; Biss von Katze, Hund, Wildtier; weltweit	Akute phlegmonöse oder abszedierende Wundinf.; Lymphangitis, Sepsis	Anamnese und Klinik; Kultur	Rasche Wundversorgung; Penicillin-V (3 × 1,5 Mio. E), Ciprofloxacin. PEP 4 d, Erkr. 10 d

Tab. 9.20 Fortsetzung

Krankheit, Erreger, Häufigkeit	IKZ; Übertragung; Prädilektionsgruppen; geogr. Vorkommen	Klinik	Diagnostik	Therapie: 1. Wahl, Alternative
Pest, Yersinia pestis, extrem selten	2–6 d; Beulenpest: Flöhe, Lungenpest: Tröpfcheninf.; Auslandsreisen; Südostasien, Südwest-USA	• Beulenpest: Lymphadenitis mit Abszedierung • Lungenpest: Bronchopneumonie	Klinischer Aspekt, Kultur und Mikroskopie aus Punktaten	Klinikeinweisung. Tetracy + Streptomy Chemoproph laxe: Doxycyc 2 × 100 mg
Q-Fieber, Coxiella burnetii, rel. häufig	3–30 d; Inhalation von Sekretstaub befallener Tiere, v.a. Schafen; ubiquitär	Hohes Fieber, starker Kopfschmerz, Myalgien, relative Bradykardie, atypische Pneumonie. **KO:** Endokarditis	Serologie	Klinikeinweis Doxycyclin 200 mg tägl., Ciprofloxacir Prognose bei Endokarditis ungünstig
Rattenbissfieber				
Streptobacillus moniliformis selten	10 d; von der Ratte durch Biss oder Kratzer; durch Rattenspeichel kontaminierte Lebensmittel	Nach Abheilung der Verletzung: Fieber, Kopfschmerzen, Übelkeit, wandernde Arthritis, masernähnliches Exanthem. **KO:** Endokarditis	Anamnese und Klinik; Kultur. In 25% falsch pos. Luessuchreaktion.	Rasche Wun sorgung; Pen lin-V (3 × 1,5 Mi Doxycyclin, profloxacin. PEP 4 d, Erk 3 Wo.
Spirillum minus; selten	1–4 Wo.; Rattenbiss	Nach Abheilung der Verletzung rekurrierendes Fieber über 1–2 Mon., Kopfschmerzen, erneute Ulzeration der Bisswunde, makuläres Exanthem. **KO:** Endokarditis	Anamnese und Klinik; Mikroskopie von Wundmaterial. In 50% falsch pos. Luessuchreaktion.	Rasche Wun sorgung; Pen lin-V (3 × 1,5 Mi Doxycyclin, xithromycin. PEP 4 d, Erk 3 Wo.

Tab. 9.20 Fortsetzung

nkheit, ger, figkeit	IKZ; Übertragung; Prädilektionsgruppen; geogr. Vorkommen	Klinik	Diagnostik	Therapie: 1. Wahl, Alternative
kfall-er, Borre-ecurrentis, uttoni, em selten	4–12 d; Läuse (Zecken), schlechte Hygiene; Flüchtlinge Osteuropa, Sibirien	Alle 2–15 d hohes Fieber für 2–3 d, Kopf-, Gliederschmerzen, Leber- und Milzvergrößerung	DD zu Malaria. Klinikeinweisung, Dunkelfeldmikroskopie	Doxycyclin 200 mg tägl., Entlausung mit Lindan (☞ 25.7.2 und ☞ 29.2.3)
nus, tridium ni, sehr en	4–14 d; Inokulation von Schmutz bei Verletzungen aller Art; ungeimpfte Personen; ubiquitär	Krampfartige, tonische Muskelkontraktionen; Risus sardonicus	Klinikeinweisung, klin. Aspekt, serol. Toxinnachweis	Antitoxin, symptomatische Intensivther., Impfung (☞ 9.2.3)
rämie senpest), cisella ensis, selten	3–5 (21) d; Zecken, kontaminierte Lebensmittel; Osteuropa, Nordamerika	Hautulkus, regionale LK-Schwellung, hohes Fieber bis zu 1 Mon., oft Pneumonie	Klinikeinweisung, Serologie, Kultur aus Sputum, Wundsekret	Gentamicin evtl. plus Doxycyclin für 10 d
io vulnifi-selten; 1994 auch eutschen en	1–7 d; Inokulation in Wunden beim Waten durch kontaminiertes Meerwasser (Temperatur > 20 °C); Verzehr kontaminierter Muscheln	Nekrotisierende Wundinf.; primäre Sepsis; bullöse Hautnekrose. Ungünstige Prognose.	Klinikeinweisung bei Verdacht	Klinikeinweisung Ciprofloxacin i.v., Abtragung von Nekrosen, evtl. Schockther.

elsnamen: Azithromycin: z.B. Zithromax®, Co-trimoxazol: z.B. Bactrim®, Gentamicin: z.B. Refobacin®, n: z.B. Jacutin®, Ciprofloxacin: z.B. Ciprobay®

9.4 Virale Infektionen

9.4.1 Herpes-simplex-Virus-Infektionen

Err.: HSV-Typ-1: Extragenitale Haut und Schleimhäute. HSV-Typ-2: Genitale Schleimhäute. Ü̈ tragung durch Schmierinf. und direkten Kontakt. 90% aller Erw. sind infiziert, jedoch meist ina rent, 15% scheiden Viren aus. Die Viren persistieren in sensiblen Ganglienzellen. Charakteristisch die Herpes-Inf. sind endogene Rezidive, hervorgerufen durch Irritation latent infizierter Neurone d Fieber (Herpes febrilis), UV-Bestrahlung (Herpes solaris), Menstruation, Stress oder weitere Inf., (ohne Fieber (z.B. Bronchitis).

Klinik Je nach Manifestationsform: Erstinf. verläuft bei 99% aller Infizierten inapparent. matitis aphthosa (☞ 24.5.4), Herpes labialis (☞ 25.4.1), Herpes genitalis (☞ 14.3), Ekzema peticatum, Herpesenzephalitis (☞ 20.8.2).

9.4.2 Varicella-Zoster-Infektionen

Err.: Varicella-Zoster-Virus (VZV), verursacht bei Erstinf. Windpocken (Varizellen), kann in Nervenganglien persistieren und im höheren Alter zu endogenen Rezidiven in Form der Gürte (Zoster) führen.

Windpocken (☞ 16.7.4); Zoster (Gürtelrose, ☞ 25.4.2)

9.4.3 Infektiöse Mononukleose

Syn. Pfeiffer-Drüsenfieber. Err.: Epstein-Barr-Virus (EBV). Häufung im Frühjahr, vorwiegend gendliche. Übertragung durch Speichel: „kissing disease". In 60% klinisch inapparenter Verlau

Klinik IKZ 7 d–3 Wo. Prodromi: Abgeschlagenheit, Kopfschmerzen (1–3 d). Akutstadium: ber (38–39 °C), Halsschmerzen, zervikale LK-Schwellungen (85%), Splenomegalie (70%), ryngotonsillitis mit Pseudomembranen (40%). Gelegentlich auch Hepatomegalie (20%) mi terus (10%) oder Exanthem (5%). Dauer ca. 2 Wo. Rekonvaleszenz: In den nächsten 2 Wo. R gang des Fiebers. Bei Kindern sind Pharyngotonsillitis (95%), Hepatomegalie (40%) und Ik (20%) häufiger. **DD:** Zytomegalie.

Diagnostik Bei frischer Inf.: Typische Klinik. Labor: Im Diff.-BB: 10 000–25 000 Leukos/μ 70% monozytoiden Zellen („Pfeiffer-Zellen"), Paul-Bunnell-Test auf heterophile AK (z.B. Clearview Monosticon®-Teststreifen, Fa. Unipath-Difco) bei Erw. und Kindern ≥ oft Transaminasen ↑. EBV-Serologie: VCA-IgG, VCA-IgM, Anti-EBNA, Anti-CMV nur c wenn o.g. Kriterien nicht ausreichen oder V.a. chron. oder reaktivierte Inf. Ggf. zusätzlich domen-Sono: Splenomegalie, evtl. Hepatomegalie, vergrößerte intraabdominale LK?

Therapie Ambulant, Klinikeinweisung nur bei KO. Bettruhe bis zur Entfieberung, anschlie körperliche Schonung bis zur Rückbildung der Splenomegalie (1–2 Mon.). Mundpflege z.B Hexetidin (z.B. Hexoral®), Antitussiva, Antipyretika (kein ASS wegen Thrombozytenfunkt

ung). Antibiotika nur bei bakt. Superinf.: z.B. Cefuroxim (z.B. Elobact®) oder Roxithromycin
. Rulid®).

e: Kein Ampicillin oder Amoxicillin wegen Provokation eines Exanthems. Keine kräftige Milz-
▶ation wegen der Gefahr der Milzruptur.

▶plikationen Milzruptur, Stauungsikterus. Selten Atemwegsobstruktion, Pneumonie, hä-
ytische Anämie, Meningoenzephalitis, Fazialisparese, Myokarditis. Bei Immunschwäche oder
▶nunsuppression chron. oder reaktivierte EBV-Inf. mit Fieber, generalisierter Lymphadenopa-
, Hepatosplenomegalie und PNP. Bei AIDS häufig orale Haarzellleukoplakie (☞ 9.9.5,
, 9.28). Bei Afrikanern: Burkitt-Lymphom. Assoziation des EBV mit Nasopharynx-Ca (Hin-
s: EBV-VCA-IgA ↑↑).

▶nked lymphoproliferatives Sy.: Sehr selten; genetisch disponierte männliche Pat. entwickeln
EBV-Inf. eine aplastische Anämie, Immunschwäche und maligne Lymphome. Prognose ohne
▶nmzellentransplantation infaust, Untersuchung von Geschwistern auf den Gendefekt.

▶gnose Gut, nur selten KO.

4.4   Influenza

Influenza-Virus; genetisch sehr variabel, meist Gruppe A, seltener Gruppe B oder C. Übertragung
h Tröpfcheninf., gehäuft Herbst und Winter. Erhöhte Gefährdung für ältere Personen und Sgl. Ind.
Durchführung der Schutzimpfung ☞ 9.2.3.

▶erenzialdiagnose Inf. durch eine Vielzahl anderer Viren, die unkomplizierte Atemwegs-
▶verursachen („grippaler Inf.") z.B. Parainfluenzaviren.

▶ik Nach kurzer IKZ (1–5 d) ohne Prodromi hohes Fieber mit Schüttelfrost, Kopfschmerzen,
▶derschmerzen, Halsschmerzen, trockenem Husten, Tracheobronchitis, Gastroenteritis
%). Bei Fieber länger als 3–4 d, produktivem Husten und Anstieg der Leukos V.a. bakt. Super

▶plikationen Hämorrhagische oder eitrige Bronchopneumonie, Otitis media, Myokarditis,
▶karditis mit Erguss, Meningoenzephalitis, Guillain-Barré-Sy.

▶gnostik Klinischer Verlauf; in den ersten 3 Krankheitstagen Virus-Antigennachweis aus
▶enspülwasser oder Nasopharynxabstrich. Retrospektiv durch Serologie.

▶rapie Symptomatisch: Bettruhe, Antipyretika, Antitussiva, Antibiotika bei Superinf. (Amo-
▶in, Roxithromycin, z.B. Rulid®). PEP: Bei gefährdeten Personen Schutzimpfung (☞ 9.2.2,
9.5), bei Erw. in reduziertem AZ evtl. zusätzlich zur Chemoprophylaxe bzw. -ther. am 1. oder
▶ nach Symptombeginn Zanamivir (z.B. Relenza®). Erw.: Therapeutisch 2 × 5 mg inhalativ
▶al tägl. (= 20 mg/d) für 5 d; zur Chemoprophylaxe 2 × 5 mg 1-mal tägl. (= 10 mg/d) für max.
▶. **KI:** Keine speziellen. Für Kinder < 12 J. und Pat. mit schweren chron. Erkr. noch nicht
▶iert.

9.4.5 Coxsackie-Virus-Infektionen

Err.: Ubiquitäres Vorkommen, verschiedene Serotypen. Übertragung durch Schmierinf., Kinder kranken häufiger als Erw. 2 Gruppen: Gruppe A verursacht Herpangina, Hand-Mund-Fuß-Krankheit; Gruppe B die Bornholm-Erkr.

Herpangina (vesikuläre Pharyngitis)

Klinik Nach einer IKZ von 2–14 d helle, meist schmerzhafte Bläschen am vorderen Gaumenbogen, die nach ca. 24 h aufplatzen → runde Ulzera mit gerötetem Rand. Dazu Fieber, Halsschmerzen, Schluckbeschwerden, gelegentlich Erbrechen. Immer gutartiger Verlauf.

Diagnostik Klinischer Aspekt.

Therapie Mundpflege, flüssige Nahrung.

Hand-Mund-Fuß-Krankheit

Klinik Gehäuft im Frühjahr und Herbst bei Kindern und Jugendlichen. An Handflächen, Fußsohlen und in der Mundhöhle zunächst klare, innerhalb von 1–2 d ulzerierende Bläschen mit geringfügigen Beschwerden. IKZ 2–14 d, Tröpfcheninf., fäkal-oral.

Diagnostik Klinischer Aspekt.

Therapie Meist nicht erforderlich. Immer Spontanheilung.

Bornholm-Erkrankung (Myalgia epidemica)

Klinik Akuter Beginn mit Fieber, heftigen Schmerzen im unteren Brustbereich und Oberbauch („Teufelsgriff"), intermittierend allg. Myalgien. I.d.R. gutartiger Verlauf.

Komplikationen Meningoenzephalitis mit starken Kopfschmerzen, Nackensteife und reversiblen Paresen (polioähnliches Krankheitsbild). Selten: Perikarditis, Myokarditis. Bei Inf. des schweres Krankheitsbild mit Enzephalitis und Myokarditis.

Diagnostik Klinikeinweisung AK-Nachweis. Ausschluss anderer Erkr. **DD:** Akute Pankrea Hep., Ulkuskrankheit, SLE, Trichinose.

Therapie Symptomatisch mit ASS oder NSAR. Spontane Ausheilung nach 1–2 Wo.

9.4.6 Zytomegalievirus-Infektionen

Err.: Zytomegalievirus (CMV), ubiquitäres Vorkommen. Übertragung durch Schmierinf.; Er verläuft meist inapparent, gelegentlich unter dem Krankheitsbild einer Mononukleose (☞ 9. Durchseuchung der erwachsenen Bevölkerung 50%.

Klinik
- Intrauterine Inf.: Bei Inf. in der Frühschwangerschaft Abort, in der Spätschwangerschaft tungsneigung, Hepatosplenomegalie, Ikterus, Mikrozephalie, Optikusschäden
- Reaktivierte Inf. bei Immunschwäche (Immunsuppression oder AIDS): Manifestatio Hep., ulzeröse Enteritis, Pneumonie oder Enzephalitis möglich.

mplikationen Bes. bei AIDS Retinitis mit schleichender Erblindung (☞ 9.9.5).

agnostik Immunschwäche in der Anamnese. Serologie: CMV-IgM-Nachweis.

rapie Klinikeinweisung zur Chemother. mit Ganciclovir (z.B. Cymeven®) oder Foscarnet
Foscavir®). Im Zulassungsverfahren befindet sich Cidofovir (Vistide®).

9.7 Frühsommer-Meningoenzephalitis

*FSME; Zentraleuropäische Enzephalitis (CEE). Err.: FSME-Virus, Vorkommen endemisch in
tschland (ca. 200 Erkr./J.), Österreich, Osteuropa, Nordasien. Übertragung durch Zecken; Über-
ungsrisiko 1 : 500 bis 1 : 10 000 je Zeckenbiss in Endemiegebieten.*

ik Biphasischer Verlauf. IKZ 3 d – 3 Wo., dann leichte grippale oder GIT-Beschwerden
mmergrippe"). Nach beschwerdefreiem Intervall (ca. 8 d) bei 10% erneuter hoher Fieber-
eg mit uncharakteristischen neurologischen Störungen: Meningismus, Kopfschmerzen, Erhen, Schwindel, Bewusstseinsstörungen, Lähmungen, delirante Psychosen.

gnostik Klinikeinweisung bei Verdacht. Liquor: Lymphozytose; intrathekale AK-Produk-
v.a. IgM und IgG. FSME-AK-Nachweis im Serum: IgM und IgG.

apie Rein symptomatisch. Schutzimpfung (☞ 9.2.3). Vorgehen bei Zeckenbiss ☞ 9.3.3.

nose Letalität der neurologischen Erkr. 10%. In 90% Vollremission innerhalb 10–14 d.
rologische Residuen in 3–10%, Rückbildung innerhalb mehrerer Mon., nur selten Dauerschä-

hylaxe Haut vollständig bedecken (auch Unterschenkel und Arme). Impfung.

9.8 Tollwut

*Rabies. Err.: Tollwutvirus (TWV). Inf. durch Inokulation von virushaltigem Speichel infizierter
(meist Hunde) in Hautläsionen durch Biss oder Belecken. IKZ 10 d–3 Mon., am kürzesten bei
tzungen im Gesicht.*

ik

rodromalstadium: Fieber, Kopfschmerzen, Übelkeit, Schmerzen oder Parästhesien an der
Bissstelle
xzitationsstadium: Angst, Halluzinationen, motorische Unruhe, Speichelfluss, Hydrophobie,
chwitzen
aralysestadium: Lähmungen, Aphasie, Koma, Tod.
neisten Tollwuterkr. werden aus Dritte-Welt-Ländern importiert. Die manifeste Tollwuterkr.
uft immer tödlich.

nostik Nachweis von TWV-Antigen in Speichel, Kornealabstrich, Liquor.

apie Postexpositionsprophylaxe (PEP) durch Impfung nach dem „Essener Schema"
.2.3); Rücksprache mit dem Tollwutbeauftragten des Gesundheitsamts.

9.4.9 Poliomyelitis

Syn. Kinderlähmung. Err.: 3 Poliovirustypen; Übertragung durch Schmierinf., selten Tröpfche
IKZ 1–2 Wo., zu 95% inapparente Inf., in 5% nur „grippaler Inf.". Erkr. in jedem Lebensalter mög

Klinik Verlauf in mehreren Stadien: Initial grippale Symptome, dann 1–3 d Latenzstadium
Rückgang der Beschwerden. In 0,1% der Fälle Übergang in die paralytische Polio mit Menir
mus und asymmetrischen Lähmungen unterschiedlicher Muskelgruppen.

Diagnostik Klinikeinweisung. Typischer Verlauf, Erregernachweis aus Rachenspülwasser
Stuhl.

Therapie Nur symptomatische Ther. möglich, umso wichtiger ist daher ausreichende Imm
tät durch Schutzimpfungen (☞ 9.2.3).

Prognose Letalität bei paralytischer Polio 20%. Besserung der Paresen bis 2 J. p.i. möglich, n
jedoch Residuen. Zur Verhütung von Kontrakturen und Wachstumsstörungen orthopädi
Versorgung.

! Es gibt weitere Enteroviren (z.B. ECHO), die ein mildes polioähnliches Krankheitsbild
lösen können.

Tab. 9.21   Sonstige virale Infektionen

Erreger, IKZ	Krankheitsbilder; Prädilektionsgruppen; Vorkommen	Klinik	Diagnostik	Therapie
Respiratory Syncytial Virus (RSV)*, 1–3 d	Obstruktive Bronchiolitis, Pneumonie; Kleinkinder	Fieber, Dyspnoe, Myalgien; **KO:** Bakt. Superinf.	Klinikeinweisung, Antigennachweis im Rachenabstrich	Stationär: Ribavirin- (Virazole® Inhalation
Parvovirus B-19*, 6–16 d	Erythema infectiosum: Kinder, Erw.	Girlandenartige, ringförmige Erytheme, flüchtige Arthralgien	Klinischer Aspekt, Serologie, BB	Keine The da gutartig Verlauf; ca Grav.
	Aplastische Anämie: Hämatologische Vorerkr.	Anämie		Bluttransfusionen
	Hydrops fetalis, intrauterine Inf.	Hydrops fetalis, hochgradige Anämie		Austausch transfusio

* Ubiquitäres Vorkommen, hohe Durchseuchung, Inf. meist klinisch inapparent
Masern (☞ 16.7.1), Röteln (☞ 16.7.2), Mumps (☞ 16.7.8)
Das Robert-Koch-Institut (RKI) hält auf seiner Internet-Seite (http://www.rki.de/) Informationen über s
Viruskrankheiten bereit.

5 Mykosen

5.1 Allgemeines

Einteilung der Pilzarten: Sprosspilze (hefeartiges Wachstum) und Hyphenpilze (fädiges Wachstum). Bei vielen pathogenen Pilzen Dimorphismus: Im Gewebe hefeähnliches, in Kultur hyphenartiges Wachstum

Hautmykosen kommen auch bei immunkompetenten Personen vor. Pilzerkr. der Schleimhäute und innerer Organe treten meist als opportunistische Inf. bei Immunschwäche unterschiedlichster Genese auf, wie z.B. Diab. mell., hämatologische Erkr., Z.n. Radiatio, Zytostatika oder Glukokortikosteroidther., AIDS

Infektionsquellen: Bei Candida-Spezies endogen aus dem Darm des Pat.; bei allen anderen Pilzen durch die ubiquitär vorhandenen Sporen, bei Dermatophyten Auskeimen in feuchtem Hautmilieu, bei Err. von Systemmykosen Inhalation der Sporen

Systemmykosen: Primär auftretende Systemmykosen (z.B. Kokzidioidomykose) in Europa extrem selten, Einschleppung v.a. aus Nord- oder Südamerika möglich. **Klinik:** Uncharakteristische Symptome; selten akuter Beginn, meist schleichender Verlauf mit Fieber, Nachtschweiß, Abgeschlagenheit, Gewichtsverlust, unspezifischen Organsymptomen. **Diagn.:** Kultureller und serol. Nachweis schwierig. **Vorgehen:** Bei Verdacht Klinikeinweisung. Die antimykotische Chemother. (Amphotericin-B allein oder in Kombination) kann nur i.v. durchgeführt werden; ↑ NW.

5.2 Candidosen (Soor)

Haut-/Schleimhaut-Candidose

Klinik Je nach Lokalisation Glossitis, Ösophagitis, Intertrigo, Balanitis (☞ 13.7.2), Vulvitis mit weißlichem geruchlosem Fluor (☞ 14.3), Urethritis (☞ 13.3) mit Dysurie, Paronychie oder Nagelveränderungen. Bei Schleimhautbefall Juckreiz, weißliche, abwischbare Beläge. Die Schleimhaut unter den Belägen ist gerötet, kann bluten und ulzerieren. Bei Hautbefall flache kleine Bläschen und Pusteln, manchmal weißer Belag und Schuppung.

Diagnostik Klinischer Aspekt, mikroskopisches Nativpräparat (☞ 31.1.5) aus Abstrichen von Haut-/Schleimhautläsionen. Ggf. Einsendung zum kulturellen Nachweis. Bei V.a. Ösophagitis (retrosternales Brennen) Facharztüberweisung zur Gastroskopie.

Therapie Lokalbehandlung mit Nystatin oder Amphotericin B bis zur Rückbildung der Beschwerden. Bei Immunschwäche (☞ 9.5.1) zusätzlich systemische Ther. mit Fluconazol (z.B. Diflucan®): Erw. 100 mg tägl. p.o., Kinder > 1 J.: 3–6 mg/kg tägl.

Windeldermatitis ☞ 16.8.2, Vaginalsoor ☞ 14.3.2

Darmcandidose

Pilze Vermehrung bei Schädigung der normalen Darmflora durch antibakt. Ther. Krankheitswert erst bei Diarrhoe und Keimzahl > 10^6/ml. Vorkommen: Bei antibiotisch vorbehandelten Pat. oder schwerer Immunschwäche.

Klinik Meist asymptomatisch, gelegentlich leichte Diarrhoe.

Diagnostik Stuhluntersuchung auf pathogene Keime mit Zusatzfrage Candidose.

Therapie Wenn möglich Antibiotika absetzen, symptomatische Ther. der Diarrhoe. Orale ○ von Nystatin (z.B. Moronal®) 3 × 2 Drg. tägl. oder Amphotericin B (z.B. Ampho-Moron 2 × 100 mg tägl., jeweils für 2 Wo. Bei Immunschwäche zusätzlich systemische Ther. mit conazol (z.B. Diflucan®) 100 mg tägl. Der Nutzen einer speziellen Diät oder einer Darmsäuer ist nicht erwiesen.

Candidasepsis

Uncharakteristisches Sepsisbild bei Immunschwäche (☞ 9.9.5, Tab. 9.28), Klinikeinweisung bei dacht.

9.5.3 Dermatophytosen

Erkr. durch Fadenpilze, die Haut (Flechten = Tineae), Nägel (Onychomykosen) und Haare (Tr phytosen) befallen können. Tineae sind meist Mischinf. aus Epidermophyton- und Trichophytona

Hautbefall (☞ 25.6).

9.5.4 Systemische Mykosen

Tab. 9.22 Übersicht systemische Mykosen

Erreger	Vorkommen; Risikofaktoren	Krankheitsbilder	Nachweis
Aspergillus sp. (Schimmelpilz)	Ubiquitär, z.B. Blumenerde; Abwehrschwäche	Otomykose, Lungen- befall: diffus oder Aspergillome. Seltener Endokarditis, Endophthalmitis	Kultur aus Sputum BAL, Nasenabstrich Biopsien. Histologi Serologie
Mucor (Schimmelpilz)	Ubiquitär; Abwehrschwäche	Otomykose, Sinusitis, Enzephalitis, Hirn- sinusthrombose	Kultur aus Abszess aspiraten, Liquor. Histologie. Serolog
Candida albicans (☞ 9.5.2)	Bestandteil der Darmflora; Abwehr- schwäche, nosokomial	Haut- und Schleim- hautbefall (Soor); Sepsis	Direktpräparat; Ku aus Abstrichen, Biopsien, Blutkultu
Coccidioides immitis	Südwest-USA, Mittel- und Südamerika; sehr selten; obligat pathogen	In 60% grippeähnlicher Verlauf; in 40% Pneumonie, Pleuritis, Arthralgien; in 0,5% Sepsis	Präparat und Kult aus Sputum, BAL; Serologie

Tab. 9.22 Fortsetzung			
...eger	Vorkommen; Risikofaktoren	Krankheitsbilder	Nachweis
...ptococcus ...formans	☞ 9.9.5		
...toplasma ...sulatum	USA; Vogelkot, Fledermauskot; sehr selten; obligat pathogen	Primärinf.: Tbc-ähnliche Lungenerkr. Bei AIDS Befall von Leber, Milz, LK, KM	Mikroskopische Präparate, Kultur aus Sputum, Eiter, Biopsien
...stomyces ...matidis	Nordamerika; sehr selten; obligat pathogen	Hautbefall mit Papillomatose, Mikroabszesse mit Fistelung; Befall von Leber, Milz, LK, Knochen	Mikroskopische Präparate, Kultur aus Sputum, Eiter, Biopsien
...stomyces ...siliensis	Südamerika; sehr selten, obligat pathogen	Ulzerierende Stomatitis mit Zahnausfall; sekundärer Befall von Haut, LK, Milz, Leber; Pneumonie	Mikroskopische Präparate, Kultur aus Sputum, Eiter, Biopsien

6 Protozoeninfektionen

5.1 Toxoplasmose

Toxoplasma gondii, weltweite Verbreitung, hohe Durchseuchung (50–70%). Hauptwirt: Katzen, ...sch als (Fehl-)Zwischenwirt. Übertragung durch Verzehr zystenhaltigen rohen Fleisches von ...vein, Schaf, Ziege sowie durch Katzenkot und kontaminierten Erdboden. Meist klinisch stumme ...ärinf. Obligat intrazelluläre Lebensweise des Err., Persistenz v.a. im ZNS. Nachlassende Immu- ... führt zur reaktivierten Toxoplasmose.

...ik

*...*Postnatale Inf.: Bei Immunkompetenten meist inapparent. In seltenen Fällen fieberhafte Erkr. ...mit zervikal betonter, generalisierter, nicht dolenter LK-Schwellung. Gelegentlich Hepatosple- ...nomegalie. **KO** (v.a. Enzephalitis) sehr selten, in diesen Fällen besteht V.a. Immunschwäche ...(dann meist Reaktivierung einer inapparent verlaufenen Erstinf.). Persistenz der LK-Schwel- ...ungen für mehrere Wo., sonst sehr gute Prognose

...Enzephalitis bei Immunsupprimierten: Durch reaktivierte Inf. 50–70% aller HIV-pos. Pat. ...sind infiziert, 40% davon erkranken im Stadium AIDS an einer ZNS-Toxoplasmose. *Leitsym-* ...*ptome:* Fokale neurologische Ausfälle und hirnorganisches Psychosy. mit oder ohne Fieber.

Diagnostik Serologisch mit polyvalentem Toxo-AK-Suchtest bzw. von IgG und IgM qualita... Wenn IgM pos., weitere Beurteilung durch quantitative Bestimmung von IgG und IgM mit V... laufskontrolle nach 2–3 Wo. Reaktivierte Inf. bei AIDS oft serol. stumm, bes. Hirntoxoplasm... Bei V.a. Enzephalitis Klinikeinweisung.

Pränatale/konnatale Toxoplasmose

Bes. Bedeutung, weil sie zu einer schweren kindlichen Schädigung führen kann. Bei Primärinf... Schwangeren in 50% d.F. Inf. der Frucht. 50–80% der Schwangeren sind seroneg. und da... gefährdet. Die Primärinf. verläuft bei 75% der Schwangeren inapparent. Das Schädigungsausr... hängt vom Zeitpunkt der Inf. ab und ist im 1. Trimenon am größten. Bei der Geburt haben 6–10% der Kinder klinische Symptome, die klassische Trias „Hydrozephalus, Retinochorioid... zerebrale Kalzifikationen" tritt nur in 2% auf. Am häufigsten ist die Geburt von subklinisch... fizierten Kindern. In der Neugeborenenperiode ggf. Fieber, Konvulsionen oder prolongierter... terus. Am häufigsten ist der latente Verlauf, wobei sich die Schädigung erst im Kindes- und... gendalter manifestiert: Retinochorioiditis, Schielen, Taubheit, psychomotorische Retardier... Epilepsie.
Serol. lässt sich der Infektionsstatus von Mutter und Kind zuverlässig beurteilen. Noch keine... ligate Untersuchung im Rahmen der Schwangerenvorsorge.

Tab. 9.23 Serologie nach Stufenplan

(möglichst durch Gynäkologen nach Absprache mit der Schwangeren)

	IgG	IgM	Infektionsstatus	Maßnahmen
1	Negativ	– *	Infektionsgefährdet	Kontrollen alle 2 Mon.
2	Positiv	Negativ	Inaktive Inf.	Keine weiteren Maßnahmen
3	Negativ	Positiv	Siehe Zeilen 5–8	Quantitative AK-Bestimmung**
4	Positiv	Positiv		
5	IgG niedrig	IgM niedrig	Inaktive (latente) Inf.	Kontrolle in 2–3 Wo.
6	IgG hoch	IgM niedrig	Abklingende Inf.	
7	IgG hoch	IgM hoch	Aktive Inf.	Therapie; Kontrolle in 2–3 Wo.; Speziallabor*** weiteren Differenzierung
8	IgG niedrig	IgM hoch	Primärinf.	

* Eine alleinige Bestimmung von IgG wird als Screeninguntersuchung aus Kosten-Nutzen-Gründen a... ausreichend angesehen, größere Sicherheit bietet aber die gleichzeitige Bestimmung von IgG und IgM angeboten, Untersuchung mit einem polyvalenten (= IgG-/IgM-/IgA-) Test

** Ergebnisse und Bewertung methodenabhängig

*** Speziallabor für Toxoplasmose: IgG-Avidität, IgM-ISAGA (= Immunosorbent Agglutinationsassay)

rgehen bei einer akuten Toxoplasmose in der Schwangerschaft

Einleiten der antiparasitären Chemother. durch Gynäkologen

Bis zum Ende der 15. SSW nur mit Spiramycin; danach auf Pyrimethamin + Sulfadiazin umstellen

Ab der 16. SSW Kombinationsther. Pyrimethamin + Sulfadiazin, Therapiezyklen von 4 Wo. mit behandlungsfreien Intervallen von 4 Wo. Zur Prävention einer Depression der Hämatopoese supportive Gabe von Folinsäure. Bei Unverträglichkeit von Sulfonamiden Ther. mit Spiramycin.

.uktion der intrauterinen Infektionsrate durch Spiramycin um 60%, durch Pyrimethamin + adiazin um 90%. Die Ther. führt nicht zur Eradikation der Toxoplasmen, sondern induziert Übergang in die Latenz und reduziert das Schädigungsausmaß. Sofern sonographisch kein . intrauterine Schädigung, besteht keine Ind. zur Abruptio. Ab der 16. SSW und wenn bisher .e Ther. erfolgt ist, kann durch Fruchtwasser-PCR geklärt werden, ob es zu einer fetalen Inf. .ommen ist.

ventivmaßnahmen bei seronegativen Schwangeren

Katzenkontakt vermeiden bzw. das Katzenklo tägl. von einer nichtschwangeren Person mit heißem Wasser gut reinigen lassen

Gemüse und Obst gut waschen

Hände nach Gartenarbeiten, Zubereitung von Fleisch und vor jedem Essen gründlich mit Seife waschen

Nur ausreichend erhitztes Fleisch (> 70 °C) essen.

6.2 Lambliasis (Giardiasis)

Giardia lamblia (Syn. Lamblia intestinalis), weltweite Verbreitung, in warmen Ländern häu-
. Inf. durch fäkal verunreinigtes Trinkwasser und Lebensmittel. Asymptomatische Träger sind
fig.

nik IKZ 4 d–4 Wo. Symptome nur bei starkem Befall: Akute oder chron. wässrige Diarrhoe, .chschmerzen, Malabsorptionssy. Gutartiger Verlauf, keine KO.

gnostik Antigennachweis oder mikroskopischer Nachweis im Stuhl; bei neg. Stuhl Unter- .ung von Duodenalsaft oder -biopsie.

rapie Metronidazol (z.B. Clont®) 3 × 250 mg tägl. p.o. für 7 d, alternativ Tinidazol , Simplotan®) 2 g p.o. als Einmaldosis. Kontrolluntersuchung nach 2 Mon., da Rezidive .lich.

6.3 Sonstige Protozoeninfektionen

.aria ☞ 9.10.8, Pneumocystis carinii ☞ 9.9.5, Trichomoniasis ☞ 9.8.3

Tab. 9.24 Protozoeninfektionen

Krankheit, Erreger	Vorkommen; Übertragung; IKZ	Krankheitsbild	Nachweis
Amöbenruhr, Entamoeba histolytica	Tropische/subtropische Länder; Trinkwasser, Lebensmittel; 4 d–4 Mon.	Abdominalschmerzen, blutigschleimiger Stuhl. **KO:** Leberabszess	Aus Stuhl Antigennachweis oder mikroskopisch
Kryptosporidien (☞ 9.9.5)	Ubiquitär; Zoonose, Schmierinf.; 3–12 d	Akute Gastroenteritis. Bei AIDS profuse wässrige Durchfälle	Mikroskopisch od. Antigennachweis a Stuhl
Isospora belli	Ubiquitär; Schmierinf.; 3–12 d	Bei AIDS profuse wässrige Durchfälle	Mikroskopisch au Stuhlproben
Haut-Leishmaniose, L. tropica	Mittelmeerraum, Naher Osten, Nordafrika; Stechfliegen; 2–6 Wo.	Schlecht heilende Hautulzera	Tupfpräparate aus Ulzera, Färbung m Giemsa
Schleimhaut-Leishmaniose, L. brasiliensis	Süd- und Mittelamerika; Stechfliegen; 10 d–6 Mon.	Haut- und Schleimhautulzera; Destruktion des Gesichtsschädels	
Viszerale Leishmaniose, L. donovani	Naher Osten, Indien, Mittelmeerraum; Stechfliegen; 10 d–12 Mon.	Schleichende, fieberhafte Erkr., Hepatosplenomegalie	Mikroskopisch au Milz-, Leber-, LK-KM-Punktaten. Serologie
Chagas-Krankheit, Trypanosoma cruzi	Mittel- und Südamerika; Zoonose, Wanzen; 10–20 d	*Akutes Stadium:* Fieber, LK-Schwellung, Gesichtsödeme Chron. Stadium: Megaorgane, Herzinsuff.	*Akutes Stadium:* E im Blut, ggf. nach Anreicherung *Chron. Stadium:* Serologie, Biopsie
Schlafkrankheit, Trypanosoma brucei gambiense, T. brucei rhodesiense	Tropisches Afrika; Tse-Tse-Fliege *Stadium 1:* 1–3 Wo., *Stadium 2:* 4 Wo.–12 Mon.	An Einstichstellen Primäraffekt (Ulkus) *Stadium 1:* Fieber, generalisierte LK-Schwellung. *Stadium 2:* neurologische Ausfälle, Schläfrigkeit	Serologie. Err.-Na weis aus Primäraf Blut, LK-Punktate Liquor

7 Wurmerkrankungen

Präpatenz: Zeitraum zwischen Inf. und erstem Auftreten von Geschlechtsprodukten (Eier oder Larven) im Stuhl, Blut, Urin.

7.1 Madenwurm-Infektion

Enterobius vermicularis (Oxyuren), Größe 10–12 mm. Häufigste Wurmerkr. des Menschen in Mitteleuropa. Sitz der Würmer im Ileum und Colon, die Eier werden von den Würmern außen (!) am After abgelegt. Übertragungswege:
- Durch Kratzen am After digital-orale Reinf.
- Schmierinf.
- Inhalation von infektiösem Staub (z.B. aus Bettwäsche)
- Aufnahme der Eier mit kontaminiertem Gemüse. Präpatenz* 5–8 Wo.

Klinik Oft heftiges Afterjucken mit Schlafstörungen; bei weibl. Pat. Vulvovaginitis und Salpingitis möglich.

Diagnostik Nachweis der Eier im Analabstrich: Morgens wird ein Klebestreifen auf den After gedrückt, anschließend auf einen Objektträger geklebt und mikroskopiert (s.a. ☞ 31.1.5)

Therapie
- Pyrvinium (z.B. Molevac®) 1 Drg. bzw. 5 ml/10 kgKG als Einmaldosis
- *Alternativ:* Mebendazol (z.B. Vermox®) 100 mg (nicht in den ersten 6 Mon. der Grav.) als Einmaldosis
- *Alternativ:* Pyrantelembonat (z.B. Helmex®). Erw.: 10 mg/kg KG, max. 1 g. Kinder: –12 kg KG ½ Messl., 12–22 kg KG 1 Messl., 22–41 kg KG 2 Messl., 41–75 kg 3 Messl. Suspension **KI:** Alter < 6 Mon. Wiederholung nach 14 d. Strenge Ind. bei Kindern < 1 J.
- Untersuchung und Mitbehandlung von Kontaktpersonen
- Nach dem Stuhlgang Hände mit Seife und Nagelbürste reinigen. Bett- und Leibwäsche 8 d lang tägl. wechseln und auskochen, tägl. den Fußboden saugen
- Kontrolluntersuchungen nach 2, 4 und 6 Wo.

7.2 Spulwurm-Infektion (Ascariasis)

Ascaris lumbricoides, Größe 10–40 cm. Sitz der adulten Würmer im Dünndarm. Übertragungsweg: Kontamination von Gemüse durch Fäkaldüngung, nach oraler Aufnahme der Eier Wanderung der Larve im Körper: Dünndarm → Portalvenen → Leber → Herz → Lunge → Alveolen → Trachea → Pharynx → Darm. In Mitteleuropa relativ häufig, Durchseuchung in der Dritten Welt 50–90%. Präpatenz 7 Wo.–3 Mon.

Klinik Ca. 1 Wo. p.i. oft leichtes Fieber, Husten mit blutig tingiertem Sputum (flüchtiges Lungeninfiltrat). Darmbefall zu 85% asymptomatisch; abhängig von der Befallsstärke uncharakteristische Abdominalbeschwerden, Appetitlosigkeit, Malabsorption. **KO** (selten): Einwanderung in Gallengänge bzw. Pankreasgang, Ileus durch Wurmknäuel.

Diagnostik Mikroskopischer Nachweis der Eier im Stuhl, ggf. nach Anreicherung. Großes Eosinophilie.

Therapie Mebendazol (z.B. Vermox®) 2 × 100 mg p.o. für 3 d (nicht in den ersten 6 Mon. Grav.). In diesen Fällen Einmaldosis Pyrantel (z.B. Helmex®), Erw.: 10 mg/kg KG, Kin 6–12 J. 500 mg, 2–6 J. 250 mg, ¹/₂–2 J. 125 mg. **KI:** Kinder < 6 Mon.

9.7.3 Bandwurm-Infektion (Zestoden)

Err.: Inf. durch Aufnahme von Finnen (Größe 3–10 mm) in rohem Fleisch von Zwischenw *(z.B. Hackfleisch). Sitz der adulten Würmer im Dünndarm, Größe mehrere Meter, Ausscheic* *von Wurmgliedern (= Proglottiden). Benennung der Wurmspezies nach dem Zwischenwirt:*

- Rinderbandwurm (Taenia saginata), häufig, Rinderbefall in Mitteleuropa 1–2%, Präpat 11 Wo.
- Schweinebandwurm (Taenia solium), selten, Präpatenz* 5–11 Wo.; auch die Eier sind für Menschen infektiös (Zystizerkose)
- Fischbandwurm (Diphyllobotrium latum), selten, Präpatenz* 20 d.

Klinik Darmbefall meist symptomlos, gelegentlich uncharakteristische Abdominalbesch den, gelegentlich Appetitverlust, Gewichtsverlust. *Zystizerkose:* Nach Aufnahme von Eiern Schweinebandwurms Invasion der Larven mit Finnenbildung in der Muskulatur (meist sympt los) oder in anderen Organen. **KO:** Neurozystizerkose bei Befall des ZNS mit fokalen Ausfä Krampfanfällen, Erblindung.

Diagnostik
- Makroskopisch: Gelbweiße Wurmglieder im Stuhl, anfangs eigenbeweglich. **Cave:** Infekti gefahr mit Zystizerkose bei Schweinebandwurm!
- Mikroskopisch: Nachweis der Wurmeier im Stuhl. Diff.-BB: Meist keine Eosinophilie.

Therapie Einmaldosis Praziquantel (z.B. Cesol® Tbl. à 150 mg), 5–10 mg/kg KG p.o., Ki < 2 J. 0,5 g, 2–6 J. 1,0 g. *Alternativ:* Niclosamid (z.B. Yomesan® Tbl. à 0,5 g), 2 g p.o. als maldosis. Wirkung nur auf adulte Würmer. Strenge Hygiene bei Behandlung von T. solium w Gefahr der Autoinf. Bei V.a. Zystizerkose Klinikeinweisung.

Prognose Sehr gut. Bei Neurozystizerkose abhängig von der Lokalisation.

9.7.4 Echinokokkus-Infektion

Echinococcus granulosus (Hundebandwurm)

Err.: Sitz der adulten Würmer (Größe 4 mm) im Dünndarm von Hunden. Natürlicher Zwischer *Weidetiere. Bei oraler Aufnahme von Eiern Invasion der Larven mit Finnenbildung in Leber (6* *Lunge (20%) u.a. Organen. Langsam verdrängendes Wachstum in Form von Zysten (Größe bis 2* *und mehr) durch Tochterfinnen. Vorkommen weltweit, in Mitteleuropa meist importierte Fäl*

...nik Beschwerden durch Raumforderung der Zysten, je nach Lokalisation: Oberbauch-...nerzen, tastbarer Oberbauchtumor, Cholestase. Bei Lungenbefall Atelektasen, Hämoptysen, ...ZNS-Befall (selten) fokal-neurologische Ausfälle, Krampfanfälle.

...nplikationen Selten; lokale oder hämatogene Metastasierung nach Punktion oder Ruptur ...Zysten. Bei Zystenruptur oft anaphylaktischer Schock.

...gnostik Abdomen-Sono, CT, Serologie (pos. bei Leberbefall 90%, bei Lungenbefall 60%). ...selten Eosinophilie. Diagn. Punktion der Zysten ist streng kontraindiziert.

...rapie Klinikeinweisung zur operativen Entfernung der Zyste(n). Postop. Chemother. mit ...ndazol (z.B. Eskazole®): 10–15 mg/kg KG tägl. (Standarddosis 2 × tägl. 400 mg) für 1 Mon. ...rnativ: Mebendazol (z.B. Vermox®) 3 × 1 g tägl. bzw. 40–50 mg/kg KG tägl. für 3 Mon. In ...erablen Fällen unbefristet, da die Chemother. nur parasitostatisch wirkt.

...gnose In operablen Fällen sehr gut; in inoperablen Fällen eher ungünstig, abhängig von der ...alisation.

...ohylaxe Hunde und Katzen regelmäßig entwurmen und nur mit gekochtem Fleisch füttern.

...inococcus alveolaris (Fuchsbandwurm)

Sitz der adulten Würmer (Größe 2 mm) im Dünndarm von Fuchs, Hund, Katze; natürlicher ...chenwirt = Feldmaus. Nach oraler Aufnahme der Eier Invasion der Larven mit Finnenbildung in ...eber. Durch infiltrativ-destruierendes Wachstum Organzerstörung und Übergriff auch auf andere ...ominalorgane. Langsames Wachstum über viele J., Manifestationsgipfel: 40. Lj. Endemiegebiete in ...eutschland und Österreich, sehr seltene Erkr.

...ik Uncharakteristische Oberbauchbeschwerden, Cholestasezeichen.

...nostik Abdomen-Sono, CT, Serologie. Nur selten Eosinophilie. Wenn sich der Verdacht ...rtet Klinikeinweisung.

...rapie Entfernung des Parasiten durch Radikal-OP (oft nicht möglich, evtl. Palliativmaßnah-...,z.B. Stent = selbstexpandierende Endoprothese). Anschließend Chemother. mit Albendazol ...Eskazole®) 10–15 mg/kg KG oder Mebendazol (z.B. Vermox forte®) 40–50 mg/kg KG. Ein-...nedauer: Bei kurativer OP 2 J., sonst lebenslang. Überwachung der Pat. für mind. 10 J. Che-...er. wirkt nur parasitostatisch.

...nose 5JÜR bei adäquater Ther. 90% (abhängig von der Lokalisation).

...ohylaxe Hunde/Katzen regelmäßig entwurmen und nur mit gekochtem Fleisch füttern. ...dschuhe beim Umgang mit (toten) Füchsen. Erhöhtes Risiko für Beerensammler und Jäger ...emiologisch nicht gesichert.

...5 Trichinose

Trichinella spiralis, weltweites Vorkommen. Inf. durch Verzehr von trichinenhaltigem ungenü-...erhitztem Fleisch, meist vom Schwein (geräucherter Schinken!); evtl. auch Bären oder andere ...tiere betroffen. Adulte Würmer im Darm, Invasion der Larven in die Muskulatur, dort Verkap-...g als Trichinen. Oft Kleinepidemien.

Klinik Je nach Befallsstärke asymptomatisch bis lebensbedrohlich. Nach 1–7 d Durchfälle, dem 7. d Fieber (meist Kontinua), Muskelschmerzen, evtl. Doppelbilder, Gesichtsschwell Lidödeme.

Diagnostik Großes BB: Leukozytose, Eosinophilie. CK-Erhöhung. Serologie. Klinikeinweis bei Verdacht. Umgebungsuntersuchung.

Therapie Stationär. Mebendazol (z.B. Vermox®) über 14 d, ggf. plus Prednison.

Prognose Bei adäquater Behandlung gut.

9.8 Sexuell übertragbare Krankheiten

Meldepflicht ☞ 9.11

9.8.1 Gonorrhoe

Err.: Neisseria gonorrhoeae (Gonokokken), häufigste Geschlechtskrankheit. Übertragung fast schließlich durch Geschlechtsverkehr, intrazelluläres Wachstum.

Klinik Beim M nach 2–5 d Urethritis mit Rötung, Dysurie und eitrigem Ausfluss. **KO:** Harn renstriktur. Bei F Befall von Zervix, seltener der Urethra, meist blande Symptomatik. Bei Zerv reichlich grün-gelber Ausfluss. Bei aufsteigender Inf. Zeichen der Adnexitis (☞ 14.3.3). Atypi Lokalisationen bei entsprechenden Sexualpraktiken: Proktitis, Pharyngitis. Bei Neugebor Konjunktivitis (Credé-Prophylaxe bzw. PVP Jod → auch Aktivität gegen Chlamydien).

Komplikationen Chron. Inf. mit lokaler Ausbreitung (Prostatitis, Epididymitis, Perito oder septischer Ausbreitung (Monarthritis des Kniegelenks). Sterilität.

Diagnostik Mikroskopisch aus Abstrichen von Urethra und Zervix, jeweils ein Gram- und thylenblau-Präparat (Abstriche auf Objektträger aufbringen, lufttrocknen, hitzefixieren und schicken; s.a. ☞ 31.1.7). Kulturelle Untersuchung empfehlenswert zur Resistenztestung. C Empfindlicher Err., der bei unsachgemäßem Transport rasch abstirbt (Versand z.B. in Po cul®-Röhrchen, Fa. Becton-Dickinson). Gleichzeitig auch Material für Untersuchung auf C mydien einschicken, häufig Simultaninf.

Therapie Einmaldosis von Ofloxacin (z.B. Tarivid®) 400 mg p.o. oder Ceftriaxon (z.B. R phin®) 500 mg i.m., wegen häufiger Chlamydien-Simultaninf. im Anschluss Doxycyclin 20 tägl. für 7 d p.o. oder Roxithromycin (z.B. Rulid®) 2 × 150 mg tägl. für 7 d p.o.; nach 1 Therapiekontrolle (Kultur); Partnerbehandlung. Bes. in Südostasien treten häufig multiresis Stämme auf; bislang keine Resistenz gegen Ceftriaxon (z.B. Rocephin®).

! An die Möglichkeit einer Doppelinf. denken: Nichtgonorrhoische Urethritis (NGU), Lues (vor und 6 Wo. nach Ther. serol. Luesdiagn.!). Bei allen sexuell übertragbaren K heiten stets gleichzeitige Partnerbehandlung!

8.2 Syphilis (Lues)

: Treponema pallidum. Übertragung durch Geschlechtsverkehr oder Blutkontakt.

nik Verlauf in mehreren Stadien.

Primärstadium: Nach 2–12 Wo. Primäraffekt: Schmerzloses Ulcus durum an der Eintrittsstelle des Err. (Penis, Zervix; je nach Sexualpraktiken auch extragenitale Läsionen). Abheilung nach ca. 3 Wo.

Sekundärstadium (verläuft oft auch symptomarm): 6–8 Wo. nach dem Primärstadium vielfältige Hauterscheinungen (Eruptionsstadium): Roseolenartiges Exanthem (generalisiert), makulopapulöses Exanthem (Stamm), Condylomata lata (intertriginös), kleinflächige Alopezie; Schleimhaut: Plaques muqueuses; generalisierte LK-Schwellung. Abklingen nach 4 Wo.; intermittierender Verlauf über J. ist möglich. Nässende Effloreszenzen sind hochinfektiös

Tertiärstadium: Organmanifestationen Nach Mon. bis J.

Haut: Gruppen von derben, braunroten Knoten, subkutane Knoten (Gummen)

Knochenzerstörungen (z.B. Sattelnase)

Mesaortitis luica mit **KO:** Koronarstenose, thorakales Aortenaneurysma

Neurolues: Chron. Enzephalitis mit intellektuellem Abbau bis zur Demenz, bei Befall der Rückenmark-Hinterstränge Tabes dorsalis mit Ataxie, Hyporeflexie, Schmerzattacken

Lues connata bei intrauteriner Inf. ab dem 5. Mon., Manifestation durch Abort, Hepatosplenomegalie, Ikterus, Osteochondritis, Osteomyelitis, Pneumonie, variable Hauterscheinungen. Auch chron.-symptomarmer Verlauf ist möglich.

gnostik Serologische Untersuchungen:

TPHA (Treponema-Pallidum-Hämagglutinations-Assay): Such- und Ausschlusstest, bleibt lebenslang pos.

FTA-ABS (Fluoreszenz-Treponema-Absorptions-Test): Spezifischer Bestätigungstest

VDRL-Reaktion (Veneral Disease Research Laboratory-Test) bzw. Cardiolipin-Test zur Beurteilung der Krankheitsaktivität (= Entzündungsmarker)

Lues-IgM: Bestimmung bei V.a. Primärinf. bzw. akute Krankheitsphase.

Tab. 9.25 Anforderung und Beurteilung der Lues-Serologie nach Stufenplan

rderung bzw. Nachforderung bei der Erstuntersuchung entsprechend Stufenplan, d.h. bei Test die nächste Untersuchung: TPHA → FTA-ABS → VDRL + Lues-IgM

TPHA	FTA-ABS	VDRL	IgM*	Interpretation
Neg.	–	–	–	Kein Anhalt für Inf., ggf. erneut in 2–3 Wo. **
Pos.	Neg.	–	–	Unspezifische Reaktion, ggf. erneut in 2–3 Wo. **
Pos.	Pos.	Neg.	Neg.	IgG-Serumnarbe, keine Ther. **
≥ 1 : 20	Pos.	Neg.	Pos.	Primärinf. bzw. akute Inf. → Ther.

	TPHA	FTA-ABS	VDRL	IgM*	Interpretation
5	≥ 1 : 80	Pos.	≥ 1 : 4	Pos.	Abhängig von Vorgeschichte: Therapiebedürftige Lues oder Restbefund
6	≥ 1 : 80 ***	Pos.	≥ 1 : 16	Neg.	Abhängig von Vorgeschichte: Therapiebedürftige Lues oder Restbefund; bei chron. Inf. ka die IgM-Bildung supprimiert sein ***

Tab. 9.25 Fortsetzung

* Einheiten bzw. Titerangaben methodenabhängig
** Bei verdächtigem Primäraffekt DD von Ulcus molle, Herpes genitalis
*** Bei chron. Inf. oft sehr hohe TPHA-Titer von ≥[B3] 1 : 5096. Zur Abklärung einer Neurolues Liquor Eiweiß, Zellstatus, intrathekale Ig-Synthese (Reiber-Diagramm), intrathekale Synthese von Lues-IgG untersuchen

Verlaufskontrolle durch Bestimmung von VDRL oder Lues-IgM in 3-monatigen Abständen. sanierender Behandlung kommt es zum Titerrückgang um mind. 3 Stufen binnen 3–12 M nach 12 Mon. sollte kein Lues-IgM mehr vorhanden sein. Fehlender Rückgang bzw. erne Anstieg bedeuten Misserfolg der Ther. bzw. Reinf. Bei unklaren Allgemeinbeschwerden mit n rologischen Störungen oder Gelenkbeschwerden gleichzeitig Borrelien-Serologie.

Therapie Ambulant, Klinikeinweisung bei Neurosyphilis und Lues connata.

- Bei Krankheitsdauer < 1 J.: Procain-Penicillin 1,2 Mio. E tägl. i.m. für 15 d oder Benzath Penicillin 2,4 Mio. E als Einmaldosis, je 1,2 Mio. E i.m. in jede Gesäßhälfte. *Alternativ:* triaxon (z.B. Rocephin®) 250 mg tägl. i.m. über 10 d oder Doxycyclin 200 mg tägl. über 1 Roxithromycin (z.B. Rulid®) 300 mg tägl. über 15 d
- Krankheitsdauer > 1 J. oder unbekannt, kardiovaskulärer Befall, Gummen: 3 Injektionen F zathin-Penicillin 2,4 Mio. E im Abstand von 1 Wo.; *Alternativ:* Doxycyclin 200 mg tägl. ü 30 d
- Neurosyphilis: Klinikeinweisung; Penicillin-G 10 Mio. E tägl. i.v. über 10 d, anschließ 3 Injektionen Benzathin-Penicillin 2,4 Mio. E im Abstand von 1 Wo.
- Behandlungserfolg, wenn Titerabfall um 3 Titerstufen. Verschwinden der IgM-AK n 3–12 Wo., der Cardiolipin-AK nach 1–2 J. Serologische Kontrollen nach 3, 6 12 Mon.; Partnerbehandlung. Während der Antibiose in 60–90% Jarisch-Herxheimer-R tion mit Fieber, Schüttelfrost und Abgeschlagenheit, gutartiger Verlauf, ggf. Gabe von A pyretika
- Sonstiges: Bei gleichzeitiger HIV-Inf. stationäre Behandlung mit Penicillin-G 20 Mio. E t Schwangerenvorsorge (☞ 15.1).

8.3 Trichomoniasis

: *Trichomonas vaginalis, sexuelle Übertragung s.a.* ☞ *14.3.2).*

nik Bei starker Vermehrung Urethritis und Kolpitis mit schaumigem Fluor. IKZ 4–28 d.

gnostik Rasche Untersuchung von Vaginal- und Urethralabstrichen mit Phasenkontrast-
roskop; Err. fällt durch seine Beweglichkeit auf.

erapie Einmaldosis Tinidazol (z.B. Simplotan®) 2 g oder Metronidazol (z.B. Clont®)
250 mg p.o. für 6 d. Eine relative Metronidazol-Resistenz ist möglich, dann Behandlung
Metronidazol 2 g tägl. plus Lokalbehandlung mit Clotrimazol (z.B. Canesten®) für 5 d.
e: Im ersten Trimenon der Grav. nur Lokalbehandlung mit Natamycin (z.B. Pimafucin®)
;inalcreme über 10 d. Partnerbehandlung.

8.4 Ulcus molle

: *Haemophilus ducreyi. In Europa selten, in den Tropen häufig.*

nik Nach 2–5 d meist multiple, druckschmerzhafte Genitalulzera und vergrößerte, schmerz-
e inguinale LK (Bubonen). **KO:** Fistelung. Doppelinf. mit Lues oder Lymphogranuloma ve-
um kommen vor.

gnostik Facharztüberweisung zum Gynäkologen oder Urologen.

8.5 Lymphogranuloma venereum

: *Lymphogranuloma inguinale. Err.: Chlamydia trachomatis, Serotyp L. In Europa selten. Über-
ung durch Geschlechtsverkehr, je nach Sexualpraktiken auch extragenitale Läsionen möglich. An-
Chlamydieninf.* ☞ *9.3.10, Tab. 9.20.*

nik Nach 3–21 d zuerst Papel, dann schmerzloses Geschwür am Genitale, Schwellung der
inalen LK (Bubonen) mit Abszedierung.

nplikationen Proktitis, genitale Elephantiasis.

gnostik Facharztüberweisung zum Gynäkologen oder Urologen.

3.6 Condylomata acuminata

: *Feigwarzen. Err.: Humane Papillomaviren (HPV), mehrere Serotypen (i.d.R. 6, 11); gehäuft bei
miskuität und bei HIV-Positiven.*

iik IKZ 1–8 Mon., dann an Penis, Vulva, Zervix oder in der Analregion vereinzelt bis beet-
nig angeordnete spitze Wärzchen, evtl. blumenkohlähnliche Gebilde bei massivem Befall.
h Befall der Mundhöhle möglich.

Diagnostik Klinischer Aspekt.

Differenzialdiagnose Ca, Lues.

Therapie Je nach Ausmaß lokale Behandlung mit Podophyllinlösung, Vereisung oder chiru
sche Entfernung (Exzision, Kürettage) und histologische Klärung der Dignität.

Besonderheiten Zusammen mit den Kondylom verursachenden Viren sind Mischinf. mit w
teren HPV-Typen (z.B. 16, 18, sog. High-risk-Typen) möglich, die zu malignen Veränderun
führen können (z.B. Zervix-Ca).

9.9 HIV und AIDS

9.9.1 Epidemiologie und Übertragungswege

*Err.: HIV (human immunodeficiency virus); Retrovirus, das durch Befall der T-Helfer-Zellen (= C
Zellen) langfristig zur erworbenen Immunschwäche AIDS (=acquired immunodeficiency syndro
führt. Weltweit vorherrschend ist Virustyp HIV-1, in Westafrika daneben auch relevanter Anteil
HIV-2 Inf. (langsamerer Krankheitsverlauf als bei HIV-1).*

Epidemiologie Anteil unter den HIV-Infizierten in Deutschland (Stand 7/2001): Homose
elle Kontakte 50%, i.v. Drogenmissbrauch 12%, heterosexuelle Kontakte ca. 17%, Pat. aus En
miegebieten der Dritten Welt 20%, Transmission Mutter-Kind < 1%.
Prävalenz des HIV in Deutschland 1 : 2000, regional sehr unterschiedlich; gehäuft in Ballu
räumen (53% der Inf.). Durch konsequente HIV-Überwachung aller Blutprodukte seit 1985 s
iatrogene Inf. eine Rarität.

Übertragungswege

* Intime Sexualkontakte
* Von der Mutter auf das Kind während Grav., Geburt und beim Stillen
* Parenteral durch infiziertes Blut, Blutprodukte, Pleuraerguss, Aszites, Spenderorgane.

Infektionsrate durch Nadelstichverletzung nur 0,3%. Inf. durch einen einzigen Intimkontakt
dokumentiert, i.d.R. ist für eine Inf. jedoch regelmäßiger Sexualkontakt mit Infizierten über m
rere Mon. erforderlich. Keine Übertragung durch Stechinsekten, soziale Kontakte, Anhusten, I
sen, gemeinsam benutztes Geschirr, Trinkgefäß oder Essbesteck nachgewiesen.

Infektiosität: Vergleichsweise niedrig, hängt vom Krankheitsstadium des HIV-Infizierten ab.
hohe Viruskonz. bei akuter HIV-Inf. und im Stadium AIDS.

Natürlicher Verlauf: 1–3 Wo. nach Inf. grippales Krankheitsbild in 40% d. F. (akute HIV-I
Anschließend abhängig von inokulierter Virusmenge und Wirtsfaktoren, langer asymptom
scher Verlauf. Nach initial hoher Virämie (= Virusload) Gleichgewichtszustand (= Setpc
aus Virusreplikation und -elimination auf niedrigerem Niveau. Progression zum Stad
AIDS umso rascher, je höher der Setpoint. Ohne Behandlung befinden sich 50% der Infizie
10 J. bzw. 65% 15 J. p.i. im Endstadium AIDS.

9.2 Labordiagnostik

...tmethoden HIV-Suchtest = HIV-AK-Bestimmung: Bestimmt AK gegen HIV-1 und HIV-...uchtest: ELISA. Bestätigung bzw. Ausschluss einer Inf. durch Immunoblot (Western Blot). ...treten der AK i.d.R. 3 Mon. p.i., selten spätere Serokonversion. Zum definitiven Ausschluss ...r HIV-Inf.: Weitere Tests nach 3 und 6 Mon. Bei medizinischer Ind. über die Krankenkassen ...chenbar, Begründung auf dem Krankenschein z.B. chron. Diarrhoe, atypische Pneumonie, ...lare LK-Schwellungen, chron. Fieber. Bei HIV-Angst des Pat. wegen Zugehörigkeit zu einer ...kogruppe, Abrechnung privat oder auf kostenlosen Test beim Gesundheitsamt verweisen.

...-RNA: Suchtest auf Virus-RNA im Blut ohne Bestimmung der Kopienzahl; Methode meist ...(= Polymerase Chain Reaction). **Ind.:** Bei neg. HIV-AK und dringendem V.a. akute HIV-Inf., ...Neugeborenen HIV-pos. Mütter.

...asload: Bestimmung der Anzahl von HIV-RNA Kopien pro ml Plasma. Methoden: Quanti-...e PCR (Q-PCR), branched-chain-DNA-Methode (b-DNA) und die „nucleic acid sequence ...d amplification" (NASBA). Nachweisgrenze 400–500 Kopien/ml, bei ultrasensitiven Tests 20 ...ien/ml. Die Höhe der Virämie korreliert direkt mit der Geschwindigkeit der Progression zum ...stadium AIDS. **Ind.:** Marker für Indikationsstellung und Kontrolle der antiretroviralen Ther.

...Für Verlaufskontrollen ist wichtig, dass Messmethode und möglichst auch Labor beibehalten ...werden.

...kation für einen HIV-Test

- ...Unklares, über längere Zeit bestehendes Fieber
- ...Unklarer Gewichtsverlust, chron. Diarrhoe, Demenz oder Thrombozytopenie, v.a. bei jün-...geren Pat.
- ...nfektionserkr., deren Inzidenz bei HIV-Infizierten erhöht ist: Tbc, rezid. bakt. Pneumonien, ...akute Hep. B oder C
- ...Hauterkr. in ungewöhnlicher Ausprägung:
- ...Kaposi-Sarkom: Hellrote, livide oder braunrote Infiltrate mit gelbem Hof, die im Verlauf der ...Hautspaltlinien angeordnet sind; treten auch in der Mundschleimhaut und im Genitalbereich ...uf
- ...Orale Haarzellleukoplakie: Nicht abstreifbare weiße Beläge an den seitlichen Zungenrändern
- ...Seborrhoisches Ekzem: Bevorzugt in talgdrüsenreichen Arealen fettige, groblamelläre Schup-...ung auf scharf begrenzten Erythemen
- ...Rezid. Herpes zoster (☞ 25.4.2) bei jungen Erw. mit Neigung zur Generalisation
- ...Persistierender Herpes genitalis (☞ 9.4.1): Nicht heilende, schmerzhafte Ulzera im Genital-...und Analbereich
- ...Condylomata acuminata (☞ 9.8.6) im Analbereich oder an atypischer Lokalisation
- ...oor (weiße oder gelbliche abstreifbare Beläge an Mundschleimhaut und Zunge) ohne ent-...prechende Grunderkr. (z.B. Diab. mell.), v.a. bei jüngeren Pat.
- ...Maligne Lymphome
- ...xpositionsverdacht (z.B. durch Nadelstichverletzung)
- ...Präventiv bei Bordellbesuchern, Prostituierten, Sextouristen (Krankenkasse zahlt nicht)
- ...HIV-Angst: AIDS-Phobie (nur einmalig).

Beratung vor dem HIV-Test Die Mitteilung, HIV-pos. zu sein, ist für jeden Betroffenen
Schock. Deshalb schon vor der Testdurchführung Abklärung folgender Punkte:

- Motiv für die Durchführung des Tests
- Was tun bei pos. Testergebnis?
- Soziales Umfeld
- Psychische Belastbarkeit, Verhalten in der Wartezeit (Erkennen einer möglichen Suizidal
- Über die Möglichkeit aufklären, ggf. frühzeitig mit der antiretroviralen Ther. und der
  phylaxe opportunistischer Inf. zu beginnen
- Abgrenzung zur AIDS-Hypochondrie (v.a. heterosexuelle Pat. ohne Zugehörigkeit zu
  kogruppen, meist assoziiert mit anderen hypochondrischen Befürchtu
  (z.B. Kanzerophobie), schuldbeladenes Verhältnis zur Sexualität. Vorgehen: Von weit
  HIV-Tests abraten, ggf. zu Psychother. motivieren.

! Bei Ablehnung des Tests und gleichzeitiger AIDS-Angst darauf hinweisen, dass durch
Ungewissheit die Angst immer bestehen bleibt und dass es Vorteile durch Kenntnis e
pos. AK-Status gibt: Lebensverlängerung durch antiretrovirale Ther. und Prophylaxe op
tunistischer Inf.; außerdem Schutz des Sexualpartners möglich.

Grundsätzlich und ausschließlich persönliche Mitteilung des Testergebnisses, egal, ob
oder neg.

Beratung bei positivem HIV-Test

! Grundsätzlich muss der pos. Suchtest durch Immunoblot-Test bestätigt sein. Bei defi
HIV-pos. Diagn. stützt sich das weitere Vorgehen auf ein ungestörtes Vertrauensverhä
zwischen HA und Pat. Es dürfen keine unberechtigten Hoffnungen geweckt werden, ab
muss das Gefühl vermittelt werden, dass der HA dem Pat. zur Seite steht und die me
Symptome „kontrolliert" werden können. Im Vordergrund steht die Erhaltung der Leb
qualität.

Therapeutische Optionen

- Aufklärung über Krankheitsverlauf (☞ 9.9.3): HIV-pos. bedeutet nicht AIDS; i.d.R. langs
  Progression; 35% Langzeitüberlebende (auch nach 15 J. noch kein AIDS); keine Einsch
  kung der körperlichen Leistungsfähigkeit im asymptomatischen Stadium I
- Aufklärung über Verbesserung der Prognose durch antiretrovirale Ther. und Prophylax
  portunistischer Inf. (☞ 9.9.6): Durch die neue antiretrovirale Kombinationsther. kan
  Virusload über längere Zeit unter der Nachweisgrenze gehalten werden → Krankheits
  gression lässt sich bremsen; opportunistische Inf. treten seltener auf
- Besprechen der weiterführenden Diagn. und der Kontrolluntersuchungen
- Bei Wunsch des Pat. psychother. Betreuung anbieten. **Cave:** Für manche Betroffenen is
  beste Betreuung im Stadium I gar keine Betreuung; man sollte vermeiden, ständig an di
  zu erinnern.

Psychosoziale Hilfe

- Hinweis auf Selbsthilfegruppen (☞ 34.2)
- Berufliche Einschränkungen: Offiziell keine, außer bei Übernahme ins Beamtenverhältni
  Lebenszeit. Bei Ärzten: Von operativer Tätigkeit abraten (Übertragung durch HIV-pos.
  rateure sind dokumentiert).

...unde Lebensführung und Hygiene

- Körperliche Überanstrengung vermeiden (z.B. Leistungssport), keine Kampfsportarten wegen des Risikos blutender Verletzungen, sonst Breitensport uneingeschränkt möglich
- Ausgewogene Ernährung, spezielle Diät bringt keine Vorteile
- Zur Vermeidung opportunistische Inf. Lebensmittelhygiene beachten: Rohes Fleisch, rohe Milch und Blattsalate meiden
- Bei neg. Toxoplasmose-IgG Kontakt zu Katzen vermeiden
- Prävention der sexuellen HIV-Übertragung durch Kondome ("safer sex"), ggf. Umstellung der Sexualgewohnheiten.

...nerbenachrichtigung Die Deutsche Krankenhausgesellschaft und die Bundesärztekammer ...fehlen: Der Arzt darf gefährdete Personen (z.B. wenn der infizierte Pat. seinem Partner die Inf. ...erschweigen gedenkt) in diesen Fällen warnen. Eine Verpflichtung zur Warnung des Partners ...HIV-infizierten Pat. besteht dann, wenn auch der Partner des Infizierten bei dem Arzt in ...ndlung ist. Diese Auffassung wurde vom OLG Frankfurt/Main am 05.10.1999 (AZ: 8U ...) bestätigt.

...trazeption Bei HIV-diskordanten Partnern sollten Kondome verwendet werden, um das ...-Übertragungsrisiko zu minimieren. Unter antiretroviraler Ther. (ART) werden orale Kontra-...iva schneller metabolisiert, außerdem Gefahr von WW. Daher auch Kondome bevorzugen, ...n der Partner ebenfalls infiziert ist.

...-positive Kinder Prophylaxe von "Kinderkrankheiten" in der Umgebung von HIV-...tiven (☞ 9.9.6); Impfungen bei HIV-pos. Kindern (☞ 9.9.6).

> ...sätzlich zur medizinischen Betreuung der Kinder darauf hinweisen, dass die Eltern durch ...DS pflegebedürftig werden bzw. versterben.

...lergarten und Schulbesuch: Kein erhöhtes Infektionsrisiko durch übliche soziale Kontakte, ...r keine Informationspflicht gegenüber Dritten. Die Bescheinigung über die Freiheit von In-...onskrankheiten nach IfSG kann ausgefüllt werden. Dennoch ist eine Information der Kinder-...n- bzw. Schulleitung am ehesten durch die Eltern sinnvoll, um einer Gefährdung durch "Kin-...rankheiten" begegnen zu können.

...3 Stadieneinteilung und Verlauf

...ische Stadieneinteilung (Kategorien A–C der CDC-Klassifikation)

...gorie A Akute HIV-Inf. (mononucleosis-like-illness): Nach einer IKZ von 3 Wo. akute, ...eähnliche Erkr. mit Fieber, Gliederschmerzen, makulösem Exanthem am oberen Stamm ...o d.F.), LK-Schwellungen, Pharyngitis. Leuko-, Lympho-, oft auch Thrombopenie. Immer ...tane Rückbildung der Symptome. **Diagn.:** Bei Verdacht HIV-AK, zellulärer Immunstatus; ...a sich der Verdacht erhärtet, HIV-PCR quantitativ (wichtig zur Indikationsstellung für eine ...zeitige ART (☞ 9.9.6). HIV-AK sind stets neg., die Serokonversion erfolgt nach 2–12 Wo. ...en unspezifischer und variabler Symptomatik wird die Diagn. ohne V.a. HIV-Exposition ...t nicht gestellt.

Generalisierte Lymphadenopathie.

Asymptomatische HIV-Inf.: Pat. ist klinisch gesund. CD4-Zellen meist > 500/µl (Anzahl CD4-Zellen orientiert über das Ausmaß des Immundefekts).

Kategorie B AIDS-related Complex: Auftreten von Erkr., die keine AIDS-definierenden E laut Kategorie C sind, aber auf eine Störung der zellulären Immunität hinweisen: Mund-S chron. vulvovaginale Candidiasis, Fieber > 38,5 °C, Diarrhoe > 4 Wo., rezid. Herpes zo oder Herpes zoster mehrerer Dermatome, periphere Neuropathie, bazilläre Angiomatose.

Kategorie C AIDS: Auftreten einer oder mehrerer *AIDS-definierender Erkr.:* Pneumocystis rinii-Pneumonie; Toxoplasma-Enzephalitis; ösophageale Candida-Inf. oder Befall von Bronch Trachea oder Lungen; chron. Herpes-simplex-Ulzera oder Herpes-Bronchitis, -Pneumonie -Ösophagitis; CMV-Retinitis; generalisierte CMV-Inf. (nicht von Leber oder Milz); rezid. Sa Septikämien; rezid. Pneumonien innerhalb eines J.; extrapulmonale Kryptokokkeninf.; ch intestinale Kryptosporidieninf.; chron. intestinale Inf. mit Isospora belli; disseminierte extrapulmonale Histoplasmose; Tbc; Inf. mit Mycobacterium-avium-complex oder M. kans disseminiert oder extrapulmonal; Kaposi-Sarkom; maligne Lymphome (Burkitt-, immunobl sches oder primäres zerebrales Lymphom); invasives Zervix-Ca; HIV-Enzephalopathie; prog sive multifokale Leukenzephalopathie; Wasting-Sy.

CDC-Klassifikation von 1993

Einteilung nach klinischen Gesichtspunkten und Anzahl der CD4-Zellen/µl.

Tab. 9.26 CDC-Klassifikation (1993)

Laborkategorie CD4-Zellen/µl	Klinische Kategorie		
	A (asymptomatisch und akute HIV-Inf.)	B (Symptome, kein AIDS)	C (Sympto AIDS)
1: ≥ 500	A1	B1	C1
2: 200–499	A2	B2	C2
3: < 200	A3	B3	C3

HIV-Infektion bei Kindern Bei Neugeborenen HIV-pos. Mütter wegen diaplazentarer Ü tragung Nachweis von IgG-HIV-AK; Persistenz dieser Leihantikörper bis zum 18. Lebensr Erst nach diesem Alter ist ein pos. HIV-AK-Test beweisend für eine Inf. Frühnachweis einer mittels PCR und p24-Ag möglich. Bei neg. Ergebnis Wiederholung der PCR nach 6 Wo.

Prognose Unbehandelt in 33% rasche Progression zum Stadium AIDS innerhalb von 2 J den übrigen 66% langer asymptomatischer Verlauf, mittl. Überlebenszeit 8 J. Verlaufskont anhand von altersbezogenen Werten der CD4-Zellen. Im Endstadium AIDS treten die glei opportunistischen Inf. wie bei Erw. auch, neurologische Erkr. sind häufiger, Kaposi-Sarkome selten. Betreuung von HIV-pos. Kindern durch ein pädiatrisches Zentrum mit entspreche Erfahrung.

Prognose der HIV-Infektion Individuell variabel. Unbehandelt bei älteren Pat. schne Progression zum Endstadium AIDS als bei jüngeren. Nach 10 J. bei 50% der Pat. AIDS,

ptomfrei. Nach 15 J. bei 65% der Pat. AIDS, 8% symptomfrei. Verlangsamung der Progression
ch eine spezielle Ernährung oder Lebensweise ist nicht belegt. Überlebenszeit im Stadium AIDS
intensiver Betreuung 2–3 J. Durch antiretrovirale Ther. starker Rückgang der Inzidenz op-
tunistischer Inf.

9.4 Diagnostik bei HIV-Positiven

untersuchung
Detaillierte Anamnese, vollständige klinische Untersuchung; dabei bes. beachten: Inspektion
der gesamten Haut, des Mund-Rachenraums sowie der Anal- und Genitalregion auf verdäch-
tige Effloreszenzen (☞ 9.9.2); generalisierte LK-Schwellungen, Neurostatus, Visus. Körper-
gewicht dokumentieren
Labor:
HIV-Parameter: HIV-AK, CD4- und CD8-Lymphozyten, Virusload
Klinische Chemie: BSG, großes BB, Eiweiß, Immunglobuline quantitativ, LDH, Transami-
nasen, Krea, Gerinnungsstatus
Weitere Infektionsserologie: CMV, Hep. A, B, C, Toxoplasmose, Lues.

euntersuchungen
Bestimmung der CD4-pos. Lymphozyten (= T-Helfer-Zellen) und Virusload im Rahmen der
antiretroviralen Ther. (☞ 9.9.6) sowie bei jeder Verschlechterung des Gesundheitszustands
Bei asymptomatischen Pat. ohne antiretrovirale Behandlung im ersten halben J. monatlich,
um einen Trend zu erkennen und um rechtzeitig die Ind. für antiretrovirale Ther. (☞ 9.9.6)
und Prophylaxe opportunistischer Inf. zu stellen (☞ 9.9.6)
Wenn im ersten halben J. stabile Werte, CD4 > 350/μl und Virusload < 30 000/ml ohne ART
vorliegen, Kontrollen alle 3 Mon.
Wenn CD4 < 350 bzw. Virusload > 30 000/ml im Rahmen des Monitoring bei ART
Resistenzbestimmung vor Aufnahme einer ART.

9.5 Häufige Krankheitsbilder bei AIDS

Tab. 9.27	**Häufige AIDS-Krankheiten in Relation zur CD4-Zahl**
-Zellen/μl	**Häufige AIDS-Manifestationen**
	Frühe Manifestationen von Kaposi-Sarkom, Non-Hodgkin-Lymphom oder Tbc
0	PcP, Candida-Inf., rezid. bakt. Pneumonien, bazilläre Angiomatose
0	Toxoplasmose-Enzephalitis, Kryptokokken-Meningoenzephalitis, Salm.-Septikämie, nekrotisierende Herpes-Inf.
	Disseminierte CMV- und MAI-Inf., Kryptokokken-Meningitis, Kryptosporidien-Inf., invasive Aspergillose

-Zellen beim Gesunden: > 1000/μl

Durch die Einführung hochwirksamer antiretroviraler Therapieregime lässt sich das Auftre
vieler AIDS-definierender Erkr. verhindern bzw. hinauszögern. Bei Verbesserung der Immun
unter ART kommt es zu deren Remission.

Tab. 9.28	Häufige Komplikationen bei AIDS
Symptome bei AIDS	**Mögliche Ursache**
Abgeschlagenheit, Fieber, Gewichtsverlust	• Sepsis durch Pneumok., Salm., A-Streptok. • Beginnende opportunistische Inf., malignes Lymphom
Retrosternale Schmerzen	• Ösophagitis durch Candida, CMV, Herpes, Kaposi Sarkom des Ös. oder Magens
Dyspnoe, Husten, Fieber	Pneumonie durch Pneumocystis carinii, Bakterien, CMV, Tbc
Übelkeit und Erbrechen	Arzneimittel-NW, Kaposi-Sarkom, Lymphom des Magens
Diarrhoe	• Durch Kryptosporidien, Isospora species, Lamblie Amöben, Salm., Yersinien, enteropathogene Coli-Stämme • Arzneimittel-NW
Bauchschmerzen, Koliken, Obstipation	CMV-Enteritis, abdom. Inf. mit Mycobacterium aviur medikamenteninduzierte Pankreatitis, Kaposi-Sarkom Darms, maligne Lymphome des Darms. Perforation, Appendizitis
Neurologische Ausfälle und Fieber	ZNS-Toxoplasmose, ZNS-Lymphom. Meningitis durc Bakterien, Kryptokokken
Hirnorganischer Abbau	HIV-Enzephalopathie
Auge, Sehstörungen	• Retinitis durch Zytomegalie, Toxoplasmose, Herp • NW einer Ethambutol-Ther.: Ablatio retinae
Haut	• Erytheme, Exantheme: Arzneimittel-NW, Mykose • Bläschen, Pusteln: Herpes simplex, Zoster, Mykos • Papeln, Knoten, Tumoren: Kaposi-Sarkom (☞ 9. Mollusca contagiosa, kutane Lymphome, Myko-bakteriosen, bazilläre Angiomatose • Juckreiz: Internistische Ursachen (☞ 25.1.2), Arzneimittelreaktion
Mundhöhle	• Beläge: Soor, orale Haarzellleukoplakie • Zungenbrennen: Soor, Zytomegalie, Herpes
Anal-genitale Schmerzen	Analvenenthrombose, Herpes, Soor, Gonorrhoe, Lues

...httuberkulöse Mykobakterien

*Meist Mycobacterium avium, selten M. kansasii oder M. xenopi. Gegen den ubiquitär vorkom-
...den Err. keine Expositionsprophylaxe möglich. Erkrankungsrisiko hoch, wenn CD4 < 75/µl.*

...ik Subfebrile, später febrile Temperaturen, Fieberschübe, Abgeschlagenheit und Gewichts-
...ust. Zusätzlich oft Diarrhoe, abdom. Schmerzen und Eiweißverlustsy.

...gnostik Vergrößerte abdom. LK, Panzytopenie; Erregernachweis aus Blutkulturen oder aus
...ebeproben. Bevor die Diagnose einer atypischen Mykobakteriose gestellt wird, zunächst an-
...infrage kommende Erkr. ausschließen (z.B. Tbc, Lymphom).

...rapie M. avium ist gegen fast alle verfügbaren Medikamente resistent. Am besten wirkt die
...bination Clarithromycin (z.B. Klacid®)–Ethambutol (z.B. Myambutol®) sowie Clarithromy-
...Rifabutin (z.B. Mycobutin®). Antibiotische Eradikation des Err. nicht möglich, im günstigsten
...zeitweilige Symptombesserung. Remission möglich, wenn durch antiretrovirale Ther. ein
...-Anstieg auf > 100/µl erreicht werden kann.

...gnose Protrahierter Verlauf, insgesamt ungünstig.

...illäre Angiomatose

*Bartonella henselae, gramneg. Bakterium, verursacht bei Immunkompetenten die Katzenkratz-
...kheit. In ²/₃ d.F. sind auch hier Verletzungen durch Katzen der Auslöser (☞ 9.3.10).*

...ik Lokal aggregierte oder disseminiert stehende rötliche, gelegentlich blaulivide oder haut-
...ne Knoten oder Papeln. Bis ca. 5 cm groß, mitunter auch exanthematische Ausbreitung hun-
...er kleinster Läsionen ohne bevorzugte Lokalisation. Konsistenz gummiartig, prall-elastisch.
...reszenzen: Beginn als winzige, blaurote Papeln, die ab einer bestimmten Größe ulzerieren
...en und sich dann mit einer Kruste überziehen. Abheilung meist als Restitutio ad integrum.
...chmal bleiben eine Hyperpigmentierung oder Induration. Bei Rückbildung größerer Knoten
...en sich atrophische, unter das Hautniveau eingesunkene Narben bilden. Häufig Befall von
...imhäuten und inneren Organen.
...emeinsymptome: Abgeschlagenheit, Appetitlosigkeit, Erbrechen, Diarrhoe, Nachtschweiß,
...er, Schüttelfrost, krampfartige abdom. Schmerzen.

...erenzialdiagnose Kaposi-Sarkom.

...nostik Nachweis von Bakterien durch Biopsie von angiomatösen Neubildungen der Haut;
...logisch in der HE- und Warthin-Starry-Färbung bzw. durch PCR. Serologie unzuverlässig.

...apie Gutes Ansprechen auf Roxithromycin (z.B. Rulid®), Azithromycin (z.B. Zithromax®),
...ycyclin (diverse Generika), Co-trimoxazol (z.B. Bactrim®), Ciprofloxacin (z.B. Ciprobay®).
...apiedauer mind. 2 Mon.

...nose Unbehandelt letaler Verlauf möglich.

CMV-Retinitis

25% der AIDS-Pat. sind betroffen. Übertragung durch Muttermilch und Schleimhautkontakt. M. inapparenter Verlauf, Reaktivierung der latenten Inf. bei Immunschwäche. Erkrankungsrisiko h. wenn CD4 < 50/µl.

Klinik Verschwommenes Sehen, Visusverlust, Gesichtsfeldausfälle, ungewöhnliche Sinnes. drücke wie Sehen von leuchtenden Punkten, Schneetreiben u.a. Das Auge ist schmerzlos und n gerötet.

Diagnostik Ophthalmoskopie (s.a. ☞ 23.2.5), Labordiagn. unergiebig. Facharztüberweis an HIV-Schwerpunktpraxis, ggf. Klinikeinweisung.

Therapie Ganciclovir (z.B. Cymeven®), Foscarnet (z.B. Foscavir®) 2 × tägl. oder Ciclovovir (Vistide®) 1 × wöchentl. als i.v. Infusion über 3 Wo. bis zur Vernarbung der Retinaläsion. ternativ intraokulare Injektion oder Implantation eines Depots der genannten Medikamente. schließend lebenslange permanente Suppressionsbehandlung mit den genannten Medikamer Frühzeitig Anlage eines zentralvenösen Zugangs (Port) und Schulung des Pat. oder Angehörige der Handhabung der i.v. Ther. Wirksamkeit oraler Präparate bislang umstritten. **Cave:** NW Medikamente bei system. Ther. beachten.

Prognose Führt unbehandelt zur Erblindung. Bei Absetzen der Virostatika Rezidiv. Auch konsequenter Suppressionsbehandlung kommt es nach durchschnittlich 2 Mon. zu Rezidiven sich meist durch erneute Akutther. beherrschen lassen. Durch Vernarbung der Retinaläsic besteht ein erhöhtes Risiko für eine Ablatio retinae.

!
- Aufgrund der lebenslangen Behandlungsdauer und häufigen Infusionen möglichst an. ben, den Pat. selbst in Zusammenarbeit mit einer HIV-Schwerpunktpraxis zu behan um ihm den erheblichen Verlust an Lebensqualität durch Wartezeiten, Fahrzeiten Klinikaufenthalte zu ersparen. Krankenkassen sind nach Rücksprache i.d.R. koope
- Vor Beginn der Behandlung Informationen über Umgang mit Portsystemen bescha (z.B. Fortbildung, Schulung)
- Unter Ther. wöchentl. BB-Kontrollen, da Ganciclovir myelotoxisch ist.

HIV-Enzephalopathie

Häufigste neurologische KO der HIV-Inf. Ursache ist ein direkter Befall von Gehirnzellen.

Klinik Schleichender Verlauf mit allmählichem Verlust der geistigen Fähigkeiten. Erstsymp meist Konzentrationsschwäche, seltener Demenz, Stuhl- und Urininkontinenz, Psychosen Krampfanfälle sowie fokale neurologische Ausfälle.

Diagnostik Ausschluss einer reaktiven Depression, von opportunistischen Inf. (**DD:** Toxo mose, bakt. Meningitis, Kryptokokken) und malignen Lymphomen. Facharztüberweisung Neurologen, evtl. Psychiater, CCT.

Therapie Bei frühzeitiger Ther. mit einer AZT- (z.B. Retrovir®) bzw. D4T- (z.B. Zerit®) hal antiretroviralen Kombination klinische Besserung (☞ 9.9.6).

Prognose Progression individuell verschieden.

osi-Sarkom

gner Tumor des Gefäßendothels. Kommt aus unbekannten Gründen v.a. bei homosexuellen -Pat. vor; Assoziation mit dem humanen Herpes Virus 8 (HHV 8). Multifokale Systemerkr., Streuung von Tumorzellen (Metastasierung).

ik Erscheinungsbild und zeitlicher Verlauf extrem variabel, von stationär/benigne bis rasch edient/tödlich. Außer Haut und Schleimhäuten können auch LK und innere Organe (Lunge, betroffen sein. Durch Hautbeteiligung wird die Grunderkr. offensichtlich (große psychische tung).

plikationen Befall von Lunge (30–40%) und inneren Organen.

nostik „Blickdiagnose". Hautläsionen: Initial rosafarbener Fleck, Infiltrat oder Knoten von mm Durchmesser mit langsamem Wachstum, mit dem Glasspatel nicht wegdrückbar. Ty- erweise Ausrichtung entlang Hautspaltlinien. Im weiteren Verlauf Intensivierung der Farbe gelbfarbener Hof) über rot und braun zu violett. Einzelläsionen können zu großflächigen es konfluieren. Durch Rhagaden und Tumornekrosen sind Blutungen und bakt. Superinf. ch. Facharztüberweisung an erfahrenen Dermatologen oder in die Hautklinik einweisen.

apie Rein palliativ. Zurückhaltend bei unproblematischer anatomischer Lokalisation, sonst einleiten bzw. umstellen; bei den meisten Pat. bilden sich die Tumoren dann zurück. Falls ohne Erfolg bleibt:
okalbehandlung bei kleinen exponierten Läsionen, z.B. Radiatio bei Läsionen an Nasenspit-
, Augenlid, Penis. Bei Läsionen im Gesicht Infiltration mit Vincristin. Exzisionen sind nicht ndiziert (rasches Rezidiv)
ystemisch: Im Frühstadium, wenn CD4-Zellen > 200/ml α2a-Interferon-Behandlung mög-
ch
ytostatisch: Bei rasch progredientem Verlauf, klinisch relevantem Befall innerer Organe, eneralisiertem Lymphödem.

nose Individuell sehr unterschiedlich.

tokokkose

rr., ein Hefepilz, kommt weltweit und ubiquitär vor. Übertragung durch Inhalation von Staub ngetrocknetem Vogelkot (Tauben u.a. Vögel). Zunächst asymptomatische Inf. der Lunge, von us hämatogene Streuung, bevorzugt ins ZNS. Erhöhtes Risiko, wenn CD4 < 100/μl.

k Schleichend progredient verlaufende Meningoenzephalitis: Verlangsamung, Persönlich- und Verhaltensänderung. Im fortgeschrittenen Stadium Fieber und Kopfschmerzen, häufig belkeit und Erbrechen. Meningitische Zeichen nur in 25%.

plikationen Foudroyanter Verlauf mit Sepsis.

nostik Nachweis von Kryptokokken-Antigen im Serum und Liquor. Pilzkultur aus Liquor.

apie Stationär i.v. Dreifachther. (Fluconazol, Amphotericin B, Flucytosin) über mind. ., kulturelle Kontrolle. Wenn Liquor kulturell neg., Fortführung der Ther. über weitere . Anschließend Rezidivprophylaxe mit Fluconazol (z.B. Diflucan®) 1 × 200 mg tägl.

nose Nach erfolgreicher Behandlung innerhalb eines J. Rezidive möglich.

Prävention Kryptokokken-Antigen i.S. bestimmen, wenn CD4 < 100/µl. Wenn bei klir
gesunden Pat. pos. (Kontrolle!), Behandlung mit Fluconazol 400 mg tägl. über zunächst 4

Kryptosporidiose

Err.: Weltweit verbreitete Protozoen ohne bes. Wirtsspezifität. Häufig Übertragung von Haustiere.
den Menschen, meist durch Tierkot. Kryptosporidien-Zysten sind resistent gegen die meisten Desi
tionsmittel, chloriertes Trinkwasser und Umwelteinflüsse. Bei AIDS-Pat. ist Trinkwasser Haupti
tionsweg, auch Übertragung fäkal-oral von Mensch zu Mensch.

Klinik IKZ 1–2 Wo., dann rasch zunehmende wässrige Diarrhoe mit bis zu 30 Stühlen tägl.
Fieber (**cave:** Exsikkose), selten subfebrile Temperaturen; zusätzlich oft Übelkeit, Erbrechen
nesmen.

Komplikationen Befall des Gallengangsystems mit Cholezystitis.

Diagnostik Klinikeinweisung. Der mikroskopische Erregernachweis ist schwierig.

Therapie Nur symptomatische Ther. möglich: Substitution von Flüssigkeit und E'lyten. A
bung der CD-4-Zellzahl durch ART (☞ 9.9.6) versuchen. Prophylaxe: Medikamentös nicht
lich. Pat. mit CD4 < 200/ml sollten ihr Trinkwasser abkochen und auf Einhaltung der Hyg
regeln achten.

Prognose Bei CD4-Zellen > 200/ml Elimination des Err. innerhalb 2–3 Wo., bei niedri
CD4-Zellzahl chron. Persistenz mit häufigen Rezidiven.

Pneumocystis-carinii-Pneumonie (PcP)

Nach wie vor häufigste AIDS-definierende Erkr. Err. kommt weltweit und ubiquitär vor. Durc
nehmendes Know-how und Prophylaxe (☞ 9.9.6) heute meist frühzeitig diagnostizier- und be
delbar.

Klinik Typische Trias: Fieber, trockener Husten, zunehmende Belastungsdyspnoe. Abges
genheit, Leistungsminderung und Gewichtsverlust. Akute Verläufe innerhalb einer Wo. mö
meist aber über eine bis mehrere Wo. zunehmende Beschwerden. Auskultation unauffällig.
verschärftes Atemgeräusch.

Komplikationen Respir. Insuff., Pneumothorax.

Diagnostik Nachweis durch Rö-Thorax, mikroskopischer Erregernachweis aus Reizsp
oder BAL. Bei Verdacht Klinikeinweisung oder Facharztüberweisung in HIV-Schwerpunktp

Therapie Nur bei leichten Formen ambulant. Behandlungsdauer 21 d. Co-trimoxazol
1. Wahl (z.B. Bactrim®). *Alternativ:* Trimethoprim (z.B. Trimanyl®) + Dapson oder Atovac
(Wellvone®). Klinikeinweisung, wenn pO₂ < 70 mmHg. Wichtig ist die Prophylaxe der PcP
ART bei CD4-Zellen < 200/µl, mit ART bei CD4-Zellen < 100/µl) sowie bei Auftreten eine
teren opportunistischen Inf. (☞ 9.9.6, Tab. 9.31).

Prognose Ohne Prophylaxe Rezidiv, sonst günstig.

Toxoplasmose ☞ 9.6.1, Tbc ☞ 12.3.5, Kryptokokkose ☞ 9.5.4, Soor ☞ 9.5.2, maligne
☞ 19.4.3

9.6 Therapie

Antiretrovirale Therapie (ART)

Antiretrovirale Dreifach-Kombinationsther. vermag Virusload unter die Nachweisgrenze der quantitativen PCR zu bringen und eine Remission der Immunschwäche mit Anstieg der CD4-Zellen zur erreichen. Der Pool an HIV-infizierten Zellen wird auch bei lang dauernder Ther. nicht eliminiert, weiterhin eine HIV-Replikation auf sehr niedrigem Level stattfindet (Resistenzentwicklung!), es sehr langlebige Zellen gibt, in denen HIV überdauert, und die Lebensqualität durch gravierende NW (Lipodystrophie) der Kombinationsther. beeinträchtigt wird. Die meisten Behandler sind daher vom Konzept „hit hard and early" abgerückt und favorisieren einen späteren Behandlungsbeginn bei Symptomfreiheit, um dem Pat. eine optimale Lebensqualität zu ermöglichen.

Behandlungsziele der HIV-Ther. sind:
- verlängerte Lebenserwartung
- Erhaltung bzw. Verbesserung der Lebensqualität durch Vermeiden HIV-assoziierter Erkr.; damit auch verminderte Behandlungskosten für opportunistische Inf. und verlängerte Berufstätigkeit des Pat.

Tab. 9.29 Indikationen für eine antiretrovirale Therapie

Gesicherte, dringende Behandlungsindikation
- AIDS- oder HIV-assoziierte Symptome (ARC- oder B-Symptome nach CDC 1993) bzw. mit Immunthrombozytopenie
- Pat. mit Viruslast > 30 000–55 000 Kopien/ml Plasma (je nach Testverfahren)
- Pat. mit CD4-Zellen < 350/µl (Bereich 250–350 CD4/µl)
- Pat. mit relevanter Zunahme der Viruslast (z.B. mehr als 1 log)
- Pat. mit relevanter Abnahme der CD4-Zellen (z.B. mehr als 25%).

Relative Indikationen
- Pat. mit Viruslast zwischen 10 000 und 30 000 Kopien/ml
- Pat. mit 350–500 CD4-Zellen/µl
- Pat. mit akuter Serokonversion*.

* Bei zeitlich befristeter ther. Intervention scheint sich das immunologische Gleichgewicht auf einem günstigeren Level einzupendeln. Durch die Befristung (6 Mon.) sollen Lipodystrophie und Resistenzentwicklung vermieden werden; optimale Therapiedauer und ART-Kombinationen sind noch Gegenstand von Studien.

Zur Beurteilung der Wirksamkeit nur Tests mit einer Nachweisgrenze von 20–50 Kopien/ml Plasma verwenden. Mit optimaler Compliance bei 80–90% der Pat. Senkung auf < 400–500 Kopien/ml oder bis zu 2 J. Bei bislang nicht therapierten Pat. vor Beginn einer ART HIV-Resistenztestung. Übertragungsrate resistenter HIV-Stämme in Deutschland 10–20%. Die Auswirkungen einer Inf. mit einem primär resistenten HIV-Stamm lassen sich nicht abschätzen. Bei sekundärer Resistenz wird die Situation nach jedem Therapieversager unübersichtlicher: Neben dem dominanten Virusstamm gibt es archivierte Virusstämme, die bei einer Therapieumstellung expandieren können.

Lipodystrophie Das größte Risiko haben nach derzeitigem Kenntnisstand die Kombinatio PI-NNRTI.

- Abnahme des subkutanen Fettgewebes von Gesicht, Extremitäten, Gesäß. Zunahme in Nacken („Stiernacken"), intraabdominal mit Zunahme des Bauchumfangs; irreversibel
- Gestörte Glukosetoleranz, periphere Insulinresistenz, diabetische Stoffwechsellage; manif Diab. mell. bei 1–7%
- Hyperlipidämie mit Erhöhung von TG, Chol., Anstieg des LDL/HDL-Quotienten → Li konstellation mit erhöhtem Risiko für vorzeitige Arteriosklerose; i.d.R. reversibel.

Tritt bei ca. 50% der behandelten Pat. 10–15 Mon. nach Therapiebeginn auf. Die Fettstoffw selstörungen und die Hyperglykämie sind schon Tage bis Wochen nach Beginn der ART n weisbar. Bei Abbruch bzw. Umstellung der Ther. bilden sich die metabolischen Störungen n zurück, die lipodystrophischen Veränderungen sind irreversibel. Für viele Pat. sind die dys phischen Veränderungen eine große Belastung und veranlassen sie zum Abbruch der ART

Auswahl der Medikamente für ART Standard: 3er-Kombination aus 2 Nukleosidana (RTI) mit einem Protease-Inhibitor (PI). Doppel-PI haben dabei eine günstigere Pharmakoki (z.B. keine Nüchterneinnahme erforderlich) und NW-Rate. Bei KI gegen einen PI 3er-Ko nation aus 2 RTI und einem Nicht-Nukleosid-RT-Hemmstoff (NNRTI).

Erprobte Kombinationen:

- 2 RTI + Einfach-PI: Combivir® (AZT 300 mg/3TC) + Nelfinavir (Viracept®); 11 Tbl.
- 2 RTI + Doppel-PI:
  - Combivir® (AZT 300 mg/3TC) + [Indinavir (Crixivan®) + Ritonavir (Norvir®)]; 8 Tb
  - Combivir® (AZT 300 mg/3TC) + Kaletra® (Lopinavir + Ritonavir); 8 Tbl./d
- 2 RTI + NNRTI:
  - Combivir® (AZT 300 mg/3TC) + Efavirenz (Sustiva®); 5 Tbl./d
  - Combivir® (AZT 300 mg/3TC) + Nevirapin (Viramune®); 4 Tbl./d.

Statt Combivir® können in den genannten Kombinationen als RT-Inhibitoren auch D4T, S din (Zerit®) + 3TC, Lamivudin (Epivir®) = 2 Tbl. mehr oder andere RTI eingesetzt werd

⚫ Indikationsstellung und Durchführung der ART durch ein erfahrenes Zentrum! Primä handlung mit Zweifach- oder Dreifachkombination beginnen.

Kombinationstherapien

Tab. 9.30 Dosierung und Einnahmeschema der ART-Medikamente

Medikamente	Tagesdosis	Tbl. à	6–8 Uhr	14–15 Uhr	19–20 Uhr	22 Uh
RT-Inhibitoren = RT						
Combivir® (AZT + 3TC)	900 mg	450 mg	1		1	
AZT, Zidovudin (Retrovir®)	500 mg	250 mg	1		1	
3TC, Lamivudin (Epivir®)	300 mg	150 mg	1		1	
D4T, Stavudin (Zerit®)	80 mg	40 mg	1		1	
DDI, Didanosin (Videx®)	400 mg	100 mg	2*		2*	

Tab. 9.30 Fortsetzung						
ikamente	**Tagesdosis**	**Tbl. à**	**6–8 Uhr**	**14–15 Uhr**	**19–20 Uhr**	**22–23 Uhr**
ᴄ, Zalcitabin (Hivid®)	2,25 mg	0,75 mg	1	1		1
ᴄ, Abacavir (Ziagen®)	600 mg	300 mg	1		1	
ease-Inhibitoren = PI						
ᵢnavir (Crixivan®) solo	2,4 g	400 mg	2*	2*		2*
ᵢnavir (Crixivan®) + ᵢnavir	1,6 g	400 mg	2		2	
ᵢinavir (Fortovase®) solo	3,6 g	200 mg	6**	6**	6**	
ᵢinavir (Fortovase®) + ᵢnavir	1,6 g	200 mg	4		4	
ᵢnavir (Viracept®)	2,25 g	250 mg	3**	3**	3**	
ᵢrenavir (Agenerase®)	2,4 g	150 mg	8**		8**	
ᵢnavir (Norvir®) solo	1,2 g	200 mg	3		3	
ᵢnavir (Norvir®) + ᵢrer PI	200 mg	100 mg	1		1	
ᵢra® (Lopinavir + ᵢnavir);	1 g	166 mg	3**		3**	
ᵀ-Inhibitoren = NNRTI						
ᵢvirdin (Rescriptor®)	1,2 g	100 mg	4	4		4
ᵢrenz (Sustiva®)	600 mg	200 mg				3
ᵢapin (Viramune®)	400 mg	200 mg	1		1	

ᵢnnahme nur nüchtern, d.h. mind. 1 h vor bzw. 2 h nach einer Mahlzeit
ᵢnnahme nur zusammen mit den Mahlzeiten
ᵢbivir® und Kaletra® sind Kombinationspräparate

ᵢontraindizierte Kombinationen
ᵢolgende Substanzen sollten wegen antagonistischer Wirkung, vermehrten NW oder Kreuz-ᵢesistenz nicht kombiniert werden:
ᵢZT ↔ D4T; DDC ↔ DDI; DDC ↔ D4T; DDC ↔ 3TC; Efavirenz ↔ Nevirapin; Efavirenz ↔ ᵢelavirdin; Delavirdin ↔ Nevirapin.

ᵢosisangaben in der Tabelle für normale Erw. mit 70 kg KG. Anpassung an KG oder Krea! **KI**, ᵢW und **WW** der Medikamente ☞ 9.9.7
ᵢinnahme der ART-Medikamente gleichzeitig beginnen. Bei sukzessiver Einnahme und zu ᵢnger „Aufbauphase" Gefahr der Resistenzentwicklung

- Bei Therapieversagen mind. zwei Medikamente ändern. Wirksamkeit der ART steht und ~~mit Pat.-Compliance; bei unzureichender Einnahme rasche Resistenzentwicklung. Pat. ~~ Wirkungsweise der Medikamente, Progression der Erkr. sowie über etwaige NW und ~~ genau aufklären
- Kontrolluntersuchungen: Bestimmung des Virusload vor Beginn der ART, anschließend ~~ 4 und 8 Wo. Weitere Kontrollen je nach Krankheitsstadium alle 4–12 Wo. Zusätzlich ~~ BB, Krea, GPT
- Dauer: Unbegrenzt, sofern keine Resistenzentwicklung oder Unverträglichkeiten auftre~~ Unterbrechung bei Auftreten bzw. Ther. opportunistischer Inf. wegen unkalkulierb~~ WW. In welchen Situationen nach Verbesserung der Immunitätslage „strukturierte Th~~ piepausen" sinnvoll sind, ist unklar.

Einnahme der ART nach dem Prinzip alles oder nichts, da bei reduzierter Dos. die Gefahr~~ Resistenzentwicklung besteht!

Prophylaxe opportunistischer Infektionen

Tab. 9.31 Prophylaxe opportunistischer Infektionen (Übersicht)

Erkrankung	Prophylaxe	Substanz	Dosierung
Pneumocystis-carinii-Pneumonie	CD4-Zellen < 200/µl, vor und nach erster Episode	Co-trimoxazol (z.B. Bactrim®), bei Überempfindlichkeit: Pentamidininhalation	1 × 1 Tbl. à 480 mg tä~~ oder 3 × 1 Tbl. à 960 ~~ Wo.; Pentamidininhala~~ Zunächst 200 mg tägl. ~~ 4 d, dann 1 × 300 mg/~~
Toxoplasmen-Enzephalitis (☞ 9.6.1)	Vor erster Episode (falls Toxo-AK pos. und CD4 < 200/µl)	Co-trimoxazol (z.B. Bactrim®)	1 × 1 Tbl. à 480 mg tä~~ oder 3 × 1 Tbl. à 960 ~~ Wo.
	Rezidivprophylaxe nach erster Episode	Pyrimethamin (z.B. Daraprim®) + Folinsäure (z.B. Lederfolat®)	2 × 1–3 × 1 Tbl. à 25 ~~ tägl.; 1 × 3 Tbl. à 5 m~~ 2 d/Wo.
	Alternative bei Unverträglichkeit	Clindamycin (z.B. Sobelin®) + Co-trimoxazol (z.B. Bactrim®)	4 × 2 Kps. à 300 mg t~~ 1 × 1 Tbl. à 480 mg tä~~
Soor	Nur nach Rezidiverkr.	Fluconazol (z.B. Diflucan®)	1 × 100 mg als Tbl. tä~~
CMV-Retinitis	Erst nach erster Episode	Ganciclovir (z.B. Cymeven®)	5 mg/kg KG i.v. tägl. ~~ 6 mg/kg KG i.v. an 5 d~~
	Alternative	Cidofovir (Vistide®)	

	Tab. 9.31 Fortsetzung		
krankung	**Prophylaxe**	**Substanz**	**Dosierung**
ptokokken-ingitis	Erst nach erster Episode	Fluconazol (z.B. Diflucan®)	1 × 1 Tbl. à 200 mg tägl.
ergillus-Inf.	Erst nach erster Episode	Itraconazol (z.B. Sempera®)	2 × 1 Tbl. à 200 mg tägl.
obacterium-m-Inf.	Erst nach erster Episode	Clarithromycin (z.B. Klacid®) + Ethambutol (z.B. Myambutol®)	2 × 1 Tbl. à 500 mg tägl. 2 × 2 Tbl. à 400 mg tägl.

phylaxe bei Exposition gegenüber Kinderkrankheiten

fungen ☞ 9.2.3, Impfungen bei HIV-Positiven ☞ 9.2.4

Varicella-Zoster: Nach Kontakt mit an Windpocken oder Zoster Erkrankten 1 ml/kg KG Varicella-Immunserum i.v. (z.B. Varitect®). Bis 96 h postexpositionell sinnvoll. *Alternativ:* Aciclovir (z.B. Zovirax®) 4 × 20 mg/kg KG p.o. frühzeitig bei Erkr.

Masern: „Normales" Immunglobulin 400 mg/kg KG i.v. (z.B. Sandoglobin®) innerhalb von 5 d post expositionem

Pertussis: Bei Kindern mit Kontakt zu Erkrankten Erythromycin 50 mg/kg KG tägl. in 2 Dosen über 14 d, z.B. als Saft (z.B. Paediathrocin®). Erw.: Roxithromycin 2 × 150 mg (z.B. Rulid®).

derwunsch und Schwangerschaft

ch ansteigenden Anteil der F an den HIV-Infizierten (21% in Deutschland) gewinnen Grav. Kinderwunsch größere Bedeutung. Grav. und Geburt beeinflussen die Progression der Erkr. t. Bei Kinderwunsch zuvor Beratung über Motivation, medizinische Möglichkeiten und Ri-a. Die juristische Bewertung medizinischer Assistenz bei solchen Vorgängen ist unklar. **KI** sind eschrittene Stadien der HIV-Inf. entsprechend B3 oder C nach der CDC-Klassifikation.

HIV-positiv, Mann HIV-negativ Möglichkeit der Selbstinsemination. Zum Ovulations-unkt ein spermizidfreies Kondom nach dem Geschlechtsverkehr umgekehrt in die Vagina hren oder Ejakulat nach Masturbation mit einer Spritze vaginal applizieren.

n HIV-positiv, Frau HIV-negativ Die HI-Viren befinden sich im Seminalplasma, die nien selbst sind nicht infiziert. Durch Dichtegradientenzentrifugation kann das HIV abge-t werden, nach neg. Kontroll-PCR kann der Spermienpool zur assistierten Reproduktion endet werden. Diese Verfahren müssen entsprechend den Richtlinien der Bundesärztekam-(Bundesärztekammer 1998) durchgeführt werden, die in der z.Z. gültigen Fassung eine Ehe assetzen.

wangerschaft HIV-Übertragung auf das Kind meist intrapartal, aber auch intrauterin oder h Stillen möglich. Transmissionsminderung durch ART ab der 15. SSW, elektiven Kaiser-itt, neonatale Prophylaxe, Stillverzicht: Das Transmissionsrisiko sinkt von 20% auf < 2%. en des unbekannten teratogenen Risikos möglichst keine ART vor der 15. SSW bzw. diese unterbrechen. Immer häufiger werden F unter ART-Kombinationen schwanger, bei denen Teratogenität selbst der Einzelsubstanzen noch nicht im Tierversuch abgeklärt wurde. Außer dovudin hat keines der Medikamente die Zulassung bei Grav. Deshalb wird in den aktue Deutsch-Österreichischen Empfehlungen trotz erwiesener Resistenzentwicklung in dieser Si tion die Zidovudin-Monother. empfohlen.

Behandlung aus mütterlicher Indikation

- Bisher nichttherapierte Patientin mit Therapieindikation:
  - Therapieind.: CD4-Zahl 250–400/µl, Viruslast 10 000–20 000 Kopien/ml
  - Therapiestart: Falls möglich, frühestens ab der 15. SSW mit initialer Resistenztestung
  - Therapieempfehlung: Für die Zeit der Grav. Zidovudin (z.B. Retrovir®) + Didanosin (Videx®) oder Zidovudin + Zalcitabin (z.B. Hivid®) oder Stavudin (z.B. Zerit®) + Did sin
  - Ziel: Risikoadaptierte Ther. mit möglichst wenigen antiretroviralen Substanzen zum Sc des Kindes mit ausreichender Suppression der Virusreplikation bei der Mutter
  - Bei der Kombinationsther. möglichst keine Protease-Inhibitoren (PI) verwenden (teratog Risiko). Wegen erwiesener Teratogenität (zerebrale Fehlbildungen) auf Efavirenz (z.B. S va®) ganz verzichten
  - Sectio am wehenlosen Uterus in der 37. SSW unter einer i.v. Zidovudin-Ther.
  - NG 4 Wo. lang mit Zidovudin-Sirup 4 × 2 mg/kg KG/d oder über 10 d i.v. behandeln; Be spätestens 6 h post partum
- Geplante Grav. bei laufender ART: Mit einem mit der ART vertrauten Zentrum abkläre eine Therapiepause bis zur 15. SSW in Betracht kommt.

Behandlung aus kindlicher Indikation

- Schwangerenvorsorge: Auch HIV-pos. Schwangeren wird die übliche Schwangerenvors entsprechend den aktuell gültigen Mutterschaftsrichtlinien empfohlen. Danach soll Schwangeren nach ausführlicher Aufklärung ein HIV-Test angeboten werden; HIV-Berat HIV-Test und Ergebnis werden nicht im Mutterpass dokumentiert
- ! Für Notfälle einen an den Geburtshelfer/die Hebamme gerichteten verschlossenen Brie schlag im Mutterpass aufbewahren, der das Ergebnis des HIV-Tests enthält
- Unauffälliger Schwangerschaftsverlauf, niedriges HIV-1-Transmissionsrisiko, keine Th pieind. seitens der Mutter:
  - Ggf. Zidovudin-Monother. (2 × 250 mg/d) ab der 32. SSW
  - Alternativ: Zidovudin + Didanosin, Zidovudin + Zalcitabin oder Stavudin + Didanos
  - Sectio am wehenlosen Uterus in der 37. SSW unter einer peripartalen i.v. Zidovu Gabe
  - NG 4 Wo. lang mit Zidovudin-Sirup 4 × 2 mg/kg KG Tagesdosis oder über 10 d i.v. behan Beginn spätestens 6 h post partum
- Risikoschwangerschaft, vorzeitige Wehentätigkeit, Zwillinge: Behandlung durch FA mit sprechender Erfahrung
- Keine Ther. in der Grav.: Entbindung durch eine primäre Sectio unter der o.g. i.v. Zidovu Ther. Kinder 4 Wo. post partum mit Zidovudin behandeln (s.o.).

9.7 Medikamente bei HIV-Patienten

Tab. 9.32 Nebenwirkungen, Kontraindikationen, Wechselwirkungen

dikament; ikation	Nebenwirkungen	Kontraindikationen	Wechselwirkungen
iretrovirale Medikamente			
leosidische RT-Hemmstoffe = RTI			
/Zidovudin .. Retrovir®)	Anämie, Leukopenie, Thrombopenie, Kopfschmerzen (50%), Übelkeit; Myopathie	Hb < 10 mg/dl; Neutropenie < 750/µl. Schwere Nieren- oder Leberinsuff.	Ganciclovir, Co-trimoxazol, Pyrimethamin erhöhen KM-Toxizität
/Lamivudin .. Epivir®)	Exanthem, Fieber, Kopfschmerzen, Schlaflosigkeit, Diarrhoe	Pankreatitis in der Anamnese	Serumspiegel ↑ durch Co-trimoxazol
+ 3TC nbivir®)			
/Zalcitabin .. Hivid®)	Periphere Neuropathie (30%), Pankreatitis, Kopfschmerzen	Periphere Neuropathie. Vorsicht bei Pankreatitis in der Anamnese	Vorsicht bei Med., die eine Neuropathie auslösen können
cavir .. Ziagen®)	Überempfindlichkeitsreaktion (5%): Übelkeit, Diarrhoe, Fieber, Exanthem	Überempfindlichkeitsreaktion in der Anamnese	Keine speziellen
= Stavudin .. Zerit®)	Periphere Neuropathie, Pankreatitis, Kopfschmerzen, Diarrhoe	Periphere Neuropathie	AZT und Stavudin wirken antagonistisch. Nicht zusammen mit potenziell neurotoxischen Medikamenten
/Didanosin .. Videx®)	Periphere Neuropathie, Pankreatitis, Kopfschmerzen, Diarrhoe	Pankreatitis in der Anamnese	Vorsicht bei Rifampicin, Rifabutin, Ganciclovir. Nicht zusammen mit Tetrazyklinen
t-Nukleosidische RT-Hemmstoffe = NNRTI			
irapin .. Viramune®)	Transaminasen ↑, Exanthem (40%), Übelkeit	Nicht evaluiert	Nicht zusammen mit Rifabutin; Wirkung von Kontrazeptiva ↓

Tab. 9.32 Nebenwirkungen, Kontraindikationen, Wechselwirkungen (Forts.)

Medikament; Indikation	Nebenwirkungen	Kontraindikationen	Wechselwirkungen
Delavirdin (z.B. Rescriptor®)	Transaminasen ↑, Exanthem (50%), Übelkeit	Nicht evaluiert	Serumspiegel ↓ durch Rifampicin, DDI; Serumspiegel ↑ durch Saquinavir
Efavirenz (z.B. Sustiva®)	Kopfschmerzen, Diarrhoe, Schwindel, Konzentrations-schwäche; teratogen	Nicht zusammen mit: Astemizol, Cisaprid, Midazolam, Triazolam	Serumspiegel ↓ von: Indinavir, Amprenavir, Clarithromycin; Serumspiegel ↑ von Saquinavir
Protease-Hemmstoffe* = PI			
Saquinavir (z.B. Fortovase®)**	Diarrhoe, Übelkeit, abdom. Schmerzen, Transaminasen ↑. Bei Diab. mell. erhöhte Hyperglykämie-neigung	Nicht zusammen mit: Midazolam, Triazo-lam, Terfenadin, Astemizol, Cisaprid, Ergotamin-Derivaten, Rifabutin, Rifampicin	Serumspiegel ↓ durch Rifampicin Rifabutin; Serumspiegel ↑ durch Ritonavir, Delavirdin, Ketokonazol, Raniti
Indinavir (z.B. Crixivan®)	Nephrolithiasis. Einnahme 2 h vor bzw. 1 h nach Mahlzeiten	Nephrolithiasis, Hyperurikämie	Nicht gemeinsam m β-Blockern, Kalziur antagonisten, Antiar rhythmika
Amprenavir (z.B. Agenerase®)	Übelkeit, Kopfschmer-zen, Exanthem	Rifampicin-Ther.	Serumspiegel ↓ dur Efavirenz, DDI, Nevirapin, Antazida Serumspiegel ↑ dur Ritonavir, Rifabutin Delavirdin, Erythromycin
Ritonavir (z.B. Norvir®)	Diarrhoe, Kopfschmerzen, Transaminasen ↑	WW mit mehr als 200 Medikamenten beachten (→ Fachinfo)	Serumspiegel ↑ von vielen Medikamente (→ Fachinfo). Verbesserte Pharma kinetik in PI-Komb tionen
Nelfinavir (z.B. Viracept®)	Diarrhoe (20%), Kopfschmerzen, Schwindel, Schwäche-gefühl	Ca^{2+}-Antagonisten, β-Blocker, Antiar-rhythmika	Serumspiegel ↓ dur Rifampicin; Wirkung von Kontrazeptiva ↓

Tab. 9.32	Fortsetzung		
dikament; ikation	Nebenwirkungen	Kontraindikationen	Wechselwirkungen
inavir + Rito- ir (Kaletra®)	Übelkeit, Diarrhoe, Kraftlosigkeit	Noch nicht evaluiert	Noch nicht evaluiert
ere Virostatika			
clovir . Zovirax®); , VZV	Phlebitis an der Injektionsstelle, Übelkeit	Vorsicht bei Dehy- dratation, Grav. und Stillzeit	Ausscheidung ↓ bei Gabe von Probenecid
nciclovir . Famvir®);	Kopfschmerzen, Übelkeit	Grav. und Stillzeit	Diuretika und NSAR erhöhen den Serum- spiegel
ciclovir . Cymeven®); ,	Neutropenie (40%), Thrombopenie, Übelkeit	Neutropenie < 500/µl, Thrombopenie < 25 000/µl	Vorsicht bei: Co-trimoxazol, Amphotericin B, AZT. Krampfanfälle bei hochdosierter Ther. mit β-Laktamen
carnet . Foscavir®);	Krea ↑ (50%), Hypokalzämie, Hb ↓. Kopfschmerzen, Übelkeit	Niereninsuff.	Keine gleichzeitige Gabe von nephrotoxischen Medikamenten
fovir . Vistide®)	Nephrotoxizität, Neutropenie	Niereninsuff., Proteinurie, Dehydratation	Kombination mit Pro- benecid erforderlich, auf ausreichende Hydratation achten. Keine gleichzeitige Gabe von nephrotoxischen Medikamenten
virin . Rebetol®);	Kopf- und Glieder- schmerzen, hämolyti- sche Anämie (20%); Schwindel, Depression, Verwirrtheit	Herzinsuff., Nieren- insuff.; psychische Erkr.	Hämatotoxizität ↑ von AZT, Ganciclovir, Rifabutin, Rifampicin, Co-trimoxazol
el gegen Pneumocystis und Toxoplasmen			
rimoxazol . Bactrim®)	Allergische Hautreak- tionen, Neutropenie, Nierenfunktion ↓, Phlebitis	Allergie, akute Hep., Niereninsuff.	Verstärkt Wirkung von Cumarinen und Sulfonylharnstoffen

Tab. 9.32   Nebenwirkungen, Kontraindikationen, Wechselwirkungen (Forts.)

Medikament; Indikation	Nebenwirkungen	Kontraindikationen	Wechselwirkungen
Sulfalen (z.B. Longum®)	Schwere Hautreaktion, Übelkeit, Diarrhoe	Sulfonamidallergie. Schwere Hautreaktionen in der Anamnese. Leber-, Niereninsuff.	Verstärkt Wirkung v. Cumarinen und Sulfonylharnstoffen, Pyrimethamin
Dapson (z.B. Dapson-Fatol®)	Periphere Neuropathie, Psychosen, Übelkeit, Cholestase, Hep.	Schwere Anämie, G6PD-Mangel	Unter Rifampicin-T. beschleunigter Abba
Pentamidin (z.B. Pentacarinat®): Aerosol	Husten (30%); cave: Übertragung einer Tbc! Konjunktivitis	Asthma bronchiale, Ther. mit β-Blockern	Keine gleichzeitige G von β-Blockern
Pentamidin (z.B. Pentacarinat®): i.v. Behandlung	RR ↓↓, Hypo- oder Hyperglykämie, Nierenversagen, Leukopenie	Leukopenie, Diab. mell., Leber- oder Niereninsuff., RR-Hyper- und Hypotonie	DDI: Risiko der Pankreatitis; Foscarnet, Amphote cin-B: Nierenfunktio
Pyrimethamin (z.B. Daraprim®)	Anämie, Leukopenie, Thrombopenie, Übelkeit, Diarrhoe	Megaloblastäre Anämie. Vorsicht bei G6PD-Mangel, Epilepsie, Asthma bronchiale, Niereninsuff.	Folsäure verringert Wirkung gegen Tox plasma. Beschleunig Abbau durch enzym induzierende Medik mente
Antimykotika			
Fluconazol (z.B. Diflucan®); Candida, Kryptokokken	Übelkeit, Diarrhoe	Keine speziellen	Abbau ↑ unter Rifampicin; Serumspiegel ↑ von Antikonvulsiva
Itraconazol (z.B. Sempera®); u.a. Aspergillus	Übelkeit, Kopfschmerzen, Schwindel; teratogen	Gravidität	Bei Rifampicin beschleunigter Abba
Mittel gegen Mykobakterien			
INH (z.B. Isozid®); M. tuberculosis	Periphere Neuropathie, Transaminasen ↑, hämolytische Anämie, Leukopenie, Thrombopenie	Akute Hep., Makrohämaturie, Psychosen, Epilepsie, Alkoholabusus	Bei tägl. Alkoholko sum gehäuft Hep. Krampfanfälle; Serumspiegel von Phenytoin und Carbamazepin ↑

▬ Tab. 9.32 Fortsetzung ▬			
Medikament; Indikation	**Nebenwirkungen**	**Kontraindikationen**	**Wechselwirkungen**
Clarithromycin (z.B. Klacid®); **Azithromycin** (z.B. Zithromax®); MAC-Avium	Übelkeit, Diarrhoe	Allergie gegen Makrolide	Wirkung ↑ von: Carbamazepin, Theophyllin, Marcumar, Digoxin
Ethambutol (z.B. Myambutol®)	Reversible Reduktion von Visus, Farbensehen. Gesichtsfeldausfälle, Harnsäureanstieg	Schäden des N. opticus	Vorsicht bei Gabe von DDI (gehäuft Pankreatitis)
Rifabutin (z.B. Mycobutin®)	Übelkeit, Transaminasen ↑, Leukopenie, Thrombopenie, Anämie; Gliederschmerzen	Thrombopenie, schwere Leberschäden, akute Hep.	Beschleunigt den Abbau vieler Medikamente durch Enzyminduktion
Sonstige			
Ceftriaxon (z.B. Rocephin®)	Übelkeit, Diarrhoe	Überempfindlichkeit gegen Cephalosporine	Alkoholintoleranz
Ciprofloxacin (z.B. Ciprobay®)	Übelkeit, Diarrhoe, Schwindel, Halluzinationen, Krampfanfälle	Jugendliche < 14 J., Grav., Stillzeit. Vorschädigung des ZNS, Epilepsie. Vorsicht bei Dehydratation	Antazida beeinträchtigen die Resorption; Verminderte Ausscheidung von Theophyllin
Clindamycin (z.B. Sobelin®)	Pseudomembranöse Enterokolitis, Leberenzyme ↑, Leuko- und Thrombopenie	Entzündliche Darmkrankheiten in der Anamnese; Leber-, Niereninsuff.	Wirkung ↑ von Muskelrelaxanzien
Methadon (z.B. Polamidon®)	Atemdepression. ZNS: Sedierung, Verwirrtheit, Euphorie; Bradykardie, Synkopen; Obstipation, Harnverhalt, Gallengangsspasmen	SV-Arrhythmie, Asthma, Kopfverletzungen, intrakranialer Druck ↑, Leberinsuff.	Atemdepression und Hypotension durch Sedativa, Alkohol

Tab. 9.32   Nebenwirkungen, Kontraindikationen, Wechselwirkungen (Forts.)

Medikament; Indikation	Nebenwirkungen	Kontraindikationen	Wechselwirkungen*
Interferon-α-2a (z.B. Roferon-A®); Kaposi-Sarkom, wenn CD4 > 400	Grippale Symptome, Verwirrtheit, Depression, Arrhythmien, RR-Abfall, Übelkeit, Diarrhoe, Thrombopenie	Schwere Leberschädigung, Insuff. von: Herz, Knochenmark; Epilepsie; Depression	Vorsicht bei gleichzeitiger Gabe von myelotoxischen Substanzen; Wirkungsverstärkung von Tranquilizern

* Zahlreiche Medikamente dürfen nicht zusammen mit Protease-Inhibitoren verabreicht werden (☞ Tab. 9.33)

** Nur diese Zubereitung mit hoher Bioverfügbarkeit verwenden

Tab. 9.33   Wechselwirkungen mit Protease-Hemmstoffen

Gruppe	Kontraindikation	Alternativen
Antibiotika	Rifampicin, Rifabutin	Clarithromycin, Azithromycin, Ethambutol
Antihistaminika	Astemizol, Terfenadin	Cetirizin, Loratadin
Sedativa	Midazolam, Triazolam	Temazepam, Lorazepam
Magen-Darm-Mittel	Cisaprid	MCP
Lipidsenker	Simvastatin, Lovastatin	Atorvastatin, Pravastatin, Fluvastatin, Cerivastatin
Orale Kontrazeptiva	(unsichere Wirkung)	Kondom, Spirale
Antikoagulanzien	Cumarine (erhöhte Blutungsneigung)	Heparin

Cave: Genaue Übersicht beim RKI mit Vorschlägen für alternative Medikation unter www.rki.de/INFEKT/AIDS_STD/BR_LINIE/ZUSTAB/TAB10.HTM

9.9.8   Vorgehen bei Kontakt mit HIV-kontaminiertem Material und Postexpositionsprophylaxe (PEP)

Quelle: Deutsch-Österreichische Empfehlungen 5/1998 und Entwurf 8/2001.

Infektionsrisiko   Art des übertragenen Materials: Blut, Samenflüssigkeit und Vaginalsekret haben i.d.R. die höchsten Viruskonz. bei HIV-Infizierten. In anderen Körperflüssigkeiten ist es in deutlich niedrigeren Konz. vorhanden. Die höchsten Viruskonz. treten beim Vollbild AIDS und der akuten HIV-Erkr. auf.

der Exposition: Berufliche HIV-Übertragungen bisher nur durch Blut oder Viruskonzentrat ruskultur) bei Stich- und Schnittverletzungen (Serokonversionsrate bei Nadelstichverletzun- : 0,3%), Kontakt mit einer offenen Wunde oder nicht-intakter (geschädigter) Haut oder eimhautexposition.

ke Hilfe und chronologischer Ablauf Nach jeder HIV-Exposition unverzüglich (in Sek.!) folgenden Sofortmaßnahmen in der genannten Reihenfolge einleiten (ggf. kann anschließend die Sofortmaßnahmen telefonisch weiterer Rat eingeholt werden):

Dekontamination der Verletzung

Stichverletzung: Bei geringem Blutfluss diesen durch Kompression und gleichzeitiges zentrifugales Auspressen der Gefäße oberhalb der Stichverletzung verstärken (kein Quetschen und Ausdrücken direkt im Einstichbereich, um keine Erregerverschleppung in tiefere Gewebsschichten zu begünstigen). Nach der Phase des Blutenlassens (> 1 Min.) Tupfer mit viruzidem Antiseptikum satt benetzen, über der Stichverletzung fixieren und für > 10 Min. durch fortlaufende Applikation des Antiseptikums feucht halten

Schnittverletzung: Ggf. Blutfluss durch Spreizen der Wunde verstärken, danach antiseptische Spülung mit viruzidem Antiseptikum

Hautexposition (geschädigte oder entzündlich veränderte Haut): Entfernen des potenziell infektiösen Materials mit einem Alkohol- oder PVP-getränkten Tupfer. Danach Abreiben der Hautoberfläche unter großzügiger Einbeziehung des Umfelds um das sichtbar kontaminierte Areal mit einem mit Hautantiseptikum satt-getränkten Tupfer

Kontamination des Auges: Reichliches Ausspülen mit 5% wässriger PVP-Jod-Lösung. Falls nicht sofort verfügbar: Betaisodona®-Lösung 1:1 mit sterilem Aqua dest. oder notfalls mit Leitungswasser verdünnt. Falls auch nicht verfügbar, mit Wasser spülen

Aufnahme in die Mundhöhle: Sofortiges, möglichst vollständiges Ausspucken des aufgenommenen Materials. Danach mehrfaches kurzes Spülen (ca. 4- bis 5-mal) der Mundhöhle mit Wasser, physiol. Kochsalzlösung oder, falls zur Hand, mit 80%igem unvergälltem Ethanol. Jede Portion ist nach etwa 15 s intensivem Hin-und-her-Bewegen in der Mundhöhle auszuspucken

Intensive antiseptische Spülung bzw. Anlegen eines antiseptischen Wirkstoffdepots. Nach der Phase des Blutenlassens (> 1 Min.) Tupfer mit alkoholischer Jodlösung (z.B. Betaseptic®) satt benetzen, über der Stichverletzung fixieren und für > 10 Min. durch fortlaufende Applikation des Antiseptikums feucht halten

Systemische, medikamentöse HIV-PEP

Unfalldokumentation (D-Arzt)

Erster HIV-AK-Test, Hep.-Serologie

Abklären, ob Hep.-B-PEP erforderlich ist.

Für die optimale Versorgung nach akzidenteller Exposition sollten folgende Antiseptika schnell erreichbar sein:

- Für die Haut: Hautantiseptika mit einem Ethanolgehalt > 80 Vol.-%
- Für die Wunde: Betaseptic und Freka-Derm farblos
- Für die Mundhöhle: 100 ml unvergällter Ethanol 80 Vol.-%
- Für das Auge: Sterile, 5%ige PVP-Jod-Lösung als Apothekenzubereitung
- Weitere Utensilien: Sterile Skalpelle, sterile Tupfer, Pflaster.

Indikationen zur HIV-PEP bei beruflicher HIV-Exposition Voraussetzung: Vorlie
eines erhöhten Infektionsrisikos und gesicherter HIV- Status der Infektionsquelle bzw. Indexp
son oder begründeter Verdacht.

Tab. 9.34 Indikationen zur HIV-PEP (nach beruflicher Exposition)

Perkutane Verletzung mit Injektionsnadel oder anderer Hohlraumnadel (Körperflüssigkeit mit hoher Viruskonz.: Blut, Liquor, Punktatmaterial, Organmaterial, Viruskulturmaterial)	→ Empfehlen
• Tiefe Verletzung (meist Schnittverletzung), sichtbares Blut	→ Empfehlen
• Nadel nach i.v. Injektion	→ Empfehlen
• Indexpatient hat AIDS oder eine hohe HI-Viruskonz.	→ Empfehlen
• Oberflächliche Verletzung (z.B. mit chirurgischer Nadel)	→ Anbieten
Perkutaner Kontakt mit anderen Körperflüssigkeiten als Blut (wie Urin oder Speichel)	→ Nicht empfeh
Kontakt zu Schleimhaut oder verletzter/geschädigter Haut mit Flüssigkeiten mit hoher Viruskonz.	→ Anbieten
Kontakt von intakter Haut mit Blut (auch bei hoher Viruskonz.)	→ Nicht empfeh
Haut- oder Schleimhautkontakt mit Körperflüssigkeiten wie Urin und Speichel	→ Nicht empfeh

Indikation zur HIV-PEP nach sexueller und anderer HIV-Exposition

Tab. 9.35 Indikationen zur HIV-PEP (nach sexueller u.a. Exposition)

Ungeschützter vaginaler oder analer Geschlechtsverkehr (z.B. infolge eines geplatzten Kondoms) mit einer HIV-infizierten Person	→ Empfehlen
Gebrauch HIV-kontaminierten Injektionsbestecks durch mehrere Drogengebrauchende gemeinsam oder nacheinander	→ Empfehlen
Ungeschützter oraler Geschlechtsverkehr mit der Aufnahme von Sperma des HIV-infizierten Partners in den Mund	→ Anbieten
Küssen u.a. Sexualpraktiken ohne Sperma-/Blut-Schleimhautkontakte sowie S/M-Praktiken ohne Blut-zu-Blut-Kontakte	→ Nicht empfeh
Verletzung an gebrauchtem Spritzenbesteck zur Injektion von Drogen oder Insulin	→ Nicht empfeh

Bei Kontakt mit altem, weggeworfenem Spritzenbesteck einschließlich einer Verletzung d
diese (wie häufig bei spielenden Kindern) wird eine PEP nicht empfohlen. Kinder sollten je
in jedem Fall dem spezialisierten Arzt mit Impfunterlagen und dem Spritzenbesteck zur weit
Untersuchung und Antikörperkontrolle vorgestellt werden.
Maximaler Schutz wahrscheinlich nur bei Beginn der PEP innerhalb der ersten 2 h (Schut
> 90%). Ggf. Überweisung (Taxi) zu entsprechend ausgestatteter Klinik oder HIV-Praxis

heriger telefonischer Ankündigung. Sind seit der Exposition mehr als 24 h verstrichen, sind
?-Maßnahmen vermutlich sinnlos. Auch bei lege artis durchgeführter PEP sind Serokonver-
ıen beschrieben.

dikamente für die HIV-PEP Immer simultan eine Kombination aus 3 Wirkstoffen, i.d.R.
2 RT-Hemmstoffen und einem Protease-Inhibitor. Regime 1. Wahl ist die Kombination Com-
r® (= Zidovudin 300 mg + Lamivudin 150 mg) mit Nelfinavir (Viracept®); Einnahmedauer
Vo.

edikamentkombinationen
ombivir® (2 × 450 mg) **oder** D4T (Zerit®; 2 × 40 mg) + DDI (Videx®; 2 × 200 mg)
mbinieren mit:
elfinavir (3 × 750 mg) **oder** Indinavir* (3 × 800 mg) **oder** Saquinavir**** (3 × 1200 mg) **oder**
evirapin**/*** (2 × 200 mg).
iinnahme nur nüchtern, d.h. mind. 1 h vor bzw. 2 h nach der Mahlzeit
einschleichende Dos. beachten
 nur, wenn keine Protease-Inhibitoren möglich
* Einnahme zusammen mit den Mahlzeiten

wangerschaft Bei F im gebärfähigen Alter ohne sichere Antikonzeption sollte eine indizierte
? zwar begonnen, sofort jedoch zusätzlich ein Schwangerschaftstest durchgeführt werden. In
Grav. im Regelfall die HIV-PEP ausschließlich mit Zidovudin und Lamivudin durchführen.
diese Substanzen liegen umfangreichere klinische Erfahrungen vor: Derzeit kann keine Sub-
z als unbedenklich zur Behandlung wie zur Prophylaxe eingestuft werden. Falls ausnahms-
se eine Dreifachkombination für unbedingt erforderlich gehalten wird, sollte als dritte Sub-
z am ehesten Nelfinavir verwendet werden.

ophylaxemodifikation Eine Modifikation der im Kasten genannten Prophylaxe-Regime
ı in Erwägung ziehen, wenn die Index-Person antiretroviral vorbehandelt ist.

enwirkungen der antiretroviralen Medikamente Bei gesunden Menschen und bei kur-
Therapiedauer gering und reversibel. Gastrointestinale Beschwerden, Abgeschlagenheit und
fschmerzen sind am häufigsten. Bei Diarrhoe, Übelkeit, Kopfschmerzen ggf. symptomatisch
ındeln und PEP fortsetzen. In Studien hat mehr als ein Drittel der Behandelten die Maßnahme
en subjektiv empfundener NW vorzeitig beendet, deshalb ist entsprechende Aufklärung über
 wichtig.

zielle NW und Risiken bei PEP In Einzelfällen kann sich bei entsprechender Disposition
Diab. mell. manifestieren, bei bekanntem Diabetes die Stoffwechsellage unter Protease-Inhi-
ren entgleisen.

WW von Protease-Inhibitoren mit anderen Medikamenten ☞ 9.9.7, Tab. 9.33 → nicht
gleichzeitig verordnen!

orkontrollen
HIV-AK nach 4 Wo., 6 Wo., 8 Wo., 3 Mon., 6 Mon.
Großes BB, GPT, γ-GT, Krea, Harnsäure
BZ initial, alle 2 Wo. und 2 Wo. nach Ende der PEP

+ HIV-PCR bei grippalem Krankheitsbild innerhalb von 4 Wo. nach Exposition oder nach E
  der PEP.

Kostenübernahme: Bei beruflicher HIV-Exposition im Sinne eines Unfalls durch die Ber
genossenschaften. Bei außerberuflicher HIV-Exposition werden die Kosten durch die G
i.d.R. nicht übernommen; im Einzelfall stichhaltige, nachvollziehbare Begründung!

9.10 Reisemedizin

Die Hausarztpraxis ist meist erste Anlaufstelle für reisemedizinische Fragen.

Aufgaben des Hausarztes
+ Einschätzung der Reisefähigkeit
+ Beratung über Chemoprophylaxe und allg. Verhaltensmaßnahmen
+ Durchführung von Impfungen
+ Untersuchung/Screening des zurückgekehrten Reisenden.

9.10.1 Allgemeine Empfehlungen zur Reisefähigkeit

Vor reisemedizinischen Maßnahmen/Beratungen muss abgeklärt sein:
+ Allg. Gesundheitszustand/„Fitness"?
+ Aktuelle Erkr.? Chron. Erkr.? Ansteckende Erkr.?
+ Dauermedikation? Immunsuppression?
+ Gravidität?
+ Allergien?
+ Impfstatus?

! Standardfragebogen zu den oben genannten Punkten plus Fragen zu Reiseziel(en), Reise
te(n), Reisemittel, Reisedauer sowie Erfahrungen mit Erkr. auf früheren Reisen vorbere
diesen vom Pat./Reisenden schon im Wartezimmer ausfüllen lassen; spart Zeit für die eig
liche reisemedizinische Beratung.

Kontraindikationen für Reisen

Bei der Entscheidung, ob ein Pat. reisefähig ist, bes. für Fernreisen, muss zwischen abs. KI
relativen KI unterschieden werden. Relative KI für eine Reise bedeutet, dass nach Risikoabsc
zung und Beratung durch den Arzt sowie sorgfältiger Vorbereitung der Reise (z.B. medikamen
und ärztliche Notfallversorgung gewährleistet) Reisefähigkeit bestehen kann. Der Pat. muss jed
darüber aufgeklärt werden, dass z.B. eine chron. Erkr. u.U. exazerbieren kann (z.B. durch auße
wöhnliche Belastungen, Zeitverschiebungen und/oder klimatische Faktoren). Dies gilt bes
Ekzeme, chron. Gastritis und Ulkusleiden, Kolitis, Allergien mit asthmatischer Kompon
und Depressionen.

Absolute KI für (Fern-)Reisen

+ Maligner Hypertonus, dekompensierte Herzinsuff. (NYHA III und IV), symptomatische
  therapieresistente Herzrhythmusstörungen (Lown IV), Infarkt innerhalb der letzten 6 M

Dekompensierte Niereninsuff.

Aktive Leberzirrhose

Schwere bzw. dekompensierte Neurosen oder Psychosen, dekompensiertes Anfallsleiden

Medikamenten-, Drogen- oder Alkoholabhängigkeit

Ausgeprägte Anämie (Hb < 7 g/dl bei F bzw. > 9 g/dl bei M)

Akute ansteckende Krankheiten

Aktive Colitis ulcerosa und Morbus Crohn

Akute, nicht ausreichend eingestellte Hypo- und Hyperthyreose

Pneumothorax

Fehlender Druckausgleich bei HNO-Erkr. (Flugreise!)

AIDS

Risikoschwangerschaft (☞ 9.10.2).

ative KI für (Fern-)Reisen

Herz- und Gefäßleiden; Übergewicht mit Hyperlipidämie

Chron. entzündliche oder degenerativ neurologische Erkr., wie z.B. MS und Myasthenia gravis (Gefahr der Exazerbation)

Ulkuskrankheit

Pankreasinsuff.

Insulinpflichtiger Diab. mell.

Chron. Hep.

Asthma bronchiale

Chron. psychische Erkr.

Gravidität (☞ 9.10.2).

greisen

Flugreisen können aufgrund von Hypoxie, Druckveränderungen, Lufttrockenheit, Turbulen- und Bewegungsarmut flugbedingte Gesundheitsprobleme auftreten.

Tab. 9.36   Flugbedingte Gesundheitsprobleme und ihre Prophylaxe

ko	Vorerkr./ Risikofaktoren	Prophylaxe	Bemerkungen
oxie	Lungenerkr., Herzinsuff., Koronarinsuff., Anämie	• Sitz im Nichtraucher-bereich • Keine Flüge in Flugzeugen ohne Druckausgleich • Keine zu üppigen Mahlzeiten	VC < 50% bedeutet hohes Risiko; Sekrete werden in der trockenen Kabinenluft visköser. Asthmatiker: Notfallme-dikation im Handgepäck mitführen
	Sichelzellen-anämie	Evtl. Sauerstoffgabe	
	Epilepsie	• Wie Lungenerkr. • Evtl. Medikation erhöhen	Risiko wird durch Angst erhöht

Tab. 9.36 Fortsetzung

Risiko	Vorerkr./ Risikofaktoren	Prophylaxe	Bemerkungen
Lufttrocken-heit	Konjunktivitis, Kontaktlinsen-träger	• Augentropfen (☞ 23.1.5) • Kontaktlinsen entfernen	
	Nasenbluten	• Nasensalbe	
	Urolithiasis, Dehydrierung	• Hoher Flüssigkeits-konsum	V.a. Kinder häufig trin. lassen
Druckver-änderung	Erkältung (Rhinitis, Sinusitis, Pharyngitis, Eustachitis)	• Schleimhautabschwellen-de Nasentropfen • Evtl. Antiphlogistika • Valsalva-Versuch	In schweren Fällen ev Flug verschieben
	Aerodontalgie	• Eis auflegen • Analgetika	Zahnärztliche Sanieru. vor dem Flug
	Meteorismus	Keine blähenden Speisen und kohlensäurehaltigen Getränke	
	Kolostomie	• Wie bei Meteorismus • Größerer Kolostomie-beutel	Reservebeutel mitnehr
	Abdominale Hernie	• Wie bei Meteorismus • Vorhandenes Bruchband tragen	
	Säuglinge	Bei Aufstieg und Sinkflug aus der Flasche trinken lassen bzw. stillen (evtl. am Finger saugen lassen)	Flugtauglich ab 7. d n Geburt (ausreichende Entwicklung der Lung vorausgesetzt)
	Taucher		Dürfen bis zu 48 h n. Tauchgang nicht flieg (Risiko Luftembolie, Dekompressionskrank heit, ☞ 9.10.8)
Turbulenz	Neigung zu Kinetose	• Sitz bei Flügelansatz und möglichst Nichtraucher-bereich wählen • Leichte Mahlzeiten • Nachtflug bevorzugen • Medikamentöse Prophy-laxe (☞ 9.10.8, Tab. 9.45)	• Rückenlehne zurü stellen • Blick nach vorne ten, Objekt fixiere • Genügende Luftzi lation (Düse an d Decke über dem regulierbar)

	Tab. 9.36 Fortsetzung		
iko	Vorerkr./ Risikofaktoren	Prophylaxe	Bemerkungen
vegungsar- t	Varikose, nach Phlebothrom- bose, Grav.	• Aufstehen, umhergehen • Elastische Stützstrümpfe • Evtl. Thombozyten- aggregationshemmer • Viel trinken	• Isometrische Übun- gen untere Extremität • In vorderster Sitzreihe Beine hochlagern

gverbot

Nach Herzinfarkt: Je nach Schweregrad für mind. 5–6 Mon.

Nach Magen-Darm-Blutungen: Für 3 Wo.

Für Pat. mit art. Hypertonus > 200/120 mmHg (während des Fluges sinkt der systolische Druck, der diastolische erhöht sich, deshalb bes. Gefahr bei hohen diastolischen Werten!)

Bei dekompensierter Herzinsuff. (NYHA IV) oder Angina pectoris

Bei Anfallsleiden (relativ, falls starke Sedierung und evtl. Begleitung, Flug möglich)

Bei HNO-Erkr. mit Druckausgleichsstörungen in der Eustachischen Röhre: Akute Otitis me- dia, Paukenerguss, Tubendysfunktion, akute Erkr. der NNH (☞ 22.5.2). **Cave:** Barotrauma.

otrauma durch gestörten Druckausgleich

Klinik: Stechende Ohrenschmerzen, verhörigkeit, Ohrensausen, gelegentlich Schwindel, evtl. serös-blutige Ergüsse. **KO:** Trommel- uptur.

phylaxe: Nach Abklingen der akuten HNO-Erkr. kann der Pat. fliegen, jedoch sollten pro- aktisch einige Zeit vor dem Start und bes. ca. 30 Min. vor dem Sinkflug abschwellende Na- tropfen tief in die Nase geträufelt werden (ebenso bei Erkältungen und leichter Sinusitis). Sinn- ist auch, Kaugummi mitzuführen: Ständiges Kauen und Schlucken hält die Tube offen. Bei endruck Valsalva-Manöver: Nase zuhalten und gleichzeitig Luft schlucken. Sgl. und Klein- ern sollte Flüssigkeit zum Trinken angeboten werden, um durch Schlucken den Druckaus- h herzustellen.

	Tab. 9.37 Flugreisetauglichkeit nach operativen Eingriffen	
ation*/Erkrankung	Flugreisetauglichkeit frühestens**
chraum	
nostische Laparotomie	Nach 3 d
endektomie	Nach 10 d
iotomie	Nach 10 d
en-Darm-Blutung	Nach 2–3 Wo.
ezystektomie	Nach 6 Wo.
rektomie	Nach 6 Wo.
nresektion	Nach 6 Wo.

Tab. 9.37 Fortsetzung

Operation*/Erkrankung	Flugreisetauglichkeit frühestens**
Nephrektomie	Nach 6 Wo.
Transurethrale Resektion (TUR)	Nach 3 Wo.
Stoßwellenlithotripsie (SWL)	Nach 8–10 d
Brustraum	
Z.B. diagnostische Thorakotomie	Nach 1 Wo.
Lobektomie	Nach 12 Wo.
Pneumektomie	Nach 6–9 Mon.
Rezid. Spontanpneumothorax	Nach 6–8 Wo.
Pneumothorax	Nach 4–6 Wo.
Gefäßoperationen	
Aneurysma-OP	Nach 3 Wo.
Bypass-OP	Nach 1–2 Wo. gemäß kardiologischer Beurtei
PTCA	Nach 2 Wo.
Schädel	
Pneumenzephalus	Flugverbot
Tumorexstirpation	Nach 6–12 Mon.
Angioplastik	Nach 6–12 Mon.
Subarachnoidalblutung	Nach 6 Wo. in Begleitung eines Arztes
Schwere Commotio cerebri	Entscheidung Neurologe
Stapedektomie	Nach 7 d
Keratoplastik	Wenige Tage nach Klinikentlassung
Katarakt-OP	Nach 1 d
Netzhaut-/Glaskörperblutung	Nach 4 Wo.

* Normaler Heilungsverlauf (keine KO) vorausgesetzt
** Kann individuell variieren (z.B. Vorerkr., Begleiterkr., Alter!) → evtl. auch später

Autoreisen

- Keine Fahrten unter Zeitdruck (Puls- und Blutdruckerhöhung, **cave:** Hypertoniker); alle 2
  Pausen einlegen, möglichst einige Schritte gehen, Lockerungsübungen
- Hitzestau im Auto vermeiden, im Sommer keine Fahrten um die Mittagszeit (ab 26 °C
  mindert sich die Konzentrationsfähigkeit; über 34 °C physischer und mentaler Leistung
  fall)

Nachtfahrten – **cave:** Risiko für Pat. mit Nachtblindheit, Katarakt (Beratung durch Augenarzt), Epileptiker.

ärztlichen Beratung gehört die Beurteilung der Fahrtauglichkeit: Erkrankungs- und therapie-
ngte Einschränkungen (z.B. Medikamenten-NW) sind zu berücksichtigen. Nicht nur aus rei-
edizinischer Sicht, sondern auch aus forensischen Gründen muss der Pat. auf Einschränkun-
der Fahrtauglichkeit hingewiesen werden. Dazu gehören z.B.:

Schwere Herzrhythmusstörungen (Kreislaufschwäche bei ventrikulärer Tachykardie, Synkopen, Entladung eines implantierten automatic Defibrillators, s. Kasten unten)

Diab. mell. mit Neigung zu Hypoglykämien (gilt für alle Klassen). Insulinpflichtige Diabetiker
dürfen nur in Ausnahmefällen Fahrzeuge zur Fahrgastbeförderung oder LKW
(Führerscheinklasse II) führen (relevant, falls der Pat. Reisen mit Kleinbussen/Wohnwagen
als Selbstfahrer plant!)

Medikamente, wie z.B. Psychopharmaka, Hypnotika, Sedativa

Psychische Erkr., die akut dekompensieren können, z.B. schwere Neurosen, Schizophrenien,
chron. progrediente hirnorganische Erkr.

rtüchtigkeit bei Herzrhythmusstörungen

htlinien für Pat. nach schwerer ventrikulärer Tachykardie oder Kammerflimmern:
Im ersten Mon. nach der Entlassung auf keinen Fall selbst Auto fahren
Nach der Entlassung 6 Mon. und länger nicht selbst Auto fahren, wenn trotz elektrophysiologischer Testung keine befriedigende Einstellung mit Medikamenten gelingt
Pat. darf wieder selbst fahren, wenn sich bei elektrophysiologischer Testung keine Arrhyth-
mien mehr auslösen lassen und eine stabile medikamentöse Einstellung gesichert ist.
komplexen ventrikulären Herzrhythmusstörungen, nach Auftreten von Synkopen oder bei
. Reanimation besteht für mind. 6 Mon. vollständige Fahruntüchtigkeit. Danach ist regel-
ßige Kontrolle der Effektivität einer medikamentösen Behandlung von Rhythmusstörungen
Durchführung eines 24-h-Langzeit-EKG erforderlich.
Eignung zum Führen von Kraftfahrzeugen der Klasse 2 oder zum Führen von Fahrzeugen,
der Fahrgastbeförderung gemäß § 15 d StVZO dienen, bleibt ausgeschlossen.
: „Krankheit und Kraftverkehr", Gutachten des Gemeinsamen Beirats für Verkehrsmedizin
m Bundesminister für Verkehr und beim Bundesminister für Gesundheit, November 1992.

10.2 Empfehlungen für Schwangere

emeine Verhaltensregeln (s.a. ☞ 9.10.6). Bei komplikationslosem Verlauf einer Grav.
hen unter Beachtung einiger Vorsichtsmaßnahmen allg. keine Bedenken gegen Reisen:
Nikotinexposition vermeiden: Sitzplatz für Nichtraucher reservieren
Thromboserisiko reduzieren. *Prophylaxe:* Sitzplatz am Gang reservieren; keine „eingezwäng-
en" Haltungen und Sitzpositionen, flexible/bequeme Kleidung; Kompressionsstrümpfe tra-
en, häufig aufstehen und sich bewegen bzw. entsprechend bei Auto-/Busfahrten öfters Pau-
en einlegen. Isometrische Übungen, Fuß wippen
Dehydratation vermeiden, da Thromboserisiko erhöht und Obstipationsneigung verstärkt
werden

- Kinetosen: Reiseübelkeit und -erbrechen kann durch die Grav. verstärkt sein. Prophylaxe Ther. der Kinetosen (☞ 9.10.8, Tab. 9.45). **Cave:** NW der meisten Mittel, z.B. eingeschrän Fahrtüchtigkeit; die Schwangere sollte dann nicht selbst lenken!
- Impfungen und Chemoprophylaxe (☞ 9.10.7).

! Mutterpass und Impfbefreiungszeugnis(se) mitführen (☞ 9.10.7 und ☞ 9.10.7, Abb.
• Für den Notfall kann eine Liste wichtiger Begriffe bezüglich Grav./Geburt in Eng oder der jeweiligen Sprache des Reiselandes nützlich sein.

Kontraindikationen für Reisen in der Schwangerschaft

Relativ (abhängig von Reiseziel, -art, -dauer)
- Im ersten Trimenon und 4 Wo. vor der Entbindung
- Mehrlingsschwangerschaft.

Absolut
- V.a. Zervixinsuff., Abortneigung, Blutungsneigung
- Rhesusinkompatibilität in vorausgegangenen Schwangerschaften
- Reisen in Epidemiegebiete und in Malariagebiete mit Chloroquinresistenz
- Reisen in Länder oder Gegenden ohne gute ärztliche und fachärztliche Versorgung
- Bekannte KO während früherer Schwangerschaften.

Reisetransportmittel
- Flugzeug: Die Bestimmungen der einzelnen Fluggesellschaften zur Flugerlaubnis variieren zur 32. SSW bestehen meist keine Einschränkungen für Schwangere; mit Attest eines A kann eine Erlaubnis bis zur 36. SSW möglich sein. Genaueres muss die Schwangere be entsprechenden Gesellschaft erfragen
- Kraftfahrzeug: Sicherheitsgurt immer richtig anlegen (☞ 15.1.2, Abb. 15.2). Bei läng Fahrten regelmäßig Pausen einlegen und Füße vertreten (Verbesserung des venösen R flusses).

Verhalten am Reiseziel
- Klimatische Extrembedingungen vermeiden, kein intensives Sonnenbaden (**cave:** Wär Kreislaufbelastung und störende Pigmentflecken)
- Kein schneller Aufstieg in große Höhen (ab 2000 m messbarer relativer Sauerstoffmangel Höhen > 2000 m ganz meiden); einige Tage zur Akklimatisierung abwarten
- Keine Sportarten mit erhöhtem Traumatisierungsrisiko (z.B. Ski alpin, Wasserski, Tauc Mannschafts- und Kontaktsportarten) bzw. übermäßige körperliche Belastung verme (Durchblutungssteigerungen in Muskel und Haut verringern plazentare Durchblu und Sauerstoffversorgung).

9.10.3 Empfehlungen für ältere Menschen

Allgemeine Verhaltensregeln (s.a. ☞ 9.10.6 und ☞ 9.10.1, Tab. 9.36). Höheres Alter is se keine KI für Fernreisen. Jedoch ist das Krankheitsrisiko erhöht und die allg. Belastbarke eingeschränkt. Dies zeigt auch die Verschiebung der Erkrankungsursachen im Urlaub zugu

Erkr. des Herz-Kreislauf-Systems bei Reisenden > 60 J. (☞ Abb. 9.3). Bei älteren Menschen
geht ein erhöhtes Risiko für:

Herzinfarkt und apoplektischen Insult: Der Reisende muss wissen, dass die Hygienestandards
sowie das Niveau der medizinischen Versorgung und des Rettungsdienstes im Urlaubsland
häufig nicht ausreichend sind (Abschluss einer Reiserückholversicherung prüfen)

Akute Verwirrtheitszustände durch ungewohnte Umgebung bei Zerebralsklerose

Dekompensation einer Herzinsuff. oder zerebraler Durchblutungsstörungen, z.B. durch
Hypoxie im Flugzeug oder tropische Temperaturen

Dehydration bei Kinetosen und Diarrhoe.

Kontraindikationen für Reisen älterer Menschen

Absolute und relative KI für (Fern-)Reisen (☞ 9.10.1)

Zusätzlich klinisch manifeste Zerebralsklerose und schwere Inkontinenz

Grundsätzlich müssen strengere Maßstäbe bei der Beurteilung der Reisefähigkeit angelegt
werden als bei jüngeren Pat.

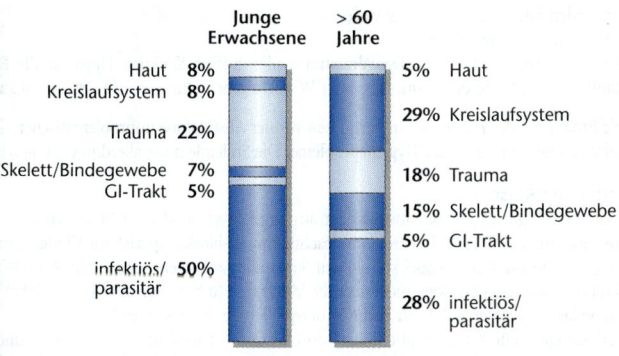

	Junge Erwachsene	> 60 Jahre	
Haut	8%	5%	Haut
Kreislaufsystem	8%	29%	Kreislaufsystem
Trauma	22%	18%	Trauma
Skelett/Bindegewebe	7%	15%	Skelett/Bindegewebe
GI-Trakt	5%	5%	GI-Trakt
infektiös/parasitär	50%	28%	infektiös/parasitär

9.3 Häufigkeit von Erkrankungen auf Reisen. Vergleich: Junge Erwachsene/Senioren

„Checkliste" zur Reisevorbereitung älterer Reisender

Mitzunehmen sind:

Alle nötigen Ausweise: Herzschrittmacherausweis, Antikoagulanziennachweis, Diabetikerausweis u.a.

Fotokopie des letzten EKG

Alle regelmäßig einzunehmenden Medikamente in ausreichender Menge sowie eine Liste
der Dauermedikation mit Generikaangabe

Evtl. Rezept für die wichtigsten Medikamente (Generikaangaben!)

Ersatzbrille

Hörgerätezubehör (z.B. Batterien).

Impfungen und Chemoprophylaxe ☞ 9.10.7

9.10.4 Empfehlungen für Kinder und Säuglinge

Allg. Verhaltensregeln ☞ 9.10.6

Reisetransportmittel Bei Flugreisen sind Sgl. und Kleinkinder wegen häufig vergrößerter chen- und Gaumenmandeln anfälliger für mangelhaften Druckausgleich; zudem können sie Druckausgleich noch nicht bewusst herbeiführen → z.B. während des Sinkfluges nicht schla sondern etwas trinken oder Bonbons lutschen lassen.

Reiseübelkeit bzw. -erbrechen verhindern, weil erhöhte Gefahr der Dehydratation durch Er chen (v.a. in heißen Reiseländern). Prophylaxe und Ther. ☞ 9.10.8, Tab. 9.45. Cave: KI für Ki bei der medikamentösen Ther. der Kinetosen beachten!

Ernährung am Reiseort

• Wenn möglich, dem Stillen immer den Vorzug geben bzw. die Mahlzeiten für Sgl./Kleinki selbst zubereiten und speziell dafür aus dem Heimatland mitgebrachte Utensilien benu die ausschließlich von den Eltern benutzt und gereinigt werden. Nur abgekochtes Wa verwenden oder „stilles" Mineralwasser

• Evtl. Milchpulver mitführen

• Genügend trinken lassen, da Dehydratationsrisiko größer; Kriterien/Tipps für die El Hautfaltentest, Farbe des Urins, Nässe der Windeln geben Hinweis auf Flüssigkeitshaus

! Die Ernährung des Kindes ist auf Fernreisen vor der Abstillphase unproblematischer, da komplizierter und geringere Hygieneprobleme. Die Stillende muss allerdings genug trin

Verhalten am Reiseort

• Kleidung: Möglichst aus Baumwolle oder atmungsaktiven modernen Mikrofasern

• Sonnenschutz: Mind. LSF 12 bzw. Sonnenschutzmittel/-blocker speziell für Kinder. Lang an die Sonne adaptieren, dabei konsequent Sonnenhut aufsetzen; generell (auch im Wa Haut mit Kleidung bedecken; nicht über die Mittagszeit (d.h. zwischen 11 und 15 Uhr) i Sonne lassen! Kinder < 1 J. gar nicht in der prallen Sonne aussetzen

• Verletzungen: Für Kinder typische und normalerweise harmlose Schnittwunden und schürfungen sorgfältig desinfizieren (Reiseapotheke ☞ 9.10.6, Tab. 9.38) und Heilung b achten, da Infektions- und Sepsisgefahr im feuchtheißen Klima größer

• Kinder von streunenden Hunden/Tieren fernhalten (cave: Tollwutgefahr)

• Nicht barfuß gehen lassen, auch nicht am Strand (cave: Parasiten, Skorpione), von Sträuc und Unterholz fernhalten (cave: Schlangen).

Impfungen und Chemoprophylaxe bei Kindern ☞ 9.2 und ☞ 9.10.7.

10.5 Empfehlungen für chronisch Kranke

gemeine Verhaltensregeln (s.a. ☞ 9.10.6).

„heckliste" Reisevorbereitungen chronisch Kranker

Zeitverschiebungen bei regelmäßiger Medikation berücksichtigen; v.a. bei Antidiabetika, Antikoagulanzien, Antiepileptika, Psychopharmaka

Im Handgepäck bzw. griffbereit die Medikamente mitführen, ausreichend für mind. 1 Wo. über die geplante Reisedauer hinaus; bei Haltbarkeitsproblemen ggf. klären, ob Medikamente am Reiseort erhältlich sind. Evtl. Rezept für verschreibungspflichtige Medikamente ausstellen lassen (Generika)

Je nach Krankheitsbild evtl. Notfallmedikamente mitnehmen

Notwendige Atteste und Ausweise mitführen: Herzschrittmacherausweis, Diabetikerausweis, Notfallkarte für Pat. mit Herz-Kreislauf-Erkr. und Risikofaktoren für einen Herzinfarkt (wichtige Herzinfarkt-Symptome, Erste-Hilfe-Maßnahmen und wichtige Telefonnummern für den Notfall, z.B. Reiserückholdienst)

Rauchexposition im Flugzeug vermeiden

Versicherungen für evtl. Rücktransport abklären/abschließen.

„hmatiker Asthmaanfälle können durch klimatische Faktoren und den Stress der Reise aus- ,st werden: Spray immer griffbereit mitführen.

Dem Pat. evtl. ein Notfall-Set mit den im Status asthmaticus benötigten Medikamenten zusammenstellen bzw. Rezept ausstellen; bei Eignung Reisepartner im Umgang mit diesen Medikamenten schulen.

„beliker

Stabile Stoffwechseleinstellung; falls diese durch eine zusätzliche Erkr. (z.B. Inf.) gestört ist, ,ollte auf jeden Fall von einer Reise mit Zeitverschiebungen abgeraten werden. Durch Jet-lag-Sy. (Veränderung der zirkadianen Hormone) und Stress der Reise (evtl. Flugangst, Hektik → rhöhter Noradrenalin-Spiegel) kommt es zur einer zusätzlichen Labilisierung des Stoffwech- ,els (kontrainsulinäre Hormone ↑). Grundsätzlich sollten nur gut geschulte insulinpflichtige Diabetiker Fernreisen unternehmen; möglichst mit Angehörigen oder Freunden reisen, die Notmaßnahmen (z.B. bei Hypoglykämie) beherrschen

BZ-Selbstkontrolle: An Reisetagen möglichst alle 3 h

Sport/körperliche Aktivitäten: Kein anstrengender und riskanter Sport

Andere Essgewohnheiten berücksichtigen: Z.B. wird in den Mittelmeerländern selten vor ?1 Uhr zu Abend gegessen → „Mediterrane Hypoglykämie"; außerdem an mögliche Diätprobleme und mangelnde Verfügbarkeit von (Diabetiker-)Nahrungsmitteln im Zielland denken

Längere Autofahrten nur bei Tage und in Begleitung, bzw. möglichst alle 2 h Pause mit Zwischenmahlzeit. Auch im Auto Kohlenhydratvorrat von mind. 100 g mitführen (Fahrtzeit kann durch Steckenbleiben im Stau erheblich verlängert werden!)

,ei Schiffsreisen muss ein Antiemetikum griffbereit sein

Flugreisen mit Zeitverschiebung: Bei Zeitverlängerung muss evtl. zusätzlich Insulin gespritzt werden, bei Zeitverkürzung entsprechend weniger (BZ-Kontrolle!).

! Faustregel: $^1/_{12}$ der üblichen Dosis des basalen Verzögerungsinsulins plus oder minus
Stunde Zeitverschiebung. Ab Ankunft in der neuen Zeitzone: Umstellung der Uhr und
liches Schema wie zu Hause. Beispiel:

- Stuttgart – Los Angeles = Zeitverlängerung 9 h: plus $^9/_{12}$
- Los Angeles – Stuttgart = Zeitverkürzung 9 h: minus $^9/_{12}$.

Cave: Größte Hypoglykämiegefahr während der ersten Nächte nach der Zeitverschiebung;
grund der höheren Blutzuckerschwankungen, häufiger BZ messen, um Hypoglykämien d
zusätzliche Mahlzeiten und durch evtl. Nachspritzen von Normalinsulin gegenzusteuern.

„Checkliste" Reisevorbereitungen für Diabetiker

- Kohlenhydratreserven, Insulinvorräte und Injektionsmaterial immer sowohl auf Koffer
  auch auf Handgepäck verteilen (Gepäckstücke können erheblich später am Zielort eint
  fen oder verloren gehen)
- Spritzen und Nadeln in ausreichender Menge sowie ärztliche Bescheinigung für den Z
  mitführen (Verwechslung mit Drogenabhängigen vermeiden)
- Insulinpumpen: Ersatzbatterien mitnehmen, Netzspannung kontrollieren
- Blutzuckermessgerät mitnehmen, um BZ tägl. selbst messen zu können
- Reiseapotheke: ☞ 9.10.6, Tab. 9.38. Bes. wichtig sind: Breitbandantibiotikum, Desinf
  tionsmittel und Verbandmaterial sowie Antidiarrhoikum und Antiemetikum (**cave:** Ke
  azidose und Dehydratation bei Durchfallerkr. und Erbrechen). Empfehlenswert sind a
  Instantsuppen und -bouillon als „Durchfalther."
- Verletzungen strikt vermeiden, bes. Pat. mit PNP: z.B. Strandschuhe mitnehmen.

Herzschrittmacherpatienten

- Vorsorglich die Magnetdetektoren an den Flughäfen meiden und sich persönlich/ma
  untersuchen lassen
- Ärztliches Attest mitführen, das das Implantat bestätigt/Herzschrittmacherausweis
- Vorsicht vor mobilen Funktelefonen („Handys"): Nur schrittmacherfern tragen und be
  zen; nicht in der Jackeninnentasche oder Brusttasche tragen (besser: Gürteltasche, Aktenm
  pe).

Dialysepatienten Pat. können über die Deutsche Dialysegesellschaft niedergelassener Ä
e.V. ein Verzeichnis anfordern, das Praxen und Dialysezentren im In- und Ausland ent
die Plätze für Gast- und Feriendialysen anbieten. (Adressen ☞ 34.2.2).

9.10.6 Reisevorbereitungen/Prophylaxen

Allgemeine Verhaltensregeln

Essen und Trinken Strikte Einhaltung der Regel: „Koch es, brat es, schäl es – oder meide
um sich vor Durchfall zu schützen. Viele Reisende wissen nicht, da
keine Impfungen gegen Reisedurchfall gibt (häufigste Erkr. auf Reisen!); deshalb eindringlich
auf hinweisen, dass nur die strikte Einhaltung der Verhaltensregeln prophylaktisch wirkt. Kon
heißt dies:

Wasser: Nur abgekocht verwenden (z.B. für Kaffee oder Tee); besser: Getränke (z.B. Säfte/Wasser/Mineralwasser) aus verschlossenen Flaschen oder Dosen. **Cave:** Immer darauf achten, dass der Verschluss in Restaurants erst am Tisch geöffnet wird; in anderen Situationen immer selbst öffnen. Keine Eiswürfel in Getränken, keine offenen Fruchtsäfte, kein offenes Eis
Selbstgekauftes Obst und Gemüse sehr gut waschen bzw. selbst schälen
Nur gut gekochte oder gebratene Speisen verzehren, die frisch und noch warm serviert werden.

Besser ist der Verzicht auf rohes Gemüse und Salate, rohe Wurstwaren, unvollständig gekochte/gebratene oder rohe Fische und Meeresfrüchte; generell Speisen meiden, die schon längere Zeit vor dem Verzehr vorbereitet wurden (z.B. Pudding) und/oder durch direkten Handkontakt zubereitet wurden (z.B. „Handgeformtes" wie Fisch-, Gemüse- und Fleischklößchen). Ausnahme: Falls laut Aussage von länger anwesenden Gästen des eigenen Hotels nie oder nur selten Magen-Darm-Probleme aufgetreten sind, können Salate, Gemüse und Essen vom Buffet nach einigen Tagen in allmählich zunehmender Menge gegessen werden.

Persönliche Hygiene
Hände vor jedem Essen mit Seife waschen
Möglichst keine Gemeinschaftshandtücher benutzen
Jeden Kontakt mit Blut, Stuhl und Urin vermeiden.

Kleidung
An Kopfbedeckung und Sonnenbrille denken (**cave:** Sonnenstich, Hitzschlag, Konjunktivitis)
Möglichst immer Schuhwerk tragen, auch am Strand nicht barfuß gehen (**cave:** giftige Insekten, Schlangen, Parasiten u.a.)
In Gebieten mit Infektionsrisiko durch Mücken, Zecken, Flöhe (Malaria, FSME, Borreliose, Dengue-Fieber, ☞ 9.10.8): Haut bedeckt halten, auch an Unterschenkeln und Armen; lange Hosen oder Strümpfe, Socken tragen und ausreichend Repellents und Insektizidspray mitnehmen (☞ Tab. 9.38).

Versicherungsschutz Eine private Reisekrankenversicherung mit Rückhol-Garantie ist zu empfehlen. Für privat Versicherte: Klären, ob die Versicherung diese Rückhol-Garantie beinhaltet (ist bei allen Privatkassen vertraglich gesichert!).

Verhalten im Reiseland
Kein Baden in Süßwasserseen oder -tümpeln, Flüssen und Kanälen, auch nicht Hände oder Füße darin waschen (**cave:** Bilharziose, Lambliasis, bzw. Reisediarrhoe durch Kontamination mit Fäkalien)
Keine invasiven Maßnahmen, die medizinisch nicht dringend notwendig sind und unter unsterilen Kautelen durchgeführt werden: z.B. Akupunktur, „Gesundheitsspritzen", sonstige Spritzen; keine Ohrdurchstechungen oder Tätowierungen (**cave:** HIV-, Hep.-B-Inf.)
Kein ungeschützter Geschlechtsverkehr: (ausreichend) Qualitätskondome aus Apotheken und Drogerien des Heimatlandes mitnehmen (**cave:** HIV-, Hep.-B- und -C-Inf. u.a. Geschlechtskrankheiten) oder sexuelle Abstinenz.

Reiseapotheke

- Art und Umfang der Reiseapotheke wird bestimmt durch Reiseart, Reisedauer, Zielland, und Alter der Mitreisenden (Kinder? Senioren?) sowie deren Vorerkr. und/oder spezielle positionen für bestimmte Erkr. **Cave:** Verschreibung ist keine Kassenleistung
- Hinweise zur Verwendung der einzelnen Mittel dem Reisenden möglichst schriftlich m ben; nicht auf die Informationen der Beipackzettel verlassen, da diese für Laien oft nicht ständlich sind
- Keine wärmeempfindlichen Medikamente für Reisen in warme Länder (z.B. Suppositorie Kinder), wenn keine Kühlmöglichkeit (z.B. Klimaanlage) zu erwarten ist.

Tab. 9.38 Standardausstattung Reiseapotheke

Medikamente

Erkrankung/ Symptom	Handelspräparate, z.B.	Wichtigste NW und KI	Bemerkungen
Durchfall	Imodium® Tbl. oder lingual, Lopedium® Kps., Elektrolytlösung: Elotrans®, Oralpädon	Mundtrockenheit, Verstopfung, „Blähbauch"	Nicht bei Kindern < 2 **Cave:** Ileus. Lingualtb. praktisch, falls keine Flüssigkeit vorhanden. Bei Fieber und Blut in Stuhl: Arzt aufsuchen!
Fieber und Schmerzen	Paracetamol-ratio-pharm® Tbl., Supp., Paracetamol 500 Stada® Tbl., ASS 500 Ratio®	Analgetika-Nephro-pathie; Analgetika-Asthma	**Cave** bei Pat. mit Nie und Leberfunktionsst rungen. Bei sehr hohe Fieber über mehrere und starken Schmerze Arzt aufsuchen!
Insektenstiche	Soventol® Gel, Feni-stil® Gel. **Prophylaxe:** Autan-S® Hautspray, -Lotion. Ther. und Prophylaxe: Pellit®-Gel	Allergische Hautreaktion; Schwangere	Nicht für Sgl.; bei Kle kindern nicht mehrtä und nicht großflächig anwenden
Sonnenbrand	Fenistil Gel®, Divisan® Lotion, ASS 500 ratio®	Hautreizung, allergische Reaktion	Prophylaxe ist besser! Sonnenschutzmittel m hohem LSF („sun blocker"), Sonn meiden
Übelkeit	Metoclopramid: Paspertin® Tr., MCP Hexal® 10 Supp.	Extrapyramidale Wirkungen, Angst, Unruhe	Nicht bei Kindern < und im 1. Trimenon Grav.

Tab. 9.38 Fortsetzung			
ankung/ ptom	**Handelspräparate, z.B.**	**Wichtigste NW und KI**	**Bemerkungen**
lag/ afstörungen	Pflanzliche Schlafmittel: Ivel® Tbl.; Benzodiazepin: Lendormin® Tbl.; Chloraldurat rot® Kps.	Benzodiazepin: Abhängigkeit; bei älteren Pat. paradoxe Reaktionen möglich; Chloraldurat: Nicht bei Pat. mit schweren Herz-, Leber- und Nierenerkr.	Nur Schlafmittel, falls keine Zeit für adäquate Adaptation, z.B. kurze Geschäftsreisen; Einnahme verlängert die Synchronisationszeit
unktivitis	Augentr.: Berberil® N, Naphazolin®	Kein direkter Kontakt mit weichen Linsen. Bei Nachlassen der Wirkung Bindehautschwellung möglich	Sonnenbrille tragen!

andmaterial

ellverband, elastische Binde/Gaze/Verbandklammern; Sicherheitsnadeln; Desinfektions-
l, z.B. Betaisodona Lsg., Kodan Tinktur/Spray

rumente/Sonstiges

thermometer mit bruchsicherer Hülle, kleine Schere, Fremdkörperpinzette

l zur Wasserdesinfektion; Kinetosen ☞ 9.10.8, Tab. 9.45

0.7 Reiseimpfungen und Chemoprophylaxe

emeines Vorgehen (s.a. ☞ 9.2.1 und ☞ 9.10.1).

npfstatus überprüfen: Polio, Diphtherie, Tetanus, bei Kindern zusätzlich HiB, Keuchhusten,
lasern, Mumps, Röteln; wenn nötig, Grundimmunisierung (☞ 9.2.3). **Cave:** Auf Impfdo-
umente oder Titer verlassen, nicht auf Angaben des Pat./Reisenden!

bligatorische Impfungen für das jeweilige Reiseland erfragen (Tropeninstitute, Adressen
☞ 34.1.2) unter Berücksichtigung der Reiseroute; einige Länder verlangen einen Impfnach-
eis schon für eine Zwischenlandung ohne eigentliche Einreise in das Land (v.a. für Gelb-
eber! Bestimmungen wechseln häufig)

mpfehlenswerte Impfungen: Abhängig von Gesundheitsstatus, Zielland, Reiseroute und Rei-
eart sowie Reisetransportmittel

idividuellen Impfplan erstellen und durchführen. **Cave:** KI für Impfungen und Impfabstän-
e (☞ Tabellen in 9.2.2).

Impfbefreiungszeugnis

Falls obligatorische Impfungen bei Reisenden kontraindiziert sind, muss ein Impfbefreiungszeugnis mit Unterschrift des Arztes und einem Beglaubigungsstempel mitgeführt werden; je nach ~~seland~~ in englischer oder französischer Sprache und evtl. in der Sprache des Ziellandes. ~~C~~ Einreiseländer müssen Impfbefreiungszeugnisse nicht anerkennen!

I certify, that
Mr/ Mrs/ Miss _____
born _____ , is suffering from _____ / is pregnant.

Vaccination against ____ has therefore been refused for medical reason, according to the
World Health Organisation Official Record No.56, page 54 (1954).

Mr/ Mrs/ Miss _____ has lived in _____ until his/ her departure to _____

[Beglaubigungsstempel]   [sig.]

Je certifie, que
Monsieur/ Madame/ Mademoiselle _____
né(e) _____ est atteint(e) de _____ / est enceinte.

La vaccination contre _____ a été refusé pour cause médicale conformément aux
Actes Officiels de l'Organisation Mondiale de la Santé, no 56, page 54 (1954).

La personne mentionée ci-dessus a vécu en _____ jusqu'a son départ en _____

[Beglaubigungsstempel]   [sig.]

Abb. 9.4 Impfbefreiungszeugnis bei KI für obligatorische Impfungen

Obligatorische und empfohlene Reiseimpfungen ☞ 9.2.2, Tab. 9.6, Impfplan bei Reiseimpf~~u~~ ☞ 9.2.2, Tab. 9.7

Malaria und Malariaprophylaxe

Weltweit verbreitete Infektionskrankheit durch Protozoen, die durch vier verschiedene Plasm~~o~~ arten hervorgerufen wird (☞ Tab. 9.39, ☞ Tab. 9.40 und ☞ Abb. 9.5). Übertragung durc~~h~~ Stich der Anopheles-Mücke.

	Tab. 9.39 Malariaformen im Vergleich		
	M. quartana	M. tertiana	M. tropica
...ger	P. malariae	P. vivax P. ovale	P. falciparum
	20–35 d	I.A. 8–20 d, bis zu einem J. möglich	5–17 d
...ik	Beginnt allmählich	Bis zu 1 Wo. uncharakteristisches Fieber	Plötzlicher uncharakteristischer Beginn
...erschübe	I.d.R. jeden 3. d (im 72 h-Abstand)	I.d.R. jeden 2. d (im 48 h-Abstand)	Hohes Fieber, unregelmäßig und Kontinua; afebrile Verläufe möglich
...tere ...ptome	Hepatosplenomegalie	Schüttelfrost, Anämie, Splenomegalie	Schüttelfrost, GIT-Beschwerden, Erbrechen, Anämie, Ikterus, Hepatosplenomegalie
	Nephropathie	–	Zerebrale, kardiale, renale M., DIC
...nose/ ...auf	Rezidive bis ca. 20 J. p.i., gutartig	Gut, Ausheilung nach ca. 2 J. (bis dahin häufig Rezidive möglich)	Unbehandelt oft nach wenigen Tagen tödlich, sonst Remission nach max. 12 Mon.
... (Klinik- ...eisung ...er schon ...Verdacht)	Chloroquin	Chloroquin	Je nach Resistenz Chloroquin, Chinin, Mefloquin, Pyrimethamin, Halofantrin
...nder- ...en	Mischformen durch gleichzeitige Inf. mit mehreren Plasmodien möglich → Überlappung der Fieberschübe		

Plasmodium, M. = Malaria (☞ 9.10.7)

...sitionsprophylaxe

...o von infektiösen Mückenstichen kann verringert werden durch

...mprägnierte Moskitonetze: z.B. mit Permethrin

...epellentien

...leidung, die die Haut vollständig bedeckt (auch Unterarme/Unterschenkel/Knöchel), v.a. in ...en Dämmerungs- und Nachtstunden (Transmission findet hauptsächlich während der Dämmerung statt). Hosen mit Insektenspray einsprühen; Mücken stechen auch durch dünnen ...off.

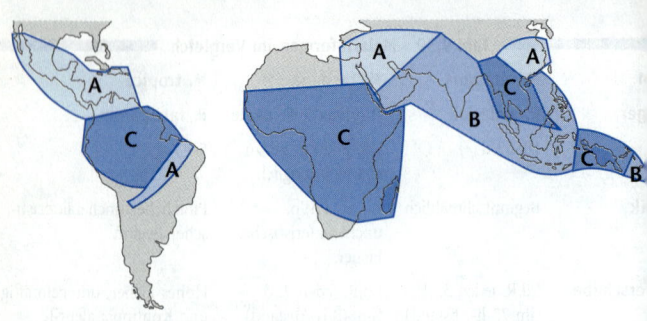

Abb. 9.5 Malariazonen (WHO-Einteilung nach Resistenzsituation)

Tab. 9.40 Häufig besuchte Reisegebiete und deren Malariarisiko

Insel/Staat	Malariarisiko	WHO-K
Ägypten	Seit 1998 keine Fälle gemeldet	
Australien	Nein	
China	◆ In ländlichen Gebieten, südlich 25. Breitengrad ganzjährig ◆ Weiter nördlich im Sommer und Herbst geringes Risiko	◆ +, C ◆ (+),
Comoren	Überall ganzjährig	+, C
Dominikanische Republik	Geringes Risiko	
Indien	Ganzjähriges Risiko unterhalb 2000 m	+, B
Karibik	*Keine* Malaria in Antigua, Bahamas, Barbados, Bermuda, Cayman-Inseln, Dominica Grenada, Guadeloupe, Jamaica, Kuba, Martinique, Montserrat, Niederländische Antillen, Puerto Rico, Tobago, Trinidad	
Kenya	Ganzjährig hoch, multiresistente Plasmodienstämme	++, C
Malediven	Nein	
Marokko	Sehr gering im Sommer in wenigen Lokalherden	(+), A
Mauritius	In ländlichen Gebieten	+, A
Mexiko	Nur Plasmodium vivax, Risiko im Süden und Tiefland relativ hoch	+, A
Nepal	Ganzjähriges Risiko in den Grenzgebieten zu Indien	+, B
Philippinen	Je nach Insel unterschiedlich, auf manchen keine Malaria	+, B
Réunion	Nein	

Tab. 9.40 Fortsetzung

l/Staat	Malariarisiko	WHO-Kat.
hellen	Nein	
·frika	Relativ hohes Risiko in den nördlichen Landesteilen im Sommer	+, C
·an	Nein	
·ania	Ganzjährig hoch, multiresistente Plasmodienstämme	++, C
·land	Multiresistente Plasmodienstämme in ländlichen Gebieten, in den klassischen Touristengebieten kein Malariarisiko	+, C
·sien	Nein	
·ei	In den Touristengebieten kein Malariarisiko, geringes Risiko in den Grenzgebieten zu Syrien	(+), A
·inigte Ara-·e Emirate	Sehr geringes Risiko in einigen ländlichen Gebieten	(+), A
·aam	Ganzjährig hoch, multiresistente Plasmodienstämme	++, C

·o: (+) = gering, + = vorhanden, ++ = hoch. WHO-Kategorien A, B, C → Laut Definition in ·abelle „Empfohlene Medikamente nach Resistenzzonen" (☞ 9.10.7, Tab. 9.41)

·b. 9.41 Empfohlene Medikamente, nach Resistenzzonen der WHO abgeleitet

· Charakteristika	Medikamente zur Chemoprophylaxe	Notfallmedikation (Stand-by-Therapie)
Gebiete ohne Chloroquinresistenz oder ohne Plasmodium falciparum	Chloroquin (1. Wahl)	**Mefloquin**
		Kombination Atovaquon + Proguanil**
	Keine*	**Chloroquin**
		Mefloquin
		Kombination Atovaquon + Proguanil**
Gebiete mit niedriggradiger Chloroquin-resistenz	Mefloquin (1. Wahl)	**Kombination Atovaquon + Proguanil****
		Kombination Arthemeter + Lumifantrin***
	Chloroquin + Proguanil (2. Wahl)	**Mefloquin**
		Kombination Arthemeter + Lumifantrin***
	Keine*	**Mefloquin**
		Kombination Atovaquon + Proguanil**
		Kombination Arthemeter + Lumifantrin***

Tab. 9.41 Fortsetzung

Zone	Charakteristika	Medikamente zur Chemoprophylaxe	Notfallmedikation (Stand-by-Therap
C	Gebiete mit hochgradiger Chloroquinresistenz	Mefloquin (1. Wahl)	**Kombination Atovaquon + Proguanil**[*]
			Kombination Arthemeter + Lumifantrir
		Doxycyclin	**Kombination Atovaquon + Proguanil**[*]
			Kombination Arthemeter + Lumifantrir
	Gebiete mit bekannter Mefloquinresistenz und Chloroquinresistenz (Thailand, Laos)	Doxycyclin (1. Wahl in Kambodscha, Thailand)	**Kombination Atovaquon + Proguanil**[*]
			Kombination Arthemeter + Lumifantrir
		Kombination Atovaquon + Proguanil[**]	**Kombination Arthemeter + Lumifantri**
			Chinin + Doxycyclin
		Keine[*]	**Kombination Atovaquon + Proguanil**[*]
			Kombination Arthemeter + Lumifantri

[*] Chemoprophylaxe entfällt nur bei ganz geringem Risiko, [**] Malarone®, [***] Riamet®; fett gedruckte N jeweils 1. Wahl der Notfallther. gemäß vorangegangener Prophylaxe

! Wegen langfristiger NW *keine* Chemoprophylaxe bei Europäern, die *lange* in einem F miegebiet leben.

Tab. 9.42 Medikamente zur Malariaprophylaxe

Medikament	Alter (J.)	kg KG	Dosierung		Einnahmemodus
Chloroquin****			Tbl./Wo.	à (Base)	1. Dosis 7 d vor Ab
Z.B. Resochin® (5 mg/kg KG/Wo.)	Erw.; ≥ 13	> 45	2	150 mg	2. Dosis am Abreise danach 1 ×/Wo. je
	11–12	35–45	1,5	150 mg	am Abreisetag. Nac
	7–10	23–34	1	150 mg	Rückkehr im gleich
	4–6	17–22	2	50 mg	Rhythmus noch wei
	2–3	12–16	1,5	50 mg	Dosen[*]
	0,5–1	7–11	1	50 mg	

Tab. 9.42 Fortsetzung

ikament	Alter (J.)	kg KG	Dosierung		Einnahmemodus
guanil			Tbl./d	à	Nur in Kombination mit Chloroquin. 1. Dosis 24 h vor Abreise, danach Einnahme 1 × tägl. Nach Rückkehr Einnahme noch 4 Wochen fortsetzen.
Paludrine® g/kg KG/d)	Erw.; ≥ 14	> 50	2	100 mg	
	11–13	36–50	1,5	100 mg	
	8–10	26–35	1	100 mg	
	4–7	18–25	0,75	100 mg	
	11 Mon. bis 3 J.	10–17	0,5	100 mg	
	< 11 Mon.	< 10	0,25	100 mg	
oquin****			Tbl./Wo.	à	1. Dosis 7 d vor Abreise, 2. Dosis am Abreisetag, danach 1 ×/Wo. jeweils am Abreisetag. Nach Rückkehr im gleichen Rhythmus noch weitere 4 Dosen**
Lariam® g/kg KG/Wo)	Erw.; ≥ 12	> 38	1	250 mg	
	8–11	27–38	0,75	250 mg	
	3–7	14–26	0,5	250 mg	
	3 Mon. bis 2 J.	6–13	0,25	250 mg	
aquon + uanil****			Tbl./d	à	1. Dosis 1 Tag vor Abreise, danach Einnahme 1 × tägl. Nach Rückkehr Einnahme noch 7 Tage fortsetzen.
rone® **, *** /kg KG/d	Erw.; ≥ 12	> 40	1	350 mg	
	9–11	31–40	3	87,5 mg	
	6–8	21–30	2	87,5 mg	
	1–5	11–20	1	87,5 mg	
cyclin			Tbl./d	à	1. Dosis 2 Tage vor Abreise, danach Einnahme 1 × tägl. Nach Rückkehr Einnahme noch 4 Wo. fortsetzen.
Generika ng/kg KG/d)	Erw.; ≥ 14	> 50	1	100 mg	
	11–13	35–50	0,75	100 mg	
	8–10	25–34	0,5	100 mg	

n Ausnahmefällen, falls weniger als 1 Wo. bis zur Abreise folgendes Schema möglich: 1 Tbl. am Tag vor der Abreise, 1 Tbl. am Tag der Abreise, danach 1 ×/Wo. Einnahme jeweils am Abreisetag
n Ausnahmefällen, falls weniger als 1 Woche bis zur Abreise folgendes Schema möglich: 1 Tbl. an aufeinander folgenden Tagen, danach 1 ×/Wo. Einnahme jeweils am Abreisetag
n Deutschland zur Prophylaxe für Kinder bisher nicht zugelassen. Dosierung laut amerikanischen mpfehlungen, hier darf Malarone bei Kindern ≥ 11 kg KG verwendet werden. Kindertbl. über internationale Apotheke bestellen
ei den meisten Mitteln wird die Einnahme nach einer Mahlzeit ausdrücklich empfohlen.

Tab. 9.43 Stand-by-Notfalltherapie bei Malaria

Medikament	Alter (J.)	kg KG	Einnahmeschema, Tabletten				Tbl.	à
Chloroquin			**1. d, 0 h**	**1. d, 6 h**	**2. d**	**3. d**	**Ge-samt**	**(Ba**
25 mg Base/ kg KG in 4 Dosen über 3 d	Erw.; ≥ 14	> 50	4	2	2	2	10	150
	10–13	32–50	3	1	1,5	1,5	7	150
	7–9	22–31	2	1	1	1	5	150
	4–6	16–21	4	2	2	2	10	50
	2–3	12–15	3	1	1,5	1,5	7	50
	0,5–1	7–11	2	1	1	1	5	50
Mefloquin*			**1. d**	**2. d**			**Ge-samt**	**(Ba**
25 mg/kg, 1. Dosis ²/₃, 2. Dosis ¹/₃ der Gesamtdosis	Erw.; ≥ 13	> 45	4	2			6	250
	10–12	32–45	3	1,5			4,5	250
	7–9	24–31	2	1			3	250
	4–6	17–24	1,5	0,75			2,25	250
	2–3	11–16	1	0,5			1,5	250
	0,5–1	7–11	0,5	0,5			1	250
Atovaquon + Proguanil			**1. d**	**2. d**	**3. d**		**Ge-samt**	**(Ba**
(Malarone®**) 70 mg/kg KG	Erw.; ≥ 12	> 40	4	4	4		12	350
	9–11	31–40	3	3	3		9	350
	5–9	21–30	2	2	2		6	350
	2–5	11–20	1	1	1		3	350
Arthemeter + Lumifan-trin***			**Start**	**1. d, 8 h**	**2. d, ↔ 12 h**	**3. d, ↔ 12 h**	**Ge-samt**	**(Ba**
Riamet®	Erw.; ≥ 12	≥ 35	4	4	2 × 4	2 × 4	24	140

Tab. 9.43 Fortsetzung						
Medikament	Alter (J.)	kg KG	Einnahmeschema, Tabletten		Tbl.	à
ycyclin***			1. d, ↔ 12 h	bis zum	7. d, ↔ 12 h	Ge-samt	(Base)
g/kg alle	Erw.; ≥ 12	> 40	2 × 1		2 × 1	14	100 mg
	10–11	31–40	2 × 0,75		2 × 0,75	10,5	100 mg
	8–9	25–30	2 × 0,5		2 × 0,5	7	100 mg
ninsul- ***			1. d, ↔ 8 h	bis zum	7. d, ↔ 8 h	Ge-samt	(Base)
ptar N®	Erw.; ≥ 14	> 50	3 × 3		3 × 3	63	200 mg
g/kg KG 8 h.	12–13	41–50	3 × 2		3 × 2	42	200 mg
	10–11	31–40	3 × 1,5		3 × 1,5	32,5	200 mg
	6–9	21–30	3 × 1		3 × 1	21	200 mg

innahmeintervall am Tag, z.B. 12 h

* Grav., Stillzeit, Kinder < 3 Mon.: Keine ausreichenden Erfahrungen

* Bei Malaria tertiana (P. vivax) kommt es zum Rezidiv, wenn allein mit Malarone behandelt wird
  Doxyclin therapeutisch nur in Kombination mit Chinin. Nicht bei Kindern < 8 Jahren
  Nur in Ausnahmefällen verwenden. Oral nicht zur Behandlung schwerer Infektionen geeignet
  Nur zur Behandlung von M. tropica = Plasmodium falciparum geeignet

en meisten Mitteln wird die Einnahme nach einer Mahlzeit ausdrücklich empfohlen. Falls innerhalb 1 h
chen wird, nochmals Einnahme derselben Dosis.

leinkindern und Sgl. konsequente Expositionsprophylaxe, Behandlung möglichst nur durch Arzt mit
eller Erfahrung (Kinderarzt)

vahl der Medikamente in Abhängigkeit von WHO-Risikoklasse und Abstimmung mit der
r verwendeten Chemoprophylaxe ☞ Tab. 9.41.

- Bei Malaria tertiana (P. vivax) und Malaria quartana (P. malariae) ist im Anschluss an die
  Initialther. mit einem der o.g. Chemotherapeutika wegen Rezidivgefahr eine Behandlung
  mit Primaquin (Importmedikament) zur Eradikation der extraerythrozytären Stadien erforderlich
- Malaria-Schnelltests, z.B. MalaQuick®, sind nur bei pos. Ausfall eine Entscheidungshilfe
  (auch bei hoher Parasitämie falsch neg. Ergebnisse möglich) und ersetzen nicht die Untersuchung von Blutausstrichen.

Tab. 9.44 Nebenwirkungen und Kontraindikationen von Malariamedikamenten

Medikament	Nebenwirkungen	Kontraindikationen
Chloroquin, z.B. Resochin®	Übelkeit, Diarrhoe (v.a. zusammen mit Alkohol), Sehstörungen	Retinopathie, G6PD-Mangel, Blutbildungsstörung, Ther. mit MAO-Hemmern
Proguanil, z.B. Paludrine®	GIT-Störungen, Stomatitis	Keine speziellen
Mefloquin, z.B. Lariam®	Reaktionsvermögen ↓, Schwindel, Sehstörungen, Diarrhoe, neuropsychiatrische Störungen (bis 3 Mon. danach). WW mit anderen Medikamenten beachten!	Piloten, Taucher; Epilepsie, neuropsychiatrische Erkr., Psoriasis, Schwangere*, Stillzeit
Doxycyclin (diverse Generika)	GIT-Störungen, Fotosensibilisierung	Grav. und Stillzeit, Kinder < 8 J, Myasthenia gravis
Atovaquon + Proguanil, z.B. Malarone®	Bauchschmerzen, Übelkeit, Diarrhoe, Kopfschmerzen	Kinder < 11 kg, Schwangere, Stillzeit*; Niereninsuffizienz
Halofantrin, z.B. Halfan®	Übelkeit, Kopfschmerzen, QT-Verlängerung	Vorbestehende QT-Verlängerung, bekannte Arrhythmie. Schwangere*, Stillzeit*, Kinder < 9 Mon.*
Chinin	Kopfschmerzen, Sehstörungen, Tinnitus; Arrhythmie; GIT-Störungen; Bronchospasmus	G6PD-Mangel, Tinnitus, N.-opticus-Schaden
Arthemeter + Lumifantrin, z.B. Riamet®	Kopfschmerzen, Schwindel, Schlaflosigkeit, Bauchschmerzen, Diarrhoe; zahlreiche weitere NW (Rote Liste®)	Vorbestehende QT-Verlängerung, Medikamente, die die Cytochrom-C-Oxidase hemmen (Rote Liste®); Schwangere*, Stillzeit*, Kinder < 12 J oder < 35 kg

* bisher keine Erfahrungen

! Für Schwangere gilt: Generell ist von Reisen in Malariagebiete abzuraten. Falls Reise unvermeidlich ist: Nicht fetotoxisch sind Chloroquin (z.B. Resochin®, Tbl. und Lösung) und -guanil (z.B. Paludrine Tbl.®).

Gelbfieberprophylaxe ☞ 9.2.3

10.8 Gesundheitsrisiken auf Reisen

etosen

phylaxe
• Leichte, fettarme Mahlzeiten vor und während der Reise, kein Alkohol
• Nicht lesen; nach vorne blicken und ein Objekt fixieren
• Kauen (Apfel, Kaugummi) soll ebenfalls präventiv wirken.

Tab. 9.45 Medikamentöse Prophylaxe der Kinetosen

heistoff/ parat	Wirkdauer	Wichtigste Nebenwirkungen	Medikation bei	
			Schwangeren	Kindern
lozin, Peremesin®)., adoxin® N Tbl.	Ca. 24 h	Müdigkeit, Kopf- schmerzen, Albträume, Dysurie, ↓ Fahrtaug- lichkeit; Überdos. kann bei Kindern Krämpfe und Erregungszustände auslösen	(ja) Strenge Indikations- stellung im 1. Trimenon	(nein) Peremesin® nur für Kin- der > 12 J.; **cave:** Exzitation
enhydrinat, Vomex A®), Drg., Supp.	Ca. 6 h	Wie Meclozin; evtl. RR-Abfall; Müdigkeit stärker ausgeprägt als bei Meclozin	(ja) Strenge Indikations- stellung im 1. Trimenon	Ab 3 J.
olamin, oderm® TTS mbranpflaster)	Ca. 60–72 h	Wie Dimenhydrinat; Akkommodations- störungen	Nein	Nein, Jugendliche ab 16 J.

-lag (Syndrom der Zeitverschiebung)
• Durch Zeitverschiebung bei Interkontinentalflügen hervorgerufene Störung des zirkadianen Rhythmus. Dadurch Beeinträchtigung mentaler und physiologischer Funktionen, z.B. Schlaf- und Wachzustand, Gedächtnis- und Konzentrationsleistungen, Hormonausschüttung, Darm- und Blasenfunktion
• Für eine Zeitverschiebung ab 2 h werden mind. 24 h benötigt, um den Jet-lag auszugleichen (sog. Resynchronisationszeit)
• Flüge von Ost nach West (Zeitverlängerung, Verschiebung der Schlafphase) sind weniger beinträchtigend als Flüge von West nach Ost (Zeitverkürzung, häufig Überspringen der Schlafphase).

Entsprechend der Zeitverschiebung sollte dem Reisenden ein verändertes Einnahmeschema für Medikamente mitgegeben werden (wichtig z.B. bei Diabetikern ☞ 9.10.5 und ☞ 17.1.4)!

hylaxe und Therapie Anpassung des Schlaf-wach-Rhythmus schon vor der Reise; aus ischen Gründen meist jedoch nur für 2–3 h möglich.

Tab. 9.46 Schlafmanagement am Beispiel einer Reise Frankfurt – New York (6 Zeitzonen)

Hinflug	*(Tagflug nach Westen)*
Tage vor Flug	Späte Nachtruhe, später Tagesbeginn
Während Flug	Kein oder kurzer Schlaf oder Entspannungstechniken
Tage nach Flug	Frühe Nachtruhe, früher Tagesbeginn, sich so viel wie möglich dem Tageslicht oder Sonnenlicht aussetzen, lokalen Tagesrhythmus übernehm bei schlechtem Nachtschlaf evtl. kurzwirksames Schlafmittel; besser: En spannungstechniken wie autogenes Training; bei Schlafdefizit 1–2 kurz Schlafpausen am Tag
Rückflug	*(Nachtflug nach Osten)*
Tage vor Flug	Frühe Nachtruhe, früher Tagesbeginn
Während Flug	Einige Stunden schlafen oder kurzer Schlaf („Nickerchen") oder Entsp nungstechniken
1. d nach Flug	Sich dem Tages- oder Sonnenlicht aussetzen, kein langer Schlaf am Ta (Wecker stellen!), frühe Nachtruhe
2.–5. d nach Flug	Eher späte Nachtruhe und später Tagesbeginn, sich möglichst viel dem Ta und Sonnenlicht aussetzen, lokalen Tagesrhythmus übernehmen, bei schlechtem Nachtschlaf evtl. kurzwirksames Schlafmittel; besser: Entsp nungstechniken wie autogenes Training; bei Schlafdefizit 1–2 kurze Schlafpausen am Tag (≤ 30 Min.)

Risiken durch natürliche Umweltbedingungen

Sonnen- und UV-Lichtexposition Trotz zunehmender Aufklärung über kurz- und lan stige Risiken intensiver Sonnenlichtexposition (Melanome ☞ 25.10.3, Basaliome ☞ 25.10.4, zeitige Alterung der Haut) wird das Risiko nach wie vor unterschätzt. Zu den vermeidbaren k fristigen Folgen intensiver Sonnenstrahlung, die das Allgemeinbefinden am Urlaubsort be trächtigen, gehören:

Sonnenallergie **Ätiol.:** Sonnenstrahlung in Verbindung mit Duftstoffen, Konservierung teln, Fett und Emulgatoren in Kosmetika und Sonnenschutzmitteln. **Klinik:** Juckende, evtl. sende Pusteln oder Quaddeln, vorwiegend an lichtexponierten Hautstellen (Dekolleté, A Oberschenkel). **Prophylaxe:** ☞ 25.9.2. Allergiegetestete, möglichst fettfreie Sonnenschutzn Evtl. weitgehend auf direkte Sonnenexposition verzichten.

Sonnenbrand Prophylaxe durch konsequenten Sonnenschutz mit mind. LSF 12; bei sehr häutigen sowie in bestimmten Gegenden (Gletscher, Äquatorialgebiet, Australien) und übe Mittagszeit (11.00–15.00 Uhr) höheren LSF, „sun blocker" bzw. strikte Expositionsvermeid Langsame und hauttypgerechte Adaptation (morgens oder nachmittags, nie über die Mittag helle Haut nie entblößt in die Sonne).

Konjunktivitis („Schneeblindheit") Prophylaxe: Möglichst Gletscherbrille (seitlich ge-
ossen) tragen, auf modische Brillenformen (z.B. Schmetterlingsbrille) verzichten.

nenstich Prophylaxe: Immer Kopfbedeckung tragen, gilt v.a. für Kinder und ältere Men-
en (**cave:** Glatze).

ierungen ☞ 25.9.5

iken durch Sport und Freizeitaktivitäten

enthalt in großen Höhen/Hochgebirge Reizschwelle für die Höhenanpassung beim
unden liegt bei ca. 2500 m ü.M. Bei zu schnellem Aufstieg über diese Höhe hinaus Gefahr
Akklimatisierungsstörungen (Höhenkrankheit/akute Bergkrankheit). Entscheidend für die
schwelle ist die tägl. Schlafhöhe (Übernachtung), nicht die am Tag erreichte Maximalhöhe.
henkrankheit. Klinik: Kopfschmerzen, Schwächegefühl, Müdigkeit am Tage und Schlafstö-
en in der Nacht, Appetitlosigkeit. **Ther.:** Abstieg in tiefere Lagen und/oder Aufstiegspause mit
folgend langsameren Aufstiegen. **Prophylaxe:** Guter Trainingszustand vor Antritt der Reise
. Check-up durchführen); keine zu großen Höhenunterschiede tägl. bewältigen, keine Ge-
touren; auf ausreichende Flüssigkeits- und Salzzufuhr achten; größere Touren nur mit er-
enen Bergführern, die mit einer höhengerechten Aufstiegstaktik vertraut sind.
te Bergkrankheit (schwere Form der Höhenkrankheit). Klinik: Höhenlungenödem mit
noe, RG der Atemwege und rapidem Leistungsabfall (lebensbedrohlich!). **Ther.:** Sofortiger
ieg bzw. Abtransport des Pat. in tiefere Lagen, Sauerstoffgabe; medikamentös: Nifedipin p.o.
0 mg plus 20 mg in Retardform sofort, danach alle 6 h 20 mg in Retardform.

chen

Bestimmung der Tauchfähigkeit: Der Tauchsport verlangt ein hohes Maß an körperlicher und
mentaler Fitness, Minimum-Check-up: Herz-Kreislauffunktion und Lungenfunktion. Bei äl-
eren Reisenden evtl. Belastungs-EKG. Psychische Belastbarkeit abschätzen! Bei HNO-Erkr. in
der Anamnese ist vor einem Tauchurlaub ein fachärztliches Attest durch HNO-Arzt Voraussetzung (wird von Tauchschulen u.U. auch verlangt)
Prophylaxe von Tauchunfällen
Aufklärung über Dekompressionskrankheit und Luftembolie
Psychische Stabilität und mentale Fitness: Es kann unter Wasser bei bestimmter Disposition zu
lebensgefährlichen) Panikreaktionen oder euphorischen Überreaktionen kommen
Keine Tauchgänge bei Schleimhautschwellung (Schnupfen, Erkältungen, allergischen Reak-
ionen); auch keine schleimhautabschwellenden Nasentropfen vor Tauchgängen anwenden.
Gefahr: Lässt ihre Wirkung noch während des Tauchgangs nach, ist beim Auftauchen der
Überdruckausgleich nicht mehr möglich. Folge: Barotraumen in Ohren und NNH
☞ 22.6.3). **Cave:** Zusammenhang wird von Laien oft nicht verstanden und deshalb nicht
efolgt!
Vor und nach Tauchgängen keinen Alkohol trinken, nicht rauchen, keine Medikamente ein-
ehmen.

Abhängig von Dauer und Tiefe der Tauchgänge darf für mind. 24–48 h danach nicht geflogen
werden (genaue Zeit wird nach dem letzten Tauchgang berechnet, diese Berechnung zu ler-
en, ist Bestandteil einer seriösen Tauchausbildung).

Infektiöse Erkrankungen

Bilharziose (Schistosomiasis)

Durch im menschlichen Venensystem (Endwirt) lebende Pärchenegel (Schistosomen) verursach
warmem Süßwasser werden von Wasserschnecken (= Zwischenwirt) die Wimpernlarven (Mirazia
aufgenommen und als Zerkarien (Infektionslarven) freigesetzt. IKZ bis 3 Mon. Inf. perkutan b
Baden. Vorkommen: Afrika; Naher, Mittlerer und Ferner Osten; Südamerika.

Klinik, Diagnostik, Therapie Unterschiedlich je nach Subtyp:
Schistosoma haematobium (Afrika, Mittl. Osten): Befällt Venengeflecht des kleinen Beck
Klinik: Blasenbilharziose mit hämorrhagischer Zystitis. **KO:** Blasenpapillome, Blasenfis
Diagn.: Eier im Urin, bei Primärinf. Serologie. **Ther.:** Praziquantel (z.B. Biltricide®) 3 D
à 20 mg/kg KG in 4–6 h Abstand als 1-Tag-Behandlung; Metrifonat (z.B. Bilanil®) 3 Dos
10 mg/kg KG p.o. als 1-Tag-Behandlung, Wiederholung nach 14 d (Internationale Apothe
Schistosoma mansoni (Afrika, Naher Osten, Südamerika): Befällt Leber und Darm. **Kli**
Darmbilharziose mit ruhrähnlicher Kolitis. **KO:** Perirektale Abszesse, Polypen, Leberzirrh
Diagn.: Eier im Stuhl oder Rektalbereich, Serologie. **Ther.:** Praziquantel (s.o.).
Schistosoma japonicum (Ferner Osten): Eiablage im Blutgefäßsystem. Eier dringen durch
Darmwand ins Darmlumen. Klinik und Diagn. wie Schistosoma mansoni. **Ther.:** Praziqua
(s.o.).

Prophylaxe In den entsprechenden Gebieten nicht in Süßwasserseen und -tümpeln baden,
ten oder sich waschen.

Cholera Häufige Erkr. in Entwicklungsländern, vorwiegend in Armutsvierteln (Slums).
Touristen ist das Erkrankungsrisiko extrem niedrig, da kein oder selten Kontakt mit Slumbev
nern oder Aufenthalt in Slums. Nur impfen, falls obligatorisch (Einreise nach Sansibar und Pe
Tansania). Dosis und Impfschemata ☞ 9.2.2 und ☞ 9.2.3.

Dengue-Fieber

Syn. Siebentagefieber; break bone fever. Err.: Dengue-Virus, 4 Serotypen. Alle Typen können das
gnostisch günstig verlaufende klassische Dengue-Fieber (v.a. jedoch Typ 2) und das hämorrhag
Dengue-Fieber (DHF, schwer verlaufend, hohe Letalität) sowie das Dengue-Schock-Sy. (DSS)
vorrufen. Übertragung durch tagaktive Mücken (v.a. Aedes aegypti), die in der Nähe mensch
Behausungen in Wasseransammlungen brüten. Nach Stich und Eintritt in die Blutbahn Vermeh
in regionalen LK; von dort in andere Gewebe, v.a. in die Haut; IKZ 5–8 d. Gesamtletalität bis zu
Vorkommen: Tropische und subtropische Länder Asiens und Afrikas; Zentral- und Südamerika
staaten der USA; endemisch bzw. epidemisch; cave: selten auch in Südeuropa (Griechenland, Span

Klinik Fieber, Schüttelfrost, retroorbitale Kopfschmerzen, sehr starke Knochen-, Gelenk-
Muskelschmerzen; evtl. Geschmacksirritationen (bitterer, metallischer Geschmack); Injektio
Konjunktiven typisch. Diffuses, stammbetontes Erythem am 2.–3. d, danach morbilliforme
anthem am Rumpf mit zentripetaler Ausbreitung auf Kopf und Extremitäten, verbunden
einem zweiten Fieberschub. Evtl. petechiale Blutungen und Epistaxis. Abklingen der Symp
nach 5–6 d, jedoch protrahierte Rekonvaleszenz von mehreren Wo.

Therapie Klinikeinweisung zur Diagnosestellung, ggf. intensivmedizinische Maßnahmen

phylaxe Expositionsprophylaxe; Haut durch Kleidung und Repellentien schützen. Keine
fung möglich.

bfieber
ene, durch Arboviren hervorgerufene und die Stechmücke Aedes-aegypti sowie Haemagogus-Arten
skitos) übertragene Erkr. Jährlich ca. 2500–3000 Erkrankungsfälle mit einer Gesamtletalität von
20–30% (WHO). IKZ 3–6 d. Vorkommen: Norden Südamerikas und Zentralafrika ☞ Abb. 9.6;
n ist frei von Gelbfieber! (häufig Falschinformation). Hauptreservoir sind Primaten.

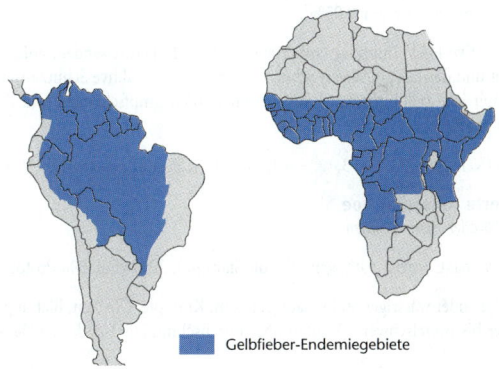

Gelbfieber-Endemiegebiete

9.6 Gelbfieberverbreitung in Afrika und Südamerika

ik Initialstadium (3 d): Plötzlicher Beginn mit Fieber bis 40 °C, Schüttelfrost, starke Kopf-
Gliederschmerzen, Übelkeit, Erbrechen, evtl. relative Bradykardie. Remissionsstadium: Fie-
bfall am 3. oder 4. d, evtl. Ausheilung. Bei schwerem Verlauf Stadium der Organschädigung:
mit Ikterus und Erbrechen, Nephritis mit Proteinurie, hämorrhagische Diathese mit pro-
Blutungen.

nostik Tropenanamnese bei ungeimpften (oder zu spät geimpften) Personen mit typischer
k, evtl. IgM-AK-Nachweis.

apie Klinikeinweisung (Verdachtsdiagnose „Gelbfieber" angeben) zur Diagnosestellung
Nachweis, evtl. Leberbiopsie), strenge Isolierung in mückengeschützten Räumen, intensiv-
zinische Maßnahmen. **Cave:** Auch ungeimpfte Kontaktpersonen untersuchen und beobach-
inkl. BB, Leberwerte, Urin, um Inf. auszuschließen.

hylaxe Impfung (☞ 9.2.3); auch empfehlenswert für Gebiete, für die die Impfung nicht
atorisch ist. **Cave:** Viele Staaten, in denen Gelbfieber nicht vorkommt, verlangen eine Impf-
einigung bei Einreise aus Infektionsgebieten. Aktuelle Information bei Gelbfieberimpfstellen
gen. Adressen ☞ 34.1.2.

Hepatitis A (s.a. ☞ 8.7.1 und ☞ 9.2.3).
Häufige Erkr. in Ländern mit schlechten hygienischen Verhältnissen; Übertragung vorwiegend fä oral, verunreinigte Gewässer, Meerbuchten, aber auch durch Blutprodukte (selten). IKZ 2–6 Wo. kommen: Ubiquität in Ländern mit schlechten hygienischen Verhältnissen. Inzidenz in Entwicklu ländern bes. hoch (ca. 50–300 Fälle/100 000 Einw.).

Klinik Im Kindesalter (bis ca. 6 J.) meist anikterisch, oft nur gastrointestinale Symptome. Bei im Erwachsenenalter lange und schwere Verläufe möglich. **Cave:** Bei Reisenden über 50 J. Immunität häufiger als in jungen Jahren fulminante Verläufe mit höherer Letalität (ca. 2,7% Vergleich zu normalerweise nur 0,05%).

Prophylaxe Aktive HAV-Impfung (z.B. Havrix®) für alle Fernreisenden; aufgrund der g Verträglichkeit und der fast 100%igen Schutzwirkung sollte die aktive Schutzimpfung einer siven Impfprophylaxe (Globulin i.m.) vorgezogen werden. Impfschemata und Dosis ☞ 9. ☞ 9.2.3, Tab. 9.10.

Leishmaniose (Kala-Azar) ☞ 9.6.3, ☞ 9.6.3, Tab. 9.24; Pest ☞ 9.3.10, Tab. 9.20

Unkomplizierte Reisediarrhoe
Betrifft 20–50% aller Fernreisenden.

Ätiologie 65% bakt. (meist pathogene E.-coli-Stämme), 30% viral, 5% Protozoen.

Klinik Flüssiger oder wässriger Stuhl, häufig abdom. Krämpfe, Übelkeit, Blähungen; plötzli Beginn, milder bis mittelschwerer Verlauf über durchschnittlich 3–4 d; in 10% > 1 Wo.

Therapie
- Flüssigkeitssubstitution: Orale Rehydratationssalze (z.B. Elotrans®-Pulver); in den Apoth tropischer Länder ist „oral rehydration salts" (ORS) verfügbar, dieses im angegebenen lumen abgekochtem Wasser auflösen; auch für Diabetiker geeignet
- Gezuckerten Tee trinken, Salzgebäck essen („Cola und Salzstangen")
- Bes. durch Exsikkose gefährdet: Kleinkinder und Sgl.
- Reduktion der Stuhlfrequenz durch Motilitätshemmer
  – Loperamid (z.B. Imodium®): Ab 14 J. 4 mg initial, dann 2 mg nach jedem wässrigen Stuhl max. 16 mg tägl.; Kinder 8–13 J. 2 mg initial, dann 2 mg nach jedem wässrigen Stuhlgang, 8 mg tägl.; bei Kindern < 8 J. Imodium®-N Lösung verwenden
  – Ethacridinlactat 8 (z.B. Metifex® 200 mg Drg.): Ab 14. Lj. am 1. und 2. Krankheitstag je 3 × 1 Drg. nach dem Essen, ab dem 3. Krankheitstag 2 × 1 Drg.; in schweren Fällen 3 × 1 über mehrere Tage; vom 10.–13. Lj.: Tägl. 2 × 1 Drg.

Prophylaxe Strikte Einhaltung der allg. Verhaltensregeln, bes. Kost und persönliche Hy (☞ 9.10.6). Keine Impfung möglich!

Komplizierte Reisediarrhoe
Klinik Fieber > 3 d und evtl. Blut im Stuhl. **Cave:** Malaria.

Therapie
- Flüssigkeitssubstitution und Antibiotikum (z.B. Ciprofloxacin): 2 × 500 mg/d für 3 T
- Bei Fieber oder blutigem Stuhl möglichst auf Motilitätshemmer verzichten
- Keine Besserung bei Fieber oder blutigem Stuhl nach 2 d → Arzt aufsuchen

Keine Besserung bei wässriger Diarrhoe nach 3 d → V.a. Lambliasis (häufiger Durchfallerreger in warmen Ländern) → Einmaldosis Tinidazol 2 g (z.B. Simplotan®).

phylaxe Wie bei unkomplizierter Reisediarrhoe.

Tab. 9.47 Tropenvirosen und andere fieberhafte Allgemeinerkrankungen

nkheit/Erreger	Vektor	Vorkommen
weres hämorrhagisches Fieber mit Exanthem durch Arboviren		
gue	Mücken	Afrika, Südostasien, Mittelamerika
ofieber	Mücken	Afrika, Süd- und Zentralafrika
kungunya	Mücken	Afrika, Südostasien
-Valley	Mücken	Ostafrika, Niltal,
n-Kongo	Mücken, Zecken!	Zentralafrika, Bulgarien, Südrussland
burg-Virus	Mücken	Zentralafrika
la-Virus	Mücken	Zentralafrika
norrhagisches Fieber (HF)		
kospirose	Nagetiere (Urin)	Zentraleuropa bzw. weltweit
ta-Virus-Inf.	Nagetiere (Urin)	Typ Hantaan: China, Korea
a-Fieber	Nagetiere (Urin)	West- und Zentralafrika
entinisches HF (mit ologischen Ausfällen!)	Nagetiere (Urin)	Argentinien
vianisches HF (mit ologischen Ausfällen!)	Nagetiere (Urin)	Anden
ezuelanisches HF (mit ologischen Ausfällen!)	Nagetiere (Urin)	Venezuela
kel- und Gelenkschmerzen, mit/ohne Exanthem		
gue	Mücken	Afrika, Südostasien, Mittelamerika
ungunya	Mücken	Afrika, Südostasien. Leitsymptom: Qualvolle, ca. 1 Wo. andauernde Muskel- und Gelenkschmerzen
rong-nyong	Mücken	Uganda, Zaire, Kenia
-River-Fieber demische Polyarthritis)	Mücken	Pazifik, Australien (relativ häufig)
mückenfieber	Mücken	Mitelmeerraum, Mittlerer Osten, Nordindien
va-Fieber nolytische Anämie)	Mücken	Peru und angrenzende Andenstaaten

Tab. 9.47   Fortsetzung

Krankheit/Erreger	Vektor	Vorkommen
Meningitis/Enzephalitis durch Arboviren		
FSME	Zecken	Zentraleuropa, Eurasien, Sibirien, China
Japan-Enzephalitis	Mücken	Südostasien
West-Nil	Mücken	Afrika, Mittlerer Osten
Pferdeenzephalitis	Mücken	Nord- und Südamerika
St.-Louis-Enzephalitis	Mücken	Nordamerika, Karibik
La Crosse	Mücken	Nordamerika
Murray-Valley-E.	Mücken	Australien
Flecktyphusartige Erkrankungen		
Klassisches Fleckfieber	Kleiderlaus	Weltweit
Rocky Mountain spotted fever	Zecken	Nord- und Südamerika
Murines Fleckfieber	Rattenfloh	Südostasien, Australien, Mittelamerika
Fièvre boutonneuse	Zecken	Südfrankreich, Mittelmeerraum, Afrika, Indien, China
Tsutsugamushi-Fieber	Stechmilben	Japan, Südkorea, Südchina, Taiwan, Südasien, Indien, Indonesien, Nordaustralien

9.10.9 Screening nach Reiseende

Indikationen   Ein Screening des zurückgekehrten Reisenden mit exakter Reiseanamnese (te, Reisemittel, Charakter der Reise, Dauer u.a.) ist nach längerem Tropenaufenthalt unter sch rigen Bedingungen angezeigt, z.B. nach Arbeitsaufenthalten oder Abenteuerreisen (auch wen Rückkehrende symptomlos ist) und immer, wenn eines oder mehrere der folgenden Symp auftritt:

- Unklares Fieber, „Erkältungsgefühl"
- Ikterus
- Diarrhoe (v.a. bei schleimig-blutigem Stuhl)
- Lymphadenopathie
- Schmerzen beim Wasserlassen/Blut im Urin, genitale Affektionen (Schmerzen, Pruritus zerationen)
- Pruritus und Dermatopathien
- Parästhesien
- **Cave:** Immer auch an das Versagen der Malaria-Prophylaxe denken
- Frühzeitig Kontakt mit Tropenmediziner aufnehmen (☞ 34.1.2).

Tab. 9.48 Leitsymptome der häufigsten „Importkrankheiten"

ginn der r.	Fieber	GIT-Symptome	Hautsymptome	Pulmonale Symptome
nige e nach kkehr	Malaria, Arbovirosen (Dengue, Gelbfieber), Rickettsiosen, enteropathogene Darmbakteriosen	Virale und bakt. Inf. (u.a. Cholera)	Larva migrans cutanea, kutane Myiasen, Ektoparasiten	Virale und bakt. Inf.
ige nach kkehr*	Malaria, Hep., Abdo-minaltyphus, Rickettsiosen, akute Bilharziose, invasive Amöbose, Leishmaniosen	Giardiose (Lambliasis), intestinale Amöbose, Darmhelminthen	Strongyloidose	Askaridose, Strongylo-idose, Toxokarose
n. (J.) n. kkehr*	Malaria, Filariosen** viszerale Leishmaniose	Intestinale Amöbose, Darmhelminthen	Kutane Leishmaniosen, Lepra**, Filariosen**	

nach Langzeitaufenthalten entsprechend früher

ast nur bei Reisenden nach beruflicher Exposition/nach Langzeitaufenthalten

gnostik

- BSG
- Diff.-BB: Auf Eosinophilie achten: Hinweis für Helminthiasis
- Leberfunktionsparameter
- Serol. Tests zum Nachweis von AK gegen Viren, Bakterien, Protozoen, Helminthen bei konkretem Verdacht oder unklaren Beschwerden. Je nach Ergebnis: Facharztüberweisung zum Internisten oder an an eine tropenmedizinische Klinik; Adressen ☞ 34.1.2
- Bei V.a. Malaria Pat. zur Blutabnahme in geeignetes Labor schicken, wo ausreichende Erfahrung in Anfertigung und Auswertung z.B. eines „Dicken Tropfens" besteht; vorher telefonisch Rücksprache nehmen; bei entsprechender Klinik immer sofort Klinikeinweisung.

Plasmodiensuche auch im EDTA-Blut möglich.

lärung einer Bluteosinophilie nach Tropenaufenthalten

Stuhluntersuchung auf Helminthenlarven zum Ausschluss einer Strongylose, ggf. Serologie Gewebshelminthen-Suchtest (wenn 2 der 3 Hauptind. zutreffen).

kationen zum serologischen Suchtest

- Bluteosinophilie (Wurmerkr. mit Gewebestadien): 15% aller Tropenrückkehrer (Anteil höher bei Langzeitaufenthalten); neg. Erregernachweis bei 65% der Tropenrückkehrer
- Expositionsverdacht: Infektionswege
- Per os: Nahrung, Schmutzinf., Tierkontakte, Trinkwasser
- Perkutan: Insektenstiche, Süßwasser, Boden

- Unspezifischer klinischer Befund
  - Fieber: Schistosoma (Katayama-Sy., Filarien, Trichinella, Toxocara)
  - GIT-Beschwerden: Schistosoma, Strongyloides, Toxocara
  - Hautsymptomatik: Strongyloides, Loa, Onchocerca, (Toxocara)
  - Lungensymptomatik: Schistosoma, Paragonimus, Strongyloides, Toxocara (Ascaris)
- Serum-IgE-Spiegel > 1000 IU/ml.

9.11 Infektionsschutzgesetz

Das Gesetz zur Bekämpfung und Verhütung von Infektionskrankheiten beim Menschen (Infektionsschutzgesetz, IfSG) regelt neu: Aufgaben und Koordinierung der zuständigen Gesundheitsbehörden, Meldewesen, Verhütung und Bekämpfung von Infektionskrankheiten (Schutzimpfungen, Gemeinschaftseinrichtungen, Lebensmittelhygiene, Wasserhygiene), Tätigkeit mit Krankheitserregern, Entschädigung bei Impfschaden, Tätigkeitsverbot, Bußgeld- und Strafbestimmungen.

1. Namentliche Meldepflicht bei

a) Krankheitsverdacht, Erkr. und Tod an: Botulismus; Cholera; Diphtherie; Enzephalopathie nicht hereditäre humane spongiforme; HUS (= enteropath. hämol.-uräm. Syn.); Hämorrhagisches Fieber, virales; Masern; Meningokokken-Meningitis oder Sepsis; Milzbrand; Polio; Pest; Tollwut (auch Kontakt oder Verletzung bei einem verdächtigen Tier); Typhus abdominalis; Paratyphus; Virushepatitis, akute.

b) Verdacht oder Erkr. an einer mikrobiellen Lebensmittelvergiftung oder akuten infektiösen Gastroenteritis bei Gruppenerkr. oder Personen mit Tätigkeit im Lebensmittelbereich im Sinne von § 42.

c) Erkr. und Tod an behandlungsbedürftiger Tbc.

d) direktem oder indirektem Nachweis von Krankheitserregern und Hinweis auf akute Inf. (= Labormeldepflicht). Dn. = Direktnachweis (Kultur, Antigen, genomisch): Adenoviren (Nur im Konjunktivalabstrich); Bacillus anthracis; Borrelia recurrentis; Brucella sp.; Campylobacter, darmpathogen; Chlamydia psittaci; Clostridium botulinum (Err. oder Toxin); Corynebacterium diphtheriae, toxinbildend; Coxiella burnetii; Cryptosporidium parvum; Ebolavirus; E. coli: EHEC, sonstige darmpathogene Stämme; Francisella tularensis; FSME-Virus; Gelbfiebervirus; Giardia lamblia; Haem. infl.: Nur bei Dn. aus Liquor oder Blut; Hantaviren; Hämorrhagisches Fieber sonstige Err.; Hep.-A-, -B-, -C-, -D-, -E-Virus (B, C, D nicht bei bekannter chron Inf.); Influenzaviren: Nur Dn.; Lassavirus; Legionella sp.; Leptospira interrogans; Listeria monocytogenes: Dn. aus Blut, Liquor, normalerweise sterilen Substraten, Abstrichen von Neugeborenen; Marburg-Virus; Masernvirus; Mycobacterium leprae; Mycobacterium tuberculosis/-africanum/-bovis: säurefeste Stäbchen im Sputum, Primärisolat, Antibiogramm; Neisseria meningitidis: Nur Dn. aus Liquor, Blut, hämorrhagischen Hautinfiltraten, normalerweise sterile Kompartimente; Norwalk-ähnliches Virus: Nur Dn. aus Stuhl; Poliovirus; Rabiesvirus; Rickettsia prowazekii; Rotavirus; Salmonella typhi/paratyphi: Jeder Dn.; Salmonella, sonstige; Shigella sp.; Trichinella spiralis; Vibrio cholerae; Yersinia enterocolitica, darmpathogene; Yersinia pestis.

e) nicht in den Aufzählungen aufgeführten Nachweis von Erkr. oder Krankheitserregern, soweit deren örtliche und zeitliche Häufung auf eine schwerwiegende Gefährdung für die Allgemeinheit hinweist.

Nicht-namentliche Meldung bei direktem oder indirektem Nachweis folgender nkheitserreger Echinococcus sp.; HIV; Malaria-Plasmodien; Rötelnvirus (nur bei konna- r Inf.); Toxoplasma gondii (nur bei konnataler Inf.), Treponema pallidum.

Meldung verpflichtete Personen
Der feststellende Arzt, bei stationären Einrichtungen der leitende Arzt, Leiter von Heimen oder Lagern bei den in 1a–c sowie 1e und 2 genannten Erkr.
Der Leiter einer pathologisch-anatomischen Diagn., wenn ein Befund erhoben wird, der mit hoher Wahrscheinlichkeit auf eine Erkr. oder einen Krankheitserreger aus 1 und 2 hinweist Der Leiter des diagn. Labors bei Krankheitserregern aus 1d, 1e und 2.

m der namentlichen Meldung/nicht-namentlichen Meldung Vordrucke können r die Gesundheitsämter bezogen werden.

ldung wann und wohin? Die namentliche Meldung muss unverzüglich, spätestens inner- von 24 h an das für den aktuellen Aufenthaltsort des Betroffenen zuständige Gesundheitsamt), bei Meldung durch diagnostische Institute an das für den Einsender zuständige GA erfolgen. e Meldung darf wegen einzelner fehlender Angaben nicht verzögert werden, ggf. Nachmel- g. Liegt die Hauptwohnung oder der normale Aufenthaltsort der betroffenen Person im Be- h eines anderen GA, benachrichtigt das unterrichtete GA das für den normalen Aufenthaltsort Betroffenen zuständige GA.
ht-namentliche Meldung innerhalb von 2 Wo. an das Robert-Koch-Institut auf einem spe- en Formblatt.

arantäneerkrankungen Lungenpest, virales hämorrhagisches Fieber.

uchsverbot von Gemeinschaftseinrichtungen (Schulen, Heimen u.a.) bei Er- nkung an oder Verdacht auf (A = Regelung für Ausscheider: Besuch von Gemeinschafts- ichtungen nach Rücksprache mit dem Gesundheitsamt möglich): Cholera (A); Diphtherie EHEC-Enteritis; virales hämorrhagisches Fieber (A); Haem. infl.; Typ b-Meningitis; Impetigo agiosa; Keuchhusten; ansteckungsfähige Lungentuberkulose; Lausbefall; Masern; Meningo- ken-Inf.; Mumps; Paratyphus (A); Pest; Polio; Scabies (Krätze); Scharlach oder sonst. A-Strep- -Inf.; Shigellose; Typhus abdominalis (A); Virushepatitis A oder E; Windpocken.

gkeitsverbot im Lebensmittelbereich
Erkr. an oder V.a.: Typhus abdominalis; Paratyphus; Cholera; Shigellenruhr; Salmonellose, einer anderen infektiösen Gastroenteritis; Virushepatitis A oder E
nfizierte Wunden oder Hautkrankheiten, bei denen die Möglichkeit einer Übertragung der Krankheitserreger über Lebensmittel besteht
Ausscheider von: Choleravibrionen, EHEC, Salm., Shigellen.

Internet
Impfinformationen: www.rki.de/Gesund/Impfen/STIKO/STIKO.html
Informationen zu seltenen Viruserkr. vom Robert-Koch-Institut: www.rki.de
Informationen zu Reiseinf.:
Bernhard-Nocht-Institut: www.gesundes-reisen.de
Centrum für Reisemedizin: www.crm.de
Deutsche Gesellschaft für Tropenmedizin: www.tropmed.dtg.org
CDC Home Travel Information Page: www.cdc.gov/travel/travel.html.

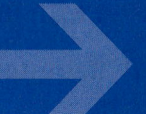
erzerkrankungen

10

Inhalt

31 HOFFBAUER

10.1 Leitsymptome

10.1.1 Retrosternaler Schmerz

Differenzialdiagnose
- Kardiale Ursachen:
  - Angina pectoris (☞ 10.3.1): Retrosternaler Schmerz von kurzer Dauer und gleichartig Schmerzcharakter, oft begleitet von Atemnot, meist ausgelöst durch körperliche oder seelisc Belastungen, Kälte, vollen Magen. Ausstrahlung in Hals, Unterkiefer, Schulter, li Arm bi die Fingerspitzen, seltener in den re Arm, Oberbauch oder Rücken. Oft auch nur retrostern Druckgefühl oder Enge im Brustkorb. Besserung auf Nitroglycerin innerhalb weniger S
  - Akuter Herzinfarkt (☞ 10.4): Lang anhaltender retrosternaler Schmerz von gleichem C rakter und mit gleicher Ausstrahlung wie Angina pectoris, jedoch ohne Besserung auf Ni glycerin oder Ruhe. Begleitet von Vernichtungsgefühl, Todesangst, Schweißausbruch, Ü keit, Erbrechen, evtl. Kollaps. Bei Hinterwandinfarkt häufig abdom. Schmerzaustrah (wichtige DD des akuten Oberbauchschmerzes)
  - Seltener: Hypertensive Krise (☞ 11.6.2), Aortenvitien, bes. Aortenstenose (☞ 10.8.4), hy trophe Kardiomyopathie (durch Nitro verstärkte Angina, ☞ 10.9.2), Perikarditis (☞ 10.7 Aneurysma dissecans (☞ 11.3.5)
- Orthopädische Ursachen: Typischerweise eher stechende Schmerzen, häufig in Ruhe, nachts im Bett, oft haltungs-, lage- oder atemabhängig, manchmal lokaler Druckschm Erkr. der WS und der Rippen, wie z.B. BWS-, HWS-Sy. (☞ 6.1.3), Ausschlussdiagn Tietze-Sy. (schmerzhafter Knorpel-Knochen-Übergang der oberen Rippen), M. Bechte (☞ 18.4.1)
- Gastrointestinale Ursachen: Gastritis (☞ 8.4.1), Gastroduodenalulzera (☞ 8.4.2), Re Krankheit (☞ 8.3.1), Ösophagitis (☞ 8.3.1), Pankreatitis (☞ 8.8.1), Gallenk (☞ 8.9.1). Typischerweise Zusammenhang mit Nahrungsaufnahme, evtl. Druckschm im Epigastrium, unter dem re Rippenbogen oder paraumbilikal
- Pulmonale Ursachen: Lungenembolie (☞ 12.9.2), Pleuritis (☞ 12.3.4), Pneumoth (☞ 12.1.7), Pleurodynie (Cocksackie-B-Viruserkr. mit Fieber, Brust- und Bauchschmer Bornholmer Krankheit)
- Psychische Ursachen: Herzneurose (☞ 21.4.2), somatisierte Depression (☞ 21.6). Im Ausschlussdiagnosen, für die Anamnese und Exploration Zeit nehmen!

10.1.2 Zyanose

Blaurote Verfärbung von Haut und Schleimhäuten infolge Abnahme des O2-Gehalts im Blut; C bei reduziertem Hb-Gehalt < 5 g/dl nicht mehr sichtbar.
- Zentrale Zyanose (verminderte O_2-Sättigung des art. Blutes). **Klinik:** Haut und Zunge notisch. **DD:** Angeborene Herzfehler mit Re-li-Shunt (z.B. Fallot, Eisenmenger), pulm bedingte Hypoxämie durch behinderten alveolären Gasaustausch (z.B. Lungenfibr ☞ 12.7.1) oder Hypoventilation (z.B. Pickwick-Sy.) oder Missverhältnis von Ventil und Perfusion (chron. obstruktive Lungenerkr.)

Periphere Zyanose (erhöhte arteriovenöse Sauerstoffdifferenz bei normaler art. O_2-Sättigung).
Klinik: zyanotisch verfärbte Haut bes. der Akren, Zunge bleibt rot. **DD:** vermehrter peripherer Sauerstoffverbrauch oder verlangsamte Zirkulation, z.B. bei Herzinsuff. (☞ 10.5), Herzklappenstenosen mit vermindertem Schlagvolumen, Kälte, Schock, lokalen Durchblutungsstörungen, Polyglobulie (☞ 19.1.2)

Seltene Sonderformen: Methämoglobinämie, z.B. durch Nitrosegase, nitrithaltiges Wasser, Nitroglycerin, Nitroprussidnatrium, Sulfonamide, Chinin; Hämoglobinopathien (☞ 19.3).

gnostik

Anamnese: Herz-/Lungenerkr., Bluterkr., Medikamenteneinnahme (mögliche Ursache der Methämoglobinämie, z.B. durch Sulfonamide, Chinin; bei unklarer Zyanose daran denken)
Klinik: Zeichen der Links- und/oder Rechtsherzinsuff., bei länger bestehender Hypoxämie evtl. auch Uhrglasnägel und Trommelschlegelfinger
Herzauskultation: Galopprhythmus bei Insuff., pathologische Herzgeräusche und/oder -töne bei Vitien (☞ 10.2.1)
Lungenauskultation: Stauungszeichen bei Herzinsuff., trockene RG bei chron. Bronchitis, leises Atemgeräusch und tief stehende Lungengrenzen bei Emphysem
Labor: BSG und CRP (erhöht bei Bronchitis, Pneumonie), BB (Entzündungszeichen, Polyglobulie)
EKG: Evtl. Zeichen der Rechts- und/oder Linksherzbelastung oder Hypertrophie
Rö-Thorax: Evtl. Herzvergrößerung, Stauungszeichen, Lungenerkr.
Lungenfunktionsdiagn. (☞ 12.2.2): Bei V.a. Lungenerkr.

.1.3 Obere Einflussstauung

venenschwellung durch Blutstau vor dem re Herzen, JVP bei 45°-Lagerung sichtbar.

erenzialdiagnose

Rechtsherzinsuff. infolge Herzerkr., z.B. bei „durchgestauter" Linksherzinsuff., Mitralstenose, Pericarditis constrictiva, Herzbeuteltamponade oder infolge Lungenerkr. (chron. Bronchitis ☞ 12.4, Emphysem ☞ 12.5, Lungenfibrose ☞ 12.7.1, Cor pulmonale ☞ 12.9.1)
Ausgedehnte Struma (☞ 17.6.1), Mediastinaltumoren
Bronchialkarzinome mit Einbruch ins Mediastinum (☞ 12.8.1)
Aortenaneurysma mit Kompression der V. cava sup. (☞ 11.3.5).

mmer auch auf Zeichen der unteren Einflussstauung achten: Schmerzhafte Hepatomegalie, Beinödeme.

.1.4 Herzklopfen, Herzrasen, Herzstolpern

tation: Empfinden des eigenen Herzschlags.

erenzialdiagnose

hmusstörungen
xtrasystolie (☞ 10.6)

- Paroxysmale supraventrikuläre/ventrikuläre Tachykardien: Abrupter Beginn, regelmäß oder unregelmäßiger Rhythmus. Bei supraventrikulärem Ursprung verlangsamt Vagusreiz das Herzrasen (z.B. ein Glas kaltes Wasser trinken oder Karotisdruckmassage, ☞ 10.6.
- Tachyarrhythmien (z.B. bei Vorhofflimmern, Vorhofflattern; ☞ 10.6.1).

Herzerkrankungen
- Aorteninsuff.: Pulsus celer et altus durch große RR-Amplitude (☞ 10.8.5)
- Orthostatische Hypotonie: Reaktive Tachykardie bei Lagewechsel vom Liegen zum Steh
- Hyperkinetisches Herzsy.: vegetative Regulationsstörung mit Ruhetachykardie, überschie der Belastungstachykardie und systolischer Hypertonie, Ausschlussdiagnose.

Hormonelle oder Stoffwechselstörungen
- Hyperthyreose: Unruhe, Gewichtsverlust, evtl. Durchfall, Muskelschwäche, TSH bas (☞ 17.6.2)
- Klimakterische Beschwerden: Zusätzlich Schweißausbrüche, Hitzewallungen, gyn. Anam (☞ 14.6.2)
- Hypoglykämie: Unruhe, Schweißausbruch, Heißhunger, BZ < 50 mg/dl (☞ 17.1.5).

Psychische Ursachen Psychovegetative Labilität (häufig), Angstreaktion, Herzneu (☞ 21.4.2).

Sonstige Ursachen
- Anämie: Reaktive Tachykardie, Blässe von Haut und Schleimhäuten, BB-Veränderun (☞ 19.1.1)
- Fieber: 1 °C Temperaturerhöhung bewirkt ca. 10 Schläge Pulserhöhung
- Genussmittelmissbrauch: Kaffee, Tee, Alkohol, Drogen
- Medikamente: Z.B. Schilddrüsenhormone, Katecholamine, Theophyllin, β_2-Sympathik metika, Kalziumantagonisten.

10.1.5 Synkope

Ohnmacht; kurzzeitiger, reversibler Bewusstseinsverlust.

Differenzialdiagnose

Vaskulär bedingte Synkope
- Vasovagale Synkope (am häufigsten):
  - **Klinik** vor Synkope: Schwarzwerden vor den Augen, Übelkeit, Blässe, Schwitzen, Gäh Tachypnoe, Verwirrtheit
  - **Ätiol.:** Warme, überfüllte Räume, emotionaler Stress, Angst, Erschrecken, Schmerz, Va reizung
  - **Ther.:** Pat. hinlegen, Beine hochlagern, Fenster öffnen, evtl. Etilefrin (z.B. 20 Tr. Effortil® in Ausnahmefällen Volumensubstitution notwendig
- Orthostatische Synkope: Versagen des vasokonstriktorischen Reflexes in den Beinvene wirkt abrupten Abfall des HZV durch vermindertes venöses Angebot:
  - **Ätiol.:** Plötzliches Aufstehen aus dem Sitzen/Liegen, langes Stehen
  - **Ther.:** Wie bei vasovagaler Synkope (s.o.)

Medikamentös bedingte Synkopen: Relativ häufig, z.B. durch blutdrucksenkende Wirkung, „Nitro-Synkope" bei zu häufigem und/oder unsachgemäßem Gebrauch von Nitrospray (Pat. anweisen, nur zwei Hübe Nitro im Sitzen sprühen, dann nach wenigen Min. vorsichtig aufstehen; Nitrospray nicht sofort erneut anwenden, wenn die ersten Hübe erfolglos waren!)

Hypovolämische Synkope:

Klinik: Tachykardie, Kaltschweißigkeit, RR-Abfall, evtl. Teerstuhl (rektale Untersuchung!)

Ätiol.: Blutverluste, dabei an innere Blutungen denken, z.B. bei erosiver Gastritis, Gastroduodenalulzera. **Cave:** Bes. gefährdet sind Pat. mit medikamentöser Antikoagulation!

(Post-)Pressorische Synkope: Nach Stuhl-/Harnpressen, Husten, Niesen, Lachen, schwerem Heben; häufig bei Lungenemphysem (genaue Anamnese, Suche nach begleitenden Lungenerkr.)

Karotissinus-Sy.: auch hypersensitiver Karotissinus (Diagn. und Ther. ☞ 10.6.1). Karotisreizung (Kopfbewegungen, Blick nach hinten, lokaler Druck durch Rasieren oder engen Kragen) führt zu Bradykardie bis Asystolie von einigen Sek. und/oder zum RR-Abfall um mehr als 50 mmHg

Autonome Neuropathie im Rahmen eines Diab. mell.: Orthostatische Blutdruckfehlregulation durch Schädigung vegetativer Nerven:

Diagn.: Fehlende Herzfrequenzvariabilität im EKG unter forcierter Atmung, Rhythmusstörungen, „Frequenzstarre" im Langzeit-EKG

Ther.: Versuch mit Trometamolsalz der DL-α-Liponsäure, z.B. Thioctazid®, tägl. 300–600 mg per infusionem für 2 Wo. oder Ftbl., 3 × tägl. 200 mg

Vena-cava-Kompressionssy.: Meist in der zweiten Schwangerschaftshälfte (☞ 15.2.5).

Kardial bedingte Synkopen

Herzrhythmusstörungen: Durch bradykarde oder tachykarde Rhythmusstörungen mit Abfall des HZV bedingte zerebrale Hypoxie (☞ 10.6)

Adams-Stokes-Anfall: Asystolie mit zunehmendem Bewusstseinsverlust (☞ 10.6.1)

Herzinsuff.: Zerebrale Hypoxie durch vermindertes HZV; typischerweise pulmonale und periphere Stauungszeichen, 3. HT, organische Herzerkr.

Herzinfarkt: Zerebrale Hypoxie durch plötzlich verminderte Auswurfleistung des Herzens oder infarktbedingte Rhythmusstörungen; typischerweise vorbestehende Angina-pectoris-Symptomatik und/oder kardiovaskuläre Risikofaktoren, heftiger retrosternaler Schmerz, Vernichtungsgefühl, Schweißausbruch, Übelkeit, evtl. Atemnot

Lungenembolie: Zerebrale Hypoxie durch verminderten Blutrückfluss zum li Herzen. **Klinik:** Dyspnoe, Tachypnoe, Tachykardie, atemabhängiger Thoraxschmerz, evtl. Beinvenenthrombose (☞ 11.4.3)

Aortenstenose: Zerebrale Hypoxie durch verminderten Blutfluss über die stenosierte Aortenklappe; typischerweise Systolikum mit Fortleitung in die Karotiden, Angina pectoris und Synkopen (☞ 10.8.4)

Mitralvitien führen meist über die zunehmende Herzinsuff. zu Synkopen; **cave:** bei Vorhofthromben können auch zerebrale Embolien Bewusstseinsverluste hervorrufen, evtl. weitere neurologische Ausfälle. **Klinik:** Charakteristische Herzgeräusche, Herzinsuffizienzzeichen, evtl. Vorhofflimmern, Facies mitralis (☞ 10.8.1)

Höhergradige Pulmonalstenose: Zerebrale Hypoxie durch kleines HZV. **Klinik:** Rasche Ermüdung, Belastungsdyspnoe, Angina pectoris, Zeichen einer Herzinsuff. (☞ 10.10.1)

- Hypertrophe obstruktive Kardiomyopathie: Selten, bei unklarer Hypertrophie des Her daran denken. **Klinik:** Schwindel, Angina pectoris (☞ 10.3.1). Systolikum mit deutlicher zentuierung beim Valsalva-Pressversuch
- Perikardtamponade: Sehr selten, z.B. im Rahmen einer Perikarditis mit schnell zunehmen Perikarderguss oder bei Myokardperforation durch transmuralen Infarkt.

Zerebral bzw. zerebrovaskulär bedingte Synkopen

- TIA: Neurologische Ausfälle wie Amaurosis fugax, Aphasie, Hemiparese z.B. der Gesic und Armmuskulatur, die sich innerhalb von 24 h völlig zurückbilden (☞ 20.3.1); se Bewusstseinsverlust
- Art. Embolie: Plötzlich auftretende Synkope, meist mit weiteren neurologischen Ausfä bedingt durch verschleppte Thromben:
  - aus dem li Vorhof, z.B. bei Mitralvitien
  - seltener aus dem li Ventrikel, z.B. bei Aneurysma nach Infarkt oder bei dilatativer Kar myopathie (☞ 10.9.1)
- Drop attack: Pötzliches Versagen der Beine, meist ohne Bewusstseinsverlust, infolge ve brobasilärer Insuff.; meist ältere Pat., keine Prodromi, häufig Verletzungen an Ges und Knien; keine Änderung der Gesichtsfarbe
- Epilepsie: Bewusstseinstrübung im Rahmen großer und kleiner Anfälle; tonisch-kloni Krämpfe, Myoklonien, Automatismen, evtl. Aura (☞ 20.6)
- Narkolepsie: Imperative Schlafanfälle am Tag sowie plötzlicher Tonusverlust der Beine Hinstürzen durch Schreck oder Freude, Halluzinationen beim Einschlafen, Schlaflähm selten
- Eklampsie: Tonisch-klonische Krämpfe in der Grav. (☞ 15.2.4)
- Hysterie: Heute eher selten, Ausschlussdiagn., Fremdanamnese evtl. hilfreich; ggf. Fach überweisung zum Neurologen.

Metabolisch bedingte Synkopen

- Hypoglykämie: Fast ausschließlich bei insulin- bzw. medikamentenpflichtigem Diab. n dem Bewusstseinsverlust gehen Unruhe, Schwitzen, Heißhunger, Automatismen, Konvu nen, Schläfrigkeit voraus. **Diagn.:** Blutzuckertest (☞ 17.1.3), Fremdanamnese
- Anämie: Zerebrale Hypoxie durch verminderte Sauerstoffzufuhr; Haut- und Schleimh blässe, Schwäche, evtl. reaktive Tachykardie, typische BB-Veränderungen (☞ 19.1.1).

10.2 Diagnostische Methoden

10.2.1 Klinische Untersuchung des Herzens

Palpation des Präkordiums

- Herzspitzenstoß, leicht bei schlanken, jungen Menschen im 4. und 5. ICR in der MCL ta
  - Hebender Herzspitzenstoß bei Linksherzhypertrophie
  - Nach li verschobener Herzspitzenstoß bei Linksherzdilatation
- Schwirren am besten mit der flach aufgelegten Hand über dem Präkordium tastbar, oft chron mit den auskultierbaren Geräuschen:

Mitralstenose (über Herzspitze und im 4. ICR li), Aortenstenose oder Aortenaneurysma (2. ICR re und fortgeleitet bis in die laterale Halsregion), Pulmonalstenose (2. ICR li)

Ventrikelseptumdefekt (im 3. und 4. ICR bds. parasternal), offener Ductus arteriosus Botalli (2. ICR li)

Fortgeschrittene Trikuspidalinsuff. (Herzschlag-synchrone Bewegungen des Thorax, durch beidhändige Palpation zu beiden Seiten des Brustkorbs tastbar).

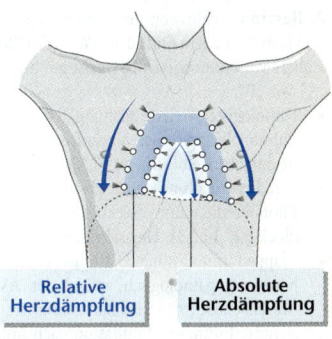

Abb. 10.1 Relative und absolute Herzdämpfung – Perkussionsrichtungen

█zperkussion Relativ ungenau und bei ▓hysem, Adipositas sowie Thoraxdeformi-█n nicht aussagekräftig; gelegentlich hilfreich ▓ersten, ungefähren Einschätzung der Herz-█e.

█ Bestimmung der relativen Herzdämpfung von außen nach innen entspricht der ungefähren Herzkonfiguration

█ Bestimmung der abs. Herzdämpfung von innen nach außen bezeichnet den Bereich, der nicht von Lungengewebe überlagert ist.

█zrhythmus (Auskultation und Palpation)

█quenz

Tab. 10.1 Richtwerte für die Herzfrequenz	
█efrequenz bei gesunden Erw.	~ 70/Min.
█ykardie	> 100/Min.
█ohliche Tachykardie	> 150/Min. (Grad der Gefährdung je nach Art der Tachykardie und begleitender Erkr.)
█ykardie	< 60/Min.
█ohliche Bradykardie	< 40/Min.

█elmäßigkeit

█Respir. Arrhythmie bei Jugendlichen i.d.R. ohne Krankheitswert: Pulsanstieg bei Inspiration, █Frequenzabfall bei Exspiration

█Arrhythmie bei Extrasystolie, Vorhofflimmern/-flattern meist Folge einer organischen Erkr. █Merkmale: unregelmäßiger Puls, Pulsdefizit = Differenz zwischen zentral auskultierbarem █und peripher tastbarem Puls).

█ztöne (Auskultation)

█erzton Schlusston der Mitral- und Trikuspidalklappe (Anspannung der Segel). Dumpf, nie-█equent, lauter als 2. HT, P.m. über Erb, hörbar kurz nach Beginn des QRS-Komplexes im

2. Herzton Schlusston der Aorten- und Pulmonalklappe. Höherfrequent und kürzer als 1. HT; trifft mit dem Ende der T-Welle im EKG zusammen. *Physiologische Spaltung:* Aortenkla schließt vor Pulmonalklappe (meist nur bei tiefer Inspiration hörbar). Merkhilfe: wie im Alph „A" vor „P".

- Pathologische fixierte Spaltung des 2. HT: Aortenklappe schließt atemunabhängig immer Pulmonalklappe. Bei Vorhofseptumdefekt (☞ 10.10.1), Pulmonalstenose (☞ 10.1(Rechtsschenkelblock (☞ 10.2.3)
- Paradoxe Spaltung des 2. HT (erst Pulmonal-, dann Aortenklappenschluss; nur sicher Phonokardiogramm objektivierbar). Bei schwerer Aortenstenose (☞ 10.8.4), Linksschen block (☞ 10.2.3), Herzschrittmacher (☞ 10.6.3)
- Klappenöffnungstöne: Diastolische Zusatztöne durch plötzliches Abbrechen der Öffnu bewegung pathologisch veränderter AV-Klappen: Mitralklappenöffnungston (MÖT) Mitralstenose (☞ 10.8.1) am häufigsten, sehr selten Trikuspidalöffnungston bei Trikuspi stenose, Prothesenöffnungston nach Mitralklappenersatz.
- Ejection click: Frühsystolischer Zusatzton durch abruptes Abbrechen der Öffnungsbeweg pathologisch veränderter Semilunarklappen bei Aortenklappenstenose (☞ 10.8.4), Pul nalklappenstenose (☞ 10.10.1).

3. Herzton Niederfrequenter, leiser ventrikulärer Füllungston in der frühen Diastole, P.m. Herzspitze.
- Bei Kindern und Jugendlichen physiologisch
- Pathologisch bei Herzinsuff., Mitralinsuff., Hyperthyreose.

4. Herzton Niederfrequenter, leiser Vorhofton vor dem 1. HT. Selten; bei erhöhtem Kami druck (bei Jugendlichen i.d.R. physiologisch).

Herzgeräusche (Auskultation)

Systolische Geräusche
- Akzidentelle Geräusche bei Herzgesunden, häufig bei Jugendlichen, leise und niederfrequ nicht holosystolisch, nie diastolisch, ohne Fortleitung, P.m. meist über Pulmonalis; typisc weise Geräuschänderung bei Lagewechsel, z.B. Aufsetzen
- Funktionelle Geräusche infolge Hyperzirkulation oder erhöhtem HZV. Nie diastolisch, holosystolisch. **Ätiol.:** Schwere körperliche Arbeit, Hyperthyreose (☞ 17.6.2), F. (☞ 9.1), Anämie (☞ 19.1.1), Bradykardie (☞ 10.2.3), Grav. (☞ 15)
- AV-Klappen-Insuff. (bandförmig, sofort nach 1. HT): Meist Mitralklappeninsuff. (☞ 10 selten Trikuspidalklappeninsuff. (meist rel. Insuff. bei Dilatation des re Ventrikels (☞ 10
- Stenose der Semilunarklappen oder der ventrikulären Ausflussbahn (spindelförmig, 1. HT abgesetzt): Aortenklappenstenose (☞ 10.8.4), Pulmonalklappenste (☞ 10.10.1), hypertrophe obstruktive Kardiomyopathie (☞ 10.9.2)
- Aortenisthmusstenose, Ventrikelseptumdefekte, Vorhof-Septum-Defekte (☞ 10.10).

Diastolische Geräusche AV-Klappen-Stenosen (fast immer Mitralklappenstenose, ☞ 10 funktionelles AV-Klappengeräusch bei vermehrtem Blutfluss, Aortenklappeninsuff. (☞ 10 rel. Pulmonalklappeninsuff. bei pulmonaler Hypertonie (☞ 12.9.1).

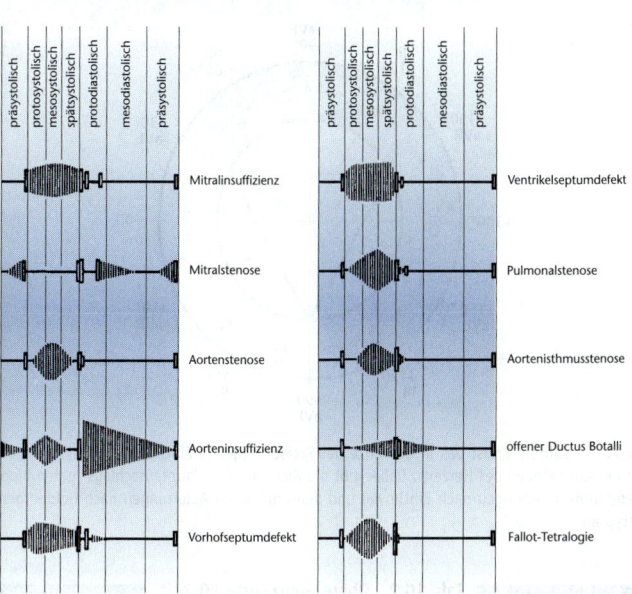

10.2 Pathologische Herzgeräusche

olisch-diastolische Geräusche (Maschinengeräusche) Offener Ductus arteriosus Bo-
arteriovenöse Fisteln.

.2.2 EKG – Durchführung und Auswertung

dsätzlich sollten bei jedem EKG folgende 12 Ableitungen aufgezeichnet werden:
ipolare Extremitätenableitungen (I, II, III) nach Einthoven (☞ Abb. 10.4)
Jnipolare Ableitungen nach Goldberger: aVR, aVL, aVF (☞ Abb. 10.4)
Jnipolare Brustwandableitungen [97] nach Wilson: V_1–V_6. (☞ Abb. 10.5).

frequenz Regel: 300 dividiert durch Abstand in cm zwischen 2 R-Zacken (bei 50 mm/Sek.
rgeschwindigkeit).

en Beurteilung und Ausmessen von P-Zacke (Ableitung II), PQ-Zeit, QRS-Komplex,
:recke, T-Welle, QT-Zeit und U-Welle. PQ-Zeit und QT-Zeit sind frequenzabhängig.

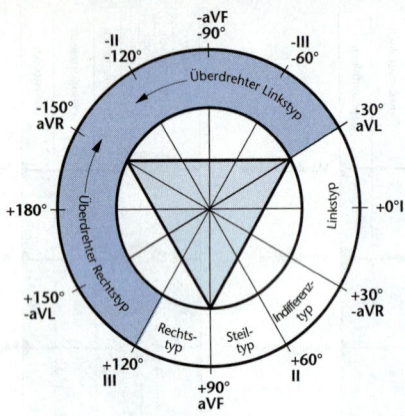

Abb. 10.3 Cabrera-Kreis: Das in der Mitte des Kreises liegende Einthoven-Dreieck dient als elektronisches Modell des Herzens. Dabei gibt die Richtung des Hauptausschlags in den bipo Extremitäten-Ableitungen nach Einthoven und den unipolaren Ableitungen nach Goldberger Lagetyp an

Tab. 10.2 Obere Grenzwerte PQ-Zeit

Frequenz 50 →	210 ms	Frequenz 100 →	160 ms
Frequenz 60 →	200 ms	Frequenz 110 →	150 ms
Frequenz 70 →	190 ms	Frequenz 120 →	140 ms
Frequenz 80 →	180 ms	Frequenz 135 →	130 ms
Frequenz 90 →	170 ms		

Tab. 10.3 Mittelwerte QT-Zeit

Frequenz 40 →	478 ms	Frequenz 80 →	340 ms
Frequenz 50 →	427 ms	Frequenz 100 →	300 ms
Frequenz 60 →	390 ms	Frequenz 125 →	270 ms
Frequenz 70 →	360 ms		

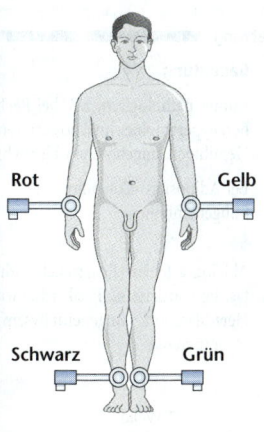

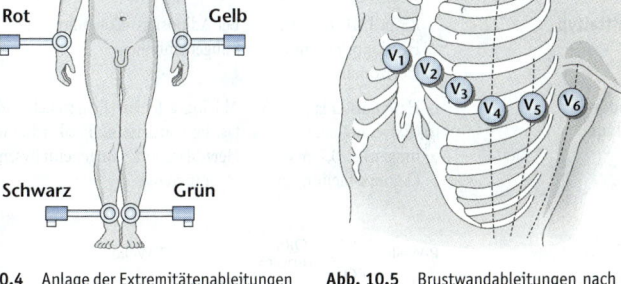

10.4 Anlage der Extremitätenableitungen

Abb. 10.5 Brustwandableitungen nach Wilson

Tab. 10.4 Bestimmung und diagnostische Bedeutung der EKG-Lagetypen

...typ	Herzachse	EKG-Kriterium	Bedeutung
...drehter ...styp	$< -30°$	AVL > I und größter Ausschlag in II neg.	Linksanteriorer Hemiblock, z.B. bei KHK, erworbenen Herzvitien mit Linksherzhypertrophie, inf. Myokardinfarkt. Häufigstes Blockbild im EKG
...styp	$-30°$–$30°$	I > II. Wenn größter Ausschlag in II neg. → überdrehter Linkstyp	Hauptausschlag in Richtung Ableitung I, aVL. Bei Linksherzbelastung, Adipositas, physiologisch im Erwachsenenalter
...ferenz-	$30°$–$60°$	II > I > III	Hauptausschlag in Ableitung II, physiologisch
...typ	$60°$–$90°$	II > III > I	Hauptausschlag in Richtung Ableitung II, aVF; physiologisch nur bei Jugendlichen; weist bei Adipositas und älteren Menschen, bei denen Linkstyp erwartet wird, auf Rechtsherzbelastung hin
...tstyp	$90°$–$120°$	III > II	Hauptausschlag in III, aVF; physiologisch bei Kindern, weist bei Erw. auf Cor pulmonale, Linksherzinsuff. mit Rechtsherzbelastung hin

Tab. 10.4   Fortsetzung

Lagetyp	Herzachse	EKG-Kriterium	Bedeutung
Überdrehter Rechtstyp	> 120°	Hauptausschlag in I + II neg.	Immer pathologisch, z.B. bei Rechtherzhypertrophie, linksposteriorem Hemiblock, angeborenen Herzfehle
Sagittaltyp		RS in I, II, III durch Herzkippung um die Horizontalachse	Bei Adipositas, Cor pulmonale, Lungenembolie
Niedervoltage		Hauptausschlag < 0,5 (Extremitätenableitungen) < 0,7 mV (Thoraxableitungen)	Ableitungsfehler (Eichzacke!), Adiptas, Perikarderguss, Perikardschwie Herzdilatation, Lungenemphysem, Hypothyreose

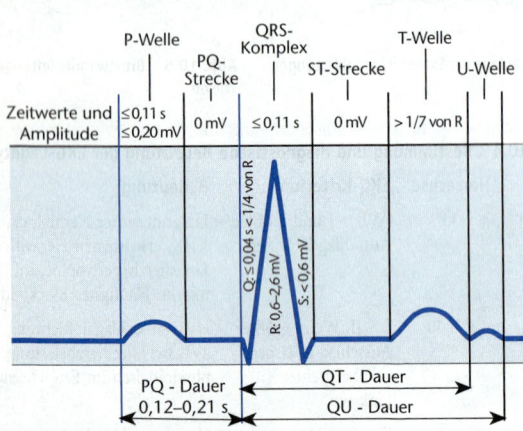

Abb. 10.6   Physiologische Zeitwerte im EKG

10.2.3   EKG – Pathologische Befunde

Veränderte P-Welle   Normal ≤ 0,20 μV, ≤ 0,11 Sek.

- Abgeflachtes P in II bei Linkstyp: Kein Krankheitswert. **DD:** Vagotonie, Hypothyreose, diomyopathie
- Biphasisches P ohne Verbreiterung: Meist physiologisch; evtl. Läsion der linksatrialer tungsbahn, Vorhofinfarkt, ektopes Reizbildungszentrum

Biphasisches P > 0,11 Sek. in I, II, V5 und V6 (P mitrale): Mitralstenose, Mitralinsuff., Aortenklappenfehler, Hypertonie, konstriktive Perikarditis

Überhöhtes, spitzes P in II, III und aVF: P pulmonale bei Überlastung des re Vorhofs

Verbreitertes, überhöhtes P: P-biatriale bei Überlastung beider Vorhöfe

Neg. P: Ektoper Vorhofrhythmus, Leitungsstörung. Bei Linkstyp in III ohne Krankheitswert

Wechselndes P: Wandernder Vorhof-Schrittmacher, Extrasystolen, Rhythmusstörungen

P nicht sicher abgrenzbar, RR-Abstand wechselnd (Zirkeltest): Abs. Arrhythmie (Vorhofflimmern), AV-Rhythmus.

änderte PQ-Zeit Normal 0,12–0,21 Sek.; entspricht der AV-Überleitungszeit.

Verkürzte PQ-Zeit, normale P-Welle: Bei Tachykardie, WPW-Sy. (☞ 10.6.1)

Verkürzte PQ-Zeit, verformte P-Welle: Atriale Reizbildungs- oder Reizleitungsstörung

Verlängerte PQ-Zeit, normale P-Welle: AV-Block I. Grades

Zunehmende PQ-Zeit, Ausfall eines QRS-Komplexes: Wenckebach-Periodik bei AV-Block I. Grades (☞ 10.6.1)

Normale PQ-Zeit mit plötzlichem Kammersystolenausfall (kein QRS-Komplex nach P): AV-Block II. Grades Typ II (Mobitz II)

Verlängerte PQ-Zeit, verformte P-Welle: Vagotonie; infektiös-toxische, degenerative und traumatische Herzerkr., SVES.

acke Normal ≤ 0,03 Sek., ≤ $\frac{1}{4}$ von R. In V4 bis V6 normal, in V1 und V2 immer pathologisch.

Verbreiterte, plumpe Q-Zacken bei Infarkt: > 25% der Amplitude der R-Zacke, > 0,04 Sek.

Kleine Q-Zacken in V_{2-4}: Bei linksanteriorem Hemiblock

Fehlende Q-Zacke in I, aVL, V4–V6, bes. bei Linkstyp: Nekrosen im Kammerseptum, Linksschenkelblock, WPW-Sy.

Tiefe, breite Q-Zacke in V5–V6: Bei Linksherzhypertrophie.

änderter QRS-Komplex

Linksherzhypertrophie

(Überdreher) Linkstyp

Hohes R in I (> 2 mV), in aVL (> 1,1 mV) und in $V_{5/6}$ (> 2,6 mV)

Tiefes S in III, aVR und $V_{1–3}$

Tiefes, breites Q in $V_{5/6}$

präterminal neg. T in $V_{5/6}$

R in V_5 oder V_6 + S in V_1 > 3,5 mV (Sokolow-Index)

mitrale

Rechtsherzhypertrophie

Rechtstyp

R in V_1 > 0,7 mV

S in V_1 < 0,03 mV, R in $V_{5/6}$ klein

S in $V_{5/6}$ tief

e-Schenkelblock

präterminal neg. T in $V_{1/2}$

R in V_1 + S in V_5 > 1,05 mV

pulmonale.

Verlängerter QRS-Komplex (☞ > 0,10 s)

- Linksschenkelblock (LSB)
  - Inkomplett: QRS-Zeit 0,10–0,11 Sek. Deformierter QRS-Komplex in I, II, aVL, $V_{5/6}$, ST-kung mit präterminal neg. T in I, II, aVL, V_5 und V_6
  - Komplett: QRS-Zeit > 0,11 Sek., deformierte Kammerkomplexe und Rückbildungsstöru in allen Extremitäten-Ableitungen, R in $V_{5/6}$ normal bis überhöht und oft gekerbt (M-Fo hier auch Rückbildungsstörungen. **Cave:** Endstreckenbeurteilung und Infarktdiagnose k möglich!
  - Linksanteriorer Hemiblock (LAHB): Überdrehter Linkstyp, S-Zacken in V_{2-6}, kleine Q cken in V_{2-4}, evtl. ST-Senkung in $V_{5/6}$
  - Linksposteriorer Hemiblock (LPHB): Überdrehter Rechtstyp, selten
- Rechtsschenkelblock (RSB)
  - Inkomplett: QRS-Zeit 0,10–0,11 Sek., doppelgipfliges R (rSR-Form) in V_1 und aVR
  - Komplett: QRS > 0,11 Sek., QR-Zeit > 0,08 Sek. (= oberer Umschlagspunkt), M-fö deformierter QRS-Komplex v.a. in V_1 und aVR
- Linksant. Hemiblock + Rechtsschenkelblock: Überdrehter Linkstyp + Zeichen des Häufigster bifaszikulärer Block
- QRS-Knotung („unglatte" Kammerkomplexe) ohne Verlängerung: Intraventrikuläre gungsausbreitungsstörungen ohne typisches Schenkelblockmuster. Keine sichere Zuord zu Erkr.
- SI-QIII-Typ: Z.B. Lungenembolie, akuter Asthma-bronchiale-Anfall.

ST-Strecke: Erregungsrückbildungsstörungen

- ST-Strecken-Senkung: Aszendierend (unspezifisch), konvexbogig (z.B. bei Links-H trophie in I, aVL, $V_{5/6}$; bei Rechts-Hypertrophie in III, aVR, $V_{1/2}$; bei Linksschenkel zusätzlich QRS-Verbreiterung und T-Negativierung), muldenförmig (z.B. Digitaliswirk zusätzlich QT-Verkürzung, PQ verlängert, präterminal neg. T, evtl. kleine U-Welle), de dierend (z.B. Koronarinsuff., Diagnose nur bei entsprechender Klinik)
- ST-Strecken-Hebung: Nichtpathologische Hebungen in V_{2-4} bei vagotonen Jugendl möglich. Myokardinfarkt (☞ 10.4), Herzwandaneurysma (monatelange Persistenz II. Infarktstadiums), Lungenembolie (☞ 12.9.2, $S_I Q_{III}$-Typ, inkompletter RSB, S bis Perikarditis, (konvexbogige ST-Hebung in allen Ableitungen, Fehlen infarkttypischer V derungen wie R-Verlust, pathologisches Q; bei Perikarderguss Niedervoltage möglich

Veränderte T-Welle
Normal neg. in aVR und V_1, bis etwa zum 30. Lj auch in V_2.

- „Hohes" T: Vagotonie (Sinusbradykardie, abgeflachte, mäßig verbreiterte P-Welle, asze rende, leicht gehobene ST-Strecke; hohe, spitze T-Wellen v.a. linkspräkordial und i Extremitätenableitungen; AV-Block I.°); I. Phase des Herzinfarkts („Erstickungs-T"), H kaliämie (verkürzte QT-Zeit, spitze, hohe T-Welle)
- T-Abflachung: Hypokaliämie (QT-Verlängerung, U-Welle, in schweren Fällen Versch zung der T- und U-Welle), Myokarditis, KHK, beginnende Linkshypertrophie
- Präterminal neg. T: Normal in Ableitung III, bei Jugendlichen auch in V_{3-4}. Bedingt ver barer Hinweis auf: Linkshypertrophie, KHK, Digitaliseffekt, Perikarditis
- Terminal neg. T: Sog. Außenschicht-Ischämie bei KHK! Peri-, Myokarditis, Intox. (z.B zyklische Antidepressiva), rheumatische oder neoplastische Infiltration.

U-Welle Der T-Welle folgende Potenzialschwankung.

Hohe U-Welle: Vagotonie, Bradykardie, Sportlerherz, Hypokaliämie, Hyperthyreose, ZNS-Erkr.

Neg. oder biphasische U-Welle: Stets pathologisch; bei Linkshypertrophie (bes. in I, V_{4-6}), Rechtsbelastung (bes. in II, III, V_{1-2}), KHK (oft gleichzeitig ST-Strecken-Senkung), nach Herzinfarkt, Lungenembolie, Schenkelblock, Extrasystolie.

Belastungs-EKG (Ergometrie)

Indikation

Nachweis/Ausschluss einer KHK (einfachste und sensitivste Methode der KHK-Diagn. in der Praxis)

Therapiekontrolle einer antiischämischen Medikation

Nach PTCA oder Bypass-OP bei erneuten Beschwerden

Beurteilung der Belastbarkeit von Herzkranken oder Hypertonikern

Nachweis/Ausschluss einer Belastungshypertonie (ohne prädiktiven Wert für die Entwicklung einer Hypertonie)

Kontrolle einer antihypertensiven Ther., ggf. zusätzlich zur Langzeit-RR-Messung

Nachweis/Ausschluss von Rhythmusstörungen unter Belastung

Kontrolle der Sinusknotenfunktion unter Belastung (Ruhebradykardien).

Kontraindikationen

Instabile Angina pectoris, Ruheangina, frischer Infarkt, bekannte Hauptstammstenose

Dekompensierte Herzinsuff. (Vorsicht auch im kompensierten Zustand!), schlechter AZ

Aortenstenose, Kardiomyopathien, Herzwand-, Aortenaneurysma

Entzündliche Herzerkr., fieberhafte Erkr., floride Phlebothrombose

Art. Hypertonie diastolisch > 115, systolisch > 200 mmHg

Ventrikuläre Extrasystolie > Lown IIIb (Vorsicht auch bei Vorhofflimmern wegen fehlender Frequenzanpassung an die Belastung)

SA- oder AV-Block III. Grades, verlängerte QT-Zeit.

Durchführung

Meist in Form der Fahrrad-Ergometrie im Sitzen oder Liegen; selten Laufband; Pat. auf geeignete Kleidung hinweisen (z.B. Turnschuhe, Trainingsanzug)

Zur KHK-Diagn. möglichst alle antiischämischen Medikamente absetzen. Bei Therapiekontrolle Medikation belassen. Digoxin eine und Digitoxin 3 Wo. vor Belastungstest absetzen. **Cave:** β-Blocker wegen Rebound-Effekts langsam bis zu 4 d vor Belastung ausschleichen

Bei gleichzeitiger EKG-Registrierung (möglichst 12 Ableitungen) und unter Monitorkontrolle Belastungsbeginn bei 25, 50 oder 75 Watt (je nach Leistungsfähigkeit/Alter), zweiminütige Steigerung der Belastung um je 25 Watt mind. bis zum Erreichen der altersentsprechenden *submax. Herzfrequenz* (200 minus Lebensalter) bzw. der *max. Herzfrequenz* (220 minus Lebensalter), möglichst bis zur muskulären Erschöpfung bzw. zum Auftreten von Beschwerden (symptomlimitierter Test ist am aussagekräftigsten). **Cave:** Neg. Belastungstests, bei denen 85% der max. Herzfrequenz nicht erreicht werden, haben bezüglich Ischämie keinen diagnostischen Wert!

🔵 Belastungs-EKG grundsätzlich unter Reanimationsbereitschaft und niemals ohne Aufsich Arztes durchführen (Defibrillator, Notfallmedikamente griffbereit)! Risiko: 1–2 schwere schenfälle pro 10000 Untersuchungen.

Tab. 10.5 Belastungsäquivalente

Watt	Belastung	Körperliche Arbeit
25	Langsames Gehen	Leicht
50	Normales Gehen	Leicht
75	Forcierter Marsch, langsames Laufen	Mittelschwer
100	Laufen	Schwer
125	Schnelles Laufen	Sehr schwer
150	Forciertes Laufen	Extrem schwer
200	Endspurt	Rasch erschöpfend

Tab. 10.6 Orientierende Frequenzmaxima

Alter (J.)	HF/Min. bei Maximalbelastung	HF/Min. bei 85%iger Belastung
20–30	195	170
31–40	189	160
41–50	182	150
51–60	170	140
61–70	162	130
71–80	145	120

Abbruchkriterien

- Auftreten ischämietypischer EKG-Veränderungen und/oder subjektive pektanginöse schwerden, erstmalig auftretende ST-Hebungen
- Erschöpfung
- Höhergradige Rhythmusstörungen (gehäufte VES, SA-, AV-Blockierungen II° bis II)
- Auftreten eines Schenkelblocks
- RR-Abfall bzw. fehlender RR-Anstieg, fehlender Frequenzanstieg
- Schwindel
- Übermäßiger RR-Anstieg > 250 systolisch, > 120 diastolisch
- Bei Schrittmacherpat.: Verbreiterung der schrittmacherinduzierten Kammerkomp unter Belastung.

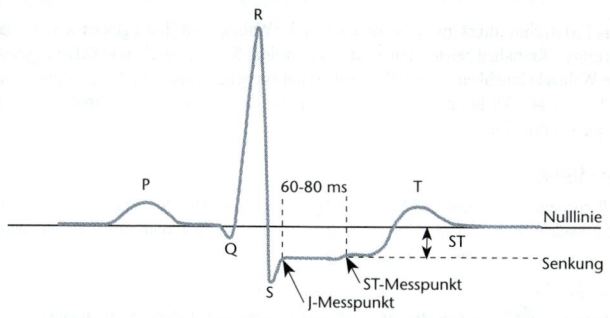

10.7 Messpunkte zur ST-Streckenanalyse beim Belastungs-EKG

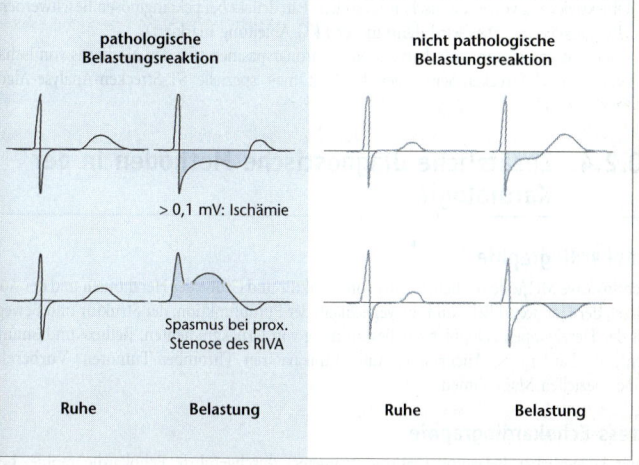

10.8 Pathologische und nicht pathologische Belastungsreaktionen im EKG

ertung Typische Zeichen der Myokardischämie:

- **orizontale** oder deszendierende *ST-Senkungen* von mind. 0,1 mV in den Extremitätenab-
itungen und 0,2 mV in den Brustwandableitungen oder träge aszendierende ST-Senkungen,
enn sie 80 msec nach dem J-Punkt (Ende des QRS-Komplexes) noch 0,1 mV unter der Null-
inie verlaufen
- *T-Hebungen* deuten auf Koronarspasmen (Prinzmetal-Angina), ein Herzwandaneurysma
der einen frischen Infarkt hin. **Cave:** Belastung sofort abbrechen!
- asch aszendierende ST-Senkungen sind Normalbefunde! **Cave:** Digitalis kann ebenfalls ST-
enkungen hervorrufen!

! Das Testergebnis muss immer in Relation zu der Wahrscheinlichkeit gesetzt werden, dass
vermutete Krankheit bei dem Pat. tatsächlich vorliegt. So bedeutet ein pos. Belastungstest,
die Wahrscheinlichkeit einer KHK für Pat. mit typischer Angina-pectoris-Symptomatik
98% liegt, 44–88% bei atypischen Brustschmerzen und nur 33% bei asymptomatischen
banden (Bayes-Theorem).

Langzeit-EKG

EKG -Registrierung über mind. 18 h unter Alltagsbedingungen. Für die Durchführung dieser Un
suchung ermächtigt ein Zeugnis über mind. 100 selbst ausgewertete kontinuierliche Langzeit-E
Aufzeichnungen und entsprechenden Lehrgang.

Indikation

- Ausschluss/Nachweis von Rhythmusstörungen, wenn Pat. Palpitationen angibt
- Abklärung von Synkopen (Asystolie, Bradykardie, ventrikuläre Tachykardie)
- Therapiekontrolle einer antiarrhythmischen Behandlung
- Objektivierung von ischämischen Episoden (Pat. drückt bei pektanginösen Beschwerden
  „Ereignis-Taste". Dies wird dann in der EKG-Ableitung markiert)
- Nachweis von stummen Ischämien oder Koronarspasmen (für den Nachweis von ischä
  typischen ST-Strecken-Senkungen benötigt man spezielle ST-Strecken-Analyse-Algo
  men).

10.2.4 Zusätzliche diagnostische Methoden in der Kardiologie

Echokardiographie

Nichtinvasive Methode zur Beurteilung von: Struktur und Größe der Herzhöhlen und der Ao
wurzel, der Herzwanddicke und -beweglichkeit, der Pumpfunktion, der Struktur und Beweg
keit der Herzklappen (Doppler zur Bestimmung von Druckgradienten, Reflux- und Shun
men), Perikarderguss, Aneurysmen und intrakavitären Thromben/Tumoren. **Vorberei**
Keine speziellen Maßnahmen.

Stress-Echokardiographie

Unter körperlicher Belastung (Fahrradergometer) durchgeführte Echokardiographie, be
ischämiebedingte Bewegungsstörungen der Herzwand dargestellt werden. Können Pat.
auf einem Fahrradergometer belastet werden, lässt sich eine kardiale Mehrbelastung auch c
Medikamente provozieren, z.B. Dobutamin. **Vorbereitung, KI** und **Abbruchkriterien** wie
Belastungs-EKG (☞ 10.2.3). Eingeschränkte Aussagefähigkeit bei Infarktnarben und mange
Erfahrung des Untersuchers.

Transösophageale Echokardiographie (TEE)

Invasive Methode zur besseren Darstellung von Aorta, Vorhöfen und Klappenapparat, z.B. be
Vorhofthromben, Endokarditis und Aortendissektion.

...llium-Myokardszintigraphie

...zip Anreicherung von radioaktiv markiertem Thallium in funktionsfähigem Myokard; re-
...ble Minderanreicherung in ischämischen Myokardbezirken unter ergometrischer Belastung;
...ersible Anreicherungsdefekte in nekrotischem oder narbigem Myokard.

...bereitung Zum Nachweis/Ausschluss einer Myokardischämie alle antianginösen oder ge-
...rweiternden Medikamente 2 d vorher absetzen. Da es sich um einen Belastungstest handelt,
...auf entsprechende Kleidung hinweisen, wie z.B. Turnschuhe, Trainingsanzug.

...ikation
...Nachweis/Ausschluss Myokardischämie bei KHK, jedoch nicht als primäres diagn. Kriterium
...bei V.a. KHK geeignet (geringe Spezifität, d.h. häufig falsch-pos. Ergebnisse), sondern nur zur
...Klärung spezieller Fragestellungen, z.B. ob eine in der Koronarangiographie nachgewiesene
...Stenose für eine Belastungsischämie verantwortlich ist
...Nachweis von Restischämien im Bereich einer Infarktnarbe
...Differenzierung irreversible Myokardnarbe/reversible Ischämie
...Differenzierung bei nicht eindeutigem Ergometriebefund und V.a. KHK. Untersuchung vor
...Koronarangiographie.

...ktronenstrahl-CT

...Verfahren, das Verkalkungen in den Koronararterien sehr sensitiv darstellt. Außerdem ist die
...hgängigkeit von Bypässen und großen Arterien beurteilbar. Noch nicht für die Darstellung
...er Gefäßabschnitte und zur Messung des genauen Stenosegrades geeignet. Kann bei bestimm-
...ragestellungen eine Koronarangiographie ersetzen.

...aschnelles Spiral-CT

...sensible Methode zur Darstellung von koronaren Verkalkungen (qualitativer Nachweis einer
...). Mit einer anschließenden Koronarangiographie müssen Ausmaß und Lokalisation der
...sen nachgewiesen werden. Fehlende Verkalkungen sprechen gegen eine KHK.

...idimensionale Kernspintomographie

...ich wie mit dem Elektronenstrahl-CT, lassen sich Bypässe und große Koronararterien be-
...en, nicht jedoch das gesamte Koronarsystem. Der Stenosegrad ist nur unzureichend be-
...nbar.

...htsherzkatheter (Pulmonaliskatheter)

...kation Pulmonale Hypertonie, Lungenembolie, Nachweis einer myokardialen Funktions-
...ng, z.B. bedingt durch Infarkt, Vitien, Kardiomyopathie, Differenzierung rechts- oder links-
...ikuläre Störung, intensivmedizinische Überwachung. Heute zunehmend durch Farbduplex-
...kardiographie ersetzt.

...ereitung Aufklärung des Pat. über mögliche KO (v.a. Venenthrombose), sonst keine spe-
...n Maßnahmen notwendig.

Durchführung Ambulant in kardiologischer Praxis möglich. Über eine periphere Vene wird
Katheter bis in eine Pulmonalarterie vorgeschoben. Auf diesem Weg ermöglicht er die Mess
von ZVD, re Vorhof- und Ventrikeldruck, Pulmonalarteriendruck sowie des pulmonalen ka
lären Verschlussdrucks, der dem Druck im li Vorhof entspricht; nach Ausschluss einer Mi
stenose kann er praktisch dem linksventrikulären enddiastolischen Druck gleichgesetzt wer

Linksherzkatheter mit Koronarangiographie

Indikation

* Definitiver Nachweis von Koronarstenosen und deren Lokalisation bei klinischem V.a. K
  ischämietypischen EKG-Veränderungen oder unklaren Ergebnissen in den vorangehen
  nichtinvasiven Untersuchungen. Nur bei Pat., für die eine interventionelle Ther. (P
  oder ACVB) infrage kommt
* Instabile, Crescendo- und Prinzmetal-Angina
* Nachweis und exakte Beurteilung von Vitien
* Elektrophysiologische Untersuchungen (Mapping, programmierte Stimulation) bei H
  rhythmusstörungen
* Myokardbiopsie.

Vorbereitung
Nach Absprache mit dem Kardiologen; kein ASS am Untersuchungstag und
danach, Marcumar je nach Quick-Wert etwa eine Wo. vor Untersuchung absetzen. Alle and
Medikamente belassen. Am Untersuchungstag nüchtern bleiben (falls KO auftreten, die
Anästhesie erfordern). Absetzen von metforminhaltigen Antidiabetika.
Weitere Voruntersuchungen werden meist in der Klinik durchgeführt, außer bei ambula
Koronarangiographie; dann:

* Bestimmung von TSH basal, evtl. FT_4 zum Ausschluss einer Hyperthyreose (**Cave:** bei
  Überfunktion Gefahr einer thyreotoxischen Krise durch jodhaltige Kontrastmittel, ☞ 17
* Ausschluss Nierenfunktionsstörung (Krea, Harnstoff, E'lyte)
* Karotiden abhören, möglichst auch Doppler-Untersuchung zum Ausschluss von Stenose
  den hirnversorgenden Gefäßen (Gefahr zerebraler Durchblutungsstörungen während der
  tersuchung)
* Leistenarterien müssen frei und punktierbar sein (Palpation, Auskultation, Sono/Dopp
* Labor: Nach Absprache mit dem Kardiologen; meist HIV-Test, HBsAg, BB, Blutgru
  Quick, PTT, E'lyte, evtl. Herzenzyme.

Durchführung
Einführen des Katheters nach LA meist durch die A. femoralis, seltener
durch A. brachialis. Häufig in einer Sitzung PTCA. Anschließend Druckverband und Bettruh
mehrere h.

Nachsorge
Punktionsstelle auf Hämatom- oder Aneurysmabildung kontrollieren (ausk
ren!).

Komplikationen
Herzinfarkt, Kammerflimmern, Embolien. Tödlicher Zwischenfall < 1 :
Nachblutungen aus Punktionsstelle bei ambulanter Untersuchung häufiger und gefährlich

0.3 Koronare Herzerkrankung

onarinsuff. = *Missverhältnis zwischen O_2-Bedarf und -Angebot im Herzmuskel.*

ologie Meist Arteriosklerose der Herzkranzgefäße, sehr selten Vaskulitiden, Antiphospho-
-Sy. (bei jungen Pat. auch an Hypothyreose mit Hypercholesterinämie denken). Nach ak-
en Befunden wird z.Zt. auch eine infektiöse Genese der KHK diskutiert (Chlamydien, He-
acter, Viren).

ikofaktoren

eeinflussbar Familiäre Disposition, Lebensalter, männliches Geschlecht.

influssbar
1. Ordnung: Fettstoffwechselstörungen (Gesamt- und LDL-Chol. ↑, HDL-Chol. ↓, TG ↑), art.
Hypertonie, Diab. mell., Rauchen, metabolisches Sy. (Übergewicht, Insulinresistenz, Hyper-
nsulinämie und damit verbundene Erkr.)
2. Ordnung: Lipoprotein a ↑, Gerinnungsstörungen (z.B. Fibrinogen ↑, Antiphospholipid-
AK), Homocystein ↑ (> 12 μmol/l), Bewegungsmangel, psychosozialer Stress.
: Risikofaktoren 1. Ordnung erhöht sich das Infarktrisiko um das 4fache, bei 3 Risikofaktoren
rdnung um das 10fache gegenüber einem Gesunden.

.3.1 Klinik und Diagnostik

ik
Typische, stabile Angina pectoris: Retrosternal empfundener Schmerz von kurzer Dauer,
neist ausgelöst durch körperliche oder seelische Belastung, seltener auch durch Kälte
oder vollen Magen Meist gleichartiger Schmerzcharakter. Häufig Ausstrahlung in Hals,
Unterkiefer, Schulter, li Arm bis in die ulnaren Fingerspitzen. Gelegentlich auch Ausstrahlung
n re Arm, Rücken oder Oberbauch. Oft nur retrosternales Druckgefühl oder Engegefühl im
rustkorb sowie Dyspnoe und Angst
Sei Diabetikern mit autonomer PNP (☞ 20.11, ☞ 17.1.5) und alten Pat. auch *stumme*
schämien möglich (Nachweis durch spezielles Langzeit-EKG mit ST-Strecken-Analyse). Ins-
esamt manifestiert sich die KHK nur bei 40% der Pat. erstmals mit Angina pectoris, bei 60%
agegen mit einem Infarkt oder dem plötzlichen Herztod
nstabile Angina pectoris (Präinfarktsyndrom): Angina pectoris in Ruhe, jede neu auftretende
ngina pectoris, Crescendo-Angina pectoris (zunehmende Schwere, Dauer und Häufigkeit
er Angina pectoris-Anfälle).

ei instabiler Angina pectoris erhöhtes Infarktrisiko von 20–25%. Unverzügliche Klinikein-
eisung mit Notarztwagen.

Tab. 10.7 Schweregrade der stabilen Angina pectoris (Canadian Cardiovascular Society, CCS)

I	Stumme Ischämie – kein Schmerz
II	Angina pectoris bei schwerer Belastung (z.B. Bergsteigen)
III	Angina pectoris bei mittl. Belastung (z.B. Laufen zum Bus)
IV	Angina pectoris bei geringster Belastung (z.B. Ankleiden) oder in Ruhe

Sonderformen der Angina pectoris

- Prinzmetal-Angina: Durch Koronarspasmen verursachte Angina pectoris mit reversibler Hebung (d.h. ohne Entwicklung einer Infarktnarbe im EKG ohne Anstieg der Herzenzy, vornehmlich in Ruhe; meist bei Koronarstenosen, aber auch bei normalen Koronargefä möglich. Infarktrisiko ↑. **Ther.:** Kalziumantagonisten
- Angina decubitus: Aufwachen aus dem Schlaf mit Angina pectoris, meist in den frühen M genstunden. **Ätiol.:** Evtl. erhöhte Volumenbelastung beim Liegen, Hinweis auf unzureiche Ther. **Ther.:** Schlafen mit etwas erhöhtem Oberkörper, zusätzliche antianginöse Ther. Abend mit Molsidomin (z.B. 1 Tbl. Corvaton® ret.)
- Walking-through-Angina-pectoris: Angina pectoris zu Beginn einer Belastung, die bei weiterer Anstrengung verschwindet, Hinweis auf unzureichende Ther. **Ätiol.:** Freisetzung vasodilatierender Substanzen infolge der koronaren Durchblutungsstörung. **Ther.:** Erhöhung der antianginösen Ther., 2 Hübe Nitrospray vor Belastung
- Roemheld-Sy.: Pektanginöse Beschwerden in zeitlichem Bezug zu (opulenten) Mahlzeiten. **Ätiol.:** Abdominelle Blähung (Meteorismus), evtl. Umverteilung der Blutversorgung postprandial. **Ther.:** Häufigere kleine Mahlzeiten.

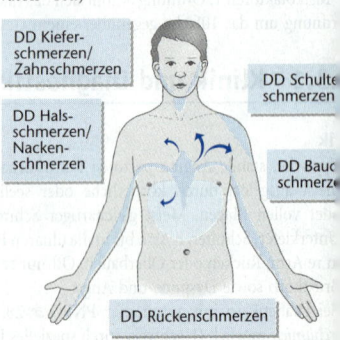

DD Kiefer-schmerzen/Zahnschmerzen

DD Hals-schmerzen/Nacken-schmerzen

DD Schulte schmerzen

DD Bauc schmerze

DD Rückenschmerzen

Abb. 10.9 Schmerzlokalisation bei Patienten Angina pectoris

Diagnostik

Körperliche Untersuchung und Anamnese Risikofaktoren beachten. Übergewicht, RR, (auf Extrasystolen achten, in Verbindung mit heftiger Angina pectoris möglicher Hinwei Infarkt, Risiko des Kammerflimmerns), Gefäßstatus (Strömungsgeräusche), HT (Vitium), zinsuffizienzzeichen, Arcus lipoides, Xanthelasmen und Xanthome (Fettstoffwechselstör Nach vorangegangenen Thoraxschmerzen fragen.

Labor BB, BSG, Gerinnungsstatus, Krea, Harnsäure, Nüchtern-BZ, Gesamt-Chol., HDL-LDL-Chol., Lipoprotein a, TG, ggf. im akuten Anfall Troponin T oder Troponin I, CK und (☞ 10.4).

e-EKG Selbst bei fortgeschrittener KHK oft unauffällig, sofern noch kein Infarkt abgelaufen Gelegentlich (unspezifische) Endteilveränderungen wie T-Abflachung, T-Negativierung, ausägte U-Wellen (bei F schlechter verwertbar, da unspezifische EKG-Veränderungen häufig e Organveränderungen auftreten).

astungs-EKG (☞ 10.2.3).
Zur KHK-Diagn. alle gefäßerweiternden und herzwirksamen Substanzen unter Beachtung der HWZ absetzen, zur Therapiekontrolle belassen
Zeichen der Myokardischämie sind horizontale oder deszendierende ST-Senkungen von mind. 0,1 mV in den Extremitäten-Ableitungen und 0,2 mV in den Brustwandableitungen sowie träge aszendierende ST-Senkungen (ST-Strecke 0,08 Sek. nach dem J-Punkt um mind. 0,1 mV abgesenkt)
ST-Hebungen deuten auf Koronarspasmen (Prinzmetal-Angina), ein Herzwandaneurysma oder einen frischen Infarkt hin. **Sofort abbrechen!**
Knapp hinter dem QRS-Komplex (vor J-Punkt) aszendierende ST-Senkungen sind Normalbefunde.

okardiographie
Die Ruhe-Echokardiographie gibt Aufschluss über regionale/globale Wandbewegungsstörungen, Auswurffraktion und weitere kardiale Erkr.
Die Belastungs-Echokardiographie deckt Wandbewegungsstörungen unter Belastung auf. Zuordnung eines ischämischen Gebietes zu einem Koronargefäß oft möglich.

onarangiographie (☞ 10.2.4). Zur endgültigen Diagnosesicherung durch definitiven weis von Koronarstenosen und deren Lokalisation; ambulant beim Kardiologen oder in Klinik durchführbar; wird jedoch aufgrund der Gefahr von Nachblutungen an der Punktions-häufig kurzzeitig stationär (24–48 h) durchgeführt.

Die Koronarangiographie ist nur indiziert, wenn sich daraus ther. Konsequenzen (PTCA oder ACVB) ergeben (AZ? Begleiterkr.?).

ts vor Angiographie über Therapiemöglichkeiten aufklären:
Medikamentös, wenn OP oder PTCA nicht notwendig oder möglich und dadurch weitge-ende Beschwerdefreiheit erreichbar
PTCA bei einer, zwei oder auch mehreren leicht zugänglichen Stenosen, falls Medikamente icht zu Beschwerdefreiheit führen und/oder Prognoseverbesserung durch die Intervention u erwarten ist
Operativ, wenn PTCA nicht möglich, z.B. bei mehreren oder für die PTCA schlecht zugäng-chen hochgradigen Stenosen.

kardszintigraphie (☞ 10.2.4). Wird zusätzlich zur Angiographie dann eingesetzt, wenn nklar ist, ob die vorliegenden Stenosen tatsächlich für die geschilderte Symptomatik ver-ortlich sind und diese durch PTCA oder ACVB gebessert werden kann.

Keine Überdiagn. betreiben! Die KHK-Wahrscheinlichkeit unter Einbeziehung der Risikofak-oren vorab einschätzen. Ein eingehendes Gespräch gibt mehr Aufschluss über den Schmerz-harakter und dessen mögliche Ursachen als ein weiterer Befund.

10.3.2 Therapie der KHK

⚡ Therapie des akuten Angina-pectoris-Anfalls

- Pat. in halb sitzender Position
- 2 Hübe Nitroglycerin-Spray oder 1–2 Nitroglycerin-Kps. zerbeißen lassen; evtl. n. 10 Min. wiederholen. Nicht bei RR < 100/60 mmHg
- Möglichst verbal beruhigen, ggf. 5–10 mg Diazepam (zweckmäßig in Tropfenfo z.B. Diazepam-ratiopharm®-Tr., 10–15 Tr. sublingual), nicht i.m. (Enzymdiagn.!), wegen Gefahr der Atemdepression nur sehr langsam spritzen (Antidot: Flumaze z.B. Anexate®; **cave:** viel kürzere HWZ als Diazepam!)
- O₂ über Nasensonde geben (2–4 l/Min.)
- Acetylsalicylsäure 500 mg oral (z.B. 1 Tbl. Aspirin akut® lutschen lassen) oder 1 A Aspisol® (entspr. 500 mg ASS) i.v.; bei Unverträglichkeit von ASS 75 mg Clopido (Iscover®, Plavix®)
- EKG schreiben, bei Infarktverdacht Herzenzyme abnehmen (☞ 10.4).

Bei Beschwerdepersistenz (instabile Angina pectoris) über einige Min. oder EKG-Zeic eines frischen Infarkts, Erstmaßnahmen wie bei V.a. Herzinfarkt (☞ 10.4) und sofortige nikeinweisung mit ärztlicher Begleitung!

Langzeittherapie bei stabiler Angina pectoris

Reduktion der kardiovaskulären Risikofaktoren

- Rauchverbot
- Übermäßigen Alkoholkonsum einschränken (Hypertonie!)
- Gew. normalisieren (Ziel: BMI 20–25 kg/m²)
- Fett- und cholesterinarm, ballaststoffreich ernähren
- Ggf. eine Fettstoffwechselstörung einstellen (LDL unter 100 mg/dl, HDL über 40 mg/dl unter 200 mg/dl, (☞ 17.2)
- Ggf. einen Diab. mell. einstellen (kein Wert über 160 mg/dl, bei sehr alten Pat. nicht 200 mg/dl, (☞ 17.1.4)
- Ggf. eine Hypertonie behandeln; Zielwert:120/80 mmHg
- Körperliches Training (Koronarsportgruppen) unter Anleitung
- Hilfen zur Stressbewältigung (z.B. Autogenes Training, progressive Muskelrelaxation).

Medikamentöse Therapie Ziel: Besserung der Angina-pectoris-Symptomatik (Anfalls phylaxe), Infarktprophylaxe, Progressionsverlangsamung.

Anfallsprophylaxe

- β-Blocker: Senken den myokardialen O₂-Bedarf. Wegen gesicherter Senkung arrhythm dingter Todesfälle immer indiziert, falls keine KI bestehen; z.B. Atenolol (z.B. Tenorn 1–2 × 50–100 mg oder Metoprolol 100 mg retardiert 1 × tägl.
  - **NW:** Bradykardie, Hypotonie; Müdigkeit, Alpträume, Bronchospasmus, Übelkeit, Ver kung einer Hypoglykämie bei Diab. mell., Verschlechterung einer Herzinsuffizienz und pAVK, selten Aktivierung einer Psoriasis
  - **Cave:** Wegen potenziell tödlicher proarrhythmischer Effekte Sotalol nicht zur Dauerther setzen

KI: Asthma bronchiale, höhergradiger AV-Block, Sick-Sinus-Sy., dekompensierte Herzinsuff. Vorsicht bei Herzinsuff. wegen Dekompensationsneigung durch neg. Inotropie (ältere Pat.!), starke Hypotonie und Bradykardie, höhergradige pAVK

Nitrate: Isosorbiddinitrat (z.B. Isoket®) 2 × 20–80 mg je morgens und mittags bzw. 120 mg morgens *oder* Isosorbidmononitrat (z.B. Ismo®) 2 × 20–80 mg, wegen Toleranzentwicklung abends keine Dosis (Intervallther.). **NW:** Kopfschmerzen in der Einstellphase, RR-Abfall

Molsidomin: Corvaton®; wirkt ähnlich wie Nitrate (verbesserte O_2-Zufuhr). Alternativ bei Nitratkopfschmerzen und Zusatzmedikament bei (trotz Dreifachther. mit β-Blocker, Nitrat und Ca^{2+}-Antagonist) persistierenden Beschwerden, oder bei abendlicher/nächtlicher Angina pectoris (z.B. Isoket 40® 1–1–0 und Corvaton ret.® 0–0–1)

Kalziumantagonisten: Z.B. Diltiazem (z.B. Dilzem® 3 × 60 mg tägl.), falls β-Blocker und Nitrate/Molsidomin nicht ausreichend bzw. kontraindiziert sind. Mittel der Wahl bei Koronarspasmen

NW: Tachykardie, Flush, Beinödeme, Schwindel, v.a. bei Nifedipin

Cave: Kalziumantagonisten mit antiarrhythmischer Wirkung, wie Verapamil (z.B. Isoptin®), Diltiazem (z.B. Dilzem®) und Gallopamil (z.B. Procorum®), nicht mit β-Blockern kombinieren: Gefahr höhergradiger AV-Blockierungen! Kurz wirksame, nichtretardierte Kalziumantagonisten vom Dihydropyridin-Typ haben in einigen Studien die Prognose von KHK-Pat. verschlechtert → nicht mehr einsetzen

KI: Instabile Angina pectoris, akuter Herzinfarkt, Grav., Stillzeit.

▍mbozytenaggregationshemmer (Prophylaxe von Koronarthrombosen)

▍mmer indiziert, falls keine KI vorliegt

▍Acetylsalicylsäure (ASS): 100 mg tägl. (z.B. 1 × 1 Tbl. Aspirin 100®). **NW:** Gastritis, Ulkus, ▍Magenblutung, Vorsicht bei Asthma. **KI:** Hämorrhagische Diathese, Gastroduodenalulzera, ▍Analgetikaintoleranz, Niereninsuff., letztes Schwangerschaftsdrittel

▍Clopidogrel (z.B. Iscover®, Plavix®, 1 × tägl. 75 mg): Reservemittel bei Unverträglichkeit von ▍ASS. Nachteil: sehr teuer. **NW:** Gastrointestinale NW, Kopfschmerzen, Schwindel.

▍rventionelle Therapie: PTCA

▍utane transluminale Angioplastie. Aufdehnung einer stenosierten Koronararterie mit Ballontech-
▍oder anderen Kathetertechniken.

▍ussetzungen Subjektive Angina pectoris, objektivierbare Ischämie, koronarangiographi-
▍ Nachweis von Koronarstenosen und nachgeschaltetem kontraktilen Myokard, ausreichende
▍ventrikuläre Funktion.

▍kation Ein- und zunehmend auch Mehrgefäßerkr. mit proximalen kurzstreckigen Steno-
Cave: Bei Hauptstammstenosen kontraindiziert!

▍nose Kurzfristige hohe Erfolgsquote mit Reduktion der Stenose auf < 50% Lumeneinen-
▍ (90–95%), im ersten halben J. Restenosierungen jedoch in 30–50% der Fälle. Erneute PTCA
▍en meisten Pat. mit Restenose ohne erhöhtes Risiko möglich. Heute wird nach einer PTCA
▍lichst ein Stent eingelegt, da dies die Ergebnisse deutlich verbessert. Eine durch die PTCA
▍rsachte Koronardissektion kann evtl. mit einer Stenteinlage behandelt werden.
▍. nach Stent-Implantation: 4–6 Wo. 100 mg/d ASS in Kombination mit 75 mg/d Clopidogrel,
▍ch nur ASS. Restenosen im Stentbereich lassen sich evtl. durch eine Bestrahlung mit ^{192}Iri-
▍ verringern (intrakoronare Brachyther.).

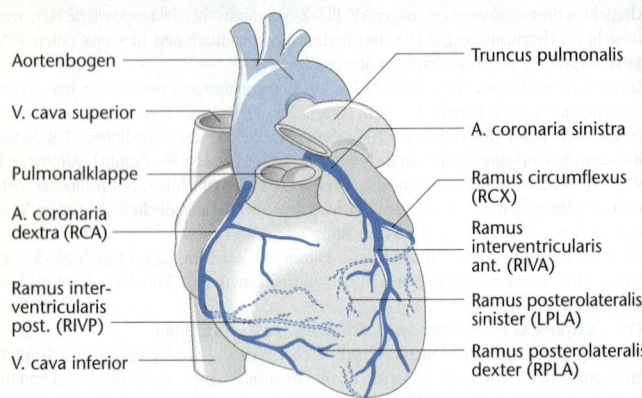

Abb. 10.10 Koronararterien

Labels:
- Aortenbogen
- V. cava superior
- Pulmonalklappe
- A. coronaria dextra (RCA)
- Ramus inter-ventricularis post. (RIVP)
- V. cava inferior
- Truncus pulmonalis
- A. coronaria sinistra
- Ramus circumflexus (RCX)
- Ramus interventricularis ant. (RIVA)
- Ramus posterolateralis sinister (LPLA)
- Ramus posterolateralis dexter (RPLA)

Chirurgische Therapie

OP am offenen Herzen (Sternotomie, Einsatz einer Herz-Lungen-Maschine) oder minimalinvasive Verfahren unter Verzicht auf Sternotomie.

Indikation Hauptstammstenose, symptomatische Drei- und Zweigefäßerkr., selten auch Eingefäßerkr., falls PTCA nicht möglich.

Bypassmaterial
- A. mammaria interna (= IMA, sehr gute Langzeitergebnisse)
- Aorto-koronarer Venenbypass (= ACVB)
- A. radialis (Langzeitergebnisse fehlen noch).

Komplikationen OP-Mortalität 1–3%; Herzinfarkt bis 5%; Rethorakotomie 3–6% (Nachblutung).

Prognose Offenheitsraten nach Saphena-Bypass: 1J. 85%; 5J. 70–75%; 10J. 40–60%. Offenheitsrate nach IMA-Bypass: 10J. 90%; 5JÜR 88%.

⚠ Weiterbestehen der Risikofaktoren erhöht die Restenosierungsrate nach Bypass-OP erheblich!

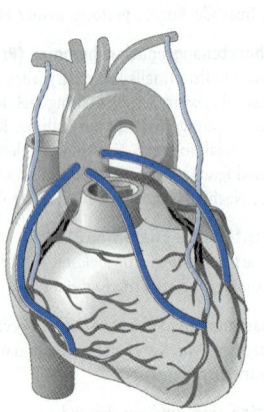

Aortenkoronare Bypässe mit Veneninterponaten (V. saphena magna)

Mammaria-interna-Bypässe (A. mammaria interna dex bzw. sinister = IMA)

Abb. 10.11 Koronare Bypässe

usärztliche Nachsorge nach PTCA oder Bypass-OP

Medikamentös: 100 mg ASS tägl., bei PTCA mit Stent-Implantation 100 mg ASS einen Mon. lang mit 75 mg Clopidogrel kombinieren, danach nur ASS bzw. bei Unverträglichkeit von ASS Clopidogrel

Belastungs-EKG-Kontrollen: Zunächst halbjährlich, später jährlich

Facharztüberweisung zur Koronarangiographie nur bei Beschwerden oder pathologischem Belastungs-EKG. Bei Restenosierung, evtl. auch im Bereich eines Bypasses, erneute PTCA ohne großes Risiko möglich (aber: Restenosierungsrate nach PTCA des Bypasses 50–60%) AHB möglichst sofort nach OP bzw. Dilatation (wird i.d.R. von Akutklinik eingeleitet); 3–4-wöchiger Aufenthalt in entsprechendem Zentrum mit vorsichtiger Bewegungsther., Diätberatung, psychosozialen Hilfen, Einleitung von Wiedereingliederungsmaßnahmen ins Arbeitsleben. Antrag über HA unmittelbar nach Klinikentlassung, wenn dort versäumt! Erneute Reha-Maßnahme alle 4 J. möglich. Außerdem möglichst Teilnahme an einer ambulanten Koronarsportgruppe.

0.4 Herzinfarkt

okardnekrose durch Koronararterienverschluss, häufig ausgelöst durch körperliche/psychische Be-
ng.

Transmuraler Infarkt („Q-wave"-Infarkt): Gesamte Myokardwand betroffen
Nicht transmuraler Infarkt („Non-Q-wave"-Infarkt): Meist subendokardial gelegene Nekrose.

ologie Meist Arteriosklerose der Herzkranzgefäße (KHK, ☞ 10.3).

ik

Lang anhaltende (> 15–30 Min.) heftige Angina pectoris ohne Besserung durch Ruhe oder Nitro-Gabe (Spray oder Zerbeißkapsel); typische Schmerzausstrahlungen in li Arm, Axilla, Hals, Unterkiefer sowie evtl. in den Oberbauch (bes. bei Hinterwandinfarkten)
Todesangst, Vernichtungsgefühl, Schwäche, Schweißausbruch, Übelkeit, Dyspnoe
In 15–20% schmerzloser, „stummer" Infarkt, bes. bei Diabetikern (autonome Neuropathie, ☞ 17.1.5) und älteren Pat.
Rhythmusstörungen in 95%; oft Blutdruckabfall, evtl. Synkope
Bei ¹/₃ der Pat. Zeichen einer Linksherzinsuff.
Bei älteren Pat. evtl. Verwirrtheit bei zerebraler Minderperfusion.

gnostik

ndestens 2 der 3 Kriterien liegen beim akuten Herzinfarkt vor:
Typische Symptome
Typisches EKG
Typischer Enzymverlauf.

Beurteilung ist bei vorbestehenden EKG-Veränderungen erschwert bzw. unmöglich, z.B. bei nkelblockbildern, WPW-Sy., Linkshypertrophie, alten Infarktnarben. Das EKG kann inner-der ersten 24 h eines Infarkts unauffällig sein. Möglichst mit altem EKG vergleichen.

Initialstadium	T-Überhöhung -> „Erstickungs-T", meist in der Praxis nicht mehr nachweisbar.	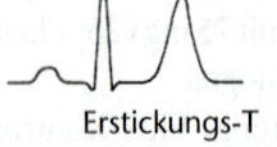 Erstickungs-T
Stadium I (frisches Stadium)	Monophasische, evtl. konkave ST-Hebung mit Abgang der T-Welle aus dem absteigenden RS-Schenkel, R-Reduktion, evtl. kleines Q, spiegelbildliche ST-Senkung in den dem Infarkt gegenüberliegenden Ableitungen.	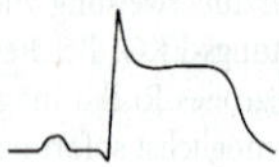
Stadium II (Zwischenstadium)	Rückläufige ST-Hebung (bei länger als 6 Wochen bestehenden ST-Hebungen an Herzwand-Aneurysma denken), tiefe Q-Zacke, R-Verlust, terminal- bis spitz-negative T-Welle.	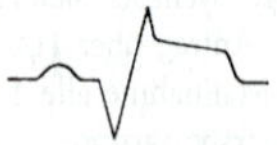
Stadium III (Folgestadium)	Rückläufige ST-Hebung, tiefe Q-Zacke, R höher als im Stadium II, spitz-negative T-Welle.	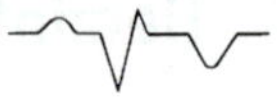
Stadium IV (Narbenstadium)	Tiefe Q-Zacke, R evtl. wieder normal hoch, keine ST-Hebung oder -Senkung, positive T-Welle.	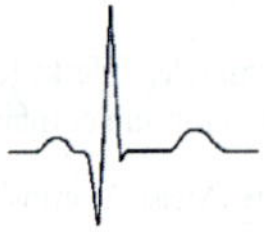

Abb. 10.12   Zeitlicher Verlauf der EKG-Veränderungen beim Herzinfarkt

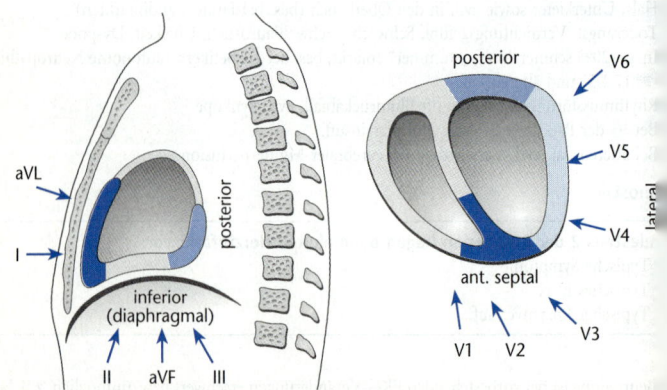

Abb. 10.13   EKG-Befund in Abhängigkeit von der Infarktlokalisation

ymdiagnostik Die Ergebnisse der Blutuntersuchung wird man bei typischer Symptomatik ~~~er Praxis oder beim HB nicht abwarten, da die ersten herzmuskelspezifischen Enzyme (Tro~~~in I oder T, CK-MB, Gesamt-CK) erst nach 3–4 h ansteigen. Bei einigen Pat., die erst Tage ~~~er den Arzt aufsuchen und/oder uncharakteristische Symptome aufweisen, kann, wenn dazu ~~h ein unklarer oder nicht wertbarer EKG-Befund vorliegt, die Enzymdiagn. auch in der Praxis ~~~reich sein (z.B. Reflotron®).

Tab. 10.8		Labordiagnostik beim V.a. Herzinfarkt	
~yme	**Anstieg**	**Maximum**	**Bemerkung**
~ponin T ~r I	3–8 h		Herzmuskelspezifisch, normal nicht nachweisbar, erhöht bis 10 d nach Infarkt
~amt-CK	4–8 h	16–36 h	> 150 mU/ml für etwa 2–4 d
~MB	4–8 h	12–18 h	CK-MB > 6–20% der Gesamt-CK
~	4–8 h	16–48 h	Quotient CK/GOT bei Infarkt <10
~	6–12 h	24–60 h	Zur Spätdiagnose*
~H	6–12 h	30–72 h	HBDH: herzspezifische LDH. Quotient LDH/HBDH < 1,3: Infarkt, Hämolyse

~stiges Labor: BB (Anämie, Leukozytose?), Krea und E'lyte, Gerinnung (vor Antikoa-~tion, Fibrinolyse), α-Amylase, Lipase (Pankreatitis ☞ 8.8.1), AP, Bili (Gallenkolik, ~lestase?), BGA (kardiogener Schock, Lungenembolie?), BZ, Laktat.

~samt-LDH darf nur durch Erhöhung des Isoenzyms HBDH erhöht sein

~ferenzialdiagnose Retrosternaler Schmerz anderer Ursache (☞ 10.1.1)

~särztliche Therapie Bei protrahierter Angina pectoris muss unter der Arbeitsdiagn. ~rzinfarkt" behandelt werden.

~Maßnahmen bei akutem Herzinfarkt

- Pat. von aufgeregten Angehörigen abschirmen; ruhig arbeiten
- Klinikeinweisung mit NAW einleiten
- Oberkörper halb aufrichten, Kragen und Gürtel lösen
- O_2-Gabe, wenn möglich über Nasensonde 3–5 l/Min
- RR messen, Manschette zur Venenpunktion liegen lassen
  - 2 Hübe Nitro-Spray bei RR syst. > 120 mmHg
  - 1 Hub Nitro-Spray bei RR syst. ≥ 100 mmHg
  - **Kein** Nitro-Spray bei RR syst. < 100 mmHg
- Bei RR syst. < 100 mmHg evtl. Schockther. (☞ 3.3.2, ☞ 3.4.2)
- Venösen Zugang legen
- 5 000 IE Heparin i.v. und 500 mg ASS p.o. (als Brause oder Kautablette) oder i.v. (1 Amp. Aspisol®)
- Bei akuter Linksinsuff. mit Lungenödem Pat. aufsitzen lassen, O_2, unblutiger Aderlass, nach venösem Zugang 1–3 Amp. Furosemid 20 mg, z.B. Lasix®, Infusion abstellen

- Schmerzbekämpfung mit Opioiden, z.B. Morphin 2–5 mg langsam i.v.; evtl. opiatbedir
  Übelkeit mit 5 mg Triflupromazin (1 Amp. Psyquil®) bekämpfen (langsam i.v.)
- Evtl. Sedierung mit sublingualer Gabe von Diazepam, z.B. Valiquid 0,3® 10 Tr., a
  vorsichtige, *langsame* i.v. Gabe von 5–10 mg möglich (Antidot: Flumazenil, z.B. Anexa
- EKG schreiben, wenn zur Hand. Kopie für eigene Dokumentation ausdrucken lass
- Bei Bradykardie (< 45/Min.) 1 Amp. Atropin 0,5 mg i.v.
- Bei ventrikulären Tachykardien unter EKG-Kontrolle Ajmalin (z.B. Gilurytm.
  25–50 mg i.v. über 5 Min. (Reservemittel: Amiodaron, z.B. Cordarex®-Injektionslöu
  300 mg i.v. als Kurzinfusion)
- Wenn Qualifikation vorhanden, Pat. nach Anmeldung persönlich im RTW beglei
  Hierbei:
  – RR und Puls überwachen
  – Fortlaufende EKG-Registrierung, wenn möglich
  – Reanimationsbereitschaft
  – Einweisung und Transportschein erstellen
  – Pat. erst auf der Intensivstation verlassen
- Bei eindeutigem Infarkt und langem Transportweg Thrombolysether.

Nachsorge

- Wenn nicht bereits von Akutklinik eingeleitet, Pat. zur *AHB* motivieren; später auf Teilnal
  an einer *Koronarsportgruppe* hinweisen. Beide Maßnahmen verbessern die Prognose und
  fen dem Pat. durch umfassende Aufklärung, Lebens- und Berufsberatung sowie psychoso
  Betreuung, den massiven Einschnitt in seine Lebensplanung zu überwinden
- Möglichst schnelle, evtl. teilweise Wiedereingliederung (☞ 30.2.6) in das Arbeitsleben (A
  ist gesünder als Rente). AU inkl. Akutklinik und AHB max. 3 Mon. Darf der frühere B
  nicht mehr ausgeübt werden, innerbetriebliche Umsetzung anstreben, Umschulung in
  duell sehr unterschiedlich, i.d.R. nur bei jüngeren Pat. bis etwa 40 J. realistisch
- Unterstützung der Umstellung der Lebensgewohnheiten durch regelmäßige *Diätbera*
  (Ehepartner einbeziehen)
- Risikofaktoren regelmäßig kontrollieren und ausreichend behandeln (Gew., Blutdruck, C
  TG, BZ)
- Nikotinkarenz
- Regelmäßige Zwischenanamnese und körperliche Untersuchung (wichtiger und ergiebige
  Apparate-Diagn.) sowie EKG- und Belastungs-EKG-Kontrollen in jährlichen Abstände
- Gelegentliche kardiologische Kontrollen (durch FA) stärken i.d.R. das Vertrauensverhä
  zum HA
- ACE-Hemmer senken das Risiko der Entwicklung einer Linksherzinsuff. nach Infarkt
  Reinfarktrate und die Mortalität, und sind daher bereits bei asymptomatischen Pat. mi
  niedrigter Ejektionsfraktion indiziert, sofern keine KI bestehen
- Weitere Medikamente, die möglichst alle Infarktpat. bei fehlenden KI erhalten sollten:
  – β-Blocker (senken durch Rhythmusstörungen bedingte Todesfälle)
  – ASS 100 mg oder Clopidogrel 75 mg tägl. (senken das Risiko einer Koronarthrombos
  – CSE-Hemmer zur Senkung eines erhöhten LDL-Chol. unter 100 mg/dl.

ätkomplikationen

Herzwandaneurysma: Länger als 6 Wo. persistierende ST-Hebung im EKG. Diagnosesicherung echokardiographisch (Facharztüberweisung zum Kardiologen)

Zentrale art. Embolien: Fokale neurologische Ausfälle (☞ 20.3)

Lungenembolien: Erneuter Thoraxschmerz verbunden mit Dyspnoe, Tachypnoe und Tachykardie (☞ 10.6)

Frühperikarditis (Pericarditis epistenocardica) wenige Tage nach Herzinfarkt: Retrosternaler Dauerschmerz, typischerweise Perikardreiben, evtl. Fieber (☞ 10.7.3). **Cave:** Antikoagulanzien führen zu Hämoperikard

Spätperikarditis (Dressler-Sy.): Wahrscheinlich autoimmun bedingte Perikarditis 2–6 Wo. nach Infarkt mit Fieber, BSG ↑, evtl. Herzinsuff. (**Ther.:** evtl. erneute Klinikeinweisung, dort Glukokortikoide)

Arrhythmien: Immer Puls tasten und Herz auskultieren, regelmäßige EKG-Kontrollen (☞ 10.6)

Linksherzinsuff.: Dyspnoe, pulmonale und evtl. periphere Stauung (☞ 10.5)

Reinfarkt.

0.5 Herzinsuffizienz

Herz ist nicht in der Lage, den Körper ausreichend mit Blut und O2 zu versorgen. Einteilung nach ...ärer Lokalisation: Links-, Rechts- und Globalinsuff. Einteilung nach zeitlichem Verlauf: akut und ...n.

...ologie

In 90% Hypertonie und KHK

Weitere Ursachen: Kardiomyopathien (☞ 10.9), erworbene und angeborene Herzfehler (☞ 10.8), Myokarditis (☞ 10.7.2), Perikarditis (☞ 10.7.3), Cor pulmonale, bradykarde und tachykarde Herzrhythmusstörungen, extrakardiale Ursachen, z.B. Anämie, Hyper-, Hypothyreose, AV-Fisteln.

.5.1 Klinik und Diagnostik

...ik

...eistungsminderung, Schwäche, Schwindel

Zerebrale Insuff.: bes. bei älteren Pat.

Dyspnoe: Zunächst bei Belastung, später auch in Ruhe, Orthopnoe, „Asthma cardiale" (nächt...icher anfallsweiser Husten mit Orthopnoe), bei Lungenödem Rasseln über der Brust (Fragen: Schlaf mit erhobenem Oberkörper bevorzugt? Wie viele Kopfkissen?)

Zyanose: Pulmonale Funktionsstörung, vermehrte O2-Ausschöpfung in der Peripherie

Ödeme: Knöchel, Unterschenkel, bei liegenden Pat. auch am Stamm (= Anasarka); Gewichtszunahme, Nykturie. Immer danach fragen: Wie häufig? **DD** u.a. BPH

Tachykardie, Rhythmusstörungen, feucht-kalte Haut durch kompensatorische Sympathiko...onie

Stauungsleber: Vergrößerte, evtl. druckschmerzhafte Leber, evtl. mit Ikterus, Bili- und Trans...aminasenerhöhung, Aszites

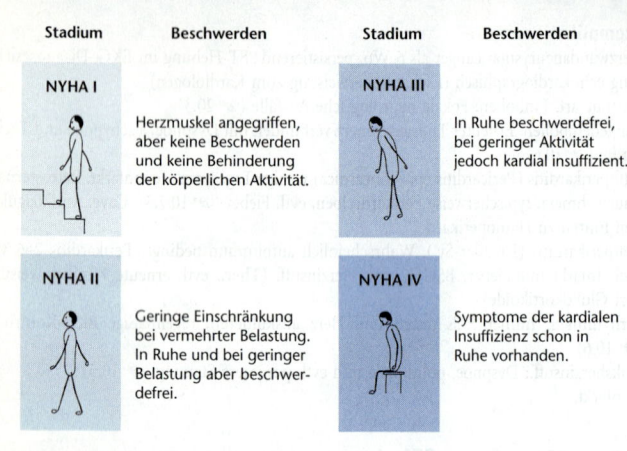

Stadium	Beschwerden	Stadium	Beschwerden
NYHA I	Herzmuskel angegriffen, aber keine Beschwerden und keine Behinderung der körperlichen Aktivität.	**NYHA III**	In Ruhe beschwerdefrei, bei geringer Aktivität jedoch kardial insuffizient.
NYHA II	Geringe Einschränkung bei vermehrter Belastung. In Ruhe und bei geringer Belastung aber beschwerdefrei.	**NYHA IV**	Symptome der kardialen Insuffizienz schon in Ruhe vorhanden.

Abb. 10.14 NYHA-Einteilung der Herzinsuffizienz

- Stauungsgastritis: Appetitlosigkeit, Übelkeit, Meteorismus
- Stauungsniere: Proteinurie.

!
- Bei Linksinsuff. zunächst pulmonale Symptome, später Globalinsuff. möglich
- Bei Rechtsinsuff. mehr Symptome im peripheren Bereich (Ödeme, Einflussstau) sowie Pfortaderkreislauf, Ikterus, Aszites.

Diagnostik

- Am wichtigsten: Anamnese und körperliche Untersuchung, s. Klinik; v.a. auf Leistungskr Lungenstauung, Ödeme, Gewichtszunahme, Zyanose, Rhythmusstörungen, 3. HT ach evtl. Systolikum bei rel. Mitralinsuff.
- EKG: Hinweise auf Grundkrankheit (z.B. Q-Zacken nach abgelaufenem Myokardinfa Linkshypertrophie bei Hypertonie, Rechtsherzbelastung)
- *Echokardiographie mit Farbdoppler:* Wichtig! Ermöglicht differenzialdiagnostische Befund sowie die Bestimmung von Herzhöhlengröße, Herzklappenmorphologie und Auswurf tung
- Rö-Thorax: Linksherzvergrößerung (**Cave:** Bei konzentrischer Hypertrophie, z.B. bei Aor stenose, über lange Zeit normal großes Herz!), bei Linksherzinsuff. gestaute Hilusgefäße, ley-B-Linien in den Unterfeldern (gestaute Lymphspalten), Milchglaszeichnung bei alve rem Ödem, evtl. Pleuraerguss
- Ergometrie zur Objektivierung und (Ther.-)Kontrolle der körperlichen Belastbarkeit (C Dekompensation der Herzinsuff. bei zu hoher Belastung!)
- Facharztüberweisung zum Kardiologen bei unklarer Ursache der Herzinsuff. zur weiter renden Diagn. (Echo, Rechts-, Linksherzkatheter, Szinti, MRT) mit Frage: kausale The

.5.2 Therapie

r. der Grundkrankheit (meist Hypertonie, KHK) ist am wichtigsten; daher zunächst Ursasuche und keine überstürzten Ther. einleiten!

emeinmaßnahmen Körperliche und seelische Entlastung; regelmäßige, individuell doe körperliche Bewegung bei kompensierter Herzinsuff., Bettruhe bei Dekompensation; ichtsnormalisierung, leichte, kaliumreiche, natriumarme Diät (keine Konserven!), kleine lzeiten, am späten Abend nichts mehr essen; Trinkmenge auf 1,5–2 l tägl. begrenzen, Stuhllierung: möglichst durch natürliche Maßnahmen, z.B. ballaststoffreiche Kost (☞ 17.5), viel t und Gemüse; Thromboseprophylaxe (bes. bei immobilen Pat. und unter ausschwemmender etischer Ther.). Keine Medikamente, die eine Herizinsuff. verschlimmern können, z.B. NSAR.

likamentöse Therapie

itadium NYHA I

-Hemmer: Verbessern die Prognose; die max. Wirkung entfaltet sich erst nach 1–2 Mon.; mit rigster Dosis beginnen und langsam steigern (bei Unverträglichkeit, wie z.B. Reizhusten, hsel zu AT1-Rezeptorantagonisten; bisher nur Losartan = Lorzaar® für die Ther. der Herzff. zugelassen).

tadium NYHA II

ocker: Schützen das Herz vor Schäden durch das aktivierte sympathische Nervensystem und essern ebenfalls die Prognose, Wirkung bisher nachgewiesen für Metoprolol, Bisoprolol und edilol. Ther. nur bei komp. Herzinsuff. Vorsichtig mit niedrigster Dosis beginnen (Gefahr der ompensation), langsam steigern. **Cave:** Kein Sotalol bei strukturellen Herzerkr.

etika: Bei Stauungssymptomen sowie generell ab Stadium NYHA III, möglichst in Kombin mit ACE-Hemmern (☞ 11.6.2); zunächst Thiazide, bei Niereninsuff. und in schweren n Schleifendiuretika. Ab Stadium III evtl. Kombination mit Spironolacton (nachgewiesene noseverbesserung), hier jedoch bei Basisther. mit ACE-Hemmern große Vorsicht wegen Geder Hyperkaliämie. **Cave:** Nie Triamteren mit ACE-Hemmer kombinieren.

talis: Bevorzugt bei Tachyarrhythmie bei Vorhofflimmern einsetzen; keine bessere Prognose, h deutliche Besserung der Symptomatik.

- Eine Dreifachkombination muss ein Diuretikum einschließen!
- Vor der Einführung eines weiteren Medikaments Ausschöpfen der Maximaldosen der bereits verabreichten Mittel.

Hemmer (☞ 11.6.2).

ocker (☞ 11.6.2).

etika (☞ 11.6.2). **Cave:** Ödeme langsam ausschwemmen, bei bettlägrigen Pat. begleitende mboseprophylaxe (Low-dose-Heparin, z.B. 1 Fraxiparin® 0,3 Amp. abends s.c.). Hochgrabzw. therapierefraktäre Ödeme sollten stationär behandelt werden. Zu Hause: „Herzbett"-rung, Gesäß tief, Beine und Oberkörper erhöht.

talisglykoside

Virkungen: Kontraktilität ↑ (pos. inotrop), Herzfrequenz ↓ (neg. chronotrop), Erregbarkeit ↑ pos. bathmotrop), Leitungsgeschwindigkeit ↓ (neg. dromotrop)

- **Ind.:** Linksherzinsuff. NYHA II–IV, v.a. Tachyarrhythmie bei Vorhofflimmern; recht wirksam auch bei Mitral- und Aorteninsuff. Weniger sinnvoll bei Cor pulmonale, wirkung bei Mitral- und Aortenstenose
- **NW** bzw. Digitalisintox.: Brechreiz, Durchfälle, Sehstörungen (Farbensehen, v.a. Gelbsti Rhythmusstörungen; Intoxikationsgefahr bei zunehmender Niereninsuff. (Digoxin), du Wirkungsverstärkung (s. Arzneimittelinteraktionen), bei V.a. Digitalisüberdosierung Spie bestimmung morgens vor Einnahme des Medikaments
- ! Bei älteren Pat. und schweren Herzerkr. sind Vergiftungserscheinungen schon bei norm Glykosid-Blutspiegeln möglich. Daher gilt: Klinisches Bild vor Labor!
- **KI:** Bradykardie < 40/Min., AV-Block II°–III°, Sick-Sinus-Sy., WPW-Sy., Kammertachy die, Hypokaliämie, Hyperkalzämie, akuter Myokardinfarkt, hypertroph-obstruktive Kar myopathie, thorakales Aortenaneurysma, Panzerherz.

Niemals einem digitalisierten Pat. Kalzium i.v. geben!

- **Arzneimittelinteraktionen**
  - Verstärkte Wirkung durch Chinidin, Kalziumantagonisten (bes. Verapamil), Levod Amiodaron, Tetrazykline, Clarithromycin
  - Abgeschwächte Wirkung durch Antazida, Colestyramin, Kohle
- **Dosierung**
  - Schnelle Aufsättigung: Bei akuter Herzinsuff.; am 1. Tag 3 × 0,4 mg Digoxin oder 3 × 0,2 Digitoxin i.v., danach orale Erhaltungsdosis (ED)
  - Mittelschnelle Aufsättigung: Für Digoxin-Derivate 3 d lang doppelte ED, für Digitoxin 3 d 3- bis 4fache ED, danach normale ED
  - Langsame Aufsättigung: Von Anfang an normale ED, hierunter volle Wirkung bei Dig nach 8 d, bei Digitoxin nach 1 Mon.

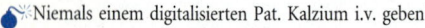

Tab. 10.9	Digitalisglykoside		
Präparat	**Abklingquote (tägl.)**	**Erhaltungsdosis (mg/tägl.)**	**Serumkonzentra**
Digoxin	20%	0,25–0,375	0,7–2,0 ng/ml
β-Metildigoxin (z.B. Lanitop®)	20%	0,10–0,20	0,7–2,0 ng/ml
β-Acetyldigoxin (z.B. Novodigal®)	20%	0,20–0,30	0,7–2,0 ng/ml
Digitoxin (z.B. Digimerck®)	7%	0,07–0,1	9–30 ng/ml

! Bei Niereninsuff. vorzugsweise Digitoxin einsetzen, bei Leberinsuff. Digoxin oder desser kömmlinge.

Nitrate Mittel der Wahl bei akuter Herzinsuff. mit Lungenstauung, zusammen mit Furose zur Langzeitther. einer reinen Herzinsuff. ohne KHK nicht geeignet.

.5.3 Komplikationen und Prognose

mplikationen Rhythmusstörungen (plötzlicher Herztod! ☞ 10.6), Lungenödem, kardioge-Schock (☞ 3.4.2), venöse Thrombosen (durch Strömungsverlangsamung des Blutes, bes. bei obilisation; ☞ 11.4.3).

Akute Linksherzinsuffizienz mit Lungenödem

Dyspnoe – Orthopnoe – Tachypnoe – kalter Schweiß – blasse Zyanose – Asthma cardiale – Hustenreiz – Galopprhythmus.

- Klinikeinweisung mit NAW einleiten – *Notfallther.* bis dahin:
- Lagerung: Oberkörper hoch, Beine tief
- O_2-Gabe (4–6 l/min)
- 2 Hübe Nitrospray (z.B. Nitrolingual® Spray) bei RR syst. > 100 mmHg
- Venöser Zugang mit Infusion (z.B. Ringer-Lösung); langsam laufen lassen!
- Diuretika: 40–60 mg Furosemid (z.B. Lasix®) i.v.
- Unblutiger Aderlass mittels Blutdruckmanschetten an Oberarmen und Oberschenkeln (60–80 mmHg)
- Sedierung: Ggf. sehr langsam 2,5 mg Diazepam (z.B. Valium®) i.v. (je nach Effekt ggf. nach 5–10 Min. wiederholen)
- Bei Hypertonie > 200 mmHg systolisch: Nifedipin 10 mg (z.B. Adalat®) sublingual (hypertone Krise, ☞ 11.6.2)
- Bei Bronchospastik: β_2-Sympatikomimetika-Aerosol, z.B. 2 Hübe Fenoterol (z.B. Berotec®)
- Kardiogener Schock (☞ 3.4.2)
- Herzrhythmusstörungen (☞ 10.6).

Anmerkung: Die akute Rechtsherzinsuff. ist meist Symptom eines akuten Cor pulmonale ☞ 12.9.1) infolge einer fulminanten Lungenembolie (☞ 12.9.2).

at. nach Klinikentlassung bes. engmaschig kontrollieren, da die zunehmende körperliche elastung im häuslichen Alltag oft zur Zunahme der Insuff. führt und die Medikation entsprechend angepasst werden muss. Bei plötzlicher Dekompensation einer gut eingestellten Herzinsuff. auch an Compliance-Probleme denken (Medikamente vergessen/weggelassen, größere Anstrengungen unternommen, z.B. Garten umgegraben)!

nose 1-J.-Letalität bei Herzinsuff. NYHA II und III ca. 10%, bei NYHA IV bis 50%.

10.6   Herzrhythmusstörungen

10.6.1   Bradykarde supraventrikuläre Rhythmus-störungen

Sinusbradykardie
Frequenz < 60/Min.

Ätiologie
- Physiologisch: Bei jungen und alten Menschen, Sportlern und erhöhtem Vagotonus nä liche Frequenzabfälle bis auf 40/Min.
- Pathologisch: Z.B. bei Hypothyreose (TSH basal ↑), Hypothermie, Erbrechen, intrakran Drucksteigerung, Sick-Sinus-Sy., Karotissinussy., Typhus
- Medikamentös bedingt: Z.B. β-Blocker, Antiarrhythmika, Digitalis, Ca^{2+}-Antagonisten Verapamil-Typ.

Klinik   Meist asymptomatisch; Schwindel, Synkopen, Herzinsuff. bei Bradykardie < 40/M

Therapie   Behandlung der Grundkrankheit (z.B. Schilddrüsenhormone bei Hypothyre Absetzen neg. chronotroper Medikamente, bei Schwindel/Synkopen ggf. SM-Implanta (☞ 10.6.3).

Bradyarrhythmia absoluta
Vorhofflimmern mit bradykarder Kammerfrequenz infolge gestörter AV-Überleitung. Meist Folge geschrittener Herzerkr.

Therapie   Bei Symptomen (Schwindel/Synkopen) SM-Implantation (☞ 10.6.3).

⬤❄Ausschluss einer behandelbaren Ursache: Hypothyreose, Digitalisintox.

SA-Blockierungen
- I. Grades: Verzögerte Erregungsleitung vom Sinusknoten zur Vorhofmuskulatur; im kon tionellen EKG nicht erkennbar
- II. Grades Typ I (Wenckebach-Periodik): Bei gleich bleibender PQ-Zeit werden die Intervalle immer kürzer, bis eine längere Pause eintritt
- II. Grades Typ II (Mobitz): Auftreten von Herzpausen, deren Dauer dem Vielfacher normalen PP-Intervalls entspricht
- III. Grades: Totale Leitungsunterbrechung, längere Pausen, evtl. AV-Ersatzrhythmus Beginn oft lange Pausen mit Adams-Stokes-Anfällen.

Ätiologie   Sick-Sinus-Sy., Digitalis-Intox., Antiarrhythmika, KHK, Myokarditis, Schlafap Sy.

Klinik   Bei längeren Pausen oder hochgradiger Bradykardie Schwindel, Synkopen (Ad Stokes-Anfälle).

gnostik EKG und Langzeit-EKG (evtl. Facharztüberweisung zum Kardiologen).

rapie Digitalis/Antiarrhythmika absetzen, evtl. Spiegel bestimmen, im Notfall Atropin
mp. i.v., bei Schwindel/Synkopen SM-Implantation (☞ 10.6.3).

Blockierungen

. Grades: Verzögerte Erregungsleitung, PQ-Zeit > 0,20 Sek. bei Puls 60/Min. (PQ-Zeit ist
requenzabhängig!), keine Symptome

I. Grades Typ Wenckebach: Kontinuierliche Zunahme der PQ-Zeit, bis ein Kammerkomplex
ausfällt. Die entstehende Pause ist kürzer als das Doppelte des vorausgehenden PP-Intervalls

I. Grades Typ Mobitz: Intermittierender totaler Leitungsblock in fixiertem Verhältnis, Über-
eitung von jeder 2., 3. oder n-ten Vorhofaktion. Auch vereinzelte Blockierungen möglich.
PQ-Zeit kann normal oder verlängert sein. Ursache immer organische Herzerkr. Gefahr des
Übergangs in einen AV-Block III.° mit Schwindel/Synkopen

II. Grades: Totaler AV-Block mit völliger Dissoziation von Vorhof- und Kammererregungen,
labei normofrequente Vorhofaktionen und langsame Kammeraktionen:

Ersatzrhythmus im AV-Knoten oder HIS-Bündel: Normale QRS-Komplexe, Frequenz > 40/
Min.

Ersatzrhythmus im Kammermyokard: Schenkelblockartig deformierte Kammerkomplexe,
Frequenz < 40/Min.

logie AV-Block Grad I häufig bei Vagotonie (verschwindet unter Belastung). Höhergradige
kierungen meist organisch oder durch Medikamente bedingt (KHK, akuter Myokardinfarkt,
karditis, Kardiomyopathien, Vitien, Digitalis, Antiarrhythmika); auch nächtliche AV-Blo-
ungen bei Schlafapnoe-Sy. (☞ 12.10).

ik Schwindel, Adams-Stokes-Anfälle bes. zu Beginn des AV-Blocks III. Grades, bevor der
zrhythmus einsetzt (präautomatische Pause), Herzinsuff. bei Bradykardie < 40/Min.

gnostik EKG, immer Langzeit-EKG zum Ausschluss/Nachweis höhergradiger Blockierun-
evtl. Facharztüberweisung zum Kardiologen, dort evtl. auch HIS-Bündel-EKG zur Beurtei-
der Prognose, Ind. zur SM-Implantation ☞ 10.6.3).

apie
ausale Ther. der zugrunde liegenden Herzerkr.
bsetzen von Digitalis, Antiarrhythmika (**Cave:** z.B. AV-Zeit verlängernde Augentropfen
icht übersehen)
eim AV-Block Grad I und II (Wenckebach) keine weitere Ther.
ei höhergradigen Blockierungen (AV-Block Grad II Typ Mobitz II und AV-Block Grad III)
nit subjektiver Symptomatik Schrittmacher-Implantation (☞ 10.6.3).

-Sinus-Syndrom (Sinusknoten-Syndrom)

nelbegriff für folgende Rhythmusstörungen:
ersistierende symptomatische Sinusbradykardie
ntermittierender Sinusarrest oder SA-Block
radykardie-Tachykardie-Sy.: Paroxysmale supraventrikuläre Tachykardie/Vorhofflattern/
orhofflimmern mit nachfolgender längerer asystolischer Pause vor einsetzender Sinusbra-
ykardie.

Ätiologie KHK, Kardiomyopathie, Myokarditis, idiopathische Degeneration des Reizleitu
systems (M. Lenègre, M. Lev).

Klinik Schwindel und Synkopen, häufig vergesellschaftet mit Karotissinus-Sy., Herzinsuff., I
pnoe, Angina pectoris, Embolien.

Diagnostik EKG, immer Langzeit-EKG (evtl. Facharztüberweisung zum Kardiologen), B
tungs-EKG (fehlender Frequenz-Anstieg).

Therapie Bei symptomatischer Bradykardie (Schwindel, Synkopen) SM-Implantation, bei
sätzlichen tachykarden Rhythmusstörungen SM- und antitachykarde medikamentöse T
i.d.R. Einstellung in Klinik (Klinikeinweisung).

Adams-Stokes-Anfall

Meist durch intermittierenden SA-Block, AV-Block oder Sick-Sinus-Sy. und fehlenden Ersa
rhythmus ausgelöste Asystolie.

- **3–5 Sek.** – Blässe und Schwindel
- **10–15 Sek.** – Bewusstseinsverlust
- **20–30 Sek.** – Krämpfe
- **30–60 Sek.** – Atemstillstand
- **> 3 Min.** – irreversible Hirnschäden/Exitus.

Im Anfall weite Pupillen, abgeschwächte oder fehlende Reflexe. **Ther.:** Reanimation, exter
SM, wenn möglich (☞ 3.2.2).

Karotissinus-Syndrom (hypersensitiver Karotissinus)

Überempfindliche Druckrezeptoren an der Karotisgabel.

Klinik Karotisreizung (Kopfbewegungen, lokaler Druck durch Rasieren, engen Kragen) füh
Bradykardie bis Asystolie von einigen Sek. (kardioinhibitorischer Typ, 90%) oder zum Blutdr
abfall um mehr als 50 mmHg (vasodepressorischer Typ, 10%) oder zu beidem; meist arterio
rotische Genese.

Diagnostik Mögliche Karotisstenose ausschließen. Karotisdruckversuch unter laufendem
und liegendem venösem Zugang (vorher 1 Amp. Atropin aufziehen, beim Auftreten einer sy
tomatischen Bradykardie spritzen). Pos. Versuch bei Asystolie > 3 Sek. oder RR-Abfall > 50 m
nach jeweils einseitiger Karotismassage.

Therapie Nur bei Symptomen (Schwindel, Synkopen) SM-Implantation (☞ 10.6.3).

10.6.2 Tachykarde supraventrikuläre Rhythmus-störungen

Sinustachykardie

*Regelmäßiger Sinusrhythmus mit gesteigerter Frequenz über 100/Min. P-Wellen gehen dem norm
QRS-Komplex voraus, sind jedoch oft nicht zu erkennen.*

...logie

Bei Kindern physiologisch

Körperliche/seelische Belastung mit Steigerung des Sympathikotonus

Fieber (pro 1 °C Temperaturanstieg Frequenzzunahme um 10 Schläge/Min.)

Anämie (☞ 19.1.1), Hypovolämie, Kreislaufschock, Herzinsuff. (☞ 10.5), Myokarditis (☞ 10.7.2), hyperkinetisches Herzsy.

Hypoxie, z.B. bei chron. Lungenerkr., Cor pulmonale (☞ 12.9.1)

Hyperthyreose (☞ 17.6.2), Phäochromozytom (☞ 17.7)

Medikamente, nicht selten eigenmächtiges Absetzen von β-Blockern! Einnahme von Theophyllin, Atropin, β-Sympathomimetika, z.B. im Anfall überdosiertes Asthma-Spray oder bei thorakalen Schmerzen zu häufig appliziertes Nitrospray

Delir, übermäßiger Genuss von Kaffee oder Nikotin.

...rapie Grundsätzlich Ursache suchen und behandeln, nur bei hyperkinetischem Herzsy. (...schlussdiagnose) alleinige symptomatische Ther. mit sehr niedrig dosierten β-Blockern; ...Hyperthyreose β-Blocker evtl. zusätzlich zur thyreostatischen Behandlung.

...raventrikuläre Extrasystolie

...Vorhofextrasystolen: Deformierte P-Welle, normaler QRS-Komplex

...unktionale (AV-Knoten-)Extrasystolen: Neg. P-Zacken vor, im oder nach dem normalen QRS-Komplex

...rüh einfallende SVES mit aberranter Leitung: P-Welle mit nachfolgendem schenkelblockartig deformierten QRS-Komplex durch gestörte Erregungsausbreitung in der Herzkammer (**DD** VES: Hier fehlt die vorangehende P-Welle).

...logie

Häufig bei Gesunden, z.B. bei vegetativer Labilität, emotionaler Erregung, Übermüdung, übermäßigem Genuss von Kaffee, Nikotin, Alkohol

Gelegentlich bei organischen Herzerkr., z.B. Mitralklappenprolaps, KHK, Myokarditis, Hypokaliämie, Digitalisther.

...apie

Keine Behandlung von SVES bei Gesunden

Evtl. Überprüfen des Kalium- und Digitalisspiegels

Behandlung einer zugrunde liegenden Herzerkr.

Lösen SVES supraventrikuläre Tachykardien oder Episoden von Vorhofflimmern aus (Diagnose im Langzeit-EKG), Therapieversuch mit Verapamil (z.B. 3 × 80 mg Isoptin®) oder β-Blockern, wie 2 × 50 mg Metoprolol (z.B. Beloc®-mite, 2 × 1 Tbl. tägl.). Halbjährliche Langzeit-EKG-Kontrollen (evtl. Facharztüberweisung zum Kardiologen).

...oxysmale supraventrikuläre Tachykardie

...ik der Tachykardien Plötzlicher Anfall von Herzrasen, der Min. bis Tage dauern kann und ...an in normalen Sinusrhythmus umschlägt. Hypotonie, Schwindel, Synkopen, Angst; bes. bei ...ischer Herzerkr.: Angina pectoris, Atemnot, selten kardiogener Schock. Während oder nach ...Anfall Polyurie.

Vorhoftachykardie

- Regelmäßige Tachykardie mit normalem QRS-Komplex, aber – falls erkennbar – deformie
  P-Welle, Frequenz 140–200/Min., meist permanente Tachykardie bei jüngeren Mensch
- Besteht gleichzeitig ein AV-Block II. Grades (s.o.), liegt mit großer Wahrscheinlichkeit
  Digitalisintox. vor (sofort Digitalis absetzen und Glykosidspiegel bestimmen!)
- Bei multifokalen Vorhofschrittmachern liegt meist eine schwere Herzerkr. zugrunde (
  pulmonale, fortgeschrittene Herzinsuff.), im EKG finden sich mind. drei verschieden de
  mierte P-Wellen mit wechselnden PP- und PQ-Intervallen.

AV-Knoten-Reentry-Tachykardie ohne Präexzitation Häufigste Form. In $^2/_3$ der Fäll
Herzgesunden, $^1/_3$ bei organischer Herzerkr., z.B. Mitralklappenprolaps, KHK, Hyperthyre

- **Pathomechanismus:** Über unterschiedlich schnell leitende Bahnen im AV-Knoten kön
  kreisende Erregungen entstehen und eine Tachykardie unterhalten
- **EKG:** Regelmäßige Tachykardie, Frequenz 180–220/Min., zu Beginn der Tachykardie p
  liche Zunahme des PR-Intervalls, keine P-Wellen, keine AV-Blockierung, i.d.R. nor
  schmale QRS-Komplexe.

Problematisch sind supraventrikuläre Tachykardien mit aberranter Leitung oder Scher
blockbildern. Sie lassen sich im Anfall oft nur schwer von einer ventrikulären Tachyk
(☞ 10.6.3) unterscheiden. Gelingt die sichere Diagnose nicht durch den Vergleich mit e
EKG vom anfallsfreien Intervall, sofortige Klinikeinweisung.

Supraventrikuläre Tachykardie bei Präexzitationssyndromen Auslösung von Ree
Tachykardien über akzessorische Leitungsbahnen zwischen Vorhof und Kammer.

- WPW-Sy. (Wolff-Parkinson -White-Sy.: Kent-Bündel). **EKG:** Verkürzte PQ-Zeit < 0,12
  und verbreiterter QRS-Komplex durch Delta-Welle vor QRS-Komplex
- LGL-Sy. (Lown -Ganong-Levine-Sy.: James-Bündel): Seltener. **EKG:** Nur verkürzte PQ-
  keine Delta-Welle.

Bei beiden Formen während der Tachykardie meist regelmäßiger Rhythmus, meist schmale (
Komplexe, seltener verbreiterte QRS-Komplexe, evtl. rudimentäre P-Wellen als Zeichen r
grader Vorhoferregung in Form von gekerbter ST-Strecke.

Therapie der supraventrikulären Tachykardien Vagusreizung bei kreislaufstabilen

- Tief einatmen, Luft anhalten und lange pressen
- Massage eines (!) Karotissinus. Vorher Karotisstenose ausschließen (auskultieren, danac
  gen)
- Ein großes Glas kaltes, kohlensäurehaltiges Wasser schnell austrinken
- Gesicht in kaltes Wasser eintauchen.

Tab. 10.10	**Therapie der supraventrikulären Tachykardie**	
thmusstörung	Mittel der Wahl	Kontraindiziert
lmäßige Tachykardie mit nalen Kammerkomplexen	Adenosin (z.B. Adrekar®) 3–6 mg schnell i.v., bei Erfolglosigkeit nach 3 Min. mit 6–12 mg wiederholen	Verapamil, falls eine Präexzitation zugrunde liegt
egelmäßige Tachykardie bei xzitationssy. mit offlimmern	Ajmalin (z.B. 50 mg Gilurytmal®) langsam i.v. unter EKG-Kontrolle	Adenosin, Verapamil, Digitalis
lmäßige AV-Reentry-ykardie ohne Präexzitation	Adenosin oder Verapamil langsam i.v. unter EKG-Kontrolle (nur bei fehlender β-Blocker-Ther., RR > 100 systolisch, keine Insuffizienzeichen), bei fehlendem Erfolg Digitalis (vorher mögliche Überdosierung ausschließen) oder Ajmalin	
ykardien mit breitem merkomplex, wenn Differen-ng zwischen ventrikulärer supraventrikulärer Genese möglich	Ajmalin (z.B. 50 mg Gilurytmal®) langsam i.v. unter EKG-Kontrolle	
oftachykardie ohne AV-Block	Adenosin (z.B. Adrekar®) 3–6 mg schnell iv., bei Erfolglosigkeit nach 3 Min. mit 6–12 mg wiederholen	
oftachykardie mit AV-Block	Ther. der meist zugrunde liegenden Digitalisintox. (Digitalis absetzen, Klinikeinweisung)	Digitalis

rokardioversion (d.h. Klinikeinweisung mit NAW) bei Erfolglosigkeit der Maßnahmen und ei kreislaufinstabilen Pat.

Sistieren der Tachykardie weiterführende Diagn. beim Kardiologen einleiten: Langzeit-EKG ei Präexzitationssy. elektrophysiologische Untersuchung zur Identifikation von Pat. mit kur-efraktärzeit und Gefahr lebensbedrohlicher Tachykardien; evtl. Indikationsstellung zur Ka-rablation (Hochfrequenzkoagulation von Leitungsbahnen im AV-Knoten oder akzessori- Leitungsbahnen).

offlattern

auf dem Boden organischer Erkr., oft Übergangsstadium zwischen Sinusrhythmus und Vorhof-ern.

nostik Im EKG sägezahnartige Flatterwellen, Frequenz 250–300/Min., häufig AV-Block II° : 1- oder 3 : 1-Überleitung auf die Kammern.

Therapie So schnell wie möglich Klinikeinweisung, da Gefahr bedrohlicher Tachykardien 1 : 1-Überleitung; dort medikamentöse oder elektrische Überführung in Sinusrhythmus (Re larisierung) oder zumindest in das stabilere Vorhofflimmern. Evtl. Katheterablation des arrh mogenen Zentrums.

Vorhofflimmern

Meist organische Herzerkr. (Mitralvitien, KHK, Linksherzinsuff., Kardiomyopathien, Myo-/Peri ditis, Hypertonie, Sick-Sinus-Sy.), aber auch infolge Hyperthyreose, Lungenembolie, chron.-obst tiver Lungenerkr., E'lytstörungen, „Holiday-heart-Sy." (durch Alkoholkonsum verursachtes paro males Vorhofflimmern); in 15% idiopathisch.

Pathomechanismus: Vorhofflimmerfrequenz 350–600/Min. → Verlust hämodynamisch wir mer Vorhofkontraktionen mit Abnahme des HZV um 20%; Vorhoferregungen werden im Knoten gefiltert und teilweise übergeleitet → unregelmäßige Kammerfrequenz zwischen ca und 180/Min.

Klinik Bes. bei paroxysmaler Form und/oder Tachyarrhythmie Herzklopfen, Schwindel, kopen, Dyspnoe, Angst, Polyurie. Meist peripheres Pulsdefizit (= Differenz zwischen auskul barer Herzfrequenz und tastbarem Radialispuls).

Diagnostik Im EKG abs. Arrhythmie bei fehlenden P-Wellen, unregelmäßige RR-Inter Flimmerwellen (am besten in V1 sichtbar), schmale Kammerkomplexe (nicht bei aberriere ventrikulärer Leitung).

Therapie Pat. so früh wie möglich zur medikamentösen oder elektrischen Rhythmisierun ter Thrombembolieprophylaxe zum Kardiologen oder in Klinik überweisen. Bei bis zu 1 J stehendem Vorhofflimmern und normal großem li Vorhof gute Erfolgsaussichten der Rhythm rung. **Cave:** Diuretika können bei Pat. mit paroxysmalem Vorhofflimmern einen Anfall auslö Versagt die Überführung in den Sinusrhythmus bzw. rezidiviert das Vorhofflimmern mit Tach rhythmie, medikamentöse Normalisierung der Kammerfrequenz mit Digitalis (Mittel der V s.o.), evtl. zusätzlich Verapamil 3 × 80 mg tägl. (z.B. Isoptin® 80 mg Tbl.) *oder* β-Blocker (beides!). **Cave:** Herzinsuff. Bei Tachyarrhythmie im Rahmen einer Hyperthyreose Behandlun Grunderkr. (☞ 17.6.2) und zusätzlich β-Blocker, wie Metoprolol 2 × 50 mg tägl. (z.B. Be mite). Bislang ist keine Rezidivprophylaxe nach primär erfolgreicher Kardioversion mögli

Kontrolle der Frequenznormalisierung

- Nicht nur Puls fühlen, sondern gleichzeitig das Herz auskultieren – oft erhebliches perip Pulsdefizit!
- Regelmäßige EKG- und Belastungs-EKG-Kontrollen – oft im Ruhe-EKG normofrequent quenzanstiege sind jedoch bei geringer Belastung, also auch im Alltag zu erwarten!
- Digitalisspiegelkontrolle nicht routinemäßig, nur bei V.a. Unterdosierung (keine oder ge Wirkung auf die Frequenz) bzw. Überdosierung (AV-Block II.° Typ Wenckebach, Bigen u.a. neu aufgetretene Rhythmusstörungen im EKG, subjektiv gastrointestinale Sympt Sehstörungen).

Komplikationen Art. Embolien. Großes Risiko bei vergrößertem Vorhof, organischen I erkr., permanentem Vorhofflimmern; geringes Risiko bei idiopathischem intermittierendem hofflimmern. Linksherzinsuff. bei Tachyarrhythmie.

mboembolieprophylaxe bei chronischem Vorhofflimmern Möglichst alle Pat.
J. mit chron. sowie Pat. mit häufigem paroxysmalen Vorhofflimmern sollten durch eine
koagulationsther. mit Phenprocoumon (Marcumar®) oder Warfarin (Coumadin®, kein
ausfall) vor einer art. Embolie geschützt werden. Bestehen KI gegenüber Antikoagulanzien
fehlen organische Erkr. und weitere Risikofaktoren bei Pat. unter 65 J., kann man auf 300 mg
tägl. oder eine low-dose-Heparinisierung zurückgreifen.

.6.3 Ventrikuläre Rhythmusstörungen

ik Oft asymptomatisch; sonst Palpitationen, Angina pectoris, Schwindel, Herzinsuff., Syn-
n.

nostik Manchmal finden sich ventrikuläre Rhythmusstörungen bereits im Ruhe-EKG
thmusstreifen 2–4 Min. bei 25 oder 10 mm/Sek. Papiergeschwindigkeit), dennoch ist immer
angzeit-EKG von mind. 18 h Dauer nötig, um Häufigkeit, Art und Schwere ventrikulärer
hmusstörungen exakt beurteilen zu können (ggf. Facharztüberweisung zum Kardiologen).

trikuläre Extrasystolen (VES)

rhaltenem Sinusrhythmus unregelmäßig einfallende Extraschläge mit deformiertem Kammer-
lex und anschließender kompensierender Pause.

logie Häufig bei Gesunden, dann meist einfache, monomorphe (monotope) VES. Poly-
he (polytope) VES sind fast immer organischer Genese: KHK, Kardiomyopathie, Myokar-
Kaliummangel, Hyperthyreose, Digitalis, Sympathomimetika, Antiarrhythmika, trizyklische
lepressiva. Sonderform: Bigeminus (auf jede normale Kammererregung folgt eine Extrasys-
häufig bei Digitalis-Überdosierung.

Iöhere Lown-Klasse = schlechtere Prognose nur bei eingeschränkter linksventrikulärer Funk-
on. Lown-Klassifikation allein liefert keine Anhaltspunkte für spezielle ther. Optionen.

rapie
Bei Gesunden keine Ther. nötig, wichtig ist dagegen die Aufklärung des oft verängstigten
Pat. über die Harmlosigkeit des Befundes
Bei organischer Herzerkr. kausale Ther. am wichtigsten, z.B. antiischämische Ther. bei
KHK
Bestimmung und evtl. Ausgleich des Kalium- und Magnesium-Spiegels. Der Magnesium-
Spiegel im Serum gibt nicht unbedingt die intrazelluläre Magnesium-Konz. wieder, dagegen
ist eine Hypomagnesiämie meist mit einer Hypokaliämie und/oder einer Hypokalzämie
vergesellschaftet; daher sollte bei Kaliummangel zusätzlich zum Kalium möglichst auch
Magnesium substituiert werden. **Cave:** Häufigste Ursache eines Elektrolytdefizits: Diuretika
Bestimmung des Digitalisspiegels oder ggf. des Spiegels von Antiarrhythmika (evtl. Fach-
arztüberweisung zum Kardiologen)
Bei Herzinfarktpat. ohne KI Dauerther. mit β-Blockern (nicht Sotalol!), da hierdurch das
Risiko von Kammerflimmern gesenkt wird

Forts. ▶

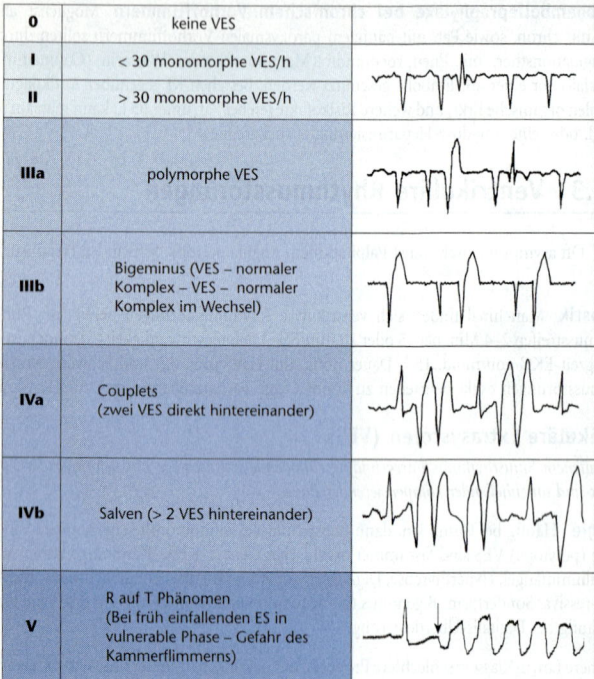

0	keine VES	
I	< 30 monomorphe VES/h	
II	> 30 monomorphe VES/h	
IIIa	polymorphe VES	
IIIb	Bigeminus (VES – normaler Komplex – VES – normaler Komplex im Wechsel)	
IVa	Couplets (zwei VES direkt hintereinander)	
IVb	Salven (> 2 VES hintereinander)	
V	R auf T Phänomen (Bei früh einfallenden ES in vulnerable Phase – Gefahr des Kammerflimmerns)	

Abb. 10.15 Klassifikation der VES nach Lown

- Nichtmedikamentöse Rhythmusther. (in Absprache mit dem Kardiologen!) bevorzu z.B. ICD, Katheterablation, Rhythmuschirurgie
- Eine Dauerther. mit Antiarrhythmika der Klassen I und III zum Schutz vor Kammerfl mern ist heute nicht mehr indiziert, da es keine Hinweise auf eine Prognoseverbesser gibt, sondern im Gegenteil die Mortalität unter einer solchen Ther. zunimmt.

Ventrikuläre Tachykardie (VT)

Ätiologie Meist schwere organische Herzerkr., z.B. KHK, Myokardinfarkt, Kardiomyop Überdosierung von Digitalis/Antiarrhythmika, selten idiopathisch.

Klinik Abhängig von der Dauer der VT und der Vorerkr., Herzrasen, Dyspnoe, Angina pec Lungenödem, kardiogener Schock.

gnostik Im EKG regelmäßige Tachykardie, Frequenz 120–200/Min. mit schenkelblockartig rmierten Kammerkomplexen (QRS > 0,12 Sek.), AV-Dissoziation (fehlende zeitliche Zuord-g von P-Wellen zu den Kammerkomplexen).

rapie Sofortige Klinikeinweisung mit NAW unter Reanimationsbereitschaft (da Übergang ammerflattern/-flimmern möglich), evtl. Akutther. mit Ajmalin (25–50 mg unter EKG-Kon-e langsam über 5 Min. i.v., z.B. ½–1 Amp. Gilurytmal® 10). Reservether.: Amiodaron (z.B. arex®) 300 mg i.v. In der Klinik evtl. elektrische Kardioversion, Behandlung der Grund-kheit und, falls nötig, Rezidivprophylaxe möglichst mit nichtmedikamentösen Mitteln), Katheterablation oder Rhythmuschirurgie), bei Post-Infarkt-Pat. auch mit β-Blockern t Sotalol!).

mmerflattern/Kammerflimmern

Kammerflattern: Hochamplitudige Haarnadelkurven, Frequenz > 250/Min., Übergangssta-ium zwischen ventrikulärer Tachykardie und Kammerflimmern: hypodynamer Herzstillstand mit unkoordinierten und ineffektiven Myo-ardbewegungen und anfangs groben, später feinen Flimmerwellen im EKG, Frequenz > 300/Min.

apie Unverzügliche Reanimation nach dem ABCD-Schema und frühzeitige Defibrillation .2.3), Klinikeinweisung mit NAW.

Syndrom (verlängertes oder Long-QT-Syndrom)

khaft verlängerte QT-Zeit > 440 ms (Frequenz beachten!) mit der Gefahr von paroxyxmalem merflattern vom Spitzenumkehrtyp (Torsade de pointes) mit Synkopen häufig schon im Kindes-

logie Angeboren (z.B. Romano-Ward-Sy., Jervell-Lange-Nielsen-Sy. mit Taubheit), spo-ch auftretend oder durch Medikamente hervorgerufen (z.B. Antiarrhythmika, Antidepres-Phenothiazine, Terfenadin, Erythromycin, Co-trimoxazol, Ketokonazol, Chinin, Vasopres-Kokain u.v.m.).

apie Bei Kammerflattern Reanimation, Magnesiumsulfat-Infusionen, Medikamente weg-, die die QT-Zeit verlängern können, Hypokaliämie vermeiden; bei angeborenem QT-Sy. β-ter und Magnesium p.o., bei Therapieresistenz Implantation eines ICD.

6.4 Behandlungsgrundsätze der antiarrhythmischen Therapie

Herzgesunde mit Rhythmusstörungen benötigen grundsätzlich keine antiarrhythmische Be-andlung, auch wenn sie unter Symptomen leiden. Wichtig ist, sie über die Harmlosigkeit rer Störungen aufzuklären und zu beruhigen
Wichtigste Maßnahme bei behandlungsbedürftigen Rhythmusstörungen ist die Ther. der Ur-ache; z.B. einer KHK
ie Ind. zur antiarrhythmischen Behandlung sollte nur von Erfahrenen oder Kardiologen

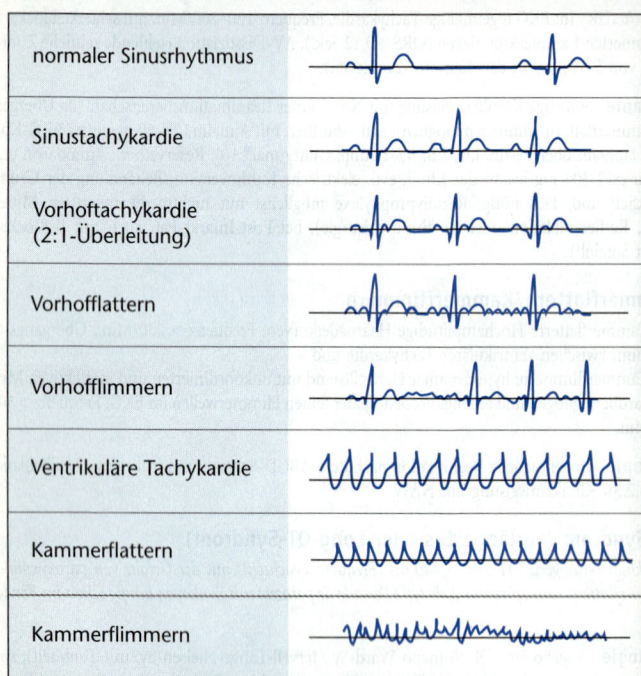

normaler Sinusrhythmus	
Sinustachykardie	
Vorhoftachykardie (2:1-Überleitung)	
Vorhofflattern	
Vorhofflimmern	
Ventrikuläre Tachykardie	
Kammerflattern	
Kammerflimmern	

Abb. 10.16 Tachykarde Rhythmusstörungen

gestellt und überwacht werden. Voraussetzungen für eine antiarrhythmische Ther. vent
lärer Rhythmusstörungen:

– Objektive Symptome, z.B. bei Abfall des HZV infolge Tachy- oder Bradykardien

– Erhöhtes Risiko eines plötzlichen Herztodes, z.B. nach Reanimation bei Kammerflimr.
anhaltenden ventrikulären Tachykardien, komplexen Rhythmusstörungen bei Pat. mit sc
ren Herzerkr. und/oder eingeschränkter linksventrikulärer Funktion.

Cave: Alle Klasse-I- und -III- Antiarrhythmika haben proarrhythmische Effekte. Laut Ergebr
der SWORD-Studie kann Sotalol – ähnlich wie Klasse-I-Antiarrhythmika – bei Post-Infarkt
tödliche Arrhythmien auslösen und sollte daher nicht als Dauerther. gegeben werden. Die
stellung mit Antiarrhythmika sollte nur in der Klinik erfolgen!

.6.5 Der Schrittmacher-Patient

kation zur SM-Implantation
Wird i.d.R. von Kardiologen/Klinik gestellt

Grundsätzlich nur bei symptomatischen Pat., z.B. bei Schwindel, Synkopen, Adams-Stokes-Anfällen, bradykardiebedingter Herzinsuff. und Leistungsminderung

Sinusknoten-Sy., Karotissinus-Sy., Bradyarrhythmia absoluta, AV-Block II. Grades Typ II Mobitz, SA- und AV-Block III. Grades, trifaszikulärer Block (AV-Block I.°, kompletter Rechtsschenkelblock und linksanteriorer Hemiblock), alternierender Schenkelblock (Rechts-und Linksschenkelblock im Wechsel)

Symptomatische Bradykardie unter notwendiger antiarrhythmischer oder Digitalis-Ther.

nd. zur Implantation eines antitachykarden SM (ICD = implantierbarer cardioverter Defi-rillator oder Overdrive Pacing): Rezid. ventrikuläre Tachykardien mit erhöhtem Risiko von Kammerflimmern, Z.n. Kammerflimmern und/oder Z.n. Herzinfarkt mit linksventrikulärer Dysfunktion. Seltener supraventrikuläre Tachykardien (Reentry-Mechanismen) und paroxys-nales Vorhofflimmern.

ittmacher-Systeme
Heute werden bei bradykarden Rhythmusstörungen bevorzugt pro-mierbare Zweikammer-Systeme (DDD) implantiert, da sie die physiologische aufeinander nde Stimulation von Vorhof und Kammern imitieren und somit die Auswurfleistung des ens gegenüber dem Einkammer-System (VVI) verbessern. VVI-Schrittmacher sind nur bei seltenen Episoden eines AV-Blocks üblich. Liegt lediglich eine intermittierende Störung inusknotenfunktion mit symptomatischer Sinusbradykardie bei normaler AV-Überleitung kann man einen AAI-Schrittmacher implantieren, der bei Bradykardie nur den Vorhof sti-ert.

SM-Code besteht aus drei bis fünf Buchstaben

1. Buchstabe: Ort der Stimulation: A = re Atrium, V = re Ventrikel, D = Doppelt, also A + V
2. Buchstabe: Ort der Wahrnehmung: A = re Atrium, V = re Ventrikel, D = Doppelt, also A + V
3. Buchstabe: Betriebsart: I = Inhibition, T = Triggerung, D = Doppelt, also I + T
4. Buchstabe: Programmierbarkeit: P = wenige Funktionen, M = multiprogrammierbar, R = frequenzadaptiert
5. Buchstabe: Antitachykardiefunktion: 0 = keine, P = antitachykarde Stimulation (ATP = antitachycardial pacing), S = Elektroschock, D = Doppelt, also P + S.

piel: VVI = Stimulationsort re Ventrikel, Ort der Impulswahrnehmung re Ventrikel, iebsart = Schrittmacherimpuls wird bei Eigenaktion des Herzens inhibiert.

SM-Implantation
namnese mit Darstellung der rhythmusbedingten Symptome

KG- und Langzeit-EKG mit Darstellung der Rhythmusstörung(en)

ktuelle Rö-Thorax-Aufnahme

aborwerte: BSG, TSH basal, E'lyte, BB, CK, Quick, PTT, Thrombos.

SM-Implantation Alle 6–12 Mon. (anfangs und bei ICD häufiger) SM-Kontrolle in der nlanz der implantierenden Klinik. Daneben regelmäßige Untersuchungen durch den HA; v.a.

auf folgende **KO** achten: Hämatom/Inf. der SM-Tasche, Thrombose, Pneumothorax, Lunge
kultieren! (☞ 12.1.7), Pektoralis-/Zwerchfellzucken (Inspektion), EKG zum Ausschluss/N
weis einer SM-Fehlfunktion.

Schrittmacher-Sy.: (20% aller Pat. mit VVI-SM) Retrograde Vorhoferregung durch alleinige K
merstimulation verursacht Vorhofkontraktion gegen die geschlossenen AV-Klappen und d
Druckanstieg im Vorhof → reflektorische RR-Senkung mit Schwindel.

Batterie-Erschöpfung: Abfall der tatsächlichen gegenüber der programmierten Stimulation
quenz, tritt durchschnittlich nach 10 J. Betriebszeit ein, gelegentl. früher, häufig auch später
Frequenz-Abfall um etwa 10% Batteriewechsel.

10.7 Entzündliche Herzerkrankungen

10.7.1 Endokarditis

Entzündung des Endokards, häufig mit Beteiligung der Klappensegel; kann zu Klappenfehlern fü
Befall v.a. der Mitral- (80%) und Aortenklappe (20%), selten der Klappen des re Herzens (z.B. b
Drogenmissbrauch).

Rheumatische Endokarditis

Ätiologie Heute sehr seltene infektallergische entzündliche Zweiterkr. 1–3 Wo. nach Inf
oberen Atemwege mit β-hämolysierenden Streptok. der Gruppe A.

Klinik Betroffen sind v.a. Kinder und Jugendliche, Erw. extrem selten; hier aber schwer zu
nostizieren.

Leitsymptome: Fieber und neu aufgetretenes Herzgeräusch. Neben der gefährlichen Endokar
die zur Klappendestruktion führt, auch Zeichen der Myo- und Perikarditis möglich. Akute
dernde Polyarthritis der großen Gelenke mit flüchtiger Symptomatik. Chorea minor (sehr se
nie bei Erw.; plötzliche „Ungeschicklichkeit" der Kinder, sie lassen alles fallen oder versch
Getränke), subkutane Knötchen, Erythema anulare marginatum (hellrote Flecken bes. para
bilikal), Erythema nodosum (☞ 25.20).

Diagnostik Klinisches Bild! BSG/CRP ↑, Leukozytose, evtl. Anämie, ASL pos. (nur wertba
Titern > 300 IE und/oder Titerbewegungen), EKG (Zeichen der begleitenden Myo-/Perikard
Echo.

Therapie

- Bei V.a. rheumatische Endo- bzw. Pankarditis umgehende Klinikeinweisung, dort hoc
  sierte Penicillinther. (i.d.R. 6 Wo. lang, bei Penicillinallergie Erythromycin) und entzünd
  hemmende Ther. mit Acetylsalicylsäure (ASS) und/oder Kortikosteroiden
- Rezidivprophylaxe mit Penicillin über 10 J. bzw. bis zum 25. Lj. (z.B. Benzyl-Penicillin 1,2
  IE alle 3–4 Wo. i.m., z.B. Tardocillin®), ASS noch einige Wo. nach Normalisierung der
- Endokarditisprophylaxe vor jedem (zahn-)medizinischen Eingriff
- Grundsätzlich antibiotische Ther. bei allen bakt. Inf. und unklarem Fieber mind. 7 d lan
  Penicillin, bei Penicillinallergie mit Erythromycin
- Bei Kindern, die sich von einem Inf. nicht erholen, immer das Herz abhören, ein EKG schre
  ben und den Urin untersuchen.

gnose Letalität einer manifesten (Endo-)Karditis 2–5%. Jedes Rezidiv erhöht die Wahr-
inlichkeit eines späteren symptomatischen Herzklappenfehlers.

ektiöse Endokarditis

ische Erkr. durch infektiösen Streuherd im Bereich des Endokards bzw. der fast immer vorgeschä-
n Herzklappen. Verschiedene Formen:

Endokarditis lenta: Meist durch vergrünende Streptok. (Str. viridans), schleichender Beginn,
angsamer Verlauf

Akute Endokarditis: Meist durch Staphylokokken, Enterokokken, Pilze, gramneg. Bakterien.
Oft ältere Pat., nach Klappenoperationen, Fixer. Rasche Progredienz mit schlechter Prognose.

symptome:

Fieber, Herzgeräusch (selten neu, da meist schon vorher Klappenveränderungen), Schwäche,
Leistungsknick, evtl. zunehmende Herzinsuffizienzzeichen (☞ 10.5.1)

Embolien, z .B. Herdenzephalitis mit passageren Hemiparesen, Mikroembolien in der Retina,
Niereninfarkte

Bakteriämie, Splenomegalie, Tachykardie, Petechien, Osler-Knötchen (linsengroße, schmerz-
afte rötliche Knötchen an Fingern und Zehen, Folge einer Immunkomplex-Vaskulitis)

Glomerulonephritis (häufig; Löhlein-Herdnephritis).

nostik Anamnese, Klinik, BSG ↑, CRP ↑, Anämie, pathologischer Urinbefund. Endgültige
nose in der Klinik durch Blutkulturen und Echo (möglichst transösophageal).

apie

Klinikeinweisung schon bei Verdacht; dort hochdosierte, parenterale Antibiotikather. über
–6 Wo.

ei progredientem Verlauf mit Entwicklung einer akuten Herzinsuff. (Vorwärts-, Rückwärts-
ersagen) rechtzeitiger Klappenersatz

Keine antibiotische Dauerprophylaxe, sondern

ndokarditisprophylaxe vor jedem diagn. und ther. Eingriff und konsequente antibiotische
ehandlung jedes bakt. Inf. oder unklaren Fiebers.

at. müssen nach überstandener Endokarditis immer wieder daran erinnert werden, dass jede
och so banale Grippe für sie ein großes gesundheitliches Risiko darstellt.

nose Trotz Ther. insgesamt 30% Letalität; ungünstige Prognose bei künstlichen Herzklap-
akutem Verlauf, Inf. mit gramneg. Bakterien und Pilzen.

---

okarditisprophylaxe (Empfehlungen der New York Heart Association 1997)

Erhöhtes Risiko: Erworbene Herzklappenfehler, angeborene Herzfehler bis auf Septum-secundum-Defekt (ASD II), hypertrophe Kardiomyopathie, Mitralklappenprolaps mit Insuff., operierte Vitien mit Restbefund

Sehr hohes Risiko: Alle prothetischen Herzklappen, Z.n. bakt. Endokarditis, komplexe kongenitale Vitien und Transposition der großen Gefäße auch nach OP

Nicht indiziert bei: Mitralklappenprolaps ohne Insuff., Septum-secundum-Defekt (ASD II),
Z.n. OP eines Septumdefekts (Vorhof und Venktrikel) und eines Ductus botalli apertus.

Forts. ▶

Prophylaxe bei Eingriffen im Bereich von Zähnen, Mundhöhle, Ösophagus, obere Respirationstrakt

- Standard: Amoxicillin (Erw. 2 g, Kinder 50 mg/kg KG, p.o. eine Stunde vor dem Eingr
- Bei Penicillinallergie: Clindamycin (Erw. 600 mg, Kinder 20 mg/kg KG p.o. eine Stunde dem Eingriff) oder Azithromycin bzw. Clarithromycin (Erw. 500 mg, Kinder 15 mg/kg p.o. eine Stunde vor dem Eingriff).

Prophylaxe bei Eingriffen im Bereich des unteren Gastrointestinaltrakts (unterh des Ösophagus) und des Urogenitaltrakts

- Erhöhtes Risiko:
  - Standard: Amoxicillin (Erw. 2 g, Kinder 50 mg/kg KG, p.o. eine Stunde vor dem Eing
  - Bei Penicillinallergie: Vancomycin (Erw. 1 g, Kinder 20 mg/kg KG i.v. über 1–2 h, Ende Infusion max. 30 Min. vor Eingriff)
- Sehr hohes Risiko:
  - Standard: Ampicillin (Erw. 2 g, Kinder 50 mg/kg KG) plus Gentamycin (Erw. und Kin 1,5 mg/kg KG, max. 120 mg) i.m. bzw. i.v. (Infusionsende max. 30 Min. vor Eingriff) so halbe Dosis Ampicillin i.m. oder i.v. 6 h danach.
  - Bei Penicillinallergie: Vancomycin (Erw. 1 g, Kinder 20 mg/kg KG i.v. über 1–2 h) p Gentamycin (Erw. und Kinder 1,5 mg/kg KG, max. 120 mg) i.m. bzw. i.v. (Infusionse max. 30 Min. vor Eingriff).

Prophylaxe bei Eingriffen im Bereich der Haut und Hautanhangsgebilde

- Erhöhtes Risiko: Clindamycin (Erw. 600 mg, Kinder 15 mg/kg KG) p.o. 60 Min. vor d Eingriff oder Vancomycin (Erw. 1 g, Kinder 20 mg/kg KG) i.v. über 1–2 h (Infusionse innerhalb 30 Min. vor Eingriff)
- Sehr hohes Risiko: Wie oben plus halbe Dosis Clindamycin p.o. 6 h danach.

10.7.2 Myokarditis

Begleitende Herzmuskelerkr. im Rahmen einer Allgemeinerkr.; Ätiol. wie sekundäre Kardiomy thien (☞ 10.9.5).

Klinik Meist während oder nach einem Inf. Müdigkeit, Schwäche, Leistungsknick, Herzp tationen, Herzstolpern, Herzrasen, bei schwerem Verlauf Herzinsuff.

Diagnostik

- Leitsymptome: Schwäche und Herzrhythmusstörung in zeitlichem Zusammenhang mi oder anderer Allgemeinerkr.
- Labor: CK, CK-MB und LDH ↑, GOT, Myoglobin, Troponin T und I, unspezifische Ent dungszeichen (BSG, BB, CRP ↑), zirkulierende AK (AMLA = antimyolemmale AK, A antisarkolemmale AK), AK gegen Viren oder andere Err.
- EKG: Sinustachykardie, Extrasystolie, evtl. AV-Block, Zeichen eines Innenschichtscha mit ST-Senkung, T-Abflachung bzw. -Negativierung, evtl. Niedervoltage
- Rö-Thorax: Bei Herzinsuff. Kardiomegalie und pulmonale Stauungszeichen
- Facharztüberweisung zum Kardiologen zur Echokardiographie bzw. bei schwerem K heitsverlauf Klinikeinweisung.

rapie
In schweren Fällen Klinikeinweisung zur Diagn. und Überwachung (wegen möglicher gefährlicher KO)

Symptomatische Ther. mit Bettruhe (bis zur EKG-Normalisierung), währenddessen Thromboembolieprophylaxe, Behandlung von Herzinsuff. und Rhythmusstörungen

Antibiotikather. bei bakt. oder rheumatischer Myokarditis; bei progredientem Verlauf evtl. antivirale oder immunsuppressive Ther., um Übergang in dilatative Kardiomyopathie zu verhindern.

gnose I.d.R. Ausheilung, evtl. Persistenz von Rhythmusstörungen; hohe KO-Rate bei Coxie-B-Inf. und Diphtherie (selten); bei Virusmyokarditis Übergang in dilatative Kardiomyoie möglich, selten letaler Ausgang durch progrediente Herzinsuff. oder Rhythmusstörungen nmerflimmern, Asystolie).

.7.3 Perikarditis und Perikarderguss

ündung des Herzbeutels, häufig gleichzeitig Myokarditis.

logie
Infektiös: Meist Viren, seltener Bakterien, auch Mykobakterien

Begleitperikarditis bei Pleuritis, Peritonitis

Immunologisch: Pericarditis epistenocardica (1 Wo. nach Infarkt), Dressler-Sy. (Post-Infarkt-Perikarditis 10–20 d nach Herzinfarkt) und Postkardiotomie-Sy. (nach Herzoperationen)

Bei Systemerkr., z.B c.P., SLE, andere Kollagenosen (☞ 18.5), begleitend bei rheumatischem Fieber

Sonstige Ursachen: Urämie, Traumen/Bestrahlungen, Malignome

Allergisch: Serumkrankheit, Arzneimittelallergie

*diopathisch.

ik Zunächst stechender Schmerz retrosternal *(trockene Perikarditis)*, verstärkt im Liegen, bei r Einatmung und beim Husten, auskultatorisch systolisches bzw. systolisch-diastolisches schaes ohrnahes Geräusch, verschwindet nicht beim Atemanhalten (im Gegensatz zum pleuritin Reiben); im weiteren Verlauf Leiserwerden der HT und des Reibegeräusches *(feuchte Peditis);* oft verschwinden die Schmerzen; bei größerem Perikarderguss aber thorakaler Druck, nnot, Schwäche, venöse Einflussstauung, Blutdruckabfall (inspiratorisch stärker), Tachykar-

nostik
KG: Zeichen des Außenschichtschadens, meist in allen Ableitungen konkavbogige ST-Heungen (**DD:** Bei Infarkt horizontale ST-Hebung in wenigen, dem Versorgungsgebiet einer Koronararterie zugeordneten Ableitungen), später terminal neg. T-Wellen, kein R-Verlust wie beim Infarkt), bei Erguss Niedervoltage, evtl. elektrischer Alternans

Rö-Thorax: Kardiomegalie ohne pulmonale Stauung (wichtige DD der röntgenologischen Herzvergrößerung), Zelt- oder Bocksbeutelform des Herzens

Echokardiographie bzw. Abdomen-Sono (subkostale Anlotung): Ergussnachweis ab 50 ml. Cave: Falsch pos. Befunde, da in dieser Projektion gelegentlich echoarmer perikardialer Randaum beim Herzgesunden nachweisbar.

Therapie Klinikeinweisung, dort Behandlung des Grundleidens, Analgesie, Entlastungspu̱ tion bei drohender Herzbeuteltamponade, bei Post-Infarkt-Perikarditis zusätzlich Steroide, ̱ Perikardfensterung, Perikardektomie.

Komplikationen

- Herzbeuteltamponade, bei rascher Ergussentwicklung mit Einflussstauung vor dem re Heṟ (prall gefüllte Jugularvenen, Oberbauchschmerzen, kleiner Aszites), Low-output-Sy. de̱ Herzens (Schwäche, Dyspnoe, Blutdruckabfall, Pulsus paradoxus, Tachykardie), Ge̱ des kardiogenen Schocks
- Pericarditis constrictiva. **Klinik:** „Digitalisrefraktäre" Herzinsuff. mit Einflussstauung und ̱ fahr der Myokardatrophie durch narbige Perikardveränderungen, z.B. im Rahmen einer ̱ (selten). **Ther.:** Operative Entfernung der Schwielen bzw. des gesamten Perikards.

10.8 Erworbene Herzklappenerkrankungen

10.8.1 Mitralklappenstenose

Häufigster erworbener Klappenfehler 10–30 J. nach rheumatischer Endokarditis, in 30% mit Mi̱ klappeninsuff. vergesellschaftet; Hämodynamik: Druckbelastung des li Vorhofs, dadurch Stauuṉ kleinen Kreislauf (pulmonale Hypertonie) und schließlich Dilatation und Hypertrophie des re ̱ trikels (Rechtsherzinsuff.) sowie Abnahme des HZV mit Linksherzinsuff.

Klinik (Belastungs-)Dyspnoe, Leistungsminderung, nächtlicher Husten, Hämoptoe ̱ „Herzfehlerzellen"), Stauungsleber, Stauungsniere (Proteinurie), Ödeme, Facies mitralis (geṟ Wangen und Lippenzyanose), Vorhofflimmern mit abs. Arrhythmie.
Schweregradeinteilung der Beschwerden nach NYHA wie bei Herzinsuff. (☞ 10.5.1).

Diagnostik

- Auskultation: Paukender 1. HT., Systole frei, Mitralöffnungston (MÖT, ☞ 10.2.1) nach ̱ 2. HT, dem sich ein niederfrequentes, raues diastolisches Decrescendo-Geräusch anschľ (am besten in Linksseitenlage über der Herzspitze hörbar), bei Sinusrhythmus kurzes prä̱ tolisches Crescendogeräusch. Im Falle völlig unbeweglicher Mitralsegel können der laute 1 ̱ und der MÖT fehlen. Bei pulmonaler Hypertonie ist der Pulmonalis-Anteil des 2. HT be̱ evtl. diastolisches Graham-Steel-Geräusch (durch rel. Pulmonalklappeninsuff. = hocẖ quentes Decrescendo im Anschluss an das Pulmonalsegment des 2. HT)
- EKG: Doppelgipfliges, verbreitertes P (P mitrale) oder Vorhofflimmern, Rechtshypertro̱ zeichen (Steil- bis Rechtstyp, $RV_1 + SV_5 \geq 1{,}05$ mV, evtl. Rechtsschenkelblock)
- Rö-Thorax: Vergrößerter li Vorhof, Mitralkonfiguration (stehende Eiform), im Seitbilḏ pression des Ös. (Breischluck), evtl. Mitralklappenkalk (Durchleuchtung), pulmonale S̱ ungszeichen
- Facharztüberweisung zum Kardiologen bzw. in die Klinik zur Echokardiographie; Rec̱ Linksherzkatheter meist notwendig, um Klappenöffnungsfläche und Druckgradienten ̱ zu bestimmen sowie begleitende Klappenvitien bzw. eine KHK nachzuweisen/auszusc̱ ßen.

rapie

Herzinsuff.-Behandlung mit Diuretika (**cave:** kritische Senkung der Vorlast und damit des HZV möglich; ACE-Hemmer sind kontraindiziert); Digitalis i.d.R. nur bei Vorhofflimmern, Antikoagulation bei Vorhofflimmern oder instabilem Sinusrhythmus sowie ab mittelgradiger Mitralstenose auch bei Sinusrhythmus

Endokarditisprophylaxe (☞ 10.7.1)

Frühzeitig operativer Klappenersatz oder Valvuloplastie (Klappensprengung mit Ballonkatheter) ab klinischem Stadium NYHA III bzw. bei 60% Stenose mit Klappenöffnungsfläche < 1,5 cm². OP-Ind. nicht versäumen! Pat. regelmäßig in der Praxis untersuchen, nach Symptomen befragen, Lunge auskultieren; je nach Schweregrad halbjährliche bis jährliche echokardiographische Kontrollen.

plikationen Vorhofthromben, art. Embolien, Lungenödem, bakt. Endokarditis.

8.2   Mitralklappeninsuffizienz

odynamik: *Schlussunfähigkeit der Mitralklappe bedingt systolischen Reflux in den li Vorhof; Fololumenbelastung von li Vorhof und li Kammer mit Hypertrophie und späterer Dekompensation Kammer; Druckanstieg im li Vorhof führt zu pulmonaler Hypertonie mit Rechtsherzbelastung terminaler Rechtsherzdekompensation.*

logie   Meist rheumatischer oder bakt. Genese, selten bei Mitralklappenprolaps, akut nach infarkt (z.B. Papillarmuskelnekrose), nach Mitralklappensprengung (einer Mitralstenose), e relative Mitralinsuff. bei Dilatation des li Ventrikels.

ik   Bei chron. Mitralinsuff. lange Beschwerdefreiheit, erst infolge linksventrikulärer Dekomation Zeichen der Links- und später Globalinsuff. Bei akuter Mitralinsuff., z.B. wegen Pamuskeldysfunktion nach Trauma oder Infarkt, rasches Linksherzversagen mit Lungenödem kardiogenem Schock.

nostik

uskultation: Direkt nach leisem 1. HT hochfrequentes, blasendes holosystolisches Bandgeäusch mit P.m. über der Herzspitze und Fortleitung in die Axilla (Systolikum bei Trikuspialinsuff. wird nicht in die Axilla fortgeleitet!), oft 3. HT (Füllungston, ☞ 10.2.1, Abb. 10.2)

KG: Doppelgipfliges, verbreitertes P (P mitrale) oder Vorhofflimmern mit abs. Arrhythmie, eichen der Linksherzbelastung

ö-Thorax: Mitralkonfiguriertes, vergrößertes Herz mit verstrichener Herztaille, im Seitbild Breischluck) Vergrößerung von li Vorhof und li Ventrikel, terminal pulmonale Stauungseichen

acharztüberweisung zum Kardiologen zur endgültigen Diagnose durch Echo mit Farbdoppr; Ind. zum Linksherzkatheter (Quantifizierung des Regurgitationsvolumens, Nachweis/ usschluss begleitender Vitien und einer KHK) erst bei klinischem Stadium NYHA III nd/oder echokardiographisch zunehmendem Regurgitationsvolumen. Halbjährliche bis hrliche echokardiographische Kontrollen, bei akuter Verschlechterung sofort.

Therapie

- Klappenrekonstruktion bzw. -ersatz bei akuter Mitralinsuff. sowie bei Zunahme der sub tiven Beschwerden (NYHA III) und/oder echokardiographisch kritischem Anstieg des Re gitationsvolumens. OP-Zeitpunkt nicht versäumen, da Klappenersatz bei eingetretener Li herzdekompensation keine wesentliche Besserung mehr bringt!
- Herzinsuffizienzbehandlung bei chron. Mitralinsuff. (☞ 10.5.2)
- Endokarditisprophylaxe (☞ 10.7.1)
- Antikoagulation (☞ 32.6, ☞ 5.2.5) bei Vorhofflimmern oder instabilem Sinusrhythm

10.8.3 Mitralklappenprolaps

Rel. häufige (3–5%, F > M), meist asymptomatische systolische Vorwölbung eines oder b Mitralsegel in den li Vorhof. Selten verbunden mit Mitralinsuff. und/oder subjektiven Sympto (Mitralklappenprolaps-Sy.).

Klinik Meist asymptomatisch; beim Mitralklappenprolaps-Sy. Extrasystolen, paroxys supraventrikuläre Tachykardien, verbunden mit Palpitationen, Schwindel, selten Synkopen, pischen pektanginösen Beschwerden; selten Beschwerden im Rahmen einer hämodynam wirksamen Mitralinsuff. (☞ 10.8.2).

Diagnostik Auskultatorisch ein oder mehrere hochfrequente systolische Klicks, bei Mitr suff. Systolikum; definitive Diagnose im Echo (Facharztüberweisung zum Kardiologen).

Therapie Bei Rhythmusstörungen und pektanginöser Symptomatik evtl. Ther. mit β-Bloc wie Metoprolol (z.B. 100 mg retardiert 1 Tbl. morgens); Endokarditisprophylaxe nur im einer hämodynamisch wirksamen Mitralinsuff. (☞ 10.7.1); Behandlung einer Mitralir (☞ 10.8.2). Bei höhergradigen, gefährlichen Rhythmusstörungen Implantation eines ICD Thromben bzw. art. Embolien Antikoagulation.

Komplikationen Insgesamt selten; progrediente Mitralinsuff., Endokarditis, art. Embc lebensbedrohliche Rhythmusstörungen.

10.8.4 Aortenklappenstenose

Meist senil-degenerativ oder rheumatischer Genese, selten angeboren (oft bikuspide Klappe); H dynamik: Einengung des linksventrikulären Ausflusstrakts → Druckbelastung des li Ventrikel konzentrischer Hypertrophie und funktioneller Koronarinsuff.

Klinik Rasche Ermüdung, Leistungsknick, Belastungsdyspnoe, art. Hypotonie, Schwindel, kopen, Angina pectoris, Rhythmusstörungen (plötzlicher Herztod!), terminale Linksherzir

Typisch ist die lange Beschwerdefreiheit; jede Symptomatik deutet auf eine höhergradig nose bzw. Dekompensation des li Ventrikels hin und erfordert umgehende Diagn. und

Diagnostik

- Auskultation: Lautes, raues spindelförmiges Systolikum, P.m. 2. ICR re parasternal (☞ 1 Abb. 10.2), mit Fortleitung in die Karotiden (vom 1. HT abgesetzt, im Gegensatz zur M insuff.). Je höhergradiger die Stenose, desto weiter verlagert sich das Systolikum in die Spätsystole. Evtl. frühsystolischer „ejection-click" durch Wölbung der Klappe. Bei hochgradiger Stenose paradoxe Spaltung des 2. HT (Phonokardiogramm, ☞ 10.2.1)

EKG: Veränderungen erst bei höhergradiger Stenose: Linkstyp, Linkshypertrophiezeichen (pos. Sokolow-Lyon-Index), T-Negativierung und evtl. kleine Q-Zacken linkspräkordial V_4–V_6 (☞ 10.2.2), evtl. Rhythmusstörung

Rö-Thorax: Anfangs normal großes Herz, später linksventrikuläre Dilatation (Holzschuhherz), poststenotische Dilatation der Aorta ascendens, Klappenkalk in der Durchleuchtung

Facharztüberweisung zum Kardiologen zur echokardiographischen Darstellung des Klappendefekts und dopplerechokardiographischen Beurteilung des Druckgradienten

Im Stadium NYHA I und II halbjährliche Echo-Kontrollen

Linksherzkatheter in der Klinik beim Auftreten von Symptomen (Synkopen, Angina pectoris), zur definitiven Diagn. und Beurteilung der OP-Ind. (Bestimmung des Druckgradienten und der Klappenöffnungsfläche, Ausschluss/Nachweis weiterer Vitien und/oder einer KHK).

Therapie

Fragwürdige Wirksamkeit von Digitalis und Diuretika

ACE-Hemmer sind kontraindiziert

Ab Stadium NYHA II körperliche Schonung

Endokarditisprophylaxe (☞ 10.7.1)

Regelmäßige, halbjährliche echokardiographische Kontrollen

Frühzeitiger Klappenersatz beim Auftreten von typischen Symptomen und/oder einem mittl. Druckgradienten > 50 mmHg.

10.8.5 Aortenklappeninsuffizienz

Hämodynamik: Schlussunfähigkeit der Aortenklappe mit diastolischem Blutrückfluss in den li Ventrikel; Folge: Volumenbelastung des li Ventrikels mit Dilatation und exzentrischer Hypertrophie, terminal Gefügedilatation mit Linksherzinsuff.

Ätiologie Meist rheumatisch bedingt, seltener bakt. Endokarditis (☞ 10.7.1), Lues (☞ 9.8.2), Aortenaneurysma (☞ 11.3.5), posttraumatisch, Marfan-Sy., hypertensive Herzkrankheit mit Dilatation der Aortenwurzel.

Klinik Leitsymptome: Hoher, schneller „Wasserhammer"-Puls (Pulsus celer et altus) mit großer Blutdruckamplitude (bei Riva-Rocci-Messung diastolischer Wert oft nicht abzugrenzen). Sichtbarer Kapillarpuls nach leichtem Druck auf Fingernagel, pulssynchrone Kopfbewegung (Musset-Zeichen), Blässe, evtl. orthostatischer Kollaps, Schwindel, Palpitationen, rasche Ermüdung, Angina pectoris, erst spät (20–30 J. nach Krankheitsbeginn) Herzinsuff. (☞ 10.5).

Diagnostik

Palpation: Hebender, nach unten außen verlagerter Herzspitzenstoß

Auskultation:

Leises, hochfrequentes, gießendes oder blasendes Frühdiastolikum mit Decrescendocharakter sofort nach dem 2. HT., p.m. über Erb, am besten beim vorn übergebeugten Pat. hörbar

Häufig funktionelles spindelförmiges Mesosystolikum (rel. Aortenstenose durch Pendelvolumen)

– Bei hochgradiger Aorteninsuff. Austin-Flint-Geräusch (rumpelndes Spätdiastolikum inf: rel. Mitralstenose durch behinderte Öffnungsbewegung des vorderen Mitralsegels)

- EKG: Linkshypertrophiezeichen, pos. Sokolow-Lyon-Index, betonte Q-Zacken (Volumen: pertrophie)
- Rö-Thorax: Aortenkonfiguration des Herzens durch großen nach li ausladenden Ventr: („Holzschuhherz"), Aortendilatation und -elongation, evtl. Klappenkalk
- Facharztüberweisung zum Kardiologen: Echo und Farbdoppler-Echo, evtl. Linksherzkath: zur exakten Bestimmung des Regurgitationsvolumens, zum Ausschluss/Nachweis begleit: der Klappenvitien und einer KHK
- Bei fehlender Symptomatik und kompensierter Ventrikelfunktion jährliche echokardio: phische Kontrollen beim Kardiologen. Bei Symptomen und ventrikulären Funktionsstör: gen alle 3–6 Mon. Im Falle zunehmender Symptome sofortige Vorstellung beim Kardiolo:

Therapie
- Bei akuter Aorteninsuff. und/oder V.a. Endokarditis sofortige Klinikeinweisung
- Bei chron. Aorteninsuff. Herzinsuff. behandeln (☞ 10.5.2)
- Endokarditisprophylaxe (☞ 10.7.1)
- Wenn Symptomatik zunimmt (Übergang zum Stadium NYHA III, evtl. schon im Stadium: frühzeitiger Klappenersatz (vor Entwicklung einer Linksherzinsuff.).

10.8.6 Trikuspidalklappenstenose

Selten, fast immer rheumatischer oder bakt. Genese sowie in Kombination mit anderen Vitien

Klinik Rechtsherzinsuff. mit venöser Stauung, peripheren Ödemen, Hepatomegalie und Asz:

Diagnostik Auskultatorisch mesodiastolisches Crescendogeräusch am li unteren Sternal: (☞ 10.2.1, Abb. 10.2), das bei tiefer Inspiration lauter wird. Bei Sinusrhythmus lautes Präsys: kum. Im EKG Zeichen der Rechtsherzbelastung, evtl. Vorhofflimmern. Diagnosesicherung (F: arztüberweisung zum Kardiologen) durch Echo, Farbdoppler und Rechtsherzkatheter.

Therapie Herzinsuff. behandeln (☞ 10.5.2), Endokarditisprophylaxe (☞ 10.7.1), evtl. K: pensprengung oder -ersatz.

10.8.7 Trikuspidalklappeninsuffizienz

Fast immer relative Klappeninsuff. bei dekompensierter Rechtsherzinsuff., selten Folge einer Endo: ditis bei i.v. Drogenkonsum, evtl. in Kombination mit anderen Herzfehlern.

Klinik Venöse Einflussstauung mit pos. Jugular- und Lebervenenpuls. Evtl. abdom. Besch: den.

Diagnostik Auskultatorisch blasendes Holosystolikum über dem unteren Sternum (☞ 10 Abb. 10.2), im EKG Zeichen der Rechtsherzbelastung. Facharztüberweisung zum Kardiologe: Diagnosesicherung durch Echo, Farbdoppler und Rechtsherzkatheter.

Therapie Herzinsuff. und evtl. begleitende Vitien behandeln (☞ 10.5.2), Endokarditispro: laxe (☞ 10.7.1), evtl. Klappenrekonstruktion oder -ersatz.

.8.8 Pulmonalklappenstenose

st valvulär, seltener infundibulär, selten supravalvulär oder peripher. Ätiol.: I.d.R. angeboren, n erworben (i.v. Drogenkonsum, Karzinoidsy. mit rechtsventrikulärer Endokardfibrose).

ik Bei leichter Stenose keine Beschwerden, in schweren Fällen rasche Ermüdung, Belas-gsdyspnoe, Angina pectoris, Synkopen, evtl. Zyanose. Beschwerden korrelieren mit Stenose-

gnostik Tastbares Schwirren und auskultatorisch raues, spindelförmiges Systolikum, P.m. CR li, fixierte Spaltung des 2. HT. Im EKG bei schwerer Stenose Zeichen der Rechtsherzbelas-g, im Rö-Thorax Vergrößerung des re Ventrikels, poststenotische Dilatation der A. pulmonalis, verminderte Lungengefäßzeichnung. Facharztüberweisung zum Kardiologen zur Diagnose-erung durch Echo, Farbdoppler und in speziellen Fällen Rechtsherzkatheter.

rapie Endokarditisprophylaxe (☞ 10.7.1), ab Stadium NYHA III (☞ 10.5.2) sowie vor v. Ballondilatation (Methode der Wahl) oder Klappenersatz.

.9 Kardiomyopathien

:muskelerkr., die mit einer gestörten Herzfunktion einhergehen.

.9.1 Dilatative Kardiomyopathie

DCM. Häufigste primäre Kardiomyopathie unbekannter Ätiol. mit progredienter Dilatation bei-/entrikel und Verminderung der Kontraktionskraft. Als spezifische DCM bezeichnet man Formen bekannter Ursache (z.B. Hypertonie, Alkohol, Medikamente, Viren, Autoimmunprozesse).

ik Zunächst Linksherzinsuff. mit Belastungsdyspnoe, später Globalinsuff., Rhythmusstö-en, evtl. Angina pectoris, art. und pulmonale Embolien.

nostik
Körperliche Untersuchung: Herzinsuff.-Zeichen (☞ 10.5.1), evtl. Zeichen einer (relativen) Mitralinsuff. (☞ 10.8.2)
Labor: in 70% Nachweis von Auto-Antikörpern gegen Beta-1-Adrenozeptor
EKG: unspezifisch; in 30% Linksschenkelblock, evtl. ventrikuläre Rhythmusstörungen, Vor-offlimmern
Rö-Thorax: Kardiomegalie, später pulmonale Stauungszeichen
Facharztüberweisung zum Kardiologen bzw. Klinikeinweisung zur weiteren Abklärung
Echokardiographie: Dilatation beider Ventrikel, bei relativer Mitralinsuff. auch des li Vorhofs, Hypokinesie des li. Ventrikels, evtl. ventrikuläre und/oder atriale Thromben
Herzkatheter: Vergrößerte Herzkammern, erhöhter Füllungsdruck, globale Kontraktions-minderung. Immer Myokardbiopsie mit Histologie, Immunhistologie und Virusdiagn. (mit-els PCR).

Therapie

- Kausale Ther. bei spezifischer DCM, z.B. kein Alkohol, keine kardiotoxischen Medikame
- Antikoagulation bei Austreibungsfraktion < 40%
- Ther. der Herzinsuff. (☞ 10.5.2)
- Implantation eines ICD bei bedrohlichen Arrhythmien
- Bei Nachweis autoimmunologischer Veränderungen evtl. Immunsuppression, bei Virusna weis Versuch der Viruselimination (nur in speziellen Zentren)
- Herztransplantation bei geeigneten Pat.

Komplikationen Progrediente Herzinsuff., Embolien, plötzlicher Herztod.

10.9.2 Hypertrophe Kardiomyopathie

- Hypertroph-obstruktive Kardiomyopathie (HOCM) mit Hypertrophie der basalen Ventri septumabschnitte oder mesoventrikuläre Obstruktion mit endsystolischer Verengung Ausflussbahn, in 50% der Fälle genetisch bedingt
- Hypertrophe nichtobstruktive Kardiomyopathie (HNCM), am häufigsten.

Klinik HCM-Pat. oft beschwerdefrei, bei HOCM ähnliche Symptome wie bei Aortenste (☞ 10.8.4): Dyspnoe, Angina pectoris. Schwindel, Synkopen sowie plötzlicher Herztod d ventrikuläre Arrhythmien.

Diagnostik

- Auskultation: Spindelförmiges Spätsystolikum mit P.m. über Erb bei HOCM (wird bei perlicher Anstrengung und beim Valsalva-Pressversuch lauter), 4. HT
- EKG: Ausgeprägte Linkshypertrophiezeichen: Tiefe Q-Zacken und neg. T-Wellen links-kordial, evtl. Linksanteriorer Hemiblock, evtl. QT-Verlängerung
- Facharztüberweisung zum Kardiologen zu Echokardiographie und Linksherzkatheter Myokardbiopsie.

Therapie Schwere körperliche Belastung meiden. Verapamil (z.B. Isoptin® 3–4 × 80 mg ggf. hochtitrieren bis max. 480 mg tägl.) oder β-Blocker (100 mg retardiert 1 × tägl.), Antikoag tion bei Vorhofflimmern, Endokarditisprophylaxe (☞ 10.7.1) bei allen diagn./ther. Eingri Evtl. transkoronare Ablation der Septumhypertrophie oder chirurgische Resektion der hype phen Ventrikelabschnitte; ICD bei bedrohlicher Arrhythmie, Herztransplantation bei fo schrittener Herzinsuff.; Familienuntersuchung, genetische Beratung.

⚠️ Kontraindiziert sind pos.-inotrope Substanzen, wie Digitalis und β-Sympathomimetika, s Nitrate.

10.9.3 Restriktive Kardiomyopathien

Seltene primär diastolische Ventrikelfunktionsstörung mit Einflussstauung vor dem re Herzen. Formen:

- Löffler-Endokardfibrose (Endokarditis parietalis fibroplastica)
- Afrikanische Endomyokardfibrose (in Europa sehr selten).

nik Therapieresistente Herzinsuff., Embolien.

gnostik Facharztüberweisung zum Kardiologen bzw. Klinikeinweisung zur Diagnosesiche-
g durch Echokardiographie, CT und Linksherzkatheter mit Endomyokardbiopsie; Rö-Thorax
st o.B.

erapie Herzinsuff. (☞ 10.5.2), Antikoagulation (☞ 32.6), im fortgeschrittenen Stadium
-ztransplantation.

.9.4 Arrhythmogene rechtsventrikuläre Kardio-
myopathie (ARVCM)

zmuskelerkr. mit Fetteinlagerung in den re Ventrikel und rechtsventrikulärer Dilatation, familiär
iuft.

nik Meist um das 30. Lj. auftretende Kammertachykardien (Schwindel, Synkopen) bzw.
:zlicher Herztod, häufig ausgelöst durch körperliche Belastung (Sport), selten Herzinsuff.

gnostik Klinisches Bild; EKG (evtl. Epsilonwelle am Ende des QRS-Komplexes in V_1-V_3
ie T-Negativierungen), Überweisung zum Kardiologen oder in die Klinik zu Echokardiogra-
:, MRT und Linksherzkatheter mit Myokardbiopsie und rechtsventrikulärer Angiographie.

rapie Körperliche Schonung, β-Blocker bzw. ICD-Implantation zum Schutz vor bedroh-
en Rhythmusstörungen; evtl. Herztransplantation.

.9.5 Sekundäre Kardiomyopathien

zmuskelerkr. bekannter Ätiol.
- Toxisch: Meist Alkohol, seltener Phosphor, Chloroform, Arsen, Kobalt
- Medikamentös: Vor allem Chemotherapeutika, z.B. Adriamycin, selten Barbiturate, Pheno-
thiazine, trizyklische Antidepressiva, Halothan, Amphetamine
- Nach infektiöser Myokarditis: Z.B. Diphtherie, Coxsackie-Viren
- Bei Systemerkr.: Z.B. c.P., Sarkoidose, Kollagenosen (☞ 18.5)
- Bei Stoffwechselerkr.: Z.B. Amyloidose, Hämochromatose (☞ 8.7.2), angeborene Speicher-
krankheiten, Beri-Beri, Unterernährung
- Bei hormonellen Störungen: Z.B. Hypo- und Hyperthyreose (☞ 17.6), Phäochromozytom
(☞ 17.7), Akromegalie, postpartal
- Bei neuromuskulären Erkr.: Z.B. Friedreich-Ataxie, progressive Muskeldystrophie, Cursch-
mann-Steinert-Sy.
- Physikalisch: Posttraumatisch oder strahlenbedingt.

rapie Grundkrankheit sowie Herzinsuff. und Rhythmusstörungen behandeln.

10.10 Kongenitale Herzfehler

10.10.1 Vorhofseptumdefekt (ASD)

Vier Formen: Ostium-primum-Defekt (ASD I, tief sitzend), Ostium-sekundum-Defekt (ASD II, z[...] tral gelegen, am häufigsten), Sinus-venosus-Defekt (hoch sitzend, selten, oft kombiniert mit Fehl[...] mündung der Lungenvenen in den re Vorhof), offenes Foramen ovale.

Klinik Bei kleinem ASD mit einem Li-re-Shunt < 30% des Körperkreislaufminutenvolum[...] erst im 5.–6. Lebensjahrzehnt Beschwerden; Blässe, schlanker Körperbau, niedriger RR. [...] größerem ASD mit Li-re-Shunt > 30% Symptome erst nach dem 2. Lj., oft auch erst [...] Erw.: Bronchitiden, Belastungsdyspnoe, Leistungsminderung, Palpitationen, Hirnemboli[...] Rechtsherzinsuff., Zyanose als Spätsymptom (bei Shuntumkehr).

Diagnostik

- Auskultation: Spindelförmiges, raues Systolikum, P.m. über dem 2. ICR li parasternal; [...] atemunabhängige Spaltung des 2. HT durch vergrößertes Schlagvolumen des re Ventri[...] und Rechtsschenkelblock. Bei großem Li-re-Shunt mesodiastolisches Geräusch durch rela[...] Trikuspidalstenose
- EKG: Inkompletter (80%) bzw. kompletter (10%) Rechtsschenkelblock, Steil- bis Rechts[...] bei ASD II, Links- bis überdrehter Linkstyp bei ASD I, hohe P-Wellen (P pulmonale), Rec[...] hypertrophiezeichen, häufig Vorhofarrhythmien
- Rö-Thorax: Vermehrte Lungenperfusion, Rechtsherzvergrößerung
- Facharztüberweisung zum Kardiologen/ Klinikeinweisung zur weiterführenden Diagn. [...] Shuntnachweis im Farbdoppler-Echo, Sondierung des Defekts und Shuntvolumenbest[...] mung im Herzkatheter.

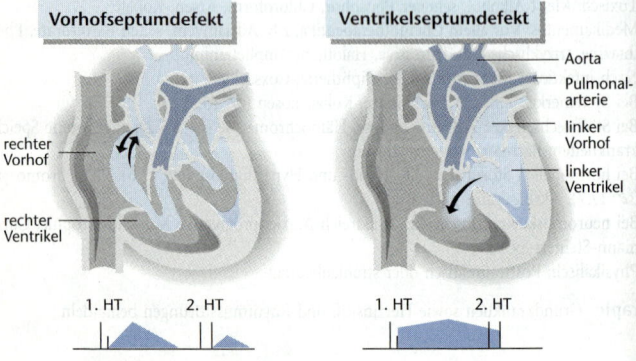

Abb. 10.17 Vorhof- und Ventrikelseptumdefekt

rapie Bei Defekten bis 20 mm Verschluss durch interventionelle Methoden möglich. Operativer Shuntverschluss durch direkte Naht oder Patch bei Shuntvolumen > 30% des Körperkreisminutenvolumens, möglichst im Vorschulalter; Endokarditisprophylaxe (☞ 10.7.1, beim Sekundum-Typ und nach operativem Verschluss ohne Patch nicht nötig), nach Shuntumkehr keine mehr möglich, dann Behandlung der Herzinsuff., Herz-Lungen-Transplantation als ultima

.10.2 Ventrikelseptumdefekt (VSD)

figster angeborener Herzfehler. Spontanverschluss in den ersten Lj. in 30–50%. Kombination mit eren Herzfehlern möglich. Meist membranöser VSD (70%), seltener tief sitzender muskulärer De- (M. Roger).

ik

Kleiner VSD: Keine Symptome, aber lautes bandförmiges Holosystolikum (Pressstrahl-Geräusch, „viel Lärm um nichts"); EKG und Rö-Thorax unauffällig

Mittelgroßer VSD: Belastungsdyspnoe, Neigung zu bronchopulmonalen Inf., zusätzlich zum Systolikum Mesodiastolikum durch relative Mitralstenose

Großer VSD: Bereits im Säuglingsalter Pneumonien, Gedeihstörung, früh einsetzende Herzinsuff., Herzbuckel, Zyanose bei Shuntumkehr (Re-li-Shunt, Eisenmenger-Reaktion); leises oder fehlendes Systolikum, dagegen frühsystolisches Decrescendo-Geräusch infolge relativer Pulmonalinsuff.; lauter Pulmonalklappenschlusston (☞ 10.2.1).

Beim VSD (im Gegensatz zum ASD) Schwirren am li Sternalrand tastbar!

nostik

EKG: Beim mittelgroßen VSD Links-, beim großen VSD zusätzlich auch Rechtshypertrophiezeichen

Rö-Thorax: Herzvergrößerung, vermehrte Lungengefäßzeichnung, tanzende Hili in der Durchleuchtung. Bei pulmonaler Hypertonie prominentes Pulmonalis-Segment, Kalibersprung der Pulmonalarterien zur Peripherie

Facharztüberweisung zum Kardiologen zur weiterführenden Diagn.; dabei dopplerechokardiographische Darstellung des Defekts meist ausreichend. Bei V.a. pulmonale Hypertonie und um Nachweis/Ausschluss weiterer Anomalien Rechts-, ggf. Linksherzkatheter.

apie Bis zum 5. Lj. bei kleinen Defekten möglichen Spontanverschluss abwarten. Danach er operativen Verschluss anstreben, da Endokarditisrisiko auch bei kleinen Defekten besteht. roßen Defekten Verschluss möglichst frühzeitig, um einer irreversiblen Pulmonalsklerose beugen. Endokarditisprophylaxe (☞ 10.7.1)!

10.10.3 Aortenisthmusstenose (CoA)

Syn. Coarctatio aortae. 2 Formen: 1. Präduktale Stenose mit offenem Ductus arteriosus Botalli (25%)
häufig kombiniert mit weiteren Herzfehlern. 2. Postduktale Stenose hinter dem meist verschlosse
Ductus Botalli (75%), oft zusätzlich bikuspide Aortenklappe. Evtl. kombiniert mit Turner-Sy., in
kranialen Aneurysmen.

Klinik

* Präduktale (infantile) CoA: Re-li-Shunt mit Zyanose der unteren Körperhälfte: Blaue F
  Rasch zunehmende Rechtsherzinsuff. bereits im Säuglingsalter
* Postduktale CoA: Hypertonie der oberen Körperhälfte bei Hypotonie der unteren, mit v
  men Händen und kalten Füßen (diese „banalen" Beschwerden immer ernst nehmen!). A
  geprägte RR-Differenz zwischen beiden Armen bei Abgang der linken A. subclavia distal
  Stenose: li niedriger, re hoher RR, li kühle, re warme Hand!
* Evtl. Kopfschmerzen, Nasenbluten, Pulsationen der Halsgefäße. Ohne Ther. bereits frühz
  Ausbildung von arteriosklerotischen Gefäßveränderungen und deren Folgeerkr. in der ob
  Körperhälfte (z.B. Apoplex) sowie Entwicklung einer Linksherzinsuff.

Diagnostik

* RR an beiden Armen und an den Beinen messen!
* Auskultation: Bei präduktaler Form unspezifisches Geräusch, bei postduktaler kurzes M
  systolikum li parasternal mit Fortleitung in den Rücken. Bei bikuspider Aortenklappe
  Aorteninsuff. auch diastolisches Decrescendogeräusch
* Palpation: Evtl. Kollateralen zwischen den Rippen tastbar, Schwirren und auffällige Pulsa
  nen der Halsgefäße
* Weiterführende Diagn. beim Kardiologen (Echo, DSA, MRT, Angiographie, Herzkathe

Therapie Facharztüberweisung zum Kardiologen. Operative Beseitigung der Stenose; bei
duktaler Form im Säuglingsalter, bei postduktaler spätestens vor Einschulung. Bei erneuter
nosierung bzw. Reststenose nach OP evtl. Ballondilatation (mit Stenteinlage).

10.10.4 Offener Ductus arteriosus Botalli

Die (fetale) Verbindung zwischen A. pulmonalis und Aorta desc. persistiert über die Geburt hinaus
bei Frühgeborenen, häufig auch bei Rötelnembryopathie und in Kombination mit anderen V
wobei der Kurzschluss bei schweren Vitien ein Überleben erst ermöglicht (Pulmonalatresie).
Durch sinkenden Widerstand im Lungenkreislauf postpartal zunächst Li-re-Shunt mit Volume
lastung des li Ventrikels. Bei großem Shuntvolumen steigt der Widerstand im Lungenkreislauf
und nach an; dadurch später Shuntumkehr mit Rechtsherzbelastung.

Klinik

* Kleines Shuntvolumen: Keine Beschwerden
* Großer Shunt: Gedeihstörung im Säuglingsalter, Neigung zu pulmonalen Inf., Atemnot
  chypnoe, hoher syst. RR, evtl. Herzbuckel, bei Shuntumkehr zentrale Zyanose (☞ 10
* Gefahr der Endokarditis bei bakt. Inf. und ärztl. Eingriffen.

gnostik

Auskultation: Systolisch-diastolisches Maschinengeräusch

Palpation: Systolisches Schwirren im 2. ICR li parasternal. Bei Zunahme der pulmonalen Hypertonie evtl. Verschwinden der diastolischen, bei Druckangleichung auch der systolischen Komponente

Überweisung zum Kardiologen zur weiterführenden Diagn. (Echo, evtl. Herzkatheter) und Ther.

rapie Innerhalb der ersten Lebenswo. verschließt sich der offene Ductus Botalli bei 75% der geborenen von selbst.

Prostaglandinhemmergabe (z.B. Indometacin), um den Verschluss zu induzieren. **Cave:** Bei kombinierten Vitien muss der Ductus bis zur OP mit Prostaglandin E offen gehalten werden! OP: Verschluss (evtl. mithilfe eines Katheters) ist wegen der Gefahr einer Endokarditis immer indiziert. Bis dahin zwingend bei jedem bakt. Inf. und (zahn-)ärztlichen Eingriff Endokarditisprophylaxe (☞ 10.7.1).

.10.5 Fallot-Tetralogie

binierter zyanotischer Herzfehler (Re-li-Shunt) mit Pulmonalstenose (meist infundibulär), hoch
ndem Ventrikelseptumdefekt, über dem VSD reitender Aorta und Rechtsherzhypertrophie.
Klinik und Prognose ist das Ausmaß der Pulmonalstenose bestimmend. Bei geringer Pulmonal-
se besteht ein Li-re-Shunt (pink Fallot), evtl. zusätzlich Vorhofseptumdefekt (Fallot-Pentalogie).

ik Gedeihstörungen, Zyanose, Atemnot, Synkopen, Krampfanfälle, Hockstellung der Kin-
ei körperlicher Belastung (verbessert die Lungendurchblutung). Später Trommelschlegelfin-
Uhrglasnägel, Polyglobulie, Herzbuckel, art. Embolien, lebensbedrohliche hypoxämische Kri-

gnostik

Auskultation: Lautes Systolikum und Schwirren über dem 3./4. ICR li parasternal (Pulmonalstenose)

EKG: Zeichen der Rechtshypertrophie

Rö: Rechtsherzhypertrophie, „Holzschuhform", helle Lungen (minderperfundiert). Überweisung zum Kardiologen zur weiterführenden Diagn. und Ther.

rapie Endokarditisprophylaxe (☞ 10.7.1), operativer Verschluss der Defekte primär oder –
Hypoplasie von A. pulmonalis und li Ventrikel – zweizeitig.

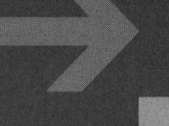

efäß- und Kreislauferkrankungen 11

Inhalt

A WAGNER

11.1 Leitsymptome und ihre DD

11.1.1 Leitsymptom Beinschwellung

Beidseitige Beinschwellungen sind meist durch systemische Erkr. bedingt. Bei einseitiger Schwell *immer an tiefe Venenthrombose und/oder Malignom denken.*

Diagnostik

- Anamnese: Plötzlich aufgetretene (tiefe Venenthrombose) oder langsam zunehme Schwellung (Herzinsuff.)? Schmerzhaft (tiefe Venenthrombose, Bakerzyste)? Nach läng Immobilisation (tiefe Venenthrombose)? Nach Trauma (Muskelfaserriss, Fraktur, Prell Kompartmentsy.)? Begleiterkr.: Herz- und/oder Niereninsuff., Leberzirrhose? Tumor (z.B. Tumor im kleinen Becken)? Medikamente (z.B. Nifedipin)?
- Körperliche Untersuchung: Haut gerötet, überwärmt (tiefe Venenthrombose, Erysip Ödem eindrückbar (kardiale, renale, hepatisch bedingte Ödeme)? Nicht gut eindrück (Lymph- oder Lipödem)?
- Doppler-Sono: Venen frei durchgängig?

Differenzialdiagnose

- Vaskulär:
  - Tiefe Venenthrombose (☞ 11.4.3): Meist einseitige, akute Schwellung, prall-elasti schmerzhaft, evtl. überwärmt, sog. Glanzhaut
  - Thrombophlebitis (☞ 11.4.5): Entzündete subkutane Vene als derber, geröteter Strang bar; sehr schmerzhaft
  - Varikosis (☞ 11.4.2): Ein- oder beidseitige, eindrückbare Schwellung, Verstärkung im L des Tages; Besserung durch Hochlagern
  - CVI (☞ 11.4.4): Ein- oder beidseitiges, derbes Ödem, meist mit Hautveränderungen bis Ulkus
- Neurologisch: Bei Paresen häufig auch Stase des Blutflusses durch gleichzeitige Angiopa Zehen sind vom Ödem meist ausgespart
- Kardial: Bei Rechtsherzinsuff. (☞ 10.5) bds. eindrückbare Knöchel- und/oder Untersc kelödeme. Charakteristisch: Zunahme unter Belastung, geringste Ausprägung am Mor
- Bei Hypoproteinämie: Hepatischer Genese, z.B. bei Leberzirrhose (☞ 8.7.3); renaler Ge z.B. bei nephrotischem Sy. (☞ 13.4.1), akuter GN (☞ 13.4.1); enteraler Genese, z.B. d Eiweißverlust bei exsudativer Enteropathie
- Lipödem: Chron., beidseitiges, druckschmerzhaftes, nicht eindrückbares Ödem; meist be pösen F. Hautveränderungen (Orangenhaut). Charakteristisch: Fußrücken und Zehen ausgespart
- Lymphödem (☞ 11.5.1): Chron. ein- oder beidseitiges indolentes Ödem. Charakteris Fußrücken und Zehen sind mitbetroffen; säulenförmiges Bein; Extremform: Elephan (☞ 11.5)
- Medikamentös: Z.B. durch Nifedipin, Glukokortikoide, Vasodilatatoren, Phenylbutazon dralazin, Minoxidil
- Endokrin: Typischerweise beidseitiges Auftreten
  - Bei M. Basedow (☞ 17.6.5): Nicht eindrückbares, prätibiales Myxödem; Haut teigig, bla grobporig

Bei Hypothyreose ($\mathrel{\text{☞}}$ 17.6.3): Generalisiertes Myxödem, v.a. im Gesicht und an den Extremitäten

Traumatisch: Meist einseitig. Anamnese! Z.B. Fraktur, Muskelriss

Postop.: Reperfusionsödem nach Gefäß-OP (Desobliteration, Bypass): Sehr schmerzhaft, überwärmt, nach V.-saphena-magna-Entnahme

Kompartment-Sy. ($\mathrel{\text{☞}}$ 5.4.1)

Neoplastisch: Typischerweise einseitige, lokale Schwellung bei Tumoren, z.B. Osteosarkom ($\mathrel{\text{☞}}$ 16.13), Ewing-Sarkom ($\mathrel{\text{☞}}$ 16.13), Tumor im kleinen Becken

Entzündlich: Z.B. Erysipel ($\mathrel{\text{☞}}$ 25.5.2): Gerötete, schmerzhafte Schwellung. Nach Eintrittspforte für Bakterien suchen! Tetanusschutz überprüfen und ggf. auffrischen ($\mathrel{\text{☞}}$ 9.2)

Bakerzyste ($\mathrel{\text{☞}}$ 6.6.7): Einseitige, weiche Schwellung in der Kniekehle. Palpabel. Nachweis sonographisch.

11.1.2 Leitsymptom Beinschmerzen

st vaskuläre und/oder orthopädische Ursachen.

gnostik

◼ **Tab. 11.1 Diagnostik und Differenzialdiagnosen des Beinschmerzes** ◼

ersuchung	Befund und Differenzialdiagnose
tfarbe und peratur	Blass und kalt bei art. Durchblutungsstörungen ($\mathrel{\text{☞}}$ 11.3.2), gerötet und überwärmt bei tiefer Thrombose ($\mathrel{\text{☞}}$ 11.4.3), geröteter Strang bei Thrombophlebitis ($\mathrel{\text{☞}}$ 11.4.5), gerötete und geschwollene Gelenke bei Arthritis ($\mathrel{\text{☞}}$ 18.3), z.B. Gicht, c.P., rheumatisches Fieber
umfangsdifferenz	Meist > 2 cm bei tiefer Venenthrombose, auch bei Arthritiden
ulse	Oft fehlend bei fortgeschrittener pAVK, stets fehlend bei akutem art. Verschluss. Auch bei ausgeprägten Ödemen manchmal nicht tastbar
xe	Fehlend oder abgeschwächt bei BSP ($\mathrel{\text{☞}}$ 20.9.1): Nach anderen neurologischen Ausfällen suchen, z.B. radikulären Sensibilitätsstörungen, Paresen, Blasenentleerungsstörungen! Bei PNP ($\mathrel{\text{☞}}$ 20.11), z.B. bei Diabetikern, fällt typischerweise zuerst der ASR aus. Hier immer nach Störungen der Tiefensensibilität (z.B. Vibrationsempfinden) fahnden. Fehlend auch bei peripheren Paresen
bilität	„Strumpfförmige" Sensibilitätsstörungen bei PNP, bes. Tiefensensibilität betroffen. Segmentale Ausfälle bei BSP, Tumoren, Radikulitis
ufschmerz	Typisch bei degenerativen Gelenkerkr. wie Gonarthrose und Koxarthrose, Osteoporose
dicatio mittens	Bei pAVK ($\mathrel{\text{☞}}$ 11.3.2): Wegstreckenabhängige ein- oder beidseitige Beinschmerzen; Spinalkanalstenose: Meist beide Beine betroffen, v.a. beim Abwärtsgehen.

weiterführende Diagn. richtet sich nach der jeweiligen Verdachtsdiagnose.

Differenzialdiagnose

- Vaskulär: PAVK (☞ 11.3.2), akuter art. Gefäßverschluss (☞ 11.3.3), tiefe Venenthromb (☞ 11.4.3), Thrombophlebitis (☞ 11.4.5), Ergotismus
- Orthopädisch: Beckenschiefstand, Pseudoradikuläres LWS-Sy. (☞ 6.1.7), Koxarth (☞ 6.5.3), Gonarthrose (☞ 6.6.3), BSP (☞ 20.9.1), „Claudicatio spinalis" bei Spinalka stenose, aseptische Knochennekrosen (z.B. M. Perthes, M. Köhler, M. Osgood-Schla (☞ 6.6.11), Osteoporose (☞ 6.8)
- Neurologisch: Nervenkompressions-Sy. (z.B. Meralgia paraesthetica, ☞ 20.10.3), F (☞ 20.11), MS (☞ 20.7)
- Rheumatisch: C.P. (☞ 18.3), Fibromyalgie-Sy. (☞ 18.6.1), Spondarthritiden (☞ 18.4 Kollagenosen (☞ 18.5)
- Muskulär: Myogelosen (☞ 7.1.6), Wadenkrämpfe, (Dermato-)Myositis (☞ 18.5.4), Mus erkr., z.B. Muskeldystrophien
- Traumatisch: Muskelfaserriss (☞ 7.1.6), Fraktur (☞ 5.3), Kompartment-Sy. (☞ 5.4.1), deck-Dystrophie (☞ 5.4.4), Luxation (☞ 6.5.5), Band-/Kapsel-/Sehnenverletzung, Me kusläsion (☞ 5.3.12)
- Psychogen: Depression mit Somatisierungstendenz, Konversionsneurose
- Metabolisch: Gicht (☞ 17.3)
- Sonstige: Leisten- oder Schenkelhernie (☞ 8.5.9).

11.1.3 Beinulkus

Mindestens bis ins Korium reichender Hautdefekt.

Ätiologie

- CVI (☞ 11.4.4): Häufigste Ursache, bei 85% der Pat.; venöse Stauung führt über Schädig der Kapillaren (Plasmaaustritt) zum Ödem (→ trophische Störungen)
- Art. Durchblutungsstörungen (pAVK, ☞ 11.3.2): Chron. Gewebshypoxie begünstigt Ul entstehung
- Ulcus mixtum: Trophische Störungen durch Kombination art. Durchblutungsstörungen chron.-venöser Stauung
- Polyneuropathisches Ulkus: Z.B. bei Diab. mell. (☞ 17.1.5; häufig Kombination von mi angiopathischen Veränderungen und Sensibilitätsstörungen); Sonderform: Malum perfc (Plantar- oder Schwielenulkus im Bereich der Metatarsalköpfchen)
- Sonderform: Dekubitus (☞ 27.9).

Diagnostik

- Anamnese:
  - Ulcus cruris venosum: Vorangegangene tiefe Venenthrombose, längere Immobilisa Krampfadern, familiäre Belastung?
  - Art. Ulkus: Claudicatio intermittens, Hypertonie, Fettstoffwechselstörung, Druckst (z.B. durch zu enge Schuhe)?
  - Ulcus mixtum: Tiefe Venenthrombose oder CVI bei pAVK?
  - Polyneuropathisches Ulkus: Durch PNP aufgehobene Schmerzempfindung. Kleine Ve zungen, z.B. durch Pediküre, werden nicht bemerkt und können ulzerieren
- Körperliche Untersuchung: ☞ Tab. 11.2

Weiterführende Diagn.: Im Zweifelsfall Facharztüberweisung je nach Verdachtsdiagnose (CVI ☞ 11.4.4, pAVK ☞ 11.3.2, PNP ☞ 20.11).

Tab. 11.2 Differenzialdiagnose des Beinulkus

	Chron. venöses Ulkus	Arterielles Ulkus	Polyneuropathisches Ulkus	Ulcus mixtum
...alisation	Innenknöchel, medialer Unterschenkel	Druckstellen (z.B. Ferse, Zehen)	Fußsohle (z.B. Großzehenballen)	Innenknöchel, medialer Unterschenkel
...kt	Stauungsdermatose, evtl. Ödeme	Kühle Haut, evtl. livide, Fußpulse fehlen meist	Haut warm rosig, da Sympathikus mitbetroffen	Stauungsdermatose, livide Farbe
...erz	Spannung	Ja	Nein	Ja

...apie

...emeine Maßnahmen Behandlung der jeweiligen Grunderkr.
...VI: Kompressionsther. (☞ 11.4.4)
...AVK: Gehtraining, operative Revaskularisation, bei Inoperabilität Hämodilution durch In...usionen und/oder Medikamente versuchen (☞ 11.3.2)
...NP: Fußentlastung, z.B. durch Schuhwerk nach Maß; möglichst nicht barfuß laufen, Füße ...enibel auf Verletzungen untersuchen, medizinische Fußpflege
...lcus mixtum: Beträgt der periphere Perfusionsdruck < 80 mmHg, ist die elastische Kom...ression kontraindiziert.

...plikationen Superinf., Nekrose, Gangrän, Ostitis, Allergisierung durch Dauerther. mit ...na.

.2 Apparative angiologische Diagnostik

2.1 Ultraschall-Diagnostik

...er-Sono ist bei art. und venösen Verschlussprozessen die wichtigste Untersuchungsmethode. Sie ...außerdem der Indikationsstellung zur Angiographie, der Verlaufskontrolle einer pAVK und der ...lanung bei Varizen.

...pler-Ultraschall (DUS) und Doppler-Druckmessung

...ation Meist zur Abklärung einer pAVK bei fehlenden oder abgeschwächten Fußpulsen.

...hführung Beim liegenden Pat. RR über beiden Aa. brachiales messen. RR-Manschette ...um unteres Unterschenkeldrittel legen. Fußpulse mit Dopplersonde lokalisieren. Man...e ca. 20 mmHg über den erwarteten Wert aufpumpen, dann langsam ablassen. Das Auftreten ...opplersignals markiert den systolischen Wert.

Beurteilung
- Normalbefund: 5–10 mmHg über RR an der A. brachialis
- Niedriger als Brachialisdruck: Art. Minderperfusion, V.a. pAVK
- Kritischer Perfusionsdruck: < 50 mmHg, Werte > 200 mmHg: Hinweis auf Mediaskle z.B. beim Diabetiker.

Fehlerquellen Dopplersonde über Messpunkt verrutscht, Dopplersonde zu fest auf die aufgedrückt, Winkel zwischen Dopplersonde und Gefäß nicht ideal bei 30°, zu kurze Ruhezei der Untersuchung.

! Wiederholte Messung nach 30 Zehenständen in 60 Sek. Maß für Kompensation der Ste
- Bei Gesunden liegt der Wert nach Belastung nur geringfügig unter Ruhewert und wird testens nach 2 Min. wieder erreicht.

DUS der extrakranialen hirnversorgenden Arterien

Indikation Nach TIA, Amaurosis fugax; zur Abklärung von Schwindel und Synkopen; laufskontrolle bekannter Karotisstenosen bei kons. Ther. oder nach gefäßchirurgischen Eingr (Restenosierung?), präop. vor gefäß- und thoraxchirurgischen Eingriffen. Ggf. Facharztübe sung an Neurologen, Internist, Chirurg.

Beurteilung Stenosen von A. carotis communis, A. carotis interna und externa, A. verteb Ophthalmica-Kreislauf.

DUS der Venen

Indikation V.a. tiefe Venenthrombose an Arm oder Bein; V.a. Insuff. der Vv. perforantes, postthrombotisches Sy.; vor geplanter Varizensklerosierung oder chirurgischer Ther.

Grenzen der Methode Nachweis einer tiefen Venenthrombose im Bereich von Leiste, C schenkel und Kniekehle in 80–90% der Fälle möglich; geringe Aussagekraft in der Untersche etage. **Cave:** Neg. Befund schließt eine tiefe Venenthrombose niemals aus, daher bei diagn sicherheit immer Duplexsono oder Phlebographie (☞ 11.2.2)! Ggf. Facharztüberweisung.

Farbkodierte Duplexsonographie (FKDS)

Kombination von Ultraschall-Bildverfahren und DUS, ermöglicht neben hämodynamischen Me gen Aussagen über Morphologie der Gefäßwand, des Gefäßinneren und des perivasalen Gewebe Vorteile bei der Beurteilung tiefer Venenthrombosen und der Morphologie arteriosklerotischer Pl (glatt oder exulzeriert).

Indikation
- Abklärung unsicherer Befunde der Karotis-Doppler-Sono (Interna-Verschluss? Exulze Plaques bei gering- oder mittelgradiger symptomatischer Karotisstenose? Aneurysma? mustumor?)
- Tiefe Venenthrombose: Umspülte Thromben, Gefäßwanddicke, Thrombenalter
- Aneurysmen, a.-v.-Fisteln; Verlaufskontrolle nach Gefäßrekonstruktion, Thrombolyse

Nachteil Eingeschränkte Beurteilbarkeit bei Pat. mit Ödem, Hämatomen, frischen OP- den.

.2.2 Sonstige Diagnostik

jiographie

ikation Nachweis und Lokalisation eines therapiebedürftigen Gefäßprozesses (Stenose, An-sma, Fistel, Angiom) zur OP-Planung.

ntraart. Angiographie: Periphere Verschlussprozesse jenseits des Leistenbandes und an den supraaortalen Gefäßen. Spezielle Fragestellung an den Viszeralarterien (z.B. Nierenarterienstenose, Tr.-coeliacus-Stenose), Aortendissektion

ntravenöse Angiographie: Digitale Subtraktionsangiographie (DSA). Bildqualität ausrei-chend bei AVK vom Beckentyp und zur Therapieplanung bei Bauchaortenaneurysma Spezielle Ind.: Tumordiagn., Lokalisation unklarer gastrointestinaler Blutungen.

nik Punktion meist inguinal zur i.a.-Angiographie bzw. ZVK bei i.v. Angiographie.

entenvorbereitung Quick, PTT, Hb, TSH basal (wegen Jodbelastung), Krea.

plikationen KM-Allergie, manifeste Hyperthyreose bei latenter Hyperthyreose, Ver-chterung einer kardialen und/oder renalen Insuff. **Nachkontrolle:** Inspektion der Punktions-(Nachblutung, Hämatom, Aneurysma, AV-Fistel, Phlebitis, Thrombose).

ebographie

kation Nachweis einer tiefen Venenthrombose bei unsicherem Doppler- bzw. Duplex-Be-Lokalisation und Ausdehnung einer tiefen Venenthrombose vor geplanter Lyse oder OP; vor nchirurgischen Eingriffen; Suche nach Emboliequellen.

entenvorbereitung TSH basal (wegen Jodbelastung), Krea, Quick, PTT.

plikationen KM-Allergie, lokale Irritationen, Thrombophlebitis, Thrombose, Ver-chterung einer kardialen und/oder renalen Insuff., jodinduzierte Hyperthyreose.

teil Rel. hohe Strahlenbelastung, schmerzhaft.

schlussplethysmographie

Dehnungsstreifen registriert die Volumenzunahme einer Extremität nach verschiedenen Provoka-nanövern wie Kompression/Dekompression und Tieflagerung. Dadurch kann die Durchblutung xtremitäten sowie die Gefäßfunktion beurteilt werden.

kation Diagn. und funktionelle Beurteilung einer pAVK; Beurteilung der hämodynami-Relevanz von Stenosen im Beckenbereich; Nachweis einer tiefen Venenthrombose im n- und Oberschenkelbereich.

11.3 Arterienerkrankungen

11.3.1 Diagnostik bei Arterienerkrankungen

Anamnese

Risikofaktoren einer Arteriosklerose erfragen: Nikotinabusus, Diab. mell., art. Hypertonie, Hy lipidämie, Adipositas; häufig kalte Hände und Füße? Schmerzen beim Gehen?

Inspektion

Livides Hautkolorit bei art. Durchblutungsstörungen der Extremitäten, Nagelwachstumsstö gen, **DD** u.a. Psoriasis; trophische Störungen bis hin zu Ulkus (☞ 11.1.3), Nekrose oder Gang

Palpation

- Temperaturdifferenz der Extremitäten: Z.B. bei ausgeprägter pAVK
- Pulsqualität (möglichst re und li gleichzeitig tasten): Seitendifferenz bei vorgeschalteter nose oder Aneurysma
- Schwirren bei a.-v.-Fistel, Dialyse-Shunt
- Pulsverbreiterung bei Aneurysma
- Fehlender Puls: PAVK mit hochgradiger Stenose oder komplettem Verschluss, ausgep Mediasklerose, z.B. bei Diabetikern, Ödeme, atypischer Gefäßverlauf.

Auskultation

Strömungsgeräusche sind häufig Frühsymptome einer pAVK und treten meist vor den Du blutungsstörungen auf. Gut hörbar bei mittelgradigen, d.h. 50–70%igen Stenosen. Mi nehmender Stenosierung nimmt die Lautstärke wieder ab und ist vor dem kompletten schluss meist nicht mehr auszukultieren. **Cave:** Zu hoher Andruck des Stethoskops kann nose vortäuschen.

Rekapillarisierungszeit

Fester Daumendruck auf Fuß- oder Fingernagel des Pat. Nach dem Loslassen normalisiert sic Farbe bei Gefäßgesunden innerhalb von etwa 5 Sek. Seitenunterschiede sind hier bes. gut z obachten.

Lagerungsprobe nach Ratschow

Indikation Unklarer Kompensationsgrad eines art. Verschlusses von Becken- oder Bein rien.

Durchführung Pat. auf den Rücken legen lassen. Beine senkrecht anheben und 2 Min. mi Füßen kreisen oder wippen. Dann aufsetzen und Beine locker herabhängen.

Beurteilung Normalbefund: Diffuse Hyperämie nach ca. 5 Sek., Venenfüllung innerhal 10 Sek. *Pathologisch:* Fleckige oder diffuse Abblassung der Fußsohle und verspätete Füllun Venen; Schmerzen.

Eine unauffällige Lagerungsprobe schließt einen kompensierten (v.a. peripheren) Verschluss der Beinarterien nicht sicher aus.

stschlussprobe

kation Beurteilung von Durchblutungsstörungen der oberen Extremitäten.

chführung Der Untersucher komprimiert A. radialis und A. ulnaris. Der Pat. führt mit benen Armen 20–30 Faustschlussbewegungen aus. Anschließend werden die Hände nach ebung der Kompression bei immer noch erhobenen Armen locker geöffnet.

rteilung Normalbefund: Sofortige Rötung der Handinnenflächen. *Pathologisch:* Rötung verzögert oder überhaupt nicht auf. Verzögerte, anschließend aber verstärkte Rötung bei tionellen Durchblutungsstörungen (z.B. M. Raynaud, ☞ 18.5.2).

erquelle Falsch pathologisches Ergebnis, wenn die Finger krampfhaft überstreckt werden.

Eine unauffällige Faustschlussprobe schließt einen kompensierten Verschluss der A. subclavia icht aus.

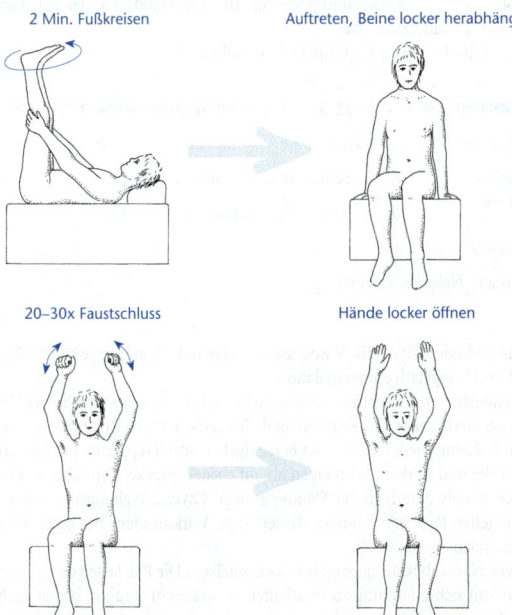

2 Min. Fußkreisen   Auftreten, Beine locker herabhängen

20–30x Faustschluss   Hände locker öffnen

11.1 Lagerungsprobe nach Ratschow und Faustschlussprobe

Gehtest

In der Praxis oft nur anamnestische Erhebung der schmerzfreien und der max. Gehstrecke m lich.

!
• Pat. werden Distanzen oft nur sehr ungenau angeben. Deshalb bekannte Strecken abfra z.B. von der Praxis zur Bushaltestelle u.a.

11.3.2 Periphere arterielle Verschlusskrankheit

= pAVK; art. Durchblutungsstörungen durch Stenosen oder Komplettverschluss. In über 90% ausschließlich die unteren Extremitäten befallen: Beckentyp (ca. 35%), Oberschenkeltyp 50%); peripherer (akraler) Typ (ca. 15%); häufig Mischformen.

!
• Symptome treten i.d.R. erst ab einer Lumenverengung > 80% auf, da sich v.a. bei l samer Progression Kollateralen öffnen
• Begleiterkr. wie Herzinsuff. oder degenerative Gelenkerkr. engen den Bewegungsra der Pat. so ein, dass Durchblutungsprobleme oft gar nicht zum Tragen kommen
• Bei Diabetikern gehen PNP und pAVK oft Hand in Hand, d.h. der Pat. kann auc Stadium IV „schmerzfrei" sein
• Meist sind die Pat. „von Kopf bis Fuß" gefäßkrank!

	Tab. 11.3		Fontaine-Stadien
I	Keine Beschwerden, aber nachweisbare Veränderungen (Stenose, Verschluss)		
II	Claudicatio intermittens	**A**	Schmerzfreie Gehstrecke > 200 m
		B	Schmerzfreie Gehstrecke < 200 m
III	Ruheschmerz		
IV	Ulzerationen, Nekrose, Gangrän		

Klinik

• Kalte Hände und/oder Füße. **DD:** Vasospasmen, Raynaud-Phänomen (☞ 18.5.2), art. H tonie (☞ 11.6.1), vegetative Dysregulation
• Claudicatio intermittens: Belastungsabhängige Beinschmerzen, die zum Stehenbleiben z gen („Schaufensterkrankheit"). Krämpfe und „Muskelkater". In Ruhe lässt der Schmer nerhalb von 1–2 Min. wieder nach. Beim Bergaufgehen oder Treppensteigen kürzere schm freie Gehstrecke und stärkere Schmerzen als auf ebener Strecke. Typischerweise werde Beschwerden jeweils unterhalb der Stenose geklagt! **Cave:** „Walking-through-Phänom Beim Weitergehen lässt der Schmerz wieder nach. Vorkommen: Bei guter Kompens durch Kollateralen
• Ruheschmerz: Nachts bes. ausgeprägt bei Horizontallage. Die Pat. lassen oft die Beine aus Bett hängen, um sich Linderung zu verschaffen. In späterem Stadium bringt auch das Schmerzfreiheit mehr
• Impotentia coeundi und Beinschwäche bei Leriche-Sy.: Arteriosklerotische Verlegun Aortenbifurkation.

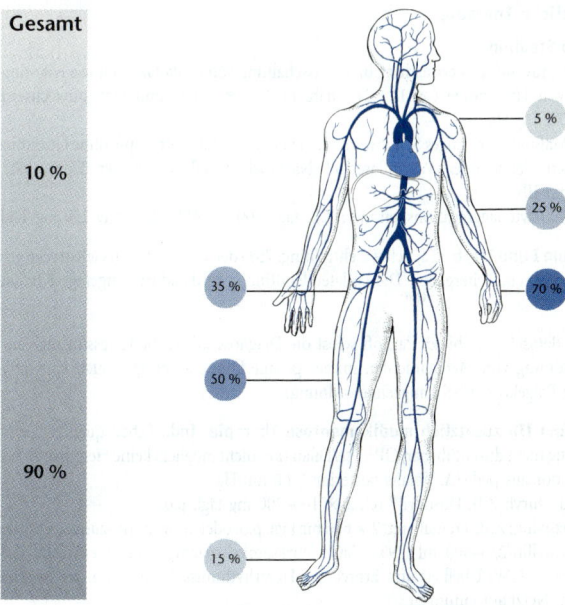

Gesamt

10 %

90 %

5 %

25 %

35 %

70 %

50 %

15 %

11.2 PAVK an oberer und unterer Extremität – Häufigkeitsverteilung

...nostik Körperliche Untersuchung (☞ 11.3.1)

Konventionelle RR-Messung: Art. Hypertonie?

RR-Messung der betroffenen Extremität: Werte niedriger als Druck über der A. brachialis.

Cave: Evtl. in Ruhe noch normale Werte, aber RR-Abfall nach Belastung, z.B. Zehenstände

Doppler-Druckmessung (☞ 11.2.1)

Knöchel-Arm-Index (= Doppler-Index, DI) als pAVK-Basis-Screening: Mit Doppler-Gerät und RR-Manschette systolischen Druck der A. tibialis posterior und der A. brachialis messen; bei Quotient > 1,0 ist pAVK ausgeschlossen, 1,0–0,8 weist auf beginnende, < 0,8 auf schwere pAVK hin

...ritischer Perfusionsdruck < 50 mmHg

...abor: Hyperlipidämie? Diab. mell.? BSG, BB (Entzündung? Anämie?)

...vtl. Facharztüberweisung zur Verschlussplethysmographie oder zur Angiographie ☞ 11.2.2); bei geplanter Gefäßrekonstruktion gleich zum Gefäßchirurgen.

...renzialdiagnose Degenerative Wirbelsäulen- und/oder Gelenkerkr. (☞ 6.1 und ☞ 6.6), (☞ 20.11), BSP (☞ 20.9.1), Raynaud-Sy. (☞ 18.5.2), Thrombangitis obliterans (☞ 11.3.6), ...lkanalstenose, Tumoren des Rückenmarks bzw. der Rückenmarkshäute (☞ 20.13.1), Ergo-...s.

Hausärztliche Therapie

In jedem Stadium

- Tertiärprävention: Vermeidung bzw. Ausschaltung von Risikofaktoren wie Nikotin, Beha lung von Hypertonie (☞ 11.6.2), Diab. mell. (☞ 17.1.4) und Fettstoffwechselstörun (☞ 17.2)
- Allg. Maßnahmen: Enges Schuhwerk vermeiden, möglichst Strümpfe ohne Gummizug, k warmen Bäder oder Wärmflaschen! Nächtliche Tieflagerung der Extremität, v.a. Stadium IIb
- Thrombozytenaggregationshemmer: Z.B. tägl. 100 mg ASS, alternativ 250 mg Tiklyd®.

Im Stadium I und IIa/b Tägliches Gehtraining: 75% der schmerzfreien Gehstrecke gehen, ge Min. pausieren, weitergehen. Die Kollateralenöffnung wird dadurch angeregt. **KI:** Stadium IV!

🖊 Beim Beinschmerz bietet Pat. oft selbst die Diagnose „Durchblutungsstörung" an. Vor Verordnung von Medikamenten immer genaue klinische, notfalls auch apparative D (hohe Folgekosten bei Langzeitverordnung).

Ab Stadium IIb zusätzlich medikamentöse Therapie Ind.: Lebensqualität beeinträch Gehtraining nicht durchführbar, OP/Lyse/Dilatation nicht möglich, keine Herzinsuff., systolis RR an A. dorsalis pedis/A. tibialis posterior ≥ 60 mmHg.

- Naftidrofuryl: Z.B. Dusodril® ret. 3 × 100–200 mg tägl. p.o.
- Pentoxifyllin: Z.B. Trental® ret. 2 × 600 mg tägl. p.o. oder als Infusionszusatz, z.B. 100–20 Pentoxifyllin/250–500 ml 0,9% NaCl. Wirksamkeitsnachweis nicht erbracht. **Cave:** N 100 mg/h! **NW:** Übelkeit und Erbrechen, Herzrhythmusstörungen v.a. bei zu schnelle fusion; Netzhautblutungen
- Buflomedil: Z.B. Bufedil® forte 2 × 1 Tbl. à 300 mg tägl.; Wirksamkeitsnachweis nich bracht. **NW:** Selten Kopfschmerzen, Übelkeit und Schlafstörungen.

Im Stadium III/IV

- Hypervolämische Hämodilution mit kolloidalen Substanzen: Tägl. Infusion von Hyd äthylstärke (HAES) über 2–3 Wo.; **NW:** Kopfschmerzen, Schwindel, Linksherzdekompe tion; allergische Reaktionen möglich. Bei herzgesunden Pat.: 500 ml HAES 10% langsa (über 3–4 h). Vorher prüfen: Hat der Pat. die Zeit und die Geduld? Bei kompensierter H insuff. 250 ml HAES 6% langsam i.v. Bei Niereninsuff.: Statt HAES 250 ml 0,9% NaCl-Lös evtl. Kombination mit Aderlass à 250 ml
- Isovolämische Hämodilution: Innerhalb von 3–4 d in mehreren Sitzungen z.B. 300–50 Aderlass und simultane Infusion der gleichen Menge Volumen z.B. HAES 10% bis Hkt. 35–40%; Hkt.-Abfall etwa 3–5% pro Sitzung, v.a. im Stadium IV bei Ausgangs-Hkt. > Erfolg versprechend. **NW:** Anaphylaktoide Reaktionen, Hypo- oder Hypervolämie, Schwere KHK, Exsikkose, Thrombozytose
- Prostaglandine: Z.B. tägl. 3 Amp. à 20 µg Alprostadil (z.B. Prostavasin®) in 250 ml 0,9 langsam über 2 h i.v.; Behandlungsdauer mind. 2–3 Wo.; **Ind.:** Vasodilatation, Throm tenaggregationshemmung, wenn andere Maßnahmen (v.a. OP) nicht möglich oder erfo waren; **NW:** Ödem, Brennen, Übelkeit, Kopfschmerzen; **Cave:** Toxisches Lungenöde Herzinsuff. durch Steigerung der Zellmembranpermeabilität. **KI:** Dekompensierte He suff., schwere KHK, Herzrhythmusstörungen, Asthma bronchiale

chmerzther.

Kardiale/pulmonale Rekompensation.

apie von Begleitinfektionen im Stadium IV
- okalbehandlung der ischämischen Läsionen, nekrotisches Gewebe entfernen, Eiterherde er-
- ffnen, Inzisionen/Lascheneinlage
- ystemische Antibiose nur bei ausgedehnter Inf./feuchter Gangrän
- Heparin bei Immobilisation
- Überwiegend Bettruhe, Lagerung (Fußteil tief), Wattepolster mit frei liegender Ferse
- mmer Gefäßrekonstruktion anstreben; Überweisung in die Gefäßchirurgie.
- : Natidrofuryl/Pentoxifyllin/Buflomedil haben im Stadium III/IV keine Zulassung.

Tab. 11.4 Stadienabhängige Therapie bei pAVK in der Praxis

ium	Tertiär-prävention	Geh-training	Vasoaktive Substanzen ohne Prostaglandine	Prosta-glandine	Revaskula-risierende Maßnahme
	+	+	Ø	Ø	Ø
	+	+	(+)	Ø	Ø
	+	+	+	Ø	(+)
	+	Ø	(+)	(+)	+
	+	Ø	(+)	(+)	+

keinweisung bzw. Facharztüberweisung zum Gefäßchirurgen bei *akutem Gefäßverschluss* 1.3.3); *Stadium IIb–IV*: Abklärung einer OP-Möglichkeit bei Progredienz trotz suffizienter ; Re-Verschluss und/oder Aneurysmabildung bereits voroperierter Gefäße?

ationäre Maßnahmen Labor: BB, Krea, Harnstoff, γ-GT, GPT, Quick, PTT, BZ; EKG; re Diagn. im Einzelfall absprechen (Operateur und Anästhesist).

nahmen in der Klinik
- okale Lyse: Z.B. bei thrombosierten Bypässen
- erkutane transluminale Angioplastie (PTA): Bei kurzstreckigen, wenig verkalkten Stenosen n Bereich von A. iliaca, A. femoralis und A. poplitea, evtl. Stent-Implantation
- hrombendarteriektomie (TEA): Bei kurzstreckigen, wenig verkalkten Verschlüssen
- ypass: Anatomischer Bypass: Z.B. Y-Prothese, extraanatomischer Bypass: **Ind.** bei KI für ößeren Höhleneingriff und Inf. im Becken- oder Leistenbereich; z.B. axillo-, aorto-, femo- femoraler, femoropoplitealer, femorokruraler Bypass
- .-v.-Fistel als Ultima ratio. **NW:** Schwellung der betroffenen Extremität, Schweregefühl, Er- üdung. Sonderform: *In-situ-Bypass* bei Mehretagenverschlüssen: Arterialisierung einer ene durch Anlage mehrerer a.-v.-Fisteln; Langzeiterfahrungen fehlen
- mpathektomie: Reduktion vasokonstriktiver Sympathikusreize durch partielle oder voll- ändige chirurgische Durchtrennung des Grenzstrangs.

Poststationäre Therapie Risikofaktoren nicht aus den Augen verlieren! *Thrombozytena*, *gationshemmer* nach Lyse, PTA, TEA: Z.B. ASS 100 mg tägl., alternativ z.B. Ticlo (z.B. Tiklyd®). *Orale Antikoagulation* mit Marcumar nach Bypass-OP. Umstellung auf Th bozytenaggregationshemmer i.d.R. nach 6 Mon. Nach Dilatation und Stent gemäß Absprach Operateur zusätzlich Clopidogrel, z.B. Plavix®, 75 mg/d über 4 Wo.

Komplikationen der pAVK

- Ulzerationen (☞ 11.1.3), Nekrosen und Gangrän: Amputation bei drohender Sepsis, ch Osteomyelitis, nicht beherrschbaren Schmerzen
- Schlechte Wundheilung, Immobilisation (☞ 27.2), Invalidität
- Fortschreiten des Gefäßprozesses mit z.B. KHK (☞ 10.3), Stenosen der extrakranialen versorgenden Gefäße (☞ 20.3), Zerebralsklerose (☞ 27.4.2).

Prognose der pAVK

- Amputationsrate beim Nichtdiabetiker ca. 2% pro Jahr, bei Diabetikern ca. 7% pro J.; gehend abhängig von der konsequenten Ausschaltung der Risikofaktoren!
- Amputationsrate bei Rauchern 3–10-mal höher als bei Nichtrauchern
- Im Stadium III/IV:
  - 50% können primär revaskularisiert werden, 25% ausschließlich medikamentös, 25% p amputiert
  - Nach einem J.: 25% verstorben, 30% gebessert, 25% amputiert, 20% weiter im Stadiu kritischen Extremitätenischämie
- Nur 40% der amputierten Pat. können im Laufe von 2 J. so rehabilitiert werden, da ausreichend mobil sind.

11.3.3 Akuter arterieller Gefäßverschluss

In 60–70% durch Embolie: Vorhofflimmern, Mitralvitium, Vorderwandaneurysma nach Myoka farkt, nach Endokarditis; in 20% durch Thrombose: Meist bei Arteriosklerose; in 10–20% Dif zierung Embolie/Thrombose nicht möglich. Seltenere Ursachen: Aneurysma dissecans (☞ 11 Trauma, Arteriospasmus, Phlegmasia coerulea dolens, Leriche-Sy. (verlegte Endaufgabelung der ta).

Faustregel „6 × P"

- **Pain** (Schmerz)
- **Paleness** (Blässe)
- **Paraesthesia** (Parästhesien)
- **Pulselessness** (Pulslosigkeit)
- **Paralysis** (Parese)
- **Prostration** (Schock).

Therapie

Erstmaßnahmen beim akuten arteriellen Gefäßverschluss

- Lagerung: Betroffene Extremität tief lagern; mit Watte polstern (Schutz vor Wärmev und Drucknekrose)

- Großlumiger venösen Zugang:
  - 5000–10 000 IE Heparin i.v. (Bolusinjektion)
  - Volumengabe, z.B.: HAES 6% 250 ml
- Schmerzbekämpfung: 75–100 mg Pethidin (Dolantin) langsam i.v.
- Sedierung: 5–10 mg Diazepam (Valium) langsam i.v.
- Sofortige Klinikeinweisung in Gefäßchirurgie!
- **Cave:** Keine i.m. Injektionen, da KI für Lyse. Keine Vasodilatatoren, Gefahr des Steal-Effekts. Keine externe Wärmezufuhr.

särztliche Nachsorge

Dauerantikoagulation mit Marcumar®
Grunderkr. behandeln
Pat. regelmäßig beim FA vorstellen.

.3.4   Mesenterialinfarkt

*er Verschluss oder chron. Durchblutungsstörung eines oder mehrerer Mesenterialgefäße. In 90%
hluss der A. mesenterica sup. durch Embolie oder Thrombose, selten auch Thrombose der Mesen-
venen.*

logie

kuter art. Verschluss: Thrombotisch bei Arteriosklerose oder embolisch (Vorhofflimmern,
Herzwandaneurysma, Herzklappenvitium), seltener durch Arteriitiden oder fibromuskuläre
Dysplasie
Non-okklusiver Mesenterialinfarkt: Häufigkeit nimmt stark zu. Risikofaktoren: Diab. mell.
Mikroangiopathie), KHK, Herzinsuff. (Low-output)
Chron. art. Verschluss: Fast immer arteriosklerotisch bedingt
enöser Verschluss: Meist in Folge von Erkr. im Pfortadergebiet, z.B. Entzündungen, Tumo-
en, portale Hypertension, Z.n. Laparotomie. Auch sekundär nach Mesenterialinfarkt mög-
ch.

ei älteren Pat. mit diffuser Gefäßsklerose, Vorhofflimmern und plötzlich auftretenden hef-
gsten Bauchschmerzen immer an akuten Mesenterialarterienverschluss denken und statio-
är einweisen! Klinikeinweisung

k

er Mesenterialinfarkt

nitialstadium: Heftigste Bauchschmerzen, Schock, evtl. hämorrhagische Durchfälle. Objek-
ver Abdominalbefund unauffällig, starke Diskrepanz zu den Beschwerden!
atenzstadium: Nach ca. 6 h Nachlassen des Schmerzes, abnehmende Peristaltik, Verschlech-
rung des AZ. Abdominalbefund noch immer unauffällig!
ndstadium: Nach weiteren 6 h irreversible Darmgangrän mit paralytischem Ileus, Durch-
anderungsperitonitis, Sepsis.

Tab. 11.5	Chronischer Mesenterialarterienverschluss
Stadium	**Symptome**
I	Asymptomatisch, Zufallsbefund bei Angiographie
II	„Angina abdominalis": Kolikartige Schmerzen, 15–30 Min., postprandial, wechse~~l~~ Lokalisation, Malabsorptionssy.
III	Dauerschmerz, Meteorismus, Hyperaktivität des Darms, Gewichtsverlust
IV	Paralytischer Ileus, Gangrän, Peritonitis, „akutes Abdomen"

Diagnostik
- Anamnese: Herzrhythmusstörungen oder Mitralvitium als Hinweis auf Emboliequelle
- Körperliche Untersuchung: Absolute Arrhythmie? Darmgeräusche (Hypoperistaltik)?, mungsgeräusche der Abdominalgefäße? Blutiger Stuhl/Teerstuhl bei rektaler Untersuch
- Apparative Diagn.: Duplexsono zur Bestimmung der Flussgeschwindigkeit in den Mes~~e~~ rialgefäßen, Angio-CT, intraart. DSA; elektive Angiographie der Mesenterialgefäße bei c~~h~~ Verschluss erwägen
- Sofortige Klinikeinweisung bei V.a. akuten Mesenterialinfarkt zur weiteren Diagn. und gg sofortigen Laparotomie.

Therapie Versuch der operativen Revaskularisation; bei Nekrose Darmresektion.

Hausärztliche Nachsorge Orale Antikoagulation mit Marcumar; soweit möglich: Risik toren beheben.

Prognose Letalität 60–90% bei akutem Mesenterialinfarkt, je nach Zeitpunkt der Diagnos lung bzw. der Laparotomie. „Schnelligkeit bedeutet Überleben"!

11.3.5   Aortenaneurysmen

Ausweitung der Aorta als Aneurysma verum (alle Wandschichten sind betroffen) Aneurysma dissecans (Wühlblutung zwischen Intima und Media nach Intimaeinriss). Meist dem 50. Lj. 10% aller Hypertoniker und Pat. mit pAVK sind betroffen. Ruptur eines Aneury ist immer lebensbedrohlich!

Bauchaortenaneurysma

In 97% infrarenal. Meist arteriosklerotisch bedingt, in 50% weitere Aneurysmen an Bauch A. femoralis und A. poplitea. Ruptur in 40% Erstmanifestation.

Klinik Häufig asymptomatisch (80%).
- Frühsymptome: Uncharakteristische Abdominalbeschwerden
- Spätsymptome: Durch Kompression benachbarter Strukturen, z.B. als Lumbago, Isch
- Ruptur (gedeckt oder frei): Akutes Abdomen (☞ 8.1.6), Schock (☞ 3.4). **Cave:** Zwei~~z~~ Ruptur durch zeitweilige Verlegung der Rupturstelle durch Blutgerinnsel oder benach~~b~~

Organ mit Latenzperiode von mehreren Stunden zwischen Erstsymptomen und endgültiger Ruptur

Ischämie: Durch zunehmende Thrombosierung bis hin zum kompletten Aortenverschluss.

Diagnostik

Anamnese: Risikofaktoren sind Hypertonus, Hyperlipidämie, Diab. mell., Rauchen, Alkohol, Gefäß-OPs, Trauma

Körperliche Untersuchung: RR-Messung an allen Extremitäten; Strömungsgeräusche? Vorsichtige Abdomenpalpation: Pulsierender Tumor?

Apparative Diagn.: Oberbauchsono, Abdomen-CT, Aortographie.

Differenzialdiagnose
Lumbago (☞ 6.1.5), Ischialgie (☞ 6.1.6), Nieren- bzw. Ureterkolik (☞ 13.3.4), Ulcus duodeni, Cholezystitis, DD des akuten Abdomens (☞ 8.1.6) bei Ruptur.

Therapie

Bei V.a. Ruptur: Mehrere großlumige venöse Zugänge; großzügige Volumengabe je nach Kreislaufsituation, z.B. HAES 10%; sofortige Klinikeinweisung mit Notarzt (s.a. Notfallkasten „Akute Dissektion")

Bei Zufallsbefund:

Allgemeinmaßnahmen, wie konsequente RR-Einstellung, Nikotinkarenz, Hyperlipidämie und Diab. mell. behandeln

Facharztüberweisung zum Gefäßchirurgen mit der Fragestellung: Operative Resektion des Aneurysmas und Implantation einer Gefäßprothese; wenn möglich, präop. Eigenblutspende

¼-jährliche Sono-Kontrollen, sofern asymptomatisch und Größe < 3,5 cm

OP-Ind.: Ist das Aneurysma klein oder liegen schwere Begleiterkr. vor, ist eine abwartende Haltung vertretbar. Bei Symptomen, rascher Progredienz oder Größe > 5 cm auf rasche OP drängen

Postop.: Strikte Vermeidung bzw. Behandlung der Risikofaktoren! Antikoagulation (☞ 32.6.2) für 6 Mon., danach Umstellung auf Thrombozytenaggregationshemmer (ASS 100 mg tägl., alternativ Ticlopidin, z.B. Tiklyd® 250 mg tägl.)

AHB.

Komplikationen

Thrombose und Embolie: Multiple periphere Embolien durch Verschleppung thrombotischen Materials aus dem Aneurysma

Kompression und Arrosion benachbarter Organe bei Größenzunahme

Ruptur: Entweder frei in Peritonealhöhle, retroperitoneal, in innere Organe (z.B. Dünndarm, V. cava), gedeckt durch benachbarte Strukturen oder paravasales Hämatom.

Prognose
Symptomatische Aneurysmen rupturieren zu 90% innerhalb von 6–18 Mon. OP-Letalität bei elektiven Eingriffen 3–10%, bei Ruptur 70%.

Aneurysma dissecans

Durch Einriss der Intima und „Wühlblutung" innerhalb der Gefäßwand. In 95% thorakale, in 5% abdom. Aorta betroffen. Lebensbedrohlich!

Ätiologie Meist arteriosklerotisch bedingt bei Hypertonie (☞ 11.6.2), nach OP im Bereich Aortenwurzel (z.B. Aortenklappenersatz), iatrogen nach Kathetereingriffen, infektiös bei Lue (Mesaortitis luica), idiopathische Medianekrose, Marfan-Sy., selten traumatisch.

⚫ Bei Pat. mit Thoraxschmerzen nach Autounfall (evtl. zusätzlich Prellmarken am Thorax Aneurysma dissecans denken. Rö-Thorax und ggf. Echo (auch transösophageal) oder Tho CT veranlassen.

Klinik Stärkste Schmerzen im Rücken meist zwischen den Schulterblättern und/oder links rakal, retrosternales Druckgefühl, Dyspnoe; Nierenversagen. Selten: Obere Einflussstauung (K pression der V. cava), Heiserkeit (Druck auf N. recurrens), Schluckbeschwerden, Horner (☞ 23.4.6). Bei großem Aneurysma lebensbedrohliches Krankheitsbild. Schock!

Diagnostik Risikofaktoren wie Hypertonus, Hyperlipidämie, Diab. mell., Rauchen, Alko Gefäß-OP, Trauma erfragen; RR-Messung an allen Extremitäten; Strömungsgeräusche? Zur teren Diagn. und Ther.: Sofortige Klinikeinweisung bei Verdacht.

Differenzialdiagnose Angina pectoris (☞ 10.3), Myokardinfarkt (☞ 10.4), vertebrag Schmerz-Sy. (☞ 6.1), Herzinsuff. (☞ 10.5).

Erstmaßnahmen bei V.a. akute Dissektion
- Großlumiger venöser Zugang und Volumengabe, z.B. HAES 10%
- Schmerzbekämpfung: Z.B. 75–100 mg Pethidin (Dolantin) i.v.
- Sedierung: Z.B. 5–10 mg Diazepam (Valium) i.v.
- Sofortige Klinikeinweisung mit Notarzt in Chirurgie, möglichst Gefäßchirurgie!

Komplikationen Ähnlich wie bei Bauchaortenaneurysma (s.o.).

Prognose Ohne OP hohe Sterblichkeit; OP-Letalität ca. 20%. Früh-**KO** nach OP: Parap nach Ersatz der Aorta desc. (Folge durchtrennter Spinalarterien mit nachfolgender Rückenm ischämie).

Postoperative Kontrollen Alle 6 Mon. Echo.

11.3.6 Entzündliche Arterienerkrankungen

Entzündung einzelner bis aller Arterienwandschichten, häufig im Rahmen von Autoimmunerkr meist hoher BSG.
- Arteriitis: A. temporalis (M. Horton, ☞ 18.5.3); bei Kollagenosen (☞ 18.5); bei Sepsis lokalen Eiterherden
- Mesaortitis luica: Im Stadium III der Lues (☞ 9.8.2).

> **Sonderform: M.-Winiwarter-Buerger (Thrombangiitis obliterans)**
> Multilokuläre segmentäre, schubweise verlaufende entzündliche Gefäßerkr. der kleinen mittelgroßen Arterien und Venen, die zu einer sekundären Thrombosierung des Gefäßlun führt; Pathogenese unklar.

Forts

Klinik: Junge, meist männliche starke Raucher zwischen 20. und 40. Lj.; pAVK der mittelgroßen und kleinen Extremitätenarterien vom Unterschenkel-/Unterarm- sowie vom akralen Typ; Phlebitiden (☞ 11.4.5)
Ther.: Einzige ther. Option ist die strikte Nikotinkarenz!
Prognose: Häufig Gliedmaßenverlust, jedoch normale Lebenserwartung, da innere Organe i.d.R. nicht betroffen sind.

11.4 Venenerkrankungen

11.4.1 Diagnostik bei Venenerkrankungen

Inspektion

Varikosis? Beinumfangsdifferenz? Trophische Störungen (Zyanose, Hyperpigmentierung v.a. Innenknöchel und im unteren Unterschenkeldrittel, evtl. Ulzera mit meist pigmentiertem Rand)?

Trendelenburg-Test

Indikation Feststellung einer Klappeninsuff. des Saphena-Stamms. **Durchführung:** Bein hochhalten, Blut aus den Varizen ausstreichen. V. saphena magna unterhalb der Leistenbeuge stauen. Den Pat. aufstehen lassen.

Beurteilung
- Füllen sich die Varizen bei liegender Stauung innerhalb von 20 Sek. nach dem Aufstehen, handelt es sich um eine Insuff. der Vv. perforantes
- Nach 30 Sek. Stau lösen. Kommt es zu einer Venenfüllung nach distal, liegt zusätzlich eine Klappeninsuff. der V. saphena magna vor.

Perthes-Test

Indikation Prüfung der Durchgängigkeit der tiefen Beinvenen.

Durchführung Proximal der Varizen Stauung anlegen, dann den Pat. umhergehen lassen.

Beurteilung Sind Vv. perforantes und tiefe Beinvenen frei durchgängig, entleeren sich die Varizen beim Gehen durch die Betätigung der Muskel-Venen-Pumpe.

Zeichen der tiefen Venenthrombose

- Payr-Zeichen: Schmerz bei Daumendruck in die Fußsohle
- Homann-Zeichen: Dorsalextension des Fußes bei gestrecktem Bein führt zu Wadenschmerz
- Gespannte Schwellung des ganzen Beines bzw. der Wade, evtl. Glanzhaut.

Keine Mobilisation und Manipulation bei V.a. tiefe Venenthrombose! Klinikeinweisung mit hochgelagertem Bein. Keine Kompression!

11.4.2 Varikosis

Erweiterung und Klappeninsuff. der oberflächlichen Venen und/oder der Vv. perforantes.

Ätiologie

- Primäre Varikosis (90%): Konstitutionelle Bindegewebs- und Venenwandschwäche, die erbliche Belastung, aber auch auf hormonelle (Grav.) und mechanische Einflü (z.B. Stehberuf, Adipositas) zurückzuführen ist
- Sekundäre Varikosis (10%): Folge einer venösen Abflussstörung bei Z.n. tiefer Venenthro bose, a.-v.-Fisteln oder Venenkompression durch Tumoren oder Trauma.

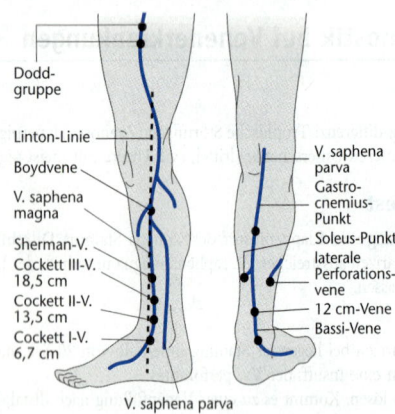

Abb. 11.3 Vv. perforantes

Klinik

Tab. 11.6 Varikosis-Stadien

Stadium	Symptome
I	Sichtbare Varikosis, keine Beschwerden, keine KO
II	Varizen, Beschwerden: Dysästhesien, Juckreiz, Schwere- und Spannungsge Schwellneigung, Wadenkrämpfe, Schmerzen; keine KO
III	Deutliche Varikosis, Beschwerden wie Stadium II; **KO:** Trophische Hautve änderungen (Indurationen, Pigmentierungen, Dermatitis, Ekzem, Atrophie Thrombophlebitis
IV	Ausgedehnte Varikosis, Beschwerden wie Stadium II/III, KO wie Stadium florides Ulcus cruris

gnostik

Inspektion des stehenden Pat.:

Besenreiser-Varizen: Netz- oder kranzförmig angeordnete Mikrovarizen. Prädilektionsstellen sind die Fußränder und seitlichen Oberschenkel: („Corona phlebectatica")

Retikuläre Varizen: Netzförmig angeordnete Erweiterung subkutaner Venen ohne Perforans-insuff.

Stammvarikosis: V. saphena magna und/oder parva betroffen; Lokalisation: Innenseite von Ober- und Unterschenkel bzw. Rück- und Außenseite des Unterschenkels

Trendelenburg-Test, Perthes-Test (☞ 11.4.1)

Apparativ: DUS, farbkodierte Duplexsono (☞ 11.2.1), Verschlussplethysmographie, Phlebographie (☞ 11.2.2); vor geplanter Sklerosierung oder OP zum Nachweis der Durchgängigkeit des tiefen Venensystems.

servative Therapie

3S-3L-Regel

Sitzen und stehen ist schlecht, lieber laufen oder liegen.

pression Mit elastischen Binden oder Kompressionsstrümpfen. Häufig problematisch, weil Pat. die Kompression (v.a. im Sommer) als unangenehm empfinden. Exakte Aufklärung über vendigkeit und permanente Motivation sind wichtig.

---

ndregeln beim Anlegen von elastischen Binden

Immer bei max. Dorsalflexion des Fußes wickeln

Binden beim Wickeln am Bein abrollen, nicht ziehen

Bis zum max. Wadenumfang mit konstantem Druck wickeln, proximal davon Druck ständig reduzieren

Cave: Bei pAVK Wickeldruck entsprechend reduzieren; elastische Wickelung kontraindiziert ab Knochelarteriendruck < 80 mmHg.

Tab. 11.7   Kurz- und Langzugbinden im Vergleich

	Kurzzugbinde	Langzugbinde
n-ften	Geringe Dehnung (kurzer Zug), geringe Rückstellkraft, niedriger Ruhe-, hoher Arbeitsdruck; gute Anpassung an Beinumfang (z.B. abschwellendes Ödem)	Starke Dehnung (langer Zug), starke Rückstellkraft, hoher Ruhedruck, relativ niedriger Arbeitsdruck; kein rhythmischer Druckwechsel bei Bewegung, deshalb wenig Wirkung auf tiefe Beinvenen
catio-	CVI, Entstauung bei Ulcus cruris	Oberflächliche Thrombophlebitis, Stütz- und Entlastungsverband, Druckverstärkung von Kurzzugbinden bei Tag
nten	Elastizitätsverlust bei längerem Tragen (nicht bei Idealbinden), möglichst tägl. wechseln und waschen	Gefahr von Schnürfurchen; in Ruhe (z.B. Mittagsschlaf) ab ca. 20 Min. sollte Binde entfernt werden

Tab. 11.8 Auswahl der geeigneten Kompressionsstrümpfe

Klasse	Indikation	Andruck supramalle⸱
I	Thromboseprophylaxe, geringe Varikosis, leichte Schwellneigung	25 mmHg
II	Ausgeprägte Varikosis, nach Varizen-OP, Thrombophlebitis	35 mmHg
III	Postthrombotisches Sy., schwere Ödemneigung, abgeheilte Ulcera cruris	50 mmHg
IV	Lymphödem und Elephantiasis	60 mmHg

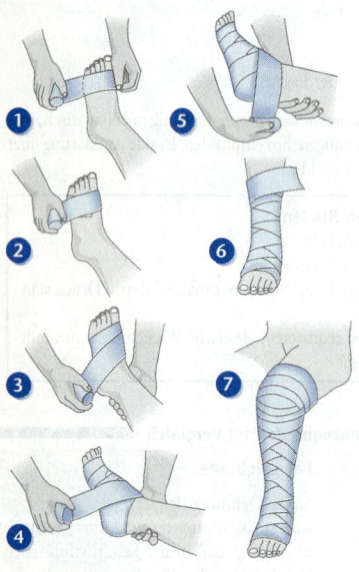

Abb. 11.4 Entstauender Verband

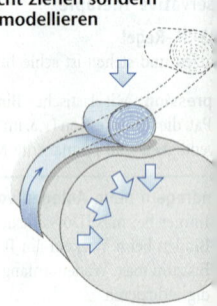

Nicht ziehen sondern anmodellieren

Abb. 11.5 Richtige Abrolltechn⸱ beim Kompressionsverband

Weitere konservative Maßnah⸱

- Körperliche Bewegung: Geei⸱ Sportarten sind Gehen/La⸱ Fahrradfahren und Skilangla⸱
- Muskelpumpe aktivieren: Z.⸱ längerem Sitzen mit den F⸱ wie auf einer alten Nähmas⸱ wippen
- Allg. Maßnahmen: Beine h⸱ hochlegen, Wechselduschen, Wassertreten, Gewichtsreduktion, Nikotinverzicht, evtl. „⸱ absetzen

! Übereinanderschlagen der Beine beim Sitzen vermeiden, ebenso hohe Absätze, (Flug-)Reisen, Sauna, warme Vollbäder, Kraftsport

- Medikamentöse Ther.: Schafft in Phasen ausgeprägter Schwell- und Schmerzneigung Er⸱ terung; hat für Prognose nicht den Stellenwert wie die bereits erwähnten Maßnahmen⸱ Rosskastanienpräparate lokal oder p.o.

Heparin-Externa: Z.B. Ariven® Gel 60 000 oder diverse andere

Diuretika: Nur kurzfristig bei starken Schwellungszuständen einsetzen, möglichst niedrig dosierte Thiaziddiuretika; keine Schleifendiuretika.

urheilkundliche Therapieempfehlung

** totherapie** Rosskastanie: Aesculus hippocastanum, z.B. Noricaven® novo Drg. Bionorica × 1, Venoplant® retard S Schwabe 2 × 1 Drg. (☞ 11.4.4).

asive Therapie

Planbare Venen-OP möglichst in der kühleren Jahreszeit.

Sklerosierung: Ambulante Injektion von Verödungsmitteln, anschließend Kompressionsverband für 2 Wo. **Ind.:** Distal gelegene Seitenastvarizen, retikuläre und Besenreiservarizen. **KI:** Tiefe Venenthrombose, pAVK, schwere Herzinsuff., Leber- und Nierenerkr., Beinödeme, infizierte Dermatosen. **KO:** Allergie gegen Verödungsmittel, Nekrose bei Para-Injektion, bleibende Pigmentierung, Rezidive

Venenchirurgie: Bei Stammvarikosis und Perforansinsuff.; wird zunehmend ambulant durchgeführt. Methoden: Saphenaligatur, Stripping, Resektion insuffizienter Perforansvenen. **Cave:** Werden die Venen evtl. später noch als Bypassmaterial benötigt? Entfernung nur bei Beschwerden, nach KO, bei ausreichend mobilen Pat. **KI:** PAVK, Diab. mell., Grav., postthrombotisches Sy. (sekundäre Varikosis), akute/chron. entzündliche Veränderungen, Lymphödem. **KO:** Wundheilungsstörungen, Keloide, Sensibilitätsstörungen.

coperative Maßnahmen Konsequentes Wickeln mit elastischen Kurzzugbinden (alternakompressionsstrumpfhose Klasse II) für mind. 3 Mon. (z.B. Rp. Kompressionsstrumpfhose se II, Maßkonfektion. Diagnose: Postop. Behandlung nach Varizen-OP).

plikation der Varikosis Tiefe Venenthrombose (☞ 11.4.3), CVI (☞ 11.4.4), Thromblebitis (☞ 11.4.5), Ruptur eines Varixknotens nach Bagatelltrauma, evtl. mit starker Blutung Hypovolämie.

.4.3   Tiefe Venenthrombose

: Bein- oder Beckenvenen (in 60% li Bein, in 10% beidseitig), nur in 2% obere Extremitäten ffen (Paget-Schroetter-Sy.). *Sonderform Phlegmasia coerulea dolens: Komplette Verlegung esamten venösen Strombahn eines Beines. Notfall!*

logie Virchow-Trias: Gefäßwandveränderungen, veränderte Blutzusammensetzung, veramte Blutströmung.

kofaktoren Tiefe Venenthrombosen oder Lungenembolien in der Anamnese, Grav. und nenbett, „Pille", frische Muskelverletzung, schwere Grunderkr., Immobilisation, Varikosis, insuff., Adipositas, Alter (bes. > 40 Lj.), Malignome.

ik Schmerz und Spannungsgefühl der betroffenen Extremität; verdächtig sind unklare sub-e Temperatur, Tachykardie, Unruhe, v.a. bei Bettlägerigen. **Cave:** Klinik kann uncharakte-ch oder asymptomatisch sein.

Diagnostik

- Inspektion: Betroffene Extremität ödematös geschwollen, gerötet und überwärmt, „Glanzhaut"; Zyanose des Beines im Stehen
- Körperliche Untersuchung: ☞ 11.4.1
- Apparativ: DUS (**Cave:** Neg. Befund schließt eine tiefe Venenthrombose nicht aus!); Fa arztüberweisung zur Duplexsono (☞ 11.2.1) oder Phlebographie (☞ 11.2.2).

Thoraxschmerzen, Husten und/oder Dyspnoe als Zeichen einer Lungenembolie sind hä Erstsymptom einer tiefen Venenthrombose.

Differenzialdiagnose Erysipel (☞ 25.5.2), Thrombophlebitis (☞ 11.4.5), Lymphö (☞ 11.5.1), postthrombotisches Sy., Bakerzyste (☞ 6.6.7), posttraumatische Schwellung, A' dermatitis atrophicans (Lyme-Borreliose, ☞ 9.3.3).

Therapie Bei V.a. tiefe Venenthrombose sofortige Klinikeinweisung, Analgesie, Immobil rung des Pat., keine i.m. Injektionen wegen evtl. Lysether.

Poststationäre Maßnahmen

- Fortführung der oralen Antikoagulation (z.B. Marcumar®) für 3–6 Mon.; bei rezid. Thr bosen bzw. Lungenembolie für 12 Mon., bei nicht behebbaren Risikofaktoren und/oder rinnungsdefekten auch lebenslang; Quick-Wert regelmäßig kontrollieren
- Bei KI gegen Marcumar® (☞ 32.6.2): Low-dose-Heparinisierung, z.B. Fraxiparin® 0,3 1 × abends s.c.
- ! Wenn absehbar ist, dass die Heparinapplikation zu Hause Probleme bereitet (z.B. keine gehörigen, Pat. sehbehindert, M. Parkinson), rechtzeitig ambulanten Pflegedienst organ ren
- Allgemeinmaßnahmen:
  - Langfristig Kompressionsstrümpfe tragen
  - Auf ausreichende körperliche Bewegung achten, ggf. Gewicht abnehmen
  - Nikotinverzicht
  - Wenn möglich, orale Glukokortikoide und Ovulationshemmer vermeiden bzw. auf Thr bosegefahr hinweisen.

Komplikationen Lungenembolie, v.a. bei Beckenvenenthrombosen (bei rezid. Lungener lien trotz Antikoagulation evtl. V.-cava-inf.-Schirm implantieren lassen), postthrombotische (☞ 11.4.4), CVI (☞ 11.4.4), Thromboserezidiv.

Prognose Unter oraler Antikoagulation im 1. J. in 2–4% Rezidiv, CVI bei bis zu 60–70% de

Thromboseprophylaxe

Indikation Immobilisation, Bettlägerigkeit, postop., Pat. mit Gipsverband der unteren E mität, dekompensierte Herzinsuff., Lähmungen der unteren Extremität.

Physikalische Prophylaxe

- KG-Übungen: Z.B. Beine im Wechsel anziehen und strecken, Füße kreisen; nur effekt: Übungsdauer > 10 Min. tägl.
- Kompression mit elastischen Kurzzugbinden oder Kompressionsstrümpfen.

Medikamentöse Prophylaxe Low-dose-Heparinisierung (☞ 32.6.1).

1.4.4 Chronisch-venöse Insuffizienz (CVI)

...nbination aus gestörtem venösen Abfluss und trophischen Hautveränderungen, meist aufgrund ...s postthrombotischen Sy. oder Insuff. der Vv. perforantes.

...nik Schweregefühl in den Beinen, Schmerzen nach längerem Gehen und Stehen.

	Tab. 11.9 CVI-Stadien
...dium	**Symptome**
	Schwellungsneigung ohne Gewebssklerose
	Mit Verhärtungen der Haut und des Subkutangewebes (Dermatoliposklerose)
	Sklerotische Veränderungen von Haut, Subkutangewebe und umschriebenen Arealen der Faszie (Dermatolipofasziosklerosis regionalis)
	Sklerotische Veränderungen von Haut, Subkutangewebe, Faszie zirkulär am Unterschenkel mit ausgedehnten, gelegentlich zirkulären Ulzerationen

...rapie

Kompression: Die sachgemäß und konsequent durchgeführte Kompression ist das A und O in der Behandlung der CVI! Mit Kompressionsstrümpfen (☞ 11.4.2) oder elastischen Binden (☞ 11.4.2, Abb. 11.4); wegen Materialermüdung/Verschleiß jeweils nach max. 6 Mon. neu verordnen

Körperliche Bewegung: Gehen steigert die venöse Strömungsgeschwindigkeit um 20% im Bein- und um 30% im Beckenbereich

Allgemeinmaßnahmen (☞ 11.4.2)

Medikamentöse Ther.: Wirksamkeit nicht belegt

Lokalther.: Bei venösem Ulkus (☞ 11.1.3), bei chron. Ekzem (☞ 25.8); evtl. Facharztüberweisung zum Dermatologen. **Cave:** Externa, vor allem Fertigpräparate, führen wegen Konservierungsstoffen nicht selten zu Allergien!

...gnose

Bei Perforansinsuff. günstiger nach operativer Ligatur

Beim Ulkus auch abhängig von art. Durchblutung; bei schlechter Heilungstendenz Doppler-Sono. der Beinarterien, ggf. Ther. einer pAVK.

...urheilkundliche Therapieempfehlung Prinzipien s.a. (☞ 32.9).

...totherapie Bei leichten Beschwerden Behandlungsbeginn alternativ mit Rosskastanie (Aes-...s hippocastanum), z.B.

Noricaven® novo Drg Bionorica (**Ind.:** Beschwerden bei Beinvenenerkr. (CVI), z.B. Schmer-...en/Schweregefühl, nächtliche Wadenkrämpfe, Juckreiz, Beinschwellungen. **KI:** Strenge In-...ikationsstellung im 1. Trimenon der Grav. **NW:** Vereinzelt Übelkeit, Magenbeschwerden, Pruritus. **WW:** Keine bekannt. **Dos.:** 2 × tägl. 1 Drg.) *oder*

Venoplant® retard S Schwabe (**Ind./NW** wie Noricaven® novo. **KI, WW:** Keine bekannt. **Dos.:** ... × tägl. 1 Retardtablette.

11.4.5 Thrombophlebitis

Entzündung einer oberflächlichen Vene. Ätiol: Nach Bagatelltrauma, nach Injektion bzw. Parav
venenreizender Medikamente, meist idiopathisch. Sonderform: Thrombophlebitis migrans als pc
neoplastisches Sy., bes. bei Bronchial- und Pankreas-Ca: Rezid. Thrombophlebitiden unterschiedli
Lokalisation.

Klinik Entzündete Vene als geröteter, schmerzhafter Strang tastbar; lokale Schwellung; hä
Fieber.

Differenzialdiagnose Tiefe Venenthrombose (☞ 11.4.3), Erysipel (☞ 25.5.2), Lymphang
(☞ 11.5.2).

Therapie Pat. nicht immobilisieren, kühlende Umschläge (z.B. mit Alkohol), Heparinsa
(z.B. Heparin 30 000-ratiopharm® Salbe), lokal oder systemisch NSAR (gut wirksam ist
bis 3 × 1 g). Bei bettlägerigen Pat.: Kompressionsverband, Bein hochlagern, Antikoagula
(Low-dose-Heparinisierung).

Naturheilkundliche Therapieempfehlung Ausleitende Behandlung mit Blutegeln (Er
rung erforderlich). Bei leichten Thrombophlebitiden alternativ Versuch mit hirudoidhaltigen
ben: Exhirud® Gel, Salbe, Spezialgel, Spezialsalbe (Blutegelextrakt). KI: Überempfindlichkeit
gen Parabene, Cetylstearylakohol. NW: Selten lokale Überempfindlichkeitsreaktionen. V
Keine bekannt. **Dos.:** 3–4 × tägl. auftragen, ggf. leicht einmassieren.

Komplikationen Tiefe Venenthrombose, v.a. bei bettlägerigen Pat.; lokale Nekrose; in selte
Fällen Sepsis.

11.5 Erkrankungen der Lymphgefäße

11.5.1 Lymphödem

Übermäßige Ansammlung von Lymphe im Gewebe durch behinderten Lymphabfluss.

Ätiologie

♦ Primär: Durch angeborene A- oder Hypoplasie von Lymphgefäßen. Sonderform: M. M
  (familiär gehäuft, meist F, Beginn meist während der Pubertät)

♦ Sekundär:
  – Infektiös: Lymphgefäßthrombose, z.B. bei Erysipel (☞ 25.5.2), Filariasis (☞ 9.
    Tab. 9.48)
  – Traumatisch: Nach Verletzungen, Verbrennungen, OP oder Radiatio
  – Allergisch: Bei Überreaktion, z.B. auf Medikamente, Pollen u.a.
  – Postthrombotisch: Kombination venöser und lymphatischer Stauung
  – Maligne: Durch Invasion und/oder Obstruktion von Lymphbahnen durch einen mali
    Tumor, z.B. LK-Metastasen bei Mamma-Ca., M. Hodgkin. Sonderform: Lymphangiosis
    cinomatosa (innerhalb von Wo. zunehmende Rötung am Rumpf, u.a. bei Mamma-Ca

...nik Schmerzlose Schwellung der betroffenen Extremität, von distal nach proximal fortschrei-...d; Zehen und Fußrücken sind mitbetroffen. Zunächst noch Ödemrückgang über Nacht, später ...erhafte Schwellung durch Haut- und Bindegewebsfibrose.

...gnostik
Inspektion: Zunächst noch unauffällig, in fortgeschrittenem Stadium verdickte, indurierte und bräunlich verfärbte Haut
Stemmer Zeichen: Haut über Zehen und Fußrücken nicht abhebbar
Facharztüberweisung zum Gynäkologen/Urologen zum Ausschluss einer zugrunde liegenden Erkr.; ggf. Sono, CT
Apparative Diagn.:
Lymphoszintigraphie: Indiziert zur Abklärung eines unklaren Lymphödems und zur Verlaufs-dokumentation bei tumorbedingtem Lymphödem. Lage einzelner LK ist nicht darstellbar
Lymphangiographie: Indiziert zur Suche von LK-Metastasen bei Hodentumoren, gyn. Tumo-ren und bei M. Hodgkin. Nicht indiziert zur Abklärung eines unklaren Lymphödems. **Cave:** Fibrosierung der LK durch Kontrastmittel bei primärem Lymphödem
In schweren Fällen Facharztüberweisung bzw. Klinikeinweisung in lymphologische Fachklinik zur weiteren Diagn., Therapieeinleitung und Patientenschulung.

...ferenzialdiagnose Kardiales (☞ 10.5.1), venöses (☞ 11.4), entzündliches Ödem.

...rapie/Patientenschulung
Kompressionsstrümpfe Klasse IV bzw. Selbstbandage mit elastischen Binden
Hochlagerung der betroffenen Extremität über Nacht
Physikalische Ther.: Manuelle Lymphdrainage durch speziell geschulten Physiotherapeuten mit anschließender Kompression (möglichst Kurzzugbinden). **Cave:** Lymphdrainage ohne anschließende Kompression ist sinnlos!; Anwendungen mit pneumatischem Wechseldruck (z.B. Lymphomat), entstauende KG Übungen **Cave:** Aktivierung von Metastasen bei manu-eller Lymphdrainage eines sekundären Lymphödems bei bekanntem Malignom!
Ultima ratio: Operative Entfernung des ödematösen Gewebes bei irreversibler, entstellender Schwellung.

> **...erapiephasen bei Lymphödem**
> Therapiephase 1: Ca. 4 Wo. lang konsequente Anwendung von manueller Lymphdrainage, Kompressionsbandagen, entstauender Bewegungsther.
> Therapiephase 2: Konservierung des Behandlungserfolgs durch konsequentes Tragen ggf. maßgefertigter Kompressionsstrümpfe und sporadische manuelle Lymphdrainage. Mit mehrjähriger, ggf. lebenslanger Behandlungsdauer rechnen!

...eine Infusionen, Injektionen oder RR-Messungen an der erkrankten Extremität; Uhren und ...inge immer am gesunden Arm, keine Bekleidungsstücke mit engen, einschneidenden Trä-...ern tragen. Verletzungsrisiko reduzieren, z.B. Gartenarbeit nur mit Handschuhen/Gummi-...tiefeln.

...plikationen
...lephantiasis: Unförmige Anschwellung einer Extremität; zunächst eindrückbar, später derb ...urch Kollagenfaservermehrung mit Schuppung und Hyperkeratose

- Hauterkr., z.B. Eysipel (☞ 25.5.2), Dermatomykosen (☞ 25.6), Lymphangitis (☞ 11.5 Kontaktekzem (☞ 25.8.1), Strahlendermatitis nach Radiatio (☞ 28.3.4)
- Rezid. Inf. mit β-hämolysierenden Streptok. **Prophylaxe:** Benzylpenicillin, z.B. Tardocill 1,2 Mega/Mon. i.m.
- Sarkomatöse Entartung (Stewart-Treves-Sy.): Bei lange bestehendem, ungenügend therap tem Lymphödem; lässt sich durch frühzeitige und konsequente Ther. des Lymphödems w gehend vermeiden!

11.5.2 Lymphangitis

Entzündung der intra- und subkutanen Lymphgefäße, Err. meist Strepto- oder Staphylokokken; t gangssprachlich „Blutvergiftung".

Klinik Entzündete Lymphbahn als geröteter, schmerzhafter, scharf abgegrenzter Streifen sie bar, meist von Hautläsion ausgehend (Eintrittspforte des Err.); evtl. vergrößerte und schmerzh LK im Abflussgebiet, später Fieber.

Diagnostik Blickdiagnose! Nach vorangegangener Inf., Verletzung, Insektenstich oder Zeck biss fragen.

Differenzialdiagnose Thrombophlebitis (☞ 11.4.5), beginnendes Erysipel (☞ 25.5 Phlegmone.

Therapie Eintrittspforte sanieren (z.B. Abszessspaltung), Ruhigstellung und Hochlagerung Extremität (zumindest nachts), lokale Wundbehandlung mit PVJ-Salbe (z.B. Betaisodon feuchte Umschläge mit Rivanol®, Antibiose nach Abstrich (z.B. Penicillin V 3 × 1,5 Mio tägl. p.o., später nach Antibiogramm); Klinikeinweisung bei septischem Bild.

Komplikationen Sepsis, Lymphödem.

11.6 Kreislauferkrankungen

11.6.1 Hypotonie

RR-Werte < 105/60 mmHg mit Minderperfusion von Organen, kommt sowohl chron. als auc orthostatische Dysregulation (beim Aufstehen, nach längerem Stehen) vor. Bes. häufig sind jun betroffen. Ruhehypotonie bei Sportlern physiologisch.

Diagnostik
- Anamnese: Schwindel und Schwarzwerden vor den Augen, v.a. bei raschem Aufstehen nach längerem Stehen, Müdigkeit (v.a. morgens), allg. Leistungsschwäche; rezid. Bewuss sigkeit, psychomotorische Unruhe, Blässe, Frösteln, kalte Hände und Füße
- RR-Messungen: Wiederholt an beiden Armen, zu verschiedenen Tageszeiten
- Schellong-Test: Pat. mind. 10 Min. in Rückenlage ruhen lassen. RR und Puls messen. D Pat. aufstehen lassen. Im Stehen werden RR und Puls sofort nach dem Aufstehen und nad 2, 3, 5, 7 und 10 Min. messen. **KO:** Orthostatische Synkope.

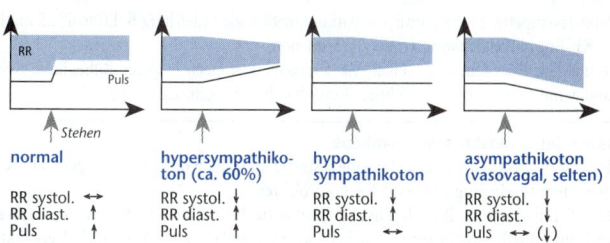

. 11.6 Schellong-Test

Primäre (essenzielle) Hypotonie: Sehr häufig, v.a. bei jungen F und Personen mit leptosomem Habitus. Krankheitswert stark subjektiv beeinflusst

Sekundäre Hypotonie:

Kardiogen: Low-output-Sy. bei Linksherzinsuff. (☞ 10.5.1), hämodynamisch relevanten Rhythmusstörungen, Aortenstenose (☞ 10.8.4), Mitralstenose (☞ 10.8.1), Pericarditis constrictiva (☞ 10.7.3)

Hypovolämisch: Bei Polyurie (Diab. mell., Nephropathien), okkulter GIT-Blutung, mangelnder Flüssigkeitszufuhr (z.B. auf langen Reisen), Erbrechen, Diarrhoe

Neurogen: Nach Schlaganfall (☞ 20.3), bei M. Parkinson (☞ 20.5), autonome PNP (☞ 20.11), unzureichende orthostatische Regulation bei geriatrischen Pat., Exsikkose (☞ 27.8)

Endokrin: NNR-Insuff. (☞ 17.7), Hypothyreose (☞ 17.6.3), Hypoparathyreoidismus (☞ 17.7), Bartter- und Pseudo-Bartter-Sy. (☞ 17.7), AGS (☞ 17.7)

Para- und postinfektiös: Nach Sepsis, bei Virusinf.

Medikamentös/iatrogen: Durch Diuretika, periphere Vasodilatatoren, L-Dopa, Phenothiazine, Psychopharmaka, z.B. trizyklische Antidepressiva, Tranquillizer, Hypnotika; zu starke RR-Senkung, v.a. beim alten Pat.; Z.n. Sympathikusblockade

Venöses Pooling: Varikosis (☞ 11.4.2), Grav. (☞ 15.2), Status febrilis, längere Bettlägerigkeit, Hemiplegie (☞ 20.3, ☞ 20.1.3)

gzeittherapie bei orthostatischer Dysregulation

Pat. über die Harmlosigkeit der Regulationsstörung aufklären

Ausreichende Flüssigkeitszufuhr

Körperliche Betätigung: Ausdauersportarten sind am günstigsten, z.B. Laufen, Fahrrad fahren, Schwimmen, Skilanglauf

„Kreislauftraining": Durch Wechselduschen, Trockenbürstenmassagen vor dem morgendlichen Duschen, kalte Armbäder, Wassertreten; bei längerem Stehen (Bushaltestelle, Einkaufen): Auf den Zehen wippen

Medikamentöse Ther.:

Hypersympathikotone Form: Dihydroergotamin, z.B. Dihydergot® 2–4 × 20 Tr./d, **KI**: Grav. (1. Trimenon), KHK, pAVK. **Cave**: Ergotismus!

– Hypo-/asympathikotone Form: Sympathomimetika wie Etilefrin (z.B. Effortil® 25 mg 1–2
d). **KI:** Engwinkelglaukom, Grav. (1. Trimenon)
- Vermeiden: Plötzliches Aufstehen, v.a. morgens oder nach längerer Ruhephase; Reiser
Länder mit (sub)tropischem Klima (Reizklima bevorzugen, z.B. Nordsee).

Therapie der orthostatischen Synkope
- Pat. auf den Rücken legen, beide Beine gestreckt im Winkel von 45° hochlagern, einige M
abwarten; regelmäßig Puls und RR kontrollieren
- Evtl. Sympathomimetika, z.B. Effortil® Lösung 10–20 Tr. **Cave:** Tachykardien, Angina p
toris und Rhythmusstörungen (v.a. bei herzkranken Pat.) als **NW** möglich. Verstärkte
schwerden bei hypersympathikotoner Form; **KI:** Grav. (v.a. 1. Trimenon).

Naturheilkundliche Therapieempfehlung

! Rosmarinöl (alternativ Zitronenmelisse, Latschenkiefer und Fichtennadel) als Badezu
- wirkt durchblutungsfördernd und kreislaufanregend. Gut mit Kaltanwendungen zu ko
nieren.

Phytotherapie Die Hypotonie besitzt i.d. R. keinen Krankheitswert, sodass nahezu imme
alternativer phytother. Therapiebeginn gerechtfertigt ist: Weißdorn, Crataegus, z.B. Cratae
80 mg Ftbl./Tr./novo 450 Ftbl. Schwabe und Cratecor® Lsg./Ftbl Bionorica (☞ 10.5.2).

Homöopathie
- Haplopappus D6 Glo. 3x5 unter die Zunge legen
- Bei akuter orthostatischer Kollapsneigung alle 30–60 Min. 5 Glo. bis zur Besserung.

Prinzipien s.a. ☞ 32.9

11.6.2 Hypertonie

*Erhöhung der RR-Werte auf > 140/90 mmHg. 25% der Bevölkerung betroffen, 80% davon we
nicht behandelt!*

Tab. 11.10 Einteilung nach WHO		
Grenzwerthypertonie	Systolisch 140–160 mmHg	Diastolisch 90–95 m
Labile Hypertonie	RR-Werte (meist nur bei körperl./seel. Belastung) erhöht	
Hypertonie	Systolisch > 160 mmHg	Diastolisch 95–115 mm
Schwere Hypertonie	Systolisch > 160 mmHg	Diastolisch > 115 mm
Maligne Hypertonie	Stark erhöhte Werte, diastolisch > 120 mmHg mit Organkor kationen: Retinopathie, Niereninsuff.	
Hypertensive Krise	Krisenhafter RR-Anstieg auf > 200/120 mmHg mit neurologis und/oder kardialen Symptomen	

Tab. 11.11	Stadieneinteilung der Hypertonie nach der WHO-Klassifikation
dium I	Keine Organveränderungen
dium II	Linksherzhypertrophie und/oder Fundus hypertonicus und/oder Proteinurie
dium III	Bleibendes, hypertensiv bedingtes Funktionsdefizit an Herz, Gehirn, Nieren, Augen, Gefäßen

ologie

Primäre (= essenzielle) Hypertonie: > 90% der Fälle

Sekundäre Hypertonie:

Renal: Renoparenchymatös, z.B. nach GN (2–3%) und renovaskulär bei stenosierten Nierenarterien (1–2%)

Endokrin: Bei Hyperthyreose (typischerweise hohe RR-Amplitude; ☞ 17.6.2), Cushing-Sy. (☞ 17.7), Conn-Sy. (☞ 17.7), Phäochromozytom (☞ 17.7), Karzinoid-Sy., Hyperparathyreoidismus (☞ 17.7)

Neurogen: Bei gesteigertem Hirndruck (z.B. durch Tumoren), erhöhtem Sympathikotonus (labile Hypertonie, zusätzlich vegetative Symptome), Sklerose des Karotissinus (v.a. systolisch erhöhte Druckwerte, Tachykardieneigung)

Vaskulär: Hämodynamisch wirksame a.-v. Fisteln, Aortenklappeninsuff. (hohe RR-Amplitude ☞ 10.8.5), Aortenisthmusstenose, hyperkinetisches Herzsy. (☞ 10.1.4)

Medikamentös induziert: Durch Glukokortikoide, Ovulationshemmer, Thyroxin, Sympathomimetika (z.T. auch bei lokaler Anwendung in Form von Augen- oder Nasentropfen), MAO-Hemmer (in Kombination mit tyraminhaltiger Nahrung wie Blauschimmelkäse oder Rotwein kommt es durch massive Noradrenalinfreisetzung zu krisenhaftem RR-Anstieg: „cheese disease"), NSAR (bewirken eine Na^+-Retention)

Andere Ursachen: Übermäßiger Alkoholkonsum, Fieber, Hypervolämie (z.B. Polyzythämie, ☞ 19.3.5), EPH-Gestose (☞ 15.2.4), akute intermittierende Porphyrie (☞ 19.3), nach Radiatio intraabdominaler und retroperitonealer Tumoren (wohl renal bedingt durch „Strahlennephritis").

Bisherige klinische Studien gehen davon aus, dass in bis zu 30% eine situativ bedingte „Praxishypertonie" anzunehmen ist.

mnese

Familienanamnese: In 70% der Fälle pos.!

Gezielt nach Risikofaktoren fragen: Rauchen, Alkohol, Adipositas, Diab. mell., Fettstoffwechselstörungen, übermäßiger Kochsalz-Konsum: Auch nach versteckten Salzen fahnden, z.B. in Brot, Wurst, Schinken, Konserven, Fertiggerichten

Gewichtsveränderungen: Zunahme z.B. durch Ödeme bei Cushing-Sy.; Abnahme z.B. bei Hyperthyreose, Phäochromozytom

Nasenbluten: Bei rezid. hypertensiven Krisen (s.o.)

Visusverschlechterung: V.a. hypertensive Retinopathie (☞ 23.4.5)

Kardiale Symptome als Zeichen einer Herzinsuff. oder KHK: Z.B. Belastungsdyspnoe, Angina pectoris, Nykturie

- Zentralnervöse Symptome (☞ 20.1): Kopfschmerzen (v.a. morgens, häufig im Hinterko[pf], unsystematischer Schwindel, vorübergehende Sehstörungen, Synkopen, TIA
- Grav.? V.a. EPH-Gestose (☞ 15.2.4)?

Körperliche Untersuchung

- Gefäßstatus: Alle peripheren Pulse seitengleich tastbar? Strömungsgeräusche? Vorsichtige [Pal]pation des Abdomens: Pulsationen als Hinweis auf Aneurysma der Aorta abdominalis? C[ave:] Bei sehr schlanken Pat. sind Pulsationen meist Normalbefund
- Fundoskopie: Veränderungen der Netzhaut bei hypertensiver Retinopathie (☞ 23.4.5).

Tab. 11.12	Fundus hypertonicus
Stadium I	Arterienverengung, gestreckte Arteriolen, Kupferdrahtreflex
Stadium II	Kreuzungszeichen, Kaliberunregelmäßigkeiten
Stadium III	Blutungen, Cotton-wool-Degenerationsherd/-herde
Stadium IV	Papillenödem

Tipps zur Blutdruckmessung nach Riva Rocci

- Manschette langsam entlüften: Systolische und diastolische Werte können sonst v.a. [bei] Rhythmusstörungen überhört werden: „auskultatorische Lücke"
- Bei sehr dicken Armen extrabreite Manschette verwenden, sonst werden falsch hohe We[rte] gemessen. Wenn nicht vorhanden, vom systolischen Wert ca. 10–15 mmHg abziehe[n]
- Unbedingt bei Erstuntersuchung an beiden Armen messen: Stenose der A. subclavia ka[nn] sonst übersehen werden! RR auch im Stehen messen (orthostatische Dysregulation?)
- Femoralispulse und RR an den unteren Extremitäten nicht vergessen. **Cave:** Bei Aort[en]isthmusstenose ist der RR nur an den oberen Extremitäten erhöht
- Pulsfrequenz und -rhythmus beachten: Z.B. Tachykardie bei Hyperthyreose oder hyp[er]kinetischem Herz-Sy.; abs. Arrhythmie oder Extrasystolen als Hinweis auf Herzklapp[en]fehler oder koronare Herzerkr.

Apparative Diagnostik und Labor

- 24-h-RR-Messung: **Ind.:** V.a. labile Hypertonie, intermittierende RR-Spitzen, V.a. „Prä[]hypertonie". **Nachteil:** Pat. fühlen sich z.T. durch das Gerät beeinträchtigt, v.a. nachts
- EKG: Hypertrophiezeichen sind pos. Sokolow-Index (☞ 10.2.3), Erregungsrückbildung[sstö]rungen, v.a. in linkspräkordialen Ableitungen. Ischämiezeichen (☞ 10.2.3)
- Belastungs-EKG: RR-Verhalten unter körperlicher Belastung
- Oberbauchsono: Ektasie oder Aneurysma der Aorta abdominalis? Nieren: Chron. Hy[dro]nephrose und verschmälerter Parenchymsaum als Hinweis auf abgelaufene Entzünd[ung,] Schrumpfniere? Nebennierentumor?
- Labor: Krea, K$^+$, BZ, Chol., TG, Harnsäure, Urin: Protein, Glukose, Sediment
- Facharztüberweisung zum Kardiologen zur Echokardiographie (Herzmuskelhypertro[phie,] Regionale Wandbewegungsstörungen?) und zum Rö-Thorax.

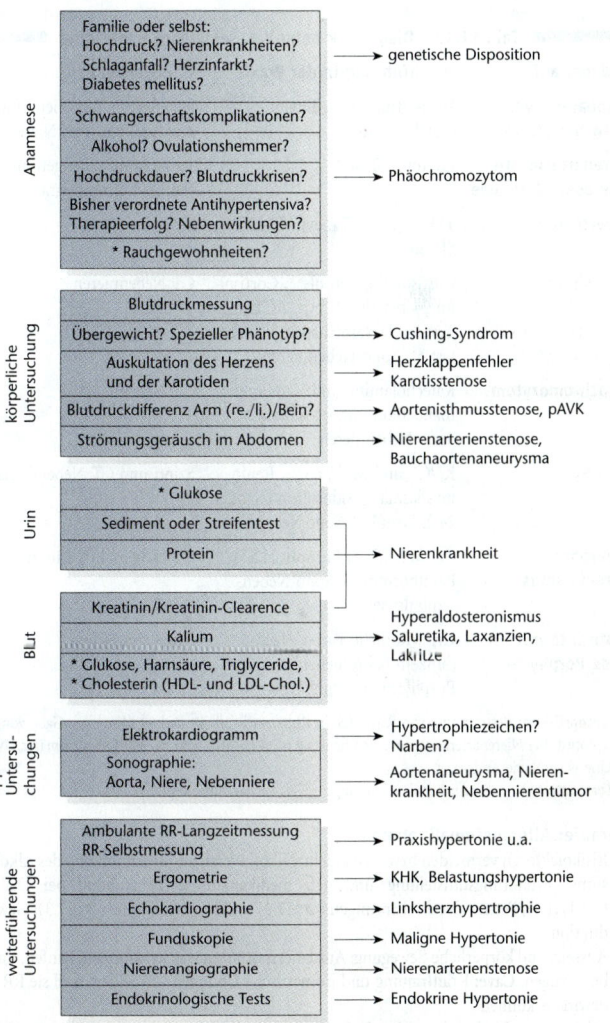

Anamnese

Familie oder selbst: Hochdruck? Nierenkrankheiten? Schlaganfall? Herzinfarkt? Diabetes mellitus?	→ genetische Disposition
Schwangerschaftskomplikationen?	
Alkohol? Ovulationshemmer?	
Hochdruckdauer? Blutdruckkrisen?	→ Phäochromozytom
Bisher verordnete Antihypertensiva? Therapieerfolg? Nebenwirkungen?	
* Rauchgewohnheiten?	

körperliche Untersuchung

Blutdruckmessung	
Übergewicht? Spezieller Phänotyp?	→ Cushing-Syndrom
Auskultation des Herzens und der Karotiden	→ Herzklappenfehler Karotisstenose
Blutdruckdifferenz Arm (re./li.)/Bein?	→ Aortenisthmusstenose, pAVK
Strömungsgeräusch im Abdomen	→ Nierenarterienstenose, Bauchaortenaneurysma

Urin

* Glukose	
Sediment oder Streifentest	→ Nierenkrankheit
Protein	

Blut

Kreatinin/Kreatinin-Clearence	
Kalium	→ Hyperaldosteronismus Saluretika, Laxanzien, Lakritze
* Glukose, Harnsäure, Triglyceride, * Cholesterin (HDL- und LDL-Chol.)	

apparative Untersuchungen

| Elektrokardiogramm | → Hypertrophiezeichen? Narben? |
| Sonographie: Aorta, Niere, Nebenniere | → Aortenaneurysma, Nierenkrankheit, Nebennierentumor |

weiterführende Untersuchungen

Ambulante RR-Langzeitmessung RR-Selbstmessung	→ Praxishypertonie u.a.
Ergometrie	→ KHK, Belastungshypertonie
Echokardiographie	→ Linksherzhypertrophie
Funduskopie	→ Maligne Hypertonie
Nierenangiographie	→ Nierenarterienstenose
Endokrinologische Tests	→ Endokrine Hypertonie

* Zur Hochdruckdiagnose nicht notwendig, zur Erfassung weiterer kardiovaskulärer Risikofaktoren aber erforderlich.

11.7 Diagnostik der Hypertonie (Empfehlung zur Basisdiagnostik der Deutschen Liga zur mpfung des hohen Blutdrucks e.V.)

Tab. 11.13	Diagnostik beim V.a. sekundäre Hypertonie	
Verdacht auf ...	**Durchführung in der Praxis**	**Überweisung zu ...**
Renoparenchyma-tösen Hochdruck	Urinstatus, Urinsediment, Oberbauchsono	Seitengetrennter Nierenfunktio szintigraphie, evtl. Nierenbiops
Nierenarterienste-nose oder -dysplasie	Captopril-Test *	Urogramm, seitengetrennter N renfunktionsszintigraphie, DSA
Hyperthyreose	TSH_{basal}, fT_3, fT_4, evtl. TRH-Test, SD-Sono	SD-Szinti
M. Cushing	Cortisol-Tagesprofil **, Cortisol im 24-h-Urin **, evtl. ACTH-Test **, Dexamethason-Hemm-test **, Sono Nebennieren	CT Nebennieren
Phäochromozytom	Katecholamine und Vanillin-mandelsäure im 24-h-Urin **, Sono Nebennieren	CT Nebennieren
Conn-Sy.	K^+/Cl^- und Mg^{++} i.S. ↓, Renin im Plasma ↑, Aldosteron i.S. oder 24-h-Urin ↑ **, Sono Nebennieren	Szinti und CT Nebennieren
Hyperpara-thyreoidismus	Kalzium i.S. ↑, Phosphat i.S. ↓, Parathormon ↑, Sono Neben-schilddrüsen	CT Nebenschilddrüsen
Akute intermittie-rende Porphyrie	Urin: Rötliche Farbe, Nach-dunkeln beim Stehenlassen. Porphyrine in Stuhl/Urin	Klinikeinweisung

* **Captopril-Test:** Bestimmung von Renin i.S. in Ruhe sowie 30, 60 und 90 Min. nach Gabe von 25 Captopril. Bei Nierenarterienstenose Reninanstieg nach 60 Min. von ca. 300%; bei primärer Hyper keine wesentliche Änderung.

** **Hormontests** bzw. Sammelurinbestimmungen: Ggf. Facharztüberweisung

Therapie: Allgemeinmaßnahmen

- Risikofaktoren vermeiden bzw. behandeln: Nikotinverzicht; Einschränkung des Alkohol sums; Ernährungsumstellung und ggf. medikamentöse Behandlung bei Diab. (☞ 17.1.4), Fettstoffwechselstörungen (☞ 17.2) und Hyperurikämie (☞ 17.3); Gewich duktion
- Ausreichend körperliche Bewegung: Ausdauersportarten wie Schwimmen, Laufen, Radfa bevorzugen. **Cave:** Krafttraining und isometrische Übungen vermeiden, weil sie RR-An bewirken können
- Salzkonsum einschränken: Max. 5–6 g Kochsalz tägl. Auf verstecktes Salz achten, z.B. in serven und Wurstwaren. Alternative anbieten, z.B. Würzen mit Kräutern.

! Auch auf das Angebot einer Ernährungsberatung hinweisen. Spezielle Kochkurse werder manchen Krankenkassen bezuschusst. Bei Bedarf selbst Kurse einrichten!

dikamentöse Therapie **Ind.:** Diastolische Werte ≥ 90 mmHg nach Ausschöpfung aller Therapiemaßnahmen sowie immer bei diastolischen Werten > 104 mmHg. Auch die isolierte olische Hypertonie bei älteren Pat. ist therapiebedürftig! Bei sekundärer Hypertonie möglichst andlung der Grunderkr.

Vor Beginn einer medikamentösen Ther.:

Durch mehrfache, zeitlich unabhängige RR-Kontrollen, auch zu verschiedenen Tageszeiten, evtl. 24-h-RR-Messung (s.o.), genauen RR-Verlauf abklären („Praxishypertonie" ausschließen)

Bei Grenzwerthypertonie und labiler Hypertonie: Ergometrie mit Fragestellung Belastungs- hypertonie

Während der medikamentösen Behandlung:

Bes. bei älteren Pat. einschleichend dosieren

Regelmäßige Laborkontrollen, z.B. Krea und E'lyte bei Diuretika- und ACE-Hemmer-Ther.

Regelmäßige RR-Messungen zu verschiedenen Tageszeiten zur Therapiekontrolle, ggf. Selbst- messung durch den Pat.; Abstand zur letzten Medikamenteneinnahme berücksichtigen.

- RR-Messgeräte werden von den Krankenkassen nur bezuschusst, wenn nachweisbar star- ke Schwankungen des RR die Ther. beeinflussen
- Ein gut eingestellter Pat. muss nicht tägl. messen!

Bei Therapieversagen klären:

Compliance: Werden die Medikamente überhaupt bzw. korrekt eingenommen?

Liegt eine sekundäre Hypertonie vor? (s.o.)

WW mit anderen Medikamenten: Z.B. schwächen NSAR den Effekt blutdrucksenkender Sub- stanzen ab.

Tab. 11.14 Stufenschema der medikamentösen Therapie (nach WHO)

e Hypertonie **ast. 90–104 mmHg**	**Mittelschwere Hypertonie** **RR_diast. 105–114 mmHg**	**Schwere Hypertonie** **RR_diast. > 114 mmHg**
other. mit β-Blocker	*Kombination von*	*Kombination von*
	• Diuretikum plus	• Diuretikum plus
etikum	• β-Blocker oder Ca^{2+}-Antago- nisten oder ACE-Hemmer oder Prazosin oder Clonidin	• β-Blocker plus Vasodilatator (Ca^{2+}-Antagonist, ACE- Hemmer, AT$_1$-Antagonist, α$_1$-Blocker, Dihydralazin)
-Antagonist		• ACE-Hemmer plus Kalzium- antagonist
	Oder	• Antisympathotonikum plus Vasodilatator (s.o.)
-Hemmer	• Ca^{2+}-Antagonist plus • β-Blocker oder ACE-Hemmer	

dsätzlich gilt für die medikamentöse Ther.:

Mit der Monosubstanz beginnen, die für den Pat. „maßgeschneidert" ist: Beim jüngeren Iypertoniker (bis ca. 60. Lj.) in erster Linie β-Blocker, v.a. bei Grenzwerten und labiler Iypertonie sowie bei hyperkinetischem Herzsy., ggf. ACE-Hemmer; beim älteren Hyper- oniker Diuretikum, Ca^{2+}-Antagonist oder ACE-Hemmer bevorzugen

pricht der Pat. auf die Monother. nicht an, Substanz wechseln. Die Kombinationsther. sollte tets erst der zweite Schritt sein.

Tab. 11.15	Die oralen Antihypertensiva		
Substanz	**Wirkung**	**Nebenwirkungen**	**Beachten!**
α₁-Blocker	• Blockade der post-synaptischen α₁-Rezeptoren • Senkung des peripheren Widerstands	Tachykardie, orthostatische Dysregulation	• Verbesserte Glukose wertung • Rückbildungstendenz benigner Prostatahyp plasie
ACE-Hemmer	• Hemmung der Angiotensin-Wirkung • Senkung von Vor- und Nachlast	Reizhusten (10%), Krea-Anstieg (oft passager), reversible Geschmacksstörungen, Leukopenie, selten: Angioödem (< 0,1%)	• Verbesserte Glukose wertung • Nephroprotektion, v. beim Diabetiker • **KI:** Fortgeschrittene reninsuff., Nierenarte rienstenose, nur eine Niere
α-Methyldopa	Antisympathikoton durch Bildung eines „falschen" Neurotransmitters	Orthostase-Sy., Sedierung, depressive Verstimmung, Störung der Extrapyramidalmotorik, Galaktorrhoe, hämolytische Anämie, Arzneimittelfieber, Leberschädigung	Wegen der vielfältigen u häufigen NW nur Reser Antihypertensivum! Ausnahme: Grav., da keine einträchtigung der Plaze durchblutung
AT₁-Antagonisten	Verdrängten Angiotensin II am AT₁-Rezeptor	Schwindel, Krea-Anstieg. Husten und Angioödem seltener als bei ACE-Hemmern	Lange Wirkdauer (24 h) durch aktiven Metabolit **KI:** Schwere Nieren-ode Leberinsuff., Nierenarter stenose, Grav.
β-Blocker	• Kompetitiver Antagonismus zu β-Rezeptoren, β₁-kardioselektiv • Senkung von Herzfrequenz und O₂-Verbrauch	• Neg. Inotropie, neg. Chronotropie* • Sedierung, depressive Verstimmung • Gastrointestinale Störungen • Maskierung einer Hypoglykämie	**KI:** Herzinsuff., AV-Block II°/III°, bifasziku Block, Bradykardie, pAV Diab. mell., Asthma bro chiale. Stets ausschleiche absetzen, sonst Reboun Effekt mit hypertensiver Krise möglich
Clonidin	Stimulation der zentralen α₂-Rezeptoren	Bradykardie, Sedierung, Mundtrockenheit, Obstipation, Libido- und Potenzverlust	• Evtl. passagerer RR stieg zu Therapiebe • Stets ausschleichend setzen, sonst Rebou Effekt • Nicht mit β-Blocke kombinieren

Tab. 11.15 Fortsetzung			
stanz	Wirkung	Nebenwirkungen	Beachten!
etika	Vorlastsenkung		Gut geeignet für eine Kombinationsther.
K+-parende Diuretika	Fixe Kombination mit Thiaziden, da sonst nicht ausreichend wirksam	Kalium ↑, Hkt. ↑, Nierenfunktion ↓	Nicht bei Niereninsuff.!
Schleifendiuretika		Kalium ↓, Kalzium ↓, Hkt. ↑, i.v.: Hörminderung bei zu rascher Injektion (meist reversibel)	Bes. geeignet bei schwerer Herzinsuff., Niereninsuff., Diab. mell.
pironolacton	Aldosteronantagonist	Kalium ↑, Hkt. ↑, Nierenfunktion ↓	• Nicht bei Niereninsuff. • Häufig Kombination mit Schleifendiuretikum
Thiazide		Kalium ↓, Harnsäure ↑, BZ ↑, Blutfette ↑, Hkt. ↑	• Nicht bei Niereninsuff., Diab. mell., Metabolischem Sy.
-Antagonisten	Vasodilatatorisch; Senkung des peripheren Widerstands		Nicht in der Grav.
Diltiazem	Neg. Chrono- und Dromotropie nicht so stark wie bei Verapamil	Wie Verapamil, jedoch nicht so stark ausgeprägt	Wie Verapamil
Nifedipin	Steigert außerdem die Hirndurchblutung; auch bei hypertensiver Krise	Reflextachykardie, Flush, Knöchelödeme, Kopfschmerzen	NW lassen sich durch Kombination mit β-Blockern (wenn nicht kontraindiziert) meist vermeiden
Verapamil	RR-senkende Wirkung nicht so stark, dafür antianginös wirksam	Bradykardie, AV-Block, Nierenfunktion ↓, Obstipation	• Nicht in Kombination mit β-Blockern wegen Gefahr des kompletten AV-Blocks • Gut bei Prinzmetal-Angina!
rpin	Antisympathikoton durch Entspeicherung biogener Amine	Orthostase-Sy., Sedierung, depressive Verstimmung, extrapyramidalmotorische Störungen, Rhinitis sicca, Appetit ↑, Libido und Potenz ↓	KI: • M. Parkinson • Ulcus pepticum (sekretogen)

Tab. 11.15 Fortsetzung

Substanz	Wirkung	Nebenwirkungen	Beachten!
Periphere Vasodilatoren	Senkung des peripheren Widerstands	Heute wegen niedrigerer Dosierungen seltener	Immer Kombination m β-Blocker und Diuretik
◆ **Dihydralazin**		Tachykardie, Flush, Kopfschmerzen, Angina pectoris, Diarrhoe, reversibler Lupus erythematodes	Einschleichend dosiere **KI:** KHK
◆ **Minoxidil**	Vasorelaxation durch Kalziumkanalöffnung	Nach 3–6 Wo. Hypertrichose (in 2– 6 Mon. reversibel), Perikarderguss T-Wellen-Veränderungen	Reservemittel! Einschle chend dosieren! **KI:** KI Herzinsuff.

* auch „intrinsic activity", z.B. Pindolol

Tab. 11.16 Auswahl der Antihypertensiva nach Begleiterkrankungen

Erkrankung	Bevorzugen	Vermeiden
Bradykardie	α_1-Blocker, Nifedipin, ACE-Hemmer, Dihydralazin	β-Blocker, Verapam Diltiazem
Depressionen	α_1-Blocker, Ca^{2+}-Antagonisten, ACE-Hemmer	Clonidin, Reserpin, β-Blocker
Diabetes mellitus	α_1-Blocker, ACE-Hemmer	β-Blocker, Thiazide
Gravidität	Selektive β_1-Blocker, α-Methyldopa	Andere Antihyperte
Herzinsuffizienz	Diuretika, ACE-Hemmer, additiv Carvedilol, Bisoprolol, Metoprolol	β-Blocker, Verapam Diltiazem
Hyperlipidämie	α_1-Blocker, ACE-Hemmer, Ca^{2+}-Antagonisten	β-Blocker, Thiazide
Hyperthyreose	β-Blocker	
Hyperurikämie	β-Blocker, ACE-Hemmer, Ca^{2+}-Antagonisten	Diuretika
Impotenz	ACE-Hemmer, α_1-Blocker, Verapamil, Diltiazem, Dihydralazin	Clonidin, Nifedipin β-Blocker, Thiazide Reserpin
Koronare Herzerkrankung	β-Blocker, ACE-Hemmer, Ca^{2+}-Antagonisten	

Tab. 11.16 Fortsetzung		
ankung	**Bevorzugen**	**Vermeiden**
eninsuffizienz	ACE-Hemmer	Thiazide, kalium-sparende Diuretika
truktive Atem-serkrankung	Ca^{2+}-Antagonisten, ACE-Hemmer, α_1-Blocker	β-Blocker
statahyperplasie	α_1-Blocker	
oporose	Thiazide	
K	Ca^{2+}-Antagonisten, ACE-Hemmer, Dihydralazin	β-Blocker, Diuretika
ykardie	β-Blocker, Verapamil, Diltiazem, Clonidin	Nifedipin
offlimmern	Verapamil	

apieresistenz Häufigkeit 2–5%, Ursache sind meist sekundäre Hypertonieformen, v.a.
e Hypertonie, diabetische Nephropathie. **DD:** Pseudotherapieresistente Hypertonie (Praxis-
rtonie, Verwendung einer zu schmalen RR-Manschette, mangelnde Komprimierbarkeit der
achialis oder radialis bei Gefäßverkalkung).

enügende RR-Senkung trotz Therapie Non-Compliance, unerkannte sekundäre
rtonie, Wasser- und/oder Natriumretention, inadäquate Behandlung (Unterdosierung,
tanzen mit zu kurzer HWZ, Kombinationen mit gegenseitiger Wirkungsabschwächung),
makologische WW mit anderen Medikamenten (z.B. NSAR, Sympathomimetika, Appetit-
r, Steroide, Antidepressiva, Erythropoetin), Gewichtszunahme, Alkoholabusus, Schlafapnoe,
n. Schmerzzustände, organische zerebrale Sy.

Nach jahrelanger guter Einstellung plötzlich auftretende Therapieresistenz: Nach arterioskle-
otischer Nierenarterienstenose fahnden!

plikationen der Hypertonie
rteriosklerose
HK: Angina pectoris (☞ 10.3), Myokardinfarkt (☞ 10.4)
Nephrosklerose: Niereninsuff. (☞ 13.1.14)
schämischer Insult (☞ 20.3), TIA (☞ 20.3)
neurysmen (☞ 11.3.5): Gefahr von Dissektionen und Blutungen
AVK (☞ 11.3.2)
erzinsuff. (☞ 10.5.1): Durch chron. Linksherzbelastung
erebrale Blutungen (☞ 20.3)
undus hypertonicus (s.o.)
ypertensive Enzephalopathie: Schwindel, Kopfschmerzen, Sehstörungen, Bewusstseinstrü-
ung, evtl. Krampfanfälle.

Prognose Bei ca. 30% der Pat. mit Grenzwerthypertonie ist der Übergang in eine mani Hypertonie zu erwarten. Über 50% der Pat. sterben an kardiovaskulären KO (Herzinsuff., M kardinfarkt). 20% der Pat. mit mehrjähriger manifester Hypertonie müssen mit einem Sch anfall rechnen. Bei unbehandelter maligner Hypertonie 5JÜR < 5%.

Hypertensive Krise

Klinik: Starke Kopfschmerzen, verschwommenes Sehen, Schwindel, Übelkeit, Bewusstse trübung, Angina pectoris, Linksherzdekompensation.

Befund: RR > 230/120 mmHg.

KO: Hirnmassenblutung, Grand-mal-Anfall, Linksherzdekompensation, Netzhautblutur dissezierendes Aortenaneurysma. Bei Apoplexie oder Myokardinfarkt RR-Anstieg oft rea keine rasche oder zu starke RR-Senkung anstreben (**cave:** Minderperfusion).

Ther.: Häufige RR- und Pulskontrollen.

- 10–20 mg Nifedipin (Adalat®) nach 30 Min. bei Bedarf wiederholen. Kapsel zerbe lassen oder aufstechen und Inhalt mit Flüssigkeit schlucken lassen
- Bei Überwässerung oder drohendem Lungenödem (nicht klingende, feuchte RG 20–40 mg Furosemid (z.B. Lasix®) i.v. + 2–3 Hub Glyceroltrinitrat (z.B. Nitr gual®) sublingual. Alternativ: 1 Phiole (5 mg) Nitrendipin (Bayotensin®), Wiederho nach 15 Min. möglich
- Bei nicht zu kontrollierender RR-Situation: Sofortige Klinikeinweisung mit ärztliche gleitung.

Ziel: RR zunächst nicht unter 170/100 mmHg wegen Hirnischämiegefahr, bes. bei ge lisierter Arteriosklerose.

11.7 Internet

- Für Ärzte: www.hochdruckliga-info.de; www.uni-duesseldorf.de/AWMF/II
- Für Pat.: www.patienten-information.de

Atemwege und Lunge

12

Inhalt

ER ZIESCHÉ _ MARTINA HUZENLAUB

12.1 Leitsymptome und ihre DD

12.1.1 Dyspnoe

Subjektives Empfinden, die Atemtätigkeit steigern zu müssen.

	Tab. 12.1 Anamnestische Schweregrade nach WHO
Grad 1	Haben Sie Atemnot bei schnellem Gehen in der Ebene, Bergaufgehen oder bei Treppensteigen?
Grad 2	Haben Sie Atemnot beim normalen Gehen in der Ebene mit Altersgenossen?
Grad 3	Müssen Sie anhalten, um Luft zu holen, wenn Sie in der Ebene Ihr eigenes Tempo gehen?
Grad 4	Haben Sie Atemnot in Ruhe?

Differenzialdiagnose

Intrathorakale Ursachen

- Herz: Häufigste Ursache; ausführliche **DD** und diagnostisches Vorgehen bei kardial bedir Dyspnoe (☞ 10.5.1), Ther. des akuten Lungenödems (☞ 3.4.2)
- Thorax: Adipositas (☞ 17.5.1), Skoliose, Trauma, z.B. Rippenserienfraktur
- Bronchien, v.a. durch Obstruktion: Asthma bronchiale (☞ 12.6), COLD (☞ 12.4), Fre körperaspiration (meist oberer Respirationstrakt, ☞ 12.1.2 und ☞ 22.4.6), Bronchia (☞ 12.8.1)
- Lungenparenchym: Hypoxämie durch verminderte Diffusionsfläche, vergrößerten Totr bei Emphysem (☞ 12.5), Atelektase, Lungenteilresektion, Pneumonie (☞ 12.3.3), ver gerte Diffusionsstrecke bei Lungenfibrose (☞ 12.7.1), Wegener-Granulomatose, Sili (☞ 29.1.8)
- Pleura: Pneumo- (☞ 12.1.7), Hydro-, Hämato-Thorax, Pleuratumoren (☞ 12.8.2), M theliom)
- Lungengefäße: Lungenembolie (☞ 12.9.2), Lungeninfarkt
- Stenosierende Halserkr.: Glottisödem (☞ 16.5.4), Trachealstenose (☞ 22.4), z.B. durch ma bedingt.

Extrathorakale Ursachen

- Störung des Sauerstofftransportes: Chron. Anämie (Hb 5–8 g/dl, ☞ 19.1.1), Vergi (z.B. CO, HCN, ☞ 3.5.2)
- Hyperventilationssy.: Psychogenes Überatmen führt zu respir. Alkalose und Te (☞ 21.10.2)
- Metabolische Azidose: Kompensatorische Hyperventilation; z.B. bei Coma diabet (☞ 17.1.5), Urämie (☞ 13.1.14, vertiefte intensive Atmung ohne Pause, Kussmaul-Atm Schock (☞ 3.4)
- ZNS: Enzephalitis (☞ 20.8.2), Hirntumor, ischämischer Insult (☞ 20.3.1), Barbit (Cheyne-Stokes-Atmung)

Neuromuskulär: Myasthenia gravis, Guillain-Barré-Sy., Polio (☞ 9.4.9), amyotrophische Lateralsklerose, Phrenikusparese, Strychnin, Curare, Anticholinesterasegifte, Tetanus, Botulismus

Inhalationstrauma: Z.B. Rauchgasvergiftung bei Bränden, Schweißarbeiten (s. Notfallkasten).

Diagnostik

Anamnese: Herz- oder Lungenerkr. in der Vorgeschichte? Atemnot anfallsweise (z.B. Asthma bronchiale)? Nachts/tagsüber? Saisonal unterschiedlich ausgeprägt (z.B. allergisches Asthma)?

Physikalische Untersuchung der Lunge (☞ 12.2.1)

Untersuchung des Herz-Kreislauf-Systems (☞ 10.2.1)

EKG: Bei V.a. Rhythmusstörung, Herzinfarkt, Perikarditis, Lungenembolie (☞ 12.9.2)

Labor: BB (Leukozytose? Anämie? Reaktive Polyglobulie bei chron. Hypoxie?), BZ (Coma diabeticum?)

Lufu (☞ 12.2.2): Zur Differenzierung Restriktion/Obstruktion und zur Verlaufskontrolle.

Inhalationstrauma

- Auxiloson®-Dosier-Aerosol (Dexamethason) 5 Hübe sofort und weiter alle 10 Min. 5 Hübe, bis die Beschwerden abklingen. **Cave:** Falsche Handhabung des Dosier-Aerosols durch Pat. (☞ 12.6.4, Abb. 12.3)
- Sofortige Klinikeinweisung.

12.1.2   Stridor

Tönendes Atemgeräusch durch verengte Atemwege.

Inspiratorischer Stridor, vorwiegend bei extrathorakaler Lokalisation der Stenose: Struma (☞ 17.6.1) mit Tracheomalazie (Säbelscheidentrachea), Stimmbandlähmung, andere Erkr. von Kehlkopf und Trachea, aber auch bei dekompensierter Linksherzinsuff. (☞ 3.4.2), Glottisödem, Krupp und Pseudokrupp (☞ 16.5.4)

Gemischter in- und exspiratorischer Stridor: Bei Trachealobstruktion (☞ 22.4), z.B. durch Fremdkörper; schwere Atemwegsobstruktion (☞ 12.4)

Exspiratorischer Stridor: Durch bronchiale Obstruktion bei schwerem Asthma bronchiale (☞ 12.6), fortgeschrittenem Lungenemphysem (☞ 12.5), Bronchiolitis (v.a. Kinder < 2 J., ☞ 16.5.6).

12.1.3   Akuter Atemwegsverschluss

Bei Kindern < 8 J. häufigste Todesursache (50–58%), bei Erw. > 50 J. nur in etwa 5% Todesursache.

Differenzialdiagnose

Häufigste Ursache: Bewusstseinstrübungen (☞ 20.2.7) mit Zurückfallen der Zunge

Aspiration von Fremdkörpern, z.B. Speisereste, Zahnersatz, Spielzeug (**Ther.:** ☞ 22.4.6 und ☞ 16.5.11)

Verletzungen im Mund- und Rachenraum (Blutung) oder posttraumatische Gewebsschwellung

Toxische Schleimhautschwellungen durch Rauchgasinhalationen, Einwirkung von chemischen Gasen, Einnahme von ätzenden Flüssigkeiten (**Ther.:** ☞ 12.1.1 und ☞ 3.5)

- Schleimhautschwellung nach Insektenstich, evtl. Nahrungsmittelallergie (Haselnüsse, O
- Infektiöse Genese: Epiglottitis und Pseudokrupp (☞ 16.5.4) im Kindesalter
- Obstruktion bei Asthma bronchiale (☞ 12.6).

💧 Eine Verlegung unterhalb der Trachealbifurkation kann zunächst symptomlos sein; erst sp Ausbildung einer Atelektase mit entsprechender Symptomatik möglich.

12.1.4 Husten

Heftige Entleerung der Atemluft nach Pressen gegen die geschlossene Stimmritze. Virus- und bakt. sind die häufigste Ursache für Husten und Auswurf. Kann Schlafstörungen, Herzrhythmusstörun (durch Druckerhöhung im kleinen Kreislauf), Kopfschmerzen, Synkopen (durch transitorische Hy ämie) und Rippenbrüche verursachen. Häufig Erstsymptom einer Atemwegsobstruktion.

Ätiologie

- Obere Luftwege und Bronchien: „Banaler Inf." (☞ 12.3.1), sinubronchiales Sy. bei Sinu (zusätzlich Kopfschmerzen, Reizung der Rachenhinterwand durch Schleimstraße; ☞ 22. chron. Bronchitis (☞ 12.4), Reizung des Bronchialsystems nach Bronchitis (trocken, zelnd"; ☞ 12.3.2), Grippetracheitis, Fremdkörperaspiration (☞ 22.4.6)
- Pulmonale Ursachen: Pneumonie (Fieber, gelb-grüner Auswurf; ☞ 12.3.3), Asthma b chiale (☞ 12.6), „Raucherhusten", Pleuritis (thorakale Schmerzen beim Husten und bei t Inspiration; ☞ 12.3.4), Bronchiektasen („maulvoll" übel riechender Auswurf, v.a. morg Tumoren (oft trocken, > 3 Wo., Gewichtsabnahme), Sarkoidose (☞ 12.7.2), exogen-a gische Alveolitis (☞ 12.7.3), Lungenembolie (☞ 12.9.2), Tbc (trocken, über Wo. subfe Temp.; ☞ 12.3.5), Pneumothorax (Atemnot, Schmerzen; ☞ 12.1.7)
- Kardiale Ursachen: Linksherzinsuff. (Hüsteln, wenig Auswurf, Belastungsdyspnoe; ☞ 10. Lungenödem (☞ 3.4.2)
- Gastrointestinale Erkr.: Refluxkrankheit (durch Aspiration; ☞ 8.3.1)
- Medikamenten-NW: ACE-Hemmer (trocken, nach Absetzen reversibel), ASS, Barbitu Cromoglicinsäure (inhalative Anwendung)
- Psychogene Ursachen (Ausschlussdiagnose): „Tic" nach Pertussis, Adoleszentenkrise, son psychische Störungen (überwiegend Neurosen)

Diagnostik

- Anamnese:
  – Dauer: Bei > 3 Wo. ist banaler Inf. unwahrscheinlich
  – Zeitpunkt und Umstände des Auftretens: Aspirationsverdacht nach „Verschlucken"
  – Akuter, anfallsartiger Husten spricht für akute Bronchitis, Pneumonie, Pneumoth Fremdkörperaspiration, Lungenembolie
  – Chron. Husten spricht für chron. Bronchitis, Bronchial-Ca, Bronchiektasen, Tbc, Ast bronchiale, Sarkoidose, chron. Schnupfen (Auswurf aus der Kehle!)
  – Rezid. anfallsweise auftretender Husten spricht für Asthma bronchiale, Pertussis (v.a. nac chron. Bronchitis, exogen-allergische Alveolitis
  – Begleitsymptome: Fieber und Auswurf sprechen für eitrige Bronchitis, Bronchopneum oder Lobärpneumonie; Heiserkeit für Kehlkopf/Stimmbandbeteiligung; Thoraxschme für Pleurabeteiligung (Pleuritis) oder Überlastung („Muskelkater") der Interkostalmusku

Raucheranamnese: Bei 10 Zigaretten tägl. in 25% „Raucherhusten", bei 20 Zigaretten tägl. in 50%

Medikamente: NW bei ACE-Hemmern, ASS, Barbituraten, Cromoglicinsäure

Unproduktiver Husten spricht für Reizhusten nach Bronchitis, Grippetracheitis, Bronchial-Ca, bronchiale Hyperreaktivität, Linksherzinsuff., psychogenen Husten

Körperliche Untersuchung: AZ; physikalische Untersuchung der Lunge (☞ 12.2.1); kardiale Dekompensationszeichen (☞ 10.5.1); Haut- und Schleimhäute; Racheninspektion; Nasendurchgängigkeit und Klopfempfindlichkeit der NNH (V.a. Sinusitis mit sinubronchialem Sy., ☞ 22.5.2)

Die Auskultation ist bei produktivem Husten unergiebig, wenn der Pat. vorher nicht abgehustet hat. Der „Anhusteversuch" (Demonstration des Arztes) kann Husten auslösen und damit eine bessere Beurteilung ermöglichen

Psychischer Status: V.a. Adoleszentenkrise oder sonstige psychische Problematik (psychogener Husten: Typischerweise unproduktiv, Nachtruhe nicht gestört)

Labor: BSG, Diff-BB, Hb, Hkt.

Apparative Diagn.:

Lufu (☞ 12.2.2): Bei V.a. Asthma bronchiale, COLD, restriktive Ventilationsstörung

Rö-Thorax: Immer bei Husten > 3 Wo., bei auskultatorischem V.a. Pneumonie oder kardiale Dekompensation, bei anhaltendem Husten, Fieber und/oder schlechtem AZ auch bei neg. Auskultationsbefund, bei V.a. Bronchial-Ca oder Aspiration

Bronchoskopie: Bei V.a. Bronchial-Ca, Aspiration

Facharztüberweisung zum Internisten bzw. Pulmologen bei Husten > 3 Wo., zum HNO-Arzt zur Laryngoskopie bei V.a. Kehlkopfbeteiligung (Heiserkeit) und länger anhaltender zervialer LK-Schwellung

Klinikeinweisung bei schlechtem AZ, akuter Dyspnoe, Zyanose, V.a. kardiale Dekompensation.

Jeder Husten, der über mehr als 3 Wo. anhält bzw. rezid. auftritt, muss abgeklärt werden. Unkritische Langzeitverordnung von Hustenblockern ist ein Kunstfehler.

12.1.5 Auswurf (Sputum)

der Atemwegsschleimhaut und der NNH.

Diagnostik

Sputumbeschaffenheit:

Weißlich: Bei viralen Inf.

Gelb/Grün: Bei bakt. Bronchitis, Bronchiektasen, Mukoviszidose, Tbc

Eitrig: Bei bakt. Inf. (Bronchitis; Pneumonie; Bronchiektasen, dabei meist größere Mengen).

Cave: Eitrig-gelbe Verfärbung durch starke Eosinophilie bei Asthma bronchiale kann bakt. Inf. vortäuschen

Blutig: Bei akuter und chron. Bronchitis möglich; eine Tbc bzw. ein Bronchial-Ca müssen aber bei wiederholtem Auftreten ausgeschlossen werden. Zersetztes Blut nach Lungenembolie

Gelbgelb (safranfarben): Lösungsstadium einer Pneumonie

Bräunlich: Bei starken Rauchern, Kohlearbeitern

– Fötide riechend: Bei Lungenabszess und einschmelzendem Ca
– Wie Bronchusausguss geformt: Bei chron. Bronchitis, Asthma bronchiale und broncho-
  monaler Aspergillose
• Sputumquantität: Große Mengen bei Bronchiektasen und Mukoviszidose
• Sputumdiagn. (☞ 12.2.3).

❋ Alarmierend sind immer Blutbeimengungen. Abklärung erforderlich.

12.1.6 Hämoptyse

*Aushusten von hellrotem, schaumigem Blut aus Rachen, Tracheobronchialbaum oder Alveolar
Hämoptoe: Massive Hämoptyse. Abzugrenzen von Hämatemesis (☞ 8.1.11; Erbrechen von d
rotem, klumpigem Blut) durch Blutungsquelle in Magen und Ösophagus.*

Ätiologie
• Tumor: Meist Bronchial-Ca (☞ 12.8.1), Bronchus-Adenom (selten)
• Entzündlich: Tbc (☞ 12.3.5), Bronchitis (☞ 12.3.2), Pneumonie (☞ 12.3.3), Bronchi
  sen (☞ 12.4), Lungenabszess
• Hämodynamisch: Lungeninfarkt, Lungenödem (☞ 3.4.2), Mitralstenose (☞ 10.8.1)
• Hämorrhagische Diathese (☞ 19.1.3)
• Blutungen aus dem HNO-Bereich: Nasenbluten (☞ 22.5.4), Tumoren.

Selten
• Iatrogen: Antikoagulanzien, Lyse-Ther., Punktion (z.B. nach perkutaner Leberbiopsie
  thorakalen Wurzelblockaden), Biopsie (z.B. nach Bronchoskopie)
• Gefäßerkr.: A.-v. Fistel, M. Osler (hereditäre hämorrhagische Teleangiektasen), thora
  Aortenaneurysma (☞ 11.3.5)
• Restriktive Lungenerkr.: Schrumpfungsbedingte Parenchymrisse führen zu Pneumot
  und Hämoptyse
• Systemerkr.: Goodpasture-Sy. (akutes pulmorenales Sy., in 80% M < 30 Lj., mit
  P. nodosa (☞ 18.5.4), Wegener Granulomatose (☞ 18.5.4), idiopathische Lungenh
  siderose, SLE (☞ 18.5.1).

Diagnostik
Entsprechend der Verdachtsdiagn. und dem Schweregrad:
• Sofortige Klinikeinweisung in Innere Klinik zur Diagn. und Ther.
• Facharztüberweisung zum Internisten/Pulmologen zum Rö-Thorax und zur Bronchosk

12.1.7 Pneumothorax

Klinik
Scharfer, meist lokalisierter thorakaler Schmerz, Husten, Dyspnoe, Tachypnoe, asy
trische, paradoxe Atembewegungen, hypersonorer Klopfschall bei abgeschwächtem Ate
räusch und Stimmfremitus, evtl. Schocksymptomatik.

❗ Partieller Pneumothorax und „Mantelpneu" am leichtesten durch fehlendes Atemger
über Pleurakuppel zu diagnostizieren (laterales Halsdreieck); Seitenvergleich!

...logie

...ntanpneumothorax Typischerweise bei schlanken M zwischen 20. und 40. Lj., meist re ...ge betroffen. **Ätiol.:** Primär (häufig) durch Ruptur einer subpleuralen Emphysem-Blase ... idiopathisch, sekundär (seltener) bei Asthma bronchiale (☞ 12.6), Lungenfibrose ...12.7.1), Abszess mit bronchopleuraler Fistel, Bronchial-Ca (☞ 12.8.1), Tbc (☞ 12.3.5), Mar...sy. **Ther.:** Klinikeinweisung zur ausführlichen Diagn. und Ther. (Thoraxdrainage, evtl. Tho...skopie in LA und Fibrinverklebung unter Sicht; in schweren Fällen thorakoskopische Em...emblasenresektion oder Thorakotomie). **Prognose:** Rezidiv nach erstem Spontanpneumo...ax in 20–30%, nach zweitem in ca. 60%; bei optimaler thoraxchirurgischer Versorgung Re...rate bis ca. 5% reduzierbar.

...matischer Pneumothorax Iatrogen (nach Akupunktur, Lungenbiopsie, Pleuradrainage, ...laviakatheter, Interkostalblock, intrakardialer Injektion, Reanimation, Überdruckbeat...g), bei Rippenfrakturen, perforierenden Thoraxwandverletzungen, Bronchusabriss mit bron...leuraler Fistel. **Ther.:** Klinikeinweisung zur Diagn. und Ther.; Einweisung in akuten Fällen ...Notarztbegleitung.

...pannungspneumothorax

...Durch Ventilmechanismus dringt Luft während der Inspiration in den Pleuraspalt ein, die ...während der Exspiration nicht mehr entweichen kann.

> **Klinik:** Zunehmende Atemnot, Tachykardie, Schock durch Kompression der großen Ge-
> fäße und Mediastinalverlagerung zur gesunden Seite
> **Erstmaßnahmen:** Notfalldrainage mit möglichst großer Venenverweilkanüle® (14 G oder
> 12 G) in zweitem ICR am Rippenoberrand in der MCL der betroffenen Seite zur Entlas-
> tung des Überdrucks; O_2-Sonde und sofortige Klinikeinweisung mit Notarzt
> **Weitere Ther.:** Pleuradrainage (Bülau-Herber-Drainage).

1.8   Pleuraerguss

...unklare Pleuraerguss erfordert sofortige diagnostische Klärung durch Punktion, da er in ca. 50% ... maligne Tumoren verursacht wird.

...k Dyspnoe, evtl. atemabhängige Schmerzen, jedoch oft auch asymptomatisch; gedämpfter ...schall, abgeschwächtes Atemgeräusch basal (**DD:** Zwerchfellhochstand, Lungenödem).

...renzialdiagnose

...eoplastisch: Bronchial-Ca (☞ 12.8.1), Pleuramesotheliom (☞ 12.8.2), Mamma-Ca ...☞ 14.2.3), malignes Lymphom (☞ 19.4.3), metastasierendes Ovarial-Ca (☞ 14.3.7), Hy...ernephrom (☞ 13.4.2)
...ardiologisch: Herzinsuff. (☞ 10.5)
...fektiös: Tbc (☞ 12.3.5), Pneumonie (☞ 12.3.3), subphrenischer Abszess (typischerweise ...eber und Zwerchfellhochstand), Pankreatitis (☞ 8.8.1), typischerweise Erguss li, 15% der ...at. mit akuter Pankreatitis
...onstige Ursachen: Hypalbuminämie (z.B. bei Leberzirrhose, ☞ 8.7.3), nephrotisches Sy. ...☞ 13.4.1).

Diagnostik

- Facharztüberweisung zum Rö-Thorax in Seitenlage, um freies Abfließen (und damit P
  tionsmöglichkeit) beurteilen zu können
- Sono zum Nachweis kleiner Pleuraergüsse zur gezielten Punktion
- Klinikeinweisung bei erstmalig auftretendem Erguss, Tumorverdacht und Dyspnoe.

12.2 Diagnostische Methoden in der Allgemeinpraxis

12.2.1 Physikalische Untersuchungen der Lunge

Inspektion

- Thoraxform:
- – Fassthorax: Vergrößerter a.p. Durchmesser mit Einsatz der Atemhilfsmuskulatur. Vork
  men bei obstruktiven Lungenerkr., z.B. bei Emphysem (☞ 12.5), COLD (☞ 12.4)
  schwerem Asthma bronchiale (☞ 12.6)
- – Hühnerbrust (Pectus carinatum) oder Trichterbrust (Pectus excavatum): Verursachen n
  keine respir. Probleme
- – BWS-Kyphose: Z.B. bei M. Scheuermann (☞ 6.1.11) oder M. Bechterew (☞ 18.4.1); res
  tive Ventilationsstörungen möglich
- – Skoliose: Kann über ein Ventilations-/Perfusionsungleichgewicht zu einem Cor pulmo
  führen
- Hinweis auf Thoraxverletzungen oder Narben?
- Atmungstyp :
- – Atemfrequenz: Ab 25 Atemzügen/Min. Tachypnoe
- – Einseitiges Nachschleppen einer Lungenhälfte bei Pleuritis (☞ 12.3.4) bzw. Pleurasch
- – Auxiliaratmung durch Atemhilfsmuskulatur (z.B. Mm. scaleni) bei COLD (☞ 12.4), As
  bronchiale (☞ 12.6), dekompensierter Linksherzinsuff. (☞ 10.5)
- – Paradoxe Atmung bei Pneumothorax (☞ 12.1.7).

Palpation

- Atemexkursion: Beide Handflächen von ventral auf den Thorax legen, sodass beide Dau
  in der Mitte des Sternums liegen und Pat. tief einatmen lassen. Zur Dokumentation
  symmetrischen Exkursionsstörung Thoraxumfang in Höhe der Mamillen bei Inspi
  und Exspiration messen; < 5 cm Expansionsdifferenz pathologisch
- – Einseitig verminderte Atemexkursion auf der krankhaft veränderten Lungenseite
- – Verminderte symmetrische Exkursion bei schweren Atemwegsobstruktionen (☞ 12.4)
  M. Bechterew (☞ 18.4.1)
- Stimmfremitus: Pat. sagt mit tiefer Stimme „99", Untersucher erspürt mit den Handflä
  die Vibration; *erhöht* bei kardialer Stauung oder pneumonischem Infiltrat, *erniedrigt ode
  gehoben* bei Lungenemphysem, großen Atelektasen, Pneumothorax und Pleuraerguss
- Bimanuelle Kompression von lateral: Schmerzen weisen z.B. auf M. Bechterew (☞ 18
  Blockierungen der Kostotransversalgelenke (schmerzhafte Palpation der Interkostalmu
  latur), Rippenprellung oder -fraktur hin

Mammae und regionale LK axillär und supraklavikulär palpieren: LK-Metastasen (z.B. Ca, Tbc), Mamma-Ca (z.B. Lungenmetastasen)?

kussion Pat. möglichst vorher abhusten lassen!
Verschiedene Klopfschallqualitäten:
Sonor: Normalbefund
Gedämpft: Bei Konsolidierung eines pneumonischen Infiltrats (☞ 12.3.3), Pleuraerguss (☞ 12.1.8), Pleuraschwarte, Fibrose (☞ 12.7)
Hypersonor: Bei Emphysem (☞ 12.5), Pneumothorax (☞ 12.1.7)
Tympanitisch: Über Lungenkavernen bei Tbc (☞ 12.3.5), Pneumothorax (☞ 12.1.7) oder intrathorakalen luftgefüllten Darmschlingen
Atemverschieblichkeit der Lungengrenzen: Normalwert 4–5 cm. Eingeschränkt bei Emphysem (☞ 12.5), Erguss (☞ 12.1.8), restriktiven Ventilationsstörungen (☞ 12.7).

kultation
Abgeschwächtes Atemgeräusch: Bei Atemwegsobstruktionen, z.B. COLD (☞ 12.4), Emphysem (☞ 12.5) oder Asthma bronchiale (☞ 12.6); Atemdepression durch Medikamente (z.B. Opiate oder Barbiturate); vergrößertem Stethoskop-Bronchien-Abstand (z.B. bei Adipositas), Pneumothorax (☞ 12.1.7), Atelektase eines Lungenlappens, Pleuraerguss (☞ 12.1.8), Tumor (☞ 12.8)
Verstärktes Atemgeräusch (Bronchialatmung): Bei beginnender Infiltration bei Pneumonie (☞ 12.3.3), an der oberen Grenze eines Pleuraergusses (☞ 12.1.8), über einem Lungenabszess mit Verbindung zum Bronchialsystem, über einem Lungenfibroseherd. **Cave:** Auch bei Leptosomen im Exspirium verschärftes Atemgeräusch.

■ Tab. 12.2 Typische Untersuchungsbefunde bei Lungenerkrankungen ■

- ·e	Thorax-form	Beweg-lichkeit	Trachea-lage	Perkus-sion	Stimm-fremitus	Atemge-räusche	Nebenge-räusche
n- s- ruk-	Normal, evtl. Fass-thorax	Bds. ver-mindert, evtl. Auxiliar-atmung	Zentral	Normal bis hyper-sonor	Normal bis er-niedrigt	Abge-schwächt	Trockene (bei Bronchitis auch feuchte) nichtklingen-de RG
en- k-	Normal	Vermin-dert auf betroffe-ner Seite	Ipsilate-ral ver-zogen	Ge-dämpft	Ernied-rigt	Abge-schwächt oder fehlend	Keine
en-oli-ng	Normal	Vermin-dert auf betroffe-ner Seite	Zentral	Ge-dämpft	Erhöht	Verstärkt (Bronchi-alatmen)	Feuchte, ohr-nahe, früh-in-spiratorische, klingende RG, evtl. Pleurareiben; Bronchopho-nie pos.

Tab. 12.2 Fortsetzung

Diagnose	Thoraxform	Beweglichkeit	Trachealage	Perkussion	Stimmfremitus	Atemgeräusche	Nebengeräusche
Pneumothorax	Normal	Vermindert auf betroffener Seite	Zentral oder nach kontralateral verschoben	Hypersonor oder tympanitisch	Aufgehoben	Fehlend bis abgeschwächt bei „Mantelpneu"	Bei linkssegem Pneumothorax häufig „clicks"
Pleuraerguss	Normal	Vermindert auf betroffener Seite	Zentral oder nach kontralateral verschoben	Gedämpft (lageveränderlich)	Aufgehoben	Abgeschwächt (evtl. Bronchialatmen über Erussgrenze)	Feuchte R an Oberg ze; evtl. P rareiben
Lokale Fibrose	Abflachung auf der betroffenen Seite	Vermindert auf betroffener Seite	Ipsilateral verschoben	Gedämpft	Normal/erhöht	Verstärkt (Bronchialatmen), wenn nur der Oberlappen betroffen	Feine RG
Diffuse interstitielle Fibrose	Normal	Bds. vermindert	Zentral	Normal	Normal	Normal	Feine RG
Kardiale Stauung	Normal	Normal (bei großem Erguss)	Zentral	Normal oder gedämpft	Normal oder erhöht	Normal	Feuchte, spätinspi rische ni klingend
Lungenemphysem	Fassthorax	Bds. vermindert	Zentral	Hypersonor	Erniedrigt	Abgeschwächt	Keine, of kaum HT hörbar

Nebengeräusche

- Trockene spastische RG (Pfeifen, Giemen, Brummen) treten in- und exspiratorisch au sind Hinweis auf verengte Atemwege (u.a. auch durch schwingende Schleimfäden): Bei ma bronchiale (☞ 12.6), spastischer Bronchitis, COLD (☞ 12.4), Emphysem (☞ Bronchiolitis, dekompensierter Linksherzinsuff. (☞ 10.5), Tumoren, Fremdkörpern

Feinblasige feuchte RG treten inspiratorisch auf und weisen auf Flüssigkeit in den Bronchiolen und Alveolen hin: Bei Lungenödem (dann typischerweise nicht klingend, ohrfern), regional begrenzter Pneumonie (dann typischerweise ohrnah klingend; ☞ 12.3.3), fibrosierender Alveolitis

Mittel- oder grobblasige feuchte RG: Bei Bronchiektasen, schwerem Lungenödem (☞ 3.4.2)

Krepitationen: Knistern durch Luftdurchtritt in periphere Atemwege, deren Innenfläche mit Flüssigkeit benetzt ist. Vorkommen im Anfangs- und Endstadium einer Pneumonie (☞ 12.3.3)

Pleuritisches Reiben (Lederknarren): Nur in den unteren Lungenabschnitten zu hören, dem Atemzyklus entsprechend. Kommt bei fibrosierender Pleuritis vor (☞ 12.3.4)

Perikarditisches Reiben: Ähnlich wie pleuritisches Reiben, jedoch entsprechend dem Herzrhythmus. Kommt bei Pericarditis sicca vor

Bronchophonie: Pat. mit hoher leiser zischender Stimme „66" sagen lassen; pos. Befund, wenn die Schallleitung verstärkt wird. Vorkommen bei pneumonischem Infiltrat (☞ 12.3.3).

.2.2 Lungenfunktionsdiagnostik

ziert zur DD von Lungen- und Atemwegserkr., zur Allergiediagn. (Expositions-, Provokationstest), p. Beurteilungen des Lungensystems, zur Therapiekontrolle und Begutachtung. KI: Akute entliche Lungenerkr.

k-Flow-Messung

. Atemflussgeschwindigkeit bei forcierter Ausatmung, Angabe in l/Sek. Gute Korrelation mit forem exspiratorischen Volumen in 1. Sek. (FEV_1). Messung durch kostengünstige Mini-Peak-Flower in Praxls und durch Selbstkontrolle des Pat. zu Hause möglich.

kation Asthma bronchiale (zur rechtzeitigen Erkennung einer Verschlechterung des Krankverlaufes), Optimierung einer antiobstruktiven Langzeitther. Ungünstig für Erstdiagn,

rteilung zur Verlaufskontrolle (☞ 12.4 und ☞ 12.6).

Peak-Flow-Werte 80–100% des Normalwertes oder des individuellen Bestwertes sowie Schwankung zwischen morgens und abends < 20%: Gutes Ergebnis, Ther. belassen

Peak-Flow-Werte 50–80% des Normalwertes oder des individuellen Bestwertes, tageszeitliche Schwankungen 20–30%: Vorsicht, Ther. überprüfen, kurzfristige Nachmessung

Peak-Flow-Werte < 50%: Medikamentöse Intervention sofort erforderlich.

ometrie

malprogramm (VC, FEV_1) meist ausreichend. Liegen beide Werte im Normbereich, ist eine größrestriktive oder obstruktive Ventilationsstörung ausgeschlossen.

sche Lungenvolumina

Vitalkapazität (VC): Differenz zwischen max. In- und Exspiration, Normalwerte: M > 4,0 l; F > 3,0 l. Erniedrigt bei Restriktion

Residualvolumen (RV): Nicht ventilierbares Volumen, das nach max. Exspiration in der Lunge verbleibt; Normalwert: 1–2 l

Totalkapazität (TC): Summe aus VC + RV; Normalwert: M: 6–7 l, F: 5–6 l

Atemzugvolumen (AZV): Volumen, das in Ruhe ein- und ausgeatmet wird; Normalwert: Ca. ,5 l.

Dynamische Lungenvolumina Immer im Sitzen messen, Nasenklemme anlegen.

- Forciertes exspiratorisches Volumen in 1 Sek. (FEV_1): „Wie viel Luft kann der Pat. innerh[alb] einer Sek. ausatmen?" Normalwert: > 2 l/Sek. Erniedrigt bei Restriktion und Obstrukti[on]
- Tiffeneau-Wert: FEV_1/VC × 100; Normalwert: Ca. 70%. Bei 40–60% mittelschwere Obstr[uk]tion, < 40% schwere Obstruktion
- FEV_1 und Tiffeneau-Wert sind Obstruktionsparameter bei forcierter Atmung.

Tab. 12.3 Differenzialdiagnosen in der Spirometrie

	Obstruktion	Restriktion	Emphysem
VC	↓/↔	↓	↓/↔
RV	↔ (↑)	↓	↑
FEV₁	↓	(↓) ↔	↓
FEV₁/VC	↓	↔ ↑	↓
Resistance	↑	↔	↔ (↑)

Die Messwerte hängen von Lebensalter, Größe, Körpergewicht, Geschlecht und der Mitar[beit] des Pat. (!) ab. Die einzelnen Lungenfunktions-Parameter müssen immer im Zusammenh[ang] mit den anderen Parametern und der Zielsetzung der Untersuchung gedeutet werden.

Broncholysetest

Indikation Wirksamkeitsüberprüfung einer bronchodilatatorischen Medikation bei nach[ge]wiesener obstruktiver Ventilationsstörung.

Vorgehen 10 Min. nach Inhalation eines β-Sympathomimetikums (z.B. 2 Hübe Sultanol®) [er]neute Lungenfunktionsprüfung, notfalls auch mit Peak-Flow-Meter, z.B. bei Hausbesuch.

Beurteilung

- Werte nach Inhalation im Normbereich: Volle Reversibilität (z.B. Asthma bronchiale)
- Gebessertes FEV_1: Teilreversibilität (z.B. chron. Bronchitis)
- Unveränderte Werte: Nichtreversible Obstruktion (z.B. Emphysem, COLD).

! Zur Abrechnung der Lungenfunktionsdiagn. immer genau an KV-Kommentar halten.

12.2.3 Sputumdiagnostik

Indikation Akute Bronchitis und Pneumonie bei Problempat., Abklärung akuter Exazerba[tion] chron. Bronchitis, Bronchiektasen, Tbc- und Ca-Verdacht.

Vorgehen Möglichst Morgensputum gewinnen; kurz vor der ersten Expektoration M[und] mehrmals mit frischem Leitungswasser ausspülen, dann Sekret in Urinbecher husten, steril [ver]schließen. Schneller Transport zur Praxis bei mikrobiologischer Untersuchung, dort Abstrich [ins] Versandröhrchen. Beschriften! Facharztüberweisung zum Laborarzt zur Kultur, ggf. Resisten[zbe]stimmung. Für zytologische Untersuchung Transport in 50%iger Alkohollösung.

Bei mangelnder Sputumproduktion lässt sich die Sekretabgabe durch Mukolytika, Inhalation von physiologischer Kochsalzlösung durch Vernebler und Thoraxklopfdrainage steigern.

Untersuchungsmöglichkeiten

Gramfärbung bei V.a. bakt. Pneumonie (z.B. grampos. Diplokokken bei Pneumokokken-Pneumonie)

Ziehl-Neelsen-Färbung bei V.a. Tbc, ggf. Kultur bzw. Spezialkultur anlegen

Methylen-Blau-Färbung oder nativ bei V.a. Echinokokkose oder Mykose

Kultur mit Sensibilitätstestung bei bakt. Inf.

Zytologie bei V.a. Ca mit Facharztüberweisung zum Pathologen.

- Auf der Überweisung zum Laborarzt möglichst immer Diagnose bzw. Ausschlussdiagnose angeben, um unnötige Untersuchungen auszuschließen
- Viele Pat. (z.B. 60–80% der Pneumoniepat.) können kein Sputum produzieren. Falsch pos. Ergebnisse in der Kultur durch harmlose Kolonisationskeime aus dem Oropharynx.

12.3 Infektbedingte Atemwegserkrankungen

12.3.1 Banaler Infekt – „Schnupfen", „Erkältung"

Die Tröpfcheninf. mit IKZ von 1–7 d, begünstigt durch kühles und feuchtes Wetter und Menschen-ansammlungen in schlecht gelüfteten Räumen.

Klinik Wässrig-schleimige Rhinitis, Halsschmerzen, Husten (☞ 12.1.4), leicht gerötete Augen, Glieder-, Kopfschmerzen, Mattigkeit. 1–3 d Fieber. Dauer ca. 7 d.

Diagnostik

Anamnese

Körperliche Untersuchung: Racheninspektion (gerötete Rachenschleimhaut), Auskultation der Lunge (Giemen, Brummen, grobblasige trockene RG), Otoskopie v.a. bei Kindern

Weitere Diagn. bei unkompliziertem Verlauf überflüssig.

Differenzialdiagnose

Beginnende Kinderkrankheiten wie Keuchhusten (☞ 16.7.7), Masern (bes. bei dominierender Konjunktivitis, ☞ 16.7.1), Scharlach (☞ 16.7.3) und Diphtherie (☞ 9.3.6); infektiöse Mononukleose (☞ 9.4.3), Tonsillitis durch Streptok. (☞ 22.3.2)

Andere fieberhafte Erkr.: Bes. Influenza (☞ 9.4.4).

Therapie Nur symptomatisch!

Allgemeinmaßnahmen: Körperliche Schonung, bei Fieber auch Bettruhe, viel Schlaf, frische Luft, viel trinken (heißen Tee), Inhalationen (z.B. mit Kamillendampf), Brusteinreibungen (z.B. Bronchoforton® N Salbe)

Medikamentöse Ther.:

Mukolytika (☞ 12.3.2): Nur bei entsprechendem Auskultationsbefund

Abschwellende Nasentropfen: Bei beginnender Sinusitis oder Tubenkatarrh mit Paukenerguss

– Antipyretika: Nur auf Wunsch des Pat. oder bei schweren Vorerkr. bes. des Herz-Kreisl
Systems z.B. Paracetamol 500 mg 3 × 1–2 Tbl. tägl.
– AU: So lange Fieber besteht, bei schwerer Arbeit 3 d fieberfrei.

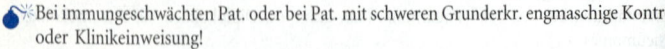 Bei immungeschwächten Pat. oder bei Pat. mit schweren Grunderkr. engmaschige Kontro
oder Klinikeinweisung!

Naturheilkundliche Therapieempfehlung Prinzipien s.a. (☞ 32.9).

Phytotherapie Bei leichten Inf. ist fast ausnahmslos alternativer Therapiebeginn gerechtfe
z.B. mit *Primelkombinationen* (Primula veris), z.B. in Sinupret® Drg./Tr., Sinupret® forte
Ind.: Akute und chron. Entzündungen der NNH, Therapiedauer, allg. 7–14 Tage. **KI:** *Tr.:* W
Alkoholgehalt nur dann einnehmen, wenn Drg.-Einnahme nicht möglich; *-forte Drg.:* Ki
< 12 J., Grav., Stillzeit. **NW:** Selten Magenunverträglichkeits- und allergische Hautreakti
bis zu einem Arzneimittelexanthem. **WW:** Keine bekannt.
Alternativ: Myrtol, z.B. Gelomyrtol® Kps., Gelomyrtol® forte Kps.: **Ind.:** Akute/chron. Bronc
und Entzündung der NNH. **KI:** Grav. unproblematisch, Zurückhaltung in Stillzeit. **NW:** Ve
zelt Magen-Darm-Beschwerden, setzt ggf. Gallenblasen-/Nierensteine in Bewegung. Übere
findlichkeitsreaktionen. **WW:** u.U. Abschwächung und/oder Verkürzung der Wirksamkeit a
rer Arzneimittel. **Dos.:** Bei akuten Krankheitsbildern 4–5 × tägl. 2 Kps. (3–4 × tägl. 1 Kps. f
Letzte Dosis vor dem Schlafengehen zur Erleichterung der Nachtruhe. Weiter-/Dauerbehandl
3 × tägl. 2 Kps. (2 × tägl. 12 Kps. forte). Für Kinder < 10 J. die halbe Erwachsenendosis

Homöopathie Cinnabaris Pentarkan® S Ptk. 31 Tbl.: **Ind.:** Akute/chron. Sinusitis. **KI:** Übere
findlichkeit gegen Chrom, Echinacea, andere Korbblütler, fortschreitende Systemerkr. wie
Leukosen (s.a. ☞ 32.9). **NW:** Evtl. verstärkter Speichelfluss (niedriger dosieren oder absetze
Einzelfällen systemische Überempfindlichkeitsreaktionen (Präparat absetzen). **WW:** Keine d
mentiert. **Dos.** Akute Beschwerden: 1–2 d lang stdl. 1–2 Tbl. bis zur Besserung. Dann: 3 × täg
Tbl. Kinder < 12 J. bei akuten Beschwerden in den ersten 1 –2 Tagen alle 2 h 1 Tbl. Zur r
folgenden Behandlung 3 × tägl. 1 Tbl. Langsam im Mund zergehenlassen.
Alternativ: Luffa compositum Heel ® Tbl.: **Ind.:** Rhinitis, Sinusitis (auch allergisch). **KI:** Vo
bei Schilddrüsenerkr. **NW/WW:** Keine bekannt. **Dos.:** Allg. 3 × tägl. 1 Tbl. Bei akuten Besch
den alle 15 Min. 1 Tbl. (über einen Zeitraum von bis zu 2 h). Sgl. bis 1 J.: Nicht mehr als ¹⁄
Erw.-Dosis. Kinder bis 6 J. nicht mehr als die Hälfte, Kinder 6–12 J. nicht mehr als ²⁄₃ der
Dosis.
Alternativ: Luffa comp Heel ® Nasentr.(Luffa operculata, Thryallis glauca, Histaminum, Su
Ind.: wie Luffa comp. Tbl. **KI:** Überempfindlichkeitsreaktionen gegen Benzalkoniumchlorid.
WW: Keine bekannt.
Alternativ: Sinusyx® Tr./Tbl. **Ind.:** Unterstützende Behandlung bei NNH-Entzündungen. **KI:**
der < 12 J.: Keine ausreichende Erfahrung. Vorsicht bei Fieber oder anhaltenden und unk
Beschwerden. Schilddrüsenerkr., in Grav. strenge Indikationsstellung. **NW:** Bei Lactoseintol
evtl. Magen-Darm-Beschwerden. Evtl. Erstverschlimmerung. **Dos.:** Erw. bei akuten Beschw
alle 30–60 Min., höchstens 12 × tägl. 1 Tbl. (bzw. 5–10 Tr.). Bei chron. Verlaufsformen 1–3 ×
1 Tbl. (bzw. 5–10 Tr.). Kleinkinder bis zum 6. Lj. erhalten nicht mehr als die Hälfte der
Tropfendosis, Kinder von 6–12 J. nicht mehr als ²⁄₃ der Erw.-Tropfenzahl.

Komplikationen Bakt. Superinf., z.B. Pneumonie (☞ 12.3.3), Sinusitis (☞ 22.5.2), Otiti
dia (☞ 22.6.3).

.3.2 Akute Bronchitis

te Entzündung der Bronchialschleimhaut, meist im Rahmen eines banalen Inf., begünstigt durch
htigkeit, Kälte, Rauchen, sonstige inhalative Noxen oder Smog.

logie Tröpfcheninf., in 75–95% durch Viren verursacht (beim Erw. v.a. Influenza- und
influenzaviren, bei Kindern REO-Viren gefolgt von Adeno-, Coxsackie- und ECHO-Viren).
Sekundärinf. durch Bakterien, bes. durch Pneumok., Haem. infl., Staphylokokken, Klebsiellen
Keime der Pseudomonasgruppe.

ik
Zunächst trockener, schmerzhafter Husten mit wenig Auswurf, dann starker Husten mit
weißlichem, bei bakt. Superinf. gelbgrünlichem, selten blutigem Auswurf
Temperaturerhöhung auf etwa 38–40 °C mit reduziertem AZ
Gelegentlich retrosternales Brennen (Tracheitis).

nostik
Körperliche Untersuchung: AZ, Racheninspektion, Lungenuntersuchung (Giemen, Brum-
nen, grobblasige RG; ☞ 12.2.1); v.a. bei Kindern Ohreninspektion (**KO:** Otitis media,
☞ 22.6.3)
Labor: Meist unauffällig; Sputumdiagn. (☞ 12.2.3) bei V.a. Superinf. oder bei Problempat.
z.B. immunschwacher Pat.)
Facharztüberweisung zum Rö-Thorax nur bei KO (z.B. V.a. Pneumonie, kardiale Symptoma-
ik), V.a. Ca
Klinikeinweisung bei V.a. Bronchopneumonie (in Abhängigkeit von häuslichen Verhältnissen
nicht unbedingt notwendig, jedoch in jedem Fall bei älteren alleinstehenden Pat.); bei Betei-
igung anderer Organe (z.B. Linksherzinsuff.) und bekannten chron. Kreislauf- und Stoffwechselerkr.

erenzialdiagnose
Pneumonie: Typischer Untersuchungsbefund (☞ 12.3.3), Rö-Thorax mit Verschattung, er-
öhte BSG, Leukozytose, reduzierter AZ
Bronchial-Ca: Raucheranamnese, Symptomatik > 3–6 Wo. (☞ 12.8.1)
Asthma bronchiale: Exspiratorische Obstruktion (☞ 12.6)
Linksherzinsuff. mit Lungenstauung: ☞ 10.5
Lungen-Tbc: Abwehrgeschwächte, alte Menschen, Immigranten (☞ 12.3.5)
onstige (systemische) Lungenerkr.: Z.B. Wegener Granulomatose, Sarkome und Lympho-
arkome (☞ 19.4.3)
rachealstenose, z.B. durch Struma: SD-Palpation, inspiratorischer Stridor (☞ 12.1.2)
ei Kindern: Pseudokrupp (Heiserkeit, bellender Husten, nächtlicher Stridor, AZ nur wenig
ngeschränkt; ☞ 16.5.4), Pertussis (trockener, stakkatoartiger Husten, v.a. nachts;
☞ 16.7.7), Aspiration (☞ 16.5.11), Mukoviszidose (☞ 16.5.10).

ei rezid. Bronchitis an Immunschwäche (Tumor, HIV) denken, Labor- und Rö-Untersu-
hungen einleiten!

Therapie

- Körperliche Schonung, frische Luft, jedoch keine Unterkühlung
- Erhöhte Flüssigkeitszufuhr zur Schleimverdünnung (z.B. heißer Tee)
- Inhalationen, Einreibungen und Balneother. mit ätherischen Ölen: Z.B. Eukalyptus, Ment
  Fichtennadeln
- Mukolytika:
  - Acetylcystein: Z.B. ACC 200®-Granulat 3 × 1 Beutel à 200 mg (über 6–8 d) für Erw., h
    Dosis für Kleinkinder
  - Ambroxol: Z.B. Mucosolvan® 3 × 30 mg (über 6–8 d) für Erw., Saft oder Tr. für Kinder,
    nach Gew.
- Antitussiva v.a. nachts bei erheblichem Hustenreiz: Z.B. Noscapin (z.B. Capval®) 1 × 30
  für Erw. oder Codein (z.B. Rp. Tiamon® Mono, Nr. 10) abends 3 Tbl. für Erw. bei ku
  Behandlungszeit. Bei längerer Behandlungszeit ist Codeinum phosphoricum als Comp
  ten®, abends 1 Tbl., preisgünstiger. **Cave:** Bronchopneumonie durch Schleimretention m
  lich; deshalb Antitussiva nie mit Schleimlösern kombinieren; produktiven Husten imme
  husten lassen
- Antipyretika: Bei Fieber und Gliederschmerzen z.B. ASS 500 mg Tbl. oder Paracetamol 50
  Tbl., bei Erw. bis 3 × 2 Tbl. tägl.
- **Cave:** Reye-Sy. bei Virusinf. von Kindern! ASS kontraindiziert!
- Antibiotika: Selten erforderlich, **Ind.:** Siehe Kasten. Antibiotikawahl bei akuter Erkr.: A
  xicillin 3 × 1 g tägl. p.o. (z.B. Amoxypen®). Alternativ: Cephalosporine (z.B. Cefaclor
  Cefuroxim) und neuere Makrolide (z.B. Clarithromycin und Azithromycin, Dos. ☞ 12
  Cephalosporine und Makrolide werden meist besser vertragen als Amoxicillin. Bei ch
  rezid. Erkr. und bei älteren Menschen auch Doxycyclin (Anfangsdosis 200 mg tägl.,
  100 mg tägl.); evtl. auch Erythromycin, Roxythromycin, Clarithromycin oder Oflox
  (☞ 12.3.3).

❄ Bei erneutem Fieberanstieg, Verschlechterung des AZ und vermehrt eitrigem Auswurf:
  Superinf. oder beginnende Pneumonie wahrscheinlich.

**Indikationen für eine Antibiotikatherapie bei akuten bakteriellen Atemwegs-
infektionen (Deutsche Atemwegsliga)**

- Kleinkinder bis zum Ende des 1. Lj.
- Kinder mit Lungenvorerkr., Herzfehlern, Abwehrschwäche
- Pat. mit chron. Bronchitis im akuten Schub
- Ältere Pat.
- Pat. mit schweren kardialen, respir. oder nephrologischen Grundkrankheiten sowie Le
  zirrhose
- Pat. mit zusätzlichen bakt. Inf. im HNO-Bereich
- Pat. mit Immunschwäche oder unter immunsuppressiver Ther.

Naturheilkundliche Therapieempfehlung Prinzipien s.a. (☞ 32.9).

Phytotherapie Bei leichten Beschwerden ist ein alternativer oder adjuvanter phytother.
rapieversuch angezeigt.

- Hustenreiz lindernd wirken Efeublätterpräparate (Hedera helix, z.B. Hedelix® Huste
  Sinuc® Saft, Prospan® Saft, jeweils 3 × 1–2 Teel.)

Sekretolytisch und atemanaleptisch wirken:

Eukalyptusölpräparate (Eucalyptus globulus, z.B. Exeu® Kps. 3 × 1 (für Erw. und Kinder > 12 J.; **WW:** Evtl. Wirkungsabschwächung anderer Arzneimittel, z.B. Antiepileptika, Schlaf-, Schmerzmittel.); Pinimenthol® Erkältungskps. 3 × 1

Fenchelölpräpaparate (Fenchelsaft® N mit Bienenhonig). **KI:** Sgl. und Kleinkinder, Grav. **NW:** Vereinzelt allergische Reaktionen der Haut und der Atemwege. **Dos.:** 5–6 × tägl. 1 Essl.

Thymiankrautpräparate (z.B. Bronchipret® Saft **Dos.:** Sgl. bis 12 Mon. 3 × tägl. 10–16 Tr., 1-jährige Kinder 3 × tägl. 17 Tr., 6-jährige Kinder 3 × tägl. 32 Tr., 12-jährige Kinder 3 × tägl. 50 Tr. Die Dosis erhöht sich pro Lj. um 3–4 Tr., je nach körperlicher Entwicklung; Melrosum® Hustensirup forte 3 × 1–2 Teel./d; Eupatal® Saft 3 × ¹/₂–1 Teel.)

Pelargonium reniforme/sidoides (Umckaloabo® Tr.). **KI:** Grav., Stillzeit, erhöhte Blutungsneigung, schwere Leber- und Nierenerkr. **WW:** Ggf. verstärkte Wirkung von Cumarinderivaten. Um einen Rückfall zu vermeiden, Behandlung nach Abklingen der Krankheitssymptome möglichst noch mehrere Tage fortführen

Antitussiv wirksam sind v.a. Isländisch-Moos-Präparate (Isla-Mint®- Past., Isla-Moos®- Past., jeweils mehrmals tägl. 1–2 Past. im Mund zergehen lassen). **KI:** Bei Phenylketonurie Aspartam-Gehalt beachten. Vorsicht bei Fructose-Unverträglichkeit.

mplikationen Übergang in Bronchopneumonie (☞ 12.3.3) oder chron. Bronchitis 12.4). **Cave:** Komplizierter Verlauf, v.a. bei Lungenemphysem, Herzinsuff. („Stauungsbronis"), bekannten Bronchiektasen und restriktiven Lungenerkr.

phylaxe Grippeschutzimpfung (☞ 9.2.3) bei Pat. mit Herzerkr., Abwehrschwäche, bronpulmonaler Grunderkr. oder Diab. mell. empfehlen. Kinder nach Plan gegen Haem. infl. imisieren (☞ 9.2.2).

Bei jeder länger als 3 Wo. bestehenden, therapieresistenten „Bronchitis" muss ein Bronchial-Ca ausgeschlossen werden: Facharztüberweisung zum Rö-Thorax, möglichst Bronchoskopie anstreben.

.3.3   Pneumonie

figste zum Tode führende Infektionskrankheit. Meist bakt., viral oder pilzbedingte Entzündung des genparenchyms. Im hausärztlichen Bereich dominieren die Inf. mit Pneumok., Haem. infl. und ischen Pneumonieerregern (Mycoplasma pneumoniae, Chlamydia pneumoniae, Legionellen). Bei ren Pat. an Pneumocystis-carinii-Inf. denken (AIDS-Pat., aber auch Sgl.). Sehr selten: Toxische umonie durch Inhalation von fettlöslichen Dämpfen (Nasentropfen, Paraffin, Benzin), Pneumonie h immunologische Ursachen.

eilung

Primäre Pneumonie: Ohne prädisponierende Vorerkr., meist Pneumok.

Sekundäre Pneumonie: Infolge oder begünstigt durch Bettlägerigkeit (z.B. bei Apoplex), kardiale Stauung (Stauungspneumonie), chron. Bronchitis, Alkoholismus, Diab. mell., Immunschwäche, Aspiration; Err. meist Hämophilus, Streptok., Klebsiellen, Staphylokokken, gramneg. Problemkeime

Atypische Pneumonie: Klinisch mit grippeähnlichem, langsamen Beginn, häufig fehlender Leukozytose, selten lobuläre Begrenzung im Rö-Thorax; z.B. Viruspneumonie, Legionellen, bei Kindern Mykoplasmen. Häufiger als die „typische Pneumonie"

- Typische Pneumonie: Akuter Beginn mit hohem Fieber, Nasenflügelatmen, Tachypnoe, ~~chykardie~~, Leukozytose. *Rö-Thorax:* Lappen-, Segment- oder Seitenbegrenzung. Err. fast ~~im~~mer Pneumok.
- Lobärpneumonie, Bronchopneumonie, Pleuropneumonie: Röntgenologische Begriffe je n~~ach~~ Lokalisation; mit oder ohne Pleuraerguss. Sonderform der Pleuropneumonie: Pleuritis ex~~su~~dativa tuberculosa
- Friedländer-Pneumonie: Klebsiellen, häufig bei Alkoholikern und Diabetikern. Wechsel~~nde~~ Infiltrate, gelegentlich kavernöse Einschmelzungen, im Gegensatz zur Tbc überwiegend in ~~den~~ Untergeschossen (**DD:** Einschmelzende Abszesse auch durch Staphylokokken: Eher zartw~~an~~dige Kavernen)
- Pneumonie bei Immunschwäche: Inf. mit opportunistischen Keimen bei Immunsuppr~~ession,~~ Zytostase, AIDS; Klinik häufig wenig spezifisch; Err.: Pneumocystis carinii, Actinomyces ~~is~~raeli, Aspergillus, Mycobacterium avium.

Klinik Meist hohes Fieber, Dyspnoe, Husten und Auswurf, allg. Krankheitsgefühl, evtl. Zyan~~ose.~~ Bei atypischer Pneumonie wie bei „grippalem Inf." mit Gliederschmerzen, allg. Leistungsab~~fall,~~ Halsschmerzen und Schnupfen.

Diagnostik
- Anamnese: Prodromi (Rhinitis, Pharyngitis, Otitis v.a. bei Kindern), Fieber, Thoraxschm~~er~~zen, Vorerkr. (Diab. mell., COLD, Immunmangelerkr.), Alkoholabusus, Auslandsaufenth~~alt~~
- Körperliche Untersuchung: Ganzkörperstatus v.a.:
  – Lunge: Inspiratorische, ohrnahe („klingende") RG, Zeichen der Konsolidierung (gedämp~~fter~~ Klopfschall, verstärkter Stimmfremitus und Bronchophonie, Bronchialatmen); bei atypis~~cher~~ Pneumonie Auskultation oft unauffällig, selten fein- bis mittelblasige RG, Giemen und Br~~um~~men
  – Rachinspektion, v.a. bei Kindern Otoskopie, NNH-Untersuchung
- Labor: BB (Leukozytose mit Linksverschiebung und evtl. toxischen Granulationen), BS~~G,~~ CRP v.a. bei bakt. Pneumonien ↑↑. Wenn Klinik eindeutig, nur „großes BB" (Diff.-~~BB),~~ z.B. bei Hausbesuch
- Bei internistischen Vorerkr. oder Glukokortikoiddauerther. vor Antibiose Versuch eines ~~Er~~regernachweises in der hausärztlichen Praxis:
  – Mikrobiologische Sputumdiagn. (☞ 12.2.3)
  – Blutkulturen: Wenn möglich, 3 × aerob und 3 × anaerob. **Cave:** Abnahme nur bei Tem~~pe~~raturanstieg (Schüttelfrost) sinnvoll, sonst wenig effizient. Ausbeute bei Pneumok~~okken-~~ Pneumonie ca. 15–25%
  – Serologie: Kostenintensiv und Ergebnis erst nach längerem Zeitraum. Bei Mykoplasm~~en-,~~ Chlamydien- und Virusinf. Nachweis von IgM- und IgG-AK, bei Legionelleninf. Anti~~gen~~nachweis im Urin
- Facharztüberweisung zum Rö-Thorax: Entweder sofort (abhängig vom klinischen Klär~~ungs~~bedarf, sozialen Umfeld und Infrastruktur) oder nach 3–4 d ohne Therapieerfolg trotz A~~nti~~biose.

! Bei Pat. mit Immunsuppression (z.B. nach Transplantation oder bei HIV-Inf.) am be~~sten~~ Klinikeinweisung zur stationären Abklärung und Behandlung.

Tab. 12.4 Differenzialdiagnose typische/atypische Pneumonie

	Typische Pneumonie	Atypische Pneumonie
...odromi	Nicht vorhanden	Pharyngitis, Rhinitis, Otitis
...ber	> 38 °C	< 38 °C
...utum	Purulent	Mukös, wenig
...uraschmerz	Häufig	Nicht vorhanden
...ukos	> 10 000	< 10 000
...G (1 h)	> 50 mm	< 50 mm
...-Thorax	Segmentale/lobäre Infiltrate	Häufig kleinfleckig interstitiell, Hili häufig vergrößert

...erapie

Allg. Maßnahmen: Bettruhe, gut belüftetes Zimmer, viel Flüssigkeit

Mukolytika: Z.B. Ambroxol (z.B. Mucosolvan® Tbl. 3 × 1 tägl. für 8–12 d) oder z.B. ACC 200® 1–1–1 Brausetbl. für 8–12 d

Antipyretika: Z.B. Paracetamol max. 3 × 1 g tägl. und Wadenwickel bei hohem Fieber

Thromboseprophylaxe: Erwägen bei alten und/oder bettlägerigen Pat, z.B. Fraxiparin® 0,3 1 × tägl. s.c.

Bei Pleurareizung Antitussiva zur Nacht, sofern Husten nicht produktiv: Codein (z.B. Dicodid® abends 1 Tbl.)

Antibiose (Auswahl)

Bei V.a. atypische Pneumonie: Erythromycin (3 × 500 mg für 6–10 d bei Erw.) oder neuere Makrolide wie Clarithromycin (z.B. Klacid® 2 × 250–500 mg tägl. für 5–10 d) oder Azithromycin (z.B. Zithromax® 500 mg nur 1 × tägl. für 3 d). Vorteil neuerer Makrolide: Bei höherer Bioverfügbarkeit auch gegen Haem. infl. wirksam

Bei Nachweis typischer Pneumonie: Penicillin V (z.B. Megacillin® oral 1,5–4,5 Mio. E tägl. auf 3 Gaben verteilt über 8–10 d). Alternativ: Cephalosporine wie Cefaclor (z.B. Panoral® 3 × 500 mg tägl. über 3–7 d) und Cefuroximaxetil (z.B. Elobact® 2 × 250 mg tägl. über 6–12 d) oder Erythromycin (s.o.) als Reserveantibiotikum

Sonderfälle (klinisches Bild unklar und Pat. schwer krank): Kombination von einem Makrolid (s.o.) und Cephalosporin (s.o.). Pneumonien während Influenza-Epidemien (meist durch Staphylokokken): Dicloxacillin (z.B. für Erw. und Kinder ab 6 J., Dichlor-Stapenor® Kps., 4 × tägl. 3 Kps.) oder Flucloxacillin (z.B. Staphylex® 3 × 1 g tägl. über 3–6 d). Ältere Pat. mit COLD (meist Pneumok. oder Haem. infl.): Amoxicillin (z.B. Amoxypen® 3 × 1 g tägl. für 6–10 d) oder Amoxicillin kombiniert mit Betalaktamasehemmer (z.B. Augmentan® 3 × 1–2 Filmtbl. für Erw. über 3–6 d)

Cave: Dauer der antibiotischen Behandlung entsprechend Krankheitsverlauf. Bei den neueren Antibiotika genügt manchmal eine Kurzzeitther. von 3–5 d.

Die teuren Tagestherapiekosten der neueren Antibiotika relativieren sich häufig durch die kürzere Anwendungsdauer, bessere Wirkung und damit ggf. Vermeidung eines Antibiotikawechsels, zusätzlicher Diagn. und eines Krankenhausaufenthaltes. Auch hier empfiehlt es sich, wenige Antibiotika gut zu kennen und gezielt zu verordnen.

Einweisungsindikation bei Pneumonie

- Unter Antibiose nach 3–4 d keine Entfieberung
- Schlechter AZ bei Krankheitsbeginn durch fortgeschrittenes Alter und/oder Vorerkr.
- Risikopat. mit fortgeschrittener Herz-Kreislauferkr., Asthmatiker
- Rezidivpneumonie
- Verminderte Immunabwehr durch Immunsuppression, AIDS.

12.3.4 Pleuritis

Meist sekundär bei Pneumonie, akuter Bronchitis, Tbc (oft mit Pleuraerguss), Lungeninfarkt (Häm tyse), Pleuramestheliom (Asbestexposition) oder Bronchial-Ca.

Klinik Starke, atemabhängige Schmerzen bei trockener Pleuritis, mit Erguss nimmt Schmerz evtl. Fieber.

Diagnostik BB, BSG, CRP (Hinweis auf bakt. Inf.?), Facharztüberweisung zum Rö-Thor Wenn Rö-Thorax unauffällig, primäre Pleuraerkr., z.B. Bornholm-Krankheit (Inf. mit C sackie-B-Virus, ☞ 9.4.5) oder Systemerkr., z.B. SLE (☞ 18.5.1), wahrscheinlich. **DD:** Dre ler-Sy. (☞ 10.4, 4–6 Wo. nach Herzinfarkt), Cholezystitis, Tietze-Sy., akute Rippenblockieru

Therapie Behandlung der Grunderkr.! Schmerzther.: Z.B. bis zu 4 × 1 g Paracetamol mit dein, z.B. Talvosilen®, evtl. Opiate (☞ 26.2.2), um Durchatmen zu ermöglichen.

12.3.5 Tuberkulose

Err.: Mycobacterium tuberculosis, seltener Mycobacterium bovis. Zunahme der Inzidenz in Mi europa seit 1991; v.a. bei sozial schlecht gestellten Immigranten und HIV-Infizierten daran den Erkr. und Tod sind meldepflichtig.

Ätiologie

- Primäre Tbc: Inhalative Tröpfcheninf. von Mensch zu Mensch mit Mycobacterium tu culosis. Selten: Typus bovinus, Typus africanus. Nach 6 Wo. Primärkomplex, meist in Lunge
- Postprimäre Tbc: Meist Reaktivierung alter Herde in der Lunge bzw. minimal lesions in ei anderen Organ (diskrete hämatogen gesetzte Organherde des Primärkomplexes) durch schwächte Immunabwehr: Hohes Alter, Alkoholismus, HIV-Inf., Mangelernährung, D mell., Glukokortikoide, Immunsuppression, Zytostase, Leukämie, malignes Lymph Gastrektomie, Silikose (☞ 29.1.8).

Klinik Bei primärer Tbc oft asymptomatisch, evtl. uncharakteristische „grippale" Sympto Leistungsknick. Bei schwerem Verlauf Fieber, Nachtschweiß, Husten und Auswurf, evtl. Häm tyse, Pleuraerguss, Erythema nodosum. Bei Streuung Klinik entsprechend der jeweils befalle Organe (s. **KO**).

gnostik

Anamnese: Chron. Husten, Nachtschweiß, Appetitlosigkeit mit Gewichtsverlust, Leistungsknick; evtl. Bluthusten, Thoraxbeschwerden, „nasse Rippenfellentzündung" in der Familie

Sozialanamnese: Wohnverhältnisse, Alkoholabusus, Immigrant aus Entwicklungsland?

Körperliche Untersuchung: Infiltrationszeichen, klingende RG, LK-Schwellungen (LK-Tbc), tympanitischer Klopfschall oder Metallklang bei Kavernen

Labor: BSG ↑, häufig Lymphozytose im BB

Tuberkulintest: Durch T-Zellen vermittelte Reaktion vom verzögerten Typ. Am empfindlichsten ist der Intrakutantest nach Mendel-Mantoux (s.u.)

Stempeltests (Tine-Test): Die i.c. Stempelinjektionen gewährleisten keine exakte Dos. Es kommt in etwa 30% zu falsch neg. Ergebnissen. Als pos. Reaktion gilt eine tastbare Induration von mind. 2 mm Durchmesser.

ndel-Mantoux-Test – Durchführung

ml Tuberkulin der gewünschten Tuberkulinstärke i.c. an der Beugeseite eines Unterarms zieren. Um hyperergische Reaktionen zu vermeiden, wird der Test im Regelfall mit IE GT Behring® (GT = gereinigtes Tuberkulin) begonnen. Nach 72 h ablesen. Eine tastbare uration ab 6 mm Durchmesser gilt als pos., eine alleinige Hautrötung als neg. Bei neg. Ausfall tung mit 100 IE GT . Für den Test nach Mendel-Mantoux ist praktische Erfahrung notndig. Facharztüberweisung zum FA.

Die Tuberkulinprobe ist frühestens 35 d nach Primärinf. pos.; pos. auch bis zu 5 J. nach BCG-mpfung (☞ 9.2.3). Auch öfter falsch neg. nach vorausgegangener, anderer Infektionskrankheit, unter laufender Glukokortikoidther. sowie bei Immunschwäche (z.B. HIV-Inf.)

Facharztüberweisung zum Rö-Thorax in 2 Ebenen: Typischer Befund zeigt Verschattungen, Verkalkungen, Kavernen, Pleuraerguss, evtl. Fibrosierung mit Verziehung von Trachea und Mediastinum, Herde bevorzugt in den kranialen Anteilen der Lungenlappen. Wenn unklar, evtl. Tomographie, Thorax-CT und Durchleuchtung

Klinikeinweisung bei auffälligem Röntgenbefund und pos. Tinetest; dort weitere Diagn., Keimnachweis im Sputum (mind. an 3 aufeinander folgenden Tagen veranlassen) mit nachfolgender Anreicherung, Kultur und Sensibilitätsbestimmung; evtl. BAL und Bronchoskopie.

erenzialdiagnose Bronchial-Ca (☞ 12.8.1), Pneumonie (☞ 12.3.3, z.B. Klebsiellen, Staokken), Lungeninfarkt (selten im Oberlappen), chron. Bronchitis (☞ 12.4), Sarkoidose 12.7.2), malignes Lymphom (☞ 19.4.3).

gehen bei Verdacht auf „offene Tbc"

Angehörigen, Ärzten, Pflegenden, AH sowie anderen Pat., die mit dem Tbc-Kranken in takt getreten sind: Möglichst bald Tinetest nach frühestens 35 d; wenn dieser pos., Rörax. Meldung ans Gesundheitsamt.

ionäre Therapie Chemother.: Beginn in der Klinik i.d.R. nach Resistogramm mit der bination Isoniazid (INH), Rifampicin (RMP), Pyrazinamid (PZA) und Ethambutol) über 2 Mon., dann weitere 4 Mon. mit Isoniazid und Rifampicin (Rezidivrate < 1%). kentlassung nach Sistieren der Bakterienausscheidung und pos. klinischem Verlauf.

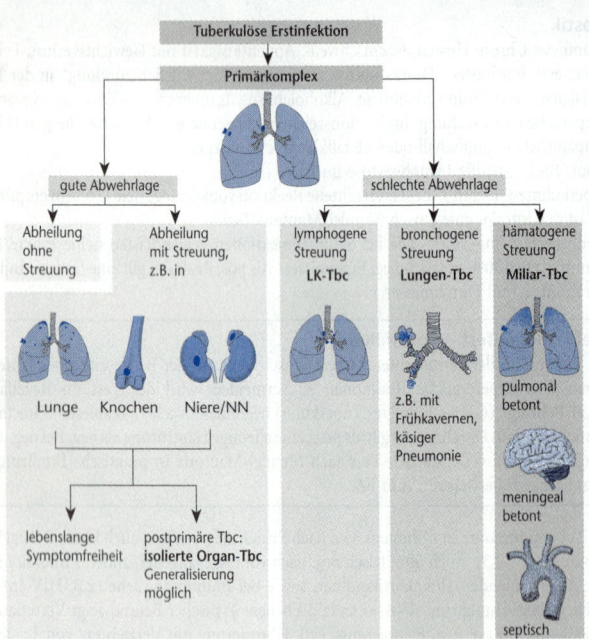

Abb. 12.1 Verlaufsformen der Tbc

Weiterbehandlung durch Pulmologen oder HA. Abweichungen von diesem Therapiesch
bei:

- AIDS und schweren Verläufen: Klassische Viererkombination mind. 2 Mon. bzw. bi
  Sputumkonversion, dann Zweierkombination; Therapiedauer mind. 9–12 Mon.
- Inf. mit atypischen Mykobakterien (typisch für AIDS-Pat.): Clarithromycin plus Rita
  (Mycobutin®) plus Ethambutol (EMB).

Dosierung und Nebenwirkung der wichtigsten Tuberkulostatika

- Isoniazid (INH), z.B. Isozid®: 5 mg/kg p.o. oder i.v. für 6–9 Mon., max. Tagesdosis 30C
  NW: Hepatotoxisch (v.a. Hep.), daher Alkoholkarenz (Transaminasenanstieg in 20–3
  sensible PNP (zur Vermeidung Pyridoxin verordnen, z.B. Vit. B_6-Hevert® 2×1 T
  100 mg tägl.), Allergien
- Rifampicin (RMP), z.B. Rifa®: 10 mg/kg p.o. für 6–9 Mon. **NW:** Hepatotoxisch, Ovulat
  hemmer können unwirksam werden!
- Pyrazinamid (PZA), z.B. Pyrafat®: 25–35 mg/kg p.o. für 2 Mon., max. Tagesdosis nac
  2–2,5 g. **NW:** Arthralgie, Harnsäureanstieg (Allopurinol erwägen), hepatotoxisch, PNP,
  reninsuff., gastrointestinale Beschwerden. Nach 2 Mon. absetzen!

Ethambutol (EMB), z.B. Myambutol®: Initial 25 mg/kg, später 15–20 mg/kg p.o. für 2 Mon., max. Tagesdosis 2 g, bei Niereninsuff. Dosisreduktion. **NW:** Optikusneuritis kann zur Erblindung führen, deshalb Pat. auf mögliche Visusverschlechterung hinweisen. **Cave:** Regelmäßige ophthalmologische Kontrollen

Streptomycin (SM): 15–20 mg/kgKG tägl. i.m. bis max. 1 g/d. **NW:** Nephrotoxisch, ototoxisch mit Gleichgewichtsstörungen und irreversiblen Hörschäden (regelmäßige Audiogramme zur Verlaufskontrolle). Alternative: Ofloxacin (z.B. Tarivid®) 3 × 200 mg/d.

Ärztliche Therapie

Allgemeinmaßnahmen: Körperliche Schonung, Ruhe, evtl. „Liegekur", gesunde Ernährung, stationäre Heilbehandlung (☞ 30.2.6) erwägen

Chemother.: Konsequente Fortführung der in der Klinik begonnenen Kombinationsbehandlung, Kenntnisse der NW und deren Behandlung

AU: Liegt sicher vor bei Bakterienausscheidung („offene Tbc"), frischer Tbc bis zum Nachweis fehlender Bakterienausscheidung, febrilen/subfebrilen Temperaturen, Hämoptysen, radiologischer Progredienz, Empyemen und Exsudaten, geplanter chirurgischer Ther., bei respir. und kardialer Insuff. sowie bei stärkeren NW der Chemother. Tbc-Pat. unter Chemother. sind nicht generell als arbeitsunfähig zu beurteilen. Die rasche Wiedereingliederung in Familie, Beruf und Gesellschaft fördern. Bei Schwer-, Schicht- und Akkordarbeitern Berufsförderungsmaßnahmen einleiten (Rentenversicherung, Arbeitsamt)!

Prävention

Erkrankte behandeln, Kontaktpersonen erfassen

BCG-Impfung: Die aktive Impfung mit Mycobacterium bovis – BCG (Bacille-Calmette-Guérin, attenuierter Lebendimpfstoff), wird von der STIKO (Ständige Impfkommission) in Deutschland nicht mehr empfohlen (nicht sicher wirksam, NW, geringe Tbc-Inzidenz in Deutschland)

Chemoprophylaxe mit INH 5 mg/kgKG/d bei Erw. über 6–12 Mon.: Erwägen bei:

Kontaktpersonen im Haushalt, Tuberkulintest-Konvertern

Tuberkulintest-Positiven mit Silikose, Diab. mell., unter hochdosierter Glukokortikoidther., pos. HIV-Test

Pat. mit malignen Erkr. des hämato- und lymphopoetischen Systems

Die zur Verfügung stehenden Antituberkulotika rechtfertigen bei gesunden Menschen eine abwartende Haltung unter Tuberkulintestkontrollen und Röntgenüberwachung.

Komplikationen

Atelektase, Pleuritis

Miliar-Tbc mit extrapulmonaler Streuung:

Nebenniere: Bds., häufige Ursache des M. Addison (☞ 17.7)

ZNS: Z.B. Meningitis

WS: Bei Jugendlichen im Ventralbereich der Wirbelkörper, bei Erw. oft diskal (mit Ausbreitung auf zwei Wirbelkörper)

Niere: Frühestens 5 J. nach Inf., Ausbreitung über Ureteren zu Blase und Geschlechtsorganen; **Diagn.:** Hämaturie, sterile „Pyurie"; Urinkultur nach Hohn, Urogramm

Perikard: Erguss, konstriktive Perikarditis

Darm: Erbrechen und Durchfall, Gewichtsverlust.

! Der Therapieerfolg hängt wesentlich von der konsequenten ambulanten Fortsetzung der T
mit regelmäßiger Medikamenteneinnahme und damit v.a. von der Patientenführung des
ab. Eine enge Zusammenarbeit mit Fachklinik oder Pulmologen, aber auch mit sozialen
sorgeeinrichtungen, ist obligat.

12.4 Chronische obstruktive Bronchitis

*Chronische Lungenkrankheit mit progredienter, nach Gabe von Bronchodilatatoren und/oder Gl
kortikoiden nicht vollständig reversibler Atemwegsobstruktion auf dem Boden einer chronischen B
chitis und/oder eines Lungenemphysems.*
Hauptsymptome: chronischer Husten, Auswurf, Atemnot anfangs nur unter Belastung.
Nicht eingeschlossen in die Definition von COLD ist Asthma.

Ätiologie Hauptsächlich durch inhalative Noxen (Rauchen, Stäube, ☞ 29.1.6) bedingt,
auch durch raues Klima im Herbst und Winter, trockenes Innenraumklima (relative Luftfe
tigkeit < 50%). Rezid. Entzündungen der Bronchialschleimhaut und fortschreitende Zerstö
des Flimmerepithels begünstigen einander; häufig bakt. Superinf. Im Laufe von J. Übergan
chron. obstruktive Bronchitis (Formenkreis der chron. obstruktiven Lungenerkr. = COLD

**Tab. 12.5 Schweregradeinteilung der COLD
modifiziert nach GOLD (Global Initiative for Obstructive Lung Disease)**

0 (Risikogruppe)	◆ Normale Spirometrie ◆ Chronische Symptome (Husten, Auswurf)
I (leichtgradig)	◆ $FEV_1 \geq 80\%$ Soll, $FEV_1/VK < 70\%$ ◆ Mit/ohne Symptomatik (Husten, Auswurf, Dyspnoe evtl. bei starker körperlicher Belastung)
II (mittelgradig)	◆ $30\% \leq FEV_1 < 80\%$ Soll, $FEV_1/VK < 70\%$ ◆ Mit/ohne Symptomatik (Husten, Auswurf, Dyspnoe)
III (schwer)	◆ $FEV_1 < 30\%$ Soll; $FEV_1/VK < 70\%$ ◆ $FEV_1 < 50\%$ Soll und chronische respiratorische Insuffizienz oder Rechtsherzinsuffizienz

Diagnostik
◆ Anamnese: Rauchen, Dauer der Beschwerden, berufliche Belastung, vorbestehende Lur
  erkr.
◆ Körperliche Untersuchung: Giemen, Brummen (als Ausdruck der Obstruktion); Zeicher
  Lungenemphysems: Fassthorax, hypersonorer Klopfschall, verkleinerte Herzdämpfung
  ringe Atemverschieblichkeit der Lungengrenzen, leise bis kaum hörbare HT
  – Zeichen der respir. Insuff.: Tachypnoe, Dyspnoe, zentrale Zyanose (blue bloater)
  – Zeichen der Hyperkapnie: Tremor, venöse Dilatation (Konjunktiven), Unruhe; später S
    nolenz (**DD:** Pickwick-Sy.), Hirndruckzeichen
◆ Sputum: Zur bakteriologischen und zytologischen Diagn. (☞ 12.2.3)

Labor: BB (Polyglobulie als Zeichen der chron. Hypoxämie; Leukozytose bei Inf.; wenn auch BSG und CRP ↑: Antibiose). Bakteriologische Sputumdiagn. (☞ 12.2.3) nur bei KO (Bronchiektasen, Therapieresistenz)

Lufu: ☞ 12.2.2; Obstruktion (FEV_1 ↓), evtl. Zeichen der Lungenblähung

Facharztüberweisung zum Rö-Thorax: Bei akuter Exazerbation und V.a. auf Bronchopneumonie sowie zum Ausschluss eines Bronchial-Ca; sonst nur in 50% röntgenologische Veränderungen: Z.B. interstitielle Zeichnungsvermehrung, und/oder Überblähung mit tief stehenden, abgeflachten Zwerchfellen

EKG: Zum Abschätzen einer Rechtsherzbelastung (☞ 10.2.2)

Facharztüberweisung zum Pulmologen bzw. Klinikeinweisung bei erstmals auftretender Ruhedyspnoe, wenn zur alleinigen Weiterbehandlung keine ausreichende Erfahrung vorliegt.

rapie

Allgemeinmaßnahmen:

Rauchverbot (auch der Angehörigen), Vermeidung anderer inhalativer Noxen (Arbeitsschutzmaßnahmen ☞ 29.1.6, keine offenen Kamine im Haus, gute Belüftung der Räume)

Medikation überprüfen: Den Bronchospasmus verstärkende Präparate (z.B. β-Blocker, ASS) absetzen, auf andere Medikamente umstellen

Abhusten erleichtern durch: Reichliche Flüssigkeitszufuhr (**cave:** Herzinsuff.), Atemgymnastik, Abklopfen, Aerosolbehandlung mit (ca. 1%iger) Kochsalz- oder Sultanol®-Atrovent®-Inhalationslösung. Antitussiva sind meist kontraindiziert

Jährliche Influenza-Impfung (☞ 9.2.3)

Prophylaxe mit Bakterienextrakten (IRS 19®) ist umstritten; wenn, dann nur bei Nichtrauchern

Sekretolytika (N-Acetylcystein, z.B. ACC 200® Brausetbl. 2–1–0 oder Ambroxol, z.B. Mucosolvan® Tbl. 3 × 1) als Langzeitther. in den Wintermon. (Bronchitisexazerbationen gehen zurück!)

Langzeittherapie (☞ Tab. 12.6).

Therapie der Exazerbation (☞ Tab. 12.7).

Antibiotikather.: Jede akute bakt. Exazerbation einer chron. Bronchitis sofort antibiotisch behandeln, da sich die Obstruktion sonst verschlechtert! Antibiotika entsprechend dem Stadium wählen:

Stadium I: Amoxicillin (z.B. Amoxypen® 3 × 1 g tägl. für 6–10 d)

Stadium II: Amoxicillin plus Betalaktamasehemmer (z.B. Augmentan® 3 × 1 Filmtbl. tägl. für ca. 6 d) oder Cephalosporin wie Cefuroximaxetil (z.B. Elobact® 2 × 250 mg tägl. für 6–12 d)

Stadium III: Stationäre Antibiotikather. Wenn genügend Zeit zur Verfügung steht, kann auch 3 × tägl. bei Hausbesuchen parenteral behandelt werden.

Tab. 12.6 Stufenplan für die Langzeittherapie der COLD

	Medikamentöse Therapie	Nicht medikamentöse Therap*
Risikogruppe	Keine Medikation, ggf. Medikamente zur Raucherentwöhnung	Risikofaktoren vermeiden
Leicht (I)	β₂-Sympathomimetika und/oder Anticholinergika bei Bedarf	Patientenschulung, Schutzimpfungen
Mittel (II)	● Inhalative Glukokortikoide über 3 Mon., bei Therapieerfolg Fortsetzung ● Bei fehlender Besserung zusätzlich Theophyllin, β₂-Sympathomimetika und/oder Anticholinergika regelmäßig; ggf. kombiniert	Zusätzlich: Körperliches Trainin Physiotherapie, adäquate Ernährung
Schwer (III)	Ggf. Langzeit-Sauerstofftherapie	Zusätzlich: Rehabilitation, Heimbeatmung, Emphysemchirurgie, Lungentransplantation

Tab. 12.7 Schweregradorientierte Behandlung der Exazerbation einer COLD

	Kennzeichen	Therapie
Alle Schweregrade		Nikotinverzicht, Antibiotika bei purulentem Sputum, Therapie Komorbidität
Leicht	Leichte subjektive Verschlechterung (± der Lungenfunktion)	Anticholinergika und/oder β₂-Sympathomimetika
Mittel	Atemnot ↑, Husten ↑, + Verschlechterung der Lungenfunktion	+ Systemische Steroide (max 14 20–40 mg Prednisolonäquivaler evtl. + Theophyllin
Schwer	Bewusstseinstrübung, Tachykardie/-pnoe, Zyanose (neu/progredient), Ödeme	± Therapie der Komplikatione ± NIV (nicht-invasive Beatmu ± O₂ ± Theophyllin

Komplikationen

● Akute Exazerbation und Bronchopneumonie (☞ 12.3.3). **Cave:** Jeder Atemwegsinf. b. Pat. in große Gefahr, da aufgrund eingeschränkter Lufu keine Reserven vorhanden!

● Entwicklung irreversibler Lungenparenchymveränderungen, später chron. Obstruk (COLD s.o.) sowie Lungenemphysem (☞ 12.5)

● Akutes Cor pulmonale (☞ 12.9.1)

● Lungenembolie (☞ 12.9.2): Bei 14% der Pat. mit Lungenembolie ist COLD die Grund*

2.5 Lungenemphysem

*versible Erweiterung der am Gasaustausch beteiligten Lungenabschnitte infolge Destruktion der
eolarsepten. Durch Erhöhung des funktionellen Totraums und Minderung der Gasaustauschfläche
mmt es zu respir. Insuff., durch Gefäßrarefizierung zu pulmonaler Hypertonie und Cor pulmonale
12.9.1).*

iologie Bei Pat. < 40 J. meist durch α_1-Antitrypsinmangel, v.a. bei Rauchern (pink puffer);
50–60-Jährigen meist durch emphysematöse Umwandlung der Lunge infolge einer chron.
nchitis oder Asthma bronchiale (☞ 12.6).

nik Chron. Atemnot, die unter Belastung rasch zunimmt; evtl. Symptome einer COLD
12.4).

gnostik

Anamnese: Nikotinabusus, chron. Lungenerkr.

Körperliche Untersuchung: Zyanose, Fassthorax, hypersonorer Klopfschall, verkleinerte abs.
Herzdämpfung, tief stehende, wenig verschiebliche Atemgrenzen. Abgeschwächte Atem- und
Herzgeräusche. Evtl. Zeichen der Rechtsherzinsuff. (Halsvenenstauung, schmerzhafte Leber-
vergrößerung, periphere Ödeme, Aszites)

Lufu: Erhöhte Totalkapazität; Residualvolumen > 40% der Totalkapazität bzw. > 2 l, VC und
FEV$_1$ ↓ (☞ 12.2.2)

Labor: Hb ↑ bei reaktiver Polyglobulie als Folge einer respir. Insuff. (späte Stadien)

EKG: Zeichen der Rechtsherzhypertrophie; (inkompletter) Rechtsschenkelblock, P pulmonale

Facharztüberweisung zum Rö-Thorax: Erhöhte Strahlendurchlässigkeit der Lungen, rarefi-
zierte Lungenstruktur, Gefäßkalibersprung, breite Interkostalräume, kleines steil gestelltes
Herz.

rapie

Ther. der Grunderkr. COLD (☞ 12.4)

Nikotinkarenz (offenes Gespräch über Problematik mit Einfluss auf Prognose und Lebensqualität)

Influenza-Impfung (☞ 9.2.3)

Ther. pulmonaler Inf. (☞ 12.3.3)

Absetzen atemdepressiver Medikamente (☞ 27.10); Sedativa sind kontraindiziert

Atemgymnastik zur Verbesserung der Zwerchfellatmung und um das Atmen gegen Widerstand zu üben: Zusammengepresste Lippen („Lippenbremse") führen zu erhöhtem exspiratorischen Druck in den Atemwegen und verhindern frühzeitigen exspiratorischen Bronchio-
enkollaps

Bei Rechtsherzinsuff. (☞ 12.9.1): Diuretika (vorzugsweise Aldosteronantagonisten,
z.B. Spironolacton, z.B. Jenaspiron 100® 6 d 2 × 1, dann 1 × 1). Bei Hyperkaliämie Kombination mit Schleifendiuretikum sinnvoll. Dosis dann reduzieren! Digitalisierung oft ohne
klinischen Effekt; regelmäßig E'lyte kontrollieren!

Evtl. Klinikeinweisung zur Einleitung einer niedrig dosierten Sauerstoff-Langzeither. über
8 h tägl. (verbessert pulmonale Hypertonie und Prognose)

α_1-Antitrypsin-Substitution bei nachgewiesenem α_1-Antitrypsinmangel im Serum mit α_1-Pi-
Phänotypisierung. Bei PiZ-, Pi- und PiSZ-Phänotyp ggf. lebenslange Prolastin HS®-Gabe (Ind.
durch Spezialisten, Medikament aus IgA zur i.v. Applikation).

12.6 Asthma bronchiale

Asthma bronchiale bei Kindern ☞ 16.5.8.

Asthma ist gekennzeichnet durch Anfälle von Atemnot mit den Zeichen der Bronchialobstruktion
Folge einer meist eosinophilen Entzündung der Atemwege, welche zwischen den Anfällen ganz o
teilweise reversibel ist. Prävalenz in der Bevölkerung 5–10% mit steigender Tendenz.

12.6.1 Einteilung und Klinik

Exogen-allergisches Asthma
* Allergietyp I (Soforttyp): IgE-vermittelt, z.B. gegen Pollen, Hausstaubmilben, Insektena!
  gene, Tierhaare, Schimmelpilze, sowie Mehlstaub (Bäckerasthma) oder Konservierungsst
* Allergietyp III: Sonderfall „exogen-allergische Alveolitis" (☞ 12.7.3).

Nichtallergisches Asthma („intrinsic" Asthma)
* Infektbedingtes Asthma: Meist Beginn im Erwachsenenalter, gelegentlich anfangs schw
  therapieresistente asthmatische Symptome. Häufiger Nebenbefund Nasenpolypen u
  oder chron. Tonsillitis, in 10% der Fälle zusätzlich Analgetikaintoleranz (z.B. gegen
  oder NSAR).
* Irritatives Asthma: Physikalisch (durch Hitze, Kälte, Nebel, Staub u.a.) oder chemisch (Inh
  tionsnoxen, wie SO_2, O_3) ausgelöst
* Anstrengungsasthma („exercise induced" Asthma)
* Pseudoallergisches Asthma (vorherige Sensibilisierung nicht notwendig, keine Antigen-A
  körper-Reaktionen): Auslösung durch bestimmte Medikamente, Konservierungs- oder F
  stoffe und Nahrungsmittel
* Asthmabeschwerden (Husten bes. nachts) infolge gastroösophagealen Refluxes
* Sonstige Asthmaformen: Z.B. durch psychische Erregung oder neurotische Fehlverarbeit

! Bis zum 40. Lj. überwiegend Fälle von rein allergischem, danach mehr nichtallergisches A
● ma (v.a. infektbedingt). Häufig Mischformen.

Klinik
* In leichten Fällen: Isolierter Husten, v.a. nachts und am frühen Morgen mit oder ohne A
  beklemmung
* In schweren Fällen: Anfallsweise Dyspnoe (häufig nachts, bes. in den frühen Morgenstun
  mit verlängerter Exspiration, Giemen, Lungenblähung und Tachykardie
* Schwerer Asthmaanfall: Alarmzeichen Zyanose, verlangsamte unregelmäßige Atmung,
  brauch der Atemhilfsmuskulatur, Erschöpfung, Bewusstseinstrübung
* Auswurf: Meist spärlich, zäh, glasig klar bis weißlich, bei Inf. gelb bis grünlich, eitrig.

12.6.2 Diagnostik und Differenzialdiagnosen

Anamnese
* Familiäre Belastung (Atopiker)
* Atopiezeichen in der Eigenanamnese wie Heuschnupfen, Neurodermitis oder Milchscho
  Säuglingsalter

Saisonale Einflüsse (Pollenflugkalender, ☞ 22.5.2, Abb. 22.8), häufig Birken- und Pappelpollen, Kreuzallergien zu nutritiven Allergenen wie Nüssen, Kiwi und Äpfeln erfragen

Berufliche Einflüsse: Mehlstaub beim Bäckerasthma (☞ 29.1.6), Dämpfe von Lösungsmitteln, Härtern, Isocyanaten u.a.

Häusliche Symptomatik: Federbetten, Teppichboden bei Hausstaubmilbensensibilisierung (Hauptbeschwerden im Frühjahr und Herbst), Haustiere, feuchte Wände, Schimmel hinter den Schränken

Infektanamnese: V.a. bei Pat. > 40 Lj.

Soziale Situation: Berufliche Belastung, Partnerkonflikte, Psychasthenie

Medikamentenunverträglichkeit: Auswahl asthmaauslösender Medikamente: β-Blocker, ASS; NSAR, z.B. Ketoprofen, Ibuprofen, Diclofenac, Phenazon, Propyphenazon, Metamizol, Phenylbutazon, Indometacin.

Körperliche Untersuchung

Inspektion: Oft ängstlicher Gesichtsausdruck, anfangs häufig Hyperventilation, erschwerte Ausatmung, überblähter Thorax. **Alarmzeichen:** Zyanose, verlangsamte, unregelmäßige Atmung, Erschöpfung, Bewusstseinstrübung

Perkussion: Hypersonorer Klopfschall, Zwerchfelltiefstand, Verschieblichkeit der Lungengrenzen ↓

Auskultation: Tachykardie, verlängerte Exspiration, bei Zunahme der Obstruktion Giemen, trockene RG, z.T. auch Brummen. **Alarmzeichen:** Vermindertes Atemgeräusch (silent lung), Pulsus paradoxus (Abfall des syst. RR während der Inspiration um > 10 mmHg), Bradykardie

Cave: Klinischer Befund im anfallsfreien Intervall oft normal!

Labor

Diff.-BB: Bei exogen-allergischem Asthma Eosinophilie

Bei Inf.: BSG ↑, Leukozytose

Im Sputum Eosinophile, Charcot-Leyden Kristalle und Curschmann-Spiralen.

Asthmatikersputum ist fast immer „eitrig"! Makroskopischer Befund ohne diagnostische Relevanz.

Allergiediagnostik Bei V.a. exogen-allergische Genese obligat.

Pricktest (☞ 25.2.2)

Gesamt-IgE: Als Screening vor RAST; unspezifisch

RAST: Nachweis spezifischer zirkulierender IgE-AK: Spezifisch, empfindlich, quantitativ

Hautreibetests: Nachweis spezifischer IgE-AK in der Haut: Spezifisch, empfindlich, semiquantitativ

Präzipitierende AK: Bei V.a. Typ-III-Allergene (IgG-Präzipitine)

Bronchialer Provokationstest: Nachweis einer Sensibilisierung. Bes. bei V.a. berufsbedingtes Asthma erforderlich; nur stationär zu empfehlen.

Um unnötige Mehrfachuntersuchungen zu vermeiden, empfiehlt sich bei beschränkten allergiediagnostischen Möglichkeiten die Facharztüberweisung zum Allergologen. Weiterbehandlung durch HA *vorher* mit Pat. besprechen.

Lungenfunktion (☞ 12.2.2).

Praxis Vitalograph oder kleinere Spirometriegeräte zur Bestimmung von VC und FEV1 ausnd zur Basisdiagn. und Therapieüberwachung.

- Bei Obstruktion FEV_1-Abfall um mind. 20%, FEV_1/VC vermindert, erhöhter Atemwegswi̶ stand sowie Normalisierung oder Verbesserung der Messwerte ca. 10 Min. nach Inhala̶ eines β_2-Sympathomimetikums (Broncholysetest)
- **Cave:** Lufu-Werte sind im Intervall oft unauffällig
- Bei normalen Intervallwerten Facharztüberweisung zum Internisten/Pulmologen zur w̶ ren Diagn.: Bronchialer Provokationstest zur unspezifischen Hyperreagibilität, z.B.:
  - Physikalisch: Aqua dest., Kaltluft, Ergometerbelastung
  - Chemisch: Zitronensäure, Zigarettenrauch, SO_2
  - Cholinergisch: Methacholin, Carbachol, Acetylcholin
  - Durch Mediatoren: Histamin, Bradykinin, Prostaglandin $F_2\alpha$.

EKG Zeichen der Rechtsherzbelastung (☞ 12.9.2, Abb. 12.4 und ☞ 10.2.3)?
Facharztüberweisung zum Pulmologen zur Diagnosesicherung (v.a. wenn die diagn. Möglic̶ ten der eigenen Praxis ausgeschöpft sind), bei Kindern, zur Therapiekontrolle und erneute̶ fassung des Krankheitsstadiums, wenn trotz Therapieoptimierung keine wesentliche Befun̶ serung eintritt, sowie beim V.a. andere pulmonale Krankheiten (z.B. Bronchiektasen, Tum̶ Tbc).

Differenzialdiagnose

- Lungenödem (☞ 3.4.2): Kardiale Vorerkr., Distanzrasseln, schaumig-rotes Sputum. **Cav̶** Beginn häufig spastische Atmung
- Chron. obstruktive Bronchitis (☞ 12.4)
- Pneumothorax (☞ 12.1.7)
- Hyperventilation (psychogen, ☞ 21.10.2)
- Lungenembolie (☞ 12.9.2).

12.6.3 Medikamentöse Therapie des Asthma bronchi̶

Tab. 12.8 Schweregrade des Asthma bronchiale (Deutsche Atemwegsliga 199̶

Grad	Häufig-keit	Symptome tagsüber	Symptome nachts	FEV1 (% v̶ Sollwert)
1. intermittierend		≤ 2 ×/Wo.	≤ 2 ×/Mon.	> 80%
2. persistierend leicht	75%	< 1 ×/d	> 2 ×/Mon.	≥ 80%
3. persistierend mittelgradig	20%	Tägl.	> 1 ×/Wo.	> 60% – <
4. persistierend schwer	5%	Ständig	Häufig	< 60%

Tab. 12.9 4-Stufen-Schema zur Asthma-Langzeitbehandlung entsprechend Schweregrad des Asthma bronchiale (Deutsche Atemwegsliga 1999)

	Bedarfsmedikation	Dauermedikation
e 1	Kurz wirksame β_2-Mimetika	Keine
e	Kurz wirksame β_2-Mimetika	Inhalative Kortikoide in niedriger Dosis (Tagesdosis ≤ 500 µg BDP*-Äquivalent); bei Kindern alternativ DNCG oder Nedocromil
e	Kurz wirksame β_2-Mimetika	Inhalative Kortikoide in mittl. Dosis (Tagesdosis 500–1000 µg BDP*-Äquivalent) plus lang wirksame β_2-Mimetika plus Theophyllin
e 4	Kurz wirksame β_2-Mimetika	Wie Stufe 3, jedoch inhalative Kortikoide in hoher Dosis plus orale Kortikoide

clomethason

er können auch Leukotrienantagonisten zur Dauermedikation eingesetzt werden

Tab. 12.10   Tagesdosen inhalativer Kortikoide

tanz	Niedrig (Stufe 2)	Mittel (Stufe 3)	Hoch (Stufe 4)
= Beclomethason , Sanasthmax®)	≤ 500 µg	≤ 1000 µg	≤ 2000 µg
nosid (z.B. Pulmicort®)	≤ 400 µg	≤ 800 µg	< 1600 µg
isolid (z.B. Inhacort®)	≤ 500 µg	≤ 1000 µg	≤ 2000 µg
cason (z.B. Flutide®)	≤ 250 µg	≤ 500 µg	≤ 1000 µg

chwerer Asthmaanfall – Status asthmaticus bei Erwachsenen

Im Notfall Erstmanifestation sehr unwahrscheinlich. Der Pat. kennt die Behandlung seit langem. Meist hat er das Repertoire der Dosieraerosole ausgeschöpft, wenn der Arzt gerufen wird.

Klinisch zunächst Herzinfarkt ausschließen (**DD**).

O_2-Gabe (1–2 l/Min.), sofern verfügbar. **Cave:** Atemstillstand!

5 Hübe Salbutamol (z.B. Sultanol® Dosieraerosol), dann 2 Hübe alle 5 Min. (bis zu 20 Hüben). Vorausgegangene Selbstmedikation mitberechnen!

Möglichst i.v. Zugang legen

Zuerst Glukokortikoid i.v.

– 100–250 mg Prednisolon (z.B. Solu-Decortin H® 50 mg Amp.; jedoch umständliches Auflösen in Aqua ad inj.) oder

– 20 mg Betamethason (z.B. Celestan® solubile 20 mg, 1 Amp.; schneller hochdosiert verfügbar und länger wirksam)

- ◆ Dann Theophyllin i.v. (langsam!)
  - 250 mg Theophyllin i.v. (z.B. Rotexmedica® Amp., 1–2 Amp. entsprechen 4–5 mg/kg ▮ Injektionsdauer ca. 10 Min. **Cave:** Pat. beobachten. Puls- und Atemfrequenz nicht d▮ zu schnelle Injektion nach oben jagen!
- ◆ Bei sehr nervösen Pat. mit unökonomischer Atmung kann *nach* Besserung der Obst▮ tion Promethazin-Gabe erwogen werden (z.B. Atosil® Tr. 15–20 Tr. p.o. oder, wenn ▮ kere Sedierung gewünscht wird, 1 Amp. 50 mg i.m.). **Cave:** Extrapyramidale **NW.** Ant▮ 1 Amp. Biperiden (z.B. Akineton®) i.v. oder i.m.
- ◆ Wenn keine Besserung: Diagnose Status asthmaticus
  - Klinikeinweisung mit Notarztbegleitung; bis zum Eintreffen des RTW:
  - O₂ 4–6 l/Min. über Sonde, evtl. Beatmung mit Ambu®-Beutel oder Intubation bei K▮ assistierende Beatmung
  - Mukolytika wie Ambroxol (z.B. Mucosolvan® 2 Amp. à 2 ml in Infusion „im Schu▮
  - Theophyllin weiter durch Infusion (1 mg/kg/h)
  - Bei Cor pulmonale: 20 mg Furosemid i.v. (z.B. 1 Amp. Lasix® 20 mg), Aderlass, 2 ▮ Nitro-Spray (z.B. Nitrolingual®)

Tab. 12.11 Medikamente in der Asthmatherapie

Substanz	Applikation	Dosierung (Tagesdosis)
Kurz wirksame β₂-Sympathomimetika		
Indikation	Sofortther. des Astmaanfalls	
Wirkung	Bronchospasmolyse durch Stimulation bronchialer β₂-Rezeptoren	
Wirkdauer	4–6 h	
Wirkeintritt	3–5 Min.	
Nebenwirkungen	Tremor, tachykarde Arrhythmien, RR-Erhöhung, Hyperglykämie, An▮ pectoris-Anfall, Angst, Schwächegefühl	
Salbutamol, z.B.		Erwachsene
◆ Volmac® ◆ Sultanol®	◆ Tbl. 4 mg und 8 mg ◆ Dosieraerosol (Dosieraerosol) 0,1 mg/Hub ◆ Rotadisk® Pulver 200/400 (µg) zum Inhalieren	◆ 2 × 1 Tbl. ◆ 3 × 1–2 Hübe, höchstens 12 Hübe tägl. ◆ 3–4 × 1 Dosis, höchstens tägl.
Fenoterol, z.B.		Erwachsene
◆ Berotec®	◆ Tbl. 2,5 mg ◆ Dosieraerosol 100/200 (µg) ◆ Inhaletten® 0,2 mg	◆ 3 × 1 Tbl., höchstens 15 m▮ ◆ 3 × 1–2 Hübe, höchstens 8 tägl. ◆ 3–4 × 1 Kps., höchstens 8 tägl.

━━━━ Tab. 12.11 Fortsetzung ━━━━

stanz	Applikation	Dosierung (Tagesdosis)
ɔutalin, z.B.		Erwachsene
Bricanyl®	◆ Amp.: 1 ml entsprechen 0,5 mg ◆ Tbl. 2,5 mg und forte 5 mg ◆ Dosieraerosol (0,25 mg/Hub)	◆ Bis 4 × tägl. ¹/₂ Amp. s.c., höchste Einzeldosis 1 Amp. ◆ 2–3 × 1 Tbl. ◆ 3 × 1 Hub

ɡ wirksame β₂-Sympathomimetika

ɨkation	Prophylaxe nächtlicher Asthma-Anfälle (Alternative zu retardiertem Theophyllin); Einsatz ab Stufe 3 des 4-Stufen-Schemas	
ᴋdauer	8–12 h	
ᴋeintritt	Nach 10–20 Min.; Ausnahme: Formoterol (z.B. Oxis®) nach 3–5 Min.	
ɱoterol, z.B.		
Foradil® Oxis®	Turbohaler	1–2 × 6–12 µg/d
ɳeterol, z.B.		
Serevent® Aeromax®	Diskus® (Pulver zum Inhalieren)	2 × 50 µg/d

ᴋotrien-Rezeptorantagonisten

ᴌung	Hemmung proinflammatorischer Mediatoren aus Mastzellen, eosinophilen und basophilen Leukos	
ᴋelukast, z.B.		
ᴋingulair®	Tabletten	1 × 10 mg abends p.o.

ᴖphyllinderivate

ᴋung	Bronchospasmolyse durch Erhöhung des intrazellulären cAMP-Gehalts	
ᴇnwirkungen	Tachykarde Rhythmusstörungen, gastrointestinale Beschwerden, zentralnervöse Störungen (v.a. nach zu rascher i.v. Gabe)	

Tab. 12.11 Medikamente in der Asthmatherapie (Forts.)

Substanz	Applikation	Dosierung (Tagesdosis)
Theophyllin, z.B.		
• Bronchoretard®	• Kps. 350 mg • mite 200 mg • forte 500 mg • junior 100 mg	2 Tagesdosen, ther. Serumkonz. 8–20 µg/ml
• Theophyllin i.v. Rotexmedica	Amp. 10 ml, 250 mg	1–2 Amp. bei Erw. im Notfall langsam i.v. Injektion > 10 Min
• Euphyllin®	• 50 mg Kinderzäpfchen • 250 mg Supp.	3 × tägl. 1 Supp. und für den No
• Solosin® Tr.	1 ml entspricht 24 Tr. = 104 mg H₂O-frei	Erwachsene 48 Tr. im Anfall; 1 T 4,73 mg. Kinder ab 1.–5. Lj. in 12 mg/kgKG/d
Parasympatholytika/Anticholinergika		
Wirkung	Bronchospasmolyse durch Blockade bronchialer Acetylcholinrezepto	
Nebenwirkungen	Mundtrockenheit bei lokaler Anwendung	
Ipratropium-bromid (z.B. Atrovent®)	Dosieraerosol, 1 Hub entspricht 0,02 mg	3 × 1–2 Hübe, Höchstdosis für 12 Hübe/d
Oxitropiumbromid (z.B. Ventilat®)	Dosieraerosol, 1 Hub entspricht 0,1 mg	Erw.: 2–3 × 2 Hübe; Kinder: 2 × 1 Hub oder Lösung 4 × tä nach Beipackzettel
Glukokortikoide		
Wirkung	Hemmt die Entzündung, dadurch schwillt das Schleimhautödem ab; s bronchiale Hyperreagibilität, vermindert Schleimbildung, erhöht m ziliare Clearance, erhöht Expression von β₂-Rezeptoren	
Nebenwirkungen	Candidose bei lokaler Anwendung (Prophylaxe: Mundspülungen n. Sprayanwendung, Spacer sinnvoll). Systemische **NW** ☞ 32.3	
Prednisolon, z.B.		
• Prednison Dorsch®	Tbl.; 5 mg und 20 mg	ED < 10 mg, nach hoher Anfa sdosierung erst schnell, dann in langsamer reduzieren. Cushing Schwelle ca. 7,5 mg
• Solu-Decortin H®	Trockensubstanz und Lösungs-mittel 50 mg	Im Anfall 100–250 mg i.v.

Tab. 12.11 Fortsetzung

stanz	Applikation	Dosierung (Tagesdosis)
amethason . Celestan® bile)	Lösung 20 mg	Im Anfall 1 Amp. i.v.
dnison . Rectodelt®)	Supp. 5 mg, 10 mg, 30 mg, 100 mg	2 mg/kg KG; im Anfall bis 20 mg/kg KG
lometason . Sanasthmax	Dosieraerosol; 1 Hub entspricht 0,25 mg	Erw.: 2×2 Hübe, höchstens 2×4 Hübe; Kinder: 2×1 Hub (Höchstdosis)
esonid . Pulmicort®)	Dosieraerosol; 1 Hub entspricht 0,2 mg	2×1 bis max. 2×4 Hübe; Kinder: 2×1 bis max. 2×2 Hübe
isolid . Inhacort®)	Dosieraerosol; 1 Hub entspricht 0,25 mg	Erw.: 2×1 bis max. 2×4 Hübe
icason . Flutide®)	Dosieraerosol; 1 Hub entspricht 0,125 mg	Erw.: 2×1 bis max. 2×4 Hübe

: Inhalative Steroide zeigen ihre Wirkung erst nach einer Woche

tifen

kung	Stabilisiert die Mastzellmembran, H_1-antihistaminischer Effekt
enwirkungen	Zentrale Dämpfung
z.B. Zaditen®	• Kps. 1 mg • Sirup 10 ml entprechen 2 mg	• 2×1 tägl. ED (über 4 d mit 1×1 einschleichen) • Kinder 6 Mon.–3 J.: $2 \times 2,5$ ml

.6.4 Weitere Therapieformen

lationstherapie Ind.: Zur Verbesserung der Bronchospasmolyse; Vorteil: Bei gut ge-
ten Pat. kaum NW. **Cave:** Pat. soll ruhig, gleichmäßig und nicht zu tief atmen, sonst Schwin-
fühl.
Geräte: Düsenvernebler (Leihgeräte über Krankenkassen erhältlich). Bei entsprechender Verordnung durch einen FA oder eine Klinik/Rehabilitationsklinik auch intermittierende Über-
ruckinhalation (IPPB)
nhalationssubstanzen: Sterile NaCl-Lsg. 0,9%ig 2 ml ggf. auch mit bronchospasmolytischem
usatz (z.B. Sultanol® 3–4 Tr.).

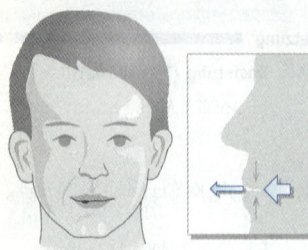

Abb. 12.2 Dosierte Lippenbremse

Krankengymnastische Atemtherapie

Einatmen bei geschlossenem Mund durch Nase, bei der Ausatmung Luft leicht und o Anstrengung langsam zwischen dem Spalt locker aufeinander liegenden Lippen ausströmen lassen. Durch diese Lippenbremse wird eine nose erzeugt, die ein Kollabieren der Alveo und Bronchiolen während der Ausatmung hindert und ein langsames, gleichmäßiges A strömen der Atemluft ermöglicht. Der Pat. dabei nicht „drücken" oder „blasen", sondern räuschlos ein- und ausatmen.

Ziele: Angst bei Atemnot mindern, unprodu ven Husten vermeiden oder abschwächen, eingeschränkte Thoraxdehnbarkeit verbes und die Sekretmobilisation unterstützen.

Balneo- und Klimatherapie

Bes. im Rahmen von stationären (Kinder- und Erw.-Rehabilitation und AHB) oder offenen Heilr nahmen (sog. Badekur).

- Vorteile: Seereizklima (v.a. günstig bei Kindern), allergenarme Umgeb (z.B. Hochgebirgsaufenthalte bei Hausstaubmilbenallergie; Milbengrenze bei 1500 m), nahme an Patientenschulungen (Atemther., Raucherentwöhnung, Diätschulung bei nu ven Allergien, autogenes Training u.a.), kein Alltagsstress
- Frequenz: Je nach Schwere des Krankheitsbildes bei Besserungstendenz bis zu 1 x/J. Kinder bei Erw. alle 4 J. Bei sehr schweren Krankheitsverläufen entscheidet der Rentenversicheru träger, ob eine stationäre Heilmaßnahme vor Ablauf von 4 J. indiziert ist
- Aufenthaltsdauer: Kinder mind. 4 Wo.; Erw. 3–6 Wo., i.d.R. 3 Wo.
- Vorgehen: Kurantrag wird vom Pat. beim jeweiligen Versicherungsträger (LVA/BfA bei tionären Heilmaßnahmen und Kinderkuren, gesetzliche Krankenkassen bei offenen Bad ren, Kindererholungsaufenthalten und Mutter-Kind-Kuren) gestellt. Hausärztlicher Bef bericht notwendig; wenn möglich, dem Antrag Kopien von FA-Befunden oder Kranken sentlassungsberichten beifügen, da hausärztliche Atteste allein leider nicht so zugkräftig s

Gelegentlich kurzfristige Verschlechterung des AZ nach Beendigung der Heilmaßnahme. rapieintensivierung und -erweiterung bis zur Stabilisierung des Krankheitsverlaufs notwe Ein Kurerfolg sollte sich jedoch spätestens nach 3 Mon. eingestellt haben, sonst ist von e erneuten Heilverfahren am gleichen Kurort abzuraten.

Trainingstherapie

- Voraussetzung: Adäquate medikamentöse Behandlung und Prophylaxe vor dem Trainin inhalativen β_2-Agonisten
- Ziel: Leistungsfähigkeit von Kreislauf und Atmung steigern; Immobilisierungsprophylax ziale Isolierung und damit oft verbundene neurotische Fehlentwicklung und psychoso Entwicklungsstörungen (bei Kindern) verhindern

Geeignete Sportarten: Ausdauersportarten wie Gehen („walking"), Laufen, Rad fahren (Fahrradergometer günstig für ältere und geschwächte Pat.), Schwimmen (Kriterium: Große Muskelgruppen werden mit geringem Krafteinsatz längere Zeit bewegt)

Ungeeignete Sportarten: Z.B. Ballspiele, Tennis, Alpinskilauf

Trainingszeit: Mind. 2 × 10 Min./Wo.

Trainingsherzfrequenz: Differenz zwischen max. Herzfrequenz und Ruhefrequenz; davon
40–60% zur Ruheherzfrequenz dazuzählen (nach Prof. Haber).

Sportliche Aktivitäten im Freien bei hohen Ozonkonz. (☞ 29.2.2 und ☞ 29.2.8) möglichst
vermeiden.

Ärztliche Führung/Allgemeine Maßnahmen

Erziehung des Pat. zur *Selbstkontrolle* mithilfe des Peakflowmeters morgens und abends (Erkennung der zirkadianen Rhythmik, Therapiekontrolle, zur frühzeitigen Erkennung sich an-
bahnender Inf. durch Abfall der Peakflowwerte ohne subjektive Verschlechterung seitens des
Pat., zur Prophylaxe einer akuten Exazerbation durch zeitgerechte Therapieintensivierung)
Pat. regelmäßig in die Praxis einbestellen (je nach Schweregrad der Erkr. bis zu 1 × tägl. bei
schweren Inf.) unter Vorlage des Peakflowprotokolls. Regelmäßige Hausbesuche bei älteren
oder schwer erkrankten Pat.

Pat. muss spüren, dass der Arzt seine Anordnungen ernst meint und sich in seinem Fall persönlich engagiert. Compliance wird so verbessert.

Screeningfragen zur Verlaufskontrolle

Konnten Sie im letzten Mon. körperlich weniger leisten als Sie wollten?
An wie vielen Tagen im letzten Mon. konnten Sie nicht in gewohnter Weise arbeiten?
Wie oft konnte das Kind im letzten Mon. nicht in die Schule oder auf den Spielplatz gehen?
Wie viele Nächte konnten Sie im letzten Mon. nicht durchschlafen?

Kontrolluntersuchung mind. 1 ×/J. (Anamnese, klinische Untersuchung, kleine Lufu mit
Bestimmung von VC und FEV$_1$; bei Bedarf Labor, EKG oder Facharztüberweisung, z.B.
zur Allergietestung, zur Therapieanpassung)

Patientenschulung bezüglich Atemther. (Lippenbremse ☞ Abb. 12.2), richtige Anwendung
von Dosieraerosolen (am Placebo-Dosieraerosol einüben lassen; bei Rauchern Hinweis auf
Lungenzug).

Pat. sind bei Benutzung eines Turbohalers oft irritiert, weil Sie „nichts spüren", deshalb darauf
hinweisen, dass beim herkömmlichen Dosieraerosol nicht der Wirkstoff, sondern die Hilfs-
stoffe zu „spüren" sind

Meidung irritativer Noxen: Nikotinverbot, auch für Mitbewohner (bei Kindern die Eltern und
älteren Geschwister), Raucherentwöhnung (☞ 21.9.4); Arbeitsschutzmaßnahmen
(☞ 29.1.6), z.B. bei Staubexposition mit bekannter Hyperreagibilität (Meldung an BG)
Grippeschutzimpfung: (☞ 9.2.3).

Allergenkarenz oder -vermeidung

Pollenallergie: Bei Pollenflug (Pollenflugkalender ☞ 22.5.2, Abb. 22.8) möglichst kein Aufenthalt im Freien. Allergenarme oder -freie Urlaubsorte auswählen (Meer oder Hochgebirge);
Trocknen der Bettwäsche im Freien vermeiden: Pollenfalle!

- Hausstaubmilbenallergie: Nachweis und Bestimmung des Belastungsgrades mit Hausst▮ milben und deren allergenhaltiger Exkremente im Hausstaub durch Tests möglich (z.B. Ac▮ Test®; **cave:** Nicht verordnungsfähig). Wohnraumsanierung durch Trockenhalten der Rä▮ häufiges Staubsaugen, wenn möglich, mit pollenfilterhaltigem Sauger durch eine andere ▮ allergische Person; Vermeidung von Teppichen und Teppichböden, möglichst Parkett- ▮ Kunststoffböden; keine Haustiere, keine Felltiere, bei Kindern kein Spielzeug aus Natu▮ Verwendung von Schaumstoffmatrazen, waschbaren Oberbetten und Kopfkissen; Sanie▮ von Schimmelpilzbrutplätzen wie Zimmerpflanzen, Klimaanlagen, feuchte Tapeten, W▮ risse, Holzpaneelen
- Nutritive Allergene: Diätberatung (s.a. ☞ 17.5.3), Kochkurse (auch für Eltern).

Hyposensibilisierungstherapie

- **Ind.:** Erkrankungsdauer < 5 J., < 5 Allergene sind als Auslöser bekannt, es handelt sich um▮ Pollenallergie und der Allergologe rät nach Abwägung aller Möglichkeiten dazu. Therapi▮ pfehlungen bei Hausstaub- und Schimmelpilzallergie müssen kritisch gesehen werden, ▮ auch in Einzelfällen von pos. Ergebnis berichtet wird
- **Cave:** Durchführung nur durch einen in Notfallmedizin geschulten Arzt. Injektionslö▮ selbst aufziehen, um sicher richtige Konz. und Dosis zu applizieren; Inj. streng i.c. (Qua▮ Pat. nach der Inj. mind. 30 Min. in der Praxis beobachten, Adrenalin und Glukokort▮ bereithalten; Ther. des anaphylaktischen Schocks (☞ 3.4.3).

Häufige Fehler bei der Langzeittherapie

- Regelmäßige alleinige Anwendung von Bronchodilatatoren: Studien zeigen, dass sich▮ durch das Asthma langfristig verschlechtert (häufigere Akutbehandlungen); besser Gl▮ kortikoid-Aerosole als Basisther. einsetzen (s. Therapiekasten)
- Falsche Handhabung des Inhalationssystems; deshalb regelmäßig Inhalationstechnik ▮ führen lassen
- Pat. benutzt technisch ungünstiges Inhalationssystem
- Widersprüchliche Instruktionen durch verschiedene Ärzte und Pflegepersonal: HA s▮ Höchstmaß an Klarheit anstreben und Koordinationsfunktion aus starker Position he▮ ausüben. Folge: Vertrauen und Therapietreue.

Prognose Ein während der ersten 7 Lj. erworbenes exogen-allergisches Asthma verliert si▮ ca. 30–60% der Pat. im Laufe von 10–20 J. Sonst meist lebenslange Ther. und Führung erfo▮ lich.

12.7 Restriktive Atemwegserkrankungen

12.7.1 Übersicht

Heterogene Gruppe von eher seltenen Erkr., die v.a. durch Destruktion des Lungenparenchyms▮ terstitielle Lungenerkr.") und Bindegewebsvermehrung gekennzeichnet sind. Alle Formen der Lu▮ fibrosen weisen restriktive Ventilationsstörungen auf.

Klinik Meist unproduktiver Husten und Belastungsdyspnoe.

nostik

Anamnese:
- erufliche Tätigkeit (z.B. Bergbau, Landwirtschaft). **Cave:** An Meldepflicht (☞ 29.1.2) den-
  en
- Hobby (z.B. Tauben züchten)
- Zeitlicher Zusammenhang der Beschwerden mit bestimmten Tätigkeiten (z.B. Einnahme von
  Medikamenten, Tiere füttern)
- Andere Vorerkr. oder Begleiterkr.
- ufu: Restriktive Ventilationsstörung (☞ 12.2.2), verminderte Diffusionskapazität und $pO_2 \downarrow$
  .a. unter Belastung
- acharztüberweisung zum Rö-Thorax: Diffuse retikuläre oder noduläre, meist symmetrische
  trukturverdichtungen.

erenzialdiagnose

Durch inhalative Noxen:
- Organische Stäube (exogen-allergische Alveolitis, ☞ 12.7.3)
- Anorganische Stäube: Z.B. Silikose (☞ 29.1.8), Asbestose, Aluminiumlunge, Hartmetalllun-
  enfibrose, Lungenkrankheit durch Thomasmehl, Talkumlunge, Kaolinlunge, Berylliose, Ze-
  entstaublunge, Bariumlunge (☞ 29.1.6)
- oxische Gase und Dämpfe
- ei Systemerkr./Vaskulitiden: Chron. Polyarthritis (☞ 18.3.1), SLE (☞ 18.5.1), Sharp-Sy.,
  rogressive Systemsklerose (☞ 18.5.2), Polymyositis/Dermatomyositis, M. Bechterew
  ☞ 18.4.1), Sjögren-Sy. (☞ 18.3.3), P. nodosa (☞ 11.3.6), Wegener-Granulomatose
  ☞ 18.5.4), Goodpasture-Sy., Sarkoidose (☞ 12.7.2)
- onstige Ursachen: Medikamenten-NW (☞ 32.2), ionisierende Strahlen, chron. Linksherzin-
  uff. (☞ 10.5), Z.n. Schocklunge, Z.n. chron. bakt. und viralen Inf., Intox. (z.B. Paraquat)
- nklare Ätiologie: Idiopathische, fibrosierende Alveolitis (Hamman-Rich-Sy.).

7.2 Sarkoidose

*Boeck-Krankheit, Besnier-Boeck-Schaumann-Krankheit. Granulomatös-entzündliche System-
unklarer Ursache. Inzidenz ca. 1:10 000 Einwohner, F > M. Typischerweise junge Erw. im
Lebensjahrzehnt.*

k Leitsymptome sind unproduktiver Husten, Belastungsdyspnoe, reduzierter AZ, evtl. Fie-

kute Sarkoidose (Löfgren-Sy., 10%): Bevorzugt junge F, typische Trias: (Sprunggelenks-)
rthritis, Erythema nodosum, bihiläre Adenopathie. Ferner: Fieber, Husten, BSG-Erhöhung
hron. Sarkoidose (90%): Anfangs oft symptomlos, häufig Zufallsbefund, später evtl. Reiz-
usten, Belastungsdyspnoe; in 90% pulmonale Manifestation.

Internationale Einteilung der pulmonalen Sarkoidose nach dem Thorax-Röntgen-fund

- Typ 0: Normalbefund bei seltener isolierter extrapulmonaler Organsarkoidose
- Typ I: Bihiläre Lymphadenopathie; polyzyklisch begrenzte Hilusvergrößerung
- Typ II: Bihiläre Lymphadenopathie mit Lungenbefall (retikulo-noduläre Lungenzeichnung)
- Typ III: Lungenbefall ohne Lymphadenopathie
- Typ IV: Lungenfibrose mit irreversibler Lungenfunktionsminderung.

Extrapulmonale Manifestation

- Haut: Lupus pernio, Erythema nodosum, Narbensarkoidose
- Augen: Iridozyklitis, Uveitis, Konjunktivitis, Retinitis
- Parotitis: In Kombination mit Uveitis und Fazialisparese = Heerfordt-Sy.
- Knochen: Ostitis multiplex cystoides Jüngling
- Nervensystem: Fazialislähmung, Diabetes insipidus, granulomatöse Meningitis
- Herz: Kardiomyopathie, Perikarderguss
- Andere Organe: LK, Leber, Milz, Nieren.

Diagnostik

- Lufu: Evtl. restriktive Ventilationsstörung (☞ 12.2.2) in fortgeschrittenen Stadien (II und
- Labor: ACE ↑ (unspezifisch, Maß für Aktivität der Entzündung), Ca^{2+} ↑
- Rö-Thorax: s.o.
- Facharztüberweisung zum Pulmologen zur weiteren Diagn. und Abklärung der **DD** (I sionskapazität, Bronchoskopie, Mediastinoskopie mit LK-Exstirpation, Histologie).

Therapie Durch FA Glukokortikoide ab Stadium II/III, bei extrapulmonalem Befall von A Herz, ZNS, bei Hyperkalzämie und eingeschränkter Lufu. Verlaufskontrolle bei Pat. im Stadi durch jährlichen Rö-Thorax und Kontrolle der Diffusionskapazität alle 3 Mon.

Prognose In 90% gutartiger Verlauf ohne Ther.; in 10% Übergang in irreversible Lungenfi mit respir. Insuff.

! Bei jungen M nach Wehrdienst zu Antrag auf Wehrdienstbeschädigung raten, da Ane nung wegen unklarer Ursache möglich.

12.7.3 Exogen-allergische Alveolitis

Alveolitis mit gewebelokalisierter Immunreaktion vom Typ III mit Ausbildung präzipitierender AK nach Inhalation organischer Stäube. Auch andere Immunreaktionen (Typ-I-Sofortreaktion, IV-Spätreaktion) kommen vor. Ätiol.: Nach wiederholter Antigenexposition Bronchiolitis, inters Infiltration und Ausbildung nicht verkäsender Granulome.

Klinik 4–6 h nach Antigenkontakt (z.B. Stallfütterung, Säuberung von Taubenkäfigen) gr ähnliche Symptomatik mit Krankheitsgefühl, Fieber, Frösteln, Kopf-, Brust- und Gliedersch zen sowie Dyspnoe und trockenem Reizhusten.

gnostik

Anamnese: Beruf/Hobby, z.B. Landwirt, Vogelzüchter, Baumwollarbeiter (Russlanddeutsche)

Auskultation: Meist kein pathologischer Befund. Evtl. feinblasige RG über beiden Lungen

Labor: Nachweis präzipitierender IgG-AK gegen das verdächtige Antigen. **Cave:** Präzipitierende AK sind auch bei symptomlosen (gesunden) exponierten Personen möglich

Farmerlunge: Nachweis von AK gegen thermophile Aktinomyzeten, Aspergillus spezies, Micropolyspora faeni, Thermoactinomyces vulgaris (schimmeliges Heu, Stroh und Getreide, schimmelige Silage). **DD:** ODTS (Organic dust toxic Sy.): Pulmonale Mykotoxikose, nichtinfektiöse, nichtallergische Erkr., die nach ungewöhnlich starker inhalativer Schimmelpilzbelastung auftritt; wegen zu geringer Mengen bei inhalativer Provokation nicht auslösbar

Befeuchterlunge: Nachweis von AK gegen thermophile Aktinomyzeten, Aspergillus spezies, Alternaria tenuis, Pulluria pullulans (verunreinigte Luftbefeuchter oder Klimaanlagen)

Vogelhalterlunge: Nachweis von AK gegen sekretorische IgA und deren Abbauprodukte, Serumproteine, Exkremente sowie Flaum

Lufu: Restriktive Ventilationsstörung mit Verminderung von VC, Totalkapazität, Compliance und Diffusionskapazität (Belastungshypoxämie)

Überweisung zum Rö-Thorax: Im akuten und subakuten Stadium evtl. unauffällige oder fleckige, im chron. Stadium retikulonoduläre Infiltrate.

apie Antigenkarenz, Glukokortikoide, Immunsuppression, sonst wie bei COLD (☞ 12.4). tige Weichenstellungen nur in Zusammenarbeit mit Pulmologen!

Da Landwirte selten zur Berufsaufgabe bereit sind, ist relative Allergenkarenz anzustreben durch:
> Tragen eines Staubschutzhelms bei staubexponierten Tätigkeiten (z.B. Airstream pilot)
> Umstellung von Heufütterung auf Silage. Hierbei Allergenwechsel möglich.

ctadium Rückbildung der Entzündungsreaktionen durch Glukokortikoide, z.B. Prednison ch® 20 mg p.o. über 5–10 d; dann ausschleichen. Als „Dauerther." neben der Antigenkarenz Immunsuppressiva, z.B. Azathioprin, sowie symptomatische Ther. von Inf. (☞ 12.3.3), Obtion (☞ 12.4) und Rechtsherzinsuff. (☞ 12.9.1).

Der V.a. eine Farmerlunge muss der zuständigen BG gemeldet werden (entschädigungspflichtge BK nach Ziffer 4201 der BeKV, ☞ 29.1.6).

.8 Neoplasien

8.1 Bronchialkarzinom

Bronchialepithel ausgehender bösartiger Lungentumor. Histologisches Bild ausschlaggebend für bedingt 25% aller Krebstodesfälle; bei M z.Zt. noch häufiger als bei F.

cofaktoren Hauptrisiko: Rauchen („private pollution"), zusätzlich Umweltfaktoren, u.a. Passivrauchen („common pollution"). Das Risiko von Rauchern ist in Abhängigkeit von Intenund Dauer (pack-years) bis zu 20 × höher. Asbestexposition erhöht das Risiko zusätzlich.

Histologie

Tab. 12.12 WHO-Klassifikation	
Plattenepithel-Ca	40%
Kleinzelliges Bronchial-Ca (oat cell carcinoma)	20–40%
Großzelliges Bronchial-Ca	10%
Adeno-Ca	20–30%

Bei Nichtrauchern und F überwiegen Adeno-Ca. Nach ihrem biologischen Verhalten teilt m
Bronchial-Ca ein in *kleinzelliges* (SCLC „small cell lung cancer" 25%) und *nichtkleinzelliges* B
chialkarzinom (NSCLC „non small cell lung cancer" 75%; Plattenepithel-, großzelliges und A
no-Ca).

- Kleinzellige Bronchial-Ca: Schnelles aggressives Wachstum mit frühzeitiger Metastasie
  (80% bei Diagnosestellung schon vorhanden), mittl. Überlebenszeit ohne Ther. 7–14
  Gutes Ansprechen auf Strahlen- und Chemother.
- Nichtkleinzellige Bronchial-Ca: Oft langsames Wachstum, im Frühstadium stehen chir
  sche und/oder strahlenther. Methoden im Vordergrund; Chemother. im Rahmen neoa
  vanter oder palliativer Ther.
- Sonderform Pancoast-Tumor: In der Lungenspitze liegender Tumor, der in die Thoraxw
  einwächst und durch Schädigung des Plexus brachialis typische Schulter-Arm-Schmerzen
  ein Horner-Sy. (☞ 20.1.7) verursacht. Meist Plattenepithel-Ca. Metastasierung in regio
  LK, Lungengewebe, Leber, Knochen, Nebennieren und Gehirn, unabhängig vom histo
  schen Typ.

Klinik Keine Frühsymptome! Erste Symptome sind häufig Husten, Hämoptoe, rezid. pulm
Inf., Dyspnoe, Gewichtsverlust (erst bei fortgeschrittenen Stadien). Zeichen organüberschre
den Wachstums wie obere Einflussstauung, Hals-LK-Schwellung, Rekurrensparese, Phrenik
rese, Horner-Sy. (☞ 20.1.7, Abb. 20.1), Plexusläsion, blutiges Pleuraexsudat bedeuten fast im
Inoperabilität. Paraneoplastische Sy. v.a. beim kleinzelligen Ca, z.B. ektope ADH- oder AC
Produktion (☞ 17.7).

Diagnostik

- Anamnese: Alarmzeichen sind Husten > 3 Wo., blutiges Sputum, „Asthma und Bronch
  mit kurzer Anamnese sowie therapierefraktäre „Erkältungskrankheiten" bei Pat. > 40
- Körperliche Untersuchung: Physikalische Lungenuntersuchung (unspezifisch), LK-St
  Zeichen der oberen Einflussstauung, Lebervergrößerung, Klopfschmerzhaftigkeit der
- Labor: BSG, BB
  - Evtl. Tumormarker: Neuronenspezifische Enolase (NSE) ist sensitiv für kleinzelliges
    chial-Ca; CEA, Squamous cell carcinoma antigen (SCC) und CYFRA 21–1 bei nicht-k
    zelligem Ca. **Cave:** Neg. Befund schließt Ca nicht aus, auch bei nichtmalignen Lungen
    sind erhöhte Werte von NSE möglich; sofortige (< 1 h) Untersuchung auf NSE, sonst
    fälschung des Wertes durch Freisetzen von NSE aus Thrombos; CEA bei Rauchern e
  - Evtl. Sputumzytologie: Sputumgewinnung (☞ 12.2.3). **Cave:** Nur pos. Sputumbefunde
    nen bewertet werden! Beim kleinzelligen Bronchial-Ca höhere Quote pos. zytologische
    funde als beim nichtkleinzelligen Ca

Facharztüberweisung zum Rö-Thorax in 2 Ebenen, evtl. mit Tomographie: Jede Verschattung kann ein Ca verbergen! **DD:** Pneumonie (**cave:** Retentionspneumonie bei Ca), Lungeninfarkt, Tbc, Sarkoidose, andere thorakale Tumoren (☞ 12.8.2)

Weiterführende Diagn. bei unauffälligem Rö-Bild, aber klinischem V.a. auf Ca: Facharztüberweisung zur Bronchoskopie mit Biopsie und bronchoalveolärer Lavage, ggf. CT-Thorax nach KM-Gabe

Stadieneinteilung bzw. Metastasensuche in behandelnder Klinik (Sono Abdomen und/oder -CT, Skelettszintigraphie, Schädel-CT).

e: Kostenintensive Untersuchungen werden in kleineren Krankenhäusern gern in den ambu-en Bereich verschoben! Bei der Einweisung deshalb apparative Ausstattung der Klinik und , Spektrum berücksichtigen!

Tab. 12.13   Bronchialkarzinom (vereinfachte Klassifikation nach TNM)

Tumor ≤ 3 cm

Tumor > 3 cm/Ausbreitung Hilusregion/Invasion viszerale Pleura/partielle Atelektase

Befall Brustwand/Zwerchfell/Perikard/mediastinale Pleura, totale Atelektase

Befall Mediastinum/Herz/große Gefäße/Trachea/Speiseröhre, maligner Erguss oder Metastase im ipsilateralen Tumorlappen der Lunge

Peribronchiale/ipsilaterale, hiläre LK befallen

Ipsilaterale mediastinale und/oder subkarinale LK befallen

Kontralaterale mediastinale Hilus-LK, ipsi- oder kontralaterale Skalenus- und/oder supraklavikuläre LK befallen

Keine Fernmetastasen

Fernmetastasen; Metastasen in der ipsilateralen Lunge, jedoch nicht im primär befallenen Lungenlappen („Tumorlappen") werden ebenfalls als M1 klassifiziert

Kein Primärtumor nachweisbar

Tumorzellen im Sputum nachgewiesen, radiologisch oder bronchoskopisch nicht sichtbar

Tab. 12.14   Stadiengruppierung

ium I	T1/T2	N0	M0
ium II A	T1	N1	M0
ium II B	T2	N1	M0
	T3	N0	M0
ium III A	T1/T2	N2	M0
	T3	N1/N2	M0

Tab. 12.14 Stadiengruppierung (Forts.)			
Stadium III B	Jedes T	N3	M0
	T4	jedes N	M0
Stadium IV	Jedes T	Jedes N	M1

Therapie

Nichtkleinzelliges Bronchialkarzinom

- Stadien I–III: Schnellstens die Frage einer möglichen kurativen Resektion klären
- Stadium I A und II B: Alleinige radikale Resektion mit LK-Dissektion
- Stadium III A: Primär chirurgisches Vorgehen sinnvoll
  - T3-Tumor mit begrenztem Übergriff auf Brustwand, Zwerchfell oder Perikard: Radikale durch erweiterte Lobektomie oder Pneumonektomie
  - Pancoast-Tumor: Zusätzlich zur OP prä- und postop. Radiother. Bei N2-Status postop. strahlung des Mediastinums
- Stadium III B: Nur dann Resektion, wenn ein T4-Tumor ausnahmsweise kurativ resekt erscheint. Alternativ zur Resektion und nach Ausschluss von KI ggf. primär Radiother kurativer Dosis. Bei Symptomen, die durch tumorbedingte KO hervorgerufen wer ggf. palliative Radio- oder Chemother.
- Stadium IV: OP nur unter palliativen Gesichtspunkten (Tumorblutung, Tumorzerfall Inf.), ebenso Radiother. Palliative Chemother. nur im Einzelfall.

Kleinzelliges Bronchialkarzinom
Für eine optimale Prognose ist ein multimodales Thera konzept sinnvoll:

- Stadium I und II: Primäre Resektion, anschließend Polychemother. von 4–6 Zyklen mit Dos. („Nadir-adaptierte Ther."), abschließend Mediastinal- und Schädelbestrahlung
- Stadium „limited disease": Initiale Polychemother., nach Erreichen einer Teil- oder Vo mission konsolidierende lokale Radiother. des ehemaligen Tumors und des Mediastin sowie prophylaktische Schädelbestrahlung
- Stadium „extensive disease": Polychemother., wobei Intensität und Dauer dem AZ ange werden; bei Hirnmetastasen Schädelbestrahlung.

Therapie lokaler Komplikationen
Bei lokalen Tumorkomplikationen kann durch inter tionelle Verfahren die Lebensqualität verbessert werden. Endobronchiale Verfahren:

- Laserther.: Entfernung exophytischen Tumorgewebes zur raschen Atemwegseröffnung
- Stents (Endoprothesen): Rasche Eröffnung extrinsischer Atemwegskompressionen
- Afterloading (endobronchiale Kleinraumbestrahlung): Konsolidierung des Therapieer nach Laserther. oder Stentimplantation.

Prognose Schlecht. 5JÜR aller Pat. nur 5%. Fast $2/3$ aller Fälle sind bereits bei Diagnoseste inoperabel, weitere Fälle intraoperativ. Die Prognose des Bronchial-Ca steht und fällt mi Frühdiagnose.

Hausärztliche Nachsorge

- Bei Bedarf häusliche Pflege verordnen
- Ggf. Rehabilitation in pneumologisch oder onkologisch ausgerichteter Klinik initiiere

Antrag auf einen Schwerbehindertenausweis beim regionalen Versorgungsamt empfehlen

Psychosoziale Betreuung, ggf. Raucherentwöhnung

Im Finalstadium häusliche O_2-Ther. mit O_2-Konzentrator und großzügige Analgesie (rechtzeitig!) nach Stufenschema (☞ 26.2.2).

Erkennung von Rezidiven

Anamnese:

Fieber: Tumorrezidiv, Pneumonie, Erguss, Spätabszess oder Empyem. **Cave:** Exazerbation einer alten Tbc durch tumor- oder therapiebedingte Schwächung des Immunsystems

Husten und Auswurf (evtl. blutig): Rezidiv oder Fadengranulom

Thoraxschmerzen (auch Interkostalneuralgien): Operationsfolge oder Rezidiv (auch Rippenmetastasen)

Rheumatische Beschwerden: Skelettmetastasen oder paraneoplastisch bedingt (☞ 17.7)

Gewichtsverlust bzw. Leistungsknick: Generalisierung des Grundleidens, Metastasierung, Umkippen des Magens (upside down stomach) nach linksseitiger Pneumonektomie

Dyspnoe durch Rezidiv oder als OP- bzw. Strahlentherapiefolge

Beschwerden von Seiten eines paraneoplastischen Sy. (☞ 28.2): Z.B. Thrombophlebitis migrans, Hyperpigmentationen, Gynäkomastie, Orthostase-Sy., Hypo-, Hyperglykämie, Dermatomyositis

Körperliche Untersuchung:

Lokal: Narbenverhältnisse kontrollieren, auf Narbenrezidiv achten

Perkussion und Auskultation der Lunge: Dämpfung und Seitendifferenzen deuten auf Erguss und/oder mögliches Rezidiv hin

LK: Zervikal, axillär, supraklavikulär

Leberpalpation: Vergrößert? Knotig verändert?

Neurologischer Status: Seh-, Gang-, Koordinationsstörungen oder apoplektiforme Paresen bei ZNS-Metastasierung

Labor: BSG, BB, AP, LDH, GOT, GPT, Ca^{2+}. Initial erhöhte Tumormarker. Kontrollabstände z.B. vierteljährlich im 1. J. nach Diagnose, später halbjährlich

Facharztüberweisung zum Rö-Thorax: Z.B. in den ersten 3 J. nach Diagnosestellung vierteljährlich, dann halbjährlich. Bei unauffälligem Befund, aber klinischem Rezidivverdacht Facharztüberweisung zur Bronchoskopie

Weitere Diagn. nach Abwägen des klinischen Verdachts und den möglichen ther. Konsequenzen, z.B.:

Skelettmetastasen: Rö, Skelettszinti oder Knochenmarksbiopsie

Lebermetastasen: Sono (**cave:** Bei kleinzelligem Ca oft diffuse Metastasierung mit Vortäuschung eines unauffälligen Befundes)

ZNS-Metastasen: CCT.

Die möglichen ther. Konsequenzen einer Rezidivfrüherkennung aufgrund Pat.-Alter, AZ und Tumorstadium individuell abschätzen. Ggf. Verzicht auf aufwendige, den Pat. belastende Untersuchungen und Klinikaufenthalte (Einschränkung der Lebensqualität!).

Weiteres Vorgehen bei Rezidiv oder Metastasierung Kontaktaufnahme mit der behandelnden Klinik: Zeitpunkt der Klinikeinweisung und ther. Möglichkeiten besprechen:

Bei kleinzelligem Bronchial-Ca: V.a. systemische Ther. (Zytostatika)

- Bei nichtkleinzelligem Bronchial-Ca: Eher lokale Maßnahmen und frühzeitige Analges
- Bei ZNS-Metastasen: Strahlenther. (ggf. Rückbildung von Paresen) oder OP
- Bei Skelettmetastasen: Osteosynthese, Strahlenther. (Schmerzen lassen nach) oder Ver
  nung von Diphosphonaten (z.B. Ostac® 4 × 1–2 Kps. bis zu 6 Mon.)
- Bei Lungenrezidiv: Evtl. Laserbehandlung mit Kleinraumbestrahlung oder Stentimplanta
  bei verlegten Atemwegen. Pleurodese bei malignen Ergüssen.

! Die Rezidivther. zeigt oft nur eine geringe lebensverlängernde Wirkung, kann aber die Leb
  qualität verbessern. Offen mit Pat. Chancen abwägen!

12.8.2 Andere pulmonale Tumoren

Pleuramesotheliom

*Von den Mesothelzellen der Pleura ausgehender maligner Tumor; in etwa 50% der Fälle
Asbestanamnese (Berg-, Schiffsbau-, Isolationsindustrie, Bremsbelagherstellung, Filteranlagen,*
☞ *29.1.2); insgesamt selten, jedoch starke Zunahme seit den 60er-Jahren.*

Klinik Thoraxschmerzen, Pleuraerguss, Dyspnoe, Husten, Gewichtsabnahme, Fieber.

Diagnostik Rö-Thorax, Thorax-CT, Pleurapunktion, Pleura-Probenentnahme, Thorakc
pie.

Therapie Bisher keine kurative oder lebensverlängernde Ther. bekannt.
- OP: Als Versuch nur bei umschriebenen Tumoren im Stadium I (Pleura parietalis ir
  Ausbreitung auf viszerale Pleura beschränkt) indiziert, bei fortgeschrittenen Tumoren ob
- Chemother.: Ansprechraten < 15%, Strahlenther.: Rein palliativ, Pleurodese: Rein palliati
  rezid. Pleuraergüssen.
- Schmerzther.: Meist Kombination von peripher und zentral wirksamen Analgetika not
  dig.

Prognose Im Mittel 18 Mon., bis zu 30% der Pat. leben nach 2 J., 10% nach 4 J.

Karzinoid

Das Bronchuskarzinoid ist ein i.d.R. niedrigmaligner Tumor und geht von den neuroendokrinen
*schitzky-Zellen des Bronchialepithels aus. Häufigkeit: 4% aller Bronchialtumoren. F und M im
geren Lebensalter (35–40 J.).*

Klinik Husten, Hämoptysen, Fieber, Pneunomie, zusätzlich evtl. Karzinoid-Sy.: Flush, Ast
hohe Exkretion von 5-Hydroxyindolessigsäure im 24-h-Urin (☞ 31.1.3).

Therapie

- OP (Ther. der Wahl): Tumorentfernung mit kompletter LK-Dissektion, da mit regionale
  Metastasen zu rechnen ist
- Polychemother.: Bei hochmalignem atypischem Karzinoid oder bei ausgedehnter Metas
  rung.

gnose Nach radikaler Entfernung gut (5 JÜR 80%), bei metastasierendem Bronchuskarzi-
1 5 JÜR 20%. Sehr variabler Verlauf.

nchoalveoläres Karzinom

*erform des Adenokarzinoms. Geht vom respir. Epithel aus und wächst überwiegend intraalveolär
interstitiell. Im Röntgenbild peripherer Rundherd oder diffuses, unscharf begrenztes Infiltrat.
echte Prognose.*

senchymale Tumoren

*ome, Leiomyome (F : M = 5 : 1), Lipome (F : M = 1 : 9), Retikulozytome, Angiome, Chondrome,
ome, neurogene Tumoren, Mischtumoren, Teratome. Insgesamt selten. Gutartige mesenchymale
oren sind meist Zufallsbefunde.*

ik Bei endobronchialem Wachstum zunehmende Belastungsdyspnoe bis zum Stridor, Re-
onspneumonie, Atelektasen und Lungenabszesse.

illome

*Bronchialepithelzellen ausgehend. Bei Jugendlichen diffus wachsend, bei Erw. solitär. Oft Über-
in malignes Wachstum.*

nome

gne Wucherung der Bronchialwanddrüsen.

.9 Krankheiten des Lungengefäßsystems

.9.1 Cor pulmonale

*rtrophie und/oder Dilatation des re Ventrikels als Folge einer Struktur-, Funktions- oder Zirkula-
störung der Lunge mit pulmonaler Hypertonie (pulmonal art. Mitteldruck > 20 mmHg in Ruhe,
mmHg unter Belastung).*

logie Meist chron. Bronchitis (☞ 12.4) und obstruktives Lungenemphysem (☞ 12.5), re-
ungenembolien (☞ 12.9.2). Seltener Lungenfibrose, nach Lungenresektionen, alveoläre Hy-
ntilation (Schlafapnoe-Sy., ☞ 12.10), primäre pulmonale Hypertonie, venookklusive Lun-
kr., pulmonale Vaskulitiden und Kollagenosen, Thoraxdeformitäten, Appetitzügler.
äre Widerstandserhöhung im kleinen Kreislauf führt zur Druckbelastung des re Herzens.

inksherzvitien und Shuntvitien mit sek. postkapillärem Druckanstieg im kleinen Kreislauf
ählen nicht zum Cor pulmonale, obgleich auch sie zur Rechtsherzbelastung führen.

ik Symptome treten erst auf, wenn der Pulmonalarteriendruck über 25–30 mmHg steigt
ich ein Cor pulmonale entwickelt. In Abhängigkeit von der Rechtsherzbelastung Belastungs-
noe.

! Bei Cor pulmonale meist *keine Orthopnoe* im Gegensatz zur Linksherzinsuff. Müdigkeit
• Beklemmungsgefühl, rezid. Synkopen unter Belastung und bei Hustenattacken, Hämopty

Bei Dekompensation zusätzlich Symptome einer akuten Rechtsherzinsuff. (☞ 10.5.1), Tromm
schlägelfinger, Uhrglasnägel.

Diagnostik

- Anamnese: Pulmonale oder kardiale Vorerkr.
- Körperliche Untersuchung: Inspektion (Zyanose, bei Dekompensation gestaute Halsve
  und Beinödeme). Lungenauskultation (meist unauffällig). Kardiale Untersuchung: Hebe
  Herzaktionen parasternal oder im Epigastrium, Tachykardie, betonter Pulmonaliston, Sy
  likum durch Trikuspidalinsuff.; dextrokardialer 4. HT. Abdomenpalpation und -perkus
  (Hepatomegalie und Aszites bei dekompensiertem Cor pulmonale)
- EKG: Kann lange Zeit unauffällig sein; in fortgeschrittenem Stadium P pulmonale, Rec
  drehung der elektrischen Herzachse, S_IQ_{III}-Typ, $S_IS_{II}S_{III}$-Typ, S bis V_6, Rechtsschenkelb
  ST-Senkung und neg. T in V_1–V_3; häufig Rhythmusstörungen
- Spirometrie: Zeichen einer obstruktiven und/oder restriktiven Ventilationsstö
  (☞ 12.2.2)
- Sono Abdomen: Leberstauung, mangelhafter inspiratorischer Kollaps der V. cava inf.
- Labor: Hkt. ↑, Polyglobulie
- Facharztüberweisung zu weiterer Diagn.
  – Rö-Thorax: Dilatation der zentralen Lungenarterien, Kalibersprung, helle, gefäßarme
    genperipherie
  – Echo: Zeichen der Rechtsherzhypertrophie, Trikuspidalinsuff.
  – Rechtsherzkatheter: Druckerhöhung im re Ventrikel und in der A. pulmonalis bei norm
    Verschlussdruck (wedge pressure) ist beweisend.

Differenzialdiagnose

Kongenitale und erworbene Vitien mit Zyanose (☞ 10.1.2), Peric
tis constrictiva (☞ 10.7.3), Polyzythämie (☞ 19.1.2 und ☞ 19.3.5), Erythroblastose.

Therapie

Kausal

- Antikoagulation mit Heparin oder Cumarinen
- Konsequente Behandlung des pulmonalen Grundleidens; Ther. der bronchialen Obstru
  mit Bronchospasmolytika (☞ 12.6.3) und Sekretolytika (☞ 12.4).

Symptomatisch

- Ther. der pulmonalen Hypertonie:
  – O_2-Langzeitther. (Heimther.). **Ind.:** Chron. Hypoxie (PaO_2 < 55 mmHg) trotz optima
    handelter Grunderkr., sichere Anhebung des PaO_2 > 60 mmHg unter O_2-Gabe und
    schluss eines bedrohlichen CO_2-Anstiegs unter O_2-Gabe. **Dauer:** Mind. 16–18 h/d. Pa
    tenkooperation muss vorhanden sein. **Ziel:** Pulmonalisdrucksenkung, verbesserte Üb
    benszeit. **Cave:** Indikationsstellung durch Lungenarzt, pulmologische Überwachung erfo
    lich!
  – Versuch einer medikamentösen Drucksenkung: Inhalation von Prostazyklin-An
    (Iloprost = Ilomedin®)
  – Isovolämische Hämodilution bei Hkt. > 60%

Ther. des dekompensierten Cor pulmonale: Körperliche Schonung (Bettruhe!), Thromboembolieprophylaxe, Diuretika unter Kontrolle des Kaliumhaushalts, ACE-Hemmer.

Bei Cor pulmonale immer Nikotinabstinenz und Atemgymnastik.

.9.2 Lungenembolie

*genarterienverschluss durch einen Embolus, der meist aus dem Einzugsgebiet der V. cava inf.
mt. Sehr oft infolge einer tiefen Becken- oder Oberschenkelvenenthrombose.*

nik

Pulmonale Symptome: Schmerzen bei Inspiration (**cave:** kann auch in das Abdomen projiziert
sein), Dyspnoe, Thoraxschmerz, Zyanose, Husten (evtl. blutig)
Kardiovaskuläre Symptome: Schweißausbruch, Tachykardie, Hypotonie bis Schock
(☞ 3.4.2), „Brustbeklemmungen" (**DD:** Angina pectoris)
Phlebothrombosezeichen (☞ 11.4.3). **Cave:** Nur $1/4$ der Thrombosen zeigt klinische Symptome vor dem Auftreten einer Lungenembolie!

gnostik

Anamnese: Risikofaktoren für Phlebothrombose (z.B. Bettlägerigkeit, Grav., maligne Tumoren, Trauma, Inf., orale Kontrazeptiva, Glukokortikoide, Diuretika, Rauchen), bekannte KHK
(**DD:** Herzinfarkt), Schmerzen in Beinen (Phlebothrombose), schlagartiger Beginn (Lungenembolie) oder eher allmählicher Beginn (**DD:** Herzinfarkt)
Körperliche Untersuchung: Inspektion (Zyanose, gestaute Halsvenen, einseitige Beinschwellung), RR, Lungenauskultation (**DD:** Lungenödem), Herzauskultation
EKG: $S_I Q_{III}$-Typ, Rechtsdrehung des Lagetyps, inkompletter Rechtsschenkelblock, Verschiebung des R/S Umschlages nach li, ST-Hebung oder T-Negativierung in V_1–V_2, P pulmonale,
Sinustachykardie, Vorhofflimmern. Mit Vor-EKG vergleichen! **Cave:** Nur in 50% typische
Veränderungen!
Weitere Diagn. in der Klinik: Rö-Thorax (meist unauffällig), Perfusionsszintigraphie, Pulmonalisangiographie.

$S_I Q_{III}$-Typ	I	V_1	Rechts-schenkelblock
Rechtsdrehung (Vergleich mit Vor-EKG)	II	V_2	T-Negativierung
P pulmonale	III	V_6	Evtl. unspez. Erregungsrückbildungsstörungen

12.3 Typische EKG-Veränderungen bei Lungenembolie

Eine Bradykardie in Kombination mit Thoraxschmerz spricht eher *gegen* eine Lungenembolie.

Differenzialdiagnose

- Herzinfarkt (☞ 10.4), akute Rechtsherzdekompensation
- Pneumonie (☞ 12.3.3), Pneumothorax (☞ 12.1.7), Erkr. mit Hämoptoe (☞ 12.1.6)
- Akutes BWS-Sy. (☞ 6.1.4), Myalgie
- Bei Schmerzen im oberen Abdomen (☞ 8.1.6) z.B. Ulkusperforation (☞ 8.4.2), Gallenk (☞ 8.9), akute Pankreatitis (☞ 8.8.1), Hinterwandinfarkt (☞ 10.4).

Therapie

- Erstmaßnahmen und Notfallther.: Sofortige Klinikeinweisung mit Notarztbegleitung. Bis z Eintreffen: O_2-Gabe; Nitro-Spray; fraktioniert 2 mg Morphin; Sedierung, z.B. Atosil® 1 A à 50 mg i.m. **Cave:** Keine i.m. Injektionen wegen evtl. Fibrinolyse. Aspisol® 0,5 g und . xiparin® 0,1 ml/10 kgKG i.v.
- Auch bei nicht bedrohlicher Symptomatik Klinikeinweisung zur Diagnosesicherung und stationären Ther.

Komplikationen Letalität 5%. Fast immer Pleuritis, Infarktpneumonie. Rezid. Lungenem lien können zum Cor pulmonale führen.

12.10 Schlafapnoe-Syndrom

Vorkommen: 4% der M und 2% der F über 40 J., gehäuft bei Adipositas. Nach dem 40. Lj. zunehm

- *Obstruktive Schlafapnoe: Sistieren des Luftflusses an Mund und Nase von > 10 Sek. Daue Schlaf, hervorgerufen durch eine pathologisch erhöhte Kollapsneigung der extrathorakalen A wege*
- *Schlafapnoe: Atempause während des Schlafes mit einer Dauer ≥ 10 Sek.*
- *Schlafapnoeindex (Respiratory Disturbance Index = RDI): Anzahl der Apnoeepisoden pro St Schlafzeit. Pathologisch ist ein Index ≥ 10/h. Apnoephasen während des Einschlafens, die . beim Gesunden beobachtet werden, zählt man nicht mit.*

Einteilung

- Schlafapnoe-Sy. (SAS) mit Obstruktion der oberen Atemwege (OSAS; > 90%): Kollaps Schlundmuskulatur durch nachlassenden Tonus der Pharynxmuskulatur im Schlaf. Akti der Atemmuskulatur und damit Atembewegungen bleiben jedoch erhalten. Begünstig Faktoren im Bereich des Oro-/Nasopharynx sind u.a. Tonsillenhyperplasie, Nasenpoly Nasenseptumdeviation, Makroglossie, Retrognathie
- SAS ohne Obstruktion der oberen Atemwege (< 10%):
  - Zentrale Schlafapnoe und primäre alveoläre Hypoventilation: Intermittierende Innervati störung der Atemmuskulatur infolge verminderter Stimulierbarkeit der Chemorezept Thorakale und abdom. Atembewegungen bleiben vollständig aus
  - Sekundäre alveoläre Hypoventilation bei chron. Lungenerkr., fortgeschrittener Herzin neuromuskulären und skelettalen Erkr.

thogenese und Folgen der obstruktiven Schlafapnoe Dem Verschluss der extratho-
alen Atemwege folgen:
- Die Unterbrechung der alveolären Ventilation (Hypoxämie und Hyperkapnie)
- Hohe intrathorakale Druckschwankungen
- Zentralnervöse Aufweckreaktionen (Arousals), die zur Öffnung der oberen Atemwege unter
  lautem Schnarchen und reaktiver Hyperventilation mit Tachykardie führen.

äufte Arousals bewirken:
- Rezid. Schlafunterbrechungen (Schlaffragmentation) und Schlafdefizit – Tagesschläfrigkeit
  mit Leistungsminderung und 7fach erhöhtem Unfallrisiko
- Rezid. nächtlicher Hypoxie und Hyperkapnie
- Reaktive art. und pulmonale Hypertonie (Cor pulmonale) und Tachykardie durch stressbe-
  dingte Katecholaminausschüttung
- Nächtliche, vorwiegend bradykarde Herzrhythmusstörungen
- Reaktive Polyglobulie
- Verschlechterung einer vorbestehenden Herzinsuff.

nik Leistungsknick, Konzentrationsstörungen, morgendliche Kopfschmerzen, Tagesschläf-
:eit, Impotenz, Persönlichkeitsveränderungen, Depression. Tagsüber Schlafanfälle (**Cave:** Ge-
: des Sekundenschlafs beim Autofahren), Nachtschweiß; Ehepartner klagen oft über lautes,
:egelmäßiges Schnarchen. *Verstärkung* durch Alkohol, Zigaretten, Sedativa und β-Blocker.

gnose Anamnese
Körperliche Untersuchung: Unspezifische Befunde, evtl. Adipositas, Hypertonus, Zeichen der
Herzinsuff., Herzrhythmusstörungen, Bradykardie; evtl. Tonsillenhyperplasie
Labor: BB (reaktive Polyglobulie?), TSH basal (Ausschluss Hypothyreose)
Apparative Diagn.: Facharztüberweisung zum Rö-Thorax (Ausschluss pulmonaler Erkr.),
EKG (Zeichen der Rechtsherzbelastung?), Langzeit-RR Messung und Langzeit-EKG
Facharztüberweisung zum Pulmologen, evtl. Polygraphie/Polysomnographie
Facharztüberweisung zum HNO-Arzt (große Gaumensegel, Tonsillenhyperplasie oder stark
gekrümmte Nasenscheidewand als zusätzlich prädisponierende Faktoren?).

rapie Konservativ: Nach jeder Behandlung muss der Erfolg objektiviert werden!
Behandlung präexistenter Risikofaktoren: Adipositas, Nasenseptumdeviation, Tonsillenhyperplasie. Eine Gewichtsabnahme von 20% reduziert den Apnoe-Hypopnoe-Index um 50%
Schlafhygiene: Schwere Mahlzeiten vor dem Schlafen meiden, regelmäßiger Schlafrhythmus,
auf Alkohol verzichten, Nikotin und apnoeverstärkende Medikamente wie Sedativa, Schlafmittel, β-Blocker meiden
Medikamente (z.B. Theophyllin) sind langfristig unwirksam.

In schweren OSAS-Fällen ist die kontinuierliche, nächtliche Überdruckbeatmung mittels Na-
senmaske (nCPAP: Nasale continous positive airway pressure) Mittel der Wahl, die einen
Kollaps der oberen Atemwege verhindert. Einleitung unter stationären Bedingungen im
Schlaflabor. Über 90% der Pat., die eine Überdruckbeatmung benötigen, können mit nCPAP
gut eingestellt werden (Druck 7–12 mbar). Bei < 10% sind höhere Drücke nötig; meist als
BIPAP (bilevel positive airway pressure) mit inspiratorischen Drücken von 12–15 mbar und
niedrigeren exspiratorischen Drücken.

Komplikationen

- Hypertonie: > 50% aller Schlafapnoe-Pat. betroffen; typischerweise RR-Anstieg während Apnoephase mit Maximum bis 50 mmHg über dem Basalwert. Später persistiert die Hypertonie auch tagsüber
- Herzrhythmusstörungen: V.a. nächtliche Bradykardien und VES.

Prognose

- Apnoe-Index < 20/h: Keine erhöhte Mortalität
- Apnoe-Index > 20/h: 8-Jahresmortalitätsrate unbehandelt bis 40% (Unfälle, Herzinfarkt, Schlaganfall); die nCPAP-Ther. senkt diese Zahl erheblich!

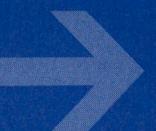

iere, Harn- und Samenwege, lythaushalt

13

Inhalt

TA KOSSAT

13.1 Leitsymptome

13.1.1 Oligurie und Anurie

- Oligurie: Harnproduktion < 500 ml tägl. (< 20 ml/h)
- Anurie: Harnproduktion < 100 ml tägl. (< 5 ml/h).

Ätiologie

- Funktionelle Oligurie bei Exsikkose: V.a. ältere Pat., die zu wenig trinken (☞ 27.8)
- Harnwegsobstruktion: Z.B. durch BPH (☞ 13.5.1), medikamentös (z.B. Anticholinerg Alphaadrenergika, Ca^{2+}-Antagonisten)
- ANV (☞ 13.1.13)
- Chron. Nierenversagen im Endstadium (☞ 13.1.14).

Klinik, Diagnostik und Therapie Entsprechend der Ätiol.:

- Funktionelle Oligurie: **Klinik:** Exsikkose-Zeichen (☞ 27.8), dunkler Urin. **Diagn.:** H. Streifentest, spezifisches Gew. (> 1025 mg/l) und Osmolalität (> 1000 mosmol/l) im h-Urin. **Ther.:** Rehydratation, ggf. E'lytausgleich entsprechend den Laborwerten. C Bei ANV Gefahr der Überwässerung!
- ANV (☞ 13.1.13)
- Harnwegsobstruktion: Blasenhochstand bei urethralem Abflusshindernis, Unterba schmerzen, akuter Harnverhalt.

13.1.2 Polyurie und Polydipsie

Ausgeschiedenes Harnvolumen und Trinkmenge > 3 l/24 h.

Ätiologie

- Am häufigsten: Diab. mell. (☞ 17.1.2)
- Vermehrter Alkoholkonsum
- Medikamentös: Saluretika, Glukokortikoide, Amphotericin B, Demeclocyclin, Lithium xanzienabusus
- Nephrogen: Chron. Niereninsuff. (☞ 13.1.14), polyurische Phase des ANV (☞ 13.1.13 terstitielle Nierenerkr. (☞ 13.1.13)
- Diab. insipidus (☞ 17.7): **Cave:** Sonderform mit Hypernatriämie in der späten Grav. mö
- Elektrolytstörungen: Lang dauernde Hyperkalzämie (☞ 13.1.11) und Hypokali (☞ 13.1.10)
- Psychogene, nichtorganische Polydipsie.

💧 Nykturie bei Herzinsuff. nicht als Polyurie fehldeuten.

Diagnostik

- Anamnese: Vorerkr. (Stoffwechsel, Niere, Psychosen), Medikamenteneinnahme, Alkc konsum, Familienanamnese (familiärer, zentraler Diab. insipidus)
- Körperliche Untersuchung: Zeichen der Überwässerung (☞ 13.1.9) oder der Exsik (☞ 13.1.9, ☞ 27.8)

Labor: Postprandialer BZ (↑ bei Diab. mell., ☞ 17.1), Krea (↑ bei nephrogenen Ursachen), E'lyte (Ca²⁺ ↑? K⁺ ↓?), BB, Harn-Streifentest (Glukosurie? Proteinurie?), Osmolalität und spezifisches Gew. im 24-h-Urin (Diab. insipidus ausgeschlossen bei Osmolarität > 800 mosm/kg im Morgenurin)

Klinikeinweisung bei differenzialdiagn. Schwierigkeiten (stationärer Durstversuch) oder schlechtem AZ.

erapie Entsprechend der Ätiol. Häufig ist jedoch eine Beseitigung der Ursache nicht möglich, n symptomatische Ther. mit Reduktion von Kochsalz und Proteinen in der Nahrung (Urin-gen nehmen ab).

.1.3   Pollakisurie und Dysurie

Pollakisurie: Häufiger Harndrang mit Entleerung kleiner Mengen; Harnmenge insgesamt normal

Dysurie: Schmerzen oder Brennen beim Wasserlassen, beim M auch erschwertes Wasserlassen.

ologie

Tab. 13.1	Differenzialdiagnosen der Pollakisurie	
logie	**Pollakisurie**	**Dysurie**
te Zystitis (☞ 13.3.1)	+	+
thritis (☞ 13.3.1)	+	+
en- (☞ 13.3.5), Urethra-Neoplasien	+	(+)
te Prostatitis (☞ 13.5.3)	+	+
, Prostata-Ca (☞ 13.5.1, ☞ 13.5.2)	+	–
hrastrikturen, Schrumpfblase	+	–
te Pyelonephritis (☞ 13.3.3)	(+)	(+)
blase ☞ 13.3.1	+	

gnostik

Anamnese: Rezid. HWI, Grav., Flankenschmerz, Fieber, Übelkeit

Körperliche Untersuchung: Klopfschmerzhaftes Nierenlager, rektale Untersuchung (BPH? Neoplasie?)

Labor: Harn-Streifentest, Urinsediment, Urikult

Ggf. Sono bei max. gefüllter Blase (bes. bei V.a. Neoplasie), sowie nach Miktion bei V.a. Rest-harnbildung.

Ausmaß der Beschwerden entspricht nicht unbedingt der klinischen Bedeutung! Zystitis der F häufig rezid. ohne Nierenfunktionsstörung. HWI des älteren M mit Prostatahyperplasie kann relativ symptomarm sein, aber schnell zu einer Nierenfunktionseinschränkung führen.

13.1.4 Schmerzen im Nierenlager

Tab. 13.2 Ätiologie

Schmerzcharakter	Ätiologischer Hinweis
Klopfschmerz	Pyelonephritis (☞ 13.3.3, Fieber)
Dumpfer Dauerschmerz	Akute GN (☞ 13.4.1), Harnaufstau (z.B. bei Prostatahyperplasie, ☞ 13.5.1), fortgeschrittenes Nierenzell- oder Urothel-Ca (☞ 13.4
Kolikschmerz	Nephrolithiasis (☞ 13.3.4), seltener Blutkoagel, (z.B. bei Neoplasi Papillenabgang bei Papillennekrose

Schmerzen bei einer nichtbakt. Nephritis sind selten.

Diagnostik
+ Anamnese: Schmerzcharakter, Urinfarbe (Makrohämaturie), Allgemeinbefinden, Fie Vorerkr., Konkrementabgang, Medikamente
+ Körperliche Untersuchung: Klopfschmerz der Nieren und v.a. rektale Untersuchung (P tatabefund? Douglas-Raum?); Urinbegutachtung, ggf. durch Kaffeefilter sieben (Kon mente?)
+ Labor: Harn-Streifentest, Urinsediment, BSG, BB, Krea, Harnstoff, ggf. Konkremente zur boranalyse
+ Sono.

Differenzialdiagnose Lumbago (☞ 6.1.5), Gallenkolik (☞ 8.9.1), Milzinfarkt, Adne (☞ 14.3.3).

13.1.5 Harninkontinenz

Mit ca. 40 J. sind 2% der M und 8% der F (häufig Stressinkontinenz) betroffen, mit 65 J. 30% de (meist Dranginkontinenz) und F.

Tab. 13.3 Klassifikation der Harninkontinenz

Inkontinenztyp	Symptome	Ätiologie
Stressinkontinenz	Urinverlust bei Druckerhöhung im Bauchraum, wie Husten und Niesen	Descensus uteri, Z.n. Prostata- (iatrogene Läsion des Sphinkte emotionale Faktoren
Urge- oder Dranginkontinenz	Imperativer Harndrang mit konsekutivem unwillkürlichem Harnabgang	Entzündung oder Tumor in B Urethra oder kleinem Becken

	Tab. 13.3 Fortsetzung	
ontinenztyp	**Symptome**	**Ätiologie**
erlaufinkonti- **z**	Harnträufeln, häufige Entleerung kleiner Harnmengen, Stressinkontinenz	Obstruktion (z.B. Blasenausgangsstenose bei Prostatahyperplasie), Blasenatonie bei Querschnitt-Sy. führen zur Restharnbildung und Blasenüberdehnung
rogene **ontinenz**	Erschwerte Miktion (80%), Stressinkontinenz (60%), verminderter Harndrang, unwillkürlicher Urinabgang, rezid. HWI (durch Restharnbildung begünstigt)	Ther. des M. Parkinson (☞ 20.5); Diab. mell. (☞ 17.1.5), MS (☞ 20.7), Z.n. Bandscheiben-OP (meist passager), Querschnitt-Sy., Medikamente (s.u.)

Bei älteren Pat. bestehen oft gleichzeitig mehrere Ursachen, sodass sich einzelne Harninkontinenzformen nur schwer voneinander abgrenzen lassen.

gnostik
Anamnese: Typische Miktionsbeschwerden (F häufiger Stressinkontinenz, M eher Dranginkontinenz), Geburten, Prostata-OP, Medikamente
Rektale/vaginale Untersuchung (☞ 8.2.1, ☞ 14.1.2), ggf. Facharztüberweisung zum Gynäkologen
Labor: Je nach klinischem Bild Harn-Streifentest, Urinsediment, ggf. Urikult. Krea, BB, BSG
Sono: Vor/nach Miktion
Facharztüberweisung zum Urologen (bes. bei Mischformen sind urodynamische Untersuchungen notwendig); wichtig bei diagn. Problemen der Harninkontinenz bei F vor Ind. zur gyn. OP.

ontinenzverstärkende oder -auslösende Medikamente
Harnretention mit Überlaufinkontinenz: Anticholinergika, Spasmolytika, Antihistaminika, Antidepressiva, Anti-Parkinsonmittel, α-Agonisten (z.B. Ephedrin in Schnupfenmittel), Ca^{2+}-Antagonisten
Sphinkterrelaxation mit Stressinkontinenz: α-Blocker, Sympatholytika
Vermehrte Diurese und Dranginkontinenz: Diuretika, Lithium
Reduzierte Wahrnehmung der Blasenfüllung und/oder Dranginkontinenz: Sedativa, Neuroleptika.

apie
Ggf. auslösende Medikamente absetzen
Stressinkontinenz: Miktionstraining, Beckenbodengymnastik (Erfolgsquote 70%), Biofeedbackverfahren. Muskeltraining mit Vaginalkegeln zeigt kaum Erfolg. Bei medikamentöser Ther. mit Östrogenen steht Nachweis eines Nutzens weiterhin aus, neg. Nutzen-Risiko-Verhältnis bei Pat. mit erhöhtem Thrombembolierisiko. Bei leichter Symptomatik in ca. 50% der

Fälle Vaginalpessar oder -tampon erfolgreich (nur kurzfristige Anwendung, da Gefahr Druckschäden). Reservether.: Chirurgische Verfahren (z.B. Blasenhalsanhebung)

- Urge- oder Dranginkontinenz: Bei mechanischer Behinderung Überweisung zum FA mit Frage OP-Ind. Sonst Methode der Wahl: Beckenbodengymnastik und verhaltensther. M nahmen wie Toilettentraining. Bei Erfolglosigkeit der nichtmedikamentösen Verfahren: A cholinergikum Oyxbutynin (z.B. Oxybutynin ct®), **Dos.:** Einschleichend, **NW:** Mundtrock heit, Tachykardie, Sehstörungen, Kopfschmerz, Schwindel, Magen-Darm-Beschwerden, R harnbildung (**cave:** Bei M Blasenauslassobstruktion ausschließen, sonst Gefahr des ak Harnverhalts). Bei Versagen der kons. Ther. evtl. chirurgische Intervention (Blasenvergrö rung, neurologische OP)
- Überlaufinkontinenz: Facharztüberweisung zur kausalen Ther. Falls diese nicht möglich intermittierender Einmalkatheterismus Methode der Wahl. Bei Prostatahyperplasie α-Re torenblocker wie Terazosin (z.B. Heitrin®)
- Neurogene Inkontinenz: Facharztüberweisung zum Urologen. Verschiedene Therapiever ren möglich, z.B. perkutane Elektrostimulation bei Sphinkterschwäche, intermittierender malkatheterismus und Anticholinergika bei Detrusor-Sphinkter-Dyssynergie, α-Rezepto blocker bei Sphinkterüberfunktion.

! Bei erfolgloser Ther. kein Blasenverweilkatheter, sondern intermittierender Katheteris: aufsaugende Hilfsmittel (Vorlagen, Windeln) oder ableitende Harninkontinenzhilfsm (Kondom-Urinale).

13.1.6 Hämaturie

- Blutbeimengung im Urin
- Makrohämaturie: Sichtbare Rotfärbung des Urins ab 1 ml Blut/l Urin
- Mikrohämaturie: Nicht sichtbare Blutbeimengung im Urin; > 4 Erys/Gesichtsfeld im S ment.

Vaginale Blutung kann Hämaturie vortäuschen. F danach fragen.

Ätiologie
- Prärenal: Hämorrhagische Diathese durch Thrombozytopenie (☞ 19.5.1) oder Koagul thie (☞ 19.5.4), auch durch Medikamente; hämolytische Anämie (☞ 19.3.3)
- Renal: Nierensteine (häufig, ☞ 13.3.4), Tumorerkr. (Hypernephrom, ☞ 13.4.2), (☞ 13.4.1), akute Pyelonephritis (☞ 13.3.3), interstitielle Nephritis (☞ 13.1.13), polyz sche Nierendegeneration, Nieren-Tbc, Nierentrauma, begleitend bei Inf. (Endocarditis Scharlach, Diphtherie) und Kollagenosen (☞ 18.5), Marschhämaturie (z.B. nach Dauer
- Postrenal: Konkremente (☞ 13.3.4), hämorrhagische Zystitis (☞ 13.3.1) und Urethritis mor (häufig erster Hinweis auf Papillome oder Blasen-Ca), Prostataerkr. (☞ 13.5).

Diagnostik
- Anamnese: Makrohämaturie? Schmerzen? Dysurie? Pollakisurie? Fieber? Medikamente erkr. (Poststreptokokken-GN, Hypertonie)? Gewichtsverhalten (↓ weist auf Tumor, ↑ auf nephrotisches Sy.)? Familienanamnese mit polyzystischer Nierendegeneration?

Körperliche Untersuchung: Schwerpunkt abdom. und rektal, renal sowie RR, Ödeme und Hautveränderungen (Petechien)

Labor:

3-Gläser-Urinprobe bei Makrohämaturie: Portioniertes Auffangen des Morgenurins zu Beginn, in der Mitte und am Ende einer Miktion in 3 verschiedenen Bechern

Gläser-Urinprobe

Im 1. Glas Blut → Hinweis auf urethrale Ätiol.
Im 3. Glas Blut → Hinweis auf vesikale Ätiol.
In allen Gläsern Blut → Hinweis auf renale Ätiol.

Streifentest: Praktische Nachweisgrenze 5–10 Erys/l (entspricht 3–5 Erys/Gesichtsfeld im Urinsediment), auch bei Hämoglobinurie pos.

Urinsediment (☞ 13.2.1). **Cave:** Urinsediment innerhalb von 1–2 h anschauen, da sonst Hb freigesetzt wird und die Erys nicht mehr beurteilbar sind!

Tab. 13.4   Differenzialdiagnose bei positivem Ery-Nachweis im Streifentest

kos	Nitrit	Protein	Urinsediment	Weitere Diagnostik/ V.a. Erkrankung
	–	–	Keine Erys	Hämoglobinurie, **DD** Myoglobinurie
	–	–	Dysmorphe Erys (> 70%); Eryzylinder	Renale Erkr.
	–	–	Bikonkave Erys	Postrenale Erkr.
	(+)	–	Kristalle	Urolithiasis
	+	–	Bakterien, Leukos, Leukozylinder	Urikult (Zystitis, Urethritis, Pyelonephritis)
	–	–	Erys, Leukos	Urinkultur: Steril. Mykobakt. bei Urogenital-Tbc?
	–	+	Dysmorphe Erys, Eryzylinder	Quantitative Eiweißuntersuchung im 24-h-Urin, Nephrose

Ggf. bei Tumorverdacht zytologische Untersuchung des Urins. **Cave:** Bei schmerzloser Hämaturie immer Tumor ausschließen (Facharztüberweisung zum Urologen)!

Ggf. BB, BSG, Krea

Sono

Facharztüberweisung zum Urologen bei differenzialdiagn. Schwierigkeiten, bei Makrohämaturie möglichst noch in der Blutungsphase.

Bei 10–15% der Pat. ist die Ätiol. nicht eindeutig zu klären. Es besteht dann meist eine sogenannte primäre benigne Hämaturie bei normaler Nierenfunktion, normalem Blutdruck und physiologischer Proteinurie. Zunächst engmaschige Kontrollen des Urinstatus und Nierenfunktion, bei Befundkonstanz Verlängerung der Kontrollabstände.

Differenzialdiagnose einer Urinrotfärbung

*   Hämoglobinurie: Folge einer Hämoglobinämie bei schwerer Hämolyse (☞ 19.3.3). Ha Streifentest pos. auf Hämaturie, aber im Urinsediment keine Erys; Serumfarbe rötlich
*   Myoglobinurie: Z.B. nach schweren Verletzungen (Crush-Sy.), nach Myokardinfarkt, a nach Sport (z.B. Karate) möglich. Harn-Streifentest und -sediment wie bei Hämoglobinu aber Serumfarbe klar
*   Rotfärbung durch Medikamente: Z.B. Sulfonamide, Aminophenazon, Phenothiazin, Rif picin, Methyldopa. Streifentest neg.
*   Rotfärbung durch Nahrungsmittel: Z.B. rote Beete, Brombeeren. Streifentest neg.
*   Porphyrinurie: Bei Porphyrien, Intox. (Blei, Barbiturate, Sulfonamide, Alkohol), Anä Hep., Malignomen, Pankreasinsuff. Urin lichtgeschützt und kühl (4–8 °C) über 24 h samm und an Speziallabor schicken (vorher telefonische Absprache).

13.1.7 Leukozyturie und Bakteriurie

*   Leukozyturie: Pathologisch > 5 Leukos/Gesichtsfeld
*   Bakteriurie: Anwesenheit von Bakterien im Urin, nicht gleichbedeutend mit HWI (Def. HWI: Bakteriurie *und* entzündliche Reaktion der betroffenen Harnwege).

Ätiologie

*   Leukozyturie vorwiegend ohne nachweisbare Bakteriurie: Anbehandelter HWI (☞ 13. interstitielle Nephritis (☞ 13.1.13), Gonorrhoe (☞ 9.8.1), Urogenital-Tbc, Trichomona (☞ 9.8.3), Candida (☞ 9.5.2), Mykoplasmen-Inf., Prostata-Ca (☞ 13.5.2), Blasen (☞ 13.3.5), GN (☞ 13.4.1)
*   Leukozyturie mit Bakteriurie: HWI (☞ 13.3.2), Pyelonephritis (☞ 13.3.3).

Klinik Leukozyturie häufig symptomloser Zufallsbefund. Bei Bakteriurie häufig Entzündu zeichen der betroffenen Harnwege (☞ 13.1.3).

Diagnostik

*   Labor: Harnuntersuchungen aus MSU, möglichst frisch untersuchen, denn bakt. Generati zeit sehr kurz (z.B. E. coli 20 Min.)
    – Harn-Streifentest (z.B. Combur® 5 plus Leuco): Nitrit pos. als Hinweis für Nitrat-redu rende Keime. **Cave:** Neg. Befund schließt Bakteriurie nicht aus!
    – Urinsediment: Sofortiger Nachweis von Bakterien (manchmal erschwert durch Verunr gungen), Trichomonaden, Leukozylinder (Pyelonephritis) möglich
    – Urikult: Im Eintauchnährboden (z.B. Urotube® M) signifikante Bakteriurie ≥ 10^5 Keim
    – Urinkultur: Anzüchtung und anschließende Resistenzprüfung beim Laborarzt
*   Sono
*   Facharztüberweisung zum Urologen oder Nephrologen in unklaren Fällen.

.1.8 Proteinurie

mtproteinausscheidung > 150 mg/24 h oder Abweichung des Verteilungsmusters der physiologisch Urin vorkommenden Proteine. Sonderformen: Große Proteinurie > 3,5 g/24 h z.B. bei nephro- em Sy.; Mikroalbuminurie 20–300 mg Albumin/24 h bei Diab. mell. (Frühdiagn. mit prädiktivem rakter).

logie

Prärenale oder Überlaufproteinurie (tubuläre Eiweißkatabolisationsrate wird bei primär in- akter Niere überschritten): Plasmozytom (☞ 19.4.4), Hämoglobinurie (☞ 13.1.6), Myoglo- binurie (☞ 13.1.6)

Glomerulär: GN (☞ 13.4.1), Systemerkr. mit glomerulärer Beteiligung (Diab. mell. ☞ 17.1.5, SLE ☞ 18.5.1, Autoimmunerkr.), Inf. (Streptok. ☞ 16.7.3, ☞ 22.3.2), Schwangerschaftsne- phropathie (☞ 15.2.4)

Tubulär: Interstitielle Nephritis, ANV (☞ 13.1.13), toxische Tubulusschädigung (z.B. Blei, Quecksilber, Cadmium)

Postrenal: Blutungen und Inf. der ableitenden Harnwege

Orthostatisch: Z.B. bei ausgeprägter Lendenlordose, v.a. bei jüngeren M. Häufigste Protein- rie bei sonst asymptomatischen Kindern und Jugendlichen. **Diagn.:** Erster Morgenurin o.B., wenn vor dem Schlafengehen die Blase ganz entleert wurde.

eichte transitorische Proteinurien auch bei Fieber und starker körperlicher Bewegung.

Tab. 13.5 Herkunftsspezifische Charakteristika der Proteinurie

einurie	Entstehungsort			
	Prärenal	Glomerulär	Tubulär	Postrenal
2,0 g/24 h	+	+	+	+
5 g/24 h		+*		
molekular mit typischen naproteinen			+	
molekular mit untypischen naproteinen	+			
molekular		+		+
adient	+**			

er, außer Plasmozytom, ** Plasmozytom, häufig > 3,5 g/24 h

nostik

namnese: Schmerzen, Gewichtszu- (Ödeme) oder -abnahme, Vorerkr. (Hypertonie, Diab. ell., Inf.), körperliche Belastung

örperliche Untersuchung: V.a. auf periphere Ödeme achten, Nierenlager palpieren und be- lopfen, RR

- Labor:
- Harn-Streifentest: Nachweisgrenze 20 mg/100 ml; falsch pos. bei stark alkalischem Urin. **Cave:** Bence-Jones-Protein bei Plasmozytom nicht durch Urin-Stix nachweisbar. Teststreifen weisen fast nur Albumin nach
- Nachweis einer Mikroalbuminurie mit Micraltest® (☞ 31.1.3) zur Früherkennung einer Nephropathie, z.B. bei Diab. mell.
- Quantitative Proteinbestimmung im 24-h-Urin
- E'phorese und Immun-E'phorese: Zur Proteindifferenzierung
- BB, BSG, BZ, Krea, Harnstoff, Harnsäure, E'lyte, Chol., TG
- Sono
- Facharztüberweisung zum Nephrologen bei differenzialdiagn. Schwierigkeiten.

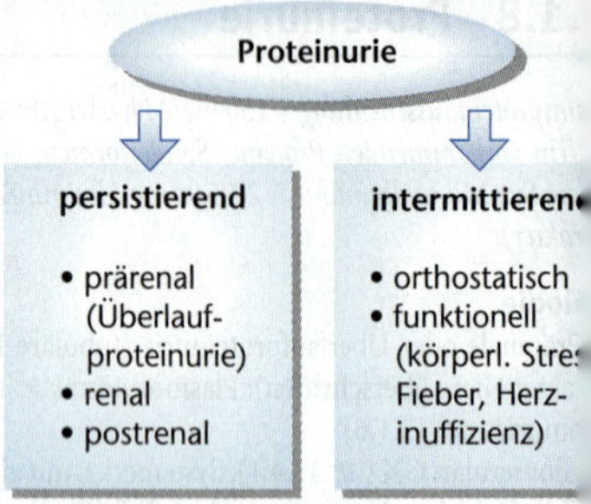

Abb. 13.1 Differenzialdiagnose bei persistie der und intermittierender Proteinurie

13.1.9 Störungen des Natrium- und Wasserhaushalts

Dehydratation (Abnahme des Gesamtkörperwassers) oder Hyperhydratation (Überschuss an Kö wasser) sind immer eng mit Hypo- ($Na^+ < 135$ mmol/l) oder Hypernatriämie ($Na^+ > 145$ mm verbunden.

Tab. 13.6 De- und Hyperhydratation im Vergleich

	Dehydratation	Hyperhydratation
Ätiologie	• Isoton und hypoton: GIT-Erkr. (Erbrechen, Diarrhoe), polyurische Phase des ANV, Verluste in den „3. Flüssigkeitsraum" (Pankreatitis, Peritonitis, Ileus, innere Blutungen), Diuretika, Alkoholismus • Hyperton: Verminderte Wasseraufnahme („Alte Leute trinken zu wenig"; ☞ 27.8), erhöhter Wasserverlust (Diarrhoe, Diab. mell., Alkoholismus)	Isoton und hypoton: Herz-, Niere suff. (☞ 13.1.14), Leberzirrhose (☞ 8.7.3), Medikan

Tab. 13.6 Fortsetzung

	Dehydratation	Hyperhydratation
~ik	Je nach Menge des Wasserdefizits: • Durst (fehlt oft bei alten Menschen) • Funktionelle Oligurie/Anurie, Schwäche, trockene Schleimhäute (rissige Zunge, borkige Beläge), „stehende" Hautfalten, Fieber • Verwirrtheit, Krämpfe, Kreislaufschock. **Cave:** Bei hypertoner Dehydratation ist RR lange normal! Bei hypotoner Dehydratation ausgeprägte Kollapsneigung!	Isoton und hypoton: Gewichtszunahme, Ödeme, glänzende Haut, Lungenstauung (Belastungsdyspnoe, Orthopnoe, feuchte RG), Müdigkeit, Tachykardie, Halsvenenstauung, Ergüsse, Hepatomegalie. Zusätzlich bei hypotoner Hyperhydratation: Symptome der Hirnschwellung (Übelkeit, Muskelkrämpfe, Verwirrtheit, Somnolenz, Koma)
~nostik	Serum-Na^+ (isoton: normal; hypoton: ↓; hyperton: ↑), BB (Hkt., Hb und Erys ↑); ggf. Krea (↑), Harnstoff (↑) und spezifisches Harngew. (↑)	Serum-Na^+ (isoton: normal; hypoton: ↓), BB (Hkt. und Erys ↓); ggf. spezifisches Harngew. (↓). **Cave:** Na^+ hyperton: ↑ durch Infusionsfehler oder lange Kortisonther.
~apie	• Isoton und hypoton: In leichten Fällen (keine funktionelle Oligurie/Anurie, ☞ 13.1.1, und Serum-Na^+ > 125 mmol/l) viel und salzhaltig trinken (10 g NaCl in 2–3 l tägl., z.B. „Maggisuppe"). Grunderkr. behandeln (Diuretika absetzen). Klinikeinweisung bei schwerwiegender Symptomatik, unklarer Genese und/oder Serum-Na^+ < 120 mmol/l • Hyperton: Bei Na^+ < 160 mmol/l viel Wasser trinken lassen und Grunderkr. behandeln. Klinikeinweisung bei Na^+ > 160 mmol/l oder schweren akuten Dehydratationssymptomen	• Behandlung des Grundleidens • Isoton: Einschränkung der Salz- und Wasserzufuhr. Klinikeinweisung zur diuretischen Ther. bei schlechtem AZ • Hypoton: Na^+ > 125 mmol/l nur Ther. notwendig bei klinischer Symptomatik. Bei Na^+ 110–125 mmol/l und gutem AZ: Wasser- (0,5–1 l tägl.) und Kochsalzrestriktion, ggf. zusätzlich Furosemid über mehrere Tage (bei Leberzirrhose mit Aszites Aldosteronantagonisten (☞ 32.8, ☞ 8.7.3); **cave:** Regelmäßige E'lyt- und Gewichtskontrollen. Klinikeinweisung bei Na^+ < 110 mmol/l, Zeichen der Niereninsuff. oder zerebraler Symptomatik

s gibt seltene Fälle mit isolierter Änderung des Serum-Na^+, z.B. die asymptomatische Hyonatriämie bei konsumierenden Erkr. (Malignome, Tbc). Sie spricht nicht auf NaCl-Gaben n.

13.1.10 Störungen des Kaliumhaushalts

Hypokaliämie

K+ im Serum < 3,5 mmol/l.

Ätiologie

- GIT-Störungen: K^+-Verlust durch Erbrechen und Diarrhoe
- Medikamente: Thiazid-, Schleifendiuretika, Laxanzien, Carbonhydrase-Hemmstoffe, M ralokortikoide, Carbenoxolon, Digitalisglykoside, hochdosierte Vit.-B_{12}-Ther. (bei perni ser Anämie). **Cave:** Alkalizufuhr (Selbstmedikation!) und Lakritze fördern Hypokaliä Chron. Laxanzieneinnahme ist die häufigste Ursache einer unklaren Hypokaliämie
- Reduzierte orale Zufuhr: Anorexie (☞ 21.4.7), MAS (☞ 8.5.1), Alkoholismus (☞ 21.
- Renale Verluste: Chron. interstitielle Nephritis (☞ 13.1.13), polyurische Phase des *A* (☞ 13.1.13)
- Endokrine Ursachen: Primärer und sekundärer Hyperaldosteronismus (Leberzirrh ☞ 8.7.3)
- Disproportionaler Kaliumeinstrom in die Zelle: Alkalose und sportliche Höchstleistun

Klinik Bei chron. Hypokaliämie zunächst meist nur wenige unspezifische Symptome; im teren Verlauf:

- Herzrhythmusstörungen, Digitalisüberempfindlichkeit bei ther. Serumspiegel, meist H tonie
- Muskelschwäche (Schluckbeschwerden) bis Paresen, Parästhesien
- Obstipation bis Ileus
- Polyurie, Polydipsie.

> Eine klinische Differenzierung zwischen Hypo- und Hyperkaliämie ist anhand dieser Sy tome meist nicht möglich. Kein Behandlungsversuch in der Praxis ohne Laboruntersuch

Diagnostik

- Anamnese: Erbrechen, Diarrhoe, Medikamente, Ernährung, Alkoholkonsum
- Körperliche Untersuchung: V.a. auf Herzrhythmusstörungen und Hyporeflexie achter
- Labor: Serum-E'lyte, Krea
- EKG: Extrasystolen, T-Abflachung, ST-Senkung und U-Welle (U-Welle höher als ☞ Abb. 13.2)
- Ggf. Facharztüberweisung oder Klinikeinweisung zur weiteren Diagn. oder Ther. bei sch tem AZ.

Therapie

- Behandlung der Grunderkr. (hypokaliämiefördernde Medikamente evtl. absetzen)
- Ernährungsumstellung: Viel Obst, v.a. Bananen, Orangensaft, Trockenobst und/oder Kai chlorid-H Brausetbl. oder -Granulat (z.B. Rekawan®-Granulat), **NW:** Dünndarmulzera halb zu den Mahlzeiten mit viel Flüssigkeit einnehmen, **KI:** Fortgeschrittene Niereninsuffi normaler Nierenfunktion keine Überdosierungsgefahr)
- Klinikeinweisung bei Serum-K^+ < 2,5 mmol/l oder schlechtem AZ bzw. Herzrhythmu rungen.

perkaliämie

m Serum > 5,5 mmol/l.

ologie

- Medikamente (30%): Häufig kaliumsparende Diuretika wie Spironolacton oder Triamteren, kaliumchloridhaltige Präparate (K$^+$-Penicillin, Diätsalz) und Trimethoprim; seltener β-Blocker. **Cave:** Schwere Hyperkaliämien bei Kombination von ACE-Hemmer mit kaliumsparenden Diuretika oder NSAR
- Endogen (Freisetzung bei Zelluntergang): Trauma, Hämolyse, Tumorzerfall
- Verminderte renale Ausscheidung: ANV (☞ 13.1.13), chron. Niereninsuff. (☞ 13.1.14), Hypoaldosteronismus (☞ 17.7), z.B. M. Addison
- Azidose.

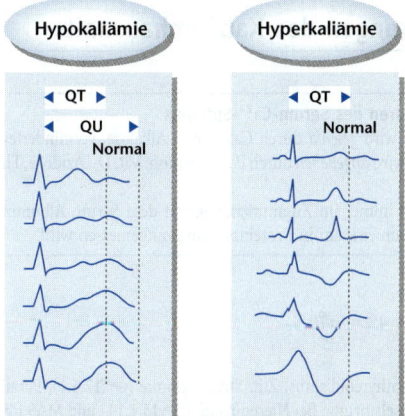

13.2 EKG-Veränderungen bei Hypo- und Hyperkaliämie

- Bei Nierenerkr., v.a. bei diabet. oder interstitieller Nephropathie können die genannten Medikamente schon in niedriger Dos. zu Hyperkaliämie führen
- Bei schlecht eingestellten Diabetikern mit Insulinmangel diese Medikamente nur mit bes. Vorsicht einsetzen.

orgetäuschte Hyperkaliämie: Lange Stauung und starkes „Muskelpumpen" beim Blutabnehmen, zu spätes Zentrifugieren sowie Leuko- und Thrombozytose, Hämolyse bei Transport um Labor oder zu rasches Aspirieren bei der Blutabnahme.

ik Ähnlich wie bei Hypokaliämie mit Schwäche und Paresen der Muskulatur, Parästhesien, pation, Herzrhythmusstörungen, Hypotonie. **Cave:** Kein Symptom weist zuverlässig auf eine rkaliämie hin.

Diagnostik

- Anamnese: Vorerkr., Medikamente
- Körperliche Untersuchung: V.a. auf Herzrhythmusstörungen und Hyporeflexie achten
- Labor: Serum-E'lyte. Zur weiteren Differenzierung: BB, BZ, Krea, LDH, GPT, Urinstat
- EKG: Erstes Zeichen zeltförmige spitze T-Wellen (Kirchturm-T), QRS-Verbreiterung > 6,5 mmol/l), Bradykardie, AV-Block, VES (☞ Abb. 13.2).

Therapie

- Behandlung der Grunderkr. (hyperkaliämiefördernde Med. absetzen)
- Kaliumarme Ernährung (wenig Obst, Gemüse, Säfte, Fleisch)
- Klinikeinweisung bei EKG-Veränderungen und/oder K^+ > 6,5 mmol/l sowie schlechtem
  Cave: Bei gleichzeitiger Azidose, Hyponatriämie oder Hypokalzämie liegt der toxische Ber niedriger!

13.1.11 Störungen des Kalziumhaushalts

> ### Wichtige Regulatoren des Serum-Ca^{2+}-Spiegels
> - Ca^{2+} im Serum wird *gesenkt* durch Calcitonin, Alkalose, vermindertes Albumin.
> - Ca^{2+} im Serum wird *angehoben* durch Parathormon, Vit. D_3, Azidose, Thyroxin, vermeh Albumin.
>
> Serum-Ca^{2+}-Spiegel immer im Zusammenhang mit dem Serum-Albumin beurteilen, da großer Ca^{2+}-Anteil unwirksam in Proteinbindung mitgemessen wird.

Hypokalzämie

Ca^{2+} < 2,2 mmol/l (< 4,4 mval/l).

Ätiologie

- Postop. Hypoparathyreoidismus: Z.n. Strumektomie (☞ 17.6.1), Parathyreoidektomie
- Vit.-D-Stoffwechselstörung: Bei Niereninsuff. (☞ 13.1.14) und MAS (☞ 8.5.1) sowie M kamenten-NW (Phenobarbital und Phenytoin können zu Vit.-D-Mangel führen)
- Hypomagnesiämie
- Erhöhter Bedarf: Grav. und Stillzeit
- Mangelernährung
- Selten: Akute Pankreatitis (☞ 8.8.1), ANV (☞ 13.1.13), Sepsis (☞ 3.4.4), medulläres Sc drüsen-Ca (Calcitonin ↑).

Klinik Chron. und geringgradige Hypokalzämien sind oft asymptomatisch. In schweren F treten auf:

- Neurologisch: Parästhesien, Muskelkrämpfe und Faszikulationen (pos. Chvostek-Zei Beim Beklopfen des N. facialis im Bereich der Wange wird ein Zucken des Mundwi ausgelöst. Trousseau-Zeichen: Pfötchenstellung der Finger nach Anlegen einer Blutdi manschette)
- Psychiatrisch: Psychosen, Depressionen
- Hautsymptome: Trockene und rissige Haut, Alopezie, Nagelquerrillen

Seltener: Zeichen der Osteomalazie oder Herzinsuff. (☞ 10.5), Sehverschlechterung (v.a. Katarakt).

gnostik

Anamnese: Vorerkr. (OP), Medikamente

Körperliche Untersuchung: Schwerpunkt neurologischer Status, Haut und Herz

Labor: Serum-Ca^{2+}, Serum-Albumin (bzw. Gesamtprotein). Zur weiteren Differenzierung: Mg^{2+}-, Serumphosphat- und Parathormonbestimmung; evtl. Ca^{2+} im 24-h-Urin

EKG: QT-Verlängerung.

erenzialdiagnose Normokalzämische Hyperventilationstetanie (Ther. ☞ 21.10.2). Hier ur der ionisierte Ca^{2+}-Anteil im Serum erniedrigt.

rapie

Behandlung der Grunderkr.

Symptomatisch:

Bei geringgradiger symptomloser Hypokalzämie: Kalziumreiche Ernährung (Milch und Milchprodukte wie Käse, Joghurt, Quark)

Bei chron. symptomarmer Hypokalzämie: Kalziumreiche Ernährung und Ca^{2+}-Brausetbl. 4 g tägl. (z.B. Calcium Sandoz Brausetbl.®)

Klinikeinweisung bei hypokalzämischer Krise sowie zur Abklärung bei unklarer Genese.

ookalzämische Krise

Klinik: Angst, Pfötchenstellung der Hände, „Fischmaulstellung" des Mundes, Kopfschmerzen, Myoklonien bei erhaltenem Bewusstsein, selten Laryngospasmus

Ther.: 10 ml 10% Kalziumglukonat (z.B. Calcium Sandoz Amp.®) über mind. 3 Min i.v. als Erstmaßnahme (**cave:** Strengste Indikationsstellung bei digitalisierten Pat.); Klinikeinweisung.

erkalzämie

*im Serum > 2,8 mmol/l (> 5,6 mval/l). Normwerte können laborabhängig sein. **Cave:** Falsch Kalziumwerte durch zu langes Stauen beim Blutabnehmen!*

logie

Tumorhyperkalzämie (60–70%): Meist durch Sekretion osteolytischer Agonisten und/oder okale Knochendestruktion

Primärer Hyperparathyreoidismus (20–25%): Meist Adenom (☞ 17.7)

Seltener: Immobilisierung (gesteigerter Knochenumsatz), Vit.-A- und -D-Intox., Milch-Alali-Sy. (Selbstmedikation mit Kalzium-Carbonat wegen GIT-Beschwerden), Sarkoidose ☞ 12.7.2), Thyreotoxikose (☞ 17.6.2), benigne autosomal dominant vererbte hypokalzuische Hyperkalzämie, Thiaziddiuretika (meist nur milde Hyperkalzämie), Theophyllin- oder Lithium-Intox.

ik Meist asymptomatischer Zufallsbefund, v.a. bei geringgradiger Erhöhung. Der Schwe-d der vielgestaltigen Symptomatik steigt mit zunehmendem Serumkalziumspiegel. **Cave:** lassische „Stein-Bein-Magenpein " ist eher selten.

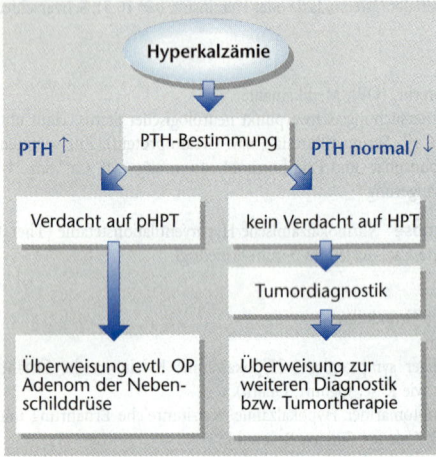

Abb. 13.3 Diagnostik bei Hyperkalzämie

- ZNS: Psychische Beschwerden (Adynamie, Müdigkeit, Konzentrationsschwäche, Depre nen), Hyporeflexie, Kopfschmerzen
- GIT: Übelkeit, Erbrechen, Obstipation, Ulzera
- Niere: Polyurie, Polydipsie, Urolithiasis, Nephrokalzinose, Niereninsuff., Exsikkose
- Herz-Kreislauf-System: Hypertonie, Arrhythmien, Herzklappenverkalkung
- Bewegungsapparat: Muskelschwäche, Myalgie, Knochenschmerzen.

Diagnostik

- Anamnese: Allgemeinbefinden (Tumorzeichen), Immobilisation, Medikamente, Fami anamnese (familiäre hypokalzurische Hyperkalzämie)
- Körperliche Untersuchung: Ganzkörperstatus
- Labor: Serum-Ca^{2+}, Parathormon, evtl. Ca-Ausscheidung im 24-h-Urin. **Cave:** Bei norm Parathormon ist eine Tumorsuche (☞ 28.2.1) indiziert!
- EKG: QT-Verkürzung
- Sono der Halsorgane bei erhöhtem Parathormon.

! Auch nach Feststellen einer ersten Ursache an die Möglichkeit einer zweiten, gleichzeiti stehenden denken, da dem Hyperkalzämie-Sy. häufig mehrere Erkr. zugrunde liegen.

Therapie

- Behandlung der Grunderkr. (hyperkalzämiefördernde Medikamente ggf. reduzieren umsetzen)
- Bei asymptomatischer Hyperkalzämie mit Serum-Ca^{2+} < 3 mmol/l: Kalziumarme Ernäh mit ausreichender Flüssigkeitszufuhr, aber nur unter regelmäßigen Kontrollen (Serum- Krea, RR, EKG)

Klinikeinweisung bei hyperkalzämischen Symptomen, Serum-Ca^{2+} ≥ 3 mmol/l, unklarer Ätiol. sowie V.a. hyperkalzämische Krise.

---

perkalzämische Krise (Serum-Ca^{2+} meist > 3,5 mmol/l)

Klinik: Schnelle Entwicklung von Polyurie, Polydypsie, Exsikkose, Fieber, Erbrechen. Somnolenz, Koma, Herzstillstand

Ther.: Klinikeinweisung zur Rehydrierung und forcierten Diurese. Erstmaßnahmen in der Praxis: NaCl 0,9%-Infusion, 40 mg Furosemid (z.B. Lasix® 4 ml).

1.12 Der zufällig diagnostizierte Kreatininanstieg

mögliche Ursachen:

Glomerulumfiltrat um mehr als die Hälfte vermindert: Chron. Niereninsuff. (☞ 13.1.14) oder ANV (☞ 13.1.13)

rhöhter Krea-Abbau im Muskel: Muskelläsionen (Trauma, Verbrennung) und Akromegalie.

nostik

namnese: Vorerkr. (Tonsillitis, rezid. HWI, Diab. mell., Nierensteine, Hochdruck), nephrooxische Medikamente (☞ 32.2), Nierenerkr. in der Familie, Trink- und Urinmenge, Urinarbe und -beschaffenheit, Dysurie, Ödeme, Fieber, Allg.-Befinden

örperliche Untersuchung: Palpation der Nierenlager (Klopfschmerz?), RR-Messung, Hineis auf Ödeme

abor:

usätzlich Harnstoff, E'lyte, BB (renale Anämie?), BZ, ggf. Krea-Clearance. **Cave:** Je nach estimmungsmethode bei hohem BZ und Ketoazidose falsch hohe Krea-Werte möglich

arn Streifentest und Urinsediment

ono der Nieren und der ableitenden Harnwege

acharztüberweisung zum Nephrologen oder Urologen in unklaren Fällen.

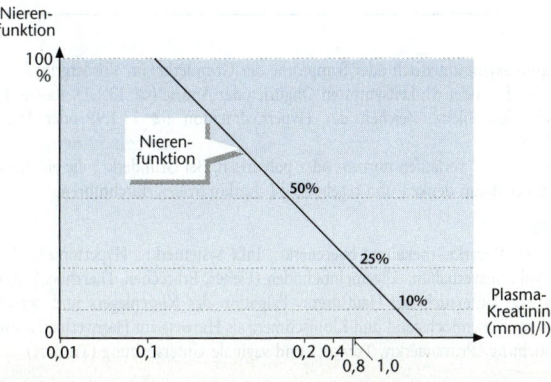

13.4 Plasma-Kreatinin in Beziehung zur Nierenfunktion

13.1.13 Akutes Nierenversagen

Sich in Stunden bis Tagen entwickelndes, potenziell rückbildungsfähiges Sy., aufgrund einer Abna
der glomerulären Filtration.

Ätiologie

- Prärenales ANV (80%): Am häufigsten bei septischem Schock. Seltener bei Kreislaufsch
  Dehydratation (☞ 13.1.9), Herzinsuff. (☞ 10.5), Lungenembolie (☞ 12.9.2) und E'ly
  rungen. **Cave:** Nicht immer lässt sich bei der „Schockniere" eine Schocksymptomatik e
  gen, häufig nur flüchtige Symptome
- Renales ANV: Interstitielle Nephritis (medikamentös-toxische oder -allergische Schädi
  und Inf.), akute Tubulusnekrose (postischämisch, medikamentös, Hämolyse, Myolyse,
  tischer Abort, Eklampsie ☞ 15.2.4), akute GN (selten, ☞ 13.4.1) und Systemerkr. (z.B.
  ☞ 18.5.1) und Plasmozytom (☞ 19.4.4). **Cave:** Im Kindesalter am häufigsten durch
  verursacht, z.B. durch enterohämorrhagische E. coli (EHEC, ☞ 9.3.9). Bei jüngeren Erw
  möglicher Nagetier-Exposition an Hantavirus denken (möglicherweise sind 5–10% der n
  traumatischen ANV durch Hantaviren ausgelöst); Symptome: Hohes Fieber, schwere
  balgie, z.T. kolikartige Bauchschmerzen und Nierenbeteiligung
- Postrenales ANV: Abflussstörungen, z.B. durch Steine, Tumorkompression, Prostatae

---

Nephrotoxische Medikamente

- Antibiotika: Aminoglykoside, Cephalosporine, Sulfonamide, Gyrasehemmer, Tetrazyk
  Vancomycin, Colistin, Rifampicin, Amphotericin B
- NSAR: ASS, Indometacin
- ACE-Hemmer (v.a. bei Nierenarterienstenose oder in Kombination mit NSAR oder
  uretika)
- Zytostatika.

Cave: Auch zahlreiche Chemikalien (z.B. Cadmium, Tetrachlorkohlenstoff, Benzin, organis
Lösungsmittel), Pilze, Tiergifte (Bienen- und Wespenstiche) sowie Alkohol- und Drogenn
können zu nephrotoxisch bedingtem ANV führen.

Klinik

- Zu Beginn asymptomatisch oder Symptome der Grunderkr. im Vordergrund
- Später (nach h oder d): Leitsymptom Oligurie oder Anurie (☞ 13.1.1). Rasche Ermü
  Übelkeit, Somnolenz, Zeichen der Hyperhydratation (☞ 13.1.9) oder Dehydra
  (☞ 13.1.9).

Cave: 15% des ANV verlaufen normo- oder polyurisch. Bei Grunderkr., die ein ANV aus
können, immer daran denken und regelmäßig Laborkontrollen durchführen.

Diagnostik

- Anamnese: Vorerkr. (bekannte Nierenerkr., Inf., Systemerkr., Hypertonie), Medikar
  (s.o.), Miktionsverhalten, Allgemeinbefinden (Fieber, Erbrechen, Diarrhoe, Schmerze
- Körperliche Untersuchung: Hautturgor, Palpation des Nierenlagers und der ableite
  Harnwege (Blasenhochstand und Klopfschmerz als Hinweis auf Harnverhalt?), sowie r
  Untersuchung (Prostataerkr., Tumor?) und vaginale Untersuchung (Tumor?)

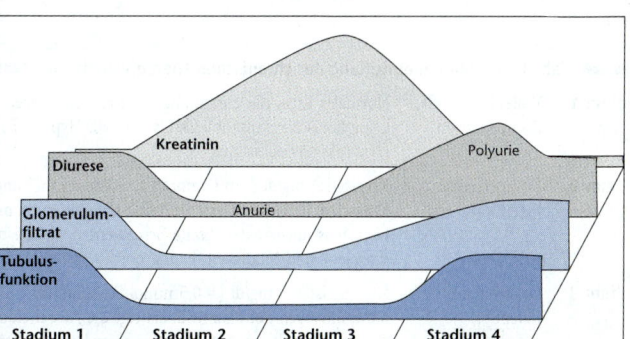

13.5 Stadieneinteilung bei akutem Nierenversagen

Labor:
Urin: Streifentest (z.B. Combur® 5 + Leuco), Sediment
Serum: Krea, Harnstoff, E'lyte, BB, E'phorese
Sono.
Weiterführende Diagn. in Klinik, auch wenn nur klinischer Verdacht und keine Laborwerte vorhanden.

Therapie Klinikeinweisung schon bei Verdacht zur Diagnosesicherung, Flüssigkeitsbilanzierung, Behandlung der Grunderkr. und ggf. Dialyse.

Prognose Mortalität ca. 50%. Bei Schwangeren Überlebenschance > 90%. Bei Überlebenden ist Niereninsuff. meist reversibel, nur bei 5% der Pat. Nierenersatzther. erforderlich.

13.14 Chronische Niereninsuffizienz

Über Mon. und J. progredienter, irreversibler Verlust an funktionsfähigen Nephronen. 60–70/1 000 000 Einwohnern werden jährlich terminal niereninsuffizient.

Ätiologie Diab. mell. (40%), art. Hypertonie (27%), GN (10%), obstruktive Nierenerkr., chron. Pyelonephritis, Zystennieren und seltenere Ursachen wie z.B. tubulointerstitielle Nephritis, Lupus erythematodes, Plasmozytom. **Cave:** Art. Hypertonie ist die zweithäufigste Ursache und Hauptprogressionsfaktor für die Entwicklung einer terminalen Niereninsuff.

Klinik

Tab. 13.7 Stadieneinteilung der chronischen Niereninsuffizienz

Stadium 1	Volle Kompensation	Normales Krea, Einschränkung der Krea-Clearance, keine klinische Symptomatik bis auf evtl. Hypertonie u Hyperparathyreoidismus
Stadium 2	Kompensierte Retention	Krea > 1,2 mg/dl (= 0,1 mmol/l Azotämie: Erhöhung Krea- u.a. Retentionswerten). Keine Urämiesymptome höchstens uncharakteristische Beschwerden wie Leistu schwäche und Müdigkeit, häufig normochrome Anäm
Stadium 3	Dekompensierte Retention	Krea meist > 6 mg/dl (= 0,5 mmol/l). Anfall der harnpflichtigen Substanzen übersteigt die Ausscheidun fähigkeit der Nieren mit der Folge einer beginnenden Urämiesymptomatik (s.u.)
Stadium 4	Terminale Niereninsuff.	Massive urämische Symptome trotz adäquater Ther. erfordern sofortige Nierenersatzther. (Dialyse)

- Allg. Symptome: Schwäche, Gewichtsverlust, Foetor uraemicus (urinähnlicher Geruch höhte Infektanfälligkeit
- Herz-Kreislauf-System: Hypertonie, Perikarditis, Perikarderguss, Hyperhydrat (☞ 13.1.9)
- Lunge: Lungenödem, Pleuritis
- GIT: Übelkeit, Erbrechen, Diarrhoe, Gastroenteritis
- ZNS: PNP, Konzentrationsschwäche, Wesensveränderung, Verwirrtheit, zerebrale Kra anfälle, Bewusstlosigkeit
- Haut: Pruritus, Café-au-lait-Farbe, Ekchymosen (u.a. durch gestörte Thrombo-Funkti
- Renale Osteopathie: Radiologisch bei 30–40% der Pat. nachweisbar, aber klinisch klage 5–10% der Pat. über Beschwerden (schlecht lokalisierbare Knochenschmerzen, Spontan turen sowie Muskelschmerzen v.a. in der proximalen Beinmuskulatur). Ursache: Sekun Hyperparathyreoidismus.

Diagnostik

- Anamnese: Vorerkr. (Tonsillitis, rezid. HWI, Nierensteine, art. Hypertonus, Diab. mell., mozytom), Medikamente (Analgetikaabusus), Trink- und Urinmenge, Dysurie, Ödeme gemeinbefinden
- Körperliche Untersuchung: Ganzkörperstatus, bes. achten auf Hautkolorit, Fötor (Urin rikardreiben, Pleuraerguss, klopfschmerzhaftes Nierenlager, abgeschwächte Sehnenre und gestörtes Vibrationsempfinden (als Frühzeichen der PNP), periphere Ödeme RR (↑)
- Labor:
  - Urin: Streifentest, Sediment
  - Blut: Krea ↑, Harnstoff ↑, K⁺ ↑ (meist erst bei fortgeschrittener Niereninsuff.), PO_4^{3-} ↑. N Ca^{2+} ↓, Cl^- ↓. Weitere Untersuchungen: BB (normochrome Anämie), Harnsäure, BZ, (TG. Ggf. Parathormon zum Nachweis des sekundären Hyperparathyreoidismus

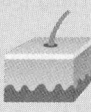 Pruritus
Café-au-lait-Farbe,
Ekchymosen (u.a.
durch gestörte
Thrombo-Funktion)

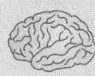 Kopfschmerz,
Konzentrations-
schwäche, Depression,
zerebrale Krämpfe,
Hyperreflexie, Koma

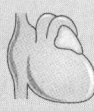 Hypertonie,
Perikarditis,
Perikarderguss,
Hyperhydratation

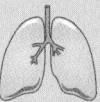 Lungenödem,
Pleuritis

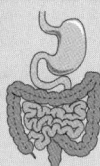 Gastroenteropathie,
(Übelkeit,
Erbrechen,
Durchfall),
Malnutrition,
Pankreatitis

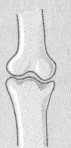 Knochenschmerzen,
Hypokalzämie, Hyper-
phosphatämie
(sek. Hyper-
parathyreoidismus),
metastatische Kalzi-
fizierung (Pseudo-Gicht)

Allgemeinsymptome: Schwäche, Gewicht ↓, Foetor uraemicus,
erhöhte Infektanfälligkeit

13.6 Urämiesymptome

ono: Ggf. Schrumpfnieren mit unregelmäßiger Oberfläche, Steine, Nierenbeckenstauung
der Zystennieren

acharztüberweisung zum Urologen oder Nephrologen bei Unklarheiten zur Sicherung von
Diagnose und Ätiol.

apie Selbst im Stadium der dekompensierten Retention ist noch eine Zurückführung in das
um der kompensierten Retention möglich. Voraussetzung ist immer eine Behandlung der
derkr.

roprotektive Maßnahmen
eidung nephrotoxischer Medikamente (☞ 32.2); KM restriktiv anwenden
ikotinkarenz
lutdruckeinstellung im unteren Normbereich (< 130/80–85 mmHg, bei Proteinurie > 1 g/d
25/75 mmHg, aber **cave** bei pAVK oder zerebrovaskulärer Insuff.) mit:
CE-Hemmer, z.B. Captopril 3 × 25 mg/d (initial einschleichende Dosis). Nierenarterien-
enose muss vorher ausgeschlossen werden (anamnestische Hinweise auf erhöhtes Arterio-
leroserisiko, Auskultation, Nierensono). Steigt das Serum-Krea > 50–70% des Ausgangs-
erts in den ersten d oder Mon. nach Ther.-Beginn an, weitere Diagn. (Facharztüberweisung
rbkodierte Duplexsono oder Angiogramm der Nierengefäße) sowie Absetzen des ACE-
emmers erforderlich. Wegen Hyperkaliämiegefahr regelmäßige K⁺-Kontrollen!

– Zur Kombination geeignet sind Diuretika (zusätzlich antiproteinurischer Effekt), β-Bloc(v.a. bei begleitender KHK) und Clonidin
- Konsequente Ther. von eine Niereninsuff. fördernden Begleiterkr.: Obstruktion, Reflux, Diab. mell., Hyperurikämie, Hyperkalzämie.

Richtige Nahrungs- und Flüssigkeitszufuhr (Diät für Dialyse-Pat. ☞ 13.4.3).
- Eiweißrestriktion: 0,8 g/kgKG tägl. optimal; bevorzugt Restriktion des tierischen Eiwei nicht weniger als 0,5 g Eiweiß/kgKG/d bei normaler Kost
- Nahrung normal salzen! Ausnahme: Bei Hypertonie und Ödemen salzarm (5–7 g tägl. **Cave:** Kochsalzmangel ist die häufigste Ursache eines Diureserückgangs!
- Phosphatarme Nahrung (☞ 13.4.3): Keine Nüsse, kein Schmelz- und Hartkäse, kein M pulver oder Kondensmilch, keine Linsen, Bohnen, Pilze und Salzheringe. Phosphatzufuh meist an Eiweißzufuhr gekoppelt, deshalb entspricht eiweißarme Kost gleichzeitig einer phylaxe der renalen Osteopathie!
- Kaliumreduktion bei Hyperkaliämie (☞ 13.1.10)
- Kalziumreiche Kost (☞ 13.1.11)
- Reichliche Flüssigkeitszufuhr: Urinvolumen ca. 2,5 l tägl. anstreben, bei Einlagerung von F sigkeit Zufuhr einschränken.

! Durch gute Diätberatung können Medikamente eingespart werden!

Symptomatische medikamentöse Therapie
! Dosisreduktion von Medikamenten (☞ 32.7), die über die Niere eliminiert werden oder stellung der Medikation, z.B. statt Digoxin besser Digitoxin
- Diuretische Ther., wenn Diurese < 2,5 l tägl. oder bei Wassereinlagerung: Krea < 2 n Thiaziddiuretika, darüber Furosemid (bis max. 2 g tägl. z.B. Lasix® als Tbl. zu 40 mg zu 500 mg), ggf. auch Kombination Thiazid- und Schleifendiuretika. **Cave:** Keine kalium renden Diuretika einsetzen!
- E'lytausgleich bei E'lytstörungen (**cave:** regelmäßige Kontrollen). Hyperkaliämie: Ioner tauscher (z.B. Resonium® A-Pulver). Metabolische Azidose (Serumbikarbonat < 18 mm 1–2 g Natriumbikarbonat tägl., vorzugsweise stationär (Klinikeinweisung)
- Kalziumphosphathaushalt:
– Hyperphosphatämie: Kalziumkarbonat (z.B. Frubiase® Brause), Kalziumazetat oder Se mer (z.B. Renagel®, **KI:** Ileus) als Phosphatbinder. **Cave:** Kalziumhaltige Phosphatbinder Kalziumkarbonat, führen zur Hyperkalzämie. Sevelamer ist kalzium- und aluminiumfrei, wesentlich teurer!
– Hypokalzämie: Ther. erst nach Normalisierung der Phosphatkonz., da sonst Gefahr d fällung von Kalziumphosphat in den Organen. Kalzium 1000–2000 mg tägl. p.o. (z.B. cium-Sandoz® forte Brausetbl. zu 500 mg)
– Prophylaxe der renalen Osteopathie: Substitution von 1,25-Dihydroxy-Cholecalciferol 0, tägl. (z.B. Rocaltrol® 0,25 Kps.). **Cave:** Hyperkalzämie vermeiden!
- Ther. der renalen Anämie (☞ 19.3.4)
! Bluttransfusionen möglichst vermeiden! Bei Ferritinspiegel < 200 μg/l orale Eisensubstit (☞ 19.3.4)

Ther. der Hyperurikämie (☞ 17.3): Evtl. Langzeitprophylaxe mit Allopurinol (umstritten). **Cave:** Renale Exkretion (evtl. nur 100 mg tägl.), gehäuft interstitielle Nephropathie. Urikosurika sind kontraindiziert!

Ther. der Hyperlipidämie: Diät (☞ 17.2). Bisher keine Studien, ob Lipidsenker das Arteriosleroserisiko dieser Pat. senkt und das Fortschreiten der Niereninsuff. verzögert. Wenn medikamentöse Ther. eingesetzt wird, sind HMG-CoA-Reduktase-Hemmer empfehlenswert. **Cave:** Einschleichende Dos. unter Krea-Kontrolle

Ther. des Pruritus: UV-B-Bestrahlung 3 ×/Wo. (bei SLE und terminaler Niereninsuff. kontraindiziert) sowie Antihistaminika (Dimetinden, z.B. Fenistil® Tr.).

renersatztherapie Klinikeinweisung zur Nierenersatzther. bei folgender Symptomatik: servativ nicht beherrschbare urämische Symptome wie Perikarditis, Perikarderguss, hämorgische Diathese, Hyperkaliämie, metabolische Azidose, Hyperhydratation oder Hypertonie, schreitende chron. Niereninsuff.

Rechtzeitige Vorbereitung auf die Dialyse (☞ 13.4.3), Beratung des Pat. über die Therapiemöglichkeiten (Hämodialyse, Peritonealdialyse, Nierentransplantation). Dialyse-Shunt sollte einige Wo. vor Dialysebeginn gelegt werden. Rechtzeitige Facharztüberweisung zum Nephrologen bzw. ins nächstgelegene Dialysezentrum wichtig. **Cave:** Venen im Unterarm nicht zerstechen!

solute Kontraindikationen zur Nierentransplantation
Chronische Infekte
HIV-Infektion
Schwere psychiatrische Erkr.

ative Kontraindikationen
Malignome
Arteriosklerotische KO
Hypertonie, KHK.

chsorge nach Transplantation
Körperliche Untersuchung, v.a. RR, Ödeme, KO
Rö-Thorax, EKG und Oberbauch-Sono 1 ×/J.
Labor, initial 2 ×/Wo., später 1 ×/Mon.
Facharztüberweisung zum Kardiologen (Belastungs-EKG, Echo) und Dermatologen, 1 ×/J.
re: Pat. mit Ciclosporin-Medikation nach Transplantation vor Einnahme von Johannis-utpräparaten warnen → diese senken den Ciclosporin-Blutspiegel.

gnose
Nach Lebendspende von Verwandten 5-J.-Erfolgsrate 90–95%, nach Transplantation von Leichennieren 57–80%
Erhöhtes Risiko für kardiovaskuläre Erkr., Inf. und Malignome (20% nach 15 J.)
Lebendspenden nehmen zu (1999 16,7% der Transplantate); hoher Mangel an Leichennieren (Wartezeit ca. 4 J.).

13.2 Diagnostische Methoden

13.2.1 Urindiagnostik

Uringewinnung ☞ 31.1.3

Urinfarbe (Inspektion)
- Hell: Bei starker Diurese
- Dunkel: Konzentrierter Urin bei geringer Diurese bzw. Oligurie (☞ 13.1.1), aber auch lirubinämie und Ikterus (☞ 8.1.13)
- Rot oder braunrot: Bei Hämaturie (☞ 13.1.6), Hämoglobinurie und Myoglobinurie; U
- Weiß: Bei Pyurie oder bei Phosphatkristallen
- Schwarz: Bei Ausscheidung von Melanin oder bei Ochronose (z.B. bei Alkaptonurie)
- Schaumig: Bei Proteinurie (☞ 13.1.8).

Streifentest
- PH-Wert-Bestimmung: 4,5–8
  - Saurer Urin: Bei fleischreicher Ernährung, nach schweren Durchfällen und bei diabetis Azidose
  - Alkalischer Urin: Bei HWI durch ammoniakbildende Keime und bei vegetarischer Kos
- Nachweis von: Protein (☞ 13.1.8); Glukose (normale Nierenschwelle 160–180 mg%, bei e gen tubulären Nierenerkr. ↓); Erys bzw. Hb (☞ 13.1.6); Leukos und Nitrit (☞ 13.1.7); tonkörpern (z.B. bei Diab. mell., ☞ 17.1); Urobilinogen (v.a. bei prä- und intrahepatisc Ikterus, ☞ 8.1.13).

! Einnahme von Ascorbinsäure kann Ursache für falsch-neg. Nachweis von Erys, Leukos, terien, Glukose und Bili sein.

Urinsediment
- Erys (☞ 13.1.6), Leukos (☞ 13.1.7) und Bakterien (☞ 13.1.7)
- Epithelien:
  - Runde und polygonale Zellen sprechen für renale Herkunft
  - Plattenepithelien stammen meist aus den ableitenden Harnwegen und sind ohne patho sche Bedeutung
- Zylinder:
  - Vereinzelte hyaline Zylinder sind normal, in großer Menge Zeichen einer glomerulären teinurie
  - Leukozytenzylinder: Bei Pyelonephritis und interstitieller Nephritis
  - Ery- bzw. Hb-Zylinder: Typisch für GN (☞ 13.4.1)
  - Epithelzylinder und granulierte Zylinder: Bei ANV, interstitieller Nephritis und rapid gressiver GN
- Kristalle: Weisen auf Urolithiasis hin (☞ 13.3.4).

Urikult und Urinkultur
- Urikult: Zur semiquantitativen Keimzahlbestimmung mittels Eintauchnährboden, z.B. Urotube® M
- Urinkultur: Zur Err.- und Resistenzbestimmung.

J muss schnell aufgearbeitet werden, Transport in gekühltem Gefäß zu empfehlen. Eintauch-
böden über Nacht bei 36 °C bebrüten; pos. Nährböden ins Labor senden zur weiteren Diagn.
Resistenzbestimmung.

.2.2 Blutuntersuchung

atinin
Normalwert: 0,6–1,0 mg/dl (53–88 μmol/l)
nd.: Bes. Verlaufskontrolle einer Niereninsuff. Da Anstieg erst bei Einschränkung der GFR
> 50%, keine Aussagekraft bei geringgradigen Nierenfunktionseinschränkungen.

nstoff Harnpflichtige Substanz, die jedoch stark von Proteinzufuhr, Katabolismus (Fieber,
ichtsverlust) und Diurese abhängt.
Normalwert: < 50 mg/dl
nd.: Verlaufskontrolle einer chron. Niereninsuff. Anstieg allerdings erst bei GFR < 25%.

atininclearance
Normalwert: Abhängig von Alter und Geschlecht des Pat.
nd.: Frühzeitige Erfassung einer Nierenerkr. bei noch normalem Krea (z.B. Ther. mit ne-
hrotoxischen Medikamenten). Bei Krea > 3 mg/dl unnötig
Durchführung: Zunächst 24-h-Urin (☞ 31.1.3; **cave:** Flüssigkeitszufuhr ca. 2 l tägl.). Dann
Jringesamtvolumen- und Urin-Krea-Bestimmung mit gleichzeitiger Entnahme von Venen-
lut zur Krea-Bestimmung.

.3 Erkrankungen der Harnwege

.3.1 Zystitis

dierende, meist bakt. Inf. (80–90% E. coli). Jede 2. Frau ist mind. einmal im Leben betroffen.

isponierende Faktoren
ei F: Anatomische Nähe zur Genital-Anal-Region, sexuelle Aktivität ("Honeymoon"-Zys-
tis), Grav., Geburt
ei M: Meist Obstruktion (z.B. BPH, Harnröhrenstriktur, Phimose)
ei Kindern: Fehlbildungen des urogenitalen Systems, z.B. vesikoureteraler Reflux (in 40%).
ngenügende Analhygiene v.a. bei Mädchen (falsches Putzen „von hinten nach vorn")
lg. prädisponierend: Diab. mell., Analgetikaabusus, immunsuppressive Ther., neurogene
rkr. mit Blasenentleerungsstörungen, DK (HWI in 90%).

k Pollakisurie, Dysurie, Nykturie, Unterbauchschmerzen (bes. bei Kindern), gelegentlich
ohämaturie. Nur selten Fieber (**DD** Pyelonephritis, ☞ 13.3.3).

nostik
namnese: Miktionsverhalten, Schmerzen, Medikamente (v.a. Antibiotika und Analgetika),
brausgegangene HWI

- Körperliche Untersuchung: Suprapubischer Druckschmerz, kein druckdolentes Nierenla... beim M Palpation des Genitales und der Prostata
- Urinuntersuchung (☞ 13.2.1): Streifentest z.B. Combur® 5 plus Leuco (Leukos pos., evtl. ... und Nitrit pos., Urin alkalisch); Urikult (☞ 13.2.1).

! Bei erstmaligem HWI einer F kann auf weitere Diagn. verzichtet werden. Bei Kindern un... immer urologische Diagn. einleiten!

Differenzialdiagnose
- Pyelonephritis (☞ 13.3.3)
- Reizblase (s. Kasten)
- Spezifische Urethritis und Zystitis: Gonorrhoe (☞ 9.8.1), Trichomoniasis (☞ 9.8.3), ... (☞ 12.3.5)
- Prostatitis (☞ 13.5.3)
- Unspezifische Urethritis, z.B. M. Reiter (☞ 18.4.3).

Reizblase

Syn. psychosomatisches Urethralsy. Funktionelles Sy. ohne korrelierenden organpathol... schen Befund, tritt fast nur bei F auf, v.a. im mittl. Alter.
- **Klinik:** Pollakisurie, nur selten Dysurie
- **Diagn.:** Wie beim V.a. Zystitis. **Cave:** Klassische Ausschlussdiagnose!
- **Ther.:** Phytopharmaka, z.B. Cysto Fink® oder Rhoival®, nur bei stärkeren Beschwer... Anticholinergika Oxybutynin oder Trospiumchlorid. Therapeutische Gespräche, Entsp... nungsübungen, Biofeedbackverfahren, verhaltensther. Übungsprogramme.

Therapie
- Bei Obstruktion Behandlung des Grundleidens
- Für F gilt:
  - Asymptomatische signifikante Bakteriurie: 3 l tägl. Flüssigkeitszufuhr, „Blasentee", w... Kleidung, keine antibiotische Ther.
  - Symptomatische Bakteriurie: Ther.-Beginn schon bei 10^4 Keimen/ml. Maßnahmen wi... asymptomatischer Bakteriurie, zusätzlich Antibiotikaverordnung (Kurzzeither.): Mono... mit Trimethoprim (z.B. TMP ratiopharm®) 200 mg 1–3 × im Abstand von 12 h. **Cave**... fonamidanteil des Co-trimoxazols ist überflüssig und häufig Ursache für NW, deshalb ... nother. mit Trimethoprim vorziehen. Alternativ: Gyrasehemmer, z.B. Ofloxacin 10... 1–3 × im Abstand von 12 h. Urinkontrolle nach 5–7 d (Urikult)
- Für M gilt:
  - Asymptomatische Bakteriurie extrem selten diagnostiziert; keine einheitliche Therapie... linie; Facharztüberweisung zum Urologen
  - Symptomatische Bakteriurie: Antibiotikather., möglichst Erregernachweis und Resiste... stimmung, urologische Abklärung
- Für Kinder gilt: Schon bei asymptomatischer Bakteriurie Facharztüberweisung zur ur... schen Abklärung; Antibiotikather. nach Antibiogramm empfehlenswert. **Cave:** V.a. bei... dern zwischen 1. und 3. Lj. Gefahr der Pyelonephritis mit irreversibler Narbenbildun...
- ☞ 13.9 Leitlinie „Brennen beim Wasserlassen".

derfälle

Asymptomatische signifikante Bakteriurie bei Diabetikern: 7 d Co-trimoxazol 2 × 960 mg tägl. oder Amoxicillin 3 × 750 mg tägl.

Asymptomatische signifikante Bakteriurie bei Schwangeren: Amoxicillin oder 3 × 500 mg tägl. Oral-Cephalosporin (z.B. Panoral®) über 7 d

Asymptomatische, signifikante Bakteriurie bei DK-Trägern: Sehr häufig; keine antibiotische Ther., jedoch auf regelmäßigen Katheterwechsel achten. Antibiotikather. nur bei Symptomen eines HWI. **Cave:** Bei geriatrischen Pat. oft atypischer klinischer Verlauf mit akutem Verwirrtheitszustand, Appetitlosigkeit u.a.; Dauerther. erwägen, z.B. mit Nitroxolin® forte Kps. 2–3 tägl. über Mon.

urheilkundliche Therapieempfehlung Prinzipien s.a. (☞ 32.9).

otherapie Goldrutenkraut, z.B Cystinol® long Kps. (Erw./Kinder > 12 J.: 3–4 × 1/d), So-o Steiner® Oblongtbl. (3–5 × 1/d); **Ind.:** Durchspülung bei entzündlichen Krankheiten der tenden Harnwege, prophylaktisch bei Harnsteinen und Nierengrieß. **KI:** Herz-/Niereninsuff., er < 12 J., Hämaturie, Fieber, Beschwerdedauer > 5 d; Grav., Stillzeit. **NW/WW:** Keine bet.

nativ: Birkenblätter, z.B. Canephron® N Drg/Tr. **Ind.:** Basisther./Ergänzung spezifischer nahmen bei chron. Cystitis und Pyelonephritis auch während der Grav.; zur Vorbeugung Urolithiasis (auch nach bereits behandelter Form). **KI/NW/WW:** Keine bekannt. **Dos.:** 3 × tägl. 50 Tr. oder 2 Drg., Schulkinder 3 × tägl. 25 Tr. oder 1 Drg.; Kleinkinder tägl. 15 Tr., Sgl. 3 × tägl. 10 Tr.

nativ: Orthosiphonblätter, z.B. Carito® mono Kps. (3 × 2/d), Nephronorm® med. Drg. 2/d). **Ind.:** z.B. Cystourethritis, Pyelonephritis. **KI:** Herz- und Niereninsuff. **NW/WW:** Keine nt.

öopathie Cantharis D12 DHU® (1 × 1 Tbl. tägl. lutschen).

3.2 Rezidivierende, chronische oder komplizierte Harnwegsinfekte

HWI: Symptom- und keimfreie Intervalle. Chron. HWI: Ständig Err. nachweisbar. Kompli-r HWI: Bei Obstruktion, neurologischen Blasenstörungen oder bei Rezidiven mit Err.-Persistenz.

logie

einf. bes. bei prädisponierenden Faktoren: Obstruktion der ableitenden Harnwege (Prosta-erkr.), Nierenanomalien (☞ Abb. 13.7), Zystozele bei älteren F, Urolithiasis, vesikourete-aler Reflux

uftreten von resistenten Keimen

icht ausreichend behandelte akute Zystitis.

ei jüngeren F häufig keine Ursache nachweisbar.

Klinik Variabel; asymptomatisch (z.B. bei DK-Trägern) oder akuter Zystitis (☞ 13.3.1) beginnender Pyelonephritis (☞ 13.3.3) ähnlich.

Diagnostik
- Anamnese: Vorangegangene HWI oder Erkr. des Urogenitaltrakts, Miktionsverhalten, F kenschmerzen, Fieber
- Eingehende Untersuchung des Urogenitaltrakts
- Labor: Harn-Streifentest, -sediment, Urikult, Urinkultur, ggf. Resistogramm
- Sono: Nieren und ableitende Harnwege
- Facharztüberweisung zum Urologen zum zystoskopischen Ausschluss eines Harnblase mors (☞ 13.3.5).

Therapie Wenn möglich, Ursache beseitigen. Antibiotische Ther. nach Vorliegen des Ant gramms über mind. 7 d: Bei Chlamydien Doxycyclin (200 mg am 1. d, dann 100 mg über

Sonderfälle
- Bei kompliziertem HWI Antibiotikather. ggf. über 4–6 Wo. erforderlich
- Bei rezid. symptomatischen HWI mit langen Zeiträumen ist es sinnvoll, dem Pat. einer grenzten Antibiotikavorrat mit der Anweisung zu verordnen, beim Auftreten der ersten Sy tome eine Kurzzeitther. einzuleiten (Zystitis ☞ 13.3.1), Urinkontrolle nach 5–7 d
- Bei rezid. HWI in kurzen Zeitabständen ist gelegentlich eine niedrig dosierte antibiot Prophylaxe empfehlenswert, z.B. Trimethoprim (TMP-ratiopharm®, 50–100 mg abe oder Nitroxolin® midi 2 × tägl.

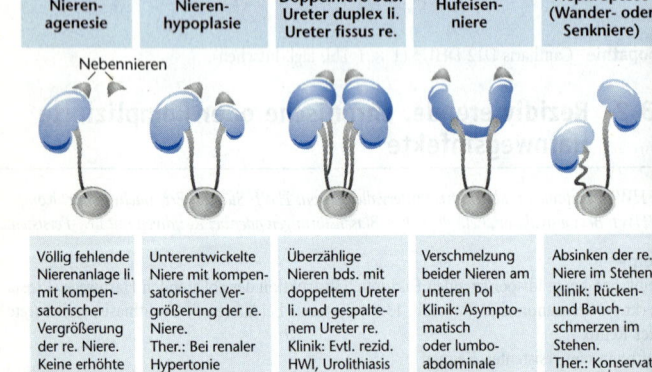

Nierenagenesie	Nierenhypoplasie	Doppelniere bds. Ureter duplex li. Ureter fissus re.	Hufeisenniere	Nephroptose (Wander- oder Senkniere)
Völlig fehlende Nierenanlage li. mit kompensatorischer Vergrößerung der re. Niere. Keine erhöhte Morbidität	Unterentwickelte Niere mit kompensatorischer Vergrößerung der re. Niere. Ther.: Bei renaler Hypertonie Nephrektomie	Überzählige Nieren bds. mit doppeltem Ureter li. und gespaltenem Ureter re. Klinik: Evtl. rezid. HWI, Urolithiasis	Verschmelzung beider Nieren am unteren Pol Klinik: Asymptomatisch oder lumboabdominale Beschwerden (Koliken bei HWI) Ther.: Meist keine, evtl. Steinbehandlung	Absinken der re. Niere im Stehen. Klinik: Rücken- und Bauchschmerzen im Stehen. Ther.: Konservati Gewicht↓; selten Nephropexie

Abb. 13.7 Nierenanomalien

Prophylaxe der HWI
Pat. über Verbesserungsmöglichkeiten in der Hygiene aufklären: Gründliche Reinigung nach jedem Stuhlgang (**cave:** Err. aus dem fäkalen Reservoir) sowie vor dem Geschlechtsverkehr und postkoital Wasser lassen; warme Kleidung. Viel trinken!

3.3.3   Akute Pyelonephritis

zündung des Nierenbeckens und (nachfolgend) des Parenchyms bei gleichzeitiger Bakteriurie. **Cave:** ensbedrohliche Erkr. bei obstruktiver Ursache (Urosepsisgefahr)!

ologie   Meist aszendierende Inf. (hauptsächlich E. coli) infolge Obstruktion oder Reflux in ableitenden Harnwegen. Weitere prädisponierende Faktoren ähnlich wie bei akuter Zystitis 13.3.1). Ohne pathologischen Befund in den ableitenden Harnwegen kommt die Erkr. fast nur F vor.

nik   Akutes Krankheitsbild mit Abgeschlagenheit, reduziertem AZ, Fieber > 38 °C (teilweise Schüttelfrost), „Rücken"- und Flankenschmerzen, Übelkeit, Erbrechen. Evtl. paralytischer s, Oligurie und Dysurie.

V.a. bei Kindern und alten Pat. mit unklarem Fieber an Pyelonephritis denken!

gnostik
Anamnese: Zystitis-Beschwerden vor Beginn der akuten Erkr., Miktionsbeschwerden in Kind-heit oder in der Grav., Medikamente
Körperliche Untersuchung: Ganzkörperstatus, klopfschmerzhafte Nierenlager? RR, Abdo-menpalpation (Abwehrspannung? Darmgeräusche?), Genitale; Fieber messen
Labor. Harn-Streifentest (Leukos pos., evtl. Nitrit pos., Urin alkalisch), Urinsediment: Leu-kozytenzylinder, Urinkultur, BSG, BB (Leukozytose)
Sono, evtl. Klinikeinweisung.

erenzialdiagnose
Renale Erkr.: GN (☞ 13.4.1) und Urosepsis
GIT-Erkr.: Pankreatitis (☞ 8.8.1, ☞ 8.8.2), Cholezystitis (☞ 9.9.2), Appendizitis (☞ 8.5.3)
Orthopädische Erkr.: Akute Lumbago (☞ 6.1.5). **Cave:** Häufigste Fehldiagnose.

rapie   Klinikeinweisung bei schlechtem AZ (z.B. Fieber, Schüttelfrost); nur bei leichter ptomatik ist eine ambulante, orale Antibiotikather. vertretbar.

nplikationen   Urosepsis bei akutem Verlauf, Pyonephrose bei unerkanntem, schleichen-Verlauf. Nur bei Harnwegsobstruktionen oder anderen Harnflussstörungen Übergang in n. Pyelonephritis möglich; **Klinik:** Unspezifisch, Dysurie, Bauch-, Flankenschmerzen, sub-le Temperaturen; **Ther.:** Kausal.

Urosepsis

Keiminvasion (meist gramneg. Bakterien) in die Blutbahn, ausgehend von einer urologische Erkr. Letalität: 15–25%!

- **Ätiol.:** Abszedierende Pyelonephritis, Prostatitis (☞ 13.5.3) oder Epididymitis (☞ 16.9.? Pyonephrose, Penisphlegmone
- **Prädisposition:** Obstruktion, Diab. mell., hohes Alter, Niereninsuff., reduzierte Abweh lage, konsumierende Erkr.
- **Klinik:** Meist reduzierter AZ. Zunächst sind die Pat. unruhig und ängstlich, später verwi bis komatös. Fieber mit septischen Temperaturen, Erbrechen, Durchfall, Oligurie un Kreislaufschock
- **Diagn.:** Miktionsbeschwerden, urologische Vorerkr., Tumoren oder Diab. mell. Körpe liche Untersuchung: Auf Lippenzyanose, hohe Puls- und Atemfrequenz sowie niedrigen I achten
- **DD:** Akutes Abdomen (☞ 8.1.6), Pneumonie (☞ 12.3.3), abszedierende Adnexi (☞ 14.3.3)
- **Erstmaßnahmen:** Pat. flach lagern, Beine hochlegen, venösen Zugang legen, evtl. Plasmae pander i.v., möglichst zuvor Blutkultur
- **Weitere Ther.:** Klinikeinweisung schon bei Verdacht zur antibiotischen Ther. und Kre laufstabilisierung.

13.3.4 Urolithiasis

Steinbildung im Hohlsystem der Nieren und der ableitenden Harnwege. In Deutschland 2,5 I Harnsteinbildner, M : F = 2 : 1.

Tab. 13.8 Die häufigsten Steinarten und ihre Ätiologie

Steinart	Häufigkeit	Farbe, Konsistenz	Ätiologie
Kalziumoxalat	65–70%	Gelblich bis schwarz	• Gestörter Kalziumstoffwechsel (☞ 13.1.11, z.B. Hyperparathyreoidismus Immobilisation, Knochenmetastasen) • Enterale Hyperabsorptio von Oxalat, z.B. bei M. Crohn, Colitis ulcerc Leberzirrhose • Massive Vit.-C-Zufuhr (Hyperoxalurie)
Kalziumphosphat	9–10%	Grauweißlich, weich	Hyperparathyreoidismus (☞ 17.7), M. Cushing (☞ 17.7)

	Tab. 13.8	Fortsetzung	
...inart	**Häufigkeit**	**Farbe, Konsistenz**	**Ätiologie**
...rnsäure	Ca. 15%	Gelbbraun bis rostbraun, glatt und rundlich	• Gicht (☞ 17.3; z.B. Überangebot an Nahrungspurinen, Alkoholbelastung, Tumorzerfall) • Medikamente (Urikosurika)
...ektsteine	5–15%	Schmutzig grau, mörtelartig	HWI durch ureasebildende Bakterien, v.a. Proteus-Spezies (E. coli gehört nicht dazu)
...tinsteine	0,5–1%	Gelblich, hart	Autosomal-rezessiv vererbter Defekt

...disponierende Faktoren der Urolithiasis Pathologische Nierenmorphologie (polyzys-
...he Nierendegeneration), Nierenanomalien (z.B. Hufeisenniere, ☞ 13.3.2, Abb. 13.7), gestörter
...nfluss (z.B. Ureterabgangsstenosen, Harnröhrenstriktur, funktionelle Dyskinesie, z.B. im Rah-
...a einer Immobilisation oder einer Grav.), rezid. HWI (HWI und Urolithiasis begünstigen sich
...enseitig), disponierender Harn-pH-Wert (eiweißreiche Kost) und erhöhter Flüssigkeitsverlust
...ße und trockene Gegenden sind endemische Steingebiete). **Cave:** Bei der Urolithiasis handelt
...ich fast immer um ein multifaktorielles Geschehen.

...nik
...Häufig symptomlos (so lange Steine sich nicht bewegen) bei Nephrolithiasis
...Kolikartige Schmerzen (bei Steinmobilisation): Schlagartig beginnende, wellenförmig
...krampfartig wiederkehrende, stärkste Schmerzen, häufig mit Erbrechen, Stuhl- und Wind-
...verhalten. **Cave:** Nierenkoliken gehören zu den am intensivsten empfundenen Schmerzen!
...Pat. ist unruhig, geht umher. Während der Kolik geht nur wenig Urin ab: In 30% Makro-
...hämaturie, in 70% Mikrohämaturie
...Selten dumpfer Dauerschmerz, meist bei länger bestehender Obstruktion der ableitenden
...Harnwege, z.B. fest sitzendem Harnleiterstein.

	Tab. 13.9	Lokalisationstypische Schmerzausstrahlung

...merzausstrahlung	**Hinweis auf Steinlokalisation**
...engegend	Nierenkelch, Nierenbecken
...ken bis Unterbauch	Harnleiterabgang aus Pyelon
...erbauch bis Blase, Labien oder Hoden	Harnleitermitte und prävesikal

...gnostik
...Anamnese: Vorerkr. (Gicht, HWI, Z.n. Harnwegs-OP), sonstige prädisponierende F, familiäre
...Urolithiasis, Makrohämaturie
...Körperliche Untersuchung: Dolentes Nierenlager, Blasenhochstand, palpabler Tumor, Peris-
...altik (Subileus)

- Labor:
  - Urin: Streifentest (Erys pos., meist Nitrit neg.) und Sediment (Kristallanalyse), ggf. am nächsten Morgen Urikult. Abgegangene Steine zur Analyse Facharztüberweisung (Laborarzt).
  - Serum: Ca^{2+}, Harnsäure, Krea
  - Erweiterte Diagn. bei Steinrezidiv: Im 24-h-Sammelurin Ca^{2+}, Phosphat, Harnsäure, Oxalat, Zystin, pH, spezifisches Gew. Im Serum: BB, E'lyte, Harnsäure, Ca^{2+}, Phosphat, Gesamteiweiß, Parathormon
- Sono: Steinschatten (auch bei nicht Rö-dichten Steinen), ggf. Harnaufstau
- Facharztüberweisung zur Rö-Abdomenleeraufnahme (80% aller Steine sind schattengebend. Ausnahme: Harnsäuresteine)
- Facharztüberweisung zum Urologen: Bei KO, Rezidiven und diagnostischer Unsicherheit. **Cave:** Bei Makrohämaturie und Steinnachweis trotzdem Facharztüberweisung zur Zystoskopie (Tumorausschluss).

! Bei V.a. Urolithiasis soll der Pat. durch Filtertüte urinieren. Kleine Konkremente können abgefangen werden.

Differenzialdiagnose
- Akutes Abdomen (☞ 8.1.6), z.B. Gallenkolik, Mesenterialinfarkt
- Kolik durch abgehende Blutkoagel bei Tumor
- Niereninfarkt: Bei abs. Arrhythmie daran denken! **Diagn.:** Hohe LDH.

Nierenkolik
- Viel trinken, Bewegung, Hüpfen (möglichst treppab)
- Infusion mit isotonischer NaCl-Lösung, dadurch verstärkter Diuresedruck und mehr Sicherheit bei der Spasmolyse
- Spasmolyse sofort anschließen: I.v. durch Infusionsschlauch 1–2 ml N-Butylscopolamin und 2 ml in die Infusion (z.B. Buscopan® Amp.)
- 5 ml Metamizol aufziehen, 2–3 ml langsam durch Infusionsschlauch, Rest in Infusion (z.B. Novalgin® Amp.)
- Wenn nach 15 Min. kein Rückgang der Schmerzintensität, Übergang auf morphinähnliche Präparate (Pethidin, z.B. Dolantin® oder Pentazocin, z.B. Fortral®). Auch mit 20 Metoclopramid i.v. (z.B. Paspertin®) kann ein guter schmerzstillender Effekt erzielt werden
- Zusätzlich sind nach Linderung der akuten Kolik pflanzliche Mittel zur Steinaustreibung zu empfehlen (z.B. Urol® oder Rowatinex®)
- Klinikeinweisung bei erfolgloser Ther., bei Steinen > 8 × 11 mm (spontaner Steinabgang ist unwahrscheinlich) oder bei **KO** (z.B. Inf., Urosepsisgefahr). 80% aller Harnleitersteine gehen kons. ab! Nichtkons. **Ther.:**
  - Extrakorporale Stoßwellenlithotripsie (ESWL)
  - Perkutane Nephrolithotomie (PNL): Perkutane endoskopische Steinentfernung unter sonographischer Steuerung
  - Ureteroskopie bei Harnleitersteinen mit Steinextraktion (z.B. Dormia-Fangkörbchen) oder mit intrakorporaler Stoßwellenlithotripsie
  - Operative Steinentfernung nur noch in Ausnahmefällen.

Cave: Wegen Pyelonephritisgefahr wiederholte Temperaturkontrollen – Temperaturkurve führen lassen!

phylaktische Therapie Häufig (v.a. bei mehrfachen Rezidivsteinen) ist eine Facharztüber-
sung zur differenzierten Ther. unumgänglich.
Grundleiden behandeln
Reichliche Flüssigkeitszufuhr bes. nach der Nahrungsaufnahme
Ernährungsumstellung: Eiweißarme Kost (führt zu deutlichem Rückgang der Steinfrequenz),
wenig Salz (hohe Salzzufuhr erhöht die Ausscheidung von Ca^{2+} und Harnsäure), Gemüse und
Früchte zu den Mahlzeiten (Gemüse und Früchte liefern Zitrat, welches die Steinbildung
hemmt)
Spezifische Ernährungsumstellung nach Steinanalyse
Kalzium-Steine: Keine Kalziumrestriktion entgegen früheren Empfehlungen!
Oxalat-Steine: Extrem oxalsäurereiche Nahrungsmittel meiden: Spinat, Rhabarber, Schoko-
lade, Kakao, Erdnüsse, Tee, rote Beete, Petersilie. Magnesiumreiche Kost empfehlenswert:
Haferflocken, Reis, Kartoffeln
Harnsäure-Steine (☞ 17.3)
Struvit-Steine: Zitrusfrüchte meiden, wenig Fruchtsäfte, normale Mischkost
Zystin-Steine: Einschränkung von Fleisch und Fisch, vegetarische Kost bevorzugen
Harn-pH-Wert-Einstellung und spezifische medikamentöse Ther.

Tab. 13.10 Therapie der Urolithiasis

nart	pH-Einstellung	Spezifische medikamentöse Therapie
ium-at	Alkalisch: Kalium-Natrium-Hydrogenzitrat (Uralyt U®, **Dos.:** Je nach pH-Kontrolle durch Pat., Teststreifen liegen der Packung bei)	Thiazid-Diuretika (senken renale Ca^{2+}-Ausscheidung). **Cave:** Bei mangelnder Kochsalzrestriktion geht der hypokalzurische Effekt verloren. Hypokaliämie ist zu vermeiden, deshalb Kombinationspräparat mit Amilorid (z.B. Moduretik®) oder gleichzeitige Gabe von Kaliumzitrat. Ggf. zusätzlich bei Hyperoxalurie Colestyramin (z.B. Quantalan® 50 Pulver).
säure	Alkalisch: s. Kalziumoxalatstein (pH-Wert 6,2–6,8)	Allopurinol 100–300 mg tägl. (z.B. Zyloric®)
sphat	Sauer: Z.B. Mixtura-solvens-Lösung	Evtl. Aluminiumhydroxid zur Phosphatbindung im Darm (z.B. Aludrox®)
ktsteine	Sauer: s. Phosphatstein (pH < 6)	Resistenzgerechte Antibiotika
in	Alkalisch: s. Kalziumoxalatstein (pH-Wert 7,5–8)	Tiopronin (Captimer®)

ei Harnsäure- und Zystinsteinen ist mit der angegebenen Ther. nicht nur eine Prophylaxe
ondern auch eine medikamentöse Litholyse möglich.

Naturheilkundliche Therapieempfehlung

Phytotherapie Rowatinex® Kps. (Ätherische Öle). **Ind.:** Urolithiasis, HWI, Nephropath
Prophylaxe der postop. Konkrementneubildung. **KI/NW/WW:** Keine bekannt. D
4–5 × tägl. 3–5 Tr. oder 3–4 × tägl. 1 Kps. Bei stärkeren Krampf- und Schmerzzustän
und Koliken 20–40 Tr. auf einmal einnehmen.

Prognose Rezidivhäufigkeit ohne Prophylaxe 50–70%, mit Prophylaxe < 5%.

Komplikationen Harnstauungsniere, Inf. (Pyelonephritis, Urosepsis), Stenosen und Nie
insuff.

13.3.5 Harnblasentumoren

*Harnblasen-Ca: 3,5% aller Krebstodesfälle, hauptsächlich im 6.–7. Lebensjahrzehnt. Meist Uro
Ca. Seltenere Tumoren: Papillome, Plattenepithel-Ca, Adeno-Ca, benigne und maligne mesenchy
Tumoren. Papillomatose der Harnblase gilt als Präkanzerose.*

Ätiologie Industrielle Karzinogene (z.B. Naphthylaminderivate und Aminodiphenyl), Ph
azetinmetabolite, Rauchen, Nahrungsmittelkarzinogene (Nitrosamine) und chron. Entzünd
gen, z.B. bei DK-Trägern; Bilharziose (☞ 9.10.8); idiopathisch.

Klinik
- Leitsymptom: Schmerzlose Hämaturie (bei 80% der Pat. das erste Symptom)
- Zystitische Beschwerden (30%): Brennen beim Wasserlassen, Pollakisurie und suprapub
  Schmerzen
- Spätsymptome bei Ca: Rückenschmerzen (durch Stauungsnieren), Schwellung der unt
  Extremitäten (durch Lymphabflussstörungen), Tumorkloake (Ansammlung von Stuhl
  Urin durch Fistelbildung)
- Metastasierung: In Lunge und Knochen sowie LK des kleinen Beckens.

Diagnostik
- Anamnese: Prädisponierende Faktoren (Arbeitsplatz, Rauchen, Bilharziose), Makrohä
  urie, Miktionsverhalten, allg. Befinden (Tumor?)
- Körperliche Untersuchung: Oft unauffällig
- Labor: Harn-Streifentest und -sediment (Hämaturie), BB, BSG, Krea, AP, E'lyte
- Sono: Zu 70% Tumorlokalisation an Hinter- und Seitenwand
- Facharztüberweisung zum Urologen: Bei jeder Makrohämaturie möglichst noch im Blutu
  stadium!

Therapie Klinikeinweisung bei V.a. Harnblasentumor zur transurethralen Resektion (TUR
oberflächlichem Tumor, evtl. anschließend intravasale Chemo- oder Immunther. Beim infi
renden Ca radikale Zystoprostatovesikulektomie bzw. Entfernung der Harnblase, des Uterus
ggf. der vorderen Scheidenmanschette; kontinente oder inkontinente supravesikale Harna
tung. Systemische Kombinations-Chemother. bei metastasierendem Ca nur innerhalb klini
Studien. Notfallmäßige Klinikeinweisung bei Blutungen.

:hsorge In enger Zusammenarbeit mit Fachklinik oder FA in den ersten 5 J. nach Diagnose-
:ung; z.B. vierteljährlich Anamnese (Miktionsbeschwerden? Makrohämaturie?), Ganzkörper-
:us (inkl. Abdomenpalpation, Beinumfang, rektale Untersuchung), Labor (BSG, BB, Krea,
:nstatus mit Zytologie) und Zytoskopie; halbjährlich Sono, ggf. Urographie; jährlich Rö-Tho-

:gnose Abhängig von Invasion und Metastasierung: 5JÜR bei oberflächlichem Ca 80–100%,
:organüberschreitendem Wachstum < 30%.

3.4 Nierenerkrankungen

.4.1 Glomerulonephritis und nephrotisches Syndrom

:Die GN ist eine Erkr. der Glomeruli und geht in variablem Ausmaß mit Hämaturie, Protein-
:urie, Hypertonie oder Abnahme der GFR einher
:Das nephrotische Sy. ist ein Sammelbegriff für Nierenerkr., die durch Proteinurie > 3,5 g tägl.,
:Hypo- und Dysproteinämie, Hyperlipidämie sowie Ödeme gekennzeichnet sind.

:merulonephritis

Tab. 13.11 Übersicht: Glomerulonephritiden

:auf	Klinik	Ätiologie	Histologie	Therapie	Prognose
:d :ressive	Krankheits-gefühl, ra-scher Krea-Anstieg. Im Sediment granulierte Zylinder	Z.B. SLE-Ne-phritis, Good-pasture-Sy., M. Wegener, P. nodosa, an-dere System-erkr.	Extrakapillär proliferie-rend, „Halb-monde"	Steroide, Im-munsuppressi-va (z.B. Cyclo-phosphamid), evtl. Plasma-pherese	Ohne aggressive Ther. Dialyse innerhalb von Wo. erforderlich
:te GN = :es :riti- s Sy.	Hypertonus, Proteinurie, Hämaturie, evtl. Krea-Anstieg	Z.B. Poststrep-tokokken, postinfektiös	Exsudativ-proliferie-rend	Antibiotika, evtl. Glukokor-tikoide; Herd-sanierung umstritten	Meist gut
:kute GN	Häufig Ma-krohämat-urie, evtl. IgA-Anstieg	Z.B. IgA-Ne-phritis (häufig-ste GN), Pur-pura Schoen-lein-Henoch	Mesangio-proliferativ	Meist nur sym-ptomatisch; bei IgA-Ne-phritis evtl. Steroide, Fischöl, ACE-Hemmer	25% Dialyse in 10–20 J.

Verlauf	Klinik	Ätiologie	Histologie	Therapie	Prognose
Chronische GN	Hämaturie, Proteinurie; schleichender Krea-Anstieg	Möglich bei allen Formen der GN	Oft mesangio-proliferativ	Meist nur symptomatisch	Oft schlec[ ] Dialyse na[ ] wenigen J.
Nephrotisches Sy.	Hypertonie, Ödeme, Proteinurie, Hypoproteinämie, Hyperlipidämie	s.u.	Minimal change: Steroide		Gut mit T[ ]
			Fokal sklerosierend: Immunsuppression		50% Dialy[ ] in 5–10 J.
			Membrano-proliferativ: Keine, evtl. γ-Globuline		50% Dialy[ ] in 10–20 [ ]
			Perimembranös: Nicht gesichert		

Diagnostik

- Anamnese: Vorangegangene Inf. (z.B. IgA-Nephritis 2–3 d nach unspezifischem Inf. der [ ]ren Luftwege oder akute Poststreptok.-GN 6–21 d nach Pharyngitis), Hypertonie, Mik[ ] (Oligurie, Makrohämaturie), allg. Befinden
- Körperliche Untersuchung: Ganzkörperstatus, RR, Ödeme. **Cave:** Häufig völlig unauffä[ ] Anamnese und körperliche Untersuchung!
- Labor:
  – Urin: Streifentest (Hämaturie, Proteinurie), Sediment (Eryzylinder). Ggf. Erymorpholog[ ] Phasenkontrastmikroskop aus frisch zentrifugiertem Spontanurin (> 10% deformierte [ ] und quantitative Eiweißbestimmung im 24-h-Sammelurin. **Cave:** Wenn bei Hämaturie k[ ] Eryzylinder oder dysmorphe Erys nachweisbar sind, ist eine urologische Abklärung der [ ]maturie dringend indiziert
  – Serum: Krea, Harnstoff. Wenn Krea normal, aber V.a. GN besteht: Krea-Clearance. Ggf. [ ]maprotein-Bestimmung
- Sono: Zum Nachweis einer Schrumpfniere bei chron. GN. Bei akuter GN keine sichere[ ] nographischen Hinweise
- Facharztüberweisung zum Nephrologen oder Klinikeinweisung in nephrologische Klinik[ ] Klassifizierung der GN. Eine Nierenbiopsie ist indiziert bei rapid-progressiver GN, gr[ ] Proteinurie, nephrotischem Sy., Oligurie. Rapid-progressive GN ohne adäquate T[ ] 2JÜR < 30%, daher rasche Diagnosestellung und Therapie notwendig.

> Die Diagnose einer GN ist praktisch gesichert, wenn die 3 folgenden Kriterien erfüllt sir[ ]
> - Eryzylinder im Sediment
> - > 75% dysmorphe Erys bei der Urinuntersuchung mit dem Phasenkontrastmikrosk[ ]
> - Proteinurie > 2 g tägl.

phrotisches Syndrom

ologie
80% primäre glomeruläre Erkr.: GN

20% sekundäre glomeruläre Schädigung: Am häufigsten Diab. mell., gefolgt von Systemerkr. (z.B. SLE oder seltener Sarkoidose), Inf., Medikamenten (Gold, Penicillamin, NSAR, Probenecid, Captopril) und paraneoplastischem Sy. bei malignen Tumoren (Lymphomen, CLL, Lungen-, Magen-, Kolon-, Mamma- und Nieren-Ca).

nik und Komplikationen
Ödeme: An Lid, Gesicht, Sprunggelenk und Unterschenkel mit Gewichtszunahme. Später generalisierte Ödeme mit Aszites, Pleuraerguss, Lungenödem

Erhöhte Infektanfälligkeit durch Ig-Verlust

Hyperkoagulabilität: Neigung zu venösen Thrombosen, akuten art. Verschlüssen und Thrombembolien (20–30%!)

Hypertonie und progrediente Niereninsuff. können nach relativ kurzem Verlauf oder erst nach J. auftreten; selten ANV und Hypotonie mit Schock.

e: Bei sekundärer Schädigung kann Klinik des Grundleidens im Vordergrund stehen.

gnostik
Anamnese: Vorerkr., Medikamente, allg. Befinden (Infektanfälligkeit)

Körperliche Untersuchnug: Ganzkörperstatus, RR, Ödeme

Labor:

Urin: Streifentest (Proteinurie, gelegentlich Hämaturie), quantitative Eiweißbestimmung im 24-h-Sammelurin (> 3,5 g/24 h)

Blut: BB, Krea, Harnstoff, E'lyte, Gesamteiweiß, E'phorese (Albumin und γ-Globuline ↓, α-2- und β-Globuline ↑), TG, Chol. (LDL ↑, HDL unterschiedlich; meist Hyperlipidämie Typ II oder IV), AT III ↓

Klinikeinweisung oder Facharztüberweisung zur weiteren Diagn. Nach Ausschluss eines sekundären nephrotischen Sy. ggf. Nierenbiopsie zur genaueren Differenzierung notwendig.

rapie
Zunächst ggf. Facharztüberweisung zum Nephrologen, sonst Klinikeinweisung zur spezifischen Ther. (falls möglich, Behandlung des Grundleidens, bei idiopathischer Form ggf. Steroide und Immunsuppressiva, s.o.) und zur Einleitung einer symptomatischen Ther.

Poststationär:

Ödemther.: Salzzufuhr auf etwa 5 g tägl. beschränken, dazu möglichst Vermittlung einer Diätberatung. Diuretikagabe: Thiazide (bei Hypokaliämie ggf. Kombination mit kaliumsparendem Diuretikum), ab Krea 1,5–2 mg% Schleifendiuretika (bei Hypokaliämie Kaliumchlorid-Gabe). **Cave:** Diuretikawirkung oft nicht vorhersehbar, deshalb individuelle Ther.

Hyperlipoproteinämie-Ther.: Da bisher erst wenige prospektive Studien vorliegen, sollten vor dem Einsatz einer medikamentösen Langzeitther. (am wirksamsten HMG-CoA-Reduktasehemmer) das individuelle NW-Risiko und das atherogene Risiko abgeschätzt werden. Alleinige Ernährungsumstellung bewirkt oft nur unzureichende Chol.-Senkung

Thromboseprophylaxe: Marcumarisierung (☞ 5.2.5) indiziert bei Pat. mit vorangegangenen Thrombosen oder Embolien, Serumalbuminspiegel < 20 g/l, AT III < 70% der Norm oder diuretischer Ther. bei ausgeprägten Ödemen

– Infektionsprophylaxe durch frühzeitige antibiotische Ther. und Impfung gegen Pneum
und Influenzavirus
– Hypertonie-Einstellung: ACE-Hemmer können Proteinurie um 50% reduzieren (☞ 13.1.
! Für die Eiweißzufuhr mit der Nahrung wird derzeit eine Eiweißreduktion auf 0,6–0,8 g/kg
empfohlen.

13.4.2 Hypernephrom

*Syn. Nierenzellkarzinom. 2% aller Ca, Alter 40–60 J. Meist erst spät Symptome. 50% der Pat. ha
bei Diagnosestellung Metastasen.*

- Initialsymptome sind gleichzeitig Spätsymptome! Schmerzlose Hämaturie (65%), Flank
schmerz (60%), palpabler Tumor (35%), Kolikschmerz (durch Blutkoagel; **DD:** Urolithias
unklares Fieber, Nachtschweiß, Gewichtsverlust, Leistungsknick. Varikozele des li Hod
(durch Tumoreinbruch in die li V. renalis). **Cave:** Palpabler Tumor bedeutet i.d.R. Ino
rabilität!
- Paraneoplastische Sy.: Hypertonie (Renin), Polyglobulie (☞ 19.1.2) oder Hyperkalzä
(☞ 13.1.11)
- Metastasierung: In Leber, Lunge, Knochen und LK im Nierenhilus bzw. paraaortal; se
Gehirn.

Diagnostik

- Anamnese: Leistungsknick, Makrohämaturie, Nierenkoliken
- Körperliche Untersuchung: Ganzkörperstatus und bes. Palpation des Nierenlagers
- Labor: Harn-Streifentest (Hämaturie), Urin-Sediment (Erys), BB, BSG, Ca^{2+}, E'lyte, K
Harnstoff, E'phorese, AP, γ-GT
- Sono: Irreguläres Reflexmuster mit zentralen Nekrosen und Kalzifikationen, Vorwölbung
Nierenoberfläche (**DD:** Benigner Nierentumor)
- Facharztüberweisung zur Diagnosesicherung (CT, Angiographie); Klinikeinweisung bei
deutigem Befund.

Differenzialdiagnose

- Benigner Nierentumor: Nur 20% der Nierentumoren sind benigne! Selten symptomat
meist Zufallsbefund. **Cave:** Angiomyolipom kann rupturieren und zum Schock führen
- Nierenzyste: Meist symptomlos und sonographisch gut von malignem Tumor abgrenz
- Urolithiasis (☞ 13.3.4).

Therapie Klinikeinweisung bei V.a. Hypernephrom zur operativen Ther. (Nephrektor
Strahlen- und Chemother. ohne wesentlichen Erfolg. Nur in kontrollierten Studien Chemo
munther. (Interleukin 2, α-Interferon, 5-Fluorouracil); Ansprechrate 0–40%.

Nachsorge In enger Zusammenarbeit mit der Fachklinik bzw. dem FA. Zunächst z.B. vie
jährlich Anamnese (AZ? Hustenreiz?), Ganzkörperstatus (Lokalbefund, Lungenauskultation
praklavikuläre LK?), Labor (BB, Krea, BSG, AP, γ-GT, Krea, Urinstatus) und Sono; Rö-Th
halbjährlich, Knochenszintigraphie nur bei entsprechender Notwendigkeit. Klinikeinweisun
V.a. solitäre Metastasen zur operativen Ther. nach Aufklärung und Absprache mit Pat.

Prognose 5JÜR 55–80% bei Tumor ohne Fern- und LK-Metastasen, 10–20% bei Einbru
die V. renalis oder LK-Metastasen. **Cave:** Spätmetastasen können auch nach 20 J. auftrete

3.4.3 Allgemeinmedizinische Betreuung des Dialysepatienten

Häufigste einweisungspflichtige Notfälle bei Dialysepat. sind Hyperhydratation (☞ 13.1.9) und Hyperkaliämie (☞ 13.1.10).

Tab. 13.12 Übersicht: Dialyseformen

yseform	Kurze Erklärung	Vorteil	Nachteil
nodialyse in ysezentrum	Blut des Pat. wird über Shunt (Brescia-Cimino-Fistel; ☞ Abb. 13.8) der Dialysemaschine zugeführt. Stoffaustausch im Dialysator (Kapillar- oder Plattendialysator) zwischen Blut- und Dialysatseite über eine semipermeable Membran. Bikarbonathaltiges Dialysat hat das früher verwendete Azetat-Dialysat weitgehend abgelöst	Seit über 20 J. Erfahrung mit diesem Verfahren. Dialyse unter ärztlicher Kontrolle	Große Kreislaufbelastung während der Dialyse und durch den Shunt. Auftreten von Shuntthrombosen: Heparinisierung erforderlich. Strenge Diät und restriktive Flüssigkeitszufuhr. Bindung an ein Dialysezentrum mit hohem zeitlichem Aufwand (3 ×/Wo. für 4–5 h)
nhämodialyse	Prinzipiell Durchführung wie in Dialysezentrum	Zeitlich flexibler	Partner mit Fachkompetenz und räumliche Gegebenheiten (mit spez. Wasserzufuhr) notwendig
ofiltrations-hren	Ähnlich der Hämodialyse, Substanzen mit mittl. MG werden besser eliminiert	Weniger kreislaufbelastend als Hämodialyse	Teurer, gute Shuntfunktion notwendig
D (continuier-ambulante onealdialyse)	Peritoneum dient als Dialysemembran. Harnpflichtige Substanzen werden über das Peritoneum in Dialyseflüssigkeit in der Bauchhöhle ausgeschieden. 4 × tägl. Wechsel des Dialysats, Dauer ca. 30–60 Min.	Kreislaufschonend, größere Unabhängigkeit, meist geringere Ernährungs- und Flüssigkeitseinschränkungen als bei Hämodialyse. Keine Heparinisierung	Gefahr einer Peritonitis und der Inf. der Katheteraustrittsstelle. **KI:** Z.n. mehrfachen Abdominal-OPs und chron. Darmerkr. Baden und Schwimmen wegen hoher Inf.-Gefahr vermeiden; kosmetische Probleme: Herausragender Katheter; hohe Eigenverantwortung

Tab. 13.12	Fortsetzung		
Dialyseform	**Kurze Erklärung**	**Vorteil**	**Nachteil**
CCPD (continuierliche zyklische Peritonealdialyse)	Modifikation der CAPD. Pat. schließt sich nachts an ein Gerät an, das automatisch eine eingestellte Zahl von Beutelwechsel durchführt	Große Flexibilität; während des Tages entfällt der Beutelwechsel oder kann auf 1–2 reduziert werden	Gestörter Schlaf, teu…

! Umgang mit dem Shunt

- Vor Shunt-OP Venenpunktion am geplanten Shunt-Arm vermeiden
- Venenpunktion nach Anlegen des Shunts am Shunt-Arm verboten
- RR nicht am Shunt-Arm messen
- Shuntpflege nur mit neutraler Seife, Wasser und sauberen Tupfern.

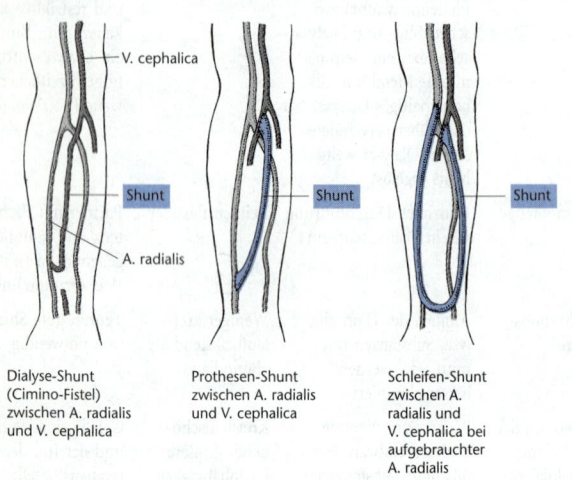

Dialyse-Shunt (Cimino-Fistel) zwischen A. radialis und V. cephalica

Prothesen-Shunt zwischen A. radialis und V. cephalica

Schleifen-Shunt zwischen A. radialis und V. cephalica bei aufgebrauchter A. radialis

Abb. 13.8 Shuntformen bei Dialysepatienten

Ernährungsberatung

- Normokalorische Kost: 30–35 kcal/kgKG mit entsprechender Korrektur bei Über- (☞ 17… oder Untergewicht
- Gering vermehrte Eiweißzufuhr bes. bei CAPD (15–20% der Kalorien): 2/3 tierisches Ei… wie Fleisch, Fisch, phosphatarmer Käse (Frisch-, Weichkäse, Camembert, Limburger, … zarella) und Eier sowie pflanzliches Eiweiß aus Kartoffeln, Reis und Getreide

Vermeiden von kaliumreichen Speisen und Getränken bes. bei Hämodialyse (bei CAPD sind hohe Kaliumwerte eher selten): Keine Obst-, Gemüsesäfte, Wein, Sekt, Trockenobst, Aprikosen, Avocado, Bananen, Brokkoli, Grünkohl, Hülsenfrüchte, Mangold, Oliven, Rosenkohl, Tomaten, Pilze, Nüsse, Kartoffeltrockenprodukte (z.B. Kartoffelpüree), keine industriellen Konzentrate (z.B. Tomatenmark, Instantkaffee, Brühwürfel). Bei hohen Kaliumwerten zusätzlich Gemüse und Kartoffeln in viel Wasser kochen; Kochwasser nicht weiterverwenden

Phosphatarme Ernährung:
Keine Nüsse, keinen Schmelz- und Hartkäse, kein Milchpulver und keine Kondensmilch
Etwa $^1/_8$ l Milch, Buttermilch oder Joghurt pro Tag ist erlaubt
Sahne-Wasser-Gemisch zum Kochen verwenden statt Milch

Wenig Kochsalz bei der Hämodialyse: Salzhaltige Nahrung erhöht Durst und führt zu vermehrter Wassereinlagerung. Kein zusätzliches Salzen des Essens. „Verstecktes" Salz beachten (Konserven). Salzreiche Nahrungsmittel meiden, wie z.B. gepökelte oder geräucherte Produkte, Salzstangen und Käsegebäck. Würzen (Curry, Paprika, Pfeffer) statt salzen!

Flüssigkeitszufuhr: Geeignete Getränke sind Mineralwasser (Na$^+$-Gehalt max. 25 mg/l), Tee, Kaffee, weniger süße Limonaden (bei Übergewicht oder hohen TG-Werten mit Süßstoff gesüßt).

---

stregel
Trinkmenge/Tag bei der Hämodialyse = 500–800 ml plus tägl. Urinvolumen
Trinkmenge/Tag bei der CAPD = 1 l plus tägl. Urinvolumen.

Kleine Hilfen zur Verminderung des unangenehmen Durstgefühls
- Bonbon oder Kaugummi ohne Zucker
- Zitronenstückchen oder Eiswürfel lutschen
- Sehr salzige oder sehr süße Speisen und Getränke meiden.

zeitkomplikationen bei Dialysepatienen

ologische Störungen

Urämische PNP. **Klinik:** „restless legs", „Ameisenlaufen". **Ther.:** Intensive Dialyse, Wirksamkeit medikamentöser Behandlung (z.B. α-Liponsäure) nicht gesichert

Autonome PNP. **Klinik:** Z.B. niedriger RR. **Ther.:** Ursächlich unmöglich

Karpaltunnelsy.: Nach langjähriger Dialyse durch Amyloidose. **Klinik:** Nächtlich verstärkte Schmerzen und später Taubheitsgefühl in den ersten 3 Fingern, der daumenwärtigen Ringfingerseite, sowie im ganzen Arm bis zur Schulter. **Ther.:** OP

Muskelkrämpfe: Meist nachts in der Wadenmuskulatur. **Ther.:** Dehnung oder Massage (z.B. mit Franzbranntwein) der betroffenen Muskeln, ggf. Einschränkung der Flüssigkeitszufuhr oder Verlängerung der Dialysezeit

Aluminiumenzephalopathie: Relativ selten geworden durch verbesserte Dialysewasseraufbereitung, tritt heute durch aluminiumhaltige Phosphatbinder auf. **Klinik:** Knochenschmerzen, Anämie, im Vollbild Sprachstörungen mit Merkhemmung bis Krampfanfälle. **Ther.:** Falls möglich, auf kalziumhaltige Phosphatbinder umsetzen; aluminiumhaltige Phosphatbinder erst bei Beginn der Mahlzeit einnehmen und auf Zitronen verzichten (steigern Aluminiumresorption); ggf. Verordnung von aluminiumbindendem Desferoxamin (Desferal®-Trockensubstanz). Verordnung i.d.R. durch Dialysearzt.

Kardiovaskuläre Störungen   Haupttodesursache bei Dialysepat.

- Hypertonie: **Ther.** (☞ 11.6.2); Reduzierte Flüssigkeitszufuhr, da sich durch verstärkte Flüssigkeitseinlagerung (Gew.-Kontrolle) der eingestellte Blutdruck verschlechtern kann
- Herzinsuff.: **Klinik** und **Ther.** (☞ 10.5). **Cave:** Bei Digitalisierung auf schwankenden Kali und Kalziumspiegel (Rhythmusstörungen) achten!
- Urämische Perikarditis: Auch unter Dialyse möglich. **Ther.:** Abstimmung mit behandelnd Dialysezentrum
- KHK: **Klinik** und **Ther.** (☞ 10.3); an rechtzeitige Behandlung der Anämie mit Erythropo (☞ 13.1.14) denken (optimal Hb von 10%).

Renale Anämie (☞ 19.3.4).

Renale Osteopathie   Klinik: Schwer lokalisierbare, „tiefsitzende" Knochenschmerzen in WS, der Hüfte und den Beinen, selten Spontanfrakturen, gelegentlich Muskelschwäche Schwierigkeiten beim Heben der Arme), Juckreiz, Weichteilverkalkungen (z.B. Schu **Ther.:** Nur in Zusammenarbeit mit Dialysezentrum! Senkung einer erhöhten Serumphosp konz. (Diät, kalziumhaltige Phosphatbinder, **cave:** Aluminiumhaltige Phosphatbinder sind wirksamsten!), Behandlung einer Hypokalzämie (☞ 13.1.11), Ther. eines sekundären Hype rathyreoidismus (1,25-Vit.-D). **DD:** Aluminiumosteopathie (ähnliche Klinik, **Diagn.:** Knoc biopsie).

GIT-Störungen

- Übelkeit, Erbrechen, Appetitlosigkeit. **Ther.:** Dialyseparameter überprüfen lassen, evtl. zu k Dialysezeit. Medikamentöse Dauerther. problematisch: Keine aluminium- oder magnes haltigen Antazida. **Cave:** Frühzeitige Facharztüberweisung zur gastroskopischen Abklä
- Obstipation. **Ther.:** Schwierig, da ballaststoffreiche Nahrungsmittel meist kaliumreich deshalb zu meiden sind. Einnahme von Sorbit empfehlenswert, ggf. Miniklistier
- Diarrhoe: Selten, an beginnende Peritonitis (☞ 8.1.6) denken.

Hautveränderungen

- Juckreiz: Häufig lässt sich keine kausal behandelbare Ursache wie erhöhtes Phosphat oder finden. **Ther.:** Fetthaltige Badezusätze, z.B. Dermal® Ölbad oder Salben, ggf. Versuch mit Bestrahlung, Antihistaminika
- Blasenbildung an Armen und Beinen: Entsteht meist durch zu intensive Sonnenbestrah

Hormonelle Veränderungen

- Erektionsstörungen. **Ther.** (☞ 13.8.3), äußerst schwierig, evtl. Erhöhung der Dialyse tivität erfolgreich, oft erst durch Nierentransplantation zu bessern
- Zyklusstörungen: Bei Hypermenorrhoe ggf. Facharztüberweisung zum Gynäkologen zur monellen Ther.

- Grav. unter Dialyse: Gehäuft Fehl- und Frühgeburten und kindliche Fehlbildungen. Spe Beratung durchführen oder veranlassen.

Dialyse und Sport

- Regelmäßige körperliche Bewegung ohne Überanstrengung sehr empfehlenswert
- Vor Beginn sportlicher Aktivität kardiologische Kontrolle, i.d.R. Belastungs-EKG
- Faustregel: Pulsfrequenz < 140/Min. und RR nach 5 Min. Pause wieder im Normbere Leistung steigt durch Training

Empfehlung für ältere Pat.: Tägl. Spaziergänge und Gymnastik
Sportarten mit hoher Verletzungsgefahr vermeiden.

Lyse und Beruf Schwere körperliche Arbeiten vermeiden, ggf. Umschulung (☞ 30.2.7).
a, Umsetzung, Rente. Auf Schwerbehindertenausweis hinweisen.

formationen/Selbsthilfegruppen Anschrift: Dialysepat. Deutschlands e.V. (DD),
erstr. 2, 55130 Mainz.

3.5 Prostataerkrankungen

5.1 Benigne Prostatahyperplasie (BPH)

*rößerung der periurethralen Drüsen mit Verdrängung des eigentlichen Prostatagewebes und zu-
ender Harnwegsobstruktion. 50–60% der M > 50 J. sind betroffen. Wahrscheinlich multifakto-
Genese, u.a. durch erhöhte 5-a-Reduktase mit Anstieg des Dihydrotestosterons und Verminde-
des Prostataparenchyms.*

ik Cave: Symptomatik lässt nicht eindeutig auf das Ausmaß der BPH schließen → frühere
eneinteilung wird deshalb zunehmend verlassen (Reiz-, Restharn-, Rückstauungsstadium).
ritative Symptome: Erhöhte Miktionsfrequenz, schmerzhafte Miktion, imperativer Harn-
rang, Dranginkontinenz, Restharngefühl
Obstruktive Symptome: Abgeschwächter Harnstrahl, verlängerte Miktionszeit, Harnstottern,
Jachträufeln, Restharn.

nostik
mamnese: Miktionsverhalten, HWI; Beschwerden anhand eines standardisierten Fragebo-
ens (WHO Prostate Symptom Score = WHOPSS) erfassen
ektale Untersuchung: Möglichst bei leerer Harnblase. Durchführung: Pat. steht mit gebeug-
m Oberkörper und leicht gespreizten Beinen vor der Untersuchungsliege und stützt sich mit
en Ellenbogen darauf. Analöffnung und der untersuchende Finger (im Latexhandschuh)
erden eingefettet. Palpation mit re Zeigefinger, während die li Hand auf der li Schulter
es Pat. liegt (kann Ausweichbewegungen korrigieren). Alternative: Seitenlage mit angezo-
enen Knien.

statabefund
Normal: Kastaniengroß, zwei Seitenlappen mit flachem medianem Sulkus, scharf begrenzte
Ränder, Oberfläche glatt
BPH: Größer als eine Kastanie, Sulkus verstrichen, prall-elastische Konsistenz (wie Dau-
menballen)
DD:
Prostatitis: Unscharfe, verstrichene Ränder; ungleichmäßige Konsistenz; schmerzhafte Pal-
pation
Prostataabszess: Fluktuierende Schwellung
Prostata-Ca: Harte Knoten mit Konsistenz wie Kante der Daumengrundphalanx.

- Transvesikale abdom. Sono: Vor und nach Miktion (Restharn)
- Facharztüberweisung zum Urologen bei differenzialdiagn. Schwierigkeiten (u.a. zur transtalen Sono oder Prostatastanze bei suspektem Tastbefund).

Differenzialdiagnose Akute Prostatitis (☞ 13.5.3), Prostata-Ca (☞ 13.5.2), Narben Entzündungen.

Therapie Ohne zwingende OP-Ind. zunächst kons. Ther.
- Allgemeinmaßnahmen:
  – Kalte und/oder alkoholische Getränke meiden (Harnverhalt tritt meist nach Genuss größ Mengen kalten Bieres auf)
  – Keine Kälteexposition, Wärme erleichtert die Miktion
  – Körperliche Bewegung, kein langes Sitzen
  – Regelmäßige Blasen- und Darmentleerung
- Medikamentöse Ther. im Stadium der irritativen Symptome:
  – Pflanzenextrakte, s. unten
  – β-Sitosterin, z.B. Harzol® initial 3 × tägl. 2 Kps., nach Besserung 3 × tägl. 1 Kps.
  – α₁-Rezeptorenblocker Terazosin (z.B. Flotrin®) oder Alfuzosin (z.B. Uroxatral®) besetze α-Rezeptoren der glatten Muskulatur von Prostata und Blasenhals. Zeigen zahlreiche NW Blutdruckabfall, **cave** bei gleichzeitiger antihypertensiver Ther.; Schwindel; Kopfschme verminderte Libido), einschleichende Dos. erforderlich
  – α₁c-Rezeptorenblocker Tamsulosin (Omnic®) zeigt geringere NW-Rate, **Dos.:** 3 × 0,2 mg
  – 5-α-Reduktasehemmer Finasterid (z.B. Proscar® 5 mg tägl. als Dauerther.) hemmt die Bil von Dihydrotestosteron und führt zur Reduktion des Prostatavolumens (von ca. 20%). Z.B. gelegentlich Impotenz, verminderte Libido, selten Überempfindlichkeitsreaktioner Gynäkomastie. **Cave:** Wirkung tritt erst nach 3–6 Mon. ein; nach Absetzen rezidivie Beschwerden; Senkung des PSA (prostataspezifisches Antigen) um 50%
- Invasive Ther.: Absolute **Ind.** sind der rezid. Harnverhalt, Makrohämaturie, HWI, postr Niereninsuff.
  – Transurethrale Elektroresektion der Prostata (TUR-P): Ther. der Wahl. **KO:** Blutverlust, wassereinschwemmung bis TUR-Sy., Harnröhrenstriktur. **NW:** Retrograde Ejakulatio Sterilität in 90–100% der Fälle
  – Transurethrale Inzision (TUI-P): Nur bei Prostatagewicht < 30 g
  – Suprapubische Adenomektomie: Nur bei Prostatagewicht > 100 g, selten erforderlich
  – Alternativverfahren: Langzeitergebnisse stehen meist noch aus; z.B. laserassistierte Resek interstitielle Laserkoagulation, transurethrale Nadelabtragung, transurethrale Mikrowe ther., Prostatastent (bei OP-KI).

Naturheilkundliche Therapieempfehlung

Phytotherapie
- Sägepalme (Sabal serrulata, z.B. Prostagutt® forte Kps. 2 × 1, Remiprostan® uno Kps. ≀ Prosta Urgenin® uno Kps. 1 × 1)
- Brennessel (Urtica, z.B. Bazoton® uno 3 × 1 im Stadium I°, 2 × 2 im Stadium II°; Urt Kps., initial 3 × 1, Langzeitther. 2 × 1; Prostaforton® Kps. 3 × 1)
- Blüten-/Gräserpollenpräparate (z.B. Cernilton® N, initial 1 Wo. lang und bei akute schwerden 3 × 2, danach 3 × 1).

5.2 Prostatakarzinom

häufigstes Ca bei M (Prävalenz 8%). Häufigkeit nimmt mit dem Alter zu (häufigstes Ca bei M 5 J.). Metastasierung: Gehäuft in Knochen (osteoplastisch), seltener Lunge und LK des kleinen ens.

ik

Frühstadium: Symptomlos

Fortgeschrittenes Stadium: Wie bei der BPH (☞ 13.5.1) und Symptome durch Knochenmetastasen, hauptsächlich im LWS-Bereich (Fehldiagnose: Lumbago, lokales LWS-Sy., ☞ 6.1.5).

gnostik

Anamnese: Variabel. Asymptomatisch oder Beschwerden beim Wasserlassen oder lokales LWS-Sy.

Rektale Untersuchung (☞ 13.5.1, BPH): 80% der Ca entwickeln sich dorsal

Transvesikale Sono, besser Facharztüberweisung zum Urologen zur transrektalen Sono

Labor: Zur Unterstützung der Verdachtsdiagnose PSA (prostataspezifisches Antigen, s.u.), AP ↑ bei Knochenmetastasen und PSP (prostataspezifische saure Phosphatase) ↑ auch bei nicht metastasiertem Prostata-Ca; **DD:** Plasmozytom, M. Gaucher, hämolytische Anämien. **Cave:** Blutabnahme muss **vor** rektaler Untersuchung erfolgen (sonst falsch pos. Werte von PSA und PSP).

stataspezifisches Antigen

Auch bei BPH ↑ (PSA von 4,1–10 ng/ml bei 45% aller Betroffenen)

Unterhalb von 4 ng/ml in 30% Prostata-Ca

Höhere Sensitivität durch volumenbezogenen PSA-Quotienten, auch PSA-Dichte genannt (PSA-Konz. in ml/ng dividiert durch das bei transrektaler Sono bestimmte Prostatavolumen in ml): PSA-Dichte < 0,1 eher unverdächtig, > 0,15 verdächtig. Je höher die PSA-Dichte, desto wahrscheinlicher und größer das Ca.

Cave: Sehr kleine Ca, v.a. beim sog. Prostataadenom

PSA-Anstieg > 0,8 ng/ml/J. relativ sensitiv für Ca

Nach Prostatektomie: PSA-Anstieg im ersten J. nach OP weist eher auf systemisches Rezidiv; PSA-Anstieg nach mehr als einem J. deutet auf Lokalrezidiv hin.

Facharztüberweisung zum Urologen zur Sicherung der Diagnose (Prostataaspirationszytolo-ie oder -stanzbiopsie).

erenzialdiagnose

BPH (☞ 13.5.1). **Cave:** KO des infiltrierend wachsenden Ca entsprechen denen der BPH Chron. Prostatitis und Prostatasteine.

apie

apie des lokal begrenzten Ca

Radikale Prostatektomie und lokoregionäre Lymphadenektomie bei gutem AZ und Fehlen on Metastasen. Alternativ bei reduziertem AZ oder KI für OP perkutane Radiatio ei Pat. > 65 J., Begleiterkr. und langsamem PSA-Anstieg evtl. „wait and watch"-Strategie.

Therapie des lokal fortgeschrittenen symptomatischen Ca

- Primärther.: Androgenentzug alternativ durch Orchiektomie bds. oder Antiandrogene F amid (z.B. Fugerel®) 3 × 250 mg tägl. p.o., Cyproteronacetat (z.B. Androcur®) 300 mg/ i.m. oder 2 × 50 mg tägl. p.o. oder LH-RH-Antagonisten (Depot-Medikament): Goserelir etat (z.B. Zoladex®) 3,6 mg s.c./Mon.
- Sekundärther.: Bei Progredienz Estramustinphosphat (z.B. Estracyt®) 560–840 mg tägl. p evtl. zusätzlich Chemother.
- Palliative Ther. von Obstruktionen:
  - TUR der Prostata
  - Kryother.
- Erfolg einer Genther. kann noch nicht beurteilt werden.

💧 Nach Prostatektomie und Radiatio erektile Dysfunktion möglich.

Nachsorge In enger Zusammenarbeit mit Fachklinik bzw. FA in den ersten 5 J. nach Diagn stellung, z.B. vierteljährlich, Anamnese (Miktionsbeschwerden? Hämaturie? Knochenschr zen?), Ganzkörperstatus (inkl. rektaler Untersuchung, WS-Klopfschmerz) und Labor (B Hb, Erys, Leukos, AP, PSP, PSA, Krea, Urinstatus); halbjährlich Rö-Thorax und Sono. Biop und CT bei entsprechender Notwendigkeit.

Prognose Abhängig vom Stadium; wenn Tumor auf Kapsel begrenzt ist, besteht Heilungs sicht (10JÜR 70%), bei Kapseldurchbruch ist Prognose wegen frühzeitiger Metastasierung inf unter konsequenter Ther. jedoch langes Überleben bei guter Lebensqualität.

💧 Deutliche Prognoseverbesserung durch Früherkennung möglich – nur 15% der M über nutzen die Krebsvorsorgeuntersuchung.

13.5.3 Prostatitis

Akute Prostatitis

Meist aszendierende bakt. Inf. bei prädisponierenden Faktoren: Z.B. Harnröhrenstriktur und iatr (Katheterbehandlung).

Klinik Dysurie, Schmerzen im Damm, Defäkationsschmerz. Hohes Fieber, Schüttelfrost, geprägtes Krankheitsgefühl bei Bakteriämie.

Diagnostik

- Rektale Untersuchung (☞ 13.5.1): **Cave:** Bei akuter Entzündung sehr schmerzhaft, wird Pat. oft nicht toleriert
- Labor: Urinkultur, besser Kultur des Prostataexprimats. Ggf. BB und BSG
- Facharztüberweisung zum Urologen mit Möglichkeit zur transrektalen Sono (Ausschluss liquiden Abszessarealen).

Differenzialdiagnose HWI (☞ 13.3.2), Epididymitis (☞ 13.6.1), Pyelonephritis (☞ 13. Urosepsis (☞ 13.3.3), Übergang in chron. Prostatitis.

rapie Bei V.a. akute Prostatitis hochdosierte Antibiotikather. (z.B. Penicilline oder Cepha-
orine); Klinikeinweisung bei Prostataabszess zur perinealen Abszessspaltung und Drainage
r Antibiotikaschutz.

nplikationen Fistelbildung, Abszessrezidiv.

Rezidivprophylaxe
◆ Regelmäßige Stuhlentleerung
◆ Wärme (warme Unterwäsche, nasse Badehose sofort wechseln, warme Sitzbäder)
◆ Sexuelle Karenz und körperliche Schonung nicht notwendig.

onische Prostatitis

n. Entzündung der Prostata mit Nachweis von Bakterien (seltener Chlamydien, Pilze) in Pros-
expimat. Meist Folge einer akuten Prostatitis; erhöhte Inzidenz bei Asthmatikern und Atopikern.

ik Druckgefühl im Damm, evtl. perianales „Unbehagen", „Nachtröpfeln", rezid. HWI.

gnostik
Rektale Untersuchung (☞ 13.5.1)
Erweiterte 3-Gläser-Urinprobe: Bei gefüllter Blase zunächst Miktion in zwei Gläser, dann Un-
erbrechung der Miktion und Prostatamassage durch leichten Druck von oben nach unten;
etzt Auffangen des Exprimats. Auswertung: Mikroskopisch (Leukos und Bakterien weisen auf
Prostatitis/Zystitis, Erys auf Prostata-Ca hin) und Kultur, evtl. Hohn-Kultur zum Ausschluss
einer Tbc.

erenzialdiagnose
Vegetatives Urogenitalsy. (Syn. Prostatopathie, Prostatodynie, neuere Bezeichnung: nichtent-
ündliches chron. Schmerzsy. des Beckens). **Klinik:** Von der Prostata ausgehende chron.
Schmerzen in Damm und/oder Leiste. In 50% zusätzlich Erektions- oder Ejakulationsstörun-
en. **Ther.:** Zunächst symptomatische medikamentöse Ther. mit Phytopharmaka wie z.B.
Prostagutt®, α-Rezeptorenblocker (z.B. Dibenzyran®) oder Anticholinergika wie Oxybutynin
z.B. Dridase®), adjuvant Sitzbäder. **Cave:** Keine Antibiotika! Als nächste Therapiestufe psy-
hosomatische Versorgung durch HA oder Urologen (ther. Gespräche, Entspannungsübun-
en). Bei Komorbidität wie Angst oder Depressionen fachpsychother. Behandlung. **Cave:** Aus-
chlussdiagnose!
HWI (☞ 13.3.2)
BPH (☞ 13.5.1)
Proktologische Erkr.

apie Meist Langzeit-Antibiotikather. erforderlich: Co-trimoxazol 2 × 960 mg tägl. (z.B.
im forte®) für 4–8 Mon. oder Ciprofloxacin 2 × 250 mg tägl. (z.B. Ciprobay®) für
Mon. Regelmäßige Kontrollen des Prostatasekrets. NW bei extrem langer antibiotischer
gezielt erfragen!

13.6 Hodenerkrankungen

13.6.1 Orchitis und Epididymitis

Tab. 13.13 Orchitis und Epididymitis im Vergleich

	Orchitis	**Epididymitis**
Ätiologie	Meist hämatogene Streuung (Mumps, Pneumok., Brucellen)	Durch kanalikuläre Ausbreitung bei Pro tatitis, Urethritis, iatrogen
Klinik	Starke Schmerzen, Rötung und Schwellung des Skrotums bei akuter Entzündung. Fieber möglich	Meist langsam zunehmende Schmerzen Ausstrahlung entlang des Samenstrangs zur Leiste. Fieber, Rötung, teilweise imm Schwellung
Diagnostik		
◆ **Anamnese**	Mumps?	HWI?
◆ **Palpation**	◆ Normalbefund: Hoden etwa pflaumengroß, durch palpablen Sulkus etwas weicheren Nebenhoden getrennt ◆ Bei Orchitis und Epididymitis nicht voneinander abgrenzbar, äußerst do Schmerzerleichterung bei Anheben des Hodens	
◆ **Labor**	◆ Urinkultur nach Prostatamassage, BB (Leukozytose), bei V.a. Mumps V serologie. Facharztüberweisung: zum Urologen zur Hodensono	
DD	◆ Hodentorsion (☞ 16.9.4), inkarzerierte Skrotalhernie	
Therapie	◆ Bettruhe mind. 3–4 d, Hodenhochlagerung auf Niveau des Oberscher z.B. mit Mullkissen, feuchtkalte Umschläge ◆ Antiphlogistika: Diclofenac (z.B. Voltaren®) 3 × 50 mg tägl. ◆ Antibiotikather. nach Resistenzbestimmung oder – falls nicht möglich Antibiotika mit erweitertem Spektrum (Gyrasehemmer, z.B. Ciproba 2 × 250–500 mg), bei Mumps-Orchitis Antibiotika zur Prophylaxe e Superinf., nach Absprache mit FA auch Glukokortikoide ◆ Bei starken Schmerzen „Samenstrangblockade" (Infiltration der Same strangumgebung mit Lokalanästhetikum), ggf. durch FA	

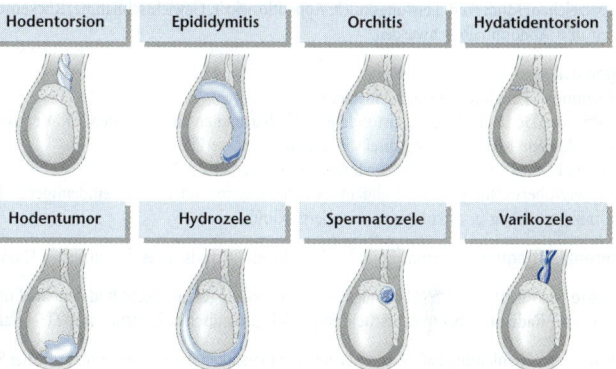

13.9 Differenzialdiagnose der Hoden- bzw. Nebenhodenschwellung

6.2 Hodenprellung

ik Starke Hodenschmerzen nach meist stumpfem Bagatelltrauma, z.B. Sportunfall. Häma-
erfärbte Skrotalhaut.

nostik
alpation und Inspektion: Hodenhochstand mit Verschiebung der Hodenachse, schmerzhaf-
r Hoden, Hämatom als prall-elastische Resistenz palpabel
gf. Facharztüberweisung zur Hodensono (**DD:** Hodentumor, Hydrozele, Torsion).

apie Bei leichtem Trauma Hochlagerung und Kühlung; Klinikeinweisung in Chirurgie/
gie bei schwerem Trauma zur Hodenfreilegung, Hämatomausräumung, ggf. „Wiederher-
g der Anatomie".

olikationen und Prognose Bei schweren Traumen Gefahr der Hodenruptur sowie der
en Hodenatrophie mit Fertilitätsstörung. Leichte Prellungen heilen komplikationslos ab.

6.3 Hodentumoren

aller malignen Neubildungen. Prädilektionsalter etwa 20.–40. Lj. 95% der Hodentumoren sind
ne. Vielzahl an Formen, z.B.: ca. 40% Seminom, ca. 30% Terato-Ca, ca. 20% Embryonal-Ca.
tasierung in retroperitoneale, iliakale, paraaortale, mediastinale und supraklavikuläre LK. Cho-
Ca streut hämatogen (Leber, Lunge, WS).

k
unächst langsam zunehmende, meist unbemerkte, schmerzlose Hodenschwellung, später
iehen am Hoden"

♦ Spätzeichen: Müdigkeit, Leistungsknick, Appetitlosigkeit, Gewichtsabnahme, Rückenschm▓zen und Abdominalbeschwerden.

Diagnostik
♦ Anamnese: Hodenretention, Maldeszensus
♦ Palpation: Derbe höckrige, meist indolente Verhärtung an einem Hoden, LK-Vergröße (lymphogene Metastasierung direkt in supraklavikuläre LK)
♦ Labor: BSG, BB (Leukozytose, Anämie), Tumormarker
♦ Facharztüberweisung zur ambulanten Hodensono oder bei eindeutigem Be▓ Klinikeinweisung in onkologisch orientierte Klinik.

Differenzialdiagnose Chron. Epididymitis; chron. Orchitis; altes, kalzifiziertes Hämat▓

Therapie Semikastration. In Abhängigkeit von der histologischen Form und dem Stadium▓ mother. und Radiatio. Therapieentscheidung durch urologisches Zentrum mit TU-Erfahr▓

❗ Vor Therapieeinleitung Pat. unbedingt auf die Möglichkeit des Samendepots auf einer Sa▓ bank hinweisen.

Nachsorge In enger Zusammenarbeit mit Fachklinik bzw. FA, z.B.:
♦ Im 1. und 2. J. alle 3 Mon.: Körperliche Untersuchung, Tumormarker (α-Fetoprotein, β-▓ und evtl. plazentare AP = PLAP beim Seminom), Labor (BB, Nieren-, Leberwerte, LDH)▓ Thorax und im Wechsel CT-Abdomen und abdom. Sono
♦ Im 3.–5. J. die gleichen Kontrollen alle 6 Mon.
♦ Bei Risikopat. lebenslang 1 ×/J. Nachsorgeuntersuchungen
♦ In Ausnahmefällen (z.B. bei „watch and wait"-Strategie) intensivere Nachsorge in kür▓ Intervallen.

Prognose Heilungsrate auch im fortgeschrittenen Stadium 90% bei min. Tumormasse▓ 65–70% bei großem Tumor.

13.7 Peniserkrankungen

13.7.1 Phimose und Paraphimose

♦ Eine Phimose ist eine angeborene oder erworbene „echte" Verengung der Vorhaut, d▓ Zurückstreifen unmöglich macht
♦ Unter Paraphimose versteht man die Einklemmung einer relativ engen Vorhaut hinte▓ Glans penis; typischerweise während und nach Koitus.

Klinik
♦ Phimose: Vorhaut eng oder vernarbt (physiologisch bei Kindern bis 2 J.); **KO:** Rezid. nitiden (☞ 13.7.2), HWI (☞ 13.3.2)
♦ Paraphimose: Blaurote Verfärbung und Ödem von Glans penis und Vorhaut, proximal▓ nisschaft unauffällig.

Diagnose Anamnese: Erworbene Phimose häufig bei Diabetikern und nach rezid. Balani▓

...apie

...himose: Zirkumzision ab dem 3. Lj. **Cave:** Penis-Ca bei Phimose häufiger

...araphimose: Zunächst kons. Ther. (Lokalanästhetikumspray oder -gel, „massierende Kom-
...ression" der Glans mit den Fingerkuppen für 3 Min., bis sich Ödem zurückbildet. Danach
...Glans unter die Vorhaut drücken.), falls erfolglos, Klinikeinweisung zur dorsalen Inzision
...vegen **KO** (Gangrän der Glans).

...orhautverklebungen bei Kindern nicht zu früh durch Reposition lösen. Allenfalls vorsich-
...ges Abschieben mit Stieltupfer durch Geübten.

7.2 Balanitis

...ndung von Eichel und Vorhaut. *Prädisponierende Faktoren: Phimose, Diab. mell. und man-*
...*e Hygiene. Inf. mit Candida albicans, Trichomonaden, Gonokokken, Treponemen, Korynebak-*
...

...k Jucken, Brennen, Rötung und Schmerzen an Eichel und Vorhaut. Übel riechender Aus-
...möglich.

...nostik

...namnese, Inspektion, Palpation (Phimose?)

...abor: Abstrich und Urinkultur zur Err.- und Resistenzbestimmung. Evtl. Hohnkultur (Aus-
...chluss Tbc), TPHA-Serologie (Ausschluss Lues) und BZ.

...renzialdiagnose M. Reiter (☞ 18.4.3), Condylomata acuminata (☞ 9.8.6), Peniskarzi-
...Herpes genitalis (☞ 9.4.1).

...apie

...ehandlung der prädisponierenden Grunderkr. (z.B. OP der Phimose oder Diabeteseinstel-
...ung)

...ymptomatische Ther.: Penisbäder mit hochverdünnter $KMnO_4$-Lösung (Rp. Sol. Kalii hy-
...ermanganicae 2%ig 10,0; 3 Tr. auf ein Glas Wasser). Erosive Bezirke mit Argentum-nitri-
...um-Lösung (1–2%ig) betupfen

...ei bakt. Superinf. mit ausgeprägter Lokalsymptomatik antibiotische (z.B. Nebacetin®) oder
...ntiseptische Salben (z.B. Fucidine®)

...ei Pilzinf. lokale antimykotische Ther. (z.B. Candio-Hermal®)

...ei Kindern häufiger Windelwechsel

...esistenzgerechte Antibiotikather. entsprechend Abstrich und Urinkultur in schweren Fällen
...nd bei Fieberschüben

...gf. Partnerbehandlung.

13.8 Sexualfunktions- und Erektionsstörungen des Mannes

13.8.1 Formen der Sexualfunktionsstörungen

- Impotentia coeundi (erektile Dysfunktion, Impotenz): Unfähigkeit, eine für die Kohabit. ausreichende Erektion zu erlangen
- Libidomangel: Fehlender Drang nach sexueller Betätigung. **Ätiol.:** Häufig Testosteronma seltener psychische Störungen
- Ejakulationsstörungen:
  – Vorzeitiger Samenerguss: Häufig. Samenerguss vor oder unmittelbar nach Einführen des des (Ejaculatio praecox). Selten verspäteter oder ausbleibender Samenerguss. **Ätiol.:** M psychogen. **Ther.:** Serotonin-Wiederaufnahme-Hemmer wie das Antidepressivum Paro (z.B. Seroxat®) 3–4 h vor Geschlechtsverkehr einnehmen
  – Retrograde Ejakulation: Ejakulation erfolgt in die Harnblase. **Ätiol.:** Meist postop. bedir fehlender Verschluss des Blasenhalses
- Orgasmusstörungen: Ausbleibender Orgasmus bei erhaltener Libido und regelrechter 1 tion ist i.d.R. psychisch bedingt.

13.8.2 Ätiologie und Diagnostik der Erektionsstörung

Prävalenz: Ca. 10% der M, mit zunehmendem Alter steigend. Weniger als 20% der Betroffenen s. ärztliche Hilfe.

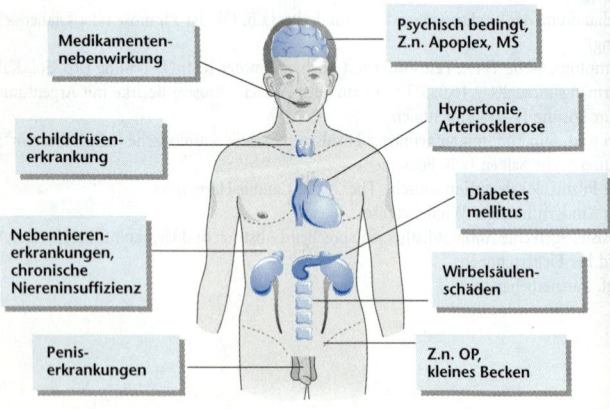

Abb. 13.10 Ätiologie der Erektionsstörungen

Ätiologie

Psychogen: Z.B. Partnerschaftskonflikte, unzureichende Stimulation, Selbstunsicherheit, Versagensangst, verdrängte Homosexualität, beruflicher Stress, Psychosen (Depressionen, Schizophrenie). **Cave:** Die psychogene Ätiologie der Impotenz ist wesentlich seltener, als früher angenommen wurde

Toxisch: Alkohol-, Nikotin-, Drogenabusus, Medikamente (s. Kasten). Selten: Blei, Lösungsmittel, Arsen

Internistische Erkr.: Diab. mell. (☞ 17.1), Arteriosklerose, Hypertonie (☞ 11.6.2), chron. Niereninsuff. (☞ 13.1.14), Fettstoffwechselstörungen (☞ 17.2), endokrinologische Erkr.: Hypothyreose (☞ 17.6.3), Hyperthyreose (☞ 17.6.2), Testosteronmangel (pathologischer Mangel oder altersbedingter Hormonabfall = partielles Androgendefizit des alternden Menschen = PADDAM), Erkr. der Nebenniere und Hyperprolaktinämie (☞ 17.7)

Neurologische Faktoren: Iatrogen (OP im kleinen Becken, retroperitoneal oder an der WS), PNP (auch subklinisch, ☞ 20.9.1), Querschnittsläsionen, MS, Apoplex (☞ 20.3), Trauma (Beckenringfraktur)

Peniserkr.: Phimose (☞ 13.7.1), Ca, Verletzungen.

Impotenz verursachende und fördernde Medikamente

Antihypertensiva (β-Blocker, Clonidin, Hydrochlorothiazid, Spironolacton), Digitalis, Lipidsenker (Clofibrat), H$_2$-Blocker (häufig Cimetidin), Psychopharmaka, Antiepileptika, Antiphlogistika (Indometacin, Salizylate), Hormonpräparate (Östrogene, Gestagene, Glukokortikoide).

Diagnostik

Ausführliche Anamnese:

Familien-, Berufssituation, soziales Umfeld, Vorerkr., OP, Medikamente

Sexualanamnese: Libido, Kohabitationsfrequenz, Erektionsverhalten (Masturbation, morgendliche oder nächtliche Erektion, partner- oder situationsabhängige Erektionsstörung), Homosexualität

Körperliche Untersuchung:

Ganzkörperstatus: Cor, RR, Behaarungstyp, Gynäkomastie

Untersuchung der Geschlechtsorgane

Neurologische Untersuchung: Zeichen einer PNP (☞ 20.11)

Labor: BB, BZ, E'lyte, Chol., TG, Krea, GOT, GPT. Bei entsprechender Symptomatik: TSH basal, Testosteron (Berechnung des freien Testosterons aus Gesamttestosteron und sexualhormonbindendem Globulin = SHBG), LH, Prolaktin (Hyperprolaktinämie ist selten!), 17-Hydroxykortikosteroide und 17-Ketosteroide im Urin

Facharztüberweisung zum andrologisch orientierten Urologen, Hautarzt oder an eine spezialisierte Klinik zur weiteren Diagn. Vor weiterer Diagn. i.d.R. probatorische Einnahme von Sildenafil („Viagra®-Test").

Wichtigste diagnostische Möglichkeiten

SKIT-Testung (Schwellkörperinjektionstest; Screening-Untersuchung): Durch Injektion vasoaktiver Substanzen in den Schwellkörper kann eine Erektion ausgelöst und damit eine art. oder venöse Ursache ausgeschlossen werden

- Corpus cavernosum-EMG zur Beurteilung der penilen Hämodynamik und autonomen nervation sowie der kavernösen glatten Muskulatur
- Doppler-Untersuchung der Penisarterien.

13.8.3 Therapie der Erektionsstörung

Therapie der psychogenen Impotenz

- Facharztüberweisung zum Psychiater mit spezieller Erfahrung, Sexualtherapeuten, Psy therapeuten oder klin. Psychologen
- Ggf. Unterstützung der Psychother. mit Sildenafil (s.u.) oder Yohimbin (z.B. Yohimbin-S gel®), bes. bei Versagens- und/oder Erwartungsangst. **Dos.:** 3 × 5 mg tägl. für mind. 8 Wirksamkeit umstritten. **KI:** Hypotonie.

! Therapieversuch mit Yohimbin auch sinnvoll bei unauffälligem psychischem Befund und geringen organischen Störungen. Yohimbin ist nicht verordnungsfähig.

Therapie der organisch bedingten Erektionsstörung

- Behandlung des Grundleidens wenn möglich, z.B. Diabetes-Einstellung
- Sildenafil, z.B. Viagra®; Tadalafil, z.B. Cialis®: s.u.
- Apomorphin sublingual (Uprima®): Wegen Synkopen und Interaktion mit Alkohol höch Mittel der 2. Wahl. Ansprechrate ca. 50%. **Cave:** Geringe therapeutische Breite und Variabilität der biologischen Verfügbarkeit.
- Alprostadil-Pellet, z.B. MUSE® (medikamentöses urethrales System zur Erektion, GmbH): Wird mittels eines Einmal-Applikators in die Harnröhre eingeführt. Ansprec ca. 70%
- Schwellkörperautoinjektion (SKAT): Nach kompetenter Anleitung injiziert sich der Pat. vasoaktive Substanz von lateral in den Schwellkörper. Ansprechrate 70–80% bei zu verr lässigenden systemischen NW. Lokale **NW:** Prolongierte Erektion. **Cave:** Nach spätester unverzügliche Gegenmaßnahmen durch geschulten Therapeuten
- Operative Ther: Art. Revaskularisation (hohe KO-Rate) bei art. Durchblutungsstörung penile Venenligatur bei zu schnellem venösen Abfluss
- Technische Hilfsmittel: Stützkondome, Penisring, Vakuumpumpe (wird über den Pen stülpt und ein Vakuum erzeugt)
- Prothetische Versorgung: Gilt als ultimo ratio. Aufblasbare Modelle führen zu besseren metischen Ergebnissen als semirigide Prothesen.

Sildenafil   Phosphodiesteraseinhibitor, steigert die Durchblutung des Schwellkörpers sprechrate 45–60%, Wirkungseintritt nach 60 Min., Wirkungsdauer > 6 h. Rezeptpfli Pat. muss Kosten selbst tragen. **Cave:** Bei Notfallpat. vor Einsatz von Nitraten nach Sil fil-Einnahme fragen. Diskretion!

- **Dos.:** 25, 50, 100 mg; Erstanwendung mit 25 mg nüchtern und Koitusverzicht, um mö Risiken und Dosisbedarf zu erkennen
- **NW:** Kopfschmerzen, Gesichtsrötung, Puls ↑, RR ↓, Verdauungsbeschwerden, Sehstör bei höherer Dos. bei < 3% der Pat.
- **Absolute KI:** bei Komedikation mit Nitraten, Amylnitrit; Herzinfarkt oder Apoplex i letzten 6 Mon., grenzwertig dekompensierte Herzinsuff., Hypotonie, Retinitis pigmer

alafil Phosphodiesterase-5-Hemmer. Wirkung ähnlich wie bei Sildenafil, jedoch deutlich ere Wirkdauer bis zu 24 Stunden.

Dos.: 10 mg, 20 mg. Erstanwendung mit Cialis® 10 mg

NW: Wie bei Sildenafil, jedoch weniger Einfluss auf RR und Herzfrequenz

Absolute KI: Einnahme von Nitraten, Herzinsuffizienz im Stadium III und IV, Herzinfarkt und Apoplex in den letzten 6 Mon., instabile Angina pectoris.

Testosteronsubstitution beim älteren Mann

- **Ind.:** Nur bei erniedrigter Testosteron-Serumkonz. und klinischen Zeichen eines Androgenmangels (z.B. Leistungsschwäche, erektile Dysfunktion, Libidomangel, erhöhte Schweißneigung)
- **Dos.:** Unterschiedliche Empfehlungen. 250 mg Testosteronenanthat i.m. alle 1–4 Wo. (je nach Testosterondefizit) oder Pflasterther. (z.B. Transderm®, Androderm®) oder orale Ther. mit Mesterolon (z.B. Proviron® 3 × 25 mg; Compliance bei häufigem Einnahmemodus fraglich)
- **Cave:** Vor jeglicher Substitutionsther. Prostata rektal palpieren, PSA bestimmen, transrektale Sono, da Auswirkung der Testosterongabe auf Prostata-Ca-Inzidenz nicht geklärt.

.9 Internet

Leitlinien zur Nierentransplantation: www.uni-duesseldorf.de, www.AWMF/index.htm
Maligne Erkr.: www.krebsgesellschaft.de/ISTO/Standards/index.html, www.krebs-webweiser.de, http://cancernet.nci.nih.gov/
DEGAM-Leitlinie Nr. 1: „Brennen beim Wasserlassen": www.degam.de/S5_leit1_lang

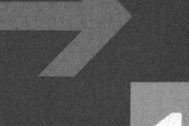

14 Gynäkologie

STEPHANIE ENGELHARDT

Gynäkologische Fragestellungen ergeben sich in der Allgemeinpraxis auch bei primär nichtg
Beratungsanlässen.

14.1 Gynäkologische Diagnostik

14.1.1 Anamnese

*Erfordert bes. Einfühlungsvermögen, v.a. bei jugendlicher Pat. Während des Gesprächs auf Stimmh
Behaarung („Geheimratsecken", Damenbart) und Akne achten.*

- Jetzige Beschwerden: Wo? Wie lange? Wie stark? Andauernd/zyklusabhängig? Faktoren,
  zur Abschwächung/Verstärkung führen? Ist schon eine Diagn./Behandlung durch Gynä
  logen erfolgt? Medikation? Orale Kontrazeptiva? Andere Hormonpräparate?
- Zyklusanamnese: Menarche, Zyklusdauer, Blutungsdauer, -stärke, Zwischenblutungen, I
  menorrhoe? Letzte Blutung? Datum der Menopause?
- Zyklusunabhängig: Postmenopausenblutung? Unterleibsschmerzen (Entzündung, Tun
  Extrauteringrav.)? Kohabitationsblutungen (Ektopie, Verletzung, Zervix-Ca)? Vaginaler A
  fluss (Konsistenz, Geruch, Farbe), Juckreiz/Brennen? Unwillkürlicher Urinabg
  (☞ 13.1.5)?
- Mamma: Schmerzen (perimenstruell, zyklusunabhängig)? Konsistenz- und Größenverär
  rung? Knoten? Sekretion aus der Mamille? Überwärmung? Hautveränderung? OP? Mam
  graphien? Letzte Selbstuntersuchung?
- Nichtgyn. Erkr. (z.B. Anorexia nervosa, Hypophysenerkr., Diab. mell., Schilddrüsenerk
- Familienanamnese: Mamma- oder Genital-Ca? Andere Tumoren, Mastopathie?
- Bei irregulären Blutungen: Hypertonie? Hämorrhagische Diathese? Gefäßsklerose?
- Bei geplanter Abstrichentnahme: Fragen, ob in den letzten 24 h z.B. Medikamentenapp
  tion oder Tamponeinlage erfolgt ist → Abstrich ggf. verschieben, da oft nicht verwert

14.1.2 Gynäkologische Untersuchung

*Ind.: Meist im Rahmen der Krebsfrüherkennungsuntersuchungen (☞ 30.1.2), bei Aus
(☞ 14.3.1) und vor Kontrazeptionsberatung (☞ 14.4.2). Im Kindesalter möglichst nur durch d
erfahrene FÄ, evtl. in Klinik mit entsprechender Ambulanz.*

Allgemeines

- Aus forensischen und psychologischen Gründen immer in Anwesenheit einer AH unte
  chen
- Untersuchungsraum sollte warm sein (fördert entspannte Atmosphäre)
- Je nach Untersuchungsanlass benötigte Formulare von der AH (☞ 1.1.2) ausfüllen, Ob
  träger mit Namen und Geburtsdatum der Pat. beschriften lassen. **Cave:** Sind mehrere U
  suchungen mit Abstrichentnahme in Folge geplant, Objektträger erst unmittelbar vor
  Untersuchung beschriften lassen und nochmals kontrollieren. Verwechslungsgefahr!
- Pat. vor der Untersuchung Blase entleeren und je nach Untersuchungsanlass MSU zur
  auffangen lassen

Erst Mammae, dann Genitalregion untersuchen; Pat. entsprechend nur teilweise entkleiden lassen.

bereitung

■ Undurchlässige Einmalhandschuhe anziehen

■ Pat. Steinschnittlage einnehmen lassen.

pektion

■ Abdomen: Adipös/schlank; Bauchdecke gespannt/straff/schlaff/aufgetrieben? Hernien? Narben?

■ Äußeres Genitale:

Behaarungstypus: Scharfe dreieckförmige Begrenzung der Schambehaarung oder „zipfeliger" Übergang auf Linea alba und Oberschenkel (android)? Verminderte oder fehlende Behaarung? Weitere Virilisierungszeichen: Klitorishypertrophie (☞ 14.7)?

Entzündliche Veränderung im Schamhaarbereich? V.a. Filzlausbefall (☞ 25.7.2)?

Veränderungen an der Vulva: Infektiös-entzündlich (Vulvitis? Bartholinitis? Herpes genitalis? Kondylome?); Leukoplakie? Ulzerationen? Atrophie? V.a. Vulva-Ca (☞ 14.3.1; Hautveränderungen)? **Cave:** Ca im Anfangsstadium, z.B. kleiner, unregelmäßig begrenzter rötlicher Fleck im Bereich einer Leukoplakie oder warzenähnliche Veränderungen

Verletzungen (frisch oder älter? V.a. Missbrauch?) Narben? Fehlbildungen?

Hymen intakt, V.a. Hymenalatresie (typische Anamnese ☞ 14.3.1), Introitus klaffend?

■ Inneres Genitale:

Selbsthalte- bzw. (hinteres) Rinnenspekulum mit warmem Wasser benetzen und schräg einführen (bei ca. 4 Uhr), dann nach hinten drehen und über die Rinne das vordere Spekulum infrühen

Vaginalwände: Entzündung, Ulzera, Tumoren, Fehlbildungen, Zystozele?

Portio: Größe? Oberfläche glatt, Ektopie, Ovula Nabothi? Vermehrte Sekretion aus dem Zervikalkanal? Entzündung, Polyp, Erythroplakie, Leukoplakie, V.a. Ca (Exophyt, Ulzeration)?

Am Ende der Inspektion Pat. pressen lassen und Introitus beobachten: V.a. Scheidensenkung? Unwillkürlicher Abgang von Urin (☞ 13.1.5)?

trichentnahme für die zytologische Untersuchung

e vaginale Medikamentenapplikation oder Manipulation in den letzten 24 h.

ereitung Vergewissern, ob Objektträger korrekt mit Bleistift auf der geschliffenen Seite rriftet ist; Watteträger/Cytobrush/ggf. Cervex-Brush® (für ThinPrep®) vorhanden? Steht Kütte mit Fixierflüssigkeit (z.B. 96%iger Alkohol) bzw. Fixierspray (z.B. Merckofix®) bereit? Altiv: Korrekt beschrifteter Behälter für die ThinPrep®-Untersuchung vorbereitet?

bstrich immer *nach* Inspektion und *vor* der Palpation *unter Sicht* entnehmen („blinder" bstrich aus einem Zervix-Ca kann zu starken Blutungen führen, vaginale Palpation eines chtbaren Ca ist obsolet).

hführung

. Abstrich mit kreisenden Bewegungen von der gesamten Portiooberfläche entnehmen, bes. on der Transformationszone (Übergang Platten-/Zylinderepithel)

. Abstrich unter Drehung des Watteträgers/der Cytobrush aus dem Zervikalkanal entnehen. **Cave:** Unter Gestageneinfluss oder in der Postmenopause ist dieser sehr eng und der

- Abstrich erschwert bis unmöglich. Dann alternativ das hölzerne Ende des Watteträgers nutzen
- Bei Z.n. Uterusexstirpation Abstrich vom Scheidenende entnehmen
- Evtl. weitere Abstriche verdächtiger Bezirke an Portio, Vagina oder Vulva (entsprechend kumentieren, s.u.)
- Watteträger auf den Objektträgern jeweils gleichmäßig abrollen; Spitze nicht vergessen
- Sofort fixieren (mind. 15 Min. für Färbung nach Papanicolaou), danach lufttrocknen las und möglichst noch am selben Tag versenden
- Begleitformular ausfüllen (Vordruck beim Vorsorgeprogramm bzw. Überweisung bei a anderen Untersuchungen, ggf. Formular des Einsendelabors):
  - Wichtige anamnestische Angaben; obligat sind: Menarche, Zyklusverhalten, postmenopau Blutungen, Vor-OP/andere Ther., momentane Medikation (inkl. „Pille")
  - Befunde und Auffälligkeiten bei Abstrichentnahme (z.B. Blutung), evtl. mit kleiner Ski

Nativpräparat

Indikation V.a. Kolpitis (Fluor und/oder Juckreiz; ☞ 14.3.2).

Durchführung Auf vorbereiteten Objektträger einen Tr. NaCl 0,9% geben, dazu einen Tr. Sc aus dem hinteren Scheidengewölbe (aus dem Rinnenspekulum), Deckglas auflegen und mögli sofort mikroskopisch untersuchen (40er-Objektiv). Gut sichtbar sind Pilze (meist Candida cans, ☞ 9.5.2, Trichomonaden, ☞ 9.8.3). Um Kokken und Stäbchen sichtbar zu machen, stat NaCl einen Tr. Methylenblau zusetzen.

Palpation

Immer erst nach Inspektion und Abstrich durchführen. KI: Makroskopisch sichtbares Ca.

Rektale Untersuchung (☞ 8.2.1)

Vorgehen
- Inguinale LK und äußere Genitalregion: Knoten oder Verhärtungen?
- Nach Spreizen der Labien Einführen des angefeuchteten Zeigefingers, bei ausreichend w Vagina auch des Mittelfingers mit leichtem Druck in Richtung Damm
- Die äußere Hand liegt oberhalb der Symphyse flach auf und drückt dann die Bauchwanc den schräg liegenden Fingerbeeren (der Finger II–IV) sanft gegen den zu palpierenden U bzw. gegen die Adnexe
- Scheide mobil/immobil? Glatt, Resistenzen tastbar?
- Stand der Portio (hoch/tief, vorn/hinten, re/li)?
- Gestalt der Portio (klobig, zapfenförmig, Riss, Exophyt, Krater)?
- Portioschiebe- oder -elevationsschmerz (☞ 14.3.1)?
- Lage des Uterus (anteflektiert, gestreckt, retroflektiert, verzogen)?
- Größe und Form des Uterus (hypoplastisch, normal, vergrößert, myomdeformiert, fe bildet)?
- Beweglichkeit des Uterus?
- Adnexe: Vergrößert (normal nur bei schlanken Pat. als flache längliche feste Struktur p bel), deformiert, druckschmerzhaft, beweglich? Eindeutig vom Uterus abgrenzbar? Cave: wechslung mit gestieltem Myom oder Extrauteringrav. möglich. Ein tastbarer Eileiter is mer verdächtig!

4.1.3 Diagnostik der Brust

pektion

lichst im Stehen und Liegen sowie bei hängenden und langsam hinter den Kopf gehobenen Armen.
- Haut: Rötung, Vorwölbung, ekzematöse Veränderung, isolierte oder multiple kleine Einziehungen (Orangenhaut)? Narben, verstärkte Venenzeichnung? **Cave:** Submammärregion nicht vergessen
- Mamillen: Entzündung, spontane Sekretion? Deformierung, Einziehung? Verfärbung? Akzessorische Mamillen im Verlauf der Milchleiste (meist im Bereich der Axilla)?

pation

Stehen bei hängenden und in die Hüften gestützten Armen, zunächst bimanuell (Drüsenkörper schen den Händen), dann gegen die Thoraxwand untersuchen.

Auch nachgewiesen benigne Befunde (z.B. Mastopathie) sorgfältig dokumentieren (evtl. mit Skizze), um bei nächster Untersuchung vergleichen zu können.

- Jeden Quadranten von außen nach innen und den Retromamillarbereich gesondert abtasten: Knoten, andere Konsistenzveränderungen? Größe, Lokalisation, Oberflächenstruktur, Konsistenz und Schmerzhaftigkeit des Befundes dokumentieren
- Jackson-Phänomen: Haut über einem palpablen Knoten zwischen zwei Fingern komprimieren. Normal: Haut wölbt sich vor. *Pathologisch:* Einziehung als Zeichen der Hautinfiltration durch den Tumor (Malignitätszeichen; auch ☞ 14.2.3)
- Nach der Palpation Brust radiär mamillenwärts ausstreichen und abschließend Retromamillarraum leerdrücken. Bei ca. 50% der Frauen lässt sich so eine (physiologische) Sekretion provozieren
- Facharztüberweisung zum Gynäkologen bei Spontansekretion außerhalb von Grav. und Stillzeit sowie provozierter Sekretion bei Frauen > 40. Lj. und bei pathologischen Zusatzbefunden. Ggf. vorher Sekret zytologisch untersuchen lassen (s.u.).

Pat. zur monatlichen Selbstuntersuchung (am besten kurz nach der Periode) auffordern und evtl. eine schriftliche Anleitung mitgeben (z.B. von Pharmafirma anfordern). Unverdächtige tastbare Befunde besprechen, um Verängstigung vorzubeugen. *Tipp:* Haut und Drüsengewebe sind bes. gut unter der Dusche beurteilbar, da die eingeseifte Hand besser auf der Haut gleitet. Inspektion vor dem Spiegel.

Jeden neu aufgetretenen Knoten sono- und mammographisch untersuchen und ggf. exstirpieren lassen. Das Mamma-Ca tritt in jedem, auch (selten) in jugendlichem Alter auf.

mographie

kation Neu aufgetretene knotige Veränderungen oder Einziehungen; einseitige Mamillen-:tion; zur Verlaufsdiagn. bei proliferierender Mastopathie (☞ 14.2.2); zur einmaligen Basis-n. im 40. Lj. (ggf. schon früher, wenn Risikofaktoren für Mamma-Ca vorliegen, ☞ 14.2.3); ab j. ca. alle 2 J. zur Krebsfrüherkennung; Kontrolluntersuchung bei Z.n. Ca der kontralateralen t.

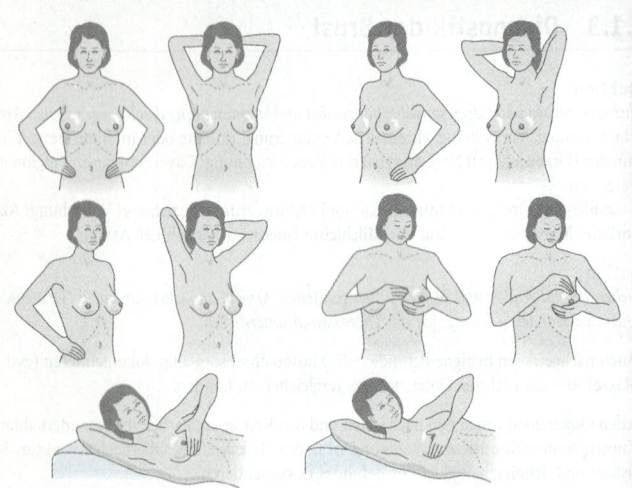

Abb. 14.1 Selbstuntersuchung der Brust

Durchführung Facharztüberweisung zu spezialisiertem Gynäkologen oder Radiologen. Gü tigster Zeitpunkt postmenstruell bis zum 15. Zyklustag (danach beeinträchtigen prämenstru Gewebeverdichtungen die Aussagefähigkeit). Standard: Aufnahme beider Mammae im kra kaudalen und im medio-lateralen Strahlengang. Bei unklaren und pathologischen Befunden S zialaufnahmen möglich. Pat. darüber aufklären, dass Untersuchung schmerzhaft sein kann

● Ca. 3% klinisch manifester Ca sind röntgenologisch nicht nachweisbar. Dichte mastopa sche Veränderungen und Narben durch Vor-OP können Karzinome überdecken.

Sonographie

Indikation Verdächtige Mammabefunde in Grav. und Stillzeit; Verlaufskontrollen bei Zy und Seromen; eingeschränkte mammographische Aussagefähigkeit, z.B. bei sehr fester Brust (< 25 J.), Mammaprothese, exzentrisch liegenden Befunden (z.B. bei Z.n. Mastektomie, axil Wird meist ergänzend zur Mammographie durchgeführt.

Abstrichentnahme (Mammasekret)

Indikation Ein- oder beidseitige spontane Sekretion außerhalb von Grav. und Stillzeit; Sekretion in der Postmenopause; blutig/wässriges Sekret.

Durchführung Bei aufrechter Haltung der Pat. Mamille unter leichten Druck auspressen, Se direkt mit dem Objektträger abstreichen (evtl. auf mehrere verteilen). Fixierung wie beim vixabstrich (☞ 14.1.2) oder Lufttrocknung (je nach Absprache mit Zytolabor). Umgehend Überweisung versenden.

4.2 Erkrankungen der Mamma

.2.1 Leitsymptome und ihre Differenzialdiagnose

ten Oft von Pat. selbst entdeckt, gel. Zufallsbefund bei körperlicher Untersuchung. **DD:** oadenom, Mamma-Ca, Mastopathie (bes. prämenstruell), Zyste, Mastitis, Weichteiltumor. *umentation:* Immer Größe, genaue Lokalisation („Uhrzeit" und Abstand von der Mamille in , Konsistenz (fluktuierend, fest), Verschieblichkeit, Druckschmerzhaftigkeit, Jackson-Phäno- (☞ 14.1.3).

merz Bes. nach Zyklusabhängigkeit, Lokalisation (umschrieben, diffus?) und Charakter r Spannungsgefühl, dumpf?) fragen. **DD:** Adenom, Mastopathie, prämenstruelles Sy., Zyste, titis, Mamma-Ca.

nillensekretion Auf Farbe (rot/braun, milchig, wässrig, gelblich), Konsistenz (Eiter, Se- Blut) achten. **DD:** Selten bei Ca; Milchgangspapillom, Mastopathie, Mastitis, Hyperprolak- mie, Hypo-/Hyperthyreose.

tveränderungen Mamille und/oder umgebende Haut betroffen? Rötung, Schwellung, rwärmung? Ekzemähnliche Veränderung? Ist auch Haut am übrigen Körper betroffen? **ve:** Wenn ja, Mamma trotzdem abklären: „Läuse und Flöhe"). Orangenhaut (☞ 14.1.3)? Ein- ung oder Vorwölbung (z.B. Adenom, Zyste)? Akzessorische Mamillen? **DD:** Ca (M. Paget, mmatorisch), Mastitis u.a.

or in der Axilla LK-Schwellung oder anderer Tumor (z.B. Schweißdrüsenabszess)? LK: sistenz? Verschieblichkeit? Verbacken? Druckdolent? **DD:** LK-Metastasen, reaktive LK- wellung bei Mastitis, akzessorische Mamma.

.2.2 Mastopathie und Mastodynie

Mastopathia cystica fibrosa, Mammadysplasie (WHO). Mit Fibrosierung und Zystenbildung rgehende häufigste benigne Erkr. der Mamma. Bei ca. 50% aller Frauen zwischen 35. Lj. und opause. Mastodynie: Schmerzhafte Mamma. Oft im Rahmen eines prämenstruellen Sy. (☞ 14.6.1).

logie Als beeinflussend gelten Hormondysbalancen (Östrogene > Gestagene, Hyperpro- nämie, Schilddrüsenfunktionsstörung), erhöhte Ansprechbarkeit des Brustgewebes auf Hor- e.

ik Prämenstruelles Anschwellen der Mammae (ca. 1 Wo.); Spannungsgefühl (Mastodynie), kschmerz; diffuse, körnige oder grobknotige Verhärtungen (i.d.R. bis haselnussgroße Knöt-); selten spontane, häufig provozierbare Mamillensekretion.

nostik Anamnese und Klinik wegweisend. Bei palpablen Knoten/Verhärtungen Mammo- hie und Sono, bes. wenn Risikofaktoren für ein Mamma-Ca vorliegen (☞ 14.2.3). Facharzt- weisung bei allen verdächtigen Befunden zur Probenentnahme und histologischen Abklä- . Bei spontaner Mamillensekretion möglichst zytologische Untersuchung (☞ 14.1.3), ggf. ärung durch FA.

Therapie

Mastopathie, Mastodynie

- Evtl. genügt ein aufklärendes Gespräch, sonst immer mit nichthormonellen Maßnahmen [be]ginnen
- Ther. mit pflanzlichen Präparaten, z.B. Mastodynon® N 2 × 30 Tr. tägl.
- Festsitzenden BH empfehlen (bes. beim Sport)
- Perkutan gestagenhaltiges Gel (z.B. Progestogel® 1 × tägl.)
- Zur hormonellen Kontrazeption gestagenbetontes Präparat verschreiben (s.a. ☞ 14.4.2)
- Alternativ zur „Pille" Gestagenpräparat ab dem 16.–25. Zyklustag, z.B. Lynestrenol (Orga[no]tril®), jeweils 5–10 mg tägl. **KI:** Lebererkr., Schwangerschaftsikterus in der Anamnese
- Bei nachgewiesener Hyperprolaktinämie Ursachenabklärung durch FA. Ggf. (z.B. bei Mi[kro]prolaktinom) Therapieversuch mit Bromocriptin (z.B. Pravidel®). Dos. unter Prolaktins[pie]gel-Kontrollen individuell anpassen. **KI:** Art. Hypertonie, KHK, Überempfindlichkeit ge[gen] Mutterkornalkaloide, Gestose und postpartale Psychose in der Anamnese
- Allgemeinmaßnahmen: Entspannung; während Beschwerdemaximum keine sportliche B[e]tigung (außer Schwimmen); je nach subjektivem Empfinden kühle oder warme Brustaufla[ge]; methylxanthinhaltige Lebensmittel meiden (z.B. Schokolade, Tee, Kaffee).

Knotige Mastopathie nach Ausschluss eines Ca

- Kurzfristige mammographische Kontrollen (1 × jährlich), ggf. zwischendurch Mammas[o]; (i.d.R. bei spezialisiertem Gynäkologen)
- Medikamentöse Ther. mit Gestagenen (s.o.).

Komplikationen Milchgangspapillomatose mit Entartungsrisiko. **Klinik:** Blutig-seröse [Ma]millensekretion. **Diagn.:** Zytologie (☞ 14.1.3), Facharztüberweisung zur Galaktograp[hie.] **Ther.:** Exstirpation.

Prognose Beschwerderückgang nach der Menopause.

14.2.3 Mammakarzinom

Häufigstes Ca der Frau (10–11%). Häufigkeitsgipfel zwischen 70. und 75. Lj. Bei familiärem Risiko eher junge Frauen betroffen. Metastasen sind oft bei Diagnosestellung bereits vorhanden.

Risikofaktoren und Stadien

- Familiär: Verwandte 1. Grades (Mutter, Schwester) mit einseitigem (erhöht) oder beidseitigem (stark erhöht) Ca; Trägerinnen von BRCA1- oder -2-Mutanten
- Persönlich:
  – Frühe Menarche (< 12. Lj.), Kinderlosigkeit, Erstgebärende > 35. Lj., späte Menopause (> 55. Lj.), Adipositas

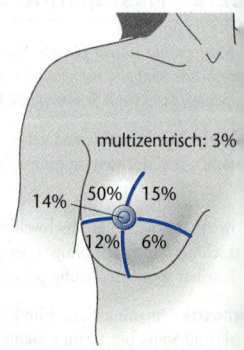

multizentrisch: 3%

14% 50% 15%
12% 6%

Abb. 14.2 Verteilung des Mam[ma-]Ca in den Quadranten

Ca in der Anamnese. Risiko für Zweit-Ca in der Mamma erhöht, aber abnehmend in der Reihenfolge: Mamma-Ca kontralateral → Ovarial-Ca → kolorektales Ca → Endometrium-Ca Mastopathie (III. > II. Grades), nachgewiesenes Ca in situ
Geringes Risiko: Erstes Kind vor dem 20. Lj., Multipara, lange Stillzeit.

Tab. 14.1   TNM-Klassifikation des Mammakarzinoms

nische Klassifikation*		Postoperative Klassifikation*	
T0	Kein Anhalt für Primärtumor		
Tis	Carcinoma in situ (duktal oder lobulär), M. Paget der Mamille ohne weiteren Tumor		
T1	**Tumordurchmesser max. 2 cm**		
T1a	Keine Fixierung an Pektoralisfaszie oder Muskel	pT1a	Bis 0,5 cm
T1b	Mit Fixierung an Pektoralisfaszie oder Muskel	pT1b	Bis 1,0 cm
		pT1c	Bis 2 cm
T2	**Tumordurchmesser max. 5 cm**		
T3	**Tumordurchmesser größer als 5 cm**		
T4	**Jeder Tumor mit direkter Infiltration von Brustwand oder Haut (Brustwand → Rippen), Interkostalmuskulatur, M. serratus ant., aber nicht M. pectoralis)**		
T4a	Mit Fixierung an der Brustwand		
T4b	Mit Hautödem (Apfelsinenhaut), Ulzeration oder Hautmetastase der ipsilateralen Brust		
T4c	a und b gemeinsam		
T4d	Inflammatorisches Karzinom		
Tx	Primärtumor kann nicht beurteilt werden		
** **N0**		pN0	Keine regionären LK-Metastasen; auch isolierte Tumorzellen (ITC) in regionären LK werden als N0 klassifiziert
		pN1mi	Mikrometastase(n): > 0,2 mm, aber < 2 mm
N1	Metastase(n) in beweglichen ipsilateralen axillären LK	pN1	Metastase(n) in 1–3 ipsilateralen axillären LK und/oder ipsilateralen LK entlang der A. mammaria interna mit Mikrometastase(n); nachgewiesen durch Untersuchung des Sentinel LK, aber klinisch nicht erkennbar**

		Tab. 14.1 Fortsetzung		

Klinische Klassifikation*			Postoperative Klassifikation*	
N***	N2	Metastase(n) in ipsilateralen axillären LK, untereinander oder an andere Strukturen fixiert oder in klinisch erkennbaren** ipsilateralen LK entlang der A. mammaria interna in Abwesenheit klinisch erkennbarer** axillärer LK-Metastasen	pN2	Metastase(n) in 4–9 axillären LK oder Metastase(n) in klinisch erkennbaren LK entlang der A. mammaria interna Abwesenheit klinisch erkennbarer** axillärer LK-Metastasen
	N3	Metastase(n) in ipsilateralen infraklavikulären LK mit oder ohne Beteiligung der axillären LK oder in klinisch erkennbaren** ipsilateralen LK entlang der A. mammaria interna in Anwesenheit klinisch erkennbarer** axillärer LK-Metastasen oder Metastasen in ipsilateralen supraklavikulären LK mit oder ohne Beteiligung der axillären LK oder der LK entlang der A. mammaria interna	pN3	Metastase(n) in 10 oder mehr ipsilateralen axillären LK oder Metastase(n) in ipsilateralen infraklavikulären LK oder Metastase(n) in klinisch erkennbaren ipsilateralen LK entlang der A. mammaria interna in Anwesenheit mind. einer axillären LK-Metastase oder mehr als 3 axilläre LK-Metastasen mit klinisch nicht erkennbaren**, nur mikroskopisch nachweisbaren Metastasen in LK entlang der A. mammaria interna oder Metastase(n) in supraklavikulären LK
	NX	Regionäre LK sind nicht zu beurteilen		
M	M0	Keine Fernmetastasen		
	M1	Fernmetastasen vorhanden: • Zusatzangaben: Lunge (PUL) Knochen (OSS) Leber (HEP) Hirn (BR Lymphknoten (LYM) Knochenmark (MAR) Pleura (PLE) Peritoneum (PER) Haut (SKI) Andere (OTH) • Metastasen in LK: Supraklavikulär, zervikal, kontralateral entlang A. mammaria interna		
	MX	Fernmetastasen nicht beurteilbar		

* Die klinische Klassifikation beruht auf der klinischen Untersuchung, der Mammographie sowie der mammographischen Ausmessung der Tumorgröße. Die postop. histomorphologische Einteilung folgt **pTNM** Klassifikation (der besseren Übersicht wegen wurden bei der N-Klassifikation die Untereinteilu nicht aufgeführt). Rezidive werden durch den Buchstaben R kenntlich gemacht (z.B. RT1a).

** „Klinisch erkennbar" = bei der klinischen Untersuchung oder makroskopisch oder durch bildgeber Verfahren (außer Lymphszinti) erkennbar.

*** Diese neue N-Klassifikation gilt seit 1.1.2003.

Metastasierung des Mammakarzinoms
LK-Metastasen: Axillär, supraklavikulär und retrosternal
Über den Blutweg am häufigsten Knochen (WS, lange Röhrenknochen), weniger häufig Lunge, Pleura, Leber, Gehirn und Ovarien.

Karzinomformen und Klinik
80% duktale Ca (szirrhöses und solides Ca, Adeno-Ca, Komedo-Ca): Wachsen oft multizentrisch. Vorstufe: Carcinoma in situ (DCIS = intraduktales Ca). **Cave:** Invasive und in situ-Formen oft gleichzeitig nebeneinander

10% lobuläre Ca: Sehr häufig multizentrisches Wachstum und gelegentlich gleichzeitiger Befall beider Mammae. Vorstufe: Carcinoma lobulare in situ (CLIS)
Klinik:
Am häufigsten derber, schmerzloser, unscharf begrenzter Knoten; Einziehung der Haut/Mamille als Zeichen infiltrativen Wachstums, nicht verschieblich; Orangenhaut; Brustdeformierung; Ulzeration; selten Mamillensekretion (wässrig/blutig); neu auftretender einseitiger Brustschmerz

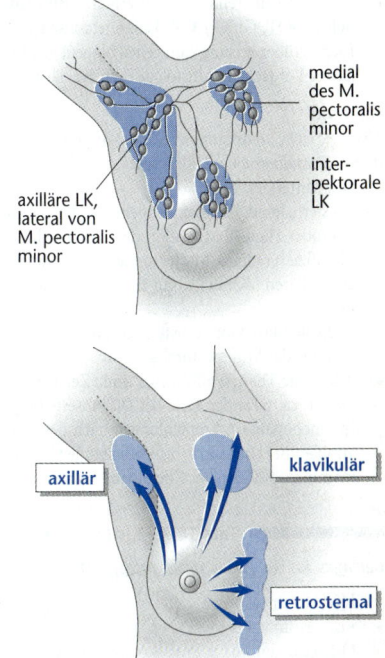

Abb. 14.3 Lymphabflussgebiete der Mamma

Fortgeschrittenes/metastasiertes Ca:
Leistungsknick, „Knochenschmerzen", pathologische Frakturen (bes. Wirbelkörper und Röhrenknochen; allg. Tumorzeichen auch ☞ 28.2.1)
10% Sonderformen:
M. Paget (Paget-Ca). Ca in situ der Mamille, i.d.R. mit tiefer liegendem invasivem Ca. **Klinik:** Charakteristische ekzemartige Veränderung von Mamille/Areola mit blutiger Sekretion
Inflammatorisches Ca. Befall der Lymphbahnen. **Klinik:** Entzündungsähnliche Rötung und evtl. Verhärtung der Haut.

Diagnostik
Anamnese: Bekannte Erkr. der Brust? Menopause (Knoten in der Postmenopause sind quasi pathognomonisch für Ca)? Knoten, der während bzw. kurz nach der Menstruation nicht verschwindet?
Inspektion, Palpation: s.o.
Bildgebende Verfahren: Facharztüberweisung zum Gynäkologen/Radiologen zur Mammographie und Sono

- Labor: Orientierend BSG (oft erhöht); BB (Anämie); AP (bei osteolytischen Metastasen höht); GOT, GPT, γ-GT (Lebermetastasen?)
- Facharztüberweisung zum Gynäkologen, ggf. Klinikeinweisung in Gynäkologie/Chirurgie jedem Verdacht zur histologischen Abklärung.

Therapie

Abhängig von Tumorstadium (TNM), -art, histologischem Differenzierungsgrad (Grading), Rezep status (Steroidhormone, HER2-neu u.a.), Alter der Pat. (prä-, postmenopausal?).

- OP: Mittel der Wahl
  - Brusterhaltend: Insgesamt zunehmend bei günstigem Tumorsitz ohne Infiltration von Mus und/oder Haut. Exstirpation der axillären LK und postop. Strahlenther. obligat
  - Modifiziert radikale Mastektomie (Ablatio des gesamten Drüsen- und Fettgewebes. Dissekt der axillären LK): Bei KI für Brusterhalt und noch auf der Thoraxwand verschieblichem mor
  - Radikale Mastektomie (wie oben unter Mitnahme der Mm. pectorales): Infiltration des mors in die Mm. pectorales
- Adjuvante Ther.: ☞ Tab. 14.3. **Ind.:** Zerstörung klinisch nicht nachweisbarer Mikrometa sen (in ca. 60% der Fälle bei Diagnosestellung vorhanden!); Chemother. v.a. bei junge (prämenopausal); Empfehlungen nach der Konsensus-Konferenz St. Gallen (s.u.), 2001
- Strahlenther. **Ind.:** Jede brusterhaltende OP, fortgeschrittene Ca, evtl. *adjuvant* nach Abl mammae, *palliativ* bei Knochenmetastasen.

Tab. 14.2 Risikofaktoren beim Mammakarzinom

Geringes Risiko (alles muss zutreffen)

- LK-Status neg.
- Primärtumor bis 1 cm groß
- Östrogen- und/oder Progesteronrezeptoren pos. (ER+ und/oder PR+)
- Grading 1 (G1)
- Patientin ist älter als 35 J.

Mittleres Risiko (alles muss zutreffen)

- LK-Status neg.
- Primärtumor 1–2 cm groß
- Östrogen- und/oder Progesteronrezeptoren pos. (ER+ und/oder PR+)
- Grading 1–2 (G1–2)
- Patientin ist älter als 35 J.

Hohes Risiko (ein Kriterium muss zutreffen)

- LK-Status neg. und pos.
- Primärtumor größer als 2 cm
- Steroidrezeptoren neg. (Östrogen- und Progesteronrezeptoren = ER– und PR–)
- Grading 2–3(–4); (G2–3)
- Patientin ist 35 J. oder jünger

Tab. 14.3 Adjuvante Therapie des Mammakarzinoms
(nach: Konsensus St. Gallen, 2001)

...fehlungen bei negativem LK-Befund

...eptorstatus	ER und/oder PR pos.		ER und PR neg.	
...nopausen- ...tus	Prämenopausal	Postmeno- pausal	Prämeno- pausal	Postmeno- pausal
...driges Risiko	Tamoxifen oder nichts		–	–

...es andere
...ko
	• Ovarsuppression*
	  plus Tamoxifen
	  (± Chemother.)
	• Chemother. plus
	  Tamoxifen
	  (± Ovarsuppression*)
	• Ovarsuppression*
	• Tamoxifen
		• Tamoxifen
		• Chemother.
		  plus
		  Tamoxifen
			Chemother.	

...fehlungen bei positivem LK-Befund

...eptorstatus	ER und/oder PR pos.		ER und PR neg.	
...nopausen- ...us	Prämenopausal	Postmeno- pausal	Prämeno- pausal	Postmeno- pausal

...es Risiko	• Chemother.
	  plus Tamoxifen
	  (± Ovarsuppression*)
	• Ovarsuppression*
	  plus Tamoxifen
	  (± Chemother.)
		• Chemother.
		  plus Tamo-
		  xifen
		• Tamoxifen
			• Chemother.	

...RH-Analoga über mind. 2 J. (z.B. Goserelin)

...oxifen: Z.B. Nolvadex® , Tamoxifen-Hexal®. **KI:** Ausgeprägte Leuko- und Thrombopenie, ...ere Hyperkalzämie, Grav. und Stillzeit; **NW:** Wie Klimakteriumsbeschwerden (☞ 14.6.2), ...rdem Hautreaktionen, GIT-, Seh- und Geschmackstörungen, Hyperkalzämie, Leuko- und ...mbopenie. Evtl. proliferative Wirkung auf das Endometrium → regelmäßige Kontrollen ...a Facharzt! **Cave:** Ther. nicht länger als 5 J. durchführen.

...stationäre Maßnahmen

...Tumornachsorge: Je nach Vorgaben der Klinik bzw. nach länderspezifischem Nachsorgeplan ...☞ 28.2.2): Anamnese (neu aufgetretene Beschwerden? Atemnot?); Ganzkörperstatus (OP-...Gebiet und kontralaterale Mamma bes. beachten, Umfangmessung beider Arme: Lymph-...dem? Klopf-/Kompressionsschmerz bei WS, Thorax, Becken?); Labor (☞ 28.2.2); Mammo-...raphie, Mammasono; gyn. Untersuchung (Zweit-Ca?). Oberbauchsono und Rö-Thorax zur ...Metastasensuche nur bei klinischem oder anamnestischem Verdacht

- Evtl. Hormonther. (nach Vorgaben der Klinik); Schmerzther. (☞ 26.3); Betreuung währe
  nach Strahlenther. (☞ 28.3.4); Laborkontrollen zwischen den Zytostase-Zyklen (☞ 28.3
  Psychologische Begleitung der Pat. (☞ 21.12); evtl. auf Selbsthilfegruppen hinweisen (☞ 3
- Reha-Antrag (AHB, Kuren, ☞ 30.2.6) bis zu 3 × in den ersten 3 J. nach Primärther.; Spez
  BH und Badeanzug mit Mammaprothese als Hilfsmittel (höchstens 1 ×/J.)
- KG: Beginnt meist direkt postop. Lymphdrainage bei Bedarf. Ggf. beides ambulant wei
  führen, evtl. zusammen mit Haltungsschulung
! Stauungs- und Infektionsprophylaxe: Auf betroffener Seite keine RR-Messung, Blutentnah
  oder Injektion. Beratung: Enge Kleidung, Überhitzung (Sauna) und Verletzungen vermei
  (z.B. bei Gartenarbeit Handschuhe tragen). Keine Exzessivbewegung (z.B. Tennis) oder
  higstellung
- Krankengeld bis zu 78 Wo. in 3 J. möglich
- Schwerbehindertenausweis (☞ 30.2.8) beantragen (steuerliche Vorteile, Kündigungssch
  Zusatzurlaub)
- Je nach Alter, AZ und Prognose Rentenantrag anraten
- Zuschuss zu eiweißreicher Ernährung bei stark reduziertem EZ und finanzieller Bedürftig
  möglich (Pat. muss formlosen Antrag an das zuständige Sozialamt stellen. Begründendes
  test vom Arzt).

14.2.4 Mastitis

In 50% Mastitis puerperalis (oft bei unerfahrenen Müttern und unzureichender Stillhygiene; s
i.d.R. betreuende Hebamme/Gynäkologe). Ätiol.: Milchstau (post partum oder bei Hyperprolak
ämie), Inf. von Rhagaden im Areola- und Mamillenbereich, meist Staph. aur.

Klinik (☞ 14.2.1). Erstsymptom oft dolenter umschriebener Knoten, dann Rötung, Überw
mung, Fieber, schmerzhafte axilläre LK-Schwellung, ausgeprägtes Krankheitsgefühl, in ca.
Abszedierung: Fluktuation.

Diagnostik Klinisch. Z.n. Entbindung, Milchstau in der Anamnese, ggf. Sono. **DD:** Inflam
torisches Ca (☞ 14.2.3), bes. bei F in der Perimenopause.

Therapie

Anfangsstadium

- Kühle Auflagen (z.B. feuchtkalten Lappen auf die Brust, zweiten in den Kühlschrank le
  Abwechseln). *Alternativ:* Quarkauflagen (Magerquark aus dem Kühlschrank auf die F
  streichen, trocknen lassen, entfernen. 3–4 × tägl.)
- Brust entlasten (z.B. straffer BH; hochbinden); Stress vermeiden.

! Bei Neigung zum Milchstau und Versagen von Kühlung und Hochbinden der Brust
  $^1/_2$–1 Tbl. Pravidel® tägl. und voll weiterstillen.

Fortschreitender Befund

- Begleitend Antiphlogistika, wie Diclofenac (z.B. Diclophlogont-50® 3 × tägl. 1 Tbl.
  Supp.); außerdem abstillen
- Klinikeinweisung in Chirurgie, meist besser Gynäkologie (Kind kann hier i.d.R. mit a
  nommen werden) bei hohem Fieber und Schüttelfrost.

zedierung

Keine Antibiotika! Multiple Mikroabszesse möglich.

Bei beginnender Abszedierung Reifung ggf. durch Rotlicht fördern (2 × tägl. 10 Min.) Klinikeinweisung in Gynäkologie oder Chirurgie zur Inzision in Narkose. **Cave:** Nicht zu früh inzidieren, da sonst häufig prolongierter Heilungsverlauf Nachbehandlung: Wundkontrollen durch HA.

plikationen Mastitis nonpuerperalis chronifiziert leicht. Evtl. Fistelbildung. **Ther.:** OP. **tung:** Vergewissern, ob Stillhygiene eingehalten wird und ggf. aufklären.

.3 Erkrankungen des weiblichen Genitales

.3.1 Leitsymptome und ihre Differenzialdiagnose

itale Blutung

er Blutung anderer Herkunft (Blase, Darm) ausschließen und nachweisen, ob es extravaginal, al oder aus dem Zervikalkanal blutet.

ede Blutung in der Postmenopause **muss** fachärztlich abgeklärt werden. Einzige Ausnahme st die „zyklische" Abbruchblutung unter peri- und postmenopausaler Hormonther.

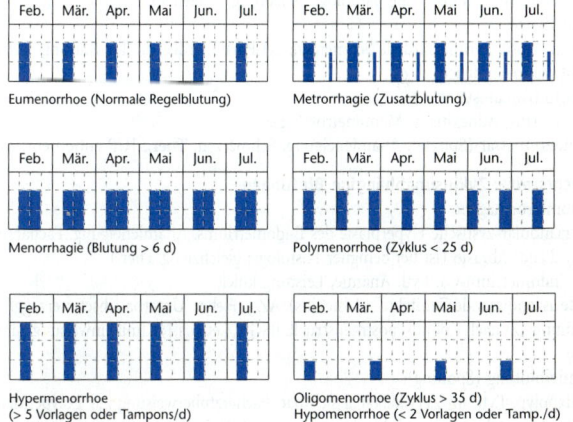

Eumenorrhoe (Normale Regelblutung)

Metrorrhagie (Zusatzblutung)

Menorrhagie (Blutung > 6 d)

Polymenorrhoe (Zyklus < 25 d)

Hypermenorrhoe
(> 5 Vorlagen oder Tampons/d)

Oligomenorrhoe (Zyklus > 35 d)
Hypomenorrhoe (< 2 Vorlagen oder Tamp./d)

Spotting: Schmierblutung
Brachymenorrhoe: < 3 d
Sek. Amenorrhoe: keine Periode > 3 Mon.

14.4 Kaltenbachschema

Ursachen einer abnormen genitalen Blutung

Kindesalter (gyn. Untersuchung immer durch erfahrene FÄ)

- V.a. sexuellen Missbrauch: Weitere Verletzungen, blaue Flecke? Evtl. psychische Auffälligke
- Fremdkörper: Ggf. Entzündung, Schmerz
- Spielunfall (Pfählung): Schmerz
- Pubertas praecox: Sekundäre Geschlechtsmerkmale?
- Hormonproduzierender Ovarialtumor: Auffällige Geschlechtsmerkmale? Behaarung?

Geschlechtsreife: Zyklusabhängige Blutungen

- Prämenstruelle Schmierblutung: Corpus-luteum-Insuff. **Ther.:** Facharztüberweisung bei densdruck oder Kinderwunsch
- Postmenstruelle Schmierblutung: Follikelinsuff. **Ther.:** Facharztüberweisung bei Leid druck oder Kinderwunsch
- Mittzyklische Blutung (schwach bis mittelstark): Postovulatorischer Östrogenabfall, evtl. telschmerz
- Polymenorrhoe: Verkürzte Follikel- oder Gelbkörperphase. **Ther.:** Facharztüberweisung Kinderwunsch; ggf. Verordnung der Pille zur Zyklusregulierung
- Oligomenorrhoe: Ovarialinsuff. **Ther.:** Bei Kinderwunsch
- Hypermenorrhoe:
  – Follikelpersistenz. Evtl. Anämie, Schwächegefühl. V.a. in Pubertät und Prämenopause
  – Uterus myomatosus. Krampfartige Schmerzen. **Ther.:** Je nach Befund OP
  – Hämorrhagische Diathese. Hämatomneigung, Mundschleimhautblutungen; auch (☞ 19
  – Hormonproduzierender Ovarialtumor. Evtl. tastbar. Facharztüberweisung, Sono
- Hypomenorrhoe: Meist ohne patholog. Bedeutung; „Pilleneinnahme"
- Menorrhagie:
  – Endometriose. Perimenstruelle Schmerzen; bei Portioherden dunkle Blutung. Extrager Manifestation möglich
  – Uterus myomatosus (s.o.)
  – Endometritis, Adnexitis. s. Menometrorrhagie
  – Intrauterinpessar (Spirale). Anämieneigung, Schmerzen. **Ther.:** IUP entfernen lassen.

Geschlechtsreife: Zyklusunabhängige Blutungen

- Menometrorrhagie:
  – V.a. glandulär-zystische Hyperplasie des Endometriums. Anämieneigung. Facharztübe sung, diagn. Abrasio (ist bei benigner Histologie gleichzeitig Ther.)
  – V.a. Endometrium-Ca. Evtl. Anämie, Leistungsknick
  – Akute aszendierende Genitalinf. (Adnexitis). AZ ↓, Fieber, Unterbauchschmerz, ggf. Abw spannung; oft nach Kolpitis, postmenstruell. BSG ↑, Leukos ↑; Klinikeinweisung zur i.v. biose
- Schmierblutung (Spotting):
  – Zervixpolyp. Evtl. im Zervikalkanal sichtbar. Facharztüberweisung zur Polypentfernu
  – Ektopie (Kontaktblutung). I.d.R. keine Ther., ggf. Verschorfung
  – Östrogenmangel
- Leichte bis etwa periodenstarke Blutung:
  – Endometritis. Evtl. nur fötider bräunlicher Fluor; kein Schmerz. Oft postpartal oder menstruell. Gefahr der aszendierenden Inf.! Facharztüberweisung

Zervix-/Corpus-Ca. Häufig schmerzlos, evtl. massive Blutung (s.a. ☞ 14.3.5, ☞ 14.3.6)

Azyklische Blutung bei Anovulation. Wie Periode. Basaltemperatur messen lassen; ggf. Facharztüberweisung

Abbruchblutung bei unregelmäßiger Pilleneinnahme. Neubeginn der Pilleneinnahme (☞ 14.4.2)

Verletzung (Kohabitation, Vergewaltigung). Evtl. Begleitverletzungen; Anamnese, Verhalten? Bei Missbrauch Versuch der Beruhigung, an Klinik weiterleiten, ggf. begleiten, ggf. Polizei einschalten

Meist leichte Blutung nach 5–8 Wo. blutungsfreiem Intervall: V.a. Extrauteringrav. Unsichere Schwangerschaftszeichen (☞ 15.1.1); ggf. Schmerz, ggf. akutes Abdomen. Evtl. aufgetriebene Tube im Sono, Flüssigkeit im Douglas-Raum; sofortige Klinikeinweisung, Notfall!

In der Grav.:

V.a. Abort (Frühschwangerschaft). Evtl. ziehende Schmerzen. Schwach: Facharztüberweisung; stark: Sofortige Klinikeinweisung; (s.a. ☞ 15.2.3)

V.a. Placenta praevia (Spätschwangerschaft). Häufig schmerzlos. Vaginale Tastuntersuchung obsolet! Beckenhochlagerung und sofortige Klinikeinweisung!

Vorzeitige Plazentalösung (☞ 15.2.3).

menopause

Spontanblutung:

Endometrium-Ca. Leistungsknick? Facharztüberweisung

Verletzung (Vulva/Vagina). Schmerz, ggf. Entzündungszeichen. **Ätiol.:** Verletzungsneigung durch physiologischen Hormonentzug; evtl. chirurgische Versorgung

Atrophische Kolpitis

Kontaktblutung: Vulva-, Vaginal-, Zervix-Ca. Evtl. massive Blutung. Befund (☞ 14.3.5); Klinikeinweisung

„Zyklische" Blutung: Abbruchblutung bei Östrogenther. Pat. über Harmlosigkeit aufklären, falls noch nicht erfolgt

DD: Hämaturie, Hämorrhoiden.

merzen

menorrhoe

mpfartige Unterbauchschmerzen, meist zu Beginn der Menstruation am stärksten ausgeprägt. Oft vegetativen Symptomen (allg. Unwohlsein, Übelkeit und Kopfschmerzen) verbunden.

Primäre Dysmenorrhoe: Beginn kurz nach der Menarche

Sekundäre Dysmenorrhoe: Beginn erst im Laufe der Geschlechtsreife (s.a. ☞ 16.1.5).

erenzialdiagnose/Klinik

Vegetative Dystonie (☞ 21.2), psychosomatische Faktoren (häufigste Ursache), prämenstruelles Sy. (☞ 14.6.1): Sowohl primäre als auch sekundäre Dysmenorrhoe, oft stärker ausgeprägte vegetative Symptomatik

Erhöhte Ansprechbarkeit der kontraktilen Uterusmuskulatur auf Prostaglandine: Meist primäre Dysmenorrhoe

Myome: Zunehmende sekundäre Dysmenorrhoe (Diagnosestellung im Sono)

Uterusfehllage: Z.B. Retroflexio uteri (Diagnosestellung im Sono)

pirale (IUP): Oft verbunden mit verstärkter Blutung

- Fehlbildungen: Hymenalatresie (zyklischer Schmerz ohne Blutung im Menarchealter), U rushypoplasie oder -fehlbildung (DD im Sono).

Diagnostik

- Anamnese (oft ausreichend): Bekannte organische Erkr. (z.B. Myome, Fehlbildung)? Fa liäre, Partnerschaftskonflikte? V.a. sexuellen Missbrauch/sexuelle Ablehnung? OP? Trau Erkr. in der Familie?
- Gynäkologische Untersuchung (☞ 14.1.2)
- Facharztüberweisung bei jedem V.a. organische Erkr. zur weiteren Diagn. (z.B. Sono) und Ther.
- Nach Ausschluss organischer Ursachen und starkem Leidensdruck ggf. psychother. Dia

Therapie Auslöser beseitigen, soweit möglich. Symptomatisch NSAR: Ibupro (z.B. Ibuprof 400 von ct® 1–3 × 1 Filmtbl. tägl.); bei entsprechendem Wunsch hormonelle Kor zeptiva (☞ 14.4.2).

Weitere zyklusabhängige Schmerzen

- Endometriose: Schmerz setzt meist kurz vor der Periode ein. Auch extragenitaler Schm (z.B. im Rektalbereich) möglich
- Mittelschmerz: Zum Zeitpunkt der Ovulation, evtl. verbunden mit einer leichten Blut **Klinik:** Ausprägung sehr unterschiedlich: Leichtes Ziehen bis Peritonealreizung. Tl I.d.R. nicht notwendig; evtl. Analgetikum, Entspannung.

Tab. 14.4 Häufige Differenzialdiagnosen des Unterbauchschmerzes

	Rechts	Mitte	Links
Genitale Ursachen	• Ovulationsschmerz • Ovarialzysten, evtl. Stiel-drehung, -ruptur • Adnexitis • Adnexendometriose • Ovarialtumoren, -ruptur • Extrauteringrav.	• Dysmenorrhoe • Endomyometritis • Endometriose • Myomerwei-chung • Stieldrehung Uterusmyom • Intravaginale Fremdkörper	• Ovulationsschme • Ovarialzysten, evtl. Stieldrehun -ruptur • Adnexitis • Adnexendometri • Ovarialtumoren, -ruptur • Extrauteringrav.
Extra-genitale Ursachen	• Appendizitis (häufig, v.a. < 20. Lj.) • Leistenhernie • Zystopyelitis • Ureterstein • M. Crohn • Verwachsungsbeschwerden • Lymphadenitis mesenterialis	• Zystitis • Harnverhalt • Douglasabszess • Verwachsungs-beschwerden	• Leistenhernie • Zystopyelitis • Ureterstein • Kolondivertikulo -itis • Verwachsungsbe schwerden • Lymphadenitis mesenterialis

lusunabhängiger Unterbauchschmerz
des Bauchschmerzes (☞ 8.1.6), akutes Abdomen (☞ 8.1.6).

gnostik

Anamnese:
Schmerzcharakter: Wehenartig ziehend (z.B. Myom in statu nascendi, d.h., es wird „ausgetrieben"), Dauerschmerz (z.B. Adnexitis), Vernichtungsschmerz/akutes Abdomen (z.B. Tubarruptur, stielgedrehte Zyste)
Zeitpunkt: Postmenstrueller Beginn (Adnexitis), nach 5–7-wöchigem blutungsfreien Intervall (Extrauteringrav.)
Begleitsymptome: Fieber (aszendierender Inf.), Blutung (s.o.), Fluor und Pruritus (Adnexitis), Übelkeit/Erbrechen (z.B. Begleitperitonitis bei Adnexitis)
Lindernde Faktoren: Z.B. Ruhe, Entspannung, Wärme (z.B. psychische Belastung, Partnerkonflikt)

Gynäkologische Untersuchung:
Abwehrspannung und *beid*seitiger Druckschmerz: Adnexitis mit Peritonealreizung. **Cave:** Auch die Palpation gesunder Ovarien kann druckschmerzhaft sein. Andere Ursache für Peritonitis nicht übersehen! **DD:** Appendizitis (*ein*seitiger Schmerz)
Portioschiebeschmerz, Fluor: Adnexitis
Fluktuierend vorgewölbtes druckschmerzhaftes hinteres Scheidengewölbe: (V.a. Douglasabszess; sofortige Klinikeinweisung in Chirurgie oder Gynäkologie)

Sono:
Bds. verdickte, evtl. verbackene Konglomerate: V.a. Adnexitis, einseitig: V.a. Tumor
Einseitig aufgetriebene Tube, evtl. Flüssigkeit im Douglas: V.a. Extrauteringrav.
Zyste
Aufgelockerter Uterus, inhomogene Echostruktur: Endomyometritis

abor: BSG ↑, ggf. CRP ↑: Entzündung, evtl. V.a. Ca; Urinstix: Zystitis (☞ 13.3.1), Zystopyelitis (☞ 13.3.3), Ureterstein (☞ 13.3.4)?
acharztüberweisung bei jedem V.a. aszendierende Genitalinf. und V.a. Tumor.

enorrhoe

Primäre Amenorrhoe: Ausbleiben der Menarche über das 16. Lj. hinaus (normal: Um das 2. Lj.)
ekundäre Amenorrhoe: Ausbleiben der Periode länger als 6 Mon.

logie

äre Amenorrhoe: Chromosomal (z.B. Turner-Sy., Triplo-X-Sy., Testikuläre Feminisierung Y), Fehlbildung (z.B. Uterusaplasie, Hymenalatresie), genital-endokrin (z.B. Hyperprolakie, Pubertas tarda, hormonbildende Tumoren), extragenital-endokrin (z.B. Hypothyreose, Erkr., Adrenogenitales Sy., s.a. ☞ 17).

ndäre Amenorrhoe: Physiologisch bei Grav., Laktation, Postmenopause; idiopathisch, psyen (z.B. Situationsamenorrhoe, Anorexia nervosa), Ovarialinsuff. (z.B. Ca, polyzystische Ovaextragenital-endokrin (z.B. Hypothyreose, NNR-Erkr., Adrenogenitales Sy., auch ☞ 17); p. (z.B. Abrasio mit dauerhaftem Endometriumverlust, Uterusexstirpation); medikamentös Antihypertensiva, Neuroleptika, Metoclopramid, Cimetidin, Hormone); körperliche Belasen (z.B. Leistungssport), Hypophysen-, Hirntumor.

Vorgehen bei primärer Amenorrhoe

- **Anamnese:** Medikamente, Hinweis auf SD- oder NNR-Störung (☞ 17)? Belastungen? W̶ tere Symptome?
- **Allgemeinbefund:** Kindlicher Habitus, fehlender pubertärer Wachstumsschub (Pubertas̶ da)? Virilisierung, Klitorishypertrophie (AGS, Tumor)? SD-Vergrößerung (☞ 17.6.1)?̶ tierende Mamma? Abdominaltumor palpabel?
- **Gyn. Untersuchung:** I.d.R. durch FA! Bei HA evtl. Inspektion des äußeren Genitales auf̶ maler Untersuchungsliege. Bei livider Vorwölbung am Introitus V.a. Hymenalatresie
- **Ther.:** Wenn kein Anhalt für krankhafte Veränderung und Kind unter 16 Lj.: Eltern (̶ Mädchen) beruhigen und abwarten; auf Wunsch Facharztüberweisung. Klinikeinweis̶ in Gynäkologie bei Hymenalatresie. Facharztüberweisung zum Genetischen Institut zur C̶ mosomenanalyse bei entsprechendem Verdacht. Facharztüberweisung zum Gynäkologe̶ weiteren Diagn., ggf. Ther. in allen anderen Fällen.

Vorgehen bei sekundärer Amenorrhoe

- **Anamnese:** Grav., Stillzeit/Galaktorrhoe, Menopausenalter? OP? Stress? Tiefgreifende Ve̶ derung (z.B. Umzug, Tod einer nahestehenden Person)? Hinweis auf SD- oder NNR-Stö̶ (☞ 17.7)? Medikamente?
- Schwangerschaftstest (☞ 15.1.1)
- **Befund:**
  - Inspektion: Virilisierung, evtl. auch tiefere Stimme (hormonbildender Tumor; Verlust̶ Pubes/Achselbehaarung → Hypopituitarismus)? Spontane oder induzierbare Sekretion̶ Mammae?
  - Augenuntersuchung (☞ 23.2): Gesichtsfeld-/Sehstörungen (Hypophysentumor)
- **Gyn. Untersuchung** (☞ 14.1.2): Befunde o.B.? Unterbauchtumor?
- Orientierendes **Labor:** SD-Diagn. (☞ 17.6), Prolaktin, Dihydroepiandrosterons̶ (DHEAS, bei Virilisierung) im Serum
- Facharztüberweisung zur weiteren Diagn. und Ther. bei V.a. gyn. Erkr. und bei Kinderwu̶
- Facharztüberweisung zum Neurologen bei V.a. bzw. nachgewiesenem intrakranialen Tu̶ (s.a. ☞ 20.13)
- **Ther.:** Hypothyreose (☞ 17.6.3), NNR-Insuff. (☞ 17.7).

Genitaler Fluor

Unterscheidung zwischen vaginalem und zervikalem Fluor nur durch Inspektion der Portio mö̶

Diagnostik

- Immer nach Begleitsymptomen (☞ 14.3.2, Tab. 14.5) und Allgemeinbefinden fragen (̶ spricht für aszendierende Inf.); Partneranamnese
- Spiegeleinstellung ist obligat (sichtbares Ca?)
- Bei V.a. Inf. Nativabstrich (☞ 14.1.2), bei V.a. Gonorrhoe Abstrich von Zervix *und* Ur̶ (Methylenblaufärbung: Intrazelluläre blaue Diplokokken)
- Facharztüberweisung bei V.a. Tumor oder Fistel.

Pruritus vulvae

Entweder primär oder sekundär bedingt.

ferenzialdiagnose

Kindesalter: Unspezifische Vulvovaginitis, Fremdkörper, Dermatitis (z.B. Windeldermatitis bei Soor, Ther. ☞ 16.8.2), Oxyuren (☞ 9.7), Filzlaus-/Krätzmilbenbefall (Nissen, Kratzspuren? ☞ 25.7.1, ☞ 25.7.2)

Jedes Alter: Inf. (s.o.), mechanisch (enge Jeans, langes Sitzen), allergisch (z.B. Waschmittel, Seife, parfümierte Slipeinlagen), Condylomata acuminata (☞ 9.8.6), mangelnde oder übertriebene Hygiene, erhöhte sexuelle Aktivität, Allgemeinerkr. (z.B. Diab. mell., SD-Erkr., Cholestase), psychogen

Postmenopause/Senium: Physiologische Vulvaatrophie (durch nachlassenden Östrogeneinfluss), Lichen sclerosus et atrophicus (Facharztüberweisung zum Ausschluss eines beginnenden Ca), Vulva-Ca.

rapie Ursachenabhängig, i.d.R. Externa.

terbauchtumor

d oft spät entdeckt. Gel. Zufallsbefund bei Krebsfrüherkennungsuntersuchung.

erenzialdiagnose

erbauch: Mittellinie:

Uterus: Vergrößert bei Grav., Myomen, Myosarkom, Blasenmole, Chorionepitheliom, i.d.R. Facharztüberweisung

Harnblase: Gefüllt; Tumor.

erbauch: Seitlich:

Adnexe:

Prall-elastisch, glatt: Ovarialzyste, Saktosalpinx

Solide, unregelmäßige Begrenzung, schmerzlos: Ovarialtumor

Bds. schmerzhaft: Adnexitis, Tuboovarialabszess

Einseitig schmerzhaft: Extrauteringrav., evtl. gestieltes Myom

Appendix: Nur rechtsseitig, schmerzhaft: Perityphlitischer Abszess (Appendizitis-Zeichen in der Anamnese? „Chron. Appendizitis"?)

Darmtumor.

nostik Anamnese, Klinik, Palpationsbefund, Sono. **Ther.:** Nach Befund. I.d.R. Facharztweisung bei V.a. gyn. Erkr.

tveränderungen im Vulvovaginalbereich

Hautfarbene vereinzelt oder rasenartig stehende spitze Knötchen/Wärzchen: Condylomata cuminata (Inf. mit Human-Papilloma-Virus); kommen auch in der Vagina und auf der Porio vor

Rötung: Begleitend bei Kolpitis (☞ 14.3.2), mechanisch, unspezifische Vulvitis

Rötung + Bläschen: Herpes genitalis (☞ 9.4.1), evtl. Allergie (☞ 25.2.2), dermatologische Erkr. (☞ 25.1; gesamte Haut inspizieren)

Rötung + erosive/ulzeröse Veränderungen:

Bakterielle Inf.: + Schwellung und eitrige Sekretion; evtl. entz. Reaktion der inguinalen LK

yphilis (☞ 9.8.2): Schmerzloses Ulkus mit derbem Randwall, ödematöse Schamlippen, chmerzlose inguinale LK-Schwellung = Primäraffekt; breite, nässende Affekte im Anogeni-

talbereich (Condylomata lata) = Sekundärstadium. **Cave:** Sekrete sind hochkontagiös. Verdacht Facharztüberweisung (Derma, Gyn)
- Ulcus molle: Schmerzhaftes Ulkus mit weichem Randwall, schmerzhafte inguinale LK-Pa
- Vulva-Ca: Anfangs flaches Ulkus mit derbem Rand, evtl. weißliche Beläge, seltener ulzerie Knoten, später großer unregelmäßig berandeter ulzerierter Bezirk mit blutig-seröser, föt Sekretabsonderung. Frühmetastasierung in die inguinalen LK (evtl. tastbar)
- Rötung + prall-elastische einseitige schmerzhafte Schwellung: Akute Bartholinitis; meist in der Geschlechtsreife; rezidivfreudig. **Ther.:** Klinikeinweisung in Gynäkologie zur Ma pialisation
- Prall-elastische einseitige Schwellung: Retentionszyste bei Bartholinitis (haselnuss- bis eig
- Weißliche Beläge: Leukoplakie (**DD:** Ca), Lichen sclerosus
- Pigmentierter Knoten/nässendes Ulkus: V.a. Malignes Melanom (☞ 25.10.3).

14.3.2 Kolpitis (Scheidenentzündung)

In 30% Gardnerella vaginalis (Aminkolpitis), 20% Candida albicans (Soor), < 10% Trichomona sonst E. coli u.a. Darmkeime, selten Herpes-simplex-Viren. Geht meist mit einer Vulvitis einher. K und DD ☞ *Tab. 14.5. Prognose: I.d.R. gut.*
Facharztüberweisung zum Gynäkologen indiziert bei: Beschwerdepersistenz trotz Ther., zus lichen Symptomen wie Unterbauchschmerz (z.B. aszendierender Inf. durch Chlamydien, Gc kokken), Fieber; V.a. venerische Inf. (Ulzera, z.B. Primäraffekt/Condylomata lata bei Lues, U molle).

Aminkolpitis
Häufigste Kolpitis, oft Mischinf. mit Fäkalkeimen. Klinik ☞ *Tab. 14.5.*

Diagnostik Klinisch; *Aminprobe:* Vaginalsekret auf einen Objektträger geben, 1 Tr. 10%ige lilauge dazu → penetrant fischartiger Geruch ist beweisend. *Nativabstrich* (☞ 14.1.2): Epi zellen massiv von kleinen Stäbchen überlagert (= Schlüsselzellen, Clue cells).

Therapie Lokal mit Metronidazol (z.B. Clont® Vaginaltbl. über 6 d 1 × 1 à 0,1 g abends). anhaltenden Beschwerden ggf. zusätzlich Oralther. mit Metronidazol (z.B. Flagyl® 400 2 × 1 tägl. über 5 d). **KI:** Grav., Stillzeit. **NW:** u.a. allergische Reaktion, depressive Verstimmung, l urie, dunkler Urin.

Candida-albicans-Kolpitis
Wird durch verändertes Scheidenmilieu begünstigt: Z.B. durch hormonelle Kontrazeptiva, Ant tikather., Diab. mell., übertriebene Intimhygiene (Scheidenspülung), Grav., Postmenopause (Co senilis), konsumierende Erkr.

Diagnostik Klinisch (☞ Tab. 14.5), *Nativpräparat:* Pilzhyphen (nur in ca. 40% der Fälle s bar). **Cave:** Koinzidenz von Leukoplakie und Candida möglich: Pilzbeläge sind leicht abwi bar.

...apie

...d.R. Lokalbehandlung ausreichend. Über 3 d abends 1 Vaginaltbl. à 200 mg Clotrimazol, ...lazu 2–3 × tägl. Clotrimazolcreme im Vulvabereich anwenden, so lange Pruritus besteht ...z.B. Canifug® Cremolum 200/Canifug®gyn Creme, Kombipackung). **Cave:** Im 1. Schwanger-chaftsdrittel strenge Ind.-Stellung, da V.a. Abortinduktion

...mmer anschließend Aufbau der physiologischen Döderleinflora z.B. mit Döderlein med®-Vaginalkapseln 1 × tägl. über 6 d. Bei Vorliegen begünstigender Faktoren für Kolpitisrezidiv Döderleinkur in größeren Abständen wiederholen

...ezidivbehandlung: Kombither. über 6 d wiederholen (z.B. gyno Canesten®6 Kombipa-...kung). Bei oraler Candidose ggf. systemische Zusatzther. mit Nystatin (z.B. Moronal® ...rg. 3 × 1–2 tägl. = 1,5–3 Mio. IE)

...ei wiederholten Rezidiven ggf. Pille absetzen. Fluconazol 150 mg (z.B. 1 × 1 Tbl. Fungata®) ...eben (**cave:** Nicht in der Grav.)

...m Zweifelsfall Facharztüberweisung.

...ing-Pong-Effekt. Immer Partner z.B. mit Vaginalcreme mitbehandeln (Balanitis, Urethritis, ...vtl. auch symptomlos, wenn rezid. Inf. auftreten). Ggf. Facharztüberweisung zum Derma-...ologen/Urologen.

...hylaxe Enge Kleidung meiden; im Genitalbereich nur mit klarem Wasser waschen; Zucker ...r Nahrung meiden; Baumwollunterwäsche tragen.

...homonadenkolpitis

...neist beim Geschlechtsverkehr.

...nostik Klinisch (☞ Tab. 14.5), *Nativpräparat:* Eigenbewegliche, begeißelte, kugelige Pro-...n; bewegen sich *entgegen* dem Flüssigkeitsstrom.

...apie Metronidazol (z.B. Clont® Vaginaltabletten à 0,1 g, 1 × tägl. über 6 d). **NW:** Allergie, ...eit, Erbrechen. **KI:** Grav. im 1. Trimenon; Stillzeit im 2. und 3. Trimenon strenge Indika-...stellung. **Cave:** Partner mitbehandeln. Inf. läuft meist symptomlos oder als Urethritis ...3.3.2) ab.

Tab. 14.5 Differenzialdiagnose des genitalen Fluors

	Beschaffenheit	Begleitsymptome	Ursache
...iolo-	Klar	Geruchlos, in Zyklusmitte	Ovulatorischer Östrogeneinfluss
	Klar	Größere Mengen, zyklus-unabhängig	Z.n. Zervixverletzung; evtl. psychovegetativ bedingt
	Klar bis weißlich	Größere Mengen	Schwangerschaft
	Wässrig klar, evtl. mit weißlichen Flocken	Einmalig, spontan größere Menge; Grav.	V.a. Blasensprung (☞ 15.3) **DD:** Urin
	Blutig bis braun	Z.n. Entbindung	Lochien (☞ 15.4)

Tab. 14.5 Fortsetzung

	Beschaffenheit	Begleitsymptome	Ursache
Infektion Kolpitis (vaginaler Fluor)	Weiß bis gelblich, pappig-krümelig	Pruritus, evtl. Brennen	Pilze: Meist Candi albicans (Soor)
	Weißlich-grau, wässrig	Fischartiger Geruch, Pruritus, evtl. Brennen	Gardnerella vagina
	Gelb	Brennen, Pruritus, fötider Geruch	Kokken
	Grün-gelb, schaumig	Brennen, Dysurie	Trichomonaden
	Eitrig	Evtl. Unterbauchschmerz, evtl. Dysurie, Pollakisurie	Chlamydien; oft aszendierend (☞ 9.3.7)
Zervizitis (zervikaler Fluor)	Eitrig	Oft begleitend Soorkolpitis s.o.	Trichomonaden
	Weißlich-klar, evtl. blutig	–	Chlamydien
	Eitrig-grünlich	Schmerzhaft geröteter Introitus, Algurie, Pollakisurie	Gonokokken (untere Gonorrho
Endo(myo)-metritis	Blutig-braun	Fötider Geruch, evtl. Zyklusstörungen, (Schmerz, AZ ↓, Fieber)	Meist bakteriell
Tumoren	Fleischwasserfarben (blutig-braun), wässrig, klar	Evtl. fötider Geruch; evtl. Zyklusstörungen;	Zervix- oder Endometrium-Ca
	Trüb, evtl. leicht blutig	Evtl. fötider Geruch	Intrazervikaler Tumor
Fisteln (nicht-infiziert)	Urin	Z.n. OP?	Urethro- oder zys vaginale Fistel
	Darminhalt	Z.n. OP?	Rektovaginale Fis

Ätiol. im Kindesalter: Candida-Inf., bakt. Inf., Fremdkörper (eitrig, fötide), Parasiten, ur zifisch

.3.3 Adnexitis

PID, pelvic inflammatory disease. Akutes Krankheitsbild, meist im Fortpflanzungsalter; Alters- *l um 20. Lj.*

ologie Keimaszension z.B. bei Aminkolpitis oder Chlamydieninf. (40%). Begünstigende oren: Geöffneter Muttermund, z.B. durch Menstruation, Wochenbett, alten Zervixriss, Zer- olyp, Spirale (Faden hängt durch den Zervikalkanal nach außen), Myom, Z.n. OP (Kürettage).

ik
- Akuter heftiger Unterleibsschmerz, oft kurz nach der Menstruation
- Reduzierter AZ, Temperatur ↑↑, bei Peritonealreizung Übelkeit, Erbrechen, evtl. Diarrhoe, Dysurie
- Fluor, evtl. Schmierblutung (Hinweis auf Chlamydien)
- **Cave:** Sämtliche Symptome können erregerabhängig sehr unterschiedlich ausgeprägt sein → mitunter schwierige Diagn.

gnostik
- Anamnese: Vorausgegangener Inf.? IUP-Trägerin? Plötzlicher Beginn, z.B. während/kurz nach der Menstruation? Z.n. Geburt oder OP?
- Palpation: Abwehrspannung, einseitiger Unterbauchdruckschmerz, Portioschiebeschmerz, evtl. vergrößerte Adnexe
- Nativabstrich (☞ 14.1.2); bakteriologischer Abstrich (aus Zervix)
- Sono: Vergrößerte Adnexe, Extrauteringrav., Zysten?
- Labor: BSG ↑ (evtl. verzögert), CRP ↑, Leukozytose, Urin: Sediment (Zystitis).

erenzialdiagnose
- Appendizitis: Rechtsseitiger oder diffuser Schmerz, Druckschmerz weiter kranial (McBurney) und nicht nach kaudal zunehmend (s.a. ☞ 8.5.3); Psoaszeichen, kein Portioschiebeschmerz
- Extrauteringrav.: 4–6 Wo. blutungsfreies Intervall? Unsichere Schwangerschaftszeichen ☞ 15.1) → Schwangerschaftstest pos.; **Cave:** Gefahr der Tubarruptur, sofortige Klinikein- weisung. Schockprophylaxe (☞ 3.4)
- Stielgedrehte Ovarialzyste (☞ 14.3.7), Myom (☞ 14.3.4)
- Endometriosezysten (Dysmenorrhoe, kein Fieber, i.d.R. nicht akut).

apie
Sofortige Facharztüberweisung zum Gynäkologen zur Antibiose und Schmerzther. Klinikeinweisung bei akutem Abdomen (☞ 8.1.6) oder hoch fieberhaftem Verlauf zur i.v. Antibiose. Strenge Bettruhe über 3–4 Wo. und resorptive physikalische Maßnahmen.

plikationen
- Akut: Peritonitis, Schock, intraabdominale Abszesse
- Chron.: Adhäsionen, Sterilität durch Tubenverklebung, Extrauteringraviditäten ↑, evtl. psy- hogen bedingte chron. Beschwerden.

14.3.4 Uterusmyome

Gutartige, vom Myometrium ausgehende kugelige Tumoren. Sehr selten maligne Entartung: Myo kom. Ca.¼ aller F > 30. Lj. betroffen; Entstehung hormonabhängig nur während der Geschlechtsr Submuköses, intramurales, subseröses und intraligamentäres Wachstum, selten solitär.

Klinik
- Dysmenorrhoe, evtl. wehenartiger Schmerz
- Verstärkte, verlängerte und azyklische Blutungen; nicht selten Dauerblutungen mit Anä
- Abhängig von Wachstumsrichtung Verdrängungserscheinungen (Pollakisurie, Druckgef Harnaufstau) möglich
- Auch sehr große Myome können asymptomatisch sein.

Diagnostik
- Typische Blutungsanamnese, bes. bei F > 40 J. (s.o.)
- Bimanuelle Tastuntersuchung: Vergrößerter, mit buckeligen Verhärtungen tastbarer Ut
- Je nach Myomlage **DD** zum Ovarialtumor schwierig
- Facharztüberweisung zum Gynäkologen bei Beschwerden: Vaginale Sono, Laparosk diagn. Abrasio.

Therapie
- Beschwerdefreiheit: 1–2 ×/J. gyn. Untersuchung (Größenveränderung, neu aufgetretene schwerden, Blutungsstörungen?)
- Ausgeprägte Blutungsstörungen, Dauerblutung: Klinikeinweisung zur fraktionierten Abr Myomenukleation oder Hysterektomie (je nach Alter und Kinderwunsch); Letzteres auch raschem Myomwachstum, ggf. alternativ Hormonther.

Komplikationen Stieldrehung, Ruptur oder Nekrose mit akutem Abdomen; maligne Er tung, auffallend rasches Uteruswachstum (**DD:** Ovarial-Ca, ☞ 14.3.7): In beiden Fällen sofo Klinikeinweisung.

Prognose Größenabnahme und Beschwerderückgang nach der Menopause.

14.3.5 Portiodysplasie und Zervixkarzinom

Zweithäufigstes Genital-Ca (20%); eher jüngere F betroffen: 1. Altersgipfel um das 40., 2. um 70. Lj., Vorstufen schon im 3. Lebensjahrzehnt. Geht meist von der Transformationszone aus strich!). Risikofaktoren: Papillomavirusinf. (v.a. Typ 16 und 18), Immunsuppression, frühe Aufna regelmäßigen Geschlechtsverkehrs, häufiger Partnerwechsel (auch des Mannes!), mangelnde Hy (F/M), Rauchen, Genitalinf. in der Anamnese (z.B. Chlamydien, Gonorrhoe, Herpes simplex). nehmlich infiltratives Wachstum in Beckeneingeweide und lymphogene Metastasierung (ili → aortale → mediastinale → LK des M. scalenus).

Ätiopathogenese Entwicklung über Vorstufen, die im zytologischen Abstrich (☞ 14.1.2 kannt werden können: Dysplasie → Ca in situ → invasives Ca.

Tab. 14.6   Klassifikation zytologischer Befunde (nach Münchner Nomenklatur II; Färbung nach Papanicolaou)

ppe	Befund	Therapie
	Normal, altersentsprechend, evtl. leichte Entzündung	Keine
	Entzündliche Zellveränderungen, Veränderungen bei IUP, Virusinf., normale Endometriumzellen	Ggf. zytologische Kontrolle, evtl. vorher Entzündungsbehandlung
	Leichte bis mäßige Dysplasie	Nach 3 Mon. Kontrolle
	Befund unklar: Sichere Berurteilung zwischen gut- und bösartig nicht möglich	Abhängig vom klinischen Befund: kurzfristige zytologische Kontrolle oder sofortige histologische Klärung
	Schwere Dysplasie oder CIS	Histologische Klärung
	Schwere Dysplasie oder CIS, invasives Ca nicht sicher auszuschließen	Histologische Klärung
	Maligner Tumor	Histologische Klärung

ik

ange Zeit symptomlos

rstsymptome: Azyklische Blutungen, gelblich-blutiger Fluor

ortgeschrittenes Ca: Arrosionsblutung (oft Kontaktblutung), Schmerzen, Gew. ↓, Leistungsnick

patstadium: Evtl. Ureterstenose, venöse Stauungen in den Beinen, Bauch- und Beckenchmerz.

nostik

orstufen: I.d.R. im Rahmen der Krebsvorsorge (nicht makroskopisch erkennbar)

acharztüberweisung zur weiteren Diagn. bei jedem auffälligen Befund:

nspektion: Flache Papillome, Leukoplakie, Erythroplakie, Exophyt, Krater (**Cave:** Vorsichtige pekulumeinstellung, keine Palpation!)

alpation bei unauffälliger Inspektion: Tonnenförmig aufgetriebene Zervix, Uterus nicht mo-
il

istologische Klärung: Spätestens nach 1–2-jährig gleich bleibendem Zytobefund IIID, ggf. III ☞ Tab. 14.6), jeder Befund der Gruppen IV–V

e nach Befund: Labor, Oberbauch- und Genitalsono, Urogramm, Rö-Thorax, Zystoskopie, ektoskopie, Skelett-Szinti.

apie Durch FA. Richtet sich u.a. nach Alter und Kinderwunsch.

eichte Dysplasie (z.B. Gruppe IIID): Engmaschige zytologische und kolposkopische Kon-rollen, z.B. alle 3 Mon. Nach 1–2-jähriger Befundgleichheit Konisation

läßige Dysplasie (z.B. Gruppe IIID): Konisation oder – bei auf Portiooberfläche beschränk-m Befund – Laserkoagulation

- Ca in situ (Gruppe IVa): Konisation oder einfache Hysterektomie
- Invasives Ca: Von einfacher Hysterektomie bis Radikal-OP nach Wertheim-Meigs, Strah ther., in Extremfällen Exenteration (v.a. junge F).

Komplikationen Blutung, Hydronephrose durch Harnleiterkompression. Postop.: Lym ödem der Beine, Lymphzysten.

Prognose Behandlung der Ca-Vorstufen: 100% Heilung; Ca: Stadienabhängig.

Nachsorge In Absprache von HA, Gynäkologen und Klinik.

!
- Krebsfrüherkennung auch in der Schwangerschaft durchführen.

14.3.6 Endometrium-Karzinom

10% der weiblichen Ca. Altersgipfel um 70. Lj. Risikofaktoren: Östrogendominanz (exogen zuge oder z.B. bei Follikelpersistenz oder Adipositas), Nulliparität, Tamoxifenther. Präkanzerose: Ad matöse Hyperplasie des Endometriums.

Klinik Postmenopausale Blutung (in 30% Ca!), prämenopausal azyklische Blutungen. Im nium evtl. vorangehende therapieresistente Kolpitis mit fötidem fleischwasserfarbenem F (☞ 14.3.1) in ca. 60%; Unterbauchschmerzen, Gew. ↓.

Diagnostik Evtl. Hinweis durch Tumorzellen im Vorsorgeabstrich. Weitere Diagn. durch (Vaginalsono, fraktionierte Abrasio).

Therapie
- OP (Entfernung von Uterus, Adnexen, evtl. Scheidenmanschette, evtl. Becken-LK), ansc ßend evtl. Bestrahlung. Abhängig von Tumorart ggf. Gestagenther.
- Nachsorge (s.a. ☞ 28.2.2): Meist legt Klinik Nachsorgeplan vor.

Prognose Meist gut, da durch Blutung oft im Stadium I erkannt. Jedoch abhängig von H logie, Differenzierungsgrad (wenig differenziert: schlecht), Tumorausbreitung und Metast rung sowie Ansprechen auf Gestagene: 5JÜR je nach Stadium 20–85%.

14.3.7 Ovarialtumoren

Rel. häufiger Befund (1,5% aller F), oft zufällig im Rahmen der Krebsfrüherkennung. Immer zwi funktionellen (Zysten) und echten Tumoren differenzieren (i.d.R. durch FA: Sono, evtl. DUS). Myome (☞ 14.3.4), Grav.
Procedere: Facharztüberweisung zur Diagn., Verlaufskontrolle und ggf. Ther. bei jedem a ligen Ovarialbefund!

Funktionelle Ovarialtumoren
Meist recht kleine Tumoren (< 6 cm, Zysten) während der Geschlechtsreife, bei NG durch Hor einfluss.

ologie „Normales Ovar": Follikelzysten bei Anovulation. *Hormoneinfluss:* Grav., Hormon-. (z.B. Stimulation bei Kinderwunsch), hormonaktive Tumoren (Blasenmole, Choriontu-r). Polyzystische Ovarien (PCO-Sy., beidseitige Befunde).

nik Meist symptomlos; evtl. Schmerzanamnese, Blutungsstörungen. **Verlauf:** I.d.R. Rück-ung innerhalb weniger Mon. (außer bei PCO-Sy. und bei hormonaktiven Tumoren).

ferenzialdiagnose Echte benigne und maligne Tumoren.

nigne Ovarialtumoren

ome (*cave:* *Können mit Pleuraerguss/Aszites einhergehen = Meigs-Sy.*), Dermoidzysten, Zyst-ome (muzinös/serös), Schokoladenzysten bei Endometriose, hormonbildende Tumoren. Da in 25% maligne, immer OP.

nik Oft auch bei beträchtlicher Größe symptomlos. Evtl. von außen sichtbare Vorwölbung, drängungserscheinungen (Unterbauch-, Kreuzschmerz, Druckgefühl, erschwerte Miktion oder Defäkation). Evtl. Zyklusstörungen. **KO:** Stieldrehung (akuter Schmerz, Peritonealrei-g, Schock); Ruptur (Blutungsschock, u.U. Pseudomyxoma peritonei); Inf. (bes. im Wochen-).

rialkarzinom

t im höheren Alter auftretend (Gipfel 6. Lebensjahrzehnt), aber in jedem Alter möglich! Risiko-ren: Kinderlosigkeit; häufiger bei F aus höheren sozialen Schichten; familiäre Häufung; Sterili-er.

ik Spät. Dann meist durch frühe Metastasierung geprägt: Plötzlich schweres Krankheits-hl, AZ ↓, diffuse Oberbauchbeschwerden, Aszites (Peritonealkarzinose), Kachexie.

nostik Evtl. palpable/r Befund/e. **Cave:** *Jedes* tastbare Ovar in der Postmenopause ist kar-nverdächtig! Sofortige Klinikeinweisung in Gynäkologie bei jedem Verdacht (Anamnese, nd).

Dran denken! Häufiger Fehler: Umfangreiche Diagn. wegen vermeintlicher Erkr. des GIT.

apie
DP ist Mittel der Wahl: Selten kurativ, jedoch immer so radikal wie möglich
olychemother. obligat (außer bei sehr früh entdecktem Ca), ggf. Second-look-OP bzw. Rest-umorentfernung
trahlenther.: Ggf. palliativ bei Knochenmetastasen
Nachsorge: I.d.R. in Absprache von HA, Klinik, Gynäkologen.

nose Meist schlecht, da in $2/3$ der Fälle die Diagnose erst im fortgeschrittenen Stadium lt wird: 5JÜR im Stadium III < 25%, Stadium IV < 10%.

14.4 Kontrazeption

14.4.1 Allgemeine Übersicht

Primäre Kontrazeptionsberatung ist in der Allgemeinpraxis rel. selten, eher der Wunsch nach F rezepten für vom FA verordnete „Pille".

💧✳ Bei der Beratung auch Infektionsgefahr durch ungeschützten Verkehr ansprechen schlechtskrankheiten, HIV-Inf.). Auch bei Benutzung anderer Verhütungsmittel Vor des Kondoms erklären.

Tab. 14.7 Kontrazeptiva in der Übersicht

	Pearl-Index	Wirkungs-mechanismus	NW/KI	Bemerkunge
Coitus interruptus	10–20	Koitusunterbrechung kurz vor der Ejakulation	–	Psychologisch ungünstig
Knaus/Ogino	15/20	Berechnung der fertilen Tage anhand Zykluslänge	–	Nicht empfeh wert, wenn zu lässige Kontra tion erwünsch Voraussetzung regelmäßiger Zyklus
Billings	25	Beurteilung des Zervixschleims		
Basaltem-peratur-messung	0,5–3	Ermittlung des Ovulationszeitpunkts	–	Interpretation Kurve i.d.R. FA
Urin-Test-stäbchen auf LH/Östradiol	5	Hormonmessung im Morgenurin mit An-gabe der fruchtbaren Tage	–	–
Diaphragma (Pessar) Portiokappe Vaginal-schwamm	2–6 (mit Spermizid) 7 0,8–2,2	Mechanische Barriere und Abtötung der Spermien durch Spermizide	Mechanische Reizung, Allergie, HWI, Kolpitis	Muss von FA angepasst un Einsetzen geü werden

Tab. 14.7 Fortsetzung

	Pearl-Index	Wirkungs-mechanismus	NW/KI	Bemerkungen
...ale ...rauterin-...sar, IUP)	0,5–3	Spermizide Kupferionen, Nidationshemmung, Milieuveränderung des Endometriums durch sterile Entzündung	• **NW:** Extrauteringrav., Perforation, Dys- und Hypermenorrhoe • **KI:** Grav., Allergie, Uterusfehlbildung, Tumoren, rezid. Inf., Blutungsstörungen; Antikoagulanzienther.	• Möglichst nicht bei Nullipara • Bei eintretender Grav. 50% Aborte
...dom	3,5–7–14	Mechanische Barriere	Gummi- oder Gleitmittelallergie	Nur bei korrekter Anwendung zuverlässig
...mizide ...mes, ...a, Vagi-...bl.)	3–6–25	Immobilisation und Abtötung von Spermien	Allergie, Reizung	Wirkung tritt nach 10 Min. ein und lässt nach 1 h nach
...ilisation ...Frau	0,2–1,8	Meist laparoskopisch bzw. Teilresektion der Tuben	**KI/NW** von Narkose und OP	Nur nach abgeschlossener Familienplanung bzw. bei KI gegen eine Grav.
...e Ovula-...shem-..."Pille"	0,2–0,5	Ovulationshemmung, Veränderung von Endometrium, Zervixsekret und Tubenfunktion	☞ 14.4.2	☞ 14.4.2
...pille	0,3–3	Veränderung von Zervixsekret und Endometrium	• **NW:** Zyklusstörungen, Ovarialzysten • **KI:** Grav., Lebererkr., hormonabhängige Ca	Reines Gestagenpräparat, tägl. Einnahme immer zur selben Uhrzeit (max. 3 h Verschiebung); z.B. Micronovum®, Microlut®

	Pearl-Index	Wirkungs-mechanismus	NW/KI	Bemerkungen
Depot-gestagene	0,3	Ovulationshemmung, Veränderung von Zervixschleim und Endometrium	• **NW:** Zyklusstörungen, Gew. ↑, Fertilität ↓ 1–2 J. nach Absetzen • **KI:** Grav., genitale Blutungen, Leber- und art. Erkr.	Ind. durch FA
Gestagen-implantat	0,2	Ovulationshemmung, Viskositätserhöhung des Zervixschleims	• **NW:** Amenorrhoe, Zyklusstörungen, Fertilität längere Zeit ↓ • **KI:** Gestagenabh. Tumoren, schwere Lebererkr., Thrombembolie (-neigung), ungeklärte Blutungen	Ind. und Implantion durch FA; bei absehbarem Kinderwunsch
Gestagen-freisetzendes Intrauterin-system	0,2	Endometrium-proliferation ↓, Schleimviskosität ↑, Spermienbeeinflussung	• **NW:** Spontanausstoßung, Perforation, Blutungsstörungen bis Amenorrhoe, Entzündung; Extrauteringrav. • **KI:** Wie IUP, jedoch *nicht* Kupferallergie, Hyper-/Dysmenorrhoe, Antikoagulanzienther.	
„Pille danach" (postkoitale Schwangerschaftsverhütung; Interzeption)	0,1%	Nidationshemmung	• **NW:** Übelkeit, Brustspannen • **KI:** Grav.; Z.n. Herpes gestationis; Z.n. Thrombembolie	Nur innerhalb nach ungeschüt Verkehr möglic i.d.R. durch FA mit Tetragynor Alternativ Duo Levogynon® (2 im Abstand vor 12–24 h, max. nach Koitus. N **Cave:** KI beach Nur in Notfälle nicht mehrmal Zyklus anwend

Tab. 14.7 Kontrazeptiva (Forts.)

Pearl-Index = Anzahl der eingetretenen Schwangerschaften innerhalb eines Jahres bei 100 F = Schwa-
schaften unter dieser Verhütungsmethode pro 100 Anwendungsjahre

.4.2 Orale Kontrazeption, „Pille"

l-Index und Wirkungsweise ☞ 14.4.1, Tab. 14.7.

Einphasenpräparate

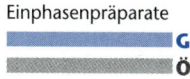

Konstante Östrogen/Gestagenkombination an allen 21 Einnahmetagen.

Zweiphasenpräparate

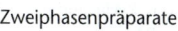

Auch: Sequenzpräparat. Enthalten während der ersten Einnahmephase (7 Tage) nur Östrogene, in der 2. Phase (15 Tage) zusätzlich Gestagene.

Zweistufenpräparate

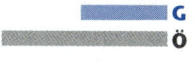

Enthalten bereits während der 1. Phase (11 Tage) eine niedrige Gestagendosis, die in der 2. Phase (10 Tage) erhöht wird, bei gleichbleibender Östrogendosis.

Dreistufenpräparate

Versuch, die Hormondosierung dem natürlichen Zyklus anzupassen.
1. Phase (z.B. 6 Tage): Niedriger Östrogen- und Gestagenanteil
2. Phase: Leicht erhöhte Östrogen- und Gestagenkomponente
3. Phase: Reduktion des Östrogenanteils bei gesteigertem Gestagenanteil.

14.5 Schema der verschiedenen Pillenpräparate

chreibung

erschreibung:

Anamnese: Medikamenteneinnahme (evtl. Wirkungsbeeinträchtigung; s. WW), Rauchen, Herz-Kreislauferkr. (auch Familienanamnese), Thrombosen/Embolien, Diab. mell.

Untersuchung: Körperliche Untersuchung (KI), RR-Messung, bei F > 40. Lj. Blutfette (☞ 17.2)

Gyn. Untersuchung: (☞ 14.1.2) inkl. Zervixabstrich

Labor: Streifentest auf Glukose/Eiweiß im Urin

Beratung: Tägl. Einnahme erforderlich; NW und KI der hormonalen Kontrazeptiva (s.u.). Wenn Termine zur gyn. Untersuchung nicht in eigener Praxis wahrgenommen werden (können), Folgerezepte nicht über 6 Mon. hinaus verordnen und auf Bedeutung der regelmäßigen Untersuchungen hinweisen.

erezepte: RR-Kontrollen, NW-Anamnese (s.u.), alle sechs Mon. gyn. Untersuchung inkl. mapalpation und Zervixzytologie. Ggf. Blutfette kontrollieren.

Nebenwirkungen und Nebeneffekte der Pille Alle Präparate: Evtl. Zyklusstörunge
den ersten 3 Einnahmemonaten, Müdigkeit, Ödembildung, Kopfschmerzen, Gew. ↑, depres
Verstimmung, Übelkeit, Libido ↓; selten „Postpill-Amenorrhoe" nach Absetzen (ca. 1%). K
NW bezüglich Fertilität, Abortrate, Frühgeburtlichkeit, Fehlbildungen nach Pilleneinnahme
kannt.

Risikoprofil oraler Kontrazeptiva

- **Erhöhtes Risiko** für: Herz-Kreislauferkr. (inkl. zerebrovaskuläre Erkr.), Herzinfarkt,
  Thrombembolien, tiefe Thrombosen, Leberadenome, Leberzellkarzinom, Gallenblasene
  Hauterkr. (Ekzeme, Dermatitiden, Pruritus, Chloasma), Chlamydieninf.
- **Erniedrigtes Risiko** für: Ovarial-Ca, Endometrium-Ca, Adnexitis, Zyklusstörungen, Me
  rhagien, PMS, benigne Mammatumoren, Eisenmangelanämie, RA.

! **Sofortiges Absetzen der Hormonpräparate bei**
- Migräneanfällen, akut auftretenden Sehstörungen
- Akut auftretenden thromboembolischen Symptomen
- Auftreten eines Ikterus
- Evtl. Wachstum von Myomen, Endometrioseherden oder Knoten in der Brust
- Zunahme epileptischer Anfälle
- Akuter Entgleisung des Kohlenhydratstoffwechsels
- Eintreten einer Grav.
- Erythema exsudativum multiforme.

Wechselwirkungen Pillenwirkung ist u.U. bei gleichzeitiger Einnahme von Präparate
folgenden Substanzgruppen **beeinträchtigt:** Antikonvulsiva (z.B. Phenytoin, Phenobarbital,
bamazepin), Antipsychotika (Chlorpromazin, Promethazin), Hypnotika/Sedativa (z.B. Bar
rate, Glutethimid, Diazepam), Migränemittel (Dihydroergotamin), Analgetika (z.B. Pyraz
Phenacetin), Antiphlogistika (Phenylbutazon), Antihistaminika (Diphenhydramin), Muskel
xanzien (z.B. Orphenadrin), Antibiotika (z.B. Tetrazykline, Ampicillin), Antimykotika (Gr
fulvin), Tuberkulostatika (Rifampicin), Sulfonamide, Zytostatika (Cyclophosphamid), An
betika (z.B. Tolbutamid), Lipidsenker (Clofibrat).

Tab. 14.8 Kontraindikationen für orale und parenterale hormonelle Kontrazep

Absolute Kontraindikationen	Relative Kontraindikatione
• Gravidität	• Starke Varikosis, oberfläch Thrombose
• Z.n. tiefer Venenthrombose oder Embolie	• Diab. mell.
• Z.n. Apoplex, Z.n. Herzinfarkt; zerebrale, retinale, periphere Durchblutungsstörungen	• Epilepsie
• Hypertonus > 160/100 mmHg, pulmonaler Hypertonus	• MS
	• Porphyrie
• Hormonempfindliche maligne Tumoren (Mamma-Ca, Melanom, Endometrium-Ca)	• Otosklerose
	• Endometriose
• Insulinpflichtiger Diab. mell. mit Gefäßveränderungen oder mehr als 10-jährigem Bestehen	• Laktation
	• Starke Pigmentierung

Tab. 14.8 Fortsetzung

olute Kontraindikationen	Relative Kontraindikationen
Cholestatische Leberfunktionsstörungen, Z.n. Schwangerschaftsikterus, akute oder chron. persistierende Hep. Z.n. Herpes gestationis Sichelzellenanämie Ungeklärte Genitalblutungen Raucherinnen über 35 J. Vorausgegangene oder bestehende Lebertumoren (Adenom, fokale noduläre Hyperplasie = FNH) Gerinnungsstörungen	• Ulcus ventriculi • Ulzeröse Kolitis • Adipositas • Uterus myomatosus (keine östrogenbetonten Präparate) • Migräne • Immobilisierung • F > 40 J. • Fettstoffwechselstörungen

Tipps bei Leidensdruck wegen

• Übelkeit: Einnahme nach dem Essen, vaginale Applikation
• Chloasma: Abendliche Einnahme
• Brustspannen: Gestagenbetontes Präparat verschreiben
• Libidoverlust: Auf Präparat mit höherem Östrogenanteil wechseln; Gew. ↑, Ödeme: Auf Präparat mit geringerem Östrogenanteil wechseln
• Anhaltender Zyklusstörungen/Ausbleiben der Periode: Facharztüberweisung.

Tipps beim Präparate-Wechsel

• Umsteigen von höher auf niedriger dosiertes Präparat oder von Minipille auf andere hormonelle Kontrazeptiva → Einnahmebeginn am 1. d der Periodenblutung (kürzeres pillenfreies Intervall)
• Umsteigen von einem niedrig dosierten auf ein höher dosiertes Präparat → 7-tägige Einnahmepause beibehalten.

struationsverschiebung Am besten mit Einphasenpräparaten.

Vorverlegen: Pille max. 7 d vor Beginn der Pillenpause absetzen → 2–3 d später Entzugsblutung

Hinausschieben: Fortsetzen der Pilleneinnahme mit der 2. Packung ohne Pillenpause; bei equenzialpräparaten (Phasen- und Stufenpräparate, s.o.) ist nur die 2. Hälfte der Pillenpakung (mit Östrogen- und Gestagenanteil) geeignet. Dreiphasenpräparate sind zur Menstruationsverschiebung nicht zu empfehlen.

neinnahme einmal vergessen, was tun?

Während der ersten 14 Einnahmetage → Pilleneinnahme fortsetzen, keine kontrazeptive Sicherheit mehr gewährleistet, zusätzliche kontrazeptive Maßnahmen erforderlich

Während der letzten 7 Einnahmetage → keine Beeinträchtigung der antikonzeptiven Wirkung, aber Zyklusstörungen möglich. Pilleneinnahme fortsetzen.

trazeption in der Stillzeit

Auch volles Stillen bietet keinen 100%igen Konzeptionsschutz!

Verordnung der Minipille (reines Gestagenpräparat) ohne Gefahr des Übertritts in die Muttermilch erlaubt.

14.5 Fertilitätsstörungen

- Infertilität: Unvermögen, eine eingetretene Grav. auszutragen
- Sterilität: Kinderlosigkeit über 2 J. trotz regelmäßigen ungeschützten Geschlechtsverke
  - **Primär:** Frau war noch nie schwanger
  - **Sekundär:** Unfruchtbarkeit nach einer oder mehreren Schwangerschaften (Aborte, E uteringraviditäten und/oder Geburten).

Ätiologie Ca. 13% aller Ehen in Deutschland bleiben ungewollt kinderlos. Die Ursachen li zu ca. 45% bei der Frau, zu ca. 40% beim Mann bzw. bei beiden Partnern; in ca. 10–15% sin nicht zu klären. Weibliche Ursachen: 38% ovarielle Dysfunktion, 29% Tubenstörungen (z.B. Entzündungen), 15% uterine, zervikale und vaginale Störungen (z.B. Fehlbildungen, Entzün gen, Hormondysbalancen), 17% psychogen bedingt (z.B. unbewusste Ablehnung oder übe gerter Kinderwunsch), 1% extragenital (z.B. Erkr. der SD, NNR, Suchtmittelabusus).

Diagnostik Immer Facharztüberweisung in Gynäkologie und/oder Andrologie. Grundsät werden beide Partner untersucht.

Übersicht: Ablauf der Sterilitätsdiagnostik
- Gründliche Anamnese über Zyklusverhalten, gyn. Erkr., OP, psychosoziale Faktoren (P nerprobleme, Ängste u.Ä.), Sexualverhalten und -praktiken; Beratung über Zyklusab und Physiologie der Empfängnis
- Gynäkologische Untersuchung (☞ 14.1.2), körperliche Untersuchung
- Wenn keine offensichtlichen Ursachen für die Kinderlosigkeit vorliegen, über meh Mon. eine Basaltemperaturkurve führen: Konzeptionsoptimum? Hinweis auf releva Zyklusstörungen?
- Labor: Evtl. Hormonstatus (z.B. LH, FSH, Prolaktin, DHEAS). Weitere Werte nach kl schem Bild
- Funktionstests, Beurteilung des Zervixschleims, Spermienpenetrationstests
- Spermiogramm: **Vor** invasiver Diagn. bei der Frau
- Sono, invasive Diagn.

Therapie Richtet sich nach der zugrunde liegenden Ursache. Bei V.a. psychischen Einflus Psychother.

14.6 Prämenstruelles Syndrom und Klimakteriumsbeschwerden

14.6.1 Prämenstruelles Syndrom

Meist nach dem 35. Lj. auftretender Beschwerdekomplex in der 2. Zyklushälfte.

Ätiologie Nicht geklärt. Evtl. Zusammenwirken hormoneller Dysbalancen und psychis psychosozialer Probleme.

nik Schmerzhaftes Brustspannen, Ödemneigung, Stimmungslabilität, Konzentrationsstö-gen, Kopfschmerzen, Übelkeit, Müdigkeit, Heißhunger, Akne.

rapie Symptomatisch. Z.B. Mastodynon® N Tr. (Dos. wie bei Mastodynie, ☞ 14.2.2). Ent-nnungsübungen. Regelmäßige körperliche Aktivität. Evtl. Facharztüberweisung.

:urheilkundliche Therapieempfehlung

totherapie Einnahme über mind. 3 Regelzyklen: Keuschlamm bzw. Mönchspfeffer (Agnus us, z.B. Agnolyt® Hartkaps. 1 × 1, Agnucaston® Filmtabl. 1 × 1, Femicur® N Kps. 1 × 1); mögl. **':** Evtl. allergische urtikarielle Exantheme. **Cave:** Wechselseitige Wirkungsabschwächung bei chzeitiger Einnahme von Dopaminrezeptorantagonisten. **KI:** Grav., Stillzeit, z.T. auch Hypo-entumoren, Mamma-Ca.

.6.2 Klimakteriumsbeschwerden

nakterium = Zeitraum der Prä- und Postmenopause bis zum Beginn des Seniums (ca. 47.–57. Lj.). ch die Hormonumstellung treten bei 70% aller F Beschwerden auf.

nik

Psychovegetativum (prä- und postmenopausal): Hitzewallungen, oft mit Schweißausbrüchen, Herzjagen, Schwindel, Schlafstörungen, Müdigkeit, allg. Schwächegefühl, Migräne. Stim-mungslabilität bis zur depressiven Verstimmung
Organstörungen:
Prämenopausal: Verstärkte/verlängerte Blutungen, Zwischenblutungen
Postmenopausal: Osteoporose (☞ 6.8), Atrophie der Genitalorgane. Vermehrt Fettstoffwech-sel- und kardiovaskuläre Störungen (Hypertonie, Arteriosklerose, Koronarsklerose), Gew. ↑.

gnostik Typische Anamnese, Alter.

rapie

: Ausgeprägter Leidensdruck, relativ: Prophylaxewunsch der Pat.
gehen:
Allgemeinbeschwerden
Hormonther. und ggf. Kontrazeptivamedikation durch FA
Evtl. Behandlungsversuch mit pflanzlichen Mitteln: Traubensilberkerzenwurzel (Cimicifuga acemosa, z.B. Femikliman® uno 1 × 1 Tbl., Klimadynon® Ftbl. 2 × 1, Remifemin® Tbl. 2 × 1, Remifemin® plus Tbl. 2 × 1–2; **KI:** Östrogenrezeptor-pos. Tumoren; **NW:** Magen-Darm-Beschwerden, Gewichtszunahme). **Cave:** Osteoporose ist Ind. für Hormonther.
Ggf. Homöopathikum: z.B. Sepia D6 DHU® Glo. 3 × 5, Cimicifuga D6 DHU® Glo. 3 × 5
Ggf. Phytoöstrogene (z.B. Phybestrol®)
Allgemein unterstützend: Entspannungsverfahren (z.B. Muskelrelaxation nach Jacobson, Au-ogenes Training), Balneother.
Ggf. bei starken Beschwerden vorübergehende Verordnung eines Tranquilizers. **Cave:** Hohes uchtpotenzial. Möglichst vermeiden!
Kohabitationsbeschwerden: Lokale Östrogenpräparate (z.B. Ovestin® Ovula, in den ersten Wo. 1 × tägl. 1 Scheidenovulum, danach 2/Wo.).

14.7 Androgenisierungszeichen

*Vermännlichung des Behaarungstypus (Hirsutismus) und/oder des Habitus (Virilisierung) der I
unter Androgeneinfluss.*

Ätiologie
- Idiopathisch: In leichter Form bei ca. 5% der prämenopausalen Frauen
- Polyzystische Ovarien (PCO-Sy.): Beginn in Pubertät, langsame Progredienz, Zyklusstö
  gen
- Androgenbildender Tumor: (Ovarien, NNR) rasche Progredienz, plötzliches Auftreten; se
- Akromegalie: Weitere typ. Klinik (s.a. ☞ 17.7)
- Medikamentös: Androgene, Phenytoin, Anabolika, Aldosteronantagonisten, Antihyperte
  va (z.B. Diazoxid), Ciclosporin.

Klinik
- Hirsutismus: Bartwuchs, Behaarung an Brust/Sternum, Linea alba, verstärkt an den Extre
  täten
- Virilisierung: Vermännlichter Körperbau, Klitorishypertrophie, männliche Alopezie, M
  maatrophie.

Diagnose und Therapie I.d.R. durch FA.

14.8 Gynäkologische Notfälle

In der Allgemeinpraxis selten.
- Starke Blutungen: Karzinomblutungen, Verletzungen, Abortblutungen, starke Blutungen
  derer Ursache
- Schmerz: Ovarialzystenruptur, Stieldrehung, Überstimulation, Extrauteringrav.
- Vergewaltigung.

Vorgehen bei Blutung
- Je nach Blutungsstärke Facharztüberweisung oder Klinikeinweisung (evtl. persönliche Be
  tung) im RTW
- **Allgemein:**
  – Pat. orientierend untersuchen (☞ 14.1.2) und ggf. beruhigen
  – Ggf. Schocklagerung und -prophylaxe/-ther. (☞ 3.4.1)
- **Inspektion:** Blutungsquelle (äußerlich, vaginal, zervikal)?
- Bei V.a. Karzinomblutung ggf. Scheidentamponade: Pat. auf den Rücken lagern, Bein
  stellen, mit behandschuhter nicht dominanter Hand Scheide spreizen (Ca tastbar?), mi
  gerollter Mullbinde austamponieren. **Cave:** Sehr fest tamponieren, damit Blutung steh
  nicht nur aufgesaugt wird. Sind mehrere Mullbinden notwendig, diese aneinander kn
- Bei Vulva-Ca/äußerer Verletzung: Steril abdecken, Druckverband (mehrere Lagen Kom
  sen, festsitzender Slip)

Abortblutung (s.a. ☞ 15.2.3, ☞ 14.3.1): Bei jeder stärkeren Blutung in der Früh-, und bei jeder Blutung in der fortgeschrittenen Grav. (☞ 14.3.1) Liegendtransport in die Frauenklinik; Mutterpass mitnehmen lassen

Abortus imminens = drohender Abort: Leichte bis mittelstarke Blutung, Muttermund geschlossen, Grav. intakt

Abortus incipiens = im Gang befindlicher Abort. Meist stärkere Blutung, Muttermund geöffnet, Abortmaterial in Zervikalkanal oder Scheide zu sehen

Cave: Abgestoßenes Gewebe/Koagel immer asservieren und in die Klinik mitgeben

KO: Inf. mit Sepsis, Schock, DIC, Peritonitis, Sterilität

Fritsch-Lagerung zum Abschätzen des Blutverlusts: Rückenlage, beide Beine strecken und Unterschenkel überkreuzen, eine große Vorlage vor die Vulva legen und das Gesäß nach unten ausstreichen: Blut wird aufgefangen und sammelt sich im Schamdreieck

Ggf. Sedierung mit Diazepam (z.B. Valium®) 5–10 mg als Tr. oder sehr langsam i.v.

Ggf. Schmerzbehandlung mit Opioid, z.B. Tramadol (z.B. Tramal®) 50– 100 mg langsam i.v.

Akutes Abdomen (☞ 8.1.6), starker Unterbauchschmerz (☞ 14.3.1).

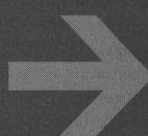

eburtshilfe

PHANIE ENGELHARDT

Eher seltene Beratungsanlässe in der Allgemeinpraxis. Im Zweifel immer Facharztüberweist

15.1 Schwangerschaftsfeststellung und Schwangerenbetreuung

15.1.1 Feststellung der Schwangerschaft

Unsichere Schwangerschaftszeichen Ausbleiben der Menstruation; morgendliche Ü keit, häufig mit Erbrechen; Appetitänderung („Gelüste"), fehlender Appetit, Speichelfluss; l figer Harndrang, Obstipation; Spannungsgefühl und Vergrößerung der Mammae; Pigment mehrung an Mamillenhöfen und evtl. der Linea fusca; livide Farbänderung von Introitus Vagina; zunehmender Leibesumfang.

Wahrscheinliche und sichere Schwangerschaftszeichen
- Pos. Schwangerschaftstest. Immunologische Tests, z.B. B-Test® weisen das vom Trophol ten gebildete β-HCG im Urin Schwangerer nach. Oft schon am 1. d nach Ausbleiben der R anwendbar (Beipackzettel beachten)
- Anhaltende hypertherme Phase in der Basaltemperaturkurve
- Sonographischer Nachweis einer Fruchtanlage und fetaler Herzaktion (ab ca. 6. SSW menstruationem)
- Kindsbewegungen (ab ca. 20. SSW, bei Mehrgebärenden früher)
- Von außen tastbare Kindsteile (ab ca. 18. SSW; Leopold-Handgriffe).

! Schwangerschaftstests sind auch zum Schwangerschaftsausschluss, z.B. vor Einleitung c sonst kontraindizierten Ther., gut zu gebrauchen. Außerdem pos. bei Trophoblasttumor Chorionepitheliom).

15.1.2 Vorgehen nach Schwangerschaftsnachweis

I.d.R. Facharztüberweisung zum Gynäkologen zur Erstuntersuchung (evtl. mit Ultraschallnac der Grav.), Errechnung des Geburtstermins, Ausstellung des Mutterpasses und weiterer Betre (Schwangerenvorsorge, Feststellung einer Risikoschwangerschaft, ggf. genetische Beratung u.Ä.)

Naegele-Regel zur Errechnung des Geburtstermins
1. d der letzten Menstruation + 1 J. + 7 d – 3 Mon. +/– X = Geburtstermin. (X = abweiche Tage vom 28-tägigen Zyklus).

Mutterpass Dient der Dokumentation von zwei Schwangerschaftsverläufen. *Vorteile:* Sch Übersicht über (frühere) Schwangerschaften und ihre Besonderheiten, bes. im Notfall; hilf Schwangeren, die Vorsorgeuntersuchungen termingerecht einzuhalten.

Schwangerenbetreuung Das Mutterschutzgesetz bestimmt die Möglichkeiten der Ber tigkeit und des Kündigungsschutzes (☞ 30), die Mutterschaftsrichtlinien den Umfang me nischer Versorgung in der Grav.

...wangerenvorsorge **Terminplan** (klinisch häu-...angewendet. Keine Vorschrift nach Mutterschafts-...tlinien!).

In den ersten **4** Mon. alle **4** Wo. (Mon. 1–4)
In den nächsten **3** Mon. alle **3** Wo. (Mon. 5–7)
In den nächsten **2** Mon. alle **2** Wo. (Mon. 8 und 9)
Im letzten Mon. jede Wo. (Mon. 10)
Bis zu **2** Wo. über Termin alle **2** d, spätestens dann
Klinikeinweisung zur Geburtseinleitung.

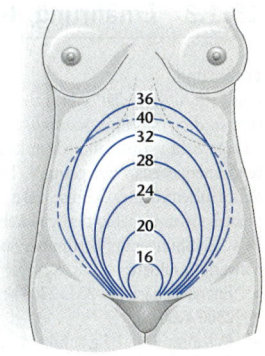

...tersuchungen Anamnese, Labor (Urinstix, Hb, ...gruppe, Rh-Faktor, AK-Suchtest, Röteln-Titer, ...Ag, Lues, HIV-Test nach Einwilligung), RR, ..., Fundusstand und vaginale Untersuchung. Je ...n Verlauf und Beschwerden zusätzliche Maßnah-..., z.B. Rh-Prophylaxe. (Risikograv. ☞ 15.1.4). Ge-...shilfliche Sono zwischen 9. und 12., 19. und 22. ...ie 29. und 32. SSW, ab der 28. SSW Kontrolle

Abb. 15.1 Fundusstände

kindlichen HT (Kardiotokographie). Kindslagebestimmung ab der 30. SSW.

...wangerenberatung Umfasst Beratung über Ernährung inkl. Genussmittel (s.a. ☞ 15.1.3), ...ftätigkeit, Medikamenteneinnahme (☞ 32.3), Impfungen (☞ 9.2.4), Sport, Reisen und se-...le Aktivität während der Grav.

...chlechtsverkehr Bei normalem Schwangerschaftsverlauf erlaubt. KI: Blutungen, Placenta ...via, Zervixinsuff., habituelle Abortneigung, vorzeitige Wehen, Uterusfehlbildungen. Gefahr ...ch Uteruskontraktionen (Orgasmus) und Prostaglandinwirkung (Sperma).

...rt Empfehlungen hängen von der Schwangeren ab: Der gewohnte Sport kann oft weiterbe-...en werden; „niedriger dosieren".
...Vorsicht immer im 1. Trimenon und den letzten SSW, bei jeder *neuen* Sportart
...Leistungssport, Kraftsport und Sportarten, die schlecht unterbrochen werden können (Segeln,
...Alpinsport, Fliegen, **KI** für letztere: Höhen über 2000 m), sowie starke Erschütterungen ganz
...neiden (z.B. Mountainbiking, Reiten, manche Ballsportarten)
...ünstig: Fahrrad fahren, Schwimmen, Spazierengehen, erschütterungsfreie Gymnastik.

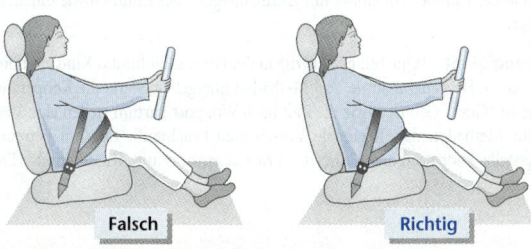

Falsch   **Richtig**

15.2 Richtiges Anlegen des Sicherheitsgurts während der Schwangerschaft

15.1.3 Ernährung, Genussmittel, Drogen

Ernährung

*Eine „Schwangerendiät" gibt es nicht. Allg. gilt: Ausreichende und ausgewogene Nahrungsaufna.
(bes. in der Frühschwangerschaft, s.u.), jedoch keinesfalls „Essen für Zwei".*

Übergewicht vermeiden, jedoch keine Abmagerungskur. Vit.- und Mineralstoffbedarf ↑↑, w
rend Energiebedarf nur gering ↑. Deshalb ist ballaststoffreiche Kost (z.B. Brot, Getreidefloc
Reis, Hülsenfrüchte, Gemüse, Salat, Obst) bzw. eine abwechslungsreiche Mischkost, die reich
pflanzliche und mäßig tierische Lebensmittel enthält, günstig.

Dem Heißhunger auf bestimmte Speisen kann nachgegeben werden, sofern keine einseitige
nährung resultiert.

- Energiebedarf: 19–25 J.: 2200 kcal/d, ab 4. Mon. 2500 kcal/d, 26–45 J.: 2000 kcal/d, ab 4. M
2300 kcal/d
- Kalzium: Tägl. 1,5 g zuführen, z.B. über Milch, -produkte, grüne Gemüse, Vollkornprod
- Eisen: Ab 2. Trimenon vermehrt zuführen (wie Kalzium, außerdem Hülsenfrüchte, K
Hefe, Steinobst)
- Jod und Fluor: 2 Seefischmahlzeiten/Wo., jodiertes und fluoriertes Speisesalz verwende
Jodmangelgebieten: Substitution von 100–200 µg Jodid/d
- Kochsalz: 10 g/d, meist durch verstecktes Kochsalz in Nahrung schon erreicht
- Flüssigkeit: Mindestens 1–1,5 l/d, kalorienreiche Getränke (z.B. Cola) meiden, besser Mine
wasser, ungesüßte Kräuter- und Früchtetees
- Vegetarische Ernährung: Mit Milch, Milchprodukten und Eiern bei sorgfältiger Lebensm
auswahl möglich. Streng vegetarische Ernährung ist ungeeignet.

Genussmittel
Generelle Verbote können zu Schuldgefühlen oder Ablehnungsreaktioner
genüber dem Ungeborenen führen.

- **Koffein** (Kaffee, Tee, Cola): Nicht mehr als 0,5 l am Tag, da sonst mit erhöhter Rate fe
Mangelentwicklungen zu rechnen ist
- **Alkohol:** Abort- und Fehlbildungsrisiko steigt ab 10 g Alkohol/d (ca. 140 ml Wein/d
250 ml Bier/d) deutlich an. **Cave:** Auch in geringeren Dosen kann eine Alkoholtoxizität
ausgeschlossen werden!
- **Nikotin** (auch Passivrauchen): Durch Gefäßkontraktion und Plazentaschäden Mange
wicklung des Kindes. Kinder können bei Geburt Symptome des Nikotinentzugs aufwe
Rauchen in der Familie geht einher mit Asthmaneigung des Kindes sowie Entzündunger
Atemwege.

Drogenabhängigkeit
(Opiate): Ein Entzug in der Grav. stellt für das Kind ein höheres R
dar, als die weitere Drogeneinnahme. Auf Methadon übergehen, wenn die Kooperation der
gewährleistet ist (Grav., Geburt sowie die Zeit bis 6 Wo. post partum stellen eine Verordnu
indikation für Methadon dar. Regionale Vorschriften beachten!). Eng mit betreuender
genberatungsstelle kooperieren. Geburt in Perinatalzentrum mit Kinderklinik (Entzug
Kind!).

5.1.4 Risikoschwangerschaft

e Risikoschwangere soll in einer entsprechenden Sprechstunde betreut werden (FA, Frauenkliniken).
iken können entweder schon bekannt sein (anamnestische Risiken, z.B. Alter) oder erst im Verlauf
Grav. bzw. unter der Geburt auftreten (z.B. Inf.). Als Risikoschwangere oder prädisponiert für eine
kogeburt gelten:

amnestische Risiken

Sehr junge F (< 17. Lj.): Neigung zu hypertensiven KO (Eklampsie); protrahierter Geburtsverlauf, Beckenendlage; i.d.R. hohe psychosoziale Belastung
Vielgebärende (> 4 Geburten): Häufig Plazentainsuff., Placenta praevia, Frühgeburten (Zervixinsuff.), abnorme Kindslagen, atonische Nachblutungen
Späte Erstgebärende (> 35. Lj.): Gehäuft Plazentainsuff., hypertensive KO, Fehl-/Frühgebur-
ten, Beckenendlagen, protrahierter Geburtsverlauf
F mit vorbestehenden Erkr. und/oder Z.n. OP:
Gyn.: Myome (Abort, atonische Nachblutung, Entwicklungsstörungen), Sectio caesarea (Rup-
tur), Uterusfehlbildungen, Z.n. Abrasiones, früheren Schwangerschafts- oder Geburts-KO
(z.B. Aborte, Frühgeburten)
Nichtgyn.: Herz-, Nierenerkr. (bes. Dialysepflicht), endokrinologische Erkr. (z.B. Diab. mell.),
Z.n. thromboembolischen KO, Anämie, Hyper-/Hypotonie, HIV-Inf., chron. Organinsuff.,
Adipositas, Antiepileptikather.
F mit behinderten Kindern
Schwangere nach Sterilitätsther.
Frauen mit Suchtmittel-, Alkohol- und/oder Zigarettenabusus.

der Schwangerschaft erworbene/auftretende Risiken Inf., Blutungen, Hypertonie,
onephritis, Schwangerschaftsikterus, Blutgruppeninkompatibilität, Gestationsdiabetes; jeder
Schädigung des Embryos/Feten, Lageanomalien; vorzeitige Geburtsbestrebungen, Übertra-
g; Mehrlinge.

5.2 KO in der Schwangerschaft

.2.1 Beschwerden in der Frühschwangerschaft

wangerschaftsptyalismus

helfluss > 1 l/d (Frühgestose). I.d.R. im 2.–4. Schwangerschaftsmon., oft gemeinsam mit Hyper-
is gravidarum auftretend (s.u.). Ggf. Therapieversuch mit Kamillen- oder Salbeimundspülung.
nativ lokale Adstringenzien zum Gurgeln.

esis gravidarum

gentliches Erbrechen, meist in Verbindung mit morgendlicher Übelkeit im 1. Trimenon. Guter
I.d.R. keine Ther. notwendig. Empfehlung: Morgens erste Mahlzeit im Liegen einnehmen;
den Tag verteilt 5–6 kleine Mahlzeiten. Wunschkost, jedoch fettarm.

Hyperemesis gravidarum

(Frühgestose). Unstillbares Erbrechen (meist ab der 6. bis zur 16. SSW) mit massivem Flüssigkeits- *E'lytverlust (Atem riecht nach Azeton), Gewichtsabnahme und AZ ↓. Ätiol.: Hohe HCG-Werte (Me* *linge, Blasenmole), psychosomatisch: Starke Ambivalenz oder Ablehnung der Grav.*

Komplikationen Somnolenz, Exsikkosedelir, hypochlorämische Alkalose, Leberschädig (Ikterus). **DD:** Gastroduodenalulkus (bes., wenn Beschwerden anhalten), Pankreatitis (Ob bauchschmerzen, Fieber, Erbrechen), weitere DD des akuten Abdomens (☞ 8.1.6).

Therapie
- Leichte Hyperemesis: Kleine leichte Mahlzeiten (die erste möglichst im Liegen). Begleit stützende Gespräche
- Schwere Hyperemesis: Klinikeinweisung in Frauenklinik zur Infusionsther. und Veränder des sozialen Umfeldes (evtl. initial sogar Besuchsverbot).

15.2.2 Beschwerden in der Spätschwangerschaft

Wadenkrämpfe

Häufig nachts. Begünstigend sind Ödeme.

Therapie Magnesiumgabe, z.B. Magnesium-Diasporal® 100 Lutschtbl. 3 × 1/d. Entspann z.B. warme Dusche.

Sodbrennen, Reflux

Begünstigt durch tonusmindernde Progesteronwirkung und im Schwangerschaftsverlauf zunehm Mageneinengung.

Therapie Je nach Leidensdruck. *Beratung:* Kleine Mahlzeiten; kleine Mengen Milch und/o im Handel erhältliche Magen-Heilpflanzentees trinken. Scharfe und süße Speisen, säureha Getränke (Säfte), Alkohol und Kaffee meiden, nicht flach und direkt nach dem Essen schl Lockere Kleidung empfehlen.

Obstipation

Beginnt meist schon in der Frühschwangerschaft.

Ätiologie Relaxierende Progesteronwirkung, zunehmende Unbeweglichkeit der Schwange Hämorrhoiden, Laxanzienabusus, Flüssigkeitsrestriktion (Diagn. ☞ 8.1.10).

Therapie
- Allg.: Soweit möglich, körperliche Bewegung; ballaststoffreiche Kost (z.B. Leinsamen, kornprodukte; **cave:** Viel trinken, sonst antagonistischer Effekt)
- Medikamente: Lactulose, z.B. Laevilac S® Sirup 1–2 × tägl. 10–15 ml.

5.2.3 Blutungen in der Schwangerschaft

R. Verunsicherung und Angst um Fortbestand der Grav. Wichtig sind die Beruhigung der Frau und e schnellstmögliche fachärztliche Abklärung der Blutungsursache, v.a. der Ausschluss einer Notfall-ation.

utung im 1. und 2. Trimenon

Blutung in der Frühschwangerschaft muss als drohender Abort angesehen werden. Umgehend harztüberweisung, ggf. Klinikeinweisung.

erenzialdiagnose

Leichte bis mäßige schmerzlose Blutung, Muttermund geschlossen: V.a. drohenden Abort bei intakter Grav.; **DD**: Extrauteringrav.

Stärkere bis massive Blutung, Koagel- oder Gewebeabgang, ziehende Unterbauchschmerzen, Muttermund geöffnet: V.a. in Gang befindlichen bzw. Z.n. Abort. Sofort Klinikeinweisung

Blut- und Koagelabgang, AZ ↓, Fieber: V.a. febrilen (< 38 °C) bzw. septischen Abort (> 38 °C). Notfall! Sofort Klinikeinweisung!

Blutung unterschiedlicher Stärke: Kontaktblutung bei Portioektopie (z.B. nach Koitus), Zervixpolyp, -Ca (s.a. ☞ 14.3.5)

V.a. Extrauteringrav. (sehr selten erst im 2. Trimenon symptomatisch; ☞ 14.3.1).

utung im 3. Trimenon

ologie „Zeichnen" bei Geburtsbeginn, Placenta praevia, vorzeitige Plazentalösung (**cave:** ung nach außen kann fehlen → retroplazentares Hämatom), Insertio velamentosa, Trauma, usruptur, gyn. Erkr.

ortdiagnostik RR, Puls (Schockzeichen? ☞ 3.4). **Cave:** Keine vaginale Untersuchung oder ponade: Die Blutung kann sich verstärken.

teres Vorgehen Pat. beruhigen, in Linksseitenlage bringen, venösen Zugang legen und men substituieren (z.B. Ringer-Lösung), ständige Beobachtung (z.B. durch AH), engmaschi-R- und Pulskontrollen. Klinikeinweisung in Frauenklinik, bei starker Blutung auch mit Not-Ggf. selbst mitfahren!

Lebensgefahr für das Kind trotz guten AZ der Mutter bei Insertio velamentosa.

.2.4 Hypertensive KO in der Schwangerschaft

begriff für Spätgestosen: EPH-Gestose (Syn. SIH = schwangerschaftsinduzierte Hypertonie, Prä-npsie), eklamptischer Anfall, HELLP-Sy. (schwere Sonderform der Gestose mit Leberenzymen ↑, mbos ↓, Hämolyse und hoher Letalität von Mutter und Kind).

eklampsie (früher: EPH-Gestose)

5% aller Schwangeren betroffen, davon in 10% schwerer Verlauf. Ätiol.: Nicht geklärt.

Prädisposition: Sehr junge oder alte Erstgebärende, Mehrlingsgrav., Diab. mell., vorstehe
Hypertonie und Nierenerkr., pos. Eigen- und/oder Familienanamnese, SLE, Adipositas.

Klinik
- Generalisierte Ö(E)demneigung (periphere Ödeme allein → kein Risiko), Gewichtszunah
  im 3. Trimenon von > 500 g/Wo. (Mutterpass)
- Proteinurie > 0,3 g/l/24 h (bis 0,3 g/l physiologische Schwangerschaftsproteinurie; ggf. sc
  im Teststreifen nachweisbar)
- Hypertonie: RR ≥ 140/90 mmHg oder RR-Anstieg von systolisch ≥ 30 und diastol
  ≥ 15 mmHg im Vergleich zum Beginn der Grav. (mehrere Messkontrollen).

Tab. 15.1 Schweregradeinteilung der Präeklampsie				
Punkte	**0**	**1**	**2**	**3**
RR systolisch (mmHg)	< 140	140–160	160–180	> 18
RR diastolisch (mmHg)	< 90	90–100	100–110	> 11
Protein im Urin (g/l/*)	< 0,3	0,3–1	1–3	> 3

1–3 Punkte leichte, 4–6 mittelschwere, 7–9 schwere Gestose; * im 24-h-Sammelurin

Vorgehen
- Bei anamnestischen Risikofaktoren (s.o.) Facharztüberweisung in eine Risikosprechstu
  zur weiteren Betreuung bis zur Geburt
- Bei plötzlich auftretenden erhöhten RR-Werten und/oder Proteinurie beim Routinec.
  engmaschige Kontrolle vereinbaren. Sorgfältige Anamnese neu auftretender Beschwer
  (s.u.); Thrombos i.S. kontrollieren (Abfall weist auf mögliche Entwicklung des HELL
  hin). Bei persistierenden pathologischen Werten Facharztüberweisung in Risikosprechstu
  zur weiteren Diagn. und ggf. Ther.

Drohende Eklampsie

Klinik Wie bei EPH-Gestose (s.o.). *Zusätzlich:* Kopfschmerzen, Oberbauchschmerzen, Übe
Erbrechen, Sehstörungen, Augenflimmern, Ohrensausen, Parästhesien, Hyperreflexie, mc
sche Unruhe (auch vor Uterusruptur!), Somnolenz, Oligurie (es müssen nicht alle Symp.
ausgeprägt sein).

Vorgehen Sofortige Klinikeinweisung *mit Notarzt ohne Blaulicht/Martinshorn* zur Intensiv
wachung und Ther. Bis dahin Oberkörperhochlagerung, Raum abdunkeln, für Ruhe sorger
Zugang legen und langsame Infusion z.B. von Ringer-Lösung. Sonst Pat. möglichst in Ruhe la
Ständige Beobachtung. Ggf. Sedierung: Sehr langsam 5–10 mg Diazepam (z.B. Valium®) i.
jizieren.

- Jeder äußere Reiz (Aufregung, Licht, Geräusche) kann einen eklamptischen Anfall ausl
  Höchste Gefährdung von Mutter und Kind.

...lamptischer Anfall

...t meist im letzten Drittel der Grav. auf, aber u.U. auch erst mehrere Tage post partum. Gefährdung ... Mutter und Kind durch Minderperfusion lebenswichtiger Organe und Gerinnungsstörungen. ...tterliche Letalität bei einem Anfall 5%, mit der Zahl weiterer Anfälle stark ansteigend. Kindliche ...alität zwischen 10 und 25%.

...nik

- Prodromalsymptome s.o. (drohende Eklampsie)
- Tonisch-klonische Krämpfe, Bewusstlosigkeit, Zyanose und nachfolgend Koma; evtl. initial Zungenbiss.

...gehen Krampfende Pat. vor Verletzungen schützen, Oberkörper hochlagern, abs. Reizab-...irmung, langsame Infusion von Ringer-Lösung. Sedierung mit 10 mg Diazepam sehr langsam ...O₂-Gabe, Mg²⁺ langsam i.v., falls zur Hand. Sofortige Klinikeinweisung in Frauenklinik *mit ...arzt* zur Intensivther., ggf. selbst mitfahren.

..2.5   Vena-cava-Kompressionssyndrom

...zureichender venöser Rückfluss zum Herzen wegen Kompression der V. cava durch den schweren ...rus in Rückenlage. Meist ab der zweiten Schwangerschaftshälfte. KO: Mütterlicher Volumenman-...hock, kindliche Hypoxie.

...nik RR-Abfall, Tachykardie, Blässe, Zyanose, kalter Schweiß, Übelkeit, Schwindel, Schock.

...ferenzialdiagnose Eklamptischer Anfall (Bewusstlosigkeit), drohende Eklampsie oder ...I-Gestose (s.o.). Bei zusätzlicher Blutung (☞ 15.2.3). Weitere DD: Bewusstlosigkeit, Schwin-...(☞ 20.1.1), Schock (☞ 3.4).

...rapie Pat. in Linksseitenlage bringen. Umgehende Befundbesserung bestätigt die Diagnose. ...anschließend entsprechende Verhaltenstipps geben (z.B. in Linksseitenlage schlafen). Je nach ...ptomatik immer andere DD ausschließen und grundsätzlich fetalen Zustand kontrollieren ...harztüberweisung oder Klinikeinweisung).

..2.6   Drohende Frühgeburt

...urtsbestrebungen vor vollendeter 37. SSW. Risikofaktoren: Früh- und Fehlgeburten sowie Abra-...es in der Anamnese, Erkr. der Schwangeren (z.B. Inf.; endokrine und renale Erkr., Spätgestosen), ...entaanomalien, Uterusfehlbildungen und Myome, Polyhydramnion, Lageanomalien, Mehrlinge, ...tinabusus, Alter < 18 oder > 35 J., starke psychische und physische Belastungen (z.B. Singledasein), ...riger sozialer Status.

...ik Vorzeitiger Blasensprung, Zervixinsuff., Zeichnen (Abgang blutig tingierten Schleims) ... > 6 Wehen/h von ca. 30 Sek. Dauer vor Ende der 37. SSW. Selten asymptomatische Zervix-...ung und überstürzte Geburt.

Vorgehen

- Pat. beruhigen und mit erhöhtem Becken hinlegen lassen (Linksseitenlage)
- Ggf. Wehenhemmung mit Fenoterol-Spray (z.B. Beginn mit Berotec®-200 Dosier-Aer $\leftarrow$ 2 Hübe über Inhalierhilfe alle 5 Min., je nach Wirkung Wiederholung oder evtl. Dosis höhen). **NW:** Tachykardie, Schwindel
- Sofortige Klinikeinweisung mit Notarzt in geburtshilfliche Klinik (wenn möglich mit N natologie). Voranmeldung, ggf. selbst mitfahren!

Komplikationen *Mutter:* Inf. bei Blasensprung, Lageanomalien. *Kind:* Intrauterine Asphy Atemnotsy., Hirnblutungen und Inf.

15.3   Spontangeburt (normale Geburt)

Am häufigsten zw. der 38. und 42. SSW aus einer vord. Hinterhauptslage des Kindes. Sehr selten in Allgemeinpraxis oder beim Hausbesuch. Ausnahme: überstürzte Geburt (< 2 h; meist Mehrgebären

- In der Eröffnungsphase immer Klinikgeburt anstreben
- In der Austreibungsphase Geburt an Ort und Stelle, möglichst Gynäkologen und *immer* F amme dazuholen.

Vorbereiten/Veranlassen

- Raum auswählen: Mit gynäkologischem Stuhl oder, wo Liege in die Mitte gerückt werden k (2 AH stützen die Beine). Raum aufheizen. Gute Lichtquelle(n)
- Schüssel mit warmer desinfizierender Lösung (z.B. Braunol®)
- Apotheke erreichbar, die Entbindungsset vorrätig hat? Sonst aus angefordertem RTW neh
- *Andernfalls* bereitlegen: Weiche (Hand-)Tücher und Alufolie, sterile Tupfer und Instrume Klemmen oder 2 reißfeste Fäden (für Nabelschnur), stumpfe Schere (Episiotomie, Na schnur), sterile Handschuhe, Stethoskop, 2-ml-Spritze mit Nadel (Nabelschnurblut), L zuckerstix (Neugeborenes). Einmalkatheter
- Schmerzmittel: Tramadol (z.B. Tramal® 50 Injektionslösung), Butylscopola (z.B. Buscopan®) 2 Amp. à 20 mg in 500 ml Ringer-Lösung.

Eröffnungsphase

Geburtsphase vom Wehenbeginn oder Blasensprung bis zur vollständigen Eröffnung des Mutterm (bei Untersuchung nicht mehr tastbar).

Anamnese   Frau hat regelm. schmerzhafte Wehen (ca. alle 3–6 Min.), evtl. Z.n. Blasenspr (Abgang von reichlich klarer Flüssigkeit im Schwall). Evtl. Abgang blutig tingierten Schle (Zeichnen). Kein Pressdrang oder übermäßiger Druck nach unten. Frau hat nach Blasenspr evtl. ein deutl. „Hinunterrutschen" des Kindes gespürt (Kopf ist fest ins Becken eingetrete

gehen

Pat. beruhigen (wichtig bei aller Unsicherheit: Ruhiges Auftreten)

Feststellung von Kindslage (Rücken meist sicher zu ertasten) und Beziehung des vorangehenden Teils zum mütterlichen Becken: Köpfchen noch hin- und herschiebbar? Pat. auf die **Seite** des kindlichen Rückens (Hinterkopfes) legen lassen (1. Lage: Rücken li → li Seite, 2. **Lage:** Rücken re → re Seite)

Stärkere Blutung, AZ-Verschlechterung (Fieber, Schwindel, Übelkeit) ausschließen

Inspektion des Genitales: Vulva/Anus in der Wehe noch geschlossen

Im Mutterpass nach dokumentierten Risiken (z.B. Placenta praevia, atypische Kind**slage**) nachsehen

Klinikeinweisung in Frauenklinik (bei akuten Risiken mit Notarzt in „Geburtsbereit**schaft**") veranlassen, ggf. selbst mitfahren.

treibungsphase

*se nach vollständiger Eröffnung des Muttermunds: Gebärende hat zusätzlich zur Wehe den **starken** *ng, das Kind nach unten auszupressen. Neigung zu schmerzbed. Hyperventilation und Schreien.* Wenn sich die Ereignisse so überstürzen, dass die Geburt in der Praxis oder zu Hause statt-findet, ist i.d.R. mit einer komplikationslosen Entwicklung des Kindes zu rechnen.

Im Mutterpass nach möglichen Risiken und Anomalien sehen

Utensilien von AH bereit-
legen lassen (s.o.)

Hebamme/Gynäkologen
hinzuziehen, RTW anfor-
dern (mit Entbindungsset)

Auf Wunsch Vertrauensper-
son (Partner, Mutter) dazu-
rufen.

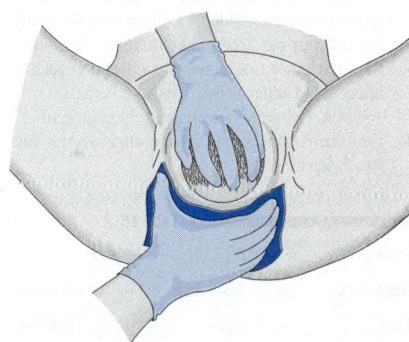

gehen

Evtl. einige Wehen verhe-
cheln lassen, bis Gebärliege
und Unterlagen hergerichtet
sind

Wenn noch möglich, Pat.
mit Begleitung auf die Toi-
ette gehen lassen, ggf. katheterisieren (Geburtsverzö-
erung durch volle Blase möglich)

Abb. 15.3 Dammschutz

Pat. in geeignetem Raum hinlegen lassen, beruhigen, ggf. Schmerzstillung mit Butylscopo-
amin (z.B. 2 ml Buscopan®) in 500 ml Ringer-Lösung i.v.

Inspektion: Vulva und Anus klaffen in der Wehe; stark vorgewölbter Beckenboden, **ggf. ist** auch schon das Köpfchen in der Wehe sichtbar

Pat. in den Wehenpausen tief in den Bauch atmen lassen; wenn vorhanden, O₂ geben

Wehe bis zur vollen Höhe kommen lassen, Beine anziehen und Oberschenkel von **außen** umfassen lassen (ggf. in die Hüften der AH stemmen), Mund schließen, Kinn auf die **Brust** senken und fest und lang wie beim Stuhlgang nach unten pressen lassen

- Bei Austritt des kindlichen Köpfchens Dammschutz durchführen (☞ Abb. 15.3): Li Hand Köpfchen legen und zu schnelles Tiefertreten durch Gegendruck mit der flachen Hand br sen. Mit der re Hand ein steriles Tuch auf den Damm legen, sodass Dammrand noch sich bleibt. Mit Daumen re am Damm und Fingern li am Damm diesen zusammenziehen, um Einreißen zu verhindern und Kopfaustritt zu bremsen. **Cave:** Schmerzhafter und stark tender Klitoriseinriss bei zu starkem Druck des Köpfchens nach vorn
- Entwicklung des Köpfchens erst **um** die Symphyse (dazu das Köpfchen sanft hinten = dammwärts leiten), dann über den Damm
- Kurze Presspause von max. 1 Min.; Gesicht des Kindes mit sterilem Tuch abwischen, w möglich, Schleim absaugen (Schleimfalle)
- Vorsichtig dosiert weiterpressen lassen
- Köpfchen dreht sich *von selbst* mit weiterem Tiefertreten des Körpers in die richtige Rich
- Entwicklung erst der vorderen Schulter **um** die Symphyse (dazu Köpfchen sanft nach hi = dammwärts leiten), dann der hinteren über den Damm
- Kind unter nur leichtem Pressen kommen lassen
- Von AH genaue Uhrzeit festhalten lassen
- Nochmal absaugen, trockenreiben (Käseschmiere belassen), Kind darf nicht auskühlen
- Mutter Geschlecht mitteilen und gratulieren
- Abnabeln: Bei blassem Kind Nabelschnur evtl. zum Kind hin ausstreichen, zwei Klem (oder sehr fest zwei Fäden) ca. 10 cm vom Kind entfernt setzen (ca. 3 cm Abstand), dazwis Nabelschnur mit Schere durchtrennen. Auf Bluttrockenheit achten!
- Kind nochmals trockenreiben (unterstützt auch die Atmung) und nach 1, 5 und 10 orientierend untersuchen (Apgar-Schema s.u.): Kind atmet, ist rosig, hat einen Puls 100/Min. Geburtsverletzungen, Fehlbildungen?
- Kind warm einpacken (trockenes angewärmtes Tuch) und der Mutter möglichst bald au Bauch legen.

Tab. 15.2   APGAR -Schema

Punkte	0	1	2
Aussehen	Blass, blau	Stamm rosig, Extremitäten blau	Rosig
Puls	Keiner	< 100/Min.	> 100/M
Grimassieren beim Absaugen	Keines	Verziehen des Gesichts	Schreier
Aktivität	Keine Spontan-bewegung	Geringe Flexion der Extremitäten	Aktive Bewegu
Respiration	Keine	Langsam, unregelmäßig	Kräftige Schreie

Bewertung:
9–10 = optimal lebensfrisch
7–8 = normal lebensfrisch
5–6 = leichter Depressionszustand
3–4 = mittelgradiger Depressionszustand
0–2 = schwerer Depressionszustand

...chgeburtsphase

...t von der vollständigen Geburt des Kindes bis zur Geburt
...Plazenta. Sollte 20–30 Min. nicht überschreiten.

Nach Kindsgeburt Brustwarzen reiben lassen, um endogene Oxytocinausschüttung und damit Uteruskontraktionen zu stimulieren oder 1 Amp. Oxytocin
i.v. geben (Geburtsset)

In Höhe der Vulva einen sterilen Faden locker um die
Nabelschnur binden

Ggf. noch einmal Harnblase katheterisieren

Lösungszeichen der Plazenta:

Ahlfeld-Zeichen: Faden an der Nabelschnur rückt
mit fortschreitender Lösung vor

Schröder-Zeichen: Uterus schmal, kantig und nach
re oben verzogen

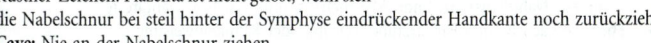

Uterus tief umfassen,
ausdrücken, evtl.
festhalten

Abb. 15.4 Credé-Handgriff

Küstner-Zeichen: Plazenta ist nicht gelöst, wenn sich
die Nabelschnur bei steil hinter der Symphyse eindrückender Handkante noch zurückzieht

Cave: Nie an der Nabelschnur ziehen

Ggf. Plazenta mit Credé-Handgriff manuell exprimieren: Uterusfundus so umfassen, dass der
Daumen auf der Vorderseite, die übrigen vier Finger auf der Rückseite liegen. Uterus bei der
folgenden Wehe sakralwärts drücken und so die Plazenta exprimieren

Nach Plazentageburt beachten:

Plazenta vollständig?

Uterus gut kontrahiert (wiederholt palpieren, bis Transport in Klinik gewährleistet)?

Keine kräftige vaginale Blutung nach außen (**DD:** Uterusatonie, Geburtsverletzung)? **Cave:**
Intrauterine Blutung muss wegen Koagelbildung nicht nach außen sichtbar sein! Deshalb:
AZ der Mutter stabil (RR, Wachheit, Umgang mit dem Kind)? Ständig überwachen

Mutter zur Beobachtung der Blutungsmenge in Fritsch-Lagerung (☞ 14.8) bringen

Umgehender Transport von Mutter und Kind in die Klinik.

5.4   Wochenbett

...7 Wo. ab Plazentageburt, in denen die endokrine Umstellung, die Uterusrückbildung und der
...chenfluss erfolgen. In den ersten 10 d nach komplikationsloser Geburt Betreuung durch eine Heb-
...e.

...chenfluss (Lochien)

Tab. 15.3 Veränderung der Lochien im Wochenbettverlauf			
...o.	Blutig	Ende 3. Wo.	Grauweiß
... 1. Wo.	Braunrötlich	Nach ca. 4–6 Wo.	Versiegen der Lochien
... 2. Wo.	Dunkelgelb		

Stillen und Abstillen

Muttermilch bietet die optimale Nahrungszusammensetzung und einen gewissen Infektio schutz durch mütterliche AK. Stillanleitung und Betreuung von KO (Milchstau, Entzündu i.d.R. durch die Hebamme oder den Gynäkologen.

Komplikationen im Wochenbett

Fieber

- Mammaaffektion: Milcheinschuss (2.–4. d post partum), Milchstau, Mastitis (☞ 14.2.
- Uterusbedingt: Lochialverhalt (Lochien vermindert/versiegt? Uterus vergrößert?), Endo-M metritis (großer druckdolenter Uterus? Lochien vermehrt, übel riechend, blutig?), Puerpe sepsis (septische Temp., AZ stark reduziert, ☞ 3.4.4)
- Allg. KO: Thrombose (☞ 11.4.3), HWI (☞ 13.3.2), Pyelonephritis (☞ 13.3.3).

Blutungen

- Primär: Geburtsverletzung, Plazentareste, Gerinnungsstörung
- Sekundär: Nahtdehiszenz, Endo-Myometritis, funktionell, Plazentareste
- **Ther.:** Je nach Befund Facharztüberweisung oder Klinikeinweisung.

Unterbauchschmerz, Dammschmerzen, Rückenschmerzen

- Uterusbedingt: Nachwehen (z.B. beim Stillen, bei Anstrengung), Endo-Myometritis (s Lochialverhalt (s.o.)
- Symphysensprengung (Schmerzen beim Gehen bzw. Treppensteigen, keine Entzündung chen), Thrombose (☞ 11.4.3)
- Hämatom, z.B. nach Episiotomie
- LWS-Sy. bei blockiertem Iliosakralgelenk (durch Lagerung bei Geburt).

Psychische Komplikationen

- „Heultage", Maternity Blues: (ca. 50%); leichte depressive Verstimmung. Beginn meist an bis ca. 6. Wo. post partum. **Ther.:** Aufklärung, dass Heultage häufig und „normal" sind; U stützung durch Familie
- Postpartale Neurose: (bis 15%); ausgeprägtes Insuffizienzgefühl, Ambivalenz gegenüber Anorexie, Weinen, Müdigkeit. Beginn 6. Wo. bis 1 J. post partum. Risikofaktoren: Primi < 20. Lj., Probleme mit der Grav. (Ambivalenz), mit Partner, im Elterr (z.B. „Scheidungskind"), im Beruf. Neigung zur Depression. **Ther.:** Facharztüberwei zum Psychotherapeuten
- Postpartale Psychose: (ca. 0,2%); Depression, Verwirrtheit, Stimmungslabilität, weitere chotische Symptome (s.a. ☞ 21.7). Risikofaktoren: Frühere postpartale Psychose, Psychc der Eigen- oder Familienanamnese (manisch-depressiv, schizophren). **KO:** Suizidrisiko erhöht, Kindstötungsrisiko erhöht. **Ther.:** Klinikeinweisung in Psychiatrie.

ädiatrie

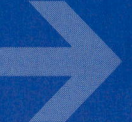

MUT A. ZAPPE

16 Pädiatrie

Inhalt

nder in der Allgemeinarztpraxis

Kinder sind keine kleinen Erwachsenen. Sie nehmen die Welt anders wahr und sie reagieren anders. Die Eltern bringen ihr erkranktes Kind oftmals zuerst zu ihrem HA. Es ist daher nötig, dass auch der Allgemeinarzt über die wichtigsten Kinderkrankheiten Bescheid weiß. Bei Unsicherheiten muss ein pädiatrisch geschulter Kollege hinzugezogen werden, je jünger das Kind ist, umso eher.

Kinder können sich nicht ausreichend in Worte fassen. Der Ausgangspunkt der Beschwerden ist daher oft nicht eindeutig erfragbar. Unwohlsein wird gerne in den Bauch projiziert. Eine geschulte Beobachtung und gezielte Fragen an die betreuenden Personen sind daher unerlässlich (☞ 16.3.1).

Wie ernst eine Erkr. ist, ist nicht leicht einzuschätzen. Kinder verfügen über eine hohe Kompensationsfähigkeit, dekompensieren aber überraschend schnell. Ein Sgl., der nicht trinkt, oder ein Kleinkind, das sich nicht gegen die Untersuchung wehrt, sind schwer krank (☞ 16.3.2)!

Kinder verzeihen keine Lügen! Einmal verspieltes Vertrauen lässt sich nicht zurückgewinnen. Daher: Nichts versprechen, das sich nicht halten lässt; stets sagen, was geschieht, auch wenn es wehtut. Kinder dürfen weinen (☞ 16.3.3).

5.1   Wachstum und Entwicklung

.1.1   Wachstumsgrößen

lere Geburtsmaße: Gew. 3300 g, Länge 50 cm, Kopfumfang 35 ± 2 cm. Gewichtsabnahme in den n Lebenstagen um 10%, Ausgleich bis 10 d nach Geburt. Gew. mit 4¹/₂ Mon. verdoppelt (6,6 kg), 1 J. verdreifacht (10 kg). Während des 1. Lj. lässt das Wachstumstempo allmählich nach, vom 1. Lj. bleibt es annähernd gleich (ca. 2¹/₂ kg und 6 cm pro J.). Der folgende Pubertätswachstums-b endet beim Mädchen mit etwa 16 J., beim Jungen mit 18 J. Die Epiphysenfugen sind dann lossen.

atogramm

Wachstumsgrößen mit der altersspezifischen Perzentile im Vorsorgeheft vergleichen. Einzel-werte sind nur begrenzt aussagekräftig. Daher Eintrag bei jeder Vorsorgeuntersuchung
Die Länge ist normalverteilt, das Gew. nicht. D.h. die 50. Längenperzentile entspricht der mittl. Länge, die 50. Gewichtsperzentile aber nicht dem mittl. Gew.
Ein verzögertes intrauterines Wachstum sonst gesunder Kinder kann in den ersten 2 Lj. auf-geholt werden (small-for-date). Danach entwickeln sich die meisten Kinder entlang ihrer eige-nen Perzentile.

nostik erforderlich

Unter 3. bzw. über 97. Perzentile
Mehr als 2 Standardabweichungen von der Altersperzentile
Starke Abweichungen der Wachstumsgrößen untereinander.

16.1.2 Reflexverhalten im 1. Lebensjahr

Eine abschließende Beurteilung ist nur durch einen Erfahrenen möglich, Überweisung zum

Alter (Monate)	1	2	3	4	5	6	7	8	9	10	11	12
Brustsuchen												
Galant												
Labyrinthstellreflex												
Landau												
Moro												
Palmar												
Plantar												
Schreitbewegungen												
Schulterzug												
Tonischer Labyrinthreflex												
Sprungbereitschaft												

Abb. 16.1 Reflexverhalten im 1. Lebensjahr

16.1.3 Psychomotorische Entwicklung

Eine abschließende Beurteilung ist nur durch einen Erfahrenen möglich, Überweisung zum

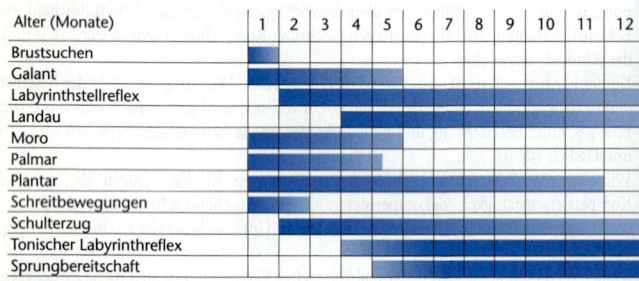

	Krabbeln Sitzen Laufen	Greifen/ Feinmotorik	Sprechen	Umgebungs-wahrnehmung, Soziales	Diagnostik erforderlich bei:
Neuge-borenes (U1/U2)	Gebeugte Haltung in Bauch- und Rückenlage, keine Kopfkontrolle	Ausgeprägter Greifreflex	Schreien bei Unlust, Hunger, Schmerzen	Wahrnehmung vorwiegend durch Tastsinn; kann Licht oder Gesicht fixieren	Ausgeprägter Schlaffheit, schwachem Saugen
2. Monat (U3)	Kann Kopf in Bauchlage kurzzeitig anheben		1. Lall-periode, Kehllaute und Vokale	Fixiert einen bewegten Gegenstand und folgt ihm, reagiert auf Geräusche	Wie oben, zusätzlich fehlendem Fixieren von Objekten, Asymmetrie von Tonus/ Bewegungen
3. Monat	Stützt sich auf Unterarme	Greifreflex verschwindet	rrr-Ketten	„Soziales Lächeln"; auf-geregt, wenn es Angeneh-mes erkennt (z.B. Flasche)	Fehlendem Lächeln und mangelnder Reaktion auf laute Geräusche
4. Monat (U4)	Hebt den Kopf in Bauchlage über längere Zeit an	Spielt mit den eigenen Fingern	Stimm-haftes Lachen	Lacht, freundlich gegenüber Fremden	

	Krabbeln	Sitzen	Laufen	Greifen/ Feinmotorik	Sprechen	Umgebungs- wahrnehmung, Soziales	Diagnostik erforderlich bei:
6. Monat (U5)		Sitzt mit Unterstützung, kann sich umdrehen		Greift mit der ganzen Hand	2. Lall- periode, Plaudern durch deutliche Silben bei wechseln- der Laut- stärke und Tonhöhe	Unterscheidet Bekannte und Unbekannte	Konstantem Strabismus > 3 Mo., man- gelnder Hin- wendung zu Geräusch- quelle, geringer oder fehlender Reaktion auf Personen
8. Monat	Krabbelt			Greift nach Zehen		Reagiert freudig auf Versteckspiele, verfolgt Tätigkeiten der Bezugsperson	
9.– 10. Monat	Sitzt frei und steht mit Unterstützung			Vollständiger Pinzettengriff	Silben- verdopp- lung, Imitation der Laute der Mut- tersprache	Sucht auf Befragen nach Person oder Gegenstand durch Kopf- drehen, deut- liches Fremdeln, versteht „nein"	Unfähigkeit zu sitzen, Asymmetrie, mangelndem Gebrauch beider Hände
12. Monat (U6)	Läuft mit Festhalten an einer Hand			Kann Bleistift halten, als ob es malen wollte	Erste aktive Worte, z.B. Mama	Befolgt einfache Aufforderungen (z.B. Gegen- stand reichen), reagiert auf Verbote	Fehlendem Pinzettengriff, Unfähigkeit zu stehen, fehlender Reaktion auf Geräusche

	Laufen	Greifen/ Feinmotorik	Sprechen	Umgebungswahr- nehmung, Soziales	Diagnostik erforderlich bei:
18 Monate	Läuft frei, Treppen- steigen mit Fest- halten	Wirft Ball, isst gut mit Löffel, öffnet Reißverschluss	> 3 verständliche Wörter, 2-Wort- sätze	Zeigt auf genanntes Körperteil, imitiert Hausarbeit	Ataxie, Tremor, Unfähigkeit zu laufen
2 Jahre (U7)	Kann rennen, steigt Treppen (2 Füße/Stufe)	Baut Turm aus mehreren Klötzchen, kopiert Linien mit Stift	Kurze Sätze, benennt sich mit Namen, benutzt Pronomen (mein, dein, ich, du)	Folgt einfachen Instruktionen, gelegentlich tagsüber sauber und trocken	Mangelnder Koordination, Unfähigkeit, einfache Auf- forderungen zu verstehen
4 Jahre (U8)	Kann 2–3 Sek. auf 1 Bein stehen, steigt Treppe mit 1 Fuß/Stufe	Handpräferenz (Rechts-bzw. Linkshändigkeit) ausgebildet, kopiert Kreise und Kreuze	Ganze Sätze, kennt sein Geschlecht, benutzt Mehrzahl	Zieht sich aus und unter Anleitung an, kann Hände waschen, beginnt mit anderen Kindern zu spielen	Gebrauch nur einzelner Wörter, Gangstörungen
5 Jahre (U9)	Kann 10 Sek. auf 1 Bein balancieren und auf 1 Bein hüpfen, Fersen- Zehen-Gang möglich	Hält Bleistift mit 3 Fingern, malt Männchen aus 3–6 Teilen	Spricht fließend, kennt seinen Vor- und Zunahmen, Alter, Adresse	Sauber und trocken Tag und Nacht, kleidet sich ohne Aufsicht an und aus	

16.2 Meilensteine der Entwicklung

16.1.4 Zahnentwicklung

Ursachen für einen um mehrere Mon. verzögerten Durchbruch: Familiär, Rachitis, Hypothyr

Tab. 16.1 Entwicklung des Gebisses

Zahndurchbruch	Milchgebiss (Mon.)		Permanentes Gebiss (J	
	Oberkiefer	Unterkiefer	Oberkiefer	Unterki
Mittl. Schneidezähne	6–10	5–8	7–8	6–7
Seitl. Schneidezähne	8–12	7–10	8–9	7–8
Eckzähne	16–20	16–20	11–12	9–11
1. Prämolare	11–18	11–18	10–11	10–12
2. Prämolare	20–30	20–30	10–12	11–13
Vordere Molare			$5^{1}/_{2}$–7	$5^{1}/_{2}$–7
Mittlere Molare			12–14	12–13
Hintere Molare			17–30	17–30

16.1.5 Geschlechtsentwicklung

Pubertät: Zeit der Geschlechtsreifung. Adoleszenz: Zeit zwischen Geschlechtsreife und Erwachse

Tab. 16.2 Geschlechtstypische Entwicklung bis zum Erwachsenenalter

Alter (J.)	Jungen	Mädchen
7–9	–	Uteruswachstum beginnt
9–10	–	Wachstum des knöchernes Beckens. Brustwarz knospen
10–11	Zunehmende Vaskularisation von Penis und Skrotum	Brustdrüsen knospen (Thelarche), zunächst au einseitig. Schamhaare erscheinen (Pubarche)
11–12	Prostata wird aktiv, Schamhaare erscheinen (Pubarche)	Wachstum der Genitalien, pH-Umschlag des Vaginalsekrets nach sauer
12–13	Schnelles Wachstum von Testes und Penis	Menarche, Zyklus anovulatorisch, Axillarbehaa
13–15	Axillarbehaarung, Oberlippenflaum, Stimmbruch	Ovulatorische Zyklen; früheste normale Schwangerschaften
15–16	Reife Spermatozoen (11–17 J.)	Akne

Tab. 16.2	Fortsetzung	
er (J.)	Jungen	Mädchen
17	Akne	Skelettwachstum abgeschlossen
21	Skelettwachstum abgeschlossen	–

6.2 Ernährung und Prävention

.2.1 Muttermilchernährung

termilch ist die natürliche und angemessene Ernährung des Sgl. Daher sollte dem Stillen in den n 4–6 Lebensmon. der Vorzug gegeben werden. Bei längerem ausschließlichen Stillen sollte die termilch auf Schadstoffe untersucht werden. Während der Stillzeit möglichst kein Nikotin Alkohol; Kaffee und schwarzer Tee in Maßen, vollwertige Kost. Gemieden werden sollten , Hülsenfrüchte (Blähungen), Zitrusfrüchte (Wundsein), starke Geruchs- oder Geschmacksstoffe ehnung). Jodergänzung (☞ 16.2.9). Keine Schlankheitskur, da im Fett gelagerte Schadstoffe in die termilch übergehen.

eile des Stillens
- Muttermilch ist steril, richtig temperiert, in Zusammensetzung und Menge dem Bedarf ange- asst, nicht allergen und i.d.R. jederzeit verfügbar
- Relativer Infektionsschutz durch enthaltene Abwehrstoffe
- Seltener Verdauungsstörungen oder Gastroenteritiden
- ntensivierung der Mutter-Kind-Beziehung
- Beschleunigung der Gebärmutterrückbildung.

traindikationen für das Stillen
- IIV, Tbc, Zytomegalie oder aktive Psychose der Mutter
- Mutter ist HBsAg-pos. und das Kind nicht unmittelbar nach der Geburt simultan geimpft
- n die Muttermilch übergehende, das Kind gefährdende Medikamente der Mutter.

.2.2 Flaschenmilchernährung

Muttermilchersatz ist industriell hergestellte Säuglingsmilchnahrung am geeignetsten. Sie unterliegt gen Herstellungsregeln und ist der Muttermilch weitgehend angepasst. Sie kann als alleinige Nah- während der ersten 4–6 Mon. und anschließend neben der Beikost bis zum Ende des 1. Lj. gegeben en. Man unterscheidet Anfangs- und Folgemilchen. Selbst hergestellte Milchen erfordern große alt und Kenntnisse; sie unterliegen nicht der strengen Diätverordnung. Alternative Tier- oder zenmilchen bergen Risiken.

striell hergestellte Säuglingsmilchnahrung
Anfangsmilch: „Pre"-Milchen (früher „adaptiert") sind dünnflüssig und werden vorwiegend s Zufütterung gestillter Sgl. verwendet. Der Proteinanteil besteht aus Kuhmilch- oder Soja- olaten. „1"-Milchen enthalten neben Laktose auch andere KH (cave: Fruktoseintoleranz),

sind konsistenter und gelten als sättigender. Beide Milchen eignen sich generell als Mu
milchersatz bis zum Ende des 1. Lj.

- Folgemilch: „2"-Milchen dürfen wegen des höheren Protein- und Mineralstoffgehalts fr
stens ab dem 5. Mon. und nur bei gleichzeitig zunehmender Beikost gegeben werden. F
milchen sind ernährungsphysiologisch nicht notwendig. Sie werden jedoch meist ab de
Mon. anstelle der Anfangsmilch gegeben.

Risiken alternativer Tier- und Pflanzenmilchen
Da sich die Eiweißbestandteile der Tiermilchen ähneln, sind Kreuzallergien möglich.

- Kuhvollmilch: Zu wenig Eisen, Jod und Vit., zu hoher Eiweiß- und Mineralstoffgehalt.
  entrahmte oder Magermilch sind zu fettarm. Rohmilch (Vorzugsmilch) darf aufg
  hygienischer Risiken für Sgl. und Kleinkinder nicht verwendet werden. Pasteurisierte
  ultrahocherhitzte Vollmilch ist erst ab dem 2. Lj. bei gemischter Kost empfehlenswert
- Ziegenmilch: Zu wenig Folsäure und Vit. B_{12}. Ab dem 2. Lj. bei gemischter Kost möglich
  vegetarischer Kost nicht empfehlenswert
- Schafmilch: Zu hoher Energie-, Eiweiß-, Fett- und Mineralstoffgehalt
- Stutenmilch: Zu niedriger Energiegehalt, mit $2^1/_2$% Keimöl ausgleichbar. Im Einzelfall
  voll
- Mandel-, Reis-, Getreidemilch: Proteinanteil mit geringer biologischer Wertigkeit, zu w
  Vit. (A, C, B_2, B_{12}) und Mineralstoffe (Ca^{2+}, Fe, Jod); prinzipiell nicht geeignet (Wachst
  störung, Eisenmangelanämie, Rachitis, irreversible neurologische Mangelsymptome)!

16.2.3 Beikost

*Mit der Beikost werden die Milchmahlzeiten schrittweise durch Breimahlzeiten ersetzt. Ab (
6. Mon. wird ein Gemüse-Kartoffel-Fleisch-, ab 7. Mon. ein Vollmilch-Getreide-, ab 8. Mo
milchfreier Getreide-Obst-Brei eingeführt zur Fe-, Ca2+- und Vit.-C-Ergänzung. Milch- und
mahlzeiten ergänzen sich so zu einer ausgewogenen Ernährung. Zusätzlich sollte 200 ml Wasse
ungesüßter Tee gegeben werden. Ab dem 10. Mon. gehen die Breimahlzeiten in die Familie
(Mischkost) über.*

Tipps zur Auswahl kommerzieller Beikost
- Prinzipiell wenige Zutaten, keine Gewürze oder Aromen (Allergievorbeugung)
- Kein Salz-, kein Zuckerzusatz (Gewöhnung, Kariesvorbeugung)
- Kein Honig im 1. Lj. (Allergie-, Kariesvorbeugung, **cave:** Botulismus)
- Ohne Milch mit Ausnahme des Milch-Getreide-Breis (sonst zu hohe Eiweißzufuhr)
- Getreide als Vollkorn (am nährstoffreichsten)
- Anreicherung mit Jod (Deutschland ist Jodmangelgebiet).

16.2.4 Ernährungsplan im 1. Lebensjahr

*Der folgende Ernährungsplan wurde vom Forschungsinstitut für Kinderernährung entv
(www.fke-do.de). Er hat sich praktisch bewährt, ist wissenschaftlich anerkannt und eigne
auch bei Allergiegefährdung oder bestehender Nahrungsmittelallergie. Detaillierte Empfeh
gibt auch die Deutsche Gesellschaft für Ernährung heraus (www.dge.de).*

	Tab. 16.3	Ernährungsempfehlung für das erste Lebensjahr			
er	**Mahlzeiten**				
on.)	**Früh**	**Zwischen**	**Mittag**	**Zwischen**	**Abend**
5.	M	M	M	M	M
	M	(M)	1. Brei: Gemüse-Kartoffel-Fleisch	M	M
	M	(M)		M	2. Brei: Vollmilch/Getreide
9.	M	(M)		3. Brei: Getreide-Obst	
–12.	M *oder* Brot und Milch	Getreide-Obst-Brei *oder* Brot u.a. Getreide-produkte, Obst *oder* Obstsaft		Getreide-Obst-Brei *oder* Brot u.a. Getreide-produkte, Obst *oder* Obstsaft	Vollmilch-Getreide-Brei *oder* Brot, Milch und Obst

Muttermilch oder Säuglingsmilchnahrung

zipien

- Zu Beginn Zahl, Menge und Zeit der Mahlzeiten den Erfordernissen anpassen (z.B. alle 2–3 h), ab dem 5. Mon. sind 4 Mahlzeiten i.d.R. ausreichend, ab dem 10. Mon. 3 Mahlzeiten mit kleinen Zwischenmahlzeiten
- Gewichtskontrolle anfangs tägl., bei gutem Gedeihen einmal wöchentlich
- Bis etwa 6. Mon. ausschließlich Milchernährung, dann Beikost einführen (☞ 16.2.3). Ab 7. Mon. können die Breie gröber sein (Beginn des Kauens); ab 10. Mon. Übergang in Familien-(Misch-)Kost
- Die Mahlzeiten eines Alters sind untereinander austauschbar
- Kleinkindermilchen oder -nahrungen bieten keinen Vorteil.

.2.5 Alternative Ernährungsformen

tarier nehmen keine Nahrungsmittel zu sich, die von getöteten Tieren stammen. Ovo-lacto-Vege-r lehnen Fleisch und Fisch ab, akzeptieren aber Eier und Milch. Lacto-Vegetarier lehnen auch Eier trenge Vegetarier (Veganer) lehnen zusätzlich Milch, Milchprodukte und Honig ab; sie ernähren usschließlich von pflanzlicher Kost. Für die ernährungsphysiologische Qualität ist die Zusammen-ng der akzeptierten Lebensmittel entscheidend. Spezielle Kenntnisse sind hierfür erforderlich.

virkungen

- Ovo)-lacto-vegetabile Kost: KH-, ballaststoffreich, fettarm, weniger gesättigte Fettsäuren, weniger Chol.; mehr Vit. A und C, weniger Vit. D, B_2 und B_{12}. Prinzipiell ausgleichbar, roblematisch sind jedoch die ungenügende Fe- und Jodzufuhr. Der Verzicht auf Eier birgt eine Probleme
- egane Kost: Nährstoffgehalt oft unzureichend, Unterversorgung mit essenziellen AS, Ca^{2+}, e, Jod, Vit. B_2 und B_{12}. Für Schwangere, Stillende, Sgl. und Kinder nicht geeignet, da irre-ersible Schäden drohen. Als Ausweg bieten sich industriell gefertigte Sojamilchnahrungen an.

16.2.6   Allergieprävention

Ein erhöhtes Allergierisiko besteht, wenn bei einem Elternteil oder Geschwister eine atopi
Erkr. dokumentiert ist. In diesem Fall wird in den ersten 4, besser 6 Mon. ausschließliches St
empfohlen. Als Ersatz können Säuglingsnahrungen mit reduziertem Antigengehalt (sog. hy
allergene „HA"-Nahrungen) gegeben werden. Ihr Proteinanteil ist fast vollständig hydrolis
Die Beikost sollte aus nur wenigen Zutaten bestehen. Sojanahrungen werden nur noch se
zur Prävention oder Ther. einer Kuhmilcheiweißallergie verwendet, da $^1/_3$ der Sgl. eine Kr
allergie entwickelt. Sie können bei streng vegetarischer oder laktose- bzw. galaktosefreier
verwendet werden.

16.2.7   Rachitisprophylaxe

*Mangelnde Zufuhr oder Eigenproduktion (UV-Lichtmangel) an Vit. D sowie gestörte Kalziumre
tion können bes. im 1. und 2. Lj. (erhöhtes Skelettwachstum) zu den Symptomen einer Mangelra
führen. Dank Prophylaxe selten; gelegentlich bei Kindern unterer sozialer Schichten, evtl. bei
vollständig verschleierten Mädchen/Frauen. Vit.-D-Tagesbedarf 400–600 IE.*

Klinik der Rachitis   Unruhe, Reizbarkeit, Knochenschmerzen, Blässe, Scheitelbeinerweich
verzögerter Fontanellenschluss, verspäteter Zahndurchbruch, Auftreibungen an Hand-, Fu
lenken und Rippen (rachitischer Rosenkranz), Muskelhypotonie. **Diagn.** und **Ther.** durch F
arztüberweisung.

Prophylaxe
*   Ab 2. Lebenswo. bis Ende 1. Lj. und 2. Lebenswinterhalbjahr 500–1000 IE Vit. D mit Wa
    Tee oder Milch direkt in den Mund, nicht ins Fläschchen (z.B. Vigantoletten®, in Ko
    nation mit Kariesprophylaxe z.B. D-Fluoretten® 500/1000)
*   Jenseits des Säuglingsalters ist die Vit.-D-Versorgung gesichert, wenn Gesicht und Händ
    Frühjahr und Sommer 2 h/Wo. der Sonne ausgesetzt werden.

16.2.8   Kariesprophylaxe

Kariöse Defekte bei 50% der Kinder bis zum 4. Lj., bei 85% bis zum 7. Lj. (s.a. ☞ 24.8.1).

Ätiologie der Karies   Mangelhaftes Kauen, dadurch ungenügende Selbstreinigung
Gebisses, bakt. Vergärung von Nahrungszuckern, Entkalkung des Zahnschmelzes c
Säureeinwirkung (z.B. Bonbons). 1 mg Fluorid/l Trinkwasser oder Prophylaxe (s.u.) bew
eine Kariesreduktion um 60%. BRD: 80% des Trinkwassers enthalten < 0,2 mg Fluorid/
> 0,5 mg/l. Die lokale Prophylaxe hat Vorrang vor der systemischen.

Prophylaxe
*   Lokal: Frühzeitige Zahnpflege (durch Mutter oder Vater!); KH-reiche, klebrige Zwis
    mahlzeiten vermeiden (Süßigkeiten, Limonaden, Fruchtsäfte). Zahnpasten mit 0,05%
    ridanteil, sobald das Kind sicher ausspucken kann; ab dem 6. Lj. 0,15%, zusätzlich 1 ×
    1,25%-Fluoridgel

Systemisch bei hohem Kariesrisiko: $^1/_2$–3. Lj. 0,25 mg, 3.–6. Lj. 0,50 mg, dann mind. bis zum Abschluss der Gebissentwicklung (ca. 16. Lj.) 1 mg Fluorid tägl. (z.B. Fluoretten® 0,25/0,5/ 1 mg oder im 1. Lj. kombiniert mit Rachitisprophylaxe D-Fluoretten® 500/1000). Drg. möglichst lange im Mund belassen. **Cave:** Bei zu hoher Dos. Gefahr der Zahn- (Schmelzflecken) oder Skelettfluorose, daher Fluoridanamnese.

◆ Bei regionalem Fluorgehalt des Trinkwassers (beim Wasserwerk erfragen) von 0,3–0,7 mg/l Reduktion, > 0,7 mg/l keine systemische Prophylaxe, keine fluoridhaltigen Mineralwässer. Bei nur lokaler Prophylaxe fluoridiertes Speisesalz verwenden
◆ Zur Anregung der Speichelsekretion: Kaugummi ohne Zucker.

.2.9 Strumaprophylaxe

der Bevölkerung in Deutschland leiden an einer Jodmangelstruma, 50/80/100% entwickeln sich um 20./30./50. Lj., bes. bei erhöhtem Hormonbedarf (Pubertät, Grav.) bzw. im Klimakterium.

ik der Struma Zunächst symptomlos, erst im fortgeschrittenen Stadium sichtbare Ver-erung und Druckgefühl (diffuse, euthyreote = „juvenile" Struma). Langfristig: Regressiv-sche Veränderungen, Adenome, Verkalkungen; Autonomie (☞ 17.6.4).

madiagnostik Anlässlich Schulanfangs- (U9), Berufseingangs-, Schwangeren- und Ge-heitsvorsorge: Familienanamnese, Tastbefund, evtl. TSH im Serum und Sono durch FA mgrenze 6./13./18. Lj.: 4/8/15 ml; F/M bis 18/25 ml). Bei Struktur- oder Funktionsabnormi-weiterführende Diagn. (☞ 17.6).

hylaxe Tägl. Jodid-Ergänzung bei Kindern und Jugendlichen bes. während der Pubertät, angeren und stillenden Müttern. Jodiertes Speisesalz im Haushalt allein reicht i. A. nicht aus. gende Ind. bei pos. („Kropf"-) Familienanamnese und nach medikamentöser Strumather.

Tab. 16.4   Jodid-Bedarf (µg pro Tag)

	Versorgung (D)[1]	Bedarf (WHO)	Prophylaxe[2]	Therapie[3]
er < 10. Lj.[4]	80	100	100	100
er > 10 Lj.	100	200	100–200	200–300
chsene	120	150–300	100–200	300–500

ersorgung in Deutschland (= Jodmangelland, WHO 2000); durch zunehmende Verwendung von ertem Speisesalz (5 g ≙ 100 µg Jodid) im Haushalt und in der Lebensmittelherstellung verbesserte Situation
Jodetten® 200 Henning $^1/_2$–1 Tbl./d) oder 1,5 mg/Wo. wenn > 10 Lj. (z.B. Jodetten Depot® $^1/_2$–1 Tbl./
), Schwangere und Stillende 200 µg tägl.
juvenilen" Jodmangelstruma. Dos. für 9–12-(48) Mon. Regelmäßige Volumenkontrolle und Hyper-eoseausschluss (bes. > 40. Lj.). Wenn keine Rückbildung innerhalb von 4–6 Mon., Kombination mit ddrüsenhormonen (☞ 17.6.1)
lingsmilchen sind seit 1990 ausreichend mit Jod angereichert (8 µg/dl). Nicht ausreichend versorgt sind lte Sgl., wenn die Mutter keine Prophylaxe betreibt.

16.3 Anamnese und Untersuchung

16.3.1 Besonderheiten der Anamnese

Kinder können sich nicht ausreichend in Worte fassen. Gezielte Fragen an die betreuenden Pers *sind daher unerlässlich.*

Wichtige Fragen

- Beschwerden seit wann? Erstmals? Verlauf?
- Wann zuletzt gegessen, getrunken, geschlafen? Appetit? Stuhlgang, Miktion (Windel z lassen)? Fieber? Spielverhalten?
- Was wurde bereits versucht? Medikamente? Mit welchem Erfolg?
- Vorerkr.? Allergie? Familiär?
- Ähnliches in der Umgebung, Kindergarten, Schule?
- Wo und wann zuletzt unterwegs? Reiserückkehr?
- Impfstatus (Impfausweis zeigen lassen)?
- Letzte Vorsorge (Vorsorgeheft zeigen lassen)?
- Vermutung, Ängste der Eltern? Wenn möglich: Sicht des Kindes?

16.3.2 Besonderheiten der Beobachtung

Eine geschulte Beobachtung ist oft entscheidend. Wichtig ist die Einschätzung des AZ.

Was macht das Kind?

- Bewusstseinszustand: Interessierte oder spielende Kinder sind halb so krank. Ein Klein das sich gegen die Untersuchung wehrt, ist (noch) nicht schwer krank. Apathie ist ein A zeichen (s.u.)!
- Gestik (Geschrei, Tränen): Je dramatischer der Lärm, umso undramatischer der Zus Zorniges Schreien ist besser als klagendes Wimmern
- Bewegungsverhalten: Ein auf den eigenen Füßen laufendes Kind ist meist in ausreiche AZ. Ein auf dem Arm der Mutter kauerndes Kind ist krank
- Trinkverhalten: Ein Sgl., der mehr als eine Mahlzeit auslässt, ist schwer krank.

Unmittelbare Alarmzeichen

- Marmorierte, zyanotische oder blassgraue Haut: Z.B. Schock, Sepsis, Auskühlung, H glykämie, Anämie, Hypoxämie (Zyanose, ☞ 16.4.10)
- Nicht wegdrückbare Hauteinblutungen: z.B. Meningokokkensepsis
- Apathie, starrer oder „wegschwimmender" Blick, seltener Lidschlag, halonierte Augen Exsikkose (☞ 16.4.4)
- Schonhaltung des Kopfes, Opisthotonus, Lichtscheu, Berührungsempfindlichkeit, V mern: z.B. Meningitis (☞ 16.7.9), Enzephalitis (☞ 16.7.10)
- Beschleunigte Atemfrequenz, blaue Lippen: z.B. Pneumonie (☞ 16.5.9)
- Interkostale Einziehungen: z.B. Krupp-Sy. (☞ 16.5.4), obstruktive Atemwegs (☞ 16.5.7).

6.3.3 Besonderheiten der Untersuchung

besten auf dem Schoß (Kleinkinder) oder über der Schulter (Sgl.) der Mutter untersuchen. Hände
warmem Wasser, Instrumente in den Handtellern wärmen (Stethoskop mit Gummiring). Bei Sgl.
mer Untersuchungsplatz (Wärmelampe). Spielerische Einbeziehung des Kindes, Demonstration an
m Teddy oder sich selbst. Kind erzählen lassen. Beruhigend erklären, auch wenn nicht alles ver-
den wird. Keine falschen Versprechungen! Sagen, wenn etwas weh tut. Belastende Untersuchungen
tzt: Ohr- und Racheninspektion führen meist zu Schreiattacken. Zuvor auskultieren, so lange das
d noch geduldig ist, oder zwischen den Schreiattacken.

egument

Farbe: Rosig (normal); karotinbeladen (auch Handteller und Sohlen, nicht Konjunktiven);
ikterisch (auch Konjunktiven, ☞ 16.4.9); zyanotisch (kardial, pulmonal, ☞ 16.4.10); blass-
grau, marmoriert (Zentralisation?)

Exanthem: Wegdrückbar (allergisch, infektiös, ☞ 16.4.2), nicht wegdrückbar (Hauteinblu-
tung? Meningokokkensepsis?)

Turgor: Stehenbleibende Hautfalten, trockene Schleimhäute (Exsikkose, ☞ 16.4.4)

Ekzem: Trocken, nässend, krustig, blutig gekratzt, bes. Armbeugen (Neurodermitis,
☞ 16.8.9)

Stiche: Parasiten (Schnaken, Flöhe, Milben, Zecken)?

Hämatome, Abschürfungen, Verbrennungen: Nicht erklärbar (Misshandlung, ☞ 16.11).

en

Augenkontakt: Wird normalerweise erwidert. Starren oder „Wegschwimmen" der Augen sind
ein alarmierendes Zeichen

Aspekt: Halonierte, eingesunkene Augen, seltener Lidschlag (Exsikkose)

Konjunktivitis: Allergisch (Heuschnupfen), infektiös (Virusinfekt, pathognomonisch bei Masern), eitrig (bakt. Inf.)

Lichtscheu: Konjunktivitis, Meningitis (unzuverlässig)

Roter Pupillenreflex: Beim direkten Hineinleuchten. Nicht bei Katarakt, retrolentaler Fibro-
plasie.

f

Meningismus: Zu prüfen bei allen unklaren Zuständen, Fieber, Kopfschmerzen.
e jünger das Kind, umso wichtiger,
aber auch unzuverlässiger. Opistothone
Kopfhaltung, bevorzugte Seitenlage,
Schmerzen beim Anheben des Kopfes
aus Rückenlage (☞ Abb. 16.3) oder
eim Berühren von Stirn und Knie
„Kniekuss" beim kleinen Kind passiv,
beim älteren Kind aktiv). Bis zum Beweis
es Gegenteils Hinweis auf ZNS-Inf.
Einweisung, LP)

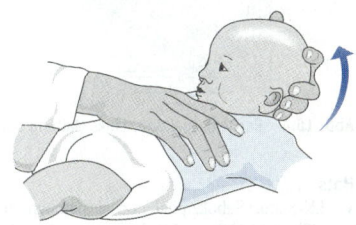

Abb. 16.3 Untersuchung auf Nackensteifigkeit

- Fontanellenspannung: Nur aus ruhiger, sitzender Position beurteilbar, leichte Pulsatio[nen] sind normal. Spannung und Niveau erhöht bei Hirndruck, eingesunken bei Exsik[kose] (☞ 16.4.4). Fontanellenschluss mit ca. 2 J.; vorzeitig bei Kraniosynostose, Mikrozeph[alie,] verzögert bei Hypothyreose (☞ 17.6.3), Rachitis (☞ 16.2.7), klaffend bei chron. erhöh[tem] Hirndruck

- Otoskopie: Bei allen fiebernden Kindern erforderlich. Zuerst das gesunde, dann das kra[nke] Ohr. In seitl. Lagerung mit ohrenspiegelhaltender Hand Kopf kurz auf die Unterlage drüc[ken,] um plötzliche Bewegungen zu verhindern. Mit freier Hand beim Sgl. Ohrmuschel nach [un]ten-unten, beim älteren Kind nach hinten-oben ziehen. Beim schreienden Kind können [die] Trommelfelle diffus gerötet sein, Lichtreflexe sind jedoch erhalten. Otitis media: Rötung ([„In]jektion" basal oder am Hammergriff beginnend, Reflexverlust, Trübung, evtl. Vorwölbu[ng.] „Grippeotitis": Rötung mit blasigen Auftreibungen

- NNH: Belüftung und klinische Relevanz: Siebbein ab ½ J., Kiefer und Keilbein ab 3. J., S[tirn]bein ab 5. J.

- Racheninspektion: Haltung des Kindes ☞ Abb. 16.4. I.d.R. ohne Auslösen des Würger[eflexes] möglich. Nicht bei V.a. Epiglottitis (☞ 16.5.4). Trockene Schleimhäute (Exsikko[se,] ☞ 16.4.4). Schleimstraßen (Rhinitis, ☞ 16.5.1), Sinusitis (☞ 16.5.15). Weiße B[eläge] beim Sgl. (Soor, ☞ 16.8.3, Milchreste wegwischbar). Imponierend große Tonsillen mö[glich] (Entfernung nur bei behinderter Atmung). Geröteter Rachenring (Virusinf.). Rot gesch[wol]lene, mit Stippchen oder Belägen belegte Tonsillen (Tonsillitis, Streptok.-Angina ☞ 16[.5.6,] Mononukleose ☞ 9.4.3).

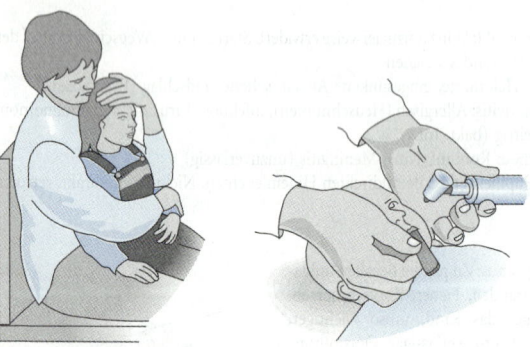

Abb. 16.4 Racheninspektion. Links Haltung beim Kleinkind, rechts beim Säugling

Hals

- LK-Status: Subokzipital, nuchal (pathognomonisch bei Röteln), prä-, retroaurikulär, su[ba]xillär, seitl. Hals, auch axillär und inguinal. Beidseitige Schwellung (Infektionserkr.), eins[eitige] Schwellung (regionäre Lymphadenitis). Kleine, bes. inguinale LK finden sich bei fast [allen] Kindern. **Cave:** Maligne Prozesse (selten)

- SD: Palpation bes. bei Jugendlichen (Strumaprophylaxe, ☞ 16.2.9).

...ge

Atemfrequenz: Normwerte: Alter (Wachen/Schlafen): NG (50–60/40–50); 6.–12. Mon. (30–50/22–31); 1.–2. Lj. (30–40/17–23); 2.–4. Lj. (23–42/16–25); 4.–6. Lj. (19–36/14–23); 6.–8. Lj. (15–30/13–23); 8.–10. Lj. (15–31/14–23); 10.–12. Lj. (15–28/13–19); 12.–14. Lj. (18–26/15–18)

Exspirium: Länger als beim Erw.

Auskultation: Atemgeräusch lauter als beim Erw. **Cave:** Bronchialatmen des Sgl. nicht mit Pneumonie verwechseln! Fortgeleitete grobblasige RG häufig bei verrotzt-verschleimten Kindern (Abhusten, Lageveränderung). **Cave:** Kleine Segmentpneumonien erfordern eine sorgfältige Auskultation!

Perkussion: Meist nur orientierend möglich. Bei Kleinkindern am besten im Sitzen, Mittelfinger auf Dornfortsätze, Ring- und Zeigefinger perkutieren, Seitenvergleich

Einziehungen: Epigastrisch bes. beim Sgl. schwer zu beurteilen (Bauchatmer); supraklavikulär, interkostal (Dyspnoe).

...thologische Lungenbefunde

Atemfrequenz: Erhöht (Pneumonie, ☞ 16.5.9)

Exspiration: Verlängert (obstruktive Bronchitis, ☞ 16.5.7, Asthma bronchiale, ☞ 16.5.8)

Stridor: Inspiratorisch (Krupp-Sy., ☞ 16.5.4), exspiratorisch (obstruktive Bronchitis, ☞ 16.5.7, Asthma bronchiale, ☞ 16.5.8)

RG: Fein- bis mittelblasig, feucht, ohrnah (Pneumonie, ☞ 16.5.9)

Atemgeräusch: Einseitig oder lokal, abgeschwächt oder verschärft (Aspiration, Fremdkörper, ☞ 16.5.11, Atelektase, Erguss, Pneumothorax, Pneumonie, ☞ 16.5.9)

Einziehungen: Krupp-Sy. (☞ 16.5.4)

Überblähung: Obstruktive Bronchitis (☞ 16.5.7), Asthma bronchiale (☞ 16.5.8).

...z

Sinusarrhythmie: Ausgeprägte Atemabhängigkeit ist bei Kindern normal

Extrasystolen: Bis 5 singuläre pro Min. noch normal (supraventrikulär)

Herzgeräusche: Systolisch akzidenziell häufig (bes. bei Fieber); diastolisch, hochfrequent, rau; Überweisung zum FA (☞ 10.10)

...HT: Laut; Überweisung zum FA

Herzinsuff.: Gedeihstörung, Schwitzen, Hepatomegalie, Blässe, Zyanose, Atemnot; evtl. Leistungsknick; Überweisung zum FA

Femoralispulse: Abgeschwächt oder nicht vorhanden (z.B. Aortenisthmusstenose); Überweisung zum FA.

...omen

Inspektion: Bei Sgl. seitl. ausladend, bei Kleinkindern ventral gebläht? Peristaltik sichtbar? Nässender Nabel (Infektionsquelle)? Hernien?

Auskultation: Verstärkte Darmgeräusche (Enteritis)? Sonst wie beim Erw. (☞ 8.2.1)

Abwehrspannung: Beine im Hüftgelenk gebeugt, Arme neben Bauch ausgestreckt, nur mit warmen Händen, bei Schreien Phase des Luftholens nutzen

Palpation der Leber: Bei Sgl. bis 2 cm unter dem Rippenbogen tastbar

Palpation der Milz: Bei tiefer Inspiration und Gegenlagerung tastbar

- Rektale Untersuchung: Mit kleinem Finger, zuvor Anus inspizieren (Fissur, Prolaps?). Blut [
Fingerling (Invagination, ☞ 16.6.6), Volvulus (☞ 16.6.7)?

Windel-, Genitalbereich

- Windel: Nassgewicht? Feuchtigkeitshof? Wenn trocken, wann zuletzt gewechselt? Wenn
ger als 6 h trocken, ausreichende Trinkmenge? Stuhl bei gestilltem Sgl.: Breiig, goldgelb,
genehm riechend. Stuhl bei akuter Enteritis: Wässrig, grünlich, übel riechend
- Haut unter der Windel: Wund, rot (Windeldermatitis, ☞ 16.8.2)
- Phimose: Bei Sgl. und Kleinkind physiologisch, nicht manipulieren!
- Hoden: Torsion (schmerzhaft, imponiert als akutes Abdomen, (☞ 16.9.4)? Hydrozele (p
elastisch, nicht ausdrückbar, pos. Diaphanoskopie, (☞ 16.9.1)? Leistenbruch (mit klei
Finger nach oben „hakeln")?
- Verletzungen, vaginaler Ausfluss: Missbrauch (☞ 16.11)?

Extremitäten

- Inspektion: Abspreizbehinderung
(☞ Abb. 16.5), Verkürzung des
Oberschenkels, Faltenasymmetrie,
eingeschränktes Strampeln: Angeborene Hüftdysplasie? (☞ 6.5.5)
- Ortolani-Zeichen bei Hüftdysplasie:
Hör- und fühlbares Einschnappen
der Hüfte bei passiver Abduktion
und Außenrotation des in Hüfte
und Knie gebeugten Beins. Möglichst frühzeitige Diagnose in den
ersten Lebenstagen

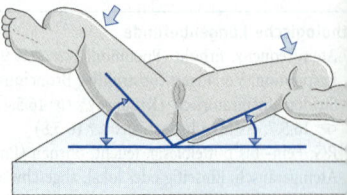

Abb. 16.5 Hüftdysplasie rechts: Abspreizbehin
rung, Oberschenkelverkürzung, Faltenasymmetrie

- Transientes Hinken: Coxitis fugax („Hüftschnupfen", ☞ 6.5.10)?

16.4 Leitsymptome und ihre Differenzial-
diagnose

16.4.1 Fieber

*Normal: Bis 37,5 °C. Subfebril: Bis 38,0 °C. Fieber: Bis 41,0 °C. Hyperpyrexie: > 41,0 °C. Sgl
Kleinkinder weisen eine höhere Körpertemperatur auf als ältere Menschen.*

Klinik

- Zuverlässigste Messung rektal; sublingual um 0,2 °C, axillär um 0,5 °C niedrigere We
- Frühmorgens am niedrigsten; gegen Abend am höchsten; individuelle Unterschiede
- Nahrungsaufnahme, Kleidung, emotionale Erregung und körperliche Aktivität (Schreien
höhen die Temperatur ggf. bis 38 °C
- Begleitsymptome: Mattigkeit, Appetitlosigkeit, Schweißausbruch, Frösteln, Gliedersch
zen, unspezifisches Exanthem

Cave: Eine schwerwiegende bakt. Erkr. (Sepsis, Meningitis, Pneumonie) geht bes. bei Sgl. nicht immer mit Fieber einher.

- Fieberanstieg: Peripherie kühl, Bauch warm (Kreislaufzentralisation)
- Fieberabfall: Gesamter Körper warm.

gnostik

amnese Erster Eindruck: Leicht-/schwerkrank? (Spielverhalten, Bettlägerigkeit, Bewusst-szustand, Hautkolorit)?

perliche Untersuchung Kinder immer vollständig untersuchen (☞ 16.3.3), auch wenn der e Blick in eine bestimmte Richtung weist. Inspektion des gesamten Integuments, des Genitales, LK; Auskultation, Otoskopie, Racheninspektion. Urin-Streifentest, ggf. Harnsediment unter-hen (☞ 13.2.1).

jedem fiebernden Kind nach meningitischen Zeichen fahnden. Bei Sgl. mit Meningitis können tliche typischen Zeichen fehlen; umgekehrt ist eine leichte endgradige Nackensteife ohne wei- meningitische Zeichen bei hochfiebernden Kindern auch ohne Meningitis möglich. rmzeichen sind:

Bewusstseinsstörung: V.a. Sepsis, Enzephalitis, Meningitis

Petechiale Hauteinblutungen (nicht wegdrückbar): V.a. Mikroembolien oder Thrombozyto-penie bei Sepsis (z.B. Meningokokken-Sepsis)

Krampfbereitschaft (Übererregbarkeit, erhöhter Muskeltonus) bzw. Krampfanfälle: V.a. Fie-berkrampf, Meningitis, Enzephalitis

Schocksymptomatik mit marmorierter Haut, schwachem Puls: V.a. septischen Schock, Ex-sikkose.

Tab. 16.5 Vorgehen bei Kindern mit Fieber

gen	Ursachen/Fehlerquellen/Bemerkungen
er wie hoch?	Im Zweifel nachmessen. Pulsbeschleunigung?
wann? Erstmals? auf?	Kontakte (Kindergarten, Schule)? Ansteckungsmöglichkeit?
achenvermutung Eltern)?	Oft richtungweisend! Ängste der Eltern? Immer mitbedenken!
che Selbstbehand- ?	Auch richtungweisend (nicht abwerten!) Medikamente? Arzneimittel-Fieber (Antibiotika, Antikonvulsiva)?
eidung, Bettdecke	Zu warm? (häufig)
kverhalten, Appetit, hrung	Gute Parameter für AZ! „Durstfieber" (überwiegende Breiernährung)?
fung?	Impfreaktion?
enstich?	Lyme-Borreliose? FSME (Endemiegebiet)?
reise?	Tropenerkr. (Malaria)? Amöbeninf.?
erkr.? Vitium?	Endokarditis?

Tab. 16.5 Vorgehen bei Kindern mit Fieber (Forts.)

Richtungweisende Befunde	Mögliche Ursachen
Schnupfen, Halsschmerzen, Husten, Auswurf (klar/gelb)?	Inf. der oberen Luftwege (häufig, ☞ 16.5), Pharyngitis, Tonsillitis (☞ 16.7.3)?
Stridor? Giemen? ♦ Inspiratorisch? ♦ Exspiratorisch?	Krupp-Sy.? (☞ 16.5.4) Obstruktive Atemwegserkr.? (☞ 16.5.7, ☞ 16.5.8)
Atembeschleunigung, Nasenflügeln?	Pneumonie? (☞ 16.5.9)
Ohrenschmerzen?	Otitis media/externa? Mastoiditis? (☞ 16.5.13)
Kopfschmerzen?	Sinusitis (☞ 16.5.15)? Meningitis? Enzephalitis? (☞ 16.)
Spezifisches Exanthem?	Infektiöse „Kinderkrankheit"? (☞ 16.7)
Bauchschmerzen, Brechreiz, Erbrechen?	Gastroenteritis (☞ 16.4.3)? HW? Appendizitis (☞ 16.6. Hep., Otitis media, Meningitis?
Durchfall? blutig?	Enteritis? bakt.? (☞ 16.4.4)
Schmerzhafte Miktion? Urin trüb, blutig?	HWI (Reflux), Pyelonephritis (Urosepsis)? (☞ 13.3.2)
LK-Schwellung?	Lymphadenitis, Pfeiffer-Drüsenfieber, Katzenkratzkrank Röteln (☞ 16.7.2)? Leukämie?
Gelenkbeschwerden?	Infektarthritis, Hep., Borreliose, juvenile Arthritis, rheumatisches Fieber, Osteomyelitis?

Weiteres Vorgehen

♦ Wenn sich keine hinweisenden Symptome finden lassen und die Erkr. leicht erscheint, m die Diagnose abwartend offen gelassen werden. Bei gleich bleibendem oder verschlimme Verlauf Untersuchung spätestens innerhalb 24 h wiederholen. Die Mehrzahl der Fälle uncharakteristischem Fieber bleibt ungeklärt. Als alleiniges Symptom ist Fieber bei einer I er von 3–6 d meist harmlos. Eine diagnostische Abklärung erübrigt sich dann. Wahrschei sind virale Inf. die Ursache („banaler" Inf.)

♦ Treten spezifische Symptome hinzu, entpuppt sich ggf. ein typisches Krankheitsbild. Hä Inf. der oberen Luftwege (☞ 16.5), des HNO-Bereichs (☞ 16.5.3), Gastroenteritis (☞ 8. HWI. Seltener: Infektiöse „Kinderkrankheiten" (☞ 16.7), Pneumonie (☞ 16.5.9), Sin (☞ 16.5.15), Appendizitis (☞ 16.6.8), Hep. (☞ 8.7.1), Arzneimittelreaktion u.a.

♦ Zu den seltenen Erkr. mit Fieber über längere Zeit zählen: Tbc, tief liegender Abszess, O myelitis, Toxoplasmose, Neoplasmen (Leukämie), Endokarditis, chron. Darmerkr. u.a

♦ Facharztüberweisung bzw. Klinikeinweisung umso dringlicher, je jünger das Kind ist ≤ 2 Mon.), bei:
  – Länger als 6 d bestehendem Fieber unklarer Genese
  – Wiederholten unklaren Fieberschüben
  – Schwerem Krankheitseindruck.

Fieber ohne diagnostische Zuordnung ist keine Ind. für ein Antibiotikum; dadurch kann ein abwendbar gefährlicher Verlauf verschleiert werden!

rapieprinzipien

Antipyrese: Leichte Bekleidung, frische Luft, kühle Getränke, Waden-, Bein-, Brustwickel oder Abkühlungsbad (schrittweise bis 32 °C) sind oft ausreichend. Bei > 39 °C (Kreislaufbelastung) oder bei stark beeinträchtigtem Allgemeinbefinden medikamentös. Nicht stereotyp verordnen, sondern bei Bedarf. 1. Wahl ist Paracetamol. ASS nicht bei fiebernden Kindern (**Cave:** Reye-Sy.). Metamizol nur, wenn andere Mittel nicht ansprechen (☞ 16.14.1)

Instruktion der Eltern: Sofortige Berichterstattung bei Verschlimmerung, neuen Symptomen oder Verhaltensauffälligkeiten, bes. Bewusstseinseintrübung, Atemnot, Wimmern, wiederholtem Erbrechen, Trinkverweigerung. Andernfalls nach 12–24 h Wiedervorstellung in der Praxis. Bettruhe ist bei Kleinkindern nicht erzwingbar: Besser ruhig spielen lassen, als unruhig ins Bett sperren. Kindergarten- oder Schulbesuch frühestens nach 1 d Fieberfreiheit ohne antipyretische Maßnahmen.

berkrampf

erbedingter Krampfanfall: Vorwiegend ältere Sgl. und Kleinkinder (Altersgipfel im 2. Lj.), Wie-olungsrisiko 30%.

logie Disposition und ererbte Bereitschaft zu Krampfanfällen. Bei wenigen Kindern sind orale Vorschäden (Schwangerschaftskomplikation, Geburtstrauma) nachweisbar. Meist Vi-nf. (z.B. Dreitagefieber, ☞ 16.7.6). Auslösend wirken Fieberanstieg oder -höhe. Selten auch oder nach Fieberepisode.

nostik

Einfacher Fieberkrampf: Generalisierter tonisch-klonischer Krampfanfall von wenigen Min. Vollständige Erholung innerhalb 1 h

Komplizierter Fieberkrampf: Herdsymptomatik (Seitenbetonung), länger als 15 Min., öfter als 3-mal pro Fieberepisode, erster Fieberkrampf im 1. oder nach 4. Lj.

Abklärung der Fieberursache (Ganzkörperstatus). Eine Meningitis/Enzephalitis muss sicher ausgeschlossenen werden. **Cave:** Typische Zeichen (Nackensteife, gespannte Fontanelle) fehlen oftmals in den ersten 18 Lebensmon., bei Vorbehandlung mit Diazepam oder Antibiotika, bei Erbrechen oder Trinkverweigerung. Sonst Einweisung (LP!).

erenzialdiagnose Inf. des ZNS, Epilepsie, Stoffwechselstörung (z.B. Hypoglykämie), Tu-n.

ttherapie

stabile Seitenlage. Anfallskupierung: Diazepam rektal bis 15 kg 5 mg, ab 15 kg 10 mg (z.B. Diazepam Desitin®, Stesolid® rectal tube). Meist sistiert der Anfall innerhalb einiger Min. von elbst

rstmanifestation bes. bei Kindern unter 1 1/2 Lj., komplizierter Fieberkrampf oder V.a. andere Genese: Klinikeinweisung (Neuropädiatrie).

hylaxe

Grundsätzlich Antipyrese (☞ 16.14.1) bei Fieberepisoden (Wirksamkeit nicht belegt)

- Zusätzlich bei krampfanfälligen Kindern Diazepam (schlechte Compliance). Dauerpro[...]laxe mit Antiepileptika ist wegen deutlichen NW überholt.

! Wichtig für den HA: Aufklärung der verunsicherten Eltern über gute Prognose: Nur 1% [...]
• Kinder mit einfachem und 6% der Kinder mit kompliziertem Fieberkrampf entwickeln Epilepsie. Kinder mit Fieberkrampf sollten bis zum 6. Lj. nicht unbeaufsichtigt zu Hause lassen werden. Für den Wiederholungsfall Diazepam-Rektiolen rezeptieren.

16.4.2 Hautausschlag

Syn. Exanthem. Wichtig ist, infektiöse von allergischen Exanthemen zu unterscheiden.

Infektiöse (fieberhafte) Exantheme
- Unspezifisch: Weder durch sonstige Symptome noch serol. einem spezifischen Err. zuzu[...]nen. Vermutlich spielen Virusinf. die größte Rolle. Häufig bei Kleinkindern
- Spezifisch (☞ 16.7, infektiöse „Kinderkrankheiten"): Anfangs schwer, am einfachsten w[...]rend des Höhepunkts der Erkr. gegeneinander abzugrenzen; dabei Morphe des Exanth[...] und Begleitsymptome beachten:
  - Masern: Husten, Konjunktivitis, erhebliches Krankheitsgefühl
  - Röteln: Nuchale LK-Beteiligung, leichter Verlauf
  - Scharlach: Akuter Fieberanstieg, Pharyngotonsillitis (obligat)
  - Windpocken: Bläschen (auch am behaarten Kopf), Juckreiz.

> Masern und Röteln sind mit Einführung der Impfung seltener geworden. Sie treten inzwisc[...] später, im Jugend- oder Erwachsenenalter auf (Impflücken) und verlaufen dann i.d.R. schwe[...] die Hauterscheinungen sind dann oft atypisch.

Allergische Exantheme Je nach Allergietyp Min., Stunden oder Tage nach Exposition ([...]nei-, Nahrungsmittel) auftretend. Jede Morphe imitierend. Quaddeln und Juckreiz sind hin[...]send. Fieber steht nicht im Vordergrund. Katarrhalische Symptome oder LK-Beteiligung fe[...]

Sofortige Klinikeinweisung bei fiebernden Kindern mit Petechien, nicht wegdrückbaren[...] morrhagischem Exanthem (Meningokokkensepsis?) oder mit blasiger Abhebung von [...] (Lyell-Sy.?).

16.4.3 Erbrechen

Häufiges und vieldeutiges Symptom im Kindesalter.

Diagnostik

Anamnese
- *Wie* (schlaff? schwallartig?), *wie viel* (**Cave:** Menge wird meist überschätzt! Bis 20 ml = [...]cken"), *was* (unverdaut: ösophageal; sauer: gastrisch; gallig: duodenal; fäkulent: jejunal; [...] Blut: ösophageal, nasopharyngeal; Hämatin: Hiatushernie?), *wann* (nach Nahrungsaufna[...] psychischer Belastung, Trauma?), *wie oft* (Brechattacken?)?

Fütterungstechnik (zu viel? zu schnell? ohne Pausen? Körperhaltung? Saugerloch zu groß? Saugerumfang zu klein?)
Kost (altersgerecht? Diätfehler?)
Begleitende Symptome (Bauchschmerzen? Durchfall? Fieber? Kopfschmerzen? Schwindel? Hunger? Durst? Verhalten?)
Umgebungsanamnese (Ansteckungsmöglichkeit? Auslandsaufenthalt?), Familienanamnese (Diab. mell.? Migräne? Anfallsleiden?)
Bei Mädchen: Mögliche Grav.? Hinweise auf Essstörungen (Bulimie, ☞ 21.4.8; auch bei Jungen möglich?)

perliche Untersuchung Prinzipiell vollständig, dabei Einschätzung des Flüssigkeitsverlustes scheidend (☞ 16.4.4), Peristaltik (Darmobstruktion?), neurologische Zeichen (Meningitis, ze-rale Raumforderung?); Skleren (Hep.?); rektal (Blut am Fingerling?). Letzte Stuhlwindel zeigen en. Ggf. Urinstreifentest (HWI?).

ab. 16.6   Differenzialdiagnose des Erbrechens im Säuglings- bis Schulkindalter ▬▬▬

er	Symptome/Begleitumstände	Verdachtsdiagnose
glinge	Schlaffes, atonisches „Spucken", meist keine Gedeihstörung	Kardiainsuff. (☞ 16.6.2)
	Zu große Portionen, keine Pausen, nicht altersgemäße Kost	Fütterungsfehler
	Hastiges, häufig unterbrochenes Trinken, fehlendes Aufstoßen	Aerophagie
	Ängstlich besorgte, unruhige Mutter, „nervöses" Kind	Habituelles Erbrechen („Speikind")
	Hochwürgen und genüssliches Wiederkäuen	Rumination (Vernachlässigung)
	Schwallartig im Bogen, Beginn um 3. Lebenswoche	Pylorushypertrophie (☞ 16.6.3)
	Erbrechen seit Ernährungsumstellung auf Flaschennahrung	Kuhmilchprotein-Intoleranz
	Galliges Erbrechen, Bauchkolik, Stuhlverhalt, Abgang blutigen Schleims, Blut am Fingerling	Malrotation, Invagination (☞ 16.6.6), Volvulus (☞ 16.6.7)
n- und ulkind	Brechattacken, fruchtiger Fötor	Azetonämisches Erbrechen (☞ 16.6.4)

Abwendbar gefährliche Verläufe: Exsikkose, Appendizitis, Darmverschluss, Meningitis, zereb-rale Raumforderung.

rapie Uncharakteristisches Erbrechen und Gewichtsverlust < 5%: Orale Rehydratation für h, Realimentation spätestens nach 6–12 h; praktisches Vorgehen (☞ 16.4.4). **Cave:** Keine emetika, sind wirkungslos (Ausnahme: Migräne, Reisekrankheit); **NW:** Häufig Dyskinesien.

- Instruktion der Eltern: Bei Nichtsistieren innerhalb 2–3 h erneute Kontaktaufnahme mit [P]xis, Kontrolluntersuchung
- **Ind.** zur Klinikeinweisung:
- – Schwerer Krankheitseindruck
- – Akuter Gewichtsverlust > 5% (drohende Exsikkose)
- – Rezid. Erbrechen von Sgl. ohne eindeutig harmlose Ursache
- – Neurologische Begleitsymptome (Meningitiszeichen, zerebrale Raumforderung).

! Bei uncharakteristischem Erbrechen mit/ohne Durchfall, mit/ohne Fieber für bis zu 2–3 d [...] gutem AZ erübrigt sich i.d.R. eine ätiologische Klärung. Meist sind (Rota-)Viren oder D[...] fehler die Ursache.

16.4.4 Diarrhoe

Akuter Durchfall im Kindesalter ist i.d.R. selbstlimitierend, kann jedoch zu lebensbedrohlichen Wa[...] und E'lytverlusten führen.

Klinik Typischerweise einige Stunden vorausgehende Verhaltensänderung („weinerlich", N[...] rungsverweigerung, Blässe, „Spucken", Erbrechen, Temperaturerhöhung, Wundsein), gebläh[...] hyperperistaltisches Abdomen, dann unvermittelt einsetzende dünne, wässrig-spritzende [...] schleimige Stühle (in der Windel nur am Wasserhof erkennbar), ggf. grünlich verfärbt [...] von verändertem Geruch. Blutspuren deuten auf invasive (bakt.) Err., schaumig-saure St[...] auf Gärungsprozesse (Malabsorption).

- Schwere Krankheitsbilder: Metabolische Azidose (vertiefte Atmung), hyperpyretische T[...] kose (> 40 °C), Coma dyspepticum (Bewusstseinstrübung)
- Seltene Begleitmanifestationen: HUS (blutige Diarrhoe, Oligurie, Nierenversagen), reak[...] Arthritis, Osteomyelitis, Sepsis u.a.

Diagnostik

Anamnese Ernährungsgewohnheiten (Diätfehler?), Infektionsmöglichkeit (Hygiene? Re[...] Tiere?), Nahrungsmittel (Rohmilch, rohe Speisen, Speiseeis?), Medikamente (Antibiotika?) gleitende Erkr.

Körperliche Untersuchung Prinzipiell vollständig, dabei Einschätzung des Flüssigkeitsv[...] stes entscheidend.

Tab. 16.7 Schweregrade des Flüssigkeitsverlustes im Kindesalter

Dehydratation	Leicht	Mittelschwer	Schwer
Gewichtsverlust	< 5%	5–10%	> 10%
Allgemeinzustand	Unruhig, durstig	Sehr unruhig	Somnolent, peripher
Puls	Normal	Frequent	Tachykard
Hautturgor	Normal bis reduziert	Reduziert	Stehende Hautfalten

Tab. 16.7 Fortsetzung			
leimhäute	Feucht	Trocken	Sehr trocken
ntanelle	Im Schädelniveau	Leicht eingesunken	Tief eingesunken
gen	Im Niveau	Eingesunken	Haloniert
nen	Normal	Fehlend	Fehlend
nproduktion	Normal	Oligurie	Oligo-, Anurie

egernachweis (Stuhlprobe, Rektalabstrich, ggf. Serologie) bei:

Blutigen Durchfällen (meist verbunden mit Übelkeit und Bauchschmerzen) oder schlechtem AZ; falls nach Antibiotikagabe oder bei Immunsuppression aufgetreten, gezielt nach Clostridium-difficile-Toxin suchen

Epidemischem Auftreten (Gesundheitsamt melden)

V.a. HUS.

ferenzialdiagnose

ter Durchfall

Infektiöse (Gastro-)Enteritis: Viral 70% (Rota-, Adeno-, Norwalkviren); bakt. 20% (Salm., Shigellen, Campylobacter, enteropathogene E. coli, Yersinien); Protozoen (Lamblien, Entamoeben, Cryptosporen)

Nahrungsmittelintox. (Staphylokokken, Clostridien): Erbrechen, Umgebungsanamnese

Diätfehler: Abstilldyspepsie, hyperosmolare Getränke, Fruchtsäfte

Gestörte Darmflora: Z.B. nach Antibiotikather.

Begleitreaktion bei Atemwegs-, Harnwegs- oder ZNS-Inf.

Selten: Nekrotisierende Enterokolitis, M. Hirschsprung u.a.

onischer Durchfall

Malabsorption: Mono-, Disaccharidase-Mangel, Zöliakie, Mukoviszidose (☞ 16.5.10)

Entzündlich: M. Crohn, Colitis ulcerosa (☞ 8.5.2)

Immunopathien (z.B. AIDS)

Psychogen: Reizkolon (☞ 8.5.5).

rapie

> Bei akutem Gewichtsverlust < 5%: Oraler Ersatz von Flüssigkeits- und E'lytverlusten und frühzeitiger Nahrungsaufbau (Realimentation)
>
> Bei akutem Gewichtsverlust > 5% und schlechtem AZ: Klinikeinweisung zur i.v. Rehydratation.

1. Rehydratation: Während 6 h 50–100 ml/kg orale Rehydratationslösung (z.B. Oralpädon® 240, Santalyt®), mit Laktobazillus (z.B. InfectoDiarrstop®); bei älteren Kindern auch Glukose-Salz-Tee (z.B. auf 1 l Fenchel- oder 2. Aufguss eines Schwarztees ³/₄ Teel. Salz, 1 Teel. Backpulver, 4 Essl. Zucker und 1 Tasse Orangensaft) verteilt auf kleine Einzelportionen; bei stärkerem Erbrechen gekühlt und teelöffelweise alle 5–10 Min. 5–10 ml einflößen. (Cola/Salz-

stangen wegen hoher Osmolarität nicht empfehlenswert. WHO-Tee oder Elotrans® ist hohe Salzverluste konzipiert, z.B. bei Cholera). – Nach 6 h Gewichtskontrolle. Wenn ke Besserung oder Verschlimmerung: Klinikeinweisung. Bei noch leichter Dehydratation ern ter oraler Rehydratationsversuch für 4–6 h

- 2. Realimentation: Brustkinder werden parallel zur Rehydratation nach Bedarf weitergest Flaschenkinder erhalten ihre übliche Milchnahrung 6–12 h nach Beginn der Rehydrata mit Wasser 1 : 2 bis 1 : 1 verdünnt. Ein Vorteil von Heilnahrungen (laktose-, fettarm, rohfa reich) ist nicht erwiesen. Ältere Sgl. und Kleinkinder erhalten neben Tee gewohnte leichte k (Karotten-, Kartoffelpüree, geriebene Äpfel, gemuste Bananen, Zwieback, Salzstangen); p mere KH vorteilhaft (Reisschleim). Nahrungsaufbau schrittweise je nach Erkrankungsschw über 2–5 d, weiter bestehende dünne Stühle sind nicht entscheidend („Stuhlkosmetik"), Flüssigkeitsverlust sollte jedoch ausgeglichen sein.

- Bei anhaltenden Durchfällen über 14 d und mangelnde Gewichtszunahme: Gastroe rologische Abklärung
- In keinem Fall bei Kindern indiziert sind: Antiemetika, motilitätshemmende Substan Adsorbanzien, Sekretionshemmer, lyophilisierte Mikroorganismen
- Antibiotika nur in Ausnahmefällen: Sgl. < ½ Lj. mit bakt. Enteritis, septisches Kra heitsbild, Shigellen, Immundefekt, epidemiologische Häufung. Nicht bei unkompliz Salmonellose.

Prophylaxe Fäkal-orale Schmierinf. vermeiden, Hände bes. nach Kontakt mit kontaminie Gegenständen (Windeln, Toilette) sorgfältig waschen; sorgfältige Reinigung, ggf. Desinf. Wickeltisch und Toilette. Wiederzulassung zu Gemeinschaftseinrichtungen und Meldepf s. Infektionsschutzgesetz (☞ 9.11).

16.4.5 Obstipation

Normale Stuhlfrequenz: Brustkind 10 × tägl. bis 1 ×/10 d; bei Flaschenmilchernährung und ält Kind 4 × tägl. bis 3 ×/Wo.

Diagnostik

Anamnese Ernährungs-, Stuhlgewohnheiten, Medikamente, Hinweise für seelische Ursac

Körperliche Untersuchung Auskultation und Palpation des Abdomens (Skybala? Ileus?), A inspektion (Entzündung, Rhagaden, Fissur?), rektale Untersuchung (nicht bei Rhagaden Fissur).

Differenzialdiagnose

Akute Obstipation

- Diätfehler (zu wenig Flüssigkeit und/oder Ballaststoffe), Änderung der Ernährungs- (Bei oder Lebensweise (Reise)
- Plötzliche körperliche Immobilität (Krankenlager)
- Flüssigkeitsverlust (Fieber, Erbrechen)
- Defäkationsschmerzen (Analentzündung, -fissuren, -rhagaden)
- Situativ (Spieltrieb)

ronische Obstipation

Verschleppte akute Obstipation

Habituell (Circulus vitiosus: Unterdrückung des Stuhldrangs → Rektumüberdehnung → Verlust des Defäkationsreizes → Stuhlverhärtung → Analrhagaden und Defäkationsschmerz)

Chron. Anwendung von Einläufen oder Abführzäpfchen durch überbesorgte, fehlinformierte Mutter

Zwanghaft rigide Sauberkeitserziehung

Sekundäre Obstipation (Enkopresis, ☞ 16.10.2)

Selten: Passagehindernisse, Innervationsstörung, muskuläre Insuff., neuromuskuläre Erkr. (z.B. M. Hirschsprung, Syn. Megacolon congenitum), Hypothyreose, anorektale Fehlbildung.

erapie

rzfristige Obstipation: Als Starthilfe Glyzerin- oder Bisacodyl-Supp. (z.B. Glycilax®, Dulco-®) oder Miniklistier (z.B. Babylax®, Microklist®). Alternativ Einlauf mit lauwarmem Wasser. **ve:** Bahnung eines inadäquaten Reflexes bei längerer Anwendung.

telschwere, chron. Obstipation: Initiale Darmreinigung mit einem oder mehreren Sorbitklys-n (z.B. 1 ×-Klysma® Sorbit). Alternativ Einlauf. **Cave:** Keine salinischen Klistiere → Gefahr der sphatintox. Anschließend:

Ernährungsumstellung: Ballaststoffreiche Ernährung, weniger Milch, mehr Obst und Gemü-se, ausreichende Trinkmenge

Stuhlweichmacher: Milchzucker (1–2 Teel./Flasche), Laktulose-Sirup Sgl./Klein-/Schulkinder 5/10–15/15–30 ml tägl. und/oder Paraffinöl (z.B. Obstinol® mild) Kinder ab 3 J. ½–1 Teel. abends, Leinsamen

Toilettentraining: Morgens gleich nach dem Aufstehen ein Glas kaltes Wasser oder Orangen-saft, ausreichend Zeit nach dem Frühstück und vor der Schule; nach jeder Mahlzeit und bei Stuhldrang Toiletten- oder Topfsitzungen anregen, keine Strafpredigten, sondern Belohnung bei Erfolg

Analfissur: Lokale Behandlung (z.B. Anusol® Supp. oder Salbe).

ruktion der Eltern über Stuhlhäufigkeit und Ernährungsweise, nötigenfalls begleitende Psy-ther.

Bei Therapieresistenz und V.a. organisches Grundleiden Facharztüberweisung.

.4.6 Bauchschmerzen

s der häufigsten Symptome im Kindesalter; allg. Unwohlsein wie auch unterschiedlichste Schmerz-
inde werden oft auf den Nabelbereich projiziert.

gnostik

Anamnese: Zu viel oder Falsches gegessen? Erbrechen? Durchfall?

Körperliche Untersuchung (☞ 16.3). **Cave:** Beurteilung des Bauches ist nicht einfach: Ent-weder das Kind strampelt, oder es schreit. Wichtig ist die Beurteilung des AZ. Ein Kind, das ohne Hilfe die Untersuchungsliege besteigt, hat keine Peritonitis. Schmerzhaftes Wimmern während der Autofahrt dagegen kann auf peritoneale Reizung hindeuten. Alarmzeichen eines akuten Abdomens:

- Peritonismus (lokale Schmerzempfindlichkeit, Abwehrspannung, Stuhlverhalt, fehle Darmgeräusche, Fieber)
- Obstruktion (Erbrechen, geblähter Bauch, Obstipation, hochgestellte Darmgeräusche)
- Gastrointestinale Blutung (Blutabgang, Bluterbrechen)
- Rektale Untersuchung (bei begründetem Verdacht – kleiner Finger!): Blut am Fingerling Invagination (☞ 16.6.6) und Volvulus (☞ 16.6.7); bei analen Rhagaden an chron. Obsti tion (☞ 16.4.5) denken
- Labor: BB, Hkt., Urinstatus, E'lyte, Transaminasen, Amylase, Hep.-Serologie u.a.
- Sono: Invaginationstumor, verdickte Appendix, stehende Darmschlingen?

Differenzialdiagnose

- Akute Gastroenteritis: Erbrechen, Diarrhoe, Fieber, Umgebungsanamnese, Infektionsque
- Akute Obstipation (☞ 16.4.5): Anamnese
- Nahrungsmittelintoleranz, -allergie
- Appendizitis (☞ 16.6.8): Meist > 2. Lj.
- Peritonitis (☞ 8.1.6): Primär selten, meist sekundär (z.B. bei Appendizitis, Invaginati typischerweise diffuse Abwehrspannung, vorgewölbtes Abdomen, Fieber
- Invagination: Meist < 3. Lj.: Plötzlicher Beginn der Schmerzen, z.B. aus dem Schlaf her dann intermittierende Koliken, Blässe, Lethargie; evtl. tastbare Walze, evtl. blutig-schleim Stuhl (Spätsymptom!). **Cave:** Wenn Darm vollständig stranguliert ist, lassen die Schmer nach (☞ 16.6.6)
- Extraintestinale Ursachen (häufig!): Z.B. Otitis media (☞ 22.6.3), Tonsillitis (☞ 16.7 HWI (☞ 13.3.1), Pyelonephritis (☞ 13.3.3) Pneumonie (☞ 16.5.9), Ketoazidose (D mell.), Leukämie (☞ 16.13), Hep., Hämolyse, somatoforme Störung
- Hodentorsion (☞ 16.9.4): Skrotalschwellung und -verfärbung.

Beim Sgl. kommen zusätzlich in Betracht:

- Dreimonatskolik (☞ 16.6.1): Kind in gutem AZ lässt sich durch Tragen und Autofahren ruhigen, keine Begleitsymptome, stets Ausschlussdiagnose!
- Inkarzerierte Hernie: Leiste (☞ 8.5.9), Nabel (☞ 16.6.5)
- Volvulus (☞ 16.6.7): Galliges Erbrechen, Schreien, blutige Stühle, metallisch klinge Darmgeräusche.

Anhaltendes oder intermittierendes Schreien eines Sgl., das sich nicht unterbrechen läss verdächtig auf ein akutes Abdomen. Andererseits können lebensbedrohliche Erkr. im Ber des Abdomens auch ohne wesentliche klinische Symptome auftreten.

Therapie

- In leichten Fällen abwartendes Offenlassen mit Kontrolluntersuchung nach 6–12 h. Inst tion der Eltern, sich bei jeder Verschlechterung bzw. Auftreten neuer Symptome zu me
- Bei unklarem Krankheitsbild, schlechtem AZ, V.a. akutes Abdomen: Klinikeinweisung

! Befund und Medikation dem nachfolgenden Untersucher mitteilen. Schmerzmittel kör einen abwendbar gefährlichen Verlauf verschleiern.

16.4.7 Husten

Diagnostik

Erst einige Tage bestehender, uncharakteristischer Husten mit und ohne Fieber: Umgebungs-
anamnese (infektiöse „Kinderkrankheit"? ☞ 16.7), Racheninspektion, Auskultation
Länger als 1 Wo. anhaltend oder den Schlaf durchbrechend: Zusätzlich Nasopharynxabstrich
(Pertussis? ☞ 16.7.7)
Länger als 1–2 Wo. anhaltend oder rasche Verschlechterung: Zusätzlich Röntgenthorax
(Pneumonie ☞ 16.5.9, Aspiration ☞ 16.5.11, Malignom ☞ 16.13).

Tab. 16.8 Differenzialdiagnose des Hustens

Hustencharakter	Symptome/ Begleitumstände	Verdachtsdiagnose
Anfallsartig	Aus vollem Wohlbefinden	Fremdkörperaspiration (☞ 16.5.11)
	Stakkato-artig	Pertussis (☞ 16.7.7)
Stridor	Inspiratorisch	Krupp-Sy. (☞ 16.5.4)
Giemen	Exspiratorisch	Obstruktive Atemwegserkr. (☞ 16.5.7)
Rezidivierend	Rezid. Atemwegsinf.	Erhöhte Exposition? Adenoide? Sinubronchitis?
Chronisch rezidivierend	Hyperreagibles Bronchial-system	Allergische Rhinitis? Asthma bronchiale?
Chronisch	Chron. Atemwegserkr.	(passives) Rauchen, Sinusitis, Mukovis-zidose, Asthma, Bronchiektasen, Tbc

Bei der **DD** „Husten" berücksichtigen:
Gastroösophagealer Reflux, bes. bei Sgl. (verstärkt nach Nahrungsaufnahme, Unruhe, Schrei-
en)
Überbewertung normaler Infekthäufigkeit bes. bei Kleinkindern („hustet dauernd")
Angewohnheit bes. bei älteren Schulkindern (demonstrativ weit geöffneter Mund, laut, bei
Ablenkung verschwindend, nicht während des Schlafs)
Nächtlicher Husten kann auf chronische Sinusitis oder Asthma bronchiale hinweisen.

Therapie

Unspezifisch: Ausreichende Trinkmenge; Kamillendampfinhalation (**Cave:** Verbrühung);
kühle, feuchte Zimmerluft, evtl. Sekretolytika (☞ 16.14.2) bei produktivem Husten mit zähem Schleim; kurzfristig Antitussiva (☞ 16.14.3) bei trockenem (nächtlichen) Reizhusten
Behandlung der Grunderkr.

16.4.8 Gedeihstörung und Minderwuchs

Gedeihstörung: Ungenügende Gewichtszunahme im Altersgruppenvergleich (< 3. Perzentile), ggf. Beeinträchtigung des Längenwachstums. Minderwuchs: Untergewicht mit primärer Störung der I genentwicklung. In beiden Fällen normaler Kopfumfang.

Ursachen der Gedeihstörung

- Ungenügende Nahrungszufuhr: Unter- bzw. Fehlernährung, ungenügende Muttermi produktion, Stillen > 6. Mon. ohne Beikost, strenge Diät bei Nahrungsmittelallergie alternativer Ernährungsform, nicht altersentsprechende Ernährung (☞ 16.2). Eiweiß- Vitaminmangel in Entwicklungsländern führen zu Ödemen, Pigmentverlust, Dermat und Exanthemen (Kwashiorkor = „roter Junge")
- Ungenügende Nahrungsaufnahme: Therapieresistentes Erbrechen bei Hiatushernie, diainsuff. (☞ 16.6.2), Pylorospasmus (☞ 16.6.3), Ösophagusstenose. Rumination, Vern lässigung, Hospitalismus
- Ungenügende Nahrungsverwertung: Malabsorption bzw. Maldigestion bei Mukoviszic Zöliakie, Nahrungsmittelallergie
- Chronische Inf.: Tbc, Toxoplasmose, Zytomegalie
- Chronische Erkr.: M. Crohn, Colitis ulcerosa, Nephropathie, Hypothyreose, Herzfehler

Ursachen des Minderwuchses

- Konstitutionell: Verzögerte Pubertät mit späterem Wachstumsschub bei normaler Endg (am häufigsten)
- Familiär: Genetisch durch die Eltern bedingt
- Hypokalorisch: Mangel an Aufbaustoffen durch ungenügende Nahrungszufuhr, -aufna oder -verwertung (s.o.)
- Hormonal: Wachstumshormonmangel, hypothalamisch-hypophysärer Minderwuchs; H thyreose, Athyreose
- Skelettanomalien: Osteogenesis imperfecta u.a.
- Chromosomale Aberrationen: Down-, Turner-Sy. u.a.

Diagnostik und Therapie Wichtig ist, eine Gedeihstörung oder einen Minderwuchs früh zu erkennen. Für den HA ist die Abklärung evtl. Ernährungs- oder Pflegefehler und deren möglich. Alle anderen Formen der Gedeihstörungen oder des Minderwuchses bedürfen der ärztlichen Mithilfe.

16.4.9 Ikterus

Syn. Gelbsucht. Man unterscheidet den Ikterus des NG vom Ikterus jenseits der Neugeborenenpe

Ikterus des Neugeborenen

- Physiologischer Ikterus: Anstieg des unkonjugierten Bili durch physiologische Insuff. der kuronyltransferase ab dem 2./3. Lebenstag, Maximum des Gesamtbilirubins 10 mg/dl am Lebenstag, Abklingen innerhalb 2 Wo.
- Pathologischer Ikterus:

Icterus praecox: Gesamtbilirubin bereits am 1. Lebenstag > 7 mg/dl

Icterus gravis: Gesamtbilirubin > 14 mg/dl (NG), > 10 mg/dl (Frühgeborenes)

Icterus prolongatus: Bilirubinerhöhung über die 2. Wo. hinaus

Gefahr des Kernikterus bzw. der Bilirubinenzephalopathie: > 20 mg/dl. Risikofaktoren: Unreife, Hypothyreose, Hypothermie, Hypoglykämie, Hämolyse, Hämatome, Hirnblutung, Asphyxie, Sepsis, Schock

Muttermilchikterus: Bei 0,5% der gestillten Kinder, meist Icterus praecox et prolongatus, Abstillen nicht erforderlich, 1 d Stillpause (Muttermilch enthält Pregnandiol, Inhibitor der Glukuronyltransferase)

Morbus haemolyticus neonatorum: Blutgruppen- oder Rhesusfaktorinkompatibilität, andere hämolytische Anämien, meist Icterus praecox et gravis.

rapie Fototherm. bzw. Austauschtransfusion je nach Ursache und Schweregrad des Bilirubin-iegs und der Reife des NG. Bei ausgeprägtem Ikterusaspekt Klinikeinweisung.

erus jenseits der Neugeborenenperiode

Prähepatisch (hämolytischer Ikterus):

M. Meulengracht: Ab Schulkindalter konstitutionell intermittierende Erhöhung des indirek-ten Bili ohne Hämolyse oder Leberfunktionsstörung (evtl. Abgeschlagenheit), keine Ther., gute Prognose

Crigler-Najjar-Sy.: Selten, schwerer Ikterus bei abs. Glukuronyltransferase-Mangel

Hepatisch (Parenchym-Ikterus):

Hep.: Viral, bakt., autoimmun

Stoffwechselstörung: Antitrypsinmangel, Galaktosämie, Fruktoseintoleranz, M. Wilson, Gly-kogenose, Mukoviszidose

Ausscheidungsstörung: Dubin-Johnson-Sy., Rotor-Sy. (angeboren); Grav., Medikamente, posthepatitisch

Posthepatisch (Verschlussikterus):

Cholestase: Cholelithiasis, Cholangitis, Choledochuszyste, Gallengangsfehlbildungen (in der 1. Lebenswo. zunehmender Verdinikterus).

rapie Mit Ausnahme des M. Meulengracht stationäre Abklärung erforderlich.

.4.10 Zyanose

Blausucht. Zentrale Zyanose infolge allg. Hypoxie: Haut- und Schleimhautbezirke sind zyano-. am besten an Zunge, Lippen, Konjunktiven erkennbar. Periphere Zyanose infolge lokaler O_2-:höpfung: Akren sind zyanotisch und kühl (bei Sgl. auch das Munddreieck).

nostik

Anamnese: Akut oder chron.? Kardiale oder pulmonale Vorerkr.? Medikamente? Verschluck-er Fremdkörper? Intox.? Vorausgegangener Krampfanfall? Begleitsymptome (Fieber, atypi-che Atemgeräusche, Husten)?

Befund: Auskultation (obere/untere Atemwegsobstruktion, Pneumonie? Herzgeräusche?), Chockzeichen (graue Zyanose, ☞ 3.4)?, Herzinsuff. (Ödeme, Hepatomegalie)?

Differenzialdiagnose

+ Zyanose mit Fieber: Pneumonie (☞ 16.5.9)
+ Zyanose mit Husten: Pneumonie (☞ 16.5.9), Fremdkörperaspiration (☞ 16.5.11)
+ Zyanose mit inspiratorischem Stridor: Krupp-Sy. (☞ 16.5.4)
+ Zyanose mit exspiratorischer Dyspnoe: Obstruktive Bronchitis (☞ 16.5.7), Asthma br
  chiale (☞ 16.5.8)
+ Zyanose beim Sgl.: Auskühlung, O_2-Mangel, respir. Insuff. (Tachy-, Dyspnoe), Herzfe
  (Herzgeräusch), Anämie (Tachykardie), Hypoglykämie, Methämoglobinämie, Exsikk
  Sepsis.

Therapie

+ Bei beeinträchtigtem AZ: O_2-Gabe, ggf. Notfallmaßnahmen nach dem ABC-Schema und
  nikeinweisung
+ Bei Sgl. und NG mit peripherer Zyanose: O_2-Gabe, Wärme applizieren und erneut inspizi
  – Atemwege freihalten, evtl. absaugen
  – Klinikeinweisung, falls keine rasche Besserung.

! Die Handinnenflächen und Fußsohlen können beim NG (bis 1. Lebensmon.) auch im N
• malzustand etwas zyanotisch und kühl sein.

16.4.11 Atemnot

Klinik

+ Dyspnoe, Tachypnoe, Angst, Erregung
+ Zyanose (rel. spätes Zeichen einer Hypoxie), Blässe (periphere Vasokonstriktion): Bei pr
  rer Hypoventilation (z.B. Intox., Krampfanfall) oft das einzige Symptom. Für eine Zya
  müssen > 5 g/dl nichtoxygeniertes Hb vorliegen; da Sgl. oft nur einen Hb von 11–12
  haben, sind sie meist nur blass und haben leicht bläuliche Lippen
+ Zeichen des drohenden Atemstillstands:
  – Zunehmende Bewusstseinstrübung
  – Sinkende Atemfrequenz und nachlassende Atemanstrengung
  – Sinkende Pulsfrequenz
+ Dyspnoe-Zeichen beim Sgl.: Konstante Tachypnoe (> 40–60/Min.), Nasenflügelatmen, S
  nen, epigastrische, thorakale und juguläre Einziehungen, „Schaukelatmung" (Abdomen v
  sich vor; gleichzeitig zieht sich der Thorax zusammen)
+ Dyspnoe-Zeichen beim älteren Kind: Wie beim Sgl.; zusätzlich sichtbarer Einsatz der A
  hilfsmuskulatur, Tachypnoe, Orthopnoe.

Diagnostik

+ Inspektion, Auskultation, evtl. Perkussion
+ Rachen vorsichtig inspizieren (ohne Spatel!); nicht bei inspiratorischem Stridor (V.a. Ep
  titis, ☞ 16.5.4).

ferenzialdiagnose

Dyspnoe mit Fieber:

Meist hohes Fieber: Pneumonie (☞ 16.5.9) , Epiglottitis (☞ 16.5.4)

Meist mäßiges Fieber: Obstruktive Atemwegserkr. (☞ 16.5.7, ☞ 16.5.8)

Dyspnoe mit inspiratorischem Stridor: Obstruktion der oberen Luftwege, Krupp-Sy. (☞ 16.5.4)

Dyspnoe mit exspiratorischem Stridor: Obstruktion der unteren Luftwege, obstruktive Atemwegserkr. (☞ 16.5.7, ☞ 16.5.8)

Dyspnoe mit Tachypnoe beim Sgl: Bronchiolitis (☞ 16.5.6)

Dyspnoe plötzlich aus dem Wohlbefinden heraus: Fremdkörperaspiration (☞ 16.5.11), Insektengift-, Nahrungsmittelallergie (Glottisödem, ☞ 16.5.4), Pneumothorax (☞ 12.1.7)

Dyspnoe bei Vorerkr.: Pleuraerguss, Atelektasen, Herzinsuff., Lungenödem u.a.

Sgl. atmen durch die Nase. Bei Verlegung mit Schleim kann es zu schwerer Dyspnoe kommen. Daher auf freie Nase achten, ggf. absaugen (z.B. Nasenabsaugpumpe), ggf. abschwellende Nasentropfen (☞ 16.14.4).

rapie

O_2 geben

Lagerung: Orthopnoeische Kinder *nicht* zum Liegen zwingen

Klinikeinweisung mit dem RTW (Mutter fährt mit)

Beruhigung durch die Eltern, Kind auf dem Arm der Mutter lassen (Angst erhöht den O_2-Bedarf)

Keine medikamentöse Sedierung (reduziert Atemantrieb)

Begleitende Maßnahmen: Fiebersenkung, Flüssigkeitsausgleich (venösen Zugang legen)

Bei drohender Dekompensation Beutelbeatmung oder Intubation (☞ 3.2.4)!

.5 Häufige Krankheitsbilder der Atemwege

der oberen Luftwege sind die häufigsten akuten Erkr. im Kindesalter. Bis zu 8 Inf. pro J. gelten im ergartenalter als normal (erhöhte Exposition). Mit der Reifung des Immunsystems werden die kheitserscheinungen schwächer und seltener. 9-Jährige erkranken durchschnittlich 3- bis 4-mal, ährige 1- bis 2-mal pro J. Risikofaktoren („infektanfälliges Kind") sind: Stillen < 1 Mo., passives hen. IKZ $1/2$–3 d.

ik In 90% virale Genese; meist Rhinitis, Pharyngitis, Laryngitis, Tracheitis, Bronchitis und n (absteigende) Kombinationen aufgrund der engen örtlichen Nachbarschaft. I.d.R. verlaufen Inf. unkompliziert („banal") mit allenfalls leichter Einschränkung des Allgemeinbefindens erhöhter Temperatur für höchstens 5–7d.

nostik Die Abgrenzung viraler von bakt. Inf. ist zuweilen schwierig und muss klinisch gen, da die Erregerdiagn. aus dem Sputum ungenau, kostspielig und zeitaufwendig ist. eichen einer primär bakt. Inf.: Schwerer Verlauf, hohe Temperatur über mehr als 3–4 d, rün-gelblicher Auswurf, Leukozytose

eichen einer bakt. Superinf.: Erneuter Fieberanstieg, eitriger Auswurf, Leukozytose.

Komplikationen Tonsillitis, Otitis, Sinusitis, Einengung der Atemwege (Krupp-Sy., obst tive Bronchitis, Asthma bronchiale), Ausbreitung der Entzündung auf die tiefen Atemwege (Pr monie), bakt. Superinf. oder Chronifizierung.

Basistherapie bei unkompliziertem Infekt Körperliche Schonung (Bettruhe nicht zwingen), Ruhe und viel Schlaf, ausreichend Flüssigkeit (Tee), leichte Kost (fettarm), ggf. A pyrese (☞ 16.14.1). Eine gelbliche Verfärbung des Nasensekrets oder des Sputums ist bei klingen des Inf. die Regel und bedarf keiner spezifischen Ther. Die Wirkung pflanzlicher o bakt. Immunstimulanzien ist nicht bewiesen.

Prophylaxe Häufig Hände waschen, Kontakt vermeiden.

16.5.1 Rhinitis

Syn. Schnupfen, Coryza, common cold. I.d.R. selbstlimitierend, Dauer ca. 1 Wo.

Klinik „Laufende", verstopfte Nase, Niesen, Augentränen, Lichtscheu, gerötete, geschwo Schleimhäute, kurzzeitige Temperaturerhöhung; weißliches, gegen Ende gelbliches Nasense Bei Sgl. auch Trinkschwäche, Unruhe, Fieber, (schwer) beeinträchtigter AZ.

Differenzialdiagnose Bei Chronifizierung (> 10 d) Septumdeviation, Adenoide, Fremd per, allergische Rhinitis (Heuschnupfen, ☞ 22.5.1), Nasentropfenabusus, Sinusitis (☞ 16.5 Immunmangel, Mukoviszidose (☞ 16.5.10), Tbc.

Komplikationen Superinf. (eitriges, fötides Nasensekret; meist Strepto- oder Staphylokokk Sinusitis, Otitis media.

Therapie Ausreichende Trinkmenge. Bei Sgl. mit verstopfter Nase Nasenspülung und Absa des Nasensekrets (z.B. 0,9% NaCl in Pipettenflasche, NUK-Nasenpumpe) oder Nasenspra Meersalzbasis (z.B. Rhinomer®); Zurückhaltung mit abschwellenden Nasentropfen (☞ 16.1 Fieberhafte Superinf. bei Sgl.: Penicillin (Streptok., z.B. InfectoBicillin®), ggf. Cephalosporin phylokokken, z.B. InfectoCef®).

Naturheilkundliche Therapieempfehlung (☞ 16.14.6).

16.5.2 Pharyngitis

Klinik Hals-, Schluckschmerzen; gerötete, granulierte Rachenhinterwand, purulente Schl straßen, Hals-LK beidseits druckschmerzhaft geschwollen.

Therapie Warme oder kalte Getränke, Eiswürfel, ggf. Analgetika (☞ 16.14.1). Bei Sup (Streptok.) Penicillin für 10 d (z.B. InfectoBicillin®, ☞ 22.3.2).

Naturheilkundliche Therapieempfehlung (☞ 16.14.6).

Komplikationen Otitis media (☞ 16.5.13) durch Tubenventilationsstörung; Pharyngote litis (☞ 16.7.3).

5.5.3 Laryngitis

Kindesalter selten isoliert, meist akute Laryngotracheitis.

ik Für 3–4 d Kratzen im Hals, Heiserkeit, trockener Reizhusten, ggf. retrosternale Schmerzen.

gnostik Nur mit Laryngoskop einsehbar; Palpation der zervikalen LK.

erapie Zuckerfreie Lutschbonbons, Eiswürfel. Bei quälendem Husten kurzzeitig (!) Antitus-
, (☞ 16.14.3). Wenn länger als 1 Wo.: Facharztüberweisung (HNO), Frage: Stimmbandpo-
en? Larynxpapillome?

turheilkundliche Therapieempfehlung (☞ 16.14.6).

5.5.4 Krupp-Syndrom (Krupp, Epiglottitis)

*zündliche Kehlkopfenge mit vorwiegend inspiratorischem Stridor und Atemnot. Die Bezeichnung
udokrupp (zur Unterscheidung vom „echten" Krupp bei Diphtherie) ist nicht mehr sachgerecht,
r noch umgangssprachlich üblich.*

ologie
Krupp (= stenosierende subglottische Laryngotracheobronchitis; häufig): Hervorgerufen
durch (Virus-)Inf. (Infektkrupp) oder unspezifische Faktoren (spasmodischer Krupp); „Um-
weltfaktoren" spielen eine kleine, aber nachweisbare Rolle. Bei rezid. Krupp wahrscheinlich
lokale Disposition
Epiglottitis (= akut stenosierende phlegmonöse supraglottische Laryngitis): Durch Hib
(Haem. infl. B), selten andere Bakterien hervorgerufen. Lebensbedrohliches Krankheitsbild,
Gefährdung oft verschleiert! Durch Hib-Impfung selten geworden
Sonstige: Masern, Mononukleose, allergisches Ödem, Verätzung, Verbrühung, retropharyn-
gealer Abszess, Kehlkopfdiphtherie (☞ 22.4.1 = „echter" Krupp)
Fremdkörperaspiration (☞ 16.5.11)
Glottisödem: Nahrungsmittel-, Insektengiftallergie.

gnostik Rechtzeitige Unterscheidung ist von vitaler Bedeutung.

Tab. 16.9 Differenzialdiagnose des Krupp-Syndroms

	Krupp	Epiglottitis
mnese	Oft Atemwegsinfekt	Keine Hinweise
inn	Langsam (akut in der Nacht)	Stürmisch (innerhalb von Stunden)
emeinzustand	Wenig beeinträchtigt	Schwer beeinträchtigt
er	Mäßig	Hoch (> 38 °C)
dor	Inspiratorisch	Inspiratorisch (exspiratorisch „Karcheln")
me	Heiser, aphonisch	Leise, kloßig

	Krupp	Epiglottitis
		Tab. 16.9 Fortsetzung
Husten	Bellend	Nicht bellend oder fehlend
Schluckstörung	Nein	Ausgeprägt
Speichelfluss	Nein	Ausgeprägt (vorgeschobenes Kinn)
Haltung im Bett	Liegend	Sitzend (vornübergebeugt)
Alter (Jahre)	($\frac{1}{2}$) 1–3 (4)	(2) 3–6 (7), auch Erw.
Tageszeit	Meist abends, nachts	Ganztags
Jahreszeit	Meist Herbst, Winter	Ganzjährig
Rezidive	Häufig	Selten
Mortalität (unbehandelt)	Gering	50%

Therapie

- Je nach Schweregrad (☞ Tab. 16.10)
- Bei V.a. Epiglottitis sofortige Klinikeinweisung unter notärztlicher Begleitung, auch w noch keine Atemnot besteht. Rachen nicht inspizieren, da dies ein zusätzlicher Reiz für e reflektorischen Atemstillstand sein kann! Nicht zum Liegen zwingen
- Bei Krupp: Eltern auf Rezidiv vorbereiten (häufig in der darauf folgenden Nacht); Gluko tikoide prophylaktisch verordnen.

Tab. 16.10 Therapie der Atemnot bei Krupp-Syndrom nach Schweregrad

Grad	Symptome	Therapie
I	Heiserkeit, bellender Husten	Kühle, feuchte Luft, Beruhigung[1], ggf. Sedieru
II	Zusätzlich: Inspiratorischer Stridor	Zusätzlich: Predniso(lo)n 100 mg rektal[3]
III	Zusätzlich: Atemnot, Einziehungen, Unruhe, Tachykardie	Zusätzlich: 2–4 l O_2 Min.[4] via Nasensonde, Klinikeinweisung mit notärztlicher Begleitung

Tab. 16.10 Fortsetzung

d	Symptome	Therapie
	Zusätzlich: Erstickungsgefahr, Zyanose, grau-fahles Hautkolorit, Somnolenz, Hypotonie, Bradykardie[6]	Zusätzlich: Assistierte O_2-Maskenüberdruckbeatmung[5], ggf. Herzdruckmassage, möglichst keine Nottracheotomie, sofortiger Transport unter notärztlicher Begleitung

rschlimmerung durch Stress, daher keine Hektik, keine unnötigen Manipulationen (z.B. utentnahme). Zuspruch, Kind hochnehmen und herumtragen lassen, nicht von der Mutter nnen (medizinische Ind. zur stationären Mitaufnahme eines Elternteils).

ar im Stadium I oder II (**Cave:** Erschöpfung): Diazepam rektal (z.B. Diazepam Desitin® rectal be 5/10 mg), Sgl. 2,5–5 mg, Kleinkinder 5–10 mg.

irkung umstritten (z.B. Rectodelt®, Klismacort®, Prectal®); Oral oder parenteral 2–3 mg/kg ist zu belastend oder aufwendig. In Extremfällen Adrenalin inhalativ (z.B. InfectoKrupp® nal max. 2 × 2 Hübe innerhalb 5 Min.; Micronephrin®-Inhalation nur stationär).

aske vor Mund und Nase halten, nicht auf das Gesicht pressen (erzeugt Angst).

otz inspiratorischer Enge bleibt die Exspiration lange unbehindert. Ist das Kind erschöpft, an die Einatmung durch eine assistierte Überdruckbeatmung mit Maske und Beutel unstützt werden, ohne dass eine Intubation erforderlich ist. Letztere sollte als ultima ratio nur rch Geübte und stationär erfolgen (bei Krupp selten nötig, bei Epiglottitis problematisch, aber ig).

idor bei langsamerer Atmung wieder leise. **Cave:** Fehleinschätzung.

rheilkundliche Unterstützung ☞ 16.14.6.

.5.5 Bronchitis

figste akute Atemwegserkr. bei Kleinkindern (zu 90% viraler Genese), meist im Gefolge einer opharyngitis und kombiniert (Laryngotracheobronchitis, Sinubronchitis), meist mehrmals pro s. in der kalten Jahreszeit.

ik Anfangs meist Schnupfen und trockener Reizhusten, ggf. leichtes Fieber für wenige Tage; a produktiver Husten mit weißlichem Auswurf, bei bakt. Superinf. gelb-grünlich. Bei Sgl. und anierten Kindern nach dem Husten Erbrechen und Bauchweh.

nostik I.d.R. klinisch. Auskultation anfangs unauffällig, ggf. verschärftes Atemgeräusch; ler Sekretproduktion einhergehend mittel- bis grobblasige, nichtklingende RG, die nach Aben verschwinden, ggf. passager diskretes Giemen und Brummen. Rö-Thorax nur bei protraem oder schwerem Verlauf oder unklarer Genese.

apie
rischluft, körperliche Schonung, ggf. Antipyrese (☞ 16.14.1)
antitussiva allenfalls in der Anfangsphase bei quälendem Reizhusten vertretbar
ekretmobilisierung bei beginnender Sekretproduktion: Ausreichend Flüssigkeit; Sekretolyka (☞ 16.14.2) haben nur begrenzten Effekt, nicht mit Antitussiva kombinieren (**Cave:** Se-

kretretention, Pneumoniegefahr!); Inhalation mit 0,9%iger steriler NaCl-Fertiglösung; Physiother. (Klopfmassage)

- Bei Hinweis auf bakt. Inf. (keine Besserung nach 3 d, hohes Fieber, eitriger Auswurf, un änderter Husten > 1 Wo. oder primär bei gefährdeten Kindern: <1. Lj., Vorerkr.) nach regerwahrscheinlichkeit kalkulierte antibiotische Ther. (wie Pneumonie, ☞ 16.5.9)
- Bei schwerem Verlauf, Nahrungsverweigerung (bes. bei Sgl. oder Kleinkindern) Facharztü weisung zum Pädiater oder Einweisung.

Naturheilkundliche Therapieempfehlung (☞ 16.14.6).

!
- Sekretolytisch wirken: Süßholzsaft (aus Glycyrrhiza glabra) und ätherische Öle (Anis, chel, Eukalyptus, Minze, Thymian, Fichtennadeln)
- Bei trockenem Reizhusten helfen auch Tee, Sirup aus Spitzwegerich, Eibischwurzeln ländisches Moos und Malvenblüten.

Cave: Beliebtheitsgrad der Naturheilverfahren entspricht nicht unbedingt dem geford Wirkungsnachweis. Ätherische Öle bei Sgl. sehr zurückhaltend einsetzen.

Prognose Ausheilung in 2 Wo., evtl. länger anhaltender Reizhusten.

Komplikationen
- Rezid. Bronchitis: Vermutlich Neuinf. mit anderen Virustypen
- Chron. Bronchitis: Husten, Auswurf, grobblasige RG kontinuierlich > 3 Mon. in zwei einander folgenden J. Ursachen: „Disposition", gestörte Infektabwehr, Sinusitis, Aden Allergie, vorausgegangene (Masern, Pertussis) oder persistierende Inf. (Tbc), Fremdkö gastroösophagealer Reflux, Bronchiektasen, Mukoviszidose, Herzfehler
- Obstruktive Bronchitis (☞ 16.5.7), Asthma bronchiale (☞ 16.5.8)
- Bronchopneumonie: Typischerweise erneuter Fieberanstieg (☞ 16.5.9).

16.5.6 Bronchiolitis

Im 1. und 2. Lj. durch (bes. RS-)Viren hervorgerufene Entzündung der peripheren Bronchien Bronchiolen. Folge: Hochgradig lebensbedrohliche, obstruktive Ventilationsstörung.

Klinik Nach zunächst unkomplizierter Inf. der oberen Luftwege (z.B. seröse Rhinitis) od KO z.B. bei Masern oder Keuchhusten schwer beeinträchtigter AZ: Fieber, beschleunigte Atm Nasenflügeln, Husten, grau-zyanotisches Hautkolorit, Einziehungen, durch Überblähung sc bare Hepatomegalie.

Diagnostik Entscheidend ist der klinische Aspekt. Auskultation: Frühinspiratorisch feinbl klingende RG, exspiratorische Dyspnoe mit Giemen und Brummen; abgeschwächtes Atc räusch (je leiser, desto bedrohlicher).

Therapie Sofortige Klinikeinweisung.

Komplikationen Akute Verschlechterung mit Gefahr einer plötzlichen Apnoe (Letalität

5.7 Obstruktive Bronchitis

s: Entzündliche Schleimhautschwellung, vermehrte Schleimproduktion, ab 2. Lj. auch Bronchial-kelspasmus. Rezid. bei hyperreagibler Bronchialschleimhaut: Meist viraler, seltener allergischer, tions- oder anstrengungsbedingter Genese. Vorwiegend bei Sgl. und Kleinkindern infolge physio-scher Enge der Atemwege.

ik Atemnot mit verlängertem Exspirium, exspiratorischer Stridor (pfeifende Atmung), ten, Auswurf eines zähen, glasigen Schleims. Selten Tachypnoe, Zyanose oder hohes Fieber. h Bauchschmerzen, Erbrechen.

gnostik I.d.R. klinisch:
- Auskultation: Giemen, Brummen, fortgeleitete grobblasige RG
- Klopfschall: Hypersonor infolge Überblähung
- Rö-Thorax: Nicht routinemäßig; nur bei unklarem, schwerem Verlauf, V.a. Pneumonie oder Fremdkörperaspiration.

rapie
- Wie Bronchitis (☞ 16.5.5). Cave: Antitussiva kontraindiziert!
- Zusätzlich Spasmolyse: wie bei Asthma bronchiale (☞ 16.5.8)
- Zusätzlich Entzündungshemmung: wie bei Asthma bronchiale (☞ 16.5.8)
- Bei schwerem Verlauf orale Steroide für einige Tage (z.B. Prednison 1–2 mg/kg).

Inhalation mit Inhaliergerät (z.B. Pari-Inhalierboy®) auch schon bei Sgl. möglich.

urheilkundliche Therapieempfehlung (☞ 16.4.6).

hylaxe Eingehende Beratung der Eltern (Rauchverbot in Gegenwart des Kindes); bei Re-en ggf. Milieuwechsel, Klimakur.

nose Bei familiärer atopischer Disposition Übergang in Asthma bronchiale in 20%. Cave: ezid. Verlauf schwierig abzugrenzen, daher sorgfältige Diagn. und frühzeitige Ther.

5.8 Asthma bronchiale

indliche Atemwegserkr. Reversible Atemwegsobstruktion bei bronchialer Hyperreagibilität 2.6.2). Häufigste chron. Erkr. im Kindesalter. Auslösende Ursachen sind Inf., spezifische Aller-(Pollen, Hausstaubmilben, Tierepithelien), unspezifische Reize (Zigarettenrauch), auch psychi-oder körperliche Belastung, meist multifaktoriell („Mischasthma"), nur in 15% ausschließlich gisch bedingt.

ik Bei leichterem Verlauf zunächst wie obstruktive Bronchitis (☞ 16.5.7). Pfeifendes Atem-sch, Auswurf zähen, glasigen Schleims. Dann anfallsartige Atemnot v.a. nachts und in den en Morgenstunden oder bei körperlicher Belastung. Sitzende Position zur Unterstützung der hilfsmuskulatur; Unfähigkeit, längere Sätze zu sprechen; Angst, Schweißausbruch. Bei hoch-ger Obstruktion auskultatorisch abgeschwächtes Atemgeräusch („stumme Lunge": Große r!). Bei hypoxämiebedingter zerebraler Dekompensation: Unruhe, Somnolenz, Krampfan-

Im Kleinkindesalter ist rezid. oder chron. nächtlicher Husten oft der einzige Hinweis au[...] Asthma bronchiale. Bei Verdacht und länger als 3–4 Wo. bestehendem Husten Facharztü[...] weisung zum allergologisch oder pneumologisch tätigen Pädiater. Ambulante Einstellung [...] Ther. möglich. Asthmaschulung, stationär in spezieller Klinik bei „Therapieversagen".

Diagnostik Facharztüberweisung obligatorisch. I.d.R. klinisch, bes. bei Atemnotzuständen[...] dem 4. Lj. sind einfache Funktionstests (Peak-flow, forciertes Einsekundenvolumen) mög[...] Typischerweise tageszeitliche Schwankung, Verschlechterung nach Provokation (körperliche [...] lastung, Infekt, Allergenexposition) oder Besserung nach inhaliertem β-Mimetikum > 15%[...]

Spezielle Allergiediagnostik

- Anamnese (saisonal? perennial?), Beschwerdebild unter vermuteter Exposition oder Aller[...] karenz?
- Eosinophilie im Diff.-BB, Gesamt-IgE im Serum (RIST) bei Allergie erhöht (nicht spezif[...]
- Scratch-, Reibe-, Prick-, Intracutan-Hauttests zum Auffinden des Allergens. Wenn pos., [...] der Sensibilisierung, nicht der Erkr.
- Allergenspezifische IgE-AK (RAST), wenn Hauttest nicht möglich
- Bronchialer Provokationstest zum Beweis der klinischen Relevanz des Allergens; nur [...] Spezialisten bzw. in der Klinik.

Therapie Entscheidend ist die Mitarbeit des Kindes wie der Eltern, daher ausführliche Au[...] rung über Ziel, Wirkung und NW der Behandlung. Schriftlicher Therapieplan für die Akut-[...] Dauerbehandlung. Jede Maßnahme besprechen und üben. Asthmaschulung! Therapieerfolg [...] mer wieder überprüfen (Peak-flow-Protokoll, Tagebuch; Funktionstests in regelmäßigen Ab[...] den).

- Antiasthmatika
  - Akutbehandlung: Bei Bedarf oder vor körperlicher Belastung (Sport) 1–2 Hübe kurz wirk[...] β₂-Agonisten (z.B. Sultanol®-Aerosol), bei Unverträglichkeit alternativ Ipratropiumbr[...] (z.B. Atrovent®-Aerosol)
  - Dauerbehandlung: Entzündungshemmung entsprechend dem Schweregrad der Sympto[...] Stufenschema). Wenn der Zustand über 3–6 Mon. stabil bleibt, kann versucht werde[...] Medikamente einzuschränken. Bei Verschlimmerung Ther. intensivieren. Auf Stufe 2 [...] sind Antileukotriene wie Montelukast (Singulair® mini/junior) sehr sinnvoll. Gute Comp[...] ce bei 1 × 1 Tbl./d, nebenwirkungsarm, gute Wirkung
- Kalkulierte antibiotische Ther. (☞ 16.5.9) bei bakt. Superinf.: Purulenter Auswurf, F[...] ausbleibende Besserung, Atemnot >1 d
- Ggf. Sekretolytika (umstritten); wichtig ist ausreichend Flüssigkeit
- Naturheilkundliche Therapieempfehlung ☞ 16.14.6.

Tab. 16.11 Asthma-Stufentherapie bei Kindern bis 14 J.

e	Beschwerden	Dauerbehandlung
r- ie- l	• Husten, leichte Atemnot < 6 ×/J. • Lebensqualität und Schlaf nicht beeinträchtigt • FEV_1, PEF > 80% des Bestwertes	Dauerbehandlung nicht erforderlich. Hingegen: Akutbehandlung auf jeder Beschwerdestufe, wenn erforderlich (s.o.)
is- nd	• Symptome > 6 ×/J.: Tags < 1 ×/Wo., nachts < 2 ×/Mon. • Lebensqualität und Schlaf kaum beeinträchtigt. Wachstum und Entwicklung nicht gestört • FEV_1, PEF > 80% des Bestwertes im Intervall, keine Überblähung	Entzündungshemmer: • DNCG 8–80 mg in 3–4 Einzeldosen (z.B. Intal®-Pulver) • Nedocromil 4–8 Hübe (z.B. Tilade®-Aerosol) • Inhalatives Kortikoid, niedrig dosiert (z.B. Pulmicort® 2 × 1 Hub)
is- nd el- er	• Anfallsartig deutliche Symptome: Tags > 1 ×/Wo., nachts > 2 ×/Mon. • Chronisch an vielen Tagen, häufig nachts, tägl. Leben beeinträchtigt • FEV_1, PEF 60–80% des Bestwertes, gelegentlich Überblähung	• Inhalatives Kortikoid, mittel dosiert (z.B. Pulmicort® 2 × 2 Hub) • Lang wirkender β_2-Agonist (z.B. Aeromax®-Aerosol) und/oder retardiertes Theophyllin (z.B. Solosin retard mite; Serumspiegel 5–15 mg/l)*
s- nd er	• Starke Symptome an den meisten Tagen und Nächten. Deutliche Beeinträchtigung des tägl. Lebens • FEV_1, PEF < 60% des Bestwertes, oft oder ständig Überblähung	• Inhalatives Kortikoid, hoch dosiert (z.B. Pulmicort® bis 4 × 2 Hub) • Orale Steroide bis 2 mg/kgKG für einige d, ausschleichen auf 0,2 mg/kgKG • Lang wirkender β_2-Agonist und/oder retardiertes Theophyllin (wie oben)

spiegelkontrolle 12 h nach letzter Einnahme

hylaxe

fektprophylaxe, Impfungen komplettieren, unspezifische Reize reduzieren (Rauchverbot im aus), Vorsicht mit Acetylsalicylsäure und β-Blockern, Physiother., Klimakuren, Selbsthilfe-uppen (Atemther., Asthmasport), ggf. Psychother.

ei allergischer Genese Versuch der Allergenkarenz. Bei Staubmilbenallergie organische Bett-aterialien ersetzen, Plastikumhüllung der Matratzen, Lüften (Milben benötigen > 50% Luft-uchte), Akarazide umstritten, Spieltiere > 24 h einfrieren, auf Tierhaltung verzichten, Tep-chböden umstritten, Berufsberatung. Hyposensibilisierung, wenn möglich.

▬ Tab. 16.12 Akuttherapie im Asthmaanfall ▬		
Schweregrad	**Klinik**	**Therapie**
Leicht bis mittelschwer	◆ Normale Sprache ◆ Atemfrequenz < 30/Min. ◆ Pulsfrequenz < 140/Min. ◆ Peak-flow > 50% der Norm oder des Bestwertes ◆ Pulsoxymeter: S_aO_2 90–96%	◆ Ruhe ausstrahlen. Richtige Körperposition: S mit abgestütztem Schultergürtel (Kutschersi gegen nicht ganz geschlossene Lippen ausatr (Lippenbremse) ◆ 2 Hübe eines kurz wirkenden β_2-Agonisten Sultanol® Aerosol), ggf. nach 10 Min. wiede len, später alle 20 Min. in der 1. h, dann stün alternativ: Inhalation über Düsenvernebler ◆ 1–2 mg/kgKG Prednisolon-Äquivalent oral i.v. ◆ 5–6 mg/kgKG Theophyllin p.o. oder i.v. Ca Überdosierung bei Dauerbehandlung ◆ Eine Besserung muss eingetreten sein, bevc Arzt den Pat. verlässt.
Schwer	◆ Kurzatmigkeit, erschwerte Sprache ◆ Atemfrequenz ≥ 30/Min. ◆ Pulsfrequenz ≥ 140/Min. ◆ Peak-flow ≤ 50% der Norm oder des persönlichen Bestwertes ◆ Pulsoxymeter S_aO_2 < 90%	**Zusätzlich:** ◆ 0,005 mg/kgKG Terbutalin s.c. (z.B. Bricanyl®(-2)/3–6/7–14 Lj.: 0,1/0,2/0,3 ◆ Bei ausbleibender Besserung, stummer L flacher Atmung, Zyanose, Rhythmusstörun; Bradykardie, Verwirrtheit: Klinikeinweisung Notarzt! **Sofortmaßnahmen:** ◆ Zusätzlich high-flow Sauerstoffgabe ◆ 2 mg/kgKG Prednisolon-Äquivalent als Bol (notfalls Supp. Rectodelt® 100 mg).

16.5.9 Pneumonie

Im Säuglings- oder Kleinkindesalter überwiegen ambulant erworbene virale Bronchopneumon Gefolge eines Inf. der oberen Luftwege (RS-, Adeno-, Para-, Influenzaviren): Die Entzündu Bronchialwand greift auf die Alveolen über, eine bakt. Superinf. kann folgen. Seltener ist die j bakt. Pneumonie, die eine reife Immunantwort voraussetzt und daher erst im Vorschul- und Sch auftritt.

Erregerspektrum bakt. Pneumonien

◆ Meist Pneumok., Haem. infl., Moraxella catarrhales, selten Staphylokokken
◆ Ab dem Schulalter nehmen atypische Pneumonien zu (Mykoplasmen, Chlamydien, nellen) mit protrahiertem Verlauf und geringen klinischen Zeichen
◆ Weitere Formen: Aspirationspneumonie (☞ 16.5.11), primär abszedierende Pneu (Staphylokokken, 1. Lj.), interstitielle Pneumonie bei Immunsuppression (Pneumc Candida), eosinophile Pneumonie (Parasiten).

...nik Reduz. AZ, Husten, erhöhte Atemfrequenz, Nasenflügelatmung, Atemnot mit interko-...en Einziehungen, Fieber (kann bei Sgl. fehlen), zentrale Zyanose (bei Sgl. auch Blässe), bei ...eitpleuritis endexspir. „anstoßende", stöhnende Atmung, Brust- oder Bauchschmerzen, ge-...tes Abdomen („Pneumoniebauch"), weißlicher bis rostbrauner Auswurf (wird oft ver-...uckt).

...gnostik Auskultation und Perkussion: Knistern, ohrnahe, feinblasige RG, lokale Dämpfung ...Kleinkindern und Sgl. selten zu erheben, manchmal nur verstärktes Bronchialatmen); ggf. Rö-...rax. Ein Erregernachweis ist schwierig und meist nicht erforderlich. Bei bakt. Genese deut-...e, sonst nur geringe Leukozytose, Linksverschiebung, CRP-Erhöhung.

...erenzialdiagnose Meningitis (☞ 16.7.9), Sepsis, Appendizitis (☞ 16.6.8), Tbc.

...rapie Bei zuverlässigen Eltern und regelmäßigen Hausbesuchen ambulant möglich (nicht ...ausgeprägter Dyspnoe oder O_2-Bedarf):
- Kühle, feuchte Frischluft; ggf. Antipyrese (**cave:** Ein Temperaturanstieg um 1 °C erhöht den O_2-Bedarf um 10%!)
- Lagerung mit leicht erhöhtem Oberkörper (keine Bauchlage bei Sgl.), häufig umlagern
- Sekretmobilisierung: Reichlich Flüssigkeit in kleinen Portionen anbieten, Inhalation mit 0,9% NaCl, Physiother. ab 3. Krankheitstag. Sekretolytika (☞ 16.14.2) umstritten; ggf. Spasmoly-...ika bei Obstruktion
- Antitussiva nur zu Beginn bei unproduktivem Reizhusten oder schmerzhafter Begleitpleuritis ...vertretbar; **cave:** Sekretretention
- Bei hohem Fieber bzw. erneutem Fieberanstieg (V.a. bakt. Genese) nach Erregerwahrschein-...ichkeit kalkulierte antibiotische Ther.:
  - < 5. Lj. Amoxicillin (z.B. Infectomox® Saft), ggf. mit β-Lactamasehemmer (z.B. Augmentan®), ...lternativ Oralcephalosporin der 2. Generation (z.B. Infectocef® Saft)
  - > 5. Lj. Makrolid (z.B. Infectomycin® Saft). Bei Nichtansprechern innerhalb 2–3 d auf das ...ntibiotikum der je anderen Altersklasse umsetzen oder mit diesem kombinieren. Behand-...ungsdauer 3–5 d über die Entfieberung und Besserung des AZ hinaus, bei atypischen Pneu-...monien 2–3 Wo. **Cave:** Makrolidresistenz regional bis 20%.

...linikeinweisung bei verzögertem, schwerem Verlauf oder ungünstigen häuslichen Gegeben-...eiten (Risikofaktoren: Schlechter sozialer Status, hohe Geschwisterzahl, niedriges Geburts-...ewicht, passives Rauchen).

...plikationen Herzinsuff. (Trinkschwäche, Schwitzen, Ödeme, Hepatosplenomegalie), ...ngitis (regelmäßige Kontrollen!).

...nose Bei ambulant erworbenen Pneumonien meist gut.

...hylaxe Indikationsimpfung gegen Pneumok. für Risikogruppen (Grunderkr., Immun-...äche) mit Konjugat- (ab 3. Mon., z.B. Prevenar®) bzw. Polysaccharid-Impfstoff (ab 2. ...B. Pneumovax®). Schutz vor invasiven Pneumok.-Inf. bis zu 80% für etwa 6 J. Die Hib-...ung schützt nicht vor Inf. mit nichtbekapselten Hib-Stämmen.

16.5.10 Mukoviszidose

Syn. Zystische Fibrose, CF. Für den Allgemeinarzt selten, aber wichtig als Ausschlussdiagnose. Au *mal rezessiv vererbte Erkr. mit gestörter Ausscheidung von Drüsensekreten; verschiedene Ausprä* *gen: Alle Organe mit Schleimdrüsen können betroffen sein, v.a. aber Lunge und Pankreas.*

Klinik 10% manifestieren sich unmittelbar nach der Geburt (Mekoniumileus); häufig sch verlaufende, rezid. (obstruktive) Atemwegsinf. mit zähem, oft reichlichem Sekret und chron. F ten. Pseudomonas-aeruginosa-Besiedlung im Alter von 10–15 J. von wesentlicher Bedeut Fettige, massige, unverdaute, zähe Stühle; rezid. Darmvorfälle, Gedeihstörung (☞ 16. Diab. mell. als Spätkomplikation.

Diagnostik Schweißtest (einfach und schmerzlos). In enger Zusammenarbeit mit speziali ten Zentren regelmäßige Kontrollen:

- Gew. (bei Stillstand unzureichende Enzymsubstitution? Chron.-pulmonale Inf.?)
- Lungenfunktion, Sputumkultur bzw. tiefer Rachenabstrich, Antibiogramm zur Früher nung von Exazerbationen
- Rö.-Thorax routinemäßig oder bei V.a. Pneumonie
- HbA_1 1–2 x/J. zur Früherkennung eines Diab. mell.
- Leberwerte/Gerinnung bei Hinweis auf Zirrhose.

Therapie

- Betreuung durch HA, Kinderarzt, Pulmologen, Gastroenterologen, Physiotherapeuten nährungsberater, Psychologen
- Diät: Kalorienreiche Kost mit hohem Eiweißanteil
- Enzymsubstitution bei Verdauungsinsuff. (z.B. Kreon® oder Panzytrat®)
- Regelmäßig Physiother. und Atemschulung; auch Sport
- Häufige, ausreichende antibiotische Behandlung nach Antibiogramm
- Mukolytika (z.B. N-Acetylcystein)
- Glukokortikoide und β-Mimetika.

Prognose Lebenserwartung bis mittl. Erwachsenenalter. Neue Therapiekonzepte zur Sch verflüssigung sowie Impfung gegen Pseudomonas aeruginosa sind in Erprobung; Erfolg ver chende Ergebnisse mit Genther. Bei Kinderwunsch der Eltern humangenetische Beratung

16.5.11 Fremdkörperaspiration

Häufigkeitsgipfel im 2. und 3. Lj.; Sgl. meist nur, wenn sie von Geschwistern gefüttert werden; Kinder v.a. bei neurologischen Erkr. Erhöhte Aspirationsgefahr, wenn das Kind mit Nahrung im l läuft und fällt oder erschrickt. Gegenstände und Nahrungsmittel mit glatter Oberfläche werden le aspiriert, weiche und klebrige rutschen eher in den Ös. Häufigste Fremdkörper im Bronchialsy Erdnüsse, Bonbons, Perlen und Knöpfe, rohe Karotten- und Apfelstücke.

Klinik Nicht immer eindeutige Anamnese: Aus dem Wohlbefinden heraus plötzlich einse der (starker) Husten und Würgereiz, danach je nach Lage des Fremdkörpers stürmische Ent lung mit Stridor, Zyanose und Dyspnoe oder baldige „Besserung" (nach Passage von Kehlkor Trachea). Bei Verkennung: Erfolglos behandelte „plötzliche Bronchitis" mit Fieber nach e Tagen (Aspirationspneumonie).

gnostik

Auskultation: Lokalisierter, in- und exspiratorisch wechselnder Stridor, Giemen, feuchte, grobblasige RG

Perkussion: Bei Ventilmechanismus betroffene Seite hypersonor

Inspektion: Verminderte Atemexkursion der betroffenen Seite.

rapie

Bei V.a. Fremdkörperaspiration, aber klinisch stabilem Zustand: Keine unnötigen Manipulationen, sondern Beschränkung auf:

Klinikeinweisung unter Notarztbegleitung zum Rö-Thorax und evtl. zur Notfallbronchoskopie; Vater oder Mutter fahren mit!

Bis zum Eintreffen des NAW für ruhige, entspannte Atmosphäre sorgen; Kind soll möglichst sitzen; evtl. O_2-Gabe

Bei akuter Erstickungsgefahr (Atemnot, Zyanose, kein Husten, Sprechen, Schreien mehr): Sgl.: 5 Rückenschläge in Hängelage; Kind: 5 Thorax-/Oberbauchkompressionen (Heimlich-Manöver); Notintubation (☞ 3.2.4), dabei Versuch, den FK in tieferen Bronchus zu schieben.

phylaxe Während des Spielens nicht füttern oder Nahrungsmittel in die Hand geben! In den n Lj. keine Nüsse, bes. keine Erdnüsse anbieten. Kleines Spielzeug (z.B. Knöpfe, Perlen) ge- nicht in die Hände von Kleinkindern.

.5.12 Plötzlicher Kindstod

Krippentod, sudden infant death syndrome (SIDS). Häufigste Todesursache im 1. Lj. jenseits der ehorenenperiode (meist 2.–4. Lebensmon.); Inzidenz 0,7/1000. Ätiol. unbekannt. Meist im Schlaf, ger im Winter als im Sommer.

kofaktoren

Bauch- und Seitenlage, v.a. auf zu weicher Unterlage

Überwärmung (Kleidung, Raumtemperatur)

Frühgeborene und hypotrophe NG, Mehrlinge

Plötzlicher Kindstod eines Geschwisterkindes

Niedriger sozialer Status

Rauchen, Drogenabhängigkeit der Eltern (bes. Mutter).

alten bei SIDS

ei Near-SIDS (akute Apnoe, Zyanose, Blässe und Bradykardie); Klinikeinweisung zur Be- bachtung (Monitoring)

ei akutem Ereignis Reanimation (☞ 3.2)

Obduktion erforderlich, möglichst mit Zustimmung der Eltern

sychosoziale Betreuung der Eltern, inkl. Aufklärung über SIDS, Erklärung des Obduktions- rgebnisses, Selbsthilfegruppen

Monitorüberwachung aller Geschwister im 1. Lj. Unterweisung der Eltern in lebensrettenden ofortmaßnahmen bei Sgl.

16.5.13 Otitis media

*Syn. Mittelohrentzündung. Die akute Otitis media ist einer der häufigsten Beratungsanlässe
schen 1/2 und 6 J. meist während oder infolge einer akuten Atemwegsinf. Sie ist abzugrenzen von
Otitis media mit Erguss ohne Entzündungszeichen (Seromukotympanon, ☞ 16.5.14). Bei der ch
Otitis media sind zu unterscheiden: Schleimhauteiterung mit zentralem und Knocheneiterung
randständigem Trommelfelldefekt. Aus Letzterer kann ein Cholesteatom entstehen, welches im Kin
alter bes. schnell und destruierend wächst.*

Klinik der akuten Otitis media Das Kind ist zuvor erhöht reizbar, unruhig, abgeschla
greift nach dem Ohr, hat ggf. Bauchweh. Dann Ohrenschmerzen, Hörminderung (ab dem
mittelbar), Fieber. Schlagartige Besserung der Ohrenschmerzen bei Trommelfellperforation
älteren Kindern sind die Symptome geringer ausgeprägt, Fieber kann fehlen. V.a. Mastoi
wenn Symptome > 2–3 Wo.

Diagnostik Otoskopie: Rötung, Trübung, Reflexverlust des Trommelfells. Blutblasen be
fluenza (Grippeotitis). Bei Erguss ggf. sichtbare Spiegelbildung, vorgewölbtes oder perfori
Trommelfell. Hörprüfung. Bei schwerem Krankheitsbild Überweisung zum FA zur Paraze.
und Erregernachweis. Rö bei KO.

Differenzialdiagnose Trommelfellrötung durch Schreien.

Therapie
- Abschwellende Nasentr. max. 10 d (☞ 16.14.4)
- Analgetisch, fiebersenkend (Paracetamol, ☞ 16.14.1)
- Antibiose nicht generell, jedoch wenn < 2 J., bei ausgeprägter Symptomatik, Grundkran
  oder Influenzaepidemie. Entscheidet man sich gegen eine Antibiose, muss nach 2–3 d
  geprüft und entschieden werden. Amoxicillin ist Mittel der Wahl (z.B. InfectoMox®). \
  nach 2–3 d keine Besserung: Amoxicillin plus β-Lactamasehemmer (z.B. Augmentan®)
  phalosporin (z.B. InfectoCef®, Loracarbef®) oder Makrolid (z.B. InfectoRox®)
- Keine Lokalantibiotika, Ohrentr. oder Watte in den Gehörgang
- Bei rezid. Otitis media: Überweisung zum FA, ggf. Chemoprophylaxe mit 2 × 10 mg/k
  Amoxicillin tägl. für 6 Mon. Influenza-, Pneumok.-Impfung. Adenotomie
- Bei chron. Otitis media: Überweisung zum FA. Schleimhauteiterung: Tägl. Ohrreini
  lokale und i.v. Antibiose. Knocheneiterung: Antibiose i.v., OP.

Prophylaxe Reduktion um 6% durch Impfung mit 7-valentem Pneumok.-Konjugat-Imp
(z.B. Prevenar®) ab 3. Mon. Ergänzung mit 23-valentem Polysaccharid-Impfstoff (z.B. Pne
vax®) ab 3. Lj. Ind. bei Immunschwäche oder Grunderkr.

Prognose I.d.R. gut. Bei Persistenz des Ergusses mögliche Verzögerung des Spracherwer
folge der Schallleitungsschwerhörigkeit. Daher sorgfältige Diagn. und Ther.

Komplikationen Persistenz des Ergusses, Rezidive, Chronifizierung, Ausbreitung de
Mastoiditis, Labyrinthitis, Fazialisparese, Meningitis (meist inadäquate Antibiose!).

16.5.14 Seromukotympanon

Def. *Otitis media mit Erguss, Leimohr, Tubenkatarrh. Seromuköser Mittelohrerguss von leimartiger Konsistenz bei Dysfunktion oder mechanischer Verlegung der Tube. Eigenständig oder infolge einer akuten Otitis media. Häufige Erkr. bis zum Schulalter. Hohe Spontanheilung (80%) nach unterschiedlich langer Dauer. Oft Zufallsbefund.*

Klinik Hörminderung (oft nicht bemerkt!). Druck-, Völlegefühl, Rauschen im Ohr. Kein Fieber, keine Schmerzen, keine Zeichen einer akuten Inf.

Diagnostik Otoskopisch keine Entzündungszeichen (keine Rötung), ggf. retrahiertes Trommelfell (Hammergriffverkürzung). Eingeschränkte Trommelfellbeweglichkeit. Abgeflachtes Tympanogramm. Erhöhte Hörschwelle.

Differenzialdiagnose Erguss bei akuter, rezid. oder chron. Otitis media (Entzündungszeichen!).

Therapie
- Belüftung des Mittelohrs: Luftballon mit der Nase aufblasen (z.B. Otovent®), Valsalva-Versuch, Tubendurchblasung („Politzern")
- Antibiose (☞ 16.5.13), wenn Z.n. nicht antibiotisch behandelter akuter Otitis media. Keine Sekretolytika. Antihistaminika, Kortikosteroide nur bei allerg. Genese
- Kontrollen, um persistierende von flüchtigen Ergüssen zu unterscheiden.
- Wenn > 3 Mon. und Schallleitungsstörung > 30 dB: Paukenröhrchen (zurückhaltend). Entfernung nach spätestens 1 J. Adenotomie.

Komplikationen Trommelfellveränderung (Adhäsion, Atelektase). Entwicklungsstörung infolge Hörminderung (sorgfältige Nachbeobachtung!).

16.5.15 Sinusitis

Def. *Rhinosinusitis, NNH-Entzündung. Durch Ödem der Schleimhäute Abfluss- und Belüftungsstörung der NNH (☞ 16.3.3), Sekretstau, bakt. (selten mykotische) Superinf. Meist akute Begleitsinusitis infolge einer fortgeleiteten Rhinitis viraler oder allergischer Genese. Disposition zu chron. Sinusitis: anatomische Varianten, Rachenmandelhyperplasie, Atopie, Immunschwäche, Mukoviszidose. Sinubronchiales Sy. bei gleichzeitiger chron. Bronchitis.*

Klinik
- Akute Sinusitis: Undulierende Gesichtsschmerzen (Stirn, Wangen, Nasenwurzel, hinter den Augen), verstärkt beim Bücken oder Husten. Krankheitsgefühl, Fieber. „Verstopfte oder laufende" Nase, Mundgeruch. Bakt. Superinf.: Eitriges Nasensekret > 1 Wo., schwer abgrenzbar
- Allergische Sinusitis: Wässriges Nasensekret, Niesreiz, Konjunktivitis, asthmoider Husten, saisonale Anhängigkeit
- Chron. Sinusitis (> 2 Mon.): Variabler und unspezifischer, ggf. nur Krankheitsgefühl.

Diagnostik Schleimstraßen an Rachenhinterwand und in den Nasengängen. Klopf-, Dru empfindlichkeit über den Sinus (bes. an NAP). Sono, Endoskopie mit Abstrich, Rö-Übersi (erst ab 7. Lj. aussagekräftig). Allergieaustestung (allergische Sinusitis). CT (chron. Sinus oder KO).

Differenzialdiagnose Zilienfunktionsstörung, Rhinitis medicamentosa, Schleimhautsch gung durch exogene Noxen (Stäube, Dämpfe), Fremdkörper, Polypen, Tumoren.

Therapie
- Akute Sinusitis: Nasenspülung mit hyperosmolarer NaCl-Lösung (1 Teel. auf 1 Glas Wass abschwellende Nasensprays max. 10 d (☞ 16.14.4), Inhalation mit ätherischen Ölen (n Menthol oder Kampfer < 2 J.), Rotlicht, Mikrowelle (**cave:** Schutzbrille!), Antiphlogistika (Ibuprofen ab 6 J. 10 mg/kgKG in 2–4 Einzeldosen als Brausetbl.). Bakt. Superinf.: Amoxic ± β-Lactamasehemmer (z.B. InfectoMox®, Augmentan®), Cephalosporin (z.B. InfectoCe Makrolid (z.B. InfectoRox®), u.U. bis zu 6 Wo.
- Allergische Sinusitis: Antihistaminika, kortikoidhaltige Nasensprays, Hyposensibilisieru
- Chron. Sinusitis: Überweisung zum FA; dort Drainage, ggf. endonasale OP, Adenotom

Komplikationen Orbitalphlegmone (**cave:** Schwellung des inneren Lidwinkels und der Aug lider, Doppelbilder), Stirnbeinosteomyelitis, Sinusthrombose, Meningitis.

16.6 Häufige Krankheitsbilder des Magen-Darm-Bereichs

Akute Gastroenteritis s. Leitsymptome, Erbrechen (☞ 16.4.3) und Diarrhoe (☞ 16.4.4).

16.6.1 Dreimonatskolik

Meteorismus, vorzugsweise innerhalb der ersten 3 Lebensmon. nach Milchmahlzeiten infolge der h Schaumstabilität der Milch. Mitverschluckte Luft bleibt im Schaum gebunden und kann nicht gestoßen werden. Nach Einführung der Breikost verschwinden die Symptome.

Klinik Krümmen, Anziehen der Beine, Schreien. Hochnehmen und bäuchlings Über-die-Sc ter-Legen beruhigt i.d.R., Flachlegen lässt die Symptome erneut auftreten.

Therapie Entschäumer Dimeticon 40–60 mg (z.B. sab simplex® 15–20 Tr.) pro 100 ml schenmilch bzw. zu Stillbeginn.

- ! Kind häufig tragen („Fliegergriff") und schaukeln, evtl. im Tragetuch. Fenchel-Anis-Küm tee (z.B. Sidroga®) geben; feuchtwarme Leibwickel mit Kamille. Bauchmassage im Uhrze sinn.

Naturheilkundliche Therapieempfehlung

Phytotherapie Pfefferminze (Mentha piperita, z.B. Iberogast® Tct.; ☞ 8.1.3) *oder* Carmi vum Hetterich® Tr. (☞ 8.1.7).

.6.2 Kardiainsuffizienz

gastroösophagealer Reflux. Physiologisch in den ersten 6 Lebenswo., gelegentlich bis zum 6. Lebens-
.

ik Der Sgl. lässt kleine Nahrungsmengen (bis 20 ml) aus dem Mund laufen (schlaffes Erhen, „Spucken"). Meist keine Gedeihstörung. **Cave:** Blut- oder Hämatinbeimengungen zum
ochenen sind Hinweise auf Refluxösophagitis.

nostik Rö-Breischluck, Sono, evtl. Szinti („Milch-Scan"), pH-Sonde im unteren Ös.

apie Häufige kleine Mahlzeiten (8–12 × 20–60 g). Andicken der Nahrung mit pflanzlichem
emittel (z.B. 1% Nestargel®). Regelmäßiges Aufstoßen („Bäuerchen"). Kopfhoch- oder
tsseitenlage.

plikationen Refluxösophagitis, narbige Stenosierung, Aspiration, Eisenmangelanämie,
oeanfälle beim Sgl.

.6.3 Pylorushypertrophie

*erungsstörung des Magens infolge Spasmus und Hypertrophie der Magenausgangsmuskulatur.
: Pylorusstenose. Typischerweise in der 3. Lebenswo. beginnend. 0,3% aller NG, Knaben
häufiger betroffen; familiäre Disposition.*

ik Zunächst gelegentliches, schließlich nach jeder Mahlzeit schwallartiges Erbrechen im
nförmigen Strahl. Das Erbrochene riecht sauer, enthält gelegentlich Hämatin, nie Galle; sicht-
Magenperistaltik, seltene Stühle (Pseudoobstipation), Gedeihstörung, gequältes, greisenhaf-
ussehen.

nostik Anamnese (Art des Erbrechens?), Prädilektionsalter. Abdomenpalpation (Pylorus-
:). Fütterungsversuch (großer Hunger, peristaltische Wellen, Erbrechen im Schwall ohne
). Sono: Kokardenbild, Stase des Mageninhalts.

erenzialdiagnose Hiatushernie, Duodenalatresie, Pancreas anulare, idiopathischer oder
:torischer Pylorospasmus als funktionelle Erkr. Tipp: Wenn der Sgl. nach dem Erbrechen
: trinkt, ist Peritonitis oder tief sitzender Ileus weitgehend ausgeschlossen. Adrenogenitales
erlustsy.

apie
gf. sofortige Klinikeinweisung zur Korrektur des Wasser- und Elektrolytdefizits
)P ist Behandlung der Wahl. Technik: Pyloromyotomie nach Weber-Ramstedt; stationäre
ehandlungsdauer: 8 d
ur bei milder Ausprägung (jenseits des 2. Lebensmon.) kons. Behandlungsversuch (Spas-
aolyse, häufige kleine Mahlzeiten).

olikationen Hypochlorämische metabolische Alkalose. Coma pyloricum.

16.6.4 Azetonämisches Erbrechen

Sonderform der Dehydratation, ausgelöst durch hartnäckige Brechattacken; typischerweise jenseit[s] Säuglingsalters (2.–8. Lj., Häufigkeitsgipfel im Vorschulalter) infolge eines Infektes, Ernährungsfe[hler] (Fettexzess, Süßigkeiten, Hungerpause), körperlicher oder psychischer Erregung (neurovegetativ[…]

Klinik Zu Beginn allg. Krankheitsgefühl (Übelkeit, Inappetenz, gelegentlich Leibschme[rz,] Kopfschmerzen), dann plötzlich hartnäckige Brechattacken bis zu 50 × tägl. Im Erbroch[enen] mitunter Hämatin oder frisches Blut. Obstartiger Foetor ex ore, vertiefte Atmung.

Diagnostik

- Urinstatus: Ketonurie ohne Zuckerausscheidung
- BZ-Stick: Anfangs Hypo-, später Hyperglykämie.

Therapie

- Löffelweise eisgekühlte Flüssigkeit ($1/2$ l schwarzer Tee, $1/2$ l Orangensaft, 2 Essl. Zucker, 1 Salz)
- Sedierung: 0,05–0,1 g Phenobarbital i.m. (z.B. Luminal®), Diazepam (z.B. Diazepam D[…] rectal tube® 5 mg), Promethazin (z.B. Atosil® 1 mg/kg i.m.)
- Antiemetika: Dimenhydrinat (z.B. 40 mg Vomex A®-Kinder-Supp.)
- Wenn 24 h symptomfrei, Nahrungsaufbau über gesüßten Obstbrei. Fett (auch Milch[…] nach Abklingen der Azetonurie
- Bei Nichtsistieren des Erbrechens rechtzeitige Klinikeinweisung zur i.v. Ther. mit Glu[kose] 5–10%; auch in der Praxis möglich.

Komplikationen Bei Nichtsistieren: Abgeschlagenheit, Elektrolytentgleisung, metabol[e] Azidose, später Alkalose, Exsikkose, ketonämisches Koma.

Prognose Gut; häufig Rezidive im Abstand von Wo. bis J. möglich.

16.6.5 Nabelhernie

Beim NG die häufigste Bruchform (10–20%), hohe spontane Rückbildungstendenz innerhalb de[…] ten beiden Lj.

Ätiologie Ungenügender bindegewebiger Verschluss der Durchtrittsstelle der Nabels[…] durch die Bauchwand.

Klinik Tastbare Lücke am Nabelgrund oder sichtbare Vorwölbung der Haut. Manchmal i[…] kleiner Netzzipfel in der Lücke zu tasten und zu reponieren. Vermutlich sind Netzeinklemm[…] für gelegentliche Schmerzen verantwortlich; eine Einklemmung des Darms ist extrem sel[ten]

Diagnostik Inspektion und Palpation.

Differenzialdiagnose Lokalbefund eindeutig; bei Beschwerden andere abdom. oder ps[ycho]somatische Erkr. ausschließen.

Therapie Dringliche OP nur bei der seltenen Darminkarzeration. Bei Sgl. mit ausgeprägter Nabelhernie Therapieversuch mit Nabelbruchpflaster (z.B. Porofix®). Aufklärung der Eltern über häufig spontane Ausheilung. Strenge OP-Ind. bei fortbestehender Hernie, dies gilt bes. für kosmetische Überlegungen. OP-Zeitpunkt: 3.–4. Lj.; ambulant möglich.

16.6.6 Invagination

Einstülpung eines höheren Darmabschnitts in einen tieferen, am häufigsten im Ileozökalbereich; durch Anschwellung mechanischer Ileus. Jenseits des 2. Lj. selten.

Ätiologie Im Einzelfall oft unklar. Begünstigend wirken Hyperperistaltik (Enteritis), Lymphadenitis mesenterialis, Polypen, Meckel-Divertikel oder Coecum mobile.

Klinik Akuter Beginn mit Schreien bei offensichtlichen, kolikartigen Bauchschmerzen. Prodromal Unruhe, vorausgegangener abdom. oder Atemwegsinfekt; Erbrechen als Zeichen einer Peritonealreizung, Abgang von Blut und Schleim.

Diagnostik
Reduzierter AZ, blasses, ängstliches Gesicht, Beinchen angezogen. Palpatorischer Druckschmerz, anfänglich keine Peritonitiszeichen. Der Invaginationstumor ist meist tastbar, v.a. im symptomfreien Intervall. Rektal Blut am Fingerling (späteres, aber sicheres Symptom) Sono (Kokarde), Labor wichtig für DD
Im Zweifel immer Klinikeinweisung.

Differenzialdiagnose Appendizitis, Enterokolitis, Volvulus, Urogenitalerkr.

Therapie Absolute Einweisungsindikation schon bei Verdacht; diagn. und ther. Kolon-Kontrasteinlauf, evtl. operative Reposition oder Resektion. Stationäre Behandlungsdauer je nach Schweregrad: 2–3 d; postop. 7–10 d.

Auch im symptomfreien Intervall sollte nicht von der gefassten Entscheidung zur Klinikeinweisung abgewichen werden, da immer wieder Todesfälle durch zu späte Behandlung vorkommen.

16.7 Volvulus

Drehung einer Darmschlinge um den Mesenterialstiel, meist als Folge ungenügender Anheftung des Darms am Retroperitoneum.

Klinik In jedem Alter möglich; akuter Beginn, aber auch chron.-rezid. Verlauf.
1. Häufigkeitsgipfel: NG- und frühes Säuglingsalter; akuter Beginn, schwerkrankes Kind; galliges Erbrechen, geblähtes und druckschmerzhaftes Abdomen, auskultatorisch klingende Darmgeräusche oder Totenstille; rektal Blut am Fingerling
2. Häufigkeitsgipfel: Schulkinder; vorwiegend Knaben; meist ist das hypermobile Sigmoid betroffen; harmlosere Form des Volvulus. Beginn ebenfalls akut mit Schmerzen im li. Mittelbzw. Unterbauch, Brechreiz häufig, selten Erbrechen. Druckschmerz in der Sigmaregion ohne peritonitische Abwehrspannung und ohne Ausstrahlung, rektal nur weite Ampulle, kein Blut.

Diagnostik

- Anamnese: Häufigkeitsgipfel beachten
- Körperliche Untersuchung; **cave:** Dramatischer Befund beim Sgl., harmlosere Form b⟨ Schulkind
- Sono: Darmkonvolut mit Flüssigkeit im Lumen
- Labor (BB, BSG), Urinstatus (Ausschluss eines HWI). Kolon-Kontrasteinlauf nur bei chr⟨ rezid. Verlauf.

Differenzialdiagnose Beim Sgl. Enterokolitis; beim Schulkind urologische Erkr. (Pyelo⟨ phritis li), Kolitis (Durchfall, langsamer Beginn).

Therapie

- Absolute Einweisungsind. bei NG und Sgl. zur sofortigen Laparotomie; stationäre Beha⟨ lungsdauer 2–3 Wo.
- Bei Schulkindern ist die klinische Untersuchung oft schon erfolgreiche Ther.: Nach der ⟨ talen Untersuchung sind die Beschwerden oft schlagartig verschwunden, sodass eine ü⟨ stürzte Einweisung vermieden werden kann; diese ist notwendig bei über $1/2$ h andauern⟨ Beschwerden oder den Zeichen eines akuten Abdomens mit reduziertem AZ.

16.6.8 Appendizitis

Entzündung des Wurmfortsatzes über das Darmlumen, selten über die Blutbahn. Begünstigend wi⟨ Stauungen, Fremdkörper, Oxyuren, Kotsteine. Häufigkeitsgipfel 4.–10. Lj. Jüngere Kinder erkra⟨ seltener, da die Appendix kleiner und das Lumen weiter ist.

Klinik

- Akut: Kurze Anamnese (Stunden), plötzlicher Beginn, Brechreiz, Erbrechen, Obstipa⟨ (auch Durchfall), Schmerzen zunächst in der Nabelgegend, dann in den re Unterbauch v⟨ dernd, subfebrile Temperaturen. Angewinkelte Schonhaltung des re Beines, Hinken (Ps⟨ schmerz). Bei peritonitischer Reizung Oberkörper nach vorne gebeugt, um die Bauchde⟨ zu entspannen
- Subakut oder chron.: Lange Anamnese (Mon.), rezid. Schmerzen im re Unterbauch, Übel⟨ Obstipation, meist fehlt die Abwehrspannung.

Diagnostik Im re Unterbauch Druckschmerz, bei perityphlitischem Abszess tastbare Resis⟨ kontralateraler Loslassschmerz. Rektal Druckschmerz im Douglas-Raum (recht verlässlich). ⟨ tal-axilläre Temperaturdifferenz > 0,5 °C und Leukozytose (wenig verlässlich). Sono. **Cave:** atypische Lage kann zu folgenschweren Fehldiagnosen führen.

Therapie Einweisung zur fachärztlichen Klärung und ggf. OP.

Differenzialdiagnose Entzündliche Prozesse intra- wie retroperitoneal; bei Kindern auc⟨ ßerhalb des Bauchraums, jedoch ohne typischen Tastbefund (Pseudoappendizitis bei Pneum⟨ diabetischem Präkoma, Otitis media, Masern u.a.). Schwierige Abgrenzung zu Nabelkolik⟨

Komplikationen Perityphlitischer Abszess, Perforation (je jünger der Pat., desto früher⟨ beranstieg, tastbarer Tumor mit lokaler Abwehrspannung, vorübergehend lassen die Schme⟨ nach), Peritonitis, Ileus.

6.9   Zöliakie

glutensensible Enteropathie, einheimische Sprue (Erw.). Überempfindlichkeit des Dünndarms auf Klebereiweiß Gluten aus Weizen, Hafer, Gerste und Roggen. Zottenatrophie, Malabsorption bes. Fettsäuren. Symptomatisch 2–3 Mon. nach Beginn der Getreidebeikost, i.d.R. frühes Kleinkind-. Oligosymptomatische Formen können jahrelang unerkannt bleiben.

nik Gedeihstörung, chron. Durchfälle (massige, fettglänzende, übel riechende Stühle), ge-ter Bauch, Appetitlosigkeit, Eisenmangelanämie, sekundäre Rachitis. Misslaunigkeit. Bei äl-n Kindern oft nur Minderwuchs.

gnostik Gliadin-, Endomysium-AK, Dünndarmbiopsie, Beschwerdefreiheit unter gluten-r Diät.

Ferenzialdiagnose Kohlenhydratmalabsorption, Kuhmilcheiweißallergie, Immundefizi-tropische Sprue.

rapie Streng glutenfreie Diät (☞ 17.5.3), i.d.R. lebenslang. Mais, Reis und Hirse werden ragen. **Cave:** Versteckte Glutenquellen. Siehe Empfehlungen der Dt. Zöliakie-Gesellschaft w.dzg-online.de).

nplikationen Osteoporose, gastrointestinale Tumoren, Autoimmunerkr.

ohylaxe AK-Bestimmung bei symptomlosen Geschwistern.

5.7   Infektiöse „Kinderkrankheiten"

.7.1   Masern

Morbilli. Tröpfchen-Inf. (Husten, Niesen, Sprechen) mit Masernvirus. Hochkontagiös. Nestschutz h mütterliche AK bis zum 5.–12. Lebensmon. Betroffen waren bis zur Einführung der Impfung iegend Kinder (natürliche Durchseuchung bis zum 6.Lj. > 95%), heute sind es zunehmend nicht pfte Jugendliche und Erw. mit oft atypischem, schwerem Krankheitsverlauf (Durchimpfungsrate 75%). IKZ bis Exanthemausbruch 8–12 d.

ik

Prodromi für 4 d: 1. Fieberschub bis 39 °C, Atemwegskatarrh, Koplik-Flecken an Wangen-chleimhaut in Höhe der Molaren (salzkornartige weiße Stippchen mit gerötetem Hof), evtl. Kopf- und Bauchschmerzen mit Obstipation („Pseudoappendizitis") oder Durchfall. Kurz-eitige Entfieberung nach 3 d

. Fieberschub bis 41 °C, Verstärkung der Krankheitserscheinungen, Konjunktivitis (Licht-cheu), Rhinitis, Pharyngolaryngitis, Tracheobronchitis mit trockenem Reizhusten, typisches Maserngesicht („verrotzt, verheult, verschwollen"), Abgeschlagenheit, Krankheitsgefühl, Ex-nthem: Stark gerötet, großfleckig bis 1 cm, erhaben, unregelmäßig geformt, konfluierend, vtl. hämorrhagisch; beginnt hinter den Ohren und steigt symmetrisch über Kopf, Stamm zu en Extremitäten ab. Rückbildung in gleicher Folge; nach Abblassen kleieartige Schuppung er Haut möglich. Anhaltende Infektanfälligkeit für ca. 6 Wo.

Diagnostik Bisher i.d.R. klinisch. Heute mit dem Ziel der Maserneliminaton serol. Bestätig auch des Einzelfalls (IgM-AK). Verdacht und Erkr. meldepflichtig.

Therapie

- Bettruhe in belüftetem, abgedunkeltem Zimmer. Bei hohem Fieber oder beeinträchtigtem Antipyrese (☞ 16.14.1). Absonderung bis 4 d nach Exanthembeginn. Genügend lange holungsphase, um KO zu vermeiden
- Bei Otitis media oder Bronchopneumonie: Frühzeitige antibiotische Ther. (☞ 16.5.13 ☞ 16.5.9)
- Bei Krupp-Sy., Enzephalitis oder toxischem Verlauf Klinikeinweisung.

Prophylaxe

- Aktive Impfung mit 11. Mon., vorzugsweise MMR-Impfstoff; 2. Dosis im 2. Lj., Mind abstand 4 Wo. Abgeschwächte Impfmasern in 5%. Nichtangehen der Impfung vor 9. M infolge mütterlicher AK
- Riegelungsimpfung bei Nicht- oder Einmalgeimpften möglichst innerhalb 3 d nach Kor (Inkubationsimpfung)
- Passive Immunisierung bei abwehrgeschwächten, seroneg. Personen mit hohem KO-Ris 0,2–0,5 ml/kg i.m. oder 1–2 ml/kg i.v. Immunglobulin (z.B. Beriglobin® bzw. Sandoglobu verhindern bis zum 3. d und mitigieren bis zum 6. d nach Kontakt den Krankheitsve
- Weltweite Eliminierung bis 2010 geplant (WHO).

Komplikationen

- Bronchopneumonie, Otitis media, Masernkrupp (insgesamt 10–20%)
- Bakterielle Superinf., Tbc-Aktivierung infolge Resistenzminderung
- Toxischer Verlauf (selten): Stark reduzierter AZ, Hyperpyrexie, Somnolenz, Krämpfe
- Enzephalitis 0,1%: Erneuter Fieberanstieg, Eintrübung, Krämpfe, Letalität 15%, Defek lung 30% (Krampfleiden, Intelligenz- und Konzentrationsstörungen)
- Weiße Masern (ohne Exanthem) bei T-Zell-Defekt
- Subakut sklerosierende Panenzephalitis: Mögliche Spätfolge nach 6–8 J. mit infauster F nose.

Prognose Letalität 0,01%, in Entwicklungsländern 10% (günstiger bei Vit.-A-Gabe), erl Komplikationsrate mit zunehmendem Alter.

16.7.2 Röteln

Syn. Rubeola, Rubella. Tröpfcheninf. mit Röteln-Virus. Kontagiosität bei flüchtigem Kontakt 20% Haushaltskontakt 80%. Betroffen sind v.a. nicht geimpfte ältere Kinder und junge Erw. Abortive läufe in 50%. IKZ 2–3 Wo.

Klinik

- Katarrhalische Prodromi für 2 d, dann druckempfindliche, weiche Schwellung der LK scherweise nuchal und retroaurikulär
- Exanthem für 3 d: Blass-rot, mittelfleckig bis 3 mm Durchmesser, leicht erhaben, teils stehend, nicht konfluierend, oft flüchtig und diskret, bei Lampenlicht kaum sichtbar. B retroaurikulär, rasche Ausbreitung über Gesicht, Hals, Stamm und gelegentlich Extremi Keine Schuppung. Leichte allg. Krankheitserscheinungen, mäßiges Fieber bis 38 °C, gele lich Gelenkbeschwerden bei Jugendlichen und Erw. Prognose gut.

…agnostik Da klinisch oft unsicher, sollte eine Inf. gefährdeter Personen (Schwangere ohne …munität, Abwehrgeschwächte) serol. geklärt werden: IgM-AK-Nachweis (ab 3. Tag nach Kon-…t) oder 4facher HAH-Titeranstieg im Verlauf von 1–3 Wo.

…erapie Symptomatisch, meist nicht erforderlich. Auf mögliche Gefährdung Schwangerer hin-…isen!

Tab. 16.13   Charakteristika exanthematischer Erkrankungen bei typischem Verlauf

	Masern (☞ 16.7.1)	Röteln (☞ 16.7.2)	Scharlach (☞ 16.7.3)
…dilektions-…er	Jugendliche und Erw. (Impflücken)	Jugendliche und Erw. (Impflücken)	Schulkinder (3.–15. Lj.)
…ubation	8–12 d	2–3 Wo.	2–5 d
…dromi	4 d	2 d	–
…chenbefund	Enanthem, Koplik-Flecken, zeitlich vor Exanthem	Enanthem, punktförmige Blutungen an der Uvula	Düsterrotes Enanthem der Rachenhinterwand und des weichen Gaumens, „Himbeerzunge"
…nthem	Stark gerötet, großfleckig bis 1 cm, erhaben, unregelmäßig geformt, konfluierend	Blassrot, mittelfleckig bis 3 mm, leicht erhaben, nicht konfluierend	Feinfleckig, bis 1 mm, dicht stehend, oft flüchtig, samtartig
…eginn	Retroaurikulär	Retroaurikulär	Arm- und Leistenbeugen
…usbreitung	Zentrifugal über Stamm und Extremitäten. Verschwindet in der Reihenfolge des Auftretens	Zentrifugal über Stamm und Extremitäten. Verschwindet in der Reihenfolge des Auftretens	Zentrifugal über Hals, Stamm und Streckseiten der Extremitäten wechselnd
…auer	4–7 d	1–3 d	Unter Antibiose 1–2 d, sonst 1–2 Wo.
…er	Hoch, bis 41 °C, 2-gipflig	Mäßig, bis 38 °C	Hoch, um 40 °C, plötzlicher Beginn
…leitbefunde	Husten, Lichtscheu, Konjunktivitis	Nuchale Lymphadenitis	Pharyngotonsillitis, „Himbeerzunge", blasses Munddreieck
	Otitis media, Masernkrupp, Enzephalitis, Bronchopneumonie	Embryopathie, Enzephalitis	Endokarditis, GN, rheumatisches Fieber, Chorea minor

Tab. 16.13 Fortsetzung			
	Masern (☞ 16.7.1)	**Röteln** (☞ 16.7.2)	**Scharlach** (☞ 16.7.
Immunität	Lebenslang, auch nach Mitigierung	Lebenslang; nach Impfung: 10–18 J.	Vermutlich lebenslar typen- und toxinspe fisch
Infektiosität	5 d vor bis 4 d nach Exanthemausbruch	7 d vor bis 7 d nach Exanthemausbruch	Fieberanstieg bis 2 d nach Antibiose; sons mind. 3 Wo
Wiederzulassung zu Gemeinschaftseinrichtungen	1 Wo. nach Exanthemausbruch möglich, jedoch nur bei gutem AZ	1 Wo. nach Exanthemausbruch möglich	Nach 2 d zuverlässig Antibiose, sonst erst nach mind. 3 Wo.
	Windpocken (☞ 16.7.4)	**Ringelröteln** (☞ 16.7.5)	**Dreitagefieber** (☞ 16.7.6)
Prädilektionsalter	Klein- und Schulkinder	Klein- und Schulkinder	Sgl. und Kleinkinder (–3. Lj.)
Inkubation	10–21 d	4–14 d	5–15 d
Prodromi	Selten, 1–2 d	Selten, 1–2 d	–
Rachenbefund	Vereinzelte Bläschen am Gaumen	Geringe katarrhalische Erscheinungen	Geringe katarrhalisc Erscheinungen
Exanthem	Blassrote, rund-ovale, bis 5 mm große Flecken, Papeln, Bläschen, Pusteln, Krusten	Schmetterlingsförmig an Wangen; sonst: girlandenähnlich konfluierend	Zartrot, feinfleckig
♦ **Beginn**	Überall	Wangen	Stammbetont
♦ **Ausbreitung**	In Schüben, auch Kopfhaut und Schleimhäute; nicht an Handtellern oder Fußsohlen	Streckseiten der Extremitäten und Gesäß	Spärlich an Gesicht Extremitäten
♦ **Dauer**	7–14 d, schubweise	Ca. 10 d, sehr variabel	Einige Stunden
Fieber	Mäßig, bis 38 °C	Gering	Hoch, bis 41 °C für
Begleitbefunde	Starker Juckreiz	Selten Juckreiz	Fieberabfall bei Exanthemausbruch
KO	Superinf., Enzephalitis, Prä-, Perinatalinf.	Hydrops fetalis, aplastische Krise	Fieberkrampf
Immunität	Lebenslang; Reaktivierung als Herpes zoster	Vermutlich lebenslang	Lebenslang

	Tab. 16.13 **Fortsetzung**		
	Windpocken (☞ 16.7.4)	**Ringelröteln** (☞ 16.7.5)	**Dreitagefieber** (☞ 16.7.6)
...ektiosität	2 d vor dem ersten bis 5 d nach Auftreten des letzten Schubs	2–12 d nach Inf. bis Exanthemausbruch	Vermutlich während der Fieberphase
...derzulas- ...g zu Ge- ...nschafts- ...richtungen	Verkrustung bzw. Schorfabfall	Nach Exanthemaus- bruch möglich	Nach Abklingen der akuten Erkr.

...mplikationen

...Embryopathie! Infiziert sich eine nicht im-
...mune Schwangere im 1. Trimenon, führt
...dies in 50% (bei inapparenter Inf. bis 20%)
...zu einer Embryopathie (Trias: Herzfehler, In-
...nenohrschäden, Glaukom; ferner Katarakt,
...Oligophrenie u.a.). BRD: Ca. 3% der gebärfä-
...higen F sind nicht gegen eine Rötelninf. ge-
...schützt; ca. 50 Embryopathien pro J.
...Selten Enzephalitis (Letalität 20%).

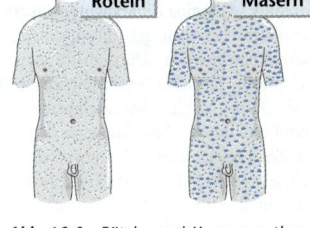

Abb. 16.6 Röteln- und Masernexanthem im Vergleich

...ophylaxe der Rötelnembryopathie

Aktive Immunisierung mit 11. Mon., vor-
...zugsweise MMR-Impfstoff; 2. Dosis im 2. Lj.,
Mindestabstand 4 Wo. Auch Jungen! Eine zusätzliche monovalente Impfung für Mädchen ist
...nicht erforderlich, wenn 2 MMR-Impfungen dokumentiert sind. Sonst 2. Impfung präpu-
...bertär nachholen, später nur unter Konzeptionsschutz. Aktive Riegelungsimpfung aller Nicht-
...oder nur Einmalgeimpften möglichst innerhalb 3 d nach Exposition
Passive Immunisierung bei Immundefizienz oder Grav. bis zum 5. d nach Exposition 0,3 ml/
...g, bis zum 7. Tag 0,5 ml/kg, mind. aber 15 ml Röteln-Immunglobulin i.m. (z.B. Röteln-
...Immunglobulin® S) und zwischen 5. und 7. Tag zusätzlich 50 ml Immunglobulin i.v.
...(z.B. Gamma-Venin® HS) vermögen die Manifestation (nicht sicher) hinauszuschieben.
...Ab dem 7. Tag erfolglos. Wiederholung alle 3–4 Wo. bis zur 32. SSW. – Zu Beginn einer
...Grav. nicht immuner Frauen kann prophylaktisch alle 3–4 Wo. 15 ml Röteln-Immunglobulin
...erabreicht werden. Nachholen der aktiven Immunisierung postpartal
...mmunität: HAH-Titer ≥ 1 : 32. Kontrolle vor jeder Grav.

...Kind-Mutter-Inf.: Bei Ausbruch des kindlichen Exanthems befindet sich die Mutter bereits
...m 4.–6. Inkubationstag. Ab dem 7. Inkubationstag ist mit einer Virämie der Mutter und einer
...nf. des Embryos zu rechnen. Daher sofortige Prophylaxe, ohne das Ergebnis der serol. Unter-
...suchung abzuwarten! – Im Falle eines Embryopathie-Risikos ist ein Schwangerschaftsabbruch
...u erwägen.

16.7.3 Streptokokken-A-Angina, Scharlach

Syn. Scarlatina. Tröpcheninf. (durch Streptokokkenträger mit aktiver Pharyngotonsillitis), selt
Kontaktinf. (durch kontaminierte Nahrungsmittel, Gegenstände) mit phageninfizierten β-hämol
renden Streptok. der serol. Gruppe A, die pyrogenes Exotoxin (3 antigene Varianten) produzie
Trotz hoher Kontagiosität (bes. in Gemeinschaftseinrichtungen) geringe Manifestation (10%).
wiegend betroffen sind Schulkinder, selten Sgl. oder Erw. Blande Verläufe sind zahlreich und ers
trospektiv an der Hautschuppung erkennbar. Besteht Immunität gegen das Toxin, ist eine An
alleiniges Symptom. Mehrfacherkr. sind möglich, entweder durch Streptok. eines anderen Sero
(80 verschiedene) oder durch eine Reinf. (selten). Da eine vermutlich lebenslange typen- und to
spezifische Immunität erworben wird, ist eine Streptokokkeninf. 80-mal (darunter 3-mal Scharl
möglich. IKZ 2–4 d.

Klinik

Streptok.-A-Angina (Pharyngotonsillitis): Im Schulalter häufig (in 40% 1-mal/J.). Gerötete
schwollene Tonsillen, ggf. mit stippchenförmigen oder konfluierenden, wegwischbaren Belä
Schluckbeschwerden; schmerzhafte Schwellung der Halslymphknoten; Fieber.
Scharlach: Plötzlicher Beginn mit hohem Fieber um 40 °C, ggf. Erbrechen, Schluckbeschwer
Hals-, Kopf-, Glieder-, Bauchschmerzen, Schüttelfrost. Düsterrotes Enanthem der Rachenhi
wand und des weichen Gaumens, der harte Gaumen bleibt frei. Pharyngotonsillitis wie o
Weißlich belegte Zunge. Mundwinkelrhagaden. Intensive, diffuse Wangenrötung bei perio
Blässe. – Nach 1–2 d feinfleckiges, dicht stehendes, blass- bis hochrotes Exanthem, oft flüc
Beginnt an Arm- und Leistenbeugen, breitet sich dann über Hals, Stamm, Streckseiten der
tremitäten aus. Die Haut ist samtartig rau, subikterisch. Gelegentlich Petechien (Rumpel-Le
Test pos., ☞ 19.1.3). Nach Abstoßung der Beläge imponiert eine gerötete Zunge mit verdic
Papillen (Himbeerzunge). Unter antibiotischer Ther. Entfieberung nach 1–2 d (sonst b
3 Wo.), Abblassen des Exanthems und nach 1–2 Wo. kleieartige, an Handtellern und Fußso
groblamellöse Schuppung der Haut.

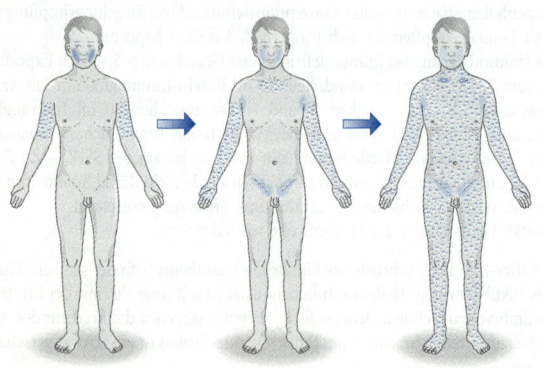

Abb. 16.7   Scharlach. Exanthemausbreitung im zeitlichen Verlauf

geerkr. nach 1–3 Wo. Latenz: Endokarditis, GN, rheumatisches Fieber, Chorea minor (selten). gliche Hautmitreaktionen: Erythema nodosum, Erythema anulare.

agnostik

Schnelltest (z.B. Equate Strep-A-Test®). Beurteilung nach 10 Min., bei neg. Ausfall nicht aussagekräftig
Rachenabstrichkultur auf Blutagar- oder Selektivnährboden, Beurteilung nach 1 d.

ferenzialdiagnose
Virale (Adenoviren), bakt. Anginen, Pfeiffer-Drüsenfieber (☞ 9.4.3), ohtherie (☞ 9.3.6), Kawasaki-Krankheit.

erapie

Antibiose: Penicillin V p.o. 100 000 IE/kg in 2 bzw. 3 Einzeldosen für 10 d (z.B. InfectoBicillin® bzw. Infectocillin®) oder orales Cephalosporin der 2. Generation für 5 d (z.B. Infectocef®) – dies beendet rasch die Infektiosität und verhindert KO sowie Folgeerkr. **Cave:** Therapieabbruch nach Symptombesserung ist vermutlich häufigster Grund für ein Therapieversagen. Weitere Alternativen sind Makrolide unter Beachtung der lokalen Resistenz, z.B. bei Penicillinunverträglichkeit, in Sonderfällen auch Clindamycin
Antipyrese (☞ 16.14.1). Bettruhe, solange Fieber besteht.

Ausschluss von Folgeerkr. nach 3 Wo., bes. bei inkonsequent durchgeführter Ther.: Auskultation, RR, Urinstatus, Gelenkstatus, ggf. EKG.

phylaxe

Absonderung bis 24 h nach Beginn der Antibiose, unbehandelt ca. 3 Wo. bis zum Abklingen der Krankheitserscheinungen. Wiederzulassung zu Gemeinschaftseinrichtungen bei Beschwerdefreiheit und gewissenhafter Fortführung der antibiotischen Ther. Abstrichkontrolle auf Keimsanierung ist nicht aussagekräftig
Antibiotische Mitbehandlung von Kontaktpersonen mit Rachensymptomen (erkrankungsverdächtig) und pos. Diagn., ferner bei erhöhtem Rezidivrisiko nach Folgeerkr.
Streptokokkenträger ohne Krankheitszeichen (10–20% der Bevölkerung) stellen für sich und andere keine Gefahr dar
Nach Folgeerkr. Penicillin V 2 × 200 000 IE/d oder Benzathinpenicillin 1,2 Mio IE i.m. alle 4 Wo. (z.B. Tardocillin®) für mind. 5 J., bes. bei spezieller Exposition.

nplikationen

Otitis media, Sinusitis, Mastoiditis, Tonsillarabszess, Osteomyelitis, Sepsis, toxisches Schock-Sy. (blauer Scharlach)
Haut- und Weichteilinf.: Impetigo, Erysipel, nekrotisierende Fasciitis („Killerbakterien"). Wund-, z.B. Puerperalscharlach (**cave:** verkürzte IKZ! Innerhalb Stunden septischer Verlauf möglich), Erysipel.

16.7.4 Windpocken

Syn. Varizellen. Tröpfchen- und fraglich „fliegende" Inf. mit Varicella-Zoster-Virus. Kontagios 80%, Frühdurchseuchung bis zum 14. Lj. > 90%. Betroffen sind vorwiegend Klein- und Schulkin. zunehmend auch Jugendliche und Erw. mit dann möglichem schwerem Verlauf. Exazerbation Herpes zoster (Gürtelrose) nach J. der Latenz möglich. Herpes zoster kann Windpocken übertrag IKZ 10–21 d, meist 14–16 d.

Klinik

- Selten katarrhalische Prodromi mit flüchtigem Vorexanthem und leichtem Fieber für 1–
- Aufblühen des Exanthems in Schüben zunächst mit feinen rötlichen, 2–5 mm großen Pap die sich innerhalb eines Tages in einkammrige, anfangs wasserklare, dann gelblich-trübe B chen umwandeln, bald eintrocknen und braunschwarze Krusten bilden. Die Krusten fa nach einigen Tagen ab, hinterlassen gelegentlich hypopigmentierte Stellen oder Narben (durch Kratzeffekte). Alle Stadien finden sich nebeneinander („Sternenhimmel"). Betroffe die gesamte Körperoberfläche einschließlich behaarter Kopfhaut, bei schweren Verlä auch Mund- und Genitalschleimhaut. Starker Juckreiz. Leichtes Fieber. Meist kaum be trächtigtes Allgemeinbefinden. Dauer des Exanthems: 1–2 Wo. **Cave:** Die Bläschenflüssig enthält VZ-Viren und ist hochinfektiös.

Diagnostik
I.d.R. klinisch. In bes. Fällen serol.

Differenzialdiagnose
Herpes zoster (schmerzhaft, segmentbegrenzt, bei Immunsuppress auch disseminiert; auch in der Kindheit möglich). Strophulus infantum (hauptsächlich Extre täten, weniger Stamm, selten Gesicht). Insektenstiche.

Therapie

- Ggf. Antipyrese (☞ 16.14.1)
- Austrocknen der Bläschen fördern: Juckreizstillende Schüttelmixturen (z.B. Anaesthes aufpinseln und antrocknen lassen; keine Salben, keine feuchten Umschläge, keine Bäd
- Bei starkem Juckreiz: Antihistaminikum p.o. (z.B. Fenistil®, Zyrtec®)
- Bei bakt. Superinf.: Lokal desinfizierende, antiseptische Lösungen (z.B. Rivanol®, Betaisc na®). Selten systemische antibiotische Ther. nötig (z.B. Infectocef®)
- Bei eingeschränkter Abwehrlage (s.u.) und zu erwartendem schwerem Verlauf (> 16. Frühzeitig Aciclovir (z.B. Zovirax®) i.d.R. 30–45 mg/kg/d i.v. (max. 2,5 g/d); in Ausnah fällen oral 60–80 mg/kg/d (max. 4 × 800 mg/d), ggf. Klinikeinweisung.

! Kühle Zimmertemperatur (Juckreiz lindernd). Kurze, saubere Fingernägel, evtl. nachts nenfäustlinge oder Leibchen, um ein Aufkratzen der Bläschen zu verhindern.

Prophylaxe

- Isolierung bis 5 d nach Auftreten des letzten Exanthemschubs bzw. bis zur Verkrustung Effloreszenzen. Gründlich Hände waschen und desinfizieren
- Indikationsimpfung: Gefährdete seroneg. Personen (Immundefizienz, Neurodermitis, derwunsch), deren seroneg. Kontaktpersonen, Personal im Gesundheitsdienst oder in meinschaftseinrichtungen für das Vorschulalter. 2. Impfung ab 13. Lj., auch alle 12–15 rigen Jugendlichen ohne Varizellenanamnese zur Schließung von Impflücken. Lebendi

stoff (z.B. Varilrix®). Postexpositionelle Inkubationsimpfung innerhalb 5 d oder bis 3 d nach Exanthemausbruch des Indexfalles möglich

Varicella-Zoster-Immunglobulin (z.B. Varicellon® 0,2 ml/kg i.m.; Varitect® 1 ml/kg i.v.) für gefährdete seroneg. Personen bis 96 h nach Exposition, anschließend Aciclovir (s.o.).

mplikationen
Narbenbildung bei Superinf. aufgekratzter Bläschen

Schwerer protrahierter Verlauf bei eingeschränkter Abwehrlage (Früh- und NG, Immundefizienz, Kortisonther.) oder Hauterkr. (Neurodermitis)

Zerebellitis (gute Prognose), Enzephalitis, Pneumonie u.a.

Fetales Varizellen-Sy. in 2% bei Inf. bis zur 30. SSW: Haut-, Augen-, ZNS-, Skelettanomalien

Konnatale Varizellen mit bedrohlichem Verlauf für das NG bei Erkr. der Mutter 5 d vor bis 2 d nach Geburt (kein Nestschutz)

Assoziation mit Reye-Sy. (Hepato-, Enzephalopathie; Altersgipfel 5.–14. Lj.) nicht bewiesen. Dennoch: Keine Salizylate zur Antipyrese bei Kindern und Jugendlichen!

.7.5   Ringelröteln

Exanthema infectiosum, 5. (exanthematische) Krankheit. Tröpfcheninf. mit humanem Parvo-s (sehr stabil); Übertragung via Tröpfchen, kontaminierte Hände und Blut; mittl. Kontagiosität, chseuchung bis zum Erwachsenenalter 60%. Befällt bevorzugt Zellen der Erythropoese. Betroffen vorwiegend Klein- und Schulkinder, meist blander Verlauf (evtl. katarrhalischer Inf.), bevorzugt rühjahr in Kindergärten und Grundschulen. Mit dem Aufblühen des Exanthems besteht keine ctiosität mehr. Vermutlich lebenslange Immunität.

ik Keine oder nur geringe Prodromi, dann mäßiges Fieber und Anämie für 2–5 d. In 20% weitere 10 d zunächst hellrotes, schmetterlingsförmiges Wangenerythem, schließlich girlan-örmig konfluierende Figuren an den Streckseiten der Extremitäten und am Gesäß, weniger Stamm. Transiente Arthralgien und Arthritiden der kleinen Gelenke v.a. bei jungen Frauen.

gnostik I.d.R. klinisch; in Zweifelsfällen oder in der Grav. serol.; PCR.

rapie I.d.R. nicht erforderlich. Immunglobuline bei Immundefizienz.

ohylaxe Information der Gemeinschaftseinrichtungen. Maßnahmen bei Epidemien: ndliche Händedesinf. (Seife allein genügt nicht); Kontakt mit respir. Sekreten vermeiden. angere sollten postexpositionell serol. auf eine frische Inf. hin überprüft werden. Liegt diese Facharztüberweisung: engmaschige Ultraschallkontrollen (Hydrops fetalis?). Ggf. intraute-Bluttransfusion.

mplikationen
3ei Inf. während der Grav. diaplazentare Übertragung bis 30%, Spontanabort infolge Hydrops etalis (5%). Fehlbildungen wurden bislang nicht beobachtet, daher keine Ind. zur Abruptio Aplastische Krise bei Pat. mit hämatologischen Grunderkr. oder schwerem Blutverlust elten: Persistierende Virämie und Infektiosität, bes. bei Immundefizienz, Anämie, Panzyto-enie, Arthritiden u.a.

16.7.6   Dreitagefieber

Syn. Exanthema subitum, Roseola infantum. Humanes Herpes-Virus Typ 6 und 7, gering konta *(vorwiegend Speichel, selten Blut). Durchseuchung bis zum 3. Lj. fast 100%. Häufigste Exanth* *Krankheit in diesem Alter, daher oft als Impfreaktion fehlgedeutet. IKZ 5–15 d. Lebenslange Lat.*

Klinik   Plötzlicher Beginn, 3–5 d hohes Fieber bis 41 °C, häufig mit Erbrechen und Durch Meningismus. Unter Entfieberung Ausbruch eines zartroten, feinmakulösen, rötelnähnlich stammbetonten Exanthems, meist nur für einige Stunden deutlich sichtbar. Geringe katarrh sche Erscheinungen, die das Fieber nicht erklären. Prognose gut.

Diagnostik   Klinisch. In bes. Fällen serol.

Therapie   Antipyrese (☞ 16.14.1). Fieberkrampfprophylaxe (☞ 16.4.1) bei bestehender Be schaft. **Cave:** Eine ungezielte antibiotische Ther. im Fieberstadium führt durch Fehldeutung Exanthems zur Fehldiagnose Arzneimittelallergie.

Komplikationen

*   Oft Ursache des 1. Krampfanfalls (Klinikeinweisung, LP meist normal). Meningoenzepha sehr selten
*   Assoziation zwischen Reaktivierung und rheumatischen Erkr. wird diskutiert. Reaktivier bei Immundefizienz
*   Mononukleoseähnliches Krankheitsbild bei älteren Kindern durch HHV 7.

16.7.7   Keuchhusten

Syn. Pertussis. Inf. mit Bordetella pertussis (gramneg.) durch Einatmen keimhaltiger Hustentröpf *symptomatischer Pat. über max. 4 m. Hohe Kontagiosität (> 80%), größte Infektiosität zu Begin* *ca. 3 Wo. nach Ausbruch der Erkr. Gefährdet sind v.a. Kleinkinder, da keine passive Immunität (* *die Mutter (Nestschutz) besteht. Erworbene Immunität nur für Jahrzehnte, daher Zweiterkr. im* *Ansteckung durch die Enkel möglich („Oma-Husten"). Ähnliche, i.d.R. leichtere Erkr. durch Borde* *parapertussis.*

Klinik   IKZ 1–2 Wo. Dann typischerweise 3 Stadien:

*   **Stadium catarrhale** 1–2 Wo.: Rhinitis, Konjunktivitis, Heiserkeit, uncharakteristischer H ten, nur leicht erhöhte Temperatur
*   **Stadium convulsivum** 4–6 Wo.: Hustenanfälle v.a. nachts: Nach Inspiration stakkatoar Husten, Apnoe, Zyanose, dann juchzende, lang gezogene Inspiration („Keuchen"), Erbre glasigen Schleims, Erschöpfung. Subkonjunktivale, petechiale Blutungen. Hustenfälle durch Racheninspektion auslösbar, Fieber nur geringfügig oder bei Superinf.
*   **Stadium decrementi** 6–10 Wo.: Husten seltener, evtl. Ausbildung eines „Tic". Bronc Hyperreagibilität für längere Zeit.

💧 Bei 50% atypischer Verlauf, bes. im Erwachsenenalter länger bestehender Husten.

agnostik
Anamnese: Verdacht bei Husten, der den Schlaf durchbricht oder länger als 1 Wo. besteht
Körperliche Untersuchung: Facies pertussica (müde, gedunsen), Verletzung des Zungenbändchens; meist Zeichen einer Bronchitis
Kultureller Keimnachweis ab Ende der IKZ: Tiefer Nasopharynxabstrich mit vorbebrütetem Kalziumalginat-Stieltupfer (über die Nase in den unteren Nasengang einführen), Ausstrich und Transport auf cephalexinhaltigem Kohle-Pferdeblut-Agar (Schutz vor Austrocknung und Kälte notwendig); Kultur für 3–6 d beobachten (Quecksilbertropfen-ähnliche Kolonien)
Direkter Immunfluoreszenz-Test: Nachweis von Antigenen im Ausstrich von Nasopharynxschleim durch polyklonale, mit Fluoreszein markierte AK (unzuverlässig, jedoch vorläufige Diagnose möglich)
Serologie: ELISA, Miterfassung des IgA-Titers zur Unterscheidung Impfung/Inf. notwendig (eindeutig erst im fortgeschrittenen Stadium convulsivum mit einer Hustendauer von 3–4 Wo.)
BB: Leukozytose bis 50 000 mm^3, relative Lymphozytose > 50% ab Ende des Stadium catarrhale (wenig zuverlässig).

:erapie Frühzeitige antibiotische Ther. mit Erythromycin (z.B. Infectomycin®) für 14 d; Wahl: Cotrimoxazol. Vorteile: Senkung der Komplikationsrate, rascher Infektionsschutz Kontaktpersonen. **Cave:** Abkürzung des Krankheitsverlaufs nur, wenn die antibiotische r. im Stadium catarrhale beginnt.
Bei erkranktem Sgl. Klinikeinweisung
Kontaktschutz von anfälligen Personen (nicht geimpfte Sgl., Kleinkinder, alte Menschen), ggf. Chemoprophylaxe (s.o.)
Besuch von Gemeinschaftseinrichtungen nach Ende der Infektiosität frühestens 3 Wo. nach Auftreten der ersten Symptome, bei zuverlässiger antibiotischer Ther. nach ca. 5 d.

e Chance des HA besteht darin, ungeschützte und anfällige Kontaktpersonen (nicht geimpfte l. und Kleinkinder) prophylaktisch sowie ältere Kinder und Erw. rechtzeitig zu behandeln, nn sie Atemwegssymptome entwickeln.

mplikationen Bei Sgl. schwerer Verlauf (Mortalität 0,2%) mit Bronchopneumonie (20%), oen (7%), kardialen Symptomen (4%), Krampfanfällen (4%), Enzephalopathien (2%); weiKO: Otitis media, eitrige Bronchitis.

phylaxe Frühest mögliche Grundimmunisierung (ab 2. Mon., insges. 4-mal) mit einem nbinationsimpfstoff, der eine azelluläre Pertussiskomponente (aP, geringere Komplikations-) enthält (z.B. Hexa-vac®). Es gelten die gleichen KI wie bei anderen Impfungen. Eine Nachfung im Kindes- oder Jugendalter mit einem azellulären monovalenten Impfstoff (z.B. Pac ieux®) und eine Auffrischung zwischen dem 11. und 18. Lj. werden empfohlen, ebenso für onal in pädiatrischen Gemeinschaftseinrichtungen. Impfschutz für ca. 10 J.

16.7.8 Mumps

Syn. Parotitis epidemica, „Ziegenpeter". Tröpfcheninf. durch Mumps-Virus. Hohe Kontagiosität geschlossenen Räumen, natürliche Durchseuchung bei Schuleintritt 70%. Betrifft vorwiegend Kin und Jugendliche, mit zunehmenden Impfraten auch Erw.; hinterlässt dauerhafte Immunität. Inap rente Verläufe in 50%. Infektiosität 7 d vor bis 9 d nach Drüsenschwellung. IKZ 2–3 (4) Wo.

Klinik

- Keine wesentlichen Prodromi, gelegentlich Kaubeschwerden, Kopfschmerzen, mäßiges Fie für 1–2 d
- Druckempfindliche teigige, nicht scharf abgrenzbare, ein- oder doppelseitige Schwellung und unter dem Ohr (Parotisbereich), gelegentlich auch der submandibulären Speicheldrüs meist steht das Ohrläppchen ab; typische Rötung der Speichelgangspapillen an der Wang inneneseite, Kaubeschwerden, Ohrenschmerzen, Fieber um 38 °C für 3–8 d.

Diagnostik
I.d.R. klinisch. Bei atypischen Verläufen serol.; Serum-Amylase erhöht.

Differenzialdiagnose
Andere virale Parotitiden, Speichelstein, Lymphadenitis colli, Mono kleose (☞ 9.4.3).

Therapie

- Allgemeinmaßnahmen: Mundhygiene, Antipyrese (☞ 16.14.1), ggf. Bettruhe
- Orchitis: Hochlagerung (Sandkissen oder Suspensorium); ggf. Antiphlogistika; Glukoko koid-Ther. mit Facharzt absprechen
- Meningitis: Klinikeinweisung oder Facharztüberweisung
- Enzephalitis, Pankreatitis: Immer Klinikeinweisung.

! Schulbesuch frühestens 9 d nach Auftreten der Drüsenschwellung.

Prophylaxe
Aktive Immunisierung (2-mal MMR, ☞ 9.2.2). Riegelungsimpfung bei nicht e einmal geimpften Kindern oder Erw. in Gemeinschaftseinrichtungen möglichst innerhalb 3 max. 5 d nach Exposition. Mumps-Immunglobuline zur passiven Immunisierung sind nicht fügbar.

Komplikationen

- Häufig: Seröse Meningitis, klinisch auffällig bis 10% (Nackensteife, Kopfschmerz), auch liert ohne Parotitis, meist jedoch unbemerkt; gute Prognose
- Häufiger: Pankreatitis (Oberbauchbeschwerden, Erbrechen, Fettstühle)
- Seltener, meist postpubertär: Orchitis (erneuter Fieberanstieg, meist einseitige Schwell Druckschmerzhaftigkeit, Hodenatrophie möglich, Sterilität ungewöhnlich), Epididyn Oophoritis, Mastitis
- Selten: Thyreoiditis, Myelitis, Myokarditis, Arthritis, Nephritis, Uveitis
- Sehr selten: Meningoenzephalitis (Defektheilung in 50%, Innenohrschwerhörigkeit)
- Inf. im 1. Trimenon: Spontanabort möglich.

.7.9 Meningitis

Hirnhautentzündung. Hämatogene oder fortgeleitete Inf. der weichen Hirnhäute. Zu unterschei
sind bakt. (eitrige, granulozytäre) und virale (seröse, lymphozytäre) Meningitis, ferner Meningi
durch Pilze, Protozoen oder Parasiten.

Bakt. Meningitis: Häufigkeitsgipfel im 1. und 2. Lj., 60% bis zum 18. Lj., meist in den Wintermon. Wichtigste Err.: Meningo-, Pneumok., Hib (deutlicher Rückgang mit Einführung der Hib-Impfung). Sonderformen: Lyme-Borreliose, Tbc (Bild einer lymphozytären Meningitis); NG-Meningitis (anderes Err.-spektrum)

Virale Meningitis: Betroffen sind meist Klein- und Schulkinder nach vorausgegangenem respir. oder gastrointestinalem Inf., selten junge Sgl. Oft 2-gipfliger fieberhafter Verlauf. Err.: Entero-, Mumps-, seltener Adeno-, (Para)influenza-, FSME-, Arbo-, HSV-, VZV-Viren. Die Ätiol. bleibt vielfach ungeklärt.

ik

Zu Beginn unspezifisch: Unruhe, Reizbarkeit, reduzierter AZ, Fieber

Hirndruckzeichen: Übelkeit, Erbrechen, Kopfschmerz, Überempfindlichkeit auf Berührung, Licht oder Geräusch

Schonhaltung, um schmerzhaften Zug an den Nervenwurzeln zu vermeiden: Reklinierter Kopf (Opisthotonus), Abstützen hinter dem Gesäß (Dreifußzeichen)

Bei Meningok.-Sepsis: Hauteinblutungen (im Niveau der Haut, nicht wegdrückbar, gezackter Rand), blutige Durchfälle, Multiorganversagen

Bei Beteiligung des Gehirns: Wesensveränderung, Bewusstseinsstörung (Stupor, Somnolenz, Sopor, Koma), Bewegungsstörungen, Krampfanfälle, Paresen

Bei Sgl.: „Sieht schlecht aus", Blässe/Zyanose, Trinkverweigerung, Erbrechen, Atemstörung, schrilles Schreien, Wimmern, gespannte oder vorgewölbte Fontanelle; Fieber kann fehlen.

nostik

Meningitis-Zeichen: Reflektorischer Widerstand bei passiver Beugung des Nackens (Meninismus); reflektorische Hüft- und Kniegelenksbeugung bei Anheben des Kopfes aus Rückenage (Brudzinski-Zeichen); Ischiasschmerz bei Anheben der gestreckten Beine (Kernig-Zeihen); Knie können mit dem Mund nicht berührt werden (Kniekuss-Zeichen)

abor: Liquor (Zytologie, Zellzahl, Eiweiß, Glukose, AK, Kultur, PCR), Blut (Kultur, AK-Seologie, BB, CRP u.a.)

Nachkontrolle: Hör-, Sehprüfung, EEG (forensisch).

erenzialdiagnose Hirntumoren, -blutungen, Kollagenosen, „chemische" Meningitis.

Therapie

- Sofortige Klinikeinweisung! Ausnahme: Mumps-Meningitis bei gutem AZ und guter P
- Falls Transport > 1–2 h, Cephalosporin i.v. (**cave:** Endotoxinschock, Erschwerung der Dia
- Nach LP sofortige, bis zum Erregernachweis kalkulierte, dann gezielte i.v. Antibiose, zusätzlich Aciclovir. Ggf. Kortison, Antiepileptika, intensivmedizinische Maßnahmen.

Prophylaxe

- Bakt. Meningitis: Generell Hib-Impfung! Pneumo-, Meningok.-Indikationsimpfung bei munschwäche, Grunderkr. oder Reise in Endemiegebiete; ab 3. Mon. mit Konjugat-Impf (z.B. Prevenar®, NeisVac®), ab 3. Lj. Ergänzung mit Polysaccharid-Impfstoff (z.B. Pneu vax®, MenceVax®). Umgebungsprophylaxe bei direktem Kontakt zu an Hib- oder Mening Meningitis Erkrankten (z.B. Rifampicin)
- Virale Meningitis: MMR-, IVP-Impfung; FSME-Impfung bei Indikation
- Meldepflicht: Erkr.,Tod, ggf. Verdacht (s. Infektionsschutzgesetz, ☞ 9.11).

Prognose *Bakt. Meningitis:* Abhängig von Alter, frühzeitiger Antibiose und Err. Letalitä Meningok. 10%, Pneumok. 6%, Hib 3%. *Virale Meningitis:* I.d.R. gut. *Neurologische Spätsch* (bes. Pneumok.-Meningitis): Entwicklungs-, Lern-, Hör-, Sehstörungen, Krampfleiden, Par

Komplikationen Sepsis, Hirnabszess (selten), Hydrozephalus.

16.7.10 Enzephalitis

Entzündung des Hirnparenchyms. Err.: Bakterien, Viren, Pilze, Protozoen, Parasiten, Prionen. matogene Inf. bei gestörter Blut-Hirn-Schranke, durch infizierte Monozyten bei intakter Blut-Schranke, retrograd über Hirnnerven, penetrierende NNH- oder Ohrprozesse. Akute, subakut chron. Verläufe (bei Immundefizienz).

Klinik Kopfschmerzen, Fieber, Wesensveränderung, Desorientiertheit, Bewusstseinsstö (Stupor, Somnolenz, Sopor, Koma), Schwindel, Nystagmus, Bewegungsstörungen, Kram fälle, Paresen.

Diagnostik

- Anamnestisch hinweisend: Vorausgegangene oder begleitende Sinusitis, Otitis, Endoka → Streptok., Staphylok.; Enteritis → Enteroviren; Parotitis → Mumps; Exantheme → sern, Röteln, Windpocken; Zeckenstich → FSME, Lyme-Borreliose; Tierbiss → Tol Fernreise → Malaria, Japan-Enzephalitis; Immundefizienz → HIV
- Labor: Liquor (Zytologie, Zellzahl, Eiweiß, Glukose, AK, Kultur, PCR), Blut (Kultur, A rologie, BB, CRP u.a.). Schrankenstörung (Liquor-Serum-Quotient). Intrathekale au thone AK-Produktion
- MRT, CT, EEG
- Nachkontrolle: EEG, Hör-, Sehprüfung, psychologische Tests.

Differenzialdiagnose Hirntumoren, -blutungen, Stoffwechselerkr., Intox., Reye-Sy.

erapie
Sofortige Klinikeinweisung! (s.a. Meningitis, ☞ 16.7.9)

Nach LP sofortige, bis zum Erregernachweis kalkulierte, dann gezielte i.v. Antibiose, u.U. zusätzlich Aciclovir

Antipyrese, intensivmedizinische Versorgung, Hirnödemprophylaxe (Kortison, Antikonvulsiva, Flüssigkeitsbilanzierung).

phylaxe Impfungen (MMR, Polio, Varizellen, Influenza, Tollwut, Japan-Enzephalitis).

gnose Defektheilung 7% (psychoorganisches Sy., Konzentrationsstörungen, Anfallsleiden, 20.6), Letalität 3%.

6.8 Häufige Krankheitsbilder der Haut

.8.1 Seborrhoische Säuglingsdermatitis

Milchschorf; ätiologisch unklare (pilzallergische Reaktion?), in den ersten (2.–10.) Lebenswo. retende, akut entzündliche Hauterkr., die innerhalb weniger Wo. oder Mon. von selbst abheilt.

nik Scharf begrenzte, konfluierende Hautrötung mit fettig-gelblichen, fest haftenden Schup- und Krusten im Bereich der behaarten Kopfhaut („Gneis") und in den Körperfalten (Hals, sel, Windelbereich, Nabel, Kniekehlen). Kein Juckreiz. Guter AZ.

gnostik Klinisch, in Zweifelsfällen Facharztüberweisung zum Pädiater oder Dermatologen.

ferenzialdiagnose
Atopische Dermatitis (Endogenes Ekzem): Späterer Beginn (2. Mo.), starker Juckreiz, Befall auch der Wangen, Ohrläppchen, Beugeseiten; Windelbereich ausgespart Windeldermatitis (☞ 16.8.2)

Erythrodermia desquamativa („Leiner"): Rötung generalisiert, Durchfall, Fieber. Schweres Krankheitsbild mit evtl. tödlichem Ausgang.

rapie Kopfschuppen mit Olivenöl lösen (ggf. 1%-Salizylsäure-Zusatz) oder 2%-Salizylöl. zfristig fettarme, kortikoidhaltige Externa kombiniert mit Antibiotika oder Antimykotika Bi-Vaspit®). Danach Schieferölpräparate (z.B. 3–6% Tumenol in weicher Zinkpaste). Wa- n und Baden nur mit sauren Syndets (z.B. Dermowas®, Balneum Hermal®). **Cave:** Präparate Teer wegen Karzinogenität umstritten. Gute Erfolge auch mit Antimykotika-Creme (Imida- erivate: Z.B. Nizoral®-Creme). Bei schwerem Krankheitsbild Klinikeinweisung.

urheilkundliche Therapieempfehlung (☞ 16.14.6)

16.8.2 Windeldermatitis

Hautirritation durch mikrobielle Zersetzung von Fäzes und Harn infolge Luftabschlusses durch fet de Salben oder Einmalwindeln. Bei schweren und rezid. Verläufen evtl. Vernachlässigung.

Klinik Rötung, Papeln, Bläschen, Erosionen der „gewölbten" Areale, die Tiefe der Hautfa bleibt frei (im Gegensatz zu seborrhoischer Dermatitis, Impetigo, Intertrigo). Oft Soor-Übe gerung, dann auch Befall der Hautfaltennischen, Satellitenherde, randständige Schuppung (gleichzeitig Mund- oder Darmsoor).

Therapie

* Austrocknen: Luftzufuhr (Krabbeln „ohne", „Flitzen"), Trockenföhnen, häufig Win wechseln, Mullwindeln benutzen
* Vorsichtig mit Zinköl reinigen, Pflege mit blanden, weichen Zink- oder Titanpasten
* Nässende Stellen mit Farbstoffen pinseln (z.B. Pyoktanin 0,25–1%; wirkt austrocknend, a mikrobiell, antimykotisch)
* Antimykotikum für einige Tage (z.B. Mykundex®-Creme, InfectoSoor®-Zinksalbe)
* Kortikoide allenfalls kurzfristig zu Beginn, um die Entzündung zu kupieren, in Kombina mit einem Antimykotikum (z.B. Bi-Vaspit®)
* Naturheilkundliche Therapieempfehlung ☞ 16.14.6.

16.8.3 Mundsoor

Sprosspilzbefall (meist Candida albicans) der Mundhöhle bei lokaler Vorschädigung oder Abw schwäche, bes. bei jungen Sgl.

Klinik Schneeweiße, spritzerartige, konfluierende Beläge, die nach Abschaben leicht blut Erosionen hinterlassen. **Cave:** Nicht mit Milchresten verwechseln.

Therapie Lokale Anwendung von Nystatin 100 000 IE/ml (z.B. Nystatin®-„Lederle" Tr., M nal®-, Candio-Hermal®-Suspension je 1 ml nach der Nahrung in den Mund geben) oder Mik zol-Gel (z.B. InfectoSoor® Mundgel, haftet länger). Naturheilkundliche Therapieempfehl ☞ 16.14.6.

Komplikation Nahrungsverweigerung infolge Dysphagie.

16.8.4 Mundfäule

Syn. Stomatitis aphthosa, Gingivostomatitis herpetica. Herpes-simplex-Erstinf., Häufigkeits 1.–4. Lj. IKZ 2–7 d.

Klinik Hohes Fieber, beeinträchtigter AZ, LK-Schwellung im Kieferwinkel, Nahrungsverw rung. Geschwollene, stark gerötete, bei Berührung leicht blutende Mund-, Zahn- und Lip schleimhaut. Vorwiegend im vorderen Mundhöhlenbereich innerhalb von Stunden schub auftretende, gruppierte, 2–10 mm große, ovale Bläschen, die spontan rupturieren und schr hafte, weißlich belegte, linsengroße Ulzera mit gerötetem Hof (Aphthen) hinterlassen. Fö Mundgeruch, Hypersalivation.

ferenzialdiagnose Hand-Fuß-Mund-Exanthem: Coxsackie-A-Inf.; IKZ 3–6 (2–35) d; sschmerzen, dann Ulzeration an Pharynx, weichem Gaumen, Zunge und Zahnfleisch; an Hän- und Füßen makulopapulöses Exanthem. Prognose gut; Ther. symptomatisch.

rapie Kalte Getränke oder Breie (keine sauren Obstsäfte). Spülung oder Pinselung mit Ka- entee, Dexpanthenol (z.B. Bepanthen®-Lösung) oder Hexetidin (z.B. Hexoral®-Lösung). An- esierende Lösungen oder Gele (z.B. Herviros®-Lösung, Xylocain®-Gel, Recessan Salbe®; bei ren Kindern auch Anästhesin®-, Rivanol®-Past. vor den Mahlzeiten).
Bei stärkeren Schmerzen und Fieber Paracetamol ($\mathcal{F}$ 16.14.1)
Bei Superinf. Amoxicillin oder Cephalosporin p.o.
Bei Exsikkose durch Nahrungsverweigerung wegen Dysphagie (bes. bei Sgl.): Klinikeinwei- sung zur Rehydrierung
Virale Lokalther. (frühzeitig) mit Aciclovir (z.B. Zovirax® Creme)
Naturheilkundliche Therapieempfehlung $\mathcal{F}$ 16.14.6.

phylaxe Schmierinf. vermeiden.

nplikation
Nahrungsverweigerung infolge Dysphagie
Selten schwere Verlaufsform (Aphthoid Pospischill-Feyrter) bei abwehrgeschwächten Klein- kindern. **Ther.:** Analgetika, Antiphlogistika, Virostatika; Facharztüberweisung.

gnose Spontanheilung nach 1–2 Wo., Reinf. mit abgeschwächtem Verlauf.

.8.5 Faulecken

Angulus infectiosus, Perlèche, Cheilitis angularis. Schmerzhafte erosive Entzündung der Mund- el infolge Candida- oder Staphylokokkeninf. im Anschluss an Infektionskrankheiten (z.B. Schar- , bei Diab. mell., atopischer Diathese, Vit. B_2- oder Eisenmangel. Vorwiegend im Schulalter.

rapie Nystatin-Paste (z.B. Nystatin®-„Lederle") bzw. Tetracyclin- oder Erythromycin-Salbe Aureomycin®, Aknemago®). Behandlung der Grunderkr.: BZ-Einstellung, evtl. Vit.-B_2- und 1-Supplementation. Naturheilkundliche Therapieempfehlung $\mathcal{F}$ 16.14.6.

.8.6 Hitzepickel

Friesel, Miliaria. Stau der Schweißdrüsengänge, allergische Reaktion der Haut auf erhöhte Elek- konz. des Schweißes. Vor allem bei erhöhter Wärmeexposition von Sgl. (warme Kleidung, feucht- es Wetter, Fieber).

ik Juckende wasserhelle Bläschen, evtl. mit rotem Hof (M. cristallina) oder rötliche, leicht ene Papeln (M. rubra).

apie Wärmestau vermeiden (z.B. übermäßige Bekleidung); kühle Luft; wirkstofffreie Ex- , durch die der Schweiß dringen kann, ohne die umgebende Haut zu benetzen (z.B. Lotio ; Eucerin cum aqua 50%). Naturheilkundliche Therapieempfehlung $\mathcal{F}$ 16.14.6.

16.8.7 Impetigo contagiosa

Syn. Ansteckende Borkenflechte. Durch Strepto- und/oder Staphylokokken hervorgerufene, hoch[...] tagiöse Pyodermie. V.a. bei Kleinkindern. Häufig sekundär nach eitriger Rhinitis, bei endogenem [...] zem, Skabies, Pediculosis capitis (Impetiginisierung). Übertragung durch Kontakt oder über Kleid[...] IKZ 2–10 d (bis mehrere Wo.).

Klinik Eitrige Bläschen, nach Aufplatzen honiggelbe Krusten.

Therapie Frühzeitige lokale (z.B. Fucidine Salbe®), bei Generalisierung systemische antib[...] sche Ther. Sorgfältige Hautpflege. Wiederzulassung zu Gemeinschaftseinrichtungen nach Ab[...] len aller Effloreszenzen. Attest erforderlich.

16.8.8 Sandkastendermatitis

Syn. Juvenile papulöse Dermatitis. Harmlose ekzematische Hautveränderung bei Kindern, die vi[...] Sandkasten spielen.

Klinik Hautfarbene oder hellere, einzeln oder gruppiert stehende Knötchen an Knien, E[...] bogen oder Handrücken.

Therapie Harnstoffhaltige blande Salben. Naturheilkundliche Therapieempfehlung ☞ 16.

16.8.9 Neurodermitis

Syn. Endogenes, atopisches Ekzem. Chron.-rezid., stark juckende entzündliche Hauterkr. multifa[...] rieller Genese. Auftreten erstmals, aber nicht ausschließlich in der Kindheit. Deutlich zunehm[...] Prävalenz (s.a. ☞ 25.8.2).

Ätiologie

* Endogene Disposition: Trockener Hauttyp, gestörte Hautflora mit Neigung zu Hautin[...]
* Exogene Faktoren: Allergene (Nahrungsmittel), Klima, chemische und physikalische Ein[...] (Textilien, z.B. Wolle) sowie psychische Faktoren.

Klinik Chron. trockene, lichenifizierte (xerotische) Haut, im akuten Stadium nässende Ekz[...] multiple Exkoriationen aufgrund des meist bestehenden Juckreizes. Prädilektionsstellen: Gesicht, Beugeseiten, bei Sgl. und Kleinkindern auch Streckseiten der Arme. Weißer Derm[...] phismus. Gedoppelte Unterlidfalte, lateral fehlende Augenbrauen, halonierte Augen. Gleich[...] oder alternierend allergische Rhinokonjunktivitis oder Asthma bronchiale.

Differenzialdiagnose Dyshidrotisches Ekzem, nummuläre Dermatitis, Kontaktderma[...]

Therapie

* Prinzipien: Individuell, stadiengerecht, symptomorientiert
* Austrocknung vermeiden: Mehrmals tägl. Hautpflege mit wirkstofffreien Basispräpa[...] (z.B. Dermatop® Basiscreme oder -salbe ggf. mit 10% Borretschöl). Cremes troc[...] eher aus, während Salben okklusiv und feuchtigkeitserhaltend wirken, dafür aber geleger[...]

den Juckreiz verstärken. Baden mit Ölen (Balneo-Hermal®) oder pH-neutralen, rückfettenden milden Syndets ist erlaubt, wenn verträglich

Basisther.: Kortikosteroide, wenn immer möglich topisch. Sgl. und Kleinkinder: 1–2,5%ige Hydrokortison-Creme bei leichterer Ausprägung

Akuter Schub: Feuchte wässrige Umschläge mit kühlenden Externa (z.B. Lotio alba aquosa), Kochsalz, Teer oder tanninhaltigen Gerbstoffen (z.B. Tannosynth®) oder Schüttelmixturen Inf. der Exkoreationen: Fucidine® Creme oder Salbe; ggf. orale Antibiose

Juckreiz: Antihistaminika sind nach Evidenzkriterien bei Neurodermitis nicht wirksam, dennoch vermögen sie den Schlaf zu fördern (z.B. Fenistil®), Kratzstopptechniken; nachts Handschuhe, Overall

Diät: Nur bei gesicherter Nahrungsmittelallergie (Kuhmilch, Eier, Nüsse). Oraler Provokationstest im allergologischen Zentrum, Überprüfung der klinischen Relevanz

Licht-Ther.: UVA/B-, UVA₁-, Fotosolther. Bei Kindern zurückhaltend, nicht <10 J.

Klimather.: Nordsee, Hochgebirge, Totes Meer

Coping: Schulung unter Federführung der Arbeitsgemeinschaft Dermatologische Prävention

Neue Substanz: Tacrolimus viel versprechend, jedoch noch keine ausreichende Erfahrung

Alternativmedizin: Toleranz gegenüber dem Wunsch der Eltern. **Cave:** unseriöse Methoden.

ʒurheilkundliche Therapieempfehlung (☞ 16.14.6)

ɪnplikationen

Impetigo contagiosa: Frühzeitige antibiotische Ther. (☞ 16.8.7)

Varizellen: Prophylaktische Indikationsimpfung, postexpositionelle Inkubationsimpfung bzw. Immunglobuline (☞ 16.7.4); Aciclovir (☞ 16.7.4)

Eczema herpeticatum: Frühzeitige Ther. mit Aciclovir (s.o.).

phylaxe

ɪchert: Brustmilchernährung, Verzicht auf Rauchen bereits ab Gravidität, Probiotika (Lactolus GG).

ʒlich: Allergenreduktion (Encasing, Verzicht auf Haustiere, akarizide Substanzen).

.8.10 Mollusca contagiosa

Dellwarzen. Streng epidermotrope Virusinf., Übertragung durch Schmierinf.; IKZ 2–8 Wo.; häuʲei Kindern und Jugendlichen, bei Neurodermitis und Immundefizienz.

ɪik Rundliche, zentral gedellte, perlartige, hautfarbene oder rötlich-gelbe papulöse Effloresɪen, gelegentlich gestielt oder sehr groß, auch in großer Zahl: Eczema molluscatum. Prädilekɪ Gesicht, Hals, Stamm (periaxillär, -genital, -anal), Extremitäten.

ʲerenzialdiagnose

ɪuca vulgaris, Verruca plantaris (☞ 4.4.1)

ʲapie Bei multiplem Befall Kürettage in Kurznarkose, bei einzelnen Effloreszenzen mögliche ɪission abwarten (Wo. bis Mon.), Exkochleation mit scharfem Löffel, Kryother., evtl. Laser.

ɪurheilkundliche Therapieempfehlung (☞ 16.14.6)

16.9 Erkrankungen des Urogenitalbereichs

HWI ☞ 13.3.1

16.9.1 Hydrocele testis

Zystisches, vom Proc. vaginalis peritonei abstammendes Gebilde im Skrotum, das den Hoden in Wand mit einbezieht (☞ 13.6.1, Abb. 13.9).

Klinik Inspektion, palpatorisch prall-elastischer Befund, manchmal ausdrückbar (= komm zierende Hydrozele), schmerzlos.

Diagnostik Diaphanoskopie pos., Sono beweisend. Labor unnötig.

Differenzialdiagnose Hodentumor mit symptomatischer Hydrozele, Hodentor (schmerzhaft, akuter Beginn, Entzündungszeichen, ☞ 16.9.4), bis in das Skrotum reichen offener Proc. vaginalis i.S. einer Hernia scrotalis.

Therapie Häufig spontane Rückbildung, OP ab 3. Lj. (ambulant üblich).

16.9.2 Hydrocele funiculi spermatici

Ansammlung seröser Flüssigkeit in den nicht obliterierten Anteilen des Proc. vaginalis peritone

Klinik Als rundlicher zystischer Tumor entlang des Samenstrangs tastbar.

Therapie Wie Hydrocele testis (☞ 16.9.1).

16.9.3 Varikocele testis

Krankhafte Erweiterung des Plexus pampiniformis; tritt zu 80% li auf und wird in eine gemeine eine symptomatische Form eingeteilt.

Ätiologie Mehrere Faktoren treffen zusammen:
- Die V. spermatica mündet li rechtwinklig in die V. renalis, re spitzwinklig in die V. c
- Hormonelle Faktoren (z.B. HCG-Behandlung)
- Venenklappeninsuff.
- Bei symptomatischer Varikozele besteht eine Abflussbehinderung der V. spermatica, z.B Nierentumor.

Klinik Im Stehen prall gefüllte venöse Gefäße der befallenen Skrotalhälfte. Meist Kinde präpubertären Alter, unter HCG-Kur auch jüngere.

Diagnostik Durch Inspektion und Palpation eindeutig zu stellen, Pulsation bei Husten

Differenzialdiagnose Keine; cave: symptomatische Varikozele bei Abflussbehinderung

Therapie OP, um Störungen der Spermatogenese zu verhindern.

16.9.4 Hodentorsion

...ung des Hodens um seinen Gefäßstiel infolge plötzlicher Kremasterkontrakion bei anlagebedingt ...ureichend in seinen Hüllen fixiertem Hoden (Kryptorchismus, zu weite Tunica vaginalis, insuffi- ...ter Gubernaculum testis). Bei art. Verlegung ischämischer Infarkt, bei venöser Verlegung hämor- ...ische Infarzierung möglich. Prädilektionsalter 1. Lj. sowie (Prä-)Pubertät.

...ik Plötzlich (häufig auch nachts) einsetzender stärkster Schmerz (Vernichtungsschmerz) im ...offenen Hoden, bis in die Leiste ziehend; Übelkeit und Erbrechen, beim Kleinkind Bauch- ...merz und Nabelkoliken. Schwellung und Rötung von Skrotalhaut und (hoch stehendem) Ho-

...gnostik Inspektion und Palpation; typische Klinik. Häufig werden die Schmerzen durch ...eben des Hodens verstärkt (Prehn-Zeichen neg.; **DD** Epididymitis), keine Dysurie, kein Fie-

...rapie Sofortige Klinikeinweisung (Pat. telefonisch ankündigen) zur (meist operativen) De- ...ierung innerhalb von 4–6 h nach Ereignis, später oder im Anschluss Orchidopexie (auch des ...ralateralen Hodens).

...gnose In 60% sind die Hoden zu erhalten (je früher die Detorquierung, desto besser); se- ...däre Hodenatrophie in 20–70%.

16.9.5 Epididymitis

...ündung des Nebenhodens: Am häufigsten kanalikulär fortgeleitete Inf. bei HWI, selten häma- ...e/lymphogene Streuung (auch Tbc) bei abwehrgeschwächten Kindern; gelegentlich vergesellschaf- ...it Orchitis bei Mumps (☞ 16.7.8).

...ik Fieber, meist langsam zunehmende Schmerzen (**DD:** Torsion, ☞ 16.9.4) entlang des ...enstrangs bis zur Leistenregion ausbreitend; zunehmende Schwellung des Nebenhodens ...Rötung der Skrotalhaut. Meist besteht ein HWI.

...plikationen Urosepsis, chron. Epididymitis, später Infertilität.

...nostik Nebenhoden induriert und schmerzhaft tastbar, bei ausgeprägtem Befund nicht ...vom Hoden abgrenzbar. Meist nehmen die Schmerzen beim Anheben des Skrotums ab ...n-Zeichen pos.; **DD** Hodentorsion).

...alpation des Abdomens: Schmerzhafte Nierenlager? Blasenhochstand? ggf. Sono ...Urinuntersuchung, Urinkultur und Antibiogramm.

...erenzialdiagnose *Akuter Beginn:* Hodentorsion, Orchitis, inkarzerierte Skrotalhernie. ...n.: Hydrozele, Varikozele, Spermatozele, Skrotalhernie, sehr selten (Neben-)Hodentumor.

...apie ...ofortige Facharztüberweisung (Urologe/Pädiater) oder Klinikeinweisung bei ausgeprägtem ...efund bzw. unsicherer Abgrenzung zur Hodentorsion ...ntibiose nach Absprache mit FA ...–4 d Bettruhe

+ Nach Abklingen der akuten Symptomatik Abklärung infektionsbegünstigender, bes. obst
  tiver Veränderungen des Harntrakts.

16.9.6 Hodenhochstand

Nicht im Skrotum tastbarer Hoden infolge hormonell oder anatomisch bedingter Verzögerung embryonalen „Abstiegs" durch den Leistenkanal. Bei 20% der früh-, 4% der reifgeborenen Kn (physiologischer Hochstand). 2% aller Knaben haben am Ende des 1. Lj. Pendelhoden: Durch traktion des M. cremaster temporäre Verlagerung (Normvariante). Leistenhoden: Inguinale Ho lage. Gleithoden: Vor dem Leistenring liegend, unter Spannung in das Skrotum verschiebbar. Ba hoden: Dauerhaft kein Hoden tastbar (Kryptorchismus). Fehlende Anlage: Kein Testosteronar nach HCG-Test (Anorchie).

Diagnostik Vorsichtige Palpation und Repositionsversuch durch leichten Druck auf die in Fossa iliaca in Richtung Peniswurzel. Untersuchung im Schneidersitz oder im Stehen mit war Händen und in entspannter Atmosphäre. Sono. Bei diagn. Schwierigkeiten Facharztüberwei (HCG-Test).

Therapie durch Facharzt Bei Begleithernie oder ektopischer Lage primär operativ ab 2 stationäre Behandlungsdauer 5 d; auch ambulante OP möglich. Konservativer Therapieversu

+ HCG i.m. (z.B. Pregnesin®). Insgesamt 50% Erfolg. **NW:** Gelegentlich Penisvergrößerung Erektionen, psychische Veränderungen, Varikozele, Pubesbehaarung
+ Alternativ: LH-RH intranasal (z.B. Kryptocur®). HCG im Anschluss soll die Wirksar erhöhen. Insgesamt 30–70% Erfolg. **NW:** Gesteigerte Aktivität, vorübergehende Penisve ßerung, Irritation der Nasenschleimhaut (Nasenbluten).

Komplikationen Bei beidseitigem Hochstand Reduktion der Fertilität, wenn ther. Korr erst nach dem 3. Lj. erfolgt (Temperaturempfindlichkeit des Hodengewebes). Maligne Enta bei Kryptorchismus und Leistenhoden.

16.9.7 Hypospadie

Entwicklungshemmung der vorderen Harnröhre mit proximal verlagerter ventraler Mündung: distal (glandulär, koronar, subkoronar); 25% proximal (penil, skrotal, perineal). Ätiol. unklar. Ir ein 2. Familienmitglied betroffen. Assoziiert: Leistenhernie 7%, Hodenhochstand 5%, Nieren Harnwegsanomalien.

Diagnostik Orientierende Sono der Nieren und Harnwege; Facharztüberweisung (Kinde rurg, Urologe) zur weiteren Diagn.

Therapie Absolute OP-Ind. bei proximaler Hypospadie, relative bei distaler Hypospadie Meatusstenose oder Schaftkrümmung. Verschiedenste Operationsverfahren, die den Gegebe ten angepasst werden müssen. Nur an ausgewiesenen Zentren mit entsprechender Erfahrung Funktionelle und kosmetische Rekonstruktion. Günstigster Zeitpunkt: $\frac{1}{2}$–1. Lj. (2. Lj. ungü bis spätestens Schulalter. Stationäre Behandlungsdauer (bei komplikationslosem Verlauf): Ausführliche Beratung der verunsicherten Eltern.

Phimose ☞ 13.7.1

6.10 Psychosomatische Störungen

harakteristisch im Kindesalter sind:
- Diffuses, häufig wechselndes Beschwerdebild: Z.B. Bauch- und Kopfschmerzen, Appetit-, Schlaf- und Verdauungsstörungen
- Zeitliche oder situative Bindung der Beschwerden: Vor/in der Schule, vor/nach unangenehmen Situationen, Besserung am Wochenende oder in den Ferien
- Suggestive Beeinflussbarkeit durch Zureden, Plazebo
- Belastende psychosoziale Situation: Konflikthafte Familienkonstellation, Trennung/Verlust der Eltern u.a.
- Auffälligkeiten im psychischen und sozialen Verhalten: Depressiver Rückzug, soziale Anpassungs- und Kontaktschwierigkeiten, Lernstörungen.

Bei entsprechenden Hinweisen frühzeitig den psychosomatischen Aspekt ansprechen. Ist die organische Abklärung abgeschlossen, sind Eltern und Kind für diese Thematik meist weniger zugänglich und neigen zum Bagatellisieren und Ausblenden

Den Begriff „psychosomatisch" oder „psychisch bedingt" sorgfältig erläutern. Viele Eltern denken dabei zunächst an simulierte Beschwerden oder an eine geistige Beeinträchtigung
Möglichst von der Praxis aus festen Vorstellungstermin bei weiterbehandelnder Einrichtung (Erziehungsberatungsstelle, Kinder- und Jugendpsychiater, psychologische Praxis) vereinbaren, da bei Eltern oft Schwellenangst besteht.

10.1 Enuresis

estens 1-mal/Wo. Einnässen nach dem 4. Lj. Nur nachts ca. 70%, tags wie nachts ca. 25%, nur meist in kleinen Portionen ca. 5%. Primäre Enuresis: Trockene Perioden von höchstens wenigen Sekundäre Enuresis: Nach $^1/_2$ J. wieder auftretendes regelmäßiges Einnässen.

uffällige Gleichgültigkeit der betroffenen Kinder hinsichtlich der Symptomatik verbirgt oft nen erheblichen Leidensdruck, der sich in Minderwertigkeitsgefühlen, affektiver Unausgelichenheit, sozialem Rückzug und depressiver Verstimmung äußern kann.

ogie   Meist wirken mehrere Faktoren zusammen:
- rganische Faktoren (Detrusorhyperaktivität, rezid. HWI, Sphinkter-Detrusor-Dyskoordinaon, relativer ADH-Mangel)
- u früher Beginn des Sauberkeitstrainings, bes. bei entwicklungsretardierten Kindern. Unduldige, rigide oder inkonsequente Sauberkeitserziehung
- sychische Belastungen wie familiäre Beziehungsstörungen, Vernachlässigung
- ekundäre Enuresis durch situative Belastungen, z.B. Geburt eines Geschwisters, Elterntrenung, Kindergarten-, Schul-, Wohnortwechsel, schulische Überforderung.

ei längerer Symptomdauer kann eine Fixierung eintreten; die vom Symptom ausgehenden sychischen Belastungen nehmen zunehmend die Stelle der ursprünglich auslösenden Ursaen ein.

Diagnostik

- Somatische, psychische und soziale Anamnese, Erfragen, Beobachten des Miktionsverha[...] (Haltemanöver?); Häufigkeit der Miktion (tagsüber < 4-mal oder > 7-mal auffällig), Hinw[...] auf Dysurie; in welchen Situationen nässt das Kind ein? Tiefer Schlaf und schwere Erw[...] barkeit? Beginn und Modus des Sauberkeitstrainings
- Orientierende körperliche und neurologische Untersuchung einschließlich Urinst[...] (HWI?), Sono (Blasenwandhypertrophie? Nierenfehlbildung? Restharnbestimmung), 2[...] Miktionsprotokoll, evtl. Facharztüberweisung zur weiteren Diagn.

Therapie Die meisten Formen der Enuresis können ambulant behandelt werden. Nach[...] schluss organischer Ursachen sollte man:

- In getrennten Gesprächen versuchen, Resignation, Schuldgefühle und Schuldzuweisunge[...] Kind und Eltern zu vermeiden
- Durch Information über Therapiemöglichkeiten und Selbstheilungsquote zuversichtliche[...] kooperative Einstellung aufbauen.

! Trotz hoher Rate an Spontanremissionen frühzeitige Ther., um sekundäre psychische [...] rungen zu vermeiden.

Enuresis nocturna

- Mehrmalige Blasenentleerung vor dem Schlafengehen
- Einstimmen auf nächtliches Wachwerden durch abendliches Gespräch am Bett. Kalende[...] rung über selbstständiges Wachwerden und trockene Nächte
- Bekräftigung durch kleine Belohnungen, die im Toilettenraum deponiert werden
- Bei älteren Kindern, die auf o.g. Training nicht ansprechen, Einsatz eines Weckgerätes. [...] kungsweise und Handhabung müssen sorgfältig mit Kind und Eltern besprochen we[...] damit das Gerät als Hilfe (gezieltes Wecken bei gerade beginnender Miktion) und [...] als Strafe oder Kontrolle empfunden wird (Einzelzimmer!). Unterstützung durch begle[...] Belohnungsstrategien für schnelles Wachwerden. Bei schwerer Erweckbarkeit kann [...] Gabe von Imipramin (z.B. Tofranil® mite 1–2 Drageés abends) die Schlaftiefe evtl. vermi[...] werden. Zurückhaltender Einsatz, zuvor 3 EKG-Kontrollen. Kurzfristige Symptomentla[...] durch Gabe von Minirin® Nasenspray (2–4 Hübe vor dem Schlafengehen) z.B. bei Kla[...] fahrt o.Ä. möglich. **Cave:** Bei alleiniger Behandlung mit Tofranil® oder Minirin® meis[...] vorübergehende Besserung.

● Keine Einschränkung der Trinkmenge! Bei Hinweisen auf tiefergreifende psychische A[...] ligkeiten und Konflikte unbedingt psycho- und familienther. Behandlung durch Spezia[...] einleiten.

Naturheilkundliche Therapieempfehlung (☞ 16.14.6)

6.10.2 Enkopresis

Koten bzw. Beschmutzen der Unterwäsche mit Kot mind. 1-mal/Wo. über mind. 3 Mon. nach dem ...j. bei sonst altersgerechter Entwicklung. Meist tags, selten nachts. Primäre Enkopresis: Kind war ...h nie über mehrere Wo. sauber. Sekundäre Enkopresis: Regelmäßiges Einkoten nach bereits ge-zener Sauberkeitserziehung (mind. 6 Mon. symptomfreies Intervall).

...ologie
Obstipation
Aggressive oder regressive Ausdrucksform einer psychischen Problematik
Zu früh begonnene, zwanghaft rigide Sauberkeitserziehung
Ängstliche, gefühlskarge Mütter mit extremen Sauberkeitsbedürfnissen
Beziehungsarme, überprotektiv-einengende oder leistungsbetont-überfordernde Familienat-mosphäre; emotionale Deprivation.

...ik
Einkoten tritt fast ausschließlich am Tag auf. Die Kinder entwickeln gegenüber der Symp-...atik fast völlige Ignoranz, meiden den Gang zur Toilette, neigen dazu, verschmutzte Wäsche zu ...tecken. Häufig wird die Entleerung gewohnheitsmäßig zurückgehalten (sekundäre Obstipa-...), z.T. mit paradoxen dünnen Stühlen (Überlaufenkopresis). Psychisch oft empfindsame, stille ...aggressiv gehemmte Kinder mit fehlender oder protrahiert verlaufender Trotzphase. Bes. ...e Kinder leiden erheblich unter den diskriminierenden Folgen der Symptomatik. Bei länge-...- Verlauf und gewohnheitsmäßiger Stuhlretention tritt *Symptomfixierung* ein: Entleerungs-...g wird nicht mehr sicher wahrgenommen, unkontrollierte Stuhlentleerung durch nachdrän-...le Kotmassen; längerfristige Folge: Entwicklung eines sekundären Megakolons.

...gnostik
Ausführliche somatische, psychische und soziale Anamnese der Eltern ohne Anwesenheit des ...Kindes, um ein Bild von der Familienkonstellation zu gewinnen
Behutsame Exploration beim Kind (ohne Anwesenheit der Eltern)
Körperliche und neurologische Untersuchung einschließlich digitaler Prüfung des Analrefle-...es. Stuhlgefüllte Ampulle ist typisch bei Überlaufenkopresis. Sphinktermanometrie
Untersuchung auf Wurmeier (Analklebestreifen, ☞ 9.7). Wurmbefall ist bei jüngeren Kin-...lern symptomverstärkend.

...erenzialdiagnose
Obstipation mit Überlaufenkoprese (☞ 8.1.10) bei Analfissur, Diätfeh-...Bewegungsmangel, Entwicklungsstörungen.

...apie
...acharztüberweisung zum Kinder-/Jugendpsychologen zur Bearbeitung der familiären Struk-...uren sowie der Persönlichkeitsprobleme des Kindes (Spielther., Selbstbehauptungstraining, ...amilienther.)
Allg. Maßnahme: Regelmäßige Toilettengänge nach den Mahlzeiten vereinbaren, schriftlich ...egistrieren und durch Belohnungen/Punktsystem bei erfolgreicher Stuhlentleerung bekräf-...igen; später bei selbstständigem Toilettengang angenehme Toilettensituation herstellen (Le-...estoff, Musik)
...ei älteren Kindern, bes. bei sekundärer Obstipation, einmalige Grundentleerung per Klysma, ...ann morgendliche Gabe von Abführzäpfchen (z.B. Lecicarbon® oder Dulcolax® Supp.) vor ...em Aufstehen (bahnt die Wahrnehmung des Stuhldrangs).

16.10.3 Hyperkinetisches Syndrom

Syn. Aufmerksamkeitsdefizit- und Hyperaktivitäts-Sy., ADS, ADHS. Ätiol. unklar, mögliche Stör des Hirnstoffwechsels (Dopaminmangel?).

Klinik

- Hyperaktivität: Motorische Unruhe, ständiges zielloses Bewegungsbedürfnis
- Aufmerksamkeitsstörung: Leichte Ablenkbarkeit, geringe Ausdauer und Konzentration
- Impulsivität: Verminderte affektive Kontrolle, Neigung zu impulsivem Verhalten, ger Teilleistungsschwächen, Stimmungsschwankungen.

Weitere häufige Symptome wie soziale Anpassungsstörungen und Hyperaggressivität meist Folge der Leitsymptomatik.

Diagnostik

- Schwangerschafts-, Geburts-, frühkindliche, Familien- und Sozialanamnese (typische K taktstörungen, z.B. im Kindergarten zu Gleichaltrigen aufgrund starken Konzentrationsm gels)
- Ausschluss einer organischen Erkr., v.a. SD-Fehlfunktion (fT₄, TSH)
- Facharztüberweisung: Testpsychologische (Teilleistungsschwächen?) und neurologische tersuchung.

Therapie

- Information von Eltern, Schule oder Kindergarten über die Schwierigkeiten des Kindes. Änderung der erzieherischen Erwartungen zur Entlastung des Kindes. Dabei verdeutlic dass es sich weder um die Folge von Erziehungsmängeln noch um eine Krankheit han sondern um eine Normvariante im Temperament des Kindes
- Versuch, dem Kind Ordnung und Struktur zu geben (Modifikation der Lernumgebu Überschaubare Arbeitseinheiten, wenig Ablenkung. Im Klassenzimmer in der 1. Reihe s
- Facharztüberweisung an Kinder-/Jugendpsychologen zum heilpädagogischen oder ve tensther. Training der Selbstkontrolle und sozialen Anpassungsfähigkeit sowie zur Förde bei Teilleistungsschwächen durch psychomotorische Übungsbehandlung, ggf. Lese-R schreib-Training
- Evtl. medikamentöse Ther. mit Psychostimulanzien, z.B. Methylphenidat (z.B. Ritalin®, dikinet®). **Cave:** Wachstumsstörungen, Appetitlosigkeit, RR-Veränderungen, Anorexie. möglicherweise zu oft verordnet, daher Zusatzqualifikation geplant.

! Beim Gespräch mit den Eltern Begriffe wie „zerebral" oder „hirnorganisch" wegen Gefah Stigmatisierung vermeiden!

Naturheilkundliche Therapieempfehlung (☞ 16.14.6)

16.10.4 Schulphobie

...ststörung bei Schulkindern, meist im Rahmen einer Trennungsproblematik hinsichtlich der pri...en Bezugsperson; im Gegensatz zu anderen schulbezogenen Angststörungen gute schulische Leis...gen und keine Beziehungsprobleme mit Lehrern oder Mitschülern.

...nik Häufig körperliche Beschwerden bei anstehendem morgendlichen Schulbesuch: Blässe, ...witzen, Übelkeit und Kopfschmerzen. **Cave:** Orthostatische Dysregulation und Kollaps. Ty-...herweise Symptomfreiheit am Nachmittag, am Wochenende und in den Schulferien.

...ferenzialdiagnose
Schulangst: Begründete Angst vor der Schule (Mitschüler, Lehrer, bestimmte Fächer). Hohes Aggressionsniveau und Leistungsdruck spielen entscheidende Rolle; Jungen häufiger als Mäd-...chen betroffen; häufig besteht eine psychosozial bedingte Lernstörung oder Teilleistungs-...schwäche
Schulschwänzen: Kein Angst-, sondern ein Motivationsproblem; häufig Mangel an elterlicher Aufsicht und Kontrolle, gelegentlich auch Vernachlässigung; Kinder erfahren meist wenig fördernde Anregung im Elternhaus; kann Beginn einer dissozialen Entwicklung sein
Depression, Psychose.

...rapie Facharztüberweisung zum Kinder- und Jugendpsychologen zur problemorientierten ...hother. 5 Eckpflichten (nach Lösche und Klosinski):
Baldige Wiederaufnahme des Schulbesuchs
Fokussierung der emotionalen Bedingungen
Stärkung der Elternposition
Klare Absprache mit der Schule
Kein Schulwechsel oder Hausunterricht.
...ingeren Kindern und in leichten Fällen eher ambulante Behandlung, bei älteren Kindern und ...ndlichen eher stationäre Behandlung mit späterer ambulanter Nachbetreuung. **Cave:** Schul-...iende Atteste unbedingt vermeiden.

...nose Im Vergleich zu der häufigeren Schulangst Gefahr der Chronifizierung. Prognose ...t vom Alter bei Störungsbeginn, Schweregrad der Phobie und Kooperationsbereitschaft ...Eltern ab; unter 11 J. 90% Therapieerfolg bei ambulanter Behandlung.

...Wichtig für die Prognose ist die frühzeitige Diagnose der Schulphobie, d.h. rechtzeitige Ab-...renzung von anderen Ursachen der Schulverweigerung.

16.11 Kindesmisshandlung

Vielschichtiges Problem, das körperliche, sexuelle und seelische Misshandlung beinhalten kann. ... hoher Rezidivgefahr und hohem Risiko von Verhaltensstörungen und Mortalität muss jeder Verd... präzise abgeklärt werden. Unbedingt in ein pädiatrisches Zentrum überweisen. Nur so lässt sich... fragliche Situation in Ruhe abklären.

Verdachtsmomente

- Multiple Hämatome in verschiedenen Abheilungsphasen (**Cave:** Beulen an der Stirn und ... matome an den Unterschenkeln sind bei Kleinkindern i.d.R. durch normales Hinfallen... dingt)
- Hautabschürfungen und Verbrennungen (z.B. punktförmige Verbrennungen durch Ziga... ten, „Eintauch-Verbrennungen"), ausgerissene Haare
- Schmerzhafte Schwellungen, periostale Schwellungen, Frakturen
- SHT oder subdurales Hämatom
- Verletzungen oder infektiöse Erkr. im Genital- und Analbereich
- Zerrissenes Frenulum der Oberlippe.

Typisches Verhalten der Eltern

- Wiederholtes Aufsuchen von verschiedenen Ärzten
- Inadäquate, wechselnde oder keine Erklärungen für Verletzungen
- In Anbetracht des kindlichen Zustandes verspätetes Aufsuchen des Arztes.

Jeder V.a. Kindesmisshandlung muss abgeklärt (Facharztüberweisung) und genau dokur... tiert werden. Eltern nicht vorverurteilen; jedoch bei *begründeter* Annahme der Misshand... Polizei/Behörden einschalten. Ausnahme: Außerbehördliche, verlässliche, intensive Hilfe... Nachsorge kann für die Familie organisiert werden.

16.12 Fehlbildungssyndrome

16.12.1 Trisomie 21

Syn. Down-Sy., Mongolismus. Häufigste Chromosomenanomalie, 1 : 650 Lebendgeborene.

Ätiologie Meist freie Trisomie 21 (95%), Mosaik mit normalen Zellen (2%), Translokat... trisomie (3%). Risiko der freien Trisomie 21 steigt mit dem Alter der Mutter (1% mit 35 J., 3%... 40 J.). Bei balancierter Translokation eines Elternteils Wiederholungsrisiko 25%.

Klinik

- Fazies: Flaches Gesicht. Mongoloide Lidachsenstellung. Makroglossie. Epikanthus. Tie... gende Nasenwurzel. Kleine, im oberen Teil abgewinkelte Ohrmuschel
- Sinnesorgane: Helle Iris mit kleinen, weißen Flecken (Brushfield spots). Kolobome, St... mus, Nystagmus, Glaukom; Fehlbildungen, Prädisposition zum Hörverlust
- Skelettsystem: Minderwuchs. Brachyzephalus. Kurze, plumpe Hände (Tatzenhände). Vi... gerfurche; kurze Mittelphalanx des 5. Fingers. Abstand zwischen 1. und 2. Zehe (Sanc... furche). Gelenkbeweglichkeit, atlantoaxiale Instabilität

Innere Organe: Herzfehler (50%, meist Septumdefekte, AV-Kanal). Stenosen/Atresien des Verdauungstrakts. Immunschwäche mit gesteigerter Infektanfälligkeit, Neigung zu Malignomen (Leukämien). Beim M Hypogonadismus, Infertilität, F meist fertil. Hernien. Obstipationsneigung

Neurologie/Psychologie: Im NG- und Kleinkindesalter Muskelhypotonie; IQ < 50; fehlendes abstraktes Denken; Nachahmungstrieb; einfache Arbeiten im Haushalt oder in geschützten Werkstätten möglich; Kinder meist heiter, froh, anschmiegsam, selten aggressiv; tapsiger Gang.

gnostik Chromosomenanalyse.

rapie Operative Korrektur der inneren Fehlbildungen, frühzeitige KG, Frühförderung, Beng und Unterstützung der Eltern (Selbsthilfegruppen, Elternvereinigungen www.lebenshilfe.-

gnose Abhängig von Schwere der inneren Fehlbildungen und Ausprägung der Immunwäche. Ca. 10% der Pat. erreichen das 40. Lj.; danach altern Überlebende schneller, erhöhte denz des M. Alzheimer.

.12.2 Weitere Fehlbildungssyndrome

	Tab. 16.14	Fehlbildungssyndrome	
drom	**Klinefelter-Syndrom**	**Turner-Syndrom**	**Alkoholembryofetopathie**
figkeit	1 : 1000 aller männlichen NG	1 : 2500 aller weiblichen NG	1–3 : 1000 aller NG
logie	Nummerische Chromosomenaberration XXY, XXXY oder XXXXY Mosaik	Monosomie XO, sehr häufig, Mosaik nicht vom Alter der Mutter abhängig, kein Wiederholungsrisiko	Starker Alkoholkonsum der Mutter während der Grav.
ik	Fehlendes pubertäres Penis- und Testeswachstum, Stammadipositas bei Erw., Hypogonadismus, Gynäkomastie, Verhaltensstörungen, unterentwickelte Pubes-, Bart- und Axillarbehaarung, IQ häufig unterdurchschnittlich	IQ häufig normal, Kleinwuchs, Herzfehler, Sphinxgesicht, Ödeme, multiple Nävi, primäre Amenorrhoe, Nierenanomalien	Sphinxgesicht, Hand- und Fußrückenödeme, Minderwuchs, kurzer Hals mit Pterygium colli, Gonadendysgenesie, Herzfehler, Nierenanomalie, mentale Retardierung, Innenohrschwerhörigkeit

	Tab. 16.14 Fortsetzung		
Syndrom	Klinefelter-Syndrom	Turner-Syndrom	Alkoholembryofeto-pathie
Therapie/ Prognose	Testosteron ab 11. Lj. Prognose: Gut. Folgeerkr.: Skoliose, Osteoporose, Diab. mell.	Operative Korrektur der Herz- und Nierenfehlbildungen; Androgene zur Wachstumsförderung, später Östrogene zur Entwicklung der sekundären Geschlechtsorgane	KG, Frühförderung

16.13 Tumoren im Kindesalter

Trotz ihres relativ hohen Anteils an den Todesursachen sind Krebserkr. bei Kindern abs. gesehen s (in Deutschland ca. 2000 Neuerkr. pro J.). Bei jedem Verdacht Facharztüberweisung.

Klinik

Allgemeinsymptome Abgeschlagenheit, Spiellunlust, Appetitlosigkeit, Gewichtsverlust, su brile Temperaturen oder chron. Fieber, Nachtschweiß, Schmerzen. Häufig sind die Kinder ab gutem AZ – sogar, wenn primär bereits multiple (z.B. pulmonale) Metastasen vorhanden s

Intrakranielle Tumoren (☞ 20.13.1). *Primär:* Kopfschmerzen, manchmal (fokaler) Kra anfall als erstes Zeichen. *Fortgeschrittenes Stadium:* Hirndrucksymptomatik, neurologische fälle, motorische Symptome (Gang- und Standunsicherheit), Ataxie und Nystagmus (spez infratentoriellen Tumoren); Verhaltensauffälligkeiten, Leistungsminderung, Störungen e krin-metabolischer Funktionen (z.B. Diabetes insipidus, Wachstumsstörungen).

Tumoren der Kopf- und Halsregion Beschwerden oft wie bei chron. Entzündungen (C Rhinitis, Konjunktivitis). Nasale Sprache bei nasaler Obstruktion (mit oder ohne Epistaxis), verlust bei Kompression der Tuba auditiva, Protrusio bulbi bei Orbitabefall, Hirnnervenau bei Einbeziehung der Schädelbasis. Doppelbilder als Folge eines Strabismus (Hirnnerven II VI), Ptose (VII), Hyperästhesie (V). Oft vergrößerte Hals-LK (ein- oder bds.) und sich Schwellungen an Gesicht oder Hals.

Mediastinaltumoren Symptomatik zu Beginn der Erkr. evtl. sehr diskret. Trockener, a ßender Husten, rezid. Bronchitis, Pneumonie, Schluckbeschwerden bei Kompression des Dyspnoe bei Kompression der Trachea oder bei Pleuraerguss. Bei großen Tumoren akut bec liche Atemstörungen mit hochgradigem Stridor und Zyanose, Einflussstauung z.B. der V. sup., Verdrängung des Herzens.

Intraabdominale Tumoren Bauchtumoren werden oft zufällig entdeckt, etwa als indc Resistenz oder als sichtbare Schwellung beim Baden oder Ankleiden der Kinder. Intermittie (kolikartige) Bauchschmerzen sind oft erste Anzeichen; Fieber, Erbrechen, Gewichtsverlust fc

chentumoren Meist Extremitäten betroffen (Osteosarkom, Ewing-Sarkom). Uncharakte-
sche, intermittierende, nicht eindeutig belastungsabhängige Schmerzen in der betroffen
ion. Tumorbedingte Schwellung (hart, überwärmt, unverschieblich) und Funktionsbeein-
htigung der Extremität führen zum Arztbesuch. Oft wird ein Bagatelltrauma für diese Be-
werden verantwortlich gemacht. Rötung und Überwärmung lassen anfangs evtl. an eine Osteo-
litis denken.

te Leukämien Mit 80–85% ist die akute lymphoblastische Leukämie (ALL) die häufigste
n im Kindesalter, in 15% d.F. akute myeloische Leukämie (AML, ☞ 19.4.1).

rapie

nahezu alle Tumorformen im Kindesalter existieren Protokolle mit festgelegtem Procedere, die
onär durchgeführt werden. Strahlen- und Chemother. werden meist in Kombination und nahezu
rahmslos in primär kurativer Absicht angewendet.

ktionsprophylaxe

Konsequente Mund-, Schleimhautpflege: Spülung (3–4 x/d) mit desinfizierenden und alka-
isierenden Lösungen (orale Antiseptika), Schleimhautläsionen mit Adstringenzien
z.B. Pyoktanin 0,5%) pinseln. Bei Thrombopenie keine Zahnbürste verwenden, stattdessen
gurgeln z.B. mit Chlorhexamed® oder Corsodyl® Lösung
Bei Varizellen-Kontakt: Passive Immunisierung mit Varizellen-Hyperimmunglobulin innerhalb von 24 h (max. 72 h, z.B. Varicellon® 0,2 ml/kgKG i.m. oder Varitect® 1 ml/kgKG i.v.)
Bei V.a. Inf. eines immunsupprimierten Kindes sofortige Klinikeinweisung.

zipien der Schmerztherapie (☞ 26.2.2).

Soweit möglich Schmerzätiologie abklären
Möglichst kausal und spezifisch therapieren
ndividuell und ausreichend dosieren
Regelmäßige Gabe nach Wirkdauer, nicht „bei Bedarf"
Orale Medikation vor parenteraler Applikation
Stufenweiser Aufbau der Ther. (WHO):
eripher wirkende Analgetika (z.B. Metamizol, Paracetamol)
Zentral schwach wirkende Analgetika (z.B. Codein, Tramadol)
Zentral stark wirkende Analgetika (z.B. Opiate: Morphin) mit/ohne Adjuvanzien (☞ 16.14.1)
Weitere Möglichkeiten zur Linderung von Tumorschmerzen (☞ 28.3.7).

häufigsten Tumoren im Kindesalter

us Hodgkin (Lymphogranulomatose) Von LK ausgehende neoplastische Erkr. mit
chen einkernigen Hodgkin-Zellen und mehrkernigen Sternberg-Riesenzellen, die sich zu-
st in LK und Milz ausbreitet, im weiteren Verlauf aber auch andere Organe befällt (Lunge,
, Knochenmark und Knochen).

gne Non-Hodgkin-Lymphome Im Kindesalter fast ausschließlich hochmaligne Lym-
ne, die immer zu einer leukämischen Generalisierung neigen. Entscheidend für Ther.
Prognose ist die Klassifikation als B- oder Non-B-Lymphom. Ein primär abdom. Lymphom
it großer Wahrscheinlichkeit ein B-Zell-Lymphom, ein primär mediastinales mit wenigen
ahmen ein T-Zell-Lymphom.

Wilms-Tumor (Nephroblastom) Hochmaligne Mischgeschwulst der Niere, die häufig in Lunge metastasiert. Hauptmanifestationsalter 1.–5. Lj., gelegentlich schon in der NG-Periode. **Klinik:** Bauchschmerzen, Erbrechen, Fieber, Hypertonie und Mikrohämaturie, oft sichtbarer, gßer und relativ harter Tumor. Makrohämaturie kann Tumoreinbruch ins Nierenbeckenkelchtem bedeuten. Ähnliche Symptome bei Weichteilsarkomen (z.B. Rhabdomyosarkom der Bl oder Neuroblastomen. Screening im Rahmen der U6 möglich (☞ 30.1.2).

Neuroblastom Maligner Tumor des autonomen Nervensystems, Hauptmanifestation im Kleinkindalter. Primärtumor entlang dem Grenzstrang und im Nebennierenbereich, Metast bes. in Knochenmark und Knochen, seltener in LK, Leber, ZNS und Haut.

Osteosarkom Maligner Knochentumor, dessen spindelzelliges Stroma Osteoid oder unre Knochen produziert. Prädilektionsalter: 2. Lebensjahrzehnt. Bevorzugter Sitz des Primärtum Metaphysen der langen Röhrenknochen. Frühe Metastasierung (meist Lungen).

Ewing-Sarkom Klein- und rundzelliger Knochentumor, der wahrscheinlich vom bindege bigen Grundgerüst des Knochenmarks ausgeht. Prädilektionsalter: 10–15 J. Bevorzugter Sitz Primärtumors: Diaphysen der langen Röhrenknochen, aber auch flache Knochen, wie Bec Skapula, Wirbel und Rippen. Metastasierung: Lungen und Skelettsystem.

16.14 Pädiatrische Arzneitherapie

Orale Gabe (Tr., Saft, Tbl.) vorziehen. Einige wichtige Medikamente (Paracetamol, Diaze Kortison, Theophyllin) sind für den Notfall auch als Zäpfchen bzw. Rektiole verfügbar. I muskuläre Injektionen sind unnötig (Resorption unsicher, zusätzliche Ängste). Die Compli korreliert mit der Anzahl der Einzeldosen pro Tag: 1/2/3/4 Einzeldosen/d entsprechen 73/7 42% Compliance. Wenige Einzeldosen pro Tag sind daher vorzuziehen. Die Dos. richtet korrekterweise nach dem Körpergewicht.

In der Praxis ist es hingegen oft hilfreich, sich an Altersgruppen (☞ Tab. 16.16) zu orientiere angegebenen Dosierungen sind Orientierungshilfen.

Tab. 16.15 Durchschnittliches Gewicht in Relation zum Alter

Alter	Gewicht (ca.)	Alter	Gewicht (ca.)
1 Mon.	3–4 kg	3 J.	15 kg
1/2 J.	7 kg	6 J.	20–25 kg
1 J.	10 kg	12 J.	40–45 kg

Tab. 16.16 Altersgruppen

Bis 1. Mon.	Neugeborenes (NG)	Bis 6. Lj.	Kleinkind (K
Bis 1. Lj.	Säugling (Sgl.)	Bis 14. Lj.	Schulkind (S

6.14.1 Analgetika/Antipyretika

...ipyrese (☞ 16.4.1). Schmerzreaktion bei Sgl. und KK oft verschleiert: Unruhe, Wimmern, ...nnen, Blässe, Schonhaltung, Nahrungsverweigerung, Abwehr. Bei Kopf- und Bauchaffektionen ...lgesie erst nach fachärztlicher Begutachtung.

Tab. 16.17 Schmerz- und Fiebermedikation

...erikum/Wirkung	Handelsname, z.B.	Anwendung/Dosierung/Hinweise
...acetamol ...ipyretisch, ...pher analgetisch	Ben-u-ron®, Paracetamol ratiopharm®	Zweckmäßig: Darreichung als Supp., höchstens alle 6–8 h Sgl./KK/SK: 125/250/500 mg **Cave:** Nicht überdosieren (hepatotoxisch)!
...profen ...ipyretisch, ...phlogistisch, ...pher analgetisch	Nurofen Kinder Fiebersaft®, Dolormin K® Saft	30 mg/kgKG in 3–4 Einzeldosen
...amizol ...pyretisch, ...pher analgetisch	Novalgin®	Ab 3. Lebensmonat als Tr. bis zu 3–4 × tägl. Sgl./KK/SK: –5/–10/–20 Tr.; Supp. 0,3 g ab 4.Lj., Supp. 1 g bei sehr hohem Fieber bei SK. **Cave:** Ausschließlich Reservemittel! Fieber i.d.R. keine Ind. **KO:** Agranulozytose, anaphylaktischer Schock!
...nadol ...ral analgetisch	Tramal®	Zweckmäßig: Tr. alle 6 h. Einzeldosis ab 1. Lj. 1–2 mg/kgKG; KK/SK: 10/20 Tr. Einzelgabe i.d.R. 1–2 mg/kgKG; Sgl.: **KI** wegen Atemdepression!

Tab. 16.18 Stufenplan zur Schmerztherapie, wenn schwache Opiate nicht mehr ausreichen

MST® 0,5–1 mg/kgKG 2–3 × tägl.

Kombination mit Metamizol 10 mg/kgKG 5 × tägl. oder Paracetamol 10 mg/kgKG 5 × tägl. mit/ohne Adjuvanzien: Kortikosteroide, Laxanzien. Dosiserhöhungen des MST® bis zur Schmerzfreiheit

Dauerinfusion von Morphin (i.v./s.c.) – Beginn mit 0,05 mg/kgKG/h – Dosiserhöhung bis zur Schmerzfreiheit (auch möglich mit tragbarer Pumpe). Bis auf die mit Laxanzien zu behandelnde Obstipation sind alle anderen opiatinduzierten NW bei Kindern kaum zu beobachten – auch nicht bei sehr hohen Morphindosen

...tsgruppe Schmerzther. der Gesellschaft für pädiatrische Onkologie und Hämatologie

16.14.2 Sekretolytika

Oft in der Praxis zu großzügige Verordnung. Eine ausreichende Flüssigkeitszufuhr ist Voraussetzung für Wirksamkeit. Bei chron. Erkr. sind Inhaliergeräte (z.B. Pari Inhalierboy®) rezeptier.
Cave: Handhabung, Hygiene, Sicherheit.

Tab. 16.19	Sekretolytikaanwendung	
Isotone Salzlösung	Kochsalz, Emser Salz®	3 g/250 ml H$_2$O zur Inhalation. **Cave:** Hypo- hypertone Lösung kann Obstruktion auslösen
Ambroxol	Z.B. Mucosolvan®	Oral Einzeldosis –2/2–5/5–10 Lj.: 7,5/15/30 mg 2–3 × tägl. als Tr. (Sgl.) oder Saft (KK)
Carbocistein	Z.B. Transbronchin®	Oral Einzeldosis –2/2–5/5–10 Lj.: 250/250/500 2–3 × tägl. als Tr. (Sgl.) oder Saft (KK)
Acetylcystein	Z.B. Fluimucil®, Mucolytikum „Lappe"®	Oral Einzeldosis –2/2–5/5–10/ab 10 Lj.: 50/100 200 mg 2–3 × tägl. als Tr. (Sgl.) oder Saft (K
Bromhexin	Z.B. Bisolvon®	Oral Einzeldosis –2/2–6/6–14/ab 14. Lj.: 2/2–4 8–16 mg. 2–3 × tägl. als Tr. (Sgl.) oder Saft (

16.14.3 Antitussiva

Nur bei quälendem Reizhusten indiziert. **Cave:** Wird i.d.R. länger eingenommen und wieder wendet. Nicht mit Sekretolytika kombinieren.

Tab. 16.20	Antitussivaanwendung	
Dihydrocodein	Z.B. Paracodin®-N Sirup	1–3 × oral Einzeldosis 1–5/6–12. Lj.: $^1/_4$–$^1/_2$/$^1/_2$–1 T Sgl./KK/SK/Erw.: 3/–6/–12/–20 Tr. à 0,5 mg

16.14.4 Rhinologika

Zurückhaltend und für längstens 10 d rezeptieren (Schleimhautaustrocknung, Zilienschädigu Anwendung bes. zur Nacht, bei Sgl. vor den Mahlzeiten. **Cave:** Adrenerge Reaktion.

Tab. 16.21	Rhinologikaanwendung	
Generikum/ Wirkung	**Handelsname, z.B.**	**Anwendung/Dosierung/Hinweise**
Oxymetazolin	Nasivin®	Sgl./KK/SK: 0,01/0,025/0,05% Lösung 2–3 × 1–2 Tr.
Xylometazolin	Otriven®, Olynth®	Sgl./KK/SK:0,025/0,05/0,1%Lösung2–3 × 1–

5.14.5 Sedativa

: bei definierter Ind. Das beste Sedativum ist eine vertraute Person.

Tab. 16.22   Sedativaanwendung

erikum/ ·kung	Handelsname, z.B.	Anwendung/Dosierung/Hinweise
zepam nzodiazepin) ierend, iolytisch, skelrelaxierend	Diazepam Desitin® rectal tube 5/10 mg	Rektal ca. 0,3–0,5 mg/kgKG; Einzeldosis Sgl./KK/SK: 1/1–2/2 Rektiole(n) à 5 mg
	Valiquid® 0,3 Lösung	Oral ab 6. Lj. 0,1 mg/kgKG (ca. 1 Tr./Lj. als Faustregel) alle 12 h. **Cave:** < 6. Lj.
	Valium® 2/5/10 mg Tbl.	Oral Einzeldosis Sgl./KK/SK: 2–4/3–6/ 5–10 mg alle 12 h
	Valium® Amp.	0,1–0,2 mg/kg i.v. alle 12 h (lange Halb- wertszeit!); **Cave:** RR-Abfall, Atemstillstand, paradoxe Wirkung
oralhydrat erend	Chloralhydrat-Rektiole® (600 mg)	Rektal 30–50 mg/kg; nicht Mittel der 1. Wahl (Herzrhythmusstörungen) **KI:** Sgl. < 6 kg
nobarbital biturat) erend	Luminal®, Luminaletten®	Kinder 3–4 mg/kgKG in 2 Tagesdosen; **cave:** Bei hyperkinetischen Kindern paradoxe Reaktion!
methazin erend, histaminerg	Atosil®	Oral 1 Tr./kg (max. 40 Tr.) alle 8 h; 0,5–1–2 mg/kgKG i.v. **Ind.:** Allergisches Asthma bronchiale; **KI:** Sgl. (Zusammenhang mit SIDS!); bei KK häufig paradoxer Erregungszustand

.14.6 Naturheilkundliche Therapieempfehlung

·rheilkundliche Methoden und Medikamente werden vielfach von Patienten/Eltern erbeten. Hausarzt kann diesen Wunsch nicht außer Acht lassen. Er hat abzuwägen, in welchen Fällen n Einsatz hilfreich ist und verantwortet werden kann.

·ipien (☞ 32.9).

·itis

·otherapie   Primel (Primula veris, z.B. Sinupret® 3 × 15–25 Tr./1 Drg., ☞ 12.3.1), Anis (z.B. rton® Tr.), Ätherische Öle, z.B. Babix® Inhalat Tr. (auf Kleidung aufträufeln oder zur Luft- achtung), Stas mild® Salbe (**KI:** Bei Sgl und Kleinkindern keine Anwendung im Gesicht; Asth- ronchiale, Keuchhusten. **NW:** Verstärkte Reizerscheinungen an Haut und Schleimhäuten, tärkung von Bronchospasmen).

Homöopathie Silicea comp® Wala Glo. 3 × 5, Sambucus D12 DHU® Glo. 1 × 5 (Säuglir schnupfen), Agropyron comp® Wala Glo. 3 × 5, Wala Nasenbalsam® mild, Arum® Nasensp Euphorbium comp® Spray, Sinusyx® Tbl. (stdl. 1Tbl. lutschen). **KI:** Kinder < 1 J, Schilddrüsener Grav., Stillzeit. **NW:** In Einzelfällen, bes. bei Lactoseintoleranz, Magen-Darm-Beschwerd laxierende Wirkung).

Pharyngitis, Laryngitis und Bronchitis

Phytotherapie Salbei (Salviae folium, z.B. Salvysat® Buerger Drg., Tr.). **Ind.:** Bei entzünd Mund- und Rachenschleimhaut. **KI:** Kinder < 12 J., Grav., Stillzeit. **Dos.:** Lsg. 3 × tägl. 30–40 Drg.: 3 × tägl. 1–2 Drg. Pelargonium reniforme/sidoides, z.B. Umckaloabo® Tr. (☞ 12.3.2

Homöopathie

Pharyngitis:

- Tonsillopas® Tr. stdl. bis 6 × 10–15 Tr. **KI:** Überempfindlichkeit gegen Bienengift und Chr **NW:** vereinzelt Hautreaktionen (Mittel absetzen!). **WW:** Keine bekannt. Tr. unverdünnt nehmen/einige Zeit im Mund belassen
- Meditonsin® Tr. **KI/NW/WW:** Keine bekannt. **Dos.:** Bei akuten Zuständen jede halbe ganze Stunde, höchstens 12 × tägl. Sgl. ab 7 Mon.: Bei zwingender Ind. je 1–3 Tr., ab 1 J.: Je 2–5 Tr., 6–12 J.: Je 3–6 Tr., > 12 J.: initial stdl. 5–10 Tr., bei beginnender Besser 3 × 5–10 Tr.
- Lymphdiaral® Basistr. **KI:** Empfindlichkeit gegen Korbblütler; sonst s.a. ☞ 32.9. **NW:** einzelt systemische Überempfindlichkeitsreaktion. **Dos.:** KK 1–3 J. 3 × tägl. 4–5 Tr., 4– 3 × tägl. 4–6 Tr., Erw. 3 × tägl. 10 Tr.
- Tonsiotren® Tbl. **NW:** Speichelfluss ↑. **KI:** Überempfindlichkeit gegen Chrom. Bei SD-E strenge Indikationsstellung. **Dos.:** Initial stdl. 1–2, bei eintretender Besserung 3 × 1–2; Ki < 12 J. bei akuten Beschwerden in den ersten 1–2 d alle 2 h 1 Tbl. Bei vergrößerten Rach mandeln 3 × 1 Tbl./d (langsam unter der Zunge zergehen lassen).

Bronchitis:

- Bronchalis Heel® Tbl. (u.a. Belladonna, Ipecachuanha Lobelia inflata). **KI/NW/WW:** K bekannt. **Dos.:** Im allg. 3 × tägl. 1 Tbl. unter der Zunge zergehen lassen, bei akuten Besch den initial alle 15 Min. 1 Tbl. (bis zu 2 h), *oder*
- Bronchiselect® Tr. **KI:** Vorsicht bei SD-Erkr. **NW/WW:** Keine bekannt. **Dos.:** 3 × tägl. 20 Kinder bis 12 J. 3 × tägl. 10 Tr.

Obstruktive Bronchitis:

- Asthmavowen®-N Tr. **Ind.:** Bronchialasthma, Emphysembronchitis, Rechtsinsuff. der zens, Stauungsbronchitis. **KI/NW/WW:** Keine bekannt. **Dos.:** KK/Kinder 3–4 × tägl. 5–1 in Wasser/auf Zucker, Sgl. 1 Tr. pro Lebensmonat verteilt auf Einzeldosen zu höchstens vor den Mahlzeiten. Erw. 3–4 × tägl. 10 Tr., im Anfall bis 30 Tr.; *oder*
- Droperteel® Tbl. **Ind.:** Bronchitis, Begleitther. bei Keuchhusten. **KI:** Grav., Stillzeit. **NW** Lactoseintoleranz evtl. GIT-Beschwerden. **WW:** Keine bekannt. **Dos.:** unter der Zunge gehen lassen. Sgl./K auch mit etwas Flüssigkeit
  - 0–3 J.: Normaldosis 2 × tägl. $\frac{1}{2}$ Tbl., Akutdosis: 4 × $\frac{1}{2}$ Tbl./d
  - 4–6 J.: Normaldosis 3 × $\frac{1}{2}$ Tbl./d, Akutdosis: 6 × $\frac{1}{2}$ Tbl./d
  - 7–11 J.: Normaldosis 2 × 1 Tbl./d, Akutdosis 6 × $\frac{1}{2}$ Tbl./d.

zem, Neurodermitis und Warzen

zem:

Topisch ist bei allen Ekzemformen unterstützend ein vorsichtiger Therapieversuch gerechtfertigt mit:

Dulcamaraextrakt (Cefabene® Salbe). **KI/WW:** Keine bekannt. **NW:** Selten vorübergehende Hautreizungen wie Rötung und Brennen. **Dos.:** 3–5 × tägl. auf das zu behandelnde Hautareal dünn auftragen und sanft einreiben; *oder*

Ekzevowen® Salbe. **Ind.:** Juckende Ekzeme, Pruritus vulvae et ani. **KI:** Ausgeprägte allergische Disposition. **NW:** Selten allergische Hautreaktionen. **Dos.:** Salbe wiederholt auf juckende Stellen auftragen; *oder*

Halicar® Salbe/Creme. **Ind.:** Entzündungen der Haut mit Juckreiz. **KI/WW:** Keine bekannt. **NW:** Vereinzelt allergische Hautreaktionen. **Dos.:** 3 × tägl. dünn auftragen, leicht einmassieren. Kein Kontakt mit Augen, Schleimhäuten, tiefen offenen Wunden

Systemisch kann bei allen Ekzemformen ein Versuch mit Cefabene® Tr. unternommen werden (Erw. 4–5 × tägl. 30–40 Tr., Kinder die Hälfte); **Ind.:** Unterstützende Ther. bei chron. Ekzemen; **KI/NW/WW:** Keine bekannt.

totherapie

rodermitis:

Nachtkerzensamenöl (Gammacur® Kps., Kinder > 1 J. 2 × 2–4, Erw. 2 × 4–6, Behandlung mit höchster Dosis beginnen). **KI:** Kinder < 1 J.; Vorsicht im 1. Trimenon der Grav., bei Epilepsie, bei Schizophrenie. **NW:** Gelegentlich Übelkeit, Verdauungsstörungen, Exantheme, Kopfschmerzen. **WW:** Gleichzeitige Anwendung von Phenothiazinen kann Epilepsie auslösen

Borretschsamenöl: Stärkt Barierrefunktion bei extrem trockener Haut (z.B. Glandol® Kps., Kinder 1–3 Kps./d, Erw. 3–6 Kps./d); Glandol®-Lotion, -Creme: Nach Bedarf mehrmals tägl.

nöopathie bei Warzen Thuja Oligoplex® Madaus (systemisch und extern). **KI:** Strenge kationsstellung in Grav. **NW/WW:** Keine bekannt. **Dos.:** 3 × tägl. 15 Tr. auf 1 Essl. Wasser dem Essen *oder* direkt 1 x/d auf die Warzen auftropfen.

gungs- und Spannungszustände, ADHS, Enuresis

totherapie

Baldrian, Melisse und Passionsblume, z.B.Sedinfant® Liq. 0–3. Lj. 1–2 Teel., > 4. Lj. 2–3 Teel. ¹/₂ Stunde vor dem Schlafengehen. **KI:** Fructoseintoleranz. **NW/WW:** Keine bekannt

Baldrianwurzel, Hopfenzapfen, z.B. Avedorm® Saft. **Dos.:** Kinder 3 × 1 Teel.

Baldrian, Melisse, Passionsblume, z.B. Euvegal ® N Tr. **Dos.:** KK 3 × 5–10 Tr., SK 3 × 10–20 Tr.

nöopathie Zappelin® Streukügelchen. **Ind.:** Beruhigung und Stärkung der Nerven mit nern Angst-, Erregungs- und Spannungszuständen, Hyperaktivität, Konzentrationsschwäche, afstörungen, Pavor nocturnus, Enuresis, neurovegetative Störungen bei Kindern und Erw. W/WW: Keine bekannt. **Dos.:** Erw./Kinder < 12 J.: 3 × 10–20 Streukügelchen/d; 5–12 × 10/d, < 5 J.: 3 × 5/d.

16.15 Internet

Deutsche Gesellschaft für Kinderheilkunde und Jugendmedizin: www.dge.de
- Information über Selbsthilfegruppen, Elternvereinigungen, Frühförderung von Kindern
  Down-Sy.: www.lebenshilfe.de
- Ernährung im Kindesalter: www.fke-do.de (Forschungsinstitut für Kinderernähru
  www.dge.de (Deutsche Gesellschaft für Ernährung)
- Ernährung bei Glutenunverträglichkeit: www.dzg-online.de (Deutsche Zöliakie-Gesellsch
- Deutsche Gesellschaft für Zahn-, Mund- und Kieferheilkunde: www.dgzmk.de
- Deutsche Gesellschaft für pädiatrische Infektiologie: www.dgpi.de
- Arbeitskreis Jodmangel: www.jodmangel.de
- Deutsche Atemwegsliga: www.atemwegsliga.de

Stoffwechsel- und Hormonerkrankungen

Inhalt

A KOSSAT _ EVA-MARIA SCHOEWE

17.1 Diabetes mellitus

17.1.1 Ätiologie und Klassifikation

Typ-1-Diabetes: Autoimmun bedingte Zerstörung der β-Zellen des Pankreas führt zu absolu
Insulinmangel; betrifft 5–7% aller Diabetespat. in Deutschland. Sonderform: LADA (latenter
toimmundiabetes der Erw., langsame Manifestation, meist > 30 J., sehr stoffwechsellabil, sch
insulinbehandlungsbedürftig).
Typ-2-Diabetes: Kombination von relativem Insulinmangel und Insulinresistenz. Risikofakto
Genetische Prädisposition, Adipositas, Bewegungsmangel; betrifft z.Zt. 5% der Erwachsener
völkerung in Deutschland (20% aller über 70-Jährigen), steigende Tendenz.
Gestationsdiabetes: Gestörte Glukosetoleranz in ca. 6% aller Grav. in Deutschland.
Weitere Diabetes-Typen:

- Genetische Defekte, z.B. MODY (= maturity-onset-diabetes of the young);
  Manifestation < 25 Lj, autosomal dominant vererbt
- Pankreaserkr.: Pankreatitis, Z.n. Pankreatektomie, Hämochromatose
- Endokrinopathien: Cushing-Sy., Akromegalie, Hyperthyreose, Phäochromozytom
- Medikamentös-toxisch induziert: Glukokortikoide, Thiaziddiuretika.

17.1.2 Klinik

Typ-1-Diabetes: Meist junger schlanker Pat. mit Polyurie, Polydipsie, Gewichtsverlust, Leistu
minderung, oft Ketoazidose. Bei akuten Bauchschmerzen an Pseudoperitonitis denken.
Typ-2-Diabetes: Meist älterer adipöser Pat. ohne oder mit unspezifischen Symptomen wie
stärkte Müdigkeit, Infektanfälligkeit – z.B. Hautinf.: Furunkulose (☞ 4.3.3), Mykosen (☞ 2
Balanitis (☞ 13.7.2), Pruritus vaginalis mit Begleitentzündung, HWI (☞ 13.3.2) – allg. Pru
Nachlassen der Libido, Kopfschmerzen, Schwindel, vorzeitige Arteriosklerose (Angina pect
Claudicatio intermittens), zunehmende Sehstörungen. **Cave:** Spezifische Symptome (z.B. F
urie, Polydipsie) nur gering ausgeprägt, diabetische Folgeerkr. (☞ 17.1.5) können als Erst-
ptome imponieren.

> **!** Der Typ-2-Diabetes ist oft keine isolierte Störung des KH-Stoffwechsels, sondern ste
> Zusammenhang mit dem metabolischen Sy.: Hyperinsulinämie, Insulinresistenz, Hype
> glyzeridämie, erniedrigtes HDL-Chol., Adipositas (bes. abdom.), essenzielle Hyperton

17.1.3 Diagnostik

Suchdiagnostik

Körperliche Untersuchung

- Haut: Trockenheit, Furunkel, Schweißdrüsenabszess, Mykosen in Körperfalten, troph
  Störungen
- Herz-Kreislauf-System: RR, Herz, Strömungsgeräusche über Aa. carotis und femoralis,
  pulse (Hinweis auf pAVK, ☞ 17.1.5 und ☞ 11.3.2)

Leber: Vergrößerung weist auf Fettleber hin (☞ 8.7)

Neurologischer Status: Reflexabschwächung, grobe Sensibilitätsprüfung der unteren Extremitäten (Spitz-Stumpf-, Warm-Kalt-Unterschiede), ggf. Stimmgabeltest zur Untersuchung der Tiefensensibilität: Hinweis auf PNP?

bor

Nüchtern-BZ kapillär ≥ 110 mg/dl oder Gelegenheits-BZ (zu jeder Tageszeit ohne Beziehung zu Mahlzeiten) ≥ 200 mg/dl und Symptome beweisen einen Diabetes; Grenzwerte kontrollieren! Keine Serum-BZ-Bestimmung, zu ungenau

Oraler Glukosetoleranztest (OGGT): Indiziert bei Grenzwerten und klinischem V.a. Diab. mell.

urchführung des OGGT (nach WHO-Richtlinien)

Durchführung am Morgen (nach 12- bis 14-stündiger Nahrungskarenz) nach einer mind. dreitägigen Ernährung mit mehr als 150 g KH/d, Pat. in sitzender oder liegender Position, Rauchen vor und während des Tests nicht erlaubt

Zum Zeitpunkt 0 trinkt der Pat. 75 g Glukose (oder äquivalente Menge hydrolysierte Stärke) in 250–300 ml Wasser innerhalb von 5 Min. Kinder erhalten 1,75 g/kgKG (bis max. 75 g)

Blutentnahmen zur Glukosebestimmung zu den Zeitpunkten 0 und 120 Min. (60-Min.-Wert ist nicht obligatorisch). Sachgerechte Aufbewahrung der Blutproben bis zur Messung.

- **Cave:** Längeres Fasten oder eine KH-Mangelernährung kann auch bei Gesunden zur pathologischen Glukosetoleranz führen
- Bei Pat., die Medikamente erhalten, die bekanntermaßen die Glukosetoleranz verschlechtern, ist ein OGGT nicht indiziert
- Die der Diagnose eines Diab. mell. zugrunde liegende Glukosemessung muss mit einer qualitätskontrollierten Labormethode erfolgen, Geräte, die zur Selbstmessung durch den Pat. konzipiert sind, eignen sich hierfür nicht.

Tab. 17.1 Bewertung der BZ-Messung

	Kein Diabetes	Gestörte Glukosetoleranz	Diabetes mellitus
ntern-BZ kapillär	< 95 mg/dl	95–109 mg/d → Abklärung durch OGGT	≥ 110 mg/dl
ertung des OGTT			
ntern-BZ kapillär	< 95 mg/dl	95–109 mg/dl	≥ 110 mg/dl
Min. nach osebelastung	< 140 mg/dl	140–199 mg/dl	≥ 200 mg/dl

laufsdiagnostik

perliche Untersuchung Ganzkörperstatus zweimal jährlich mit Berücksichtigung von Folgeschäden (☞ 17.1.5). Möglichst bei jedem Praxisbesuch Gewichtskontrolle, RR-Messung, Inspektion der Füße und Insulininjektionsstellen, Fußpulse palpieren.

! Kardiovaskuläres Risiko ist bei Adipositas im Abdominalbereich hoch, deshalb das Taillen-
• Hüft-Umfangsverhältnis abschätzen (Normal: F < 0,85; M < 1).

Labor

• Nüchtern- und 2-h-postprandialer BZ, ggf. BZ-Tagesprofil: Kontrollfrequenz entspreche
  der Stoffwechsellage, der Ther. und der Zuverlässigkeit der BZ-Kontrollen durch den P
• HbA1: Glykosyliertes Hb in Prozent des Gesamt-Hb, spiegelt den mittl. BZ-Wert der letz
  2–3 Mon. wider. Normalwert: Bis 8% je nach Labormethode. Falsch niedrig bei verkürz
  Erythrozytenüberlebenszeit, z.B.: Hämolyse (☞ 19.3.3). **Cave:** Durch Carbamylierung
  HbA$_1$ auch falsch erhöhte Werte bei Niereninsuff. möglich. Kontrollfrequenz: Beim Typ
  und Typ 2 alle 3 Mon.
• HbA1c: Spezifischere Variante des HbA$_1$, um 1–3% niedrigere Werte
• Harnzucker: Nur sinnvoll, wenn durch mehrfache gleichzeitige BZ- und Harnzuckerbest
  mungen (im frisch gelassenen Urin) die individuelle Nierenschwelle ermittelbar ist (Gluk
  urie, wenn BZ > 160–180 mg/dl, individuell jedoch sehr unterschiedlich). Indiziert bei Typ
  Diabetes mit dem Therapieziel Symptomfreiheit
• Ketonkörper im Urin: Bei drohendem diabetischem Koma (☞ 17.1.5), bei-Typ-1-Mani
  tation, bei Typ 1 mit präprandialen nüchtern BZ-Werten um 300 mg/dl
• Weitere Kontrollunters. 1–2 x/J.: Gesamtchol., HDL-Chol., TG, Harnsäure, γ-GT, Krea, U
  status mit Mikroalbuminbest. (**cave:** falsch pos. nach körperl. Arbeit) 3 × im Nüchtern-M
  genurin innerh. 1 Wo., wenn 2 × pos. → 24-h-Sammelurin → Gesamtalbumin, Krea-C
  rence.

! Der Gesundheitspass Diabetes (Deutsche Diabetesgesellschaft) ist sowohl für den Pat. als a
• für den behandelnden Arzt ein nützliches Instrument zur Verlaufsdiagn. und zentraler
  standteil einiger Diabetes-Strukturverträge.

Zusätzliche Untersuchungen Bei bekanntem Diab. mell. jährlich sowie als Screening bei
entdecktem Diab. mell. durchführen:

• Ruhe-EKG und Belastungs-EKG zum Ausschluss einer KHK (**cave:** meist keine subjek
  Symptomatik, „stumme Myokardischämie", ☞ 10.3) sowie 24-h-Langzeit-EKG beim
  Herzrhythmusstörungen
• Oberbauchsono (morphologische Nierenveränderungen oder Fettleber, ☞ 2.10)
• FA-Überweisung zum Augenarzt zur Ophthalmoskopie (Hinweis auf diab. Retinopat.
  ☞ 23.4.2)
• Neurolog. Unters.: Gezielt nach PNP-Symptomen (☞ 17.1.5 und ☞ 20.11) untersuch
• Doppler-Sono: Bei schwachen Fußpulsen oder Claudicatio intermittens.

Diabetes-Screening bei Gesunden

BZ-Messungen bei allen Personen ≥ 45 J.; ist der Befund normal, Test nach 3 J. wiederholen.
Tests sollten bei jüngeren Personen in kürzeren Intervallen durchgeführt werden, wenn:

• Übergewicht besteht (> 120% Normalgewicht oder BMI > 27 kg/m^2)
• Ein erstgradig Verwandter Diab. mell. hat
• Eine Frau ein Kind mit > 4000 g geb. hat oder bei ihr ein Gestationsdiab. festgestellt w
• Ein Hypertonus vorliegt (> 140/90 mmHg)
• Eine Hyperlipidämie mit HDL-Chol. < 35 mg/dl und/oder TG > 250 mg/dl vorliegt
• Eine frühere Untersuchung eine gestörte Glukosetoleranz oder einen abnormen BZ-N
  ternwert ergeben hat.

Wohlbefinden Nicht-Rauchen	Vereinbarte Ziele für dieses Quartal	1. Quartal: /	2. Quartal: /	3. Quartal: /	4. Quartal: /

Jahresziele

In jedem Quartal

(Labor: jeweils 1. Wert im Quartal; je nach Befund häufiger)

.... kg   Körpergewicht

.... / .... mmHg   Blutdruck (5 Min. Ruhe)

von .... bis ....   Blutzucker nücht./postpr. (s. auch Selbstkontrollwerte)

....   HbA1c

.... pro Woche   Schwere Hypoglykämien

....   Häufigkeit Selbstkontrolle

....   Beine (Inspektion, Pulse)

Einmal im Jahr

(je nach Befund auch häufiger)

<   Cholesterin

> / <   HDL-LDL-Cholesterin

<   Triglyzeride nüchtern

....   Mikro-Makroalbuminurie

....   Kreatinin im Serum

....   Augenbefund

....   Körperl. Unters. (einschl. Gefäße)

....   Periph./Auton. Neuropath.

....   Techn. Unters. (z.B. Sono o.B., EKG patholog.)

Krankheitstage/Quart.			
I.	II.	III.	IV.

Krankenhaustage/Quart.			
I.	II.	III.	IV.

Abb. 17.1 Gesundheitspass Diabetes

Allgemeine Gesundheitsberatung

- Max. Stress und Rauchen (zweiter kardiovaskulärer Risikofaktor) vermeiden
- Alkoholkonsum wegen Diabetes-begleitender Fettleber, erhöhter Hypoglykämiegefahr hohem KH-Gehalt mäßigen
- Für regelmäßigen Tagesablauf und ausreichenden Schlaf sorgen (Nacht- und Schichtar sind für Diabetiker ungünstig, für gut geschulte Pat. jedoch möglich)
- Körperliches Training: Verbessert Glukosetoleranz, vermindert die periphere Insulinresiste beeinflusst Herz-Kreislauf-System pos.:
  - Geeignet sind Ausdauersportarten wie Spazierengehen, Wandern, Rad fahren, Schwimn Skilanglauf, Gymnastik. Belastungsziel: Puls 180/Min. minus Lj.
  - Vor Beginn eines regelmäßigen Trainings: Screeninguntersuchung mit RR-Kontrolle, Ru EKG, Belastungs-EKG.

! Bei körperlicher Bewegung sind v.a. beim gut eingestellten Typ-1-Diabetiker evtl. zusätzl KH sowie eine reduzierte Insulindosis erforderlich. An verzögert auftretende Hypoglykän denken!

Prophylaxe des diabetischen Fußes

Bei bestehender PNP und/oder pAVK:

- Schuhe: Passende, breite, weiche Schuhe
- Fußpflege:
  - Tägl. auf Druckstellen, Rötungen, Hautverletzungen, Geschwüre hin inspizieren (evtl. Spiegel)
  - Tägl. Strümpfe wechseln, Füße lauwarm waschen (nicht länger als 5 Min.) und Eincre verhindern Mikroläsionen
  - Nägel vorsichtig kürzen (möglichst nur feilen, nicht schneiden), ein Einwachsen unbec vermeiden
  - Hyperkeratosen nur mit Bimsstein entfernen und mit harnstoffhaltigen Salben einreib
- Vermeiden: Barfußlaufen (Verletzungsgefahr), Wärmflaschen, Heizkissen, Sonnenbrand ratolytische Salben ("Hühneraugenpräparate").

Stoffwechselselbstkontrollen

Kontrollergebnisse in "Diabetikertagebuch" dokumentieren lassen. Zur Steigerung der Mc tion bei jedem Termin kontrollieren. Prüfung der Messgenauigkeit durch vierteljährliche P lelmessungen.

Blutzuckerselbstkontrolle   Ind.: Bei allen medikamentös behandelten Pat. empfohlen, be Sulfonylharnstoffen. Z.Zt. sind BZ-Teststreifen nur bei Pat. mit Insulinther. sowie vorüberge bei entgleistem Diab. mell. (unterschiedliche KV-Vorgaben) verordnungsfähig; sie gelten als neimittel, nicht als Hilfsmittel. **Cave:** Keine BZ-Selbstmessung ohne ausreichende Einweisu die Handhabung der BZ-Messgeräte.

nzuckerselbstkontrolle **Ind.:** Alle diätetisch und mit oralen Antidiabetika behandelten Pat.
nzuckerteststreifen sind billiger und immer verordnungsfähig (Hilfsmittel). **Durchführung:**
die aktuelle BZ-Lage 15–30 Min. vor der geplanten Kontrolle die Blase entleeren, 250 ml
sser trinken, zum Kontrollzeitpunkt die Blase erneut entleeren und den Harnzucker mit Test-
ifen messen (z.B. Diaburtest 5000®) oder postprandiale Messung $1^{1}/_{2}$–2 h nach der Haupt-
lzeit.

	Tab. 17.2	Richtlinien zur BZ-Selbstkontrolle	
rapie	**Harnzucker**	**Blutzucker**
Diät	3 ×/Wo.	
le Antidiabetika	–	2–3 ×/Wo. postprandial
nbination orale idiabetika–Insulin	–	Ca. 10 × BZ/Wo. zu wechselnden Zeiten oder 3 × BZ-Tagesprofil/Wo.
ventionelle ulintherapie	–	
ensivierte ulintherapie	–	3 ×/d präprandial und vor dem Schlafengehen
ulinpumpe	–	Vor jeder „Zusatzrate" und vor dem Schlafengehen

erkung: Diese Angaben sind nur grobe Anhaltspunkte. Häufigere Kontrollen bei Verschlechterung der
wechsellage, Inf., hypoglykämischen Symptomen.

.1.4 Therapie

-1-Diabetes: Patientenschulung, intensivierte Insulinther. Therapieziel: Nahe-Normoglykä-
d.h., BZ nüchtern und präprandial 100 ± 20 mg/dl, postprandial im Idealfall < 160 mg/dl,
$_{1c}$ < 7% unter Vermeidung schwerer Hypoglykämien, normale Blutdruckwerte (< 140/
mHg), normale Blutfettwerte.

-2-Diabetes: Patientenschulung, Gewichtsabnahme bei Übergewicht (zunächst 5–10% des
gangsgewichts in einem angemessenen Zeitraum abnehmen), vermehrte Bewegung. Thera-
el: Nahe-Normoglykämie (s.o.) bei allen jüngeren Pa. (< 65 J.), Symptomfreiheit bei älteren
(BZ nüchtern und präprandial < 200 mg/dl, HbA_{1c} < 8,5%).

ientenschulung

Erlernen von Eigenverantwortlichkeit ist wichtigstes Ziel! Die Teilnahme an einer Gruppen-
lung ist zusätzlich zur hausärztlichen Betreuung immer zu empfehlen. Schulungen bieten
praxen und Krankenhäuser an.

Diät

Allgemeine Grundregeln

- Allg. Grundregeln gibt es nicht; die Ernährungsempfehlungen unterscheiden sich je nach I betestyp und Behandlung
- Nahrungszusammensetzung: 55% KH, 30% Fette, 15% Eiweiß
- Hauptbestandteile der Mahlzeiten: Gemüse, Kartoffeln, Obst, Vollkornprodukte (z.B. V kornbrot, -nudeln, -mehl, Müsli), d.h. bevorzugt KH mit hohem Ballaststoffgehalt, wahlw fettarme Milch und Milchprodukte; nur wenig Fleisch, Wurst, Käse; Fettzusammensetz entsprechend den Richtlinien lipidsenkender Diät (☞ 17.2); 50% tierische, 50% pflanzl Eiweiße (die sog. „Diabetikerlebensmittel" sind unnötig)
- 6–7 kleine statt 3 großer Mahlzeiten
- Alkoholrestriktion: Weniger als 20 g Alkohol (z.B. trockener Wein, keine süßen Liköre) erlaubt; **cave:** Hypoglykämie → sicherheitshalber Alkohol mit KH-Aufnahme verbinde

Kalorienberechnete, fettreduzierte Diät
Indiziert bei rein diätetisch eingestellten ad sen Pat.: Gewichtsoptimierung ist wichtigstes Ziel jeder Diabetesther.! Gewichtsreduktion:

- Normaler Kalorienbedarf: 20–45 kcal (je nach körperlicher Aktivität) pro kg Normalgew
- Reduktionskost: Normaler Kalorienbedarf minus mind. 500 kcal (meist 1500–1000 kc
- **Cave:** Keine Nulldiät unter ambulanten Bedingungen!

KH-berechnete Diät
Bei Pat. indiziert, die Insulin spritzen.

- Als KH-haltige Nahrungsmittel werden in die Rechnung einbezogen: Getreide und Getre produkte (Brot, Nudeln), Obst, Kartoffeln, Milchprodukte (außer Käse)
- Eine BE (Berechnungseinheit) eines Nahrungsmittels enthält 10–12 g KH
- Freie KH-haltige Nahrungsmittel sind fast alle Gemüsesorten (außer Kartoffeln und M
- Kostplanbeispiel 12 BE:
  – Frühstück 3 BE
  – 2. Frühstück 1 BE
  – Mittagessen 3 BE
  – Kaffeemahlzeit 1 BE
  – Abendessen 3 BE
  – Spätmahlzeit 1 BE
- Viel Gemüse und Salat, wenig Fett, Eiweiß normal.

Die anteilige Zusammensetzung der Nahrung braucht bei guter Einstellung nicht von der mierten Kost (fettsparend) abzuweichen.

	Tab. 17.3	Orientierendes Schema für den BE-Bedarf	

perlich schwer arbeitende Personen (z.B. Straßenarbeiter, Bäcker), Pat. mit ergewicht	25–30 BE
mit mittl. Kalorienbedarf ohne Übergewicht, körperlich arbeitend . Krankenschwester)	21 BE
gere Pat., Berufstätige mit vorwiegend sitzender Tätigkeit (z.B. Sekretärin) e Übergewicht	17 BE
rmalpat." (> 50 J., körperlich wenig aktiv, Normal- oder mäßiges Übergewicht), perlich arbeitender Pat. mit Übergewicht	12–14 BE
böse Pat. mit Behandlungsziel Gewichtsreduktion	9–10 BE

	Tab. 17.4	BE-Austauschtabelle	

= 10–12 g Kohlenhydrate sind enthalten in:

		Obst (mit Stein/Schale)	
Weizen-, Roggenbrötchen	25 g		
Vollkornbrot, -brötchen	30 g	Apfel	100 g
apernickel	30 g	Apfelsinen	120 g
vieback	15 g	Bananen	80 g
äckebrote	20 g	Blau-, Heidelbeeren	160 g
		Brombeeren	160 g
eidekörner	20 g	Erdbeeren	180 g
	15 g	Himbeeren	160 g
	20 g	Johannisbeeren rot	160 g
rflocken	20 g	Kirschen	120 g
eln roh	20 g	Mirabellen	80 g
		Nektarinen	100 g
offeln	80 g	Pfirsiche	130 g
offelbreipulver	15 g	Pflaumen	100 g
mes frites	40 g	Wassermelone	200 g
offelsalat	80 g	Weintrauben	70 g
offelpuffer	50 g		
n, Buttermilch, Joghurt natur, , Dickmilch	250 g	Trockenobst: Pflaumen, Apfel, Aprikose, Datteln, Feigen, Rosinen	20 g

Tab. 17.4		Fortsetzung	
Chips, Erdnussflocken	25 g	Apfel-, Birnensaft	100
Salzstangen, Kräcker	15 g	Orangensaft	100
Cornflakes, ungesüßt	15 g		
Mais	70 g		
Mit Kolben	190 g		

- Hülsenfrüchte: 1 Teller führt zu keinem wesentlichen BZ-Anstieg. BE durch Kartoffeln abdecken!
- Außer Mais können Gemüse bis 300 g ohne BE-Berechnung gegessen werden
- Nüsse, Kerne und Samen können wegen ihres hohen Fett- und Ballaststoffgehaltes bis ohne BE-Berechnung gegessen werden, 50 g ≈ 300 kcal
- Angaben auf Packungen beachten und zur Kontrolle abwiegen.

Orale Antidiabetika

Nur bei Typ-2-Diabetes. Erst einsetzen, wenn Gewichtsreduktion und korrekte Diät nicht zur Normalisierung führen.

α-Glukosidasehemmer

- Wirkung: Hemmen die intestinale α-Glukosidase, dadurch verzögerte Resorption von Di- Polysacchariden im Dünndarm
- **Ind.:** Typ-2-Diabetiker, bes. bei postprandial erhöhten Werten (Senkung um 20–30%; N ternwerte nur um 10%) und zusätzlicher Hypertriglyzeridämie
- Kombination: Mit Sulfonylharnstoffen, Metformin oder Insulin möglich. **Cave:** Bei H glykämien unter Kombinationsther. mit Sulfonylharnstoff oder Insulin ist nur reine Glu als Erstmaßnahme wirksam
- **NW:** In den ersten 4–6 Wo. Meteorismus, Flatulenz, Diarrhoe möglich, bes. wenn Diät eingehalten wird → mangelnde Compliance, reversibler Transaminaseanstieg beschrie
- **KI:** GIT-Erkr. mit Diarrhoe, Grav.
- Dos.: Z.B Glucobay® 50 mg am Morgen (mit dem „ersten Bissen"), in Intervallen von 2–3 auf max. 3 × 100 mg tägl. steigern (teuer).

Metformin

- Wirkung: Mindert die Insulinresistenz durch verbesserte periphere und hepatische Ins wirkung. Reduktion der Glukoneogenese. Resorptionshemmung für Glukose im Dünn
- **Ind.:** Mittel der Wahl bei adipösen Typ-2-Diabetikern mit hohem Nüchtern-BZ und < (Senkung der Nüchternwerte um 20%). Günstig für Gewichtsabnahme, keine Hypoglykä
- Kombination: Mit Sulfonylharnstoffen oder Acarbose oder Insulin möglich
- **NW:** In 5–20% Übelkeit, Erbrechen, Metallgeschmack, Diarrhoe. Selten: Hautallergien, bildungsstörungen. Sehr selten Laktatazidose bei Beachtung der KI. **Cave:** Letalität de tatazidotischen Komas bis zu 50%

KI: > 70 J., eingeschränkte Nierenfunktion (Krea > 1,2 mg/dl), Hypoxie, Lebererkr. (außer Fettleber), regelmäßiger Alkoholkonsum, Reduktionskost < 1000 kcal, fieberhafte Inf., OP, Grav. **Cave:** Absetzen 2 d vor und nach i.v. KM-Untersuchung

Dos.: Z.B Glucophage ® 500/850 oder Mediabet ® 500 mg morgens, jeweils nach 1–2 Wo. Steigerung um 500 mg, max. 2000 mg (1000 mg morgens, 1000 mg abends).

fonylharnstoffe

Wirkung: Stimulieren die Insulinsekretion. Mittel der Wahl ist Glibenclamid (z.B. Euglucon®). Ausnahmen: Bei eingeschränkter Nierenfunktion Gliquidon (z.B. Glurenorm®) einsetzen; bei Krea ≥ 2 mg/dl Insulin

Ind.: Schlanke Typ-2-Diabetiker oder Metforminunverträglichkeit

Kombination: Mit Acarbose, Metformin oder Insulin möglich

NW: Gewichtabnahme erschwert, Hypoglykämien. (**Cave:** Erhöhte Gefahr bei Alkoholabusus, unzuverlässiger Nahrungsaufnahme). Allergische Hautreaktionen. Selten: GIT-Störungen, Thrombo-, Leukopenien, Alkoholintoleranz

KI: Grav., schwere Leber-, Niereninsuff.

Dos.: Glibenclamid (z.B. Semi-Euglucon® 1,75 mg oder Euglucon® 3,5 mg 1-0-0, langsame Dosissteigerung in 14-tägigen Abständen, max. Dosis 2-0-1, morgens 7 mg, abends 3,5 mg, weitere Dosissteigerungen sinnlos); Alternative Glimepirid (Amaryl®) 1 oder 2 oder 3 mg morgens, Vorteil: Einmalgabe, Nachteil: Teuer.

nide Z.B. Repaglinid (Novonorm®), Nateglinid (Starlix®).

Wirkung: Steigern kurzzeitig die Insulinfreisetzung und senken damit postprandial erhöhte BZ-Werte

Ind.: Typ-2-Diabetiker, die keine Zwischenmahlzeiten einnehmen

Kombination: Mit Metformin oder Verzögerungsinsulin möglich

NW: Wie Sulfonylharnstoffe

KI: Wie Sulfonylharnstoffe

Dos.: Novonorm® 0,5 mg vor Hauptmahlzeit, Dosissteigerung auf 3 × 1 mg möglich, max. 3 × 4 mg (teuer!); Starlix® nur in Kombination mit Metformin zugelassen.

azone Insulinsensitizer/Thiazolidindione, Rosiglitazon (Avandia®), Pioglitazon (Actos®).

Wirkung: Höhere Glukoseaufnahme in die Zelle durch verbesserte Insulinempfindlichkeit (Aktivierung des PPAR-Rezeptors); Wirkeintritt nach 1–2 Mon.

Ind.: Typ-2-Diabetiker mit ausreichender Insulinrestsekretion

Kombination: Z.Zt nur mit Sulfonylharnstoffen oder Metformin (noch nicht als Monother.!) zugelassen

NW: Gewichtszunahme, Ödeme, evtl. Leberschaden

KI: Wie Sulfonylharnstoffe, zusätzlich Lebererkr. mit Transaminasenerhöhung über die doppelte Norm, Herzinsuff. (NYHA I–IV)

Dos.: Avandia® 4 mg/d, nach 8 Wo. steigern, max. 8 mg/d; Actos® 30 1 × tägl. (sehr teuer!).

ferenzialtherapie des Typ-2-Diabetes

Therapieziel: Nahe-Normoglykämie, Symptomfreiheit

nsulinbehandlung nicht zu spät einleiten, unsinnige (teure) Kombinationen vermeiden!

Tab. 17.5 Therapie des Typ-2-Diabetes

Therapieform	< 65 Jahre	> 70 Jahre	Besonderheiten
Schulung, Ernährungsumstellung, Gewichtabnahme, vermehrte Bewegung	+	+	–
α-Glukosidasehemmer	+	+	Falls vertragen
Metformin (Mittel der 1.Wahl lt. UKPDS*)	+	–	KI beachten
Sulfonylharnstoffe, wenn Metformin nicht möglich (KI oder Unverträglichkeit)	+	+	Primär- und Sekund< versagen möglich
Glinide	+	+	Compliance!
Glitazone	+	–	Nur in Kombination Sulfonylharnstoffen < Metformin zugelasse

* United Kingdom Prospective Diabetes Study

Insulintherapie

Tab. 17.6 Wirkprofil der wichtigsten Insuline

Insulinart	Wirkdauer (abhängig von Insulinmenge)	Wirkungsbeginn	Handelsnamen
Normal-(Alt-)insulin	4–6 h	Nach 15–30 Min.	Insuman Rapid® (Aven Actrapid HM® (Novo-N disc)
Analoginsulin ultrakurz wirkend	2–3 h	Sofort	Humalog® (Lilly), Nov< Rapid® (Novo-Nordisc	
Analoginsulin lang wirkend	24 h	Nach 1–2 h	Lantus® (Aventis)
Mischinsulin (Mischung aus Normal- und Verzögerungsinsulin)	Je nach Normal- insulinanteil ca. 10–12 h	Nach 30 Min.	Actraphane HM 30/70' (Novo-Nordisc), Insuli B. Braun Ratio® Comb?
Verzögerungsinsulin	Ca. 12–16 h	Nach 45 Min.	Berlinsulin H Basal® (B Chemie), Protaphan HM® (Novo-Nordisc)

Therapiestrategien

Sulfonylharnstoffe plus Insulin

Ind.: Nur beim Typ-2-Diabetiker

Durchführung: Sulfonylharnstoffdosis beibehalten, zusätzlich vor dem Frühstück Mischinsulin oder vor dem Schlafengehen Verzögerungsinsulin oder vor den Hauptmahlzeiten 4–6 IE Normalinsulin; sind mehr als 20 IE erforderlich, besser Insulinmonother.

Konventionelle Insulintherapie (CT)

Ind.: Ältere Typ-2-Diabetiker, Tablettensekundärversagen, feste Essenszeiten, gleich bleibende BE-Anzahl

Durchführung: Vor Frühstück und Abendessen Mischinsulin (30% Normalinsulin/70% Verzögerungsinsulin); meist $^2/_3$ der Dosis morgens, $^1/_3$ abends.

Intensivierte konventionelle Insulintherapie (ICT = Basis-Bolus-Ther.)

Ind.: Typ-1- und jüngere Typ-2-Diabetiker, Gestationsdiabetes

Durchführung: Morgens und vor dem Schlafengehen Verzögerungsinsulin, vor den Hauptmahlzeiten Normal- oder Analoginsulin, Dosisanpassung nach gemessenem BZ-Wert und geplanter BE-Aufnahme

Vorteil: „Physiologische" Insulinspiegel, flexible Mahlzeiten, evtl. Verzicht auf Zwischenmahlzeiten

Nachteil: 4 × tägl. BZ-Kontrollen erforderlich.

Insulinpumpenbehandlung (CSII = kontinuierliche subkutane Insulininfusion)

Ind.: Typ-1-, selten bei jungen Typ-2-Diabetikern; Grav., unter ICT keine optimale Stoffwechsellage erreichbar; rezid. schwere Hypoglykämien unter ICT

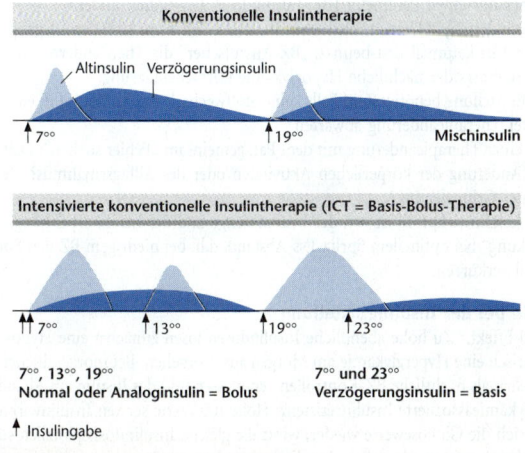

17.2 Therapievarianten der Insulintherapie

- Voraussetzung: Gut geschulte Pat., Erfahrung mit ICT
- Durchführung: Ca. 100 g schwere externe Insulinpumpen infundieren Insulin über ei
  Kunststoffkatheter in das subkutane Fettgewebe der vorderen Bauchwand. Zusätzlich
  ständigen basalen Normalinsulin-Abgabe stellt der Pat. nach der BZ-Kontrolle präpran
  eine Bolusdosis ein. Regelmäßige BZ-Kontrollen erforderlich
- Vorteil: Nachahmung der physiologischen Insulinsekretion, schnelle Korrekturmöglich
  bei hohem BZ, Anpassung der Basalrate bei erhöhtem morgendlichem Insulinbe
  („Dawn-Phänomen"), weniger schwere Hypoglykämien
- Nachteil: Betreuung nur in speziellen Zentren oder diabetologischen Schwerpunktpra
  eingehende Schulung und BZ-Selbstkontrolle vor jeder Bolusdosis notwendig, höhere Ko
  als bei der ICT
- **KO:** Subkutane Abszesse durch Pumpenkatheter. Erhöhte Gefahr der Ketoazidose.

Ersteinstellung
Neueinstellungen immer auf Humaninsulin.
- Durchschnittlicher Insulinbedarf:
– Typ-1-Diabetiker: Faustregel 0,7–1,0 IE/kgKG
– Typ-2-Diabetiker: Geringe Initialdosis (wenige IE), engmaschige BZ-Kontrollen, erst
  einigen Tagen Dosissteigerung entsprechend dem BZ auf durchschnittlich 40 IE tägl.
- Erhöhter Insulinbedarf bei Fieber, Hyperthyreose, Glukokortikoidmedikation, hochdosie
  Diuretika
- Erniedrigter Insulinbedarf bei Alkoholkonsum, körperlicher Aktivität (Insulindosis vor
  oft auch nach dem Sport zunächst versuchsweise um 2–4 IE nach BZ-Werten reduzi
  Dosisanpassung bis auf halbe Insulindosis möglich).

! Grundregeln der Insulineinstellung
- Immer nur einen Parameter (BE, Insulindosis, Bewegung) ändern
- Dosisänderung in kleinen Schritten, z.B. um 2 IE oder um 10% der Ausgangsinsulin
- Einmal ist keinmal! Erst beim 2. „BZ-Ausrutscher" die Ther. ändern. Ausnahme:
  fallsituation oder nächtliche Hypoglykämie (Ursachenklärung!)
- BZ-Einstellung benötigt Zeit! Falls keine Stoffwechselentgleisung droht, eine Wo. v
  neuter Therapieänderung abwarten
- Vor einer Therapieänderung mit dem Pat. gemeinsam „Fehler suchen": Diät-, Sprit
  ler? Änderung der körperlichen Aktivitäten oder des Alltagsrhythmus? Neue Me
  mente? Grippaler Inf.?
- Das Insulinwirkprofil ist von der Insulinmenge und der Insulinart abhängig. „Opt:
  Wirkung" bei optimalem Spritz-Ess-Abstand, d.h. bei niedrigem BZ den Spritz-Ess
  stand verkürzen.

Spezialfälle bei der Insulineinstellung
- Somogyi-Effekt: Zu hohe abendliche Insulindosen lösen zunächst eine Hypo- und g
  regulatorisch eine Hyperglykämie am Morgen aus. Vorgehen: Bei morgendlicher Hyper
  ämie mehrmals nächtliche BZ-Kontrollen veranlassen und das Insulin am Abend reduz
- Hyperglykämieassoziierte Insulinresistenz: Hohe BZ-Werte senken Insulinwirkung; no
  lisieren sich die Glukosewerte wieder, wirkt die gleiche Insulindosis plötzlich stärker
  Hypoglykämiegefahr). Vorgehen: Insulindosis reduzieren

Dawn-Phänomen: Konstant erhöhte Nüchtern-BZ-Werte bei morgendlich erhöhtem Insulinbedarf (Morgendämmerungsphänomen).

itztechnik

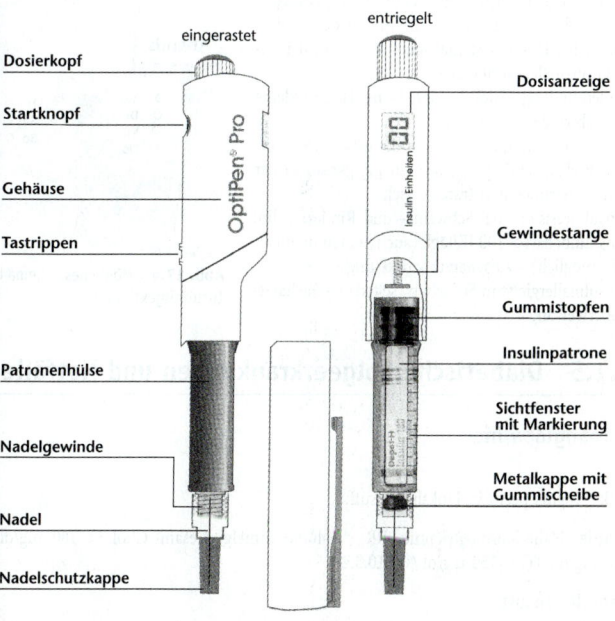

OptiPen Pro Kappe

17.3 Pen. Mit dem Dosierknopf lassen sich je nach Ausführung die Insulineinheiten in hiedenen Stufen einstellen und im Sichtfenster kontrollieren. © 2003 Aventis Pharma chland GmbH

njektion: S.c. mit Einwegspritzen oder mit Pen. Vorherige Alkoholdesinf. überflüssig inwegspritzen: Mehrmalige Verwendung bei hyg. Gebrauch möglich. Erhältl. für U 40 oder 100 Konz. (U 40: 1 ml enthält 40 IE) und für untersch. Mengen (20 IE, 40 IE, 100 IE) en: Einstellung der Insulindosis durch Betätigung der Dosiervorrichtung (Dosierschritte: 1, 2 der 4 IE). Genaue Unterweisung erforderlich. **Cave:** Die meisten Fabrikate (z.B. Novo-Nordisk, Aventis) passen nur zu firmeneigenem Insulin

pritzort: Normalinsulin in die Bauchhaut; Verzögerungsinsulin in den Oberschenkel (langmere Resorption); Mischinsulin morgens Bauch, abends Oberschenkel. Injektionsstellen ach Plan wechseln.

Nebenwirkungen der Insulintherapie

- Hypoglykämie (☞ 17.1.5): Bei guter Einstellung sind gelegentliche leichte Hypoglykämien unvermeidbar (3 × pro Wo.)
- Lipodystrophie (früher bei Verwendung von Rinderinsulin) und Lipohypertrophie an der Injektionsstelle: Durch systematisches Wechseln der Injektionsstellen vermeidbar
- Ödembildung: Ätiol. unklar, keine Ther.: Ödeme verschwinden von selbst
- Refraktionsanomalien: Durch die gebesserte Stoffwechsellage ändert sich der Quellungszustand der Linse; harmlos und transitorisch
- Insulinresistenz bei Schweine- und Rinderinsulin: Insulinbedarf > 100 IE/tägl. (auch bei Humaninsulin möglich) → Facharztüberweisung
- Insulinallergie vom Soforttyp (selten) → Facharztüberweisung.

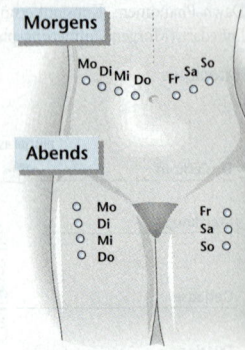

Abb. 17.4 Mögliches Schema für Insulininjektionen

17.1.5 Diabetische Folgeerkrankungen und Notfälle

Makroangiopathie

KHK

Klinik Angina pectoris, Linksherzinsuff.

Therapie Nahe-Normoglykämie, RR < 140/80 mmHg, Gesamt-Chol. < 180 mg/dl, < 100 mg/dl, TG < 150 mg/dl (☞ 10.3.2).

Zerebraler Insult

Klinik Wie Nichtdiabetiker ☞ 20.3.

Therapie S.o. und ☞ 20.3.1.

AVK

Klinik Claudicatio intermittens, fehlende Fußpulse; oft keine Schmerzen wegen gleichzeit stehender Neuropathie; meist Unterschenkeletage betroffen.

Therapie S.o. und ☞ 11.3.2; rekonstruktive Gefäßchirurgie aufwendiger, aber ähnlich Prognose wie bei Nichtdiabetikern.

[Mik]roangiopathie

[Diab]etische Retinopathie (RP)

[Klin]ik Anfangs keine Symptome. Nichtproliferatives Stadium (mild, mäßig, schwer) mit Mikro-[aneu]rysmen, Punktblutungen, Perlschnurvenen. Proliferatives Stadium mit Papillenproliferation, [r]etinalen Blutungen, traktionsbedingter Netzhautablösung.

[Ther]apie Laserkoagulation ab Stadium „schwere nichtproliferative RP", langsam Nahe-Nor-[mogl]ykämie anstreben, Hypoglykämien vermeiden.

[Diab]etische Nephropathie (NP)

[Klin]ik Zunächst keine Symptome (Stadium I und II nur histologisch nachweisbar). *Stadium III:* [Mikr]oalbuminurie 30–300 mg/d, beginnende Hypertonie. *Stadium IV* (manifeste Nephropathie): [Albu]minausscheidung > 300 mg/d, Hypertonie, Abnahme der glomerulären Filtration. *Stadium [V:]* [t]erminale Niereninsuff.

[Ther]apie Nahe-Normoglykämie, RR-Zielwerte < 130/85 mmHg (ACE-Hemmer), Eiweißres-[trikti]on 0,5–0,8 g/kgKG. Frühzeitige Vorstellung beim Nephrologen.

[Neu]ropathie

[Sym]metrische sensomotorische periphere PNP

[Klini]k Taubheitsgefühl, brennende Schmerzen, Störung von Schmerz- und Temperaturempfin-[dun]bes. nachts.

[Diag]nostik Vermindertes/aufgehobenes Temperatur- (Kalt-Warm-Test, Tiptherm), Vibrati-[ons]-(Stimmgabel nach Rydel-Seiffer), Berührungsempfinden (10 g Semmes-Weinstein, Mono-[filam]ent), abgeschwächte Muskeleigenreflexe (ASR und PSR); Haut warm, trocken, gerötet, evtl. [Druc]kstellen; Atrophie der kleinen Fußmuskeln bis zur Krallenzehenbildung.

[Ther]apie Nahe-Normoglykämie anstreben, korrekte Fußpflege, passende Schuhe. Medikamen-[tös b]ei schmerzhafter Neuropathie (noch keine allgemeingültigen Richtlinien): Analgetika, z.B. [Tram]adol, trizyklische Antidepressiva (Amineurin), Antikonvulsiva (Carbamazepin), α-Lipon-[säure]

[Diab]etisches Fußsyndrom (DFS) Z.B. neuropathisches infiziertes Ulkus (Malum perforans).

[Ther]apie Druckentlastung (Bettruhe oder Entlastungsschuh), Antibiotika (Resistogramm), [stad]iurierte lokale Wundbehandlung (zunächst Nekrosenabtragung, Débridement, im Granula-[tions]tadium feuchte Wundbehandlung, im Epithelisierungsstadium Fettgaze); Blutzuckernor-[malisi]erung, frühzeitig stationäre Behandlung.

[Auto]nome Neuropathie

[D]iabetische Kardiomyopathie: Ruhetachykardie, Frequenzstarre, orthostatische Dysregulati-[o]n, **Ther.:** Symptomatisch

[Bl]asenentleerungsstörung: Restharnbildung, gehäuft Inf. (☞ 13.3.2)

[E]rektile Dysfunktion (☞ 13.8.3)

[G]astroparese: Magenentleerungsstörung. **Ther.:** MCP-Tr.

[Vi]szerale Neuropathie: Obstipation und Diarrhoe möglich. **Ther.:** Symptomatisch, evtl. Ery-[th]romycin.

Diabetisches Koma und hypoglykämischer Schock

Tab. 17.7 Differenzialdiagnose Diabetisches Koma/Hypoglykämischer Schock

	Diabetisches Koma • Ketoazidose Typ 1 • Hyperosmolares Koma Typ 2 (ohne Ketoazidose)	Hypoglykämischer Schock
Ätiologie	Insulinmangel bei: • Erhöhtem Bedarf (Ersteinstellung, ☞ 17.1.4) • Fehlender oder zu niedrig dosierter Medikation (häufig Diabetes-Erstmanifestation)	Insulinüberangebot bei: • Erniedrigtem Bedarf (Ersteinstellung, ☞ 17.1.4) • Verminderter Nahrungsaufna • Medikamentöser Überdosier • Alkohol
Vorstadien	Polyurie, Polydipsie, Schwäche, Hypotonie bis zum Kreislaufkollaps, Appetitlosigkeit, Erbrechen, Ober- bauchschmerzen, Somnolenz, Kuß- maul-Atmung mit Azetongeruch	Heißhunger, Übelkeit, Unruhe, Schweißausbruch, Tachykardie, RR-Anstieg, Tremor, unangemes Affekt, apoplexartige Ausfälle, Konvulsionen
	Cave: 4–10% aller Hypoglykämien verlaufen unbemerkt. Bes. gefährdet s Diabetiker mit Krankheitsdauer > 10 J. bei gleichzeitiger Insulinther., Nep Neuropathie, hohem Alkoholkonsum	
Koma		
Entwicklung	Langsam	Schnell, in Min.
Muskulatur	Hypoton	Hyperton, Tremor
Haut	Trocken	Feucht
Atmung	Normal oder Kußmaul-Atmung mit Azetongeruch	Normal
Diagn.	BZ-Messung. **Cave:** BZ-Grenzwerte für diabetisches Koma und hypoglyk schen Schock sind individuell sehr verschieden, deshalb unbedingt klinis Befund beachten	
	BZ meist > 500 mg/dl (zusätzlich Aze- tonuriebestimmung mit z.B. Ketostix®)	BZ meist < 40 mg/dl

Tab. 17.7 Fortsetzung	
Diabetisches Koma	**Hypoglykämischer Schock**
• Ketoazidose Typ 1 • Hyperosmolares Koma Typ 2 (ohne Ketoazidose)	
r.	• 0,9%ige Kochsalzinfusion (1000 ml/h), 20 IE Normalinsulin i.m. • Parallel Klinikeinweisung veranlassen	• Durch den Pat.: 4–8 Stück Würfelzucker, besser 2–4 Täfelchen Traubenzucker, dann 1–2 BE Brot • Durch Angehörige: Bei Eintrübung Glukagon-Fertigspritze i.m. • Durch Arzt: 20–50 ml 40%ige Glukoselösung im Nebenschluss zur laufenden Infusion (Ringerlösung), ggf. wiederholen; bei KO Klinikeinweisung

likationen zur Klinikeinweisung

Diabetisches Koma und Präkoma

Schwere Hypoglykämie oder hypoglykämischer Schock mit KO:

Bei Sulfonylharnstoffther.: Hypoglykämie oft lang anhaltend, Glukoseinfusion über mehrere Tage erforderlich

Bei konventioneller oder intensivierter Insulinther. lediglich, wenn keine Ursache der Unterzuckerung gefunden wird

Hochfieberhafte Inf.: Verlauf häufig mit Stoffwechselentgleisung, stationäre BZ-Einstellung mit Insulin auch bei sonst oral behandelten Diabetikern

Diabetisches Fußsyndrom

Insulinersteinstellung beim Typ-1-Diabetiker und bei Schwangeren (auch ambulant in diabetologischen Schwerpunktpraxen möglich)

Chron. Stoffwechselentgleisungen, die ambulant nicht zu behandeln sind.

.2   Fettstoffwechselstörungen

teilung und Ätiologie

Primäre Form: Genetisch bedingt; betrifft 3% der Bevölkerung

Sekundäre Form: Bedingt durch andere Grunderkr. (z.B. Adipositas, Diab. mell., Hypothyreose, M. Cushing) oder medikamentös induziert (z.B. Thiazide, Östrogene, Kortikoide); betrifft 20% der Bevölkerung

Reaktiv-physiologische Form: Durch Nahrung induzierte leichte Hypercholesterinämie (v.a. fettreiche Ernährung) und Hypertriglyzeridämie (v.a. nach Alkoholkonsum und großen Mahlzeiten).

	Tab. 17.8	Einteilung der	Hyperlipoproteinämien		
Cholesterin (mg/dl)	Triglyzeride (mg/dl)	Phänotyp nach Fredrickson	Relative Häufigkeit (%)	Serum im „Kühlschranktest"	Sekundär bei folgenden Grundkrankheiten
< 260	200–1000	IV	60–65	Trübes Serum	Alkohol, Adiptas, Diab. mel Hypothreose, Lebererkr., nephrotisches
< 260	> 1000	I	< 1	Oben Rahmschicht, unten klares Serum	Diab. mell., Pankreatitis
< 300	> 1000	V	< 1	Oben Rahmschicht, unten trübes Serum	Diab. mell., Pankreatitis, Niereninsuff., Hypothyreose Alkohol, Adipositas
> 300	< 150	IIa	12–30	Klares Serum	Hypothyreose nephrotisches M. Cushing
> 300	150–300	IIb	10–12	Trübes Serum	Wie IIa
350–500	350–500	III	< 1	Trübes Serum	

Anmerkung: Die Einteilung nach Fredrickson beruht auf dem typischen Lipoproteinmuster in der E'ph Entstehung aller Phänotypen sowohl primär als auch sekundär möglich. Ein Teil der Hyperlipoproteinä zeigt keine Typenkonstanz.

Klinik

- Zunächst meist asymptomatisch, erst Beschwerden durch vaskuläre Folgeerkr. (z.B. K ☞ 10.3.1, pAVK, ☞ 11.3.2) oder in seltenen Fällen durch akute Pankreatitis (☞ 8 bei hohen TG-Werten (> 500 mg/dl)!
- Bei 10% der Pat. plane, tuberöse oder eruptive Hautxanthome in Ellenbogen-, Hand-, gelenksbereich. Sehnenxanthome in Achilles-, Patellar-, Fingerstrecksehnen
- Fettleber, meist ohne Beschwerden.

Arcus lipoides nur vor dem 50. J. bei M und 60. J. bei F wichtiger Hinweis auf Hyperch terinämie; beginnt initial kranial (cave: wird leicht übersehen), tritt auch bei erhöhtem holkonsum und Diab. mell. auf. Xanthelasmen (Chol.-Ablagerungen im Bereich der Au lider) auch bei normalen Lipidwerten möglich.

agnostik

Tab. 17.9 Richtwerte für die Blutfettbestimmung	
malwerte	Festlegung von Grenzwerten ist schwierig, da sich statistisch gesehen das Koronarrisiko mit steigendem Chol. stetig erhöht.
stregel	Cholesterin	< 230 mg/dl
	Triglyceride	< 200 mg/dl
	HDL-Cholesterin	Bei F > 45 mg/dl
		Bei M > 40 mg/dl
	LDL-Cholesterin	< 150 mg/dl

Anamnese: Familiär gehäuft Herzkreislaufkrankheiten? Hinweise auf KHK (☞ 10.3.1), Zerebralsklerose (☞ 27.1, ☞ 11.3.1und ☞ 20.3.1) oder pAVK (☞ 11.3.2)?

Labor

Basisdiagn.: Nach 10 h Nahrungskarenz Bestimmung von Gesamtchol., HDL- und LDL-Chol. sowie TG

Bei nachgewiesener Hyperlipidämie zusätzlich BZ, Harnsäure, γ-GT, GOT, GPT, α-Amylase und Lipase, Krea, Urinstatus, TSH basal (☞ 17.6.1; sekundäre Form?); Lipide'phorese und Bestimmung der Apolipoproteine nur in unklaren Fällen

Ggf. Oberbauchsono zum Ausschluss von Erkr. der Leber, der Gallenwege sowie des Pankreas.

erapie

erapieziel

ngt von weiteren kardiovaskulären Risikofaktoren (☞ Abb. 17.5) ab:

Niedriges KHK-Risiko: Gesamt-Chol. < 250 mg/dl, LDL-Chol. < 150 mg/dl

Mäßiges KHK-Risiko: Gesamt.Chol. < 200 mg/dl, LDL-Chol. < 130 mg/dl

Hohes KHK-Risiko: Gesamt-Chol. < 180 mg/dl, LDL-Chol. < 100 mg/dl.

niedriger das LDL-Chol., desto besser. Z.B. profitieren KHK-Pat. mit normalen Chol.-Wervon Sekundärprophylaxe mit Lipidsenkern. **Cave:** Auch bei Typ-2-Diabetes wird heute abhängig von weiteren Risikofaktoren ein LDL-Chol. < 100 mg/dl empfohlen.

entherapie

Bei sekundärer Hyperlipoproteinämie möglichst Ursache(n) behandeln

Diät, Gewichtsreduktion, körperliche Aktivität (erhöht HDL-Chol.), kein Nikotin

Lipidsteigernde Medikamente absetzen (z.B. Thiaziddiuretika und β-Blocker bei Hypertriglyzeridämie) und zusätzliche Risikofaktoren beseitigen

- Bei Erfolglosigkeit nach mehreren Mon. und bei vaskulären KO zusätzlich medikament Ther.:
  - Leichte und mäßige Hypercholesterinämie: Anionenaustauscher und/oder evtl. Fibrate c β-HMG-CoA-Reduktase-Hemmer (evtl. plus Anionenaustauscher)
  - Schwere Hypercholesterinämie (LDL-Chol. > 215 mg/dl, Gesamt-Chol. > 300 mg/dl). HMG-CoA-Reduktase-Hemmer (evtl. plus Anionenaustauscher)
  - Hypertriglyzeridämie: Fibrate, Nikotinsäurederivate, β-HMG-CoA-Reduktase-Hemmer c höher dosierte Omega-3-Fettsäuren (6–12 g/d; Fischölpräparate).

! Die Hypertriglyzeridämie ist ein wichtiger Risikoindikator, aber fraglich eigenständiger sikofaktor. Sie tritt meist mit erniedrigter HDL-Konz. auf, wie beim metabolischen oder Typ-2-Diabetes. Frühzeitiger Einsatz von β-HMG-CoA-Reduktase-Hemmern v nach Myokardinfarkt und bei Pat. mit akutem Koronarsyndrom empfohlen (senkt 1-J.-M talität nach Myokardinfarkt um 25%).

I.d.R. wird die lipidsenkende Medikation für viele J. oder lebenslang durchgeführt; des differenzierte Ind. und ausführliche Aufklärung. Änderungen des Lebensstils und der Er rung können sehr effektiv sein und sollten immer Vorrang haben.

Diätgrundregeln bei Hyperlipoproteinämie

- Normalgewicht anstreben, viel Bewegung
- 55% (ideal 70%) KH, < 30% (ideal 15%) Fett (10% gesättigte, 10% einfach ungesättigte, mehrfach ungesättigte Fettsäuren). Schwergewicht der Ernährung auf Getreide, Gemüse late, Obst
- Cholesterinaufnahme max. 300 mg/d: Cholesterinreiche Lebensmittel meiden (Eigelb, Bu Innereien, fettes Fleisch und Wurst, Sahne)
- Milch und Joghurt bis 1,5% Fett; Buttermilch, Kefir, Käse bis 30% i.Tr.; Magerquark be zugen
- Pflanzliche Öle und Fette mit mehrfach ungesättigten Fettsäuren (Diätmargarine, Son blumen-, Distel-, Maiskeimöl) und einfach ungesättigte Fettsäuren (Olivenöl) verwenc
- Ballaststoffreiche Nahrungsmittel bevorzugen (> 35 g/d)
- Auf Zucker, Weißmehlprodukte verzichten
- Bei Hypertriglyzeridämie zusätzlich Alkoholkarenz
- Bei Typ I nach Fredrickson (sehr selten) Fettreduktion auf unter 30 g/d, TG mit mittelket Fettsäuren (MCT-Fette, z.B. Ceres®) empfehlen.

! Faustregel bei Hypercholesterinämie: „Sport, Olivenöl und Nudeln" (Nudeln senken di terale Cholesterinaufnahme)! Konsequente Diät senkt Chol.-Werte um 10% und verbe medikamentöse Ansprechrate.

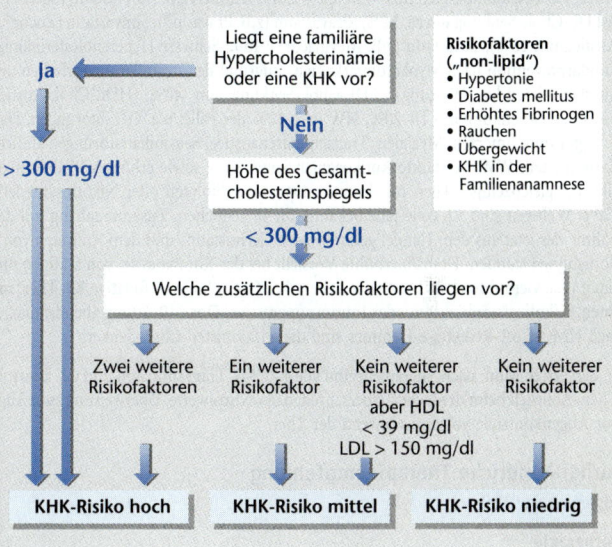

17.5 KHK-Risiko und Hypercholesterinämie

...ikamentöse Therapie

...nionenaustauscher, z.B. Colestyramin (z.B. Quantalan®, Colestyramin Stada®): **Ind.:** Mittl. ...ypercholesterinämie, Senkung um 20–25% möglich. **NW:** Häufig Blähungen, Völlegefühl, ...bstipation (bei Dosisreduktion und im Ther.-Verlauf oft Besserung). Verminderte Resorp-...ion von oral eingenommenen Medikamenten und von Vit. K.; gelegentlich Erhöhung von ...G. **Dos.:** 1. Wo. 4 g tägl., 2. Wo. 2 × 4 g tägl. Max. 3 × 8–12 g tägl. **Cave:** Andere Medi-...amente 2 h vor oder frühestens 4 h nach Anionenaustauscher einnehmen

...ibrate, z.B. Bezafibrat (z.B. Cedur®, Befibrat®): **Ind.:** Hypertriglyzeridämie und/oder mittl. ...ypercholesterinämie. TG-Senkung um 20–70%, Gesamtchol.-Senkung um 18–20% und ...DL-Anstieg bis 30%. Die zusätzliche Senkung erhöhter Fibrinogenwerte führt zu verbes-...erter Sauerstoffversorgung ischämischer Bezirke. **NW:** Übelkeit, Diarrhoe, Myalgien, Cho-...lithiasis, leichter Serumkrea-Anstieg in Langzeitbehandlung, sehr selten Potenzstörungen. ...W: Antikoagulanzienwirkung verstärkt. **KI:** Schwere Leberfunktionsstörungen, Grav., Still-...eit. **Dos.:** 3 × 200 mg tägl. oder 400 mg in Retardform abends

...ikotinsäurederivate, z.B. Acipimox (z.B. Olbemox®): **Ind.:** Hypertriglyzeridämie und/oder ...ittl. Hypercholesterinämie. **NW:** Flush, GIT-Störungen, Kopfschmerzen, Cholelithiasis, ...erschlechterte Glukosetoleranz, Hyperurikämie, selten allergische Reaktion vom Soforttyp. ...ave: Häufigkeit der NW bis zu 80%. **KI:** Magen-Darm-Ulzera, Herzinfarkt, Kinder, Grav., ...tillzeit. **Dos.:** Morgens und abends je 250 mg, max. 3 × 250 mg/d

- HMG-CoA-Reduktase-Hemmer = Statine = CSE-Hemmer, z.B. Atorvastatin (Sortis®, stä
te LDL-Chol.-Senkung um ca. 54%), Pravastatin (z.B. Pravasin®), Simvastatin (Zocor®, H
Anstieg um 16%), Lovastatin (z.B. Mevinacor®): **Ind.:** Schwere Hypercholesterinämien,
kundärprävention nach Myokardinfarkt (u.a. aufgrund der antiinflammatorischen und
questabilisierenden Wirkung), LDL-Chol.-Senkung um 40%, HDL-Chol.-Anstieg
8–10%, TG-Senkung um 10–20%. **NW** in 7–12% der Fälle: u.a. GIT-Störungen, Haut
schlag, Kopfschmerzen, Myalgien, Transaminasenanstieg, Sensibilitätsstörungen an Kopf
Extremitäten. **WW:** verstärkte Antikoagulanzienwirkung sowie erhöhtes Rhabdomyoly
siko bei gleichzeitiger Ther. mit Immunsuppressiva, Fibraten oder Nikotinsäurederiva
Cave: Weltweit sind 52 Todesfälle bekannt, die in zeitlichem Zusammenhang mit der
nahme des jetzt aus dem Handel genommenen Cerivastatins und dem Auftreten von R
domyolysen standen. Deshalb erhöhte Vorsicht bei der Kombination von Statinen und
raten (v.a. Gemfibrozil). **KI:** Schwere Lebererkr., Grav., Stillzeit. **Relative KI:** Ther. mit
raten, Nikotinsäurederivaten oder Immunsuppressiva. **Dos.:** 10–20 mg abends, max. 8(
tägl. HMG-CoA-Reduktase-Hemmer sind die wirksamsten Chol.-Senker!

In den ersten Mon. nach Therapiebeginn alle 4–6 Wo. Transaminasen und CK kontrollie
Ther.-Abbruch beim dreifachen Überschreiten der Normwerte. Überweisung zum Auge
zur Augenkontrolle vor und während der Ther.

Naturheilkundliche Therapieempfehlung

Prinzipien s.a. ☞ 32.9

Phytotherapie

- β-Sitosterin (Sitolande®, Liposit Merz®): **Ind.:** Leichte Hypercholesterinämie; Chol.-Sen
um 15%. **NW:** Selten Obstipation. **Dos.:** 3 × 1 g tägl.
- Lipostabil ® 300 forte Kps. (Sojabohnenphospholipide). **Ind.:** Leichte Formen der Hyper
lesterinämie, sofern Diät u.a. nichtmedikamentöse Maßnahmen unzureichend wirken
WW: Keine bekannt. **NW:** Selten bei höherer Dos. Diarrhoen. **Dos.:** 3 × 2 Kps./d
- *Alternativ:* Sapec® Kps. (Trockenpulver aus Knoblauchzwiebel; diätunterstützend). **KI**
kannte Allergie gegen Knoblauch. Blutgerinnungsstörungen, Kinder < 12 J. **NW:** S
GIT- oder allergische Symptome, veränderter Geruch von Haut/Atemluft, evtl. Blutdr
enkung. **WW:** Wirkung blutdrucksenkender und gerinnungshemmender Medikamente
verstärkt werden. **Dos.:** 3 × 1 Drg./d. Lipidsenkende Wirkung nicht nachgewiesen.

Indikationen zur Klinikeinweisung

- Hohe TG-Werte und klinischer V.a. akute Pankreatitis (☞ 8.8.1)
- Zum Plasmaaustausch bei homozygoter Form der familiären Hypercholesterinämie (
Chol. > 600 mg/dl, Gesamt-Chol. > 800–1000 mg/dl).

7.3 Hyperurikämie und Gicht

nsäurespiegel im Serum > 6,5–7 mg/dl. M : F = 20 : 1. Ab 9 mg/dl haben 90% aller Pat. eine akute ritis urica und 40% eine Uratnephrolithiasis.

ologie

Primäre Hyperurikämie (90%): Genetisch bedingt. Davon zu 99% gestörte renale Ausscheidung, nur 1% vermehrte endogene Harnsäureproduktion. Manifestationsbegünstigend sind Adipositas, purinreiche Ernährung, männliches Geschlecht, höheres Alter, Diab. mell., Hyperlipidämie

Sekundäre Hyperurikämie (10%):

Vermehrte Harnsäurebildung bei Leukämien, Polyzythämien, Tumoren, Zytostatika- und Strahlenther. oder

Verminderte renale Harnsäureausscheidung bei Nierenerkr., Hyperlaktat-, Ketoazidosen (Fasten) und durch Medikamente (Thiazid-, Schleifendiuretika, Salizylate, Nikotinsäurederivate, L-Dopa).

nik

t

Monarthritis: Plötzlicher, stark schmerzhafter Beginn mit Rötung, Schwellung, Überwärmung. Mäßiges Fieber (38–39 °C). Bei Erstmanifestation zu 80% im Großzehengrundgelenk (Podagra), im päteren Verlauf Befall aller Gelenke sowie Schleimbeutel, Sehnenscheiden und Weichteile der Endphalangen möglich

„Akutes Abdomen" bei Harnsäurenephrolithiasis (☞ 13.3.4).

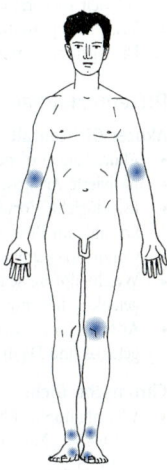

Abb. 17.6 Gelenkbefall bei Gicht – Prädilektionsstellen

nisch

Weichteiltophi (durch Harnsäureablagerungen): Kleine, harte, manchmal gelblich durchschimmernde Knötchen in geröteter Haut, häufig im Bereich der Ohrmuscheln, Hände, Ferben und Streckseite der Ellenbogengelenke (**DD:** Rheumaknoten, ☞ 18.3.1)

Knochentophi: Arthrosesymptome (☞ 6.7.9) vorwiegend in Großzehengrundgelenk und ingergelenken; jedes Gelenk kann betroffen sein

Gichtnephropathie: Uratablagerungen führen zu Hypertonie (☞ 11.6.2), Pyelonephritis ☞ 13.3.3) oder chron. Niereninsuff. (☞ 13.1.14).

nostik

abor: Serumharnsäurebestimmung im Nüchternblut. **Cave:** Kann bei akuter Monarthritis im formalbereich (< 6,5 mg/dl) liegen. Zusätzlich bei jeder Hyperurikämie: Urinstatus, Harnoff und Krea zum Ausschluss einer Nephropathie; BZ, ggf. OGTT, Chol., TG (wegen pos. yntropie mit metabolischem Sy., ☞ 17.1.2 und ☞ 17.5.1), Diff.-BB zum Ausschluss einer kundären Hyperurikämie

- Akute Monarthritis: Deutliche Besserung unter Colchicinther. ist beweisend. Gelenkpunk
  mit Nachweis von Harnsäurekristallen nur in diagnostisch schwierigen Fällen. Rö meist
  auffällig
- Chron. Gicht mit Gelenkbefall: Facharztüberweisung zum Rö (unregelmäßiger oder r
  licher gelenknaher Knochendefekt, Osteophyten, Gelenkmutilationen) und bei diagn. U
  cherheit Facharztüberweisung zur Gelenkpunktion
- V.a. Uratnephrolithiasis oder Gichtnephropathie: Nierensono; ggf. Facharztüberweisung
  Urologen zur Urographie. Bei Gichtnephropathie auch regelmäßige RR-Kontrollen.

Differenzialdiagnose

Akuter Gichtanfall

- Akute bakt. Arthritis (☞ 6.5.13): Z.B. nach Kortisoninjektion
- Aktivierte Arthrose (☞ 18.1.4)
- Pseudogicht: Vorwiegend Befall großer Gelenke, im Gelenkpunktat Calciumpyrophosp
  kristalle, im Rö typische Verkalkungen im Bereich der Gelenkknorpel (Chondrokalzir
- Gonorrhoe (☞ 9.8.1): Oft Gonarthritis, zusätzlich bei M Urethritis; F meist asymptoma
- Weichteilprozesse in Gelenknähe: Bursitis, auch an der medialen Seite des Großzehengr
  gelenks; Phlegmone (☞ 4.3.4) am medialen Vorfuß
- Arthritis psoriatica (☞ 18.4.2): Selten Arthritis vor Hauteffloreszenzen. Bevorzugt Finger
  gelenke und Digiti pedis II–IV.

Chronische Gicht

- Weichteiltophi: Rheumaknoten bei c.P. (☞ 18.3.1), Heberden- und Bouchard-Arthr
  (☞ 6.4.7), Xanthome (☞ 17.2), Kalkknoten bei Sklerodermie und Dermatomy
  (☞ 18.5.2)
- Gelenkbefall: c.P. (☞ 18.3.1), Arthrosen (☞ 6.4.7).

Therapie des akuten Gichtanfalls

- Ruhigstellung des betroffenen Gelenks, mehrmals tägl. kalte Umschläge und abs. Alk
  karenz
- Colchicin (z.B. Colchicum-Dispert®): **Ind.:** Normalerweise Reservemittel, nur Mitte
  Wahl bei diagn. Unsicherheit. **Cave:** Optimale Dosis wird von den meisten Pat. v
  GIT-NW nicht vertragen. **NW:** Diarrhoe, Übelkeit, selten Agranulozytose. **KI:** Grav., Vo
  bei älteren Pat. mit Magen-, Darm-, Herz-, Nierenerkr. **Dos.:** In den ersten 4 h 1 mg/h,
  0,5–1 mg alle 2 h; falls Durchfälle auftreten, größerer Einnahmeabstand, max. Tagesdosis
  Nach Beschwerdebesserung Dosis rasch reduzieren
- Indometacin (z.B. Indomet-ratiopharm®): **Ind.:** Mittel der Wahl. **NW:** GIT- (erosive Gas
  Ulzera) und zentralnervöse (Kopfschmerzen, Schwindel) Störungen, verstärkte Wirkun
  ler Antikoagulanzien. **KI:** Magen-Darm-Ulzera; Herz-, Leber-, oder Niereninsuff. **Dos.:**
  75–100 mg, dann alle 6 h 50–100 mg, max. Tagesdosis 200 mg. Anschließend Dosisredu
- Andere NSAR: Diclofenac (z.B. Voltaren®) oder Phenylbutazon i.m. als Reserve-N
  z.B. 1 Amp. Ambene® (400 mg) einmal langsam tief intraglutäal
- Glukokortikoide: Prednisolon (z.B. Urbason®). Nur bei Nichtansprechen der vorgena
  Medikamente (Diagnose und Dos. überprüfen).

Befundbesserung unter medikamentöser Ther. meist am 2. Behandlungstag; ohne Ther. klingen Gichtanfälle spätestens in zwei Wo. ab.

ngzeittherapie

it

Ind.: Bei jeder Hyperurikämie
Therapieziel: Senkung des Harnsäurespiegels auf 5–5,5 mg/dl
Vorgehen: KG durch Kalorienrestriktion allmählich normalisieren (☞ 17.5.2; **cave:** Ketoazidose führt zu erhöhtem Serumharnsäurespiegel), Purinzufuhr mit der Nahrung verringern.

ätgrundregeln bei Hyperurikämie (purinarme Kost)
- Normalgewicht anstreben (Reduktionsdiät, ☞ 17.5.2)
- Purinhaltige Lebensmittel weitgehend meiden: Innereien, Fleischextrakt, Fleisch, Wurst, Fisch (2–3 Fleisch-, Wurst- oder Fischmahlzeiten à 100–150 g/Wo.). **Cave:** Schalentiere. Am besten fettarme ovolaktovegetabile Kost (☞ 17.5.3)
- Alkoholkarenz, Flüssigkeitszufuhr > 2 l/d
- Eiweißbedarf über fettarme Milchprodukte, Eier und Getreide decken
- Eine „purinfreie" Kost ist nicht durchführbar.

---

dikamentöse Therapie Ind.: Harnsäure > 9 mg/dl, wiederholte akute Gichtanfälle, chron. ht, Gichtnephropathie oder Harnsäuresteine (☞ 13.3.4).
Allopurinol (z.B. Allopurinol ratiopharm®, Jenapurinol®): Mittel der Wahl. Wirkung: Verminderte Harnsäurebildung. **NW:** Insgesamt selten, gelegentlich GIT-Beschwerden (Übelkeit, Diarrhoe) und vereinzelt Überempfindlichkeitsreaktionen (makulopapulöses Exanthem). **WW:** Wirkungsverstärkung von Mercaptopurin, Azathioprin, oralen Antikoagulanzien, Theophyllin, **KI:** Niereninsuff. (relative KI → Dosisreduktion), Grav. (abs. KI). **Dos.:** 200–300 mg tägl.

Sehr selten, aber mit einer Letalität bis zu 25% verbunden ist die meist ab 6 Wo. nach Ther.-Beginn auftretende generalisierte Allopurinol-Unverträglichkeit (Exanthem, hohes Fieber, zerebrale und gastrointestinale Symptome). Prädisponierende Faktoren sind eine vorbestehende Niereninsuff. und eine gleichzeitige Thiaziddiuretika-Medikation.

Urikosurika: Benzbromaron (z.B. Benzbromaron ratiopharm®) oder Probenecid (z.B. Probenecid Weimer®): Nur bei Allopurinol-Unverträglichkeit. Wirkung: Hemmung der tubulären Harnsäurereabsorption. **NW:** Nephrolithiasis und initial Gichtanfall, allergische Reaktionen, GIT-Störungen. **KI:** Nierenerkr. (relative KI) und Grav. (abs. KI). **Dos.:** Benzbromaron 80 mg tägl., Probenecid max. 1 g tägl. **Cave:** Einschleichende Dos., Flüssigkeitszufuhr mind. 2 l tägl., Harnalkalisierung auf pH 6,5 (z.B. mit Uralyt-U®, Harn-pH-Kontrollen durch Pat. erforderlich)
Kombination Allopurinol und Urikosurika (z.B. Allomaron®): Nur in therapieresistenten Fällen. **Cave:** Risiko dosisunabhängiger NW steigt.

Zu Beginn der Langzeitther. alle 2–4 Wo. Serumharnsäurebestimmung, da anfangs gehäuft Gichtanfälle auftreten. Später Laborkontrollen alle 3–6 Mon.

Naturheilkundliche Therapieempfehlung

Phytotherapie Colchizin aus der Herbstzeitlose bei akutem Gichtanfall (s.o.).

Homöopathie Girheulit® Tbl. 3 × 2; **KI:** Grav., Schilddrüsenerkr.

Indikationen zur Klinikeinweisung

* Therapieresistente Nierenkolik (☞ 13.3.4) durch Harnsäurestein
* Pyelonephritis (☞ 13.3.3) als Folge der Gichtnephropathie oder Harnsäurenephrolithia

17.4 Hypo- und Hypervitaminosen

Fettlösliche Vit.: A, D, E, K. Wasserlösliche Vit.: B, C, Biotin, Folsäure, Niacin, Pantothensäur

Tab. 17.10 Wichtige Vitaminlieferanten

Vitamine	Enthalten in
Vit. A (Retinol)	Fischlebertran, Leber, Milch. Provit. A (= Karotinoide) in Karot Spinat, Obst, Broccoli
Vit. B$_1$ (Thiamin)	v.a. Getreide, Kartoffeln, Hülsenfrüchten
Vit. B$_2$ (Riboflavin)	Hefe, Milch, Eiern, Fleisch (v.a. Leber), schnell wachsenden Ger sesorten wie Broccoli
Vit. B$_6$ (Pyridoxin)	Innereien, Milch, Getreide, Kartoffeln, Karotten, grünem Gemü
Vit. B$_{12}$ (Cobalamin)	Leber, Eigelb, Fleisch, Niere, Milch. Nicht in pflanzlicher Nahru
Vit. C (Ascorbinsäure)	Blumen- und Grünkohl, Zitronen, Orangen, schwarzen Johanni beeren, Paprika, Leber, Kartoffeln, Milch
Vit. D (Cholecalciferol)	Fischlebertran, Eigelb, Pilzen
Vit. E (Tocopherol)	Fast allen Lebensmitteln; relativ hohe Mengen in Pflanzenölen, E Nüssen, Innereien
Vit. K (Phyllochinone)	Gelbem und grünem Blattgemüse und in der Darmflora
Biotin	Fast allen Lebensmitteln und in der Darmflora
Folsäure	Grünem Gemüse, Innereien, Hefe
Niacin	Leber, Fleisch, Getreide, Hülsenfrüchten
Pantothensäure	Fast allen Lebensmitteln

Ätiologie von Hypovitaminosen

* Erhöhter Bedarf in Kindheit, Jugend, Hochleistungssport, Grav. und Stillzeit
* Mangelernährung: Alte Menschen (einseitige Ernährung, reduzierte Nahrungsaufnahme koholiker (Vit. A, B$_1$, B$_{12}$, E, Folsäure), Raucher (Vit. C, D, E), strenge Vegetarier (☞ 17 bes. Vit. B$_{12}$)

Als Folge von anderen Grunderkr., bes. bei den fettlöslichen Vit.: MAS (☞ 8.5.1), Maldigestion (Cholestase, ☞ 8.9), chron. Pankreatitis (☞ 8.8.2), Lebererkr. (☞ 8.7)

Medikamentös bedingt, z.B. durch orale Kontrazeptiva, Penicillamin (Vit. B_6), Isoniazid (Vit. B_6), Biguanide (Vit. B_{12}), Antiepileptika (Vit. D und K), Antibiotika (Vit. K), Cumarine (Vit. K)

Nach längerer parenteraler Ernährung ohne adäquate Vit.-Substitution. **Cave:** > 70% der älteren Pat. haben einen Vit.-D-Serumspiegel unterhalb des Optimums.

- ◆ Auch bei richtiger Lebensmittelauswahl ist durch Vit.-Verlust infolge Lagerung, Konservierung und Zubereitung (Kochen, Wegschütten des Kochwassers, Schälen) langfristig ein Vit.-Mangel möglich
- ◆ Die bes. in der Laienpresse propagierte Vitaminsubstitution zur Krebsprophylaxe kann Gemüse, Obst und Vollkornnahrung nicht ersetzen; eine präventive Wirkung von Vit.-A-, -C-, -E-, Selen- oder Koenzym-Q10-Präparaten ist nach derzeitiger Datenlage nicht bewiesen!

ologie von Hypervitaminosen Selten nach Einnahme von hochdosierten Vit.-Präparaten glich (werden von etwa 12% der Bevölkerung eingenommen); durch Ernährung nicht zu erhen.

7.5 Praktische Ernährungsmedizin

7.5.1 Leitsymptome Übergewicht, Adipositas

Normalgewicht: Body-Mass-Index (BMI) von 20–24,9 kg/m². BMI = KG in kg/(Körperlänge in m)² (entspricht eher dem individuellen Konstitutionstyp)

„Übergewicht": BMI > 25 kg/m². 30–40% der Erw. in Deutschland sind übergewichtig (weltweit die höchste Prävalenz)

Adipositas („Fettsucht"): BMI > 40 mg/m². Verminderte Lebenserwartung.

ologie

Primäre Adipositas (A. simplex): Ernährungs- und Lebensweise, mangelnde körperliche Aktivität, psychische und genetische Faktoren führen zu einer gestörten Energiebilanz. **Cave:** Bei Adipösen wird eine Leptinresistenz vermutet (Hormon Leptin drosselt über Rezeptoren im Hypothalamus den Appetit)

Sekundäre Adipositas, z.B.: Cushing-Sy. (☞ 17.7), Hypothyreose (☞ 17.6.3), pathologische Glukosetoleranz (☞ 17.1.1), gonadale Unterfunktion.

ik Körperliche Beschwerden treten meist erst durch Folgeerscheinungen auf!

Folgen mechanischer Überbelastung: Gon-, Koxarthrose (☞ 6.5.3), LWS-Sy. (☞ 6.1.5, ☞ 6.1.7), Senk-, Spreizfüße, Beinvarikosis (☞ 11.4.2), verminderte körperliche Leistungsfähigkeit, vermehrte Atemnot bis zur Ateminsuff. mit Polyglobulie (Pickwick-Sy., s.a. ☞ 12.10), Hyperhidrosis, Pruritus

Adipositasbedingte psychische Probleme (soziale Isolation), Potenz- und Libidostörungen (☞ 13.8.1), reaktive Depression, soziale Diskriminierung

Nässende Ekzeme zwischen den Fettwülsten, Striae; Hyperhidrosis

- Mögliche KO durch Stoffwechselveränderungen und erhöhtes vaskuläres Risiko: Typ-2-Diabetes (☞ 17.1.1), Hypertriglyzeridämie (☞ 17.2), Fettleber, Cholesteringallenste (☞ 8.9.1), Hyperurikämie (☞ 17.3), Hypertonie, metabolisches Sy., KHK
- Erhöhtes Karzinomrisiko (z.B. kolorektales Ca, Endometrium-, Mamma- und Prostata-C und evtl. vermehrte Androgenbildung bei F (z.B. Hirsutismus und Sy. der polyzystisch Ovarien).

Diagnostik
- Regelmäßige Gewichtskontrolle: Durch den Pat. und bei jedem Arztbesuch. Ermittlung BMI (☞ 17.5.1, Abb. 17.7)

- Das Gesundheitsrisiko hängt nicht nur vom Ausmaß des Übergewichts ab, sondern a von der Verteilung der Fettdepots: Erhöhtes Risiko für Arteriosklerose bei der stam betonten „abdom." Adipositas.

- Ganzkörperstatus mit bes. Berücksichtigung des Herz-Kreislauf-Systems. **Cave:** Evtl. brei Blutdruckmanschette verwenden, sonst zu hohe RR-Werte. Bestimmung der Taillen-zu-H Umfangsdifferenz (☞ 17.1.3). Ödeme?
- Labor: BB, BZ, Chol., TG, γ-GT, GOT, GPT, TSH basal, Harnsäure, Krea, Urinteststre
- Ruhe-EKG, ggf. Belastungs-EKG und Oberbauchsono.

Naturheilkundliche Therapieempfehlung
Homöopathie
- Cefamadar® Tbl. **KI:** Sgl. **Dos.:** Erw. 1–3 × 1 Tbl./d, < 6. Lj. nicht mehr als die Hälfte, 6.–12 nicht mehr als ⅔ der Erwachsenendosis
- fuculacca® Tr. **KI:** Jodüberempfindlichkeit, SD-Erkr., entzündliche Darmerkr., Ileus, abd Schmerzen unklarer Ätiol. **NW:** Verstärkt Hyperthyreose. **Dos.:** Erw. 3–4 × 20–25 Tr./d, n 100 Tr./d. Kinder zwischen 6.–12. Lj. und Senioren: Nicht mehr als ⅔ der Erw.-Dosis

17.5.2 Normalisierung von Gewicht und Nahrungszusammensetzung

Indikationen zur Gewichtsreduktion
- Bei gering oder mäßig erhöhtem BMI (> 25 kg/m^2), wenn gleichzeitig KO oder Sympt durch das Übergewicht vorliegen
- Ohne Begleiterscheinungen ab einer Erhöhung des BMI > 30.

Allgemeine Richtlinien zur Gewichtsreduktion
- Möglichst frühzeitig. Realistisches Diätziel setzen!
- „Politik der kleinen Schritte"; Ernährungsumstellung statt striktem Essverbot (kein „F gern")
- Wiederholte KG-Reduktionen mit nachfolgender Gewichtszunahme vermeiden. Pat. wechselndem KG weisen eine höhere koronare Morbidität auf als Personen mit konstar Gew. „Blitz- und Hungerdiäten" verschärfen Gewichtsprobleme
- Ernährungsumstellung nicht zeitlich begrenzt, sondern lebenslang planen (verhaltens Lernprozess)

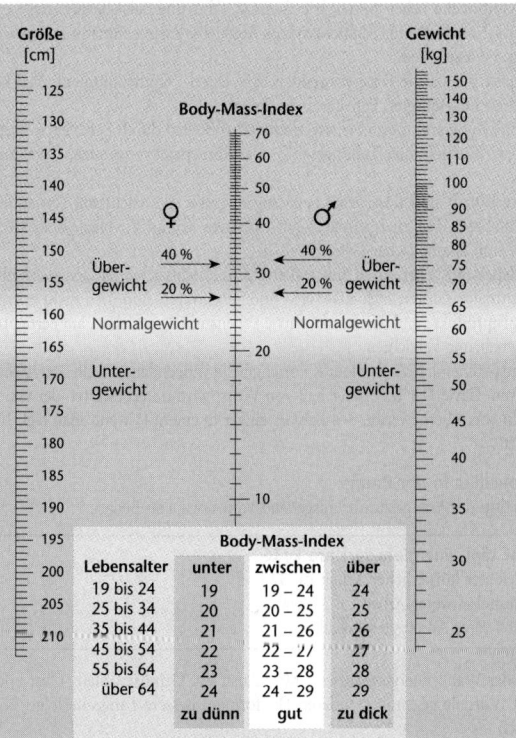

17.7 Nomogramm zum Body-Mass-Index. Zieht man eine Linie zwischen Körpergröße und ~~ge~~wicht, so ergibt der Schnittpunkt dieser Linie mit der Skala in der Mitte den Body-Mass-Index ~~(~~)

Diät mit Sport verbinden

Beratung durch Diätassistent (Anlaufstellen: Krankenkassen, ambulante Einzel- oder Gruppenberatung in der Praxis). Praxisinterne Schulung.

Die besten Erfolge werden durch Kombination von Diät, Verhaltensther. (Selbsthilfegruppen, Gruppenbehandlung als IGeL-Leistung) und körperlichem Training erzielt.

Regeln zur Gewichtsreduktion

Weniger essen, zucker- und fettreiche Lebensmittel meiden. **Cave:** „Fetteinsparer" sind bei Diät erfolgreicher und fühlen sich subjektiv wohler als „KH-Einsparer"

- Ballaststoffreiche Lebensmittel, wie Gemüse, Obst und Salat bevorzugen
- 3 kalorisch ausreichende Mahlzeiten tägl. Auf kleine Zwischenmahlzeiten verzichten → da trinken (Wasser, Tee)
- Möglichst pflanzliche Fette verwenden, z.B. Distel-, Sonnenblumen-, Maiskeimöl, um Bedarf an ungesättigten Fettsäuren zu decken
- Fettarme Zubereitung von Fleisch- und Fischgerichten durch Dünsten, Grillen und Gare Alu- bzw. Klarsichtfolie. Teflongeschirr oder Römertopf verwenden. **Cave:** Anbraten vern den
- Magere Wurst- und Käsesorten bevorzugen. **Cave:** Alles sichtbare Fett entfernen
- Mineralwasser, Tee, energiefreie „Light-Getränke" (mind. 2,5 l tägl.) statt Saft, zuckerhalt Brause und alkoholischer Getränke
- In Süßspeisen Zucker durch Süßstoff ersetzen. Fruchtzucker hat den gleichen Kalorienge wie normaler Zucker, Diabetikersüß- und -backwaren sind u.U. nicht energiereduziert
- Vollkornprodukte und frische natürliche Lebensmittel vorziehen, auf Fertigprodukte und dustrienahrung verzichten
- Bei entsprechender Motivation: Kalorientabelle verwenden, um die Energieaufnahme zu lanzieren. **Cave:** Der Kaloriengehalt von Wurst wird unterbewertet, der von Kartoffeln Nudeln eher überbewertet. 3–4 kgKG weniger in einem J., wenn man tägl. 100 kcal wer zuführt!

Reduktionsdiät in der Praxis
- Reduktion der Energiezufuhr ausgehend vom normalen Bedarf:

> **Normaler tägl. Energiebedarf pro kgKG**
> - Bei leichter körperlicher Arbeit ca. 32 kcal
> - Bei mittelschwerer Arbeit ca. 37 kcal
> - Bei schwerer Arbeit 40–48 kcal.

- Ther. der Wahl: Energiereduzierte Mischkost, v.a. Gemüse, Salate, Obst und Vollkorn waren. Vorteile gegenüber anderen Diätformen: Bessere Langzeiterfolge, NW ↓, amb möglich
- Energiezufuhr 1000–2000 kcal tägl., davon ca. 20% Eiweiß, 30% Fett und 50% KH.

! Kommerzielle, interdisziplinäre Adipositas-Therapieprogramme (z.B. Optifast
- Beinhalten meist in den ersten drei Mon. eine Formula-Ernährung mit ca. 950 kc
- Eine dreimonatige Phase mit kalorienreduzierter Mischkost (1000–1500 kcal) sch sich an
- Begleitend verhaltensther. und diätetische Schulung, bewegungsther. Anleitung und liche Betreuung
- Langzeitergebnisse besser als bei sonstigen Formen der Gewichtsreduktion, Koste 2000 €.

Weitere Therapieformen
- Alternative Kostformen (☞ 17.5.3)
- Operative Ther. ausschließlich bei BMI > 40 oder bei Pat. mit schwerem metabolischen und Adipositas

Medikamentöse Ther. (cave: Budget!):

Hemmung pankreatischer Lipasen durch Orlistat (z.B. Xenical®) führt zu verminderter Resorption der Nahrungsfette. **Ind.:** Komplementär bei BMI > 30 kg/m². **NW:** Flatus, Fettstühle, Stuhldrang. **KI:** MAS, Cholestase, Grav., Stillzeit. **WW:** Nicht gleichzeitig mit Fibraten, Acarbose, Biguaniden, Anorektika verordnen. Dosisreduktion von Pravastatin (erhöhte NW-Rate!). **Dos.:** 3 × 120 mg/d zu den Hauptmahlzeiten

Serotonin-Noradrenalin-Wiederaufnahme-Hemmer Sibutram (z.B. Reductil®) verstärkt Sättigungsgefühl und aktiviert Stoffwechsel. **Ind.:** Wie Orlistat. **NW, KI, WW:** Zahlreich. **KI:** v.a. KHK, RR↑, pAVK. **Cave:** Einige schwere NW wie Herzrhythmusstörungen und in Italien 2 Todesfälle beschrieben! **Dos.:** Anfangs 10 mg morgens, nicht länger als 1 J.

‣rapieüberwachung

Vor der Ther.: Körperliche Untersuchung (Herz, Lunge, Leber, Niere) und Labor (γ-GT, GOT, GPT, Krea, Urinstatus)

Während der Ther.: Wöchentliche Bestimmung von Serumkalium, Krea, Urinstatus, γ-GT, GPT, GOT. Tägl. Pat.-Selbstkontrolle: Gew., ausreichendes Urinvolumen (2 l tägl.).

gnose Unabhängig von der Kostform Rezidivrate von 50–85%.

.5.3 Alternative Kostformen (Außenseiterdiäten)

vielen in der Laienpresse angepriesenen Diäten werden häufig sowohl von Gesunden als auch Kranken unkritisch durchgeführt. Soziokulturelle Aspekte der verschiedenen Ernährungsweiwerden außer Acht gelassen. Die Gefahr der Mangelversorgung wird bes. bei Kindern unter-tzt.

rzzeitdiäten sind bei Adipositas kontraindiziert. Meist folgt auf den kurzfristigen Diäterfolg e noch stärkere Gewichtszunahme. Bei längerer Anwendung evtl. Mangelerscheinungen.

ns-Diät Eiweiß- und Fettzufuhr unbeschränkt. KH-Zufuhr stark reduziert (1. Wo. 10–15 g ägl. in Form von Sahne und Salat, dann pro Wo. 5 g KH mehr). Bei drastischer KH-Reduktion s nicht möglich, die normale Kalorienmenge nur durch Eiweiß und Fett zuzuführen. Tägl. en ca. 600–800 kcal weniger aufgenommen. **Cave:** Kostform verursacht Übelkeit durch Keörperbildung. Durch den erhöhten Verzehr von gesättigten Fettsäuren kommt es zu Hyper-zerid- und -cholesterinämie. Nicht empfehlenswert. Dauererfolge sehr selten.

‣er-Benner-Diät *Strenge Form:* Viel Frisch- und Rohkost, Müsli, Rohsäfte, Nüsse, kaltge-te Öle, Honig. Nicht als Dauerkost geeignet. *Erweiterte Form:* Zusätzlich Kartoffeln, Milch Milcherzeugnisse (entspricht dem Laktovegetarismus). Kostzusammenstellung sollte mind. ungekochte Nahrungsmittel enthalten. Kein Weißmehl, kein Zucker, jegliche Denaturierung ebensmittel vermeiden. Bei korrekter Durchführung als Dauerkost geeignet.

nach Diamond „Fit for life" Mindestens 70% frisches, möglichst unverändertes Obst, üse oder Salat, 30% andere KH, Eiweiß (u.a. Fisch, Fleisch) und Fette. Getrennte Aufnahme Eiweißen und KH, die nicht aus Gemüse oder Salaten stammen. Nahrungsaufnahme mit ahme von Obst nur von 12–20 Uhr. **Cave:** Proteinversorgung.

Dr. Ritter 7-Tage-Körner-Kur Enthält 800–1000 kcal tägl. 1. Tag: Weizenschrot, 2. Tag: Hi 3. Tag: Hafergrütze, 4. Tag: Naturreis, 5. Tag: Gerstengrütze, 6. Tag: Dinkelgrütze, 7. Tag: treidemischung. Das Getreide wird unter Verwendung von Obst, Gemüse, Joghurt, Magermi Honig, Nüssen und Käse zubereitet. Als Einstieg zur Ernährungsumstellung evtl. geeignet. Gewichtsreduktion ungeeignet (s.o.).

Evers-Diät Wie Bircher-Benner (erweiterte Form), zusätzlich rohe Eier. Keine Blatt-, Kräu und Stengelgemüse, keine scharfen Gewürze (z.B. Pfeffer, Salz, Chili), Zucker und Weißm Milchprodukte nur roh. Wird hauptsächlich bei der Ther. der MS eingesetzt, Erfolge in einzel Fällen beschrieben.

Formula-Diäten

- Industriell hergestellte Nährstoffpulver auf Milch- bzw. Sojabasis mit Mindestgehalt von hochwertigem Eiweiß, 90 g KH und 7 g essenziellen Fetten, zusätzlich Mineralstoff-, Spu element- und Vit.-Substitution
- Entsprechend §14a der Diätverordnung in der BRD (bzw. künftig den EU-Richtlinien)
- Präparatebeispiele: Slim Fast® < 1200 kcal tägl. (250 kcal/Portion), nicht für Diabetiker eignet; Bio Norm®, 840 kcal tägl. (140 kcal/Portion); Figura Fit® Trenndiät, 800 kcal tägl. Diabetiker geeignet; Kalorienzählen entfällt, einfache Zubereitung
- **Ind.:** BMI > 30, übergewichtsbedingte Risikofaktoren oder Krankheiten, v.a. im Rahmen Gewichtsreduktionsprogrammen (☞ 17.5.2). **Cave:** Nur mit ther. Gesamtkonzept (Ver tensther.) und engmaschiger ärztlicher Betreuung; Dosisanpassung bei blutdruck- und b zuckersenkenden Medikamenten.

Hay-Trennkost Trennung von Protein- und KH-Aufnahme, vorwiegend laktovegetabile (< 100 g Fleisch tägl., 30–60 g Fett tägl., hoher Ballaststoffgehalt); keine denaturierten Lebensn (Zucker, Weißmehl, Konserven). Unausgewogene Lebensmittelauswahl, Enzym- und Säuret rie wissenschaftlich nicht begründet → nicht empfehlenswert.

Heilfasten nach Buchinger (Fahrner, Lützner) 3 Wo. lang Kräutertee mit Honig, Gem brühe, frisch gepresste Obstsäfte, tägl. 1 l Mineralwasser ohne Kohlensäure. Feuchtheiße auflage zur Mittagsruhe, regelmäßige Darmentleerung, krankheitsangepasste Bewegungs Nach 3 Wo. stufenweiser Kostaufbau bis zur indizierten Ernährungsther. Patientenschu Lehrküche. **Ind.:** Chron. ernährungsbedingte Krankheiten. Nur an Fachkliniken/mit ausgeb ten Fastenärzten.

Hollywood-Diät Eiweißreich, fett- und kohlenhydratarm; vorwiegend magere Eiweißt (Eier, Fleisch, Schinken, Fisch), Salate (ohne Öl), Obst und Gemüse. Meist nur 1–2 Mahlz tägl., z.B. Mittagessen: Rohkostsalat, Abendessen: Gekochter Schinken ohne Fettrand in u grenzter Menge. **Cave:** Nur für max. 2–3 Wo. auf Wunsch des Pat. durchzuführen.

„Krebsdiäten" Teilweise widersprüchliche Diätprinzipien (z.B. Diäten nach Warburg, Ger Charakteristisch sind v.a. Verzicht auf „entwertete" KH (Zucker, Weißmehl), Milchproc Fett, Fisch und Fleisch. Stattdessen Vollkornprodukte, Obst- und Gemüsesäfte (mit teils sku Zubereitungsvorschriften). Milchsäure in kleinen Mengen. Wirksamkeit trotz zahlreicher Stu nicht erwiesen.

...shi-Diät Makrobiotische Ernährungsform. Geringer Fett- und hoher Ballaststoffgehalt. Nah-...ngsbestandteile: Zur Hälfte Vollgetreide, 30% Frischgemüse, 15% Hülsenfrüchte und Tofu (So-...iweiß), 5% Algengemüse. 1–2 × wöchentlich weißfleischiger Fisch. Geeignete Diätform auf ...unsch des Pat. bei korrekter Durchführung.

...krobiotik Differenzierung in 10 Stufen von -3 (Getreide, Gemüse, Obst, 30% tierisches Ei-...iß) bis 7 (ausschließlich Getreide). Nahrungsauswahl nach Yang/Yin-Verhältnis (1 : 5). Gefahr ...r Mangelversorgung mit Ca^{2+}, Protein, Vit. B_2, B_{12} und D.

...ch-Semmel-Diät (Mayr-Kur) Behandlung von Obstipation, Magen-Darm-Beschwerden, ...terstützt durch Darmmassagen. Kost besteht hauptsächlich aus altbackenen Brötchen und ...lch. Nur bei zeitlich begrenzter Durchführung (3 Wo.) unter ärztlicher Aufsicht unbedenklich.

...difiziertes Fasten
Eine Form der Formula-Diät (s.o.) mit nur 450–500 kcal/d; höchster Fettverlust aller bekann-ten energiereduzierenden Diäten. **Ind.:** Pat. mit Adipositas Grad II–III; vorzugsweise stationär Vorteile gegenüber totalem Fasten (Nulldiät): Ausgeglichene Stickstoffbilanz nach 2 Wo., Sät-tigungsgefühl, besseres Allgemeinbefinden; Gesamteiweiß, Albumin, Krea relativ konstant, Senkung von Hyperlipidämie und geringerer Harnsäureanstieg
Cave: Diäten mit normaler Nährstoffzusammensetzung bei 300–500 kcal sind besser zu ak-zeptieren und der Lerneffekt des Pat. ist größer. Gewichtsverlust ebenso schnell wie bei Null-diät. Nur unter strenger ärztlicher Kontrolle ambulant durchführbar.

...lke-Trinkkur Tägl. 1–1,5 l Molke, zusätzlich Kräutertee, Gemüsesäfte, Mineralwasser. ...–350 kcal tägl. Kurzzeitig (bis 3 Wo.) unter strenger ärztlicher Kontrolle akzeptabel, vorzugs-...se stationär.

...ldiät (totales Fasten)
In der Praxis wegen Hypoglykämie und Azidose-Gefahr generell nicht zu empfehlen. Zu-sätzlich ist Substitution von Eisen, Vit. und Spurenelementen notwendig. Langfristiger Erfolg gering, da keine Änderung des Essverhaltens erfolgt und verlorenes KG nur zu ca. 45% aus Fett, aber zu 35–40% aus Proteinen besteht
KI: Grav., Herz- und Niereninsuff., Lebererkr., Gicht, Ulcus ventriculi et duodeni, Kinder, Jugendliche, ältere Menschen. **Cave:** Kurze Fastenperioden (< 2 Wo.) sind nicht sinnvoll (es kommt zuerst zum Abbau von fettfreier Körpermasse, d.h. Eiweiß, erst nach 10–14 d werden 80% der benötigten Energie aus den Fettsäuren des Fettdepots gewonnen).

...tfasten 6 × tägl. 200 ml frisch gepresste Obst- und Gemüsesäfte. Bei längerem Saftfasten ...den 1–2 Saftmahlzeiten durch Milchgetränke (Molke, Buttermilch, entrahmte Milch) ersetzt. ...schendurch evtl. Rohkosttage einlegen oder einzelne Saftmahlzeiten durch Magerquark und ...t ersetzen. Abschließend wird auf eine kalorienreduzierte, natriumarme Ernährung umge-...t. Bei korrekter Durchführung auf Wunsch des Pat. akzeptabel, aber zur Gewichtsreduktion ...t sinnvoll (s.o.).

...nitzer-Kost Intensivkost: 1500 kcal tägl., besteht nur aus Rohkost und pflanzlichen Lebens-...teln, keine erhitzten oder tierischen Lebensmittel. Als Dauerernährung ungeeignet. *Normal-...* Zusätzlich Vollkornbrot, Vollreis, Käse, Rohmilch, Eier und Kartoffeln. Als Dauerkost mög-... **cave:** Proteinmangel.

Schroth-Diät Wechsel von 3 „Trockentagen" (Getreideschrot-, Haferflockenbrei, Vollkornbr Trockenobst, Nüsse), 2 „kleinen Trinktagen" (1 l Weißwein oder Obst- und Gemüsesäfte) u 2 „großen Trinktagen" (wie kleine Trinktage, aber 2 l Flüssigkeit). Wegen hoher Alkoholaufnah und Gefahr von Hypoglykämien (400–800 kcal tägl.!) nicht zu empfehlen.

Vegetarische Diätformen
- Strenger Vegetarismus: Völliger Verzicht auf tierische Produkte. Gefahr der Unterversorgu mit Eisen, Ca^{2+}, Protein, Vit. D, B_{12}
- Laktovegetarismus: Reine Pflanzenkost und zusätzlich Milch und Milchprodukte. **Cave:** / ausreichende Eisenzufuhr achten (pflanzlich gebundenes Eisen wird schlechter verwertet tierisches)
- Ovolaktovegetarismus: Wie Laktovegetarismus, aber zusätzlich Eier. Bei korrekter Durführung als Dauerkost akzeptabel.

Nachgewiesene pos. Effekte vegetarischer Ernährung
- Reduktion kardiovaskulärer Risikofaktoren (Hyperlipidämie, Hyperurikämie, Hypertoni
- Häufigkeit von Kolon- und Mamma-Ca nimmt ab
- Seltener Cholesteringallen- und Nierensteine.

17.6 Schilddrüsenerkrankungen

17.6.1 Leitsymptom Struma

Jede Schilddrüsenvergrößerung, unabhängig von der Ätiol., Funktionslage und Dignität, wird als S ma oder Kropf bezeichnet. In der BRD haben 50% der Erw., 52% der Kinder im Pubertätsalter 21% der Kinder unterhalb des Pubertätsalters eine zu große Schilddrüse.

Ätiologie
- Endemische Jodmangelstruma in 95%
- Autoimmunerkr. wie M. Basedow (☞ 17.6.5) und Hashimoto-Thyreoiditis (☞ 17.6.6)
- Maligne Schilddrüsentumoren (☞ 17.6.7), funktionelle Autonomie (☞ 17.6.4), Hypo reose (☞ 17.6.3) und strumigene Medikation (Lithium, Thyreostatika).

Klinik
- Frühsymptome: Häufig keine oder nur min. Beschwerden, wie Globus- oder Engegefüh unteren Halsbereich, Abneigung gegen eng anliegende Kragen oder Halsketten
- Spätsymptome: Erst bei ausgeprägter Schilddrüsenvergrößerung Dyspnoe mit/ohne Stri Schluckbeschwerden. Selten Hypo- (☞ 17.6.3) oder Hyperthyreose-Symptome (☞ 17.6 Sehr selten Heiserkeit durch Rekurrensparese. **Cave:** Malignom ausschließen.

agnostik

'HO-Klassifikation der Struma

Grad Ia: Tastbare, aber nicht sichtbare Struma

Grad Ib: Tastbare und bei Reklination des Kopfes sichtbare Struma

Grad II: Bei normaler Kopfhaltung sichtbare Struma

Grad III: Schon auf Entfernung sichtbare Struma mit Kompressionssy.

ave: Das Schilddrüsenvolumen wird nach dieser Klassifikation bei kräftiger Halsmuskulatur
er über- und bei retrosternalen Anteilen eher unterschätzt.

Anamnese: Familiäre Disposition, strumigene Medikation, Phase hormoneller Umstellung
(Pubertät, Grav., Stillzeit, Menopause)? **Cave:** Im 3. Trimenon haben $^2/_3$ aller Schwangeren
eine vergrößerte SD

Körperliche Untersuchung:

Inspektion: Bei geradem und zurückgebeugtem Kopf SD sichtbar? Zeichen oberer Einflussstauung, z.B. erweiterte Halsvenen?

Palpation des Halses (hinter dem Pat. stehend, mit beiden Händen): Schilddrüsengröße,
-knoten, -konsistenz, -schluckverschieblichkeit (☞ 17.6.7, Malignom), -schwirren
(☞ 17.6.5, M. Basedow), -temperatur (☞ 17.6.6, Thyreoiditis), LK-Vergrößerung
(☞ 17.6.7, Malignom)

Zur Verlaufsbeobachtung Halsumfang oberhalb des Jugulums messen

Ganzkörperstatus mit bes. Berücksichtigung von Hypo- (☞ 17.6.3) oder Hyperthyreose-
Symptomen (☞ 17.6.2)

Labor:

Obligat TSH basal: 0,4–4,0 mU/l = Euthyreose, > 10 mU/l = Hypothyreose, < 0,1 mU/l =
Hyperthyreose

In den Grenzbereichen 0,1–0,3 mU/l und 4,0–10 mU/l ist ein Stimulationstest mit TRH-Test
(☞ 17.6.2) indiziert. Bei älteren Menschen können schon Werte zwischen 0,1–0,7 mU/l auf
eine Hyperthyreose hinweisen

Fakultativ folgende Parameter bei klinischem Verdacht oder pathologischem basalem TSH zur
Bestätigung der Verdachtsdiagnose: Hypothyreose (☞ 17.6.3): FT$_4$; Hyperthyreose
(☞ 17.6.2): FT$_4$, oder Gesamt-T$_3$; chron.-lymphozytäre Thyreoiditis (Hashimoto,
☞ 17.6.6): Schilddrüsen-AK; akute/subakute Thyreoiditis (☞ 17.6.6): BSG ↑, Leukos ↑

Schilddrüsensono: Obligat zur Bestätigung und Quantifizierung der Struma

Volumen eines Schilddrüsenlappens in ml: Tiefe (in cm) mal Breite (in cm) mal Länge (in cm)
mal 0,5

Normgrenzen der gesamten SD: F bis 18 ml; M bis 25 ml

DD der Echostruktur s. ☞ Tab. 17.11

Facharztüberweisung zur Szinti: **Ind.:** Sonographisch nachgewiesene Parenchymveränderung,
palpable Knoten (außer Zyste), Hyperthyreose, V.a. retrosternale Struma oder dystopes
Schilddrüsengewebe

Facharztüberweisung zur Feinnadelpunktion: **Ind.:** Erst nach Sono und am besten auch Szinti,
bei erhöhtem Risiko für Schilddrüsen-Ca (☞ 17.6.7), bei V.a. Entzündung (☞ 17.6.6), zur
Entlastung von großen Zysten.

Tab. 17.11 Differenzialdiagnose: Echostruktur bei Struma

Echostruktur	Hinweis auf
Homogen, echonormal	Diffuse, endemische Struma
Vergröbert, kleine echoarme, -dichte, -freie Strukturen < 10 mm	Länger bestehende endemische Struma mit beginnenden regressiven Veränderungen
Mehrere echoreiche Knoten, teils mit echoarmem Randsaum und echofreien Anteilen	Endemische Struma mit regressiven, adenomatösen Veränderungen
Echofreier Knoten mit glatter Begrenzung und dorsaler Schallverstärkung	Schilddrüsenzyste
Nur ein echoarmer, unscharf begrenzter Knoten	In bis zu 25% Schilddrüsenmalignom (☞ 17.6.7)
Mehrere, nicht scharf abgegrenzte, echoarme, zum Teil konfluierende Areale	Subakute Thyreoiditis (☞ 17.6.6)
Diffus echoarm, inhomogen, großer Tiefendurchmesser	M. Basedow (☞ 17.6.5)

! Bei euthyreoten Pat. < 40 J. mit homogener Echostruktur im Sono kann auf eine wei… Diagn. verzichtet werden.

Erhöhtes Malignitätsrisiko bei
- Jüngeren, männlichen Pat.
- Solitärem Knoten
- Raschem Knotenwachstum (Ausnahme: Zyste)
- Sonographisch echoarmen Knoten, bes. bei gleichzeitig unscharfer Randbegrenzung (… Häufigkeit 10–20%)
- Szintigraphisch kalten Knoten (Ca-Häufigkeit 3–5%)
- Z.n. Hochvolt-Bestrahlung der Halsregion
- LK-Vergrößerung, Heiserkeit, Horner-Sy. (Miosis, Ptosis, Enophthalmus), fehlen… Schluckverschieblichkeit.

Strumaprophylaxe
- Generelle Empfehlung: Jodsalz und jodhaltige Lebensmittel (Meeresfrüchte, Milchprodu…
- Jodtabletten: **Ind.:** Pubertät, Grav., Stillzeit, familiäre Strumadisposition, Z.n. erfolgrei… Strumather. Dos.: Erw. und Kinder > 13 J. 200 μg tägl. (z.B. Jodid 200®) oder 1,5… 1 ×/Wo.; Kinder: 1–4 J. 100–120, 4–7 J. 120–150, 7–13 J. 150 μg tägl. **NW:** Keine. **KI:** N… gewiesene Autonomie (☞ 17.6.4).

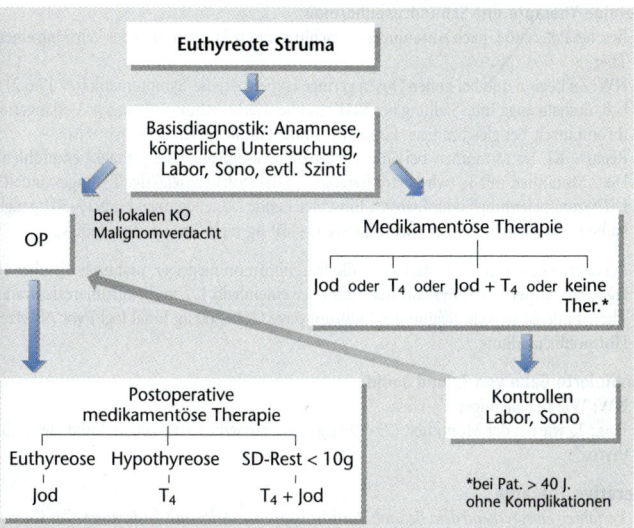

17.8 Therapie bei euthyreoter Struma

Medikamentöse Therapie

Drei Alternativen: Alleinige Jodidgabe, alleinige T_4-Medikation oder kombinierte Gabe von T_4 und Jodid. Erzielbare Volumenreduktion von 30–40%. Jodidsubstitution ist die pathophysiologisch sinnvollste Ther.

Ind.: Kindliche, jugendliche Struma; diffuse Struma bis etwa zum 40. Lj.

Therapieziel: Reduktion des Schilddrüsenvolumens innerhalb eines J., anschließend Rezidivprophylaxe mit Jod

Therapiekontrollen: Nach 4–6 und 12 Mon. Sono sowie Bestimmung des basalen TSH (TSH sollte im unteren Normbereich liegen, aber nicht supprimiert sein). Wiederholung in 1–2 J.

Bei Pat. > 40 J. oder Pat. mit knotigen Strumen ist eine medikamentöse Ther. häufig nicht effektiv. Wenn keine zwingende Ind. (z.B. Tracheaeinengung) zur Radiojodther. oder OP besteht, kann eine medikamentöse Ther. (nach sicherem Autonomieausschluss) trotzdem versucht werden. Bei erfolgloser Medikation: Abwarten unter Verlaufskontrolle.

Alleinige Jodidgabe

Ther. der ersten Wahl bei Kindern und Jugendlichen

NW: Erhöhtes Risiko einer jodinduzierten Hyperthyreose bei Pat. > 40 J. und/oder knotiger Struma sowie bei Hinweis auf Autonomie

Dos.: Z.B. Jodid Tbl.® Jugendliche und Erw. 200–400 µg tägl. für 9–12 Mon., max. 2 J. Alternativ 1 ×/Wo. Jodpräparat (1,5 mg).

Alleinige Therapie mit Schilddrüsenhormon

- Bes. bei Pat. > 40 J. nach Autonomie-Ausschluss und bei unzureichender Wirkung einer ? Ther.
- **NW:** Zu Beginn und bei hohen Dosen geringe Hyperthyreose-Symptomatik (☞ 17.6.2) m lich, deshalb enge Ind.-Stellung bei KHK und bei Herzrhythmusstörungen. Verlängerte I thrombinzeit bei gleichzeitiger Einnahme oraler Antikoagulanzien
- Relative KI der Monother. bei Grav.: Zusätzliche Jodidgabe (200 μg tägl.) empfohlen
- **Dos.:** Monother. mit T_4 (wird extrathyreoidal in das stoffwechselaktive T_3 umgewandelt), L-Thyroxin Henning® oder Eferox®. Einschleichende Dos., beginnend mit 25–50 μg tägl. halbe h vor dem Frühstück. Mittl. Dosis 75–150 μg tägl. (ca. 1,5–2 μg/kgKG).

Bei älteren Pat. liegt der Bedarf an Schilddrüsenhormon niedriger, praktisch nie über 10 tägl. Strumather. mit Thyroxin max. ein oder eineinhalb J. Um die Strumarezidivrate Ther.-Ende zu senken, Beginn der Jodprophylaxe (150–200 μg Jodid tägl.) vor Absetzen Hormonbehandlung.

Kombinierte Gabe von T_4 und Jodid

- **NW:** Wie bei alleiniger T_4-Ther.
- **Dos.:** T_4 wie bei der Monother. (75–150 μg tägl.), zusätzlich 100–200 μg Jodid tägl., z.B. thyrox®.

Operative Therapie

OP-Verfahren entsprechend dem Befund: Partielle Lappenresektion mit Entfernung aller Knoten totale Lappenresektion mit Isthmusentfernung (Hemithyreoidektomie) bei Malignomverdacht.

- **Ind.:** Obligat bei lokalen KO mit deutlichen Beschwerden (Tracheaverlagerung oder Trac malazie mit Atemwegsstenose, Ös.-Einengung), Malignomverdacht (☞ 17.6.7). Faku bei erfolgloser medikamentöser Strumather. (v.a. bei knotigem Umbau und szintigrap kalten Knoten) mit subjektiven Beschwerden und/oder weiterer Wachstumstendenz
- **Präop. Maßnahmen:** Zusätzlich zur Strumadiagn. (mit Szinti) Rö der Trachea, Laryngosk (Dokumentation der Stimmbandfunktion), evtl. Ös.-Breischluck, ggf. Feinnadelpun (manchmal höhere Aussagekraft als intraoperativer Schnellschnitt)
- **KO:** 0,5–2% dauerhafte Rekurrensparese und 0,5% Hypoparathyreoidismus (☞ 17.7)
- Postop. Nachsorge: 6–8 Wo. nach OP TSH basal und fT_4 kontrollieren, nach 6–12 Mon. basal und Sono. Im weiteren Verlauf jedes J. TSH und Sono.

Struma-Rezidivprophylaxe nach OP

- Schilddrüsenrest > 10 g:
  - Bei Euthyreose 6–8 Wo. postop. 200 μg Jodid tägl.
  - Bei latenter oder manifester Hypothyreose 50–150 μg T_4 plus 200 μg Jodid tägl.
- Schilddrüsenrest < 10 g: Sofortige T_4-Substitution (75–150 μg tägl.), ggf. zusätzlich 20 Jodid tägl.

Radiojodtherapie

- **Ind.:** Große Knotenstrumen bei älteren Pat. mit erhöhtem OP-Risiko, große Rezidivstru Autonomie
- **KI:** Grav., Stillzeit, Schilddrüsenmalignom, Z.n. höhergradiger Jodexposition, mechar KO

NW: In 5–10% Hypothyreose, selten Strahlenthyreoiditis

Durchführung: Stationär in nuklearmedizinisch eingerichteten Isolierstationen. Quarantäne mind. 48 h, i.d.R. 5–14 d

Poststationäre Nachsorge: Nach 3–6 Mon. TSH basal (im unteren Normbereich ohne Suppression), Sono, quantitative Szinti (evtl. Suppressionsszinti). Dann jährlich mind. TSH basal wegen der Gefahr einer Späthypothyreose.

rapie der Rezidivstruma Prinzipiell wie bei endemischer Struma, aber äußerste OP-Zuhaltung wegen erhöhter KO-Rate (z.B. Rekurrensparese 10–30%).

rapie der Schilddrüsenzyste Facharztüberweisung zum Internisten/Endokrinologen zur enpunktion; ggf. mehrmals wiederholen. Bei fehlender Zystenrückbildung und subjektiven hwerden oder Malignomverdacht operative Ther.

.6.2 Leitsymptom Hyperthyreose

st Schilddrüsenautonomie (60%, ☞ 17.6.4) oder M. Basedow (☞ 17.6.5), seltener: Iatrogen *h* Jod- oder Schilddrüsenhormonmedikation (☞ 17.6.1), passager bei Thyreoiditis (☞ 17.6.6) *bei* Schilddrüsenmalignomen (☞ 17.6.7).

ik Zunehmende Nervosität, Schlaflosigkeit und psychische Labilität, Gewichtsverlust trotz *hunger,* Wärmeintoleranz (Schweißausbrüche, subfebrile Temperatur), Diarrhoe (**cave:** Obtion schließt Hyperthyreose nicht aus), Myopathie, schneller auslösbare Reflexe mit verbrei*n* Reflexzonen.

gnostik

Körperliche Untersuchung: In 70–90% Struma, gelegentlich mit „Schwirren" bei der Auskul*atlon,* endokrine Augensymptome (☞ 17.6.5), feinschlägiger Fingertremor (90%), Sinusta*hykardie,* Extrasystolen, Vorhofflimmern, große Blutdruckamplitude

abor:

SH basal (☞ 17.6.1): < 0,1 mU/l bzw. bei älteren Menschen < 0,7 mU/l

T_4 und fT_3 ↑

TRH-Test: **Ind.:** Grenzwertiges TSH basal (0,1–0,3 mU/l, bei älteren Pat. 0,1–0,7 mU/l) und *normales* fT_4 und fT_3. Durchführung: Blutentnahme für TSH basal, i.v. Gabe von 200 µg TRH *z.B.* Antepan®), zweite Blutabnahme mit TSH-Bestimmung nach 30 Min. Beurteilung: Nor*nale* TSH-Differenz: 2–25 mU/l. Hyperthyreose, wenn TSH-Anstieg < 2 mU/l. **Cave:** TSH *basal* und TRH-Test sind auch supprimiert bei Glukokortikoid-, Dopamin-, Psychopharma*amedikation* und schweren nichtthyreoidalen Krankheiten

acharztüberweisung zu Sono und Szinti (evtl. mit Suppression).

erenzialdiagnose Vegetative Dystonie (☞ 21.2): Pat. ist ebenfalls nervös, hat aber kalte *de* (warme Hände bei Hyperthyreose), Obstipationsneigung und stärkeren subjektiven Lei*druck.* „Echte" Hyperthyreotiker bagatellisieren ihre Beschwerden!

apie Entsprechend der Ätiol. (s.o.). Klinikeinweisung bei V.a. thyreotoxische Krise: Hoch*ge* Tachykardie, Fieber bis 41 °C, Durchfall, Erbrechen, zunächst hochgradige Erregung, *r* Desorientiertheit, Halluzinationen.

17.6.3 Leitsymptom Hypothyreose

Ätiologie

* Primäre Hypothyreose (häufig):
  – Iatrogen nach Strumaresektion, Radiojod- oder thyreostatischer Ther.
  – Entzündlich bei Hashimoto-Thyreoiditis (☞ 17.6.6) oder seltener bei Thyreoiditis de Q
    vain (☞ 17.6.6); meist nur passagere Hypothyreose
* Sekundäre Hypothyreose (selten): Z.B. bei Tumoren des Hypophysenvorderlap
  (☞ 17.7).

Klinik Oft schwierig zu erkennen! Schleichender Beginn und geringe Symptomausprägung:
triebsarmut, Konzentrations- und Gedächtnisschwäche, Kälteempfindlichkeit, Kribbelparäs
sien der Hände und Füße, distale Muskelschwäche ohne Muskelatrophien (**DD** Hyperthyre
mit Muskelatrophien), Obstipation, Menstruationsstörungen, Libidoverlust, depressive S
mungslage.

Diagnostik

* Anamnese: Z.n. Strumather.? Schmerzhafte SD? Schluckbeschwerden? LK-Schwellung?
* Körperliche Untersuchung:
  – Inspektion: Schuppende, blassgelbe, teigige Haut (Myxödem), Augenlidödem, brüchige H
    und Nägel
  – Schilddrüsenpalpation: Unauffällig bis vergrößert
  – Perkussion/Auskultation des Herzens: Bradykardie, Kardiomegalie
  – Reflexstatus: Verlangsamter ASR
* Labor:
  – TSH basal ↑ (Ausnahme: Sekundäre Hypothyreose, dabei TSH basal erniedrigt, ☞ 17.6.1
    und fT$_4$ ↓ oder bei latenter Hypothyreose noch im Normbereich
  – Ggf. BSG, Diff.-BB und AK-Bestimmung bei V.a. auf Hashimoto-Thyreoiditis (☞ 17.
* Weitere Untersuchungen:
  – Obligat: Schilddrüsensono und EKG (Niedervoltage)
  – Fakultativ: Facharztüberweisung zur Szinti und Feinnadelpunktion.

!
* Klinischer Schweregrad und T$_4$-Spiegel korrelieren meist nicht miteinander
* Hypothyreosetypische Laborparameter: GOT-, LDH-, CK-, LDL-Chol.- und TG-
  hung sowie Anämie, Leuko- und Thrombopenie.

Differenzialdiagnose Häufigste Fehldiagnose ist die Altersdepression, bes. bei mono-
oligosymptomatischem Verlauf. **Cave:** Etwa 3–10% aller depressiven Pat. leiden an einer H
thyreose!

Therapie

* **Ind.** für Hormonther.: Manifeste primäre Hypothyreose. Bei latenter Hypothyreose un
  ten. Bei sekundärer Genese vor Substitutionsther. Ausgleich der NNR-Insuff. (☞ 17.
* **NW:** Zu Beginn und bei hohen Dosen geringe Hyperthyreose-Symptomatik (☞ 17.6.2)
  lich, deshalb enge Ind.-Stellung bei KHK und bei Herzrhythmusstörungen. Verlängerte
  thrombinzeit bei gleichzeitiger Einnahme oraler Antikoagulanzien

Dos.: 100–200 µg T_4 tägl. (2 µg/kgKG/d), z.B. L-Thyroxin Henning® oder Eferox®. Bei älteren Pat. mit kardialen Begleiterkr. oder lange bestehender Hypothyreose einschleichende Dos. mit 12,5 µg T_4 tägl.

Laborkontrollen: Anfangs alle 2–4 Wo., später alle 3–6 Mon. T_4-Bestimmung 24 h nach der letzten Einnahme. Ziel: TSH basal im Normbereich, T_4 im hochnormalen oder leicht erhöhten Bereich.

Bei älteren Pat. kann eine vollkommene Normalisierung des TSH-Spiegels oft nicht erreicht werden.

Hypothyreotes Koma

- **Klinik:** Hypothyreosesymptome verstärkt, Somnolenz bis Koma; Hypothermie, Hypoglykämie, Hypoventilation, Krampfanfälle
- **Erstmaßnahmen:** Vitalfunktionen sichern (☞ 3.4), BZ-Stix (evtl. Glukosegabe p.o. oder als Infusion, z.B. Glukose 40%), Wärmflasche und Decken; sofortige Klinikeinweisung.

7.6.4 Schilddrüsenautonomie

...onomie mit euthyreoter, latent hyperthyreoter oder manifest hyperthyreoter Funktionslage möglich. ...perthyreoseinzidenz bei nachgewiesener Autonomie mit Euthyreose: 5%/J.

...ssifikation der funktionellen Autonomie

Disseminiert: Diffuse Verteilung der autonomen Zellen über die SD (50%)

Unifokal (frühere Bezeichnung: Autonomes Adenom): Ein Knoten mit autonomen Zellen (20%)

Multifokal: Mehrere Knoten mit autonomen Zellen (30%).

...nik Meist keine subjektiven Beschwerden. Selbst bei Hyperthyreose (☞ 17.6.2) nur wenige ...weise: Tachyarrhythmie, Gewichtsverlust oder Schlaflosigkeit. Evtl. lokale Symptome durch ...ma (☞ 17.6.1).

...gnostik

Anamnese: Jodexposition? Durchschnittsalter 65 J. (**cave:** Bei Pat. < 30 J. und diffuser Struma gibt es praktisch keine Autonomie)

Körperliche Untersuchung: Struma möglich, evtl. Knoten palpabel. Kein „Schwirren" über ...der SD (**DD** M. Basedow, ☞ 17.6.5)

Labor: Euthyreot (60%) bis hyperthyreot (☞ 17.6.2)

Sono: Volumenbestimmung (☞ 17.6.1, meist Vergrößerung). Echostruktur: Homogen, evtl. ...mit vermehrter Echogenität bei disseminierter Autonomie; inhomogen mit einem oder mehreren Knoten bei uni- oder multifokaler Autonomie (zu 75% echoarme und zu 25% echonormale bis echoreiche Knoten, z.T. mit zystischen Arealen)

Facharztüberweisung zum quantitativen Szinti, ggf. mit Suppression.

...erenzialdiagnose M. Basedow (☞ 17.6.5): Bes. bei diffuser Struma ohne endokrine Ophthalmopathie.

Therapie

- Prophylaxe bei nachgewiesener Autonomie: Keine Jodexposition
- Thyreostatika: **Ind.:** Erst bei manifester Hyperthyreose zur Vorbereitung auf Radiojodth bzw. OP. Ausnahme: Schlechter AZ des Pat., dann als Dauerther. erforderlich **NW,** Dos.: ☞ 17.6.5, M. Basedow)
- Radiojodther.: **Ind.:** Mittel der Wahl bei hyperthyreoter Funktionslage, bes. bei unifoka Autonomie; **cave:** Es gibt im Gegensatz zu früher keine Altersgrenze mehr bei Erw. **N KI,** Durchführung: ☞ 17.6.1
- OP: **Ind.:** Hyperthyreose bei Grav., lokale mechanische KO oder V.a. Ca. Durchführung: lektive Entfernung des autonomen Gewebes. Postop. Nachsorge, **KO** ☞ 17.6.1
- Sklerother.: **Ind** Unifokale Autonomie mit Adenomvolumina < 30 ml und KI gegen OP o Radiojodther. **NW:** Lokale und zeitlich begrenzte Beschwerden, transiente Heiserkeit, pas geres Fieber. Durchführung: 4–6 × perkutane Ethanolinjektion unter Sono-Kontrolle.

17.6.5 Morbus Basedow

Multisystemerkr. immunogener Genese bei genetischer Prädisposition. Manifestation v.a. 30.–50. F : M = 5 : 1.

Klinik

- Bei jüngeren Pat. typische Hyperthyreose-Zeichen (☞ 17.6.2), bei älteren Pat. oft atypisc Verlauf mit apathisch-adynamen, kardiovaskulären, myopathischen Symptomen
- In 60% endokrine Ophthalmopathie (s.u.)
- In 4% prätibiales Myxödem: Leicht erhabene, rötlich-livide hyperpigmentierte Haut an Unterschenkelvorderseite
- Zusätzliche Autoimmunerkr. (polyglanduläres Autoimmun-Sy. = PAS) möglich: Z.B. tiligo (☞ 25.19), atrophische Gastritis (☞ 8.4.4), NNR-Insuff. (☞ 17.7), Typ-1-Diab (☞ 17.1).

Diagnostik

- Körperliche Untersuchung: Meist weiche, leicht vergrößerte SD mit auskultatorisc „Schwirren"
- Labor:
  – TSH ↓, T_3 und T_4 ↑ (**cave:** In 15% isolierte T_3-Erhöhung)
  – Zusätzlich: Bestimmung der TSH-Rezeptor-AK (Syn. TRAK, früher TSI; in 80–90% pos.) der Mikrosomalen AK (Syn. MAK; AK gegen Schilddrüsenperoxidase, in 60–80% pos.
  ! TSH-Rezeptor-AK nur in Ausnahmefällen bei Schilddrüsenautonomie. Mikrosomale AK legentlich auch bei anderen Schilddrüsenerkr. und bei Gesunden in höherem Alter nachw bar
- Sono:
  – Volumenbestimmung: Geringe Vergrößerung mit Zunahme des Tiefendurchmessers
  – Struktur: In 70% homogen echoarm. Sonderfall bei älteren Pat.: Häufig regressive Struma inhomogene Struktur
- Facharztüberweisung zum Endokrinologen bei fokalen Veränderungen in der Sono; Fach überweisung zum Augenarzt bei V.a. endokrine Ophthalmopathie (s.u.).

ferenzialdiagnose Disseminierte Autonomie (☞ 17.6.4).

rapie

Imptomatische Therapie mit Thyreostatika für 6–18 Mon.

Ind.: Erstther. bei kleiner Struma ohne mechanische KO oder V.a. Ca

NW: Hautreaktionen, GIT-Beschwerden, Arthralgien, Myalgien, dosisabhängig Leberschäden, Thrombozytopenie und Agranulozytose (alle 2–4 Wo. Diff.-BB). Schwerwiegende NW meist bei älteren Pat. (NW sind dosisabhängig: bei 10 mg Thiamazol < 10%, bei 60 mg tägl. > 30%)

Dos.: Z.B. Thiamazol (z.B. Favistan®) initial: 10–20 mg tägl. Ausnahmen: Bei schwerem Verlauf und vorangegangener Jodexposition ist eine höhere Dos. mit ggf. gleichzeitiger β-Blocker-Ther. notwendig. ED nach Erreichen der Euthyreose: 2,5–10 mg tägl.

Es ist sowohl eine thyreostatische Monother. als auch eine Kombinationsther. mit T$_4$ möglich. Vorteil der Monother.: Leichtere Beurteilung der Schilddrüsenhormonparameter, geringere Dos. Nachteil: Engmaschigere Kontrollen erforderlich, höheres Hypothyreose-Risiko.

Nach Absetzen der Behandlung ist in etwa 50% der Fälle mit einem Hyperthyreose-Rezidiv zu rechnen.

Mojodtherapie Ind.: Verfahren der Wahl bei Rezidiven unter symptomatischer Ther. mit reostatika, wenn keine KI bestehen und bes. bei gering vergrößerten Strumen. Voraussetzung: herige Euthyreoseeinstellung. **KI, NW,** Durchführung ☞ 17.6.1.

rative Therapie Ind.: Große knotige Strumen oder V.a. Ca. Voraussetzung: Vorherige Euroseeinstellung. **KO,** Nachsorge ☞ 17.6.1.

lokrine Ophthalmopathie

immunerkr.: Zu 70% mit M. Basedow assoziiert, zu 30% ohne Schilddrüsenfunktionsänderung.

ik Druckgefühl hinter den Augen, Kopfschmerzen, Lichtempfindlichkeit, Fremdkörpergevermehrtes Tränen, verschwommenes Sehen, Exophthalmus meist bds. Evtl. gleichzeitig rthyreose-Symptome (☞ 17.6.2) und palpable Struma. **Cave:** Häufiges frühes Zeichen ne Schwellung der lateralen Augenbrauen.

ssifikation des Augenbefundes nach Schweregraden

Grad I: Oberlid-Retraktion (beim Blick geradeaus ist die Sklera über dem oberen Hornhautrand zu sehen = Dalrymple-Zeichen), Konvergenzschwäche (Möbius-Zeichen), seltener Lidschlag (Stellwag-Zeichen), Zurückbleiben des Oberlides beim Blick nach unten (Graefe-Zeichen)

Grad II: Konjunktivitis, Lidschwellungen

Grad III: Exophthalmus

Grad IV: Augenmuskellähmungen, Doppelbilder

Grad V: Hornhauterosionen

Grad VI: Gesichtsfeldausfälle bis Erblindung.

nostik Facharztüberweisung zum Augenarzt; Hyperthyreose-Diagn. (☞ 17.6.2).

Therapie In Zusammenarbeit mit Augenarzt, je nach Schweregrad evtl. in speziellem Zentr

- Thyreostatische Ther. der Hyperthyreose (wie bei M. Basedow, s.o.)
- Zusätzliche Ther. hängt vom Schweregrad ab:
  - Grad I und II: Getönte Brillen, nächtliche Kopfhochlagerung, nachts Augensalbe
  - Grad III–V: Systemische Kortikoidmedikation und/oder Strahlenther.
  - Grad V–VI: Endonasale Dekompressions-OP der Orbita.

17.6.6 Thyreoiditiden

Tab. 17.12 Thyreoiditiden im Vergleich

		Akute Thyreoiditis	Akute/subakute Thyreoiditis (de Quervain)	Chronisch-lymphe- zytäre Thyreoidit (Hashimoto)
Ätiologie		Meist bakt. Entzündung	Fragliche Virusgenese	Autoimmunerkr.
Klinik		Erhebliche Lokal- symptome: Schmer- zen, Druckempfind- lichkeit, Schluck- beschwerden, LK- Schwellung, Fieber	Meist einseitige, derbe Schilddrüsenschwel- lung mit starkem Druckschmerz, Müdigkeit, Abgeschla- genheit, Fieber; derber Tastbefund	Zu Beginn Beschw defreiheit, ggf. leic Struma. Später Hypothyreose-Zeic (☞ 17.6.3)
Diag- nostik	**Labor**	BSG ↑, Leukozytose mit Linksverschie- bung. Euthyreose, selten Hyperthyreose	BSG-Beschleunigung, normale Leukozahl, CRP ↑. Häufig initiale Hyperthyreose, gefolgt von Hypothyreose	Euthyreose bis Hy thyreose. In 90 % gegen mikrosomal Antigen (MAK), in 40–70 % Thyre globulin-AK (TAk
	Sono- graphie	Unscharf begrenzte, echoarme Bezirke	Echoarme konfluieren- de Areale	Variables Volume (↑, ↓), homogen echoarme Struktu
	Szinti- graphie	Facharztüberwei- sung zur Szinti und Feinnadelpunktion (bakteriologische Untersuchung des Aspirats)	Facharztüberweisung zur Szinti und ggf. zur Feinnadelpunktion	Nur in unklaren F Facharztüberweisu zur Szinti und Feinnadelpunktio
	Feinna- delpunk- tion			
Therapie		Antibiotikum ent- sprechend dem bakteriologischen Ergebnis, ggf. Klinikeinweisung	Antiphlogistikagabe. Nach 3–6 Mon. spontane Abheilung; in schweren Fällen Glukokortikoide	Hormonsubstitut bei Hypothyreose

17.6.7 Schilddrüsenkarzinom

ca 2–6 Fälle/100 000 Einwohner in Europa. Prognose relativ günstig.

Tab. 17.13	Klassifikation der Schilddrüsenkarzinome	
Histologische Einteilung		**5JÜR**
Papillär (45%)	Metastasierung meist lymphogen (zervikale LK)	**90%**
Follikulär (15%)	Meist hämatogene Metastasen (Lunge, Knochen)	**70%**
Undifferenziert (anaplastisch, >20%)	Metastasierung hämato- und lymphogen	**< 10%**
Medullär (5%)	Ca der calcitoninbildenden C-Zellen, in 20% familiär gehäuft. Evtl. kombiniert mit Phäochromozytom, Hyperparathyreoidismus. Vorwiegend lymphogene Metastasen	**70%**
Sonstige	Z.B. malignes Lymphom, Plattenepithel-Ca, Metastasen (10–20%)	**Je nach Grunderkr.**
TN-Klassifikation		
		N
Solitärknoten (pT$_1$: < 1 cm)		N$_1$: Homolaterale LK
Multiple Knoten unilateral (pT$_2$: > 1 cm)		N$_2$: Kontra-, bilaterale und/oder mediale LK
Bilaterale Tumoren und/oder Isthmusknoten (= mehrere Knoten)		N$_3$: Fixierte LK
Durchbruch der SD-Kapsel (pT$_4$)		
= präther. Klassifikation, pT$_1$–pT$_4$ (histopathologische Klassifikation)		

Klinik Unspezifisch, wie bei Struma (☞ 17.6.1).Schluckbeschwerden und Heiserkeit sind Spätsymptome. **Cave:** Papilläres Ca auch bei Jugendlichen und jungen Erw.

Diagnostik
Anamnese: Meist unauffällig. Maligne Erkr. in Kindheit oder Jugend mit Bestrahlung des Halses? C-Zell-Ca in der Familie? Rasche Zunahme des Halsumfangs?
Körperliche Untersuchung: Wie bei Struma (☞ 17.6.1), bes. auf solitäre Schilddrüsenknoten, Schluckverschieblichkeit der SD, Hals-LK, Heiserkeit und Horner-Sy. (☞ 17.6.1) achten
Facharztüberweisung zur Szinti und Feinnadelpunktion mit Zytologie, evtl. zum CT oder MRT der Halsregion.

Die differenzierten Schilddrüsenmalignome wachsen meist sehr langsam; deshalb sind auch länger bestehende Knoten mit nur geringer Größenzunahme Ca-verdächtig.

Therapie

- OP: Totale Thyreoidektomie mit selektiver LK-Dissektion und ggf. modifizierte Neck-Dis tion
- Radiojodther.: Postop. nur bei differenziertem Ca. **NW:** Leuko-, Thrombopenie, selten S cheldrüsenfibrose, erhöhtes Leukämierisiko
- Schilddrüsenhormonther.: Erst nach OP und Radiojodther. Ziel: Vollständige TSH-Supp sion, deshalb hohe T_4-Dosis (bis 250 µg tägl.). Ausnahme: Medulläres und anaplastisches 100–150 µg tägl. sind ausreichend. **Cave:** 2–4 Wo. vor erneuter Radiojodther. oder Ganz perszinti Hormonther. absetzen
- Perkutane Bestrahlung und Chemother. nur in fortgeschrittenen Fällen und bei Lokal diven oder Metastasen, die Radiojod nicht speichern.

Tumornachsorge

- Alle 6 Mon. klinische Untersuchung, Halssono und Tumormarkerkontrolle: Thyreoglob bei differenzierten Ca, Calcitonin und CEA (falls präop. ↑) bei C-Zell-CA, CEA bei ana tischem Ca
- Alle 12 Mon. Rö-Thorax
- Erst nach 10 J. in längeren Abständen kontrollieren.

17.7 Seltene Hormonstörungen

Tab. 17.14 Laborveränderungen bei Funktionsstörungen der Nebenschilddrü

Funktionsstörung	Ca^{2+} (Serum)	P (Serum)	AP	Krea.	PTH	Ca^{2+} (Urin)	P (U
pHPT	↑	n–↓	n–↑	n	↑	n–↑	n–
sHPT (renal)	↓	↑	n–↑	↑	↑	↓	↓
sHPT (intestinal)	↓	n–↓	n–↑	n	↑	↓	n–
Hypoparathyreo-idismus	↓	n–↑	n	n	↓	↓	↓
Pseudohypopara-thyreoidismus	↓	n–↑	n	n	n–↑	↓	↓

pHPT = primärer Hyperparathyreoidismus (HPT)
sHPT (renal) = sekundärer HPT bei chron. Niereninsuff.
sHPT (intestinal) = sekundärer HPT bei verminderter Kalziumresorption
Pseudohypoparathyreoidismus = Parathormonresistenz mit Störung der Phosphatausscheidung

Tab. 17.15 Seltene Hormonstörungen

nk-sbild	Ätiologie	Klinik	Diagnostik	Therapie
enschilddrüsenerkrankungen				
närer erpara-eoidis-	85% Adenome, 15% Hyperplasie aller Epithelkörperchen, selten Ca	„Stein-, Bein-, Magenpein"; Urolithiasis, Appetitlosigkeit, rasche Ermüdung, Muskelschwäche, -atrophie, psychiatrische Symptome, hyperkalzämische Krise (☞ 13.1.11)	Serumkalzium ↑, -phosphat ↓, PTH ↑. Wichtig: Wiederholte Laborkontrollen bei klinischem Verdacht. Rö der Hände bei V.a. Osteodystrophie. Sono der SD-Region, ggf. Facharztüberweisung zum CT und Endokrinologen	Operative Entfernung vergrößerter Epithelkörperchen
opara-eoidis-	Meist nach Schilddrüsen-OP, selten idiopathisch	Hypokalzämie-Symptomie: z.B. Parästhesien, Muskelkrämpfe, psychiatrische Symptome, (☞ 13.1.11)	Serumkalzium ↓, -magnesium ↓, -phosphat ↑, PTH ↓	PTH ↓, hypokalzämische Krise (☞ 13.1.11). Langzeitther.: 0,25–2 µg/d Calcitriol unter Urin- und Serumkalziumkontrolle

■ Tab. 17.15 Seltene Hormonstörungen (Forts.) ■

Krankheitsbild	Ätiologie	Klinik	Diagnostik	Therapie
Nebennierenerkrankungen				
Hyperkortisolismus	Am häufigsten iatrogen. Nicht-iatrogene Ursachen: 70% hypothalamisch-hypophysäre Fehlsteuerung ggf. mit Hypophysenvorderlappenadenom (M. Cushing), 20% Adenom oder Ca der NNR, 10% paraneoplastische ACTH-Bildung	Meist unspezifisch: Müdigkeit, Leistungsabfall, WS-, Kopfschmerzen, Gewichtszunahme, psychische Veränderungen (meist Depressionen), Hypertonie, Infektanfälligkeit. Spezifisch: Vollmondgesicht mit Plethora, Stammfettsucht, Muskelschwäche (v.a. proximale Extremitäten), Hyperkyphose durch Osteoporose, Haut: dunkelrote Striae und Akne	*Anamnese:* Glukokortikoid-Medikation? *Labor:* Plasmakortisol 8 und 17 Uhr, freies Kortisol im 24-h-Sammelurin. Bei V.a. nicht-iatrogene Ursache Facharztüberweisung zum Internisten/Endokrinologen zum Dexamethason-Kurztest. Hypercholesterinämie, pathologische Glukosetoleranz, Eosino-, Lymphopenie	Entsprech der Ätiol.: • Iatroge Redukti der Ko koiddos • M. Cus Transsp noidale Hypop senader entfern • NNR-A nom o NNR-C Adrena ektomi
Hypokortisolismus	• Primär (M. Addison): meist autoimmun • Sekundär durch Hypophysenvorderlappen- oder Hypothalamus-Insuff.; zu schnelles Absetzen einer Kortisonlangzeittther.	Vier Leitsymptome (87–99%): • Rasche Ermüdung • Hyperpigmentierung der Haut (auch nicht sonnengebräunte Stellen) • Gewichtsverlust • Orthostatische Hypotonie, Verlust der Sekundärbehaarung bei F, Spontanhypoglykämie	Na^+/K^+-Quotient < 30 mval, Lymphozytose, Eosinophilie, Plasmakortisol oft normal, 17-OH-Kortikosteroide und Kortisol im 24-h-Sammelurin; Facharztüberweisung zum Internisten/Endokrinologen	Gluko- u Mineralo koidsubst tion. Wic Kortikoid weis auss

Cave: Akute Addison-Krise, oft ausgelöst durch Inf. und Traumen bei Pat. latenter NNR-Insuff. **Klinik:** Exsikkose, Blutdruckabfall, Schock, Oligurie, Pseudoperitonitis, Durchfall, Erbrechen, Hypoglykämie. **Ther.:** Sofortige Kli einweisung

Tab. 17.15 Fortsetzung				
nk- **tsbild**	**Ätiologie**	**Klinik**	**Diagnostik**	**Therapie**
peral- **stero-** **mus**	Meist primär (M. Conn): 80% Adenome, 20% bilaterale NNR-Hyperplasie. Sekundär: Bei Diuretika und Lakritzkonsum	Leitsymptome: Hypertonie und Hypokaliämie (☞ 13.1.10), Polyurie, -dipsie, Muskelschwäche, Obstipation, Parästhesien durch Alkalose	K^+, Mg^{2+} und Cl^- ↓, Oberbauchsono. Zum Nachweis einer NNR-Veränderung Facharztüberweisung zum Internisten/Endokrinologen	*Primäre Form:* Operative Adenomentfernung. *Sekundäre Form:* Ursache beseitigen
ochro- **zytom**	Zu 95% gutartiger Tumor im NNM (90%) oder in sympathischen Ganglien des Brust- und Bauchraums	Paroxysmale (40%) oder persistierende (60%) Hypertonie (☞ 11.6.2). Anfallsweise Kopfschmerzen, Schwitzen, Herzklopfen, blasse Haut, Gewichtsverlust. Gelegentlich orthostatische Dysregulation, Übelkeit, Erbrechen	Wiederholte (nach Anfall) Bestimmung von Meta-, Normetanephrin, Vanillinmandelsäure im 24-h-Sammelurin*	Tumorexstirpation. Bei Inoperabilität: α-Blocker (Phenoxybenzamin, z.B. Dibenzyran® 2×5 mg p.o.)

* Vorher möglichst alle Medikamente absetzen; Tee, Kaffee, Alkohol, Vanille, Käse, Nüsse, Bananen, Zitrusfrüchte meiden. Ggf. Oberbauchsono. Facharztüberweisung zum Internisten/Endokrinologen.

ophysenerkrankungen

)- **alie**	Meist Adenom des Hypophysenvorderlappens	Leitsymptom im Erwachsenenalter: Vergröberung der Gesichtszüge, Vergrößerung der Hände, Füße, Akren. Fakultativ: Kopfschmerzen, Sehstörungen, Karpaltunnel-Sy. (☞ 20.10.1)	GH ↑, ggf. Bestimmung 30, 60, 90 Min. nach OGTT (☞ 17.1.3) fehlende Suppression. Facharztüberweisung zum Rö oder Schädel-CT und zum Endokrinologen	Neurochirurgische OP, Strahlenther. oder Versuch einer medikamentösen GH-Sekretions-Hemmung

Tab. 17.15 Seltene Hormonstörungen (Forts.)

Krank-heitsbild	Ätiologie	Klinik	Diagnostik	Therapie
Prolak-tinom	Meist Hypo-physenadenom; Ursache für 20% aller Amenor-rhoen (☞ 14.5)	Amenorrhoe, Galaktorrhoe, Libidostörungen, Akne, Hirsutismus	*Medikamentenanam-nese* (Ausschluss iatrogen induzierte Hyperprolaktinämie: Östrogene, Neurolep-tika, Methyldopa, Metoclopramid). *Labor:* Prolaktin ↑. Facharztüberweisung zum Endokrinologen, ggf. Augenarzt	Bromocrip bei großen Tumoren m Gesichtsfel ausfällen n rochirurgis OP
Hypophy-senvorder-lappen-insuff. (M. Simmonds)	Postop., Tumo-ren, postpartal (Sheehan-Sy.)	*Akut:* Postop. hy-pophysäres Koma (Somnolenz, Hypothermie, -tonie, -glykämie, -ventilation) oder postpartal (Agalak-tie, kein Nach-wachsen der rasier-ten Pubes). *Chro-nisch* (bei Tumo-ren): „4-mal A"	◆ Gonadotropine ↓: *Amenorrhoe,* keine Achselbehaarung ◆ TSH ↓: *Apathie* (☞ 17.6.3, Hypo-thyreose) ◆ ACTH ↓: *Adynamie* ◆ Melaninstimulieren-des Hormon ↓: *Ala-basterfarbene Blässe* Facharztüberweisung zum Endokrinologen: Hypophysenvorder-lappen-Stimulations-test, CT/MRT des Schädels	Hormonsu stition. Ca Bei außerg wöhnliche Belastung fahr der D kompensa Bei Tumor neurochiru sche OP
Zentraler Diabetes insipidus	Idiopathischer oder symptoma-tischer (Tumo-ren, OP, Entzün-dungen) ADH-Mangel	Oft plötzlich ein-setzende Polyurie (innerhalb von 1–2 d 5–20 l/24 h), Polydipsie	Serumosmolalität ↑ und Urinosmolalität ↓ nach nächtlicher Flüssigkeitskarenz. Facharztüberweisung zum Endokrinologen	Idiopathis Form: AD Substitutic Sonst The Grundleid

17.8 Internet

Schilddrüsenkarzinom: www.krebsgesellschaft.de/ISTO/Standards/index.html, www.krebs-weiser.de

Rheumatische Erkrankungen, Kollagenosen und Vaskulitiden

18

Inhalt

STEFAN SELL _ KRISCHAN VON HINTZENSTERN _ CONSTANZE RICHTER

„Rheuma" ist ein Sammelbegriff für eine große Anzahl von Erkr.:

- Entzündlich-rheumatische Erkr.
  - Chron. Polyarthritis (☞ 18.3), seroneg. Spondarthritiden einschließlich reaktiver und ente-
    pathischer Arthritiden (☞ 18.4)
  - Kollagenosen im engeren Sinne und Vaskulitissy. (☞ 18.5)
  - Kristallarthropathien (Harnsäuregicht ☞ 17.3 und Pseudogicht bzw. Chondrokalzinose
- Infektiöse Arthritiden (☞ 6.5.13)
- Degenerative Erkr. (Arthrosis deformans)
- Extraartikuläre Rheumaformen („Weichteilrheumatismus", ☞ 18.6).

22% der Bevölkerung leidet an „rheumatischen" Beschwerden. Häufigkeit in der Allgemeinpr
ca. 12–17%. Nomenklatur und Klassifikation sind nicht einheitlich: Im dt. Sprachraum se
Ärzte „Rheuma" meist mit der chron. Polyarthritis (c.P., engl.: Rheumatoid arthritis) gle
Von „Rheuma" sprechende Pat. meinen dagegen oft alle möglichen Schmerzzustände der Gele
und des Bewegungsapparats von harmlosen Muskelbeschwerden bis hin zu schwersten Kra
heiten.

In diesem Kapitel wird bes. auf die entzündlich-rheumatischen Erkr. (☞ 18.3, ☞ 18.4, ☞ 1
sowie die extraartikulären Rheumaformen eingegangen (☞ 18.6).

18.1 Leitsymptome und Differenzialdiagnosen

*Entzündlich-rheumatische Erkr. sind meist immunpathologischer Genese, ohne dass ihre Ätio.
Einzelnen genau bekannt ist. Leitsymptom dieser Krankheiten ist i.d.R. eine von systemischen
zündungszeichen begleitete unspezifische Arthritis.*

18.1.1 Differenzialdiagnose nach Verlaufsform und Befallsmuster

- Krankheitsbeginn und Krankheitsverlauf: Akut, chron., subakut-chron.?
- Wie viele Gelenke sind betroffen? Nur eines (Monarthritis), 2–5 (Oligoarthritis) oder
  (Polyarthritis)?
- Welche Gelenke sind betroffen (Lokalisation)?
- Alter und Geschlecht des Pat. sind oft diagnoseweisend.

Akute Monarthritiden

- Akuter Gichtanfall (☞ 17.3): Bei Harnsäuregicht (Großzehengrundgelenk, Tophi an Oh
  schel?); Pseudogicht bei Chondrokalzinose (meist am Kniegelenk, ☞ 6.6.3)
- Atypischer Beginn einer c.P.(☞ 18.3.1): In ca. 20% akuter monoartikulärer Beginn (
  ältere Pat.)
- Beginn einer Spondylitis ankylosans (☞ 18.4.1): Oft Knie- oder Hüftgelenksbeschwerde
  WS-Befall, v.a. bei jungen Pat.
- Z.n. Trauma: Anamnese!

Extraartikuläre Rheumaformen (☞ 18.6): Z.B. akute Bursitis (z.B. Bursa olecrani, Bursa praepatellaris), akute Periarthritis humeroscapularis (☞ 6.2.3)

Septische Arthritis (☞ 6.5.13, oft Kniegelenk): Z.n. Gelenkpunktion? Hämatogene Sepsis? Immunsuppressive Ther.? Diab. mell.? **Ther.:** Klinikeinweisung zum Erregernachweis (Gelenkpunktion) und zur weiteren Ther., i.d.R. in Orthopädie oder Chirurgie.

akut-chronische Monarthritiden

Aktivierte Arthrose: Akute Arthritis bei vorbestehender Arthrose, evtl. Reizerguss, oft Hüft- und Kniegelenk betroffen

Synovitis villonodularis: Rezid. blutige Ergüsse, meist bei jüngeren Pat. (30.–40. Lj.)

Knocheninfarkt (☞ 6.5.7): Bevorzugt Hüft- und Oberarmkopf, seltener Tibia- und Femurkondylen

Osteochondrosis dissecans (☞ 6.6.8): Bei Kindern und Jugendlichen. Knie-, Hüft-, Ellenbogen- und Sprunggelenk

Tuberkulöse Arthritis (☞ 6.5.13): Meist bei Herkunft aus Kriegs- und Armutsgebieten.

idivierende Monarthritiden

Arthrose

Arthritis urica (☞ 17.3): Meist Großzehengrundgelenk bei M > 40 J.

Pseudogicht: Bei Chondrokalzinose, Pat. > 60 J., bevorzugt Kniegelenk.

te reaktive Oligoarthritiden

Postenteritische Arthritis (☞ 18.4.3): Tage bis Wo. nach Durchfallerkr., untere Extremität bevorzugt. AK-Nachweis im Blut möglich

Lyme-Arthritis (☞ 18.4.3): Durch Zeckenbiss übertragene Borreliose. Erythema chronicum migrans. Unbehandelt nach 1–3 Mon. Arthritiden, hauptsächlich großer Gelenke

Arthritis bei akuter Sarkoidose (Löfgren-Sy., ☞ 12.7.2): Bevorzugt untere Extremität, Fieber, Erythema nodosum. Rö-Thorax: Doppelseitige Hiluslymphome

Rheumatisches Fieber (☞ 18.4.3): Meist wandernde Arthritis 5–15 d nach Inf. (Angina tonsillaris) mit β-hämolysierenden Streptok. der Gruppe A.

akut-chronische Oligoarthritiden

c.P. (☞ 18.3.1): Bei älteren Menschen gelegentlich oligoartikulär oder asymmetrisch

juvenile chron. Arthritis (☞ 18.3.4): Bei mehr als der Hälfte der Fälle oligoartikuläres Bild (frühkindlicher Typ und Schulalter-Typ)

Reiter-Sy. (☞ 18.4.3): 1–3 Wo. nach Urethritis bzw. Enteritis. Akut fieberhafter Beginn. Trias Urethritis, Konjunktivitis, Arthritis nicht immmer vollständig. Oft ISG-Gelenke beteiligt

Arthritis psoriatica (☞ 18.4.2): Bei 10% aller Psoriatiker

Enteropathische Arthritiden (☞ 18.4.3): Bei ca. 25% der Pat. mit Colitis ulcerosa und M. Crohn. Asymmetrisch, untere Extremität, ISG

M. Behçet: Systemvaskulitis mit polytoper Organbeteiligung sowie Arthralgien (oft Kniegelenke), Schleimhautulzerationen, Uveitis

M. Schoenlein-Henoch: Kinder mit palpabler Purpura und Arthralgien der unt. Extremität.

nische Polyarthritiden

c.P. (☞ 18.3.1): Beginnt meist mit symmetrischen Schmerzen in den Fingergrund- und -mitelgelenken

juvenile chron. Arthritis (☞ 18.3.4): Polyarthritische Form und M. Still (☞ 18.3.4)

- Sjögren-Sy. (☞ 18.3.3): c.P. mit Sicca-Sy. (10% der c.P.-Pat.)
- Alters-Polyarthritis: Nach 60. Lj. beginnende c.P. verläuft oft nicht so stürmisch
- Polyarthritis bei Kollagenosen und Vaskulitiden (☞ 18.5).

18.1.2 Differenzialdiagnose nach Lokalisation

- Schmerzhafte Fingerendgelenke: Heberden-Arthrose (☞ 6.4.7)
- Schmerzhafte Fingermittelgelenke: Bouchard-Arthrose (☞ 6.4.7)
- Schmerzhaftes Daumensattelgelenk: Rhizarthrose (☞ 6.4.7)
- Fingergrund- und -mittelgelenke: c.P. (☞ 18.3.1)
- Strahlenförmiger Fingergelenksbefall: Arthritis psoriatica (☞ 18.4.2)
- Sakroileitis: Spondylitis ankylosans (☞ 18.4.1)
- Wechselnder Gelenkbefall: Bei Rheumatischem Fieber (☞ 18.4.3).

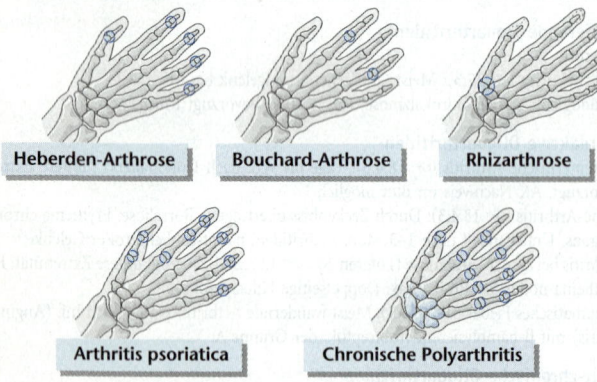

Abb. 18.1 Arthrose bzw. Arthritis an der Hand – DD nach Lokalisation

18.1.3 Differenzialdiagnose nach Alter, Geschlecht und genetischer Prädisposition

- Kinder: M. Still (☞ 18.3.4), rheumatisches Fieber (☞ 18.4.3), M. Schoenlein-Henoch
- Jugendliche: Juvenile chron. Arthritis (☞ 18.3.4), rheumatisches Fieber (☞ 18.4.3), Spondylitis ankylosans (☞ 18.4.1)
- Erw.: c.P. (☞ 18.3.1), M. Reiter (☞ 18.4.3), Chondrokalzinose (☞ 6.6), Spondylitis ankylosans (☞ 18.4.1), DD der Arthrose
- F: c.P. (☞ 18.3.1), Polyarthrose, SLE (☞ 18.5.1)
- M: Arthritis urica (☞ 17.3), Spondylitis ankylosans (☞ 18.4.1), M. Reiter (☞ 18.4.3), M. Schoenlein-Henoch

Histokompatibilitätsantigene: sind genetisch fixierte Antigene auf Zellmembranen kernhaltiger Körperzellen, die bei bestimmten Prädispositionen bzw. Erkr. gehäuft auftreten. HLA: Human Leucocyte Antigen.

HLA B-27: Spondylitis ankylosans (bei 95%, ☞ 18.4.1), M. Reiter (bei 80–90%, ☞ 18.4.3), postenteritische und enteropathische Arthritis (bei 70%, ☞ 18.4.3). Normalbevölkerung (bei 6–8%)

HLA B-5: M. Behçet (bei 35–70%)

HLA DR-5: Oligoartikuläre juvenile c.P. (☞ 18.3.4) mit frühem Beginn (bei 70%)

HLA DR-4: c.P. (bei 60–80%, ☞ 18.3.1). Normalbevölkerung (bei 12%).

.1.4 Differenzialdiagnose entzündlicher und degenerativer Gelenkbeschwerden

Tab. 18.1 Differenzialdiagnose der Gelenkbeschwerden

ptom	Entzündlich, rheumatisch	Degenerativ
nk-vellung	Weich-fluktuierend, synovial, kapsulär	Derb
nkerguss	Bei akuten und chron. Arthritiden	Nur bei aktivierter Arthrose
nerz	Morgensteifigkeit über 30 Min., Ruhe- und Spontanschmerz	Bewegungs-, Belastungs- und Anlaufschmerz
rwärmung Verfärbung	Meistens	Nur bei aktivierter Arthrose
lisation 18.1.1)	Oft kleine Gelenke, v.a. Hände	Meist große Gelenke (Knie, Hüfte), seltener kleine Gelenke (Heberden-Arthrose, ☞ 6.4.7)
tionsein- änkung 18.1.1)	Schmerzhemmung	Oft weniger empfindlich, mechanische Bewegungseinschränkung
nbeteiligung 8.1.5)	Möglich (Augen, Haut, Milz u.a.)	Nein
er	Gelegentlich	Nein
r	Meist BSG evtl. auch α_2- und γ-Globuline ↑, Leukozytose, RF oft pos., evtl. Fe ↓	Normal
gen	Subchondrale Erosion, Usuren, Pseudozysten, Demineralisation, Gelenkspaltverschmälerung, Osteophyten nur bei sekundärer Degeneration, Subluxation	Subchondrale Sklerosierung, Gelenkspaltverschmälerung, Osteophyten, Deformierung, Geröllzysten

Tab. 18.1	Fortsetzung	
Symptom	**Entzündlich, rheumatisch**	**Degenerativ**
Synovial-flüssigkeit	Zellzahl 5000–50 000/mm³, Leuko-Anteil 50–75%, evtl. Rhagozyten*, verfärbt, klar oder trüb, dünnflüssig (niedrige Viskosität), eiweißreich (> 35 g/dl)	Zellzahl ≤ 1000/mm³, Leuko-Anteil 10–20%, bernsteinfar. klar, zähflüssig (hohe Viskosi. eiweißarm (< 35 g/dl)

* Rhagozyten: Granulozyten in der Gelenkflüssigkeit, die RF-haltige Immunkomplexe phagozytiert hab

18.1.5 Differenzialdiagnose nach Organbeteiligung

Prodromalsymptome, vorausgegangene Infekte
- Tonsillitis: Z.B. Rheumatisches Fieber (☞ 18.4.3)
- Virusinf.: Z.B. postinfektiöse Arthritis (☞ 18.4.3)
- Urethritis (unspezifisch), Balanitis: Z.B. M. Reiter (☞ 18.4.3)
- Gonokokkenurethritis: Z.B. Gonokokkenarthritis (☞ 9.8.1, ☞ 18.4.3).

Hautsymptome
- Psoriasis: Z.B. Psoriasisarthritis (☞ 18.4.2)
- Subkutane Knoten: Z.B. c.P. (☞ 18.3.1), juvenile chron. Arthritis (☞ 18.3.4), rheumati. Fieber (☞ 18.4.3)
- Tophi: Z.B. Gicht (☞ 17.3)
- Erythema nodosum: Z.B. Tbc (☞ 12.3.5), rheumatisches Fieber (☞ 18.4.3), akute Sarko. (☞ 12.7.2), M. Behçet, enteropathische Arthritis (☞ 18.4.3), zahlreiche Virusinf. (☞
- Heberden-Knoten: Heberden-Arthrose (☞ 6.4.7)
- Pustulärer Hautausschlag in der Nähe des betroffenen Gelenks: Z.B. Gonokokkenart. (☞ 9.8.1)
- Schmetterlingserythem, Lichtempfindlichkeit: Z.B. SLE (☞ 18.5.1)
- Lila-Färbung von Gesicht und Fingern: Z.B. Dermatomyositis (☞ 18.5.4)
- Erythema multiforme: Z.B. Still-Sy. (☞ 18.3.3)
- Erythema chronicum migrans nach Zeckenbiss oder Insektenstich: Borreliose (☞ 18. Lyme-Arthritis)
- Erythem anulare an Stamm und Oberschenkeln und Erythema marginatum: Rheumati. Fieber (☞ 18.4.3)
- Erythem an den Streckseiten der Gelenke: Dermatomyositis (☞ 18.5.4)
- Hautatrophie, Sklerodaktylie, Teleangiektasien: Sklerodermie (☞ 18.5.2)
- Schleimhauttrockenheit: Sjögren-Sy. (☞ 18.3.3).

Augensymptome
- Keratokonjunktivitis: Sjögren-Sy. (☞ 18.3.3)
- Iridozyklitis: M. Reiter (☞ 18.4.3), Still-Sy. (☞ 18.3.3), Spondylitis ankylosans (☞ 1
- Episkleritis: c.P. (☞ 18.3.1)
- Akute Sehverschlechterung: Polymyalgia rheumatica (☞ 18.5.3).

eitere Symptome
- Mundulzera und genitale Aphthen, Erythema nodosum: M. Behçet (☞ 18.1.1)
- LK-Vergrößerung: Still-Sy. (☞ 18.3.3), eitrige Arthritis (☞ 6.5.13)
- Milztumor: M. Still (☞ 18.3.4), Felty-Sy. (☞ 18.3.3)
- Nephritis, Herzerkr.: Rheumatisches Fieber (☞ 18.4.3), SLE (☞ 18.5.1)
- Raynaud-Sy. (☞ 18.5.2): SLE (☞ 18.5.1), Sklerodermie (☞ 18.5.2)
- Dysphagie: Progressive Sklerose (☞ 18.5.2)
- Bauchschmerzen, akute oder chron. Durchfallerkr.: Postenteritische (☞ 18.4.3) oder entero-
  pathische Arthritis (☞ 18.4.3), Polymyalgia rheumatica (☞ 18.5.3)
- Bilaterale Hilusvergrößerung: Sarkoidose (☞ 12.7.2)
- Hyperurikämie, Schmerzen nach reichlicher Mahlzeit und Alkoholgenuss: Gicht (☞ 17.3)
- Fieber: Septische Arthritis (☞ 6.5.13), SLE (☞ 18.5.1), P. nodosa (☞ 18.5.4), Still-Sy.
  (☞ 18.3.4)
- Muskelschmerzen, Druckempfindlichkeit: Polymyositis (☞ 18.5.4).

8.2   Diagnostische Methoden

8.2.1   Anamnese

milienanamnese
- Gelenkerkr. (z.B. c.P.)?, Wirbelsäulenleiden (z.B. Spondylitis ankylosans)?
- Stoffwechselkrankheiten (z.B. Gicht)?
- Hauterscheinungen (☞ 18.1.5, z.B. Knoten, Psoriasis)? Augenaffektionen (☞ 18.1.5,
  z.B. Iridozyklitis)?
- Genetische Prädisposition bekannt?

enanamnese
- Verlauf: Akut, rezid. oder schleichend? (☞ 18.1.1)
- Befallsmuster: Mono-, oligo- oder polyartikulär (☞ 18.1.1)?; welches bzw. welche Gelenke
  (☞ 18.1.2)?
- Extraartikuläre Symptome: Wie Hautsymptome, Augensymptome, Organbefall (☞ 18.1.5)
- Vorerkr. (z.B. Angina tonsillaris, Enteritis)? (☞ 18.1.5)
- Entzündlicher oder degenerativer Schmerztyp? Morgensteifigkeit über 30 Min.? (☞ 18.1.4).

iale Anamnese
- Beruf, Arbeitsplatz, körperliche Belastung?
- Dauer der AU, Rentenantrag, Rente?

herige Therapie
- Erfolg? Verlauf (progredient?), orthopädische, chirurgische Maßnahmen?
- Aktuelle Medikation (z.B. Kortikosteroide)?
- Physio- und Ergother.?

18.2.2 Körperliche Untersuchung

Inspektion Immer in Ruhe und Funktion. Schwellung und Rötung als Entzündungszeich
Muskelatrophie? Fehlstellungen und Deformierungen (z.B. Achsenabweichungen, Schwan
hals-, Knopflochdeformität (☞ 18.3.1)? Hautveränderungen (☞ 18.1.5)?

Palpation
Jedes geschwollene Gelenk muss palpiert und bewegt werden! Immer mit der Gegenseite vergleich
* Befallsmuster: Symmetrischer oder asymmetrischer Befall (☞ 18.1.1)?
* Schwellung: Artikulär (Bewegung sehr schmerzhaft, evtl. Erguss mit Ballotem
z.B. tanzende Patella) oder periartikulär (☞ 18.1.4)?
* Kapselkonsistenz?
* Synovialzysten (z.B. Bakerzyste in der Kniekehle, ☞ 6.6.7)?
* Schmerzhafte Sehnenansätze oder -scheiden in der Gelenkumgebung (Tendosynovi
☞ 6.4.3, Fibromyalgie, ☞ 18.6.1)?
* Bewegungsabhängiges Krepitieren von Knochen und/oder Sehnen bei welcher Bewegung (
throse)?

Funktionsprüfung der einzelnen Gelenke Bewegungsausmaß (Neutral-Null-Metho
☞ 6, Abb. 6.1). Bewegungsschmerz, Bandinstabilität? Kombinationsbewegungen: Nackeng
Schürzengriff, Faustschluss, Spitzgriff, Schlüsselgriff möglich?
* Hand: Palpation der Fingergelenke zwischen zwei Fingern, Synovitis meist dorsolate
Gaenslen-Handgriff (Kompressionsschmerz der Hand bzw. des Vorfußes bei c.P.), qua
tative Erfassung der Handkraft durch Kompression einer Blutdruckmanschette. Volarbe
schmerz im Handgelenk (c.P.). **DD:** c.P./Arthrose der Hand (☞ 6.4.7)
* Ellenbogen: Synoviaverdickung und Schwellung zwischen Radiusköpfchen und Olekra
Flüssigkeitsansammlung oder Verdickung der Bursa olecrani (Bursitis olecrani, ☞ 6.3
Knötchen? Streckdefizit? Tennisellenbogen (☞ 6.3.4)?
* Schulter: Kombinationsgriffe (z.B. Nackengriff, Schürzengriff, ☞ 6.2.2) möglich? Sch
lung? Muskelatrophie? Sehnenbeteiligung?
* Fuß und Sprunggelenk: Schwellung genau unter oder vor Malleoli (synoviale oder intr
tikuläre Erkr.)? **DD:** Nichtschmerzhaftes Knöchelödem. Rheumatischer Fuß? Großzel
grundgelenk mit diffusem Erythem (Gicht, ☞ 17.3)? **Cave:** Untersuchung auch im Ste
nicht vergessen
* Knie: Schwellung, Kniegelenkzysten (☞ 6.6.7)? Atrophie des M. quadrizeps, Bandinstabi
Erguss (tanzende Patella)? Meniskuszeichen (☞ 6.6.2)? Streckdefizit? Schmerzfreie
schieblichkeit der Patella?
* Hüfte: Streckdefizit, eingeschränkte Innenrotation und Abduktion (Koxarthrose, ☞ 6
Schleimbeutelentzündung über Trochanter maior (Bursitis, ☞ 6.5.6).

Wirbelsäulenuntersuchung
* Inspektion: Haltung, Beckenschiefstand? Achsenabweichungen, Beinverkürzung? Parave
rale Muskulatur mit Faltenasymmetrie, Atrophie?
* Palpation: Klopf-, Stauch- und Druckschmerz einzelner Wirbel (lokalisiert? Entzündung
mor, Trauma, Kompressionsfraktur, V.a. Diskusprolaps?). Paravertebrale Muskulatur mi
nuserhöhung, Myogelosen (Fehlhaltung ☞ 6.1.1, Fibromyalgie ☞ 18.6.1)?

Funktionsprüfung: Bewegungsprüfung (Neutral-Null-Methode), Kinn-Jugulum-Abstand, Finger-Bodenabstand? Ott-Zeichen (BWS) und Schober-Zeichen (LWS, ☞ 6.1.2)? Mennell-Test (Druck- und Klopfschmerz im ISG?) **Cave:** Im Frühstadium entzündlicher Erkr. oft Seitneigung stärker eingeschränkt als Flexion.

tersuchung von Haut, Schleimhäuten, Knoten, Augen ☞ 18.1.5

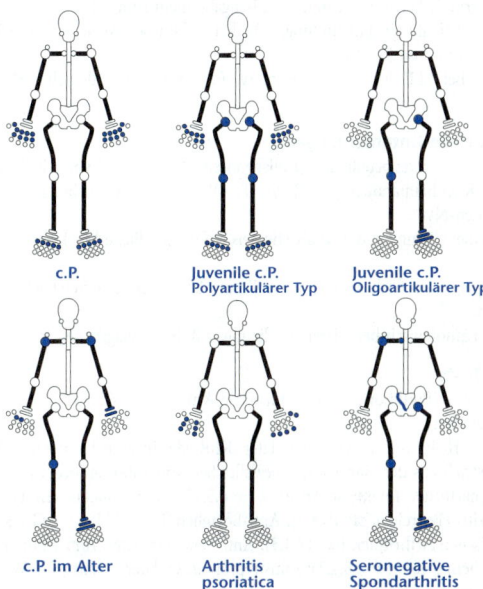

Abb. 18.2   Differenzialdiagnose der Arthritis nach Verteilungsmuster

.2.3   Labordiagnostik

rschlag für ein Basis-Laborprogramm beim V.a. rheumatische Erkrankung
G, CRP (quantitativ), RF (quantitativ), Harnsäure. Zusätzlich: Großes BB, AP, γ-GT, CK, nstatus, Krea, E'phorese, Fe^{2+}, Ferritin.

emeine Entzündungsparameter
3SG: Wichtiger Parameter für die Unterscheidung degenerative/entzündliche Erkr. ☞ 18.4.1). **Cave:** Falsch hohe Werte u.a. durch Hyperlipidämie, falsch niedrige Werte ı.a. durch Polyglobulie. Wichtig für Präsenzlabor in der Praxis
CRP: Reagiert rascher und zuverlässiger als BSG; Nachteil: Teurer

- Eiweiß-E'phorese: α_1- und α_2-Globuline weisen auf akute, γ-Globuline auf chron. Entzü[n]dung hin
- Sonstige Akute-Phase-Parameter und Fe/Cu-Quotient sind für die Praxis i.d.R. entbehrli[ch]

Blutbild

- Hb: Bei chron.-rheumatischen Erkr. meist hypochrome Anämie mit scheinbarem Eisenm[an]gel (Transferrin ↓, Ferritin ↑, Kupfer ↑; Eisengabe nicht sinnvoll)
- Leukozytose: Bei akuter Entzündung, z.B. bei infektiöser Arthritis (☞ 6.5.13), Still-[Sy.] (☞ 18.3.3), P. nodosa (☞ 18.5.4)
- Leukopenie: Bei SLE (☞ 18.5.1), Felty-Sy. (☞ 18.3.3), Pseudogicht, Mischkollagen[ose] (☞ 18.5.4).

Klinisch-chemische Untersuchungen

- Krea: Ggf. ↑ bei Nierenbeteiligung (Kollagenosen, ☞ 18.5, NW von Medikamenten)
- Leber- und Knochenparameter: GPT, γ-GT, AP. Hinweise auf Leber/Knochenbeteiligu[ng,] Medikamenten-NW
- Muskelenzyme: CK und Aldolase als Hinweis auf entzündliche Muskelerkr. (z.B. Myosi[tis] ☞ 18.5.4)
- Harnsäurespiegel: Bei Gicht meist ↑. **Cave:** Kann während eines akuten Gichtanfalls (☞ 1[8.5.4]) normal sein!
- Urinstatus: Pathologisch bei Nierenbeteiligung, z.B. bei Kollagenosen (☞ 18.5).

Ätiologische Tests

- Erregernachweis (Punktion) bei V.a. infektiöse Arthritis (☞ 6.5.13)
- AK Nachweis bei:
  – M. Reiter (☞ 18.4.3): Anti-Clamydien-Titer (KBR oder Immun-Fluoreszenz-Test). Evtl. [zu]sätzlich Abstrich aus der Harnröhre (spezielles Set vom Labor anfordern)
  – Gonokokkenarthritis (infektiöse Arthritis, ☞ 6.5.13): Anti-Gonokokken-Titer (KBR)
  – Lyme-Arthritis (Borrelien, ☞ 18.4.3): Anti-Borrelien-Titer (ELISA), IgG-AK, IgM-AK
  – Postenteritischen Arthritiden (☞ 18.4.3): Anti-Yersinien-Titer, Anti-Salm.-Titer u.a.
  – Rheumatischem Fieber (☞ 18.4.3): Antistreptolysin-O-Titer. Anstieg 4–6 Wo. nach Inf. [mit] β-hämolysierenden Streptok.
  – Hep. B, Röteln, HIV (☞ 9.9): Antivirale AK.

Immunologische Untersuchungen

- Rheumafaktoren (RF): Auto-AK gegen Fc-Fragment pathologisch veränderter [IgG-] AK. Pathologisch: Waaler-Rose-Test mehr als 16 IE/ml, Latex-RF-Fixationstest meh[r als] 1 : 20. **Ind.:** Diagnostischer Stellenwert der RF für die Frühdiagnose gering (nur zu 40% p[os.])
- Antinukleäre Faktoren (ANF, ANA): Gegen Zellkern- (z.B. DNA) und Zellbestand[teile] (z.B. Mitochondrien) gerichtete AK. Bestimmung mithilfe eines indirekten Immunflu[ores-] zenztests. **Ind.:** Screening-Test beim V.a. Kollagenose (☞ 18.5), z.B. bei SLE 95–100%, Mischkollagenosen 100%, bei Sjögren-Sy. 70% pos. ANA). Bei V.a. c.P. (☞ 18.3.1) zum [mehr] oder weniger sicheren Ausschluss einer Kollagenose
- Serumkomplement: Plasmaproteine, die in inaktiver Form im Serum vorhanden sind. Er[höh]ter Verbrauch bei allergischen und autoimmun bedingten Entzündungen. C_3/C_4-Verbr[auch] ist typisch für SLE (☞ 18.5.1, Verlaufskontrolle)
- Histokompatibilitätsantigene (☞ 18.1.3).

18.2.4 Bildgebende Verfahren

Klassische Röntgenaufnahmen

Bei jeder monoartikulären Erkr. Röntgenuntersuchung

Bei paarigen Gelenken immer zum Vergleich das Gelenk der Gegenseite in *gleicher Technik* mit röntgen (nicht bei Verlaufskontrollen)

Arthritiszeichen: Periartikuläre Weichteilschwellung, gelenknahe Osteopenie, konzentrische Verschmälerung des Gelenkspalts als Hinweis auf Knorpelschwund, Arrosion der subchondralen Grenzlamelle, Usuren und Pseudozysten, Deviation, Subluxation und Luxation, Osteolysen, Ankylosen. **Cave:** Zur *Frühdiagnose* entzündlicher Gelenkerkr. sind klassische Röntgenaufnahmen i.d.R. nicht geeignet

Arthrosezeichen: Subchondrale Sklerosierung, Gelenkspaltverschmälerung, Osteophyten, Deformierung, Geröllzysten.

Bei c.P. lassen sich Veränderungen an den Vorfüßen zum Teil früher erkennen als an den Händen.

Sonstige bildgebende Verfahren

Gelenksono: Zur Darstellung von Gelenkergüssen, Synovitis und Synovialzysten sowie Bursitis; Veränderung von Muskeln und Sehnen. Wichtig bes. im Bereich von Schulter und Hüftgelenk

Tomographie: Konventionelle Schichtung knöcherner Veränderungen. Stellt das Ausmaß der Gelenkzerstörung besser dar; z.B. zur Abklärung einer Azetabulumbeteiligung bei Koxitis (☞ 6.5.13) sinnvoll

CT: Gute Darstellung knöcherner Veränderungen, z.B. zur Abgrenzung und Abklärung degenerativer Veränderungen an der WS, bes. der Spinalkanalstenose

MRT: Gute Darstellung von Weichteilveränderungen entzündlicher Art und zur Früherkennung von Osteonekrosen. Hervorragender Kontrast zwischen Weichteilen und Knochen, Darstellung von Synovialmembran und Erguss

Skelettszinti: Nachweis eines erhöhten bzw. verminderten Knochenstoffwechsels. Hohe Sensitivität bei geringer Spezifität.

18.2.5 Weiterführende Diagnostik

Gelenkpunktion und Analyse der Synovialflüssigkeit
Ind.: Bei nicht einzuordnenden Gelenkergüssen (☞ 18.1.4), i.d.R. durch FA mit der Möglichkeit der Polarisationsmikroskopie. Differenzierung zwischen traumatischer, degenerativer und entzündlicher Gelenkerkr. Höchste diagnostische Aussagekraft bei infektiöser Arthritis und Kristallarthropathien. Je nach Verdachtsdiagnose vorherige Rücksprache mit Laborarzt über Versandbedingungen und gezielt angeben, ob physikalisch, mikroskopisch, chemisch und/oder bakteriologisch untersucht werden soll.

Arthroskopie und Synovialisbiopsie
Führen nur bei einem geringen Anteil der „Rheumatiker" zum diagnostischen Erfolg und gehören nicht zum diagnostischen Standard.

18.3 Chronische Polyarthritiden

18.3.1 Chronische Polyarthritis

Syn. c.P., rheumatoide Arthritis. Häufigste rheumatische Erkr. mit chron. Entzündung der mit novialis ausgekleideten Anteile des Bewegungsapparats (Gelenke, Sehnenscheiden, Schleimbeu Meist schubweise progredienter Verlauf. F : M = 3 : 1. Hauptmanifestationsalter zwischen 30. 50. Lj. Inzidenz 1,5–2% der europäischen Bevölkerung. Etwa 5% aller F über 55 J. leiden an einer c

Ätiologie Immunpathologische systemische Reaktion gegen ein noch nicht gesichertes Anti bei genetischer Disposition (HLA DR-4).

Klinik

- Prodromalstadium mit unspezifischen Zeichen wie Unwohlsein, Appetit- und Gewichts lust, vegetativen Symptomen. Nach Wo. bis Mon. folgt:
- Typischer Befall: Beginn oft schleichend mit Morgensteifigkeit, spindelförmiger Kap schwellung und schmerzhafter Bewegungseinschränkung eines oder mehrerer Fingergru und/oder -mittelgelenke (oft symmetrisch, evtl. passager). Weiche, druckschmerzh Schwellungen der betroffenen Gelenke. Druck- und Flexionsschmerz im Handgelenk. sprechende Veränderungen an den Zehen, gleichzeitig oder später
- ! „Begrüßungsschmerz": Am schmerzhaftesten ist der seitliche Druck auf die Fingergrun lenke (Gaensslen-Zeichen)
- Atypischer Befall: In ca. 20% akuter Beginn mit asymmetrischen Schmerzen und Schwell großer Gelenke (z.B. Schultergelenk bei Alters-c.P., Knie). In ca. 5% (v.a. Jugendliche Alte) mono- und oligarthritischer Beginn
- Periartikuläre Manifestationen:
  – Muskelatrophie, frühzeitig an der Hand
  – Synovitis, am häufigsten im Handbereich
  – Schleimbeutelentzündung (z.B. Ellenbogen, Schulter), Synovialzysten (z.B. Bakerzyste Kniegelenk)
  – Myalgien: Speziell bei Alters-c.P. vom Hals über die Schultern verlaufend
- Weiterer Verlauf: Typischerweise in Schüben mit Gelenkdestruktion über Jahre und J zehnte. Zentripetal fortschreitender Befall von Fingergrund- und -mittelgelenken oder hengelenken, seltener von Hand-, Knie-, Ellenbogen-, Sprung-, Schulter-, Hüft- und Ki gelenken
- Rheumatische Deformitäten: Meist nach mehreren J.
- Caput-ulnae-Sy.: Dorsalluxation des destruierten Caput ulnae durch Radial-Palmar-Disl tion der Handwurzel, führt ggf. zu Sehnenrupturen der Extensoren
- Handskoliose: Radialabweichung und Volarabkippung der Handwurzel, Ulnardeviatior Langfinger
- Knopflochdeformität: Fixierte Beugestellung der Fingermittel- und Überstreckung der Fir endgelenke
- Schwanenhalsdeformität: Fixierte Überstreckung der Fingermittel- und Beugestellung Fingerendgelenke
- Daumendeformierung: 90°/90°-Deformität (☞ 18.3.1, Abb. 18.3), Adduktionskontrak

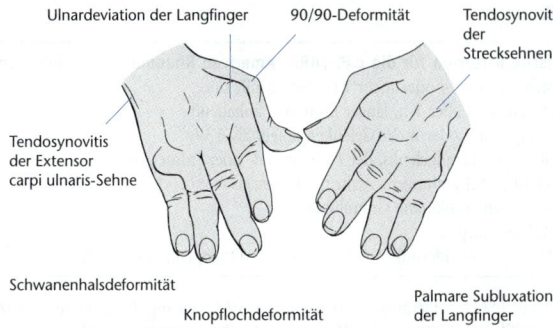

Ulnardeviation der Langfinger

90/90-Deformität

Tendosynovitis der Strecksehnen

Tendosynovitis der Extensor carpi ulnaris-Sehne

Schwanenhalsdeformität

Knopflochdeformität

Palmare Subluxation der Langfinger

. 18.3   Rheumatische Handdeformitäten

Cave: In bis zu 40% Erkr. der HWS, Spondylarthritis, Diszitis oder Dornfortsatzosteolysen. Gefahr der hohen Querschnittslähmung durch Stabilitätsverlust (z.B. atlantoaxiale Instabilität, pseudobasiläre Impression).

Rheumatischer Spreizfuß mit Hallux valgus, Digitus quintus varus und Krallenzehen aufgrund des nach plantar durchgetretenen Quergewölbes, schmerzhafte Metatarsalköpfchen (entzündlicher Spreizfuß), Knickfuß
Subluxation verschiedener Gelenke, sekundäre Arthrose, Ankylose
Zervikalarthritis.

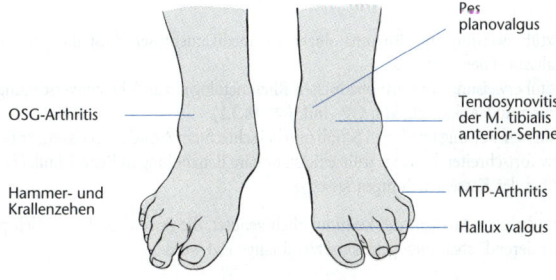

Pes planovalgus

OSG-Arthritis

Tendosynovitis der M. tibialis anterior-Sehne

Hammer- und Krallenzehen

MTP-Arthritis

Hallux valgus

18.4   Rheumatische Fußdeformitäten

Diagnostik

Diagnostische Kriterien für die c.P. (ARA, American Rheumatism Association)

c.P. ist gesichert, wenn 4 oder mehr Kriterien erfüllt sind:

- Morgensteifigkeit über 1 h, länger als 6 Wo. anhaltend
- Schwellung von 3 oder mehr Gelenken länger als 6 Wo.
- Schwellung des Handgelenks, der Fingergrund- oder -mittelgelenke länger als 6 Wo.
- Symmetrische Schwellungen (Arthritis) länger als 6 Wo.
- Rheumaknoten (subkutane Granulome)
- Rheumafaktoren pos.
- Radiologische Veränderungen (z.B. gelenknahe Osteopenie oder Erosion).

- Labor: Meist BSG beschleunigt (> 20/40 mm), CRP ↑ (> 1 mg/dl), diskrete Leukozytose Schub, signifikante Erhöhung des RF bei 75% der Pat. (anfangs nur 40%; nicht krankh spezifisch), ANA in ca. 40%. Hb < 12 g/dl (sekundäre hypochrome, mikrozytäre Anäm niedriges Serumeisen (< 50 µg/dl), Erhöhung des Serumkupfers (> 155 µg/dl). Serume trophorese (Dysproteinämie): α_1-Globuline > 4,1%, α_2-Globuline > 10%, γ-Globu > 20,5%, IgG > 1510 mg/dl. **Cave:** Steroide verfälschen immunologische Diagn.!
- Rö-Direktzeichen (Knochenzeichen): Erst im Verlauf erkennbar. Spindelförmige Weich auftreibungen und auseinander gedrängte Metakarpalköpfchen schon früher. Evtl. auch lenknahe Osteopenie (☞ 18.2.4).

! Frühfälle, oligosymptomatische und seroneg. Fälle sind oft schwierig zu diagnostizieren, wegen Diagnosezusatz: *Möglich, wahrscheinlich, gesichert, klassisch*. Facharztüberweisung Rheumatologen zur weiterführenden Diagn. (z.B. Gelenkpunktatanalyse) und im Zweife Diagnosesicherung.

Therapie

- Facharztüberweisung zum Rheumatologen zur medikamentösen Einstellung (☞ 18.3.
- Physikalische Ther. (☞ 18.3.2)
- Facharztüberweisung zum orthopädischen Rheumatologen zur Schienenversorgung, Sch versorgung und Abklärung von OP- Ind. (☞ 18.3.2)
- Evtl. Klinikeinweisung im akuten Schub und bei schlechtem AZ oder bei viszeraler Beteili
- Bei aktiv fortschreitender Erkr. frühzeitig stationäre Behandlung in Reha-Klinik (Einwei vorher bei der Kasse genehmigen lassen).

! Die physikalische Medizin soll kontinuierlich genutzt, die operative Ther. gezielt präve rekonstruierend, aber auch gelenkersetzend eingesetzt werden.

Komplikationen
Deformitäten, hohe Querschnittslähmung bei Zervikalbeteiligung, Anä bakt. Inf. **Cave:** Bei Glukokortikoidther. oft symptomarm; bei Verschlechterung des Allgem befindes immer daran denken, bes. bei alten Pat.

Prognose

- Verlauf nicht vorauszusagen, große Variabilität. Mithilfe der Basisther. gelingt es oft, Jahre anhaltende Remissionen zu erzielen

Ca. $^1/_4$ milder Verlauf, ca. $^3/_4$ chron. progredient, 10% völlige Invalidität. „Maligne c.P." in ca. 8%

Viszerale Manifestationen: Sjögren-Sy. in 10%, Pleuritis in 10%, Amyloidose in 5–10% mit Nieren- und Herzbeteiligung, Vaskulitis in 5%, oft mit PNP

Lebenserwartung reduziert (Organ-KO, Zervikalarthritis) um 3–18 J. (wie Diabetiker oder Zigarettenraucher).

8.3.2   Therapieprinzipien der c.P.

aussetzungen für eine erfolgreiche Rheumather. ist ein HA, der die Behandlungsprinzipien „seines"
eumatologen genau kennt und kollegial mit ihm zusammenarbeitet. Ausführliche Aufklärung des
. über seine Krankheit (Gespräch und Broschüren) sowie Erläuterung des Therapieplans. Psycho-
iale Betreuung durch die Rheumaliga (Adresse ☞ 34) anregen.

ysikalische Therapie

„Keine Tablette ohne Krankengymnastik". So wenig Schonung wie möglich, abgesehen vom akuten Schub!

Im akuten Schub mit dem Ziel der Schmerzreduktion sowie dem Erhalt von Gelenkfunktion und Kraft:

Kälte (Eisbeutel, Kryogel, Kaltluft, Kältekammer) auf entzündete Strukturen

Passives und aktiv-assistives Bewegen einzelner Gelenke in Funktionsrichtungen, z.B. Rp. mit 10 × krankengymnastische Ganzbehandlung, aktiv-passives Durchbewegen unter Zug, mit Eisanwendung, Einzelbehandlung, 3–4 x/Wo.

Manuelle Ther. ohne Impulsmanipulation

Vorübergehende Entlastung der Gelenke durch Bettruhe in funktionsgerechter Lagerung

Vorübergehend Gehstützen zur Entlastung der unteren Extremität, je nach Gelenkbefall Achselstützen oder sog. Arthritis-Gehhilfen mit Unterarmauflage. In schweren Fällen auch Gehwagen erforderlich

In der subakuten und Intervall-Phase mit dem Ziel der Selbstständigkeit im Alltag durch Optimierung der Gelenk- und Muskelfunktionen:

Aktive und passive Bewegungsther. zur Stabilisation der Hand- und Daumensattelgelenke sowie der HWS

Aktive und passive Bewegungsther. zur Beseitigung von Streckdefiziten im Bereich der unteren Extremität (Hüfte und Knie) und Beugedefiziten im Bereich der oberen Extremität (Ellenbogen und Finger) sowie zur Vermeidung von Abduktionsdefiziten der Schulter

Aktive und passive Bewegungsther. zur Vermeidung von Kontrakturen und Muskelatrophie Behandlung im Bewegungsbad, Schwellstromgymnastik, 2–3 x/Wo. z.B. Rp. 10 × KG Einzelbehandlung, 2–3 x/Wo., kombiniert mit Kryother.

Tipps für den Patientenalltag

◆ Mind. einmal tägl. selbstständig Gymnastikprogramm durchführen, auch an den Tagen, an denen man sich nicht „in Form fühlt"

◆ Massagen sind kein Ersatz für KG

◆ Nur üben, wenn der *Körper warm* ist, z.B. morgens, nach dem Aufstehen

♦ Brüske Bewegungen oder Bewegungen, die über die Schmerzgrenze hinausgehen, verm▯ den

♦ Richtiges *Sitzen* und richtiges *Stehen* verinnerlichen.

Ergotherapie

♦ Im Laufe der Erkr. frühzeitig an technische Hilfsmittel denken, z.B. spezielles Essbesteck, G▯ hilfen, Kamm mit langem Griff, Strumpfanzieher, Toilettensitzerhöhung, Greifzangen, Hi▯ mittelrezept

♦ Gelenkschutz, z.B. durch die Stabilisierung distaler (Finger-, Handgelenke) und Verlager▯ auf proximale Gelenke (Ellenbogen-, Schultergelenke)

♦ (Nacht-)Schienen zur Vermeidung von Deformierungen. Schienenversorgung instabiler G▯ lenke (Knopfloch-, Schwanenhalsdeformität, ulnare Deviation in den MCP-Gelenken)

♦ Selbsthilfetraining, Funktionstraining, z.B. durch Überkopfweben, Korbflechten und T▯ fern.

! **Tipps für den Patientenalltag**

♦ Gegenstände körpernah und beidhändig tragen

♦ Hebel verlängern (Tür- und Fenstergriffe, Wasserhahn)

♦ Haltearbeit nur kurzfristig ausüben bzw. durch Hilfsmittel ersetzen (Küchenmasch▯ elektrische Zitronenpresse, Kartoffelschälmaschine, Buchstütze)

♦ Häufig gebrauchte Gegenstände in günstig erreichbarer Höhe unterbringen: Ein schle▯ tes Beispiel ist der auf dem Boden stehende Kühlschrank

♦ Sexualleben: Die schmerzfreieste Tageszeit für sexuelle Beziehungen wählen (oft mit▯ und nachmittags). Evtl. ein warmes Bad zuvor nehmen. Bei eingeschränkter Beuge- Außendrehung der Hüftgelenke geeignete Stellungen mit dem Partner besprechen. H▯ mittel, wie z.B. Knieschoner nicht tabuisieren. Bei durch c.P. verursachter vaginaler T▯ ckenheit entsprechende Präparate verwenden (z.B. Femilind®).

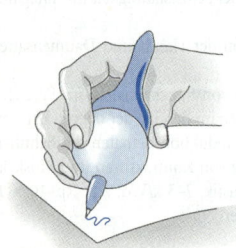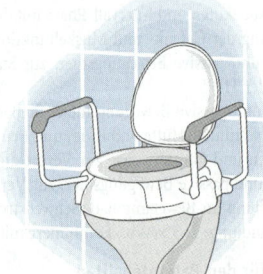

Abb. 18.5   Schreibhilfe, Toilettensitzerhöhung

mptomatisch wirkende Arzneimittel

iphlogistisch und analgetisch wirksame Medikamente, d.h. NSAR, Opioid-Analgetika, Nicht-Opi-
-Analgetika und Steroide. Typischerweise rascher Wirkungseintritt, jedoch nach Absetzen auch ra-
:r Wirkungsverlust. Ind.: Schmerzbeseitigung v.a. im akuten Schub, Mobilisationserleichterung.

htsteroidale Antirheumatika

NSAR zeichnen sich neben der antiphlogistischen durch eine analgetische Komponente aus. Durch
Beeinflussung des entzündlichen Geschehens können sie die Progredienz der Erkr. hemmen. Der
lgetische Effekt kann dem Pat. u.a. die Teilnahme an Bewegungsther. oder auch HV ermöglichen.
Ind.: Unterstützung der Basisther., auch Kombinationsther. mit Glukokortikoiden
Dos.: Individuell verschieden. Auf ausreichenden Wirkspiegel achten. Bei ausbleibender Wirkung und max. Dos. Präparat wechseln. Bei Pat. mit eingeschränkter Nierenfunktion und über
60. Lj. Präparate mit kurzer HWZ verwenden. Bei sehr starken Schmerzen Kombination mit
niederpotenten Opioidanalgetika (z.B. Tramadol) sinnvoll.

Tab. 18.2   NSAR

kstoff	Handelsname (Beispiel)	Standard-dosierung	Halb-wertszeit	Wirkung/NW
metacin	Rantudil® forte Kps.	3 × tägl. 60 mg	5 h	Stark anti-phlogistisch
ometacin	Amuno® Kps. 50 mg/ Supp. 100 mg	3 × tägl. 50 mg	1–16 h	GIT-NW ↑
azolac	Argun® 200 Filmtbl.	4 × tägl. 200 mg	6 h	Gut analgetisch, antiphlogistisch
ofenac	Voltaren® 50 Drg.	3 × tägl. 50 mg	6 h	Primär anti-phlogistisch
oprofen	Alrheumun® forte Kps.	3 × tägl. 100 mg	1–2 h	GIT-NW ↑
roxen	Proxen® S250 Tbl.	3 × tägl. 250 mg	14 h	Primär anti-phlogistisch
lumeta-	Protaxon® Kps.	2 × tägl. 150–300 mg	6–11 h	Antiphlogis-tisch

NW: Abhängig von Dosis und Behandlungsdauer. Erosion und Ulzeration der Magenschleim-
aut durch Prostaglandinsynthesehemmung. Durchfall, Gerinnungsstörungen, Asthmaan-
älle und renale Störungen möglich. Interaktion mit anderen Medikamenten wegen hoher
:iweißbindung
Vorgehen bei Ulzera: Absetzen der NSAR wegen drohender Immobilisierung des Pat. oft
:chlecht möglich. Daher:
NSAR kurzfristig absetzen und Analgetikather. mit Paracetamol oder Tramadol; gleichzeitig
Jlkusther. nach gastroenterologischen Richtlinien (☞ 8.4.2)
Bei erneutem Einsatz der NSAR Kombination mit H_2-Blockern sinnvoll. Evtl. Begleitther. mit
Antazida und Prostaglandinanaloga, z.B. Misoprostol (z.B. Cytotec® 200 Tbl., 2–4 × 200 µg
ägl.).

COX-II-Hemmer

Hochselektive Hemmung der Cyclooxygenase II.

- **Ind.:** Unverträglichkeit klassischer NSAR, Ulkusanamnese, Marcumarpat., hohes Alter
- **Dos.:** Rofecoxib bis 25 mg tägl., Celecoxib (z.B. Celebrex®) 200 mg tägl., Steigerung bis 400 möglich
- **NW:** Wie bei NSAR, jedoch deutlich herabgesetztes Risiko gastrointestinaler Ulzera. I. keine Ulkusprophylaxe erforderlich.

Glukokortikoide

Stärkste rein antiphlogistische Wirkung.

- **Ind.:** Bei Insuff. der NSAR oder als intraartikuläre Injektionsther. bei gesicherter entzü licher Gelenkerkr.
- **Dos.:** Behandlungszyklus mit 20–25 mg Prednison beginnen und alle 3–5 d um 2,5 mg duzieren, ab 10 mg langsamer (1 mg alle 2–4 Wo.) reduzieren. Zusätzlich bedarfsadapti NSAR-Gabe. **Cave:** Tagesdosis immer morgens einnehmen. Dauerther.: Max. 7,5 mg Pr nison/d.

Tab. 18.3   Glukokortikoide

Arzneistoff	Handels-name	Äquivalenzdosis („Cushing-Schwellendosis")	Relative anti-phlogistische Wirkung *	Relative mine lokortikoide Wirkung *
Prednison	Decortin®	10 mg	4	0,8
Prednisolon	Decortin® H	10 mg	4	0,8
Fluocortolon	Ultralan®	10 mg	4	0,1
Methylpredni-solon	Urbason®	8 mg	5	0,5

* bezogen auf Hydrocortison = 1

- **NW:** Relative Nebenniereninsuff., Cushing-Sy. (☞ 17.7), Steroiddiabetes, Osteoporose zusätzlicher Inaktivitätsosteoporose Frakturgefahr!), Immunsuppression (Gefahr einer s schen Arthritis; deshalb strenge Indikationsstellung für intraartikuläre Injektionen), RF höhung, Katarakt, GIT-NW. Vorsicht bei Herzerkr. (Natrium- und Wasserretention s gesteigerte Kaliumausscheidung durch mineralokortikoide Wirkung), vorbestehenden und psychischen Veränderungen (Euphorie, Schlaflosigkeit, Unruhe). **Cave:** Alte Tbc
- **KI:** Florides Magenulkus, schwere Osteoporose, psychiatrische Anamnese, Herpes-Inf Impfungen, Systemmykosen, Glaukom.

Basistherapeutika

Basistherapeutika greifen in den zugrunde liegenden Pathomechanismus ein und mildern den K heitsverlauf ab, ohne jedoch zu einer Ausheilung der Krankheit zu führen. Ihre Wirkung tritt kl nicht sofort ein. Bleibt der Therapieerfolg nach 3–6 Mon. aus, ist ein Therapiewechsel indizier handlung im Prinzip ununterbrochen (Dauerther.). Bei vollständiger Remission des Krankheits das Basistherapeutikum kurzfristig absetzen, ggf. unter FA-Kontrolle.

Der Effekt der Basistherapeutika ist umso größer, je früher sie eingesetzt werden.

oroquin-Derivate

Ind.: Frühfälle mit geringer Aktivität

Dos.: Resochin®-Tbl. 250 mg oder Quensyl®-Tbl. 200 mg tägl. als Dauerther.

Wirkungseintritt: Nach 3–6 Mon., nur bei 40% der Pat. Behandlungserfolg

NW: Retinopathien (Frühsymptom: Ausfall des Rotsehens!), Magenbeschwerden, Kopfschmerzen, Nervosität

Kontrollen: BB zunächst alle 2 Wo., nach 3 Mon. alle 2 Mon. Alle 6 Mon. Facharztüberweisung zum Augenarzt.

fasalazin

Ind.: Basistherapeutikum bei mäßiger bis mittelschwerer Aktivität

Dos.: Azulfidine RA® Drg. 500 mg als Anfangsdosierung. Steigerung der Dosis einschleichend bis zu 2000 mg tägl. in der 4. Wo. Maximaldosis 3000 mg

Wirkungseintritt: Nach 1–3 Mon. Erfolgsquoten bei ca. 70%

NW: BB-Veränderungen, GIT-Unverträglichkeiten, Oligospermie und Infertilität, Nephritis. Deutlich geringere NW als bei Gold

Kontrollen: BB, AP, GPT, Krea und Urin. 3 Mon. alle 14 d, 4.–6. Mon. alle 4 Wo., dann alle 3 Mon.

nunsuppressiva

ethopterin (z.B. Methotrexat®, Lantarel®)

Ind.: Basistherapeutikum bei mittelgradigen bis schweren Verlaufsformen. I.d.R. Erstverordnung durch Rheumatologen

Dos.: Einnahme 1 x/Wo. etwa 7,5–15 mg. Bei etwa 30% der Pat. nach 3 J. Vollremission

NW: Exantheme, Haarausfall, Übelkeit, Diarrhoe, Ulzera, Leberschäden, Hyperurikämie, Vaskulitis, Lungenfibrose, Blutbildungsstörungen, Verstärkung einer Niereninsuff., Teratogenität. Verträglichkeit insgesamt aber meist gut

KI: Akute Inf., Myelophthise, Magen-Darm-Ulzera, Leber-, Nierenfunktionsstörungen, Grav., Alkoholismus, unzuverlässige Antikonzeption

Kontrollen: Engmaschige Überwachung des Stoffwechsels und der Nierenfunktion! Unzuverlässige Pat. von der Ther. ausschließen!

thioprin (z.B. Imurek®) Ind.: Reservetherapeutikum. Verordnung nur nach Absprache auf Veranlassung eines Rheumatologen.

lpräparate

Ind.: Dauerther. rheumatischer Erkr.

Dos.: Aurothiopolypeptid (13% Goldgehalt, Auro-Detoxin® Amp.) einschleichend mit 2 × wöchentlich i.m. Injektionen bis zu max. 0,8 g Gold; nach Wirkungseintritt weiter monatlich 200–400 mg. *Oder:* Aurothioglukose (50% Goldgehalt, Aureotan®) und Aurothiomalat (46% Goldgehalt, Tauredon®): Mit am Goldgehalt orientiertem Therapieschema i.m. verabreichen. Zur oralen Behandlung: Auranofin (29% Goldgehalt, Ridaura® Tbl., 2 × 3 mg tägl.)

Wirkungseintritt: Nach 9–15 Wo. Erfolgsquoten bei 80%. Bei 1/3 sind Remissionen erreicht worden

- **NW:** Toxische Wirkungen treten bei etwa 25% der behandelten Pat. auf. Am häufigste s eine reversible Dermatitis (Frühsymptom Hautjucken) und eine Stomatitis (Frühsymp Metallgeschmack). Proteinurie, Immunkomplexnephritis, Anämie, Leukopenie, Thrombo topenie, Sehstörungen und Durchfälle
- **Kontrollen:** Großes BB, Krea, γ-GT, AP, GPT und Urinstatus zunächst alle 2 Wo., n 3 Mon. jeden Mon.

D-Penicillamin

- **Ind.:** Basistherapeutikum bei mittelgradig bis schweren Erkr.
- **Dos.:** Metalcaptase® Tbl. 300 mg (oder Trolovol® Tbl. 300 mg) einschleichen bis n 1200–1500 mg/d. Dauerdosierung nach Wirkungseintritt 600 mg/d
- **Wirkungseintritt:** Nach 3–6 Mon.
- **KI:** Penicillin-Allergie, bestehende Leber- und Nierenschäden
- **NW:** Immunkomplex-Nephropathie mit Proteinurie, allergische Exantheme, Mage schwerden, Geschmacksverlust, myasthenisches Sy., neurologische Störungen, Blutzelldep sion
- **Kontrollen:** BB, Krea, Leberwerte, Urin zunächst alle 2–4 Wo., nach 3 Mon. jeden Mon. alle 3 Mon.

Ciclosporin

- **Ind.:** Verschreibung durch Rheumatologen. Basistherapeutikum bei mittelgradig bis sc ren Erkr.
- **Dos.:** 2,5–5 mg/kgKG, verteilt auf 2 Tagesdosen (Krea max. 1,2 mg/dl). Bei Niereninsuff. oder art. Hypertonie Dosisreduktion um 25–50%
- **Wirkungseintritt:** Nach 4–6 Wo.
- **NW:** Hypertrichose, Gingivahyperplasie, Nausea, Inappetenz, Durchfall, Erbrechen, Le funktionsstörung, Blutdruckanstieg, Tremor, Müdigkeit, Parästhesien, allergisches Exanth Panzytopenie, Hyperkaliämie, Kopfschmerzen, Hyperlipidämie, Hyperurikämie, Myopa Dys- und Amenorrhoe, Infektanfälligkeit, Lymphomrisiko.

Leflunomid

- **Ind.:** Basistherapeutikum bei mittelgradig bis schweren Erkr.
- **Dos.:** Z.B. Arava® 100 mg an den Tagen 1–3, dann 10–20 mg tägl.
- **Wirkungseintritt:** Nach 3–6 Wo.
- **KI:** Malignome, auch anamnestisch, Grav. und Stillzeit, Kinderwunsch bei M; Therapiep vor und bei Allgemeinnarkose empfohlen
- **NW:** Alopezie (reversibel), Gewichtsverlust, gastrointestinale Symptome, Leberwerte hung, allergische Reaktionen, Diarrhoen, hypertone Reaktionen, Hautexantheme
- **Kontrollen:** BB, Krea, Leberwerte, antinukleäre Faktoren, Urinstatus, RR.

Weitere Basistherapeutika

- Pyritinol. Bei milden Verläufen im Anfangsstadium evtl. Subreum®
- Endoxan (Cyclophosphamid), individuell angepasste Dosis.

Kombinationstherapien

- Methotrexat – Azulfidine – Hydroxychloroquin
- Methotrexat – Infliximab

Methotrexat – Leflunomid
Methotrexat – Gold parenteral.

Einstellung nur durch Rheumatologen!
Basistherapien mit Tumornekrosefaktor-α-Inhibitoren, Infliximab®, Etanercept®, sog. Interleukin-II-Rezeptorantagonisten, Leflunamid und weiteren zu erwartenden Präparaten sollten rheumatologisch erfahrenen Kollegen vorbehalten bleiben.

Plasmapherese
Ind.: Im Einzelfall ergänzende Ther. bei systemisch-rheumatischen Erkr.
Nachteile: Bisher noch keine kontrollierten Studien; erhebliche Kosten, die von der Kasse nicht ohne Weiteres übernommen werden.

Anregung und Antrag auf Kostenübernahme sollten vom FA ausgehen.

Intraartikuläre Injektionen
Zur Verfügung stehen folgende Verfahren:
Steroidinjektionen: Wirksames Instrument zur lokalen Entzündungshemmung. **Ind.:** Mono-und Oligoarthritiden, die auf medikamentöse orale Ther. nicht ansprechen. Einzelnes Gelenk bei sonst gut therapierbarer c.P. **NW:** Gelenkinf., flüchtige Kristallsynovitiden durch injizierte Substanz; Knorpel- und Knochennekrosen möglich
Chemische Synoviorthese (z.B. mit Varikocid®). **Ziel:** Verödung entzündeter und proliferativer Strukturen der Gelenkkapsel. **Ind.:** Persistierende Synovitis, erfolglose Steroidinjektionen, KI zur OP. Rezidive, auch nach OP-Synovektomie. **NW:** Starke Entzündungsreaktionen, Schmerzen, selten Fieber. Ind. immer durch FA
Radiosynoviorthese (z.B. mit ^{121}Yttrium). Intrartikuläre Injektion eines β-Strahlers; nach 6 Mon. wiederholbar. **Ind.:** Therapieresistente Synovitis über mehr als 6 Mon. (meist bei c.P.), Rezidiv nach operativer Synovektomie, KI gegen OP. **NW:** Fieber, AZ ↓, Strahlensynoviitis (auf adäquate Analgetikather. achten). **KI:** Pat. unter 40 J., Pat. mit Blutergelenken, Bakerzyste. **Cave:** Gehört nicht in die Allgemeinpraxis. Ind. und Durchführung durch FA.

Operative Therapie
In den letzten J. ist neben der medizinischen und physikalischen Ther. ein differenziertes Spektrum *operativer Maßnahmen entwickelt worden. Wahl des OP-Zeitpunkts, Vor- und Nachbehandlung können nur in enger Zusammenarbeit mit dem operativ tätigen orthopädischen Rheumatologen bestimmt werden.

Dringliche **Ind.:** Gefahr akuter Funktionsverschlechterung, z.B. Nervenkompressionssy. (N. ulnaris, N. medianus), drohende Sehnenrupturen (Fingerstrecker, Fingerbeuger)
Relative **Ind.:** Kontinuierliche Verschlechterung von Funktion und Operationschancen, z.B. aktive Synovitis der Hüftgelenke, beginnende Bandinstabilität der Kniegelenke, beginnende Knopflochdeformität
KO: Keine speziellen; sowohl im akut-entzündlichen Stadium als auch nach lang andauernder Steroidmedikation kann operiert werden. **Cave:** Unabdingbare Voraussetzung jeder OP ist die Compliance des Pat., die vom HA realistisch geschätzt werden muss und zur Ind. des FA beiträgt.

Operative Verfahren

- Synovektomie: Radikale Entfernung der entzündlich hypertrophierten Gelenkinnenhaut der Sehnenscheiden (Tenosynovektomie). **Ind.** zur Frühsynovektomie: Bei radiologisch takten Gelenken nach konsequenter, aber mind. 6 Mon. erfolglos durchgeführter Basis zur Abwendung zu erwartender Gelenkdestruktionen. **Ind.** zur Spätsynovektomie: Med mentös nicht beherrschbare Gelenkschwellungen bei bereits radiologisch erkennbaren lenkveränderungen. **Ziel:** Beseitigung von Schmerzen, Funktionsverbesserung, präve Die Ergebnisse sind nicht so gut wie bei der Frühsynovektomie.
- Rekonstruktive Maßnahmen: **Ind.** bei Sehnenrupturen (am häufigsten Strecksehnenruptu der Hand), Ulnardeviation, Knopfloch- und Schwanenhalsdeformität
- Dekompressionsmaßnahmen: **Ind.** bei Nervenkompressionssy. (am häufigsten bei Karpa nelsy. angewendet)
- Arthroplastik: Resektion des Gelenks und Neuformung veränderter Gelenkteile bei hoch diger Destruktion und Fehlstellung (z.B. „rheumatischer Vorfuß")
- Arthrodese: Versteifung des Gelenks zur Funktionsverbesserung. Meist bei kleineren Ge ken angewendet, z.B. Handgelenk, PIP, DIP, unteres Sprunggelenk
- Endoprothese (Alloarthroplastik): Vollständiger Gelenkersatz; **Ind.** bei schweren Gelen störungen ohne Aussicht auf Besserung durch andere Behandlungsverfahren. Häufig: F gelenk, Knie, Metakarpophalangealgelenke, Schulter. Seltener: Handgelenk, OSG, Ellenbo

Operative Verfahrensweisen an einzelnen Gelenken

- Schultergelenk: Im Vergleich zu anderen Gelenken in der Prävention häufig vernachlä (rel. Beschwerdearmut!)
- Synovektomie (mit Bursektomie): **Ind.** bei Synovitis (tastbar; z.T. nur sonographisch e bar). **Klinik:** Schmerzhafte chron. Schwellung der Bursa subacromialis und subdeltoidea konsequente Nachbehandlung
- Arthrodese: Nur selten angewendet, immer einseitig! **Ind.** bei Pat. mit schmerzhafter Ad tionskontraktur, die auf die Abstützung des Körpers auf Gehstützen angewiesen sind
- Endoprothese: Bessere Alternative zur Arthrodese
- Ellenbogengelenk:
- Synovektomie: **Ind.** bei persistierenden Schwellungen und beginnendem Mobilitätsve **Klinik:** Synovitis, bes. bei Umwendbewegungen über dem Radiusköpfchen palpierbar. **nose:** Meist gute OP-Ergebnisse
- Dekompression und Ventralverlagerung des N. ulnaris: **Ind.** bei Nervenkompressions
- Resektionsarthroplastiken: **Ind.** nur bei hochgradiger Destruktion und Fehlstellung
- Endoprothese: Strenge Indikationsstellung, meist ältere Pat.
- Handgelenk:
- Synovektomie in Kombination mit Tenosynovektomie der Strecksehnen an Hand und gern. **Ind.** bei Synovitis und Tenosynovitis des Handgelenks. **Klinik:** Knirschende Se tastbare Synovitis
- Resektionsarthroplastik: **Ind.** bei schmerzhafter Subluxation des Ulnaköpfchens (Cap nae-Sy.). **Cave:** Sehnenrupturen
- Dekompression: **Ind.** bei Kompression des N. ulnaris oder N. medianus (Karpaltunn
- Arthrodese: **Ind.** bei instabilem, destruiertem, schmerzhaftem Handgelenk, gute Erge (Funktionsstellung)
- Handwurzel: Interkarpale und radiokarpale Arthrodesen: **Ind.** bei Fehlstellungen im F wurzelbereich (Prävention des Radial-/Palmargleitens)

Fingergelenke:

Frühsynovektomie der Fingergrundgelenke wichtig zum Erhalt der Funktion

Rekonstruktive Maßnahmen: **Ind.** bei Beuge- und Strecksehnenrupturen; wichtig zur Prävention von Störungen des Sehnengleichgewichts mit konsekutiver Entstehung von Deformitäten; bei Deformitäten (ulnare Deviation, Knopflochdeformität, Schwanenhalsdeformität)

Arthroplastik: **Ind.** bei Deformitäten der Finger und des Daumens möglich (z.B. Arthroplastik des Daumensattelgelenks)

Arthrodese: **Ind.** v.a. bei Interphalangealgelenken (Fixierung in Flexionsstellung)

Arthroalloplastik: Silastik-Implantate an den Finger-Grundgelenken (Swanson-Prothese) führen zu mittelfristig befriedigenden Ergebnissen. **Ind.:** Schmerzhaft destruierte Fingergrundgelenke

WS; Spondylodese: Gelenkversteifende Stabilisierung der HWS; **Ind.** bei Instabilität mit therapieresistenten Schmerzen, neurologischer Symptomatik, Dislokation, vertebrobasilärer Insuff.

Hüftgelenk:

Endoprothetik: Hüft-TEP als Standardeingriff. **Ind.** nach Ausschöpfung kons. Maßnahmen

Synovektomie selten, **Ind.** nur nach sonographischer Verlaufskontrolle

Kniegelenk:

Frühsynovektomie: Gut duchführbar, vollständige Remission möglich

Spätsynovektomie: Zufrieden stellende Ergebnisse

Knienahe Osteotomie: **Ind.** bei schweren Fehlstellungen

Endoprothetik: Knie-TEP als Standardeingriff. **Ind.** nach Ausschöpfung kons. Maßnahmen

Sprunggelenk und Mittelfuß:

Synovektomie: **Ind.** bei Synovitis im OSG, seltener im unteren Sprunggelenk

Arthrodese: **Ind.** bei Instabilität und Fehlstellung zur Erhöhung der Gehleistung nach kons. Behandlung (Maßschuh)

Endoprothese (OSG): **Ind.:** Schwere Destruktion, Ausschöpfung kons. Maßnahmen. Mittelfristige Ergebnisse bislang befriedigend

Vorfuß:

Resektionsarthroplastik: **Ind.** bei Hallux valgus, Hammerzehen, Krallenzehen und komplexer rheumatischer Vorfußdeformität. *Voraussetzung:* Korrekte Einlagenversorgung und Schuhanpassung

Synovektomie in Zehengrundgelenken möglich, aber selten.

chosomatische Therapie, alternative Behandlungsmethoden

chosomatische Therapie Die Hypothese einer spezifischen Rheumapersönlichkeit
nte sich nicht durchsetzen. Dennoch weisen länger erkrankte c.P.-Pat. häufiger neurotische
e auf als gesunde Kontrollpersonen, was als krankheitsreaktiv bzw. Ausdruck einer Persön-
keitsveränderung chron. Kranker verstanden werden kann. Auffällig bei c.P.-Pat. ist ein Zu-
menhang zwischen belastenden Lebensereignissen (z.B. Partnerverlust oder Autoritätskon-
e) und Krankheitsausbruch. Da psychische Faktoren auch den Verlauf der Erkr. mit zu be-
ussen scheinen, hat der behandelnde HA auch eine psychother. Funktion gegenüber Depres-
und Hoffnungslosigkeit sowie Sorgen und Ängsten der Pat. wahrzunehmen und die Pat.
durch stützende Gespräche zu stabilisieren (Coping, ☞ 21.12).

Alternative Behandlungsmethoden Ernährungsumstellung, Enzymther. (s.u.), Akupu. tur, Ozonther., Vit.-E-Medikation u.a. Methoden können in der Rheumatologie z.Zt. nicht Ersatz etablierter medikamentöser, physiother. und operativer Verfahren angesehen werden. S jektiv geben die Pat. z.T. Verbesserungen an, weshalb c.P.-Pat. alternative Therapieansätze ni vorenthalten werden sollten.

Naturheilkundliche Therapieempfehlung

Prinzipien s.a. ☞ 32.9

* Akupunkturbehandlung
* Enzyme: Durchblutung ↑, Schwellungen ↓, **KI:** Schwere Gerinnungs-, Leberfunktionsstör gen. Z.B.:
  – Bromelain pos® (Ananasenzyme)**NW:** Vereinzelt Diarrhoen, sehr selten allergische Reak nen. **WW:** Wirksteigerung von Antikoagulanzien, evtl. auch von Antibiotika. **Dos.:** Norr dosis 3 × 1 Tbl., in bes. Fällen 3 × 2 Tbl. jeweils 1/2 h vor den Mahlzeiten
  – Wobenzym® (aus Pankreas, Ananas, Papaya) **NW:** Vereinzelt Stuhlveränderungen, se (u.U. schwere) allergische Reaktionen. **WW:** Keine bekannt. **Dos.:** 3 × 2 Drg./d als m Erhaltungsdosis. Bei schweren Verläufen ggf. um das 2–3fache erhöhen
  – Phlogenzym® (aus Ananas, Pankreas). **NW/WW:** Wie Wobenzym®. **Dos.:** Im Allg. 3 × 2 T d. In bes. Fällen (schwere Krankheitsverläufe, Stoßther. bei Verletzungen) vorübergehend zu 12 Tbl./d.

Komplexhomöopathie

* Traumeel® Tbl. (3 × 1), Tr. (3 × 10, bei Weichteilschwellungen 3 × tägl. 30), Salbe und A als Eigenblutther., peritendinär, periartikulär, i.m., s.c.; bei akuten Entzündungen und F zuständen 1–3 x/Wo. **KI:** Überempfindlichkeit gegen einen der Wirkstoffe oder gegen K blütler. Progrediente Systemerkr. (s.a. ☞ 32.9). **NW:** Selten Speichelfluss (absetzen!), ver zelt Überempfindlichkeitsreaktionen
* Zeel® und Zeel comp® Tbl. (3 × 1 unter der Zunge zergehen lassen), Tr. (3 × 10), Amp. i.m., zur Eigenblutther., peritendinär, periartikulär; bei chron. degenerativen Erkr. des wegungsapparats, 2–3 x/Wo.). **KI:** Überempfindlichkeit gegen Giftsumachgewächse. I **WW:** Keine bekannt.

Phytotherapie Versuch sowohl bei akuten als auch chron. Schmerzzuständen im Bereich Bewegungsapparats gerechtfertigt; z.B. mit:

* Weidenrinde (> 12 J.: Assalix® 2 × 1–2 Drg., Assplant® 2 × 1–2 Drg. **KI:** Überempfindlich gegen Salicylate/Entzündungshemmer/Antirheumatika, bei Allergieneigung, Asthma b chiale, spastischen Bronchitiden. Grav., Stillzeit. **NW:** Selten Übelkeit und Magenschmer **WW evtl.:** Antikoagulanzienwirkung ↑, Risiko gastrointestinaler Blutung bei gleichzeit Alkoholkonsum ↑, Wirkung blutzuckersenkender Medikamente ↑. Wirkung harnsäure scheidungssteigernder Arzneimittel ↓
* Unterstützende Ther. degenerativer Erkr.: Teufelskralle (Teltonal 480® Ftbl., Cefatec® F setbl., jeweils 2 × 1 Tbl./d). **KI:** Ulcus ventriculi et duodeni, Cholelithiasis, Kinder < Grav., Stillzeit.

.3.3 Arthritissonderformen

Alters-Polyarthritis: Nach dem 60. Lj. beginnende c.P. **Klinik:** 3 Formen; Klassische Verlaufsform, c.P. mit myalgischem Sy. (**DD** Polymyalgia rheumatica, ☞ 18.5.3), c.P. mit Sjögren-Sy. **Ther.:** ☞ 18.3.2

Sjögren-Sy.: Entzündung der Tränen- und Speicheldrüsen mit Verminderung der Sekretion. **Klinik:** „Dry eyes, dry mouth", Keratoconjunctivits sicca mit Fremdkörpergefühl und Hornhautulzerationen, Xerostomie. **Diagn.:** Funktionsprüfung der Drüsensekretion (Schirmer-Test, ☞ 23.2.8). **Ther.:** Tränenfilmbildner (z.B. Ophtosol®), Mundhygiene, bei Gelenkbefall (☞ 18.3.2)

Still-Sy. des Erw.: Selten. **Klinik:** Meist akuter Beginn mit Pharyngitis, Fieber, Arthralgien und Exanthem. Zyklischer Verlauf

Felty-Sy.: Kombination einer RF-pos. c.P. mit Splenomegalie und LK-Schwellung, Eosinophilie sowie Leukopenie/Granulozytopenie

Caplan-Sy.: Kombination einer c.P. mit Silikose (Rö.: Kleinfleckige Rundherde in den peripheren Lungenabschnitten). Prognose günstig

Naturheilkundliche Ther. ☞ 18.3.2.

.3.4 Juvenile chronische Arthritis

rritiden mit Beginn vor dem 16. Lj. und Dauer mehr als 6 Wo., für die keine andere Ursache
.iden werden kann. Überwiegend akute Formen. Wird nach den Symptomen in 5 Subgruppen
.gliedert.

Oligoarthritis Typ I (30%): Beginn: Kleinkindesalter. M > F, RF neg. Über eine Monarthritis meist Knie, Sprunggelenk) entwickelt sich eine Oligoarthritis. ANA in ca. 70% nachweisbar. **Prognose:** In bis zur Hälfte aller Fälle schmerzlose (!) chron.-rezid. Iridozyklitis. Defektheizungen der Iris führen in mehr als 15% später zur Blindheit. Regelmäßige Spaltlampenunter-.ersuchungen! Gelenkprognose gut

RF-neg. Polyarthritis (30%): Beginn: Gesamte Kindheit. F > M, RF neg. Symmetrische Polyrthritis kleiner (Hand) und großer Gelenke. Häufig Sehnenscheidenbeteiligung. **Prognose:** angsam progredient. Veränderungen an Epiphysen und Knochenkernen führen zu ausge-rägten Fehlstellungen und Deformitäten

M. Still (15%): Beginn: Kleinkindesalter. F = M, RF und ANA neg. Systemischer Verlauf mit initial hohem intermittierendem Fieber, in 50% mit kleinfleckigem Exanthem während der ieberphasen, Lymphadenopathie, Hepatosplenomegalie, Bauchschmerzen, Perikarditis. Arhritis initial häufig oligoartikulär (Handgelenke), später zunehmend polyartikulär (Hüftge-nke, Schiefhals, WS). **Prognose:** Häufig destruierender Verlauf. Infektionsrisiko hoch. Amy-oidose 5–10%. Mortalität 10–20%. Sonderform bei Erw. ☞ 18.3.3

Oligoarthritis Typ II (15%): Beginn: Spätes Schulalter. M > F. RF neg., HLA B 27 in 80% pos. Oligoarthritis (Sprung-, Knie-, einzelne Zehengelenke). Tendoostitis, bevorzugt an Ferse, ursitis subachillea, schmerzhafte Iridozyklitis. **Prognose:** Bei Achsenskelettbeteiligung HWS, LWS, ISG) Übergang in Spondylarthritis und später Spondylitis ankylosans ☞ 18.4.1) möglich

.F-pos. Polyarthritis (10%): Beginn: Gesamte Kindheit, oft Mädchen im Pubertätsalter. > M. RF pos., ANA in 65% pos. Entspricht c.P. der Erw. (☞ 18.3.1). **Prognose:** Verlauf rasch progredient, schlechte Gelenkprognose, daher früher Therapiebeginn wichtig! Prä~ tive OP mit Rheumatologen diskutieren; Eltern und Kind in den Entscheidungsprozess beziehen.

Diagnostik und Therapie Möglichst Klinikeinweisung in Spezialklinik, ggf. über Fach~ überweisung; Therapiepläne entsprechend den Prinzipien der c.P.-Behandlung (☞ 18.3.2). C Eltern-Compliance entscheidend! Naturheilkundliche Ther. ☞ 18.3.2.

Prognose Unterschiedlich, je nach Subgruppe, insgesamt besser als bei Erw.

Differenzialdiagnose der Mon- und Oligoarthritis im Kindesalter Juvenile chron thritis mit ihren Subtypen (☞ 18.3.4); bakt. Arthritiden, Osteomyelitis (☞ 6.5.13); Coxitis f (☞ 6.5.10); reaktive Arthritiden nach Inf. (☞ 18.4.3), z.B. rheumatisches Fieber, He (☞ 8.7.1), Röteln (☞ 16.7.2), Zytomegalie (☞ 9.4.6); Hämopathien: Leukämien (☞ 19.4 chelzellenanämie (☞ 19.3.3), Thalassämie (☞ 19.3.3), Hämophilie (☞ 19.5.3); Synovialis~ z.B. Hämangiome, villonoduläre Synovitis; Kollagenosen (☞ 18.5); Malignome, z.B. Ewing~ kom, Osteosarkom (☞ 16.13), Neuroblastom (☞ 16.13); Trauma; Osteochondrosis disse (☞ 6.6.8); M. Perthes (☞ 6.5.11); infantile Sarkoidose im Säuglings- oder Kleinkindes (☞ 12.7.2).

18.4 Seronegative Spondarthritiden

Neben fehlendem RF und fehlenden Rheumaknoten ist den seroneg. Spondarthritiden die poten~ Wirbelsäulenbeteiligung sowie meist eine HLA-B-27-Assoziierung gemeinsam. Das Reitersy. ist g~ zeitig eine reaktive (postinfektiöse) Arthritis. Die sehr häufigen postdysenterischen Arthritiden, da~ selten gewordene rheumatische Fieber und die in der Praxis bedeutsame Arthritis bei Lyme-Borr~ sind ebenfalls seroneg. und können aufgrund ihrer Ätiopathogenese gleichzeitig als reaktive Arthri~ (☞ 18.4.3) bezeichnet werden. Hiervon abzugrenzen sind die chron.-entzündlichen Darm~ (z.B. Colitis ulcerosa; ☞ 18.4.3).

18.4.1 Spondylitis ankylosans (Morbus Bechterew)

Chron. Gelenkentzündung mit der Tendenz zur Fibrose und Versteifung, die primär die WS ur~ ISG sowie die großen stammnahen Gelenke befällt. M : F = 9 : 1. Erstmanifestation meist zwi~ 15. und 30. Lj., familiäre Häufung, HLA B-27 pos. in 95%.

Klinik
- Prodromi: Rezid. Monarthritis (oft Kniegelenk), Fersenschmerzen, rezid. Iritis sowie Hu~ und Niesschmerz
- Frühsymptome: Nächtliche und frühmorgendliche Steifheit (Leit- und Kardinalsymp~ sowie „tiefer" Schmerz im Kreuz bzw. Gesäßschmerz, in die Beine ausstrahlend (**DD:** ▶ scheibenvorfall (☞ 20.9.1), pseudoradikuläres LWS-Sy. (☞ 6.1.7). Bewegung linde~ Schmerzen, nächtliches Aufstehen!
- Weiterer Verlauf: Zunehmende Bewegungseinschränkung einzelner Wirbelsäulenabsch~ Kyphosierung. Messbar reduzierte Atemexkursionen. Organbeteiligung (Lungenfibrose~ titis, Amyloidose) selten.

gnostik

Anamnese: Prodromi und extraartikuläre Manifestationen, Familienanamnese

Klinische Untersuchung: Finger-Boden-Abstand mehr als 20 cm; Schober-Zeichen reduziert; Hinterhaupt-Wand-Abstand vergrößert (Flèche-Zeichen), Kinn-Jugulum-Abstand ↓; Mennell-Zeichen pos.; Schüttelschmerz: Hin- und Herbewegen des Dornforsatzes schmerzt; Atembreite ↓

Rö: Sakroileitis: ISG-Pseudoerweiterung, fast immer doppelseitig, Schlagwort: „Buntes Bild". WS: Syndesmophyten (flache Knochenspangen, die den Zwischenwirbelraum überbrücken) Labor: BSG ↑, RF neg., HLA B-27 pos. in 95%.

rapie

Facharztüberweisung zum Rheumatologen zur Erstellung eines Behandlungskonzepts, bes. bei peripherem Gelenkbefall. Bei denkbarer Ind. zur Prothesenversorgung oder Aufrichtungsoperation Vorstellung beim orthopädischen Rheumatologen

Medikamentöse Ther.: Im Schub NSAR, bei Beteiligung peripherer Gelenke Basisther. (☞ 18.3.2). Nur bei Augenbeteiligung Steroide

Operative Ther.: Korrekturosteotomie zur Aufrichtung der WS bei frühzeitig einsetzender konsequenter physikalischer und krankengymnastischer Behandlung meist nicht notwendig. Ind. bei starker Einschränkung des Blickfeldes (BWS-Kyphose!)

Physikalische Ther.: Beginn am besten in einer Spezialklinik in Gruppenther. und mit entsprechender Motivierung. Ziel: Versteifung möglichst in physiologischer Stellung; Verlangsamung des Versteifungsprozesses. Hartes flaches Bett, auf dem Bauch schlafen

Anschluss an eine Bechterew-Gruppe empfehlenswert (☞ 34.2, Selbsthilfegruppen)

Naturheilkundliche Ther. ☞ 18.3.2.

nose Verlauf sehr variabel. Erkr. kann in jedem Stadium stehen bleiben. In 5% sehr schwerläufe. Vollständige Wirbelsäulenversteifung benötigt Jahre. Ca. 80% der Pat. bleiben erfällig, nur selten Berufsbeeinträchtigung bzw. Umschulung. Lebenserwartung gegenüber nalbevölkerung nicht wesentlich reduziert.

etische Beratung Kinder von Bechterew-Pat. haben ein etwa 4–5fach erhöhtes Erbrisiko nüber der Normalbevölkerung. Viele HLA B 27-Träger erkranken nicht oder nur an einer en Verlaufsform. Frühe Diagnose und adäquate Ther. ermöglichen ein erfülltes Leben.

.4.2 Arthritis psoriatica

6–10% aller Pat. mit einer Psoriasis vulgaris (☞ 25.15) erkranken im Laufe ihres Lebens an einer g. Arthritis. M : F = 1 : 1.

k Hautbefall meist vor Ausbruch der Arthritis. Beginn häufig akut, betroffen sind Fingerelenke oder Gelenke entlang eines Strahls (Wurstfinger, -zehen); typischerweise asymme-. Subunguale Keratosen (Ölflecke), Tüpfelnägel. ISG in 20% betroffen.

nostik

ö: Nebeneinander von Knochenabbau und -anbau

acharztüberweisung zum Rheumatologen zur Diagnosesicherung.

Therapie In enger Zusammenarbeit mit dem Rheumatologen. NSAR (Mittel der 1. Wahl), sikalische Ther., KG. Als Basistherapeutikum v.a. Methotrexat, z.B. Lantarel®, 15–25 mg/ Naturheilkundliche Ther. ☞ 18.3.2

Prognose Verlauf schubweise; günstiger als c.P.

18.4.3 Reaktive und enteropathische Arthritiden

Morbus Reiter

Trias: Arthritis (Synovitis), Konjunktivitis, Urethritis. M : F = 20 : 1. Bevorzugtes Alter 20.–40 HLA B-27 pos. in ca. 80%, RF neg.; Auslösung durch urogenitale („venerische") und/oder intest Inf. mit Chlamydien, seltener Shigellen, Yersinien, Mykoplasmen, Gonokokken oder Mischinf.

Klinik Variables Bild. Obligate (reaktive) Arthritis folgt meist akut fieberhaft 1–3 Wo. nach Urethritis bzw. der selteneren, nicht obligaten Konjunktivitis und/oder Iridozyklitis. Typisc weise nicht destruierende Arthritis im Bereich der unteren Extremität (asymmetrisch), zusätzlich Schmerzen im Fersenbereich sowie Haut- und Schleimhautveränderungen: Bal circinata, Exantheme an der Handinnenseite und Fußsohle, Stomatitis, Glossitis, evtl. Iridozyk

Diagnostik Klinisch; bei florider Urethritis zusätzlich Abstrich mit Erregernachweis (in Chlamydien anzüchtbar). **Cave:** Abstrich und Transport nach entsprechenden Laborrichtli Evtl. serol. Erregernachweis (IgA-AK gegen Chlamydien). Agglutinationsreaktionen auf D bakterien pos. entsprechend Err. BSG beschleunigt, CRP ↑, HLA B-27 pos. in ca. 80%. Fach überweisung zum Rheumatologen, ggf. zum Augenarzt und Urologen.

Therapie Bei florider Synovitis NSAR (☞ 18.3.2), Kryother.; Tetrazykline (z.B. Doxyc 2 × 100 mg tägl.) nur bei Chlamydien- oder Mykoplasmennachweis. Bei chron. Gelenk evtl. Basisther. (☞ 18.3.2). Bei Achsenskelettbefall wie Spondylitis ankylosans und bei Ent pathien (z.B. Fersenschmerzen) lokale physikalische Ther. Bei Konjunktivitis Facharztübe sung zum Augenarzt mit Verdachtsdiagnose. Naturheilkundliche Ther. ☞ 18.3.2.

Prognose Abheilung bei ca. 50% innerhalb von 6 Mon., in 20% rezid. Verlauf, in ca. 30% C nifizierung.

Komplikationen Viszerale Beteiligungen, z.B. rezid. Iridozyklitis, Perikarditis, Aortitis.

Postenteritische Oligoarthritis

(Yersinien-, Campylobacter-, Shigellen- und Salm.-Arthritis) Syn. Postdysenterische Arthritis. figste Ursache einer Arthritis! In 70% HLA B-27 pos.

Klinik Tage bis wenige Wo. nach Durchfallerkr. Entwicklung einer hochakuten Oligoar (bes. untere Extremitäten). Häufig mit Fieber und Leukozytose, bei $\frac{1}{3}$ der Fälle gleichzeiti thema nodosum.

Diagnostik Anamnese! Erregernachweis im Stuhl gelingt meist nur bei Salm.-Arthritis Nachweis im Blut: Pos. Agglutinationsreaktionen auf Yersinien (Titermaxima 1–2 Wo. Krankheitsbeginn), Shigellen, Salm. (nur in 50% pos.); AK-Nachweis auf Campylobacter lerweile wegen GIT-Diagn. recht weit verbreitet.

erenzialdiagnose Uroarthritiden, virusbedingte Arthritis und Arthritis nach Parasiten-

rapie Ther. der Grunderkr. Im akuten Stadium der Arthritis NSAR (ggf. auch als Injektio-
und Kryother. Therapieresistenz erfordert evtl. Steroide. Bei anhaltenden Beschwerden über
r als 6 Mon. evtl. Basisther. (☞ 18.3.2). Naturheilkundliche Ther. ☞ 18.3.2.

gnose Spontane Abheilung nach einigen Wo. Chron. Verläufe und Übergang in Reiter-Sy.
lich.

arthritiden

n. Möglich nach Inf. mit Gonokokken (☞ 9.8.1), Chlamdien (☞ 9.3.7), fraglich auch Myko-
nen und Herpes genitalis (☞ 9.4.1).

hritis nach Parasitenerkrankungen

n, Tendenz zunehmend (Ferntourismus). Auslöser: Z.B. Filarien, Bilharziose (☞ 9.10.8), Amö-
☞ 9.6.3), Zwergfadenwurm.

nostik Aufenthalt im Endemiegebiet. Eosinophilie, Nachweis von Parasiten in Blut, Stuhl
Urin, Immunologische Tests. Zusammenarbeit mit Tropeninstitut sinnvoll.

apie Entsprechend der Grunderkr.

sbedingte Arthritis

ustände eines Gelenks bei und nach Viruserkr.

logie Akut-infektbedingt bei und nach Röteln (auch nach Impfung, an Hand- und Finger-
ken, ☞ 16.7.2), Hep.-B-Virus (☞ 8.7.1), Epstein-Barr-Virus, Parvo-Viren. Weniger häufig
lumps- (☞ 16.7.8) und Entero-Viren. Selten bei Herpes- (☞ 9.4.1), HIV- (☞ 9.9), Influen-
en (☞ 9.4.4). Pathogenese: Immunkomplexe? Lokale Virusaktivität?

ik Sehr unterschiedliche Verläufe möglich; flüchtige Arthralgie bis schwere Arthritis. Meist
rtikulär, häufig Begleitexantheme.

nostik Anamnese (kann auch leer sein!) und Ausschlussdiagnose! Labor: BSG häufig nor-
häufig Lymphozytose. Serologie (Nachweis spezifischer AK) aufwendig und nicht immer
sslich, aber dennoch richtungweisend (jedoch überlegen, ob teure serol. „Schrotschussdiagn."
ichts der guten Prognose notwendig ist).

erenzialdiagnose Andere reaktive Arthritiden.

apie Keine spezifische Ther. möglich. Schonung, kühlende Umschläge, Bettruhe in akuten
, evtl. NSAR (☞ 18.3.2). Naturheilkundliche Ther. ☞ 18.3.2.

nose Sehr gut.

eliose (Lyme-Arthritis)

, Borrelia burgdorferi (☞ 9.3.3) ausgelöste Infektionskrankheit. Übertragung meist durch Ze-
ss.

Klinik

- Stadium I (Tage bis Wo. nach dem Biss): Allgemeinsymptome (Fieber, Kopfschmerz, M kel-, Glieder- und Gelenkschmerzen). In 70% flächenhafte oder kokardenförmige Rö (Erythema chronicum migrans)
- Stadium II (Wo. bis Mon.): In 15% neurologische Manifestationen, z.B. Meningitis, Neu der Hirnnerven (v.a. N. facialis), Meningopolyneuritis, Chorea
- Stadium III (Mon. bis J.): In 60% Lyme-Arthritis (Mon- oder Oligoarthritis großer Gele Progressive Enzephalomyelitis möglich.

Diagnostik Zeckenbiss in Anamnese (gezielt fragen!), typisches Erythem. BSG mäßig ↑, mie, Leukozytose, Transaminasen ↑. Serodiagn. richtungweisend: IFT, ELISA, Hämagglutina
Cave: Test im Stadium I unter Umständen noch neg., Tests nicht standardisiert. Schwierige rekter Erregernachweis nur in Speziallabors. Facharztüberweisung ab Stadium II, bei neuro schen Symptomen zum Neurologen (Liquoruntersuchung), bei Arthritis zum Rheumatol

Differenzialdiagnose Rheumatische Arthritiden, bei neurologischen Symptomen Wu kompression (☞ 6.1.6).

Therapie

- Im Stadium I Doxycyclin 2 × 100 mg tägl. über 3–4 Wo., bei Kindern Amoxicillin
- Bei Arthritis im Stadium III Penicillin G 6 Mio. IE tägl. p.o. über 2–3 Wo., schwerere Klinikeinweisung zur hochdosierten Antibiotikather. mit Cephalosporinen. Bei Seku manifestationen längere parenterale Gabe notwendig
- Naturheilkundliche Ther. ☞ 18.3.2.

Rheumatisches Fieber

Heute selten, v.a. Kinder und Jugendliche betroffen.

Klinik Wandernde Polyarthritis großer und mittl. Gelenke, 1–4 Wo. nach Streptokokkenar Zusätzlich Myokarditis, Endokarditis (Folge: Vitien), GN; ☞ 13.4.1.

Diagnostik Rachenabstrich (β-hämolysierende Streptok. der Gruppe A), ASL ↑, Blutku und Erguss sind steril. Herzauskultation, EKG, evtl. Facharztüberweisung zum Kardiolog

Therapie Klinikeinweisung zur hochdosierten Penicillinprophylaxe sowie Ther. mit ASS 2–3 × 500 mg, bei Kindern geringere Dos.) oder NSAR (☞ 18.3.2). Naturheilkundliche ☞ 18.3.2.

Prognose Später oft Herzklappenfehler (meist Mitral- oder Aortenklappe); Gelenke: Res ad integrum.

Enteropathische Arthritiden (M. Crohn, Colitis ulcerosa)

*Periphere Arthritiden bei ca. 20% der Pat. mit M. Crohn, mit Colitis ulcerosa in ca. 10%
M. Whipple (chron. Jejunitis) in 60% und Z.n. jejunoilealem Bypass (zur Fettsuchtbehan
in 15–30%. Ätiol. unklar (Immunreaktion durch enterales Antigen? Infektiös?).*

Klinik Typisch akuter mono- oder oligoartikulärer Beginn. Asymmetrische Oligoarthri Bevorzugung der unteren Extremität. ISG kann betroffen sein.

·gnostik Anamnese (Arthritis und gastrointestinale Beschwerden je nach Grunderkr.). Zur teren Diagn. Facharztüberweisung zum Gastroenterologen.

·ferenzialdiagnose Reaktive (postenteritische) Arthritiden (s.o.), c.P.(☞ 18.3.1), Gicht ¹ 17.3), rheumatisches Fieber (s.o.).

·rapie Behandlung der Grunderkr. in enger Zusammenarbeit mit dem mitbehandelnden FA. ·R Mittel der 1. Wahl im akuten Arthritisschub. Naturheilkundliche Ther. ☞ 18.3.2.

·gnose Akuter Schub über Wo. bis wenige Mon. Periphere Gelenkentzündungen heilen mit · Darmerkr. aus. Achsenskelettbefall ist von der Grunderkr. unabhängig und korreliert mit · B-27.

3.5 Kollagenosen und Vaskulitiden

·fige klinische Befunde bei Kollagenosen und Vaskulitiden sind Arthralgien, Raynaud-Sy., Finger-·vellung, Muskelschwäche und -schmerzen, allg. Abgeschlagenheit. Die Arthritiden bei dieser ·nkheitsgruppe zeigen typischerweise geringe Destruktionspotenz. Aufgrund entzündlicher Verän-·ngen des periartikulären Bindegewebes kommt es dennoch längerfristig zu Fehlstellungen. Die ·figkeit von Gelenkbeschwerden ist bei den einzelnen Kollagenosen unterschiedlich, beim SLE · 90%.

.5.1 Systemischer Lupus erythematodes (SLE)

·immunerkr. 3 Formen: SLE (Vollbild), kutaner LE (nur Hautbefall), medikamenteninduzierter ·reversibel). Meist jüngere F (M : F = 1 ; 9), Inzidenz 50/100 000 (häufiger als Tbc!).

·logie Genetische Disposition, Virusinf.? **Cave:** Krankheitsbild kann auch medikamentös ·ziert sein (Procainamid, Hydralazin, Isoniazid, Methyldopa, Phenytoin, Neuroleptika u.a.).

·ik Buntes Bild, meist mit Fieber, Schwäche und Gewichtsverlust.
·Arthritiden (90%): Häufig polyartikulär-symmetrischer, im Beginn aber auch oft wandernder ·Befall der kleinen Gelenke an Hand und Fingern sowie der Kniegelenke. Rö: Meist keine ·Knorpel- oder Knochendestruktion
·Hauterscheinungen (75%): Schmetterlingsförmiges Wangen-Erythem, Rötungen und Son-·nenunverträglichkeit der Gesichtshaut; Verteilungsmuster ☞ 25.1.1, Abb. 25.3
·Nierenveränderungen (50%): Nephritiden mit Erythrozyturie, Proteinurie; nephrotisches Sy., ·Niereninsuff.
·Neurologische Veränderungen (60%): Kopfschmerzen, Krampfanfälle, Psychosen
·Kardiopulmonale Veränderungen (50%): Pleuritis, Perikarditis.

·Die Arthritis ist fast immer das Symptom, das den SLE-Pat. zum Arzt führt!

Diagnostik Klinik. Labor: BSG und CRP ↑, Auto-AK-induzierte Zytopenie (Leukopenie, Lymphopenie, Thrombopenie). Nachweis von AK gegen DNS. Bei medikamenteninduziertem Lupus finden sich *nie* Anti-n-DNS oder Anti-Sm. Bei V.a. SLE Facharztüberweisung zum Rheumatologen.

Differenzialdiagnose c.P. (☞ 18.3.1), andere Kollagenosen.

Therapie In enger Zusammenarbeit mit FA; bei leichten Fällen ohne Progredienz NSAR (z.B. Diclofenac 100–150 mg p.o. tägl.) als symptomatische Arthritisther. **Cave:** Ibuprofen bei SLE kontraindiziert! Zusätzlich bei:
- SLE: Basisther. mit Chloroquin (☞ 18.3.2) möglich. Bei mittl. und schweren Fällen Steroide und Immunsuppressiva nach Facharztüberweisung zum Rheumatologen
- Medikamenteninduziertem LE: Weglassen der verursachenden Medikamente führt zur Abheilung
- Kutanem LE: Retinoide, Lichtschutzsalbe, steroidhaltige Externa.

Prognose Bei SLE verlaufen 10–15% letal, 5JÜR = 75%. Prognose abhängig von Nieren-, ZNS-Befall. Medikamenteninduzierter SLE nach Absetzen reversibel. Kutaner LE: Günstige Prognose.

18.5.2 Progressive systemische Sklerose

Syn. PSS. Sklerodermie, Systemerkr. des Bindegewebes mit Fibrosklerose von Haut, Gefäßen und inneren Organen. Meist F mittl. Alters. Ätiol. unbekannt.

Klinik
- Hautveränderungen in 3 Stadien: Ödem-Induration-Atrophie. Beginn meist an den Händen: Geschwollene, verhärtete, derbe Finger, gespannte Haut mit Verkalkungen. Schmerzlose Kontrakturen. Raynaud-Sy., gelegentlich Ulzerationen und Nekrosen der Fingerspitzen (Rattenbissnekrosen). Mimische Starre des Gesichtes, Kleinerwerden der Mundöffnung (Mikrostomie) und radiale Fältelung um den Mund (Tabaksbeutelmund). Teleangiektasien
- GIT: Sklerosierung des Zungenbändchens, Dysphagie
- Lunge: Dyspnoe durch Fibrose, später Cor pulmonale
- Gelenke: Arthritiden
- Herz: Myokardfibrose, Kardiomyopathie
- Nieren: Multiple Niereninfarkte, art. Hypertonie, Niereninsuff. bis Urämie.

Unterscheidung von:
- Sklerodermie der Haut: Zirkumskripte Form, Morphea
- Maligne diffuse SS: Rapide Beteiligung der inneren Organe
- CREST-Sy.: **C**alcinosis, **R**aynaud-Sy., **Ö(E)**sophagusbeteiligung, **S**klerodermie, **T**eleangiektasien.

Diagnostik Klinisch; ANA bei 95% der Pat. pos., Ös.: Wandstarre im Rö-Kontrast.

Differenzialdiagnose Mischkollagenose (☞ 18.5.4, anti-RnP!).

Therapie Medikamentöse Einstellung mit Steroiden und Immunsuppressiva (z.B. Alkylanzien) nach den mitbehandelnden internistischen Rheumatologen. Symptomatische Behandlung der ut. Prophylaxe von Raynaud-Beschwerden.

Prognose Abhängig vom Ausmaß der Organschäden (Herz, Lunge, Nieren); bei maligner differ PSS schlecht.

Raynaud-Syndrom

Durchblutungsstörungen v.a. an den Händen und Füßen. 3-Phasen-Ablauf: Ischämie – Zyanose Erythem.

Primäres (vasospastisches) Raynaud-Sy.: Junge F, Auslösung meist durch Kältereiz, aber auch emotionalen Stress. Symmetrisch, Spasmus löst sich nach wenigen Min., keine Nekrosen. **Ther.:** Kältereize vermeiden (Handschuhe), kein Nikotin, Prazosin (z.B. Minipress®) einschleichend von 3 × 0,5 mg tägl. auf 20–40 mg tägl. oder Nifedipin 3 × 10 mg tägl., KG (z.B. stoffwechselsteigernde Gymnastik der Extremitäten), Sport, physikalische Behandlung, z.B. ansteigende Fußbäder

Sekundäres Raynaud-Sy. (akraler Verschluss): Je nach Grundkrankheit eher asymmetrisch auftretend, auch mit Nekrosen. **Ätiol.:** Arteriosklerose (☞ 11.3), Diab. mell. (☞ 17.1), Arbeit mit Presslufthammer oder andere chron. Vibrations- oder Kältetraumata, Medikamente (z.B. Ergotamin und Dihydroergotamin, β-Blocker, Bromocriptin), Sudeck-Dystrophie (☞ 5.4.4), Sklerodermie (s.o.), andere Kollagenosen (☞ 18.5), hämatologische Erkr., z.B. CML (☞ 19.4.2), M. Waldenström (☞ 19.3), Blei- und Arsenvergiftung (☞ 3.5), Kälteagglutininerkr., Thrombangiitis obliterans (☞ 11.3.6). **Ther.:** Behandlung der Grunderkr. bzw. Beseitigung der Ursache, zusätzlich symptomatische Ther. (wie beim primären Raynaud-Sy.).

18.5.3 Polymyalgia rheumatica – Arteriitis temporalis (Morbus Horton)

Generalisierte Riesenzellarteriitis. Etwa 50% der Pat. leiden gleichzeitig unter einer Arteriitis temporalis, die allerdings auch selbstständig auftreten oder der Polymyalgia rheumatica vorausgehen kann. Meist ältere F (75%). Inzidenz ca. 1%.

Klinik

Polymyalgia rheumatica: Meist plötzlicher Beginn mit symmetrischen Nacken-, Schulter- oder Beckengürtelschmerzen (bes. nachts und frühmorgens). Druckschmerzhaftigkeit, Morgensteifigkeit und Schwäche der stammnahen Muskulatur. BSG > 50 mm/1. h. Fieber, Kopfschmerz, flüchtige Arthritiden. Depressive Verstimmung

Arteriitis temporalis: Anfallsartiger Kopf- und Augenschmerz in der Temporalgegend, zuerst ein-, später auch bds. Sehstörungen und Schwindel. Im akuten Stadium ist die Arterie als überwärmter, druckschmerzhafter Strang zu tasten.

Diagnostik

- Trias: Muskelschmerzen – Sturzsenkung – (geringe) Anämie
- Schlagartiges Ansprechen auf Kortikoide
- CK normal! Neurologisch o.B.

Bei diagnostischen Schwierigkeiten Facharztüberweisung zum Rheumatologen; **Cave:** Para͏ plastisches Sy.

Differenzialdiagnose Entzündlich-rheumatische Erkr. der Gelenke und der WS (☞ 18.1), Kollagenosen (☞ 18.5.1 und ☞ 18.5.2), Polymyositis (CK ↑, ☞ 18.5.4). Malignome, z.B. multiples Myelom oder Inf.

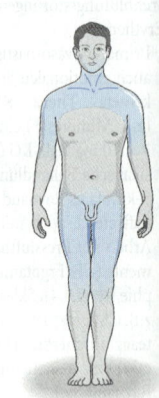

Therapie

- Polymyalgia rheumatica: 30–50 mg Prednisolon initial, dann Reduktion unter Kontrolle von BSG (< 20 mm/1. h), quantitativem CRP und Klinik auf eine ED von 5–7,5 mg über mind. 6–12 Mon.
- Arteriitis temporalis: Wegen Erblindunsgefahr sofort beginnen mit Prednisolon 60–100 mg tägl. für 2 Wo., dann auf ED reduzieren. Oft jahrelange Steroidgabe notwendig. Dosisreduktion ggf. in enger Zusammenarbeit mit einem Rheumatologen.

Komplikationen Ischämischer Insult, Arm-Claudicatio und irreversible Visusstörung, Erblindung.

Prognose Bei frühzeitiger Steroidgabe innerhalb von Tagen Besserung.

Abb. 18.6 Polymyalg͏ rheumatica – Verteilun͏ muster der Myalgien

18.5.4 Seltene Erkrankungen

Bei V.a. eine der folgenden Erkr. immer Facharztüberweisung an Rheumatologen.

Polymyositis/ Dermatomyositis

Heterogene Gruppe erworbener entzündlicher Muskelerkr. mit charakteristischer Klinik (M͏ schmerzen, -schwäche, -atrophie) und histologischem Korrelat (Entzündungsinfiltrate). W͏ Symptome: Müdigkeit, Fieber, Gewichtsverlust, Arthralgien, Raynaud-Sy. (☞ 18.5.2) und Ha͏ teilung bei Dermatomyositis (blauviolettes Erythem an lichtexponierten Körperstellen).

Diagnostik Durch FA über Labor (u.a. BSG ↑↑, CK ↑↑, RF in 30–50% pos., ANA in 30͏ pos.), Muskelbiopsie, EMG.

Prognose 5JÜR > 80%. **Cave:** Paraneoplastisches Sy. möglich: Tumorsuche einleiten.

schkollagenose (Sharp-Syndrom)

mit klinischen Erscheinungen des SLE (☞ 18.5.1), die sich mit der progressiven systemischen Skle- (☞ 18.5.2) und der Polymyositis/Dermatomyositis überlappen.

gnostik ANA gegen ein Antigen des nukleären Ribonukleoproteins (RNP). M : F = 1 : 4.

gnose Relativ mild verlaufende Kollagenose.

gener Granulomatose

nunologisch bedingte, systemische granulomatöse Vaskulitis. Beginnt lokalisiert als Schleimhaut-ündung des oberen und unteren Respirationstrakts (Leitsymptom: Chron. Schnupfen!) und schrei-neist bis zur generalisierten, nekrotisierenden granulomatösen Vaskulitis und GN fort. M : F = 2 : 1, rsgipfel um das 40. Lj.

gnostik Beim klinischen Verdacht Facharztüberweisung zum Rheumatologen; Labor: NCA diagnostisch hoch spezifisch.

ferenzialdiagnose Chron. Sinusitis (☞ 22.5.2).

gnose Abhängig vom Nierenschaden. Bei rechtzeitiger Ther. vollständige Langzeitremmis-erzielbar; deshalb frühzeitige Diagnose entscheidend!

ayasu-Arteriitis

pezifische Aortitis mit Mediazerstörung, Intimaproliferation und sekundär thrombotischen Gefäß-chlüssen der Aortenabgänge. V.a. junge F. Prognose: Schlecht.

arteriitis nodosa (Kußmaul-Meier)

eralisierte Gefäßentzündung (v.a. der kleinen Arterien und Arteriolen) im Bereich der Waden- und erarmmuskeln, aber auch innere Organe betroffen. Makroskopisch kleine knötchenartige Verdi-gen in perlschnurartiger Anordnung. Ätiol. unbekannt. Meist M mittl. Alters, M : F = 3 : 1; nose: Abhängig vom Nierenbefund.

ren-Sy. (☞ 18.3.3)

.6   Extraartikuläre Rheumaformen

chteilrheumatismus": Unter dieser Bezeichnung wird eine Reihe schmerzhafter Krankheitsbilder mmengefasst, die von periartikulären oder gelenkfernen Strukturen des Bewegungsapparats aus-. Der behandelnde Arzt in der Praxis ist sehr oft mit diesen Symptomen konfrontiert, für die es ng keine einheitliche Beschreibung und Klassifizierung gibt.

xtrartikulärer Rheumatismus können bezeichnet werden:

Erkr. des Unterhautgewebes: Z.B. Pannikulose („Zellulitis"), Pannikulitis

Erkr. der Sehnen, Faszien, Bursen: Z.B. Tendovaginitis (☞ 6.4.3), M. Dupuytren (☞ 6.4.5), Bursitiden, z.B. Bursa olecrani (☞ 6.3.3), Bursa praepatellaris (☞ 6.6.9)

Periarthropathien: Sehr häufig, bes. im Bereich des Schulter- und des Hüftgelenks (☞ 6.5.6)

ibromyalgie (☞ 18.6.1)

- Engpasssy. (☞ 6.7.13): Z.B. Karpaltunnelsy., Tarsaltunnelsy.
- Reflexdystrophisches Sy. (M. Sudeck, ☞ 5.4.4).

18.6.1 Fibromyalgie-Syndrom

*Generalisierte Tendomyopathie („Mir tut alles weh") mit uncharakteristischen schmerzhaften Dr
punkten und vegetativen Störungen (Müdigkeit, verminderte Belastbarkeit, Schlafstörungen) mit
chosomatischem Hintergrund. F : M = 9 : 1, meist 30.–60. Lj.*

Klinik

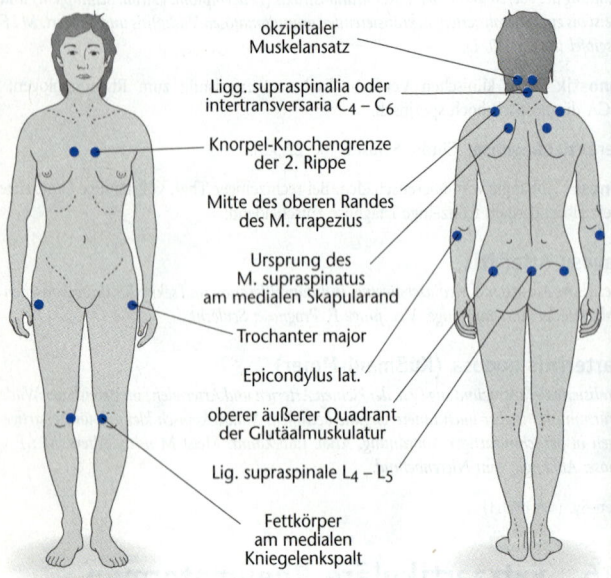

okzipitaler
Muskelansatz

Ligg. supraspinalia oder
intertransversaria $C_4 - C_6$

Knorpel-Knochengrenze
der 2. Rippe

Mitte des oberen Randes
des M. trapezius

Ursprung des
M. supraspinatus
am medialen Skapularand

Trochanter major

Epicondylus lat.

oberer äußerer Quadrant
der Glutäalmuskulatur

Lig. supraspinale $L_4 - L_5$

Fettkörper
am medialen
Kniegelenkspalt

Abb. 18.7 Schmerzpunkte bei Fibromyalgie

Erhöhte Schmerzempfindlichkeit, dumpfe Schmerzen und Steifigkeit. Nachweis von Schr
punkten an Muskeln und Sehnenansätzen. Psychovegetativ auffälliges Verhalten, Depres
Ängste, Kontaktstörungen.

Diagnostik
- Anamnese: Dauer über Mon. und J.; ergebnislose Frequentierung von Spezialisten und
praktikern
- Körperliche Untersuchung: Typische Klinik und Schmerzpunkte weit verteilt

Rö und Labor unauffällig

Facharztüberweisung zum Rheumatologen zum Ausschluss sekundärer Fibromyalgieformen bei Myositis, c.P., Kollagenosen.

Differenzialdiagnose Entzündliche (☞ 18.1) und degenerative Gelenk- und Wirbelsäulen-formen, Kollagenosen (☞ 18.5), Polymyalgia rheumatica (☞ 18.5.3), Psychosen (☞ 21.8), endo-krine Störungen (☞ 17).

Fibromyalgie ist eine Ausschlussdiagnose, in die der HA viel Geduld und Geschick investieren muss.

Therapie Körperliche Aktivität (allg. Fitnesstraining); Psychother. nach Absprache mit Psychia-ter Facharztüberweisung); Amitriptylin (z.B Saroten® ret.) 25–75 mg abends; Infiltration von Triggerpunkten, z.B. mit Procain (☞ 4.6.3, Neuralther.); Entspannungsgymnastik, physikalische Maßnahmen (lokale Wärme, TENS); Massage meist ohne den geringsten Effekt. Bei Therapier-esistenz NSAR (☞ 18.3.2). Evtl. stationäre Heilbehandlung, u.a. zur Milieuveränderung in psy-chosomatisch ausgerichteter Reha-Klinik. Naturheilkundliche Ther. ☞ 18.3.2.

Prognose Ab dem 60. Lj. wird gelegentlich eine Tendenz zur Besserung beobachtet. Chron. Verlauf bis zur Invalidisierung bei Therapieresistenz möglich. **Cave:** Zurückhaltung bei operativen Eingriffen: Sind bei gesicherter Diagnose kontraindiziert!

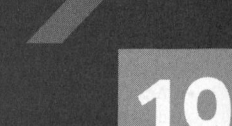

ämatologie

Inhalt

TA KOSSAT

19.1 Leitsymptome und ihre DD

19.1.1 Anämie

Verminderung der Erys (F < 4/pl, M < 4,5/pl), des Hb (F < 12 g/dl, M < 14 g/dl) und/oder des ▌
(F < 38%, M < 42%).

▸ Bei leichter Anämie: Erys evtl. noch normal, aber Hb und Hkt. ↓. Oder umgekehrt: Erys ↓, a▌
Hb und Hkt. normal.

Klinik

! Allg. Anämiesymptome: Rasche Ermüdung, Kopfschmerzen, Schwindel, Konzentratio▌
schwäche, Schlaflosigkeit, Kälteempfindlichkeit. Seltener: Atemnot, Herzklopfen, Angina p▌
toris. **Cave:** Bei leichter Anämie keine oder nur geringe Beschwerden

• Befund: Meist fahl-blasse Haut (bes. sichtbar an Schleimhäuten und Handinnenflächen; ▌
Vasomotorische Blässe. Fakultativ: Ikterus, Tachykardie, Systolikum (am lautesten an ▌
Herzbasis), „Nonnensausen" (charakteristisches Geräusch an Halsvenen), Hypotonie.

Diagnostik

• Anamnese: Einseitige Ernährung, genitale Blutungen bei der Frau, Vorerkr. (chron. Entz▌
dungen, Malignom, Z.n. Magenresektion), Verfärbung von Stuhl und/oder Urin

• Basisdiagn.: BB (Erys, Hkt., Hb, MCV, MCH, MCHC, Leukos, Thrombos) und Diff. ▌
(stab-, segmentkernige, neutrophile, eosinophile und basophile Granulozyten so▌
Mono- und Lymphozyten)

• Weiterführende Diagn.: Entsprechend der Verdachtsdiagnose, bei diagnostis▌
Unsicherheit Facharztüberweisung.

Differenzialdiagnosen: Hypochrome Anämie (MCH < 27 pg)

• Eisenmangelanämie (☞ 19.3.1): MCV, Eisen und Ferritin ↓. Bei diagnostischer Unsicher▌
zusätzlich: Bestimmung von Transferrin ↑ und totale Eisenbindungskapazität ↑. **Cave**▌
Frühstadium ist Ferritin ↓ bei noch normalem Eisen

• Inf.- und Tumoranämie (☞ 19.3.4): MCH und MCV oft normal. Eisen ↓, Ferritin ↑▌
normal. Ggf. Transferrin (↓ oder normal)

• Sehr selten: Thalassämie (Eisen ↑, ☞ 19.3.3), Vit.-B₆-Mangelanämie (Eisen ↑), sideroac▌
tische Anämie (Eisen und Ferritin ↑; hereditärer oder erworbener Enzymdefekt, der Eisen▌
bau in Porphyrinskelett verhindert).

Differenzialdiagnosen: Normochrome Anämie (MCH 27–33 pg)

• Hämolytische Anämien (☞ 19.3.3): Retikulozyten ↑, (indirektes) Bili ↑, LDH ↑, Eisen ▌
Ferritin ↑, Hämoglobinurie

• Akute Blutungsanämie: Kreislaufstörungen, Schockzeichen; **cave:** Anämieausmaß kann▌
nach Wiederherstellung des Blutvolumens durch Rehydrierung beurteilt werden. Wäh▌
der Blutung durchgeführte Hb- und Ery-Bestimmungen ergeben oft normale oder nur ge▌
veränderte Werte. Kurzfristige Trendbestimmung i.d.R. in der Klinik

• Aplastische Anämie oder Panmyelopathie (☞ 19.3.5): Retikulozyten ↓, Eisen und Ferrit▌
helle Harn- und Serumfarbe, BSG ↑

Inf.- und Tumoranämie (☞ 19.3.4): Häufiger hypochrom s.o.
Blutspender.

ferenzialdiagnosen: Hyperchrome Anämie (MCH > 33 pg)

Perniziöse Anämie (☞ 19.3.2): MCV ↑. Diff.-BB: Megalozyten (große, ovale Erys) und Megaloblasten (kernhaltige, rote Vorstufen). Vit.-B$_{12}$-Spiegel im Serum < 100 ng/l

Nichtperniziöse megaloblastäre Anämien (☞ 19.3.2): Ähnliche Laborbefunde, aber andere Ätiol. (z.B. Folsäuremangel)

Makrozytäre Anämie: MCV ↑, Diff. BB: Makrozyten (stehen größenmäßig zwischen Erys und Megalozyten). **Ätiol.:** Leberzirrhose (**cave:** bei Blutverlust Übergang in hypochrome Anämie möglich), Hämochromatose (☞ 8.7.2), Pankreas- und chron. Nierenerkr., aplastische Anämien (z.B. Benzolintox.).

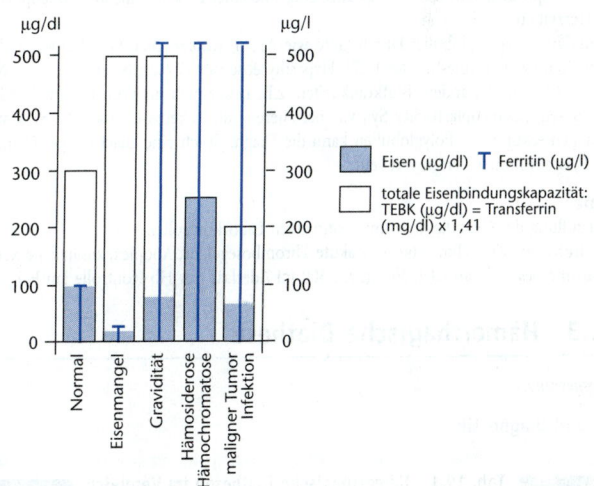

19.1 Differenzialdiagnose der Anämie

.1.2 Polyglobulie

nehrung der Erys im Blut (> 5,7/pl).

ik

Symptome: Oft nur geringe subjektive Beschwerden; Kopfschmerzen, Schwindel, Konzentrationsstörungen, depressive Zustände, seltener Ohrensausen, Sehstörungen u.a. Symptome, die auf funktionelle Minderdurchblutung zurückzuführen sind

Körperliche Untersuchung: Tiefrotes Gesicht, „blühendes Aussehen", Bluthochdruck.

Diagnostik

- Ganzkörperstatus, bes. Thoraxorgane
- Labor: BB und Diff.-BB: Hkt., Hb und Erys ↑ bei normalem Plasmavolumen, Leukos u Thrombos normal (**DD:** Polycythaemia vera, ☞ 19.3.5), ggf. TSH basal. Oberbauchso Ggf. Facharztüberweisung zum Pulmologen, Kardiologen oder Hämatologen.

💧 Normale Erys mit erhöhtem Hkt. und Hb bei Dehydratation infolge chron. Diarrhoe, l dauernden Erbrechens, unkontrollierter Diuretikaeinnahme.

Differenzialdiagnose

- Primäre Polyglobulie: Im Rahmen der Polycythaemia vera (☞ 19.3.5)
- Sekundär kompensatorische Polyglobulie bei Hypoxämie: Kardiopulmonale Insuff., wie Lungenemphysem, chron. Stauungslunge aufgrund einer Linksherzinsuff., Höhenpolyglo lie, Herzvitien
- Sekundäre Reizpolyglobulie: Durch Gifte wie Arsen, Kupfer, Blei, Quecksilber, endok Störungen wie Cushing-Sy. (☞ 17.7); Hyperthyreose (☞ 17.6.2); Nierenerkr., v.a. Nier zell-Ca (☞ 13.4.2); andere Blutkrankheiten, z.B. Leukämien im Frühstadium (☞ 19.4 Milzzysten; paraneoplastisches Sy., v.a. bei Nieren- und Uterus-Ca (☞ 14.3.5). **Cave:** manchen sekundären Polyglobulien kann die Diagn. durch eine gleichzeitige Vermehr des Plasmavolumens erschwert sein.

Therapie

- Behandlung des Grundleidens unter sinnvollen Laborkontrollen
- Bei drohender KO (Hkt. > 60% → akute Thrombosegefahr, Apoplex, zusätzliche Kreisl belastung bes. bei kardialen Vorerkr.): 300 ml Aderlass mit Hb-Kontrolle am Folgetag

19.1.3 Hämorrhagische Diathese

Blutungsneigung.

Klinik und Diagnostik

Tab. 19.1 Hämorrhagische Diathesen im Vergleich

	Koagulopathie	Thrombopathie Thrombopenie	Vasopathie
Klinik	Hämatome (Blutung in Subkutis und Muskulatur). Bei schweren Formen: Hämarthros, v.a. bei Hämophilie	Stecknadelkopfgroße Blutungen (Petechien). Kleinflächige Kapillarblutungen v.a. der unteren Extremität (Purpura). Flächenhafte Blutungen (Ekchymosen = Sugillationen), Schleimhautblutungen	Uncharakteristisch meist petechial mi Hauteffloreszenze und Purpura. Eber Ekchymosen mög

Bei der reaktiven Linksverschiebung meist nur Vermehrung der Stabkernigen und Metamyelozyten, in schweren Fällen vereinzelt Myelozyten. Das Auftreten von Promyelozyten und Myeloblasten spricht immer für eine Blutkrankheit, in erster Linie für die CML (☞ 19.4.2).

9.1.5 Leukopenie und Agranulozytose

ukopenie

kos < 4000/μl im Zitratblut.

nik Entsprechend der Grundkrankheit; oft asymptomatisch, Infekthäufung.

gnostik
Anamnese: Vorerkr., Medikamente, Arbeitsplatz, Allgemeinbefinden (Fieber, Leistungsminderung, Nachtschweiß, Gewichtsverlust)
Körperliche Untersuchung: Ganzkörperstatus
Labor: BB, Diff.-BB, BSG, HIV-Test, Knochenmarkausstrich bzw. Stanze
Ggf. Facharztüberweisung oder Klinikeinweisung bei V.a. hämatologische Erkr. mit schlechtem AZ.

erenzialdiagnose
Virusinf.: Grippe, Masern, Röteln, Mumps (nur zu Erkr.-Beginn Leukopenie, ☞ 16.7.8)
Hämatologische Erkr.: Schwerer Verlauf einer perniziösen Anämie (☞ 19.3.2), Panmyelopathie (☞ 19.3.5), Leukämien mit Verdrängung der Granulopoese im KM (☞ 19.4.1), Lymphome (☞ 19.4.3)
Malignome mit KM-Metastasen
KM-schädigende Inf.: Sepsis, Peritonitis, Tbc, Pneumonie, Diphtherie, Toxoplasmose, Typhus, Brucellose
Kollagenosen (z.B. SLE)
Hypersplenismus (☞ 19.1.7)
Einwirkung chemischer Stoffe: Benzol u.a. aromatische Kohlenwasserstoffe, Medikamente (Zytostatika, ☞ 28.3.2), einige Thyreostatika (☞ 17.6.5), Antikonvulsiva (☞ 20.6) und Antirheumatika (☞ 18.3.2)
Familiäre Leukopenie (funktionell ohne Bedeutung, selten, Ausschlussdiagnose).

rapie Soweit möglich kausal (z.B. Medikation absetzen), Infektionsprophylaxe.

Akute Infektionsgefahr bei Granulozyten $<$ 500/μl: Absolute Ind. zur Klinikeinweisung.

anulozytose
ständiges Fehlen oder hochgradige Verminderung der Granulozyten im Zitratblut, meist im Rahmen einer Zytostatikather. (☞ 28.3.2), seltener medikamentös induziert.

Wichtige agranulozytoseauslösende Medikamente

- Analgetika: Metamizol, Phenylbutazon, Paracetamol
- Antibiotika, Chemotherapeutika, Bakteriostatika: Penicillin, Tetrazykline, Cephalospori
  Metronidazol, Goldsalze, Wismut u.a.
- Sedativa, Psychopharmaka, Antikonvulsiva, Barbiturate: Chlorpromazin, Imipramin, H
  loperidol
- Thyreostatika: Thiamazol, Carbimazol
- Verschiedene: Z.B. Antihistaminika, Antidiabetika, Diuretika, Lipidsenker, ACE-Hemm
  H_2-Blocker, Antikoagulanzien.

Klinik

- Symptome: Hohes Fieber mit Schüttelfrost, Kopfschmerzen, Appetitlosigkeit, Übelkeit
- Inspektion: Geschwüre und Nekrosen im Bereich der Mundhöhle, des Rachens und der H
  schmierige, diphtherieähnliche Beläge auf den Tonsillen; gelegentlich Ikterus
- Palpation: Vergrößerte und schmerzhafte LK (☞ 19.1.6), leichte Hepatosplenomegalie

Diagnostik

- Labor: BB (rotes BB und Thrombos normal), Diff.-BB, BSG ↑, HIV-Test
- Bei differenzialdiagnostischen Schwierigkeiten Facharztüberweisung zur KM-Punktion

! Absolute Granulozytopenie kann durch eine relative Lymphozytose (80–90%) überdeckt
Monozyten können vermindert oder vermehrt sein. Monozytose gilt als günstiger prog
tischer Hinweis.

Differenzialdiagnose

- Infektiöse Mononukleose zeigt einen ähnlichen Befund: Schmierige Rachenbeläge, geleg
  lich Leukopenie, meist aber typische Pfeiffer-Zellen im Diff.-BB
- Akute Leukämie (☞ 19.4.1): Neben Leukopenie zusätzlich Anämie und Thrombopen

Therapie Sofortiges Ausschalten der auslösenden Noxe und Klinikeinweisung. Granuloz
zahl kann sich innerhalb einer Woche erholen.

Bei V.a. medikamentöse Induktion Weglassen aller nicht unbedingt erforderlichen Me
mente, da das auslösende Medikament oft nicht sicher festgestellt werden kann.

19.1.6 Lymphknotenvergrößerung

*Jeder tastbare, persistierende, supraklavikuläre LK und jeder über Erbsgröße hinausgehende, pers
rende axilläre, inguinale oder nuchale LK ist abklärungsbedürftig.*

Diagnostik

- Anamnese: Alter, Beruf (z.B. Landwirte mit Aktinomykose), Sexualgewohnheiten (V.a
  philis ☞ 9.8.2, AIDS), AZ (Fieber? Juckreiz? Gewichtsverlust?), plötzliche Schwellung
- LK-Tastbefund: Lokalisierte oder generalisierte LK-Vergrößerung, Druckschmerz (bei
  und viralen Entzündungen), Konsistenz (hart: V.a. maligne Erkr.; mittelhart: V.a. Entzün
  oder Sarkom; weich: V.a. bakt. Inf., Tbc ☞ 12.3.5), Verschieblichkeit (mit Unterlage v

cken: V.a. maligne Erkr.). **Cave:** Kinder und Jugendliche haben physiologischerweise mehr
palpable LK
Sonstige Befunde: Ggf. Ikterus, Splenomegalie
Labor und apparative Diagn.: BB, Diff.-BB, BSG, Sono Abdomen und Facharztüberweisung
zum Rö-Thorax.

Ist nach diesem Basisprogramm die Diagnose unklar, schließt sich i.d.R. eine LK-Biopsie an.
Stehen jedoch andere Leitsymptome als die LK-Vergrößerung im Vordergrund, ist vor der LK-
Biopsie eine weiterführende Diagn. (z.B. Serologie, CT) sinnvoll.

ferenzialdiagnose
Inf.: Bakt., virale (v.a. Mononukleose, Röteln, Influenza, HIV), parasitäre (selten)
Maligne Erkr.: Lymphom (☞ 19.4.3), Leukämie (☞ 19.4.1), Metastase, selten Plasmozytom
(☞ 19.4.4)
Systemerkr.: Kollagenosen (☞ 18.5), c.P. (☞ 18.3.1), Sarkoidose (☞ 12.7.2)
Medikamente: Hydralazin, Phenytoin.

LK-Vergrößerung bei Pat. < 30 J. zu 80% und bei Pat. > 50 J. nur zu 40% benigne Ursache.

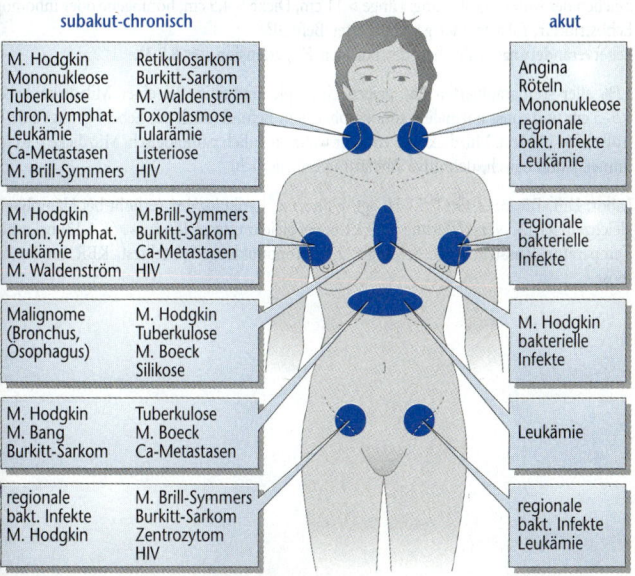

19.3 Differenzialdiagnose der LK-Schwellung nach Lokalisation und Verlauf

19.1.7 Splenomegalie

Eine unter dem Rippenbogen tastbare Milz ist immer pathologisch vergrößert, aber nicht jede verg[ö]ßerte Milz ist palpabel.

Diagnostik

- Anamnese: Angeborene Erkr. (z.B. Speicherkrankheiten, hämolytische Anämien), Vore[r] (z.B. Leberzirrhose), Allgemeinbefinden, Fieber, Tropenrückkehrer (z.B. Malaria)?
- Körperliche Untersuchung:
  - Milzpalpation: Mäßige oder starke Vergrößerung, Konsistenz (weich bei akuten Entz[ün] dungen, mittelhart bei portaler Stauung und Hämolyse, hart bei malignen Erkr.), At[m] verschieblichkeit (reduziert z.B. bei sehr großer Milz, Tumoren der Ovarien oder des Pa[n] reas)
  - Hepatomegalie, Ikterus, LK-Vergrößerungen
- ! Milzpalpation in Rückenlage des Pat., bei Schwierigkeiten in re Seitenlage, wobei die li H[and] des Untersuchers vom Rücken her die Milz gegen die re Hand drückt. Lageanomalien kön[nen] eine Splenomegalie vortäuschen. Eine Splenomegalie wird bei weicher Konsistenz leicht ü[ber] sehen
- Sono (☞ 2.10):
  - Zeichen der Milzvergrößerung: Länge > 11 cm, Dicke > 4,5 cm, homogene oder inhomog[ene] Echostruktur, fokaler oder generalisierter Befund?
  - Leberveränderungen: Zeichen der portalen Hypertension (☞ 8.7.3).

- 12% aller sonographierten Pat. zeigen eine Splenomegalie. Bei einer Milzdicke zwisc[hen] 4,5–5 cm und sonst normalem sonographischem Befund (auch der Leber) genügt eine K[on] trolle in 6–12 Mon. Milzdicke > 5 cm sehr wahrscheinlich pathologisch. Milzdicke > 6 cm immer pathologisch, definitive Abklärung erforderlich.

- Labor: Diff.-BB, BSG, GOT, LDH, ggf. E'phorese, Retikulozyten (erhöht bei Hämolyse); [bei] gleichzeitiger LK-Vergrößerung ☞ 19.1.6; bei gleichzeitigem Ikterus ☞ 8.1.13; bei erhö[hter] Temperatur: Zusätzlich ggf. Serologie, z.B. Mononukleose-Schnelltest, KBR auf Toxop[las] mose.

Tab. 19.3	**Differenzialdiagnose der Splenomegalie**	
rgrößerung	**Mit LK-Vergrößerung**	**Mit Ikterus**
ßig	Inf. (Mononukleose ☞ 9.4.3, Toxoplasmose ☞ 9.6.1, Sepsis ☞ 3.4.4, Endokarditis ☞ 10.7.1, Malaria ☞ 9.10.8, Virushep. ☞ 8.7.1, Tbc ☞ 12.3.5, Schistosomiasis ☞ 9.10.8, HIV-Inf. ☞ 9.9, Trypanosomen, M. Bang, Leptospirose), Kollagenosen (☞ 18.5), maligne Lymphome (☞ 19.4.3), akute Leukämie (☞ 19.4.1)	Portale Stauung bei Pfortaderthrombose oder Leberzirrhose (☞ 8.7.3), hämolytische Anämien (v.a. angeborene, ☞ 19.3.3), Hämochromatose (☞ 8.7.2)
rk	Myeloproliferative Erkr.: CML (☞ 19.4.2), Osteomyelosklerose, Polycythaemia vera (☞ 19.3.5). Einige Non-Hodgkin-Lymphome (☞ 19.4.3), Speicherkrankheiten (z.B. M. Gaucher)	
al	Selten: Milzabszess, Milzzysten, traumatisches Kapselhämatom, Metastasen, Lymphome	

nplikationen Hypersplenismus, d.h. Mangel aller oder einzelner Blutzellklassen und hy-lastisches KM; entsteht durch erhöhte Sequestration der Blutzellen in der Milz bei Spleno-alie.

.2 Diagnostische Methoden

npel-Leede-Test
Ind.: V.a. Thrombozytopenie oder -pathie
Durchführung: Anlegen einer Blutdruckmanschette am Oberarm des Pat.; 5 Min. Stauung 10 mmHg über dem diastolischen Blutdruck
Beurteilung: Test ist pos., wenn in der Ellenbeuge zahlreiche Petechien sichtbar werden.

tungszeit (nach Duke)
Ind.: V.a. Thrombozytopenie oder -pathie
Durchführung: Etwa 4 mm tiefer Einstich in die Fingerbeere; Abtupfen der austretenden Blutstropfen mit Filterpapier. Genauere Bestimmung, wenn Fingerbeere nach Einstich in ein Glas mit physiologischer NaCl-Lösung (37 °C) gehalten wird; das Sistieren der Blutung wird durch plötzliches Abreißen des Blutfadens deutlich
Beurteilung: Blutungszeit 3–5 Min., verlängert bei Thrombopenie oder -pathie. **Cave:** Viele Fehlerquellen möglich. Druck auf Gewebe und Berühren des Wundrandes vermeiden. Häufig ei Alkoholikern verlängerte Blutungszeit ohne Hinweis auf Thrombopenie/-pathie.

19.3 Erkrankungen der roten Blutzellen

19.3.1 Eisenmangelanämie

Häufigste Anämieform; 15% der F zwischen 15–44 J., 3% aller M.

Ätiologie

- Chron. Blutverluste: Am häufigsten GIT-Blutungen (> 50%) durch Ulkus (☞ 8.4.2), ero Gastritis (☞ 8.4), Ca, kolorektale Adenome (☞ 8.5.6), Colitis ulcerosa, Hämorrhoi (☞ 8.6.3), Parasiten. Menstruation und sonstige genitale Blutungen bei den F (10%). Selte Blutverluste aus den Harnwegen
- Erhöhter Eisenbedarf: Wachstum, Grav. (☞ 15.2.3), Laktation (☞ 15.4)
- Verminderte Resorption: Anazidität des Magens, Z.n. Magenresektion, MAS (☞ 8.5.1). C Circulus vitiosus bei Sub- oder Anazidität → Eisenresorptionsstörungen → Eisenmange Anazidität
- Mangelhafte Zufuhr: Einseitige Ernährung (Vegetarier, Vit.-C-arme Kost, „junk food")

Klinik

- Allg. Symptome der Anämie (☞ 19.1.1)
- Häufige Symptome: Trockene, rissige Haut; Mundwinkelrhagaden (**DD:** Candidai ☞ 9.5.2); brüchige Nägel und Haare (**DD:** Psoriasis)
- Seltenere Symptome (meist erst bei starkem Eisenmangel): Längs- und Querrillen der N Hohl- oder Löffelnägel; blasse, atrophische, brennende Zunge (**DD:** Perniziöse Anär ☞ 19.3.2); Schmerzen hinter dem Brustbein und im Epigastrium durch Schleimhautve derungen des Ös.; abnorme Geschmacksgelüste (Essen von Erde und Kalk); Ozäna (Stinkr durch Atrophie der Nasenschleimhaut; Eisenmangelfieber ohne Inf.

! Auch ohne BB-Veränderungen sind bei erniedrigtem Eisenspiegel Symptome einer Eisenn gelanämie möglich.

Diagnostik

- Anamnese: Bluterbrechen, Teerstuhl, Blutauflagerungen auf dem Stuhl, Makrohämaturie nitale Blutungen bei F
- Körperliche Untersuchung: GIT- und Urogenitalsystem, rektale Untersuchung, Nasen chen-Raum
- Labor: Diff.-BB, Eisen, Ferritin, (ggf. Transferrin und totale Eisenbindungskapazität), U status, Hämoccult-Test®. **Cave:** Erniedrigtes Ferritin nur bei Eisenmangelanämie! Auße senmangel-, Inf.- und Tumoranämie zeigen alle anderen hypochromen Anämien eine höhten Eisenspiegel
- Ggf. Facharztüberweisung zur Gastroskopie und Koloskopie, zum Gynäkologen oder logen.

Tab. 19.4   Differenzialdiagnose der Eisenstoffwechselstörungen

	Eisen	Transferrin	Ferritin
...rmwerte	M 10,6–28,3 µmol/l F 6,6–26,0 µmol/l	2,2–3,7 g/l 220–370 mg/dl	15–300 µg/l
...enmangel*	↓	↑	↓
...vidität, Östrogentherapie	↔	↑	↓
...on. Entzündung, Tumor	↔ bzw. ↓	↓ oder ↑	↑
...ale Anämie	↓	↔	↔ bzw. ↑
...nosiderose/-chromatose	↑	↓	↑
...phyrie	↑	↔	↑

*...ilatenter Eisenmangel: Erschöpfte Eisenreserven, Eisenresorption erhöht, Ferritin vermindert, kein Eisen ...Knochenmark; Latenter Eisenmangel: Zusätzlich Eisen im Serum vermindert, Transferrin und totale ...nbindungskapazität erhöht, Abnahme der Transferrinsättigung; Manifester Eisenmangel: Zusätzlich Hb-...ll mit hypochromer mikrozytärer Anämie.

...ferenzialdiagnose   Hypochrome Anämien anderer Ursache (☞ 19.1.1).

...Nur bei sicherem Ausschluss anderer Ursachen kann bei F ein physiologischer Eisenverlust ...durch die Menstruation diagnostiziert werden.

...rapie   Vor oder parallel zur Eisensubstitution Ursachenabklärung. Ausnahmen: Bei Grav. ...r post partum und postop. Eisensubstitution ohne große Diagn. (nur BB), lediglich bei in-...ktiver Ther. (Hb-Anstieg < 0,1 g/dl tägl.) weiterführende Diagn. Ab der 16.–20. SSW prophy-...sche orale Eisengabe in Kombination mit Folsäure üblich.

...Eisenmangel ohne Anämiezeichen oder grenzwertige Anämie: Häufig genügen Ernährungs-...tipps! Abwechslungsreiche, appetitanregende gemischte Kost mit Vit. C-haltigem Obst und ...Gemüse sowie eisenreichen Nahrungsmitteln (Fleisch, rote Beete). Cave: Tee, Kaffee, Kuh-...milch senken die Eisenresorption

...Orale Substitution:

...Ind.: Eisenmangel sowohl mit als auch ohne Anämiezeichen

...KI: Bei Eisenmangel infolge chron. Inf. oder Tumoren (☞ 19.3.4). Eisenüberladung, z.B. wie ...bei Hämochromatose

...NW: Übelkeit, Durchfall, Verstopfung, dunkel verfärbter Stuhl (**DD:** Teerstühle). Cave: Ei-...sentabletten sind im Rö-Bild schattengebend

...WW: Tetrazykline, Antazida und Colestyramin hemmen die Eisenaufnahme

...Dos.: 100 mg/d nüchtern, bei Hb < 8 mg/dl 200 mg/d (z.B. ferro sanol® duodenal, Vitaferro® ...100/50, Eisendragees-ratiopharm®). Nur in Ausnahmefällen (z.B. Magenerkr.) Eisengabe ...während oder nach den Mahlzeiten, dann evtl. höhere Dos. und längere Ther.-Dauer erfor-...derlich

...Überprüfung des Therapieerfolgs durch Hb- oder Retikulozytenanstieg nach 7–10 d ...Substitutionsdauer: Nach Normalisierung des BB noch weitere 2–3 Mon. 100 mg/d (Füllen ...der Speicher)

! Eisen(II)-sulfat ist Standardpräparat. Eisen(II)-gluconat kann bei anaziden Pat. weniger w[...]sam sein. Retardpräparate sind nicht sinnvoll, da Eisen nur im oberen GIT resorbiert wird [...] NW ↑. Bei GIT-Unverträglichkeit einschleichende Dos. 50 mg/d und Einnahme zum Es[...] Bei ca. 30% der Pat. nach Therapieende erneut Eisenmangelanämie aufgrund zu kurzer T[...]rapiedauer oder durch ein Rezidiv der Grunderkr.

- I.v. Substitution mit dreiwertigem Eisen:
  - **Ind.:** Nur in Ausnahmefällen bei akut-entzündlichen Erkr. des GIT, Malabsorption, Schw[...]gerschaftserbrechen, Dialysepat.
  - **NW:** Thrombophlebitis, Kopfschmerzen, Hitzegefühl, Übelkeit, Herzrhythmusstörungen [...]senüberladung, anaphylaktischer Schock
  - **Dos.:** 1 ×/Wo. Eisengluconat (z.B. Ferrlecit®) oder 1x/Mon. Eisen-Saccharose (z.B. Venofe[...] Gesamtdosis in mg entspricht ca. Hb-Defizit in g/dl × 250; sehr langsam injizieren
- I.m. Substitution:
  - **Ind.:** Nur wenn orale und i.v. Applikation (schlechte Venen) nicht möglich
  - **NW:** Schmerzhafte Injektion, lokale Hautverfärbungen, Urtikaria, Übelkeit, Erbrechen, H[...]klopfen, Druckgefühl hinter dem Brustbein, im Tierversuch am Injektionsort Fibrosark[...]
  - **Dos.:** Max. 1,5 mg/kgKG (z.B. Jectofer®). **Cave:** Orale Eisensubstitution 1 Wo. vor i.m. [...]absetzen wegen ↑ NW-Risiko
- Klinikeinweisung zur Bluttransfusion nur bei **KO,** z.B. Angina pectoris oder bei bevorste[...]der OP.

19.3.2 Perniziöse und nichtperniziöse megaloblastär[...] Anämien

Hyperchrome Anämien mit Makro- und Megalozyten im Blutausstrich. Perniziöse Anämie wesen[...] häufiger (9/100 000) als nichtperniziöse Formen.

Perniziöse Anämie

Ätiologie Auto-AK gegen die Parietalzellen des Magens, gegen den Intrinsic factor und g[...] den Vit.-B$_{12}$-Intrinsic-factor-Komplex führen zu einer Vit.-B$_{12}$-Resorptionsstörung und dam[...] einer verminderten Bildung von Erys. Die Auto-AK gegen die Parietalzellen sind die Ursach[...] eine atrophische Gastritis.

Klinik

- Symptome: Im Vordergrund stehen Verdauungsbeschwerden (Appetitlosigkeit, Aufsto[...] Völlegefühl, Diarrhoe), allg. Anämiezeichen (☞ 19.1.1), außerdem: Gew.-Abna[...] (90%), PNP-Symptome (75%) mit Parästhesien, Schwäche in Armen und Beinen sowie[...] sicherheit beim Gehen und Greifen; Zungenbrennen (65%). Selten: Thyreoiditis (< 4[...] ☞ 17.6.6), erhöhte Temperatur.

🔵 Die PNP (funikuläre Myelose) kann den BB-Veränderungen um Jahre vorausgehen.

- Körperliche Untersuchung: Meist ältere Pat.
  - Inspektion: Strohgelbe Hautfarbe; Subikterus der Skleren; glatte, rote Zunge (Hunter G[...]tis)

Palpation: Leichte Hepatosplenomegalie (**cave:** stark vergrößerte Milz spricht gegen perniziöse Anämie)

Neurologische Untersuchung: Störung des Vibrationsempfindens (Stimmgabel-Test, ☞ 20.2.1), normaler Reflexstatus bis Areflexie, ggf. Ataxie, spastische Lähmungen, Blasen- und Mastdarmstörungen.

gnostik

Labor:

BB: Hb ↓, MCV und MCH ↑, Leuko-, Thrombopenie

Diff.-BB: Relative Lymphozytose, Megalozyten, Megaloblasten

LDH ↑, (indirektes) Bili ↑ und Eisen ↑ als Zeichen der Hämolyse. **Cave:** Bei Vit.-B_{12}-Substitution Eisenmangel

Vit.-B_{12}-Spiegel < 100 ng/l

Evtl. Auto-AK-Nachweis gegen Parietalzellen (bei 90%) und Intrinsic factor (bei 50%)

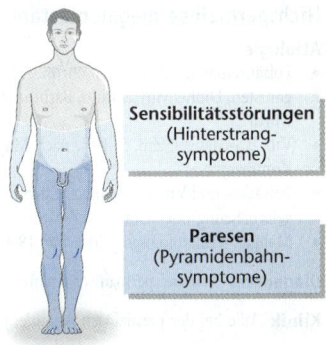

Sensibilitätsstörungen (Hinterstrangsymptome)

Paresen (Pyramidenbahnsymptome)

Abb. 19.4 Funikuläre Myelose. Typisches Verteilungsmuster der motorischen und sensiblen Ausfälle (ausgeprägte Form)

Evtl. Facharztüberweisung zur KM-Punktion oder -Stanze: Typisch sind Megaloblasten, Riesenformen der Granulozytopoese, übersegmentierte Megakaryozyten. **Cave:** Falls KM-Punktion, dann vor Therapiebeginn, da bereits *eine* Vit.-B_{12}-Injektion die typische Morphologie verwischen kann

Facharztüberweisung zur Gastroskopie mit obligatorischer, ausgiebiger PE (atrophische Gastritis)

Schilling-Test i.d.R. *nicht* erforderlich.

Nach gesicherter Diagnose lebenslange BB-Überwachung und mind. 1 x/J. Gastroskopie wegen erhöhten Magen-Ca-Risikos.

erenzialdiagnose Megaloblastäre Anämien anderer Genese, v.a. Folsäuremangel; Panzynie.

rapie Cyano- oder Hydroxycobalamin i.m. Mittel der Wahl (z.B. Vit. B_{12} ratiopharm®). e Substitution wegen geringer Resorptionsrate nicht sinnvoll.

nitial-Dos.:

Anämie ohne PNP: 500 µg einmal monatlich

Anämie mit PNP: Max. 1000 µg/d über 2 Wo., dann bis zur Normalisierung des Hkt. 1000 µg zweimal wöchentlich

Dauer-Dos.: 500–1000 µg alle 2–3 Mon. lebenslang

NW: Eisenmangel (☞ 19.3.1), selten Akne und anaphylaktische Reaktion; bei hoher Dos. Hypokaliämie und Thrombosegefahr durch schnellen Thromboanstieg

Prophylaktische Eisen- und Kaliumsubstitution empfehlenswert.

Nichtperniziöse megaloblastäre Anämien

Ätiologie

- Folsäuremangel: Z.B. durch chron. Alkoholismus (☞ 21.9.1), Medikamente (Folsäure-gonisten, Diphenylhydantoin, Barbiturate, orale Kontrazeptiva, Metformin) oder Fischba[ndwurm
- Vit- B_{12}-Mangel: Z.B. 5–10 J. nach Magenresektion, durch Medikamente (Colchicin, [Kontrazeptiva)
- Folsäure- und Vit.-B_{12}-Mangel: Chron. GIT-Krankheiten (z.B. Sprue, ☞ 8.5.1), selten M[an]gelernährung oder Grav.
- Maligne hämatologische Erkr. (☞ 19.4).

Diagnostik Wie bei perniziöser Anämie (s.o.); zusätzlich: Folsäurebestimmung i.S.

Klinik Wie bei der perniziösen Anämie, jedoch meist ohne neurologische Symptome.

Differenzialdiagnose

- Perniziöse Anämie: Auto-AK-Nachweis, charakteristischer Gastroskopiebefund (Siche[rung] durch ausgiebige Probeexzisionen für Pathologen)
- Makrozytäre Anämien (☞ 19.1.1)
- Akute Leukämie (Frühstadium; ☞ 19.4.1): Normaler Vit.-B_{12}-Spiegel und deutliche Milz[ver]größerung.

Therapie Entsprechend der Ätiol. Ther. der Grundkrankheit, Absetzen der Noxen und/[oder] Vit.-B_{12}-Substitution oder/und orale Folsäuregabe. Initial 1–2 mg Folsäure/d für 2–3 Wo[chen] 0,25–0,5 mg/d. Folsäure lichtgeschützt aufbewahren.

Solange eine Vit.-B_{12}-Mangel-Anämie nicht ausgeschlossen werden kann, ist eine alle[inige] Folsäuregabe kontraindiziert, da – unter einer Besserung des BB – sich neurologische Sy[mp]tome durch weiterhin bestehenden Vit.-B_{12}-Mangel schleichend weiterentwickeln kön[nen.]

19.3.3 Hämolytische Anämien

Typischerweise verkürzte Lebensdauer der Erys und gesteigerte Ery-Neubildung. Die Mehrprodu[ktion] kann die Hämolyse jedoch nicht mehr kompensieren.

Klinik

- Symptome: Allg. Anämiesymptome (☞ 19.1.1). Zusätzlich: Ikterus, Splenomegalie, du[nkler] Stuhl und dunkelroter Urin. Bei akuter hämolytischer Krise: Stark beeinträchtigtes Allgem[ein]befinden, Übelkeit, Erbrechen, diffuse Schmerzen v.a. im Abdomen; Kreislaufkollaps
- Körperliche Untersuchung:
  - Chron. Verlauf: Blässe, nur schwacher oder kein Ikterus, mäßige bis deutliche Milzvergr[öße]rung, Gallensteine
  - Akuter Verlauf: Ausgeprägte Blässe, nach 1–2 d Ikterus, Tachykardie, erst später Milzve[rgrö]ßerung, Fieber (durch Zellzerfall).

! Ikterus bei hämolytischer Anämie typischerweise ohne Hautjucken.

...agnostik

Anamnese: Vererbte Blutkrankheit? Vorerkr.? Fieber? Tropenrückkehrer?

Labor: Im BB Erys und Hb ↓, MCV und MCH normal (Ausnahme: Thalassämie, s.u.) Retikulozyten, LDH, HBDH, indirektes Bili und Eisen ↑. Hämoglobinurie. Ggf. zusätzlich: Diff.-BB (einzelne kernhaltige Eryvorstufen), freies Hb im Serum ↑, Haptoglobin ↓. **Cave:** Bei einer „aplastischen Krise" (kann im Verlauf einer hämolytischen Anämie gelegentlich auftreten) kein reaktiver Retikulozytenanstieg.

...gemeine Therapieprinzipien

Erworbene hämolytische Anämie: Behandlung des Grundleidens oder Ausschalten der Noxen

Bei vielen hämolytischen Anämien besteht aufgrund der gesteigerten Eryproduktion ein Folsäuredefizit. Orale Substitution (☞ 19.3.2) notwendig

Klinikeinweisung bei akuter hämolytischer Krise.

...mplikationen

Akute hämolytische Krise mit Gefahr des akuten Nierenversagens

Sekundäre Siderose (Eisenspeicherkrankheit): Infolge ineffektiver Erythropoese wird vermehrt Eisen gespeichert. **Klinik:** Leberzirrhose, Hepatosplenomegalie, Diab. mell., dunkle Hautpigmentierung, PNP. Seltener: CMP (☞ 10.9; digitalisrefraktäre Herzinsuff.) und endokrine Störungen. **Diagn.:** Eisen und Ferritin ↑, Transferrinsättigung 80–100%.

...vorbene hämolytische Anämien

...toimmunhämolytische Anämie

...ologie Auto-AK gegen Erys: 50% idiopathisch, 50% symptomatisch (CLL, Knochenmetas-...n, Inf., Kollagenosen, Medikamente). Zwei wichtige Formen: Wärme-AK-Anämie (80%) und ...eaggglutininkrankheit.

...nik

Wärme-AK-Anämie: Zeichen einer hämolytischen Anämie, unklarer HB-Abfall

Kälteagglutininkrankheit: Akrozyanose bei Kälteexposition, tritt überwiegend in kalter Jahreszeit auf.

...gnostik BSG, pos. Coombs-Test, Kälteagglutinintiter ↑.

...rapie Grunderkr. behandeln und auslösende Noxen meiden; zusätzlich bei der Wärme-AK-...mie evtl. Kortikosteroide, Immunglobuline und bei chron. Verlauf Splenektomie; bei der Käl-...glutinkrankheit evtl. α-Interferon und Immunsuppressiva.

...Wenn Blut auf Kälte-AK untersucht werden soll, muss es warm verschickt werden (umgekehrt ...bei Untersuchung auf Wärme-AK).

...ische hämolytische Anämie

...ologie Urämie, Hämodialyse, Insekten-, Schlangengifte, Phenylhydrazin, Phenol, Benzin, ...hloräthylen, Arsen-, Schwefelwasserstoff, Blei, Sulfonamide.

...gnostik Diff.-BB zeigt Innenkörperbildung (Heinz-Innenkörper).

Mechanische hämolytische Anämie Herzklappenersatz, „Marschhämoglobinurie" (wa
scheinlich Ery-Schädigung bei der Fußsohlenpassage).

Infektiöse hämolytische Anämie Malaria, Toxoplasmose, Cholera, Sepsis, Mumps.

Angeborene korpuskuläre Anämien
Bedingt durch innerstrukturelle Defekte der Erys.

Kugelzellenanämie (Sphärozytose) Häufigste korpuskuläre Anämie, 1/100 000 Einwoh
in Nordeuropa und USA. Membrandefekt der Erys.

Klinik Skelettanomalien, Infantilismus, Ulcera cruris.

Diagnostik und Therapie **Diagn.:** Mikrosphärozytose und fehlende zentrale Ery-Aufhellung
Diff.-BB. Osmotische Resistenz der Erys ↓. **Ther.:** Splenektomie.

Thalassämie Mittelmeerländer, sporadisch in Deutschland, naher Osten, Indien, Südost-As
Synthesestörung der Hb-Ketten.
- Major-Form: Meist bis zum 20. Lj. letal. **Ther.:** Evtl. Splenektomie, Bluttransfusionen, K
  (☞ 19.4.5)
- Minor-Form: Häufiger, oft Zufallsbefund. **Klinik:** Neurologische Symptome (Kopfschr
  zen, Depressionen), leichte Splenomegalie. **Diagn.:** Hypochrome Anämie, Target-Ze
  (Schießscheibenzellen), Hb-E'phorese. **Ther.:** Meist nicht erforderlich. **Cave:** Keine Eisens
  stitution!

Sichelzellenanämie Meist Negride betroffen. Qualitativ verändertes Hb.

Klinik Bei homozygoter Form Hepatosplenomegalie, abdom. Schmerzkrisen, Schock. He
zygote Form meist klinisch belanglos.

Diagnostik Diff-BB (Sichelzellen nur unter Sauerstoffabschluss), Hb-E'phorese.

Therapie Kausal nicht möglich. Hypoxie, Exsikkose und Inf. vermeiden. Frühzeitige anti
tische Ther. bei Inf.; möglichst selten Klinikeinweisung zur Bluttransfusion.

19.3.4 Anämie bei chronischen Erkrankungen

Tumor- und Infektanämie

Ätiologie Eisenverwertungsstörung; führt zur Verschiebung des Eisens in KM, Milz, L
häufig bei Endocarditis lenta (☞ 10.7.1), Osteomyelitis (☞ 5.4.3), Tbc (☞ 12.3.5) und P
nephritis (☞ 13.3.3).

Klinik Grundleiden steht im Vordergrund. Zusätzlich allg. Anämiesymptome (☞ 19.1.1

Diagnostik Meist hypochrome Anämie (☞ 19.1.1). Bei Inf. Hb eher > 9 mg/dl, bei Tum
oft < 9 mg/dl.

Therapie Behandlung des Grundleidens. Keine Eisensubstitution, höchstens palliativ.

nale Anämie

ologie Mangel an Erythropoetin. KM- und Eryschädigung durch Retention harnpflichtiger
stanzen.

nik Café-au-lait-Farbe der Haut (durch Blässe und Ablagerung von Urochromen), Zeichen
Niereninsuff. (☞ 13.1.14).

gnostik Meist normochrome Anämie mit Hb häufig < 6 mg/dl.

rapie
Klinikeinweisung zur Behandlung der Grunderkr.; ausgewogene Ernährung
Rekombinantes humanes Erythropoetin (r-huEPO) bei symptomatischen Pat. mit Hb
< 9–10 g%. **Dos.:** Z.B. NeoRecormon®, initial 3 ×/Wo. 75 U/kgKG meist für 6–8 Wo.
bis Hkt. 30–35%. **NW:** Hypertonieentwicklung und -verschlechterung, Thrombosegefahr ↑, bei Überdos. generalisierte Krampfanfälle. **Cave:** Schwere Anämie durch Anti-Erythro-
poietin-Antikörper möglich!
Cave: Therapieempfehlung seit 6/01: Erythropoesestimulierendes Protein (NESP), z.B. Ara-
nesp®; Vorteil: Seltenere Applikation und damit kostengünstiger als r-huEPO mit gleichem
NW-Risiko; bei zusätzlichem Eisenmangel Eisensubstitution.

.3.5   Polycythaemia vera und Panmyelopathie

ycythaemia vera

loproliferative Erkr. mit autonomer Proliferation der Ery-, Leuko- und Thrombopoese.

ik Klinische Symptome der Polyglobulie (☞ 19.1.2), Pruritus (bes. nach warmem Bad),
atosplenomegalie, sekundäre Gicht, Blutungen (im Bereich des GIT, des Urogenitaltrakts,
Nase und des Gehirns), venöse und art. Thrombosen (cave: In 40% Todesursache).

gnostik BB: 7–9 Mio. Erys/µl, Hb und Hkt. ↑ (aber MCH häufig ↓), 10 000–15 000 Leukos/
is bis zu 1 Mio. Thrombos/µl. Ggf. Diff.-BB: Lymphozytopenie, Eosinophilie. BSG stark ↓ (0/
n). Alkalische Leukozytenphosphatase und Harnsäure ↑. Ggf. Facharztüberweisung zur KM-
ktion.

erenzialdiagnose Ursachen der sekundären Polyglobulie (☞ 19.1.2), M. Cushing
17.7).

rapie
Aderlässe (400–600 ml), bis Hb im unteren Normbereich
Allgemeinmaßnahmen: Allopurinol bei Hyperurikämie, Antihistaminika bei Pruritus, ASS bei
ormaler Blutungszeit zur Thromboseprophylaxe und Anagrelid (0,5 mg/d) bei Thrombozytose
Klinikeinweisung bei KO und unzureichendem Therapieerfolg zur Interferon- oder evtl. Zy-
ostatikather. (z.B. Hydroxyurea).

Komplikationen Thrombembolien (30–40% der Todesfälle), Übergang in Osteomyeloskl se (in 20% der Fälle), Entwicklung einer akuten Leukämie (unter Aderlass-Ther. in 2%, u Zytostatikather. in 10–15%) und hämorrhagische Diathese.

Prognose MÜZ ohne Ther. 2 J., mit Ther. 11 J.

Panmyelopathie (Aplastische Anämie)

Gruppe von Krankheitsbildern, die durch Anämie, Leukopenie und Thrombopenie gekennzeic sind. Die Blutzellen sind nicht nur quantitativ, sondern auch qualitativ verändert. Seltenere I in Europa (0,2/100 000 Einwohner/J.).

Ätiologie Ursache ungeklärt. Keine familiäre Häufung. Fehlreaktion des Immunsystems verschiedene Noxen. Mögliche Auslöser:
- Physikalische Noxen: Rö-, Gamma- u.a. radioaktive Zerfallsstrahlung
- Chemische Noxen: Z.B. Benzol (relativ häufige Ursache), Arsenverbindungen, Insektiz

> **Knochenmarkschädigende Medikamente**
> - Sicher toxisch: Chloramphenicol, Trimethadion, Phenylbutazon, Goldpräparate
> - Manchmal toxisch: Penicillin, Streptomycin, Amphotericin B, Oxytetracyclin, Sulfona de, Phenylhydantoin, Tolbutamid, Chlorpropamid, ASS, Promazin, Colchizin, Wism

- Infektiöse Noxen (z.B. Viren)
- Maligne Erkr. mit Verdrängung des Knochenmarks.

Klinik Uncharakteristischer Beginn mit Mattigkeit, Kopfschmerzen, Übelkeit, Gew.-Ver dann Zeichen der Anämie (☞ 19.1.1), später erhöhte Blutungsneigung (☞ 19.5), danach Zei der Leukopenie (☞ 19.1.5).

Diagnostik
- Anamnese: Arbeitsplatz? Medikamente? Hinweise auf maligne Erkr.?
- Labor: BB (Anämie, Leukopenie, Thrombopenie), helle Harn- und Serumfarbe, BSG
- Ggf. bei gutem AZ vor Klinikeinweisung zur KM-Punktion oder KM-Biopsie: Meist zella Mark.

Differenzialdiagnose Panzytopenie aufgrund Vit.-B$_{12}$- oder Folsäuremangel (☞ 19.3.2) Hypersplenismus (☞ 19.1.7), maligne Lymphome, Leukämien oder andere KM-infiltrierend

Therapie Sofortige Noxenausschaltung, Infektbehandlung; Klinikeinweisung bei Verd dort wiederholte Transfusionen mit Ery-, evtl. auch Thrombo- und Granulozytenkonzentr allogene KM- oder Stammzelltransplantation (☞ 19.4.5) als ultima ratio; immunsuppre Ther.

Prognose Unbehandelt 70% Letalität, 10JÜR nach immunsuppressiver Ther. ca. 50%, allogener KMT 75%. Späterer Übergang in eine Leukämie, KM-Karzinose oder Hyperspleni möglich.

9.4 Maligne Erkrankungen der weißen Blutzellen

Tab. 19.5 Befunde im Vergleich

	AL	CLL	CML	M. Hodgkin*	Plasmo-zytom	Panmyelo-pathie
vergrößert	+	+	(+)	++	–	(+)
enomegalie	(+)	+	+ +	+	–	(+)
atomegalie	(+)	+	+	(+)	–	(+)
orrhagische chese	+	+	+	+	+	++
chenschmer-	+	(+)	(+)	+	++	(+)
ologische en im Blut	+	+	+	–	(+)	–
ologischer Ausstrich	+	+ +	+	–	+	+
ologische en in LK	–	–	–	++		

ehr häufig, + häufig, (+) selten, – praktisch nie
n-Hodgkin-Lymphome: Keine einheitliche Symptomatik

.4.1 Akute Leukämien (AL)

e maligne Erkr. weißer Blutzellen, meist unbekannter Ätiol. Bekannte Ursachen: Ionisierende
len, genetische Faktoren. Kinder zu 80% ALL, Erw. zu 80% AML.

ssifizierung entsprechend der Blastenmorphologie
AML – Myeloblastäre oder myeloische Leukämie
ALL – Lymphoblastäre oder lymphatische Leukämie
AUL – Undifferenzierte Leukämie.

erform: "Smouldering"-Leukämie oder Präleukämie: Hauptsächlich bei älteren Menschen
etende "schwelende" akute Leukämie, panzytopenisches BB und > 5% "Blasten" im KM.

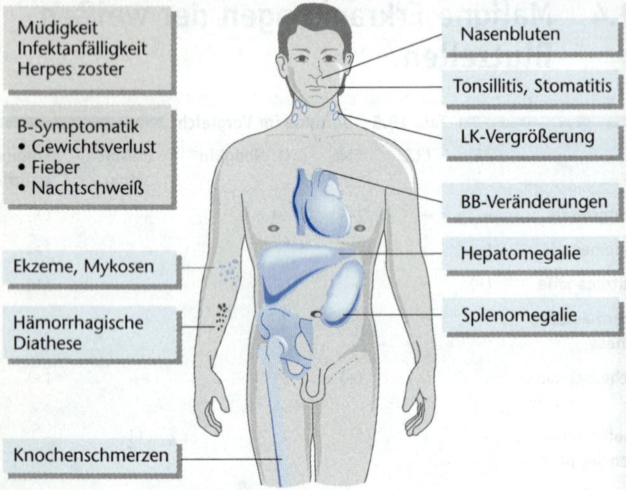

Abb. 19.5 Leitsymptome bei Erkrankungen der weißen Blutzellen und des Knochenmarks

Klinik

- Plötzlicher Beginn mit Anämie-Symptomen (☞ 19.1.1), Fieber (70–100%), Schüttel
  Nachtschweiß, schwerem Krankheitsgefühl, Knochen- und Gelenkschmerzen (bes. bei
  dern mit ALL), Tonsillitis, Stomatitis, perianalen Abszessen, Zahnfleisch- und Nasenbl
  Cave: Charakteristischer Fieberrhythmus mit höchster Temperatur am Vormittag
- Körperliche Untersuchung: Zeichen der Anämie und der hämorrhagischen Dia
  (☞ 19.5), Entzündungen des Mund- und Rachenraums, Zahnfleischnekrosen, evtl. N
  Leber- und LK-Vergrößerung (bei lymphoblastärer Form am häufigsten Milz- und
  Schwellung).

Diagnostik

- BB: Oft Leukozytose (**cave:** in 40% aller Fälle normale oder erniedrigte Leukos), An
  Thrombopenie
- Diff.-BB: Ganz unreife (Blasten) und ganz reife Leukos bei fehlenden halbreifen Vorstufe
  Myelozyten und Metamyelozyten („Hiatus leucaemicus"). **Cave:** Auch aleukämischer V
  möglich, dann nur Blasten im KM
- Klinikeinweisung zur weiteren Diagn. bei schlechtem AZ, ist jedoch grundsätzlich auc
  bulant möglich. Bei Kindern mit V.a. Leukämie sofortige Klinikeinweisung in kinder
  logisches Zentrum.

!

- Bei normalen Leuko-, Ery- und Thrombozahlen ist eine Leukämie zu 95% ausgeschl

ferenzialdiagnose
Panmyelopathie (☞ 19.3.5): Bes. bei erniedrigten Leukos und bei fehlenden Blasten im Diff.-BB kann eine Abgrenzung nur durch KM-Punktion und durch zytochemische Untersuchungen erfolgen
Infektiöse Mononukleose (☞ 9.4.3): Serologie beweisend (Schnelltest reicht meist aus).

rapie Klinikeinweisung zur intensiven Zytostatikather.; Remissionsinduktions- und -konierungsther. beim Erw. meist mit Cytosin-Arabinosid, Anthrazyklinderivat und 6-Thioguana. Später Erhaltungsther.; evtl allogene KM- oder Stammzellentransplantation; bei Bedarf Ery- Thrombosubstitution sowie Gabe von G-CSF (granulocyte colony stimulating factor).

gnose Ohne Ther.: Überlebenszeit 3 Mon. Mit Ther.: 5JÜR bei AML 40–60%, bei ALL 70%, Kindern 95%; 10JÜR 33%, bei Kindern 70%.

.4.2 Chronische Leukämien

ssifikation
Chron. myeloische Leukämie (chron. Myelose, CML): Gehört zu den myeloproliferativen Erkr., v.a. mittl. bis höheres Lebensalter
Chron. lymphatische Leukämie (CLL): Gehört zu den Non-Hodgkin-Lymphomen vom niedigen Malignitätsgrad, häufigste Leukämie des höheren Lebensalters.

onische myeloische Leukämie

ik
ymptome: Meist sehr lange Latenz, dann Müdigkeit, Gew.-Abnahme, Atemnot, Nacht- chweiß, Knochenschmerzen, Fieber, Völlegefühl im Bauch durch Splenomegalie. Selten: Haut- und Zahnfleischblutungen
Körperliche Untersuchung: Leitsymptom Splenomegalie (94%) mit Gefahr der Milzruptur nd Kompression anderer Organe. Blasse Hautfarbe. Evtl. auch Hepatomegalie. Nur in % LK-Schwellungen
KO: V.a. leukämische Thrombosen (Milzinfarkte, leukämischer Priapismus) und hämorrha- ische Diathese (26%).

nostik
abor: BB mit hochgradiger Leukozytose (häufig > 100 000/ml), Anämie, Thrombozytose, uch Thrombopenie möglich. Diff.-BB mit unreifen Granulozyten (Promyelozyten und Mye- blasten) sowie Basophilie und Eosinophilie. BSG ↑
acharztüberweisung oder Klinikeinweisung zur weiteren Diagn.

elten auch normale oder nur geringgradig erhöhte Leukos möglich. Im Initialstadium oder ei akuter Verschlechterung in 60–80% der Fälle Thrombozytose.

erenzialdiagnose Osteomyelosklerose, chron. Entzündungen.

Therapie

- Klinikeinweisung zur Ther. mit α-Interferon, Chemother. (v.a. Hydroxyurea), Überprü[?]
  von KMT oder Stammzelltransplantationsmöglichkeit (☞ 19.4.5) und nur Substitu[?]
  von Erys und Thrombos
- Hausärztliche Ther.: Kontrolle einer evtl. Dauerther. mit α-Interferon und/oder Hydroxy[?]
  regelmäßig Ganzkörperstatus, Laborkontrolle (Blastenkrise), Früherkennung von Inf.
  KO (Klinikeinweisung), stützende Gespräche.

Prognose Heilung durch KMT. Unter Interferon-Ther. 5JÜR bis 60%, unter alleiniger C[?]
mother. 30%.

Chronische lymphatische Leukämie

Häufigste Leukämieform, gehört zu den Non-Hodgkin-Lymphomen.

Klinik

- Symptome: In 70% der Fälle symptomlos, ggf. vermehrte Neigung zu bakt. und viralen[?]
  (30–35%), Pruritus, Hautveränderungen (chron. Ekzem, Pyodermien, leukämische Ha[?]
  filtrate), Leistungsminderung, B-Symptomatik (Gew.-Verlust, Nachtschweiß, Fiel[?]
  ☞ 19.4.3), selten Neuralgien und Atemnot
- Körperliche Untersuchung: Meist symmetrische LK-Schwellungen typischerweise zer[?]
  axillär und inguinal. LK-Tastbefund: Mittelhart, gut abgrenzbar und verschieblich. Le[?]
  Splenomegalie (70%), Leberschwellung, Hautinfiltrate, Herpes zoster.

! LK-Vergrößerungen bei akuter Leukämie möglich, bei CML selten und bei CLL die F[?]

Diagnostik

- Diff.-BB: Leukozytose (zu 70–95% Lymphozyten, Leukos meist 20 000–100 000/µl), no[?]
  bis hypochrome Anämie, Auftreten von typischen, aber nicht obligat mazerierten Z[?]
  (Gumprecht-Schatten)
- Klinikeinweisung zur weiteren Diagn., wenn Hämatologe nicht in der Nähe und eigen[?]
  fahrung fehlt.

Therapie

- Klinikeinweisung bei deutlich reduziertem AZ, zunehmender Anämie, ausgeprägten O[?]
  veränderungen, **KO:** Inf. **Cave:** Lymphozytenzahl ist kein alleiniger Ther.-Indikator
- Stationäre Ther.: Zytostatika (intermittierende Gabe von Chlorambucil), Glukokorti[?]
  und Antibiotika, Bestrahlung von großen LK und Milz. Bei ausgewählten Pat. KMT[?]
  Stammzelltransplantation (☞ 19.4.5)
- Hausärztliche Langzeitther.: Früherkennung von Inf. Regelmäßiger Ganzkörperstatus[?]
  Laborkontrollen, stützende Gespräche.

Prognose Wesentlich günstiger als bei CML. Meist protrahierter Verlauf über J. Im Gege[?]
zu den hochmalignen und akuten Formen jedoch schlechteres Ansprechen auf Chemothe[?]
Radiatio.

Bei akuten und chron. Leukämien sind nicht beherrschbare Inf. die Haupttodesursache, deshalb frühzeitig Klinikeinweisung bei unklarem Fieber oder V.a. KO durch Inf.

istand für Leukämiepatienten:
B. Deutsche Leukämiehilfe, Dr. med. U. Holtkamp, Thomas-Mann-Str. 44a, 53111 Bonn

.4.3 Morbus Hodgkin und Non-Hodgkin-Lymphome

erschiedliche maligne Erkr., denen eine Abstammung von lymphatischen Zellen gemeinsam

M. Hodgkin (Lymphogranulomatose)
Non-Hodgkin-Lymphome (NHL): Verschiedene Verlaufsformen (niedrigmaligne und hochmaligne). Einteilung der malignen Lymphome nach der R.E.A.L (Revised European-American Lymphoma)-Klassifikation entsprechend morphologischen, immunologischen, genetischen, klinisch-prognostischen Parametern.

rbus Hodgkin

äuft Pat. zwischen 15–30 J. oder > 50 J. 2–3/100 000 Einwohnern/J., Ätiol. unklar, fraglich durch
-Inf. (Erkrankungsrisiko nach Mononukleose um das 3fache erhöht).

ik

Symptome: Sehr unterschiedlich lange Beschwerdefreiheit bis zum meist plötzlich akut fieberhaften Beginn. Häufig unklare wellenförmige Fieberschübe (75–90%). Müdigkeit, Gew.-Abnahme, Nachtschweiß, Hautjucken (25%), Alkoholschmerz (20%) der befallenen LK, Wirbelsäulen- oder sonstige Knochenschmerzen

Körperliche Untersuchung: In 90% LK-Schwellungen (50% im Halsbereich, Tastbefund derb und indolent), Splenomegalie (initial 30%), selten Hepatomegalie. Gelegentlich hartnäckige Ekzeme, Erythrodermien oder Herpes zoster.

nostik

Exakte Anamnese, körperliche Untersuchung mit Größenregistrierung aller tastbaren LK, Leber-, Milzgröße (in cm unter Rippenbogen)
BB und Diff.-BB: Hypochrome Anämie, geringe Leukozytose mit abs. Lymphopenie, Eosinophilie in 30%. BSG ↑. **Cave:** BB kann normal sein
ono Abdomen, möglichst auch LK-Regionen
acharztüberweisung zur LK-Exstirpation: Typische einkernige Hodgkin-Zellen und mehrkernige Sternberg-Riesenzellen
Weiteres Staging am besten in der Klinik oder durch niedergelassenen Onkologen.

Tab. 19.6   Stadieneinteilung (Ann-Arbor-Klassifikation)

I	Eine LK-Region oder ein extranodaler Herd oder 2 extranodale Herde
II	Zwei oder mehr LK-Regionen auf der gleichen Zwerchfellseite
III	LK-Regionen auf beiden Seiten des Zwerchfells
IV	Befall eines oder mehrerer extralymphatischer Organe

A: Ohne Gewichtsverlust, Fieber und Nachtschweiß
B: Mit Gewichtsverlust, Fieber und Nachtschweiß

Differenzialdiagnose Non-Hogkin-Lymphom, Viruserkr. (z.B. Röteln).

Therapie Immer stationär zur Therapieeinleitung (Kinder ☞ 16.13).
- Stadium I–II A und B: Strahlenther., Langzeitremission 70–80%
- Stadium III A und teilweise Stadien I/II: Chemo- und Strahlenther.
- Stadium III B–IV: Chemother., Langzeitremission ca. 50%
- Rezidivther.: Chemother. und evtl. KMT oder Stammzellentransplantation (☞ 19.4.5)

Nachsorge In enger Zusammenarbeit mit Klinik; z.B. zunächst alle 3 Mon.:
- Anamneseerhebung: Nachtschweiß, Fieber, Gewichtsabnahme, Juckreiz?
- Körperliche Untersuchung: Bes. Leber- und Milzgröße, LK-Status
- Labor: BSG, Hb, Erys, Leukos, LDH
- Alle 6 Mon. Rö-Thorax, Sono (Leber, Milz, LK).

Prognose Abhängig von Stadium, B-Symptomatik und Risikofaktoren (z.B. hohe BSG, mas
Milzbefall); verläuft unbehandelt tödlich. Unter Ther. bes. in den Stadien I–II A relativ gü
(Langzeitremission 70–80%). Prognose getrübt durch Langzeittoxizität der Ther. (Risik
Zweittumoren ↑, bei 17% der Pat. nach 15 J.).

Non-Hodgkin-Lymphome
5–10/100 000 Einwohner/J., AIDS-Pat. bes. häufig betroffen.

Klinik Sehr unterschiedliche Verlaufsformen: Symptomarm oder deutliche Allgeme
schwerden (Nachtschweiß, Gew.-Abnahme, Fieber), LK- und Milzvergrößerung, Hautverä
rungen. Kinder ☞ 16.13.

Diagnostik Labor: BB abhängig von der Lymphomart; häufig Anämie, Leukopenie, Thro
penie. Facharztüberweisung zur LK-Exstirpation. Stadieneinteilung ähnlich wie bei M. Hoc

Differenzialdiagnose Panmyelopathie (☞ 19.3.5); Hodgkin-Lymphom.

Therapie Klinikeinweisung möglichst in onkologisches Zentrum: Entsprechend Lymphc
und Stadium Strahlen- und/oder Zytostatikather. Neue Therapiestrategien:
- Radiochemother. mit anschließender autologer peripherer Stammzellentransplant
  (PBPCT ☞ 19.4.5)
- Gabe von monoklonalen AK (z.B. Anti-CD20-MoAK Rituximab bei niedrigmalignen
  phomen)
- Applikation von radioaktiv markierten AK, z.B. 90-Y-Anti-CD20 (Radioimmunther.

gnose Sehr variabel (Wo. bis Jahrzehnte), u.a. abhängig von histologischem Typ, Stadium, ensalter, B-Symptomatik und AZ des Pat. *Niedrigmaligne Lymphome:* Im lokalisierten Stadium lung in 50% der Fälle, im generalisierten Stadium Überlebenszeit 2–10 J.; *hochmaligne Lym-ne:* ca. 50% Heilung (ohne Ther. Wo. bis Mon.).

.4.4 Plasmozytom

aproteinämie durch maligne Entartung eines Plasmazellklons. Gehört zu den niedrigmalignen -Hodgkin-Lymphomen. 3/100 000 Einwohner/J.

ik Symptome: Meist uncharakteristisch, allg. Schwäche, Müdigkeit, Unruhe, Nachtschweiß, chenschmerzen (**DD:** Lokales Lumbalsy.), Kopfschmerzen, pathologische Spontanfrakturen **):** Osteoporose, Knochenmetastasen), häufig bakt. Inf.

gnostik
Körperliche Untersuchung: Blasse, bräunliche Hautpigmentierung. Druck- und Klopf-schmerz v.a. der WS. Auftreibungen im Bereich des Schädels, der Rippen, des Brustbeins, Stauungspapille mit Sehstörungen
Labor: Extrem beschleunigte BSG (1-h-Wert > 100 mm), Hyperparaproteinämie (8–20%). E'phorese: In 80% schmalbasiger γ-Peak; BB und Diff.-BB: Anämie, Thrombopenie, selten vereinzelt Plasmazellen; Harnstatus: Albuminurie; Ca^{2+} ↑; AP normal (↑ bei Knochenmetas-asen und Osteomalazie)
Facharztüberweisung zur KM-Punktion: Typischerweise polymorphe Plasmazellen > 10% der weißen Vorstufen. **Cave:** Im Anfangsstadium kann Plasmazellvermehrung < 20% betragen, wie bei einer Entzündung. Bei solitärem Plasmozytom normales KM möglich
Bei Kopfschmerzen oder bei V.a. Knochenschmerzen Facharztüberweisung zum Rö (Schädel) oder zum Knochenszinti.

20% aller Plasmozytompat. haben zwar keine Paraproteine im Serum, dann aber meist Bence-Jones-Proteine im Harn. Kombinierte elektrophoretische Untersuchung der Serum- und Urineiweißkörper genügt fast immer für die Diagnose.

erenzialdiagnose
Makroglobulinämie Waldenström: Seltene Erkr. mit monoklonaler IgM-Vermehrung. **Kli-ik:** Uncharakteristisch, LK-Schwellungen, Hepatosplenomegalie, Zeichen der hämorrhagi-chen Diathese (☞ 19.1.3), diffuse Osteoporose. **Diagn.:** BSG ↑, schmalbasiger γ-Peak in der 'phorese (M-Gradient), Anämie. **Ther.:** Zurückhaltende Ther. mit Glukokortikoiden und Cytostatika
Benigne Paraproteinämie: Kleine Osteolysen, kein AK-Mangelsy., Plasmazellen in KM < 10%, konstante Paraproteinkonz. über mehr als 2 J.
Degenerative und „rheumatische" Erkr., Knochenmetastasen, Osteoporose.

apie Klinikeinweisung zur Chemother. (ab Stadium II), palliativen Ther. oder bei KO. *entionelle Chemother. oder alternativ Hochdosis-Chemother. mit nachfolgender autologer mzellentransplantation (☞ 19.4.5); Ther. mit Thalidomid nur innerhalb kontrollierter Stu-Palliative Ther.: Z.B. lokale Bestrahlung von Knochenherden und Gabe von Biphosphona-

ten, operative Fixation bei Frakturgefahr, IgG-Substitution bei AK-Mangel-Sy. und Plasmasep
tion bei Hyperviskositätssy. Im ambulanten Bereich Überwachung von Hb, Ca^{2+}, Krea, H
säure, frühzeitige Infektbehandlung und psychische Führung.

Prognose

♦ Abhängig vom Stadium und dem Auftreten von **KO** (Plasmozytomniere führt zur Nie
  insuff., AK-Mangel zu erhöhter Infektanfälligkeit, Thrombopenie zur hämorrhagischen
  these)
♦ Krankheitsdauer: Wenige Mon. bis 15 J.

19.4.5 Knochenmark- und Stammzellentransplantationen

Transplantation hämatopoetischer Stammzellen (HSC) entweder durch Knochenmarktransplant
(KMT) oder durch Transplantation peripherer Blutzellen (PBPCT). KM-Entnahme aus dem
ckenkamm bei Vollnarkose. Gewinnung der peripheren Blutzellen durch Leukapheresen, nach
KM-Zellen über Zytostatika- oder Zytokingabe mobilisiert wurden. Zusätzliches Therapieverfo
v.a. in der Behandlung maligner hämatologischer Erkr. mit z.T. außerordentlich guten Resultate
Pat. < 65. J.

Indikationen

♦ Akute Leukämie (☞ 19.4.1) und chron. Leukämie
♦ M.-Hodgkin-Rezidiv in prognostisch ungünstigen Fällen (☞ 19.4.3)
♦ Einige Formen des Non-Hodgkin-Lymphoms (v.a. bei den hochmalignen Non-Hodg
  Lymphomen und beim Plasmozytom, ☞ 19.4.3, ☞ 19.4.4)
♦ Myelodysplastisches Sy.
♦ Schwerer Verlauf der aplastischen Anämie (☞ 19.3.5)
♦ Angeborene Störungen, wie z.B. Thalassaemia major (☞ 19.3.3) oder M. Gaucher
♦ Solide Tumoren, verbesserte Palliation, z.B. beim Mamma-Ca.

Methoden und ihre Komplikationen

♦ Autologe Transplantation: Reinfusion von eigenen hämatopoetischen Stammzellen. Die
  ist heute bei vielen Ind. durch die PBPCT ersetzt. *Vorteile* der PBPCT:
– Kein zusätzlicher Eingriff (Vollnarkose), die für die PBPCT notwendige Chemo- oder 2
  kinther. ist meist sowieso Teil der Ther. der Grunderkr.
– Geringere Kontamination mit residualen Tumorzellen
– Schnellere Regeneration der Hämatopoese
– Auch bei vorausgegangener Strahlenther. im Beckenbereich durchführbar (KM-Entn
  nach Strahlenther. nicht mehr möglich)
♦ Allogene Transplantation: Infusion von Fremdspenderzellen oder von Zellen kompa
  Geschwister. Für ca. 80% der Pat. findet man einen passenden HLA-identischen Spe
  KMT oder PBPCT möglich. *Vorteile* der PBPCT: Aplasiephase beim Empfänger nac
  Transplantation verkürzt. *Nachteil* der PBPCT ist die medikamentöse Stammzellmob
  rung (durch Zytokine) beim Spender, bisher jedoch außer Knochenschmerzen keine grö
  NW bekannt

Nachteile gegenüber der autologen Transplantation: GvH-Krankheit und mehr KO (z.B. häufiger Inf. und Lebervenenverschlusskrankheit); Abhängigkeit von Spenderverfügbarkeit
Vorteil: U.a. keine Kontamination mit malignen Zellen und Graft-versus-Leukemia-Effekt
Neue Therapieansätze: *Non-myeloablative Vorbehandlung* (verminderte Strahlendosis bei der Vorbehandlung), bes. geeignet für ältere Pat. oder Pat. mit Begleiterkr. *Adoptive Immunther.*: Entfernung von T-Zellen aus dem Transplantat verhütet GvH-Reaktion, zeigt z.T. aber höhere Rezidivraten, v.a. bei akut verlaufenden hämatologischen Neoplasien.

...ärztliche Nachsorge

Früherkennung von KO: Z.B. chron. GvH-Reaktion (bei allogener Transplantation; gekennzeichnet z.B. durch verschlechterte Lufu-Parameter, Lichen ruber planus, Sicca-Sy., lupoide Hep., Diarrhoe), Inf. (v.a. nach Splenektomie) und Katarakt (nach Konditionierung mit Kortikosteroiden)
Grunderkr. durch regelmäßigen Ganzkörperstatus und Laborkontrollen beobachten (z.B. Leukämierezidiv)
Lebenslange Nachsorge wegen erhöhter Gefahr für ein Sekundärmalignom.

...ch einigen Monaten besteht bei den meisten Pat. eine Transplantattoleranz → Immunsup-
...ssive Ther. ist nicht lebenslang notwendig.

...5 Thrombo- und Koagulopathien

...5.1 Idiopathische und symptomatische Thrombozytopenie

...logie

...pathische thrombozytopenische Purpura
..., M. Werlhof, essenzielle Thrombopenie): Meist 1–2 Wo. nach viraler Inf., häufig Vollremis-
... bei Kindern, bei Erw. eher Chronifizierung.

...ptomatische Thrombozytopenie
...Arzneimittelallergie, z.B. gegen Thiazid-Diuretika, Sulfonamide, Streptomycin, Penicillin,
...Chloramphenicol, Gold- und Arsenpräparate

...Arzneimittelallergie theoretisch bei jedem Medikament möglich, deshalb sorgfältige Überprü-
...ung der Ind. in jedem Einzelfall und ggf. Absetzen aller nicht lebensnotw. Medikamente.

...Nahrungsmittelallergie, z.B. gegen Eier, Fisch, Milch, Fleisch
...Toxische Noxen: Zytostatika, Benzol, ionisierende Strahlen, Alkohol
...Mangelzustände: Vit.-B$_{12}$ (☞ 19.3.2), Folsäure (☞ 19.3.2), Eisen (☞ 19.3.1)
...Para- oder postinfektiös, v.a. nach Virusinf.
...KM-Erkr.: Maligne Lymphome, Karzinome
...Hypersplenismus; jedoch selten mit Zeichen einer hämorrhagischen Diathese.

Klinik Häufig Nasen- und Zahnfleischblutungen sowie erhöhte Anfälligkeit für blaue Flec[k] Meno-Metrorrhagien, Teerstühle, Makrohämaturie.

Diagnostik

- Anamnese: Medikamenteneinnahme, Inf., Arbeitsplatz
- Körperliche Untersuchung: Evtl. Purpura, Petechien und/oder kleine Flächenblutungen ([k] Hämatom nach stumpfem Trauma), leichte Splenomegalie (**Cave:** Bei der ITP kann die [M] etwas vergrößert sein; eine *stark* vergrößerte Milz spricht gegen ITP). Rumpel-Leede- (☞ 19.2) pos.
- Labor: Thrombos < 50 000/µl, verlängerte Blutungszeit (☞ 19.2), Quick und PTT nor[

Niedrige Thrombos ohne hämorrhagische Diathese können durch eine EDTA-induz[Pseudothrombopenie hervorgerufen sein. Beweis: Thrombo-Kontrolle mit Zitratblut.

Differenzialdiagnose

- Panmyelopathie (☞ 19.3.5): Megakaryozyten im KM ↓, im Gegensatz zur ITP oder sym[matischen Thrombopenie
- KM-Karzinose
- Maligne Lymphome (☞ 19.4.3) und Leukämien (☞ 19.4.1, ☞ 19.4.2).

! Bei der Form der intermittierend auftretenden ITP sind zeitweilig normale Thrombov[möglich. Diagnose ITP ist erst nach Ausschluss anderer Ursachen einer Thrombozytop[erlaubt.

Therapie

- Bei entsprechender Ätiol. Noxe ausschalten
- Klinikeinweisung bei hämorrhagischer Diathese und/oder Thrombos < 30 000/µl
- Bei ITP: Stat. Therapieeinleitung mit Glukokortikoiden, Weiterbehandlung durch HA[ratung zu Lebensführung und Beruf.

19.5.2 Thrombozytose

Ätiologie

- Primär: Als eigenständiges Krankheitsbild (Thrombozytämie) oder im Rahmen von [(☞ 19.4.2), Osteomyelosklerose oder Polyzythämie (☞ 19.3.5)
- Sekundär: Nach Splenektomie, bei Milzatrophie, Inf.-Krankheiten, chron. Entzündu[Eisenmangel, bei Malignomen als paraneoplastisches Sy. (☞ 28.2.1), postpartal.

Klinik Thrombembolien (häufigste Todesursache), hämorrhagische Diathese (☞ 19.1.3) [Thrombozytenfunktionsstörungen mit diffusen Schleimhautblutungen sowie Neigung zu b[Flecken (keine Petechien); Splenomegalie.

Diagnostik

- Körperliche Untersuchung: Häufig Splenomegalie
- Labor: BB mit Thrombozytose > 400 000/µl, Leukozytose, Hyperurikämie und Phosphatase ↑ möglich, Ausschluss gestörter Thrombozytenfunktion für Ther. nötig Thrombasthenie Glanzmann-Naegeli und von-Willebrand-Jürgens-Sy. ☞ 19.5.3).

:rapie
Behandlung des Grundleidens und Verordnung von Thrombozytenaggregationshemmern (z.B. ASS 100 mg/d)
Klinikeinweisung bei **KO** (Thrombembolien, hämorrhagische Diathese) bei Thrombozytose > 1000 000/μl und bei Thrombozytämie (zur Ther. mit α-Interferon und Hydroxyurea).

.5.3 Angeborene Koagulopathien

) aller angeborenen Koagulopathien können auf eine Hämophilie oder das von-Willebrand-ens-Sy. zurückgeführt werden.

mophilie A und B

figkeit: 1/10 000; in 70% x-chromosomal-rezessiv vererbt, in 30% Spontanmutationen. Zwei nen:
- Hämophilie A (85%; Mangel an F VIII)
- Hämophilie B (15%; Mangel an F IX, Christmas-F).

ik

Manifestation meist in der Kindheit, fast ausschließlich M
Blutungssymptomatik hängt von der F-Aktivitätsminderung ab:
- Spontanblutungen (F-Aktivität < 1%) v.a. unter die Haut, in die Muskulatur (M. iliopsoas → **DD**: Appendizitis), in die Gelenke (80% aller Hämophiliepat. werden infolge Gelenkzerstörung invalide), seltener Blutungen in GIT, Niere und Harnblase sowie unstillbare traumatische Blutungen
- Postop. Nachblutungen (Subhämophilie, F-Aktivität 15–30%).

gnostik

Familienanamnese und Blutungstyp (großflächige Blutungen, keine Petechien). **Cave:** In 30% neg. Familienanamnese!
Labor: PTT verlängert bei normalen Thrombos und normalem Quick-Wert. Zur weiteren Differenzierung Bestimmung der F VIII und IX.

Bei Pat., die häufig Faktorkonzentrate erhalten haben, HIV-Test und Hepatitisserologie durchführen! HIV und Hep. sind Haupttodesursachen bei Hämophiliepat.

erenzialdiagnose Von-Willebrand-Jürgens-Sy. (s.u.).

rapie
Blutungsprophylaxe: Keine Thrombozytenaggregationshemmer, kein Heparin, keine i.m. Injektionen, nur lebensnotwendige OP
Ther. bei Blutung: Klinikeinweisung; blutstillende Lokalmaßnahmen (Ruhigstellung, Druckverband, Hochlagerung, Kälte), Analgetika (milde Opiate, ☞ 26.2.2, kein ASS). Keine Dextrane oder HAES zur Volumensubstitution
Faktorensubstitution bedarfsweise bei leichter Hämophilie und als prophylaktische Dauerther. bei schwerer Hämophilie (alle 2–3 d i.v., hohe Kosten!)

- Hep.-B-Impfung, um das Infektionsrisiko bei späteren Bluttransfusionen zu senken
- Ausblick: Evtl. kann eine Genther. demnächst zur Symptomfreiheit führen.

> Bei Verwendung albuminfreier Faktorkonzentrate ist eine Virusübertragung weitgehend a▮
> geschlossen.

Von-Willebrand-Jürgens-Syndrom

Störung der Thrombozytenaggregation durch einen meist autosomal dominant vererbten, selten▮ worbenen Defekt des „von-Willebrand-Teils" im Faktor-VIII-Molekül.

Klinik Entspricht weitgehend der Klinik des Hämophiliekranken; *Unterschiede:* Zusätzlich▮ techialer Blutungstyp, auch schon flache Hautverletzungen können zu verlängerten Blutur▮ führen. **Cave:** Aufgrund der unterschiedlichen Penetranz kann als einziges Symptom die Neig▮ zu häufigen Hämatomen auffallen.

Diagnostik
- Familienanamnese
- Labor: Blutungszeit (☞ 19.2) ↑. Quick und Thrombos normal, PTT gelegentlich ↓, F-V▮ Aktivität und von-Willebrand-F ↓ (**cave:** Sensitivität gering). Weitere Differenzierung im ▮ ziallabor.

In der Grav. normalisieren sich die Laborwerte. Unmittelbar nach der Geburt aber erhö▮ Blutungsrisiko; deshalb immer Entbindung in entsprechend ausgestatteter Klinik bzw. U▮ richtung des Geburtshelfers.

Differenzialdiagnose Hämophilie A und B (s.o.).

Therapie
- Blutungsprophylaxe: s.o.
- Klinikeinweisung bei akuten Blutungen.

19.5.4 Erworbene Koagulopathien

Vitamin-K-Mangel-bedingte Koagulopathie

Vit.-K ist für die Synthese des Prothrombinkomplexes (F II, VII, IX, X) notwendig.

Ätiologie des Vitamin-K-Mangels
- Ther. oder Intox. mit Vit.-K-Antagonisten (Cumarine)
- Unzureichende Vit.-K-Bildung durch gestörte Darmflora: Laxanzienabusus, lang daue▮ Antibiotikather.
- Resorptionsstörung: MAS, Cholestase, Z.n. Dünndarmresektion, chron. Pankreatitis
- Mangelernährung (v.a. bei Alkoholikern)
- Post partum bei Frühgeborenen.

Klinik Hämorrhagische Diathese (☞ 19.1.3).

gnostik

Anamnese: Medikamente (Antibiotika), Darm-, Gallenblasenerkr.

Labor: Quick ↓, (PTT ↑).

ferenzialdiagnose

Hepatogen erworbene Koagulopathie: Zufuhr von Vit. K lässt Quick-Wert nicht ansteigen

Verbrauchskoagulopathie

Immunologische Erkr. (z.B. SLE, ☞ 18.5.1) mit Auto-AK gegen Gerinnungsfaktor.

rapie

Grundkrankheit behandeln

Bei Gefahr der Spontanblutung (Quick-Wert < 10%): 10 mg Vit. K (z.B. Konakion®) p.o. oder langsam i.v. und/oder Klinikeinweisung zur Gabe von Prothrombinkomplexpräparaten, z.B. PPSB.

brauchskoagulopathie

Disseminierte intravasale Gerinnung, DIC. Erworbene Gerinnungssteigerung mit Bildung dis-nierter Mikrothromben. Durch den hierbei stattfindenden Verbrauch an Gerinnungsfaktoren und ombos kann es zur hämorrhagischen Diathese kommen.

ologie In der Praxis sehr seltenes Krankheitsbild. Auslösung möglich durch maligne Erkr.
Bronchial-Ca; paraneolastische Sy., ☞ 28.2.1), bakt. und virale Inf. (Sepsis, ☞ 3.4.4), Seifen-t, Schlangenbiss, Hitzschlag, endokrine Krankheiten (z.B. M. Cushing, ☞ 17.7, Thyreoto-se).

ik Erst bei dekompensierter DIC (Verbrauch von Gerinnungsfaktoren kann durch eine ge-erte Synthese nicht mehr kompensiert werden): Hämorrhagische Diathese und Organversa-durch Mikrothromben, Verbluten.

gnostik

Anamnese: Bei entsprechenden Grundkrankheiten daran denken!

Labor: Initial Thrombopenie, PTT ↑, AT III und Fibrinogen ↓, FSP ↓ (meist wegen Dring-ichkeit in der Klinik).

Diagnose in Anfangsphase und bei chron. Verlauf oft schwierig: Thrombos sind bei primärer Hyperfibrinolyse (Ca im Bereich von Prostata, Lunge, Uterus) trotz beginnender DIC normal; n der Grav. (physiologische Thrombozytose) sind normale Thrombozytenwerte „patholo- isch". Fibrinogenspiegel kann auch oft noch im Normbereich liegen.

erenzialdiagnose Erworbene Koagulopathien anderer Genese (s.o.).

apie Klinikeinweisung schon bei Verdacht. Bei entsprechender Erfahrung und langem Weg e Klinik ist die i.v. Gabe von 5000 IE Heparin auch ohne Labor vertretbar.

19.6 Internet

Maligne Erkr.: www.krebsgesellschaft.de/ISTO/Standards/index.html; www.krebs-webweiser
http://cancernet.nci.nih.gov

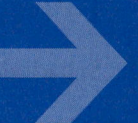

eurologie

Ner Ziesché _ Karen Hemmrich _ Martin Schühle

20.1 Leitsymptome und ihre DD

20.1.1 Schwindel

Gefühl gestörten Gleichgewichts; häufiges Symptom in der Allgemeinpraxis; in 45% Pat. > 70 J. Ursachen sind vielfältig.

! Pat. verwenden den Begriff „Schwindel" häufig völlig unspezifisch für die unterschiedlich⸱ Formen subjektiven Unwohlseins. Deshalb anamnestisch exakt herausarbeiten, was „Schwindel" gemeint ist.

Diagnostik

Anamnese

- Systematischer Schwindel (mit Richtungskomponente, vestibuläre Ursachen wahrsche⸱ lich): Schwankschwindel, Liftgefühl, Drehgefühl wie Walzertanzen, einseitige Fallneigu⸱
- Unsystematischer Schwindel (keine Richtungskomponente, alle Ursachen möglich): U⸱ sicherheit, Benommenheit, Schwarzwerden vor den Augen, Betrunkenheitsgefühl, „s⸱ taumelig fühlen".

Grobe Einteilung in systematischen und unsystematischen Schwindel stellt Weichen für sinn⸱ Folgediagnostik:
- Dauer des Schwindels? Wiederholtes Auftreten?
- Lageabhängig (orthostatisch ☞ 11.6.1), benigner, paroxysmaler Lagerungsschwi⸱ (☞ 22.6.4)?
- Während der Schwindelattacke bewusstlos (DD der Synkope, ☞ 10.1.5), TIA, PR⸱ (☞ 20.3.1)?
- Schwindel bei Belastung, z.B. Treppensteigen? (Herzinsuff., ☞ 10.5.1)
- Kopfschmerzen (Migräne, ☞ 20.4.1), Trauma, Tumor, umstritten: Zervikogener Schwi⸱
- Schwindel nach dem Essen (postprandiale Hypotonie, ☞ 11.6.1)?
- Begleiterkrankungen: Herzerkr.? Bluthochdruck? Herzschrittmacher (technischer Defe⸱
- Abhängig von Kopfbewegungen, z.B. Blick nach oben beim Fensterputzen (Vertebrobas⸱ Insuff., benigner paroxysmaler Lagerungsschwindel, ☞ 22.6.4)?
- Gleichzeitige Ohrgeräusche und Schwerhörigkeit (M. Menière, ☞ 22.6.4)?
- Ohrenschmerzen, evtl. Ohrausfluss (chron. Otitis media, ☞ 22.6.3); Mastoiditis (☞ 22.⸱
- Schwindel bei Kälte verstärkt (Trommelfellperforation, Z.n. Ohr-OP)?
- Alkohol? Medikamente? Noxen? Z.n. Schädelverletzung?
- Verschwindet der Schwindel bei geschlossenen Augen (okuläre Ursache)?

Körperliche Untersuchung
- Internistisch (☞ 10.2): RR, Rhythmusstörungen, Herzvitium, Strömungsgeräusche übe⸱ Karotiden, Anämie, orthostatische Dysregulation: Schellong-Test (☞ 11.6.1)
- Neurologisch (☞ 20.2): Kleinhirnzeichen; sensible PNP mit Verlust des Lagesinns; Hirn⸱ venläsionen von N. V oder N. VII als Hinweis auf Kleinhirnbrückenwinkelprozess

Gehversuch auf einer Linie: Einseitige Fallneigung (Fall zur kranken Seite bei vestibulärer Ursache, zur gesunden Seite bei Kleinhirnläsionen); breitbeiniger Gang mit eher ungerichteter Fallneigung (zerebelläre oder sensible Ataxie, ☞ 20.1.4)

- Romberg-Test (☞ 20.2.5): Pos. bei propriozeptivem und vestibulärem, neg. bei zerebellärem Schwindel
- Unterberger-Tretversuch (☞ 20.2.5): Pos. bei zerebellären und vestibulären Schäden
  Nystagmus: Vestibulärer Nystagmus (in eine Richtung, erschöpfbar, nie vertikal) oder zentraler Nystagmus (komplex, richtungswechselnd, auch vertikal, nicht erschöpfbar)
  Ohrenspiegelung (☞ 22.2.4): Zoster oticus (☞ 22.6.1), Otitis media, Perforation; Hörtest (☞ 22.2.4): Einseitige Taubheit deutet auf vestibuläre Ursache.

eitere Diagnostik

EKG bzw. Langzeit-EKG: Bei V.a. Herzrhythmusstörungen

Labor: BB, Hkt, BZ, Krea, γ-GT, GPT, evtl. TSH basal; bei gezieltem Verdacht nicht alles!
Evtl. Facharztüberweisung zum HNO-Arzt, Neurologen oder Augenarzt, Orthopäden.

fferenzialdiagnose des Schwindels

ernistisch

Vermindertes HZV: Bei Herzrhythmusstörungen (☞ 10.6), Herzinsuff. (☞ 10.5), KHK (☞ 10.3), Kardiomyopathie (☞ 10.9), mechanische Behinderung, z.B. bei Aortenstenose (☞ 10.8.4) oder Volumenverlust, z.B. durch Diarrhoe (☞ 8.1.8, ☞ 8.1.9) oder Blutungen

Hyper- oder Hypotonie: Z.B. orthostatische Dysregulation (☞ 11.6.1)

Gestörte zerebrale Durchblutung: Durch Exsikkose (☞ 27.8), erhöhte Blutviskosität führt zu Mikrozirkulationsstörungen), Hypoxämie (z.B. bei Hyperventilations-Sy., ☞ 21.10.2), Anämie (☞ 19.1.1)

Metabolische Störungen: Z.B. hypo- oder hyperglykämisches Präkoma (☞ 17.1), thyreotoxische Krise (☞ 17.6.2), Urämie (☞ 13.1.14)

Inf.: Z.B. „Grippe" (☞ 9.4.4), Scharlach (☞ 16.7.3), Röteln (☞ 16.7.2), Masern (☞ 16.7.1), Mumps (☞ 16.7.8).

logisch

Neuritis vestibularis: Einseitiger Vestibularisausfall mit akut einsetzendem Drehschwindel, begleitet von Erbrechen, Fallneigung, rotierendem Spontannystagmus und Krankheitsgefühl; über Tage anhaltend, dann allmählich abklingend. Keine Hörstörungen. **Ther.:** Nur bei starker Übelkeit und Brechreiz Antivertiginosa z.B. Dimenhydrinat (z.B. Vomex A®) Supp. 100 mg 1–2 tägl.; ab 3. d Lagerungsübungen („Labyrinthgymnastik")

Gutartiger, paroxysmaler Lagerungsschwindel: Akute, nur Sekunden andauernde, durch bestimmte Kopfhaltungen ausgelöste Drehschwindelattacken; Nystagmus zum unten liegenden Ohr hin; Neurostatus o.B. **Ätiol.:** Idiopathische oder posttraumatische Cupulolithiasis. **Ther.:** Lagerungstraining (☞ 22.6.4, Abb. 22.12); **Progn.:** Spontanremission nach Mon.

M. Menière (☞ 22.6.4): Rezidivierend auftretender Attackenschwindel, der über mehrere Stunden anhält. Immer von Ohrgeräuschen (Tinnitus), Ohrdruckgefühlen und Hypakusis begleitet, meist mit Erbrechen, Spontannystagmus und gerichteter Fallneigung. Innenohrschwerhörigkeit zuerst nur im Anfall, später auch im Intervall. **DD:** Hörsturz (☞ 22.6.4), kein Schwindel). **Ther.:** Während der Attacke Bettruhe, Antivertiginosa wie Dimenhydrinat (z.B. Vomex A®) Supp. 100 mg 1–2 tägl.; im Intervall: Betahistidin (z.B. Vasomotal®) 1.–3. W 3 × 16 mg, dann über 2–6 Mon. 3 × 8 mg

- Kinetosen (Reisekrankheit): **Ther.:** Dimenhydrinat, z.B. Superpep-Reisekaugummi®, Sco lamin z.B. Scopoderm® TTS Membranpflaster
- Ototoxische Substanzen: Aminoglykoside, Atropin, Barbiturate, Chinidin, Salizylate, Alkoh CO (bei sehr starken Rauchern), Koffein, Arsen, Blei, Quecksilber, Silber, Jod, Benzol, Tol H_2S; Fleisch- und Pilzvergiftungen.

Neurologisch

- Hinterstrangläsionen: (☞ 20.2.1)
- Hirnstamm- oder Kleinhirnschäden: Z.B. durch Schlaganfall (☞ 20.3), Hirntumo (☞ 20.13)
- Kleinhirnbrückenwinkelsy. bei Akustikusneurinom: Gutartiger, langsam wachsender, den Schwannschen Zellen des N. VIII ausgehender Tumor; 30.–50. Lj. **Klinik:** Tinn mit progredienter Schwerhörigkeit, Gleichgewichtsstörungen, Trigeminusstörun (Cornealreflex ↓) und Fazialisparese, später Kleinhirnsymptome, Pyramidenbahnzeic und Hirndruck. **Ther.:** Neurochirurgisch. **Cave:** Manchmal Teilmanifestation einer Neu fibromatosis generalisata (M. Recklinghausen, ☞ 23.4.6)
- MS (☞ 20.7)
- Epileptische Anfälle (☞ 20.6): Schwindel als Aura.

Ophthalmologisch

- Refraktionsanomalien: Neue Brille, Refraktionsdifferenz > 3 dpt., nach einseitiger Katar OP (☞ 23.3.2)
- Fehlende Fusion: Nach Alkoholgenuss, Schädel-Hirn-Trauma, bei Müdigkeit oder laten Schielen (☞ 23.1.7)
- Augenmuskelstörungen (N. III, IV und VI): Bei alten Menschen z.B. durch Durchblutu störungen, Diab. mell. (☞ 17.1) und art. Hypertonie (☞ 11.6.2); auch bei Myasthenia gr (☞ 23.4.6), internukleärer Ophthalmoplegie bei MS (☞ 20.7, Abb. 20.10), Tumoren, erh tem Hirndruck (☞ 20.13)
- Akuter Glaukomanfall (☞ 23.3.1): Starke Schmerzen, harter Bulbus, rotes Auge.

Reflektorisch (umstritten)

- Bei pseudoradikulärem HWS-Sy. (☞ 6.1.3)
- Bei reversiblen Blockierungen der HWS (☞ 6.1.3).

Psychisch Wohl relativ häufig (ca. 30%): „Pat. hat jeden Halt verloren, steht am Abgru Überlappend mit funktioneller RR-Regulationsstörung.

Therapeutische Prinzipien

Kausale Ther. entsprechend der Grundkrankheit anstreben.

- Bei Altersschwindel (aufgrund zerebraler Durchblutungsstörungen) bei Exsikkose erhö Flüssigkeitszufuhr hilfreich
- Bei orthostatischer Dysregulation: Morgendliche kalte Dusche zur Kreislaufanregung, kl sische Kneipp-Therapie, Sport treiben, Tasse Kaffee vor dem Aufstehen, evtl. Medikame Z.B. Etilefrin (z.B. Effortil®) 1 × 25 mg tägl. (☞ 11.6.1).

0.1.2 Kopfschmerz

-20% aller Pat. in der Allgemeinpraxis leiden unter chron. oder rez. Kopfschmerzen. F : M = 2 : 1; ca.
% dieser Pat. haben chron. funktionelle Kopfschmerzen aus dem Formenkreis der Migräne und des
nnungskopfschmerzes, 10% symptomatische Kopfschmerzformen aufgrund unterschiedlicher Erkr.

agnostik

amnese

Lokalisation: Einseitig, beidseitig, okzipital, frontal, vom Nacken nach vorn ausstrahlend, auf
einen Punkt konzentriert

Charakter: Dumpf, hell stechend, einschießend (Neuralgie), „plötzlicher stärkster Kopfschmerz, den ich je hatte" (Subarachnoidalblutung)

Verlauf: Akut, chron., rezidivierend, zunehmend, erstmalig auftretend?

Auslöser:

Endogen: Z.B. Konflikte, Stress, prämenstruell

Exogen: Z.B. Wetterumschwung, Kälte, Lärm, Fernsehen, ungünstige Arbeitshaltung

Lindernde Faktoren: Z.B. Frischluft, Reizabschirmung, Kaffee

Begleitsymptome: Z.B. Übelkeit, Erbrechen, Aura, Sehstörungen, neurologische Ausfälle,
Heißhunger, eitriger Schnupfen, Fieber

Familiäre Belastung: Häufig bei funktionellen Kopfschmerzen

Selbstmedikation: Analgetikaabusus? Analgetikainduzierter Kopfschmerz? Medikamenten-
NW (s. Kasten)?

Bisherige Diagnostik/Ther.: Pat. mit chron. Kopfschmerzen haben oft bereits eine „Ärzte-
Odyssee" mit zahlreichen Untersuchungen hinter sich.

---

edikamente, die Kopfschmerzen auslösen können (Auswahl)

algetika, Antirheumatika, Nitrate, Antiarrhythmika, Gestagene, Östrogene, Sekale-Alkaloi-
Ca-Antagonisten, Benzodiazepine, Barbiturate, Muskelrelaxanzien, Glukokortikoide, Lipid-
ker, Herzglykoside, Diuretika, Theophyllin, Bromocriptin, Carbamazepin, Pentoxifyllin,
enytoin, Rifampicin, Metronidazol, Griseofulvin.

---

perliche Untersuchung

RR: Hypertonie (☞ 11.6.2)

HWS: Beweglichkeit? Lokales oder pseudoradikuläres HWS-Sy. (☞ 6.1.3) mit paravertebra-
lem Muskelhartspann und/oder Insertionstendinose? V.a. Spannungskopfschmerz
(☞ 20.4.2)

Palpation der Nervenaustrittspunkte im Gesicht bei V.a. Sinusitis (☞ 22.5.2) und der Ge-
sichtsoberfläche bei V.a. Trigeminusneuralgie (☞ 20.12.1)

Neurologischer Status bei V.a. zerebralen Prozess

Auskultation der Karotiden bei V.a. zerebrale Durchblutungsstörung

Druck auf Augenbulbi bei V.a. Glaukomanfall (☞ 23.3.1) bzw. Augendruckmessung
(☞ 23.2.7) oder Facharztüberweisung.

or Gezielt bei eindeutigem Verdacht zur Ausschlussdiagnostik. Minimalprogramm: BB,
, Harn-Streifentest.

Differenzialdiagnose

Chronische funktionelle (primäre) Kopfschmerzen
- Migräne (☞ 20.4.1)
- Spannungskopfschmerz (☞ 20.4.2)
- Kombinationskopfschmerz (Mischbild aus Migräne und Spannungskopfschmerz)
- Cluster-Kopfschmerz (Bing-Horton-Sy., ☞ 26.3).

Symptomatische Kopfschmerzen

Extrazerebrale Ursachen
- HNO-Erkrankung: Z.B. Sinusitis (☞ 22.5.2)
- Infektbegleitend: Z.B. Grippe (☞ 9.4.4) oder bei Fieber
- Blutdruckbedingt: Hyper- (☞ 11.6.2) oder Hypotonie (☞ 11.6.1)
- HWS-bedingt: Z.n. Beschleunigungstrauma (☞ 6.1.3, ☞ 5.3.3) oder bei pseudoradikulär HWS-Sy. (☞ 6.1.3)
- Stoffwechselbedingt: Z.B. Hypoglykämie (☞ 17.1)
- Augenerkr.: Glaukom oder Sehfehler (z.B. Myopie)
- Zahnerkr.: Z.B. Wurzeleiterung, kraniomandibuläre Dysfunktion (CMD, ☞ 24.2)
- Neuralgien: Z.B. Trigeminusneuralgie (☞ 20.12.1)
- Immunologisch: Arteriitis temporalis (☞ 18.5.3).

Zerebrale Ursachen
- Medikamentös bedingt: Z.B. durch Nitrate, Kontrazeptiva u.v.a., s. Kasten; Medikamenten- induzierter Kopfschmerz (☞ 20.4.3)
- Z.n. Schädel-Hirn-Trauma (☞ 5.3.2)
- Vaskulär: Z.B. nach Hirninfarkt (☞ 20.3), intrazerebrale Blutung (☞ 20.3), Sinusvenen- thrombose
- Entzündlich/inf.: Z.B. Meningitis (☞ 20.8.1), Enzephalitis (☞ 20.8.2), Hirnabszess (☞ 20.
- Intrakraniale Raumforderung (☞ 20.13)
- Pseudotumor cerebri.

Differenzialdiagnose des akuten Kopfschmerzanfalls

- Akute Subarachnoidalblutung: Unerträgliche Schmerzen im ganzen Kopf und/oder N cken; zusätzlich oft Nackensteifigkeit, pos. Kernig-Zeichen, pos. Lasègue (☞ 20.2.2), wusstseinstrübung, Halbseitensymptomatik, Augenmuskellähmungen. **Ther.:** Sofor Klinikeinweisung schon bei Verdacht, möglichst in neurochirurgisches Zentrum, so über Primärkrankenhaus dorthin
- Migräne: Ähnliche Attacken in der Vorgeschichte, oft familiäre Belastung; meist halbse mit Übelkeit, oft mit Sehstörungen; neurologische Untersuchung o.B.; **Diagn.** und **Th** (☞ 20.4.1)
- Arteriitis temporalis: Ältere Pat.; über Tage zunehmende einseitige, bohrende Kopfschm zen; kein Ansprechen auf übliche Analgetika, Sehstörungen, A. temporalis oft als di pulsloser Strang tastbar; BSG ↑↑; **Diagn.** und **Ther.** (☞ 18.5.3): Glukokortikoide
- Hirnnerven-Neuropathie: Akute einseitige Kopfschmerzen mit Doppelbildern; ke Nackensteife; meist im Rahmen einer diabetischen PNP (☞ 20.11). **Diagn.:** Weitere I gnostik durch Facharztüberweisung.

Tab. 20.1 Differenzialdiagnose der chronisch funktionellen Kopfschmerzen

m	Spannungskopf-schmerz	Migräne	Cluster-Kopfschmerz
rkmale	Diffus, dumpf, bohrend, beidseitig, oft von okzipital nach frontal ausstrahlend	Anfallsartig, oft halbseitig mit Photo- und Phonophobie, Brechreiz und Aura	Intensiv, meist einseitig periorbital, oft Tränen- und Nasenfluss, Augenrötung; oft nachts, **Cave:** Suizidalität
uer	Stunden bis Tage	Stunden bis Tage	1–2 h, auch protrahiert
ximum	Untypisch	Nach 1–2 h	Nach 20 Min.
ufigkeit	Mehrmals pro Wo. oder Mon.	Mehrmals pro Wo. oder Mon., auch sporadisch	1–3 × tägl. bis Wochenrhythmus
valenz	Ca. 10%; F : M = 3 : 1	Ca. 3%; F : M = 3 : 1	Ca. 0,1%; F : M = 1 : 5

erweisungsindikation zum Neurologen (nach Mumenthaler und Regli)
- Erstmalig ungewohnte Kopfschmerzen
- Dauerkopfschmerz, v.a. bei zunehmender Häufung oder von Anfang an ungewohnten, konstanten Schmerzen
- Zunehmend intensive Kopfschmerzen
- Schlagartig auftretende „Explosion im Kopf" (V.a. Subarachnoidalblutung)
- Streng lokalisierter, seitenkonstanter Kopfschmerz
- Begleitsymptome wie Erbrechen (außer bei Migräne), psychische Alteration oder neurologische Ausfälle.

.1.3 Lähmungen

derung (Parese) oder Ausfall (Paralyse) der Bewegungsfunktion durch neuromuskuläre Störun-

Pat. beschreiben leichte Paresen oft nicht als Muskelschwäche, sondern als Schweregefühl oder Taubheit.

gnostik

mnese
- Dauer und Verlauf: Akut, intermittierend, chron. progredient
- Grunderkr.: Z.B. zerebrale (Durchblutungs-)Störungen, PNP, Diab. mell., Alkoholismus.

perliche Untersuchung
- Neurologischer Status: Reflexverlust oder Reflexsteigerung, zus. evtl. Sensibilitätsstörungen, Muskelatrophie, Faszikulationen (☞ Tab. 20.2)
- Orthopädischer Status: Funktionelle Einschränkungen, Schonhaltungen.

Weitere Diagnostik Facharztüberweisung zum Neurologen: EMG, NLG, CT, MRT, Musk
biopsie.

	Tab. 20.2	Differenzialdiagnose der Lähmung	
Lähmungstyp	**Klinik**		**Ursachen**
Zentrale Lähmung	Hemiparese oder Lähmung von Muskelgruppen (z.B. „Wernicke-Mann"), Spastik, Eigenreflexe erhöht, zusätzlich path. Reflexe (z.B. Babinski-Reflex, ☞ 20.2.4), Fremdreflexe abgeschwächt; keine Faszikulationen; später Muskelatrophie		Störung der zentralen Mu kelinnervation durch zere ale Ischämie (☞ 20.3), zerebrale Blutung (☞ 20.3 intrazerebralen Tumor (☞ 20.13.1)
Periphere Lähmung	Radikuläres oder peripheres Verteilungsmuster; Tonus vermindert, Reflexe reduziert; Faszikulationen v.a. bei geschädigtem Motoneuron; Muskelatrophie nach 2–3 Wo. sichtbar		Störung der peripheren M kelinnervation durch Neuropathien (☞ 20.11), Wurzelkompressionssy. (☞ 20.9)
Mischtyp	Kombination schlaffer und spastischer Lähmung mit Atrophien und Faszikulationen		Amyotrope Lateralsklerose
Myasthenie-Typ	Frühzeitige Ermüdbarkeit der Muskeln, beginnt oft an kleinen Haltemuskeln (z.B. Lidheber, Augenmuskel); Tonus leicht vermindert, Reflexe ermüdbar, keine Faszikulationen		Transmitterstörung an de motorischen Endplatte be Myasthenia gravis, Lambe Eaton-Sy.
Myopathischer Typ	Lähmungen meist symmetrisch, an Extremitäten, oft proximal betont, Tonus erniedrigt, Reflexe abgeschwächt, keine Faszikulationen, evtl. Pseudohypertrophie		Gestörte Muskelfunktion Myopathien*
Psychogene Lähmung	Pathologisch anatomisch nicht einzuordnen, typischerweise funktionelle Mitbewegungen (Beispiele: Unwillkürliche Mitinnervation der betroffenen Seite bei Kraftprüfung der Gegenseite; angestrengter Gesichtsausdruck und tiefes Durchatmen bei Versuch der Muskelanspannung)		Konversionsneurose, larv Depression (☞ 21.6), „Rentenbegehren"

* Entzündlich: Z.B. Polymyositis/Dermatomyositis (☞ 18.5.4); endokrin: Z.B. bei Hyperthyreose (☞ 17
Cushing-Sy. (☞ 17.7); toxisch: Z.B. durch Medikamente (Amphotericin B, Amiodaron, u.a.); period
hypokaliämische Lähmung (anfallsartig, mit Hypokaliämie, auslösbar durch Kälte, Alkohol und kohl
hydratreiche Mahlzeiten); normokaliämische, periodische Lähmung: Alkohol-, kälte-, stressbedingt.

0.1.4 Gangstörung

änderung des harmonischen Gangbildes durch Funktionsstörungen von ZNS und peripheren Ner-, Muskeln, Knochen, Bändern, Gelenken oder Durchblutung.

gnostik

amnese Subjektive Ursache, Dauer und Verlauf der Beschwerden, Begleitsymptome wie nschmerzen, Kribbeln oder Muskelschwäche, Medikamente, Drogen, Vorerkr., z.B. Apoplex, b. mell., Alkoholabusus.

perliche Untersuchung

Ganganalyse: Möglichst auch unbeobachtet, bzw. Fremdanamnese
Neurologischer Status: Sensible, motorische Ausfälle?
Gefäßstatus: A. femoralis, poplitea, dorsalis pedis (V.a. pAVK?)
Orthopädischer Status: Beckenschiefstand, Beinlängendifferenz, Iliosakralgelenke, Hüftbeweglichkeit, Kniefunktion, Fußform, Muskelatrophien.

tere Diagnostik Facharztüberweisung bei diagnostischer Unsicherheit.

Neu aufgetretene Gangstörungen, die länger als 2 Wo. anhalten, rezidivierend auftreten und/oder mit neurologischen Begleitsymptomen einhergehen, müssen durch Facharzt abgeklärt werden.

	Tab. 20.3 Differenzialdiagnose von Gangstörungen	
ache	**Gangbild**	**Typisch für**
urologisch	Wernicke-Mann mit Zirkumduktion des gestreckten Beins bei Beugehaltung des Arms	Zentrale Halbseitenlähmung (☞ 20.1.3)
	Stolpernd, breitbeinig mit ausladenden Armbewegungen, um das Gleichgewicht zu halten	Zerebelläre Ataxie
	Breitbasig; Augen auf Boden gerichtet, Pat. fällt bei geschlossenen Augen	Sensible Ataxie
	Vornüber gebeugte Körperhaltung ohne Mitbewegung der Arme; kleine schlurfende Schritte; Stolpertendenz	Parkinson-Sy. (☞ 20.5)
	Kleine schlurfende Schritte, steif gehaltene Kniegelenke	Spastische Paraparese, z.B. bei MS (☞ 20.7) oder Mantelkantensy. (☞ 20.13.1)
	Steppergang: Fuß hängt herab, Pat. muss Schwungbein verstärkt im Knie beugen, um am Boden nicht hängen zu bleiben	Peroneusparese (☞ 20.10.5)
	Bügeleisengang: Fuß wird nicht abgerollt	Tibialisparese (☞ 20.10.5)

Ursache	Gangbild	Typisch für ...
	Tab. 20.3 Fortsetzung	
Orthopädisch	Verkürzungshinken	Beinlängendifferenz (☞ 6.5.4)
	Schmerzhinken/Schonhinken	Erkr. mit Belastungsschm
	Versteifungshinken	Erkr. mit eingeschränkt Gelenkbeweglichkeit bzw. nach Arthrodese
	Trendelenburg-Hinken: Watschelgang durch Funktionseinschränkung des M. gluteus medius	Hüftluxation (☞ 6.5.5), Coxa vara (☞ 6.5.3), nac Hüft-TEP
Angiologisch	Intermittierendes Hinken durch belastungsabhängige Muskelischämie („Schaufenster-Krankheit")	PAVK Stadium II (☞ 11.
Psychiatrisch	Passt in kein Schema, unbeobachtet auch verschwunden, dramatische Stürze, meist aber ohne schwerwiegende Verletzungen	Psychogene Gangstörung

20.1.5 Sensibilitätsstörungen

Veränderte Wahrnehmung von Sinnesreizen der Oberflächen- und Tiefensensibilität. Neg. Sympt sind z.B. verminderter Tastsinn, pos. Symptome sind z.B. Brennen, Kribbeln.

Ätiologie Metabolisch, toxisch, infektiös/entzündlich, traumatisch bzw. mechani ischämisch, neoplastisch.

Diagnostik

Anamnese
- Dauer und Verlauf
- Vorbestehende Erkr.: Orthopädische Störungen, Diab. mell., Alkoholabusus, Z.n. OP, brale Durchblutungsstörungen, Z.n. Bandscheibenvorfall, Möglichkeit eines Vit.-B$_{12}$-Mar
- Medikamente?

Klinische Untersuchung
- Neurologischer Status: Spitz-stumpf, warm-kalt, Vibrations- und Lagesinn, genaue Aus nung der Sensibilitätsstörungen (☞ 20.2.1); zusätzlich motorische Ausfälle?
- Internistischer Status: Pulse (Hinweise auf pAVK?), RR
- Orthopädischer Status: Hinweise für degenerative WS-Erkr. mit Nervenkompression?
- Labor: Diff-BB, BSG, BZ, γ-GT.

ferenzialdiagnose

Tab. 20.4 Differenzialdiagnose negativer sensibler Symptome

kalisation	Klinik	Ätiologie
tex	Kontralaterale Hemihypästhesie, keine Schmerzen, häufig feinmotorische Störungen	Zerebrale Ischämie (☞ 20.3.1), zerebrale Blutung (☞ 20.3.1), intrakranielle Tumoren (☞ 20.13.1)
nstamm	Empfindungsstörung, meist kombiniert mit Hirnnervenausfällen, Schwindel oder Ataxie	Hirnstamminfarkt (☞ 20.3.1), Hirnstammtumoren
ctus nothalamicus ickenmark)	Kontralaterale dissoziierte Empfindungsstörung (Tiefensensibilität erhalten, Schmerz/Temperatur gestört)	Spinalis-ant.-Sy., Brown-Séquard-Sy. (☞ 20.14)
terwurzel	Segmentale Empfindungsstörung entsprechend den Dermatomen (☞ 20.2.1, Abb. 20.2)	Bandscheibenvorfall (☞ 20.9.1), degenerative WS-Erkr. (☞ 6.1), wurzelnahe Tumoren
terstränge ckenmark)	Homolaterale dissoziierte Empfindungsstörung (Tiefensensibilität beeinträchtigt, Vibrationssinn oft zuerst gestört, Schmerz/Temperatur erhalten)	Perniziöse Anämie (☞ 19.3.2), Syphilis (☞ 9.8.2), Spinalis-posterior-Sy.
zelner ipherer Nerv	Ausbreitung entsprechend des jeweiligen Versorgungsgebietes (☞ 20.2.1, Abb. 20.2); meist kombiniert mit Reizsymptomen und motorischen Ausfällen	Kompressionssy. (☞ 20.9), Z.n. Trauma, Schwerpunkt-PNP
rere iphere ven	Typischerweise strumpfförmige Hypästhesie, meist mit motorischen Ausfällen (Reflexverlust); Ausbreitung weder Dermatom noch peripheren Nerven zuzuordnen	PNP im Rahmen von Diab. mell. (☞ 17.1.5), Alkoholabusus (☞ 21.9.1), sonstigen Ursachen (☞ 20.11)

erenzialdiagnose positiver sensibler Symptome

Parästhesien: „Brennen, Kribbeln, Ameisenlaufen"

Nervenreizung: Z.B. Karpaltunnelsy. (☞ 20.10.1), Meralgia paraesthetica (☞ 20.10.3), Hinterstrangläsionen (☞ 20.2.1)

PNP (☞ 20.11)

Neuralgie: Heller reißender starker Schmerz, auch intermittierend

Trigeminusneuralgie (☞ 20.12.1)

Meralgia paraesthetica (☞ 20.10.3)

Wurzelkompression, z.B. Bandscheibenvorfall (☞ 20.9.1)

- Übertragener Schmerz: Ausbreitung auf der Körperoberfläche
  - Head-Zonen bei inneren Krankheiten
  - Pseudoradikuläre Sy. (☞ 6.1.7) bei Erkr. des Bewegungsapparats
- Phantomschmerz: Nach Amputationen; quälender Charakter.

20.1.6 Doppelbilder

Syn.: Diplopie; meist durch Abweichung der Sehachse eines Auges vom Fixationspunkt ausgelöst nokuläre Diplopie), seltener durch unregelmäßige Brechung in einem Auge (monokuläre Diplop

Diagnostik

Anamnese

- Subjektive Ursache (Meinung des Pat. oft wegweisend!)
- Auftreten der Symptome: Schleichend? intermittierend? akut?
- Begleitsymptome: Sonstige neurologische Ausfälle? Kopfschmerzen?
- Vorerkr.: Diab. mell., Alkoholabusus, Refraktionsanomalien
- Medikamente? Hinweise für Intoxikation?

Körperliche Untersuchung

- Neurologischer Status: V.a. Pupillenreaktion, Hinweise für Augenmuskellähmung: N. III VI prüfen (☞ 20.2.6), Stellung der Augenachsen? Monokuläre oder binokuläre Doppelbil Dazu jeweils ein Auge zuhalten
- Internistischer Status: Inklusive RR-Messung, Puls, Strömungsgeräusche über den Karoti◂

Weitere Diagnostik

- Labor: Evtl. BB, Hkt, BZ, BSG
- Facharztüberweisung zum Augenarzt und/oder Neurologen obligat.

Für den Pat. stehen oft Symptome wie Verschwommensehen, Schwindel, Brechreiz Gangunsicherheit im Vordergrund; deshalb dann gezielt nach Doppelbildern fragen.

Differenzialdiagnose

- Hirnnervenlähmungen (III, IV, VI) bei Diab. mell. (☞ 17.1), Tumoren
- Neuromuskuläre Störungen, z.B. Botulismus (☞ 9.3, Tab. 9.14) und bei Myasthenia g (☞ 23.4.6)
- Zerebrale Funktionsstörungen (meist mit komplexen Blickmotorikstörungen) bei Alkc abusus (☞ 21.9.1), Intoxikationen oder Durchblutungsstörungen des Hirnsta◂ (☞ 20.3.1), intrakraniellen Hämatomen (☞ 20.3, ☞ 5.3.2) Sinus- und Hirnvenenth◂ bose oder MS (☞ 20.7)
- Brechungsanomalien bei Katarakt (☞ 23.3.2) oder Linsenluxation (z.B. im Rahmen ◂ Marfan-Sy.).

! Bei akut aufgetretenen Doppelbildern, verbunden mit Schwindel und Gangunsicherheit◂ vor der Facharztüberweisung mit einseitiger Augenbinde versorgen.

0.1.7 Pupillenstörungen

rung der inneren Augenmotorik; man unterscheidet Pupillenstarre (keine Lichtreaktion), Pupil-erengung (Miosis), Pupillenerweiterung (Mydriasis), Anisokorie (Pupillen ungleich weit trotz h starken Lichteinfalls), Pupillotonie (träge verlangsamte Lichtreaktion), Pupillenentrundung.

gnostik

mnese
Akutes Auftreten oder langjähriges Bestehen des Symptoms?
Begleitsymptome: Übelkeit, Kopfschmerzen, Sehstörungen, Schwindel?
Vorerkr.: Neurologische oder ophthalmologische Erkr., Z.n. SHT, Syphilis, v.a. Erkr. Hals-/Thoraxbereich?
Medikamente? Drogen? Hinweis auf Intoxikation?

perliche Untersuchung
Internistischer Ganzkörperstatus und neurologischer Teilstatus
Auge: Hinweise für Entzündung, Fremdkörper etc., direkte oder indirekte Lichtreaktionen, Konvergenzreaktion, Bulbusdruck (Augenuntersuchung, ☞ 23.2).

tere Diagnostik
Labor: BB, Hkt, BSG, Lues-Serologie; evtl. Rö-Thorax und CCT
Facharztüberweisung zum Augenarzt und/oder Neurologen.

Tab. 20.5	Differenzialdiagnose von Pupillenstörungen
illenstörung	**Ursachen**
sis (< 2 mm) siologisch bei Lichteinfall Senium	• Einseitig: Sympathikuslähmung (Horner-Sy., ☞ Abb. 20.1, ☞ 23.2.3, ☞ 17.6.1) durch Tumoren oder Verletzungen im Zervikal-, Mediastinal- oder Pleurabereich, bei SD-Ca (☞ 17.6.7), nach Stellatumblockade; Parasympathomimetika (z.B. Glaukomther. mit Pilocarpin, ☞ 23.3.1)
	• Beidseitig: Medikamentös induziert durch Morphin, Parasympathomimetika; Intoxikationen (z.B. E 605); zerebrale Erkr., wie z.B. Enzephalitis (☞ 20.8.2), Syphilis (☞ 9.8.2)
riasis 5 mm) siologisch bei kelheit	• Einseitig: Parasympathikuslähmung durch Augentropfen (Mydriatika: Atropin, Scopolamin u.a.), Lähmung des N. oculomotorius (parasympathische Innervation des M. sphincter pupillae), z.B. bei epiduralem oder subduralem Hämatom; akuter Glaukomanfall (☞ 23.3.1)
	• Beidseitig: Sympathikusreizung durch Erregungszustände (z.B. Angst, Schmerz, Schock), durch Medikamente oder Drogen (Adrenalin, Kokain), bei Systemerkr. (z.B. M. Basedow, ☞ 17.6.5), Syphilis (☞ 9.8.2)
okorie	Oft ohne Krankheitswert, aber auch bei akutem Glaukomanfall (☞ 23.3.1), akuter Iritis (☞ 23.1.2), Iridozyklitis (☞ 23.1.2), bei SHT (☞ 5.3.2), Syphilis (☞ 9.8.2), Glasauge

	Tab. 20.5 Fortsetzung
Pupillenstörung	**Ursachen**
Pupillotonie	MS (☞ 20.7), Enzephalitis (☞ 20.8.2), Adie-Sy. (zunächst einseitig, sätzlich fehlende Muskeleigenreflexe, Manifestation v.a. zwischen dem und 30. Lj., gute Prognose)
Pupillenstarre	Amaurose (☞ 23.1.7). **Cave:** Bei einseitiger Erblindung erhaltene Pupil und Naheinstellungsreaktion bei Belichtung des gesunden Auges; zereb Erkr., z.B. Enzephalitis (☞ 20.8.2), MS (☞ 20.7), Alkoholismus (☞ 21.9.1), Hirndruck (☞ 20.13), Intox. (☞ 3.5), Syphilis (Argyll-R bertson-Pupillen)
Pupillen-entrundung	Iritis (☞ 23.1.2), Iridozyklitis (☞ 23.1.2), nach Augen-OPs oder -verletzungen (☞ 23.5), Mittelhirnläsionen; final

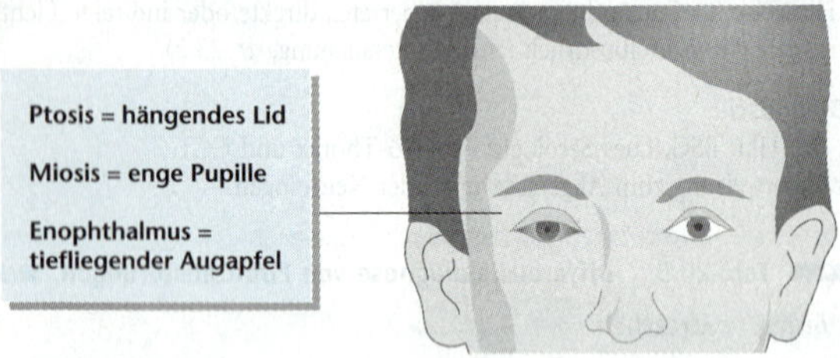

Ptosis = hängendes Lid

Miosis = enge Pupille

Enophthalmus = tiefliegender Augapfel

Abb. 20.1 Horner-Syndrom rechts

20.1.8 Tremor

Unwillkürliche, rhythmisch aufeinander folgende Kontraktionen antagonistischer Muskelgru, meist an den Händen sichtbar.

Diagnostik

Anamnese

- Dauer und Verlauf der Beschwerden; Auftreten in Ruhe, bei körperlicher Anstrengung Stress?
- Zusätzliche neurologische Symptome wie motorische oder sensible Ausfälle, Ataxie, Dy dochokinese?
- Vorerkr., Medikamente, Alkoholkonsum?

Körperliche Untersuchung

- Neurologischer Status: Halte-, Ruhe- oder Intentionstremor? Flapping Tremor? Zusä Rigor und Akinese (Parkinson-Sy.)?

Psychische Beurteilung: „Nervöser Typ"? Seelische Belastungsfaktoren? Konversionsneurose? Verschwinden des Tremors bei Ablenkung?

itere Diagnostik Evtl. Facharztüberweisung.

ologie

Benigner, essenzieller Tremor: Sporadisch oder familiär, Häufigkeit 0,5–5%; kombinierter Bewegungs- und Haltetremor 8–13 Hz, Abnahme nach Alkoholgenuss, Zunahme bei Erregung. **Ther.:** Propranolol (z.B. Dociton®), Anfangsdosis 2–3 × 40 mg; wenn unwirksam oder nicht akzeptable NW: Primidon (z.B. Liskantin®), einschleichend bis 2 × 125 mg bis max. 3 × 250 mg tägl.

Parkinson-Tremor (alternierende Aktivierung antagonistischer Muskeln): Ruhetremor 4–7 Hz; „Pillendrehen", „Geldzählen", unter emotionaler Belastung stärker (☞ 20.5)

Intentionstremor (Aktionstremor): Tremor (4–6 Hz) nur bei Bewegungen mit Zunahme bei Annäherung an das Ziel (z.B. Finger-Nase-Versuch), das sich zu grobem Hin- und Herwackeln mit Verfehlen des Ziels steigern kann (Crescendo-Charakter). **Ätiol.:** Zerebelläre Störungen

Tremor bei chron. Alkoholismus (☞ 21.9.1): Feiner Ruhe- und Intentionstremor, Besserung nach Alkoholzufuhr. Grober Tremor im Delirium tremens (☞ 21.9.1)

Flapping tremor bei Leberinsuff. (☞ 8.7.3): „Flügelschlagen" der leicht angehobenen Hände

Psychogener Tremor: Grobschlägig; meist proximale Extremitäten betreffend, kann aber auch den ganzen Körper erfassen; keine Synchronisationstendenz; verschwindet oft, wenn Pat. sich unbeobachtet glaubt oder abgelenkt ist (z.B. schwere Rechenaufgabe löst)

Hyperthyreoter Tremor: Feinschlägig. **Ther.:** Behandlung der Grunderkr. (☞ 17.6.2), zusätzlich Propranolol bis etwa 4 × 40 mg tägl.

Leichter Fingertremor durch Medikamente: Z.B. Antidepressiva, Neuroleptika, β-Sympathikomimetika, Theophyllin, Lithium

Tremormischformen bei M. Wilson (☞ 8.7.2) und bei Vergiftungen (Hg, Co, Mg, Pb, As).

).2 Diagnostische Methoden

.2.1 Sensibilitätsprüfung

merzempfinden Hautfalte kneifen oder mit spitzer Einmalkanüle berühren. *Hypalgesie* abgesetzte Schmerzempfindung), *Analgesie* (fehlende Schmerzempfindung).

ührungsempfinden Mit feinem Pinsel oder Wattebausch über die Haut streichen. *Anäse* (aufgehobenes Berührungsempfinden), *Hypästhesie* (herabgesetztes Berührungsempfin-, *Dysästhesie* (verändertes Berührungsempfinden, z.B. Berührung wird als Schmerz empfun-, *Hyperästhesie* (verstärktes Berührungsempfinden), *Parästhesie* (subjektive Missempfindung bei Berührung, jedoch ohne Reiz).

spunktediskrimination Mit Tastzirkel ein oder zwei simultane Reize applizieren. Pat. muss eschlossenen Augen sagen, wie viel Reize er wahrgenommen hat. Schwellenwert erhöht bei *alen Sensibilitätsstörungen*. Mindestabstand an den Fingerspitzen 1 mm, an den Handflächen Fußsohlen 2 mm, an Hand- und Fußrücken 3 mm.

Temperaturempfinden Metall- (kalt) oder Plastikstempel (warm) auf Haut aufsetzen. *Ther* *hypästhesie* (vermindertes Temperaturempfinden), *Thermanästhesie* (aufgehobenes Tempera* *empfinden), *Thermhyperpathie* (Schmerzen bei Wärme oder Kälte).

Lageempfinden Mit Daumen und Zeigefinger das Endglied eines Fingers beugen und stre* (**Cave:** Nicht die Nachbarfinger dabei berühren); Pat. muss mit geschlossenen Augen Bewegu* richtung angeben.

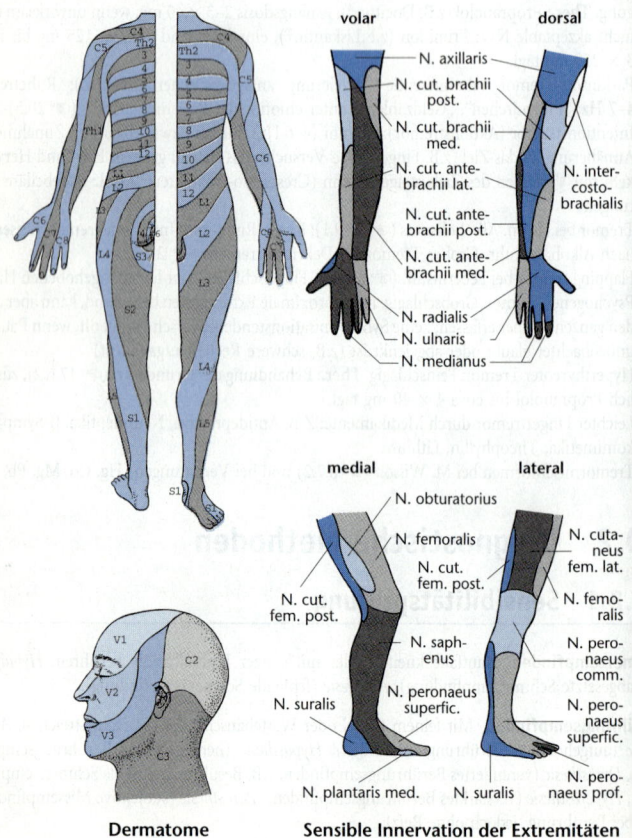

Dermatome   **Sensible Innervation der Extremitäten**

Abb. 20.2 Dermatome der einzelnen Rückenmarkssegmente und Versorgungsgebiete der p* pheren Nerven

...rationsempfinden Angeschlagene Stimmgabel mit 64 oder 128 Hz zunächst auf Haut über ...num setzen, um zu verdeutlichen, was der Pat. zu erwarten hat; dann angeschlagene Stimm-...el auf Knöchel setzen. Pat. muss sagen, wann er die Schwingung nicht mehr spürt. An der ...teckbaren Schwingskala in Achteln Maß für Schwingung ablesen. Gegenseite prüfen. *Herab-...tztes Vibrationsempfinden* bei Schäden der Hinterwurzel bzw. der Hinterstränge, z.B. bei PNP ... 20.11), Funikulärer Myelose (☞ 19.3.2) oder Tabes dorsalis (☞ 9.8.2).

...fensensibilität Sammelbegriff für Lagesinn und Vibrationssinn. Auch mit *Rombergschem ...versuch* zu untersuchen: Romberg pos., wenn Pat. mit geschlossen Augen und geschlossenen ...en nicht sicher stehen kann.

.2.2 Nervendehnungsschmerz

... Nerven durch Kompression oder Entzündungen geschädigt, so kann ihre Dehnung Schmerzsen-...nen bzw. reflektorische Abwehrbewegungen auslösen.

Tab. 20.6 Auslösung von Nervendehnungsschmerzen

...eichnung	Auslösung	Antwort	Bedeutung
...ègue	Passives Beugen des gestreckten Beins im Hüftgelenk (Anheben des Beins des auf dem Rücken liegenden Pat.)	Radikuläre Schmerzen ins Bein ausstrahlend (Beugewinkel dokumentieren)	Kompression der Wurzeln L4/5 oder L5/S1 (☞ 6.1.6, ☞ 20.9.1), auch meningeale Reizung (dabei beidseitig pos.)
...gekehrter ...ègue	Passives Heben des Beins des auf dem Bauch liegenden Pat. (Überstrecken des Hüftgelenks)	Zunahme der radikulären Schmerzen	Kompression der Wurzeln L3/4 (☞ 20.9.1), Meralgia paraesthetica (☞ 20.10.3)
...reuzter ...ègue	Wie Lasègue	Schmerzen auf der Gegenseite der Dehnung	Ausgeprägte, auch kontralaterale Wurzelkompression weist auf massiven Befund hin
...ard	Wie Lasègue, dann passive Dorsalextension des Fußes und der Großzehe	Verstärkung der radikulären Symptomatik	Kriterium zur Abgrenzung radikulärer von pseudoradikulären Symptomen
...ig	In Rückenlage Hüfte und Knie 90° beugen, dann Knie strecken	Radikulärer oder meningealer Schmerz	Kompression L5/S1 (☞ 20.9.1) oder meningeale Reizung (dabei bds. pos.)
...zinski	Passive Beugung des Kopfes bei langausgestreckter Rückenlagerung	Beugung in den Hüft- und Kniegelenken	Meningeale Reizung, auch spinal

Tab. 20.6	Fortsetzung		
Bezeichnung	**Auslösung**	**Antwort**	**Bedeutung**
Lhermitte	Passive (ruckartige) Kopfbeugung nach vorn	Kribbelnde Dysästhesien in Rücken und Beinen	Chron. Entzündung od raumfordernde Prozesse Bereich des Halsmarks, (☞ 20.7), HWS-Traum (☞ 5.3.3, ☞ 6.1.3)

20.2.3 Untersuchung der Muskulatur

Inspektion

• Hypokinese, Parese oder Vernachlässigung einer Extremität oder Körperhälfte (z.B. zereb Infarkt, intrazerebrale Raumforderung); fehlende Mitbewegung der Arme beim G (M. Parkinson, ☞ 20.5)
• Hyperkinese: Chorea Huntington, psychogene Gangstörung (☞ 20.1.4)
• Atrophien: Bei neurogener oder myogener Muskeldegeneration. **Cave:** Auch auf die kle Fingermuskeln achten! (Amyotrophe Lateralsklerose, alte Polio)
• Faszikulationen: Unregelmäßige Zuckungen in wechselnden Muskelfasergruppen am spannten Muskel. Hinweis auf Schädigung des α-Motoneurons (z.B. bei Amyotropher I ralsklerose). Nur sicher pathologisch verwertbar bei weiteren neurologischen Befunden EMG-Veränderungen!
• Fibrillieren: Zuckungen von einzelnen Muskelfasern, nur an der Zunge zu erkennen. Gle Bedeutung wie Faszikulationen.

Muskeltonus Arme und Beine des entspannten Pat. mit passiven Bewegungen prüfen.

• Rigor: Hand-, Ellenbogen- und Kniegelenk beugen und strecken. Durchgehender, wächs oder ruckartiger Widerstand (Zahnradphänomen) deuten auf extrapyramidal-motor Störung (z.B. M. Parkinson, ☞ 20.5)
• Spastik: Prüfung von Pro- und Supination am Unterarm und Beugung/Streckung am E bogen- und Kniegelenk. Stärkster Widerstand beim Beginn schneller Bewegungen (feder Widerstand, Taschenmesserphänomen). Deutet auf zentrale Parese
• Tonusverlust: Schlaffe Lähmung bei peripherer oder frischer zentraler Parese sowie bei K hirnläsion
• Kontrakturen: Dauerverkürzung eines Muskels mit Funktions- und Bewegungseinsch kung des betroffenen Gelenks.

Kraftprüfung

• Sog. Manifeste Parese: Unvollständige Lähmung („Schwäche") eines Muskels bzw. einer kelgruppe. Prüfung der Kraft gegen die Schwerkraft und den Widerstand des Untersu
• Sog. Latente Parese („Versteckte" Parese): Pat. spürt gelegentlich nur leichtes Schwereg der betroffenen Extremität
  – Armhalteversuch: Arme bei geschlossenen Augen supiniert nach vorne halten: Pronatio einseitiges Absinken bei zentraler Parese

Beinhalteversuch: Auf dem Rücken liegend gebeugte Beine hochhalten: Einseitiges Absinken bei zentraler Parese

Paralyse: Vollständige Lähmung; keine Eigenbewegung mehr möglich

Feinbeweglichkeit: „Klavierspielen", rasches Pendeln der Beine. Verlangsamung weist auf leichte zentrale Parese oder extrapyramidale Störung (z.B. M. Parkinson, ☞ 20.5).

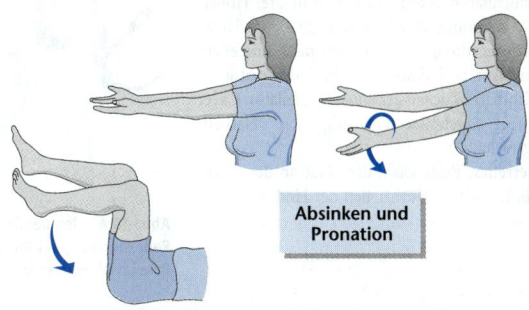

Absinken und Pronation

Abb. 20.3 Arm- und Beinhalteversuch zum Nachweis einer latenten Parese

---

Kraftprüfung – Kraftgrade

Normale Kraft

Bewegung gegen leichten Widerstand

Anheben des Gliedmaßenabschnitts gegen die Schwerkraft

Bewegung nur unter Aufhebung der Schwerkraft

Muskelkontraktionen sichtbar, jedoch keine Bewegung

keine Muskelaktivität

Beispiel: Kraftgrad 3 bedeutet, dass der Pat. z.B. den Arm noch gegen die Schwerkraft anheben kann.

Bei der Kraftprüfung immer Alter und AZ des Pat. berücksichtigen. Auf Händigkeit achten: schwächerer re Handdruck bei einem Rechtshänder ist Hinweis für Parese, nicht aber bei Linkshänder.

20.4 Reflexe

Eigenreflexe Monosynaptisch. Auslösung nach dem Alles-oder-Nichts-Prinzip, keine Ermüdung, Funktionsstörungen der Pyramidenbahnen führen zur *Steigerung*, periphere Nervenschädigen zur *Abschwächung* der Eigenreflexe. *Bahnung* (d.h. erleichterte Auslösung) durch: Jendrassik-Handgriff (Fingerhakeln mit sich selbst, ☞ 20.4) für die Beinreflexe aufeinanderbeißen der Zähne für die Armreflexe.

Ein Reflex gilt nur als fehlend, wenn auch die Bahnung erfolglos war.

Fremdreflexe Polysynaptisch. Lebhaftigkeit ist abhängig von Reizstärke, ermüdbar. Verlust der Fremdreflexe ist ein empfindlicher Indikator für eine Pyramidenbahnschädigung. MS-Frühzeichen, wichtig zur Höhenlokalisation von Rückenmarksläsionen.

- BHR (Bauchhautreflexe): Am besten in drei Höhen prüfen (Dermatome, ☞ 20.2.1, Abb. 20.2); mit Holzstäbchen (umgedrehter Watteträger) rasch und energisch von *lateral nach medial* über die Bauchhaut streichen – sichtbares Zucken der Bauchmuskulatur. **Cave:** Falsch neg. Ergebnisse bei Adipositas, Narben, Schwangerschaft
- Kremasterreflex: Bestreichen der Haut an der Oberschenkelinnenseite – Hochziehen der Hoden.

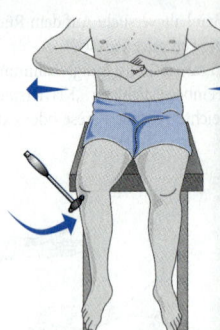

Abb. 20.4 Jendrassik-Handg
Reflexbahnung bei Prüfung de
Patellarsehnenreflexes

Tab. 20.7 Reflexe, zugehöriger Nerv und Segment

Reflex	Nerv	Wurzel
Muskeleigenreflexe		
Bizepssehnenreflex (BSR)	N. musculocutaneus	C5–C6
Radiusperiostreflex (RPR)	N. radialis	C5–C6
Trizepssehnenreflex (TSR)	N. radialis	C7–C8
Fingerbeugereflex (Trömner)	Nn. medianus et ulnaris	C7–C8
Patellarsehnenreflex (PSR)	N. femoralis	L3–L4
Achillessehnenreflex (ASR)	N. tibialis	S1–S2
Fremdreflexe		
Bauchhautreflexe (BHR)	Nn. intercostales	Th6–Th12
Kremasterreflex	N. genitofemoralis	L1–L2

Tab. 20.8 Pathologische Reflexe

Reflex	Auslösung	Reflexantwort	Hinweis au
Babinski-Reflex	Bestreichen des lat. Fußrandes von der Ferse ausgehend	Tonische Dorsalflexion/ Extension der großen Zehe, meist mit Abspreizung und Plantarflexion der Zehen II–V	Pyramidenba läsion

Tab. 20.8 Fortsetzung			
...ex	Auslösung	Reflexantwort	Hinweis auf
...don-...ex	„Kneten" (Kompression) der mittleren Wadenmuskulatur	Wie Babinski	Pyramidenbahn-läsion
...enheim-...ex	Kräftiges Streichen entlang der medialen Tibiakante von proximal nach distal	Wie Babinski	Pyramidenbahn-läsion
...nauz-...ex	Klopfen auf Spatel, der auf Lippen liegt	Vorstülpen der Lippen	Diffuse Hirnschä-digung, z.B. Demenz (☞ 27.4.2)
...freflex	Berühren der Handfläche mit Finger oder Gegenstand	Festhalten durch den Pat.	Diffuse Hirnschä-digung, z.B. Demenz (☞ 27.4.2)
...enhalten	Untersucher dehnt Muskel, z.B. passives Strecken in Ellenbogengelenk	Pat. spannt gedehnten Muskel an, z.B. reflektorische Beugung in Ellenbogengelenk	Schwere diffuse Hirnschädigung
...rschöpf-...er Klonus ...sseter, ...er, ...la, Fuß)	Abrupte Dehnung eines Muskels, z.B. ruckartige Verschiebung der Patella nach distal oder ruckartige Dorsalflexion des Fußes	Unwillkürliche, repetitive Kontraktionen des Muskels	Pyramidenbahn-läsion

Bestreichen des lat. Fußrandes, von der Ferse ausgehend

Tonische Dorsalflexion/ Extension der Großzehe, Abspreizen und Plantar-flexion der Zehen II–V

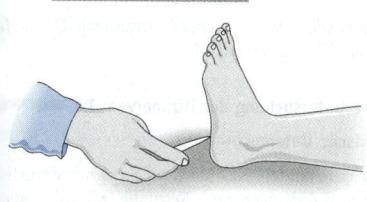
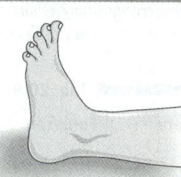

20.5 Babinski-Reflex

20.2.5 Koordination

Komplexe Funktion, an der Kleinhirn, Basalganglien, Vestibularorgan und die Strukturen der fensensibilität (☞ 20.1.5) beteiligt sind.

- Finger-Nase-Versuch (FNV): Pat. führt seinen Zeigefinger zur Nasenspitze
- Knie-Hacke-Versuch (KHV): Aufforderung, das gestreckte Bein im Bett liegend hochzuben, die Ferse auf das Knie des gestreckten anderen Beins zu setzen und zügig am Schien nach unten gleiten zu lassen. Der FNV und der KHV werden mit offenen und geschlosse Augen durchgeführt. Intentionstremor (☞ 20.1.8) weist auf zerebelläre und spinale Ata (☞ 20.1.4)
- Diadochokinese: Alternierende Bewegungen schnell ausführen, z.B. die Finger einer H nacheinander Daumen gleicher Hand berühren lassen, schnell abwechselnd mit Handrü und Handfläche auf eine Unterlage klopfen, „Glühbirne einschrauben". Dysdiadochoki bei Kleinhirnläsionen, Tiefensensibilitätsstörungen (☞ 20.1.5), extrapyramidalen Störu (☞ 20.5). Sensibles Diagnostikum bei Pyramidenbahnläsionen
- Rumpfataxie: Freies Sitzen mit geschlossenen Augen und vorgehaltenen Armen nicht mög weist auf zerebelläre und vestibuläre Ataxien
- Rebound-Phänomen: Untersucher drückt vorgehaltene Arme nach unten und lässt plöt los. Verzögerte Korrekturbewegung mit weitem Ausschlag nach oben; weist auf Kleinhi sion
- Romberg-Test: Pat. steht mit geschlossenen Füßen und nach vorn ausgestreckten Ar Vergleich der Standfestigkeit bei offenen und geschlossenen Augen. Unterscheidung von *sibler Ataxie* (☞ 20.1.4); Fallneigung bei geschlossenen Augen durch Wegfallen der optis Kompensation des sensiblen Defizites) und *zerebellärer Ataxie* (☞ 20.1.4); Fallneigung bei offenen Augen)
- Unterberger-Tretversuch: Pat. tritt bei geschlossenen Augen und mit vorgestreckten Ar unter deutlichem Hochheben der Füße auf der Stelle. Pathologisch: Wenn nach 50 Schr eine Drehung von mehr als 45° erfolgt (zerebelläre oder vestibuläre Schädigung, gutes terium bei Verdacht auf vestibulären Schwindel).

20.2.6 Hirnnervenprüfung

Die Hirnnervenprüfung gehört zu jeder vollständigen neurologischen Untersuchung. Die häuf Hirnnervenausfälle in der Praxis sind die der HN VII, VI und III.

Tab. 20.9 Klinische Untersuchung der Hirnnerven

Hirnnerv	Funktion	Klinische Untersuchung
N. I (olfactorius)	Geruch	Seitengetrennt (ein Nasenloch zuhalten) mit aromati. Stoffen (z.B. Kaffee). Auch Reizstoffe (z.B. Ammonia werden über den N. V wahrgenommen
N. II (opticus)	Sehkraft	Augen getrennt prüfen, mit und ohne Brille; Visusta Leseabstand halten und kleinste erkannte Zeile notie

Tab. 20.9 Fortsetzung

nnerv	Funktion	Klinische Untersuchung
	Gesichtsfeld	Seitengetrennte Prüfung, eigenes Gesichtsfeld als Kontrolle
	Augenhintergrund	Direkte Spiegelung: Abgeblasste Papille? (Optikusatrophie); Stauungspapille? (Hirndruck)
ssymhikus	Pupillen	Seitengleich, mittelweit, rund? Lichtreaktion: Direkt, indirekt (Reaktion der nicht beleuchteten Pupille), Konvergenzreaktion (Miosis bei Konvergenz); *Horner-Sy.* (Schädigung des Halssympathikus): Ptosis, Miosis und Enophthalmus auf der betroffenen Seite. Bei kompletter Okulomotoriusparese: Mydriasis und Ptosis
II (oculoorius)	Blickrichtungsbewegung	Nn. III, IV und VI werden zusammen untersucht. Augenbewegungen in den 4 Richtungen prüfen: Doppelbilder?
V chlearis)		Senkung und Adduktion des Auges prüfen (Lesemuskel!). Kompensatorische Kopfseitenneigung? Doppelbilder beim Treppabwärtsgehen?
I ucens)		Temporale Abduktion des Auges prüfen
eminus)	Motorisch	Pat. beißt Zähne aufeinander, dabei M. masseter und M. temporalis palpieren
	Sensibel	Leichte Berührung und Spitz/Stumpf-Diskrimination in den Versorgungsgebieten der 3 Trigeminusäste prüfen (☞ 20.2.1, Abb. 20.2)
	Kornealreflex	Berührung der Cornea mit sterilem Wattestäbchen von der Seite → Lidschluss (Afferenz N. V_1, Efferenz N. VII)
II alis)	Mimische Muskulatur	Asymmetrie? Verstrichene Nasolabialfalte? Stirnrunzeln, Augen zukneifen (Untersucher versucht, die geschlossenen Augen des Pat. mit zwei Fingern zu öffnen), Zähne zeigen, Backen aufblasen, pfeifen ♦ Periphere Lähmung: Komplett mit Lagophthalmus und Bell-Phänomen (beim Schließen der Augen wird auf der betroffenen Seite der Augapfel nach oben gedreht) ♦ Zentrale Lähmung: Stirnast und Lidschluss nicht oder kaum beeinträchtigt, kein Bell-Phänomen

Tab. 20.9 Klinische Untersuchung der Hirnnerven (Forts.)

Hirnnerv	Funktion	Klinische Untersuchung
N. VIII (vestibulo-cochlearis)	Hörvermögen	Seitengetrennt (anderes Ohr zuhalten) Zahlen flüster
		Rinne-Versuch: Stimmgabel (125 Hz) auf Proc. mastoi setzen, bis Pat. Ton nicht mehr hört; dann vor das C halten. Hört Pat. Ton wieder = Rinne pos. (normal ᴏ Innenohrschwerhörigkeit); Rinne neg.: Schallleitungs- schwerhörigkeit
		Weber-Versuch: Stimmgabel wird in der Mitte des Ko aufgesetzt. Ton wird in der Mitte wahrgenommen = W mittig. Lateralisierung zur kranken (Schallleitungs- schwerhörigkeit) oder gesunden Seite (Innenohrschw hörigkeit) = Weber lateralisiert
N. IX (glosso-pharyngeus)	Rachenreflex (Afferenz)	Pat. „Aaaa" sagen lassen. Mit Spatel am weichen Gau auf beiden Seiten getrennt die Hebung des Gaumens und den Würgereflex auslösen. Bei einseitiger Parese Abweichen der Uvula und der hinteren Rachenwand gesunden Seite (Kulissenphänomen)
N. X (vagus)	Rachenreflex (Efferenz)	S. N. IX
	Sensibel: U.a. Trachea, Ös., Magen autonom: U.a. Herz, Magen	Heiserkeit bei Stimmbandlähmung, Schluckstörung, chykardie, Arrhythmien
N. XI (accessorius)	M. sterno-cleidomastoideus, M. trapezius	Kopf gegen Widerstand zur Seite wenden lassen und kontralat. M. sternocleidomastoideus palpieren. Schu hochziehen lassen und oberen Teil des M. trapezius pieren
N. XII (hypo-glossus)	Zungenmotorik	Symmetrie der herausgestreckten Zunge? Abweichun gelähmten Seite? Atrophie? Faszikulationen, Fibrillatio

20.2.7 Bewusstseinsprüfung

- Somnolenz: Schlafbedürfnis ↑, Pat. reagiert jedoch auf äußere Reize (z.B. lautes Anschr
- Sopor: Pat. in schlafähnlichem Zustand, nicht mehr einfach akustisch weckbar; stärkste (z.B. Kneifen zwischen Nasenlöchern) führen zu Abwehrbewegungen
- Koma: Pat. ist bewusstlos, durch äußere Reize nicht weckbar. (**DD** s.a. ☞ 3.2.1, Abb.

Unklare Bewusstseinsstörungen immer durch stationäre Einweisung abklären lassen.

0.2.8 Apparative Diagnostik

Dopplersono der hirnversorgenden Arterien (☞ 11.2.1)

EMG (Elektromyographie): Registrierung spontaner und bei willkürlicher Innervation auftretender, bzw. durch elektrische Stimulation provozierter Aktionsströme im Muskelgewebe durch Ableitung über Elektroden, die meist in den Muskel hineingestochen oder auf der Hautoberfläche über dem Muskel platziert werden. **Ind.:** Verdacht auf myogene Erkr. oder neurogene Paresen

NLG (Nervenleitgeschwindigkeit): Registrierung der Leitgeschwindigkeit peripherer Nerven nach elektrischer Stimulation durch Ableitung der Reizantwort eines distalen zugehörigen Muskels (motorisch) oder vom sensiblen Nerven. Für die meisten Fragen reichen Oberflächenableitungen. **Ind.:** Zur genauen Lokalisation umschriebener Läsionen eines peripheren Nerven (z.B. Karpaltunnelsy.); Unterscheidung einer supra- und infraganglionären Nervenschädigung (z.B. DD Plexuslähmung/Nervenwurzelläsion); Beurteilung des Ausmaßes einer Nervenläsion und der Reinnervation; Unterscheidung einer axonalen von einer durch Markscheidenschäden bedingten Nervenerkr. (z.B. DD Polyneuropathie/hereditäre Neuropathie)

EEG (Elektroenzephalographie): Registrierung von Potenzialschwankungen (Summenpotenziale von Neuronenverbänden) des Gehirns durch auf der Kopfhaut befestigte Elektroden. Provokation von pathologischen EEG-Veränderungen durch Hyperventilation, Photostimulation oder Schlafentzug möglich. **Ind.:** V.a. Epilepsie (**Cave:** Epilepsietypische Krampfpotenziale häufig zwischen den Anfällen nicht nachweisbar), unklare Hirnerkr., Feststellen des Hirntods

VEP (visuell evozierte Potenziale): Ableitung von Reizantworten über der Sehrinde nach optischer Reizung des Auges (z.B. blinkendes Schachbrettmuster). **Ind.:** Verdacht auf MS bzw. Neuritis nervi optici (jeweils verzögerte Impulsleitung)

AEP (akustisch evozierte Potenziale): Ableitung von Reizantworten über der Hörrinde nach akustischer Reizung (z.B. durch „Klick"-Laute um 80 dB). **Ind.:** Verdacht auf Akustikusneurinom, Hirnstammläsionen, MS (jeweils verzögerte Impulsleitung)

SEP (somatosensibel evozierte Potenziale): Ableitung von Reizantworten über Rücken- und Nackenpartie oder der sensiblen Großhirnrinde nach elektrischer Stimulation von sensiblen oder gemischten Nerven. **Ind.:** Nachweis und Lokalisation von Störungen des peripheren wie des zentralen sensiblen Systems

MEP (motorisch evozierte Potenziale): Ableitung von Muskelaktionspotenzialen nach magnetischer Stimulation über motorischem Kortex, Halswirbelsäule und Lendenwirbelsäule. Differenzbildung der kortikalen und spinalen Leitungsgeschwindigkeit. **Ind.:** Nachweis und Lokalisation von Leitungsverzögerungen im Verlauf der motorischen Bahn

CCT (craniale Computertomographie): Ind.: Verdacht auf intrazerebrale Raumforderung (Tumoren, Hämatome), SHT, Hirninfarkt, Hirnödem, Hydrocephalus, Enzephalitis, Abszess, Atrophie, deg. Erkr. **KO:** KM-Allergie, Nierenfunktionsverschlechterung durch KM, Übergang einer latenten in eine manifeste Hyperthyreose nach jodhaltiger KM-Gabe

spinale Computertomographie: Ind.: Verdacht auf Bandscheibenvorfall, spinale Tumoren, engen Spinalkanal, Fehlbildungen (z.B. Syringomyelie).

- **MRT („Kernspin", Magnet-Resonanz-Tomographie):** Messung der Dichte von Wasserst atomen im Gewebe unter dem Einfluss eines von außen angelegten starken Magnetfel **Ind.:** Wie CT; Vorteile: Keine Knochenartefakte (Spinalkanal, Hirnstammbereich, H BWS), höhere Empfindlichkeit gegenüber pathologischen Gewebeveränderungen (z.B. Hirninfarkt oder MS), hohe Aussagekraft auch in Narbenbereichen (z.B. nach Bandsc ben-OP) und den tiefergelegenen Hirngebieten wie z.B. Hirnstamm, Aufnahmen in Sagi ebene möglich, flussempfindliche Sequenzen ermöglichen die isolierte Darstellung von fäßen (sog. MRT-Angiographie). **KI:** Metallhaltige Implantate in der Nähe Untersuchungsorts (z.B. Osteosyntheseplatten, Metallclips auf Gefäßnähten), Herzschritt cher (Störung durch Magnetfeld). Edelmetalle (z.B. Zahngold) stören nicht.

! Pat. vor geplantem MRT auf Enge in der Röhre, Lärm und Dauer der Untersuchung (du schnittlich 30 Min.) vorbereiten.

20.2.9 Lumbalpunktion

Punktion des Duralsacks (Liquorraum) zwischen LWK 3/4 oder LWK 4/5 mit spezieller Punkti nadel zur Liquorgewinnung.

Indikation V.a. infektiöse ZNS-Erkrankung (Meningitis, Enzephalitis), MS, Subarachno blutung, Raumforderung mit Liquorzirkulationsstörung; zur Durchführung einer intrathek Ther. In der Allgemeinpraxis nur bei entsprechender Übung und speziellen Räumlichkeiten (

Kontraindikationen Erhöhter Hirndruck!

Procedere nach Punktion mit atraumatischen Punktionsnadeln Bettruhe.

Komplikationen Z.B. Kopfschmerzen, Hämatom, Meningitis.

20.3 Zerebrale Ischämie

Ätiologie

Ischämischer Insult (Schlaganfall) (in 85%)

- Thrombembolischer Verschluss oder art. Thrombosen auf dem Boden einer Arterioskl (Risikofaktoren ☞ 11.3.1)
- Kardiale Embolien bei Vorhofflimmern (☞ 10.6.1) oder nach Herzinfarkt (☞ 10.4)
- Hämodynamischer Infarkt durch Stenosen der hinversorgenden Arterien. **Cave:** Bei v stehenden schlechten zerebralen Durchblutungsverhältnissen kann schon Blutdrucka (z.B. durch Herzinfarkt, Antihypertensiva), Viskositätsänderung des Blutes (z.B. durch sikkose) oder eine Anämie einen Schlaganfall auslösen
- Zerebrale Mikroangiopathie: Verschlusskrankheit der kleinen penetrierenden Arterie Marklagers und des Hirnstamms, meist assoziiert mit Hypertonie

Seltene Ursachen:

Vaskulitiden: nicht erregerbedingte Vaskulitiden (Riesenzellarteriitis, Panarteriitis nodosa); erregerbedingte Vaskulitiden (akute bakterielle, virale oder chron. Meningitiden)

Migräne (migraine accompagnée, ☞ 20.4.1), Subclavian-steal-Sy., erhöhte Thromboseneigung (Polyglobulie, ☞ 19.1.2), Medikamente und Drogen (z.B. Sekale-Alkaloide, Kokain, Heroin), Moya-Moya-Erkrankung, Gerinnungsstörungen.

razerebrale Blutung (in 15%)

Chron. Hypertonie (ca. 60%): Führt zu Gefäßhyalinose, v.a. an den Großhirnarterien; häufig Ruptur der A. lenticulostriata (Hirnmassenblutung), die Stammganglien, innere und äußere Kapsel versorgt (☞ 11.6.2)

Nicht-hypertensive Ursachen (40%): Aneurysma, Angiom, Gerinnungsstörung (z.B. unter Heparinther.), Tumor, Vaskulitis (☞ 18.5), SHT (☞ 5.3.2).

Das Schlaganfallrisiko eines Pat. mit Stenose (z.B. der A. carotis int.) wird überwiegend durch seine Neigung zur Embolusbildung bestimmt, die ihrerseits mehr vom Stenosegrad als von der Oberflächenbeschaffenheit abhängt. Eine nicht hochgradige (< 70%) asymptomatische Stenose ist kein Grund für eine OP – „keine operative Karotiskosmetik".

.3.1   Klinik, Diagnostik und Therapie

ik

Vorstufen des „Schlaganfalls":

TIA (transitorisch ischämische Attacke): Kurzzeitig auftretende neurologische Ausfälle, vollständige Rückbildung < 24 h

RIND (reversible ischaemic neurological deficit): Vollständige Rückbildung der neurologischen Ausfälle nach < 72 h

PS (progressive stroke): Neurologische Ausfälle mit zunehmender Symptomatik

Vollbild: Fokale neurologische Ausfälle, evtl. zusätzlich akute Bewusstseinsstörung, Anisokorie und Kopfschmerzen (häufig bei intrazerebraler Blutung).

gnostische Hinweise auf die Lokalisation der Ischämie

Großhirnhemisphären: Kontralaterale sensomotorische Halbseitensymptomatik; neuropsychologische Defizite (Aphasie, Agnosie, Apraxie); Hemianopsie; extrapyramidale Symptome

Kleinhirn: Ataxie, Schwindel (**DD** ☞ **20.1.1**), Fallneigung

Hirnstamm: Alternanssy. (Hirnnervenausfälle auf der befallenen Kopfseite und Ausfälle der langen Bahnen auf der gegenüberliegenden Seite), Bewusstseinsstörungen, Hemiataxie, bilaterale pos. Pyramidenbahnzeichen (☞ 20.2.4, Abb. 20.5, ☞ 20.2.4), homonyme Hemianopsie, Nystagmus, Dysarthrie, Schwindel, Kopfschmerzen.

Tab. 20.10	**Klinisches Bild zerebraler Gefäßverschlüsse**
Gefäßregion (Syndrom)	**Neurologische Symptomatik**
A. cerebri media	Kontralaterale, brachiofazial betonte sensomotorische Hemiparese (Wernicke-Mann), Hemianopsie, Aphasie, wenn sprachdominante Hemisphäre betroffen ist
A. cerebri anterior	Beinbetonte sensomotorische Hemiparese, Gangapraxie, zerebrale Harninkontinenz
A. cerebri posterior	Hemihypästhesie, homonyme Hemianopsie, Dyslexie, wenn dominante Hemisphäre betroffen ist
Stenose der A. carotis int. mit rez. Embolien	Ipsilaterale Amaurosis fugax, evtl. kontralaterale Symptomatik wie bei Verschluss der A. cerebri media

Diagnostik

Anamnese
- Risikofaktoren: Nikotinabusus, Hyperlipidämie, art. Hypertonie
- TIA und/oder RIND in der Vorgeschichte? Diab. mell.? **Cave:** Schlaganfallsymptomatik kann durch akute Hypoglykämie imitiert werden – an BZ-Stix denken!
- Langsam oder akut aufgetretene Symptome? Evtl. Fremdanamnese
- Wie lange schon bewusstlos (Fremdanamnese)?

Körperliche Untersuchung
- Vollständiger neurologischer Status bei akuter Symptomatik bei klarer Ind. zur stationären Einweisung i.d.R. nicht möglich und nicht erforderlich. Wichtig: Bewusstsein, Paresen, Pyramidenbahnzeichen
- RR-Messung.

Therapie Klinikeinweisung möglichst in neurologische oder Innere Klinik mit Schlaganfallstation ("stroke unit") und CT-Möglichkeit.

TIA, RIND und PS sind Vorboten eines Schlaganfalls und gelten als abs. Einweisungsindikation. Schadensbegrenzung durch schnelle Intervention. Zeit korreliert mit Überleben!

Akuttherapie des Schlaganfalls
Sofort Klinikeinweisung mit NAW einleiten. Bis zum Eintreffen des Notarztes:
- O_2-Nasensonde, ggf. hochdosiert, bei reduzierter Ventilation
- BZ-Kontrolle: Evtl. Ausgleich einer Hyperglykämie mit Insulin (verbessert Prognose)
- i.v. Zugang legen, Infusion zum Offenhalten
- RR-Regulation: Vorsichtige Senkung bei RR syst. > 220 mmHg (nur falls unbedingt erforderlich!), z.B Nitrendipin (Bayotensin akut® 5 mg Phiole)
- Bei Schock (☞ 3.4)
- Bei Bewusstseinsstörungen Intubation (☞ 3.2.4) erwägen.
Anmerkung: Frühbehandlung für Prognose entscheidend, deshalb auf Einweisung in neurologische Fachklinik mit "Stroke unit" drängen.

3.2 Hausärztliche Nachsorge

der hausärztlichen Nachsorge bei Schlaganfallpat. ist, ihnen ein Maximum an Lebensqualität und
abhängigkeit zu ermöglichen und möglichst den Verbleib im gewohnten Umfeld zu gewährleisten.
klärung der Angehörigen vor der Klinikentlassung schafft realistische Entscheidungsgrundlagen.

hrehabilitation Mitentscheidend für Prognose und „Outcome"; falls noch nicht von Akut-
ik eingeleitet, möglichst bald initiieren. Auf zuvor nicht erkannte Neglect-Symptome achten!
eskliniken als Alternative zu stationärem Aufenthalt; Vorteil: Frühzeitige Reintegration in so-
es Umfeld möglich.

ordnung von Heilmitteln

KG: Auf neurophysiologischer Grundlage z.B. nach Bobath; möglichst 3 × wöchentlich, u.U.
mit Hausbesuch. Weitere Verordnungsmöglichkeiten: KG zur Dekubitus- und/oder Pneumo-
nieprophylaxe, Atemther., KG im Bewegungsbad
Logopädie: Meist als Einzel-, seltener als Gruppenther., mindestens 10 Sitzungen durch nie-
dergelassenen Sprachtherapeuten oder Logopäden. Sinnvolle Schritte sind:
Logopädische Erstuntersuchung und Befunderhebung
Logopädische Ther. entsprechend Befund
Weitere Verordnungsmöglichkeit: Logopädie bei Schluckstörungen
Ergotherapie:
Einzel- oder Gruppenther., v.a. ergotherapeutische funktionelle Übungsbehandlungen für die
Aktivitäten des täglichen Lebens (ATLs), der Schreibfähigkeit, des Mienenspiels und der
Schluckfähigkeit sowie mobilisierend
Ergotherapeutische Hausbesuche: Gelegentlich durch Rehaklinik kurz vor Entlassung des Pat.
eingeleitet; sonst über Reha-Helfer der zuständigen Krankenkasse einleiten. *Ziel:* Begutach-
tung der Wohnung in Hinblick auf Stolperfallen, rollstuhlgerechte sanitäre Einrichtungen,
usw.
Belastungserprobung und Arbeitsther.: Berufliche Wiedereingliederung, meist in Spezialein-
richtungen (Absprache mit Arbeitsamt oder Rentenversicherungsträger); medizinische Rehabilitation (☞ 30.2.6)
Reha-Sport: Förderung durch Rentenversicherung oder Krankenkasse.

ordnung von Hilfsmitteln

nkontinenzhilfsmittel: **Immer** verordnungsfähig sind Katheter, Urin- und Stuhlauffangbeu-
el, Kondomurinale, Fixationshilfsmittel; **bedingt** verordnungsfähig sind Unterlagen, Vorla-
zen, Windeln und Windelhosen. Voraussetzungen für die Verordnungsfähigkeit sind:
Bestehender bzw. drohender Dekubitus oder Dermatitis
Zerebrale Störungen (z.B. Demenz), die verhindern, dass Pat. sich bemerkbar machen kann
Teilnahme am gesellschaftlichen Leben ist ohne diese Hilfsmittel nicht möglich
Sonstige Hilfsmittel: Z.B. Rollstühle (Faltfahrer), Toilettensitzerhöhungen, Duschhocker, Ba-
dehilfen usw., ggf. unter Einschaltung von Kasse oder Ergotherapeuten. Funktionsdiagn. be-
gründet die Verordnung hinreichend.

Bei Verordnung teurer und nicht eindeutig zuzuordnender Hilfsmittel vorab Kostenübernah-
ne mit der Kasse klären; schlüssige Begründung entscheidend. Auf Vorlage beim MDK be-
tehen und ggf. Gutachter beim MDK anrufen!

Hilfsmittel können z.T. auch vom Hilfsmitteldepot der zuständigen Krankenkasse leihweise zogen werden, z.B. Rollstuhl (Faltfahrer)

Auch im Rahmen der beruflichen Rehabilitation können Hilfsmittel verordnet werden: Rücks che mit zuständigem Betriebsarzt bzw. „Anregung von Leistungen zur Teilhabe am Arbeitsleb bei zuständigem Rentenversicherungsträger. Ist dieser nicht zuständig, Pat. mit gleichem A **und** Ablehnung der Rentenversicherung zum Arbeitsamt schicken! Schulung am Hilfsmitte KG oder Ergother. rezeptierbar, z.B. „Schulung Rollstuhlbenutzung". Verordnungsformulare s teilweise „Kassenrezepte", teilweise bes. festgelegt und regional unterschiedlich.

Sonstige Verordnungsmöglichkeiten

- Antrag auf Leistungen der Pflegeversicherung (durch Pat./Familie)
- Häusliche Krankenpflege (☞ 30.2.9) – Behandlungspflege
- Behindertensport: Wird von Rehabilitationsträgern gefördert, wenn er unter ärztlicher treuung durchgeführt wird und ärztlich verordnet ist (Formulare bei der KV erhältlich
- Psychother.: Stützende Psychother. bei reaktiver Depression (☞ 21.6.5), ggf. unter Einbe hung moderner Antidepressiva, Krisenintervention bei akuter Suizidalität (☞ 21.10.1) a durch Hausarzt sinnvoll.

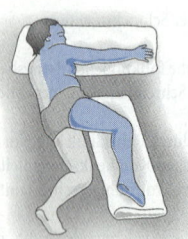

Gelähmter Arm:
- 90° abgewinkelt
- Ellenbogen gestreckt
- Hand geöffnet, bei Schwellung hochgelagert
- Schulter vorgelagert

Gelähmtes Bein:
- liegt vor gesundem Bein
- durch Kissen unterpolstert (Oberschenkel und Fuß liegen auf)

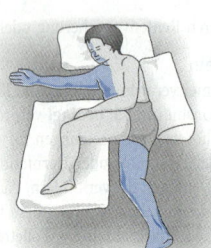

Gelähmter Arm:
- 90° abgewinkelt
- Ellenbogen gestreckt
- Hand geöffnet
- Schulter hervor- gezogen

Gesundes Bein:
- liegt vor gelähmtem Bein (Oberschenkel und Fuß liegen auf)
- durch Kissen unterpolstert

Kissen unter dem Kopf

Rückenkissen, Rücken parallel zur Bettkante

Gelähmtes Bein:
- in der Hüfte gestreckt
- im Knie leicht gebeugt

Abb. 20.6 Lagerung eines Schlaganfallpat. auf der weniger betroffen, „gesunden" und au stärker betroffenen Seite

Ein Schlaganfall bedeutet einen tiefen Einschnitt in das Leben eines Pat. und verlangt vom Hausarzt, den Pat. intensiv in allen Rehaphasen zu begleiten.

atung und Anleitung von Angehö- en

● Anleitung in Lagerungstechniken nach Bobath (☞ Abb. 20.6) sowie Transfer- übungen (Aufsetzen an Bettkante, Trans- fer Bett-Rollstuhl usw.), durch Physiothe- rapeuten

● Gestaltung des Krankenzimmers (☞ Abb. 20.9). *Ziel:* Möglichst vielfältige Stimulation der stärker betroffenen Seite

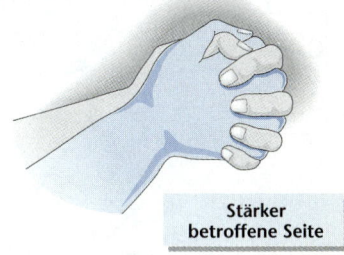

Stärker betroffene Seite

Abb. 20.7 Optimale Handhaltung (Händefal- ten) bei Schlaganfallpat.

● Anleitung in Dekubitusprophylaxe, Inkontinenzpflege, Toilettentraining, evtl. in Zusammen- arbeit mit Sozialstation

● Ernährungstipps: Ballaststoffreiche Ernährung und reichliche Flüssigkeitszufuhr als Obstipa- tionsprophylaxe

● Hilfsmittel verwenden, z.B. Schnabeltasse bei Fazialisparese. **Cave:** Auf Aspirationsgefahr bei Schluckstörungen hinweisen.

Patient legt die Hände auf die Schulter des Pflegers

Schwenken über die gelähmte Seite des Patienten in den Rollstuhl

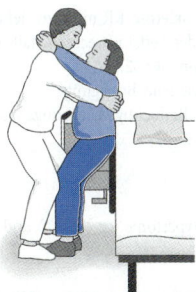

Knie des Pflegers stützt Patienten

Gelähmtes Bein über gesundes Bein schlagen

Hose zuerst über gelähmten Fuß und Bein ziehen

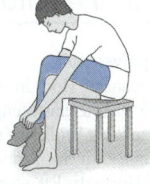

Gelähmtes Bein wieder neben gesundes Bein stellen

Hose über gesundes Bein ziehen

Aufstehen und Hose hochziehen

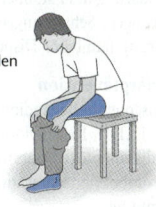

20.8 Hilfestellung beim Transfer vom Bett zum Stuhl (links). Anziehtraining (rechts)

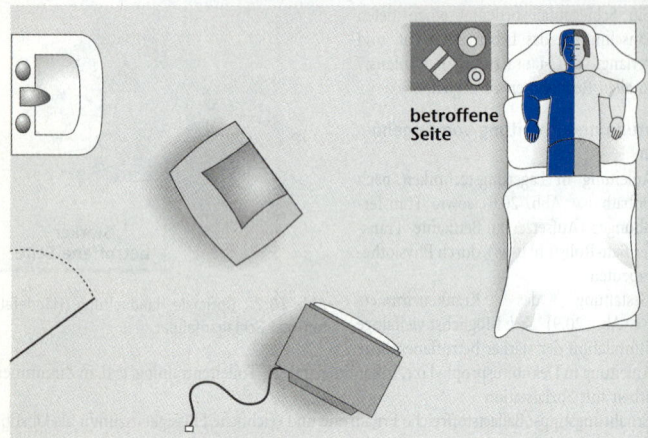

Abb. 20.9 Schematische Gestaltung des Krankenzimmers bei Halbseitensymptomatik

20.3.3 Prävention

Primärprävention

- Konsequente Hochdruckther. (☞ 11.6.2), bei Arteriosklerose RR nicht zu tief absenke
- Gute Diabeteseinstellung (☞ 17.1.4), Beeinflussung des Fettstoffwechsels, falls erforde
- Behandlung kardialer Emboliequellen, Antikoagulation (☞ 32.6)
- Nikotinabstinenz, Reduktion von Übergewicht, ausreichend Bewegung
- Aufklärung des Pat. über mögliche Warnsymptome (z.B. flüchtige Lähmungen, Sensibili
  störungen, Sehstörungen)
- Klärung familiärer Disposition.

Sekundärprävention

- Konsequente Behandlung der Grunderkr., wie art. Hypertonie (☞ 11.6.2) und Diab.
  (☞ 17.1.4), Risikofaktoren minimieren
- Medikamentöse Dauertherapie:
  – Thrombozytenaggregationshemmer (☞ 32.6.3) z.B. ASS-protect® 300 mg tägl., Clopid
    75 mg tgl.
  – Antikoagulanzien (z.B. Marcumar®, ☞ 32.6.2) bei kardioembolisch bedingtem Hirnin
    wahlweise sinnvoll, Entscheidung über Ind. bzw. Umsetzen auf Antikoagulanzien in Abs
    che mit Kardiologen treffen! **Cave:** Bei nicht hinreichender eigener Erfahrung Mitbehand
    durch Neurologen

Für Medikamente, die die zerebrale Durchblutung bzw. den Stoffwechsel fördern sollen, z.B. Dusodril® u.Ä., Nootropika, Ergotaminpräparate, Ginkgo-Extrakte wurde bisher keine sichere Wirksamkeit nachgewiesen. Vasodilatatoren sind wegen Steal-Effekt kontraindiziert (gesunde Gefäße dilatieren stärker als erkrankte)

Kontrolluntersuchungen vom AZ des Pat. abhängig machen.

20.4 Migräne und Spannungskopfschmerz

20.4.1 Migräne

*…r. mit überwiegend intermittierenden Kopfschmerzattacken, verbunden mit vegetativen Zusatz…ptomen. Man unterscheidet die Migräne ohne Aura (85–90%) von der Migräne mit Aura …-15%), bei der gleichzeitig neurologische Symptome (Sensibilitätsstörungen, Skotome, Hemianop-…Dysphasie, Schwindel, Ataxie, Hemiparese) auftreten. (**Cave:** Sonderformen wie Basilarismigräne, …ale und ophthalmoplegische Migräne)*

…nik Oft morgens einsetzender, klopfender Halbseitenkopfschmerz mit Übelkeit und Erbre-…n, Lichtscheu, Geräuschempfindlichkeit. Gelegentlich mit dys- oder euphorischer Vorphase. …h mit vegetativen Erscheinungen (Schwitzen, Durchfall, Tachykardien) oder anderen neuro-…schen Fokalsymptomen (s.o.). In 20% Beginn mit visuellen Erscheinungen (Lichtblitze, Flim-…skotome). Neben idiopathischer Migräne können auch Auslöser ätiologisch infrage kommen: …erstress mit Fehlverarbeitung, Anstrengung, Reisen (Änderung des Schlaf-/Wach-Rhythmus), …astung, sog. „Wochenendmigräne", Angst, orale Kontrazeptiva, Schokolade, Käse, Alkohol, …ihrung von Triggerzonen, Menstruation.

…gnostik Ausführliche Anamnese und körperliche Untersuchung (Hinweise für neurologi-… Ausfälle?); in unklaren Fällen Facharztüberweisung zum Neurologen bzw. zum CCT (Aus-…uss zerebrale Raumforderung).

…erenzialdiagnose Kopfschmerzen (☞ 20.1.2); psychosomatisch bedingter Kopfschmerz …21.4.4).

…rapie

…ttherapie Reizabschirmung in abgedunkeltem, geräuscharmen Raum.
…Leichte Attacken:
…Antiemetika: Metoclopramid (z.B. Paspertin®) Supp. 10 mg bzw. 10–20 mg p.o.; nach …15–30 Min. wiederholen oder Domperidon (Motilium®), 10 mg (Kinder), 20–30 mg
…Analgetika: 500 mg ASS (z.B. Aspirin®) p.o. am besten als Brausetabl., evtl. i.v.; 500–1000 mg …Paracetamol (z.B. Benuron®) p.o. oder Supp., evtl. Ibuprofen 400–600 mg (z.B. Dolgit®) p.o.
…Mittelschwere bis schwere Attacken:
…0 mg Metoclopramid Supp. nach 15–30 Min. evtl. wiederholen. 1–2 mg Ergotamintartrat …Supp., bei Bedarf frühestens nach 60 Min. wiederholen. Maximal 3 mg Ergotamintartrat pro …Attacke bzw. 6 mg/Wo. Bei schweren Attacken mit Erbrechen auch parenterale Ther. erfor-…derlich. Unter Kontrolle auch sukzessive Verabreichung von z.B. Metoclopramid 1 Amp. à …0 mg i.v., ASS 1000 mg i.v. und/oder Dihydergot® 1 mg i.m. möglich

– Alternativ Sumatriptan (z.B. Imigran®) 25–100 mg p.o. 6 mg s.c. mit Autoinjektor 25 rektal oder nasal 20 mg. Wirkung hält nur 12–24 h an, Schwindel und Müdigkeit als Nebwirkung. Zolmitriptan (Ascotop®) 2,5 oder 5 mg oral oder 2,5 mg s.l. (Schmelztablette) o 5 mg Nasenspray. **KI:** KHK, Hypertonie, Angina pectoris, Myokardinfarkt, M. Raynoud, A Schwangerschaft und Stillzeit, >65 J. **Cave:** Bei Migräne mit neurologischen Ausfällen: matriptan nie in Kombination mit Ergotamin-haltigem Präparat, z.B. Hydergin®

♦ Status migraenosus: Klinikeinweisung.

Prophylaxe Immer sinnvoll bei gesicherter Diagnose. Bis zur Wirksamkeit einschleichen

♦ Betablocker, z.B. Propanolol (z.B. Dociton®) 3 × 10 mg bis 3 × 40 mg tägl. p.o., in Einzelfä höher **KO:** RR ↓, Puls ↓ (u.a.)

♦ Alternativen:

– Ca-Antagonisten

– Serotonin-Antagonisten: Z.B. Pizotifen (z.B. Sandomigran®) 3 × 0,5 mg tägl. p.o., einsch chend **KO:** Müdigkeit, Gewichtszunahme, Depressionen u.a.

Der Erfolg ist erst nach 2–3 Mon. kontinuierlicher Einnahme beurteilbar. Bei guter Wirksam Gabe über 6–9 Mon., danach ausschleichend absetzen und den Spontanverlauf über 2–3 M verfolgen.

! Ursachen für Versagen der Prophylaxe

♦ Falsche Diagnose: Z.B. sind Betablocker bei Spannungskopfschmerzen wirkungslos

♦ Falsche Dosierung

♦ Zu hohe Initialdosis: NW und anschließender Therapieabbruch durch den Pat.

♦ Gleichzeitiger Medikamentenabusus: Prophylaxe unwirksam, wenn Pat. gleichzeitig A getika oder andere Migränemittel einnimmt.

Naturheilkundliche Therapieempfehlung Prinzipien s.a. ☞ 32.9

Tipps zur Lebensführung Migräne ist eine Erkr. mit multifaktorieller Genese (genetische toren, externe und interne Trigger), deshalb immer mehrdimensional therapieren.

♦ Bekannte Trigger (z.B. Alkohol) vermeiden; evtl. Schmerztagebuch führen, um noch u kannte Trigger zu erkennen

♦ Regulierung des Tagesablaufs

♦ Entspannungsübungen: Z.B. Muskelrelaxation nach Jacobson oder autogenes Training

♦ Bei Migräne mit neurologischen Symptomen Überweisung zum Facharzt.

Verlauf und Prognose Kindliche Migräne verliert sich in 50% nach der Pubertät. Erwac nenmigräne beginnt bei F meist in der Pubertät, bei M zwischen 20. und 30. Lj. Sehr varia Verlauf. Während einer Schwangerschaft bessert sich die Migräne bei 80% der F, verschlec sich in 10% und bleibt in 10% unverändert.

0.4.2 Spannungskopfschmerz

nik Dumpfer, meist bilateraler Schmerz, okzipital, parietal oder frontal lokalisiert, oft auch gförmig („Kopf ist wie in Schraubstock eingespannt"). Meist mittelschwere Intensität. Vege-ve Begleitsymptome selten, neurologische Ausfälle fehlen.

agnostik Genaue Anamnese und körperliche Untersuchung (Hinweise für neurologische sfälle oder internistische Erkr.?). In unklaren Fällen Facharztüberweisung zum Neurologen . zum CCT (Ausschluss zerebrale Raumforderung). **Cave:** Ausschlussdiagnose, erhebliche nötig. Langsam wachsende Tumoren verleiten zu Fehldiagnosen!

ferenzialdiagnose Andere Kopfschmerzformen (☞ 20.1.2); internistische Erkr. wie art. ertonie (☞ 11.6.2), Hyperthyreose (☞ 17.6.2); Hirntumoren oder -metastasen 20.13); medikamenteninduzierter Kopfschmerz (☞ 20.4.3); larvierte Depression 21.6.5); psychosomatisch bedingter Kopfschmerz (☞ 21.4.4).

rapie

jemeinmaßnahmen
Aufklärung des Pat. über Harmlosigkeit der Erkr. und begrenzte Heilungsmöglichkeiten bei entsprechender Disposition
Empfehlung: Einschränkung von Alkohol und Nikotin, ausreichend Schlaf, Sport, Vermei-dung von regelmäßiger Analgetikaeinnahme (**Cave:** Abusus und medikamenteninduzierte Kopfschmerzen durch Selbstmedikation)
Erlernen eines Entspannungsverfahrens, z.B. muskuläre Relaxation nach Jacobson, warme Bäder und Duschen
Symptombezogene physikalische Ther., z.B. Schulter-Nacken-Massagen.

ikamentöse Akuttherapie
Acetylsalicylsäure als Einmaldosis 500–1000 mg als Brausetablette
Paracetamol 1000 mg als Einmaldosis, auch als Supp.
Ibuprofen 400 mg als Einmaldosis, max. 800 mg tägl.

ikamentöse Prophylaxe Keine gezielte medikamentöse Prophylaxe bekannt.

.4.3 Medikamenteninduzierter Kopfschmerz

*erkopfschmerz, der sich nach langjähriger und häufiger Einnahme von Analgetika und Migräne-*ln *(häufig Mischpräparate) meist auf dem Boden einer Migräne, seltener eines Spannungskopf-*erzes *entwickelt.*

ik Typischerweise diffus drückend, seltener pulsierend; tägl. am frühen Morgen beginnend.

rapie Nur stationärer Entzug Erfolg versprechend.

20.5 Parkinson-Syndrom

Störung der willkürlichen und unwillkürlichen Bewegungsabläufe durch zerebrales Transmitter gleichgewicht (abs. oder relativer Dopaminmangel); Trias: Rigor, Tremor, Akinese.

Ätiologie

- Idiopathisches Parkinson-Sy. (M. Parkinson, IPS): Degeneration dopaminerger Neurone der Substantia nigra
- Symptomatisches Parkinson-Sy.:
  - Medikamentös: Neuroleptika, Reserpin, Metoclopramid, Cinnarizin, Flunarizin
  - Vaskulär: Subkortikale, arteriosklerotische Enzephalopathie (SAE)
  - Metabolisch: M. Wilson (☞ 8.7.2), Hypoparathyreoidismus (☞ 17.7)
  - Infektiös: Postenzephalitisch („Encephalitis lethargica"), AIDS-Enzephalitis
  - Toxisch: Z.B. CO, andere Ursachen umstritten
  - Sonstige: Tumoren, posttraumatisch („Boxer-Parkinson")
- Parkinson-Sy. bei neurodegenerativen Erkr.: Parkinson Plus (kombiniert mit okulomot schen, autonomen oder demenziellen Symptomen), Creutzfeldt-Jakob-Erkrankung.

Klinik

- Bewegungsstörungen: Man unterscheidet Plussymptome (Tremor) von den Minussy. (Hy kinese, Rigor).
  - Hypokinese: Erschwerter Beginn von komplexen Bewegungen (Pat. kann an der Ampel Grün nicht loslaufen), häufig Stürze, weil keine schnellen Ausgleichsbewegungen ausgef werden können, kleinschrittiger Gang, verminderte Mitbewegungen der Arme, mono Sprache, ausdrucksarmes („Masken-") Gesicht (Hypomimie), Verlust der feinmotorisc Geschicklichkeit: Schrift wird klein und „krakelig" (Mikrographie)
  - Rigor (☞ 20.2.3): Wächserner Widerstand gegen passive Bewegungen (fehlende Antago tenhemmung) oder Zahnradphänomen
  - Parkinsontremor. (☞ 20.1.8)
- ! Bewegungsstörungen beginnen fast immer einseitig. Manchmal werden sie vom Pat. nu „Schweregefühl", „Steifigkeit" oder „Verspannung" beschrieben
- ! Akinetische Krise: Klinikeinweisung Neurologie
- Vegetative Störungen: Vermehrter Speichelfluss, Schluckstörungen, vermehrte Talgsekre gestörte Schweißsekretion, Blasenstörungen (erhöhter Harndrang), Obstipation
- Psychische Störungen:
  - Depressive Stimmung
  - Bradyphrenie: Verlangsamung von Denk- und Wahrnehmungsvorgängen.

🔵 Häufige Fehldiagnosen im Anfangsstadium einer Parkinson-Erkrankung: Depression, menz, „rheumatische Erkr." (Muskelverspannungen/ Rigor), „Allgemeine Alterserschei gen". Bei Stürzen immer auch nach Parkinson-Symptomatik fahnden.

Diagnostik

- Körperliche Untersuchung: Neurologischer und internistischer Status. **Cave:** Parkinso im Anfangsstadium klinisch oft nicht eindeutig
- Facharztüberweisung zum Neurologen zur weiteren Diagnostik und Ther.

Untersuchungstipps bei V.a. Parkinson-Syndrom

- Passives Beugen und Strecken im Ellenbogengelenk kann Zahnradphänomen zeigen; Verstärkung, wenn gleichzeitig der andere Arm aktiv vom Pat. nach oben und unten bewegt wird
- Pat. muss beide Hände kontinuierlich öffnen und schließen: Schon bei diskreter Hypokinesie verkleinert sich die Bewegungsamplitude nach kurzer Zeit.

Therapie Möglichst durch Neurologen. Allgemeine Therapieprinzipien:

Medikamentöse Ther.: Einstellung und Kontrolle i.d.R. durch Neurologen. Kenntnis der Wirkungen und NW (s. Tabelle unten) der wichtigsten Anti-Parkinson-Medikamente jedoch auch für HA unerlässlich

Regelmäßig KG auf neurophysiologischer Grundlage (PNF, Bobath); passive Bewegungen unter Zug zur Muskeldehnung, Kontrakturprophylaxe und Muskeltonussenkung, auch klassische Massagen, aktive Bewegungen mit viel Rotation (Meidung der Sagittalebene); Förderung der Reaktionsgeschwindigkeit; Gangschulung; ggf. Logopädie

L-Dopa möglichst $^1/_2$ h vor oder $1^1/_2$ h nach einer Mahlzeit einnehmen

Tab. 20.11 Therapie des Parkinsonsyndroms

Schweregrad	Plussymptome, z.B. Tremor	Minussymptome, z.B. Rigor und Akinesie
leicht	Anticholinergika	Dopaminagonist (v.a. bei jungen Pat.)
mittel	Anticholinergika, L-Dopa + Benserazid, evtl. Dopaminagonisten	L-Dopa + Benserazid + Dopaminagonisten
schwer	Anticholinergika, L-Dopa + Benserazid, evtl. Bromocriptin, evtl. stereotaktische OP	L-Dopa + Benserazid, Bromocriptin, MAO-B-Hemmer

In neueren Studien führt die initiale Kombinationsbehandlung zu besseren Langzeitergebnissen!

Psychosoziale Betreuung: Durchbrechen des Circulus vitiosus: Hypokinese/Hypomimie → sozialer Rückzug → depressive Verstimmung → Verstärkung der Parkinson-Symptome. Informationen über Selbsthilfegruppen (Deutsche Parkinson-Vereinigung, Stühmtwiete 46, 22175 Hamburg, Tel. 040-6406003).

Tab. 20.12 Zusammenstellung der wichtigsten Antiparkinson-Medikamente

	Medikament	24-h-Dosis	Wirkung	NW	Zu beachten
Anticholin-ergika	Biperiden, z.B. Akineton®	2–12 mg	Gegen Tremor (und Rigor) Hypersalivation und Schwitzen	U.a. Mundtrockenheit, Obstipation, Akkommodationsstörungen, Mydriasis, Harnverhalt, Tachykardie, psychische Störungen v.a. bei alten Pat.	Rel. KI bei Engwinkelglaukom, Prostatahypertrophie, Tachykardie, Zerebralsklerose, Myasthenia gravis u.a.
	Metixen, z.B. Tremarit®	7,5 bis 30 mg			
	Trihexyphenidyl, z.B. Artane®	1–10 mg			
L-Dopa	z.B. Madopar®: L-Dopa + Benserazid, z.B. Nacom®: L-Dopa + Carbidopa (auch in Depotform)	Dos.-schema, siehe unten **	V.a. gegen Rigor und Akinese; nachlassende Wirkung nach einigen Jahren	U.a. Dyskinesien, orthostatische Hypotonie, psychische und GIT-Störungen., Herzrhythmus-Stör., Übelkeit bei Ther.-beginn. Spät-KO: On-off-Phänomen, nachlassende Wirkung	Rel. KI bei dekompensierten endokrinen, renalen, hepatischen und kardialen Leiden; Glaukom und Ulcus duodeni, **cave:** Medikamenteninteraktion
Dopamin-agonisten	Bromocriptin, z.B. Pravidel®; Lisurid, z.B. Dopergin®; Pergolid, z.B. Parkotil®****	Dos.-schema, siehe unten ***	Gegen Rigor, Akinese (und Tremor); Stimmungsaufheller, nicht so stark wie L-Dopa	GIT-Störungen, Obstipation, Dyskinesien, RR-Abfall, psych. Störungen, Libidosteigerung, Mundtrockenheit, Übelkeit bei Therapiebeginn	Rel. KI bei dekompensierten endokrinen, renalen, hepatischen und kardialen Leiden; Glaukom und Ulcus duodeni
Amantadin	z.B. PK-Merz ®*	100 mg über 1 Wo., dann 200 mg, max. 300 mg	Gegen Rigor, Akinese (und Tremor), schwächer als L-Dopa. Wirkung erschöpft nach 2–3 Mon.	U.a. Nervosität, Schlaflosigkeit, Magenbeschwerden, Halluzinationen	Rel. KI bei Glaukom, Niereninsuff. und psychischen Veränderungen (v.a. in Komb. mit Anticholinergika), Herzerkrankungen, Neurolep

Tab. 20.12 Fortsetzung

	Medikament	24-h-Dosis	Wirkung	NW	Zu beachten
O-B-mmer	Selegilin z.B. Antiparkin®	5 mg	Gegen Rigor, Akinese (und Tremor) gegen „end of dose akinesia", wenn L-Dopa-Wirkung nachgelassen hat, bei L-Dopa-bedingten Dyskinesien	GIT-Beschwerden, Schlaflosigkeit, Halluzinationen, Dyskinesien	Vorsicht bei Thyreotoxikose, Tachykardie, Herz- und Leber-Erkr., Hypertonie, Engwinkelglaukom, Prostataadenom, Demenz. **Cave:** Komb. mit Antidepressiva

** merkungen zur Tabelle**

Amantadin: Mittel der ersten Wahl bei akinetischer Krise (200 mg in 500 ml NaCl 0,9% über 3–4 h max. 3 × tägl. bis zum Therapieerfolg)

Dosierungsschema für Therapieeinleitung mit L-Dopa + Benserazid: Dosis 50 mg L-Dopa + 12,5 mg Benserazid (z.B. Madopar® 62,5 mg)

Initial 50 mg L-Dopa morgens, dann alle 3 Tage um 50 mg steigern bis 3 × 100–200 mg tägl., dann Dopaminagonisten einschleichen

Bromocriptin: Initialdosis 1,25 mg, dann wöchentlich Steigerung um 2,5 mg auf max. 30 mg tägl. je nach Ansprechen. Pergolid: Mit 0,05 mg/tgl. beginnen, innerhalb von 2 Wochen auf 3 × 0,25 mg steigern

Neuere Parkinsonmedikamente mit dopamin-agonistischer Wirkung: Z.B. Cabergolin (Cabaseril®), Ropinirol (Requip®), α-Dihydroergocryptin (Almirid®)

Besonders folgende Medikamente verschlechtern die Parkinson-Symptomatik und sind bei Parkinson-Pat. kontraindiziert: Neuroleptika, Metoclopramid (besser Domperidon geben), die Antihypertensiva: Reserpin, Guanethidin und Clonidin.

mplikationen Stürze (☞ 27.3), hypo- oder akinetische Krisen evtl. mit Stauungspneumo- Demenz (in 30%, ☞ 27.4.2), Depressionen (☞ 21.6).

mplikationen der Parkinsontherapie

Medikamenteninduzierte Psychosen

End-of-dose-Akinesie: Etwa 3 h nach L-Dopa-Einnahme; Verbesserung durch Aufteilung in mehrere kleinere Einzelgaben

On-off-Phasen: Abrupter Wechsel von akinetischen Phasen mit Phasen guter Beweglichkeit Dyskinesien/Dystonien: Choreatische Hyperkinesien, oft mit dystonem Blepharospasmus.

gnose Lebenserwartung bei M. Parkinson gegenüber Durchschnittsbevölkerung kaum re- ert. Allmähliches Fortschreiten der Symptomatik auch unter adäquater Ther. mit zunehmen- Schwankungen, die sich mit Dauer der Erkr. und der L-Dopa-Therapie (etwa ab 3 J.) häufen an Intensität zunehmen.

20.6 Epilepsie

Auslöser bei entsprechender Disposition z.B.: Hypoglykämie, Hypokalzämie, Enzephalitis; bei N *geborenen mütterliche Einnahme von Indometacin oder mütterlicher Drogenabusus inkl. Barbitur* *Heroin; Hypoxie, Hirnblutung, Schlafentzug, Alkohol, Alkoholentzug, Überanstrengung, Fieber, D* *gen (z.B. Heroin, Crack), Sonnenexposition, Pharmaka: Z.B. Aminophyllin i.v., Chlorpromazin, C* *kokortikoide, Disulfiram, Fentanyl, Insulin, Isoniazid bei Überdosierung, Lidocain, Penicillin i.v.,* *zyklische Antidepressiva.*

Ätiologie

- Idiopathische Epilepsie: Ohne erkennbare Ursache, Manifestation meist vor 20. Lj.
- Symptomatische Epilepsie: Bei Hirnschädigung, Z.n. Hirninfarkt, Tumoren, Z.n. intraze braler Blutung, Alkoholentzug, Abszessen, Gefäßfehlbildungen, Enzephalitis, Stoffwech krankheiten, Urämie, Intoxikationen.

! Ein im Erwachsenenalter (etwa nach 25. Lj.) erstmalig auftretender Krampfanfall ist hä
● Erstmanifestation eines Hirntumors (abs. Ind. für CCT, MRT; i.d.R. durch Neurologen
anlasst).

Klassifikation

Klassifikation epileptischer Anfälle
(Kurzfassung nach der „Commission on Classification of the International League against E lepsy", 1981)
I. Fokale partielle Anfälle und lokal beginnende Anfälle
- **A.** Einfache fokale Anfälle (Bewusstsein nicht gestört)
  - 1. mit motorischen Symptomen (inkl. Jackson-Anfälle)
  - 2. mit somatosensorischen oder spezifisch-sensorischen Symptomen wie Kribbeln, Lic blitze, Klingeln
  - 3. mit autonomen Symptomen wie Erbrechen, Inkontinenz, Blässe, Schwitzen, Erröte
  - 4. mit psychischen Symptomen (mit dysphasischen, dysmnestischen, kognitiven und fektiven Symptomen, aber ohne Bewusstseinsstörung; sehr selten)
- **B.** Komplexe fokale Anfälle (*Syn.* psychomotorische Anfälle, Temporallappenanfälle) Störungen des Bewusstseins, manchmal Beginn als einfacher fokaler Anfall
  - 1. Einfacher fokaler Anfall, mit nachfolgender Störung des Bewusstseins
  - 2. Mit einer Bewusstseinsstörung zu Beginn
- **C.** Fokale Anfälle, die sich zu generalisierten Anfällen, z.B. tonisch-klonischen Anfä. (Grand mal) entwickeln.
II. Generalisierte Anfälle (konvulsiv oder nicht-konvulsiv)
- **A.** Absencen
  - 1. Typische Absencen
  - 2. Atypische Absencen
- **B.** Myoklonische Anfälle (inkl. Impulsiv-Petit mal)

Forts.

C. Klonische Anfälle

D. Tonische Anfälle

E. Tonisch-klonische Anfälle (Grand mal)

F. Atonische Anfälle (inkl. Kombination von B und F als myoklonisch-astatische Anfälle).

. Unklassifizierbare epileptische Anfälle, auch wegen unvollständiger Daten.

nik

fache fokale Anfälle (ohne Bewusstseinsstörung)

Jackson-Anfälle: Ausgehend von motorischen Cortexanteilen (klonische Muskelkrämpfe im korrespondierenden kontralateralen Körperbereich) oder sensiblen Rindenarealen (Kribbeln, Taubheitsgefühl, Schmerzen in begrenzter Ausbreitung auf der gegenüberliegenden Körperseite). Ausbreitungstendenz auf Körperhälfte bis zur Generalisierung (march of convulsion) möglich

Adversiv-Anfälle: Kopfdrehung, Blickwendung zur Seite. Ausgehend von der prämotorischen Rinde meist kontralateral zur Blickrichtung.

nplexe fokale Anfälle

Mit Bewusstseinsstörung zu Beginn (Beispiel: Temporallappenepilepsie): Beginn mit Aura (dreamy state, jamais vu, déjà vu), Sinneswahrnehmungen und/oder Schwindelgefühl, motorische Automatismen (Schmatzen, Nesteln mit den Händen, Ausziehen von Kleidungstücken). Dauer: Min. bis h. Amnesie für das Anfallsgeschehen.

eralisierte Anfälle

Grand-mal-Anfälle: Gelegentlich Initialschrei, Sturz oft nach hinten, Augen meist offen, fehlende Lichtreaktion der Pupillen; *tonische Phase* (ca. 30 Sek.): Beine gestreckt, Arme gebeugt oder gestreckt, Apnoe, dann *klonische Phase* (0,5–5 Min.): Rhythmische Zuckungen von Armen und Beinen, Zungenbiss, Schaum vor dem Mund, Urinabgang. Nach dem Anfall Terminalschlaf, Muskelkater, Amnesie für den Anfall

Absencen (Pyknolepsie, Petit mal): Tägl. häufige Bewusstseinspausen bis 10 Sek., Augenbewegungen, Zucken der Arme, Beginn meist 6.–10. Lj. **Ätiol.:** Meist genetisch bedingt. EEG: Spikes and waves

Myoklonische Anfälle (Impulsiv-Petit mal): Häufig morgens myoklonische Zuckungen der Arme (Kaffeetasse fällt aus der Hand) und Stürze. Dauer 2–3 Sek. Beginn 13.–18 Lj.; gute Prognose.

nostik Facharztüberweisung zum Neurologen bei Erstmanifestation zur Diagnosesiche- (EEG, CT, MRT), sowie auch bei Verdacht auf Epilepsie, da wegen der Vielzahl möglicher ulsabläufe epileptische Anfälle häufig nicht als solche erkannt werden.

erenzialdiagnose Fieberkrampf bei Kindern (16.4.1), psychogene Anfälle, Synkopen 0.1.5), Hyperventilations-Sy., Myoklonien.

apie In Zusammenarbeit mit einem Neurologen medikamentöse Dauerther., je nach Anorm, indiziert ab 2 epileptischen Anfällen in 6 Mon.

Tab. 20.13 Epilepsie-Dauermedikation		
Anfallstyp	**Medikament der 1. Wahl**	**Medikament der 2. Wahl**
Fokale Anfälle	Carbamazepin	Phenytoin, Valproinsäure, Vigaba
Absencen	Valproinsäure	Ethosuximid
Grand-mal-Anfälle	Valproinsäure	Phenobarbital, Clobazam
Sekundär generalisierter Anfall	Carbamazepin	Phenytoin, Phenobarbital

Therapie bei Einzelanfall

- Pat. aus Gefahrenzone bringen und Kopf mit weicher Unterlage vor Verletzungen sch zen, bis die Zuckungen abklingen
- Zungenkeil zur Zungenbissprophylaxe umstritten, weil Zungenbiss meist zu Beginn e Anfalls erfolgt und eine Verletzungsgefahr für den Helfer besteht
- Medikamentöse Ther. (z.B. Diazepam 5 mg langsam i.v. oder Diazepam Rectiole) ist i ziert, wenn dadurch keine Verletzungsgefahr für Arzt und Pat. besteht und Helfer Verfügung stehen. Vorteile der Anfallsunterbrechung überwiegen die Nachteile der dativen NW
- Nach dem Anfall stabile Seitenlage und Freihalten der Atemwege bis zum Wiedererlan des Bewusstseins.

Therapie bei Anfallsserien und Status epilepticus

Anfallsserie: Mehrere Anfälle hintereinander, zwischen denen das Bewusstsein wiedererl wird.

Status epilepticus: Anfallsdauer über 20 Min.

- Sofortige Klinikeinweisung mit Notarzt
- Erstmaßnahmen: Pat. vor Verletzung schützen, in sichere Umgebung bringen; Atemw freihalten: Gummikeil zwischen seitliche Zahnreihen, Guedel-Tubus; evtl. Sauerstoffg Initial 4–6 l O$_2$/Min.; über venösen Zugang 5 mg Diazepam langsam i.v., ggf. wiederh (**cave:** Atemdepression), alternativ: Diazepam Rectiole.

Tab. 20.14 Auswahl Antiepileptika: Dosierungen, Serumspiegel, NW			
Medikament	**Erw.-Dosis mg/d**	**Auswahl von NW (häufige, dosisabhängige, i.d.R. reversibel)**	**WW mit Medikamen (☞ 32.2)**
Carba-mazepin	800–1200	Schwindel, Müdigkeit, Übelkeit, Erbrechen, Nystagmus, Ataxie, Verschwommensehen, Blutbild-veränderungen, Hepatosen, Dermatitiden	Enzyminduktion mit schleunigtem Abbau, von Phenytoin, Marcu Digitoxin; Versagen d „Pille"

■ **Tab. 20.14** Fortsetzung ■

dikament	Erw.-Dosis mg/d	Auswahl von NW (häufige, dosisabhängige, i.d.R. reversibel)	WW mit Medikamenten (☞ 32.2)
...nytoin	100–300	Tremor, Nystagmus, Verschwommensehen, Ataxie, Müdigkeit, Gingivahyperplasie, Hypertrichose, bulbäre Dysarthrie, PNP, Akne	S. Carbamazepin
...no-...bital	100–200	Müdigkeit, Antriebslosigkeit (bei Kindern oft Ruhelosigkeit und Reizbarkeit), Schwindel, Nystagmus, Schlaflosigkeit, Blutbildveränderungen, Dupuytrensche Kontraktur	S. Carbamazepin
...midon	750–1000	Bei schneller Dosissteigerung Schwindel, Übelkeit, Libidoverlust; sonst wie Phenobarbital (Hauptmetabolit)	S. Carbamazepin
...motrigen ...mical®)	100–400	Allergische Reaktionen, Hautausschläge, evtl. Zunahme der Anfallsfrequenz, Kopfschmerzen, Übelkeit, Erbrechen, Doppelbilder, depr. Reaktionen	Enzyminduktion bei versch. Antiepileptika
...apentin ...urontin®)	900–3600	• U.a. Müdigkeit, Schwindel, Ataxie, Nystagmus • Häufigere Blutzuckerkontrollen bei Diabetikern erforderlich	• Verminderte Wirksamkeit von Kontrazeptiva • Verstärkung der zentralsedierenden Wirkung von Alkohol und sedierenden Pharmaka
...arbazepin ...eptal®)	600–2400	Hautausschläge, Hyponatriämie, Kopfschmerzen, Übelkeit, Erbrechen, Doppelbilder, depr. Reaktionen	Keine WW mit Antiepileptika, WW mit horm. Kontrazeptiva
...etirace-...pra®)		Asthenie, Somnolenz, Kopfschmerzen, Übelkeit, Erbrechen, Doppelbilder, depr. Reaktionen	KI: Überempfindlichkeit gegen Pyrrolidonderivate
...roin-...e	1200–1800	Gewichtszunahme, Haarausfall, Tremor (mit β-Blocker zu behandeln!), Leberschäden, selten Koagulopathien, Thrombozytopenie, Leberkoma (1 : 500 bei Kindern), Valproat-Enzephalopathie	Erhöht die Plasmakonzentration von Phenobarbital, **kein** Einfluss auf die „Pille"

Tab. 20.14 Auswahl Antiepileptika: Dosierungen, Serumspiegel, NW

Medikament	Erw.-Dosis mg/d	Auswahl von NW (häufige, dosisabhängige, i.d.R. reversibel)	WW mit Medikament (☞ 32.2)
Ethosuximid	500–1500	Magenbeschwerden (deshalb Tbl. mit dem Essen einnehmen). Müdigkeit, Kopfschmerzen, Schwindel, Singultus, psychotische Symptome	Erhöht den Phenytoin-spiegel
Clobazam (Zusatzprä-parat zu an-deren Anti-epileptika)	10–40	Müdigkeit, Gereiztheit, Ver-schwommensehen, Verlang-samung, Appetitlosigkeit, Kopfschmerzen	(☞ 32.2) Benzodiazep.

Hausärztliche Beratung

Tipps zur Lebensführung

- Regelmäßige Einnahme der verordneten Antiepileptika
- Regelmäßigen Schlaf-wach-Rhythmus anstreben
- Keine Über- oder Unterforderung in geistiger, seelischer oder körperlicher Hinsicht
- Alkoholabstinenz, bes. Verbot hochprozentiger Alkoholika
- Selbstbeobachtung: Anfallsauslösende Substanzen oder Situationen meiden
- Fieber frühzeitig behandeln (Wadenwickel, kühle Bäder, Antipyretika) und Arzt konsultie auf ausreichende Antiepileptikaeinnahme achten
- Bei anderen behandlungsbedürftigen Erkr. immer sofort einen Arzt konsultieren.

Epilepsie und Schwangerschaft

- Epilepsie und Antiepileptikather. sind keine KI für geplante Schwangerschaft; engmasc Überwachung durch Neurologen und Gynäkologen ist jedoch zusammen mit HA notwe
- Zuverlässige, regelmäßige Medikamenteneinnahme ist zur Anfallsprophylaxe während Schwangerschaft bes. wichtig. **Cave:** Bradykardie und fetale Asphyxie während eines An (O_2-Gabe)
- Gehäuft Anfälle bei der Mutter prä- und postpartal. Ursache: Stress, Schlafentzug
- Antiepileptika-Serumkonzentrationen steigen bei der Mutter nach der Entbindung, dahe Intoxikationszeichen achten, ggf. Dosis reduzieren!
- Kinder epileptischer Mütter haben doppelt so oft (in 0,7%) Fehlbildungen (v.a. Herzfe Lippen-, Kiefer- und Gaumenspalten, Skelettanomalien, Fehlbildungen des Gehirns un Neuralrohrs) wie Kinder nicht-epileptischer Mütter. Ursache: Wohl NW der Antiepilep v.a. Valproinsäure
- Epilepsierisiko bei Kindern epileptischer Eltern ist um den Faktor 3–7 erhöht.

Epilepsie und Auto fahren

- Ein epilepsiekranker Pat. darf erst nach einer 2-jährigen anfallsfreien Zeit wieder Auto fa tut er es trotzdem, so haftet er für alle Folgen, die im Zusammenhang mit einem anfa dingten Unfall entstehen können

Der Arzt unterliegt grundsätzlich der Schweigepflicht, kann aber in Fällen, in denen der Pat. oder andere erheblich gefährdet sind (Beispiel: Ungenügend medikamentös eingestellter epilepsiekranker Pat.), diese Schweigepflicht brechen (Beispiel: Meldung beim Kfz-Amt). Folge kann nach amtsärztlicher Prüfung der Führerscheinentzug sein

Der Führerschein kann wiedererlangt werden:

Nach 2 J. Anfallsfreiheit und

Regelmäßigen Kontrollen von EEG und Medikamentenspiegel

Bei einem selbstverschuldeten Unfall im Rahmen eines Anfalls genießt der epilepsiekranke Dauerpatient keinen Versicherungsschutz

Versicherungsschutz besteht, wenn Unfallursache ein unvorhersehbarer Gelegenheitsanfall war.

Selbsthilfegruppen/Organisationen

Deutsche Epilepsievereinigung e.V. (DE)

(Zusammenschluss von Selbsthilfegruppen in Deutschland; Patientenorganisation)

Geschäftsstelle:

Zillestr. 102

10585 Berlin

Tel. 030-3424414

www.deutscheepilepsievereinigung.de

Deutsche Sektion der Internationalen Liga gegen Epilepsie

(Ärztliche Vereinigung)

Ingrid Kersten-Havekost

Herforder Str. 5–7

33602 Bielefeld

Tel. 0521-124192 (tägl. 10–12 h)

www.ligaepilepsie.org/GermanMenu.htm

Informationszentrum Epilepsie (IZE)

(Entwickelt und verbreitet Informationen zur Epilepsie)

Professor H.-J. Schwager

Herforder Str. 5

33602 Bielefeld

Tel. 0521-124117 (tägl. 9–12 h)

www.izepilepsie.de

Stiftung Michael zur Bekämpfung von Anfallskrankheiten

(Stipendienvergabe, Unterstützung der Selbsthilfebewegung, Information)

Dr. rer. nat. Helmut Reith

Münzkamp 5

22339 Hamburg

Tel. 040-5388540

www.stiftung-michael.de

Prognose 50–80% aller Pat. mit Grand-mal-Anfällen werden unter guter Einstellung im ersten der Behandlung anfallsfrei; Pat. mit Absencen (im Schulalter) und mit Impulsiv-Petit-mal-psie in 80–90%; Pat. mit komplexen fokalen Anfällen in 50%, Pat. mit Blitz-Nick-Salaam-len und myoklonisch-astatischen Anfällen nur in 15–20%.

20.7 Multiple Sklerose (MS)

*Chron. Erkr. des ZNS, durch Entmarkungsherde (Plaques) potenziell in allen Teilen des ZNS ve_
sacht, aus denen sich Glianarben (Sklerosen) entwickeln; Ätiol. bislang unbekannt. Erstmanifesta
20.–40. Lj., M : F = 1 : 2. Prävalenz höher in nördlichen Breiten, niedriger in Südeuropa.*

Klinik und Verlauf In ca. 80% schubförmig, in ca. 20% chron. progredient; häufig zunä
nur fokale Zeichen, wie eine Retrobulbärneuritis mit zentralem Skotom, abgegrenzte Sensi
tätsstörungen oder zunehmende Beinschwäche. Weitere neurologische Symptome s. Tabell

Tab. 20.15 Häufigkeit klinischer Symptome bei MS*		
Symptome	Zu Beginn	Im Gesamtverla
Paresen	45%	85%
Sensibilitätsstörungen	42%	86%
Optikusläsion	33%	62%
Spastik	29%	85%
Zerebelläre Symptome	24%	79%
Augenmotilitätsstörungen	14%	36%
Blasen-Mastdarm-Entleerungsstörungen	9%	61%
Psychische Symptome	4%	39%

* (nach Poser et al 1981; Poser 1984)

Diagnostik Facharztüberweisung zum Neurologen bzw. Klinikeinweisung in neurologi
Fachklinik bei Verdacht zur Diagnosesicherung (Liquorpunktion, ☞ 20.2.9), M
(☞ 20.2.8), VEP (☞ 20.2.8), SEP (☞ 20.2.8).

Differenzialdiagnose Sehr umfassend; Entzündungen des ZNS, Gefäßerkr., Neoplasien,
edodegenerative Erkr., chron. Intoxikationen.

Therapie Facharztüberweisung zum Neurologen. Ziel: Verkürzung der Schublängen und
duzierung der Schubfrequenz.

Medikamentöse Therapie

- Glukokortikoide: Methylprednisolon 1000 mg/d i.v. über 5 Tage; Verkürzung der Sc
  durch hochdosierte i.v. Therapie während des akuten Schubes; Dauerbehandlung nicht s
  voll; Wirkungen und NW (☞ 32.4)
- Zur Fortsetzung der Ther.:
  – Azathioprin
  – Cyclophosphamid
- Zur Prophylaxe: Interferon beta-1b (Betaseron) oder Interferon beta-1a (Rebif®, Avo
  auch Copaxone®): Indiziert bei häufigen Schüben (> 2/1 J.) und noch nicht stark ausgepr
  Behinderung. Ziel: Verminderung der Schubanzahl

Bislang keine überzeugenden längerfristigen Therapieerfolge bei: Mitoxanthron, Ciclosporin, Copolymer I, Plasmapherese, Lymphozytopherese, Ther. mit ungesättigten Fettsäuren (z.B. Linol- und Linolensäure).

nkengymnastische Behandlung Regelßig und konsequent je nach Symptomatik.
Bei spastischen Bewegungsstörungen: Z.B. KG nach Bobath, Voijta und Propriozeptive Neuromuskuläre Fazilitation (PNF), Myofeedback, „Muskelenergietechniken", Korrektur pathologischer Haltungs- und Bewegungsabläufe, Schulung der Körper- und Bewegungsempfindung
Bei ataktischen Bewegungsstörungen: Ataxiebehandlung
Bei pseudoschlaffer Symptomatik: Z.B. Propriozeptive Neuromuskuläre Fazilitation (PNF), Schlingentisch
Bei Miktionsstörungen: Z.B. Bindegewebsmassage mit Bearbeitung der Reflexzonen der Blase, Elektrother., Hydrother.
Bei Rollstuhlabhängigkeit oder Bettlägerigkeit: Dekubitusprophylaxe (s.a. ☞ 27.9).

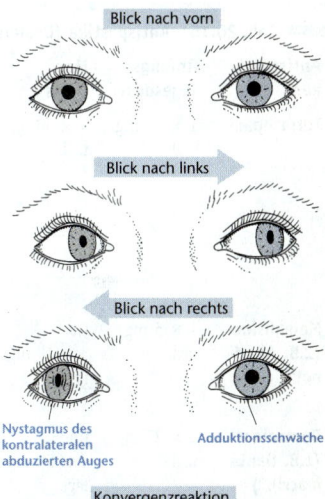

Abb. 20.10 Internukleäre Ophthalmoplegie. Typische Augenstörung bei MS-Patienten

Tab. 20.16 Antispastika (Dosierungen, Indikationen, Nebenwirkungen)*

spasti-	Anfangs-tagesdosis	Max. Dosis	Indikatio-nen	Hauptnebenwirkungen**
ofen esal®)	2 × 5 mg tägl.	Ca. 4 × 20 mg	MS/kompletter und inkompletter Querschnitt	Übelkeit, Erbrechen, Durchfall, bes. bei Niereninsuff., Psychosen und Verwirrtheit, auch nach plötzlichem Absetzen; Ataxie, respiratorische und kardiovaskuläre Depression, Kopfschmerzen
nidin Sirda-)	3 × 2 mg tägl.	Ca. 24 mg tägl.	MS/inkompletter Querschnitt/ kortikaler Infarkt	Arterielle Hypotonie, bes. bei simultaner antihypertensiver Ther., Mundtrockenheit, Magen-Darm-Beschwerden

Tab. 20.16 Antispastika (Dosierungen, Indikationen, Nebenwirkungen)*

Antispasti-kum	Anfangs-tagesdosis	Max. Dosis	Indikatio-nen	Hauptnebenwirkungen**
Tetrazepam	1 × 25 mg tägl.	4 × 50 mg tägl.	MS/inkom-pletter Quer-schnitt/ Zerebralparese	Appetitsteigerung, Wirkung verstärkung von Alkohol, Li doverlust, Menstruationsstö rungen, Ataxie. Langzeitneb wirkungen: Schlaflosigkeit, Angstzustände, Halluzinatio nen, Abhängigkeit, vereinze auch verstärkte Spastik
Memantine (z.B. Akati-nol®)	1 × 5 mg tägl.	Ca. 3 × 10 mg tägl.	Zerebralparese (MS, Quer-schnitt, korti-kaler Infarkt)	Unruhe, Kopfdruck, Mund-trockenheit. KI bei Schwang schaft, Stillzeit, Lebererkr. Verwirrtheitszuständen
Dantrolen (z.B. Danta-macrin®)	2 × 25 mg tägl.	Ca. 4 × 50 mg tägl.	Kortikaler In-farkt/ kom-pletter Quer-schnitt/ (Zerebral-parese)	Übelkeit, Erbrechen, Durch Hepatitis (bes. bei Frauen ü 35. Lj., gleichzeitiger Östrog ther. sowie Vorschädigung Leber), Anorexie.

* Tabelle verändert nach Brandt
** gemeinsame NW: Müdigkeit, Benommenheit, Schwindel, Schwäche

Therapie bei Spastik
- Regelmäßig KG zur Kontrakturprophylaxe
- Reduktion der Tonuserhöhung durch milde Kryother.
- Medikamentöse Behandlung: Individuelle Wirksamkeit der einzelnen Antispastika mus Einzelfall erprobt werden. Kombination Baclofen/Benzodiazepin und Baclofen/Tizanidi scheint günstig.

Eine antispastische Ther. gilt als ausdosiert, wenn NW auftreten. Bei MS kann eine Überdosie (mit Zunahme der Paresen) einen akuten Schub vortäuschen.

Grundregeln bei Spastik
- Pat. mit Streckspasmus vermehrt in Beugeposition lagern und umgekehrt
- Bei Lagerungen Beuge- und Streckmuster diagonal mischen
- Vor jeder Lagerungsänderung (Transfer) bestehenden Spasmus lösen
- Eigenaktivität fördern, tägl. Strecktraining mind. 30 Min.

apie der Miktionsstörungen Vor Behandlungsbeginn immer fachärztliche (urologische, rologische und/oder gynäkologische) Diagnostik. Unterscheidung von 3 Typen:

Detrusor-Hyperreflexie: Imperativer Harndrang (Dranginkontinenz). **Ther.:** Große Trinkmengen vermeiden, besser auf mehrere kleine Tagesportionen verteilen; Blasentraining; Oxybutynin (z.B. Dridase®)

Detrusor-Sphinkter-Dyssynergie: Stoßweise, unvollständige Blasenentleerung mit Restharnbildung. **Ther.:** Selbstkatheterisierung und α-Spasmolytika, z.B. Phenoxybenzamin (z.B. Dibenzyran®)

Detrusor Hyporeflexie: Überlaufblase durch „Nichtwahrnehmung" der Blasenfüllung. **Ther.:** Taktile Stimulation und manuelles Ausdrücken, Selbstkatheterisierung; direkte Cholinergika wie Carbachol (z.B. Doryl®).

Bei Restharn und wiederholtem Katheterisieren an HWI denken und regelmäßig Uricult® durchführen.

särztliche Beratung

und allgemeine Lebensführung

„Gesunde Lebensgewohnheiten", wie ausgewogene Kost, begrenzter Alkoholkonsum, leichte sportliche Betätigung und Reisen beibehalten

Wirksamkeit von Spezialdiäten ist nicht erwiesen, im Einzelfall sollte aber ein Versuch dem Pat. nicht vorenthalten werden

Erhöhung der Körpertemperatur (z.B. Reisen in heiße Länder, Sauna, Sonnenbaden) kann Symptomatik verschlechtern oder einen Schub auslösen.

und Schwangerschaft

Langfristiger Krankheitsverlauf wird durch Schwangerschaft nicht beeinflusst (Schübe im Wochenbett jedoch möglich). Ursachen (nicht gesichert): Körperliche Erschöpfung, Schlafentzug, hormonelle Umstellung

Keine sicheren Zahlen über erhöhte Fehlbildungsrate durch vorhergegangene immunsuppressive Ther.

Vor Konzeption mindestens 6 Mon. zytostatikafreies Intervall (gilt auch für Vater).

nd Impfungen

Berichte über Verschlechterungen der MS nach Impfungen liegen vor, jedoch keine KI für Standardimpfungen

Bei aktiver Immunisierung mit Lebendimpfstoffen (z.B. Polio) muss eine Immunsuppression Wo. vor und 6 Wo. nach Impftermin ausgesetzt werden.

nose 5 J. nach Krankheitsbeginn sind 70%, nach 20 J. noch 35% der Pat. berufstätig.

20.8 Infektionen des ZNS

20.8.1 Bakterielle Meningitis

Klinik Bei Erwachsenen Kopfschmerzen, lokaler WS-Klopfschmerz, Fieber, Meningis. (☞ Abb. 20.11; **cave:** Bei Kindern und alten Menschen oft fehlend), Erbrechen und Lichtsc evtl. prädisponierende Faktoren wie Sinusitis, Otitis media, Pneumonie, Liquorshunt geziel fragen und untersuchen. Bei Kindern oft nur Trinkschwäche, AZ-Verschlechterung, Bew seinseintrübung, fokale Ausfälle, epileptische Anfälle. In schweren Fällen Exanthem bei Me gokokken-Meningitis (Waterhouse-Friderichsen-Sy.).

Diagnostik Sofortige Klinikeinweisung, schon bei Verdacht, zur Liquorpunktion.

Therapie Erregeradaptierte, hochdosierte Antibiose in der Klinik.

Prognose Ohne sofortige adäquate Behandlung lebensbedrohlich, auch durch extrakran KO (septischer Schock, Verbrauchskoagulopathie), häufig zerebrale Spätschäden. Meldepflicht ☞ 9.11.

20.8.2 Virale Meningitis und Enzephalitis

Großes Erregerspektrum neurotroper Viren; Differenzierung nach klinischem Bild nicht möglich rusnachweis gelingt nur bei 30% der Enzephalitiden und 20% der Meningitiden.

Klinik
- Bei viraler Meningitis akut fieberhafte Erkr. mit Kopfschmerzen, Meningismus (☞ 20. Erbrechen, Müdigkeit und Gereiztheit
- Bei viraler Enzephalitis (meist Meningoenzephalitis) zusätzlich fokale neurologische Aus psychische Veränderungen und epileptische Anfälle oder Myoklonien.

Diagnostik Sofortige Klinikeinweisung schon bei Verdacht zur Liquorpunktion, CT und/ MRT, v.a. zum Ausschluss einer Herpesenzephalitis.

Prognose Abhängig vom Erreger; gute Prognose z.B. bei Mumpsvirus, Echovirus, Coxsack Virus und FSME (3% Letalität); schlechte Prognose z.B. bei Herpesenzephalitis (unbehandelt Letalität), Masernvirus (Letalität 20%) und Rötelnvirus.

20.8.3 Hirnabszess

Ätiologie Hämatogen z.B. durch Bronchiektasen (☞ 12.4), Pneumonie (☞ 12.3.3), End ditis (☞ 10.7.1); fortgeleitet, v.a. bei Otitis media (☞ 22.6.3), Sinusitis (☞ 22.5.2), Masto (☞ 22.6.3); direktes Trauma mit Verletzung der Meningen (Schädelbasisfraktur, offene Sch fraktur). Häufigste Erreger: Streptokokken, Staphylokokken, Pneumokokken.

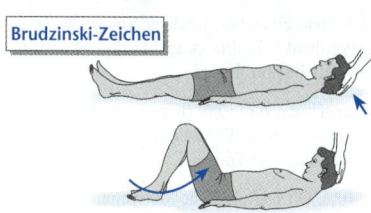

Brudzinski-Zeichen

Positiver Brudzinski:
passive Kopfbewegung nach vorn führt zum
reflektorischen Anziehen der Beine

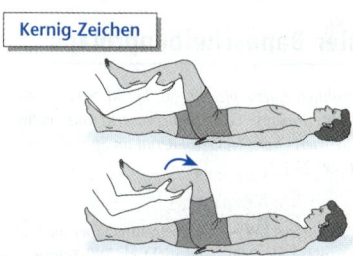

Kernig-Zeichen

Positiver Kernig:
Hüft- und Kniegelenk um 90° gebeugt, Schmerzen
und reflektorischer Widerstand beim Strecken
des Kniegelenks nach oben

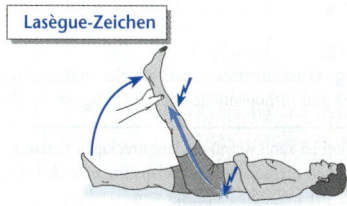

Lasègue-Zeichen

Positiver Lasègue:
Patient liegt flach, Anheben des Beins führt
zu reflektorischem Widerstand und Rückenschmerz,
der bis in die Wade ausstrahlt (positiv bei Bandscheibenvorfall, Meningismus)

20.11 Klinische Meningismuszeichen

Klinik Fieber, Kopfschmerzen, Erbrechen, fokale neurologische Ausfälle, epileptische Anf
Hirndruckzeichen, Infektionsherd (z.B. druckschmerzhaftes Mastoid oder Stirnhöhle, Ohr
fluss, Herzgeräusch), Bewusstseinseintrübung.

Diagnostik Facharztüberweisung zum CCT (hypodenser Herd mit ringförmiger KM-Ar
cherung, **DD:** Metastase, Gliom) bzw. Klinikeinweisung in neurologische/neurochirurgi
Fachklinik zur Diagnosesicherung und Ther.

Prognose Letalität ca. 10%. Oft neurologische Restsymptomatik.

20.9 Wurzelkompressionssyndrome

20.9.1 Lumbaler Bandscheibenprolaps

*Inzidenz 150/100 000 Einwohner, Altersgipfel 40.–50. Lj.; M > F. Protrusion: Vorfall, bei den
Anulus fibrosus intakt bleibt. Prolaps: Gallertmaterial tritt aus, entweder gestielt (Verbin.
zum Gallertkern) oder sequestriert (freies Gallertmaterial im Spinalkanal). Unter Umständen A
kennung als BK Nr. 2108 (☞ 29.1.3).*

Klinik

- Lokales oder pseudoradikuläres LWS-Sy. Hebetrauma, aber auch ohne Vorzeichen plöt
  auftretende Schmerzen meist als Bein- und nicht als WS-Schmerz angegeben
- Häufig Parästhesien und Sensibilitätsstörungen im Bereich der entsprechenden Dermat
- Zunahme der Beschwerden beim Husten, Pressen oder Niesen
- Paresen (akut oder nach längerem Verlauf). Muskelatrophien (nur nach länger bestehe
  Paresen).

Diagnostik

Körperliche Untersuchung Ganzkörperstatus inkl. rektaler Untersuchung zum Ausschlus
Tumoren (z.B. Prostata-Ca) und orthopädische Untersuchung (☞ 6.1.2); neurolog. Statu

- Eine Wurzelkompression L5 kann wegen des langstreckigen Verlaufs innerhalb des Spi
  kanals sowohl durch einen mediolateralen Prolaps im Bereich LWK 4/5 als auch du
  einen lateralen Prolaps bei LWK 5/S1 bedingt sein
- Ein pos. Babinski spricht gegen eine Wurzelkompression und eher für eine Kompres
  des Rückenmarks.

Weitere Diagnostik

- Rö-LWS in 2 Ebenen: Zum Ausschluss eines engen Spinalkanals, degenerativer Veränd
  gen, Tumoren, Osteolysen, Anlageanomalien. **Cave:** Ein Bandscheibenvorfall kann
  diese Untersuchung nicht diagnostiziert werden

Wurzel	Reflex-ausfall	Kenn-muskel	Eingeschränkte Funktion	Dermatome
4	PSR	M. tibialis anterior M. quadriceps femoris	Streckung im Kniegelenk und Fußhebung (Dorsalflexion), Fersenstand	
5	–	M. extensor hallucis longus	Großzehenhebung, Hebung des medialen Fußrandes, Fersenstand	
	ASR	M. triceps surae	Hebung des lateralen Fußrandes, Zehenstand, Hüftabduktion, Plantarflexion	

20.12 Höhenlokalisation bei lumbalem Bandscheibenvorfall

CT: Zur Höhenlokalisation. **Cave:** Immer Untersuchung der benachbarten Segmente nach vorläufiger klinischer Diagnose einleiten (langstreckiger Verlauf der Nervenwurzeln im Spinalkanal). Myelographie und Myelo-CT nur in unklaren Fällen; MRT bei mangelnder Aussagekraft des CT, z.B. bei Z.n. Bandscheiben-OP (erschwerte Beurteilbarkeit im CT durch Vernarbungen) und bei extrem lateralen Vorfällen. Keine Strahlenbelastung
Facharztüberweisung bzw. Klinikeinweisung immer bei akuten Paresen.

Radikuläre Genese ist wahrscheinlich bei jüngeren Pat., bei Höhenlokalisation L_5/S_1 und typ. Schmerzmuster (leg pain > back pain).

Differenzialdiagnose
Orthopädische Erkr.: DD des pseudoradikulären LWS-Sy. (☞ 6.1.7), bei Spondylolisthesis (☞ 6.1.12), Wirbelgelenksarthrose (☞ 6.1.8), Tendomyalgie, Koxitis (☞ 6.5.10), Koxarthrose (☞ 6.5.3)
Tumoren: Knochenmetastasen z.B. Prostata-Ca (☞ 13.5.2), Neurinome
Andere neurologische Erkr.: Neuritiden (z.B. Lyme-Borreliose, (☞ 9.3.3), Plexusläsionen ☞ 20.10.5), PNP (☞ 20.11), periphere Nervenläsionen (Läsion des N. peroneus, ☞ 20.10.5, N. femoralis oder N. ischiadicus).

Therapie

Konservativ

• In der Akutphase Ruhigstellung (Stufenbett oder flache, harte Unterlage, z.B. Brett unter tratze schieben) je nach Verlauf für wenige d bis 4 Wo., lokale Wärme (Fango, Rotlic NSAR, z.B. Rofecoxib 1 × 12,5 mg (Vioxx®) oder Diclofenac (z.B. Voltaren®) bis 150 tägl.; einschleichend Tetrazepam (z.B. Musaril®) 25–200 mg tägl. zur Muskelrelaxatior

• Nach Abklingen der akuten Beschwerden Absetzen der medikamentösen Ther., Traktior Schlingentisch, Bewegungsther. im Warmwasserbad ohne Drehbewegungen, Elektrot Stangerbad, Lockerungsmassage, KG zur Kräftigung der Rücken- und Bauchmuskulat

• Vorbeugende Maßnahmen: Regelmäßig Rückengymnastik („Rückenschule") mit Haltu schulung und Schwimmen; schweres Heben nach Möglichkeit vermeiden; neue Hebe niken entwickeln (in die Knie gehen, dabei Rücken aufrecht halten); Arbeitsplatz „rüc freundlicher" gestalten: Tischhöhe? Stuhl optimal?

Operativ

• Schlechte Ergebnisse beruhen i.d.R. auf falscher Ind. und zu radikaler Vorgehensweise. einer OP (mit mikrochir. Instrumentarium) wird zunächst geprüft, ob nicht z.B. eine servative Ther. oder eine Dekompression durch einen minimal invasiven Eingriff:
– Chemonukleolyse (Chymopapain)
– Koagulation (Laser) mit Absaugung
– Absaugung
erreicht werden kann

• Absolute OP-Indikation: Entwicklung eines Kaudasyndroms (s.u.) mit zunehmenden rologischen Ausfällen sowie Blasen- und Mastdarmstörungen; akut einsetzende motor Ausfälle mit Kraftgrad < 3

• Postoperative Nachbehandlung: Möglichst in einer neurologischen oder orthopädischen Rehaklinik; evtl. berufsfördernde Maßnahmen (☞ 30.2.6).

Prognose Konservative Behandlung (körperliche Schonung, Bettruhe im Stufenbett) führt in 80% zu befriedigenden Spätergebnissen. OP-Ergebnis hängt von exakter Diagnose und Indikationsstellung ab: Günstige Prognose bei jüngeren Pat. mit eindeutigem Prolaps und monoradikulärer Kompression.

⚡ Kaudasyndrom

Meist durch medialen Massenprolaps einer lumbalen Bandscheibe bedingt; selten Tumoren oder Hämatome.
Klinik: Akute oder schleichende neurologische Ausfälle der sakralen Nervenwurzeln: Schlaffe Lähmung der Beine, Sensibilitätsstörungen in der Analgegend und an der Oberschenkelinnenseite (Reithosenanästhesie, ☞ Abb. 20.13), Blasen- und Mastdarmstörung, Potenzstörungen, Areflexie, oft Schmerzen.

Sensibilitätsstörungen im Anal-Genital-Bereich Segmenthöhe hier S_3–S

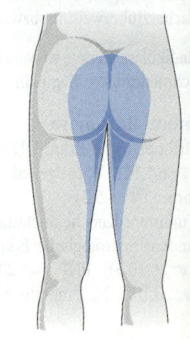

Abb. 20.13 Reithosenanäs bei Kaudasyndrom

Diagn.: Neurologischer Status, Sensibilitätsprüfung der Analgegend und Prüfen des Analsphinktertonus durch rektale Untersuchung (abgeschwächt); Paresen und Areflexie der unteren Extremitäten.

Ther.: Sofortige Klinikeinweisung in neurochirurgische Klinik, schon bei Verdacht, zur operativen Dekompression.

Prognose: Irreversible Schäden, wenn nicht innerhalb weniger Stunden operiert wird.

.9.2 Postdiskotomiesyndrom

*h Bandscheiben-OP neu aufgetretene oder noch anhaltende Schmerzen mit sensiblen und/oder
∍rischen Ausfällen oder pseudoradikulärer Symptomatik.*

∍logie

Sofort nach OP: Falsche OP-Indikation, unvollständige operative Ausräumung, OP in falscher
Höhe, übersehene knöcherne Engstellen, übersehener Prolaps in anderem Segment oder bi-
ateraler Prolaps, intraop. Verletzung einer Nervenwurzel, Dura- oder Kaudaverletzungen

Mit verzögertem Auftreten: Rezidiv-Vorfall, lokale Narbenbildung, Prolaps einer anderen Eta-
ɜe, Verletzung oder Arthrose der sog. kleinen Wirbelgelenke, Wundinf., Psyche.

Nicht ungeprüft „Psychosomatose" vermuten, weil:
* Sich die Psyche aufgrund des Dauerschmerzes verändert hat
* Sich die Haltung infolge einer psych. Erkr. verändert hat
* Psychische Störungen zufällig mit dem Bandscheibenleiden zusammenfallen
* Möglicherweise eine neurologische Systemerkr. vorliegt.

∍nostik Ausführliche Anamnese und Ganzkörperstatus (psychische Auffälligkeiten?); ggf.
ɜarztüberweisung: Neurologie oder Neurochirurgie, möglichst zum Operateur.

∍apie

Möglichst konservativ: Physikalische Ther. mit Wärmeanwendungen, TENS (☞ 26.2.5),
∍nalgesie (☞ 26.3), KG, psychosomatische Ther.

∍perativ nur in Ausnahmefällen (eindeutig nachgewiesene Nervenwurzelkompression).

ʰat. immer aufklären, dass Reoperation ungünstigere Prognose als Erstoperation hat.

20.9.3 Zervikales Wurzelkompressionssyndrom

Tab. 20.17   Zervikale Wurzelkompressionssyndrome

Wurzel (Segment)	Schmerz-lokalisation	Sensibilitäts-störungen	Parese	Funktions-ausfall	Reflex
C 5 (C 4/5)	Schulter im Bereich des Deltamuskels	Hautareal über M. deltoideus	M. deltoideus	Abduktion im Schultergelenk 30–90°	BSR ab schwäch
C 6 (C 5/6)	Schulter, Ober-arm-Unterarm radial, Finger I	Radiale Unter-armseite, Finger I, II	M. biceps brachii, M. brachio-radialis	Flexion im Ellenbogen-gelenk	BSR ab schwäc oder au fallen, abge-schwäc
C 7 (C 6/7)	Gesamter Arm mit Ausstrah-lung in die Finger II–IV	Finger II–IV volar und dorsal bes. Finger III	M. pectoralis major, M. triceps brachii, M. opponens pollicis	Adduktion im Schulterge-lenk, Extensi-on im Ellen-bogengelenk, Daumen-opposition	TSR ab schwäc oder er schen
C 8 (C 7/Th 1)	Arm, Unterarm ulnar, Finger IV, V	Finger IV, V	M. flexor carpi ulnaris, M. abductor digiti V, Mm. interos-sei	Volarflexion mit ulnarer Abduktion im Handgelenk, Kleinfingerab-duktion, Fin-gerspreizung	TSR ab schwäc

Ätiologie   Degenerative Veränderungen wie Osteochondrose, Spondylarthrose, Unkoverte arthrose, seltener raumfordernde Prozesse (Tumoren, Hämatome, Abszesse) und zervikaler E scheibenvorfall.

Klinik

- HWS bewegungseingeschränkt und klopfschmerzhaft, häufig fixierte Fehlstellung in F stungshaltung
- Parästhesien und Sensibilitätsstörungen in den betroffenen Dermatomen, meist vom ausstrahlend, gelegentlich auch nur distal wahrgenommen
- Paresen der Kennmuskulatur, Atrophie erst nach mehreren Wo.

gnostik

Rö-HWS in 4 Ebenen (mit Schrägaufnahmen).

Facharztüberweisung zum Neurologen zur Diagnosesicherung. MRT und CT der HWS (wird i.d.R. durch FA veranlasst).

rapie

- Entlastung und Ruhigstellung der HWS mit Halskrawatte, isometrische KG
- Wärmeanwendung (eher im Anfangstadium, wenn muskuläre Verspannungen im Vordergrund stehen), Kälteanwendungen (eher später, wenn Reizzustände in den kleinen Wirbelgelenken aufgetreten sind)
- Analgetika, z.B. Paracetamol 2 × 500–1000 mg tägl., und/oder Antiphlogistika (NSAR), z.B. Diclofenac 3 × 50 mg tägl.
- Muskelrelaxanzien, z.B. Tetrazepam (z.B. Tetrazepam ratio®) bis zu 200 mg tägl.
- KG nach Abklingen der Akutphase zur Haltungskorrektur und zum Muskelaufbau intensivieren
- Operative Dekompression selten indiziert
- Naturheilkundliche Therapieempfehlung (☞ 18.3.2, ☞ 21.6).

Ein Bandscheibenvorfall lässt sich chirotherapeutisch nicht reponieren! Manipulationen sind kontraindiziert.

.10 Periphere Nervenläsionen

.10.1 Karpaltunnelsyndrom (KTS)

figste periphere Nervenläsion durch Kompression des N. medianus im Karpaltunnel. F : M = 2 : 1.
t nach dem 50. Lj., aber auch bei Schwangeren, bei Hypothyreose, Diab. mell., Gicht, c.P., Amy-
se und nach Trauma, z.B. „Handgelenksfraktur".

–50% beidseitig, dominante Seite meist stärker betroffen. Proximale Medianusläsionen sind sel-

ik Zunächst nächtliche Missempfindungen im Arm und in der Hand (Kribbeln, Schwel-
gefühl), Schmerzausstrahlung bis zur Schulter möglich (**DD** Schulterschmerz ☞ 6.2.1). Spä-
einmotorik- und Gefühlsstörungen, die am Morgen wieder abklingen. Endstadium: Perma-
e Sensibilitätsstörungen im Versorgungsgebiet des N. medianus (**Cave:** Nie 5. Finger), Parese
trophie des Thenarballens, vegetative Störungen (Kältegefühl, Schwitzen, Raynaud-Sympto-
).

nostik

- örperliche Untersuchung: Zeigt typische Störungen der Sensibilität und Motorik
  ☞ Abb. 20.2 und ☞ Abb. 20.1). Weitere Tests:
- almarreflexionstest (Provokationstest): Bei aufgestützten Ellenbogen und senkrechtem Un-
  erarm Handgelenk für 60 Sek. extendieren; Verstärkung der neurologischen Ausfälle
- Oppositionstest: Pat. berührt mit Daumen kleinen Finger; bei Parese der Thenarmuskulatur
  ann diese Stellung bei Widerstand nicht gehalten werden

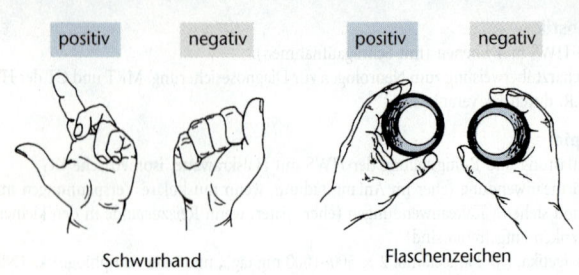

| positiv | negativ | positiv | negativ |

Schwurhand   Flaschenzeichen

Abb. 20.14 Schwurhand und Flaschenzeichen bei Medianusläsion links

- Flaschenzeichen (☞ Abb. 20.14): Durch Parese des M. abductor pollicis brevis kann
  Flasche nicht mehr bündig umfasst werden
- Hoffmann-Tinel-Zeichen: Beklopfen des Retinaculum flexorum löst elektrisierenden, in
  radialen Finger ausstrahlenden Schmerz aus
- Schwurhand beim Faustschlussversuch (☞ Abb. 20.14) nur bei prox. Medianusläsion
- Facharztüberweisung zum Neurologen zur Messung der NLG (☞ 20.2.8) und zum
  schluss einer PNP (☞ 20.11).

Differenzialdiagnose Periphere Durchblutungsstörungen (☞ 11.3.2), pseudoradiku
Schmerz (☞ 6.1.7), Raynaud-Sy., Pronator-teres-Sy. (Kompression des N. medianus u
dem M. pronator teres durch einseitige Belastungen, z.B. Ellenbogenstreckung oder anatom.
Normabweichung), DD Schmerzen in Unterarm/Hand (☞ 6.4.1).

Therapie

- Konservativ bei nächtlichen Missempfindungen ohne neurologische Ausfälle:
- Volare Unterarmgipsschiene nachts zur Ruhigstellung des Handgelenkes in Mittelstel
  Cave: Gute Polsterung ist wichtig, Finger bleiben frei. **Progn.:** Vorübergehende Besse
  in 50%, längerfristig nur in etwa 12%; zusätzlich NSAR (☞ 26.3, ☞ 18.3.2)

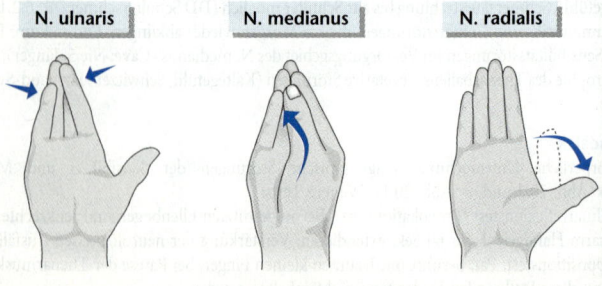

| N. ulnaris | N. medianus | N. radialis |

Abb. 20.15 Schnelltests zur Funktionsprüfung der Handnerven

Evtl. Injektion von Prednisolon (z.B. Decortin®-H Kristallsuspension in Karpaltunnel-Nähe, Wiederholung nach ungefähr 1 Wo.; max. 2–3 ×. **Progn.:** Meist kurzfristige Besserung, langfristig nur 20–50% schmerzfrei; **Cave:** Iatrogene Nervenschädigung; nur bei entsprechender Erfahrung!

Ultraschall und Iontophorese

Chirurgisch bei neurologischen Ausfällen nach Indikationsstellung durch Neurologen und Handchirurgen: Durchtrennung des Retinaculum flexorum möglichst ulnar, meist in Leitungsanästhesie. **Progn.:** In 90% Schmerzfreiheit und Rückbildung der Sensibilitätsstörungen innerhalb von 18 Mon.; Rückbildung der motorischen Ausfälle eher selten; schlechte Progn. bei > 1 J. bestehenden Atrophien

Postoperative Nachsorge: Durch Operateur

Naturheilkundliche Therapieempfehlung (☞ 18.3.2, ☞ 21.6).

Komplikationen Keloidbildung (☞ 25.12), Sudeck-Dystrophie (☞ 5.4.4).

0.10.2 Nervus-ulnaris-Läsionen

häufigsten durch Läsionen am Ellenbogen im Sulcus ulnaris (angeborene Anomalien, Arthrosen, es Aufstützen z.B. bei Telefonisten oder bei Bettlägrigen, nach Ellenbogenfraktur), seltener durch n. Überbeanspruchung (Radrennfahrer, Polierer) und Verletzungen im Handbereich (distales N.-ris-Kompressions-Sy., Loge de Guyon). Auch als Folge von Überlastung (häufige Ellenbogenbe-ungen, z.B. Hacken) mit chron. Mikrotraumatisierung des Nerven.

ik Zunächst Parästhesien der ulnaren Finger und Druckempfindlichkeit des Nerven, dann ible Ausfälle; später Parese und Atrophie der kleinen Handmuskeln. **Cave:** Typische „Krallen-d" nur bei hochgradiger Schädigung.

gnostik

Neurologische Untersuchung: Sen-sibler Versorgungsbereich des N. ulnaris (☞ 20.2.1, Abb. 20.2) **Cave:** Sensible Ausfälle nur auf der Ulnarseite der Ringfingerbeu-geseite

Froment-Zeichen (☞ Abb. 20.16): Bei kräftigem Festhalten eines Blat-es Papiers mit Daumen und Zeige-inger muss das Daumenendglied stark gebeugt werden (M. flexor pollicis longus; Innervation N. medianus). Grund: Lähmung des M. adductor pollicis (Inner-ation N. ulnaris)

negativ · positiv

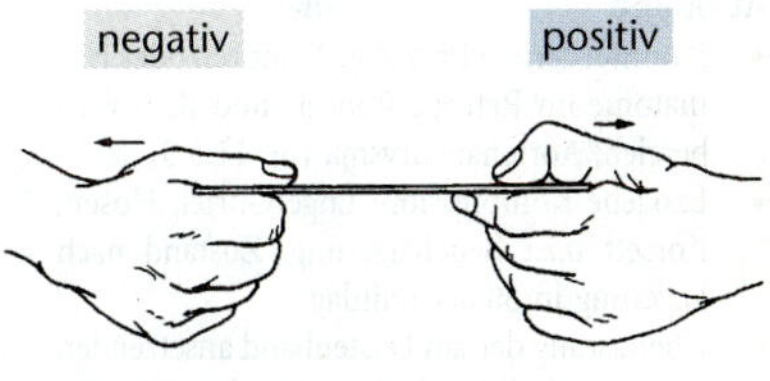

Abb. 20.16 Positives Froment-Zeichen bei Ulnaris-läsion links

Facharztüberweisung zum Neurologen zur Messung der NLG (☞ 20.2.8).

erenzialdiagnose Untere Lähmung des Plexus brachialis, Schädigung der Wurzeln Th1, Dupuytren-Kontraktur (☞ 6.4.5), immer Verdickung der Palmaraponeurose, myatro-che Lateralsklerose).

Therapie

- Konservativ durch Druckentlastung: Nächtliche Polsterung des Ellenbogens, evtl. Schien in leicht flektierter Stellung bei V.a. Beugestellung des Ellenbogengelenks im Schlaf. Verste des Nachttischchens (häufig auf derselben Seite wie Druckschädigung. Grund: Aufliegen Ellenbogens im Schlaf); Vermeidung von chron. Überlastung des Ellenbogengelenks
- Operativ bei unbefriedigender konservativer Ther. Ventralverlagerung des N. ulnaris, bei sion in der Loge de Guyon Spaltung des Lig. carpi palmare möglich
- Postoperative Nachsorge: Durch Operateur
- Naturheilkundliche Therapieempfehlung: Phytother. wie ☞ 20.10.1.

Prognose Rasche Besserung von Parästhesien und Sensibilitätsstörungen; schlechte Progr vor allem für länger bestehende motorische Ausfälle.

20.10.3 Meralgia paraesthetica

Kompression des N. cutaneus femoris lateralis beim Durchtritt durch die Fascia iliaca, die Fascia oder die Sehnenfasern des Leistenbandes. F : M = 1 : 3; in 10% beidseitig.

Klinik Parästhesien, brennende Schmerzen und Sensibilitätsstörungen an der Vorder-Auf seite des Oberschenkels; anfangs nur im Stehen mit Besserung bei Anbeugen des Beines im H gelenk, später Dauerschmerzen.

Diagnostik

- Neurologische Untersuchung: Sensibilitätsstörungen im Versorgungsbereich des N. cuta femoris lateralis (☞ Abb. 20.17). „Umgekehrter Lasègue": Schmerzverstärkung durch Hy extension im Hüftgelenk (und damit Dehnung des Nerven)
- Zum Neurologen in unklaren Fällen.

Ätiologie

- Raumfordernde Prozesse: Tumoren oder Hämatome im Retroperitoneal- und Ileozökalbereich; Aortenaneurysma (☞ 11.3.5)
- Exogene Kompression: Enge Gürtel, Hosen, Korsett u.a.; Bauchlagerung, Zustand nach Lagerung in Steinschnittlage
- Überlastung der am Leistenband ansetzenden Bauchmuskulatur: Lange Märsche, gestörter harmonischer Bewegungsablauf bei pathologischen Veränderungen des Bewegungsapparates (Fehlhaltungen), Schwangerschaft
- DD: Bandscheibenvorfall (☞ 20.9.1) LWK 3/4 (selten), diabetische Neuropathie.

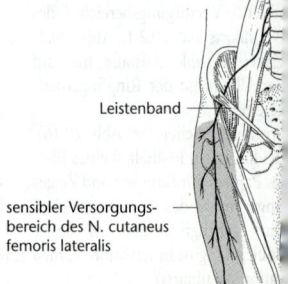

Leistenband

sensibler Versorgungsbereich des N. cutaneus femoris lateralis

Abb. 20.17 Verlauf und Versorgungsgebiet des N. cutaneus femoris lateralis

Therapie
- Ausschaltung möglicher Kompressionsursachen (Korsett etc.)
- Vermeidung der Nervendehnung
- Abwarten (Spontanremission)
- Infiltration von Lokalanästhetika
- Operative Neurolyse am Leistenband nur in Ausnahmefällen
- Naturheilkundliche Therapieempfehlung (☞ 18.3.2, ☞ 21.6).

Prognose Häufig Spontanremissionen in Wo. bis Mon.

20.10.4 Idiopathische periphere Fazialisparese

Syn.: Bell-Lähmung. Ätiol.: Unbekannt, wahrscheinlich Neuritis viraler oder parainfektiöser Genese. Inzidenz 2 : 10000, gehäuft bei Pat. im mittleren Lebensalter, M : F = 1 : 1.

Klinik Meist innerhalb von Stunden bis wenigen Tagen einseitige komplette oder inkomplette Gesichtslähmung; häufig morgens beim Erwachen voll ausgebildet. Befall anderer Hirnnerven möglich: In 50% Parästhesien und Schmerzen im Versorgungsgebiet des N. trigeminus, seltener N. glossopharyngeus und N. vagus betroffen.

Diagnostik
- Neurologische Untersuchung: Untersuchung der Hirnnerven (☞ 20.2.6); Lähmung der Stirnmuskulatur („Stirnrunzeln" nicht möglich), Lagophthalmus (☞ 20.2.6), Hyperakusis (Parese des M. stapedius), verminderte Tränen- und Speichelsekretion und gestörter Geschmackssinn (vordere 2/3 der Zunge) sind beweisend für periphere Lähmung
- Facharztüberweisung zum Neurologen zur Diagnosesicherung; evtl. Stimulations-EMG nach 5–8 d zur Abschätzung der Prognose
- Evtl. Facharztüberweisung zum CT/MRT zum Ausschluss einer kranialen Raumforderung, wenn Abgrenzung von zentraler Parese klinisch nicht sicher möglich
- Bei Verdacht auf meningitische Beteiligung auch Lumbalpunktion (Facharztüberweisung).

Differenzialdiagnose
- (Post)infektiös: Herpes zoster oticus (☞ 9.4.2, ☞ 22.6.1); 15% aller peripheren Fazialisparesen; auf Zosterbläschen v.a. an der Ohrmuschel achten
- Mittelohrprozesse: Eitrige Otitis media (☞ 22.6.3), Mastoiditis (☞ 22.6.3)
- Neoplastisch: Kleinhirnbrückenwinkeltumoren (☞ 20.13.1), Parotistumoren (☞ 22.8.4), Glomustumor (von den Paraganglien des Glomus caroticum ausgehender benigner Tumor)
- Traumatisch: Zustand nach SHT (☞ 5.3.2), z.B. nach Schädelbasisfraktur mit Pyramidenquerfraktur
- Sonstige Ursachen: Lyme-Borreliose (☞ 9.3.3), Guillain-Barré-Sy., MS (☞ 20.7).

Therapie
- Prednison (z.B. Decortin®) 1 mg/kg Körpergewicht über 5 d; bei inkompletter Parese über 5 d ausschleichen, bei kompletter Parese Fortsetzung in gleicher Dosierung über weitere 10 d, dann Ausschleichen über 5 d
- Bei V.a. Zoster-Infektion Aciclovir zusätzlich

- Bei inkomplettem Lidschluss: Uhrglasverband (☞ 23.2.10); längerfristig tagsüber „künstli
  Tränen" (z.B. Vidisic®-Augentropfen) und Brille mit Seitenschutz, nachts z.B. Bepanthe
  Augensalbe und Augenklappe
- Mimische Bewegungsübungen vor dem Spiegel fördern Restfunktion und beschleunigen
  generation
- Operative Ther.: Bei > 1 J. bestehender kompletter Lähmung. Möglichkeiten: Anastomc
  rung mit N. hypoglossus, N. accessorius oder dem N. facialis der Gegenseite
- Naturheilkundliche Therapieempfehlung (☞ 18.3.2, ☞ 21.6).

Prognose Wahrscheinlichkeit einer vollständigen Remission unter Ther. bei kompletter Läs
zunächst 85%, nach 1 Wo. 50%, nach 2 Wo. 0,05%. Ohne Ther. in 54% vollständige, bei
teilweise und in 3% keine Remission. Progn. ungünstige Faktoren sind hohes Alter, Hyperal
und die Schwere der initialen Lähmung. Rezidive oder Befall der Gegenseite in 10%.

20.10.5 Sonstige periphere Nervenläsionen

Tab. 20.18   Häufige periphere Nervenläsionen

Nerv/Plexus	Klinik	Ätiologie
Plexus brachialis	Brachialgien ulnar in Unterarm und Hand, verstärkt bei Elevation des Arms und Tragen von Lasten. • Obere Armplexusparese: Schlaffe, atrophische Lähmung der Schulter- und Armmuskulatur (v.a. Supinatoren und Abduktoren). Arm hängt in Innenrotationsstellung, BSR fehlt meist. Evtl. Sensibilitätsstörungen • Untere Armplexusparese: Motorische und sensible Ausfälle der Hand; v.a. Parese der langen Fingerbeuger und kleinen Handmuskeln	• Schulter-Trauma • Syndrom der oberen Tho apertur (Halsrippe u.Ä.) • Tumorinfiltration • Zusätzlich Schlafstellung erhobenem Arm
R. profundus des N. radialis (Supinatorlogen-Sy.)	Schmerzen im Bereich der Extensoren der Unterarme. Parese der Kleinfingerstrecker; im Extremfall partielle Fallhand; Verstärkung bei Nacht und bei Supinationsbewegungen	Meist mechanische Schädig des N. radialis durch Über lastung, z.B. Pinselarbeiten (Pronation, Supination)

Tab. 20.18 Fortsetzung

v/Plexus	Klinik	Ätiologie
peroneus	• Profundusparese: Steppergang durch Fallfuß • Superfizialisparese: Absinken des lateralen Fußrandes, Sensibilitätsstörungen über lateralem Fußrand	• Druckschädigung des N. peroneus communis am Fibulaköpfchen durch harte Unterlage (OP-Lagerung), Verbände, Schienen, Übereinanderschlagen der Knie, Fibulaköpfchenfraktur • Ganglien, Zysten als Folge einer Ischiadicusläsion durch Injektion
tibialis	Ausfall aller Flexoren des Fußes und der Zehen (Fußspitzengang erschwert, ASR abgeschwächt). Parästhesien und Sensibilitätsstörungen der Fußsohle v.a. bei isolierter Läsion der Nn. plantares (Tarsaltunnel-Sy.)	• Tibiafrakturen • Tarsaltunnelsy. durch Kompression im Bereich des Malleolus medialis unter dem Retinaculum mm. flexorum

rapie Facharztüberweisung zum Neurologen. Naturheilkundliche Therapieempfehlung 18.3.2, ☞ 21.6).

.11 Polyneuropathien (PNP)

ktionsstörungen mehrerer peripherer Nerven (sensibel, motorisch oder autonom). Häufigste Ur-
:n: Diab. mell., Alkoholabusus. Oft ätiologisch nicht sicher einzuordnen.

:logie

Stoffwechselkrankheiten: Diab. mell. (☞ 17.1), Urämie (☞ 13.1.14), Gicht (☞ 17.3), Leber-
:rkr. (☞ 8.7), Porphyrie, Amyloidose, Hyperlipidämien (☞ 17.2), Paraproteinämie

ntoxikationen: Alkoholabusus; Medikamente wie Isoniazid, Metronidazol, Phenytoin, Nitrofurantoin und Vincristin; Schwermetalle wie Blei, Quecksilber und Thallium; Lösungsmittel
wie Schwefelkohlenstoff und das Halbmetall Arsen

Mangelernährung/Malabsorption: Vit.-B$_{12}$- (☞ 17.4), Folsäure- (☞ 19.3.2) und Thiamin-
nangel (☞ 17.4)

Endokrinologische Erkr.: Hypothyreose (☞ 17.6.3), Hyperthyreose (☞ 17.6.2), Akromegalie
☞ 17.7), Hyperparathyreoidismus (☞ 17.7)

Neoplasien (3% aller PNP), paraneoplastisch bei Ca von Lunge, Magen-Darm-Trakt und
nonoklonalen Gammopathien; primär bei Plasmozytom (☞ 19.4.4), M. Waldenström; se-
:undär bei Lymphom (☞ 19.4.3), Amyloidose

nf.: Lyme-Borreliose (5% aller PNP; ☞ 9.3.3), Diphtherie (☞ 9.3.6), Varicella-Zoster
☞ 9.4.2), Herpes simplex (☞ 9.4.1), Zytomegalie (☞ 9.4.6), Mononukleose (☞ 9.4.3), Le-
:ra u.a.

- Kollagenosen: Z.B. Panarteriitis nodosa (☞ 18.5.4), SLE (☞ 18.5.1), Dermatomyos (☞ 18.5.4), Sklerodermie (☞ 18.5.2), rheumatoide Arthritis (☞ 18.3.1), Wegener-Gra lomatose (☞ 18.5.4)
- Neurologische Erkr.: Z.B. Guillain-Barré-Sy. **Ätiol.:** Unklar, infektiös? immunologisch? **nik:** Meist aufsteigende, schlaffe Lähmung der Beine, später der Arme); HMSN = heredi motorisch-sensible Neuropathien; Refsum-Krankheit.

Klinik

- Parästhesien und Sensibilitätsstörungen: Meist symmetrisch und distal betont, an den Ex mitäten strumpf- und handschuhförmig (untere Extremitäten werden oft vor den obe befallen, da die Nerven dort länger sind); in ausgeprägten Fällen Ataxie durch Verlust Tiefensensibilität
- Motorische Ausfälle sind seltener und treten meist später als die sensiblen auf. Ebenfalls m symmetrisch und distal betont (Bein > Arm)
- Reflexstörungen
- Vegetative Störungen: Magen-, Blasen- und Mastdarmentleerungsstörungen, Impotenz nusrhythmus ohne Rhythmusvariabilität, verminderte Schweißproduktion, kalte, blaue tremitäten mit Haarverlust und brüchigen Nägeln
- Schmerzen: Spontanschmerzen, meist distal symmetrisch (**DD:** Radikuläre Schmerzen); ning-feet-Sy., typischerweise brennend an den Füßen, seltener an den Händen, in Ruhe nachts zunehmend (**DD:** Restless-leg-Sy.); Muskelkrämpfe v.a. der Wadenmuskulatur (Varikose, E'lytstörungen, „Muskelkater", Myopathien)
- Druckdolenz peripherer Nerven, Wadendruckschmerz.

Diagnostik

- Körperliche Untersuchung: Neurologischer Status inkl. Prüfung des Vibrationssi (☞ 20.2.1). **Cave:** Verlust des Vibrationssinns häufig erster Hinweis auf PNP. Reflexst Häufig zunächst Ausfall des ASR, später des PSR. Ganzkörperstatus zum Ausschluss internistischen Erkr. (v.a. Diab. mell., endokrine Störungen, alkoholtoxisch bedingte Se därerkr., Neoplasien)
- Labor: BSG, BB, E'phorese, nüchtern BZ und OGTT, Leberenzyme, E'lyte, Harnstoff, TSH basal; evtl. Vit. B_{12} und Folsäure, RF, ANA, Borrelien-Ak, TPHA
- Facharztüberweisung zum Neurologen zur Diagnosesicherung: EMG (schon frühzei Nachweis von Denervationen möglich), NLG (Verlängerung der motorischen und sens Nervenleitgeschwindigkeit), Nerv- und Muskelbiopsie.

Differenzialdiagnose Zentral bedingte motorische oder sensible Ausfälle; Wurzel- und ckenmarkskompressionssy.; Missempfindungen durch Schwellungen, z.B. bei CVI (☞ 11. Myopathien u.a.

Therapie Beseitigung der Noxe, wenn möglich, z.B. straffe BZ-Einstellung, Alkoholkare

Schmerz- und Parästhesiebehandlung

- Carbamazepin (z.B. Tegretal retard®) zunächst 200 mg tägl., dann wöchentliche Steige um 200 mg auf max. 3 × 200 mg tägl. **NW:** Müdigkeit, unwillkürliche Bewegungen, Ny mus, Schwindel, Doppelbilder, Leberfunktionsstörungen. *Laborkontrollen:* BB, Leberw **KI:** AV-Block, schwere Leberfunktionsstörungen

Gabapentin (Neurontin®) einschleichend bis 2400 mg/d maximal

Bei diabet. Neuropathie: α-Liponsäure (z.B. Thioctacid®) 300–600 mg in 250 ml NaCl-Lsg. als Kurzinfusion über 30 Min. tägl. für 2–3 Wo., wenn Besserung, weiter als Dauerther. 3 × 200 mg oral, sonst absetzen. **NW:** Reversible Kopfschmerzen und Atembeklemmung, in seltenen Fällen allerg. Reaktionen nach zu schneller Infusion; allergische Dermatosen bei oraler Einnahme Antidepressiva, z.B. Amitriptylin: 10–25 mg abends. **NW** und **KI** (☞ 32.5.3). **Cave:** Herzerkrankungen

Bei Wadenkrämpfen: Chinin (z.B. in Limptar N®) 1–2 × 1 Tbl. nach dem Abendessen. **NW:** GIT-Störungen, Exantheme, Kopfschmerzen, Tinnitus, Gehstörungen, Verwirrtheitszustände. **KI:** Herzrhythmusstörungen, vorbestehender Tinnitus, vorgeschädigter N. opticus, Schwangerschaft.

esenbehandlung

KG zur Kontrakturprophylaxe (☞ 6.4.6)
Verordnung von Hilfsmitteln (☞ 1.2.5).

rapie bei alkoholtoxischer PNP

Alkoholkarenz anstreben
Vitaminsubstitution (v.a. Vit. B$_1$, B$_6$ und Folsäure) bei nachgewiesener Fehl- oder Mangelernährung.

rapie bei diabetischer PNP (☞ 17.1.4).

).12 Neuralgien

.12.1 Trigeminusneuralgie

F = 1 : 2, zweite Lebenshälfte; Ursachen: „idiopathisch" (Kompression der Nervenwurzel durch ß am Hirnstamm?) oder symptomatisch (Verdacht v.a. bei doppelseitigem Befall, neurologischen ällen und Beteiligung des 1. Astes).

ik Rez. auftretende, sekunden- bis minutenlange Schmerzattacken, die durch geringfügige e (z.B. Kauen, Berührung, Windhauch, Zähneputzen) ausgelöst werden („Triggerung"?). t einseitig im Bereich des 2. und 3. Trigeminusastes (DD: Zahnschmerzen), seltener des tes (DD: Migräne, Zosterneuralgie, Riesenzellarteriitis); während der Schmerzattacke kommt Kontraktionen der mimischen Muskulatur (DD: Epilepsie), danach zu vegetativen Reizerinungen wie Hautrötung und Drüsensekretion.

nostik Facharztüberweisung zum Neurologen, Röntgen des Schädels, CT mit KM zum chluss von Tumoren der Schädelbasis, MRT (zum Ausschluss MS, Tumor), Liquorpunktion neurophysiologische Funktionsuntersuchungen, z.B. Trigeminus-evozierte Potenziale.

Ätiologie

- MS: Ca. 2,5% aller Pat. mit Trigeminusneuralgie haben MS; ca. 1,5% aller MS-Pat. eine ̃ geminusneuralgie (☞ 20.7)
- Tumoren und andere raumfordernde Prozesse: V.a. im Hirnstamm, in der Schädelbasis ̃ hinteren Schädelgrube
- Chron. Entzündungen der NNH, Zähne, CMD (☞ 24.7.1)
- DD: Sonstige Neuralgien: Zosterneuralgie (☞ 25.4.2), Glossopharyngeusneura ̃ (☞ 20.12.2)
- Migräne (☞ 20.4.1)
- Atypischer Gesichtsschmerz (☞ 20.12.2).

Therapie

- Carbamazepin (z.B. Tegretal®) bis zu 3 × 2 Tbl. à 200 mg. **Cave:** RR-Abfall, KM-, Leber- Nierenfunktionsstörungen
- Phenytoin
- Operative Maßnahmen bei Nichtansprechen der medikamentösen Ther., wie z.B. Ther ̃ koagulation des Ganglion Gasseri oder Dekompression der Trigeminuswurzel (Jannetta-C ̃ **Cave:** Nicht indiziert bei Trigeminusneuralgie durch MS
- Naturheilkundliche Therapieempfehlung (☞ 18.3.2, ☞ 21.6).

! Gute therapeutische Erfolge bzw. Einsparung von Medikamenten sind durch Akupun ̃ beschrieben worden. Versuch vor OP gerechtfertigt.

Prognose Verlauf schwer voraussagbar. Etwa 70% sind durch ausreichend dosierte Carba ̃ zepin-Therapie ab dem 1. Behandlungsjahr beschwerdefrei. Die restlichen 30% haben ̃ schlechtere Prognose. OP-Erfolg bei medikamentös nicht beherrschbaren Fällen etwa 8 ̃ Bei gleichzeitiger MS sind die Neuralgieattacken unabhängig vom schubförmigen Verlauf ̃ Grunderkrankung.

20.12.2 Sonstige Neuralgien

Tab. 20.19   Übersicht über weitere Neuralgien

Neuralgie	Klinik	Ther.	Prognose/Verla ̃
Glossopharyn- geusneuralgie	Einseitige, blitzartig ein- schießende Serien von unerträglichen Schmerzen im Schlund mit Ausstrah- lung zum gleichseitigen Ohr. Trigger: Kalte Ge- tränke, Husten, Gähnen, Kauen, Sprechen	Carbamazepin (Alter- native: Phenytoin) und operative Verfahren (Dekom- pression, selektive Thermoläsion, Durchtrennung der Nervenwurzel)	Ansprechen auf medikamentöse T ̃ wie bei Trigemin ̃ neuralgie, jedoch häufiger Spontan ̃ remissionen

...uralgie	**Klinik**	**Ther.**	**Prognose/Verlauf**
...pischer Ge-...chtsschmerz ...usschluss-...gnose, ...gehörigkeit ...Neuralgien ...stritten)	F : M = 3 : 1; dumpfer, wühlender, häufig einseitiger orofazialer Schmerz; Schmerzzentrum über Wange, Oberkiefer oder Zähnen; keine Zuordnung zu Hirnnerven möglich; häufig Dauerschmerz	◆ Facharztüberweisung Zahnarzt (CMD?) ◆ Amitriptylin oder Clomipramin ◆ Psychother. ◆ Entspannungsverfahren	Unterschiedliches Ansprechen auf wiederholte Behandlung in verschiedenen Stadien ist typisch; häufig Schmerzmittelabusus und psychiatrische Behandlung; Prognose unklar

...urheilkundliche Therapieempfehlung (☞ 18.3.2, ☞ 21.6).

0.13 Neoplastische Prozesse

0.13.1 Primärtumoren des Nervengewebes

...denz der Hirntumoren 15/100 000 Einwohner; 60% der Hirntumoren sind „histologisch gutartig". ...eilung nach Tumorart (☞ Tab. 20.21).

Tab. 20.20 Altersverteilung der Hirntumoren	
...0. Lj.	Medulloblastom, pilozytisches Astrozytom (Astrozytom Grad I), Ependymom, Gliome des Hirnstamms und des Zwischenhirns, Plexuspapillom, Pinealom, Kraniopharyngeom, Teratom
...–50. Lj.	Gliome des Großhirns (Astrozytom Grad II, Oligodendrogliom), Hämangioblastom, Meningeom
...0. Lj.	Glioblastom (Astrozytom Grad III/IV), Meningeom, Neurinom, Hypophysenadenom

...lle nach Masuhr/Neumann

...nik Frühsymptome: Meist psychische Veränderungen oder Krampfanfälle (in 30%); im wei-...n Verlauf: Neurologische Ausfälle (je nach Lokalisation des Tumors) und Hirndruckzeichen ...rgendliche Kopfschmerzen, die sich über den Tag hin bessern, evtl. Brechreiz bzw. rez. Er-...hen; Vigilanz- und Pupillenstörungen). Endstadium: Einklemmungssymptomatik, meist mit ...a und Atemstillstand.

...Bei Kindern sind Verhaltensstörungen (Änderung des Spielverhaltens, sozialer Rückzug) häu-...fig Erstsymptom. Hirndruckzeichen entwickeln sich spät, dann aber akut mit starken Kopf-...schmerzen und Erbrechen (Verschluss-Hydrozephalus); Grund: Kindliche Hirntumoren sind ...oft infratentoriell lokalisiert.

Diagnostik Bei Verdacht sofortige Facharztüberweisung zum Neurologen, zum CCT oder K nikeinweisung in neurologische/neurochirurgische Klinik.

Therapie Je nach Tumorhistologie, -größe und -lokalisation operativ, Bestrahlung, Chemoth oder palliativ.

	Tab. 20.21 Hirntumoren – Übersicht	
Tumorart	Typische Lokalisation und Symptomatik	Prognose
Glioblastom (Astrozytom Grad III/IV)	Großhirnhemisphäre; Psychosy., Kopfschmerzen, Epilepsie, evtl. Hemiparese (homonyme Hemianopsie)	Infaust auch bei Frühdiagnose, Chemo- und Radiojodther.
Medulloblastom	Kleinhirn; Rumpfataxie, Hirndruckkrisen, akute Einklemmung	Infaust auch unter Chemo- und Radiojodther. Fast immer begleiter Hydrocephalus mit notwendiger Shuntableitung (Gefahr der extraneuralen Metastasierung)
Meningeom	Je nach Lokalisation sehr unterschiedlich; Mantelkanten-Sy. bei parasagittaler Lage mit spastischer Parese der Beine, psychische Veränderungen bei frontaler Lage	Gut; Operabilität und OP-Erfolg (bleibende neurologische Ausfälle jedoch abhängig von Größe und Lokalisation des Tumors
Neurinome (in 50% Akustikusneurinome)	Kleinhirnbrückenwinkel; Hypakusis, Tinnitus, Trigeminus-/Fazialisparese, Hemiataxie, Kopfschmerzen	Gut bei frühzeitiger OP; bleibende neurologische Ausfälle bei großen Tumoren wahrscheinlich; Rezidiv gefahr, wenn Tumorkapsel nicht entfernt werden kann
Oligodendrogliom	Großhirnhemisphäre, auch Thalamus und Hirnstamm; epileptische Anfälle, Kopfschmerzen, Psychosy.	Meist relativ differenzierte Tumor jedoch infiltrierendes Wachstum; vollständige operative Entfernung meist nicht möglich (Rezidive häu

20.13.2 Hirnmetastasen

Inzidenz 15/100 000 Einwohner; 10–20% aller extrakraniellen malignen Tumoren metastasierer Gehirn. Am häufigsten von Bronchial-, Mamma-, Nierenzell- und GIT-Ca ausgehend.

Klinik In Abhängigkeit von Lokalisation und Größe neurologische Herdsymptome, epilepti Anfälle, Hirndruckzeichen; meningeale Reizerscheinungen bei Meningeosis carcinomatosa.

Diagnostik Bei Verdacht CCT, evtl. Klinikeinweisung.

fferenzialdiagnose Primärtumoren des Nervengewebes (☞ 20.13.1), Hirnabszess ☞ 20.8.3), Granulome bei Sarkoidose (☞ 12.7.2), Meningoenzephalitis (☞ 20.8.2).

erapie Nach sorgfältiger Abwägung der klinischen Begleitumstände und des Patientenwun-es evtl. operative Entfernung von Solitärmetastasen ggf. mit postoperativer Bestrahlung, ste-taktische Konvergenzbestrahlung bei operativ nicht zugänglichen Solitärmetastasen und bis ca. i abgrenzbaren Zielvolumina, intrathekale Zytostatika-Applikation bei Meningeosis carcino-osa. Hormonther. bei Metastasen des Prostata-Ca. Dexamethason (z.B. Fortecortin®) bei nödem.

gnose Schlecht, ohne Ther. MÜZ nach Diagnosestellung 2–3 Mon., mit adäquater Ther. R. max. 6 Mon.

0.14 Querschnittsyndrom, Querschnitt-lähmung

tes Querschnittsy.: Prinzipiell reversibler Funktionsausfall des Rückenmarks infolge Trauma, Ent-dung oder Hypoxie. Querschnittlähmung: Dauerhafter totaler oder partieller Funktionsausfall.

Absoluter Notfall, sofortige Klinikeinweisung in die Neurochirurgie/Neurologie zur Klärung der OP-Indikation erforderlich.

nik

Akuter Verlauf: Zunächst spinaler Schock mit schlaffen Lähmungen, vollständigem Sensibili-tätsausfall distal der Läsion, atoner Überlaufblase und Defäkationsstörungen. **KO** in diesem Stadium: HWI (durch Blasenatonie), Dekubitus (durch Regulationsstörung)
Bei Commotio spinalis Symptomrückbildung innerhalb von h bis d
Bei Contusio spinalis langsamere Rückbildung
Bei irreversibler Schädigung Spastik, pos. Pyramidenzeichen, Reflexsteigerung nach 1–6 Wo., evtl. RR-Anstieg, Hyperhidrosis, Überlaufblase oder hypertone Reflexblase je nach Höhe der Läsion. Persistenz der Sensibilitätsstörungen
Chronischer Verlauf (durch langsame Zunahme des Drucks auf das Mark, z.B. durch Tumo-ren, Blutungen, knöcherne Veränderungen oder Diskopathien): V.a. dissoziierte Empfin-dungsstörungen, pos. Pyramidenbahnzeichen, Spastik und segmentbezogener Schmerz
Konussy. (Kompression in Höhe des 1. LWK): Miktionsstörungen und Defäkationsstörungen mit Sphinkterparese, Erektionsstörungen beim Mann; Motorik meist intakt; selten Reitho-senanästhesie
Kaudasy. (Kompression der Cauda equina unterhalb des 1. LWK): Schlaffe Lähmungen, Schmerzen, typische Reithosenanästhesie.

Therapie Sofortige Klinikeinweisung bei akutem Querschnittsy.; Facharztüberweisung o
Klinikeinweisung zur Diagnostik und Therapieeinleitung bei langsamer Zunahme.

Akutes Querschnittsyndrom
- Pat. möglichst nicht bewegen. Lagerung auf Vakuummatratze nur mit mehreren Helf
- I.v. Zugang: Frühzeitig hochdosiert Glukokortikoide, z.B. Methylprednisolon 30 mg
  KG (Urbason solubile®) als Bolus i.v.
- Fahrer/Rettungssanitäter eindringlich erklären, dass schonender Transport wichtiger
  schnelles Eintreffen in der Klinik ist.

Hausärztliche Therapie Psychosoziale Hilfe, Verordnung von Hilfsmitteln, HWI- und Deku
tusprophylaxe, Vermeidung einer Urolithiasis (ggf. durch Methionin, z.B. Acimethin®, 2 × 2 I
tägl.), regelmäßig KG (v.a. bei Spastik und zur Kontrakturprophylaxe; Medikamente ☞ 20.7

Tab. 20.22 Funktionen bei kompletter Querschnittlähmung

C 3/4	(Diaphragma): Vollständig pflegeabhängig. Fortbewegung mit Elektrorollstuhl
C 5/6	(M. biceps brachii): Weitgehend pflegeabhängig. Greifmöglichkeit der Hände n speziellen Hilfsmitteln bedingt möglich. Elektrorollstuhl; in sehr günstigen Fäll sogar Autofahren mit Handbedienung möglich
C 6/7	(M. extensor carpi rad.): Weitgehend unabhängig, Körperpflege teilweise selbst ständig. Fahren im mechanischen Rollstuhl
C 7/8	(Handmuskeln): Selbstständige Körperpflege, bedingte Fingerteilfunktion. Mech nisches Stehgerät, mechanischer Rollstuhl, Autofahren mit Handbedienung
Th 1–9	Gute Rollstuhl-Fertigkeit
Th 10–L 2	(Rumpfmuskeln, Hüftbeuger): Rollstuhlabhängig, Stützapparate für Steh- und Gehtraining
L 3/4	(M. quadriceps, M. tibialis ant.): Rollstuhl entbehrlich, Stützapparate, Unterar gehstützen
L 5/S 1	(M. triceps surae): Gehfähig, ggf. Gehstöcke

Spät-Komplikationen Neurogene paraossäre, bes. periartikuläre Ossifikation, Gelenkl
trakturen, Osteoporose (☞ 6.8), hypertone RR-Krisen, Myelomalazie, Syringomyelie (ober
der Läsion).

sychosomatik und Psychiatrie

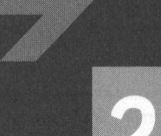

21

Inhalt

RBERT KREMER-ZECH _ STEFAN GESENHUES

An psychogenen Störungen sowie psychischen und psychosomatischen Erkr. leiden 30–50% Pat. einer allgemeinmedizinischen Praxis.

- Ca. 60% neurotisch-psychosomatischer Formenkreis, inkl. somatoforme Störungen
- Ca. 15% affektive Störungen (meist Depressionen)
- Ca. 15% Sucht (meist Alkohol)
- Selten: Psychosen, hirnorganische Störungen (außer Demenz).

21.1   Der psychische Befund

Psychopathologische Befunderhebung erfolgt im Gespräch. Niemals Befunde abfragen wie bei ein Verhör. Nicht nur der Arzt orientiert sich im Gespräch über den Pat., sondern auch der Pat. über Arzt.

Tipps für das ärztliche (psychotherapeutische) Gespräch
- Ruhige, vertrauensbildende Atmosphäre ohne Störungen herstellen
- Bereitschaft, sich auf den Pat. einzustellen; Pat. spontan berichten lassen
- Hohe Konzentration und Aufmerksamkeit beim geduldigen Zuhören
- Zuwendung, Wohlwollen, Offenheit und Authentizität, verständliche Sprache, Tolera gegenüber Weltanschauung des Pat.
- Vermutungen des Pat. zur Krankheitsgenese erfragen
- Auf vorschnelle psychodynamische Deutungen der Symptome verzichten; Vorsicht r Ratschlägen
- Bei Ausschweifung des Pat. Gespräch vorsichtig strukturieren
- Bei Zeitnot während der Sprechstunde den Pat. wieder einbestellen.

Befunderhebung
- Äußeres Erscheinungsbild und Sprache: Gestik, Mimik, Statur, Körperhaltung, Körperpf Kleidung, Haartracht, Sprechverhalten – Stimmklang, Sprechstörungen (z.B. Stottern), drucksverhalten, Benehmen, Umgangsformen
- Biographische und psychosoziale Situation: Eltern – Elternhaus, Geschwister, wesentliche dere Bezugspersonen, Wohnverhältnisse, Wohnort, Bildung, Beruf, lebensverändernde E nisse
- Bewusstsein und Vigilanz: Aufmerksamkeit, Konzentration, Gedächtnis, örtliche, zeit und situative Orientierung
- Denken: Inhaltliche und formale Denkstörungen, Wahn- und Zwangsvorstellungen, Abs tionsvermögen, Kritikfähigkeit, Einsicht
- Wahrnehmung: Z.B. Missempfindungen, Illusionen, Halluzinationen
- Antrieb – Antriebsstörungen: Spontaneität, Psychomotorik (Gang, Gestik, Mimik u.a.
- Affektivität – Emotionalität: Stimmungslage (z.B. Depression, Euphorie), Gefühlsl (z.B. sentimental, kalt), Schwingungsfähigkeit (z.B. teilnahmslos)
- Triebstörungen: Z.B. Geltungssucht, Zwänge, Perversion.

Bei jeder psychischen oder psychiatrischen Erkr. muss eine somatische Erkr. ausgeschlc werden (einschließlich endokrinologische und neurologische Untersuchung): Entlastet und Pat.

1.2 Somatoforme Störungen

Funktionelle Sy., psychovegetative Störungen, vegetatives Erschöpfungssy., vegetative Dystonie. tes Spektrum psychogener Symptome, von allg. Befindlichkeitsstörungen bis hin zum polysympt., perlich zentrierten Beschwerdebild; geringe Korrelation der Beschwerden zu organ. Befunden. e: Die Pat. fühlen sich trotz z.T. hohem Leidensdruck oft nicht ausreichend ernst genommen.

ologie Z.B. unphysiologische körperliche und seelische Belastungen (Stress), Verlusterleb-e, neurotische Angstverarbeitung, bestimmte Erziehungsbilder. Häufiges Störungsmuster: sterische Neurose".

nik Ermüdungs-, Erschöpfungs-, Unruhezustände, eingeschränkte Leistungsfähigkeit, rasche üdbarkeit, Konzentrationsstörungen, Vergesslichkeit, Schwindelanfälle, Ängste, depressive stimmungen, Schlafstörungen, Muskelverspannungen, Kopf- und Rückenschmerzen, Globus-hl, Herzstolpern, Oberbauchschmerzen, Diarrhoe, Obstipation, Appetit-, Essstörungen, witzen, Urogenitalstörungen, Parästhesien u.a.

gnostik
Exploratives Gespräch über aktuelle Gefühlslage, Gestimmtheit, Stimmungsschwankungen, Schlafstörungen u.a.
Körpersprache sowie die zeitlichen und inneren Zusammenhänge zu äußeren Belastungssi-tuationen berücksichtigen
Sinnvoll begrenzte organische Ausschlussdiagn., ohne die unbegrenzten Untersuchungsmög-lichkeiten auszuschöpfen (Angst nehmen! Pat. nicht durch Aufzählung aller DD verunsi-chern).

Bei unklaren funktionellen Beschwerden frühzeitig an eine depressive Störung denken, um kostspielige, schmerzhafte und unsinnige diagn. und ther. „Irrwege" zu vermeiden; typischer-weise erschwerter ther. Zugang zu diesen Pat. durch die fast zwangsweise auftretenden ag-gressiven Gegenübertragungsgefühle und häufiges Ausbleiben des Therapieerfolgs. Bei Ärzten hinterlassen diese Pat. oft ein Gefühl eigener Hilflosigkeit und Ohnmacht.

rapie
Ärztliche Beratung: An Ursachen orientierte Änderung der Lebensweise
Psychother.: Klärung der aktuellen Belastungs- und Konfliktsituation
Entspannungsther.: Muskelrelaxation nach Jacobson, Autogenes Training, Sport u.a.
Medikation: Erst nach Ausschöpfung o.g. Therapieverfahren, z.B. Johanniskrautextrakt z.B. Neuroplant® 300 Kps. 2 × 1 tägl.), Opipramol-2 HCl (z.B. Insidon® 3 × 1 Drg. à 50 mg tägl.; keine Langzeitbehandlung!). Bei schweren Formen kurzfristige Gabe von Ben-zodiazepinen (z.B. Adumbran® 1 × 1 Tbl. à 10 mg tägl.), evtl. 1,5 mg Fluspirilen (Fluspi® 1,5) m./Wo. für max. 4 Wo. **Cave:** Bei medikamentöser Ther. mit Tranquilizern (Benzodiaze-pinen) Behandlung > 4 Wo. wegen Suchtgefahr!

Die Verdachtsdiagnose funktionelles Sy. verlangt vom Therapeuten ein „beobachtendes Ab-warten" unter weitgehendem Ausschluss „vermeidbar gefährlicher Krankheitsverläufe". Ei-ene Grundeinstellung prüfen: Nicht jedes Symptom ist therapiebedürftig. Unwohlsein, chwäche und Schmerz als „conditio humana" begreifen.

> **Leitlinien zum Umgang mit Patients bei Somatisierungsstörungen**
> - Glaubhaftigkeit der Beschwerden bestätigen, erklären, dass die wahrscheinlichste Ursac z.B. der Schmerzen keine schwere Erkr. ist, sondern eine Wahrnehmungsstörung von Kö perprozessen, wie sie oft unter Stress vorkommt
> - Auf unnötige Diagn. verzichten und Bagatelldiagnosen vermeiden, um die Befürchtung des Pat. nicht zu verstärken
> - Pat. Kenntnisse einer gesunden Lebensführung inkl. Entspannungstechniken und ausr chende körperliche Bewegung anstelle eines inadäquaten Schonverhaltens vermitteln
> - Pat. deutlich machen, dass ein neg. Befund nicht heißt, dass „er nichts hat", dass die E schwerden „nur eingebildet seien"
> - Chron. psychosoziale Belastungen der Pat. als Ursache der Beschwerden sollten mit de Pat. besprochen und bearbeitet werden. Aktiv nachfragen: Problemfelder Partnerbez hung, Familienprobleme, Arbeitsplatz, Geld, Sonstiges. Ggf. bei ausreichender Motivati Psychother. empfehlen. (nach Rief '97).

Pat. mit chronifizierter somatoformer Störung haben eine ebenso große Wahrscheinlich eine körperliche Erkr. zu entwickeln wie jede altersentsprechende Person. Deswegen m eine Änderung der Beschwerden eine erneute Diagn. veranlassen.

21.3 Schlafstörungen

Syn. Insomnie; 30% der Erw. leiden an Ein- und/oder Durchschlafstörungen. Einschlafstörung: schlafzeit > 30 Min. Durchschlafstörung: Vorzeitiges Aufwachen nach Schlafzeit unter 6 h > 3 ×/

Ätiologie
- Primäre Schlafstörungen: Akute oder chron. psychosoziale Belastungssituationen, hä Chronifizierung, auch wenn Ursache behoben ist
- Sekundäre Schlafstörungen: Bei psychiatrischer Erkr. (Depression, Sucht, Demenz, A erkr., Schizophrenie), bei organischen Erkr. (chron. Schmerzen, Hyperthyreose, F und Lungenerkr., Niereninsuff., nächtliche Apnoen, Restless-Legs-Sy., zerebrale Durch tungsstörungen). Zeitlich begrenzte externe Ursachen: Schichtarbeit, „Jetlag", Lärm, K Wärme u.a.
- Verändertes Schlafmuster im Alter: Übergang von einem ca. 24-h- in einen deutlich verk ten Rhythmus; oberflächlicher Schlaf mit häufigeren Aufwachphasen; abs. Schlafzeit ist r ziert.

Klinik Leistungs- und Konzentrationsschwäche, Tagesschläfrigkeit, Stimmungsschwankur Frieren, Kopfschmerzen.

Diagnostik Ausführliche Anamnese, Ausschlussdiagn. organischer und psychiatrischer E bei therapieresistenten Schlafstörungen, Einschlafneigung am Tage und bei V.a. organische sache Einweisung ins Schlaflabor.

Checkliste zur Anamnese bei Schlafstörungen

Hinweise für eine behandlungsbedürftige Grunderkr.?
Seelische Konflikte und Belastungssituationen?
Leidensdruck? Wie stark ist die Lebensqualität durch die Schlafstörung eingeschränkt?

Therapie

Behandlung der organischen oder psychiatrischen Grunderkr.

Entspannungsverfahren, z.B. progressive Muskelrelaxation nach Jacobson, Autogenes Training

Schlafprotokoll, um ungünstige Schlafgewohnheiten aufzudecken

Medikation:

Bei hohem Leidensdruck kurzfristig mit einem schlafanstoßenden Mittel wie Chloralhydrat (z.B. Chloraldurat®500) oder Zopiclon (z.B. Zopiclon ratio® 3,75–7,5 mg), Promethazin 25–50 mg (z.B. Atosil®)

Phytother.: Baldrian, Hopfen und Melisse (s.u.). Phytotherapeutika ausreichend hoch dos.!

Benzodiazepine: Nur Präparate mit kurzer Halbwertszeit (z.B. Remestan® mite 1 × 1); keine Langzeitther. wegen Reboundinsomnie und Suchtgefahr; Intervallther. (Tage ohne Medikament) kann Suchtgefahren mindern

Sedierende Antidepressiva: Sinnvolle Alternative v.a. bei depressiver Begleit- oder Grundsymptomatik; abends Doxepin 25–50 mg oder Amitriptylin 25–50 mg.

Leitsätze bei chron. Schlafstörungen

Kein Alkohol, Nikotin, Koffein
Kohlenhydratreiche Kost fördert Einschlafen
Keine anstrengenden körperlichen Aktivitäten, z.B. Sport, kurz vor dem Zubettgehen
Nachts nicht auf die Uhr schauen, Wecker aus dem Gesichtsfeld verbannen
Keine Reizüberflutung in den Abendstunden, z.B. Fernsehen (v.a. bei Kindern!)
Ein wenig Sport 3–4 h vor dem Zubettgehen fördert das Einschlafen
Auf Tagesschlaf verzichten, nicht zu früh ins Bett gehen
Nicht länger als 7–8 h im Bett verbringen, aber: Nicht jeder Mensch benötigt 7–8 h Schlaf
Regelmäßigen zeitlichen Schlafrhythmus – auch am Wochenende – beibehalten
Wenn man nicht gut geschlafen hat: Gelassenheit bewahren
Entspannungsübungen erlernen, Einschlafritual einführen (z.B. Phantasiereisen)
Es ist keine gravierende gesundheitliche Beeinträchtigung (z.B. Herzerkr.) durch Schlafstörung zu befürchten (Pat. aufklären).

Naturheilkundliche Therapieempfehlung Prinzipien s.a. ☞ 32.9.

Phytotherapie

Baldrian (Valeriana officinalis), z.B. Euvegal®/Euvegal® Balance 500/Euvegal® Entspannungs- und Einschlaftropfen oder -dragees. **Ind.:** Unruhezustände, nervös bedingte Einschlafstörungen. **KI:** Grav., Stillzeit. **NW/WW:** Keine bekannt. **Dos.:**

Drg.: Bei nervös bedingten Einschlafstörungen Erw./Kinder > 4 J. 1/2 h vor dem Schlafengehen 2 Drg. Bei Unruhezuständen Erw./Kinder > 4 J. morgens und abends jeweils 2 Drg.

Tr.: KK 3 × 5–10 Tr./d, SK 3 × 10–20 Tr./d, Erw. 3 × 20–30 Tr./d

- *Alternativ:* Luvased® Drg./Tr. N: **Ind.:** wie Baldrian. **KI/NW/WW:** Keine bekannt. **Dos.**
  - Tr. N: Erw. zur Beruhigung 2–3 × tägl. $^1/_2$ Teel. (2 ml), bei Schlafstörungen 1 Teel. (4 r Kinder > 7 J. abends $^1/_4$ Teel. (1 ml)
  - Drg.: Erw. morgens und mittags 1–2 Drg. zur Beruhigung, abends 2–4 Drg. zur Schlafför rung. Kinder > 7 J. bis zu 3 × tägl. 1 Drg.
- *Alternativ:* Sedariston® Konzentrat Kaps./Tr. (Baldrian, Johanniskraut): **Ind.:** Unterstütze Ther. leichter vorübergehender depressiver Störungen mit nervöser Unruhe und nervös dingten Einschlafstörungen. **KI:** Bekannte Lichtüberempfindlichkeit, Kinder < 6 J., Gr Stillzeit. **NW:** Selten GIT-Beschwerden, allergische Reaktionen, Unruhe, Schwindel. **W** Keine bekannt. **Dos.:**
  - Konzentrat Kps.: Erw./Kinder > 12 J.: 4 Kps./d; 6–12 J.: 1 × 1 Kps./d
  - Tr.: 3 × tägl. 20 Tr. in Flüssigkeit. Für Kinder altersabhängig: I.d.R. 2–5 J.: 4–7 Tr.; 5–1. 3 × tägl. 7–10 Tr.

21.4 Psychosomatische Krankheitsbilder

Psychosomatische Erkr. sind organische oder organisch erlebte Reaktionen auf anhaltende Konf und emotionale sowie vegetative Spannungen.

Ätiologie Unzureichende Konfliktverarbeitung mit der Folge einer somatischen Reaktion. im Zusammenhang mit einer Reifungsstörung vor der genitalen Phase (4.–6. Lj.): Störung frühen Mutter-Kind-Beziehung hemmt Entwicklung konstanter Selbstsicherheit und Selbs wissheit. Eltern behindern Autonomiestreben des Kindes und fördern dessen emotionale Abl gigkeit.

Ursachen und Konflikte bei psychosomatischen Krankheiten:

- Abhängigkeit-Autonomiekonflikt: Keine autonome Lebensweise, starke Abhängigkeitsw. sche, Überkompensation durch Pseudounabhängigkeit/Hyperaktivität
- Nähe-Distanz-Konflikt
- Aggressive Gehemmtheit
- Objektverlust: Z.B. Verlust der Eltern oder des Partners
- Selbstwertkonflikte.

Leitsätze für den Umgang mit psychosomatisch erkrankten Patienten

- Abwendbar ungünstige Krankheitsverläufe ausschließen (z.B. bei therapiebedürftigen (ganerkr.)
- Anfangs Verzicht auf exzessive Diagn., abwartendes Offenlassen der Diagn. gerechtfer
- Langfristig umfassende psychosomatische Diagn. anstreben
- Aggressive Ther. und Diagn. kritisch überprüfen (z.B. rezid. invasive Diagn./Ther.): Psyc somatische Pat. sind hier „zu allem bereit"
- Pat. immer nach seinen Vorstellungen zur Krankheitsgenese befragen (hypochondris Befürchtungen?)
- Primären und sekundären Krankheitsgewinn des Pat. berücksichtigen (AU, Rente, Suc mittel, Zuwendung)

Forts.

Aktuelle Umstände bei der Krankheitsentstehung erfragen („Auslösesituation"); kann der Schlüssel zum Verständnis der Krankheitsursache sein

Szenische Information und Gegenübertragung (also wie wir den Pat. empfinden und welche Gefühle er in uns auslöst; z.B. Ärger, Langeweile, Verwirrung, Wut) nicht als Störfaktoren, sondern als wichtige diagn. Hilfsmittel erleben.

Sehr hilfreich für den professionellen Umgang mit psychosomatisch erkrankten Pat. sind Balint- oder Selbsterfahrungsgruppen (☞ 21.11.2).

21.4.1 Erkrankungen des Gastrointestinaltrakts

Funktionelle Schluckstörungen

Globus hystericus; häufig in der Allgemeinpraxis (10% der Bevölkerung).

Klinik „Kloß im Hals, wie zusammengedrückt", Kratzen, Enge, Entzündungsgefühl, evtl. Karzinophobie.

Diagnostik Facharztüberweisung zum HNO-Arzt zum Ausschluss eines organischen Befundes, Ösophagogastroduodenoskopie.

Psychodynamik Hypochondrische, oft larviert depressive oder histrionische Konflikte (Konversionssymptomatik). Weitere Symptome als Zeichen einer „psychosomatischen Disposition": Vertigo, Reizkolon u.a.

Therapie Pat. soll viel trinken; Salbeitee oder -bonbons; Alkohol-/Nikotinkarenz; Inhalationen; keine scharfen Gewürze. Pat. über Harmlosigkeit und psychosomatischen Zusammenhang aufklären („Stress trocknet die Schleimhaut aus"). Pat. ist selten zu weitergehender Psychother. motiviert.

Funktionelle Dyspepsie

Klinik, Diagn. und Ther. ☞ 8.4.2.

Unspezifische Oberbauchsymptome mit Symptomkombinationen von 3 Mon. Dauer ohne strukturelle Läsion, Infektion oder biochemische Abnormalität. Psychosomatik ein Faktor der multikausalen Genese dieser Erkrankung.

Diagnostik Nach Konflikten und Belastungssituationen fragen, auch wenn Pat. davon nichts spontan andeutet (Familie, Partner, Beruf).

Therapie Psychosomatischen Zusammenhang erklären, dabei Motivation für Konfliktbearbeitung vermitteln. Bei motivierten Pat. und chron. Verlauf Psychother. empfehlen!

Reizkolon

Colon irritabile; häufigste funktionelle Darmstörung in der Allgemeinpraxis; bunter Beschwerdekomplex ohne pathologischen Organbefund.

Klinik und Diagn. ☞ 8.5.5.

Psychodynamik Oft hypochondrische Ängste und abgewehrtes Bedürfnis nach Nähe und ̤erkennung – dadurch viele Arztkonsultationen, daneben oft vielfältige organisch erlebte schwerdesymptomatik.

Therapie (☞ 8.5.5); Pat. über Grundzüge der Erkr. aufklären. **Cave:** Gefahr, die hypochon̤sche Beobachtung der Verdauungsprozesse iatrogen zu fixieren. Bei motivierten Pat. Psychot̤empfehlen (☞ 21.11.1).

Naturheilkundliche Therapieempfehlung

Phytotherapie Pfefferminze (Mentha piperita, z.B. Iberogast® Tct., Pascobilin® novo, Pa̤pankreat ® N Tr.; ☞ 8.1.3, ☞ 8.1.10).

Homöopathie Jsostoma® S. Tbl. (☞ 8.4.1).

M. Crohn/ Colitis ulcerosa

Klinik, Diagn. und Ther. ☞ 8.5.2.

Psychodynamik Seelische Faktoren können bei der Krankheitsentstehung beteiligt sein ̤eine adäquate Krankheitsverarbeitung hemmen. Wegen Schwere und Chronizität der E̤bei motivierten Pat. psychother. Mitbehandlung anstreben (Besserungen sind belegt); sonst ̤zende Ther. durch den Allgemeinarzt bei Copingproblemen (Krankheitsbewältigung, ☞ 21.̤

21.4.2 Herz- und Kreislauferkrankungen

Essenzielle Hypertonie

Klinik und Diagn. ☞ 11.6.2.

Psychodynamik

- „Chron. Erwartungsangst" der Pat. vor eigenen emporkeimenden feindseligen Gefühle̤
- Angst vor Kontrollverlust und Liebesentzug durch die Umgebung führen zu erhöhter vege̤bedingter Gefäßspannung
- Ursprünglich bes. aggressive Kinder, als Erw. teilweise überbetont fügsam, leistungswillig̤pflichtbewusst, dabei latente Oppositionstendenzen, gehemmte Aggressivität auch in der ̤Pat.-Beziehung (nehmen z.B. Blutdrucktabletten nicht regelmäßig).

Therapie

- Immer mehrdimensionale Ther. anstreben: Je nach Befund Medikamente (☞ 11.6.2), ̤tetische Maßnahmen, evtl. Verhaltensther.
- Motivation zur Konfliktbearbeitung bei Hypertonikern oft nicht vorhanden. Am ehesten ̤den Angebote zu Entspannungsverfahren akzeptiert. Geduldige Führung trotz Complia̤probleme, aktiv nach Konflikten fragen, um Spannungssituation zumindest im Ansat̤wusst zu machen!
- Auf gesündere Lebensweise hinwirken (Sport, Freizeitgestaltung, Ernährung), da oft zusät̤Adipositas.

...rzangstsyndrom

... *Herzphobie, Herzneurose; häufige DD zu „echten" Herzschmerzen.*

...nik Nicht belastungsabhängige Thoraxschmerzen, Beklemmungen oft nachts auftretend, be-...et von Herzrasen, Schweißausbruch, Benommenheit, gelegentlich auch Atemnot und Hyper-...tilation (☞ 21.10.2) und Übelkeit; oft Panikanfälle (Angst vor Herzinfarkt/Herztod), auch als ...on. hypochondrische Befürchtung einer Herzkrankheit.

...chodynamik Unbewusste ambivalente Trennungskonflikte; auslösend sind oft Situationen ...en oder phantasierten Verlassenwerdens (Partnerverlust, Herztod in der Umgebung, beruf-...e Veränderung). Im weiteren Verlauf zunehmende Selbstbeobachtung, Aggravierung der kar-...en Symptome.

...gnostik Ausschlussdiagnose (alle Untersuchungen unauffällig), typisch sind häufige Klini-...enthalte und ständige Wiederholung der Untersuchungen.

...ferenzialdiagnose Organische Herzerkr. (KHK, Angina pectoris, Herzinfarkt), lokales ... pseudoradikuläres BWS-Sy.

Herzphobiker sind eher jünger, ängstlicher und stärker emotional beteiligt (organisch Herz-kranke dissimulieren eher!), und lassen sich schneller durch Anwesenheit des Arztes beru-higen als Pat. mit organischer Herzerkr.

...rapie Häufige Organuntersuchungen (z.B. EKG) vermeiden; Pat. frühzeitig klar und kon-...ent über Psychogenese informieren; jüngere Pat. sind oft gut für Psychother. motivierbar, da ...ensdruck hoch ist.
Im Anfall: Z.B. 5–10 mg Diazepam langsam i.v. (bei DD Infarkt *nie* i.m.) **Cave:** Benzodiazepine nur kurzzeitig, da Suchtgefahr
Anfallsprophylaxe: Niedrig dosierte Antidepressiva (z.B. Amitriptylin 25–50 mg tägl., ein-schleichend), bei Paniksymptomen ggf. Paroxetin 20–40 mg (Seroxat®).

...urheilkundliche Therapieempfehlung

...totherapie

...Baldrian (Valeriana officinalis), z.B. Euvegal® Entspannungs- und Einschlaf-Drg. 2 Drg. ... 30 Min. vor dem Schlafengehen, Euvegal® Balance 500 2 × 1 Drg., Futuran® Baldrian Madaus 1–3 × tägl. 3–4 Tbl.

...Johanniskraut (Hypericum perforatum), z.B. Laif, Futuran® Hypericum Madaus 2 × 1 (☞ 21.6).

...Gefahr iatrogener Fixierung durch überbewertete Minibefunde (Mitralklappenprolaps, gele-...gentliche Extrasystolie).

21.4.3 Erkrankungen des Bewegungsapparats

Rückenschmerz (☞ 6.1.1), Schulterschmerz (☞ 6.2.1), Fibromyalgie (☞ 18.6.1), Weich▮ rheumatismus (☞ 18.6), chron. lokales und pseudoradikuläres Wirbelsäulensy. (☞ 6.1▮ ☞ 6.1.7).

Klinik Alle Schmerzsy. des Bewegungsapparats können psychosomatisch mitbedingt sein; ▮ nehmlich ist der Rücken-/Wirbelsäulenbereich betroffen, häufig somatische Therapieresiste▮

Psychodynamik

- Pat. häufig (larviert) depressiv (☞ 21.6.5) und chron. gehemmt aggressiv
- Häufige Arztwechsel („Koryphäenkiller"), „unzufriedene" Pat. mit scheinkooperativer, ▮ fektionistischer und zwanghaft-beherrschter Einstellung; sehen oft keinen Zusammenh▮ ihrer Schmerzen mit inneren oder äußeren Konflikten, trotzdem danach fragen, evtl. Deut▮ über Umwege („Sie scheinen durch die ständigen Schmerzen richtig depressiv zu sein"). N▮ malerweise haben Schmerzpat. „nie" Probleme.

Diagnostik Pat. sind meist bereits bestens organisch durchuntersucht. Zusammenhang ▮ Symptomen und Röntgenbefund i.d.R. wenig relevant („nicht an jeder Randzacke Diagn. auf▮ gen").

Hinweise auf ein psychosomatisches Geschehen

- Lang andauernde (Mon.!) Beschwerden bei min. Organbefunden, die auf intensive Th▮ nicht oder nur kurzzeitig ansprechen
- Persistierende Beschwerden, bes. bei jungen Menschen, im Zusammenhang mit äußer▮ lebensverändernden Situationen (z.B. Heirat, Hausbau)
- Multiple psychosomatische Begleitsymptome (Schwindel, Reizmagen u.Ä.).

Therapie

- Physikalische Ther.: (☞ 26.2.5)
- Akupunktur/Phytother. (z.B. Phytodolor® 3 × 40 Tr., Teufelskralle ratio® Tbl. 2 × 1)/▮ ralther./Chirother.: I.d.R. nur kurzzeitige Erfolge
- Übende Verfahren: Z.B. progressive Muskelrelaxation günstig
- Medikamentöse Ther.: Antirheumatika, Muskelrelaxanzien, bei chron. Schmerzsy. An▮ pressiva besser als Analgetika zur Schmerzdistanzierung (z.B. Amitriptylin 25–100▮ tägl., einschleichen)
- Psychother.: Klinikeinweisung z.B. in psychosomatische Klinik anstreben, ambulant of▮ ringe Erfolgsaussichten.

Naturheilkundliche Therapieempfehlung

Enzyme (s.a. ☞ 18.3.2) Durchblutungsförderung, Schwellungsminderung: Bromelain F▮ Drg. (3 × 2), Phlogenzym® Drg. (3 × 2).

Komplexhomöopathie (s.a. ☞ 18.3.2).

- Traumeel® Tbl. (3 × 1), Tr. (3 × 10), Salbe und Amp.; als Eigenblutbehandlung, peritend▮ periartikulär, i.m., s.c.; bei akuten Entzündungen und Reizzuständen 1–3 ×/Wo.

Zeel® und Zeel comp® Tbl. (3 × 1 unter der Zunge zergehen lassen), Tr. (3 × 10), Amp. (s.c., i.m., zur Eigenbluttther., peritendinär und -artikulär; bei chron. degenerativen Erkr. des Bewegungsapparats, 2–3 ×/Wo.).

...totherapie (s.a. ☞ 18.3.2).
Weidenrinde (Assalix® 2 × 1–2 Drg., Assplant® 2 × 1–2 Drg.)
Teufelskralle (Teltonal 480® Tbl., Cefatec® B Tbl., Rivoltan® Tbl., Allya® Tbl., jeweils 2 × 1, Phytodolor® Tr., 3 × 20–30)
Weihrauch (H 15®, 2–3 × 1 Kps.)
Brennessel (Hox alpha®, 3 × 1 Kps.); Versuch sowohl bei akuten als auch chron. Schmerzzuständen im Bereich des Bewegungsapparats gerechtfertigt.

Bei Erkrankungen des Bewegungsapparats

- Bewusstes oder unbewusstes Rentenbegehren („Rentenneurose") abklären (bis zur Entscheidung wird *keine* Ther. Erfolg haben!)
- Radikale Ther. (OP) bei zweifelhafter Ind. vermeiden (unbewusst aggressives Agieren des frustrierten Therapeuten?).

.4.4 Spannungskopfschmerz/Migräne

...ik, Diagn. und DD ☞ 20.4.1 und ☞ 20.4.2.

...chodynamik Häufig ehrgeizige Pat. mit überhöhtem Anspruchsniveau; Pat. unter hohem ...tungsdruck und in Überforderungssituationen (z.B. im Rahmen eines beruflichen Aufstiegs) ...' schwer zugängliche ausländische Pat. (oft weiblich) in chron. Überlastungssituationen (Kör-...chmerz = Seelenschmerz) mit Neigung zu exzessiver Selbstmedikation (fragen!).

...rapie
...Übende Verfahren: Autogenes Training, progressive Muskelrelaxation, Bio-Feedback (keine ...Kassenleistung)
...Psychother.: Bei chron. Verlauf und motiviertem Pat. (verhaltens- oder tiefenpsychologische ...Ther.)
...Pat. stützend zu geordneter Lebensführung anhalten, zur Identifizierung von Auslösesituationen Schmerztagebuch führen lassen (s.a. ☞ 20.4)
...Medikamentöse Prophylaxe erwägen, z.B. Metoprolol 50–150 mg; einschleichend, KI beachten! oder Amitriptylin 25–50 mg abends
...Akupunktur, Neuralther.
...Naturheilkundliche Therapieempfehlung: Phytotherapie wie ☞ 20.4.1.

...Ausschluss von Analgetikaabusus (Selbstmedikation? „wie viel Tbl./Mon.") und medikamen-...eninduzierten Dauerkopfschmerzen (☞ 20.4.3).

21.4.5 Neurodermitis

Syn. Atopische Dermatitis, endogenes Ekzem.

Klinik, Diagn. und Therapie ☞ 25.8.2. Naturheilkundliche Therapieempfehlung ☞ 16.8.9

Psychodynamik Endogene atopische Disposition sowie exogene Manifestationsfaktoren Voraussetzung für die Entstehung. Psychogenese umstritten. Anerkannt ist, dass psychische psychosoziale Belastungen Neurodermitisschübe auslösen können (oft Nähe-Distanz-Konfli Hoher körperlicher und psychischer Leidensdruck (Stigmatisierung, Juckreiz), daher erhebl Copingprobleme (☞ 21.12); ähnlich wie bei Psoriasis durch Herausnahme des Pat. aus se Umgebung (Krankenhaus, Kur) oft erstaunliche Besserungen.

21.4.6 Adipositas/Fettsucht

Klinik, Diagn. und Ther. ☞ 17.5

Psychodynamik
- Auslöser oft Verlusterlebnisse (z.B. Trennung vom Elternhaus) oder lang andauernde stungssituationen
- Essen dient zur Abwehr von Unlustempfinden, Ängsten, Kränkungen, Depressionen
- Orale Verwöhnung (Süßigkeiten!) als Trostmittel etabliert
- Mütter oft überprotektiv
- Unbewusstes Mittel zur Selbstdestruktion, unbewusste Abwehr der weiblichen Rolle oder chen aggressiver Verschlingungstendenzen
- Bei Gewichtsreduktion kann es zur Manifestation der unbewussten Ängste und depress Gefühle kommen, Abnehmen wird als bedrohlicher Verlust der körperlichen und seelis Integrität erlebt
- Häufig kontaktfreudige und extrovertierte Menschen, die Erkr. wenig ernst nehmen: Th wird verleugnet.

Cave: Strittig ist, ob Adipositas eine psychosomatische Erkr. im engeren Sinne darstellt. Gr render Unterschied zu Essstörungen wie Anorexie oder Bulimie, bei denen immer von tie henden seelischen Problemen ausgegangen werden kann.

21.4.7 Anorexia nervosa

Syn. Magersucht; 95% F, Beginn meist in der Pubertät (Erkrankungsgipfel bei 14 und 18 J., nach 25. Lj. selten), Inzidenz: 1% aller Mädchen, Häufigkeit seit 20 J. zunehmend. Mortalität 8–1 Komplexe psychische und gleichzeitig körperliche Erkrankung. Bei BMI < 17 Verdachtsdiagnose gesucht! „Tödlichste psychische Erkrankung".

Klinik
- Unversöhnlich-ablehnende Einstellung zur Nahrungsaufnahme: Gewichtsabnahme 15–50% des Sollgewichts bis zur Kachexie, evtl. Tod durch Verhungern

Verleugnung des Hungers und des Krankheitswertes der Erkr., schwere Körperbildstörung (Nichtwahrnehmen z.B. der eigenen Kachexie, trotzdem Gefühl, zu dick zu sein); Befriedigung über die Leistung der Gewichtsabnahme

Fokussierung auf Essen und Nahrung wird als sehr quälend erlebt

Sekundäre Amenorrhoe, chron. Obstipation

Stoffwechsel- und trophische Störungen: Hypokaliämie, Akrozyanose, Haut- und Haarerkr.

Motorische Überaktivität: Z.B. übermäßige, zwanghafte Sportausübung, extrem weite Wanderungen u.a.

Depression (bei ca. 50% der Pat.), oft soziale Isolation; Suizidalität möglich.

terien für die Magersucht nach ICD 10 (1991)

Körpergewicht mind. 15% unterhalb der Norm bzw. Body-Mass-Index (BMI, ☞ 17.5.1) < 17,0 (Normalwert: 20–25)

Gewichtsverlust ist selbst verursacht

Körperschemastörung und „überwertige" Idee, zu dick zu sein

Endokrine Störung auf der Hypothalamus-Hypophysen-Gonaden-Achse

Bei Erkrankungsbeginn vor der Pubertät Störung der pubertären Entwicklung einschließlich des Wachstums, die nach Remission häufig reversibel ist.

chodynamik

Oft Abwehr der „drohenden" weiblichen Geschlechtsrolle in der Pubertät

Essen als Nahrung wird (unbewusst) mit dem inneren Bild der Mutter verbunden, zu der .d.R. eine starke (und ambivalente) Bindung besteht (Nahrungsaufnahme entspricht Verschmelzung mit der Mutter, Nahrungsverweigerung entspricht Autonomiebestreben)

Pat. oft überdurchschnittlich intelligent, als Kinder stark angepasst, in der Behandlung gleichzeitig hilflos und scheinbar „vernünftig"

Praktisch immer massive Spannungen zwischen Pat. und der übrigen Familie, wie auch intra-amiliär. Dadurch oft erhebliche Widerstände gegen Psychother.

Z.n. sexuellem Missbrauch möglich

Bei (unausweichlichen) Problemen in der Ther. nicht die ablehnende oder „spaltende" Haltung von Pat. und/oder Familie unterstützen („guter" HA versus „schlimmer" Psychotherapeut oder „armer" Pat. versus „böse" Familie)!

nostik

Bei Verdacht genaues Protokoll der Mahlzeiten über 1–2 Wo. erstellen lassen. Essgewohnheiten: Nahrungsmenge? Tageszeiten? Bei bestimmten Gelegenheiten (z.B. Fernsehen)? Regelmäßige Gewichtskontrollen!

Somatische Ursachen ausschließen: Diab. mell., SD, NNR, Malignom, Nahrungsmittelallergien, MAS (☞ 8.5.1)

Psychogene Ursachen hinterfragen: Angsterkr.? Depressive Störung? Frühere Episoden, erstes Auftreten, Pubertätskonflikte, Familienstruktur (seelischer oder körperlicher Missbrauch?).

Hilfreich können sein: Offene Fragen nach der Zufriedenheit mit dem eigenen Essverhalten, Kritik von der Familie und von Freunden.

Therapie

- Facharztüberweisung zur Psychother. (verhaltensther. oder tiefenpsychologischer Ans
  möglichst erst nach Aufbau einer tragfähigen Beziehung zur Pat.
  - Ambulante Psychother.: Bei beginnenden und leichteren Formen, zeitintensiv
  - Stationäre Psychother.: Bei erfolgloser ambulanter Behandlung und schweren Formen
    nikeinweisung in Fachklinik für Psychother./Psychosomatik. Bei erheblicher Kachexie zu
    Gewichtszunahme mit strikter Kontrolle der Nahrungsaufnahme, evtl. Sondenernähru
- Zielgewicht von BMI: 20 sollte angestrebt werden!

21.4.8 Bulimie

*Syn. Ess-Brech-Sucht. 85% F, Beginn 15.–30. Lj., Inzidenz: 3% aller F zwischen 15 und 35 J. (häu
als Anorexie!). Oft nach Anorexie, Übergangsformen möglich.*

Klinik

- Fressanfälle: Herunterschlingen jeglicher Nahrung (3000–10 000 kcal/d) mit gleicha
  krankhafter Angst vor dem Dickwerden. Nach dem Essen wird Erbrechen ausgelöst und r
  gleichzeitig Laxanzienabusus betrieben. Andauernde Beschäftigung mit Essen und Heiß
  gerattacken
- Krankhafte Furcht, dick zu werden
- Körperliche Veränderungen: Seltener als bei Anorexie, häufig Normalgewicht bis lei
  Übergewicht.

Psychodynamik

- Ähnlich wie bei Anorexie (u.a. Körperbildstörung, Autonomiekonflikt, Mutterproblem
- Im Gegensatz zur Anorexie oft starker Leidensdruck und deutlichere Krankheitseinsic
- Selbstekel und Scham über das Symptom
- Furcht, beim Essen nicht mehr aufhören zu können.

Therapie

- FA-Überweisung zur Psychother. (verhaltensther. oder tiefenpsycholog. Ansatz) mög
  erst nach Aufbau einer tragfähigen Beziehung zur Pat.; bei leichteren Formen ambula
- Klinikeinweisung bei Therapieresistenz oder schweren Formen und hohem Leidensdr
- Selbsthilfegruppen hilfreich (z.B. OA = Overeaters Anonymous)
- Medikamentöse Ther.: Z.B. Fluoxetin® (1 × 1 Kps. à 20 mg tägl.), lediglich unterstüt

! Immer bei entsprechenden Hinweisen daran denken und gezielt nach Gewichtsabna
Amenorrhoe, Fressattacken, eigenem Körperbild fragen.

21.5 Angststörungen

*10–15% der Bevölkerung leiden an Angst- und Panikerkr. Sie sind die häufigsten psychischer
rungen. Nicht diagnostizierte oder unzureichend behandelte Angsterkr. haben ein hohes Chron
rungsrisiko.*

ologie Erhöhte Angstbereitschaft, traumatische Kindheitserfahrungen, Erziehungsstile, be-
ende Lebensereignisse (z.B. Ehescheidung), genetische Faktoren mit neurobiologischen Ver-
erungen im ZNS werden diskutiert.

ik Physisches und psychisches Geschehen. Neben plötzlich auftretenden Angstanfällen
mmt es zu körperlichen Angstsymptomen mit motorischer Unruhe, Todesangst, Herzrasen,
witzen, Zittern, Übelkeit, Bauchschmerzen, Druck in der Brust, trockener Kehle und Enge-
hl im Hals, Atemnot, Schwindel, Ohnmachtsanfällen, Kribbelgefühlen u.a.

erenzialdiagnose Oft Übergänge zu hypochondrischen, zwanghaften oder depressiven
ungen; M. Parkinson (Rigor? Akinese? ☞ 20.5), Demenz (Denkleistung? ☞ 27.4.2), Hyper-
eose (Struma? Begleitsymptome? TSH, ☞ 17.6.2)?

rmen der Angststörungen

obie: Furcht vor bestimmten Objekten und Situationen, diese werden dann gemieden. Häu-
besteht Angst vor der Angst (Erwartungsangst = Phobophobie).

Agoraphobie: Furcht vor dem Alleinsein und vor Aufenthalt an öffentlichen Stellen – bes.
wenn Flucht nicht möglich ist; Menschenmengen (Kaufhaus), Aufzüge, Tunnel, öffentliche
Verkehrsmittel werden gemieden. Beginn oft mit einzelnen Panikanfällen, Neigung zur
Chronifizierung mit Einschränkung des sozialen Radius

Soziale Phobie: Angst davor, im Mittelpunkt der Aufmerksamkeit zu stehen, z.B. vor dem
Sprechen in der Öffentlichkeit, vor Vorgesetzten, Behörden; Angst vor Kontakten mit dem
anderen Geschlecht; Furcht, sich peinlich und ungeschickt zu verhalten oder neg. bewertet
zu werden

Spezifische Phobie: Bathophobie (Höhenangst), Klaustrophobie (Raumangst), Erythro-
phobie (Angst vor dem Erröten), Karzinophobie (Angst vor Tumor, daran denken und
danach fragen bei „unerklärlicher" Beunruhigung des Pat. im Rahmen organischer Abklä-
rungen), Tierphobien.

ikstörungen (Panikattacke): Plötzlich und unerwartete, wiederholte schwere Angstanfälle,
ei häufig Angst vor Kontrollverlust, zu sterben oder verrückt zu werden. Buntes Bild ve-
tiver Symptome wie Dyspnoe, Herzklopfen, Thoraxschmerz, Schwindel u.a. Neigung, sich
er mehr zurückzuziehen.

eralisierte Angststörung: Andauernde allg. Ängstlichkeit und häufige Angstzustände, so-
unbegründete Besorgnis in Bezug auf alltägliche Probleme und Ereignisse für einen Zeit-
n von mind. 6 Mon.; Zeichen ständiger motorischer und vegetativer Überanspannung.
ergangsformen zur Persönlichkeitsstörung („ängstliche Persönlichkeit") möglich, häufig
%) auch depressive Verstimmungen als Begleitsymptom. Neigung zu chron. Verlauf.
R. können die Pat. nicht angeben, wovor sie eigentlich Angst haben.

angsstörungen (Zwangsneurose): Ständig wiederholte Zwangsgedanken oder Zwangs-
dlungen (z.B. Waschzwang), ständig wiederkehrende lästige Gedanken oder unsinnige
dlungen, die immer wieder ausgeführt werden müssen. Widerstände gegen diese Zwangs-
ulse führen dann häufig zu panikartigen Angstzuständen.

ttraumatische Belastungsreaktionen und Anpassungsstörungen: Trauma durch belasten-
oder lebensbedrohliches Ereignis (Gewalttat, Unfall, Naturkatastrophe) oder eine bes. Le-
veränderung mit einer anhaltend belastenden Situation (z.B. Todesfall, Trennung). Häufig
tes Bild psychischer Störungen mit Angst, Depressionen, Suizidgedanken, Verzweiflung,
raktivität, Rückzug u.a.

Psychodynamik

♦ Aus Angstsymptomatik kann nicht ohne weiteres auf den zugrunde liegenden Konflikt geschlossen werden. Häufig: Aggressive, sexuelle oder expansive Konflikte werden aufgr. früherer Erfahrungen unbewusst gefürchtet und gelangen nur in verkleideter Form als S. ptom zum Ausdruck, z.B. ist bei der Agoraphobie ein (unbewusster!) Wunsch wegzula. oder nach verstärkt ausgelebter Sexualität denkbar

♦ Bei der Phobie wird die bedrohliche innere Angst vor dem Grundkonflikt auf einen äuß. Gegenstand (z.B. Spinne, Aufzug) verschoben, dieser kann dann erfolgreich gemieden den. Dadurch Angstminderung um den Preis sozialer Einschränkung. Eine Ausbreitung Einschränkungen im Sinne einer „gelernten Reaktion" ist möglich (Entlastung von A. durch „erfolgreiche" Vermeidung des Angstauslösers)

♦ Mütter von Angstpat. sind oft selbst überdurchschnittlich ängstlich, vermitteln diffuse bensangst

♦ Pat. häufig freundlich und liebenswürdig, suchen Abhängigkeit von Schutzfiguren: Pan. tacke wird allein durch Handhalten oder Anwesenheit eines Arztes besser.

Therapie

♦ Behandlung der Grunderkr.: Bei Angst im Rahmen von schweren Depressionen, Psych. Suchterkr. u.a. psychiatrischen Erkr.

♦ Verhaltensther.: Bes., wenn Symptombeseitigung im Vordergrund stehen soll, z.B. bei. fachen „ausgestanzten" Phobien. Durch Trainingsprogramme werden z.B. unter zuneh. der Konfrontation mit dem angstauslösenden Stimulus die Angstreaktionen verlernt; de. Pat. eher zur Konfrontation mit dem Angststimulus ermuntern

♦ Tiefenpsychologische Psychother.: Wenn Pat. fähig ist, die Angst als Symbol für tiefergeh. persönliche oder soziale Konflikte zu sehen und diese bearbeiten kann und will

♦ Medikamentöse Ther.:

– Benzodiazepine: Nur kurzfristig (bis zu 4 Wo.) und symptomatisch geben, Dauerther. w. Suchtgefahr kontraindiziert (z.B. Frisium® 1 × 20 mg tägl., Tafil® 3 × 0,25–0,5 mg Valium® 1 × 2–10 mg tägl. **Cave:** Abusus ist die „Komplikation" von Angsterkr.!).

– Antidepressiva: Bei Panikerkr. und/oder zusätzlicher depressiver Symptomatik Gabe vo. tidepressiva, z.B. Paroxetin 20–40 mg (z.B. Seroxat®), einschleichend, niedrigdosiert begi.

– Neuroleptika: Können angstgetönte motorische Unruhezustände dämpfen, z.B. Flusp. 1,5 mg (z.B. Fluspi 1,5®) i.m. alle 7 d. Vorteil: Kein Missbrauchs- und Abhängigkeitspote. Nachteil: Früh- und Spätdyskinesien bei Langzeitther. möglich, keine Dauerlösung

– Phytopharmaka: Bei leichterer Symptomatik und zur Vermeidung von Benzodiaze. interessant: Baldrian und Melisse (z.B. Euvegal® Drg. 1–2 × 2 tägl.), Johanniskraut (z.B. roplant® 300 forte Kps. 2 × 1 tägl.).

! Auch wenn Ängste nicht direkt angesprochen werden: Bei entsprechendem Verdacht. nach Art und Ausmaß von Ängsten fragen, z.B. bei Beschwerden mit unklarem oder. endem Organbefund. Das bringt wichtige Zusatzinformationen zum Krankheitser. Ängste immer ernstnehmen, nicht wegdiskutieren.

! Patienten mit generalisierter Angststörung sollten auch medikamentös behandelt wer. auch um einer Chronifizierung der Erkrankung vorzubeugen!

1.6 Depression

20% der allgemeinärztlichen Pat. leiden unter depressiven Störungen: In der Allgemeinpraxis sind
hte bis mittelschwere chron. Verläufe und sich vegetativ-somatisch äußernde Depressionserkr. häu-
bipolare selten und rein manische Erkr. sehr selten. Auftreten häufig zusammen mit Angststörun-
Hohe Suizidalität!

1.6.1 Depressive Episode

nik

ische Symptome (Kernsymptome)
Depressive Stimmung
Verlust von Interesse oder Freude
Erhöhte Ermüdbarkeit.

ere häufige Symptome (Zusatzsymptome)
Verminderte Konzentration und Aufmerksamkeit
Vermindertes Selbstwertgefühl und Selbstvertrauen
Schuldgefühle und Wertlosigkeitsgefühle
Negative und pessimistische Zukunftsperspektiven
Suizidgedanken, Selbstverletzung oder Suizidhandlungen (danach fragen!)
Schlafstörungen
Verminderter Appetit.

Diagnosestellung müssen mind. 2 der Kern- und 2 der Zusatzsymptome sowie eine Sym-
ndauer von > 2 Wo. vorliegen. Je mehr Symptome, desto schwerer ist die Episode einzustufen,
wenn psychotische Symptome hinzukommen (dabei häufig Wahnideen: Verarmung, Ver-
ligung, Befürchtung einer drohenden Katastrophe oder Krankheit; seltener Halluzinationen
depressiver Stupor). In der Allgemeinpraxis sind schwerste Depressionen eher selten, häufig
len von Pat. zunächst vegetative und körperliche Symptome geschildert (depressive Störun-
☞ 21.6.5).

Häufig wird die psychogene Ursache der körperlichen Symptome bei depressiven Störungen
nicht erkannt.

gnostik Es gibt viele, aber keine spezifischen depressiven Symptome; wegweisend können
ende Leitfragen sein:

tfragen nach Kielholz
Können Sie sich noch freuen?
Fällt es Ihnen schwer, Entscheidungen zu treffen?
Haben Sie noch Interesse an etwas? (Hobby u.a.)
Neigen Sie in letzter Zeit vermehrt zum Grübeln?
Plagt Sie das Gefühl, Ihr Leben sei sinnlos?

Forts. ▶

- ◆ Fühlen Sie sich müde, schwunglos?
- ◆ Haben Sie Schlafstörungen?
- ◆ Spüren Sie irgendwelche Schmerzen, einen Druck auf der Brust?
- ◆ Haben Sie wenig Appetit, an Gewicht verloren?
- ◆ Haben Sie Schwierigkeiten in sexueller Hinsicht?

Cave: Schematisches Abfragen vermeiden.

Psychodynamik

- ◆ Auslöser sind oft Trennungs- oder Verlusterlebnisse; auch scheinbar pos. Ereignisse (Beför rung, Hausbau, Geburt eines Kindes u.a.) können als Auslöser fungieren
- ◆ Hinter der depressiven Bescheidenheit oft Ambivalenzkonflikte zu Bezugspersonen sprünglich: Mutter), zu denen einerseits starke Anlehnungsbedürfnisse, andererseits agg sive Impulse bestehen. Diese unbewussten Bedürfnisse des Pat. erlebt der Arzt oft in eige Gereiztheit und Ungeduld. Resultat kann erneuter „entnervter" Rückzug des Pat. sein („ will ja doch keiner helfen"!)
- ◆ Passiv-abhängige Pat. können beim Arzt zu erheblichen sadistischen Gefühlen füh andererseits „verführen" sie den Arzt dazu, sie zu verwöhnen, was die „erlernte Hilflosigk (Seligman) verstärken kann.

Therapie

Psychotherapie

- ◆ In der Allgemeinpraxis: Geduldige und schonende Führung des Pat. während der depress Episode. Versichern, dass Erkrankungsphase wieder abklingen wird. Versuche, den Pat. zumuntern oder die Depressionsproblematik (bes. Wahnvorstellungen) wegzudiskutie sind sinnlos. Konflikte während der depressiven Episode nicht oder nur sehr vorsichtig arbeiten (**cave:** Suizidalität)
- ◆ Facharztüberweisung zur Psychother. bei rezid. und drohendem chron. Verlauf und wenn in der Lage ist, Konflikte zu bearbeiten.

Medikamentöse Therapie Die Auswahl des Antidepressivums richtet sich nach dem psy pathologischen Erscheinungsbild (Angst, Antrieb u.a.) und den **NW.** Beginn mit einschleiche Dos. eines Antidepressivums; Wiedereinbestellen (z.B. 1 x/Wo.) zur Verlaufskontrolle und zendem Gespräch; falls nach 3–4 Wo. keine Besserung trotz ausreichend hoher Dos., Antide sivum wechseln (möglichst andere Substanzgruppe).

- ◆ Johanniskraut bei leichten Depressionen (s.u.).
- ◆ Selektive Serotonin-Wiederaufnahmehemmer (SSRI): Z.B. Fluoxetin 20 mg 1 × 1, Fluv min 50–100 mg (z.B. Fevarin® 50/100). Mittel der ersten Wahl, wie auch die trizyklis Antidepressiva
  - – Vorteile: Kaum anticholinerge NW, deshalb vorteilhaft bei alten Menschen (Herz/Au druck/Prostata). Wegen deutlich geringerer Toxizität bei Suizidverdacht besser gee als trizyklische Antidepressiva
  - – Wegen fehlender Sedierung evtl. kurzzeitige Kombination mit Benzodiazepin sinnvoll
  - – **NW:** Schwindel/Erbrechen (bei 25%, lässt nach einigen Wo. nach), Schlafstörung, A Unruhezustände (keine sedierende Komponente). **Cave:** Teuer

Trizyklische und tetrazyklische Antidepressiva: Immer einschleichend dosieren, antidepressive Wirkung in ca. 70% nach 2 Wo., Sedierung und NW kommen früher. **Cave:** Aufklärung des Pat. nicht vergessen! In der antidepressiven Wirksamkeit bestehen keine wesentlichen Unterschiede zwischen den Präparaten, z.B. Saroten® (Amitriptylin) 50–150 mg tägl., Tofranil® (Imipramin) 50–150 mg tägl. **NW:** Häufig vegetative, atropinartige NW (Tachykardie, Orthostase- und Schwindelreaktion, Mundtrockenheit, Tremor, Schwitzen, Mydriasis, Gewichtszunahme, Obstipation). Seltener: Harnverhalt (Ther.: Z.B. 1 Amp. Doryl® i.m., Vorsicht bei BPH), Glaukom, kardiotoxische NW (EKG-Kontrolle bei Risikopat.), BB-Veränderungen, Krämpfe und Dyskinesien

Selektive MAO-Hemmer: Z.B. Moclobemid (Aurorix®) 150–600 mg Mittel der 2. Wahl. **Ind.** bei gehemmten Depressionen. Antriebssteigernde Wirkung erhöht Suizidgefahr. Beim Wechseln von/zu SSRI müssen bestimmte Zeitabstände (bis Wo.!) eingehalten werden.

Als Anfänger möglichst wenig verschiedene Antidepressiva anwenden, max. 3–4, da dann viel bessere Erfahrung mit Dos., Wirkung und NW.

Naturheilkundliche Therapieempfehlung (Prinzipien s.a. ☞ 32.9)

Phytotherapie Baldrian (Valeriana officinalis), z.B. Euvegal® Entspannungs- und Einschlaf-Drg./Tr./Euvegal® Balance 500, Futuran® Baldrian Madaus, Luvased® Tbl. (☞ 21.3).

Johanniskraut (Hypericum perforatum), z.B.:

Laif® 600. **Ind.:** Psychovegetative Störungen, depressive Verstimmungszustände, Angst und/oder nervöse Unruhe. **KI:** Grav., Stillzeit (relative KI). **NW:** Evtl. Photosensibilisierung, bes. bei hellhäutigen Personen. **Dos.:** 1 × 1 Tbl. nach dem Frühstück, mind. über 14 d. Wenn nach 4–6 Wo. keine Besserung, Therapiefortsetzung kritisch prüfen

Alternativ: Futuran® Madaus Kps. **Ind.:** Leichte vorübergehende depressive Störungen. **KI:** Kinder < 12 J. Bekannte Lichtüberempfindlichkeit, schwere depressive Störungen, Grav., Stillzeit. **NW:** Evtl. Photosensibilisierung (s.o.). Selten GIT-Beschwerden, allergische Reaktionen der Haut, Müdigkeit, Unruhe. **WW** mit anderen photosensibilisierenden Arzneimitteln bisher nicht nachgewiesen. **Dos.:** Erw./Kinder > 12 J. 2 × 1 Kps./d (möglichst regelmäßig morgens und abends) mind. über 4 Wo.

Kombinationen von Baldrian, Hopfen, Melisse und Passionsblume (Euvegal® Tr. u.a., ☞ 21.3).

21.6.2   Rezidivierende depressive Störung

Klinik Symptome wie bei depressiver Episode (☞ 21.6.1). Es müssen mind. 2 depressive Episoden vorliegen (und keinerlei manische Symptome, sonst ☞ 21.6.4).

Therapie Wie bei depressiver Episode (☞ 21.6.1).

Wenn der Pat. früher auf ein bestimmtes Antidepressivum gut angesprochen hat (danach fragen!), kann auf dieses zurückgegriffen werden. Oft erneut gute Wirkung und Akzeptanz (nicht jedes Antidepressivum wirkt bei jedem Pat. gleich gut).

Prophylaxe bei häufigen und schweren Rezidiven

- Antidepressiva als Dauerther. über Mon. oder J. (☞ 21.6.1), aber i.d.R. nicht bei zusätzlic[ ]manischen Symptomen (☞ 21.6.4), da Manie ausgelöst werden kann
- Lithium, z.B. Quilonum ret.® ca. 2 × 1 Tbl. à 450 mg tägl. über J. (in 70% wirksam). Exa[ ]Dosiskontrolle über Blutspiegel (enge ther. Breite 0,6–0,8 mmol/l). **NW:** Vertigo, Tren[ ]Durst, Gew. ↑, Strumabildung, EKG-Veränderungen u.a. Regelmäßige Kontrolle [ ]EKG, BB, Nieren- und Schilddrüsenwerten erforderlich. Ther. deshalb i.d.R. nach Abspra[ ]mit FA und nur bei entsprechender Pat.-Compliance
- Weitere Alternativen: Carbamazepin 400–800 mg tägl. (einschleichend dosieren), Antiepi[ ]tikum Valproinsäure.

- Bei schweren Depressionen sterben 10% der Pat. durch Suizid, d.h. daran denken [ ]dezidiert fragen! Bei Unsicherheit und Zweifeln immer stationäre Einweisung oder [ ]Überweisung am selben Tag
- Erhöhtes Suizidrisiko bei schweren Depressionsformen, vorangegangenen Suizidve[ ]chen, vereinsamten und allein lebenden Personen, unsicherer oder schlechter A[ ]Pat.-Beziehung, älteren Pat., Suiziden in der Familie oder Umgebung (Vererbung, „Tr[ ]tion").

21.6.3 Anhaltende affektive Störung

Anhaltende und gewöhnlich fluktuierende Stimmungsstörungen, bei denen einzelne Episoden s[ ]ausreichend schwer sind, um als hypomanisch oder auch nur als leichte depressive Episoden beschri[ ]zu werden.

Einteilung Nach der neuen ICD-Klassifikation werden zwei Ausprägungsformen untersc[ ]den. In der Allgemeinpraxis lassen sich viele Pat. nach diesem Schema einstufen:

- Zyklothymia: Es liegt eine andauernde Instabilität der Stimmung mit zahlreichen Peric[ ]leichter Depression und leicht gehobener Stimmung vor (Achtung: Nach älterer psychi[ ]scher Klassifikation bedeutete Zyklothymie – mit -e am Wortende – die bes. schwere Form[ ]als „endogen" bezeichneten Depression, also etwas anderes!)
- Dysthymia: Chron. depressive Verstimmung, die nach Schweregrad und Dauer der einze[ ]Episoden nicht die Kriterien für eine leichte oder mittelgradige rezid. depressive Störun[ ]füllt.

Therapie Soweit erforderlich, stützende Gespräche und bei Bedarf medikamentös (☞ 21.[ ]

21.6.4 Bipolare affektive Störung und Manie

In der Allgemeinpraxis eher selten, häufig Behandlung durch FA.

Klinik Zwischen depressiven Episoden verschiedener Schweregrade treten manische Epis[ ]verschiedener Ausprägung auf. Bei Letzteren kann der Pat. sich und die Umwelt gefährden (i[ ]steigertes Agieren, z.B. in sexueller und finanzieller Hinsicht: Promiskuitive Sexualität, unsir[ ]ruinöse Einkäufe u.a.), ggf. ist eine Betreuung erforderlich. Alleinige Manieepisoden ohne [ ]angehende oder folgende Depressionen sind sehr selten.

rapie Praktisch immer Mitbehandlung durch FA erforderlich, oft auch stat. Ther.
Depressive Episoden: Antidepressiva (☞ 21.6.1), oft in höherer Dos. und über längere Zeit-
räume, teilweise werden auch 2 Antidepressiva kombiniert
Manische Episoden: Lithium (☞ 21.6.2) und/oder Neuroleptika, ggf. auch Benzodiazepine.

phylaxe Nach der 2. manischen Episode und bei schweren bipolaren Störungen oft mehr-
ige Lithiumprophylaxe erforderlich (nicht ohne Rücksprache mit FA absetzen, Rezidivgefahr).
idivprophylaxe bei bipolaren Störungen i.d.R. nicht mit Antidepressiva, da Manie-Auslösung
glich!

.6.5 Weitere depressive Störungen

prägungsformen der Depression (Kap. 21.6.1–21.6.4), die bei allen affektiven Störungen vor-
imen können.

pressive Reaktion

*Reaktive Depression. Manifestation im engen zeitlichen Zusammenhang zu einem traumatischen
gnis ohne schwerwiegende neurotische Konfliktverarbeitung. Auslöser: Oft Verlusterlebnisse, wie
Trennung, Todesfall eines Angehörigen. Oft konflikthafte Beziehung zum Verlustobjekt, die im
men einer „abnormen Trauerreaktion" zu depressiven Symptomen führen kann.*

rapie Gespräche über den Trennungskonflikt, evtl. kurzzeitig unterstützend Benzodiaze-
oder Antidepressiva; Psychother. im engeren Sinn nicht erforderlich.

jnose Günstig.

ressive Persönlichkeit

*Depressive Charakterneurose. Symptome und Reaktionsweisen sind durchgehender biographi-
Zug der Persönlichkeit; ein auslösender Symptombeginn lässt sich nicht festmachen.*

rapie Schwierig.

jnose Eher ungünstig.

olutionsdepression

sdepressionen ab dem 45. Lj. mit unspezifischen Symptomen.

ierte Depression

*arva: Maske; „maskierte" Depression, bei der der Pat. unfähig ist, seine depressive Verstimmung
olche zu empfinden und zu beschreiben. Verlagerung auf körperliche Beschwerden, z.B. Herz-,
, Rückenschmerzen, Verdauungsbeschwerden; häufiger Arztwechsel und neg. Gegenübertra-
sgefühle sind typisch.*

apie Möglichst Antidepressiva mit nur schwach sedierender oder antriebssteigernder
ponente, z.B. Tofranil® 100–150 mg tägl.; aufdeckende Psychother. bei motiviertem Pat.

nose Eher günstig, wenn erkannt.

Postpartale Depression

In den ersten acht Wo. nach der Entbindung (s.a. ☞ 15.4).

Saisonal abhängige Depression (SAD)

„Winterdepression", tritt im Spätherbst auf, spontane Remission im Frühjahr.

Therapie Bei gesicherter Diagn. wird Lichtther. empfohlen. Geräte können bis zum Wirks keitsnachweis gemietet werden. Anschließend Kauf eines Lichtther.-Gerätes und Kostenerstatt durch die Krankenkasse möglich.

Depression bei schizophrenen Psychosen

Diagnostik Auf Zusatzsymptome (Denkstörung, Halluzination u.a., ☞ 21.8) achten!

21.7 Persönlichkeitsstörungen

Störungen der Persönlichkeit mit deutlichen Abweichungen im Wahrnehmen, Denken, Fühlen ur Beziehung zu anderen. Häufig starre Reaktionen in persönlichen Lebenssituationen. Klassifika nach vorherrschenden Verhaltensmustern: Paranoide, schizoide, anankastische, histrionische, a ziale sowie emotional instabile und ängstliche Persönlichkeitsstörungen, die in der Allgemeinp am häufigsten vorkommen.

● Persönlichkeitsstörungen schließen andere psychische Störungen nicht aus! Abgrenzun anderen psychischen Krankheitsbildern (Phobien, depressive Episoden u.a.) oft schwie

21.7.1 Borderline-Erkrankung

Emotional instabile Persönlichkeitsstörung. Ursprünglich Erkr., die zwischen Neurose und Psy angesiedelt wurde. Heute wird damit überwiegend eine schwere Form der Persönlichkeitsstörung ein Schweregrad („Borderline-Niveau") beschrieben. 2% der Allgemeinbevölkerung, in Klinik Praxis häufiger.

Ätiologie Oft „broken home", Missbrauchserfahrungen.

Klinik Durchgehende Muster tiefgreifender Instabilität in zwischenmenschlichen Beziehur im Selbstbild und in den Affekten mit deutlicher Impulsivität (Aggression, Selbstverletzur Suizid); starke Ängste vor Alleinsein und Verlassenwerden, chron. Leeregefühl. In der Allgem praxis: Leicht reizbare Pat. mit unangemessenen, „unerklärlichen" Verhaltensweisen, lösen i Umgebung stärkste Affekte aus, ohnmächtige Wut. Starke neg. Gegenübertragung kann d wegweisend sein.

Therapie Möglichst versuchen, den Pat. „auszuhalten", zur Psychother. motivieren. Typ Häufige Therapieabbrüche und Therapeutenwechsel. Zusammenarbeit mit FA anstreben, stützende Medikation mit niederpotenten Neuroleptika, z.B. Chlorprothixen (Truxal® 15 2–3 × tägl. 1–2 Drg.).

.7.2 Ängstliche (vermeidende) Persönlichkeits-
störungen

ologie Häufiges Vermeidungsverhalten in Kindheit und Adoleszenz ist prädisponierend.

nik Hilflose Selbstwahrnehmung, Zurückstellen eigener Bedürfnisse, Überempfindlichkeit
enüber. Kritik und Zurückweisung, anhaltende Besorgtheit und Anspannung mit Überbeto-
g potenzieller Gefahren in alltägl. Situationen; eingeschränkter Lebensstil aus Sicherheitsgrün-
, Sucht nach Zuneigung und Akzeptanz.

rapie Stützende Psychother., soziales Kompetenztraining, langfristige Verhaltensther.
ch Psychotherapeuten. Ggf. zusätzliche medikamentöse Ther., z.B. Paroxetin-HCl 20 mg (Se-
t® 1–2 × 1 Tbl.).

.8 Schizophrene Psychosen

*alenz 0,5%, Inzidenz 1 : 2500, M = F; meist Verlauf in Schüben. Erkrankungsgipfel 14.–30. Lj.
6). Prämorbide Persönlichkeit! Prodromi: Verstimmung, Verhaltensauffälligkeiten, Knick in der
vicklung.*

ik

nptome 1. Ranges nach Schneider
ssen nicht alle und nicht in jedem Stadium der Erkr. vorhanden sein.
  Akustische Halluzinationen in Form dialogischer und imperativer Stimmen, Gedanken-
  lautwerden, eigenes Tun wird von Stimmen kommentiert
  Leibliche Beeinflussungserlebnisse, z.B. schmerzhaftes Spüren von „Bestrahlungen" auf
  dem ganzen Körper
  Denkstörungen: Gedankeneingebung, Gedankenentzug, Gedankenausbreitung, Willensbe-
  einflussung
  Wahnwahrnehmung: Pat. bezieht z.B. Radiosendungen oder Zeitungsberichte auf sich und
  ist darin nicht korrigierbar.

nptome 2. Ranges nach Schneider Andere Halluzinationen (z.B. optisch, gustatorisch),
hneinfälle.

tes Stadium Plus-Symptomatik, also „produktive" Symptome, wie Halluzinationen, Wahn,
kstörungen.

nische Schizophrenie Eher Minus-Symptomatik, wie Antriebslosigkeit, affektiver und so-
r Rückzug, Verarmung von Sprache und emotionaler Schwingungsfähigkeit.

rformen der Schizophrenie Treten meist nicht in idealtypischer Form auf.
lebephrenie: Früher Beginn (im Jugendalter), heiter-läppische Gestimmtheit, depressive An-
ille; ungünstige Prognose

- Paranoid-halluzinatorische Schizophrenie: Späterer Beginn (30.–40. Lj.), Halluzinatio
  und Wahn stehen im Vordergrund
- Katatonie: Körperliche Erregungszustände oder stuporöse Versteifung des ganzen Körp
- Schizophrenia simplex: Allmählicher, schleichender, wenig dramatischer Verlauf mit zur
  mendem Vitalitätsverlust.

Therapie

- Facharztüberweisung bzw. Klinikeinweisung immer bei Erstmanifestation; enge Zusamm
  arbeit mit FA anstreben
- Medikamentöse Ther.: Bei schizophrener Ersterkr. meist Neuroleptikum über mehrere
  – Neuroleptisch hochpotente Neuroleptika (z.B. Haldol®, Glianimon®) wirken bes. gut
    Plus-Symptomatik wie paranoid-halluzinatorische Symptome
  – „Atypische Neuroleptika", z.B. Clozapin 25/50/100 mg (z.B. Leponex®). Vorteile bei
    Behandlung der Negativsymptomatik und wenig extrapyramidale Störungen
  – Neuroleptisch schwachpotente Neuroleptika wirken eher allg. dämpfend (z.B. Truxal®,
    sil®)
- Soziotherapie:
  – Akute Phase: Klinikeinweisung zur Abschirmung vor störenden Umweltreizen
  – Weitere Betreuung teilstationär oder in speziellen Wohngemeinschaften
  – Beratung und Betreuung der Angehörigen im Umgang mit dem Kranken und der Krank
    ist wichtiger Baustein einer umfassenden Ther.

Schizophrene Patienten in der Allgemeinpraxis

- Bei wichtigen Fragen zur Ther. immer Rücksprache mit Psychiater
- Absetzen der Neuroleptika (von Pat. oft wegen der NW gefordert) führt häufig zum Rück
- Bei Ersterkr. mind. 2 J. kontinuierliche Ther.
- Pat. nicht durch zu anspruchsvolle Therapieziele und ungeschickte Versuche der Konfl.
  bearbeitung überfordern. Eher bestehende Einschränkungen akzeptieren und für Pat.
  seine Angehörigen realistischen Umgang damit anstreben
- Organische Erkr. bei schizophrenem Pat.: Wichtig ist beruhigender Zuspruch und *einf*
  und *klare* Erklärung bezüglich Diagn. und Ther. (keine langen Aufzählungen aller DD
  KO). Gefahr der Auslösung eines wahnhaften Erlebens durch die organische Krankheit.
  mangelnder Einsichtsfähigkeit, z.B. vor OP, Rücksprache mit Betreuer.

Prognose Bei ca. 20% Heilung, bei 50% Besserung, bei 30% ungünstiger Verlauf mit zu
mender Einschränkung des Pat. durch Plus- und bes. Minus-Symptome (schizophrener Defe
stand). **Cave:** Schizophrene Psychosen bedeuten ein erhöhtes Suizidrisiko!

! Frühzeitige Diagnosestellung und konsequente Ther. mit Neuroleptika verbessern die
nose erheblich. Ohne Medikation liegt die Rezidivrate schizophrener Psychosen bei 70–

utismus (frühkindliche Psychose, Kanner-Sy.)

Ätiol: Unbekannt, bei 25% der Kinder wurden erhöhte Serotonin-, bei 50% erhöhte Dopaminspiegel gefunden. V.a. ZNS-Funktionsschwäche mit Störung der Wahrnehmungsintegration im vestibulären, kinästhetischen, taktilen, visuellen und auditiven Bereich. Nach Bleuler auch ein Grundsymptom der Schizophrenie, nach Ausschluss einer organischen Erkr. (z.B. frühkindliche Hirnerkr.)

Klinik: Beginn im frühen Kleinkindalter (< 3 J). Auffälligkeiten im Bereich der Wahrnehmungsverarbeitung – Rückzug in die eigene Vorstellungs- und Gedankenwelt mit Isolation von der Umwelt als Schutz- und Vermeidungsreaktion. Störungen im Sozial- und Kontaktverhalten, der Kommunikation, der Körperbeherrschung und der Sprache. Weiterhin unspezifische Probleme wie Phobien, Schlaf- und Essstörungen, Wutausbrüche und (autodestruktive) Aggression. Wahrscheinlich können autistische Menschen nicht verstehen, was um sie herum vorgeht und können sich anderen schwer verständlich machen

Diagn.: Bei Verdacht frühzeitige Überweisung zur Autismusambulanz/Kinderpsychiatrie

Ther.: Heilpädagogik, sensomotorische Übungsbehandlung, Sprachther., Betreuungsarbeit der Eltern und Familien durch Autismusambulanz. Bei Erw. Ther. und Unterbringung in Spezialeinrichtung wie „Autismushof" sinnvoll.

1.9   Abhängigkeit und Sucht

ht: *Übermäßiges Verlangen des Süchtigen nach dem suchtverursachenden Stoff (WHO); Tendenz Erhöhung der Dosis, verbunden mit psychischer und körperlicher Abhängigkeit.*

ängigkeit von einer Droge (Alkohol, Medikamente, Rauschmittel): Psychisches Verlangen nach derholung des Drogengenusses; nicht mehr aufhören können (Kontrollverlust); Toleranzentwick-; und Dosissteigerung mit Entzugserscheinungen bei Fehlen der Droge.

toxikomanie: Kombination unterschiedlicher Suchtmittel.

achen

Pat.: Häufig Menschen mit Persönlichkeitsstörungen und gestörtem Selbstwertgefühl. **Cave:** Die charakteristische „Abhängigkeitspersönlichkeit" gibt es nicht

Umwelt: Häufig „broken home"; teilweise permissive Einstellung der Gesellschaft (z.B. zum Alkohol), während bestimmte Arten des Drogenmissbrauchs (z.B. Kokain) eher den Identifikationswunsch mit einer Subkultur ausdrücken.

ichen der Abhängigkeit

ei der nachfolgenden Symptome müssen zutreffen:

- Konsum der Substanz übertrifft das geplante Maß in Menge und Dauer
- Erfolglose Versuche oder bleibender Wunsch, den Substanzgebrauch zu regulieren bzw. zu reduzieren
- Für Beschaffung und Einnahme wird viel Zeit aufgewendet
- Intoxikations- oder Entzugssymptome sind häufig
- Wichtige Aktivitäten in Beruf und Freizeit verlieren an Bedeutung

Forts. ▶

- Die Substanz wird weiter zugeführt, obwohl Pat. bekannt ist, dass sich dadurch sozia psychische und körperliche Probleme verstärken
- Deutliche Toleranzentwicklung
- Spezifische Entzugssymptome; Einnahme der Substanz, um Entzugssymptome zu milde (nicht bei Cannabis oder Halluzinogenen).

Suchtfolgen

- Psychisch: Beschönigung, geringe Krankheitseinsicht und Leugnen trotz handfester Indizi Bei Verknappung des Suchtmittels Dysphorie und Stimmungslabilität
- Sozial: Häufig beruflicher Abstieg, wirtschaftliche Probleme, Suizidalität (um 10%), Unf (18% der tödlichen Autounfälle unter Alkoholeinfluss), Straftaten (50% unter Alkohole fluss)
- Körperlich: Organische Erkr. (z.B. durch Alkoholmissbrauch), schwere vegetativ-nervöse S rungen, Lebenserwartung von Abhängigen ist statistisch um ca. 10 J. verringert.

Suchttherapie

- Kontakt und Motivationsphase: Durch HA
  – Motivation zur Behandlung früh fördern. Erstgespräch ohne Zeitdruck
  – Neigung des Pat. zur Verleugnung nicht mitmachen! „Wegsehen" verschlechtert die Pr nose. Dem Leugnen des Pat. engagiert und gelassen entgegentreten, evtl. eindeutige Lab werte (z.B. γ-GT, Blutalkoholspiegel, CDT) vorlegen
  – Immer konkrete Hilfe anbieten: Weitere Gespräche, Empfehlung von Beratungsstellen, Fa arztüberweisung zur Fachambulanz, Klinikeinweisung
- Entzugsphase: Klinikeinweisung zum körperlichen Entzug. Dauert Tage bis zwei Wo.
- Entwöhnungsphase: Klinikeinweisung zum Erlernen des Abstinenzverhaltens, evtl. mit chother., dauert ca. 3–4 Mon.
- Nachsorgephase: Durch HA, unterstützt durch Fachambulanzen, Selbsthilfegruppen (A nyme Alkoholiker, Blaues Kreuz, Kreuzbund u.a.).

21.9.1   Alkoholmissbrauch

Ca. 3 Mio. Abhängige in Deutschland, 80% M; körperliche und psychische Abhängigkeit; jährli Pro-Kopf-Konsum: 12 l reiner Alkohol (entspricht z.B. 1 l Bier/d).

! Die leberverträgliche Alkoholmenge immer in Relation zur Konstitution und dem „pers lichen Suchtpotenzial" betrachten. Faustregeln, wie z.B. 1,0 l Bier bzw. 0,5 l Wein tägl „Suchtschwelle", sind problematisch.

Diagnostik   Oft kein Problem trotz häufiger Verleugnungstendenzen der Pat.

- Anamnese: Angaben der Angehörigen, soziale Probleme (Schwierigkeiten am Arbeits und in der Familie, häufig Unfälle), Trinkmenge erfragen. **Cave:** Wenig hilfreich sind dir Fragen nach der konsumierten Menge. Nützlicher dagegen: „Sind Sie unzufrieden mit Menge Ihres Alkoholkonsums?", „Hatten Sie schon Schwierigkeiten mit Familienangehö oder Kollegen wegen Ihres Trinkverhaltens?". Konfrontationen vermeiden, nicht moralisi

Körperliche Untersuchung: Gesamteindruck, Foetor, Hinweise auf Hepatopathie (Fettleber, Zirrhose), chron. Gastritis, Ulkuskrankheit, Pankreatitis, Ösophagusvarizen, Kardiomyopathie oder PNP?

Labor: γ-GT ↑, GOT ↑, GPT ↑, MCV ↑, CDT ↑ (CD Tect®-Enzym-Immunassay). Fortgeschrittenes Stadium: Bili ↑, Thrombos ↓, Quick ↓, Folsäure ↓, Vit. B_{12} ↓. **Cave:** Werte korrelieren nicht immer mit Schwere der Erkr., bes. im Frühstadium.

Tab. 21.1 Alkoholkrankheiten, Einteilung nach Jellinek

Alphatrinker	Alkoholkonsum ohne Kontrollverlust zur Bewältigung psychischer und/oder körperlicher Probleme (Konflikttrinker)
Betatrinker	Alkoholkonsum aus Anpassung und Gewohnheit, evtl. körperliche Folgen (Gelegenheitstrinker)
Gammatrinker	Alkoholkonsum mit Kontrollverlust, Abhängigkeit mit körperlichen und sozialen Folgen (süchtiger Trinker)
Deltatrinker	Alkoholkrankheit mit Abhängigkeit und Abstinenzunfähigkeit (Gewohnheitstrinker)
Epsilontrinker	Exzessiver Alkoholkonsum mit Kontrollverlust, evtl. wochen- und monatelanger Alkoholkonsum, episodischer Trinker, „Quartalssäufer"

Gamma-, Delta- und Epsilontrinker erfüllen die Kriterien des Vollbildes der Alkoholkrankheit: Abhängigkeit, seelische, körperliche, soziale Schäden

Psychiatrische und neurologische Folgeerkrankungen

Prädelir: Tremor, Schwitzen, Blutdruck- und Pulserhöhung, ängstliche Unruhe

Delir: Zusätzlich Orientierungsstörung (Datum? Situation?), optische Halluzinationen, Suggestibilität; Letalität ca. 5%

Grand-mal-Anfälle: Bei Alkoholentzug in ca. 20%

Wernicke-Enzephalopathie: Schwere Gangunsicherheit, Sehstörung (Nystagmus, Doppelbilder). PNP. **Ther.:** Sofortige Vit.-B_1-Gabe, z.B. initial 50 mg Thiamin i.v. und 50 mg i.m., z.B. Vit.-B_1-ratiopharm®, weiter mit 50 mg tägl. i.m.

Korsakow-Sy.: Merkfähigkeit deutlich gestört, Desorientierung (bes. zeitlich), Konfabulationen

Alkoholische Demenz/Alkoholhalluzinose: Akustische Halluzinose, Verfolgungsthematik

Alkoholischer Eifersuchtswahn: Nur bei M, groteske Eifersuchtsideen

Patholog. Rausch: Bereits bei geringer Alkoholmenge „persönlichkeitsfremdes" Verhalten.

Möglichst frühzeitig Pat. erfassen, z.B. bei Check-up 35 bei Verdacht γ-GT mitmachen.

Therapie Verweis auf Selbsthilfegruppen (z.B. Anonyme Alkoholiker), Suchtberatungsstellen (34.2), bei Eigenmotivation Klinikeinweisung zur Entgiftungs- und Entzugsbehandlung. Längerstationäre Ther. wird oft vom Arbeitgeber gut akzeptiert (sonst hohe AU-Ausfälle/Leistungsminderung/Unfallgefahr), evtl. Betriebsarzt/Betriebsrat informieren (**Cave:** Nur mit ausdrücklicher Erlaubnis des Pat.!).

Acamprosat = Campral®: Medikament zur Aufrechterhaltung der Abstinenz nach adäqua Entzugsbehandlung im Rahmen weiterer Sozio- und Psychother.; nicht sedierend, relativ gut v träglich, vermindert Suchtdruck („Craving"). Dos.: KG < 60 kg 2-1-1 Tbl.; > 60 kg 2-2-2 T Behandlungsdauer 12 Mon.; relativ teuer. KI: NI, schwere Leberinsuffizienz, Alter > 65 J., Schw gerschaft und Stillzeit.

Prognose Günstiger, wenn Pat. noch in Familie und Beruf integriert ist. Erfolgsquote korrel mit der Qualität der Rehabilitation durch Klinik, HA und Selbsthilfegruppe!

Probleme im Umgang mit Alkoholkranken

Der Pat. sieht im Arzt nicht nur den Helfer, sondern auch den Verfolger. Trotzdem Prob konsequent ansprechen und auf Therapiemöglichkeiten hinweisen. Haltung engagierter lassenheit anstreben: Problem angehen, Verleugnung nicht mitmachen, Rückfälle annehm

21.9.2 Medikamentenabhängigkeit

800 000 Abhängige in Deutschland, F : M = 2 : 1, steigende Tendenz.

Analgetikaabusus

Häufig bei chron. (bes. psychosomatischen) Schmerzsy. (Zephalgie, Rückenschmerz), Abusus von verkäuflichen Analgetika (bes. gefährlich: Mischpräparate mit Koffein). Teufelskreis: Schm → Analgetika → Schmerz → Dosissteigerung → medikamenteninduziertes Schmerzsy.

Diagnostik Bei chron. Schmerzen nach Kauf eigener Tabletten fragen (Konsum/Mon.).

Klinik Chron. Schmerz, bei jahrelangem Abusus schwere Leber- und Nierenschäden mögl

Therapie Analgetika absetzen, evtl. Klinikeinweisung.

Benzodiazepinabusus

Einteilung in drei Patientengruppen (Übergänge fließend).

- Gruppe 1: Relativ gut integrierte Pat., die seit J. Benzodiazepine (v.a. als „Schlaftablet verschrieben bekommen
- Gruppe 2: Pat. mit Angst und Depression, bei denen nicht die Regel der nur kurzzeit Rezeptierung beachtet wurde und die aus Angst vor Verschlechterung Benzodiazepine nehmen
- Gruppe 3: Suchtpat., bei denen das ganze Leben auf das oder die Suchtmittel konzentrier oft illegale Beschaffung.

Diagnostik Bei Gruppe 1 und 2 einfach (holen Rp. vom Arzt), schwieriger bei Gruppe

Klinik Oft keine typischen körperlichen Symptome. Bei Entzug: Unruhe, Schlafstörung Ängste. Bei alten Pat.: Muskelschwäche und Koordinationsstörung (Sturzgefahr!).

Therapie

- Gruppe 1: Individuelle Prüfung, ob langsames Ausschleichen der Medikation möglich. E durch niedrig dosierte Neuroleptika (z.B. Imap® 1,5 mg i.m., 1 ×/Wo.) oder Antidepre (z.B. Doxepin 10–25 mg abends) erwägen. Phytother. (z.B. Euvegal® 2 × 1). Stützende Gespräche, Hinweis auf Entspannungsverfahren (z.B. Autogenes Training). In bestimmten Fällen (Pat. alt, kann keine Therapiealternativen annehmen) Weiterverordnung vertretbar

Gruppe 2: Dringend zum Entzug raten (langsames Ausschleichen ambulant; Klinikeinweisung, wenn nicht erfolgreich), da sonst iatrogene Sucht, die zu dem psychischen Problem des Pat. hinzukommt. Ggf. mitbehandelnde Ärzte kontaktieren (Konzept: Psychopharmaka mit Suchtpotenzial nach Vereinbarung nur von einem Kollegen verschreiben lassen – Problem: „Chipkarten-Tourismus")

Gruppe 3: Immer Mitbehandlung durch Fachkräfte (Fachambulanzen, Nervenärzte, Fachkliniken) anstreben.

Im Notfalldienst häufig Suchtpat., die bestimmte Medikamente fordern bzw. recht dramatisch ihre Notlage schildern. Hier kann Rp. verweigert werden, stattdessen ein längeres Gespräch oder Facharztüberweisung oder Klinikeinweisung vorschlagen. Will Pat. nur „Stoff" und keine Hilfe, wird er Letzteres häufig ablehnen.

phylaxe
Eigene Verordnungspraxis kritisch betrachten, nicht in Automatismus („Unwohlsein/Angst/ Depression → Medikament") verfallen. Keine lang andauernde Benzodiazepinverordnung bei Angst und Depression!

Alternative Therapieformen (z.B. bei Schlafstörungen) anbieten: Phytother., Homöopathika, Akupunktur, physikalische Ther., regelmäßig stützende Gespräche.

.9.3 Drogenabhängigkeit

000 Abhängige in Deutschland; Altersgipfel: 18.–30. Lj.

attyp Heroin, medizinische Opiate (z.B. Dolantin®, Temgesic® u.a.) sowie Codein (wird zu in Morphin verstoffwechselt). *Überdosierung:* Stecknadelpupillen, Bewusstlosigkeit, Atem ession. Organische **KO:** Hepatopathie, Thrombosen und Inf. (sexuell übertragbare Krank ·n, HIV-Inf., Abszesse, Hep. B und C). *Entzug:* Mydriasis, Schwitzen, Diarrhoe, Unruhe, ·t, Puls- und Blutdruckerhöhung.

·aintyp Drogenwirkung: Halluzinationen, Antriebssteigerung, Appetitminderung, Schlaf ungen, Krampfanfälle und Fieber möglich. *Entzug:* Erschöpfung, Schlaflosigkeit und psycho ·rische Unruhe.

·nabistyp Haschisch bzw. Marihuana. Drogenwirkung: Heiterkeit, Euphorie; keine körper ·n Abhängigkeits- und Entzugserscheinungen, bei längerem Missbrauch Störung des Sozial ·altens. **KO:** „Horrortrip".

·uzinogentyp LSD, PCP, Mescalin. Drogenwirkung: Intensiver und länger andauernd als bei ·nabis; auch hier keine körperlichen Abhängigkeits- und Entzugserscheinungen, eher Befind ·eitsstörungen. **KO:** Depersonalisationserlebnisse, Angst, Depression und Wahn.

·ulanzien, Psychotonika Ecstasy – beliebteste „Designerdroge" bei 15- bis 24-Jährigen. ·kamine – „Speed", Fenetyllin, z.B Captagon®, „Fitmacherdrogen".

- Drogenwirkung: Leistungssteigerung, Entspannung, Heiterkeit, Enthemmung im Kont Energiegefühl, schwere Panikattacken, Appetitreduktion, geringes Schlafbedürfnis, Tachy die, Hypertonus, Mydriasis, Hyperthermie, Gerinnungsstörung, Nierenversagen, plötzlic Herztod, Krampfanfälle, Hirninfarkte und -blutungen, Psychosen mit Wahn und Halluzi tionen. Erhebliche psychische Abhängigkeit, keine körperliche Abhängigkeit, rasche Gew nung und Dosissteigerung
- *Entzug:* Häufig Müdigkeit, Abgeschlagenheit und Depression.

!
- Bei der Ther. von Drogenabhängigen unbedingt mit Fachkräften/Fachkliniken zus menarbeiten
- Keine entsprechende Verordnung bei V.a. Drogenabusus im Notfalldienst: Besser Kl keinweisung anbieten
- Methadonprogramme bei Morphinabhängigkeit (☞ 1.7.5)
- Gefährlicher Trend zu Designerdrogen – frühzeitig daran denken!

21.9.4 Nikotinsucht

Häufigste Sucht weltweit; ca. 60% der M und 40% der F, bei anderen Suchtformen (Alkohol, Dro Medikamente) oft zusätzlich.

Psychodynamik Orale Bedürfnisbefriedigung, z.B. in Stresssituationen, Unterdrückung Unlustgefühlen und Spannungszuständen u.a.

Wirkung Subjektiv emotionale Stabilisierung, subjektiv Leistungs- und Konzentrationsste rung, langsame Gewöhnung.

Klinik Chron. Husten, Braunfärbung der Finger. *Im Entzug:* Gereiztheit, depressive Stimmu lage, kompensatorische „Fressattacken".

Komplikationen Chron. Bronchitis, Bronchial-Ca, andere Neoplasien, Arterioskle (z.B. pAVK, ☞ 11.3.2).

Therapie Entspannungsverfahren einschließlich Hypnosether., verhaltensther. Raucher wöhnungsprogramme; nikotinhaltige Pflaster und Kaugummis zum Ausschleichen, Nicotinell® 10/-20/-30 Pflaster und Nicorette® 2/4 mg Kaugummi oder Bupropion (Zyb 2 × 150 mg ret. tägl. (initial 1 × 150 mg bis Tag 7). **NW:** Abhängigkeit, selten Krän **Cave:** Keine Verordnung auf Kassenrezept, KI: Krämpfe, Ess-Störungen, bipolare Erkrank Schwangerschaft, Stillen, MAO-Hemmer-Therapie.

21.9.5 Spielsucht

Deutlich steigende Zahl von spielsüchtigen Pat. In erster Linie Automatenspieler („Spielhöllen") zessiv zwanghaftes Spielen, häufig junge Menschen aus sozial schwachen Schichten.

Psychodynamik Häufig unsichere, stimmungslabile Persönlichkeit mit verminderter Fru tionstoleranz und regressivem Verhalten.

nik Fixierung auf Glücksspiel, kann an keinem Spielsalon vorbeigehen, zunehmende Ver-
uldung, psychosoziale Existenzgefährdung, allg. Passivität mit depressiven Stimmungsschwan-
gen, latente Suizidalität.

gnostik Eigen- und Fremdanamnese.

rapie Kontaktaufnahme mit Suchtberatungsstelle, stationäre Psychother. (Verhaltensther.,
taltther. u.a.), langfristig verbessert Selbsthilfegruppe Prognose, ggf. Schuldnerberatung und
soziale Umfeld in das Therapiekonzept einbeziehen.

1.10 Krisenintervention und Notfälle

.10.1 Suizidalität

Deutschland sterben jährlich 13 000–14 000 Menschen durch Suizid (Rang 5 der Todesursachen).
70% der Pat. konsultieren vor Suiziden ihren HA. Zu unterscheiden ist der vollendete Suizid (mehr
vom Suizidversuch (10 × häufiger, mehr F).*

chodynamik Starke innere Aggression, die schuldhaft erlebt wird. Oft wird Suizid unbe-
st als erstrebenswerter regressiver Zustand der Geborgenheit und Ruhe gesehen („Rückkehr in
Mutterschoß", „Einssein mit dem All"). Dabei wird (unbewusst) die eigene Größe und Be-
schung einer unverarbeiteten Krisensituation wiederhergestellt. Daher kurz vor dem geplan-
Suizid oft äußerlich ausgeglichene Stimmungslage („Ruhe vor dem Sturm").

kogruppen Pat. mit Psychosen (Schizophrenie, endogene Depression), sonstige depressive
jugendliche „bindungsunfähige" Pat., Suchtpat., Ärzte, ältere und einsame Pat., Alleinlebende
e enge familiäre Bindungen, Flüchtlinge und Menschen ohne tragende emotionale und soziale
s, Pat. mit Suizidversuchen in der Anamnese.

rapie Bezugspersonen mit in die Betreuung einbinden (suizidale Pat. nicht allein lassen),
hiatrische Mitbehandlung, kurzfristige Befundkontrollen (am gleichen oder nächsten Tag),
ambulanter Betreuung jederzeitige Erreichbarkeit für den Pat. sicherstellen. Uneinsichtiger
Klinikeinweisung, ggf. Zwangseinweisung einleiten (☞ 1.4.10). Zur Krisenintervention
Suizidalität Benzodiazepine oder sedierende Neuroleptika einsetzen.

Einem Suizid gehen oft direkte oder indirekte Ankündigungen voraus: Diese sehr ernst neh-
nen! Bei Risikopat. Suizidalität immer direkt ansprechen. Entscheidendes Therapieprinzip
bei Suizidalität ist die Sicherung durch menschlichen Kontakt.

---

genkatalog zur Diagnostik der Suizidalität (nach Pöldinger)

Haben Sie in letzter Zeit daran denken müssen, sich das Leben zu nehmen? (ja)
Häufig? (ja)
Haben Sie auch daran denken müssen, ohne es zu wollen? (ja)
Haben Sie konkrete Ideen, wie Sie den Selbstmord durchführen? (ja)
Haben Sie Vorbereitungen getroffen? (ja)
Haben Sie schon zu jemand über Ihre Selbstmordabsichten gesprochen? (ja)

Forts. ▶

- Haben Sie einmal einen Selbstmordversuch unternommen? (ja)
- Hat sich in Ihrer Familie oder Ihrem Freundeskreis schon jemand das Leben genomme(ja)
- Halten Sie Ihre Situation für aussichts- und hoffnungslos? (ja)
- Fällt es Ihnen schwer, an etwas anderes als an Ihre Probleme zu denken? (ja)
- Haben Sie in letzter Zeit weniger Kontakte zu Ihren Verwandten und Freunden? (ja)
- Haben Sie noch Interesse daran, was in Ihrem Beruf und Ihrer Umgebung vorgeht? (nei
- Haben Sie jemanden mit dem Sie offen und vertraulich über Ihre Probleme sprechen kö nen? (nein)
- Wohnen Sie in Ihrer Wohnung in einer Wohngemeinschaft mit Familienmitgliedern oc Bekannten? (nein)
- Fühlen Sie sich unter starken familiären oder beruflichen Verpflichtungen stehend? (ne
- Fühlen Sie sich in einer religiösen bzw. weltanschaulichen Gemeinschaft verwurzelt? (nei
Je mehr Fragen im Sinne der angegebenen Antwort beantwortet werden, desto höher muss Suizidrisiko eingeschätzt werden.

21.10.2 Panikattacke, Herzangstanfall, Hyperventilatic

Übergänge fließend; typischerweise heftige psychische Erregung mit Angstzuständen; eher jün meist organisch gesunde Menschen.

Therapie
- Ruhige, besonnene körperliche und psychische Befunderhebung entspannt oft die Situa
- Bei ausbleibender Besserung Gabe eines Sedativums (z.B. Diazepam 5–10 mg langsam i.v. i.m.)
- Oft deutet Pat. selbst spontan Konfliktbereiche (Urlaubsreise, Heirat, Prüfung u.a.) an; w nicht, mögliche Exploration auf späteren Termin verschieben
- Kontrolltermin am nächsten Tag
- Bei Hyperventilation: Rückatmung (Plastiktüte) gut wirksam, Erfolg nach etwa 10 Mi

21.10.3 Akuter psychotischer Erregungszustand

Ätiologie Schizophrenie oder hirnorganische Prozesse (Demenz, Durchgangssy.).

Klinik Hochgradige Erregtheit, formale und/oder inhaltliche Denkstörungen oder Halluc tionen.

Therapie
- Ruhe bewahren: Kann Erregung und Ängste reduzieren
- Medikamentöse Ther.: Z.B. 1–2 Amp. Haldol® à 5 mg i.v. oder i.m. **Cave:** Bei alten Mens max. $\frac{1}{2}$ Amp. à 5 mg oder 5–6 Tr. Wiederholung nach 30 Min. möglich, bei jüngeren mittelalten Pat. alternativ oder zusätzlich auch Diazepam 5–10 mg langsam i.v. oder
- Bei schwer kontrollierbarer Situation: Sanitäter und/oder Polizei zur Hilfe rufen.

Alkohol- und Drogenintox. (☞ 3.5.2).

1.11 Psychotherapie

1.11.1 Psychotherapeutische Behandlung

planter Prozess zur Beeinflussung von Verhaltensstörungen und Leidenszuständen mit psychologi-en Mitteln, in Richtung auf ein definiertes, nach Möglichkeit gemeinsam erarbeitetes Ziel mit lehr-en Techniken auf der Basis einer Theorie des normalen und pathologischen Verhaltens (nach Strotz-. Psychother. ist also nicht unverbindliches Geplauder, sondern methodische Arbeit mit dem Pat. an en Problemen.

* Wirksamkeit psychother. Maßnahmen ist empirisch gut belegt, deshalb in Deutschland Kas-leistung. In Anlehnung an GOÄ und EBM lassen sich unterscheiden:

  Übende Verfahren: Z.B. Autogenes Training, progressive Muskelrelaxation nach Jacobson
  Große Psychother.: Z.B. Verhaltensther. oder tiefenpsychologisch fundierte Psychother./Psy-choanalyse.

raussetzung Motivation des Pat., an sich zu arbeiten und etwas ändern zu wollen (fehlt oft psychosomatischen, z.B. Schmerzpat.). Weiterhin muss der Pat. zumindest ein gewisses Maß Selbstreflexion und Fähigkeit zum Verstehen von Deutungen mitbringen. Der Verzicht auf die einlösung der Probleme im Symptom fällt den Pat. oft schwer („Widerstand"). Viele Menschen en diese Konflikte und lehnen deshalb Psychother. von vornherein ab. **Cave:** Nie zur Psycho-. drängen; der Entschluss muss vom Pat. selbst getragen werden.

gnose Von vielen Faktoren abhängig.

  Günstig: Kurze Krankheitsdauer (Wo., Mon.), hoher Leidensdruck, Einsicht in die Psycho-genese des Problems, psychische und soziale Flexibilität, gute Introspektionsfähigkeit
  Ungünstig: Langer chron. Verlauf, geringer Leidensdruck, hoher Krankheitsgewinn, maso-chistische Verhaltensweisen, rigide symptomstabilisierende Beziehungsverhältnisse (z.B. in der Familie).

---

tienten während einer Psychotherapie

. Verlauf einer Behandlung kann es zu erheblichen psychischen Belastungen des Pat. und zur rübergehenden Verschlimmerung der ursprünglichen Beschwerden oder zu „neuen" Sym-men kommen („Symptomverschiebung", „Agieren" = Verschiebung von Therapieproble-en auf Bereiche außerhalb der Ther.). Konflikte mit dem Therapeuten sind nicht selten und nnen wichtiges „Material" für eine weitere erfolgreiche Behandlung sein; als HA nicht jede m Pat. angebotene Kritik übernehmen, sondern vorschlagen, die Konfliktpunkte in der näch-n Therapiestunde anzusprechen. Ein Therapieabbruch ist meist die schlechtere Lösung.

21.11.2 Psychotherapeutische Fort- und Weiterbildung für den Allgemeinarzt

Balintgruppe

Vom ungarischen Psychoanalytiker Balint mit Allgemeinärzten in England entwickelte Gruppenarb. Nach Vorstellen eines Problempat. kann die Gruppe Fantasien, Gefühle und Ideen zum Fall erarbei dabei spiegelt sich häufig die Fallproblematik in Beiträgen und Gruppendynamik.

- Ziel: Hilfe im Umgang mit „Problempat." und bei Beziehungsproblemen im Arzt-Pat.-V hältnis. Erkenntnis von „blinden Flecken" der eigenen Wahrnehmung, Verstehenlernen v „unerklärlichen" Konflikten mit Pat. im Spiegel der Gruppe
- Bemerkung: Geringer Zeitaufwand, z.B. eine Doppelstunde alle 8 oder 14 d; kontinuierli Mitarbeit in einer Gruppe für 1–2 J. anstreben. Die Gruppenarbeit wird als entlastend u interessant erlebt. Info: www.balintgesellschaft.de.

Zusatzbezeichnung „Psychotherapie"

Berechtigt zur Abrechnung von psychother. Leistungen (Nrn. 871–874 tiefenpsychologisch, 881– verhaltensther.).

Bemerkung: Ausbildung umfasst mind. 550 h (Theorie und Praxis: 2–4 h/Wo. über mind. Kosten ≥ 6 000 €). Psychother. muss im Gegensatz zu anderen medizinischen Methoden „se erfahren" und gelernt werden, ein Teil der Ausbildung ist also „Ther. für den Therapeute Informationen über anerkannte Weiterbildungsinstitute und Ausbilder für einzelne Verfah geben die Landesärztekammern (Adressen ☞ 34.4.1).

21.12 Coping

Coping bedeutet „Bewältigung von Krankheit", d.h. es umfasst Prozesse, um Belastungen einer Kra heit aufzufangen, zu mildern und zu meistern; neuere psychologische Forschungsrichtung, die emotionale und praktische Umgehen des Pat. mit dem Problem seiner Krankheit untersucht.

Coping-Strategien Informationssuche, Verleugnung, depressive Resignation, Religiös kämpferische Aktivität, Suche „alternativer HV" und viele andere.

Praktische Fragestellungen

- Welche Coping-Strategie hat der Pat.? Ist von Pat. zu Pat. und bei verschiedenen Kran heiten unterschiedlich; bei Herzinfarkt z.B. eher „Informationssuche", bei Ca eher „V leugnung" oder „kämpferische Aktivität"
- Wie ist diese Coping-Strategie bei diesem Pat. in dieser Situation zu bewerten? Verleugnu Verdrängung oder auch Resignation können durchaus adäquate Reaktionen bei bestim ten Pat. und bestimmten Situationen sein. Keine voreilige Verurteilung von naiven oder wissenschaftlich-positivistischer Arztsicht unsinnigen Strategien, weil sonst das Verarb tungsvermögen des Pat. unnötig geschwächt und gestört wird

---

Forts.

Soll der Arzt in die Coping-Strategie eingreifen? Eher nicht; Beeinflussung ohnehin oft nicht möglich. Schwere Erkr., Charakter und psychosoziale Situation des Pat. sind stark determinierende Faktoren. Bei Selbstschädigung klar Standpunkt beziehen: Z.B. bei Ther. von Malignom, wenn Pat. alleinige naturheilkundliche Ther. fordert, schulmedizinisch jedoch eine Heilung zu erwarten ist. Meist lassen sich tragfähige Kompromisse erzielen.

Bei der Betreuung chron. kranker Pat. in der Allgemeinpraxis stellt das Coping häufig eine größere Herausforderung dar, als die eigentliche Ther. der Grundkrankheit; Nr. 11, 850, 851 (EBM).

1.13 Internet

Zwangsstörungen: www.zwaenge.de
Balintgruppe: www.balintgesellschaft.de

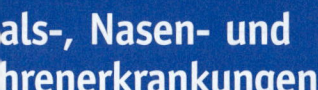

als-, Nasen- und hrenerkrankungen

22

rtina Keller _ Winfried Keller _ Susann Ott

22.1 Leitsymptome und ihre DD

Schwindel ☞ 20.1.1

22.1.1 Hörminderung

Diagnostik ☞ 22.2.4

Differenzialdiagnose nach Verlauf

Akut

- Cerumen obturans (☞ 22.6.1) nach dem Duschen, Schwimmen
- Paukenerguss und Otitis media acuta (☞ 22.6.3) in Kombination mit Schmerzen
- Hörsturz (☞ 22.6.4)
- Nach Verletzungen (☞ 22.6.3): Trommelfellperforation (z.B. Ohrfeige, Manipulation Ohrstäbchen), Barotrauma (z.B. Flugzeug beim Landen), Felsenbeinfrakturen
- Akutes Lärmtrauma (☞ 29.2.4, ☞ 22.6.4)
- Toxisch (Chemotherapien, Grippeotitis).

Chronisch

- Angeboren: Ohrfehlbildung, intrauterine Infektionskrankheiten (Diagnose durch Kinder HNO-Arzt; frühzeitige Versorgung in einem pädaudiologischen Zentrum), z.B. Rötelr
- Erworben: Chron. Otitis media (☞ 22.6.3), Otosklerose, Alters- oder Lärmschwerhöri (Disco, Lärmarbeit), Medikamenteneinnahme.

Intermittierend In Verbindung mit Schwindel und Tinnitus: M. Menière (☞ 22.6.4), be (☞ 20.7), Lues (☞ 9.8.2), bei „klaffender Tube" (☞ 22.6.3; Grav., Gewichtsabnahme, nach perlicher Belastung), psychogene Hörminderung (schulische/berufliche Probleme, familiär tuation).

Differenzialdiagnose nach Ätiologie

Schallleitungsschwerhörigkeit

- Störungen im Gehörgang: Cerumen obturans, Otitis externa, Exostosen, Fremdkö (☞ 22.6.1), Ekzem, tumoröse oder traumatische Veränderungen
- Störungen im Mittelohr: Tubenkatarrh (☞ 22.6.3), Mittelohrerguss, akute oder chron. C media, Cholesteatom (☞ 22.6.3), Trommelfellveränderungen, Felsenbeinquerfraktur, sklerose.

Schallempfindungsschwerhörigkeit

- Innenohrstörung: Chron. oder akutes Lärmtrauma (☞ 22.6.4; zunehmende Häufigkei bei Jugendlichen durch laute Musik, z.B. Disco), Altersschwerhörigkeit (☞ 27.1, ☞ 22 Hörsturz (☞ 22.6.4), M. Menière (☞ 22.6.4), erbliche oder infektiöse Innenohrschä
- Hörnervenstörung, z.B. durch Tumoren, MS
- Zentrale Störung, z.B. durch Tumoren, Gefäßprozesse
- Kombinierte Schallleitungs- und Schallempfindungsstörung.

r HA sollte jede Möglichkeit im tägl. Praxisablauf nutzen, um Hörstörungen zu erkennen. örtests sollten durchgeführt werden bei:

- Jeder Erstuntersuchung eines neuen Pat.
- Kindervorsorgeuntersuchungen
- Untersuchungen nach dem Bundesjugendarbeitsschutzgesetz
- Gesundheits-Check-up
- Attestierung der Berufsfähigkeit eines Pat. bzw. der Fähigkeit, eine bestimmte Tätigkeit auszuüben (Sportbootführerschein, Kfz-Tauglichkeitsuntersuchung, Tauchschein, Fallschirmspringerschein u.a.).

rüber hinaus sollte jede Hörstörung, die im Zusammenhang mit einer Erkr. auffällt, kon- lliert werden, bis feststeht, ob es sich um eine vorübergehende Störung handelt oder um eine naltende Beeinträchtigung, die der weiteren Diagn. und Versorgung bedarf.

.1.2 Ohrenschmerzen

Begriff „Ohrenschmerzen" wird umgangssprachlich oft vieldeutig verwendet; deshalb als erstes ieren, ob es sich um Schmerzen oder eher Reizempfindungen (Völlegefühl, Druck, Juckreiz) han-

- Plötzliches Auftreten, häufig nach dem Duschen oder Schwimmen, provozierbar durch Tra- gusdruck oder Zug an der Ohrmuschel spricht für Otitis externa (☞ 22.6.1)
- Plötzliches Auftreten heftiger pulsierender Ohrenschmerzen, meist im Zusammenhang mit Erkältungskrankheiten, oft nachts beginnend, spricht für Otitis media (☞ 22.6.3)
- Starke neuralgiforme Schmerzen während und nach Zoster oticus (☞ 22.6.1)
- Begleitende Schmerzsymptomatik auch bei allen anderen entzündlichen und vielen tumorö- sen Erkr. der Ohrmuschel – z.B. Perichondritis (☞ 22.6.1), Erysipel (☞ 22.6.1 und ☞ 25.5.2), Verletzungen, Verbrennung, Erfrierung (☞ 22.6.2), infizierte Atherome, Malig- nome (☞ 25.10) – sowie bei Okzipitalisneuralgie, Kiefergelenksarthrose und HWS-Sy., Schmerzausstrahlung bei Hypopharynxprozessen (Tumor)
- Ohrdruck, Stechen im Ohr in Verbindung mit leichter Hörminderung bei Erkältungskrank- heiten gibt Hinweis auf Tubenventilationsstörung (☞ 22.6.3), ist aber auch bei Hörsturz (☞ 22.6.4) möglich
- Juckreiz im Ohr (Ohrpruritus) bei entzündlichen und allergischen Hauterkr. im Gehörgang (Ekzem, Impetigo contagiosa, Akne, Psoriasis u.a.; ☞ 22.6.1); idiopathisch bei Atrophie der Gehörgangshaut mit Cerumenmangel, aber auch bei Cerumen obturans und Gehörgangs- remdkörpern (☞ 22.6.1).

ersuchung

ektion und Palpation

- Begleitende Rötung, Schwellung, ggf. Bläschenbildung oder Hämatom an der Ohrmuschel weisen auf Entzündung oder Trauma (☞ 22.6.2) hin
- Tragusdruck-, Ohrläppchenzugschmerz bei Otitis externa (☞ 22.6.1)
- Allg. Krankheitsgefühl, Fieber bei Otitis media acuta (☞ 22.6.3)

- Retroaurikulärer Druckschmerz, Schwellung und Rötung über Planum mastoideum, ab hende Ohrmuschel bei Mastoidbeteiligung (Mastoiditis, ☞ 22.6.3) oder als begleite Lymphadenitis bei Otitis externa.

Otoskopische Untersuchung (s.a. ☞ 22.2.4)

- Gehörgangshaut geschwollen, gerötet, schmierig belegt; starke Berührungsempfindlich beim Einsetzen des Ohrtrichters bei Otitis externa (☞ 22.6.1), Trommelfell oft nicht ein bar
- Trommelfell retrahiert, gefäßinjiziert, evtl. Mittelohrerguss bei Tubenkatarrh (☞ 22.6.
- Trommelfell gerötet, vorgewölbt, evtl. pulsierende Sekretion aus punktförmiger Trom fellperforation bei Otitis media acuta (☞ 22.6.3)
- Reizlose Verhältnisse von Gehörgang und Trommelfell bei Hörsturz (☞ 22.6.4), fortg teten Schmerzen (Parotitis, ☞ 22.8.1), Tonsillitis (☞ 22.3.2), Malignomen der Mundh und des Oro- und Hypopharynx, Pharyngitis (☞ 22.3.2), Neuralgien (☞ 20.12).

22.1.3 Heiserkeit

Akut

- Akute Laryngitis (☞ 22.4.1; begleitend bei grippalen Inf., akuter Tonsillitis)
- Stimmüberlastung
- Kehlkopftrauma (äußeres Trauma: Prellung, Würgen; inneres Trauma: Inhalation von xen)
- Z.n. OP, z.B. Thyreoidektomie, Intubationsnarkose.

Chronisch

- Chron. Laryngitis (☞ 22.4.1; Nikotinabusus, chron. Sinusitis)
- Tumoren (Polypen, Malignome)
- Neurologische Ursachen (N. recurrens, N. vagus), sekundär durch Metastasen
- Medikamente
- Funktionelle Stimmstörung (☞ 22.9.1).

Rezidivierend

- Bei Stimmbelastung (Beruf: Sänger, Redner, Lehrer u.a., ☞ 22.9.1)
- Psychogen.

Jede Heiserkeit, die länger als 3 Wo. anhält, muss HNO-ärztlich abgeklärt werden.

22.1.4 Schluckstörung

Anamnese

Dauer

- Plötzlich aufgetreten: Bei Fremdkörper in Kombination mit Schmerzen (Odynophagi
- Über Tage zunehmend: Ösophagitis, psychogen (Gefühl „Kloß im Hals"), Epiglottitis, kopfperichondritis

Über Wo. zunehmend: Tumor, neurologische Erkr., Divertikel, HWS-Erkr., internistische Erkr. (Aortenaneurysma, Vitaminmangel, Struma, Eisenmangel)

Über J. zunehmend: Neurologische Erkr., amyotrophe Lateralsklerose, MS (☞ 20.7), Myasthenia gravis, Achalasie, Sklerodermie.

Zusammenhang mit anderen Ereignissen

Z.n. OP: Stenose

Z.n. Radiatio: Xerostomie, Stenose

Nahrungsaufnahme: Bei fester Nahrung mechanisches Hindernis; bei flüssiger und fester Kost: Spätstadium Ca, neurologische Erkr.

Z.n. Trauma: z.B. Unterkieferfraktur, Verätzung.

gleitsymptome

Schmerzen (Odynophagie): Entzündung, Refluxkrankheit (zusätzlich epigastrische Schmerzen)

Regurgitation: Divertikel (übler Beigeschmack), Achalasie

Heiserkeit: N.-vagus-Parese, Tumor, Struma

Schmerzausstrahlung ins Ohr: Hochgradiger V.a. Hypopharynxmalignom

LK: Bei Entzündung, Malignom.

gnostik

Klinische Untersuchung: Hals-, LK- und Schilddrüsenpalpation, Inspektion der Mundhöhle

Rö: Nativaufnahme (Verlagerung der Trachea durch Struma, Aortenaneurysma), Barium-Breischluck-Kinematographie (Motilitätsbeurteilung)

HNO-ärztliche Untersuchung: Spiegeluntersuchung (indirekte und direkte Laryngoskopie)

Weiterführende Diagn. durch FA: Flexible Ösophagogastroduodenoskopie, Bronchoskopie oder direkte Laryngoskopie in Intubationsnarkose erforderlich, evtl. CT oder MRT.

.1.5   Blutung

tung aus dem Ohr

Traumatisch: Gehörgangsverletzung (bei Kindern häufig durch Fremdkörper), Trommelfellperforation durch Wattestäbchen, Stricknadeln; Schlag aufs Ohr (z.B. Ohrfeige, Sport), Felsenbeinfrakturen (Autounfall, Sportunfall)

Entzündlich: Otitis media acuta mit Spontanperforation des Trommelfells, Grippeotitis (☞ 22.6.3)

Andere Ursachen: Barotrauma (☞ 22.6.3).

gnostik   Anamnese; Inspektion des Gehörgangs und des Trommelfells.

tung aus dem Nasenrachenraum

Nachblutung bei Adenotomie: Häufig an den Schluckbewegungen des Kindes erkennbar, nur selten an Hämoptoe (Kreislaufkontrolle, sofortige Klinikeinweisung)

Sekundär bei Epistaxis aus den hinteren Nasenabschnitten (☞ 22.5.4).

ung aus der Nase (☞ 22.5.4).

Blutung aus der Mundhöhle

- Mund- und Rachenverletzung: Häufig bei Kindern Zungen-/Wangenbissverletzung bei St
  auf das Kinn; Pfählungsverletzung durch in den Mund genommene Gegenstände und
  schließenden Sturz oder Stoß. Tetanusprophylaxe, primäre Wundversorgung; bei oberflä
  licher Bagatellverletzung keine spezielle Ther. erforderlich
- Zahnverletzung: Häufig durch Sturz oder Schlag; Facharztüberweisung zur sofortigen za
  ärztlichen Behandlung
- Nachblutung bei operativen Eingriffen:
  - Tonsillektomie: Bis ca. 14 d postop. Nachblutung möglich → Kreislaufkontrolle, Eiskrawa
    wenn die Blutung nach wenigen Min. nicht zum Stillstand kommt: Klinikeinweisung
  - Zahnextraktion: Körperliche Ruhe, Eiskrawatte, bei Fortbestehen der Blutung Facharztü
    weisung zur zahnärztlichen Versorgung
- Tumorblutung: Bei exulzerierenden malignen Tumoren der Mundhöhle häufig kleinere re
  Blutungen von Speichel mit Blutbeimengung. Gutartige Tumoren: Hämangiome. Facha
  überweisung (HNO) zur weiteren Diagn. und Ther.
- Obere GIT-Blutung: Immer ausschließen.

Blutung aus Larynx und Hypopharynx

- Tumorblutung: Larynxkarzinom, Papillom, kleinere Blutung bei Stimmbandpolypen;
  Pulmonale/kardiale Ursachen (Husten, schaumiges Sputum)
- Larynxtrauma: Sofortige Klinikeinweisung in Intubationsbereitschaft.

Blutung aus Tracheostoma

- Ursachen: Tracheitis sicca (Borken, retrosternale Schmerzen), Arrosionsblutung, Tumc
  zidiv
- Ther. nach Ursache:
  - Tracheitis sicca: Bronchiallavage (2 × 10 ml NaCl 0,9%, Absaugen), Acetylcystein (A
    3 × 1 Brausetbl. tägl.) mit reichlich Flüssigkeit, ständiges Inhalieren
  - Blutung im Stomabereich: Kanüle mit Cuff einsetzen und blocken, sofortige Facharztü
    weisung bzw. Klinikeinweisung (je nach Befund).

22.1.6 Schwellungen im Hals- und Kopfbereich

Schwellung im Halsbereich

Zeitlicher Verlauf

- Plötzliches Auftreten: Bes. im Kieferwinkelbereich in Verbindung mit Inf. der oberen A
  wege: V.a. Lymphadenitis colli (☞ 22.7.2), Abszess
- Langsam wachsend, schmerzlos: V.a. LK-Metastase, malignes Lymphom
- Rezid., schmerzhaft, immer an der gleichen Stelle auftretend: V.a. Halszyste (☞ 22.
  V.a. Sialolithiasis (☞ 22.8.2).

Lokalisation

- Kieferwinkel: Lymphadenitis colli (☞ 22.7.2), LK-Metastase, malignes Lymphom
- Vorderrand des M. sternocleidomastoideus: Laterale Halszyste (☞ 22.7.3)

Hinterrand des M. sternocleidomastoideus: M. Boeck, Tbc, Virusinf., maligne Lymphome, Metastasen

Suprahyoidal: Mediane Halszyste (☞ 22.7.3)

Supraklavikulär li (Virchow-Drüse): LK-Metastase bei abdom., gyn. oder intrathorakalen Malignomen, malignes Lymphom.

pation

Druckdolenz: Lymphadenitis colli (☞ 22.7.2), infizierte Halszyste

Konsistenz: Weich (eher entzündlich), derb (eher malignomverdächtig)

Fluktuation: Evtl. bei lateraler Halszyste, Lymphangiom

Verschieblichkeit: Fixierte Schwellung ist dringend malignomverdächtig

Pulsation: Aneurysma, Glomustumor.

kultation Strömungsgeräusch bei vaskulären Tumoren, aber auch bei Schilddrüsenerkr. 17.6.1).

fferenzialdiagnose zervikaler Schwellungen

Unspezifische LK-Entzündungen

Spezifische LK-Entzündungen

LK-Tumoren (Metastasen, Lymphome; **DD** LK-Schwellungen ☞ 22.7.2

Atherome, Furunkel

Laterale oder mediane Halszyste (☞ 22.7.3)

Vaskuläre Tumoren (Glomustumoren, Aneurysmen, Hämangiome, Lymphangiome)

Schilddrüsenerkr. (☞ 17.6)

Epidermoidzyste.

wellung der Kopfspeicheldrüsen

er und Verlauf

Kontinuierliche Größenzunahme: Sialadenose (☞ 22.8.3) oder Tumor (☞ 22.8.4)

Essensabhängig: V.a. Sialolithiasis (☞ 22.8.2).

leitsymptome

Schmerz und Hautrötung: Akute Entzündung

Essensabhängiger, intermittierender Schmerz: V.a. Sialolithiasis

Fazialisparese: Hochgradiger V.a. maligne Parotistumor

Mundtrockenheit: Bei Sjögren-Sy. (☞ 18.3.3), Sialadenose (☞ 22.8.3), Strahlensialadenitis, als NW von Medikam. (z.B. Antihistaminika, β-Blocker, Anticholinergika, Antidepressiva)

Sekret-/Eiteraustritt aus Ausführungsgang: Bei Entzündungen.

ektion

Einseitige Drüsenschwellung: Je nach Begleitsymptomatik V.a. Entzündung, Sialolithiasis oder Tumor

Doppelseitige Drüsenschwellung: V.a. Mumps (☞ 16.7.8), Sialadenose (☞ 22.8.3), Sjögren-Sy. (☞ 18.3.3)

Diffuse, schmerzhafte, kurzzeitige Drüsenschwellung: V.a. Entzündung

Lokalisierte, längerfristige Drüsenschwellung: V.a. Tumor.

22.2 Untersuchungsmethoden

22.2.1 Mundhöhle und Pharynx

Inspektion und Palpation

- Bei Mundöffnung: Kieferklemme (meist schmerzbedingt)
- Form und Beweglichkeit der Zunge (Zunge herausstrecken lassen: Weicht bei Lähmung N. hypoglossus zur gelähmten Seite ab)
- Schleimhaut: Farbe, Feuchtigkeit, Leukoplakien (weißliche, verdickte Schleimhautbezir Ulzerationen (immer Zahnersatz entfernen lassen; mit Spatel Lippen und Wangen vorsic von den Zähnen abheben; seitlichen Mundboden nicht vergessen)
- Gaumen: „Ä" sagen lassen; bei Gaumensegelparese (N. vagus) weichen Uvula und Gaum bögen zur gesunden Seite ab (Kulissenphänomen)
- Oropharynx: Tonsillen symmetrisch, luxierbar, belegt, ulzeriert? Rachenhinterwand gra liert, ulzeriert? Eiter oder Schleimstraßen? Farbe, Vorwölbung des Gaumenbogens (bei ritonsillarabszessen)?
- Inspektion der Drüsenausführungsgänge (☞ 22.8)
- Palpation auf Induration (v.a. suspekte Bezirke: Ausdehnung, Konsistenz, Verschieblich schmerzhaft?): Immer bimanuell und mit Schutzhandschuhen.

22.2.2 Kehlkopf und Trachea

Anamnese, Inspektion und Palpation des äußeren Kehlkopfes

- Schluckbeschwerden (Dysphagie: Hindernis beim Schlucken, Odynophagie: Schmerzen I Schlucken)
- Stimmstörung: Heiserkeit, Aphonie, Stimmwechsel (Pubertät, Medikamente, Trauma, f tionelle Dysphonie; ☞ 22.9.1)
- Atemgeräusch: Inspiratorischer Stridor bei Obstruktion durch Fremdkörper, Tumor, Ö
- Mitbewegung des Kehlkopfes beim Schluckakt nach kranial (fehlt bei entzündlicher ode moröser Fixierung)
- Palpation des Kehlkopfes und der Nachbarschaft (Schilddrüse).

22.2.3 Nase und Nasennebenhöhlen

Inspektion und Palpation

- Entzündungszeichen, Schwellung?
- Formveränderung, Krepitation des knöchernen Nasengerüstes?
- NAP prüfen
- Druck- und Klopfempfindlichkeit über Stirn und Wange prüfen
- Schmerzen beim Bücken des Kopfes nach vorn?
- Stinkender Geruch aus der Nase (Fremdkörper!)?
- Ggf. vordere und hintere Rhinoskopie.

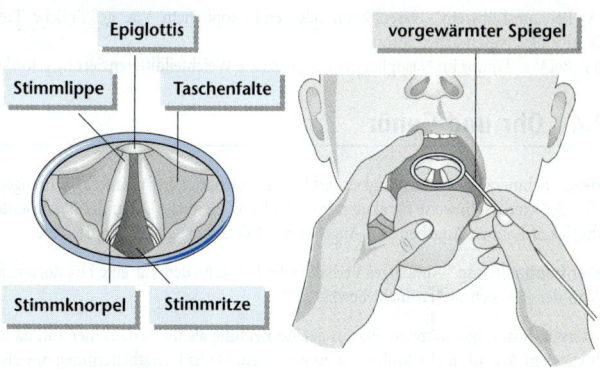

22.1 Kehlkopfspiegelung. Pat. sagt „Hiii"

Bildgebende Diagnostik

Sono (A-Scan)

Rö-NNH: Knöcherne Beurteilung der Sinus; Verschattung der Sinus

Rö-Nase seitlich: Beurteilung des knöchernen Nasengerüstes bei V.a. Nasenpyramidenfraktur

NNH-CT: Vor OP der NNH, wenn Rö-NNH nicht ausreichend; bei Tumorverdacht (Tumorausdehnung, -infiltration benachbarter Strukturen)

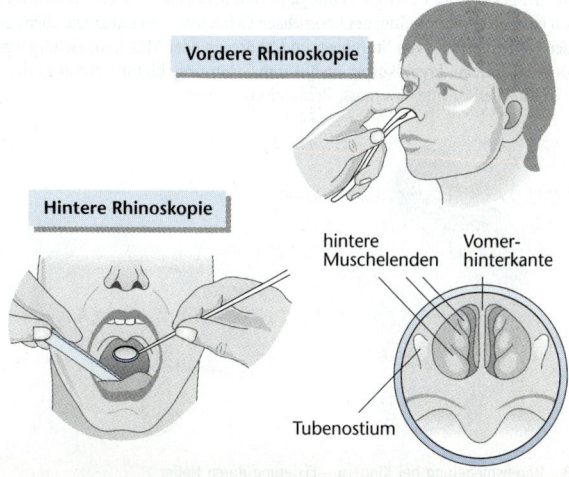

22.2 Vordere und hintere Rhinoskopie

- DSA: Bei „unstillbarem" Nasenbluten oder endoskopischem V.a. gefäßreiche Tumo (z.B. juveniles Nasenrachenfibrom)
- MRT: Bei V.a. Tumor im Nasopharynx (wenn exakte Weichteildifferenzierung erforderli

22.2.4 Ohr und Gehör

Anamnese Schmerzen, Schwerhörigkeit (erblich, altersbedingt, Lärmtrauma), Ohrengeräu Ohrlaufen, Schwindel, Hinweise für akuten Inf. oder Intox., zeitliche Dauer der Beschwerden. Schwerhörigkeit können Angaben von Angehörigen hilfreicher sein als die des Pat.

Patientenbeobachtung Auffälliges Verhalten des Pat. kann den V.a. eine Hörstörung len auch wenn der Pat. sich dessen nicht bewusst ist.

! Hörverständnisprobleme treten eher in der Anmeldung als im Arztzimmer auf, da der sich vor dem Arzt oft mehr Mühe gibt zu verstehen. Deshalb Arzthelferinnen anweisen, V.a. Hörstörung einen Vermerk in die Karteikarte zu legen.

Inspektion
- Äußeres Ohr: Rötung, Schwellung, Überwärmung, Neubildungen (z.B. Basaliom, ☞ 25.1 Fehlbildungen
- Nase, Rachenraum: Prüfung der Funktionsfähigkeit, Erkennung von Inf.

Palpation Mastoiddruckschmerz bei Mastoiditis (☞ 22.6.3), Tragusdruckschmerz bei C externa (☞ 22.6.1), regionäre LK-Schwellung, z.B. bei Otitis externa (☞ 22.7.2 und ☞ 22.

Otoskopie Inspektion des Gehörgangs und des Trommelfells mit Otoskop (Ohrmuschel hinten oben ziehen, um Krümmung des knorpeligen Gehörganganteils auszugleichen) zum schluss oder zur Feststellung von Störungen im Gehörgang oder Mittelohr: Gehörgangssch lung, Furunkel, Cerumen, Fremdkörper im äußeren Gehörgang, Blutung, Rötung oder Vor bung des Trommelfells, Mittelohrerguss, Perforation, Narben.

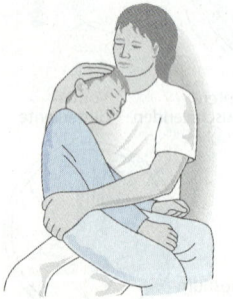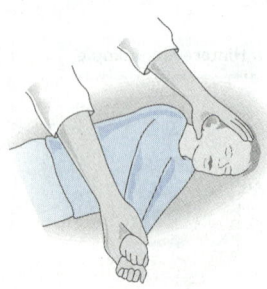

Abb. 22.3 Ohrenspiegelung bei Kindern – Fixierung durch Helfer

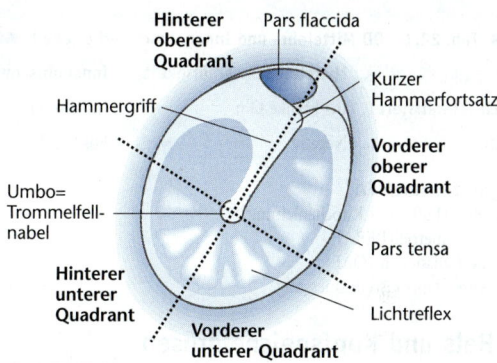

22.4 Rechtes Trommelfell

prüfung

särztliche Aufgabe ist die Erkennung und orientierende Differenzierung von Hörstörungen (be-
erte Schallleitung = Mittelohrschwerhörigkeit, behinderte Schallempfindung = Innenohrschwer-
keit).

weitenprüfung für Flüster- und Umgangssprache Voraussetzung: Schallgedämpfter,
m langer Raum. Untersuchung für beide Ohren getrennt (mit dem „besseren" Ohr beginnen;
wendetes Ohr zuhalten lassen). Untersucher spricht viersilbige Zahlwörter (zwischen 21 und
vor. Als Hörweite gilt der größte Abstand, in dem mehr als die Hälfte der Zahlwörter richtig
erholt wird.

weite für Umgangssprache:
4–6 m: Geringgradige Schwerhörigkeit
–4 m: Mittelgradige Schwerhörigkeit
25 cm–1 m: Hochgradige Schwerhörigkeit
< 25 cm: Taubheit.

mgabelversuch nach Weber Stimmgabel auf die Stirnmitte aufsetzen: Der Ohrgesunde
symmetrisch Schwerhörige lokalisiert den Ton in der Mitte.

mgabelversuch nach Rinne Pat. befragen, ob die Stimmgabel bei Aufsetzen auf dem Ma-
oder vor dem Ohr besser gehört wird.
Rinne pos. (vor dem Ohr lauter als auf dem Mastoid): Bei normalem Gehör oder Innenohr-
chwerhörigkeit
Rinne neg. (vor dem Ohr leiser als auf dem Mastoid): Bei Schallleitungsschwerhörigkeit =
Mittelohrschwerhörigkeit
Erst auf Mastoid aufsetzen, nach Abklingen Luftleitung prüfen.

Tab. 22.1 DD Mittelohr- und Innenohrschwerhörigkeit

	Mittelohrschwerhörigkeit	Innenohrschwerhörigk
Weber-Versuch lateralisiert	Ins kranke Ohr	Ins gesunde Ohr
Rinne-Versuch	Negativ	Positiv

Weitere Diagnostik durch FA

- Tonaudiometrie (Luft- und Knochenleitung)
- Hirnstammaudiometrie (BERA)
- Otoakustische Emissionen (OAE)
- Tympanometrie/Stapediusreflexmessung.

22.2.5 Hals und Kopfspeicheldrüsen

Hals

Inspektion

- Stellung und Beweglichkeit des Kopfes: Schonhaltung bei Entzündung (Schiefhals)
- Hautrötung: Z.B. bei infiziertem Atherom, Furunkel (☞ 4.3.3), Lymphadenitis (☞ 22.7.2), lateraler oder medianer Halszyste (☞ 22.7.3)
- Schwellung: Z.B. bei Halszyste, Lymphadenitis colli, LK-Metastase, Systemerkr. (Tbc, Sar dose, Leukämie, aberrierende Strumaknoten, malignes Lymphom).

Palpation

- Druckschmerzhaftigkeit: Z.B. bei Lymphadenitis colli, infizierter Halszyste, infiziertem A rom, Furunkel
- Verschieblichkeit: Eingeschränkt oder aufgehoben bei LK-Metastase

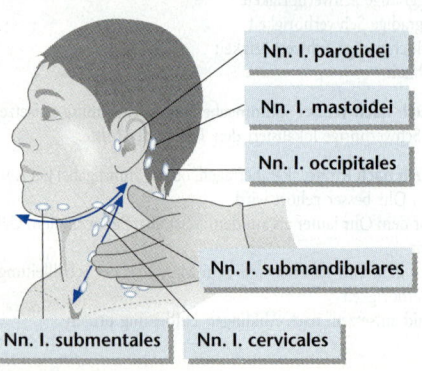

Abb. 22.5 LK im Halsbereich

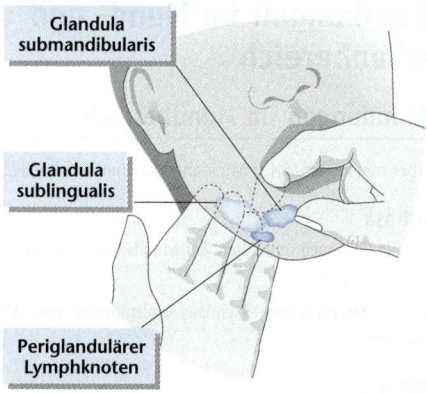

22.6 Bimanuelle Palpation des Mundbodens

Pulsation: Bei Gefäßtumor

Fluktuation: Bei flüssigkeitsgefüllter Schwellung wie z.B. Halszyste, Lymphangiom.

gebende Verfahren

Sono: Bei oberflächlich gelegenen Raumforderungen wie Lymphadenitis colli (☞ 22.7.2), Halszyste (☞ 22.7.3), LK-Metastasen (☞ 22.7.2), Schilddrüsenerkr. (☞ 17.6)

CT, MRT: Bei tiefer liegenden Prozessen wie vaskulären oder neurogenen Tumoren; evtl. bei LK-Metastasen zusätzlich DSA bei V.a. vaskulären Tumor.

icheldrüsen

ersuchung Untersuchung der Ausführungsgänge (s.a. ☞ 22.2.5, Abb. 22.6) und Massage Drüsen (Sekret im Ausführungsgang?).

Gl. parotis: Gegenüber dem zweiten Molaren oben bds.

Gl. submandibularis: Mundboden, re und li des Frenulums

Gl. sublingualis: I.d.R. gemeinsame Mündung des Ausführungsgangs mit Gl. submandibularis.

gebende Verfahren

Ultraschall (B-Scan): Zur Differenzierung und Größenbestimmung zystischer und solider Prozesse sowie zur Dokumentation

ialographie: KM-Applikation in Speicheldrüsenausführungsgang zur Darstellung von Gang-ktasien, Stenosen, Steinen (☞ 22.8.2), Tumoren

eitliche Leeraufnahme des Mundbodens kann, je nach Zusammensetzung des Speichelsteins, en Stein im Ausführungsgang der Gl. parotis bzw. der Gl. submandibularis nachweisen

OPG (Orthopantomographie): Bei V.a. Sialolithiasis der Gl. submandibularis

CT/MRT: Bei Tumorverdacht zur Festlegung der Tumorgrenzen und zur Beurteilung der nfiltration in die Nachbarstrukturen.

rsuchung des Ös. (☞ 8.2.2)

22.3 Erkrankungen im Mund- und Rachenbereich

22.3.1 Entzündungen im Mundbereich

Herpes labialis, Herpes simplex ☞ 25.4.1; Mundmykose, Mundsoor ☞ 24.5.1.

Stomatitis aphthosa

Wenige Millimeter große Erosionen und Ulzera der Mundschleimhaut, treten hartnäckig re auf, kein Fieber.

Therapie Kamillosan®, Myrrhetinktur, Gentiana-Violettlösung 1%, Ätzung mit Ag 10–30%, Pyralvex®-Lösung.

Stomatitis dugularis

Perlèche, Mundwinkelrhagade.

Therapie Ursache abklären (reduzierte Abwehrlage, Diab., Eisenmangel), Ätzung mit Ag 5–10%, Bepanthensalbe®.

Stomatitis ulcerosa, Stomatitis ulceromembranacea

S.a. ☞ 24.5.4.

Klinik Rötung, Schmerzen, Ulzeration der Mund-, Zungen- und Gingivaschleimhaut, fö Mundgeruch, Fieber, Speichelfluss, lokale LK-Schwellung (sehr schmerzhaft).

Diagnostik Abstrich; häufig Spirillen und fusiforme Stäbchen (wie Angina-Plaut-Vincer

Differenzialdiagnose Mykose, Lues, Tbc, AIDS, hämatologische Erkr. (Agranulozytose, kose).

Therapie Gentiana-Violett 1%, Hexoral®, Antibiose (Amoxicillin 3 × 750 mg tägl. oder trim® forte 2 × 2 Tbl. tägl.), Umstellung ggf. nach Antibiogramm.

Naturheilkundliche Therapieempfehlung bei Stomatitis Prinzipien s.a. (☞ 32.9

Phytotherapie

- Kamille (Matricaria recutita), z.B. Kamille® Spitzner N Lösung: Mit 1 ml Lsg. in 100 m warmem Wasser mehrmals tägl. spülen und gurgeln; **KI:** Überempfindlichkeit gegen K blütler. Grav. und Stillzeit (relative KI). **NW:** In Einzelfällen Überempfindlichkeitsreaktio auch Kreuzreaktionen

- Salbei (Salviae folium), z.B. Salviathymol® Lsg.: Bis zu 5 × tägl. 20 Tr. auf 1 Glas lauwa Wasser, bei Bedarf auch häufiger. **KI:** Kinder < 12 J., Grav., Stillzeit. Allergie gegen An (Anisöl), Zimt, Perubalsam. **NW:** In seltenen Fällen Überempfindlichkeitsreaktione Haut, der Atemwege, des GIT.

...ssitis

...ssitis allergica Exogen durch Arzneimittel, Lebensmittel, mechanische Irritation durch ...iss/Zahnersatz. **Ther.:** Ursachenbehandlung, Allergenkarenz. **DD:** Quincke-Ödem (☞ 24.5.3).

...pezifische Glossitis Zungenbrennen, Geschmacksstörungen. **Ätiol.:** Vielfältig (endo-...e Ursachen), Magen-Darmerkr., Lebererkr., Pilzerkr., hämatologische Erkr. (z.B. Perniziosa). **...r.:** Ursachenbehandlung, symptomatisch bis zur Ursachenklärung: Bepanthen-Lösung®, Ka-...osan®.

...ssitis rhombica mediana Umschriebener, roter, papillenfreier (glänzender) Bezirk mit ...werfung oder Einsenkung in der Mittellinie der Zunge. **Ther.:** Nicht erforderlich.

...urheilkundliche Therapieempfehlung Wie Stomatitis (s.o.).

...tene Entzündungen im Mundbereich

Pemphigus: Bullöse Effloreszenzen und Erosionen mit Fibrinbelägen (☞ 24.5.3)
Erythema exsudativum multiforme: Schleimhauterosionen, Blasen, schwere Allgemeinsym-...ptome (Fieber, Gelenkschmerzen), Speichelfluss, Foetor ex ore. **Ther.:** Stationäre Behandlung
Lichen ruber planus: Nicht wegwischbare, weißliche Knötchen oder Netzstruktur der ...Schleimhaut, evtl. Probebiopsie! **Ther.:** Exogene Schäden (Nikotin, Alkohol) ausschalten, z.B. Volon A®-Salbe lokal
M. Behçet: Stomatitis aphthosa in Kombination mit Genitalulzera, Augensymptomatik, rheu-...matischer Symptomatik
Lues: Effloreszenzen aller Stadien, Serologie; ☞ 9.8.2
Tbc: Fast immer als Mitbeteiligung einer pulmonalen Tbc. (☞ 12.3.5). **Ther.:** Tuberkulosta-...ika (☞ 12.3.5).

...ndbodenphlegmone, -abszess

...ik Schwellung und Rötung der Schleimhaut, Bewegungseinschränkung der Zunge, LK-...wellung, Schmerzen beim Schlucken, Kauen oft nicht mehr möglich, Kieferklemme.

...logie Kleine Schleimhautverletzung, dentogene Ursachen (Zahnschmerzen? Zähne ab-...fen).

...erenzialdiagnose Aktinomykose: Symptome ähnlich, jedoch nicht schmerzhaft!

...apie Klinikeinweisung: Inzision; i.v. Antibiose; Ruhigstellung.

..3.2 Entzündungen im Rachenbereich

...te Pharyngitis

...ik Schluckbeschwerden, LK-Schwellung, Fieber, Rötung der Pharynxschleimhaut. Häufig ...itend bei Inf. des oberen Respirationstrakts.
...irale Pharyngitis: Häufig Rhinitis, Konjunktivitis
...akt. Pharyngitis: „Weiße Stippchen".

Diagnostik Anamnese und Untersuchung: Bei V.a. bakt. Pharyngitis Streptok.-Schnelltes

Therapie Symptomatisch: Emser Salz® Tbl., Mallebrin® Lsg. zum Gurgeln, ASS (3 × 500 tägl. p.o.), Tee trinken. Bakt. Pharyngitis: Penicillin V 3 × 1,2 Mega tägl. p.o

Naturheilkundliche Therapieempfehlung

Phytotherapie Kamille (Matricaria recutita, ☞ 22.3.1), Pelargonium reniforme/sidoides (L ckaloabo® Tr., ☞ 12.3.2).

Homöopathie Meditonsin® Tr., Tonsillopas® Tr, Tonsillitis PMD® Tbl., Tonsiotren® DHU (☞ 16.5.2).

Chronische Pharyngitis

Ätiologie Als Folge von Staub, Nikotin, chron. Mundatmung (behinderte Nasenatmung, A noide), chron. Sinusitis, hyperreagibles Schleimhautsystem.

Klinik Schleimhaut oft nur gering gerötet, Räusperzwang, „Schleim im Rachen".

Diagnostik HNO-ärztliche Untersuchung (Malignomausschluss, behinderte Nasenatmur

Therapie

- Ausschaltung von Noxen (Gase, Stäube, Nikotin, Alkohol, Hitze), evtl. OP (Septumkorrek Adenotomie u.a.)
- Symptomatisch: Viel trinken, Emser Salz® Nasenspray, Emser Salz® Tbl., Coldastop® Nase Gurgeln mit Salbeiextrakt; würzige Nahrungsmittel meiden.

Sonderform Pharyngitis lateralis (Seitenstrangangina).

Angina tonsillaris

Durch β-hämolysierende Streptok. (seltener Pneumok., Staphylokokken, Haemophilus) induz Entzündung der Gaumenmandeln.

Klinik Rötung und Schwellung beider Gaumentonsillen, weißgelbe Stippc z.T. konfluierende Beläge, starke Halsschmerzen, Fieber, kloßige Sprache.

Diagnostik Rachen- und Gaumenmandelnabstriche zur Keimsicherung vor Beginn einer A biose, Streptok.-Schnelltest.

Differenzialdiagnose Infektiöse Mononukleose (M. Pfeiffer, ☞ 9.4.3).

Therapie

- Bei V.a. bakt. Inf. – je nach Schwere der Erkr. – sofortige Antibiotikather. vor Eintreffe Abstrichbefundes sinnvoll. Penicillin V 3 × 1,2 Mega tägl., Bettruhe, weiche Kost, Pa tamol, z.B. Ben-u-ron®. Kinder: Penicillinsaft 3 × 0,2 Mio. IE (2.–6. Lj.), Paediathr Saft 30–50 mg/kg KG tägl.
- Therapieresistenz: Umstellung auf penicillinasefestes Penicillin, z.B. Augmentan® 3 × 1 tägl. Kinder: z.B. Augmentan®-Saft (37,5–50 mg/kg KG tägl.)
- Naturheilkundliche Therapieempfehlungen wie akute Pharyngitis (s.o.).

Kein ASS wegen erhöhter Blutungsbereitschaft: Eine OP bei Peritonsillarabszess wird dadurch unnötig kompliziert.

nderformen

Angina lingualis: Entzündung der Zungengrundtonsillen. **Ther.:** Wie Angina tonsillaris
Scharlachangina (☞ 16.7.3): β-hämolysierende Streptok. A, tiefrote Tonsillen, LK-Schwellung, später Himbeerzunge, Exanthem. **Ther.:** Wie Angina tonsillaris; Urinkontrolle
Angina-Plaut-Vincenti (Angina ulceromembranacea): Einseitige Tonsillitis, oft tiefes Ulkus an der Tonsille, kein Fieber, Foetor ex ore. **Ther.:** Penicillin V 3 × 1,2 Mega für 5 d
Angina herpetica: Coxsackie-A-Viren, starke allg. Krankheitssymptome (Fieber, Kopfschmerzen, Halsschmerzen), Tonsillen gerötet, keine Beläge. **Ther.:** Mundpflege (z.B. Kamillosan®, Bepanthenlösung®)
Diphtherie (☞ 9.3.6).

ritonsillarabszess

nik Beginn wie bei Angina tonsillaris, Ausbreitung der Entzündung auf das peritonsilläre
vebe. Hohes Fieber, einseitige Rötung und Vorwölbung des betroffenen Gaumenbogens. Tonhochrot und geschwollen, oft aus ihrem Bett herausgedrängt; Uvulaödem. Schluckbeschwereinseitig verstärkt, Kieferklemme, kloßige Sprache.

rapie Facharztüberweisung zum Ausschluss Begleitödem des Kehlkopfeingangs mit Atem-
Ausschluss Halsphlegmone (Druckschmerz V. jugularis). Klinikeinweisung zur i.v. Antibiose
Abszesstonsillektomie (nach Absprache mit HNO); alternativ sofortige Abszessspaltung
ch HNO in LA oder Intubationsnarkose und Tonsillektomie im entzündungsfreien Intervall.

onische Tonsillitis

nik Häufige Anginen in der Anamnese (jedoch nicht obligat), oft nur leichte Halsschmerzen,
or ex ore, Müdigkeit. Tonsillen häufig klein, derb, zerklüftet, ASL-Titer > 400 IE/ml, BSG ↑.

rapie Facharztüberweisung zur Tonsillektomie. Obligat bei V.a. chron. Tonsillitis und Fo-
nf. (z.B. rheumatisches Fieber, akute GN, Endocarditis rheumatica). Naturheilkundliche The-
eempfehlungen wie akute Pharyngitis (s.o.).

dikationen zur Tonsillektomie

Rezid. Anginen mit häufiger Antibiotikather., chron. Tonsillitis
Mechanisch behindernde Tonsillenhyperplasie (jedoch beim Kind Zurückhaltung geboten
bei rein hyperplastischen Tonsillen; keine unnötige Unterbrechung der „Immunlern-phase")
Peritonsillarabszess (Peritonsillitis)
V.a. tonsillogene Sepsis oder Streptok.-bedingte Fokalinf.
V.a. Neoplasie
Obstruktives Schlaf-Apnoe-Sy. (☞ 12.10).

ungen im Mund-/Rachenbereich (☞ 22.1.5).

22.3.3 Verletzungen im Mund-/Rachenbereich

Verbrühungen und Verbrennungen

Anamnese Trinken heißer Flüssigkeiten, Verwechslung von Getränken.

Klinik Starke Schmerzen, Speichelfluss, deutliche Rötung.

Soforttherapie Mundspülung mit viel Wasser, evtl. Eiswürfel lutschen.

Naturheilkundliche Therapieempfehlung Salbei (Salviae folium), z.B. Salviathymol® L Bis zu 5 × tägl. 20 Tr. auf 1 Glas lauwarmes Wasser, bei Bedarf auch häufiger. **NW:** In selte Fällen Überempfindlichkeitsreaktionen der Haut, der Atemwege und des GIT.

Weitere Diagnostik Ausmaß der Verletzung durch HNO-ärztliche Untersuchung (Spie befund) und evtl. internistische/radiologische Untersuchung (frühzeitige Endoskopie, Rö-Tho bei V.a. Mediastinitis).

22.3.4 Tumoren

Gutartige Tumoren

- Epithelial: Papillom, Adenom. Mesenchymal: Fibrome, Lipome, Chondrome, Myxo **Diagn.:** Probebiopsie. **Ther.:** Chirurgische Exzision
- Hämangiome, Lymphangiome: Fast immer angeboren, F : M = 9 : 1. Keine operative Ent nung vor dem 4. Lj., da meist spontane Rückbildung
- Zungengrundstruma: Entwicklungsanomalie; bei Verdacht SD-Szinti.

Präkanzerosen (s.a. ☞ 24.5).

- Leukoplakie: Flache weißliche Erhebungen mit glatter, aber auch papillomatös-exophytisc Oberfläche; am häufigsten aut Wangenschleimhaut und im Mundwinkel
- Erythroplakie: Selten; an Gingiva, Zungenunterseite und weichem Gaumen lokalisiert; le blutend. In 90% liegt bereits ein Ca in situ vor. **Cave:** Da ein invasives Wachstum nie geschlossen ist, immer Biopsie, ggf. engmaschige Kontrolle. Aufgrund fakultativer Entart ist auch bei fehlenden Malignitätskriterien die rechtzeitige vollständige Entfernung im sunden anzustreben!

Plattenepithelkarzinome

- Lippen: Meist Unterlippe (Oberlippe häufiger Basaliome); Ulkus mit hartem Rand; hä Pfeifenraucher
- Mundhöhle und Zunge: Meist im Drainagebereich der Mundhöhle, d.h. in der Rinne schen unterem Alveolarkamm und Zungenrand
- Oropharynx: Zu 80% an Tonsillen und im Zungengrund; zervikale LK-Schwellung (M stase) oft Erstsymptom, später einseitige Schluckbeschwerden mit Ausstrahlung ins Oł

nik In ca. 90% chron. Nikotin- und/oder Alkoholabusus, schlechter Zahnstatus. Symptoma-
aufgrund der Indolenz anfangs sehr gering. Später: Foetor ex ore, Schmerzen beim Schlucken,
tung, kloßige Sprache, Schmerzen ins Ohr ausstrahlend.

gnostik
Bimanuelle Palpation, da Tumoren oft erheblich größer sind, als sie bei alleiniger Inspektion
erscheinen
Regionäre LK-Palpation (v.a. Hals, ggf. Sono zur Erfassung weiterer LK), HNO-ärztliche Un-
tersuchung
Facharztüberweisung an HNO-Arzt, Kiefer- oder Oralchirurgen zur Biopsie bei jeder
Schleimhautveränderung, die länger als 3 Wo. besteht
Weiterführende Diagn. und Ther.: In Absprache mit HNO und behandelnder Klinik.

2.4 Erkrankungen des Kehlkopfes und der Trachea

.4.1 Entzündungen des Larynx und der Trachea

pp-Sy. (Laryngitis subglottica) ☞ 16.5.4; akute Epiglottitis ☞ 16.5.4 und ☞ 12.1.2

ute Laryngitis

ologie Virale und/oder bakt. Inf., allergische Genese, thermische und chemische Noxen
ckene Luft, Nikotin), akute Stimmüberlastung.

ik Heiserkeit bis zur Aphonie, evtl. Räusperzwang, Hustenreiz, Schmerzen auf Kehlkopf-
e; evtl. leichtes Fieber.

gnostik Ggf. Facharztüberweisung (HNO) zur Laryngoskopie und weiterer Diagn. Labor:
↑ und Leukozytose bei bakt. Laryngitis.

rapie
Stimmschonung (Ruhe, kein Flüstern, kein Räuspern), Nikotinkarenz. AU bei Sprechberufen
für 1–2 Wo.
Inhalationen: Locabiosol®-Spray, Emser® Sole
Verbesserung der Nasenatmung: Nasentropfen (z.B. Otriven®), bei allergischer Genese: Pul-
micort Topinasal®, Nasonex®, Flutide nasal®
Expektoranzien: Acetylcystein (z.B. ACC® 200 3 × 1 Btl.), Ambroxol® Saft
Antibiotika bei bakt. Laryngitis: Amoxicillin 750 mg 3 × 1 Tbl. tägl.

urheilkundliche Therapieempfehlungen

totherapie Kamille (Matricaria recutita, ☞ 22.3.1), Salbei (Salviae folium, ☞ 22.3.1), Pe-
nium reniforme/sidoides: Umckaloabo® Tr. (☞ 12.3.2).

öopathie Lymphomyosot® Tr., Lymphdiaral® Basistropfen/Aktivtabletten (☞ 16.5.2).

ede Heiserkeit, die länger als 3 Wo. andauert, muss HNO-ärztlich abgeklärt werden.

Chronische Laryngitis

Ätiologie und Klinik Beschwerden über mehrere Wo., Heiserkeit, trockener Husten, hä durch exogene Noxen (Nikotin, Klimaanlage, auch allergisch oder alkoholbedingt); chr Stimmfehlbelastung („Marktschreier", Lehrer), Übergang aus akuter Laryngitis bei mangeln Schonung möglich. Systemerkrankungen (z.B. Amyloidose, M. Wegener).

Diagnostik Da jede länger andauernde Heiserkeit bis zum Beweis des Gegenteils malignom dächtig ist: Facharztüberweisung (Spiegeluntersuchung, Laryngoskopie). **Cave:** Chron. rezid. ryngitis oft auch psychogen!

Therapie Vermeidung schädigender Faktoren (ggf. temporäre AU oder Arbeitsplatzwechsel forderlich), Sanierung von Inf., symptomatisch durch Inhalationen (z.B. Emser Salz® ½ Teel. 1 Glas Wasser); ggf. in Absprache mit HNO (logopädische Behandlung ☞ 22.9.1, „Stimmlipp stripping").

Schwangerschafts-Laryngopathie

Ätiologie und Klinik Durch Stimmlippenödem infolge der hormonellen Umstellung bedir Heiserkeit und Tieferwerden der Stimme (☞ 22.9.1).

Diagnostik HNO-ärztliche Untersuchung zum Ausschluss anderer Ursachen.

Prognose Gut, Heiserkeit klingt nach der Grav. wieder ab (über Harmlosigkeit aufklären

Akute Tracheitis

Oft als Begleiterkr. bei Laryngitis und Bronchitis.

Klinik Trockener Husten, brennende retrosternale Schmerzen, selten Auswurf.

Therapie Wie bei akuter Laryngitis (s.o.)

Chronische Tracheitis

Klinik Wie bei chron. Laryngitis, zusätzlich retrosternale Schmerzen, häufig bei tracheotom ten Pat. (☞ 22.4.4).

Therapie Inhalationen (z.B. mit Emser Sole), Sekretolytika (z.B. ACC® 200 3 × 1 Btl. tä reichlich Flüssigkeit, Vermeidung von exogenen Noxen.

Naturheilkundliche Therapieempfehlung bei Tracheitis

Phytotherapie (s.a. ☞ 12.3.2). Bei leichten Beschwerden ist in jedem Fall ein alternativer adjuvanter phytother. Therapieversuch angezeigt. Prinzipien s.a. ☞ 32.9.

- Hustenreizlindernd wirken Efeublätterpräparate (Hedera helix), z.B. Hedelix® Husten Sinuc® Saft, Prospan® Saft, jeweils 3 × 1–2 Teel.
- Sekretolytisch und atemanaleptisch wirken:
  - Eukalyptusölpräparate (Eucalyptus globulus), z.B. Exeu® Kps. 3 × 1, Pinimenthol® E tungskps. 3 × 1
  - Fenchelölpräparate (Fenchelsaft® N mit Bienenhonig-Saft)

Thymiankrautpräparate, z.B. Bronchipret® Saft 3 × 10–50 Tr. (Dosiserhöhung um 4–5 Tr./ Lj), Filmtabletten TP 3–4 × 1, Melrosum® Hustensirup forte 3 × 1 Teel.–3 × 1 Essl., Eupatal® Saft 3 × ½–1 Teel.

Antitussiv wirksam sind v.a.:

Isländisch-Moos-Präparate, z.B. Isla-Mint®-Past., Isla-Moos®-Past., jeweils mehrmals tägl. 1–2 Past. im Mund zergehen lassen. **KI:** Bei Phenylketonurie Aspartam-Gehalt beachten. Vorsicht bei Fructose-Unverträglichkeit

Pelargonium reniforme/sidoides (Umckaloabo® Tr. Kinder 3 × 10 Tr., Erw. 3 × 20 Tr.).

möopathie ☞ 16.5.5

.4.2 Funktionsstörungen des Larynx

ik Im Vordergrund steht die Heiserkeit (plötzlich oder progredient). Aphonie möglich, evtl. pnoe, inspiratorischer Stridor.

ologie

Neurogen: Parese des N. recurrens, N. vagus, Apoplex, MS

Myogen: Schlussinsuff. der Kehlkopfmuskulatur

Infektiös-toxisch: Grippe, Zoster, rheumatisches Fieber

Psychogen, funktionell, idiopathisch (☞ 22.9.1).

gnostik Da eine Vielzahl von Ursachen vorliegen kann, HNO-ärztliche Untersuchung.

.4.3 Tumoren des Larynx

Neoplasien, die auf die Glottis übergreifen, äußern sich frühzeitig durch Heiserkeit, später Schmer- Schluckbeschwerden, Dyspnoe, Lymphknotenmetastasen bei malignen Tumoren. Häufig besteht angjähriger chron. Nikotinabusus. Jede Heiserkeit > 3 Wo. erfordert eine HNO-ärztliche Abklä-

artige Tumoren Stimmlippenpolyp, -knötchen, -granulom, Reinke-Ödem (ödematöse erplasie der Stimmlippen durch lokale Schädigung; meist Raucher mit chron. Stimmbela- g), Papillome (Entartung in 20% der Fälle), Intubationsgranulome (nach Intubationsnarkose ig symptomfreies Intervall).

artige Tumoren 90% Plattenepithel-Ca, selten: Adeno-Ca, Fibrosarkom, Chondrosarkom. F = 9 : 1; Altersgipfel 60. Lj. Risikofaktoren: Langjähriger Nikotinabusus, Alkoholkonsum, n. Laryngitis mit Epitheldysplasien, Papillome, chron. Kontamination mit Chrom, Nickel, , Asbest, Teer, Z.n. Strahlenther.

ik

Heiserkeit, Dysphagie, Husten, Hämoptoe, Globusgefühl, Schmerzen; ein- oder doppelseitige Hals-LK-Metastasen. Dyspnoe meist erst im fortgeschrittenen Stadium

onderfall Trachealtumoren: Hustenanfälle, Hämoptoe, zunehmende Dyspnoe. Sehr selten. Histologie wie bei Larynxtumoren.

Diagnostik Bei Verdacht Facharztüberweisung (HNO) zur Abklärung und PE-Entnahm⟩ Präoperative Diagn. bei histologischem Malignomnachweis in Absprache mit Klinik: E⟩ (ggf. Belastung), Rö-Thorax in 2 Ebenen, aktuelles Labor. Metastasensuche: Oberbauchso⟩ evtl. Thorax-CT bei V.a. paratracheale LK-Metastasen, ggf. Skelettszinti.

Therapie Operative Tumorresektion mit Neck dissection bei Vorliegen von LK-Metastas⟩ postop. Strahlenther.; bei Inoperabilität kombinierte Radio-Chemother.

Nachsorge Generell müssen Pat. mit Teilresektion engmaschiger kontrolliert werden als lary⟩ ektomierte Pat. (tumornahe Resektionsgrenzen!): Im 1. J. alle 6–8 Wo., bis zum 5. J. alle 3 M⟩ danach 1–2 × im J.

- Facharztüberweisung (HNO) zur Laryngoskopie
- Inspektion des Tracheostomas zum Ausschluss eines paratrachealen Rezidivs
- Palpation der Hals-LK, ggf. Sono des Halses
- Rö-Thorax jährlich in den ersten 5 J. zum Ausschluss von Lungenmetastasen.

22.4.4 Der tracheotomierte Patient

- Bei noch vorhandenem Kehlkopf: Pat. kann mithilfe einer Sprechkanüle (Ventilkanüle) ⟩ terhin sprechen
- Dauertracheostoma: Bei Rekurrensparese bds. (z.B. mehrmalige Struma-OP, zentrale N. gus-Parese), neurologischen Erkr. (amyotrophe Lateralsklerose, MS), Tracheomalazie
- Passageres Tracheostoma: Nach operativen Eingriffen, Langzeitintubation, Diphth⟩ (Krupp), Verletzungsfolgen (Trachealabriss).

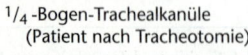
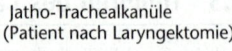

¹/₄-Bogen-Trachealkanüle
(Patient nach Tracheotomie)

Jatho-Trachealkanüle
(Patient nach Laryngektomie)

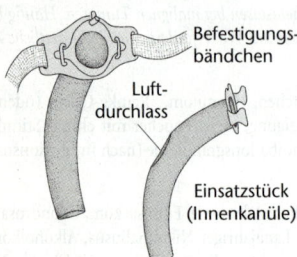
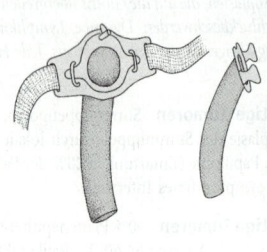

Befestigungs-
bändchen

Luft-
durchlass

Einsatzstück
(Innenkanüle)

Abb. 22.7 Trachealkanülen

Tracheostomapflege Der Pat. wird i.d.R. von der Klinik mit Absauggerät, Inhalations⟩ und Kanülen versorgt. Durch die fehlende Befeuchtung, Erwärmung und Reinigung der über die Nase atmet der Pat. nun relativ trockene Luft ein: Gefahr der Tracheitis sicca (☞ 22.⟩

- Tägl. oder mehrmals tägl. (bei starker Sekretion) Trachealkanüle reinigen

Tägl. Wechsel zwischen zwei Kanülen, die sich in ihrer Länge um 1 cm unterscheiden, um regelmäßiges Scheuern des Kanülenendes an derselben Stelle zu verhindern (z.B. 7 und 8 cm)

Entfernung von Borken: Inhalation von Salz oder 1%iger Tacholiquin®-Lsg.

Verbesserung der Luftfeuchte durch Vernebler/Inhalationsgerät: Mind. 3 × tägl. Inhalation über 30 Min. (NaCl 0,9%, Emser Sole®)

Schutz des Stomas vor Staub, Insekten, Fremdkörpern: Tragen eines Tracheostomaschutztuches

Absaugen: Je nach Schleimbildung mehrmals tägl.

Hautpflege: Durch Bronchialschleim kommt es schnell zur Hautmazeration: Pflege mit Zinksalbe, Bepanthensalbe®.

tzliche Atemnot des Tracheostomapatienten

rke Borkenbildung, Tracheitis sicca Häufig bei unzureichendem Inhalieren und mangeln-Tracheostomapflege durch trockenes, zähes Trachealsekret aufgrund chron. Trachealschleim-tveränderungen bedingt. **Ther.:** Kanüle sofort entfernen (Borken sitzen meist daran fest). Bor-durch Spülen mit NaCl 0,9%-Lösung lösen: 5–10 ml im Bolus in die Trachea spritzen und chließend absaugen, mehrmals wiederholen. Wenn keine Besserung eintritt, Klinikeinweisung doskopische Borkenentfernung).

cheostomastenose Hierzu kommt es, wenn der Pat. die Kanüle zu lange nicht getragen hat n schon nach ca. 30 Min. eintreten). **Ther.:** Versuch, kleinere Kanüle (z.B. Innenstück der üle) einzusetzen. Wenn Nasenspekulum o.Ä. vorhanden: Stoma vorsichtig aufdehnen. Bei lglosigkeit: Sofort HNO-FA hinzuziehen.

ung aus dem Stoma ☞ 22.1.5

.4.5 Der laryngektomierte Patient

op. Tumornachsorge bei malignen Tumoren ☞ 22.4.3; immer in Zusammenarbeit mit einem O-Kollegen.

nmrehabilitation Bereits präop. muss der Pat. über die Möglichkeiten der Stimmreha in-niert werden. Daher ausführliches Beratungsgespräch durch Logopäden; evtl. Kontakt mit kopflosen Pat. mit guter Ersatzstimme herstellen. Betreuung durch HNO-Arzt, Logopäden.

Ösophagusstimme (Ruktusstimme = „Rülpsstimme"): Phonation im oberen Ösophagusdrit-tel

Elektronische Sprechhilfe (z.B. Servox®-Sprechhilfe): Primärton durch elektrische Sprechhil-fe, die am Mundboden angelegt und auf Knopfdruck bedient wird; Artikulation durch den Pat.

Stimmprothese: Ventilprothese, die bei Laryngektomie oder Zweiteingriff zwischen Trachea und Ös. in Höhe des Tracheostomas platziert wird; Stoma muss beim Sprechen mit Fingern oder zusätzlichem Tracheostomaventil verschlossen werden. Ersatzstimme ist gut verständlich und flüssig.

Physiotherapie, Lymphdrainage Neben einer Laryngektomie (Kehlkopftotalexstirpatic wird häufig eine Neck dissection (Halslymphknotenausräumung) durchgeführt und bei der dikalen Form der M. sternocleidomastoideus und der N. accessorius durchtrennt → mit Bev gungseinschränkungen im Schulterbereich ist zu rechnen. Außerdem kommt es durch Unterb dung der V. jugularis interna zum Lymphstau. Physiother. und Lymphdrainage sind nach 4. postop. Wo. erforderlich.

22.4.6 Fremdkörper und Verletzungen von Kehlkopf und Trachea

Äußeres Kehlkopftrauma/Trachealtrauma

Verletzungen durch stumpfe (Schlag, Würgen, Verkehrsunfälle) oder scharfe (Stich-, Schuss-, Schr verletzung) Gewalteinwirkung.

Klinik Atemnot (tritt durch Ödem/Hämatom oft auch später auf), Hustenreiz, Hämopt Stimmstörungen, Schluckstörungen, Hautemphysem.

Therapie Sofortige Klinikeinweisung mit NAW unter Intubationsbereitschaft in eine HNO-' nik.

Inneres Kehlkopftrauma/Trachealtrauma

Ätiologie Inhalation von chemischen Noxen (Industrieunfälle), Rauch (bei Bränden); Wesp stich, Fremdkörpereinspießungen, Verbrühungen, Säure- und Laugenunfälle.

Klinik Heftiger Hustenreiz, stechende Schmerzen in Kehlkopfhöhe, zunehmende Dyspno

Therapie Glukokortikoid i.v. (z.B. Solu-Decortin H® 1 g oder Celestan® solubile 20 mg), fortige Klinikeinweisung mit NAW unter Intubationsbereitschaft in eine HNO-Klinik.

Fremdkörper in Kehlkopf und Trachea

Am häufigsten bei Kleinkindern und alten Menschen (aufgehobene Sensibilität am harten Gau durch Oberkieferprothese). Bei quellfähigen Fremdkörpern Erstickungsgefahr.

Klinik Anfallartiger Husten, Dyspnoe, evtl. Zyanose, Unruhe.

Therapie Pat. bzw. bei Kindern Eltern beruhigen, Heimlich-Handgriff (☞ 3.2.1, Abb. 3.3) fortige Klinikeinweisung.

Bei kleineren Fremdkörpern kann sich die Symptomatik wieder völlig abschwächen und nach einem freien Intervall zu einer Pneumonie führen.

2.5 Erkrankungen der Nase, der Nasen- nebenhöhlen und des Gesichtes

2.5.1 Rhinitis

Akute Rhinitis

. *Coryza, common cold, Schnupfen; Virusrhinitis. Disponierende Faktoren: Stress, Konstitution,*

nik Katarrhalisches Stadium: Wässrige Sekretion, behinderte Nasenatmung, Augentränen, chvermögen ↓. Nach wenigen Tagen Übergang ins schleimige Stadium: Eindicken des Sekrets, . bakt. Superinf., grün-gelbes Sekret.

erapie Nur symptomatisch möglich. Abschwellende Nasentropfen (Xylometazolin, Olynth®, Otriven® oder Oxymetazolin, z.B. Nasivin®), Emser-Salz-Nasenspray®, Sympathi- mimetika (z.B. Ephedrin®, Rhinopront Kps.®), Sekretlösung mit Inhalationen (z.B. Emser So- . **Cave:** Dauer der Ther. kontrollieren! Naturheilkundliche Therapieempfehlung ☞ 12.3.1, 16.5.1.

phylaxe Abhärten (Sauna, Sport), Klimareiz; ggf. Immunstimulation, z.B. mit Echinacea . Esberitox® N); bei Kindern evtl. Adenotomie.

ferenzialdiagnose Staphylokokkenrhinitis (gelbes Sekret, Bakteriennachweis) bei Klein- dern → Pneumoniegefahr; Scharlachrhinitis; Nasendiphtherie (Pseudomembranbildung, blu- Rhinitis).

ronische Rhinitis

nik Behinderte Nasenatmung, zähe Sekretion. Räusperzwang.

ologie Kinder: Adenoide, Fremdkörper. Erw.: Trockene Luft, Staub, Medikamente, Grav. und III. Trimenon).

ferenzialdiagnose Lues, Tbc., M. Wegener, Neoplasien, endokrine Störung, Sinusitis; bei en Pat.: Medikament, OP-Folgen, Berufsnoxen.

rapie Noxen ausschalten, pflegende Nasensalben (z.B. Bepanthen®), Nasenöl.

ergische Rhinitis

figste Form: Pollinose (Heuschnupfen).

nik Jucken in der Nase, Niesattacken, klare Sekretion, Brennen der Augen, z.T. starkes nkheitsgefühl, Fieber, Appetitlosigkeit. Saisonal: Abhängig vom Pollenflug, 30% zusätzlich Bronchitis bis zum Asthmaanfall Perennial: Ganzjährig, Hausstaub, Tierhaare, Schimmelpilz, Berufsallergene.

gnostik Anamnese, Prick-Test, serol. Untersuchung.

Therapie

♦ Allergenkarenz: Bei Pollenallergie trockenes, sonniges, windiges Wetter meiden, keine Sp
ziergänge, tägl. Haare waschen (Pollenreduktion); bei Hausstaub Schlafzimmersanierung;
(nachgewiesener) Allergie gegen Tierhaare ggf. Haustier abschaffen

♦ Cromoglicinsäure zur Prophylaxe (z.B. duracroman® Nasenspray 4 × 1 Sprühstoß), Ant
staminika (z.B. Zyrtec® Tbl. 1 × 1), Kortikoid-Sprays (z.B. Pulmicort® Topinasal Pumpsp
2 × 1–2 Sprühstöße/d/Nasenloch)

♦ Hyposensibilisierung (Ther. der 1. Wahl), v.a. bei Pollinose zur Vermeidung eines allergisch
Etagenwechsels.

Rhinitis vasomotorica: Neurovaskuläre Störung

Klinik Plötzliche, meist morgens nach dem Aufstehen heftige Niesattacken, klare Sekret
Auslöser: Temperaturschwankungen, Staub, Stress.

Therapie Allergieausschluss, aufklärendes Gespräch, Versuch mit Atrovent® plus Nasenadap

22.5.2 Sinusitis

Akute Sinusitis

*Meist Übergang von bakt. eitriger Rhinitis zur Sinusitis. Prädisposition: AZ, Sekretabflussstörung
Nase durch Muschelhyperplasie, Septumdeviation, Polypen.*

Klinik Kopfschmerzen; v.a. beim Bücken, Pressen, Schneuzen Schmerzzunahme; Klopfschm
über Wange (Kieferhöhle), Nasenwurzel und Stirn (Stirnhöhle), Kopfmitte (Keilbeinhöhle). H
fig Zahnschmerzen im Oberkieferbereich. Eitrige nasale Sekretion.

Diagnostik

♦ Körperliche Untersuchung
♦ Rhinoskopie: Auf Eiterstraßen achten
♦ Ultraschall (A- bzw. B-Scan): V.a. zur Verlaufskontrolle bei Schwangeren und Kindern
♦ Rö-NNH bzw. NNH-CT meist nur in ausgeprägten Fällen oder beim V.a. chron. Sinu
sinnvoll.

Therapie In leichten Fällen symptomatisch: Nasenspülungen mit Kochsalzlösung 2–3 × t
Sekretolyse (z.B. Sinupret®); viel Flüssigkeit. Schleimhautabschwellend wirken Salzdampfb
(z.B. Emser Salz®) und Nasentropfen (z.B. Otriven®). Bei Kopfschmerzen Analgetik
(z.B. Ibuprofen 400 2 × 1 Tbl. tägl.). Bei Therapieresistenz Antibiose mit Cephalospori
oder Makroliden. Naturheilkundliche Therapieempfehlung (☞ 12.3.1, ☞ 16.5.1).

Komplikationen Meist orbital (Orbitalabszess), bei Kindern häufig Periotitis, Schwellung
Ober- und Unterlider → hochdosierte Antibiose, abschwellende Nasentropfen, augenärztl
und HNO-ärztliche Kontrolle, bei Zunahme sofortige Klinikeinweisung!

! Selten sind Sinusitiden odontogen bedingt! Anamnestisch abklären:
♦ Apikale Parodontitis (Zahnschmerzen im Oberkiefer?)
♦ Marginale Parodontitis (Zahnlockerungen, Zahnfleischbluten im Oberkiefer?)

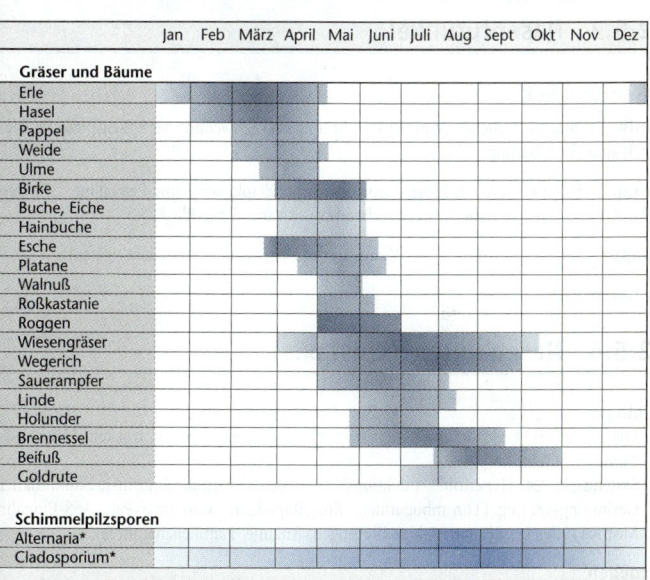

	Jan	Feb	März	April	Mai	Juni	Juli	Aug	Sept	Okt	Nov	Dez
Gräser und Bäume												
Erle												
Hasel												
Pappel												
Weide												
Ulme												
Birke												
Buche, Eiche												
Hainbuche												
Esche												
Platane												
Walnuß												
Roßkastanie												
Roggen												
Wiesengräser												
Wegerich												
Sauerampfer												
Linde												
Holunder												
Brennessel												
Beifuß												
Goldrute												
Schimmelpilzsporen												
Alternaria*												
Cladosporium*												

* In Wohnungen mit klimatisierten Räumen evtl. das ganze Jahr über; auch Penicillium- und Aspergillusarten in schlecht belüfteten und/oder feuchten Räumen möglich

. 22.8 Pollenflugkalender

◆ Mund-Antrum-Verbindungen oder Fremdkörper in der Kieferhöhle (in letzter Zeit Extraktion eines Oberkiefer-Seitenzahns?).

Ggf. Pat. zum Zahnarzt schicken.

ronische Sinusitis

ologie Ventilationsstörungen durch Veränderung im Bereich des lateralen Nasenspalts, al-sche Reaktion der Nasenschleimhaut: Polypenbildung, Immunschwäche (Tbc, Tumoren, ˮ); bei Kindern Adenoide.

nik Rezid. Sinusitiden, Kopfdruck, Nasenatmungsbehinderung, Geruchssinn ↓.

rapie Durch HNO-Facharzt.

22.5.3 Nasenfurunkel

Nasenfurunkel

Klinik Schmerzen, Druckempfindlichkeit, Rötung und Schwellung der Nasenspitze, des Nasenflügels und der Oberlippe.

Therapie Hochdosierte Antibiose (Cephalosporine, Staph.-wirksame Penicilline, z.B. Staphylex®), Ruhigstellung (weiche Kost, Sprechverbot), Rivanol-Umschläge.

Komplikationen Thrombose der V. angularis (Druckschmerzhaftigkeit prüfen!).

Erysipel ☞ 25.5.2

22.5.4 Nasenbluten (Epistaxis)

Ätiologie
* Lokal: Trauma (Nasenbeinprellung, -fraktur), Rhinitis sicca (Staub, trockene Heizungsluft), Tumoren, Fremdkörper
* Systemisch: Art. Hypertonie, Infektionskrankheiten (Virusinf., Sinusitis), Blutkrankheiten, Gerinnungsstörung (Thrombopathien, Koagulopathien, Marcumar-Pat., ASS-Einnahme), Morbus Osler (rezid. hartnäckige Blutungen, Anämie, Familienanamnese).

Vorgehen
* Pat. beruhigen, aufgeregte Angehörige hinausbitten
* Kurze Anamnese erheben
* Lokalisation: Ein- oder bds.?

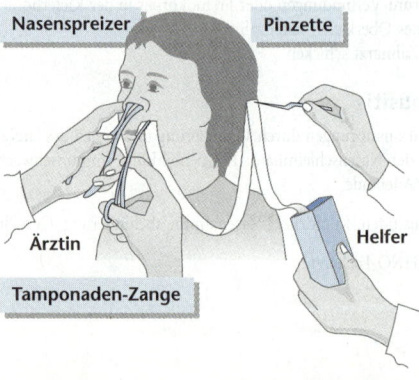

Abb. 22.9 Nasentamponade

Pat. soll mit leicht nach vorne gebeugtem Oberkörper sitzen, Nierenschale vorhalten, Druck auf beide Nasenflügel (Kompression des Locus Kiesselbachi), ca. 80% aller Blutungen kommen damit zum Stillstand

Zusätzlich Eiskompressen in den Nacken legen (nicht direkt auf die Haut: Erfrierungsgefahr) RR-Messung (ggf. sofortige RR-Senkung, z.B. Adalat® 10 mg Kps. zerbeißen lassen), Kreislaufkontrolle, ggf. Zugang legen

Bei persistierender Blutung trotz o.g. Maßnahmen vordere Nasentamponade einlegen (z.B. Tampograss®), bei weiterer Blutung Facharztüberweisung oder Klinikeinweisung.

Kindern ist Nasenbluten i.d.R. harmlos und bedarf keiner Ther.; Ausnahme ist die rezid. staxis: Facharztüberweisung (HNO) zum Ausschluss eines juvenilen Nasenrachenfibroms –18. Lj.).

2.5.5 Adenoide Vegetationen

ufig auch als „Polypen" bezeichnete Hyperplasie der Rachenmandeln; durch ein bis zum 10. Lj. bes. ves Immunsystem begünstigt.

nik Mundatmung, Facies adenoidea (geöffneter Mund, längerfristig Fehlbildungen des Oberers), Foetor ex ore, häufig Inf. der oberen Atemwege; Schnarchen, Konzentrationsmangel, rgendliche Halsschmerzen, rezid. Otitiden, Paukenergüsse.

gnostik Facharztüberweisung zur weiteren Diagn.

rapie Klinikeinweisung zur Adenotomie (Ind. siehe Kasten).

nplikationen Chron. behinderte Nasenatmung (Näseln, Reizhusten, Schnarchen, Schlafung, Konzentrations- und Antriebsmangel); eingeschränkte Tubenbelüftung (Otitis media, kenhöhlenerguss); rezid. Inf. der oberen Atemwege, Sinusitis.

dikationen zur Adenotomie
Rezid. Tubenkatarrh, Paukenerguss
Rezid. Otitis media
Behinderte Nasenatmung (Mundatmung, Schnarchen, Näseln)
Dauerschnupfen, rezid. Sinusitis, Bronchitis und Adenoiditis
Oberkieferfehlbildung (Zahnspange).

.5.6 Verletzungen der Nase und des Mittelgesichtes

enbeinfraktur

figste Gesichtsfraktur; meist durch Sport, Schlägereien.

ik Häufig starke Schwellung, daher Fehlstellung der Nase oft nicht erkennbar, Crepitatio, eitende Epistaxis.

nostik Rö-Nase seitlich zur Beurteilung des knöchernen Nasengerüsts.

Therapie Facharztüberweisung zum Ausschluss eines Septumhämatoms, Reposition, A schluss weiterer Begleitverletzungen.

Nasenbeinprellung

Klinik Nasenrücken geschwollen, keine Crepitatio, evtl. Epistaxis.

Therapie Keine, evtl. kühlende Salben. Kontrolle am nächsten Tag, bei unklarer Diagnose Fa arztüberweisung; Pat. darauf hinweisen, dass auch noch nach mehreren Tagen ein Septumhär tom auftreten kann (**Klinik: Behinderte Nasenatmung**).

Mittelgesichtsverletzung

Häufig bei Schlägereien, Verkehrs-, Sport-, Arbeitsunfällen.

Therapie Bei reiner Weichteilverletzung (Rissquetsch-, Schürfwunden): Wundversorgung, tanusschutz überprüfen, ggf. Impfung. Genaue Untersuchung zum Ausschluss einer knöcher Mitbeteiligung. Facharztüberweisung zum HNO- und Augenarzt (Contusio bulbi?).

Mittelgesichtsfrakturen

Je nach Art der Fraktur Luftemphysem Unterlid (Zunahme beim Schneuzen), Abflachung Jochbogens, Stufenbildung. Bei Orbitafrakturen: Orbita-Unterrand tasten, Sensibilitätsver an der Wange, Kieferklemme (Okklusionsstörung), Doppelbilder (Blow-out-Fraktur, Jochb fraktur), Brillen- oder Monokelhämatom, Blutung aus Nase und Rachen, Liquorfluss aus Nase, Hirnnervenausfall (I–V). **Ther.:** Klinikeinweisung.

22.5.7 Tumoren der Nase

Tumoren der äußeren Nase

S.a. ☞ 25.10.

Ätiologie Hohe UV-Einstrahlung an der Nase; 30% aller Hauttumoren sitzen an der äuß Nase. Histologie: Basaliom, Plattenepithel-Ca.

Therapie Facharztüberweisung (Dermatologe, HNO) zur weiteren Diagn.; operative Ther forderlich.

● Jeder Hauttumor/jede Ulzeration, der/die innerhalb von 14 d größer wird und/oder n abheilt, ist malignomverdächtig!

Tumoren der inneren Nase, der Nasennebenhöhlen

Klinik Einseitige Nasenatmungsbehinderung, Nasenbluten, eitriges Nasensekret, fötides Se Schmerzen, Sensibilitätsverlust (N. trigeminus), Wangenschwellung, Augendruck/-schmer Tränentröpfeln, LK-Schwellung. Zahnlockerung, Zahnschmerzen, verschlechterter Protheser

Diagnostik und Therapie Bei Verdacht Facharztüberweisung; weiteres Vorgehen nach sprache.

2.6 Erkrankungen des Ohres

2.6.1 Erkrankungen des äußeren Ohres

tis externa acuta oder circumscripta (Gehörgangsfurunkel)

ufigste schmerzhafte Erkr. im äußeren Gehörgang.

nik Rötung und Schwellung der Gehörgangshaut, Tragusdruckschmerz, Schmerzen beim
an der Ohrmuschel nach hinten, Schwerhörigkeit.

gnostik Ohrinspektion.

rapie Reinigung des Gehörgangs durch Spülen mit warmem Wasser; anschließend bei ge-
ausgeprägter Symptomatik Ohrentropfen (z.B. Panotile® 4–6 × tägl.); bei stärkerer Sympto-
ik Ohrgazestreifen mit antibiotischer/antiphlogistischer Salbe. Bei Beteiligung der Ohrmu-
el oder der regionären LK weitere Ther. durch FA (HNO); Schmerzther. erforderlich (z.B.
profen 400 3 × 1 Tbl. tägl.).

urheilkundliche Therapieempfehlung

nöopathie Aconitum® Wala Ohrentropfen, 5–7 × tägl. in den betroffenen Gehörgang träu-

tis externa maligna (necroticans)

wicklung aus einer unbehandelten Otitis externa, v.a. bei Diabetikern und immunsupprimierten
trotz Standardther.

rapie Schon bei Verdacht Facharztüberweisung zur Beurteilung und Ther., da sich lebens-
ohliche KO (Meningitis, Sepsis, Sinusthrombose) entwickeln können.

Bei therapieresistenter Otitis externa Facharztüberweisung zum Ca-Ausschluss.

mykose

ik Juckreiz, seltener Schmerzen des Gehörgangs, abstreifbarer Pilzbelag im Gehörgang.

rapie Spülungen zur Keimreduktion, Clotrimazol-Lsg., ggf. Facharztüberweisung.

ekzem

ik Intermittierende Entzündung mit verschiedenster Hautsymptomatik: Bläschen, Pusteln,
ppen; Juckreiz.

erenzialdiagnose Kontaktekzem, Kontaktallergie (Ohrringe, Körperpflegemittel, Haar-
y), seborrhoisches Ekzem (bei Akne), endogenes Ekzem, mikrobielles Ekzem (Staphylokok-
nf.).

apie Richtet sich nach der Ursache, daher ggf. Zusammenarbeit mit HNO-Arzt oder Der-
logen (bei generalisiertem Ekzem).

Erysipel

Err.: β-hämolysierende Streptok. Gruppe A.

Klinik Rötung und Schwellung der Ohrmuschel, Ohrläppchen *mitbetroffen*, allg. Krankhe
gefühl, Fieber.

Therapie Penicillin 3 × 1,2 Mega tägl. p.o. (über mind. 10 d), Rivanolumschläge.

Prognose Gut.

Perichondritis

Err.: Staphylokokken, Pseudomonas, Proteus.

Klinik Rötung und Schwellung der Ohrmuschel, Ohrläppchen *ausgeschlossen*, lokales Kra
heitsgefühl, i.d.R. kein Fieber.

Therapie Ciprofloxacin (z.B. Ciprobay® 500 2 × 1 Tbl. tägl.), Ofloxacin (z.B. Tarivid® 2 × 1
tägl.) oder Levofloxacin (z.B. Tavanic® 1 × 1 Tbl. tägl.). Rivanolumschläge. Wenn keine Besser
eintritt, frühzeitig Facharztüberweisung.

Zoster oticus

(s.a. ☞ 25.4.2).

Klinik Herpetiforme Hauteffloreszenzen an Ohrmuschel und Gehörgang, starke neuralgifo
Schmerzen, Schwerhörigkeit, Schwindel (40%), Fazialisparese (50–90%).

Therapie Zum Ausschluss einer Innenohrbeteiligung immer Facharztüberweisung.

Cerumen obturans

*Verstopfende Zeruminalpfröpfe entstehen i.d.R. nur, wenn der Selbstreinigungsprozess des Gehörg
gestört und Talg-, Schmutzpartikel und Haare meist durch Wattestäbchen o.Ä. festgestampft wer*

Von Manipulationen im Gehörgang mit Wattestäbchen ist abzuraten. Eltern müssen da
hingewiesen werden, dass sie bei ihren Kindern das Zerumen bis ans Trommelfell vortre
können und so Inf. begünstigen.

Klinik Plötzlicher Druck im Ohr, häufig nach dem Baden oder Duschen (Pfropf wird d
Feuchtigkeit aufgetrieben), Hörminderung, gelbbraune Masse im Gehörgang.

Diagnostik Otoskopie.

Therapie Mechanische Entfernung des Pfropfes durch Ausspülen des Gehörgangs mit kör
warmem Wasser. **Cave:** Bei V.a. alte Trommelfellverletzung Zerumenentfernung nur d
HNO-Facharzt.
Stark verhärtete Pfröpfe vorher mit Babyöl, Olivenöl oder Ohrentropfen (z.B. Cerumenex®)
weichen. Hierzu Pat. anweisen, Ohrentropfen oder Öl möglichst oft in den Gehörgang einzu
gen (nachts Frotteetuch auf das Kopfkissen, um Flecken zu vermeiden), und am nächsten Ta
Spülung einbestellen.

rgehen bei Ohrspülung (☞ Abb. 22.10)

Schulter des Pat. mit Zellstoff zum Auffangen von Spritzwasser abdecken. Kinder müssen von ihren Müttern im „Schraubstockgriff" gehalten werden

Angenehm temperiertes Wasser (ca. 37 °C) mit Ohrspritze oder großer Plastikspritze, deren Tülle durch kleinen Gummischlauch verlängert wird (Vermeidung von Verletzungen), in den Gehörgang einbringen. Hierbei über Zug an der Ohrmuschel nach hinten und oben Gehörgang strecken. Nierenschale zum Auffangen des Wassers vom Pat. mit kontralat. Hand darunter halten lassen. Vorgang mehrmals wiederholen. **Cave:** Unmittelbar vor Spülung Wassertemperatur kontrollieren; zu kaltes oder zu warmes Wasser stimuliert Bogengänge → Schwindel

Nach Spülung otoskopische Kontrolle zum Ausschluss von Verletzungen. Bei Rötung des Gehörgangs ggf. etwas Wundsalbe auf Watteträger in den Gehörgang einbringen

Bei Wasserresten erneut Gehörgang strecken. Das verbliebene Wasser läuft dann i.d.R. bei Seitneigung gut ab.

:mdkörper im Gehörgang

Kindern kleine Spielzeugteile, bei Erw. Oropaxreste, vergessene Wattereste.

rapie Instrumentelle Entfernung nur Ohrhäkchen bei kooperativen Pat., nie Pinzette, da Gefahr des Abrutschens weiteren Eindringens des Fremdkör- (Trommelfellperforation!). Bei man- der Erfahrung besser Facharztüberwei- g zur Entfernung unter ohrmikroskopi- r Kontrolle, bei Kindern oft in Kurznar-

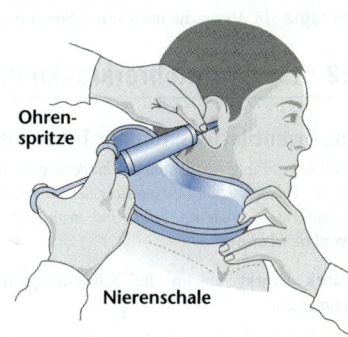

Ohren-spritze

Nierenschale

Abb. 22.10 Ohrspülung

.6.2 Verletzungen des äußeren Ohres

*Schnitt-, Riss-, Bissverletzungen der Ohrmuschel i.d.R. Facharztüberweisung (HNO); Hautver- *ss muss spannungsfrei, evtl. unter Rand-/Keilexzision von Knorpel erfolgen; ggf. Tetanusimpfung.*

ämatom/Otoserom

st infolge Einwirkung stumpfer Gewalt (auch ohne bewusstes Trauma möglich) bildet sich ein ss oder Hämatom.

rapie Keine Punktion (Rezidivgefahr, sekundäre Inf.!), Facharztüberweisung (HNO, Chir- zur operativen Versorgung.

Verbrennungen/Erfrierungen der Ohrmuschel

Therapie Richtet sich nach dem Schweregrad:

- 1. Grad: Zunächst Abblassen, später Hyperämie und Schwellung der Ohrmuschel, Schmerz **Ther.:** Steril abdecken
- 2. Grad: Blasenbildung; **Ther.:** Steril abdecken, evtl. antibiotische Prophylaxe (siehe 3. Gr
- 3. Grad: Nekrotische Demarkierung; **Ther.:** Steril abdecken, antibiotische Prophylaxe Clindamycin (z.B. Sobelin® 3 × 300 mg tägl.), Konsiliaruntersuchung durch HNO-Arzt (p stisch-operative Versorgung nach Demarkierung).

Tumoren des äußeren Ohres

- Gutartig: Atherom (☞ 4.4.3), Keratoakanthom, Chondrodermatitis nodularis chronica licis, senile Keratose (☞ 25.10.1)
- Bösartig: Basaliom (☞ 25.10.4), Plattenepithel-Ca, Spinaliom (☞ 25.10.5), malignes M nom (☞ 25.10.3).

Therapie In Absprache mit Dermatologen und HNO-Arzt.

22.6.3 Mittelohrerkrankungen

Tubenventilationsstörung: Tubenmittelohrkatarrh, Paukenerguss

Belüftungsstörung und Drainagebehinderung des Mittelohres mit Ergussbildung aufgrund einer störten Tubenfunktion (Verquellung des Tubenostiums durch Erkältung, Allergie, chron. Sinus vergrößerte Adenoide v.a. beim Kind, beim Erw. auch Nasopharynxtumor); meist Folge eines der oberen Luftwege.

Klinik Druckgefühl im Ohr, Schwerhörigkeit, Knacken im Ohr, evtl. Ohrgeräusch, se Schmerzen.

Diagnostik Klinisch, Otoskopie: Spiegel oder Blasen hinter dem Trommelfell möglich (Erg Trommelfell retrahiert und gefäßinjiziert. Meist besteht eine ergussbedingte Schallleitungssch hörigkeit.

Differenzialdiagnose Otitis media acuta, Otitis externa.

Therapie Abschwellende Nasentropfen (z.B. Nasenspray K (Kinder)/E (Erw.) – ratiopha 4 × tägl.). Meist resorbiert sich der Erguss innerhalb von 4 Wo. von selbst. Analgetika wenn schmerzhafte Begleiterkr. (akute Otitis, Sinusitis). Bei Beschwerdepersistenz (> 6 V und Übergang in einen chron. Tubenmittelohrkatarrh Facharztüberweisung zur kaus Ther. (Sanierung des Nasen-Rachen-Raums, z.B. Adenotomie); ggf. Parazentese und Einlage e Paukenröhrchens erforderlich.

Naturheilkundliche Therapieempfehlung

Phytotherapie Zwiebelwickel: Frische rohe Zwiebel klein würfeln, auf Körpertemperatur wärmen, in Leinen- oder Baumwolltuch einschlagen, mit Stirnband am Ohr fixieren. Bei Erka frischen Wickel anlegen.

möopathie Otovowen® Tr. **Ind.:** Mittelohrentzündungen, Mittelohreiterung, Ohrensausen, werhörigkeit infolge Rachenverschleimung. **KI:** Überempfindlichkeit gegen Jod, einen der rkstoffe, Korbblütler; systemische Erkr. (s.a. ☞ 32.9). Vorsicht bei SD-Erkr. **NW:** vereinzelt erempfindlichkeitsreaktionen bei Arzneimitteln mit Zubereitung aus Sonnenhut. **Dos.:** Akute Zustände: Alle 30–60 Min., höchstens 12 × tägl.

Bei chron. Verlaufsformen 1–3 × tägl. mit Wasser verdünnt einnehmen: Erw. 12–15 Tr.; 6–12 J.: 5–10 Tr., < 6. Lj. 4–7 Tr.; im 1. Lj. 2–4 Tr.

benventilationsstörung: Klaffende Tube

törter Tubenverschluss mit Klaffen durch verminderten Gewebedruck bei Gewichtsabnahme (Ab-zerungskur, Anorexia nervosa), Exsikkose (Durchfallerkr.), Grav., Kontrazeptivaeinnahme, kör-icher Belastung.

nik Autophonie (Hören der eigenen Stimme), Hörminderung, Ohrgeräusch.

ignostik Anamnese und Klinik, Besserung der Beschwerden im Liegen oder durch Kom-ssion der V. jugularis.

erapie Wenn möglich, Ther. der Grundkrankheit; ausführliche Aufklärung des Pat.

ttelohrentzündungen: Akute Otitis media

nik Heftige Ohrenschmerzen, Schwerhörigkeit, evtl. Ohrgeräusch, Fieber, häufig als Beglei-g eines Naseninf., allg. Virusinf. (Grippe, Masern, Scharlach). Schallleitungsschwerhörigkeit.

ignostik Trommelfellinspektion: Trommelfell gerötet, gefäßinjiziert, „schollig" weiß, vor-ölbt, Spontanperforation möglich (dann meist Schmerzlinderung).

rapie
Abschwellende Nasentropfen (z.B. Otriven® 0,05% bei Kindern, 0,1% bei Erw.; Nasenspray K/E-ratiopharm®)

Wenn keine Besserung innerhalb von 3 d eintritt, Antibiose mit Amoxicillin 750 mg 3 × 1 Tbl. (Erw.), 50–100 mg/kg KG tägl. (Kinder). Bei Penicillinallergie: Erythromycin 3 × 50 mg/kg KG tägl.

Gegen Schmerzen: Z.B. Ben-u-ron® 250–1000 mg je nach Gew.

Cave: Keine lokale Anwendung von Ohrentropfen oder Verschluss des äußeren Gehörgangs mit Watte: Begünstigt Inf. durch Prinzip der „feuchten Kammer".

urheilkundliche Therapieempfehlung Wie Tubenmittelohrkatarrh/Paukenerguss (s.o.).

nplikationen Mastoiditis (erneut Fieber und Schmerzen, Verschlechterung des AZ; s.u.).

Tritt innerhalb von 3 d keine Besserung ein oder verschlimmern sich die Beschwerden, Fach-arztüberweisung; Gefahr der Mastoiditis.

Sonderformen

- Im Säuglings- und Kleinkindalter: Häufig ausgeprägte Allgemeinsymptome (hohes Fieb
  Störung der Verdauung und der Ernährung: Bauchschmerzen gelegentlich Erstsympto
  „Ohrzwang" (Kind greift nach erkranktem Ohr), deutliche Schmerzreaktion bei Berüh
  der Ohrregion
- Grippe-Otitis: Blutblasen auf dem Trommelfell und im Gehörgang. Toxische Innenohrsc
  digung häufig; Facharztüberweisung zur Audiometriekontrolle; frühzeitige Parazentese erf
  derlich
- Scharlach-, Masernotitis: Gefahr der Trommelfellnekrose; frühzeitige Antibiose erforderli

Mittelohrentzündungen: Mastoiditis

Häufigste KO der Otitis media acuta. Bei jeder Mittelohrentzündung ist auch die Schleimhaut
Mastoids betroffen. Bei der Mastoiditis kommt es darüber hinaus zur Knochenbeteiligung.

Klinik Verschlechterung einer bereits in Abheilung begriffenen Otitis media acuta (Wiedera
treten der Ohrsekretion trotz Antibiose, Fieber ↑) mit klassischer Trias:
- Otorrhoe
- Druckschmerz über dem Mastoid bei fortgeschrittener Mastoiditis
- Retroaurikuläre Schwellung, abstehendes Ohr.

Diagnostik und Therapie Bei Verdacht Facharztüberweisung.

Eine Mastoiditis ist i.d.R. operationsbedürftig (Mastoidektomie) bei:
- 3–4 Wo. anhaltender Ohrsekretion
- Zunehmender eitriger Sekretion
- 14 d anhaltender Rötung und Vorwölbung des Trommelfells
- Fortbestehendem oder erneut auftretendem Fieber
- Länger als 3–4 d anhaltendem Druckschmerz am Mastoid
- Fluktuation oder Perforation über dem Mastoid.
Die OP-Ind. wird allein vom Operateur gestellt.

Mittelohrentzündungen: Chronische Otitis media

Zu unterscheiden sind: Otitis media chronica epitympanalis (= Cholesteatom; randständiger De
und Otitis media chronica mesotympanalis (zentraler Defekt).

Klinik Rezid. Ohrsekretion (ein- oder bds.), Schwerhörigkeit, i.d.R. keine Schmerzen.

Diagnostik

- Anamnese: Fötide Sekretion und immer feuchtes Ohr (Pat.: „es läuft fast immer") bei
  tympanaler Form; reizloser Trommelfelldefekt ohne Sekretion oder häufige geruchlose Se
  tion (Pat.: „es läuft ab und zu") bei mesotympanaler Form
- Otoskopie: Zentrale oder randständige Trommelfellperforation; in entzündungsfreiem Ir
  vall reizlose Paukenhöhle, sonst schleimig-gelbliche Sekretion.

Therapie Durch HNO-Arzt: „Trockenlegen" des sezernierenden Ohres, später Tympanopl
(operativer Verschluss der Perforation mit oder ohne Rekonstruktion der Gehörknöchelchen
te).

ttelohrverletzungen: Trommelfellperforation

ologie Schlag auf das Ohr, Kopfsprung ins Wasser, Manipulation im Gehörgang (Watte-chen, Stricknadel), unsachgemäße Ohrspülungen.

nik Stechende Ohrenschmerzen, Schwerhörigkeit.

rapie Sofortige Facharztüberweisung

ttelohrverletzungen: Barotrauma/Aerootitis

zliche Luftdruckveränderungen (z.B. bei Sinkflug in Flugzeugen ohne Druckkabine, beim Tau-) erzeugen im Mittelohr einen Unterdruck und verursachen Blutungen in der Mittelohrschleim-, ggf. sogar Ruptur des Trommelfells und/oder der runden Fenstermembran.

nik Heftige Ohrenschmerzen, Schwerhörigkeit, evtl. Schwindel und Spontanperforation des mmelfells.

rapie Sofortige Facharztüberweisung.

telohrverletzungen: Otobasisfrakturen

figer bei polytraumatisierten Unfallopfern, gelegentlich auch durch stumpfes Schädeltrauma rz, Schlag auf den Schädel).

ik Schwerhörigkeit, evtl. Schwindel, Blutung aus dem Ohr.

rapie Sofortige Klinikeinweisung.

osionstrauma ☞ 22.6.4

.6.4 Erkrankungen des Innenohres

hleäre Schwerhörigkeit: Hörsturz

ik Beginn häufig mit Druck auf dem betreffendem Ohr, dann innerhalb von Sek. bis we-
n h entstehende Schwerhörigkeit, evtl. mit Tinnitus, Schwindel (ca. 10%).

nogenese Trotz vieler Theorien bisher nicht geklärt.

rapie Sofortige Facharztüberweisung. Nach Diagnosebestätigung Infusionsther. HAES 6% ml plus Vit.-B-Komplex p.o. und Dusodril 600 mg oder Trental 400 mg mit regelmäßigen ometrischen Kontrollen durch HNO-Arzt. Je nach häuslicher/beruflicher Situation Klinikein-ung (Milieuwechsel!). Zum Ausschluss einer retrokochleären Störung (z.B. Akustikusneuri-) sollte bei jedem Hörsturz eine Hirnstammaudiometrie (BERA) und eine Vestibularisprü-durch den HNO-Arzt erfolgen. Erst wenn bei diesen Screening-Unters. der V.a. eine retro-leäre Störung entsteht, ist eine MRT-Unters. des Felsenbeins angezeigt.

erenzialdiagnose Entzündliche Mittelohr-/Innenohrerkr., Zoster oticus, Borrelieninf., kale kochleäre Funktionsstörungen, MS, Akustikusneurinom u.a.

nose Je früher Ther. einsetzt, desto größer die Chance, dass sich das Hörvermögen erholt.

Kochleäre Schwerhörigkeit: Presbyakusis

Syn. Altersschwerhörigkeit. Hörverlust im Alter, der v.a. die hohen Frequenzen betrifft.

Klinik Verständigungsprobleme, v.a. bei Unterhaltung mit mehreren Personen und bei Neb▮ geräuschen (s.a. ☞ 27.1).

Diagnostik Hörprüfung (☞ 22.2.4), zur weiteren Abklärung Facharztüberweisung.

Therapie Frühzeitige Hörgeräteversorgung bzw. Versorgung mit anderen technischen Hilfs▮ teln (Kopfhörer mit direktem Anschluss an Radio/Fernseher/Telefonverstärker, Conferet▮ **Cave:** Ohne Hörrehabilitation häufig soziale Isolation.

Kochleäre Schwerhörigkeit: Lärmschwerhörigkeit

Akut

- Knalltrauma: Durch sehr hohe Druckwelle (160–190 dB, 1–3 ms) ausgelöste Haarzellsch▮ gung
- Explosionstrauma: Wie Knalltrauma (jedoch Dauer > 3 ms), zusätzlich Mittelohrschädig▮
- Akutes Lärmtrauma: Innenohrschädigung durch hohe Schallstärke (130–160 dB); häufig▮ Discobesuch, Popkonzert, Arbeitsunfällen.
- Akustischer Unfall: Lärmeinwirkung mittl. Intensität (90–120 dB) und gleichzeitige Feh▮ lastung der HWS (mit Minderdurchblutung eines Ohres); **Klinik:** Akuter Hörverlust m▮ mit Tinnitus.

Chronisch Langjährige Tätigkeit bei hohen Lärmpegeln.

Vorgehen Bei entsprechender Anamnese Facharztüberweisung (HNO) zur weiteren Di▮ (abklären, ob eine BK vorliegt).

Kochleäre Schwerhörigkeit: Tinnitus, Ohrgeräusche

Klinik Individuell sehr verschieden.

- Art: Sausen, Brummen, Zischen, Knacken
- Dauer: Konstant, anfallsweise
- Charakter: Gleichmäßig, pulssynchron.

Diagnostik Facharztüberweisung (HNO) nach allgemeinärztlicher Basisdiagn.

Differenzialdiagnose Paukenerguss, Hörsturz, M. Menière, Akustikusneurinom, MS, giome, HWS-Sy., Anämie u.a.

Therapie Entsprechend der Grunderkr.; bei idiopathischem Tinnitus und Ther.-Resis▮ > 6 Mon. übende Verfahren und Verhaltensther. indiziert (☞ 21.11.1).

Naturheilkundliche Therapieempfehlung

Phytotherapie Ginkgo biloba (z.B. Tebonin® forte Tbl.). **NW:** Selten Magen-Darm-Besch▮ den, Kopfschmerzen, allergische Hautreaktionen, sehr selten Blutungen mit teilweise unbekan▮ Qualität. **KI:** Kdr < 12 J., **WW:** Verstärkte Wirkung von Thrombozytenaggregationshemm▮

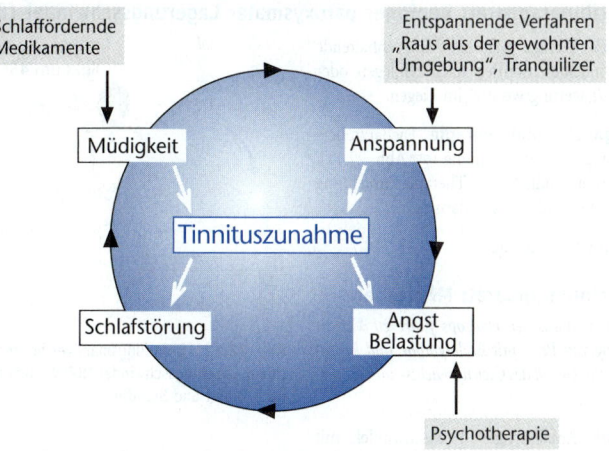

22.11 Circulus vitiosus und Interventionen bei Tinnitus

:
-spezial 80 mg Ftbl.: 2 × tägl. 1 Ftbl.
-intens 120 mg Ftbl.: 2 × tägl. 1 Ftbl.
-40 mg Ftbl bzw. Tr.: 2 × tägl. 2 Ftbl. bzw. 3 × tägl. 20 Tr. oder 2 × tägl. 40 Tr.

tibularapparat: Neuropathia vestibularis

ik Plötzlich auftretender Drehschwindel mit Übelkeit und Erbrechen, Fallneigung zur be-
:nen Seite, heftiger horizontaler Spontannystagmus (im akuten Stadium); später oft nur noch
rovokation, z.B. Kopfschütteln.

rapie Vomex A® oder Psyquil® supp. oder i.v. sowie Infusionsther. wie beim Hörsturz
:2.6.4); dann Facharztüberweisung zur Kontrolle des vestibulokochleären Status.

irheilkundliche Therapieempfehlung

öopathie Versuch mit Vertigoheel® Tbl. **KI:** < 12 J. **NW:** bei empfindlichen Personen evtl.
:n-Darm-Beschwerden (bes. bei Lactoseintoleranz), z.T. dann laxierend. **Dos.:**
m Schwindelanfall alle 30–60 Min. 1 Tbl. unter der Zunge zergehen lassen, max. 12 × tägl.
Tbl.
ei chron. Schwindel 3 × 1 Tbl. unter der Zunge zergehen lassen.

nose Gut, innerhalb weniger Wo. klingen die Schwindelbeschwerden wieder ab.

Vestibularapparat: Benigner paroxysmaler Lagerungsschwindel (BPI

Klinik Wenige Sek. bis Min. anhaltende Schwindelbeschwerden nach Hinlegen oder Lage-/Lagerungswechsel im Liegen.

Diagnostik und Therapie Facharztüberweisung; Lagerungstraining (☞ Abb. 22.12). Naturheilkundliche Therapieempfehlung wie Neuropathia vestibularis (s.o.).

Prognose Günstig.

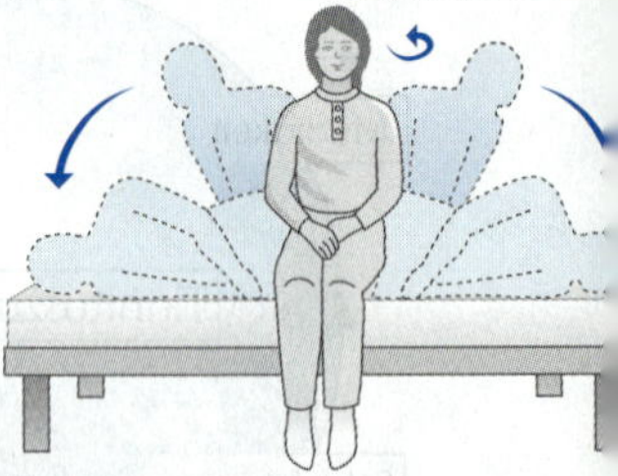

Kopfdrehung na
links um 45°

Abb. 22.12 Befreiungsmanöver bei rechts
tigem Lagerungsschwindel (BPPV), modifizi
nach Brand und Steddin

Vestibularapparat: M. Menière

Endolymphatischer Hydrops führt zu Vermischung von Peri- mit Endolymphe und konsekutivem Ausfall des Gleichgewichts- und Hörorgans.

Klinik Anfallsartiger Drehschwindel mit Schwerhörigkeit und Tinnitus (klassische Symptomentrias); Dauer einige Min. bis mehrere S den. Im Anfall meist Spontannystagmus ins erkrankte Ohr, Erbrechen.

Diagnostik und Therapie Im Wesentlichen durch Facharztüberweisung. Symptomatisch akuten Anfall Bettruhe, Antiemetika/Antivertiginosa, z.B. Vomex A® oder Psyquil® supp. ode Bei schwerem Erbrechen Infusionsther. erforderlich (ggf. Klinikeinweisung). Therapieversuch Betahistin (z.B. Vasomotal®) 3 × 1 Tbl. tägl. In schweren Fällen mit großer Anfallshäufigkeit Therapieresistenz operative Verfahren erforderlich (z.B. Saccotomie, operative Labyrinth schaltung oder Neurektomie des N. vestibularis).

Anfallsprophylaxe Salzarme Kost; Stress, Nikotin und Alkohol vermeiden (Triggerfunkt Betahistin (z.B. Vasomotal®) 3 × 1 Tbl. tägl.

Differenzialdiagnose Schwindel (☞ 20.1.1).

Innenohrentzündungen: Labyrinthitis

Entzündliche Erkr. des Innenohres.

Ätiologie

- Virusinf.: Grippe-, Masern-, Mumps-, Adeno-, Coxsackie-, Zoster-Viren, HIV
- Bakt. Inf.: Als KO einer akuten oder chron. Otitis media, nach Traumata; Borreliose.

Klinik Schwindel, Übelkeit, Erbrechen, Schwerhörigkeit bis zur Ertaubung, Tinnitus.

Diagnostik und Therapie Facharztüberweisung.

nenohrintoxikationen

Exogene Toxine: Medikamente (Aminoglykosidantibiotika, Schleifendiuretika, Lokalanästhetika, Zytostatika, Tuberkulostatika), Schwermetalle (Blei, Cadmium, Arsen), Inhalationsnoxen (Ammoniak, Pestizide u.a.)
Endogene Toxine: Urämie, Hyperglykämie, Ikterus.

nik Wie bei Labyrinthitis.

gnostik Durch HNO-Arzt.

rapie Ther. der Grundkrankheit.

nenohrverletzungen: Commotio labyrinthi

ch stumpfes Schädeltrauma ausgelöste Innenohrschädigung.

ik Schwindel, Tinnitus, Schwerhörigkeit, Kopfschmerzen.

gnostik und Therapie Facharztüberweisung (HNO und Neurologe) zum Ausschluss weir Unfallfolgen.

nenohrverletzungen: Knalltrauma/Explosionstrauma

ch Druckwelle ausgelöste Haarzellschädigung bzw. Schädigung des Mittelohres (beim Explosionsma).

ik Schwerhörigkeit, Tinnitus, evtl. Schwindel.

rapie Facharztüberweisung.

nenohrverletzungen: Fensterruptur

te Druckänderung durch starke körperliche Anstrengung (z.B. Geburt), Schädeltraumen oder akue Traumen führt zur Ruptur der Membran des runden Fensters mit Austritt von Perilymphe in die kenhöhle.

ik Akut auftretende einseitige Schwerhörigkeit, häufig Schwindel, Tinnitus.

gnostik und Therapie Facharztüberweisung.

asisfrakturen ☞ 5.3.2

22.7 Erkrankungen des Halses

22.7.1 Entzündungen der Halsweichteile

Tiefe Halsentzündungen sind meist sekundär fortgeleitete Weichteilinf. des Mundbodens, der Subm dibularisregion, der Parotisregion, der Tonsillen oder der Halsweichteile als sog. Senkungsabsze

Klinik Äußerlich am Hals kaum Entzündungszeichen. Häufig sekundäre Symptome wie ferklemme, Schonhaltung, Schluckbeschwerden; allg. Entzündungszeichen wie Fieber, Schü frost, Leukozytose.

Komplikationen Thrombophlebitis der V. jugularis externa, Sepsis, Mediastinitis.

Therapie Klinikeinweisung zur OP und Abszessdrainage, i.v. Antibiose.

22.7.2 Halslymphknotenvergrößerung

DD Lymphknotenvergrößerung auch ☞ 19.1.6.

Zervikale Lymphknotenmetastasen

Beim Auftreten zervikaler LK-Metastasen ist die Lokalisation des Primärtumors in 70% in Kopf-Hals-Region zu suchen; häufig ist dies der Primärbefund bei Malignomen von Nasop rynx, Tonsillen, Hypopharynx und Schilddrüse. Selten befindet sich der Primärtumor in Lur GIT, Mamma oder Urogenitaltrakt.

Unspezifische Lymphknotenvergrößerung (Lymphadenitis colli)

Bes. bei Kindern sehr häufiges Krankheitsbild, oft im Rahmen fieberhafter Inf. und bei Entzündu des Naso- und/oder Oropharynx, Verletzungen der Kopfhaut (Kratzwunden) und Ohrmusche fizierte Löcher für Ohrringe) sowie Zahnerkr.

Klinik Schmerzhafte Schwellung meist der Kieferwinkel- oder nuchalen LK; evtl. begleit Hautrötung. Erhöhte Temperaturen und allg. Krankheitsgefühl mit Kopf- und Gliederschme Abgeschlagenheit.

Therapie

- Symptomatisch mit fiebersenkenden Maßnahmen (☞ 16.14.1), Immunstimulation Lymphomyosot®, s.u.)
- Behandlung der Grunderkr.
- Bei Abszedierung Facharztüberweisung, meist HNO, zur Inzision und Drainage.

Naturheilkundliche Therapieempfehlung

Homöopathie Lymphomyosot® Tr., Lymphdiaral® Basistr./Aktivtabletten/Drainage (☞ 16.5.2).

2.7.3 Halszysten und Halsfisteln

terale Halszysten und Halsfisteln

rmutlich vom Kiemenbogensystem abstammende oder von LK ausgehende Zysten im Halsbereich.

nik Rezid. entzündliche schmerzhafte Schwellungen am Vorderrand des sternocleidomastoideus, meist in Höhe der Karotisgabel; evtl. mit Öffnung nach außen (la-ale Halsfistel).

erapie Facharztüberweisung (Chirurgie, HNO) bzw. Klinikeinweisung; im akut entzündli-n Stadium meist i.v. Antibiose erforderlich. Exstirpation der Zyste im entzündungsfreien In-vall.

diane Halszysten

tisches Überbleibsel des Ductus thyreoglossus; tritt häufig schon im Kindesalter in der Mittellinie des ses oder über dem Zungenbein auf. Zyste bewegt sich beim Schlucken mit (Verbindung mit Zungen-

rapie Facharztüberweisung (Chirurg, HNO) zur Exstirpation der Zyste im entzündungs-en Intervall (je weniger Entzündungen abgelaufen sind, desto leichter ist die operative Entfer-g). Immer müssen auch die mittl. Anteile des Zungenbeins entfernt werden, um Rezidive zu neiden.

2.8 Erkrankungen der Kopfspeicheldrüsen

mps ($\cdot$ 16.7.8), Sjögren-Sy. ($\cdot$ 18.3.3)

2.8.1 Akute eitrige Speicheldrüsenentzündung (Sialadenitis)

ndierende bakt. (Streptok., Staphylokokken) Entzündung, meist der Gl. parotis, durch vermin-en Speichelfluss bei reduzierter Nahrungsaufnahme und allg. Abwehrschwäche, bei Diab. mell. 17.1) und nach operativen Eingriffen. Die Sialadenitis der Gl. submandibularis ist meist Folge r Sialolithiasis ($\cdot$ 22.8.2).

ik und Diagnostik Schmerzhafte Schwellung und Rötung der Haut über der Drüse; In-tion: Schwellung und Rötung des Ausführungsgangs ($\cdot$ 22.2.1) mit Eiterpfropf im Orifi-.

rapie Hochdosierte Antibiose, z.B. Amoxicillin 3 × 1 g tägl p.o. für 7–10 d; Sialagoga zur egung des Speichelflusses (z.B. Zitronenscheiben oder saure Bonbons lutschen lassen); bei essbildung Facharztüberweisung zur operativen Eröffnung, Rivanol®-Umschläge.

nose Gut, jedoch können bis zur Ausheilung 6–8 Wo. vergehen.

22.8.2 Sialolithiasis

Speichelsteine kommen zu ca. 90% in der Gl. submandibularis vor; Ursache ist eine gestörte Speic zusammensetzung (Sekretionsstörung von Speichelelektrolyten).

Klinik Essensabhängige Schmerzen und Schwellung der betroffenen Speicheldrüse; bei ko plettem Verschluss des Speichelgangs kann es zu rezid. Sialadenitiden kommen.

Diagnostik Klinisch; Steine oft als harte Verdickungen im Mundboden tastbar; Ultraschall, Mundbodenleeraufnahme zum Konkrementnachweis; Sialographie (Kontrastmittelausspar im Drüsengang) meist nicht erforderlich.

Therapie Facharztüberweisung; wenn möglich Steinentfernung (oder bei drüsennahen Stei Entfernung der Speicheldrüse) im entzündungsfreien Intervall.

> ※ Anregung des Speichelflusses durch Sialagoga (und auch durch saure Speisen!) führt bei V schluss des Drüsengangs zu heftigen Schmerzen.

22.8.3 Sialadenose (Sialose)

Rezid. beidseitige schmerzlose Schwellungen der Gl. parotis; im Verlauf häufig verminderte Speic produktion bis hin zur Xerostomie. V.a. endokrin (z.B. Diab. mell. ☞ 17.1, NNR-Erkr., Klima rium) und dystrophisch-metabolisch bedingt (z.B. Alkoholismus, Vitaminmangel, Leberzirrhose), auch als Medikamenten-NW.

Diagnostik Facharztüberweisung (HNO) zum Ausschluss anderer Ursachen von Paro schwellungen (Entzündungen, Tumoren), ggf. durch Biopsie.

Therapie Behandlung des Grundleidens.

22.8.4 Speicheldrüsentumoren

Pleomorphes Adenom

Häufigster, langsam wachsender, gutartiger Tumor der Speicheldrüsen, F > M, entartet nur sehr s (5%) maligne.

Diagnostik

- Inspektion, Palpation: Derbe, knotige Schwellung meist der Gl. parotis, fast immer eins
- Sono: Echoarme Raumforderung mit glatter Begrenzung. In unklaren Fällen evtl. CT, M

Therapie Facharztüberweisung (HNO): Operative Entfernung der Gl. parotis zur Histol sicherung und Ausschluss eines Malignoms.

Zystadenolymphom

Klinik wie pleomorphes Adenom, meist bds., M > F.

ligne Speicheldrüsentumoren

n 25% der Speicheldrüsentumoren sind maligne; histologisch meist epitheliale Tumoren (Platten-
nel-Ca, Mukoepidermoid-Ca, Azinuszelltumoren), selten Lymphome oder Metastasen anderer
närtumoren. Je kleiner die Speicheldrüse, desto wahrscheinlicher ist ein maligner Tumor.

ik und Diagnostik

- Inspektion, Palpation: Tumor schlecht abgrenzbar, schnell wachsend (Ausnahme: Adenoid-
  zystisches Ca), schlecht verschieblich, knotige Oberfläche
- Evtl. Fazialisparese oder zervikale LK-Schwellungen
- Facharztüberweisung (HNO) zur genauen Diagn.; Ultraschall, CT oder MRT zur Bestimmung
  der Tumorgrenzen und -infiltration.

rapie Meist totale operative Entfernung der Speicheldrüse mit ipsilateraler Neck dissection;
op. Radiatio; bei Inoperabilität primäre Radiatio. Nachsorgeprogramm in Zusammenarbeit
Klinik.

.9 Stimm- und Sprachstörungen

.9.1 Stimmstörungen

ologische Veränderung des Stimmklangs und der stimmlichen Leistungsfähigkeit.

symptome

- Heiserkeit
- Stimmermüdung, Stimmanstrengung
- Veränderung der Sprechstimmlage: Absinken, Anheben, Kippeln
- Laryngeale Missempfindungen: Globusgefühl (Globus laryngis), Räusperzwang, Kratzen, Hu-
  tenreiz, Verschleimung. **Cave:** Laryngeale Missempfindungen werden meist einer Laryngitis
  zugeschrieben, oft ist jedoch eine funktionelle Stimmstörung die Ursache; Abklärung durch
  Stroboskopie beim FA für Phoniatrie und Pädaudiologie oder HNO mit Zusatzbezeichnung
  timm- und Sprachstörungen; logopädische Ther. erforderlich
- Aphonie: Geräuschvolle Flüsterstimme als Extremform der Heiserkeit. Bei plötzlichem Beginn
  oft psychisch bedingt (psychogene Aphonie).

renzialdiagnose

- Dysphonie bei Kehlkopferkr.: Akute/chron. Laryngitis, Larynxtrauma, Stimmlippenparese,
  penigne und maligne Neoplasie
- Funktionelle Dysphonie: Pathologischer Phonationsmechanismus durch Fehlspannung der
  Phonationsmuskulatur, Dyskoordination des Phonationsablaufs und unökonomische At-
  nung
  - Hyperfunktionelle Dysphonie: Häufigste funktionelle Stimmstörung; erhöhte Stimmlippen-
    pannung. **Ätiol.:** Über J. bestehende fehlerhafte, unökonomische Stimmtechnik, vertebra-
    ene neuromuskuläre Funktionsstörungen (C_2/C_3 Segment), chron. Stimmüberlastung,
    B. bei Sprechberufen, Müttern, temperamentvollen Südländern. **Klinik:** Heiserkeit, harter
    timmeinsatz, gepresster Stimmklang, Räuspern, Hüsteln, Globusgefühl, seltener Schmerzen,
    ymptomatik unter Stimmbelastung progredient

- Juvenile hyperfunktionelle Dysphonie: **Ätiol.:** Chron. Stimmüberlastung bei Vorsch Grundschulkindern; Jungen : Mädchen = 3 : 1; rezid. Inf. der oberen Luftwege und Aden sind Kofaktoren. **Klinik:** Stimme rau, inadäquat tief
- Hypofunktionelle Dysphonie: Verminderte Stimmlippenspannung. **Ätiol.:** Hypotone Kor tution, hohes Alter, postentzündlich, postparetisch, posttraumatisch. **Klinik:** Heisere k lose, hauchige Stimme
- Mutationsstörung: Meist pathologisch verlängerter oder inkompletter Stimmwechsel in Pubertät. **Ätiol.:** Häufig psychogen, z.B. intraindividuelle und familiäre Konfliktsituatio Abwehr gegen das Erwachsenwerden; funktionelle Ursachen: neuromuskulär, endokri
- Hormonelle Stimmstörung: Beeinträchtigt überwiegend die weibliche Stimme im Sinne e Stimmvirilisierung u.a. durch myotropen Effekt oder Ödembildung. **Ätiol.:** Grav., M pause, Ovulationshemmer, Abstillpräparate, gegengeschlechtliche hormonelle Tumo handlung, Anabolika, AGS, M. Addison, Hypo-/Hyperthyreose
- Medikamentös bedingte Stimmstörung: Laryngeale Funktionsstörungen (Paresen, Dysl sien, Spasmen) und Schleimhautveränderungen durch Zytostatika, Antidepressiva, Neur tika, Antihypertensiva, Kortikosteroide, Hydantoine.

Diagnostik Lupenlaryngoskopie, Stroboskopie durch den Phoniater bzw. HNO-Arzt zu nauen Beurteilung des Stimmlippenschwingungsablaufs ermöglicht die **DD** der Stimmstörur zusätzlich auditiver Stimmbefund, ggf. Belastungstest, Stimmfeldmessung.

Indikationen zur phoniatrischen/HNO-ärztlichen Untersuchung

- Jede Heiserkeit, die länger als 3 Wo. besteht; **DD** funktionelle Dysphonie, schwerwiege Laryngitis, Parese, Neoplasie
- Juvenile Dysphonie: **DD** juvenile hyperfunktionelle Dysphonie, laryngeale Papillomat Dysplasie
- Mutationsstörungen
- Heiserkeit bei Sprechberufen; **cave:** Dauerschäden bis hin zur Berufsunfähigkeit bei ur reichender Behandlung
- Posttraumatische oder prä-/postop. Heiserkeit: Ätiologische Abklärung, Forensik!
- Prognostik bei Stimmlippenparesen, straffe/schlaffe Parese
- Beurteilung des logopädischen Behandlungserfolgs
- Stimmgutachten.

Indikationen zur neurologischen Abklärung

- Stimmlippenparesen unklarer Genese
- Neu aufgetretene Stimm- und Sprechstörungen unklarer Genese: Abklärung Dysart (☞ 22.9.2); akut aufgetretene Sprachstörung: Abklärung Aphasie (☞ 22.9.2).

Indikation zur orthopädischen Abklärung

- V.a. vertebragene Komponente der Dysphonie.

ndzüge der Stimmtherapie Voraussetzung der Stimmther. ist die genaue Diagn. und andlung der jeweiligen organischen Ursache durch den Phoniater bzw. HNO-Arzt. Von r aus erfolgen Indikationsstellung und Einleitung einer logopädischen Ther.; Stimmther. ist wichtig bei primär funktioneller Stimmstörung und beim Sprechberuf; Motivation bzw. Lei-sdruck des Pat. sollten gegeben und die kognitive Umsetzungsfähigkeit der Übungen in die agssituation gewährleistet sein. Therapieumfang: 20 Therapiestunden (in Einzelfällen auch hr), jeweils 1–2 × wöchentlich.

besseren Compliance vor Therapiebeginn ist die Aufklärung des Pat. über die logopädischen rapieinhalte erforderlich:

Wahrnehmungsübungen: Körperspannung, Atmung, Stimme

Atemübungen mit dem Ziel der physiologischen kostoabdom. Atmung, Ausschöpfen der phy-siologischen Atemräume, Koordinationsschulung von Atmung und Sprechvorgang

Stimmübungen: Adäquate mittl. Sprechstimmlage, weiche Stimmeinsätze, Ausweitung des Stimmumfangs, Abbau von Fehlspannungen für eine ökonomische Stimmfunktion mit lei-stungsfähiger und klangvoller Stimme

Artikulationsübungen, je nach vorliegendem Befund Lockerung oder Kräftigung der orofa-zialen Muskulatur, Intensivierung der Artikulationsbewegungen

Beratungsgespräche

Psychologische Behandlung bei primär psychischen Ursachen (psychogene Dysphonie/Apho-nie, ggf. bei Mutationsstörungen).

.9.2 Sprachstörungen

achentwicklungsstörung

bleiben, verlangsamtes oder fehlerhaftes Einsetzen der Sprachentwicklung nach dem 18. Le-smonat; betrifft Dyslalie (Lautfehlbildung), Wortschatzdefizite und Dysgrammatismus.

Tab. 22.2 Häufige Ursachen einer Sprachentwicklungsstörung

iche Faktoren	„Familiärer Sprachschwächetypus"
kindliche schädigungen	
Pränatal	Inf. (z.B. Röteln, Toxoplasmose), Rh-/AB0-Inkompatibilität, endokrine Störungen (Diabetes, SD), mechanische Faktoren
Perinatal	Frühgeburt, Geburtsstillstand (Asphyxie), Kernikterus
Postnatal	Meningitis, Enzephalitis, Hirntrauma
tige Entwick-sstörungen	Intelligenzminderung, z.B. bei chromosomalen Sy. (z.B. Down-Sy.), Stoffwechselerkr. (Hypothyreose, Phenylketonurie)
meine Entwick-sstörungen	Konstitutionell, lange frühkindliche Krankheitsphasen

Tab. 22.2 Fortsetzung	
Periphere Hörstörungen	Bds. ständiger oder rezid. Hörverlust von 30–40 dB bei 500–4000
Defekte peripherer Sprechorgane	Spaltbildungen, schwere Kiefer- und Zahnfehlstellungen, Makroglo
Milieueinflüsse	Mangelndes sprachliches Vorbild, Überforderungssy.
Psychische Faktoren	Gestörte Eltern-Kind-Beziehung, kindlicher Mutismus, Autismus

Diagnostik Sprachstatus und Gehörüberprüfung im Rahmen der Früherkennungsunter chungen. Bei Sgl. und Kleinkindern ist beim V.a. eine Hörstörung die Ableitung der otoaku schen Emissionen und akustisch evozierten Potenziale erforderlich.

Therapie
◆ Behandlung von Hörstörungen; je nach Ursache Behandlung von Paukenergüssen (Ade tomie, Parazentese, ggf. Paukendrainage), Hörgeräteversorgung, Frühförderung zur H Spracherziehung
◆ Logopädische, kindgemäß spielerische Ther. mit begleitenden Elternberatungsgespräc (meist ab 4. Lj.)
◆ Sprachheilkindergarten/-schule bei schweren Störungsbildern.
! Vor jeder geplanten logopädischen Therapie eingehenden Hörstatus erheben.

Stottern
Redeflussstörung überwiegend durch lockere Wiederholungen (Kloni) und/oder Blockaden (T Wichtig ist beim Kind in der späten Sprachentwicklungsphase die DD physiologische Sprechun sigkeit – beginnendes Stottern.

Therapie
◆ Physiologische Sprechunflüssigkeit: Elternberatungsgespräche durch erfahrene Ärzte Logopäden, engmaschige Befundkontrollen; Spontanremission soll nach 6–9 Mon. erfo
◆ Beginnendes Stottern: Neben Elternberatungsgesprächen bereits Stotterbehandlung des des durch Logopäden, ggf. Psychologen beginnen.

Poltern
Störung der gedanklichen Vorbereitung des Sprechvorgangs und der Sprachgestaltung in Rede Schrift. Wegen des fehlenden Störungsbewusstseins kommen die Betroffenen selten zum Arzt.

Dysglossie
Periphere Artikulationsstör. bei Erkr. der Artikulationsorgane (z.B. Zunge, Lippen) oder d der Artikulation beteiligten Hirnnerven (N. facialis, N. hypoglossus, N. glossopharyn N. trigeminus).

Therapie Logopädische Artikulationsschulung.

sarthrie

trale Sprechstörung, je nach Läsionsort und -ausprägung, mit Artikulationsstörung, Rhinophonie, rung von Redefluss, Intonation, Sprechlautstärke, Stimmgebung, Sprechatmung; ggf. mit Schluck-rung, Zungenatrophie (bulbäre Symptomatik). Im Gegensatz zu aphasischen Sy. ist bei der Dys-rie das Sprachverständnis ungestört.

ologie Erkr. entsprechender Hirnregionen, zentraler Bahnen und Hirnnervenkerne; häufig hsymptom neurologischer Erkr., z.B. Parkinson-Sy., MS, Choreoathetose, amyotrophe Late-klerose, Bulbärparalyse, hereditäre Ataxien, Hirntumoren. **Cave:** Jede neu aufgetretene echstörung muss neurologisch abgeklärt werden.

rapie Neurologische Behandlung der Grundkrankheit, logopädische Artikulationsschu-g, ggf. auch Stimm-, Atem- und Schluckther. erforderlich.

hasie

achstörung, die nach abgeschlossenem Spracherwerb infolge ischämischem Infarkt, zentraler Blu-g, Enzephalitis, Hirntrauma, Tumor oder degenerativem Prozess auftritt.

rapie Die logopädische Behandlung soll bei ausreichender Kooperation frühzeitig beginnen:
Zunächst sprachliche Aktivierung durch Vorsprechen, Benennen, Kommentieren von Hand-lungen
Später störungsspezifisches Üben
Danach Konsolidierungsmaßnahmen, z.B. Einbeziehen von Bezugspersonen als Kotherapeu-ten, Angliederung an Selbsthilfegruppen.

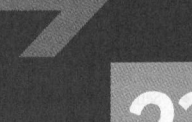

ugenerkrankungen

23

Inhalt

KE SCHÖNFELDER

23.1 Leitsymptome und ihre DD

23.1.1 Augenschmerzen

Diagnostik

Anamnese

- Schmerzbeginn: Plötzlich (akutes Glaukom ☞ 23.3.1, Trauma); allmählich (zunehmend Hirndruck)
- Schmerzlokalisation: Ein- oder bds., dumpfer Augenhöhlenschmerz (akutes Glaukom, Tenonitis), Schläfenschmerz
- Schmerzcharakter: Brennend (Entzündung, Verätzung), sehr stark, Vernichtungsschmerz (akutes Glaukom, Trigeminusneuralgie), bewegungsabhängig (Neuritis n. optici)
- Allgemeinsymptome: Fieber (entzündliche Prozesse), Übelkeit, Erbrechen (Migräne, akutes Glaukom)
- Sehstörungen: Visuseinschränkung (☞ 23.1.7), anfallsweise Doppelbilder (ophthalmoplegische Migräne; ☞ 23.1.1).

Inspektion

- Reizfreie Augen: Neuritis n. optici, ophthalmische Migräne
- Stauungshyperämie, Druckmydriasis bei akutem Glaukom
- Geringe Blepharitis (Lidrandentzündung) oder Konjunktivitis bei nicht oder falsch korrigierter Fehlsichtigkeit
- Entzündungszeichen? (☞ 23.1.2)
- Fremdkörper?
- Halbseitige Bläschenbildung mit Übergreifen auf Stirn und Nase (Zoster ophthalmicus ☞ 23.1.1).

Palpation Steinharter Bulbus (Glaukom).

Differenzialdiagnosen

Ophthalmologische Ursachen

- Nichtinfektiöse und infektiöse Augenentzündungen (☞ 23.1.2)
- Glaukomanfall: Heftigste, dumpfe Schmerzen „hinter dem Auge", (Augenhöhlenschmerz ☞ 23.3.1)
- Asthenopie (Nahsehschwäche) durch Brechungsanomalien, falsche Beleuchtung, vegetative Dystonie: Schmerzen bei längerem Lesen, Autofahren u.Ä., **Ther.:** Abstellen der Überforderungssituation, Brillenkorrektur
- Wundschmerz bei Verletzungen, s.u.

❋ Pat. mit Augenverletzungen nach Erstversorgung sofort in fachärztliche Behandlung überweisen. Tetanusprophylaxe nicht vergessen.

stversorgung bei Augenverletzungen

Verätzungen: Sofortige Augenspülung (☞ 23.2.10) und Transport in Augenklinik; bes. gefährlich sind Laugenverätzungen (z.B. Kalk, Zement, Kontaktlinsenreiniger) und Tränengas, da Bildung von Kolliquationsnekrosen. Bei starken Schmerzen vor Spülung Oberflächenanaesthesie, z.B. mit 1–2 Tr. Oxybuprocain Tr. (Oxbarukain uno®)

Verbrennungen: Augenspülung, desinfizierende Augensalben, z.B. Bibrocathol AS 5% (Noviform 5% AS), Verband; ab 2. Grades Klinikeinweisung

Kontusion: Häufig bei Squash- und Tennisballverletzungen, Sektkorkenverletzung, Augenverband und sofortige Klinikeinweisung

Fremdkörper: Oberflächliche, lose sitzende Fremdkörper entfernen (☞ 23.2.10), anschließend Spaltlampenkontrolle, bei tief sitzendem Hornhautfremdkörper nur steriler Verband und Überweisung zum Augenarzt

Perforierende Verletzungen: Steriler, lockerer Verband und sofortiger Transport in Augenklinik, keinerlei Manipulation am Auge. **KO:** Sympathische Ophthalmie, seltene Miterkr. des unverletzten Auges nach einer Latenzzeit von Tagen bis Wo. unter dem Bild einer schleichend-chron. Iridozyklitis; Frühsymptome: Eingeschränkte Akkommodation, Blendungsgefühl, Druckschmerz im Ziliarkörperbereich.

ere Ursachen

Augenbeteiligung bei Kopfschmerz: Ophthalmische und ophthalmoplegische Migräne (s.u.), Trigeminusneuralgie (☞ 20.12.1), erhöhter Hirndruck

Neuritis nervi optici: Bewegungsschmerz (☞ 23.1.7)

Arteriitis temporalis (☞ 23.4.3)

Ophthalmische Migräne: Meist jüngere Pat. (10.–30. Lj.), häufiger F

Ätiol.: Temporäre Zirkulationsstörung der Sehrinde (A. cerebri post.)

Klinik: Beginnend mit einseitig parazentralem Flimmerskotom, anschließend Lichtblitze, die bei Lidschluss intensiv bläulich-gelb (wie ein Feuerwerk) leuchten. Halbseitenkopfschmerz, Rötung der Gesichtshaut der betroffenen Seite. Allgemeinsymptome: Übelkeit, Erbrechen, Überempfindlichkeit gegenüber Licht und Geräuschen. **Ther.:** ☞ 20.4.1

Ophthalmoplegische Migräne: Periodische homolaterale Okulomotoriusparese mit Halbseitenkopfschmerz

Ätiol.: Gefäßspasmen, Aneurysmen der Hirnbasisgefäße, Hirntumoren, SHT, Meningitis/Enzephalitis, beginnende MS, psychisch

Klinik: Beginn im Kindes- oder Jugendalter. Schwerer Halbseitenkopfschmerz, Übelkeit, Erbrechen, Halbseitenschwitzen. Doppelbilder, vereinzelt persistierende Paresen. Anfallsdauer Stunden bis Wo. mit immer kürzeren Intervallen

Ther.: Grunderkr. behandeln; Anfalls- und Intervallther. (☞ 20.4.1)

Zoster ophthalmicus: Zweitinf. oder Reaktivierung des Varicella-Zoster-Virus mit Befall des . Trigeminusastes

Klinik: Streng halbseitige Bläschenbildung der Kopfhaut, Stirn, Oberlid, Nasenwurzel; bei Unterlidbefall 2. Trigeminusast beteiligt. Segmentale, z.T. starke Schmerzen, aufgehobene Hornhautsensibilität

KO: Zosterkeratitis, seltener: Iritis, Skleritis, Blutungen in die Vorderkammer, Sekundärglaukom

- **Ther.:** Aciclovir (z.B. Zovirax®-800) 5 × 1 Tbl. à 800 mg = p.o. über mind. 5 d, in schwe
Fällen Klinikeinweisung in Augenklinik zur i.v. Ther. Schmerzther. (s.a. ☞ 26.2.2). Lokalt
der Hautefloreszenzen ☞ 25.4.2
- **Cave:** Immer Facharztüberweisung zum Augenarzt zur Untersuchung. Bei Hornhautb
Mitbehandlung erforderlich.

23.1.2 Das rote Auge

Diagnostik

- Anamnese: Schmerzen? Vorangehendes Trauma, Miterkr. von Kontaktpersonen (infek
Konjunktivitiden), Allergieanamnese, Allgemeinsymptome (z.B. Erbrechen bei akutem G
kom)
- Inspektion der vorderen Augenabschnitte (☞ 23.2.1); bei Fremdkörpersuche Ektropioni
nicht vergessen; Sekretfarbe und -beschaffenheit (wässrig = viral oder allergisch, eitrig (gelb
gelbgrün) = bakt., schleimig-schaumig = Reizung bei trockenem Auge (s.a. ☞ 23.1.5)
- Palpation zur Orientierung über den Augeninnendruck (☞ 23.2.2)
- Visusprüfung (☞ 23.2.9)
- Abstrichentnahme zur Err.- und Resistenzbestimmung aus Bindehautsekret bei V.a. Ba
rien- oder Pilzinf. vor Beginn der antimikrobiellen Ther., Gramfärbung bei V.a. Gonokok
inf.
- Im Zweifel augenärztliche Untersuchung.

Tab. 23.1 Injektionstypen	
Konjunktival	• Ziegelrote Gefäße mit Verzweigungen erkennbar • Zum Limbus corneae hin abnehmende Rötung • Gefäße mit der Konjunktiva verschieblich
Ziliar	• Bläulich-roter Ring • Perikorneal gelegen • Gefäße nicht abgrenzbar
Gemischt	• Ziegelrote konjunktivale Gefäße und darunter perikorneal lieg bläulich-rote Verfärbung

ologie/Differenzialdiagnosen

	Tab. 23.2 Häufige Ursachen des roten Auges			
	Akutes Glaukom	**Akute Konjunktivitis**	**Akute Keratitis**	**Akute Iritis**
nptome	Starker Augen-höhlen- bzw. Kopf-schmerz; allg.: Übel-keit, Erbrechen, Fieber	Lidkrampf, Licht-scheu, Brennen, Fremdkörperge-fühl, Tränenfluss, AZ meist gut	Schmerzen, Lichtscheu, Lidkrampf, Fremdkörper-gefühl	Schmerzen, Lichtscheu, Tränen, Lidkrampf
us	Herabgesetzt (Handbewegung)	Normal	Meist stark herabgesetzt	Unterschiedlich herabgesetzt
ektion	Stauungshyperämie	Konjunktival	Gemischt/ziliar	Ziliar
ck	Erhöht, brettharter Bulbus	Normal	Normal	Normal bis gering erniedrigt, selten erhöht
ille	Weit, oval entrundet, lichtstarr	Normal	Normal	Eng (Reizmiosis), träge Reaktion
dehaut	Vermehrte Gefäß-füllung	Chemosis, Sekret	Hyperämie, Chemosis	Normal
nhaut	Glanzlos, matt	Normal	Nach Ätiol. verschieden (s.u.)	Präzipitate auf Hornhautrück-fläche
	Verwaschen	Normal	Normal oder verwaschen (Begleitiritis)	Verwaschen, schmutzig-grau

tere Ursachen des roten Auges

Trauma: Erosio corneae, Fremdkörper, Verätzungen, perforierende Verletzungen (☞ 23.2.10)

Lidstellungsfehler: Entropium, Ektropium.

ute Konjunktivitis

st beidseitiger Befall; evtl. einseitiger Beginn (bes. bei viraler Konjunktivitis).

ologie

Infektiös: Am häufigsten viral bedingt (Conjunctivitis epidemica). Pneumok., Staphylok., Streptok., Gonok., Chlamydien, Corynebacterium diphtheriae

Nichtinfektiös: Mechanisch (Staub, Fremdkörper), UV-Strahlung, chemisch (Säuren, Laugen, Reizgas), allergisch, Raupenhaare (Conjunctivitis nodosa), Brechungsfehler.

Virale Konjunktivitis Häufig (Conjunctivitis epidemica). **Klinik:** Meist einseitiger Begi: hochrote Schwellung von Karunkel und Plica semilunaris, wässriges Sekret. **KO:** Hornhautbe: Evtl. gering funktionsstörende Narben auf gesamter Hornhaut; AZ: subfebrile Temperatur Mattigkeit. **Ther.:** Absonderung des Pat. wegen hoher Kontagiosität (AU, Freistellung von Kinc garten oder Schule); symptomatische Behandlung mit Vasokonstriktiva, z.B. Naphazolin (z Proculin® 2–3 × tägl. 1 Tr.), Tetryzolin (z.B. Yxin® 1–2 Tr. 2–3 × tägl.); lokale Kortikostero zur Aufhellung funktionsstörender Hornhautnarben durch FA.

Bakterielle Konjunktivitis Err. meist Streptok. **Klinik:** s. ☞ 23.1.2, Tab. 23.2; für **DD** sätzlich bedeutsam:

- Bindehautblutungen: V.a. Pneumokokkeninf.
- Pseudomembranen: Streptok. **Cave:** An Diphtherie denken (AZ, Racheninspektion; ☞ 9.:
- Flockiger Eiter, sagokornartige Schwellungen: Chlamydien (Schwimmbadkonjunktivitis
- Rahmiger Eiter, bretthharte Lider, Bindehautödem: Gonokokken; **cave:** hochinfektiös, ▶ Hornhauteinschmelzung. **Ther.:** Sofortige Facharztüberweisung zum Augenarzt. Gesur Auge abdecken.

Nichtinfektiöse Konjunktivitis

- Unspezifische Konjunktivitis: **Klinik** s. ☞ 23.1.2, Tab. 23.2.**Ther.:** Fremdkörpersuche ggf. Entfernung (☞ 23.2.10), Reinigung der Augen mit lauwarmem Wasser, lokal Adst genzien, z.B. Tetryzolin-HCl (z.B. Yxin®Augentropfen 1–2 Tr. 2–3 × tägl.), oder Naphazc HCl (z.B. Proculin® Augentropfen 2–3 × tägl. 1 Tr.)
- ! Keine kritiklose Daueranwendung von Adstringenzien, da vielfältige lokale NW möglic
- Konjunktivitis durch Lausbefall von Augenbrauen/Wimpern: Bindehautreizung durch A scheidungen. **Ther.:** Lokal Parasympathomimetika (z.B. Pilocarpin-Augentropfen 1%, b gen Muskulatur der Parasiten zum Erschlaffen) oder Läuse/Nissen mit Pinzette abzup zusätzlich (☞ 23.2.10)
- Raupenhaarkonjunktivitis: Raupenhaare oder Härchen von Kletten können sich in H oder Bindehaut einbohren und dort kleine Knötchen bilden. **Ther.:** Facharztüberweis zum Augenarzt zur Entfernung
- Keratoconjunctivitis photoelectrica: ☞ 23.1.4
- Allergische Konjunktivitis: ☞ 23.1.4.

Keratitis (Hornhautentzündung)

Ätiologie

- Exogene Entzündung: Hypopyonkeratitis (bakt. Inf. nach Epitheldefekt, Fremdkörperve zung), Mykose, Virusinf. (HSV, Hornhautbefall bei Zoster ophthalmicus)
- Endogene Entzündungen: Spezifische Inf. (Tbc, Lues)
- Unvollständiger Lidschluss (☞ 23.1.5)
- Keratokonjunktivitis bei Rosacea.

Klinik (☞ Tab. 23.2)

Diagnostik Pathologisches Fensterreflexbild (☞ 23.2.1), Hornhauttrübungen (seitlich au lendes Licht), mit Fluorescein anfärbbare Oberflächendefekte, herabgesetzte Hornhautsensibi (bei HSV-Inf., Keratitis neuroparalytica).

mplikationen Hornhautperforation, bes. bei Hypopyonkeratitis; Sekundärglaukom.

erapie Immer durch FA, in schweren Fällen stationäre Behandlung, meist länger dauernde J; lokale, ggf. auch systemische antimikrobielle Ther., Mydriatika, Verband. Nach Abklingen der tzündung bei dichter, zentraler Narbenbildung Keratoplastik (Hornhauttransplantation).

kute Iridozyklitis

tzündung von Iris und Ziliarkörper.

iologie
Häufig ungeklärt
Begleitiritis bei Hornhauterkr.
Systemische Erkr.: M. Bechterew (☞ 18.4.1), Sarkoidose (☞ 12.7.2), M. Reiter (☞ 18.4.3), chron. Arthritis (☞ 18.3.4)
Z.n. perforierenden Verletzungen, OP
Inf.: Toxoplasmose, Tbc, Lues, Zytomegalie.

nik Pseudoptose, ziliare oder gemischte Injektion, Reizmiosis, träge Pupillenreaktion, merzen, Lichtscheu, Tränen, Sehstörungen, schmutzig-graue Irisfarbe, Kammerwassertrü-ng. **KO:** Synechien, Sekundärglaukom, Katarakt, Atrophie des Augapfels. **DD:** Akutes Glaukom lpation, Pupille weit), Konjunktivitis (normales Pupillenverhalten, konjunktivale Injektion). er.: Immer Facharztüberweisung zum Augenarzt; als Erstmaßnahme Mydriatika, z.B. Atropin gentropfen 1% 1–2 × tägl. 1–2 Tr. (**KI:** akutes Glaukom).

posphagma, Unterblutung der Bindehaut

ologie
Spontan bei Arteriosklerose, Diab. mell., Hypertonie, hämorrhagischer Diathese
Nach Niesen, Pressen (Geburt!), Keuchhusten, Trauma (Bulbuskontusion).

nik Lackartige, flächenhafte Rötung der Konjunktiva, scharf abgegrenzt.

erapie Keine, Spontanheilung innerhalb weniger Tage.

.1.3 Das tränende Auge

ufig im Rahmen der Abwehrtrias: Lidkrampf, Lichtscheu, Tränenträufeln.

gnostik
Anamnese: Trauma (Fremdkörper, Insekten)? Allergien (lokal applizierte Pharmaka, Rhino-conjunctivitis allergica)? Schmerzen?
Inspektion: Entzündungszeichen? Fremdkörper (Ektropionieren!)?
Palpation: Durch Fingerdruck auf den Tränensack Entleerung von Schleim oder Eiter im Fall einer Stenose/Entzündung der Tränenwege möglich
Schneuzversuch: 2%ige Fluoresceinkalilösung in den Bindehautsack einträufeln, Nasenöff-nung der Gegenseite zuhalten, bei Durchgängigkeit der Tränenwege färbt sich abfließende Tränenflüssigkeit gelbgrün. **Cave:** Schädigung weicher Kontaktlinsen durch den Farbstoff.

Differenzialdiagnose

- Fremdkörper (subtarsal, Hornhaut, ☞ 23.2.10)
- Chemische, physikalische, mechanische Schädigung
- Trichiasis = Wimpernreiben (z.B. bei Entropium)
- Erkr. der Tränenorgane (Tränenwegstenose, Dakryozystitis, ☞ 23.1.3)
- Akute oder chron. Entzündungen (☞ 23.1.2, ☞ 23.1.3)
- Allergien (Rhinoconjunctivitis allergica, lokale Ophthalmologika, ☞ 23.1.4)
- Psychisch bedingte Hypersekretion
- Lokal applizierte Pharmaka (z.B. Pilocarpin).

Tränenwegstenose

Ätiologie

- Augenentzündungen (Konjunktivitis), Schleimhautschwellung
- Fremdkörper (häufig Wimpern), Verätzungen, Verletzungen (Narbenbildung), Verwachsungen nach Rö oder Bestrahlung
- Angeborene Atresie des Tränenpünktchens.

Klinik Epiphora, bei entzündlicher Genese zusätzlich Rötung, Schmerzen (☞ 23.1.1). K Keimbesiedlung.

Therapie Facharztüberweisung zum Augenarzt zur Sondierung und/oder Dakryozystorhi stomie (Trepanation der knöchernen Nasenhöhlenwand).

> Bei Sgl. rel. häufig persistierende Membran im Tränensackgang, meist Spontanremission 1. Lj., bei länger bestehender Epiphora Facharztüberweisung.

Akute Dakryozystitis

Ätiologie

- Oft exazerbierte chron. Dakryozystitis
- Mechanische Schädigung des Tränensackepithels (z.B. Sondierung).

Klinik

- Flächenhafte, derbe, hochrote, dolente Schwellung unterhalb des medialen Augenwink Begleitödem von Lid und Nasenrücken
- Schwellung der regionären LK (Ohr, Unterkiefer)
- Subfebrile Temperaturen
- Eiterrückfluss aus dem Tränenpünktchen bei Druck auf den Tränensack.

Therapie

- Facharztüberweisung zum Augenarzt
- Allg.: Bettruhe, nach Schwere der Symptomatik evtl. systemisch Antibiotika (z.B. Ampici Oxacillin)
- Lokal: Wärme, Rotlicht, antibiotische Augentropfen (z.B. Refobacin® AT 4–6 × tägl. 1 und Salbe zur Nacht
- Eröffnung des Tränensäckchens durch FA bei Fluktuation (Abszedierung).

hronische Dakryozystitis

tiologie Verengung oder Verschluss des Ductus nasolacrimalis (z.B. bei chron. Entzündung r Nasenschleimhaut.

.inik Über längere Zeit einseitiges Tränenträufeln, Pseudokonjunktivitis (zähflüssiges, klares s schleimig-eitriges Sekret im Bindehautsack).

erapie Facharztüberweisung zum Augenarzt, dort abschwellende Spülungen, Instillation lo-der, bakterizider Antibiotika, Sondierung, Dakryozystorhinostomie.

3.1.4 Das juckende Auge, Fremdkörpergefühl

agnostik

Anamnese: Bekannte Allergien, Höhensonnenbestrahlung, Schweißarbeiten, Kontaktlinsen-träger, Trauma?

Inspektion: Entzündungszeichen (Injektion, Sekret), Ektropionieren zur Fremdkörpersuche Schirmer-Test (☞ 23.2.8).

fferenzialdiagnose

Allergische Konjunktivitis (s.u.)

Trockenes Auge (☞ 23.1.5)

Fremdkörper (☞ 23.2.10)

Keratoconjunctivitis photoelectrica (s.u.)

Infektiöse Konjunktivitis/Keratitis (☞ 23.1.2).

lergische Konjunktivitis

inik Jucken, Brennen, Fremdkörpergefühl, Lichtscheu, Lidkrampf, vermehrtes Tränen, kon-ktivale Injektion, Chemosis der Bindehaut.

agnostik Exakte Allergieanamnese (saisonales Auftreten, z.B. im Rahmen des Heuschnup-s; Haustiere, Berufsanamnese, Wohnbedingungen, Nahrungsmittel, Medikamente, Kosmetika, ntaktlinsen-Pflegemittel), Allergietestung (**cave:** anaphylaktische Reaktion, ☞ 3.4.3), Bestim-ng von IgE und spezifischem IgE im Serum.

erapie

Allergenkarenz; ggf. Hyposensibilisierung

Lokalther.: Cromoglicinsäure (z.B. Cromoglicin-ratiopharm® AT 4 × tägl. 1–2 Tr.), Levoca-bastin (z.B. Livocab® AT) 2–4 × tägl. 1 Tr., Lodoxamid (Alomide® AT) 3 × tägl. 1 Tr. als Bedarfsmedikation, keine Dauerther.

Systemische Antiallergika: Z.B. Loratadin (z.B. Loratadin Stada 10 mg) 1 × 1 Tbl. tägl.; oder Cetiricin, z.B. Zyrtec® 1 × ½–1 Tbl. abends

In schweren Fällen lokale und/oder systemische Glukokortikoide; **cave:** Kortisonglaukom bei unkritischer Anwendung über längere Zeit.

gnose Bei Allergenkarenz oder erfolgreicher Hyposensibilisierung Beschwerdefreiheit mög-, sonst meist chron. rezid.

Keratoconjunctivitis photoelectrica

Ätiologie UV-Strahlung (Hochgebirge, Höhensonne, Schweißen).

Klinik Nach Latenzzeit von 6–12 h meist nachts auftretende akute Augenschmerzen mit Fremd körpergefühl, Abwehrtrias, Rötung, wässrig-schleimige Sekretion.

Therapie Vit.-A-haltige Augensalbe (z.B. Regepithel®) 2–3 × tägl. oder dexpanthenolhaltig Augensalbe (z.B. Bepanthen® Augen- und Nasensalbe) 2–3 × tägl.; systemische Analgetikaga (z.B. Paracetamol Supp. oder Tbl. max. 4 × 1 g tägl.).

Komplikationen Keratitis, Hornhauterosion.

Prognose Ausheilung nach 1–2 d.

23.1.5 Das trockene Auge

Durch Tränenmangel ausgelöster chron. Reizzustand des Auges mit Jucken und Brennen. Pat. reibt s häufig die Augen.

Diagnostik
- Inspektion: Vollständiger Lidschluss? Schleimhäute von Nase, Mund, Rachen: allg. Trocke heit bei Sjögren-Sy.
- Schirmer-Test (☞ 23.2.8) und Bestimmung der Tränenabrisszeit (☞ 23.2.8)
- Provokationstest mit Haarfön: Der Pat. wird aus ca. 1 m Entfernung mit dem Fön angeblas Bei Tränenmangel innerhalb von 10 Sek. Fremdkörper- und Trockenheitsgefühl
- Labor: Anämie, BSG-Beschleunigung bei Sjögren-Sy. (s.u.).

Differenzialdiagnosen
- Physiologisch verminderte Tränensekretion im Alter
- Medikamente (z.B. Kontrazeptiva)
- Sjögren-Sy. (☞ 18.3.3 und unten)
- Mikulicz-Sy.: bds. schmerzlose Schwellung der Tränen- und Speicheldrüsen
- Unvollständiger Lidschluss (s.u.)
- Pilzinf. bei Diab. mell.
- Vit.-A-Avitaminose (selten, ☞ 23.4.7).

Sjögren-Syndrom

Klinik (s.a. ☞ 18.3.3). Außerdem Keratoconjunctivitis sicca: Fremdkörpergefühl, Trocken und morgendliches Verkleben der Lider, Fädchenbildung auf der Hornhaut (**DD:** Sekundäre F chenbildung durch Platzen von Hornhautepithelbläschen, z.B. bei Herpes).

Differenzialdiagnose Mikulicz-Sy.: Bds. schmerzlose Schwellung der Glandula parotis Tränendrüse; kommt bei Tbc, SLE, CLL, M. Hodgkin vor.

Therapie
- Künstliche Tränen (z.B. Vidisept® Augentropfen), bei längerer Anwendung möglichst kons vierungsmittelfrei (z.B. Artelac® EDO sine). Anwendung je nach Beschwerdeintensität me

mals tägl., jedoch nicht unkritisch oft (Unterdrückung der körpereigenen Tränenrestproduktion)

Bei Therapieresistenz Facharztüberweisung: Tränenstöpsel nach Mackeen und Roth zum Verschluss des unteren Tränenpünktchen

Augenkliniken verordnen gelegentlich bei bes. schweren Formen Ciclosporin AT (in Deutschland nicht zugelassen)

Bei F an Östrogensubstitution denken.

vollständiger Lidschluss

ologie Absolute oder relative Lidverkürzung durch Narbenektropium, Exophthalmus (M. Basedow, Orbitatumoren), Fazialisparese (☞ 20.10.4) = Keratitis e lagophthalmo

Lähmung des 1. Trigeminusastes (Trauma, Tumoren, operative Ausschaltung bei Neuralgien) = Keratitis neuroparalytica.

nik Verminderte Tränensekretion, aufgehobene Hornhautsensibilität bei Keratitis neuroparaica, Bildung eines Hornhautulkus am unteren Hornhautrand bei Keratitis e lagophthalmo bzw. Hornhautmitte bei Keratitis neuroparalytica, Gefäßeinsprossung. **KO:** Sekundärinf.

rapie Facharztüberweisung zum Augenarzt und Neurologen (Behandlung der Grundkrank-). Zur Ulkusprophylaxe Dexpanthenol AT/AS, z.B. Corneregel® Augengel 4–5 × tägl. 1 Tr.; operative Verengung der Lidspalte, künstliche Tränen (z.B. Liquifilm®); manchmal Uhrglasband, Aufkleben hautfarbener Bleigewichte auf das Oberlid, bei irreversiblem Lagophthalmus lantation von Goldgewichten in das Oberlid.

.1.6 Lidschwellung

gnostik

Anamnese: Schwellung seit wann? Ständig? Zunehmend? Vorangegangenes Trauma, Schmerzen, Allgemeinerkr. (kardial, renal, Allergien)?

Inspektion: ☞ 23.2.4

Labor: Entzündungsparameter (Leukos, CRP, BSG), Schilddrüsenparameter bei V.a. Hypothyreose (☞ 17.6.3)

Ggf. Rö: Rö Schädel, Schädel-CT, Rö NNH bei V.a. Frakturen, Tumoren.

erenzialdiagnosen

Lidschwellung mit Entzündung: Gerstenkorn (☞ 23.1.6), Hagelkorn (☞ 23.1.6), Lidphlegmone, Lidabszess (☞ 23.1.6), Orbitalphlegmone (☞ 23.1.6), Konjunktivitis (☞ 23.1.2), Dacryoadenitis (☞ 23.1.6), Erysipel

Lidschwellung ohne Entzündung

Renale Ödeme: Blasse bis strohgelbe Verfärbung, z.B. bei GN

Kardiale Ödeme: Livide graugelbe Verfärbung, nach Bettruhe rückläufig

Quincke-Ödem: Teigige Lid- und Gesichtsschwellung

Trauma: Insektenstich, Bulbuskontusion, SHT (Hämatom, Liquorfistel, Luftemphysem nach siebbeinverletzung)

– Myxödem bei Hypothyreose: Gedunsene Lider, Pseudoödem
– Tumoren: Orbita (Mischtumor der Tränendrüse, Osteome, Sarkome, Meningeome, N]
(Osteome, Karzinome), Lider (Lipome, Fibrome, Hämangiome, Adenokarzinom, Spinalic
Basaliom)
– Allergische Ödeme: Z.B. nach Auftragen von Kosmetika.

Gerstenkorn (Hordeolum)

Akute eitrige Staphylokokken-, seltener Streptokokkenentzündung der Talg- oder Schweißdrüsen (F deolum externum) oder der im Tarsus gelegenen Meibom-Drüsen (Hordeolum internum).

Klinik

* Stark entzündliches Lidödem und Chemosis der Bindehaut
* Umschriebene, rote, schmerzhafte Schwellung im Wimpernbereich, bei Hordeolum intern Schwellung der Lidbindehaut, im fortgeschrittenen Stadium gelblicher Eiterhof
* Allg.: Schwellung der präaurikulären LK, evtl. Fieber.

Komplikationen Lidabszess, Orbitalphlegmone.

Therapie

* Trockene Wärme (2–3 × tägl. Rotlicht)
* Desinfizierende AS, z.B. Bibrocathol (z.B. Noviform®) mehrmals tägl. einstreichen, *oder a* biotische AS, z.B. Oxytetrazyklin (z.B. Terramycin®) 4–6 × tägl.
* Evtl. Stichinzision mit feiner Kanüle.

✱ Bei rezid. Gerstenkorn nach Diab. mell. fahnden.

Hagelkorn (Chalazion)

Chron. Entzündung durch Sekretstau der Meibom-Drüsen.

Klinik Reizloser, indolenter, bis hagelkorngroßer derber Knoten im Tarsusbereich. Lid darüber verschieblich, akute Inf. möglich (dann Rötung, schmerzhaft).

Differenzialdiagnose Meibom-Ca, selten.

Therapie Bei Entzündung zunächst wie Gerstenkorn (☞ 23.1.6), sonst operative Ther. d Augenarzt.

Lidabszess

Ätiologie Inf. der Lidhaut (Gerstenkorn, Verletzungen), Dakryozystitis (☞ 23.1.3), Erys Osteomyelitis des Orbitarandes.

Klinik

* Prallharte Lidschwellung, verengte Lidspalte, Schmerzen
* Später häufig Fluktuation oder Spontanperforation
* Allg.: Leichtes Fieber, Schwellung der präaurikulären LK.

Therapie Durch Augenarzt (lokal und systemisch Antibiotika, Inzision, Drainage).

kryoadenitis (Tränendrüsenentzündung)

iologie
Akut: Infektionskrankheiten (Mumps, Masern, Scharlach, Grippe), bakt. Konjunktivitis, Verletzungen

Chron.: Trachom, Tbc, Lues, M. Hodgkin, Leukämie, Mikulicz-Sy., Sarkoidose, Sjögren-Sy.

nik
Akut: Ein- oder beidseitige, dolente Schwellung des äußeren Oberlides (liegende Paragraphenform). Beim Anheben des Oberlides tritt das geschwollene palpebrale Drüsenläppchen deutlich hervor. Präaurikuläre LK-Schwellung

Chron.: Schmerzlose, allmählich sich entwickelnde Schwellung des Oberlides in Paragraphenform. Durch die Lidhaut tastbarer Knoten.

ferenzialdiagnose
Hordeolum, Chalazion, Lidabszess, Periostitis des Orbitarandes, Orbitalphlegmone: hier keine sichtbare Schwellung der Drüse

Retentionszyste der Tränendrüse (Dakryops): Vergrößert sich beim Weinen.

rapie
Lokale Antibiotika, z.B. Polyspectran® AT 3–5 × tägl. 1 Tr. oder AS 3–5 × tägl.

Facharztüberweisung zum Augenarzt: In schweren Fällen systemisch Antibiotika, z.B. mit Flucloxacillin (z.B. Staphylex®) 3 × 1 g.

bitalphlegmone

iologie Sinusitis (zu 70%), Gesichtsfurunkel, Sepsis, Zahnkeimeiterung beim Sgl.

nik und Diagnostik
Exophthalmus, pralle Schwellung der Lider und Umgebung

Augenbeweglichkeit eingeschränkt und schmerzhaft

Pupillenreaktion und Visus evtl. abgeschwächt

Allg.: Fieber, Leukos ↑, BSG ↑, AZ ↓, Übelkeit, Erbrechen.

nplikationen Meningitis, Sinus-cavernosus-Thrombose.

rapie Klinikeinweisung in Augenklinik: Bettruhe, hochdosierte systemische Antibiotikagabe, Herdsanierung, evtl. Inzision.

.1.7 Sehstörungen und Doppelbilder

Beeinträchtigung des Sehvermögens ängstigt den Pat. Die Ursachen reichen von harmlosen Glas-ertrübungen (Mouches volantes) bis hin zu ernsthaften Erkr. mit Erblindungsgefahr (Zentralar-nembolie). Diagn. und Ther. immer durch FA. Jede Sehstörung abklären lassen.

Einseitiger, allmählicher Visusverlust bleibt oft aufgrund des Binokularsehens lange Zeit un-bemerkt, v.a. dann, wenn weitere Symptome (Schmerzen, Entzündungszeichen) fehlen.

Akute einseitige Erblindung/Visusverminderung

Zentralarterienembolie

Ätiologie Embolisch (Endokarditis), thrombotisch (Arteriosklerose), funktionelle Spasm (Rauchen, Ovulationshemmer).

Klinik und Diagnostik Plötzlicher Sehverlust; Visus: Erkennt Handbewegungen. Augenhintergrund: Netzhautödem, kirschroter Makulafleck, fadendünne Gefäße.

Therapie
- Notfall, sofortige Klinikeinweisung!
- Erstmaßnahme: Bulbusmassage zur Durchblutungsförderung (kann Pat. selbst durchführe
- In Klinik: Fibrinolyse, wenn Verschluss nicht älter als 24 h; später 100 mg ASS tägl. zur zidivprophylaxe, bei älterem Verschluss und erhöhtem Hkt. Aderlass, Hämodilution.

Verschluss der Zentralvene

Ätiologie Meist thrombotisch (Hypertonie, Arteriosklerose, allergische Vaskulitis, Rauche

Klinik und Diagnostik Rasch progredienter schmerzloser Visusverlust, Gesichtsfeldausfäll Stunden bis Tagen, Schleiersehen; Augenhintergrund: Hämorrhagisch-ödematöse Papille, V gestaut und geschlängelt, punktförmige Retinablutung.

Komplikationen Hämorrhagisches Sekundärglaukom.

Therapie
- Einweisung in Augenklinik
- Hämodilution bei hohem Hkt.
- Augendrucksenkung mit lokalen β-Blockern, z.B. Vistagan® 0,5%
- Behandlung des Grundleidens
- Bei sekundärer Neovaskularisation Laserkoagulation.

Prognose Bei normaler Netzhautdurchblutung gut.

Amaurosis fugax

Ätiologie
- Mikroembolien: Stenose der A. carotis interna, kardiale Embolien, i.v. Drogenmissbra
- Minderperfusion: Arteriosklerose, Vaskulitiden, art. Hypertonie.

Klinik Vorübergehende Durchblutungsstörung der Retina mit Erblindung für Sek. bis M manchmal auch Stunden.

Diagnostik
- Augenspiegelung: Ischämiezeichen: Mikroinfarkte, kleine Blutungen, Embolie
- Internistische Abklärung: Herzgeräusch, Blutdruck, Stenosegeräusch der Karotis
- Neurologische Untersuchung: Hirnstamm- oder Kleinhirnläsionen, Hirndruckzeichen
- Evtl. apparative Diagn.: Echo, Gefäßdoppler, Schädel-CT.

Therapie Wie TIA (☞ 20.3.3) und Behandlung des Grundleidens.

▶uritis N. optici

▶iologie
ZNS-Erkr.: MS (evtl. Erstsymptom, ☞ 20.7), Enzephalitis, Meningitis
Allgemeininf.: Diphtherie, Scharlach, Grippe, Malaria, Typhus, Fleckfieber, Tbc, Lues
Fokale Inf.
Intraokulare Entzündungen.

▶nik Frühzeitiger Funktionsausfall (v.a. zentrale Sehschärfe und Adaptation); zentrale und pa-▶entrale Skotome (Papillitis, **DD:** Stauungspapille). Augenschmerzen (verstärkt bei Augenbe-▶gung und Druck auf das Auge), Funktionsausfall bis zur Erblindung (Retrobulbärneuritis).

▶agnostik Augenhintergrund zunächst unauffällig (erst später temporale Abblassung der Pa-▶e).

▶erapie Fachärztliche Behandlung und Ther. des Grundleidens.

▶orioretinitis

▶ologie Toxoplasmose, Syphilis.

▶nik Plötzlicher Visusverlust bei Einblutung in den gelben Fleck, Symptomatik der Infektions-▶nkheiten (☞ 9.6.1 und ☞ 9.8.2).

▶erapie Grunderkr.; Facharztüberweisung zur Behandlung der Augenmanifestation.

▶uter Keratokonus

▶ologie Plötzlicher Einriss im Bereich der dünnen Kegelspitze bei Pat. mit Keratokonus (ke-▶örmige Hornhautvorwölbung).

▶nik Akuter Visusverlust, zentrale Trübung durch Eindringen von Kammerwasser in die ▶rnhaut.

▶rapie Facharztüberweisung zur Keratoplastik.

▶sterische Erblindung

▶nik Keine Schmerzen, Sehstörung wird sehr verschieden angegeben.

▶rapie Facharztüberweisung (Augenarzt und Psychiater).

▶tere Ursachen Akutes Glaukom (☞ 23.3.1), Verletzungen (☞ 23.2.10).

▶ppelseitiger akuter Visusverlust

▶ologie Urämie (☞ 13.1.14); Intox.: Methylalkohol, Tabak- und Alkoholmissbrauch, Medi-▶ente (Chinin, Chloroquin, Chloramphenicol, Ethambutol, Streptomycin, Isoniacid).

▶ik Sehminderung, Farbsinnstörungen, Papillenblässe, Gesichtsfeldausfälle.

▶rapie Medikamente absetzen, Entgiftung (☞ 21.9).

Allmähliche doppelseitige Erblindung

Ätiologie Glaucoma simplex (☞ 23.3.1), Katarakt (☞ 23.3.2), Optikusatrophie, Degenera▌ chron. Netzhauterkr., Neurolues (☞ 9.8.2).

Therapie Durch Augenarzt.

Hemeralopie (Dämmerungssehschwäche)

Retinitis pigmentosa
Hereditäre degenerative Netzhauterkr.

Klinik Erstsymptom Nachtblindheit (oft schon im frühen Schulalter); flintenrohrförmige ▌ sichtsfeldeinengung bis zur Erblindung.

Differenzialdiagnose Nachtblindheit: Vit.-A-Mangel (bei ausgewogener Ernährung selte▌ hochgradige Myopie.

Diagnostik und Therapie Facharztüberweisung zum Augenarzt: Keine kausale Ther. mögl▌ genetische Beratung, Lichtschutzbrille, Vit.-A-Ther.

Prognose Abhängig vom Erbmodus.

Verdunkelungen

Erhöhter Hirndruck; Initialsymptom bei akuten Augengefäßverschlüssen; Erschöpfungszustä▌

Blendung

Häufiges Symptom bei Konjunktivitis, Keratitis, Iritis und Glaskörpertrübungen.

Nebelsehen

Durch Trübung der brechenden Medien; Prodromi bei akutem Glaukom; Netzhaut- und C▌ kuserkr. verschiedener Genese.

Nahsehbeschwerden

Ätiologie Hyperopie (Über- bzw. Weitsichtigkeit), Presbyopie (Altersweitsichtigkeit), Akk▌ modationslähmung (subjektive Vergrößerung der Gegenstände, meist postdiphtherisch); Akk▌ modationskrampf (scheinbare Verkleinerung).

Schattensehen

Ätiologie Trübung der brechenden Medien (je näher die Glaskörpertrübungen an der Netz▌ liegen, desto deutlicher sind die Verschattungen).

Schleiersehen

Ätiologie Glaskörpertrübungen (Blutungen bei diabetischer Retinopathie, Zeichen einer be▌ nenden Ablatio retinae), Ablatio retinae (s.u.).

imäre Ablatio retinae
ts Folge eines Netzhauteinrisses.

iologie Myopie, höheres Lebensalter, Linsenlosigkeit, Trauma.

inik und Diagnostik Lichtreizerscheinungen (Photopsien, „Rußregen") als Prodromi, meist n der nasalen Peripherie her schiebt sich ein Schleier oder Vorhang vor, bewegt sich bei Augen- wegungen mit, bessert sich anfangs über Nacht. Augenhintergrund: Netzhaut verliert leuch- ades Rot, graue Farbe der blasigen Abhebung, dunkle Netzhautgefäße am Ablösungsrand ge- ickt.

erapie Operativ.

ognose Abhängig von Rissgröße und zeitlichem Abstand bis zur Diagnosestellung.

kundäre Ablatio retinae Ohne vorhergehenden Riss.

iologie Druck von hinten (Tumoren, entzündliches Exsudat, Blutungen); Zug von vorn askörpervolumen nach perforierenden Verletzungen), OP, Glaskörperschrumpfung.

nik und Diagnostik Wie primäre Ablatio (s.o.). Facharztüberweisung zum Augenarzt.

erapie Operativ und Behandlung des Grundleidens.

igenflimmern

ologie Retinitis, Chorioiditis (entzündliche Infiltrate); Ablatio retinae (☞ 23.1.7); Augen- gräne (Schmerzen, Skotome, ☞ 23.2.6); Arteriosklerose der Netz- und Aderhaut; Zerebralskle- e der Sehrinde (halbseitiges Flimmerskotom).

rzerrtsehen

ologie
Blutungen in Netzhautmitte bei Retinopathia diabetica, Hypertonie (Entwicklung innerhalb von Stunden)
Retinitis centralis serosa (s.u.)
Makuladegeneration (s.u.).

tinitis centralis serosa

ologie Unklar, junge M bevorzugt, Erkr.-Gipfel im Frühjahr und Herbst.

nik und Diagnostik Verzerrt-, Farbig- und Verkleinertsehen, Akkommodationsstörung; zenhintergrund: Zunächst unauffällig, später Ödem mit rundlichen, gelbweißen Fleckchen.

erapie Durch FA, lokal Mydriatika, Kortikosteroide (auch subkonjunktival).

gnose Gut, aber rezidivfreudig.

kuladegeneration Juvenil-infantile oder senile Form, meist beidseitig.

nik Verzerrtsehen, progredient abnehmende zentrale Sehschärfe.

rapie Durch FA; vasoaktive Mittel, Vit. A und E.

Strabismus (Schielen) und Doppelbilder

Strabismus paralyticus (Lähmungsschielen)   Häufig: Abduzens- und Trochlearisparese selten Okulomotoriusparese.

Strabismus concomitans (Begleitschielen)   80% vor 2. Lj.; häufig Stabilisierung bis 5.

!   Schielen ist kein vorrangig kosmetisches Problem. Bei unbehandeltem Strabismus droht bl bende Schwachsichtigkeit. Ursache des Strabismus kann auch das maligne Retinoblastom se Deshalb konsequente und rechtzeitige Ther. durch FA (Augenheilkunde) erforderlich.

Linsenluxation

Ätiologie   Heftiges, den Limbus corneae seitlich treffendes Trauma (Holzscheitverletzur Marfan-Sy.

Klinik

- Monokulare Doppelbilder, Irisschlottern, tiefe Vorderkammer (bei Luxation der Linse in Vorderkammer ist diese flach)
- Bei Subluxation: Schlotternde Linse bei Blickbewegung.

Komplikationen   Sekundärglaukom.

Therapie   Operativ.

Blow-out Fraktur

Ätiologie   Fraktur des Orbitabodens durch Trauma (z.B. Tennisballverletzung).

Klinik   Enophthalmus, Doppelbilder.

Therapie   Klinikeinweisung in Augenklinik zur OP.

Tenonitis, Myositis

Ätiologie

- Seröse Tenonitis bei Grippe, rheumatischen Erkr.
- Eitrige Tenonitis bei Sepsis, Abszessen, Dakryozystitis, Schiel-OP
- Meist auf der Grundlage einer oft beidseitigen Scleritis posterior.

Klinik

- Schmerzen, bes. bei Bewegung des Augapfels
- Geringe Verdrängung des Bulbus
- Lidschwellung, mäßige Chemosis
- Doppelbilder durch eingeschränkte Bulbusbeweglichkeit.

Therapie   Durch FA; Wärme, Ruhigstellung durch Verband, antirheumatische Ther., lokale u oder systemische Antibiotika, Inzision, Drainage.

Pseudotumor der Orbita

Häufigste entzündliche Orbitaerkr. unbekannter Ätiol. Histologie: Bindegewebige Umwandlung intraorbitalen Fettgewebes, zahlreiche, kleine Lymphozytenherde, Verdichtung des Muskelgeweb

nik
Einseitige, sich rasch entwickelnde Protrusio bulbi
Lid- und Bindehautschwellung
Beweglichkeitseinschränkung, Doppelbilder.

ferenzialdiagnose Leukämische Infiltrate, beningne und maligne Orbitatumoren.

gnostik Biopsie.

rapie Facharztüberweisung: Glukokortikoidther., Rö-Bestrahlung.

ichtsfeldausfälle ☞ 23.2.6

3.2 Diagnostik und therapeutische Methoden

.2.1 Inspektion

ausreichende Beleuchtung achten (Tageslicht, ggf. Trulite®-Lampen).

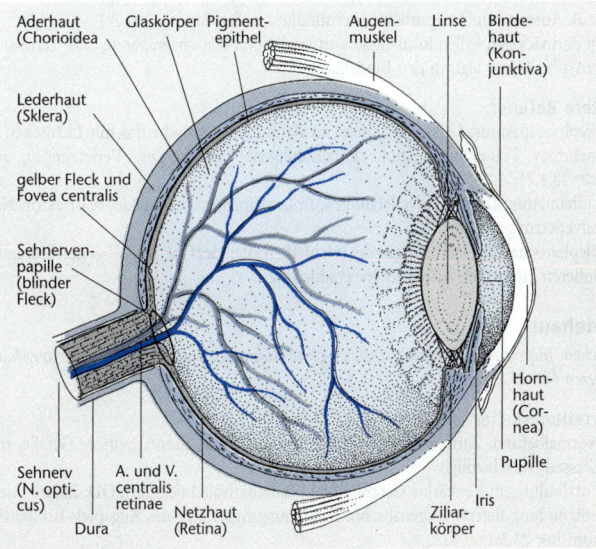

23.1 Anatomie des Auges

Lider

Beurteilungskriterien
- Lidhaut: Entzündung? Ekzem? Ödem? Emphysem? Hämatom?
- Lidspaltenform: Horizontales Oval, innerer Lidwinkel abgerundet, äußerer Lidwinkel s
- Lidspaltenweite: Vertikal, individuell zwischen 6–10 mm
- Lidbewegung: Ptosis
- Lidstellung: Ektropium, Entropium (☞ 23.1.2).

Blepharitis (Lidrandentzündung)
Ätiologie Staphylokokkeninf., Staub, Rauch, seborrhoische Disposition, chron. Überanst gung (Brechungsfehler?).

Klinik Chron. entzündliche Rötung der Lidränder, meist bds.; Krusten, Schuppen und Rhaga (Blepharitis squamosa) oder Ulzera und multiple Abszesse am Lidrand (Blepharitis ulcerc Ausfall der Wimpern.

Differenzialdiagnose Dermatologische Erkr. (Inspektion des gesamten Integuments!).

Therapie
- Borken mit Salizylsäure-AT lösen (z.B. Sophtal-POS®-Augentropfen) 4 × tägl. 1 Tr. in Bindehautsack oder
- Versuch mit antiseptischer AS (z.B. Noviform® Augensalbe) 3–5 × tägl. oder antibiotische (z.B. Aureomycin® Augensalbe zweistündlich in den Bindehautsack)
- In hartnäckigen Fällen lokal Glukokortikoid-Kombinationspräparate (z.B. Terracortril® gensalbe 2–3 × tägl. in den Bindehautsack).

Weitere Befunde
- Blepharospasmus: Lidkrampf, meist im Rahmen der Abwehrtrias mit Lichtscheu und mehrtem Tränenfluss. **Ätiol.:** Entzündungen, Fremdkörper, Verletzungen, Blend (☞ 23.1.7)
- Lidhämatom: Infolge Lidverletzungen, Brillenhämatom bei Schädelbasisfraktur, Nasen zelverletzungen, (☞ 22.5.6)
- Blepharochalase: Herabhängen der erschlafften Haut des Oberlides über den Lidrand und äußeren Lidwinkel. **Ätiol.:** Altersveränderung.

Bindehaut
Vorgehen: Inspektion im Lidspaltenbereich ohne Hilfsmittel, bei Lidern und Übergangsfalten e pionieren (☞ 23.2.4).

Beurteilungskriterien
- Normalbefund: Zartrosa gefärbt, durchsichtig, glatt, glänzend, hellrote Gefäße, mit e Glasstab verschieblich
- Entzündungen: Verstärkte Gefäßfüllung (konjunktivale Injektion), **DD:** Ziliare Injektio Entzündung tieferer Augenabschnitte, Stauungshyperämie des Augapfels bei akutem G kom (☞ 23.3.1)
- Sekret: Wässrig, schleimig, eitrig, blutig, fadenziehend.

funde

Flügelfell (Pterygium): Dreieckige Bindehautfalte, die sich zur Hornhautmitte hin vorschiebt und mit dem Hornhautepithel z.T. verwachsen ist. **KO:** Herabgesetzter Visus. **Ther.:** Möglichst frühzeitige chirurgische Entfernung. **Prognose:** Rezidivfreudig

Lidspaltenfleck (Pinguecula): Gelbliche Einlagerung und Verdickung im Lidspaltenbereich, Basis parallel zum Hornhautrand, Spitze zeigt zum Lidwinkel. Harmlose degenerative Veränderung. Keine Ther.

Hyposphagma: ☞ 23.1.2.

rnhaut

rteilungskriterien

Normal: Durchsichtig und klar, Oberfläche glatt und spiegelnd

Hornhautwölbung: Grobe Beurteilung mithilfe des Fensterreflexes s.u., weiterführende Untersuchungen beim FA

Hornhautsensibilität (☞ 23.2.2)

Vaskularisation (Gefäßeinsprossung): Immer pathologisch (☞ 23.1.2).

ersuchung Einfache Prüfung der Hornhautoberfläche mithilfe des Fensterreflexes: Pat. mit a Gesicht zum Fenster setzen, Betrachtung des Hornhautspiegelbildes, durch Augenbewegung ndert" das Spiegelbild über die gesamte Kornea.

Normalbefund: Konturen glatt, Kanten scharf, glänzend

Pathologisch: Reflex unscharf/verwaschen (Trübung, Verletzung), matt/ verzerrt (z.B. Ulkus), glänzend/verzerrt (älterer Defekt).

rteilungskriterien

Lage (Tiefe der Vorderkammer): Normal ca. 3 mm; Abflachung z.B. bei plötzlichem intraokularem Druckanstieg, Vertiefung bei Linsenluxation mit Glaskörpervorfall

Oberfläche: Normal glänzendes Relief, bei Entzündung ödematös und verwaschen mit sichtbaren Gefäßen

Farbe: Physiologische Unterschiede je nach Pigmentgehalt; bei Siderose Braunfärbung.

ersuchung Orientierende Untersuchung im seitlich auffallenden Licht mit Untersuchungsochen und Lupe.

unde

ritis: ☞ 23.1.2

riskolobom: Lücke in der Regenbogenhaut; angeboren i.d.R. nach nasal unten, operativ nach oben gerichtet (Katarakt-OP).

ille

rteilungskriterien

Weite: normal 2–3 mm

Form: Entrundung?

Pupillenreaktion: Immer Betrachtung beider Pupillen und Seitenvergleich! Befunde ☞ 23.2.3.

Linse

Untersuchung

- Durchleuchtung im durchfallenden Licht (Augenspiegel): Alle Trübungen erscheinen schw
- Untersuchung im seitlich auffallenden Licht: Alle Trübungen erscheinen grau.

Katarakt Jede Trübung = Katarakt (grauer Star).

- Angeboren: Erblich, pränatale Inf. (Röteln, Toxoplasmose)
- Erworben: Altersstar (Cataracta senilis); Wundstar (nach Kontusion oder Perforation); Fe
  star (jahrzehntelange Schädigung durch Infrarotstrahlung); Strahlenstar; Blitzstar (St
  strom, Blitzschlag, evtl. reversibel); „Zuckerstar" (bei juvenilem Diab. typische schneef
  kenartige Trübung, bei älteren Diabetikern klinisches Bild wie senile Katarakt); Kortison
  (bei lokaler und/oder systemischer Glukokortikoidther., nach rechtzeitigem Absetzen re
  sibel), komplizierter Star (als KO bei praktisch allen intraokularen Erkr. möglich).
- **Ther.:** Operativ, anschließend optische Korrektur der Linsenlosigkeit (Aphakie) durch in
  okulare Kunststofflinsen oder Kontaktlinsen, bei beidseitiger Aphakie durch Starbrille.

23.2.2 Palpation und Hornhautsensibilität

Palpation

Indikation Schätzung des Augeninnendrucks im Seitenvergleich bei V.a. Glaukom (☞ 23.
Exakte Bestimmung mit Tonometrie (☞ 23.2.7).

Vorgehen Pat. nach unten blicken lassen, Spitzen beider Zeigefinger auf das gesenkte Ob
legen und den Bulbus palpieren.

Beurteilungskriterien

- Normalbefund: Bulbus leicht eindrückbar (Fluktuation)
- Brettharter Bulbus: Bei akutem Glaukom (☞ 23.3.1), Druckwerte > 60 mmHg (Norm
  10–20 mmHg) sind sicher zu palpieren, bei geringeren Drucksteigerungen ist der Seitenu
  schied hinweisend.

Hornhautsensibilität

Vorgehen Pat. nach oben blicken lassen, mit einem zur Spitze ausgezogenen Wattetupfer
lateral zur Hornhautmitte streichen (Fluchtreflexvermeidung); immer im Seitenvergleich pr

Befunde

- Normalbefund: Seitengleiche Berührungsempfindung und Auslösung des Kornealreflexes
  flektorischer Lidschluss)
- Sensibilität vermindert: Herpes-simplex-Keratitis, Verätzungen. **Cave:** Bei Verätzungen
  mitunter Hornhautepitheldefekte optisch nicht nachweisbar, die herabgesetzte Sensib
  zeigt jedoch eine weitergehende Schädigung an
- Sensibilität aufgehoben: Läsion des N. trigeminus (Zoster ophthalmicus, Tumoren im K
  hirnbrückenwinkel, SHT, operative Ausschaltung des Ganglion Gasseri bei Neuralgie)
  zur Keratitis neuroparalytica mit Hornhautulkus. **KO:** Sekundärinf. Wichtige **DD:** A
  schwächer oder fehlender Kornealreflex auch bei Läsion des N. facialis möglich.

3.2.3 Pupillenreaktion

Tab. 23.3 Pathologische Pupillenreaktionen (☞ 20.1.7)

...und	Pupillenreaktion			Ätiologie
	Direkt	**Indirekt**	**Konvergenz**	
...aurotische Starre (...pillen mittelweit)	Nein	Auslösbar	Auslösbar	Vollkommene Blindheit
...olute Starre (...pillen über mittel-..., entrundet)	Nein	Nein	Nein	Schädelbasisfraktur, Botulismus, Läsion des N. oculomotorius
...lektorische ...re mit Miosis (...pillen eng)	Nein	Nein	Auslösbar	Argyll-Robertson-Phänomen bei Tabes dorsalis (☞ 9.8.2)
...lektorische ...re mit Mydriasis (...pillen weit)	Nein	Nein	Auslösbar	Mittelhirntumoren (Vierhügelgegend)
...illotonie (...pillen weit)	Verzögert	Verzögert	Verzögert	Adie-Sy.: Zusätzlich fehlende Eigenreflexe der unteren Extremität
...ner-Syndrom (...illen eng)	Abge-schwächt	Abge-schwächt	Auslösbar	☞ 20.1.7, Abb. 20.1

3.2.4 Ektropionieren

...tülpen der Lider.

...kation Diagnostisch zur Inspektion der Bindehaut von Lidern und Übergangsfalten, ther. ...remdkörperentfernung (befinden sich meist im Sulcus subtarsalis) und Augenspülung bei ...tzungen.

...gehen
...Unterlid: Vorsichtig an den Wimpern herabziehen
...Oberlid:
...Einfaches Ektropionieren: Den Pat. nach unten blicken lassen, vorsichtig die Wimpern fassen ...und abwärts ziehen, gleichzeitig mit einem Glasstab (im Notfall auch Q-Tip, Streichholz o.Ä.) ...den oberen Lidknorpelrand nach hinten und unten drücken (☞ Abb. 23.2)
...Doppeltes Ektropionieren mit Desmarres-Lidhalter, nur durch Geübten (notwendig zur Dar-...tellung der oberen Umschlagfalte).

23.2.5 Augenspiegelung

Vorgehen

- Diagnostische Pupillenerweiterung mit einem Mydriatikum, z.B. Tropicamid (z.B. Mydrum®) 1–3 × 1 Tr. im Abstand von 5–10 Min.
- Betrachtung des Augenhintergrundes im direkten, aufrechten, vergrößerten Bild. **Cave:** Die sichere Beurteilung des Augenhintergrundes ist nur dem geübten Untersucher möglich, meist Facharztüberweisung zum Augenarzt erforderlich.

💧 Mydriatika sind bei Glaukom oder Glaukomverdacht kontraindiziert.

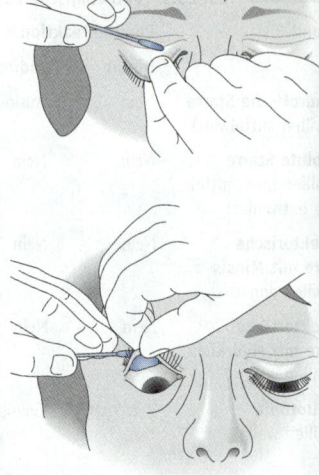

Befunde

Normalbefund des Augenhintergrundes

- Farbe: Leuchtend rot
- Gelber Fleck: Querovaler, gefäßloser Bezirk in Netzhautmitte mit zentraler Netzhautgrube (Fovea centralis)
- Netzhautgefäße: Arterien hellrot, breiter Reflexstreifen, keine Pulsation; Venen dunkelrot mit schmalem Reflexstreifen, spontane Pulsation der Zentralvene auf der Papille

Abb. 23.2 Einfaches Ektropionieren des (lides

- Papille: Senkrecht stehendes Oval von zartroter bis blassrosa Farbe im Netzhautniveau, poral stets heller; Grenzen temporal, oben und unten gut, nasal weniger gut abgegrenzt; fäßtrichter im Zentrum der Papille, Arterien und Venen teilen sich meist noch auf der Pa in je einen nach oben und nach unten ziehenden Ast, zu 70% sichtbarer Venenpuls d pulssynchrones, periodisches Kollabieren der Venenwand. **Cave:** Art. Pulsation auf der Pa ist immer pathologisch. **DD:** Druckpuls bei gesteigertem Augeninnendruck, echte art. wellen bei Aorteninsuff.

Wichtige pathologische ophthalmoskopische Befunde

- Zentralarterienverschluss (☞ 23.1.7): Milchigweißes Ödem der Netzhautmitte, kirsch Makulafleck, blasse, unscharfe Papille, blutleere fadendünne Netzhautarterien
- Zentralvenenverschluss (☞ 23.1.7): Hämorrhagisch verfärbte Papille, Netzhautvenen schlängelt und gestaut, peripapillär flächenhafte Blutungen, peripher fleck- und punktför Blutungen

Stauungspapille (☞ 23.1.7): Zunächst nasal glasige Schwellung, dann pilzförmige Vorwölbung der Papille, Farbe graurot, Venen gestaut und über dem Papillenrand abgeknickt, später Atrophie (grauweiße, unscharf begrenzte Papille mit abnehmender Prominenz); **Klinik:** Sehfunktion bleibt lange unbeeinflusst, passagere Verdunkelungen sind erstes subjektives Symptom, Vergrößerung des blinden Flecks ist funktionelles Frühzeichen.

23.2.6 Gesichtsfeldbestimmung

Vorgehen In Allgemeinpraxis nur grobe Orientierung möglich. Der Pat. deckt ein Auge mit der Hand ab und fixiert mit dem anderen das gegenüberliegende Auge des Untersuchers. Der Untersucher bewegt einen Wattebausch in der Ebene zwischen sich und dem Pat. in allen 4 Quadranten. Voraussetzung: Normales Gesichtsfeld des Untersuchers.

Befunde
Normal: Pat. und Untersucher nehmen Wattebausch zum gleichen Zeitpunkt wahr
Wichtige pathologische Befunde:
Skotome (Dunkelfelder): Retrobulbärneuritis, Glaukom (☞ 23.3.1)
Konzentrische oder sektorförmige Gesichtsfeldeinschränkung bei Chorioretinitis
Hemianopsie (Halbseitenausfall) bei Hirntumoren, Apoplexie.

Immer Facharztüberweisung bei pathologischem Parallelversuch oder subjektiven Gesichtsfeldeinschränkungen.

23.2.7 Tonometrie

Messung des Augeninnendrucks (orientierend ☞ 23.2.2).

Vorgehen Impressionstonometer nach Schiötz: Hornhautanästhesie, z.B. mit Ophtocain® Augentropfen 1–2 Tr.; Pat. hinlegen und einen Punkt an der Decke fixieren lassen. Fußplatte auf die Hornhaut aufsetzen. Ein genau definierter Senkstift dellt die Hornhaut ein, Wert wird an der Skala abgelesen und mithilfe einer Eichtabelle in mmHg umgerechnet.

Normalbefund Augeninnendruck 15–22 mmHg, seitengleich, zeigt ähnlich anderen Organkonstanten (RR, Puls, Körpertemperatur) einen zirkadianen Rhythmus innerhalb enger Grenzen (pulsförmige Schwankungen bis 4 mmHg).

23.2.8 Schirmer-Test

Messung der Tränensekretion bei V.a. trockenes Auge (☞ 23.1.5).

Vorgehen Einen Vliespapierstreifen (Schirmer-Teststreifen) am Ende ca. 5 mm umknicken, in Bindehautsack einhängen und den Pat. während der Messung die Augen schließen lassen.

Befunde
Normal: Befeuchtung von 15 mm Teststreifen in 5 Min.
Vermehrte oder verminderte Tränensekretion (☞ 23.1.5, ☞ 23.1.3).

23.2.9 Farbtafeln/Visusprüfung

Meist im Rahmen von Einstellungs- und Tauglichkeitsuntersuchungen. In der Allgemeinpra i.d.R. nur orientierend möglich (z.B. Jugendschutzuntersuchung, Kindervorsorgeuntersuchunge Facharztüberweisung zum Augenarzt bei jeder Abweichung vom Normalbefund zur weiteren Dia Vorgehen:

Fern-Sehschärfe Wenn vorhanden, mit Brille oder Kontaktlinsen prüfen.

- Für jedes Auge einzeln mithilfe berechneter Sehtafeln in einer Entfernung von 5 m
- Angabe der Sehleistung als Bruch: Im Zähler die Istentfernung, im Nenner die Sollentfernu in der das normalsichtige Auge das Sehzeichen gerade noch lesen muss (Angaben auf Tafeln)
- Bei Sehleistung unter 1/50 Prüfung auf Fingerzählen, Handbewegungen, Lichtwahrnehm
- Für Kinder und Leseunkundige Kinderbildtafeln nach Löhlein verwenden bzw. Facharztü weisung zum Augenarzt.

Nah-Sehschärfe Prüfung mit genormten Lesetafeln, die nummerierte Texte verschiede Schriftgröße enthalten. Als Ergebnis die Textnummer notieren, die in einem Leseabstand 30 cm vom jeweiligen Auge fehlerfrei gelesen wird.

Farbensinn Farbtafeln (pseudoisochromatische Farbtafeln nach Stilling).

23.2.10 Allgemeine Behandlungsmethoden

Pharmakotherapie

Lokaltherapie

- Augentropfen, -salben oder -öle
- Subkonjunktivale oder parabulbäre Injektionen nur durch FA
- Applikation erfolgt nach Abziehen des Unterlides in die untere Übergangsfalte der Bindeh der Pat. hat dabei den Kopf etwas nach hinten geneigt. **Cave:** Das Auge möglichst nicht mit Tropfflasche bzw. Salbentube berühren, da sonst reflektorischer Lidschluss
- Wässrige Lösungen werden durch die Tränenflüssigkeit rasch weggespült und müssen d häufiger appliziert werden
- Öle und Salben bilden einen Film auf der Hornhaut und beeinträchtigen zeitweilig die S (Fahrtauglichkeit!)
- Kontaktlinsen müssen meist vor Applikation entfernt werden (s. Beipackzettel und Prod information)
- Mögliche systemische und lokale NW bei lokal applizierten Pharmaka beachten (☞ Tab. 2

Tab. 23.4   Systemische NW bei lokal applizierten Pharmaka

...ansystem	Wirkstoff	Symptome
...z-Kreislauf-...tem	Adrenalin und Derivate	Herzklopfen, Tachykardie, pektanginöse Beschwerden, Blutdruckanstieg
	β-Blocker	Herzrhythmusstörungen, Bradykardie, Blutdrucksenkung, Verstärkung einer Myokardinsuff.
...ge	β-Blocker	Bronchospasmus, Asthmaanfall
...	Anticholinergika	Unruhe, Halluzinationen
...etatives ...vensystem	Pilocarpin	Übelkeit, Erbrechen, Schwitzen, Tenesmen, Spasmen der glatten Muskulatur

- Bei lokaler und/oder systemischer Glukokortikoidgabe > 2–4 Wo. augenärztliche Kontrolle erforderlich (Kortisonglaukom, Katarakt)
- Lokalanästhetisch wirkende AT gehören nicht in Patientenhand (Gefahr des trophischen Hornhautulkus)
- Adstringierende AT nicht unkritisch über längere Zeit anwenden (Bindehautreizung).

...temische Therapie
z.B. systemische Antibiotikagabe bei entzündlichen Augenerkr., Diamox® i.v. bei akutem ...Glaukom
Zu Augenkomplikationen bei systemischer Pharmakonapplikation ☞ 23.4.8.

...enverbände   Zum Schutz und/oder zur Ruhigstellung indiziert.
...Am geeignetsten sind spezielle Augenverbände, z.B. Poroplast-Augenverbände von Lohmann, in ...der Notfallversorgung natürlich auch sterile Kompressen, Mullbinden, Augenklappen möglich ...Uhrglasverband: Uhrglasförmiges Plexiglas wird mit Pflaster luftdicht am Orbitarand ...befestigt. **Ind.:** Unvollständiger Lidschluss (Fazialisparese, Ektropium), zum Schutz des ge...sunden Auges bei Gonokokken- und Diphtheriekonjunktivitis.

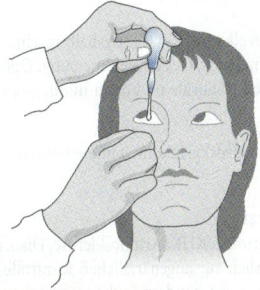
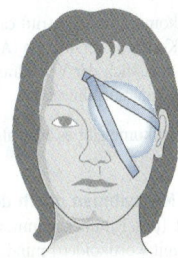

23.3   Applikation von Augentropfen (li); Augenverband (re)

> ! ◆ Absolute Ruhigstellung ist nur durch beidseitigen Verband zu erreichen, da immer be
> Augen gleichzeitig bewegt werden (Kontusionsverletzungen, perforierende Verletzung
> Strahlenschädigung)
> ◆ Kein Verband bei Konjunktivitis, Sekretstau!

Augenspülung Indiziert bei Verätzungen (☞ 23.1.2), konjunktivalen Fremdkörpern.
◆ Spülflüssigkeit: Möglichst körperwarm, im Notfall Leitungswasser, besser destilliertes Was
Ringerlösung, physiologische Kochsalzlösung oder Isogutt® Augen-Tropflösung
◆ Hilfsmittel: Undine oder Spritzflasche, Hilfsperson
◆ Vorgehen: Lider passiv öffnen (meist Lidkrampf im Rahmen der Abwehrtrias); Flüssigke
dünnem Strahl ins Auge laufen lassen. Pat. fängt sie mit Nierenschale auf. Pat. während
Spülvorgangs nacheinander in alle Richtungen schauen lassen, damit die Spülflüssigkeit
die gesamte Bindehaut gelangt.

Entfernung kleiner Fremdkörper
◆ Lose auf der Bindehaut oder Hornhaut sitzende Fremdkörper mit einem angefeuchteten W
tetupfer entfernen oder herausspülen
◆ Zur Entfernung subtarsaler Fremdkörper ektropionieren (☞ 23.2.4)
◆ Alternativ Pat. nach oben blicken lassen und das Oberlid über das Unterlid wegziehen, Pat.
unter leichtem rotierendem Reiben des Oberlides das Auge langsam öffnen. Die Wimp
reihe des Unterlides bürstet so oft den Fremdkörper heraus. **Cave:** Perforierende Fremdkö
nicht entfernen, Gefahr der weiteren Bulbusverletzung. Steriler beidseitiger Verband und
fortiger Transport in Augenklinik.

23.3 Hausärztliche Betreuung bei Augenleiden

23.3.1 Der Glaukompatient

*Syn. Grüner Star. Intraokulare Drucksteigerung mit schädigenden Folgen durch ein Missverhä
zwischen Zu- und Abfluss des Kammerwassers.*

> ! Das Glaukoma simplex betrifft ca. 2% der Bevölkerung > 40 J. Deshalb regelmäßige au
> ärztliche Kontrolle veranlassen (Augendruckmessung, Gesichtsfeldmessung, Ophthalmo
> pie), z.B. anlässlich der Verordnung der ersten Nahbrille und dann mind. zweijährig. I
> „Check-up" darauf hinweisen!

Chron. Glaukome gibt es auch als sog. Normaldruckglaukome ohne erhöhten Augenin
druck.

Präventive Maßnahmen durch den Hausarzt
◆ Risikopat. (pos. Familienanamnese, art. Hypertonie, KHK, Arteriosklerose, Diab. mell., L
zeitther. mit Kortikoiden) mind. einmal jährlich zur augenärztlichen Kontrolle überw
◆ Erste Lesebrille nicht durch Optiker anpassen lassen, sondern Facharztüberweisung zun
genarzt

Uncharakteristische Symptome wie Augenbrennen, Rötung der Augen, Kopfschmerzen, verschwommenes Sehen ernst nehmen und FA (Augenheilkunde) konsultieren.

Tab. 23.5 Glaukomformen (G.)

rm	Weitwinkel-G. (G. simplex)	Engwinkelglaukom		Sekundär-G.	Angeborenes G.
		Akut	Chronisch		
ologie	Altersglaukom (lokale Altersveränderungen)	• Lokalfaktoren: Enger Kammerwinkel, Kurzbau des Auges • Allg. Faktoren: Höheres Alter, Labilität des vegetativen Nervensystems • Anfallsauslöser: Psychischer oder physischer Stress		Intraokulare Entzündung oder Tumor, perforierende Verletzungen, Gefäßerkr. (Zentralvenenthrombose), Diab. mell., Medikamente: z.B. Kortison	Autosomal-rezessiv vererbt (Familienberatung)
nik	Subjektiv lange beschwerdefrei, später Gesichtsfeldausfälle (Bjerrum-Skotom), Sehverlust	Notfall, Prodromi: Nebelsehen, Farbringe. Allg.: Kopfschmerz, Übelkeit, Vernichtungsgefühl, Fieber. Visus: Handbewegung	Wie G. simplex, aber größere Druckschwankungen, laufend bestehende Anfallsgefahr	Verschieden, je nach Grundkrankheit	
gen-unde	Vordere Augenabschnitte regelrecht, Augendruck mittelgradig↑, Papillenexkavation, später Optikusatrophie	Brettharter Bulbus, Stauungshyperämie, Hornhaut trüb, Pupille erweitert, entrundet, lichtstarr, Augenhintergrund meist nicht einsehbar, Papillenödem	Bei Druckanstieg Stauungshyperämie, Glaukompapille, Gesichtsfeldausfall	Je nach Grundkrankheit wie Weit- oder Engwinkelglaukom	Exophthalmus, Hornhaut vergrößert, verdünnt und getrübt; Papille lange normal (kompensatorische Bulbusdehung), später Atrophie

| | | **Tab. 23.5** Fortsetzung | | | |

| Form | Weitwin-kel-G. (G. simplex) | Engwinkelglaukom | | Sekundär-G. | Angebo-renes G |
		Akut	Chronisch		
Therapie	Durch Augenarzt • Lokal: β-Blo-cker, Pilocarpin, Karboanhydra-sehemmer oder Kombinations-präparate, *alter-nativ*: Argon-Laser-Trabeku-loplastik zur Verbesserung des Kammer-wasserabflusses • Operativ: Bei Versagen der Arzneither., Unverträglich-keiten, zuneh-mender Visus-einschränkung	Sofortige Klinik-einweisung • Sofortmaßnah-men: Acetazol-amid (Diamox®) 500 mg i.v. oder 3 × 250 mg p.o. • Lokal: Pilocar-pin-AT 1% alle 10 Min. einen Tr. • Analgetika: z.B. Dolantin® 100 mg i.m. oder Tramadol (z.B. Tramal®) 50 bis 100 mg i.m. oder langsam i.v.	Wie Glauco-ma simplex	Behandlung des Grund-leidens, sonst wie Glaucoma simplex	Frühzei operativ
Prognose	Langsam progredienter Funktionsverlust	Günstig bei Druckregulierung	Günstiger als G. simplex, bes. wenn Anfälle vermieden-werden	Je nach Ursache verschieden	Bei rec zeitiger gut

Therapie

• Den Pat. zur exakten und regelmäßigen Anwendung der vom Augenarzt verordneten M kamente motivieren

• Carboanhydrasehemmer (z.B. Diamox®, Glaupax®) können zu einer Hypokaliämie füh Kalium im Serum kontrollieren und ggf. substituieren (kaliumreiche Ernährung, medikan tös; ☞ 13.1.10)

• Enge Zusammenarbeit von HA und Augenarzt bei der Ther. mit lokalen β-Blockern aufgr der kardialen und pulmonalen NW (☞ 23.2.10).

KI für verschiedene Medikamente bei Glaukompat. beachten, z.B. Anticholinergika, Ne leptika.

3.3.2 Patienten mit Katarakt

ventive Maßnahmen

Altersstar: Keine Prävention möglich

Cataracta diabetica: Normoglykämie anstreben

Kortisonstar: Engmaschige augenärztliche Kontrolle bei Kortisonlangzeitther. (bei rechtzeitigem Absetzen reversibel)

Schutzimpfungen: Gegen Infektionskrankheiten (Röteln, Polio) zur Verhinderung einer embryonalen Linsenschädigung durch Erkr. schwangerer F; Toxoplasmoseprophylaxe in der Grav.

rapie

Operative Ther. durch Augenarzt heute in fast allen Fällen möglich

Rechtzeitige Facharztüberweisung, wenn durch die Sehbehinderung Berufsausübung, Hobbys oder Alltagsverrrichtungen nicht mehr möglich oder eingeschränkt sind.

3.4 Augenbeteiligung bei Allgemeinerkrankungen

.4.1 Infektionskrankheiten

Botulismus (☞ 9.3, Tab. 9.14): neuromuskuläre Vergiftung durch Toxin des Clostridium botulinum. Augensymptome: Doppelbilder, Flimmern, Ptosis, Okulomotoriusparese

Diphtherie (☞ 9.3.6): Augensymptome: Akkommodationslähmung (Makropsie = scheinbare Vergrößerung der Gegenstände), Abduzensparese (☞ 23.1.7), Fazialisparese (☞ 20.10.4), Neuritis nervi optici

Masern, Röteln, Influenza, Mumps: Akute virale Konjunktivitis

Lues connata: Parenchymatöse Keratitis (kombiniert mit Tonnenzähnen und Schwerhörigkeit = Hutchinson Trias)

Erworbene Lues: Augensymptome im Rahmen der Tabes dorsalis: Tabische Optikusatrophie, Argyll-Robertson-Phänomen (☞ 9.8.2)

Röteln-Embryopathie: Angeborener Totalstar, Gregg-Sy. = Linsentrübung, Herzfehler und Schwerhörigkeit

Meningitis/Enzephalitis: Neuritis n. optici (☞ 23.1.7), Stauungspapille (Hirndruckzeichen! ☞ 23.2.5), Augenmuskelparesen (☞ 23.1.7)

Konnatale Toxoplasmose: Rosettenherd oder Pseudokolobom des gelben Flecks

Erworbene Toxoplasmose: Chorioretinitis juxtapapillaris Jensen, Iridozyklitis (s.a. ☞ 9.6.1)

Tetanus: Krämpfe des M. orbicularis als erstes klinisches Zeichen bei Tetanusinf. möglich

HIV-Inf.: Retinitis, Chorioiditis durch opportunistische Inf. (CMV, Herpes, Toxoplasmose u.a.; s.a. ☞ 9.9.4)

Tbc (☞ 12.3.5): Augensymptome: Knötcheniritis, proliferative, chron. Uveitis, disseminierte Chorioretinitis.

23.4.2 Stoffwechsel- und endokrinologische Erkrankungen

- ◆ Diabetes mellitus
  - Rubeosis iritis: Gefäßneubildungen am Pupillarsaum und in der Iriskrause, **KO:** Sekund
    glaukom
  - Retinopathia diabetica im Rahmen der Mikroangiopathie. Formen: Nichtprolifera
    (benigne) Retinopathie mit Exsudaten, Blutungen sowie ischämischen Netzhautarealen. P
    liferative (maligne) Retinopathie mit Neubildung höchst durchlässiger Kapillaren, Folge s
    rezid. Blutungen in den Glaskörper
  - Transitorische Brechungsanomalie: Transitorische Myopie aufgrund vermehrter Wasserb
    dung der Linse bei plötzlich ansteigenden Blutzuckerwerten. Transitorische Hyperopie a
    grund verminderter Wasserbindung der Linse bei plötzlich abfallenden Blutzuckerwerte
  - Zuckerstar (Cataracta diabetica)
- ◆ Fettstoffwechselstörungen: Xanthelasmen = symmetrisch im inneren Lidwinkel befindli
  gelbliche Einlagerungen
- ◆ Hypokalzämie: Tetaniestar durch hypokalzämisches Kammerwasser; kann nach Strumac
  ration auftreten
- ◆ Endokrine Ophthalmopathie: Exophthalmus, Glanzauge, Retraktion des Oberlides beim B
  nach unten (Graefe-Zeichen), seltener Lidschlag (Stellwag-Zeichen), Konvergenzschwä
  (Möbius-Zeichen), eingeschränkte Bulbusbeweglichkeit (v.a. beim Blick nach oben), s
  auch ☞ 17.6.5
- ◆ Wilson-Krankheit (hepatolentikuläre Degeneration): Exzessive Kupferspeicherung in den
  weben. Augensymptom: Kayser-Fleischer-Kornealring = goldbraune oder graugrüne Kup
  ablagerung am Korneralrand.

23.4.3 Rheumatische Erkrankungen

- ◆ Arteriitis temporalis (Riesenzellarteriitis): Älterer Pat., meist einseitiger Beginn, zweites A
  folgt nach. **Klinik:** ☞ 18.5.3. **Diagn.:** Augenhintergrunddarstellung (ischämisches Papil
  ödem), Farbdoppler-Sono der Temporalarterien; **cave:** Gefahr der doppelseitigen Erblind
- ◆ Chron. Polyarthritis, M. Bechterew: ☞ 18.3.1 und ☞ 18.4.1. Augensymptome: Keratoc
  junctivitis sicca im Rahmen des Sjögren-Sy. (☞ 23.1.5), Iridozyklitis, Skleritis, Chorioi
  disseminata
- ◆ Morbus Still: Chron. Polyarthritis des Kindesalters mit Milz- und LK-Schwellung, rezid.
  berschüben; Augenbeteiligung: bandförmige Hornhautdegeneration, Iridozyklitis, Catar
  complicata (☞ 18.3.3)
- ◆ Reiter-Sy.: Arthritis, abakt. Urethritis und Konjunktivitis, evtl. Uveitis.

23.4.4 Blutkrankheiten

- ◆ Perniziosa (☞ 19.3.2): Anämischer Augenhintergrund, Sehstörungen durch Optikusatro
- ◆ Leukämie: Leukämische Infiltration von Sehnerv, Retina, Iris und Orbita möglich
- ◆ Morbus Hodgkin: Netzhautblutungen möglich
- ◆ Hämorrhagische Diathesen: Netzhautblutungen.

3.4.5 Gefäß- und Kreislauferkrankungen

Arteriosklerose: Beurteilung der Netzhautgefäße als Möglichkeit der Früherkennung arteriosklerotischer Veränderungen im Gefäßsystem

Augensymptome: Vaskuläre Optikusatrophie mit rasch progredienten Sehstörungen, oft bis zur praktischen Erblindung

Ophthalmoskopisches Bild der Netzhautgefäße: Rigide Arterien verdecken die darunter liegenden Venen (Gunn-Kreuzungsphänomene), Venen vermehrt geschlängelt mit Kaliberschwankungen (Perlschnurvenen), kahler Fundus durch Schwund der Präkapillaren von Netz- und Aderhaut

Karotisfistel: Läsion der A. carotis interna und Ausbildung eines arteriovenösen Aneurysmas.

Augensymptome: Pulsierender Exophthalmus, Augenmuskellähmungen, Stauungspapille

Arterielle Hypertonie: Retinopathia hypertensiva, Stadieneinteilung nach Keith und Thiel (☞ Tab. 23.6).

	Tab. 23.6 Fundus hypertonicus
dium	**Ophthalmoskopischer Befund**
	Papille regelrecht, Aa. peitschenschnurartig geschlängelt mit verbreitertem Reflex (Kupferdrahtarterien), Venolen paramakular korkenzieherartig gewunden
	Papille regelrecht, Aa. weniger geschlängelt, Gunn-Kreuzungsphänomene, Kaliberschwankungen der Vv., punkt-fleckförmige einzelne Netzhautblutungen, perimakular helle Degenerationsherde, peripher lochartige Depigmentierung
	Peripapilläres ischämisches Ödem, Gefäßreflex der Aa. schmaler und härter (Silberdrahtreflex), auf der Netzhaut unscharf begrenzte, sog. weiche Degenerationsherde (Cotton-Wool-Herde), feine strichförmige Netzhautblutungen
	Papille hochgradig geschwollen, Aa. fadendünn, Arteriolen verschwunden (durch Spasmus, Netzhautödem); Netzhaut: gefäßnahe Cotton-Wool-Herde, ischämische Fundusblässe, strichförmige und flächenhafte Blutungen

Bei neu erkannter Hypertonie stets Facharztüberweisung zur Fundusbeurteilung; bei bekannten Hypertonikern 1–2-jährige Funduskontrollen.

.4.6 Neurologische Krankheitsbilder

MS (☞ 20.7): häufigste Ursache der Neuritis retrobulbaris. Augensymptome: Im akuten Schub Pupillenträgheit, Sehstörung (meist Zentralskotom), später atrophische Verfärbung der gesamten Papille, Sehstörungen in ca. 15% Initialsymptom der MS

Myasthenia gravis: Ptosis wechselnden Grades mit abendlicher Verschlechterung

Neurofibromatose (v. Recklinghausen): Tumoren der Lider, Iris, Retina, Orbita oder des Sehnerven; Optikusgliom führt zu fortschreitendem Visusverlust und Erblindung.

23.4.7 Sonstige Erkrankungen

- Vit.-A-Mangel: Nachtblindheit, Keratomalazie, Xerosis conjunctivae mit schaumigen, we
  lichen Flecken auf der Conjunctiva bulbi (Bitot-Flecken)
- Schwangerschaftstoxikose → Retinopathia eclamptica gravidarum: Arteriolenspasmus
  eklamptischen Anfall, Blutungen und Cotton-Wool-Herde auf der Netzhaut
- Sarkoidose (Morbus Boeck, ☞ 12.7.2): Augenbefall bis zu 50%. **Klinik:** Knoten der Iris
  fast reizfreien Augen, gute Ansprechbarkeit auf lokale und ggf. systemische Glukokortiko
  ther.

23.4.8 Intern applizierte Pharmaka mit Nebenwirkunge
am Auge

Tab. 23.7

Medikament	Nebenwirkung
Anticholinergika	Glaukomauslösung (Engwinkelglaukom)
Antidepressiva (tri- und tetrazyklische)	Glaukom, Tränenfluss ↓
Barbiturate, Benzodiazepine	Bei hohen Dosen/Langzeitbehandlung: Doppelbilder, Nystagm (reversibel)
β-Rezeptorenblocker	Tränenfluss ↓
Chinidin	Visusverschlechterung, Lichtempfindlichkeit, Optikusatrophie
Chloramphenicol	Augenmuskellähmungen, Neuritis nervi optici (nach sofortiger Absetzen reversibel)
Chloroquin	Passagere Akkommodationsstörung, reversible Hornhauttrübu irreversible Retinopathien
Cimetidin	Sehstörungen
Ethambutol	Optikusschäden (Sehschwäche, gestörtes Rot-Grün-Sehen)
Glukokortikoide	Katarakt, Glaukom
Digitalis	Bei Überdosierung: Farbsehen, transitorische Visusstörung
Morphium	Miosis
Neuroleptika	Einlagerung in Kornea und Linse, Akkommodationsstörung, Glaukomanfall
Östrogene	Kontaktlinsenunverträglichkeit bei vermindertem Tränenfluss

3.5 Der augenoperierte Patient

op. Aufgaben des Allgemeinarztes Information an den weiterbehandelnden FA (Arzt-ef oder auf dem Einweisungsschein) über:
- Chron. Erkr., v.a. Herz-Kreislauf-Erkr., Stoffwechselkrankheiten, pulmonale Erkr., Anfallsleiden, hämatologische Erkr., psychische Erkr.
- Aktuelle Medikation und Dos.
- Aktuelle Laborbefunde, Rö.-Thorax- und EKG-Befund.

stop. hausärztliche Betreuung Die postop. Betreuung nach Augen-OP liegt in erster Linie in der Hand des Augenarztes. Der Allgemeinmediziner muss mögliche KO erkennen und den umgehend zum FA überweisen.

mplikationen und deren Prophylaxe
- Mindestens bis 14 d nach operativen Eingriffen am Auge zur Infektionsprophylaxe kein Haarewaschen, keine Kosmetikaanwendung in Augennähe, kein Schwimmbadbesuch
- Intensive Sonneneinstrahlung meiden
- Bei Z.n. OP mit Eröffnung des Bulbus (z.B. Katarakt-OP, Glaukom-OP) in den ersten Wo. postop. keine Bauchpresse (**KO:** Nahtruptur, Einblutungen in den Bulbus), deshalb:
  - Nicht schwer heben und tragen
  - Für leichten Stuhlgang sorgen, ggf. vorübergehend milde Laxanzien, z.B. Laxoberal® Abführtropfen
- Bei Visusverschlechterung, Augenschmerzen, Entzündungszeichen (☞ 23.1.2) sofortige Facharztüberweisung.

3.6 Der Kontaktlinsenträger

ikationen
- Monokulare Aphakie (Linsenlosigkeit)
- Anisometropie (unterschiedliche Brechkraft der Augen)
- Astigmatismus (Stabsichtigkeit)
- Irregulärer Astigmatismus durch Hornhautnarben
- Brechungsfehler (Myopie, Hyperopie).

aussetzungen
- Medizinische Voraussetzungen: Ausreichende Tränensekretion (Schirmer-Test, ☞ 23.2.8), regelrechte Zusammensetzung der Tränenflüssigkeit (Tränenabreißprobe)
- Subjektive Voraussetzungen: Sicheres Einsetzen und Herausnehmen der Kontaktlinsen durch Träger gewährleistet? Oft schwierig bei älteren Pat., Erkr. mit Tremor, Gelenkerkr. (schwerer Rheumatismus). Exakte Pflege und Hygiene.

Tab. 23.8 Kontaktlinsen

Art	Harte Kontaktlinsen	Weiche Kontaktlinsen
Besonderheit	Schwimmen auf dem Tränenfilm über der Hornhaut, decken nur einen Teil der Hornhaut ab	Schmiegen sich dem Auge an, sin hydrophil, bedecken gesamte Hornhaut
Vorteile	Stabiler, geringerer Pflegeaufwand, lange tägl. Tragedauer	Bessere Verträglichkeit, geringe Eingewöhnungszeit
Nachteile	Eingewöhnungszeit erforderlich, fallen leichter heraus, Fremdkörper können sich leichter darunterschieben	Optisch weniger exakt, geringere Haltbarkeit, höherer Pflegeaufwa▸ häufiger bakt. Inf., kurze tägl. Tragedauer

Komplikationen

- Verletzungen der Lidränder: Durch falsches Einsetzen, defekte Linsen. **Ther.:** Tragepa▸ reepithelisierende Augentropfen, z.B. Corneregel®-Augentropfen 3–6 × tägl. 1 Tr. **Progn**▸ Heilt meist nach wenigen Tagen ab
- Allergische Reaktion auf Pflegemittel oder Tränenersatzmittel: Ausgeprägte Bindehautöd▸ **Ther.:** Tragepause, Wechsel des Pflegemittels, lokal Glukokortikoide (z.B. Dexapos®-Aug▸ tropfen 3–5 × tägl. 1–2 Tr.)
- Bakterielle Inf.: Oft durch schlechte Pflege, **Klinik:** s. bakt. Konjunktivitis (☞ 23.1.2); Therapiebeginn Abstriche von Bindehaut, Kontaktlinsen und Aufbewahrungsgefäß. Th▸ Lokal Breitbandantibiotika bzw. erregerspezifisch nach Abstrichergebnis, Tragepause zur Ausheilung
- Hornhauterosionen durch zu langes Tragen, trockene Luft: **Ther.:** Tragepause, reepitheli▸ rende oder regenerationsfördernde Augentropfen bzw. -salben, z.B. Actovegin® 800 Aug▸ Gel mehrmals tägl. 1–2 Tr.
- Plötzliche Visusminderung: Linse herausgefallen, verwechselt, beide Linsen in einem A▸ aber auch an ernste Augenerkr. denken (z.B. Zentralarterienverschluss).

Mund-, Zahn- und Kiefererkrankungen

24

Inhalt

CRISTIAN DEPPE

24.1 Checkliste Anatomie

Grundbegriffe

- Mesial: Zur Kiefermitte gerichtet/Distal: Von der Kiefermitte abgewandt
- Vestibulär: Zum Mundvorhof gerichtet/Oral: Zur Mundhöhle gerichtet
- Palatinal: Zum Gaumen gerichtet/Lingual: Zur Zunge gerichtet
- Bukkal: Zur Wange gerichtet/Labial: Zur Lippe gerichtet
- Inzisal: Zur Schneidekante gerichtet (Frontzahn) bzw. okklusal: Zur Kaufläche gerichtet (S tenzahn)/Apikal: Zur Wurzelspitze gerichtet
- Approximal: Zum Kontaktpunkt des Nachbarzahns gerichtet
- Zervikal: Zum Zahnhals gerichtet.

Zahn und Zahnhalteapparat

- **Schmelz:** Härteste Substanz des Körpers (Apatitkristalle). Schmelz ist nicht regenierb kann aber noch nach abgeschlossener Schmelzbildung durch exogene Fluoridzufu (☞ 24.8.3) weiter ausgehärtet werden
- **Dentin:** Knochenähnliche Struktur (Hydroxylapatit) mit Odontoblastenfortsätzen in rad angeordneten Dentinkanälchen
- **Zahnmark (Pulpa):** Gallertiges, blutgefäß- und nervenreiches Bindegewebe. Klinische Unt teilung in Kronen- und Wurzelpulpa. Die Wurzelpulpa liegt in einem oder mehreren W zelkanälen und ist durch das Foramen apicale an der Wurzelspitze mit dem umgebend Gewebe verbunden. Aufgabe der Pulpa: Ernährung und Bildung des Dentins; Sensibilitä
- **Wurzelzement:** Ca. 65 Gew.-% anorganische Verbindungen, ähnlich dem Faserknochen. T des Zahnhalteapparats und des Zahns
- **Wurzelhaut (Desmodont):** Zwischen Alveoleninnenwand und Wurzelzement des Zah Wesentlicher funktioneller Bestandteil sind die elastischen Sharpey-Fasern. Sie verlaufen e sprechend ihrer Beanspruchungsrichtung schräg durch den Desmodontalspalt nach api und wandeln die Kaukraft (im Molarenbereich bis zu 800 N) in eine Zugbelastung um. Rö genologisch ist das Desmodont strahlentransparent und erscheint als Parodontalspalt
- **Gingiva:** Teil der Mundschleimhaut und des Zahnhalteapparats. Die gesunde Gingiva blassrosa, unverschieblich und von fester Konsistenz. Sie liegt durch straffe Faserz dem Zahnhals eng an und ist mit Ausnahme des Zahnfleischsaums (marginale freie Gingi fest mit dem Alveolarknochen verwachsen (befestigte Gingiva). Der gingivale Sulkus ist e physiologische, ca. 0,5 mm tiefe Zahnfleischfurche zwischen marginaler Gingiva und Za hals. Aus dem Gingivalsulkus sickert zellhaltiges Exsudat („sulcus fluid"), dessen Menge un pathologischen Bedingungen deutlich ansteigt. Zwischen den Approximalflächen der Zä liegen die Interdentalpapillen der Gingiva
- **Zahnhalteapparat:** Funktionelle Einheit aus Wurzelzement, Wurzelhaut, Alveolarknoc und zugehörigem Zahnfleisch (Gingiva propria).

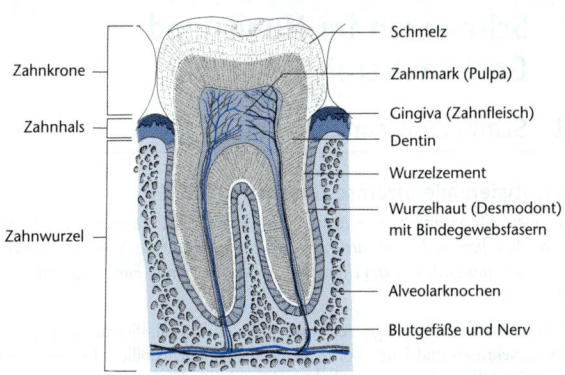

24.1 Aufbau eines mehrwurzligen Zahns und des Zahnhalteapparats

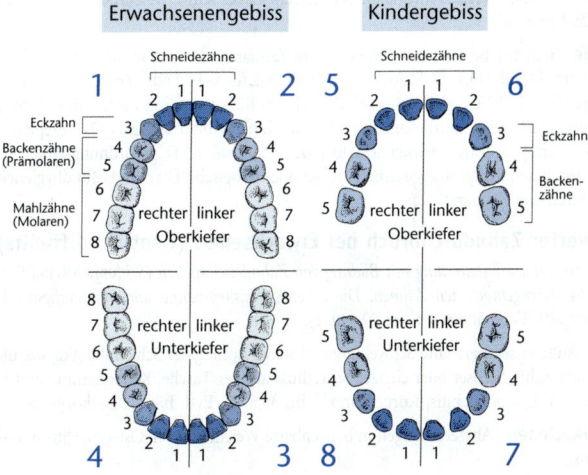

24.2 Zahnschema zur Bezeichnung der Zähne

24.2 Schmerzen im Mund- und Gesichtsbereich

24.2.1 Schmerzen am Zahnfleisch

Akut nekrotisierende ulzeröse Gingivitis (ANUG)

Schlagartig einsetzende generalisierte Entzündung der Gingiva. Gehäuft zwischen dem 15. und 30.
v.a. bei starken Rauchern und bei unzureichender Mundhygiene. Orales Symptom bei Avitamino
(☞ 17.4) und hämatologischen Erkr. (Thrombozytopathie, Leukämie, Panmyelopathie, Agranulo
tose, s.a. (☞ 19.1.5).

Klinik Sehr schmerzhaftes, stark gerötetes und geschwollenes Zahnfleisch mit Neigung zu Sp
tanblutungen. Nekrosen und Ulzerationen an den Zahnfleischpapillen. Fauliger Mundgeru
Schmerzhafte Schwellung der submandibulären LK, erhöhte Körpertemperatur und reduzier
AZ.

Differenzialdiagnose Gingivostomatitis herpetica (☞ 24.5.3). Chron. Gingivitis und F
odontitis (☞ 24.4.1) verursachen keine Schmerzen! **Cave:** Schwerste Parodontitiden beim V
bild AIDS (☞ 9.9).

Therapie Systemische Erkr. ausschließen, zum Zahnarzt schicken; wenn nicht möglich: Sy
misch Metronidazol-Tbl. (z.B. Flagyl® 400) 1–1,5 g tägl. für 8–14 d oder Tetrazyklin-Derivate (
Vibramycin®) 0,1–0,2 g tägl. für 8–14 d. Zur lokalen Keimreduktion mehrmals tägl. Spülun
mit Chlorhexidin (z.B. Chlorhexamed®) oder Pinselungen mit 3%igem H_2O_2 (rezeptfrei). A
getisch und antiphlogistisch wirkende Salben, z.B. Dontisolon® D, verordnungsfähig. Nach
klingen der akuten Symptome systematische parodontologische Ther. und Mundhygieneinst
tionen durch den Zahnarzt.

Erschwerter Zahndurchbruch bei Erwachsenen (Dentitio difficilis)

Akute perikoronare Entzündung mit Bildung von Zahnfleischtaschen (Schlupfwinkelinf.!) bei n
vollständig durchgebrochenen Zähnen. Die unteren Weisheitszähne sind am häufigsten betro
(Platzmangel!). Vorkommen v.a. im 20.–40. Lj.

Klinik Äußerst schmerzhafte Schwellung und starke Rötung der Schleimhautkapuze über d
betroffenen Zahn. Seröser oder eitriger Sekretfluss aus der Tasche. Kieferklemme und Schl
beschwerden. Lymphadenitis, Körpertemp. ↑ bis 38,5 °C. Evtl. BSG ↑, Leukozytose.

Komplikationen Abszedierungen in benachbarte Weichteillogen, Osteomyelitis des Alveo
knochens.

Therapie Bei vollständig ausgeprägtem Krankheitsbild (schlechter AZ, „dicke Backe"): So
zum Zahnarzt oder in die Fachklinik schicken. Bei geringer Schwellung und fehlenden allg. Kra
heitssymptomen: Vorsichtige Taschenspülungen mit Mundantiseptika (Gentianaviolett-Lös
1%ig, H_2O_2Lösung 3%ig, Chlorhexamed®). Begleitend lokale Kälteapplikationen (feucht
Umschläge) und Verordnung eines Analgetikums. Zur Keimreduktion die Optimierung
Mundhygiene fordern (☞ 24.8.2). Nach Abklingen der akuten Symptome (ca. 5–8 d) Extrak
des betroffenen Zahns durch den Zahnarzt.

...turheilkundliche Therapieempfehlung

...ytotherapie Kamille (z.B. Kamille® Spitzner N Lösung), Salbei (z.B. Salviathymol® Lsg), ☞ 22.3.

...schwerter Zahndurchbruch bei Kleinkindern

...inik Kuppenförmige, anämische Vorwölbung auf dem Alveolarkamm. Schmerzen, Unruhe ...d Appetitlosigkeit. Häufig ↑ Temp. bis 39,5 °C. Windeldermatitis (☞ 16.8.2) sehr häufiges ...gleitsymptom.

...ten: Zahndurchbruchszyste (Eruptionszyste), bevorzugt beim Durchbruch der oberen Milch-...ne. Bläuliche, prall-elastische Vorwölbung auf dem Alveolarkamm. Altersangaben für den ...rchbruch von Milch- bzw. permanentem Gebiss (☞ 16.3.3).

...erapie Bei starker Unruhe und bei Fieber andere Ursachen abklären. Antipyretika (z.B. Ben-...on®-Supp., 125/250 mg 2–3 × tägl.) und ggf. lokal wirkende Anästhetika (z.B. Dentinox-Gel®), ...hrmals tägl., v.a. nach dem Essen und abends, auf die Zahnleiste streichen. Bei Durchbruchs-...ten zum Zahnarzt zur Eröffnung der Zyste schicken.

Gut wirksam sind Osanit-Zahnkügelchen®; Beißringe, die vorher im Kühlschrank gekühlt werden; auch Fingerdruck kann vorübergehend den Schmerz lindern. Antipyretische und beruhigende Zäpfchen auf homöopathischer Basis (z.B. Viburcol®, 2–3 × tägl. 1 Supp.).

...2.2 Zahnschmerzen

Tab. 24.1 Klinisches Bild und Vorgehen

...nik	Diagnostik	Ursachen, KO	Therapie
...n schmerzemp-...lich gegen Kälte ...gluft, Eis) und ...Zuckergenuss. ...'. kurzandauernde, ...strahlende Spon-...schmerzen	Pos. Reaktion auf Vi-talitätsprobe: Schaum-stoff- oder Wattepellet mit Kältespray oder CO_2-Schnee besprü-hen, an bukkale Zahnfläche drücken	Kariesbefall von Schmelz und pulpen-nahem Dentin ohne Ausdehnung auf die Pulpa. **DD:** Überemp-findliche Zahnhälse (s.u.)	Durch Zahnarzt
...tige, ziehende ...r pulsierende, ...altende Zahn-...merzen. Betroffe-...Zahn oft nicht ...au lokalisierbar ...ch ausstrahlende ...merzen bis ins ...(Unterkiefer-...ne) und in die ...äfen (Oberkie-...ihne)	Zahn ist stark perkus-sionsempfindlich, reagiert sehr heftig auf Vitalitätsprobe	Partielle oder generali-sierte Entzündung des Zahnmarks (Pulpitis), durch Karies, Zahn-frakturen oder -luxa-tionen (Anamnese: Trauma?) **Cave:** Früh-kontakte einzelner Zähne (z.B. durch zu hohe Füllungen oder Kronen) können Pulpitiden auslösen!	Durch Zahnarzt. Wenn nicht sofort möglich (z.B. nachts), Gabe eines Analgeti-kums (z.B. Ben-u-ron®, 2–4 Tbl. tägl.), evtl. eines Kombina-tionspräparats mit Codein (z.B. Dolo-mo®, 2–4 Tbl. tägl.)

Klinik	Diagnostik	Ursachen, KO	Therapie
Starke pulsierende Schmerzen, v.a. auf Druck (Zubeißen, Kauen) und nachts (Bettwärme). Sofortiges Nachlassen des Schmerzes und fötider Geruch bei Druckentlastung, z.B. bei Entfernung eines provisorischen Verschlusses oder Trepanation durch Zahnarzt	Zahn reagiert neg. auf Vitalitätsprobe	Akute apikale Parodontitis. **Ätiol:** Nach Absterben des Pulpagewebes und Zersetzung durch anaerobe Bakterien mit Gasbildung (Gangrän) greift die Entzündung vom Wurzelkanal auf den periapikalen Knochen über. **KO:** Abszedierung in die Weichteile (☞ 24.3.2), Bildung einer radikulären Zyste	Durch Zahnarzt. Extraoral feuchtkal Umschläge. Wärme vermeiden (fördert Drucksteigerung durch die Gasausbreitung)
Deutliche Schmerzreaktion auf kalt (v.a. Zugluft)	Vitalitätsprobe pos., am Zahnhals sehr starke Reaktion	Überempfindlicher Zahnhals, z.B. bei keilförmigen Abrasionsdefekten durch falsche Putztechnik oder nach Parodontosebehandlungen. **Cave:** Durch Schmelzabrasion größeres Kariesrisiko **KO:** Kariöse Defekte	Durch Zahnarzt (b starken Abrasionen Füllung!). Linderu verschafft 2- bis 3-maliges Putzen/V mit einem Fluorid (z.B. Elmex-Gelée® oder Intensivfluori dierung durch den Zahnarzt

Cave: „Psychogener" Zahnschmerz ist sehr selten (evtl. durch Zähneknirschen mit hohem u oder permanentem Kaudruck ausgelöst). Meist liegt eine organische Ursache (Karies?) zugrun

! Zurückhaltung beim Verordnen von Schmerzmitteln (es sei denn, weit und breit ist k Zahnarzt verfügbar)! Der schuldige Zahn kann vom Zahnarzt unter dem Einfluss Schmerzmitteln nicht genau lokalisiert werden. Die Bereitschaft, den Zahnarzt aufzusuch nimmt im schmerzfreien Zustand erfahrungsgemäß ab.

24.2.3 Schmerzen nach operativen Eingriffen im Zahnbereich

Wundschmerz

Therapie Analgetikum/Antiphlogistikum (z.B. Ibuprofen Klinge® 400 2–4 Tbl. tägl.); bei län als 2 d andauernden oder zunehmenden Schmerzen zum Zahnarzt schicken.

undheilungsstörungen

ist bakt. Inf. des Alveolarknochens nach Zahnextraktion (Dolor post extractionem), am häufigsten Unterkiefer-Seitenzahnbereich.

iologie Blutkoagel bildet sich nicht (trockene Alveole) oder zerfällt eitrig.

nik Am 2.–4. postop. Tag starke Wundschmerzen; fötider Geruch; evtl. Lymphadenitis und öhte Körpertemp.

erapie Durch Zahnarzt. Wenn nicht sofort möglich: Vorsichtiges Säubern der Wunde; Spü-g mit 3%iger H_2O_2-Lösung; Einbringen eines Drainagestreifens; Verordnen eines Analgeti-ns; antibiotische Abdeckung nur bei Verschlechterung des AZ oder bei Fokalinf. **Cave:** Künst-e Herzklappen (z.B. Endokarditis, ☞ 10.7.1).

4.3   Schwellungen im Mundbereich

wellungen im Mund- bzw. Gesichtsbereich gehen häufig von Zähnen aus (Abszesse). Sie kön- sich weit über die Mundhöhle hinaus erstrecken (infraorbital, retropharyngeal) und erheb-e Ausmaße annehmen. Bei unklarer Ursache der Schwellung zum Zahnarzt schicken oder harztüberweisung HNO.

4.3.1   Intraorale Schwellungen

ngivahyperplasie

eralisierte oder auf Zahngruppen begrenzte, fibröse Verdickung der Gingiva. Blassrosa Farbe und Konsistenz des Zahnfleisches. Primär entzündungsfrei und schmerzlos, evtl. sekundär entzündlich ndert.

ologie Medikamentös bedingt durch systemische Langzeitmedikation mit Diphenylhydan-, Nifedipin- und Ciclosporin-Präparaten. Bildet sich nach Absetzen der Medikamente spon-zurück. Selten idiopathisch bedingt. Sorgfältige Anamnese!

ferenzialdiagnose Generalisierte Gingivitis (☞ 24.4.1); Schwangerschaftsgingivitis; Wegener (☞ 18.5.4); hyperplastische Gingivitis bei Bluterkr. und Diab. mell. (☞ 17.1). Vordergrund stehen hier Schmerzen, Rötung und Zahnfleischbluten.

ulis

bkugelige, benigne, bindegewebige Hyperplasie am Zahnfleischrand im Bereich eines oder mehrerer ne. Konsistenz weich bis derb-fibrös, Farbe dunkelrot bis blassrosa, häufig gestielt, primär schmerz- Meist lange Anamnese (Mon. bis J.), Rezidivneigung.

ologie Chron. lokale Reizfaktoren („Prothesenrandfibrom"); hormonell bedingt („Schwan-chaftsepulis"); idiopathisch.

ferenzialdiagnose Maligner Weichteiltumor; Abszess dentogenen Ursprungs.

Diagnostik und Therapie Sorgfältige Anamnese (vor kurzem Zahnschmerzen in der Regio Schaukelt Prothese?). Facharztüberweisung in Fachklinik zur operativen Entfernung und his logischen Untersuchung. **Cave:** Zahnarzt kann ambulant die Diagnose nicht sichern!

Intraorale Exostose

Relativ selten; meist bei älteren Menschen. Gutartige, harte, schmerzlose Vorwölbung, i.d.R. entl der Gaumensutur (Torus palatinus) oder an der Unterkieferinnenfläche in der Region der Prämola (Torus mandibularis).

Differenzialdiagnose Maligne Tumoren des Kieferknochens (im fortgeschrittenen Stadi Schmerzen, Parästhesien).

Therapie Facharztüberweisung Kieferchirurgie oder in Fachklinik zur differenzialdiagno schen Abklärung.

Intraoraler Abszess

Ätiologie In über 90% der Fälle odontogen (apikale oder marginale Parodontitis, infizie Zysten oder Wurzelreste); selten eitrige Sinusitiden, sekundär infizierte Tumoren, entzündli Speicheldrüsenerkr. oder Verletzungen.
Odontogene Abszesse breiten sich zunächst an der Wurzelspitze (klopfende Dauerzahnschmer ohne Schwellung der Weichteile) und dann in der knöchernen Umgebung des Zahns aus (nehmende, nicht mehr genau zu lokalisierende Schmerzen, im Liegen schlimmer; evtl. Rötung Schleimhaut). Ohne Ther. Durchbruch des entzündlichen Exsudats durch den Knochen und. sammlung unter dem Periost (starke, pulssynchrone Schmerzen, schmerzhafte Vorwölbung Mundschleimhaut, perifokales Begleitödem, Körpertemperatur ↑ bis zu 40 °C). Bei Durchbr in die Weichteile Abszedierung.

Klinik Anamnese über Stunden bis Tage. Nach Durchbruch in die Weichteile oft nachlassen Schmerz; fluktuierende Schwellung mit perifokalem intra- und extraoralem Begleitödem; Schluckbeschwerden und Kieferklemme; bei Ausbreitung in benachbarte Logen Fieber, regior LK-Schwellung und reduzierter AZ mit Fieber 38–40 °C.

Komplikationen Phlegmonöse Ausbreitung in die umliegenden Weichteile und Logen, Sep Osteomyelitis des Kieferknochens, Fistelbildung.

Differenzialdiagnose Entzündungen und Tumoren der Speicheldrüsen, Zyanose Schwellung der Mundschleimhaut durch venöse Abflussbehinderung (V. cava sup.) inf von Tumoren (v.a. Bronchial-Ca, ☞ 12.8.1).

Therapie Sofortige Facharztüberweisung/Klinikeinweisung in Kieferchirugie oder HNO. bei kleinen submukösen Abszessen orales Penicillin V (z.B. Isocillin®, 3 × 1 Tbl. tägl.). Bei gedehnten Abszessen mit extraoralen Schwellungen, eingeschränktem AZ und Ausbreitung fahr Klinikeinweisung zur i.v. Antibiose. Wärme vermeiden; so weit wie möglich weiterhin Mundpflege, evtl. unterstützend mit Mundspüllösungen, z.B. Chlorhexamed®, Meridol®.

Chronisch-eitrige Entzündungen im Mund- und Kieferbereich (v.a. chron. apikale Parodontitis, oft lange unbemerkt) können Ausgangsherde für **Fokalinf.** sein. Krankheiten, die möglicherweise fokal bedingt sind (z.B. Endokarditis, Nephritis), erfordern gründliche Überprüfung (Kariesdiagn., Vitalitätsprobe, Rö) und Sanierung aller erkrankten Zähne. Pat. mit bekannten fokalbedingten Vorerkr. müssen vor zahnärztlichen Eingriffen antibiotisch abgedeckt werden.

[Erk]rankungen der Kopfspeicheldrüsen (☞ 22.8)

[Pl]attenepithelkarzinom

[Hä]ufigster Tumor in der Mundhöhle (über 90%). Entsteht i.d.R. auf dem Boden einer präkanzerösen [Leu]koplakie (☞ 24.5.1).

[Ät]iologie Alkohol, Tabak, chron. Candidiasis (☞ 24.5.1), immunologische Veränderungen [(Ko]faktoren).

[Kli]nik Entstehungszeit Mon. bis J. Erhebliche Variationen von Lokalisation, Aussehen und Aus[deh]nung des Tumors.

[Prä]dilektionsstellen: Mundboden, Unterkiefer-Alveolarfortsatz, Zunge, Unterlippe, Wangen[schl]eimhaut. Meist derbe, zur Umgebung unscharf abgegrenzte Geschwulst, häufig mit fibrinösem [Bel]ag oder kraterförmigem Ulkus; im fortgeschrittenen Stadium Schmerzen, Neigung zu Spon[tanb]lutungen und Superinf., evtl. Sensibilitätsstörungen; bei Übergreifen auf den Knochen ver[hin]derte Kaufunktion und pathologische Zahnlockerungen.

[Cav]e: Rasche Volumenzunahme einer länger bestehenden Geschwulst und Sensibilitätsausfall: [V.a.] maligne Entartung!

[Dif]ferenzialdiagnose Andere Knochen- und Weichteiltumoren; traumatische Ulzera (z.B. [Pro]thesendruckulzera); entzündliche Veränderungen. **Cave:** Nicht heilende Ulzerationen dürfen [max]. 2 Wo. kons. behandelt werden, bei verzögerter Abheilung V.a. Malignität.

[The]rapie Nach sorgfältiger Anamnese und Diagn. (Palpation, Untersuchung der regionären [Hal]slymphknoten) sofortige Klinikeinweisung, ggf. nach amb. Vorstellung in Fachklinik. Auf [kein]en Fall Probeexzision!

Grundsätzlich können alle mesenchymalen Tumoren im Mund-Kiefer-Gesichtsbereich vorkommen. Wesentlich für die Verlaufsprognose der Erkr. ist die Früherkennung.

[24].3.2 Extraorale Schwellungen

[Ab]szess

[Aus]breitung von eitrigen Entzündungen in die Logen und Spatien des Gesichtsschädels.

[Kli]nik Rötung und ödematöse Schwellung der Gesichtsweichteile. Je nach Ausdehnung und [Loka]lisation reduzierter AZ, erhöhte Körpertemp. und regionäre Lymphadenitis. „Rüssellippe", [Ö]dem und starke Schmerzen beim Fossa-canina-Abszess. Kieferklemme und nicht tastbarer [Unt]erkieferrand bei perimandibulärem Abszess.

Differenzialdiagnose Postoperatives Ödem; periorales angioneurotisches Quincke-Ödem Folge einer allergischen Reaktion.

Therapie Sofortige Facharztüberweisung, ggf. in Fachklinik. **Cave:** Bei Rötung und Verhärtu des medialen Augenwinkels V.a. Thrombophlebitis der V. angularis!

Parotitis epidemica

(Mumps, ☞ 16.7.8).

! Sorgfältige Mundpflege empfehlen, um sekundär aszendierende Entzündungen der übrig Speicheldrüsen zu vermeiden!

Naturheilkundliche Therapieempfehlung Phytotherapie (☞ 22.3)

Homöopathie Lymphomyosot ® Tr., Lymphdiaral® Basistropfen/Aktivtabletten (☞ 16.5.2.

Lokale Umschläge Lymphdiaral® Drainagesalbe. **Ind.:** Aute und chron. Erkr. des Lymphgef und Lymphknotensystems, Lymphabfluss- und -Zirkulationsstörungen. **KI:** Grav., Stillzeit. **N** Sehr selten juckende Hautausschläge. **WW:** Keine bekannt. **Dos.:** 1–3 × tägl. aufbringen u einreiben, jeweils 1–3 cm Salbenstrang zunächst im Bereich der Beschwerden, dann im dazu hörigen LK- und Lymphabflussbereich.

Schwellungen der regionären Halslymphknoten

(s.a. ☞ 22.1.6). In erster Linie entzündlich bedingt.

Ätiologie Bakterielle Inf. (Tonsillitis, Laryngopharyngitis, Scharlach, Pyodermien u.a.) o odontogene Ursache.

Klinik LK schmerzhaft, weich, nicht miteinander verbacken.

Differenzialdiagnose Metastasen von Tumoren im Kopf-Hals-Bereich (Plattenepithelka nome, maligne Melanome); primäre LK-Tumoren. Bei malignen Tumoren oder Tumormeta sen: Indolente Verhärtung der LK; oft mit dem Gewebe verbacken.

Naturheilkundliche Therapieempfehlung

Homöopathie Lymphomyosot® Tr., Lymphdiaral® Basistr./Aktivtabletten/Drainages: (☞ 16.5.2).

Tumoren

* Benigne und maligne Tumoren der Haut: Häufigster epithelialer Tumor der Haut ist mit (das Basaliom (☞ 25.10.4)
* Knochen- und Weichteiltumoren: Grundsätzlich muss jede extraorale Auftreibung in Kopf-Hals-Region umgehend abgeklärt, ggf. in eine Fachklinik (HNO, Zahn-Mund-Kie überwiesen werden. Anamnestisch klären: Entstehungszeitraum (schnelles Wachstum Hinweis auf Malignität)? Schmerzen? Sensibilitätsstörungen (Hinweis auf destruktiv wa sende Tumoren)? Andere Grunderkr. oder Tumoren (Metastasen)? **DD:** Abszesse, Lym adenitis (☞ 22.7.2 und ☞ 19.4).

4.4 Orale Blutungen

tungen in der Mundhöhle kommen am häufigsten beim Zähneputzen (entzündetes Zahn-
sch) und nach Zahnextraktionen vor. Das Ausmaß der Blutung wird oft von den Pat. über-
ätzt (mit Speichel vermischt). Bei starken Blutungen unbekannter Ursache und/oder ohne
erapiemöglichkeiten sterilen Tupfer auf die Blutungsquelle pressen und zum Zahnarzt, Oral-
rurgen oder in Fachklinik schicken.

4.4.1 Zahnfleischentzündungen

nik Zahnfleischbluten beim Zähneputzen oder spontan; Zahnfleisch stark gerötet und evtl.
chwollen; keine bis mäßige Schmerzen beim Putzen. Vorkommen auch chron. **Ätiol:** Grund-
nde Ursache ist die Plaqueakkumulation bei mangelhafter Mundhygiene! Sekundär aufge-
opfte Inf. bei hormonell bedingten Gingivahyperplasien (z.B. Schwangerschaftsgingivitis). Hä-
rrhagische Diathesen (☞ 19.5), Antikoagulanzienther. (☞ 32.6), Missbrauch von ASS-Prä-
aten. Reduzierte Immunabwehr (AIDS, Tumoren, Diab. mell. u.a.). Symptom bei Vit.-C-Man-
(Skorbut).

mplikationen Ausbreitung der Entzündung auf den Zahnhalteapparat (Parodontitis) mit
bau des Alveolarknochens und den Spätsymptomen Zahnwanderungen und -lockerungen.

erapie Durch Zahnarzt zur professionellen Zahnreinigung (supragingivale Zahnstein- und
lagsentfernung), evtl. mit Parodontosebehandlung (subgingivale Konkrement- und Belagsent-
ung) und zur Mundpflegeanleitung.

4.4.2 Blutungen nach operativen Eingriffen

hblutung
rere Stunden nach dem operativen Eingriff (meist nach Zahnextraktionen) infolge einer reaktiven
erämie der Gefäße beim Nachlassen der LA. KO: Mundbodenhämatom (Verlegung der Atemwege,
ktionsgefahr).

rapie Bei starken Blutungen Puls und RR überprüfen. Hämorrhagische Diathesen (☞ 19.5)
Antikoagulanzienther. (☞ 32.6) ausschließen. Sterile Kompresse mit Vaseline imprägnieren
20–30 Min. fest aufbeißen lassen. Steht die Blutung nicht, zum Zahnarzt schicken; bei schwe-
Blutverlust Schockprophylaxe bzw. -behandlung (☞ 3.4.1) und sofortige Klinikeinweisung
achklinik. Falls Zahnarzt nicht erreichbar, Annähern der Wundränder, Naht mit Fäden der
ke 1–0 oder 2–0.

tblutung
ge Tage nach dem operativen Eingriff als Folge eines infektiösen Zerfalls von Gefäßthromben.

rapie Durch Zahnarzt. Ein dichter Wundverschluss ist kontraindiziert! Druckverband mit
ler Kompresse (s.o.), extraoral Kühlung.

24.5 Veränderungen der Mundschleimhaut

Grundsätzlich alle oralen Schleimhautveränderungen, bei denen V.a. eine Präkanzerose, ein C cinoma in situ oder ein invasives Ca besteht, umgehend Klinikeinweisung/Facharztüberweisu HNO, Zahn-Mund-Kiefer. Nicht mit kons. Therapieversuchen Zeit verlieren. Die Biopsie soll Ort der späteren Weiterbehandlung erfolgen.

Bei oralen Effloreszenzen immer berücksichtigen, dass viele dermatologische und systemis Erkr. primär oder nur in der Mundhöhle auftreten. Mehr als ein Drittel der kutanen Paran plasien treten im Kopf-Halsbereich auf!

Tumorsyndrome mit oraler Manifestation

- Peutz-Jeghers-Sy.: Kleinfl. Haut- und Schleimhautveränd. (Erstsymptom!), Dünndarmpolyp
- Gardner-Sy.: Multiple Hauttumoren, Osteome der Gesichts- und Kieferknochen, Zahnret tionen, multiple Kolonpolypen
- Neurofibromatose: Multiple Neurofibrome und hellbraune Pigmentierungen an Haut u Schleimhäuten.

24.5.1 Weiße Schleimhautveränderungen

Leukoplakie

(s.a. ☞ 22.3.4). Häufigste Präkanzerose in der Mundhöhle.

Ätiologie Kofaktoren Tabak, Alkohol, schlechte Mundhygiene, chron.-mechanische Irrita nen, virusbedingte Schleimhautveränderungen, beruflich bedingte Schwermetallexposition. A treten verstärkt ab dem 40. Lj. M sind häufiger betroffen als F.

Klinik Weiße, nicht abwischbare (**DD** Candida-Mykose!) Flecken der Mundschleimhaut, v.a der Wangenschleimhaut und am inneren Mundwinkel. Prognostisch ungünstig sind Lokalisa nen am Zungenrand und am Mundboden. Beträchtliche Variationen hinsichtlich Größe Oberflächenbeschaffenheit sowie der Tendenz zur malignen Entartung:

- Plan-homogene Leukoplakie (Leucoplacia simplex): Gleichmäßig glatte, weißliche Flä Geringe Tendenz zu maligner Transformation; günstige Prognose
- Nicht-homogene Leukoplakie: Unregelmäßig erhabene, verruköse oder noduläre Oberflä teilweise in Verbindung mit der ebenfalls präkanzerösen roten Erythroplakie. Histologie: per- und Parakeratosen; Dysplasien der Epithelzellen und entzündliche Infiltrate in der S mukosa; Basalmembran im Gegensatz zum invasiven Ca intakt. Bei hochgradiger Dysp liegt ein intraepitheliales Ca (Carcinoma in situ; Sonderform: Morbus Bowen) vor, wel innerhalb von 5 J. sicher zum invasiven Tumor entartet. **Cave:** Ca. 10% der Leukoplakien (steigend mit dem Dysplasiegrad) mit Candida-Inf. (s.u.) assoziiert! Risikoindikator!

Differenzialdiagnose Hyperkeratose durch mechanische Reizung (Morsicatio buccaru Nikotinstomatitis (verhornte weißliche Papeln mit zentraler punktförmiger Rötung am Gau bei starken Rauchern); Lichen ruber planus (☞ 25.13); Lupus erythematodes (☞ 18.5.1); C dida-Mykose (☞ 25.6.4).

erapie Beseitigung von Noxen und Risikofaktoren anstreben. Facharztüberweisung HNO er Dermatologie oder in Fachklinik schicken. Dort histologische Beurteilung des Dysplasie-·des.

·ndida-Mykose

·or, s.a. ☞ 25.6.4). *Pilzinf. der Mundschleimhaut durch Candida albicans.*

·iologie Prädisponierende Faktoren: Schlechte Mundhygiene, lokale Reizfaktoren (Prothe-·), Schleimhauterkr., Dentitio difficilis, Resistenzschwäche infolge systemischer Erkr. (AIDS, ·b. mell., Leukämien, Agranulozytose, Tbc, Ca), Begleitsymptom bei Bestrahlung und Behand-·g mit Zytostatika, Immunsuppressiva, Kortikosteroiden und Antibiotika. **Cave:** Chron. orale ·rinf. als Tumorsymptom!

·nik Weißliche, leicht abwischbare Beläge (**DD:** Leukoplakie!) auf gerötetem Grund an Zunge, ·umen und Wangenschleimhaut; bei schlechter Abwehrlage Ausbreitung auf gesamte Mund-·leimhaut und Pharynx. Beim Abstreifen entstehen Blutungen und Erosionen. Brennende ·merzen und Juckreiz. Bei Manifestation an den Mundwinkeln (Cheilitis angularis, ·ndwinkelrhagade, Perlèche) rissige Mundwinkel mit gelblichen Krusten und Schmerzen · der Mundöffnung.

·ferenzialdiagnose Fibrinbeläge und Plaque bei schlechter Mundhygiene und geschwäch-·Abwehrlage; Plaques muqueuses bei Syphilis II (☞ 9.8.2); präkanzeröse Leukoplakie (s.o.).

·erapie Nach Klärung der Ursache für den Pilzbefall: Mundspülungen mit Nystatin (z.B. Mo-·al®-Suspension 4–6 × 1 ml tägl.), Amphotericin B (z.B. Ampho-Moronal®-Suspension 4 × 1 ml ·.) oder z.B. Daktar®-, Lederlind® Mundgel 4 × tägl.

·hen planus (☞ 25.13)

·.5.2 Pigmentierte Mundschleimhautveränderungen

·lanose und Melanoplakie

·mentierung der Schleimhaut durch gestörte Melaninproduktion. Keine Präkanzerose!

·ologie Vererbt bei dunkelhäutigen Menschen; assoziiert mit M. Addison oder intestinaler ·ypose (Peutz-Jeghers-Sy.: Orale und periorale Pigmentierungen).

·nik Fleckige oder diffuse, hell- bis tiefbraune Verfärbung im Vestibulum, an Wangen-·eimhaut, Gaumen und am Lippenrot.

·ferenzialdiagnose Exogene Pigmentierungen (s.u.); Nävus (☞ 25.10.2); malignes Mela-·1 (☞ 25.10.3); Albright-Sy. (polyostotische fibröse Dysplasie mit Pigmentanomalien und en-·rinen Störungen); Zunge isoliert: Schwarze Haarzunge (Hypertrophie und Hyperkeratose der ·llae filiformes der Zunge mit bakt. Besiedlung).

·rapie Facharztüberweisung zum Dermatologen/HNO-Arzt oder in Fachklinik zur Diagno-·cherung schicken. Grunderkr. abklären.

Weitere Pigmentierung der Mundschleimhaut

- Acanthosis nigricans (☞ 25.20)
- Hämochromatose (☞ 8.7.2)
- Nävus (☞ 25.10.2)
- Malignes Melanom (☞ 25.10.3)
- Exogene Pigmentierung:
  - Amalgam- und Silbertätowierung: Relativ häufig durch zahnärztliche Ther. **Klinik:** Bla schwarze punktförmige Verfärbungen am Zahnfleisch. DD gegenüber endogenen Pigment rungen röntgenologisch (Verschattung) oder histologisch. **Ther.:** (☞ 24.9)
  - Chron. Intox. durch Blei, Quecksilber oder Wismut (s.a. ☞ 29.2.3): Heute selten. Blaugra bis schwarzer Saum am Zahnfleischrand, seltener an Gaumen und Zunge. Starker Speich fluss; Metallgeschmack. **Ther.:** Facharztüberweisung zum Dermatologen oder HNO-A oder in Fachklinik schicken. Berufskrankheit ausschließen.

24.5.3 Bläschenförmige Mundschleimhautveränderungen

Virale Erkrankungen

Herpes-simplex-Virus Erstinf. verläuft klinisch inapparent oder als schwere Allgemeiner (meist im Kindesalter) mit Fieber und LK-Schwellung.
Phytotherapie: Melisse (Melissa officinalis), z.B. Lomaherpan® Creme. **Dos.:** 2–4 × tägl. pro Hautfläche 1–2 mm bzw. 10–20 mg. Creme auftragen.

Akute Gingivostomatitis herpetica Multiple schmerzhafte Bläschen der Mundschleimh Mundgeruch, Blutungsneigung und starkem Speichelfluss.
Phytotherapie: Kamille (z.B. Kamille® Spitzner N Lösung), Salbei (z.B. Salviathymol® Ls ☞ 22.3.

Chron. rezidivierender Herpes labialis (☞ 25.4.1). Gruppiert stehende, schmerzhafte B chen auf gerötetem Grund an der Haut-Schleimhautgrenze der Lippen, Juckreiz, Brennen Spannungsgefühl; spontane Abheilung nach 8–10 d. **Ther.:** Bei schweren Verlaufsformen der E inf. umgehend Facharztüberweisung Dermatologie oder in Fachklinik schicken; bei Herpes lab äußerlich Aciclovir (z.B. Zovirax®-Salbe).

Varicella-Zoster-Virus

Varizellen Erstinf. als Varizellen (Windpocken, ☞ 16.7.4): Orales Enanthem geht oft den malen Erscheinungen voraus. An Gaumen, Zahnfleisch und Lippen leicht platzende, n schmerzhafte Bläschen auf hochrotem Grund.

Herpes zoster Rezidivinf. als Herpes zoster (Gürtelrose, ☞ 9.4.2 und ☞ 25.4.2). Paraneop tisches Sy. bei malignen Lymphomen und Leukosen.

Allergische Erkrankungen

Toxisches Arzneimittelexanthem (☞ 25.1.1).

ute pustulöse Erkr. nach Medikamenteneinnahme. **Klinik:** Intraoral große Blasen mit weißlichem Inhalt, Brennen und Juckreiz. Beim Aufplatzen Bildung von blutigen Krusten und
erationen; Lupus-erythematodes-ähnliche Schleimhautveränderungen (**DD** Lupus erythema-
es, ☞ 18.5.1). **KO:** Stevens-Johnson-Sy. mit reduziertem AZ und Temp. ↑; konzentrische Ef-
eszenzen. Letalität 1–10%. Oft postherpetisch. **Ther.:** Sofort auslösendes Medikament abset-
. Bei schwerem Krankheitsbild Notfallmaßnahmen wie beim anaphylaktischen Schock: Adre-
in 0,25–1 mg i.v.; Glukokortikoide 100–500 mg i.v.; Antihistaminika, z.B. Tavegil® 2–4 mg i.v.;
. Intubation oder Koniotomie (☞ 3.2.4).

incke-Ödem Akute allergische Reaktion auf Medikamente (Penicillinderivate, Lokalanästhe-
, Insulin): V.a. perioral Erythem, Ödem und Urtikaria. **KO:** Anaphylaktischer Schock, Erstik-
gsanfälle durch Larynxödem.

mphigus vulgaris

lös-ulzerierende Autoimmunerkr.

nik Fast immer Befall der Mundschleimhaut. Dünnwandige Blasen mit wässrigem bis röt-
-gelbem Inhalt. Die Schleimhaut kann auch ohne vorherige Blasenbildung durch Reiben ab-
hoben werden (charakteristisch!). Großflächige, fetzig begrenzte, schmerzhafte Ulzerationen
h dem Aufplatzen der Blasen. Mundgeruch und vermehrter Speichelfluss.

rapie Facharztüberweisung zum Dermatologen, ggf. Klinikeinweisung; i.d.R. Glukokorti-
de.

.5.4 Ulzeröse und aphthöse Mundschleimhaut-
veränderungen

zidivierende Aphthen

figste nichtinfektiöse, entzündliche Mundschleimhauterkr.

nik Schmerzhafte, linsengroße Erosionen auf erhabenem hochrotem Grund mit gelblich-
weißem Rand. Vorkommen solitär oder in Gruppen bis zu sechs Aphthen, v.a. an Lippen,
ngenschleimhaut und Zunge (an nicht über Periost fixierter Schleimhaut). Spontane Abhei-
innerhalb von 1–3 Wo. **KO:** Morbus Behçet (maligne Aphthose): Generalisierte, manchmal
endende Form in Verbindung mit genitalen Ulzerationen und entzündlich destruierenden
enveränderungen.

rapie Symptomatisch. Lokal z.B. Dynexan®-A-Gel (Lidocain). Bei V.a.M. Behçet Facharztweisung zum Dermatologen.

Gut wirksam bei Mundschleimhautläsionen ist Sucralfat (z.B. Ulcogant®); Aphthe bzw. Ulkus
damit betupfen; heilt i.d.R. in 1–2 d ab.

urheilkundliche Therapieempfehlung

totherapie Kamille (z.B. Kamille® Spitzner N Lösung), Salbei (z.B. Salviathymol® Lsg),
22.3.

Ulkus

- Traumatisches Ulkus: Mechanische Irritation durch psychisch bedingtes oder versehentlich wiederholtes Beißen in die Mundschleimhaut, durch Prothesendruckstellen, scharfe Kan von Zähnen oder Zahnersatz und Verletzungen mit der Zahnbürste. **Ther.:** Beseitigung Ursache. **Cave:** Bei jedem nicht spontan abheilenden Ulkus besteht V.a. Tumorulkus!
- Strahlenulkus: Unregelmäßig begrenzte Ulzeration mit schmutzig-grauem Belag. Evtl. Sup inf. mit Candida albicans. Oft vergesellschaftet mit Osteoradionekrose, Xerostomie und m tiplen Kariesläsionen.

Syphilis

(☞ 9.8.2); Orale Manifestationen: Primäraffekt mit schmerzlosen, harten Ulzera an Lippe o Zungenspitze. Sekundärphase mit hochinfektiösen, erhabenen Erosionen (Plaques muqueus und Ulzerationen der Mundschleimhaut (Ausschlussdiagn.!). Spätsyphilis mit Gewebedestruk nen (Gaumenperforation, Vernarbung und Schrumpfung der Zunge) durch Nekrosen mit e tischen Anteilen (Gummen).

Agranulozytose (☞ 19.1.5), Wegener-Granulomatose (☞ 18.5.4), ANUG (☞ 24.2.1), Le ämien (☞ 19.4), AIDS (☞ 9.9), Tbc (☞ 12.3.5)

24.6 Leitsymptom Zahnverfärbungen und Zahnanomalien

Tab. 24.2   Differenzialdiagnosen und Vorgehen

Farbe bzw. Aussehen	Ätiologie	DD	Ther., Besonderheiten
Gelbfärbung der Milch- bzw. der bleibenden Zähne	Tetrazyklingabe im 2. und 3. Trimenon der Grav. oder bei Kindern bis zum 5. Lj.		Ab ca. 18. Lj. Überkronu möglich
Bräunlich-weiß gefleckter Schmelz (mottled teeth)	Überfluoridierung, v.a. im 2.–3. Lj. (Dentalfluorose)	Entkal- kungszonen (s.u.); Karies	Keine (Zähne sind sogar riesresistenter); ab ca. 18 Überkronung möglich
Weißlich-gelbe bis gräuliche harte oder weiche Ablagerungen	Weicher Zahnbelag oder Zahnstein (mine- ralisierter Zahnbelag)	Keine	Anleitung zur gründliche Zahnreinigung; regelmäß Reinigung und Kontrolle (**Cave:** Karies und Parod tose!) durch Zahnarzt
Bräunliche Ablagerun- gen, v.a. Lingualflächen der Unterkieferfront- zähne	Verfärbungen durch starken Tee- oder Tabakkonsum	Karies- läsionen	Regelmäßige Zahnreinig (ca. 2 ×/J.) durch Zahna sorgfältige Mundhygiene

Tab. 24.2	**Fortsetzung**		
...be bzw. Aussehen	Ätiologie	DD	Ther., Besonderheiten
...idig-weiße Flecken ...ite spots), oft in ...Nähe des Zahn- ...schrands	Entkalkungszonen, Initialkaries (☞ 24.8.1)		Durch Zahnarzt; regelmäßige Fluoridierung (☞ 24.8.3) und sorgfältige Mundhygiene
...warz-gräuliche ...färbung	Vitalitätsverlust des Zahns durch Karies, Trauma u.a.	Durch- scheinende Füllungen	Durch Zahnarzt
...noberfläche brüchig, ...krig, nicht glänzend; ...unlich-fleckige Fär- ...ng meist aller Zähne	Hereditär bedingte unvollständige Schmelzbildung (Amelogenesis imperfecta)		Spätere Überkronung mög- lich; regelmäßige Fluoridie- rung (Kariesanfälligkeit groß!)
...ptome s. Ameloge- ...is imperfecta, v.a. an ...ntzähnen und an ...leibenden Molaren	Schmelzhypoplasie bei Vit.-D-Mangel- Rachitis		Keine; vorbeugend Vit.-D- Prophylaxe
...nenförmige ...neidezähne	Symptom der spät- kongenitalen Lues		Keine; Behandlung der Grunderkr. (☞ 9.8.2)

24.7 Orale Funktionsstörungen

24.7.1 Kiefergelenksbeschwerden

Kieferklemme

...- oder beidseitige Beeinträchtigung der Mundöffnung. Unterschiedliche Behinderungsgrade von ...t eingeschränkter Mundöffnung bis hin zur völligen Einschränkung der Mundöffnung.

...iologie Häufige Ursache entzündlich-reflektorisch bei sog. Dentitio difficilis (Infiltrat und ...zess, ausgehend von dem die Weisheitszähne umgebenden Weichgewebe), bei Mumps, Osteo- ...litis, Spritzeninf., posttraumatischer Entzündung; Tetanusinf. (Frühsymptom; ☞ 9.2.3.); Tu- ...folge (v.a. Parotistumoren); narbigen Veränderungen der Muskulatur (posttraumatisch, nach ...iatio); arthrogen (Arthritis, Funktionsstörung/craniomandibuläre Dysfunktion (CMD)/ ...arthropathie.

...rapie I.d.R. durch Zahnarzt, Kieferchirurgen oder in Fachklinik.

...ation der Kiefergelenke

...- oder beidseitiges Gleiten von Gelenkköpfchen und Discus articularis über das Tuberculum ar- ...are und elastische Fixation bei der Mundöffnung. Oft rezid. Kann habituell werden.

Ätiologie Erstmalig nach extremer Mundöffnung (Gähnen, Biss in Brötchen, Zahnarztbesuc bei Myoarthropathien oder CMD; bei Epilepsie; Tumoren des Kiefergelenks; psychogen; po traumatisch.

Klinik Der Unterkiefer ist gesperrt und einseitig oder symmetrisch (doppelseitige Luxati nach vorn verschoben. Kein Lippenschluss möglich. Bei erstmaligem Auftreten äußerst schme hafte Verkrampfungen in der Wangen- und Schläfenregion. Bei habituellen Formen geringe o keine Schmerzen. Subluxation: Beim Mundschluss gleitet das Gelenkköpfchen von selbst mit minalem Gelenkknacken zurück.

Therapie Beide Daumen auf untere Zahnreihe legen. Unterkiefer kräftig nach unten vorn d cken. Sobald der Unterkiefer dem Druck nachgibt, kräftig nach unten hinten drücken (Handg nach Hippokrates). Gelingt meist, sonst Facharztüberweisung Kieferchirurgie, auch Chiroth

Funktionsabhängige Geräusche im Kiefergelenk

Knack- und Reibegeräusche bei Unterkieferbewegungen.

Ätiologie Arthrosen; Myoarthropathien oder CMD; Tumoren; Subluxation; Trauma, z.B. K dylenkopffraktur.

Therapie Durch Zahnarzt, ggf. in Kooperation mit Kieferorthopäden und/oder Kieferchi gen; nach Ausschluss von Tumoren und ohne Beschwerden i.d.R. nicht erforderlich.

Funktionsschmerz, Myoarthropathie

Funktionelles Schmerzsy. bedingt durch gestörtes Zusammenspiel verschiedener Anteile des Kauap rats (Muskeln, Gelenke, Okklusion), psych. Kogenese, parafunktionellen Gebrauch des Kauappa (Knirschen, Pressen). Syn. Craniomandibuläre Dysfunktion: CMD.

Ätiologie Myoarthropathie.

Schmerzen bestehen oftmals auch, wenn der Unterkiefer nicht bewegt wird.

Klinik Unterschiedliche, oft diffuse Schmerzen in Ruhe und Bewegung, oft generalisiert im reich einer oder beider Gesichts- oder Kopfhälften, Stirn, Orbita, Schläfe, Wange, Ohr, Mast Nacken und Schulter, oft als Zahn- oder Kieferschmerz angegeben, oftmals auch nur als Unw gefühl beschrieben; Zungen- oder Mundbrennen. DD: Dentogener Schmerz, z.B. infolge Pulp Spannungskopfschmerz, Migräne, Somatisierungsstörung.

! Oftmals jahrelange Anamnese mit verschiedenen Aufbissbehelfen, Prothesen, Kronen Brücken, Psychopharmaka, Materialaustausch wegen angeblicher Unverträglichkeit oder geblicher Intox., Extraktionen ohne Linderung, unergiebige psychosomatische Behandlu ansätze.

Diagnostik Ausschluss von Tumoren, neurolog. und psychiatrischen Erkr., odontogenen zündungen und Traumen. Druckdolenz und Verhärtung der Kaumuskulatur, bes. M. tempo und M. masseter.

agnostik Ausschluss von Tumoren, neurolog. und psychiatrischen Erkrankungen, odonto-
en Entzündungen und Traumen. Druckdolenz und Verhärtung der Kaumuskulatur, bes. M.
poralis und M. masseter; Druckdolenz der Kiefergelenke von lateral oder von dorsal (Finger in
äußeren Gehörgang) bei geschlossenem Mund und sich schließendem Mund; Abweichung
Unterkiefers bei Mundöffnung (Deviation, Deflexion); Asymmetrie des Ausmaßes der Seit-
tsbewegung des Unterkiefers; Schmerzen beim Zusammmenpressen der Zähne; Instabilität
Okklusion (Differenz der zahngeführten Kontaktposition und der durch Muskeln und Ge-
ke geführten Kontaktposition); Schmerzen bei den genannten Bewegungen; Gelenkgeräusche;
lagerung der Gelenkscheibe(n) (Discus) bei Mundöffnung; flächige Abnutzungsmuster auf
irlichen und künstlichen Zähnen (Schlifffacetten); Zungenimpressionen; abgenutzter Zahn-
tz, neuer mangelhafter Zahnersatz mit unzureichender Abstützung (Infraokklusion).

tgenologisch: Zahnärztl. Panoramaaufnahme, ggf. Asymmetrie der Kondylenkopfhöhe oder
Ramushöhe; ggf. exostotische Veränderungen der Kompakta im Bereich des Kieferwinkels;
eiterung der Parodontalspalten.

führliche Anamnese ist wichtig; oftmals sind nur einzelne Befunde erhebbar.

rapie Aufbissbehelf (syn. Aufbisssschiene) gem. den erhobenen Befunden; ggf. physikal.
3nahmen, Physiotherapie, pharmakol. Schmerztherapie, Stressbewältigung. Beschwerdelinde-
g sollte nach ca. 6 Wochen erreicht sein, andernfalls Reevaluation der Diagnose auf der Grund-
erneuter Befunderhebung und ggf. Revision der Behandlungsmittel.

- Beschwerdepersistenz trotz Aufbisssschiene ist kein diagnostisches Ausschlusskriterium!
  Diskrepanz von Befund und Befinden sollte nicht vorschnell eine psychosomatische Dia-
  gnose veranlassen
- Chronifizierung.

terkieferdeviationen

eitige Abweichung des Unterkiefers während der Öffnungsbewegung des Unterkiefers mit Rückkehr
e Medianebene (Deviation) oder ohne Rückkehr zur Medianebene (Deflexion) bei max. Mund-
ing.

logie Myoarthropathie/CMD, Arthritis (Abweichung zur gesunden Seite), Trauma (Ab-
hung zur betroffenen Seite), Tumor.

rapie Abhängig von der Ursache: Facharzt, Klinik, Zahnarzt.

Alle Funktionsstörungen sollten überwiesen werden, um die Diagnose zu sichern und den
Behandlungsbedarf zu bestimmen.

.7.2 Xerostomie

tionsstörung der Speicheldrüsen mit abnormer Mundtrockenheit.

logie

iialadenose: Medikamentös (Antidepressiva, Antihistaminika, Atropin); hormonell (Diab.
nell., Hypothyreose); neurogen (Stress, endogene Depression); metabolisch (Mangelkrank-

heiten; Plummer-Vinson-Sy., ☞ 19.3), v.a. bei Eisenmangel (Zungenbrennen und -rötu
Schleimhautatrophie und -anämie, Dysphagie, Xerostomie und Mundwinkelrhagaden). Ca
Plummer-Vinson-Sy. ist eine Präkanzerose!

- Perniziöse Anämie: Mundschleimhaut blassfahl; hochrote, scharf abgegrenzte Flecken
  Zungenrücken (☞ 19.3.2)
- Sialadenitis: Infektiös (bakt. (☞ 22.8.1); radiogen; immunologisch (Sjögren-Sy. mit c.P.
  Conjunctivitis sicca; Sklerodermie; Heerfordt-Sy.); Rückstau und Abflussbehinderung
- Wasser- und Elektrolytstörungen: Exsikkose durch Diarrhoe; Fieber; Polyurie; chron. Nie
  insuff.
- Malignes Lymphom (☞ 19.4.3).

Therapie Behandlung der Grunderkr.: Symptomatisch.

Eingeschränkte Elimination von Mikroorganismen und Speiseresten aus der Mundhöhle
wie mangelhafte Pufferung der Gärungssäuren und ungenügende Remineralisation des Za
schmelzes bewirken bei Xerostomie stark erhöhte Kariesaktivität (☞ 24.8.1) mit rascher Z
störung des Gebisses. Bes. auf gründliche Mundhygiene und systematische Fluoridier
(☞ 24.8.3) achten! Die Mundschleimhaut ist auch anfälliger für Pilzinf.

Speicheldiagnostik

Die normale Speichelsekretionsrate beträgt mind. 1 ml/Min. Reduzierter Speichelfluss (Xer
stomie bei 0,1 ml/Min.) oder reduzierte Pufferkapazität ergeben ein erhöhtes Kariesrisiko.
der Speicheldiagn. werden die Speichelsekretionsrate, die Pufferkapazität und die kariesre
vante mikrobiologische Zusammensetzung, v.a. Anteil an Streptococcus mutans und Lakto
zillen, untersucht.

24.7.3 Dysästhesien im Mund- und Gesichtsbereich

Qualitative Sensibilitätsstörung.

Ätiologie

- Zungenbrennen: Lingua geographica (Erosionen der Zungenschleimhaut); „Mangelzu
  (hochrote, lackartig glatte, firnisartige Zunge) bei Tumoren, Kachexie, Mangelerkr.,
  und Leberzirrhose; Lichen ruber planus (☞ 25.13); Diab. mell. (☞ 17.1);
  (☞ 12.3.5); psychosomatisch; hormonell (Menopause); Verbrennungen/Verätzungen
  philis im Tertiärstadium (☞ 9.8.2). Symptom einer Funktionsstörung
- Hypästhesie/Anästhesie: Am häufigsten an Unterlippe, Kinn und Zunge (N. mandibula
  Akute Osteomyelitis; alle destruierend wachsenden Knochen- und Weichteiltumoren
  Fernmetastasen; Osteoradionekrose; neurogene Verletzungen nach Traumen und opera
  Eingriffen, z.B. Extraktion der unteren Weisheitszähne
- Hyperästhesie: Herpes zoster (☞ 25.4.2); Trigeminusneuralgie (☞ 20.12.1); selten Ne
  gien anderer Gesichtsnerven (N. glossopharyngeus, N. intermedius).

4.8   Mundpflege und Prophylaxe

ries betrifft 99% der erwachsenen Bevölkerung in „Industrieländern" und ist die am weitesten
breitete Zivilisationskrankheit. Generell korreliert der Kariesbefall mit dem Verbrauch von
ustriell gefertigten Zuckerprodukten. Alle Mono- und Disaccharide sind mit geringen gradu-
n Unterschieden kariogen. Zuckerähnliche Zuckeraustauschstoffe (Sorbit, Xylit) weisen eine
r niedrige Kariogenität auf, während künstliche Süßstoffe (Aspartam, Cyclamat) unvergärbar
d damit nicht kariogen sind.

4.8.1   Plaquebildung und Kariesentstehung

· Speichel ermöglicht der bakt. Mischflora (ökologisches Gleichgewicht) nur ein begrenztes
chstum. Vermehrte Substratzufuhr, v.a. in Form kurzkettiger KH (Zucker), fördert eine ex-
sionsartige Vermehrung der kariogenen Bakterien, v.a. Laktobazillus und Streptococcus mu-
s.

que ist festhaftender bakt. Zahnbelag. Die Plaquebildung beginnt mit der Haftung und kolonie-
gen Vermehrung der Bakterienstämme auf den Zahnflächen. Bei fehlender oder unzureichen-
Mundhygiene breitet sich der weißliche Zahnbelag großflächig aus und wird dicker. Die in der
robiellen Flora der Plaque vorhandenen Bakterien sind säuretolerant und teilweise in der Lage,
ch Vergärung des Nahrungszuckers Säuren zu produzieren. Bei einem Säureanstieg auf
5,7–5,4 überwiegen die demineralisierenden Vorgänge am Zahn gegenüber den remineralenden Einflüssen durch den Speichel: Der Zahnschmelz beginnt zu entkalken. Dominiert der
neralverlust über längere Zeit, entstehen kreidig-weiße Flecken („white spots") als Vorstadien
öser Läsionen. Durch sorgfältige Mundhygiene (☞ 24.8.2) und Einschränkung des Zucker-
sums sowie durch Fluoridanwendung (☞ 24.8.3) ist der Vorgang reversibel. Die Zeitspanne
der Initialkaries bis zum kariösen Defekt ist sehr unterschiedlich und kann extrem verkürzt
(2–3 Mon.).

Das Kariesrisiko bei Kindern wird durch Übertragung von S. mutans durch Eltern oder Bezugspersonen erhöht. Übertragungswege sind z.B. vorheriges In-den-Mund-Nehmen des
Schnullers oder der Trinkflasche, vom gleichen Löffel zu essen oder Küssen. Eltern müssen
auch bei sich selbst auf gute Mundpflege achten!

.8.2   Mundpflege

smittel und Techniken
Zahnbürste: Synthetisch hergestellte, abgerundete Borsten empfehlen (Naturborsten quellen:
Bakterienretention; Zahnfleischverletzungen durch nicht abgerundete Borsten). Borsten in
mittl. Stärke verwenden, nach operativen Eingriffen oder Verletzungen in der Mundhöhle
Zahnbürste mit weichen Borsten. Kurzkopfzahnbürsten für den Einsatz in beengten Bereichen
(z.B. distale Fläche endständiger Molaren). Zahnbürsten spätestens nach 3 Mon. erneuern.
Die elektrische Zahnbürste ist bes. bei mangelhafter Feinmotorik sinnvoll (Behinderte, Kinder). Zahnbürsten sind nicht ausreichend für die Reinigung der Zahnzwischenräume geeignet
Zahnpaste: Soll wirksamen Fluoridzusatz (☞ 24.8.3) enthalten; der pH-Wert soll im basischen Bereich liegen. Bei Verfärbungen der Zähne (☞ 24.6) keine stark abrasiven Zahnpasten

oder Zahnpasten mit Aufheller benutzen! Ursachenabklärung, ggf. Entfernung von Belägˍ Zahnstein und Verfärbungen durch Zahnarzt

- **Zahnputztechnik:** Es gibt mehrere anerkannte Putztechniken (vom Zahnarzt beraten lasseˍ Entscheidend ist, systematisch und gründlich den Zahnfleischrand und alle Zahnflächen „ˍ rot nach weiß" zu putzen, ohne die Zahnhartsubstanz zu schädigen (z.B. keilförmige Defeˍ am Zahnhals durch Abrasionen von Schmelz und Dentin). Auch elektrische Zahnbürsˍ müssen zusätzlich zur Eigenbewegung vom Zahnfleisch zu den Zähnen geführt werdˍ Vor und nach dem Zähneputzen *gründlich* ausspülen!

- **Munddusche:** Zusätzliches Hilfsmittel bei der Entfernung von losen Speiseresten und Spülung von prothetischen Versorgungen und kieferorthopädischen Apparaten. Nicht aˍ reichend zur Entfernung der fest haftenden Plaque

- **Zahnseide:** Reinigung der Interdentalräume. Ungewachste oder leicht gewachste Zahnseˍ empfehlen (fächert beim Gebrauch auf, dadurch größere Reinigungsfläche). Ca. 50 cm Zaˍ seide um die Mittelfinger wickeln, mit Daumen und Zeigefingern den Mittelteil (ca. 4 cm) ˍ Spannung halten und über den Kontaktpunkt zweier Zähne in den Zahnzwischenraum eˍ führen. Mit Auf-und-Ab-Bewegungen die Seitenflächen der Zähne reinigen. Durch Auf- Abwickeln in beiden Händen für jeden Zahnzwischenraum ein neues Stück Zahnseide ˍ wenden. Für prothetische oder kieferorthopädische Versorgungen „Superfloss"-Zahnseˍ mit verstärktem Ende und dickem Mittelteil verwenden. Zahnseide nicht mehrmals gebrˍ chen!

- **Interdentalbürstchen:** Bei weit offenen Zahnzwischenräumen, z.B. nach parodontalchiruˍ schen Eingriffen und unter prothetischen Versorgungen, z.B. Brücken. Vor Gebrauch feuchten; ohne Zahnpaste die Zahnzwischenräume mit Hin-und-Her-Bewegungen reiniˍ

- **Zahnpflegekaugummis:** Wirkung noch nicht in Langzeitstudien bewiesen; auf jeden Fallˍ kalisierung und bessere Spülung des Mundraums durch vermehrte Speichelbildung

- **Mundspüllösungen:** Wirksam sind entzündungs- und plaquehemmende Lösungen Chlorhexidindigluconatbasis (z.B. Chlorhexamed-Fluid®) oder auf Hexetidinbasis (z.B. xoral®). Zur Unterstützung der Mundpflege bei stark entzündlichen Zahnfleischveränderˍ gen und bei eingeschränkter Mundhygienefähigkeit (z.B. nach OP). Empfehlenswert mit sätzlichem Fluoridanteil (☞ 24.8.3). Wenn keine Zahnbürste zur Verfügung steht, zuminˍ gründlich den Mund mit Wasser spülen (schützt nicht vor Plaque).

! - Zähneputzen unmittelbar nach *jeder* Mahlzeit, mind. jedoch 2 × tägl. 3 Min., ist anˍ streben. Zur Selbstkontrolle der Zahnpflege erythrosinhaltige Plaquefärbetabletten (ˍ Blendax Antibelag-Färbetabl.®) empfehlen.
  - Viele Zahnarztpraxen bieten „Individualprophylaxe-Programme" mit speziell geschuˍ Personal an, d.h. gezielte individuelle Anleitung und Motivation zur Mundpflege. Reˍ mäßige zahnärztliche Vorsorge erhöht bei entsprechendem Nachweis die Festzuschˍ zum Zahnersatz.

Reinigung und Handhabung von herausnehmbarem Zahnersatz

- **Reinigung:** Zahnersatz nach jeder Mahlzeit unter fließendem Wasser über einem mit Waˍ gefüllten Handwaschbecken (sonst Bruchgefahr beim Herunterfallen) gründlich mit Zˍ bürste und Zahnpaste oder Seife reinigen. Reinigungstabletten nur ergänzend anwendenˍ Ablagerung mineralisierter (harter) Beläge auf dem Zahnersatz: Professionelle Reinigungˍ Ultraschallgeräten durch den Zahnarzt. Nach jeder Mahlzeit zusätzlich Reinigung des Muˍ durch Spülen mit Wasser und ggf. (bei Restbezahnung) durch die Zahnbürste u.a. Hilfsmˍ Wenn die Prothese nicht getragen wird, in einem Glas mit Wasser aufbewahren

Druckstellen: Oft einige Tage nach Neueingliederung. Sofort zum Zahnarzt schicken; Zahnersatz bis dahin tragen lassen (durch die Rötung der Schleimhaut an den Druckstellen kann der Zahnarzt die störenden Stellen am Zahnersatz gezielt beseitigen)

Zahnersatz passt nicht mehr: Oft durch altersbedingte Knochenatrophie. Prothesenhaftmittel nicht oder nur als kurzzeitige Notlösung anwenden. Unterfütterung der Prothese durch Zahnarzt.

surenversiegelung Prophylaktische Maßnahme zur Vermeidung von Fissurenkaries. Die kariesanfälligen Fissuren (Schmelzeinziehungen auf der Kaufläche) der Molaren und teilweise Prämolaren werden mit einem Kunststoffversiegler aufgefüllt und bieten somit keine Retenstellen mehr für Bakterien und Plaque. Die Versiegelung der Zähne sollte möglichst bald nach m Durchbruch stattfinden. Die Retention des Versiegelungsmaterials wird durch die fissunahe Anätzung des Schmelzes mit 35%iger Phosphorsäure erreicht.

Die Krankenkassen übernehmen die Kosten für die Fissurenversiegelung am 1. und 2. bleibenden Molar zwischen dem 6. und 20. Lj.

.8.3 Fluoridierung

physiologischen Zustand steht der Verlust an Kalziumhydroxylapatit bei der Demineralisation ch Säuren im dynamischen Gleichgewicht mit der Remineralisation durch Ionen aus dem ichel. Fluoride beschleunigen die Remineralisation und erhöhen die Stabilität des Kristallges im Schmelz, indem sie die Hydroxylgruppe des Apatits ersetzen. Das so entstehende Fluorroxylapatit ist wesentlich säureresistenter. Fluoride haben zudem eine stoffwechselhemmende kung auf die Bakterien im Zahnbelag.

temische Fluoridanwendung

Tablettenfluoridierung: Fluoride sind v.a. in der präeruptiven Phase der Schmelzreifung (Zeitraum zwischen dem Ende der Schmelzbildung und dem Zahndurchbruch) wichtig. Der Zahn ist jedoch auch in der posteruptiven Phase kurz nach dem Durchbruch bes. kariesanfällig. In den ersten beiden Lj. wird meist die Fluoridgabe mit der Vit.-D-Gabe (z.B. D-Fluoretten®, Fluor-Vigantoletten®) im Rahmen der Rachitisprophylaxe (☞ 16.2.7) kombiniert

Trinkwasserfluoridierung: Zur Kariesverhütung muss der Fluoridgehalt des Trinkwassers zwischen 0,7 und 1,2 ppm liegen. Die Anreicherung des Trinkwassers mit Fluor ist kostengünstig und effektiv, im Hinblick auf andere schädigende Auswirkungen jedoch umstritten und deshalb in Deutschland nicht eingeführt

Speisesalzfluoridierung: Individuell einsetzbar und noch kostengünstiger, jedoch zur alleinigen Kariesprophylaxe nicht ausreichend.

Tab. 24.3	Dosierungsempfehlung für die Verordnung von Fluoridtabletten		
nd 2. Lj.*	0,25 mg/d	4.–6. Lj.	0,75 mg/d
j.*	0,5 mg/d	7.–12. Lj.	1,0 mg/d

den USA bis zum 4. Lj. nicht mehr empfohlen

Lokale Fluoridanwendung

- Fluoridzahnpasten: Die in Zahnpasten am häufigsten vorkommenden wirksamen Fluoridverbindungen sind Natriummonofluorphosphat und Aminfluoride in einer Konz. von 0,1–0,15%, bei Kinderzahnpasten 0,025% (Gefahr durch Verschlucken, s.u.!)
- Mundspüllösungen: Die Konz. der Fluoridverbindungen beträgt meist 0,2%. Eine Kombination aus Aminfluorid und Zinnfluorid (z.B. Meridol®) wirkt kariesprophylaktisch und entzündungshemmend
- Fluoridhaltige Lacke und Gele: Enthalten 10- bis 25-mal höhere Fluoridkonz. als Zahnpasten. Bei den Gelen genügt 1 Anwendung/Wo. (z.B. Elmex® Gelée). Die höher konzentrierten Lacke werden nur indikationsbedingt und lokal dosiert in der zahnärztlichen Praxis eingesetzt

Cave: Bei einer Überdosierung von Fluor (z.B. dauerndes Verschlucken des Gels bei Kindern oder tägl. über 3–5 mg/d) entsteht die Dentalfluorose (☞ 24.6).

24.9 Amalgamproblematik

S.a. ☞ 29.2.3. Amalgam besteht aus Quecksilber und der Feilung einer Legierung im Verhältnis 1 : 1. Die Legierung besteht aus ca. 65% Silber, 17% Zinn, 8–13% Kupfer sowie Zink und Quecksilber. Durch die Entwicklung der Gamma-2-freien Silberamalgame (die Gamma-2-Phase ist eine leicht korrodierende Quecksilber-Zinn-Verbindung) wurde ein verbesserter Randschluss der Füllungen und eine höhere Korrosionsbeständigkeit erreicht.

Die Verwendung von Amalgam als Füllungsmaterial ist heute trotz seiner guten mechanischen Eigenschaften sehr umstritten. Aufgrund des hohen Quecksilbergehalts steht Amalgam im Verdacht, Vergiftungserscheinungen auslösen zu können. Allergische Reaktionen sind sicher nachgewiesen, jedoch sehr selten. Problematisch sind die unzähligen, teilweise widersprüchlichen wissenschaftlichen Untersuchungen zur Toxizität von Amalgam. Das Bundesinstitut für Arzneimittel und Medizinprodukte ordnete zum 1.07.1995 an, dass Amalgam nicht eingesetzt werden darf

- Bei nachgewiesener Amalgam-Allergie
- Bei schweren Nierenfunktionsstörungen
- Während Grav. und Stillzeit
- Bei Kindern unter 6 J.

Außerdem empfiehlt es sich nicht:

- Für retrograde Wurzelfüllungen (Amalgamapplikation an der Wurzelspitze zum bakteriendichten Verschluss des Wurzelkanals nach Wurzelspitzenresektionen)
- Außerhalb des kaudrucktragenden Seitenzahnbereichs
- Als Material für Stumpfaufbauten unter Kronen oder Inlays
- Bei okklusalem oder approximalem Kontakt mit vorhandenem gegossenen Zahnersatz

Alternativen zum Amalgam im kaudrucktragenden Seitenzahnbereich sind Einlagefüllungen (Inlays) aus Goldlegierungen oder aus Keramik. Sie sind jedoch wesentlich teurer als entsprechende Versorgungen aus plastischen Füllungsmaterialien und werden nur bei nachgewiesener Amalgam-Allergie von den gesetzlichen Krankenkassen bezuschusst.

Obwohl die Entwicklung druck- und abriebfester Kunststoffe fortschreitet, sind mehrflächige Kunststoff-Füllungen im kaudrucktragenden Seitenzahnbereich nur unter strenger Indikationsstellung angebracht. Das korrekte Legen der Füllungen erfordert große Sorgfalt und hohen zeitlichen Aufwand. Durch die Polymerisationsschrumpfung beim Aushärten bilden sich bei nicht korrekter Arbeitsweise leicht Spalten an den Füllungsrändern, die zu Sekundärkaries führen können.

Dermatologie

RG HERMANN

25.1 Leitsymptome und ihre DD

25.1.1 Effloreszenzen

Tab. 25.1 Ursachen für umschriebene Farbveränderungen

Farbe	Ursache	Differenzialdiagnose
Rot	Gefäßerweiterung	Erysipel, Virusexanthem (z.B. Masern), Verbrennung I. Grades, Arzneimittelexanthem, Naevus flammeus
	Gefäßvermehrung	Angiome
	Austritt von Erys: klein = Petechien, groß = Ekchymosen	M. Werlhof, Vasculitis allergica, Purpura senilis, Steroidpurpura
Braun	Melanin- oder Melanozytenvermehrung	Sommersprossen, Lentigo solaris, Café-au-lait-Fleck, flacher melanozytärer Naevus
	Hämosiderinablagerung	Purpura jaune d'ocre bei CVI, Purpura pigmentosa progressiva
Weiß	Pigmentverlust	Vitiligo, Albinismus, Pityriasis versicolor
	Gefäßverengung oder Gefäßarmut	Kälte, Raynaud-Sy., Naevus anaemicus
	Bindegewebsvermehrung (Sklerose)	Sklerodermie, Lichen sclerosus et atrophicus

- Macula (Fleck): Im Hautniveau liegende umschriebene Farbveränderung (☞ Tab. 25.1)
- Papula (Knötchen)/Nodus (Knoten): Umschriebene erhabene Gewebevermehrung unterschiedlicher Größe. Die einzelnen Begriffe sind nicht einheitlich definiert:
  - Papel bis 0,5 (1) cm; z.B. Lichen ruber planus (☞ 25.13) und Granuloma anulare
  - Knoten > 1 cm; z.B. bei kutanen Lymphomen
- Plaque: Flächenhafte, erhabene Gewebevermehrung; z.B. Psoriasis (☞ 25.15)
- Urtica (Quaddel): Durch oberflächliches Ödem bedingte flüchtige Erhabenheit der Haut; z.B. Urtikaria (☞ 25.17)
- Vesicula/Bulla (Bläschen/Blase): Flüssigkeitsgefüllter Hohlraum; z.B. Herpes simplex (☞ 25.4.1)
- Pustula (Pustel): Eitergefüllter Hohlraum; z.B. bei Acne vulgaris (☞ 25.11)
- Squama (Schuppe): Lamellenförmige Abschilferung der Hornhaut; z.B. bei Psoriasis (☞ 25.15)
- Crusta (Kruste): Eingetrocknetes Sekret (Serum, Eiter oder Blut)
- Erosion: Substanzdefekt mit partiellem oder vollständigem Verlust der Epidermis. Heilt narbenlos ab

Ulkus (Geschwür): Bis ins Korium reichender Sustanzdefekt mit narbiger Abheilung; z.B. Ulcus cruris venosum (☞ 25.16, ☞ 11.1.1 und ☞ 11.4.4)

Rhagade/ Fissur: Schmaler, spaltförmiger Defekt mit Ausdehnung bis ins Korium

Lichenifikation: Flächenhafte Verdickung der Haut mit Vergröberung der Hautspaltlinien, ausgelöst durch chron. Kratzen; z.B. bei atopischer Dermatitis (☞ 25.8.2).

fferenzialdiagnose der Effloreszenzen

ben der Benennung der Einzeleffloreszenz sind folgende Kriterien für die Diagn. von Haut-nkheiten von Bedeutung: Anzahl, Verteilung, Anordnung, Begrenzung, Lokalisation.

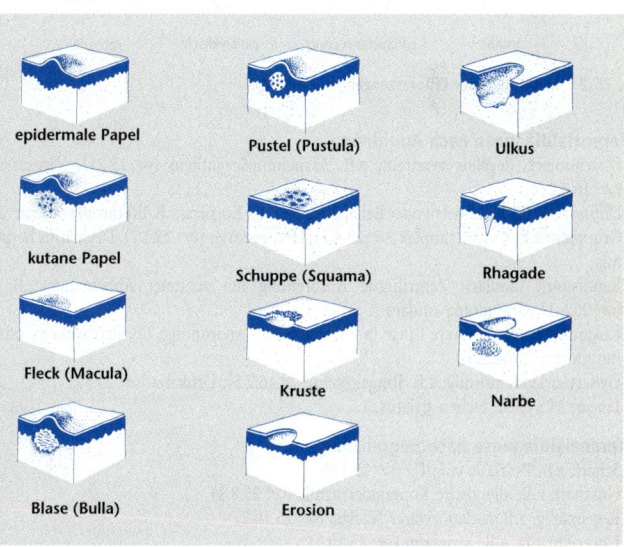

25.1 Effloreszenzen

ferenzialdiagnose nach Anzahl

Eine Effloreszenz: Weist auf Neoplasie (☞ 25.10) oder eine lokale Inf. hin; z.B. Warzen (☞ 4.4.1), Erysipel (☞ 25.5.2)

Mehrere Effloreszenzen: Weisen auf entzündliche Erkr. (z.B. Virusexanthem, ☞ 16.4.2) oder Arzneimittelexanthem (☞ 25.21) hin.

ferenzialdiagnose nach Verteilung

Symmetrisch: Weist auf systemische Einflüsse hin; z.B. Arzneimittelexanthem (☞ 25.21), Vi-rusexanthem (☞ 16.4.2)

Asymmetrisch: Weist auf lokale Einflüsse (z.B. allergische Kontaktdermatitis, ☞ 25.8.1) oder Bezug zu Dermatomen wie bei Herpes zoster (☞ 25.4.2) hin.

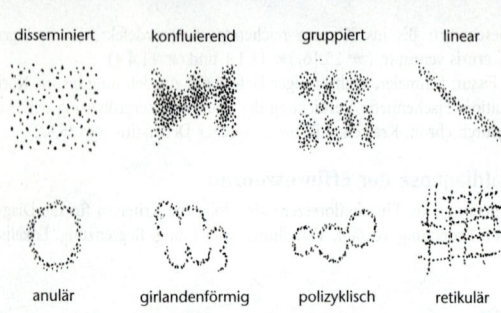

disseminiert   konfluierend   gruppiert   linear

anulär   girlandenförmig   polizyklisch   retikulär

Abb. 25.2 Anordnung der Effloreszenzen

Differenzialdiagnose nach Anordnung

- Disseminiert: Regellos verstreut; z.B. Arzneimittelexanthem (☞ 25.21), Virusexanth (☞ 16.4.2)
- Diffus: Großflächiger Befall oder Befall des gesamten Körpers; z.B. Erythrodermie (☞ 25.
- Gruppiert: z.B. Herpes simplex (☞ 25.4.1), Herpes zoster (☞ 25.4.2), Dermatitis herpetif mis
- Randbetont (anulär): Zentrifugale Ausbreitung mit zentraler Abblassung; z.B. Ti (☞ 25.6.1), Granuloma anulare
- Kokardenförmig: Mehrere Ringe in konzentrischer Anordnung; z.B. Erythema exsudativ multiforme (☞ 25.20)
- Gyriert/girlandenförmig: z.B. Ringelröteln (☞ 16.7.5), Urtikaria (☞ 25.17)
- Linear: Morphea, Lichen striatus.

Differenzialdiagnose nach Begrenzung

- Scharf: z.B. Psoriasis vulgaris (☞ 25.15)
- Unscharf: z.B. allergische Kontaktdermatitis (☞ 25.8.1)
- Regelmäßig: z.B. melanozytärer Naevus (☞ 25.10.2)
- Unregelmäßig: z.B. Melanom (☞ 25.10.3).

Differenzialdiagnose nach Lokalisation

- Behaarter Kopf: z.B. Psoriasis vulgaris (☞ 25.15)
- Gesicht: Lichteinfluss (z.B. epitheliale Tumoren, photoallergische Dermatitis), Talgdrü reichtum (z.B. Akne, ☞ 25.11)
- Hände: Lichteinfluss, Exposition gegenüber toxischen Substanzen (z.B. Kontaktdermati Kälteeinfluss (z.B. Frostbeulen), Mangeldurchblutung (z.B. Raynaud-Sy.)
- Intertriginöse Räume: z.B. Candida-Inf., Erythrasma
- Unterschenkel: Venöse Stase (z.B. Ulcus cruris venosum, ☞ 25.16, Vasculitis allergica)

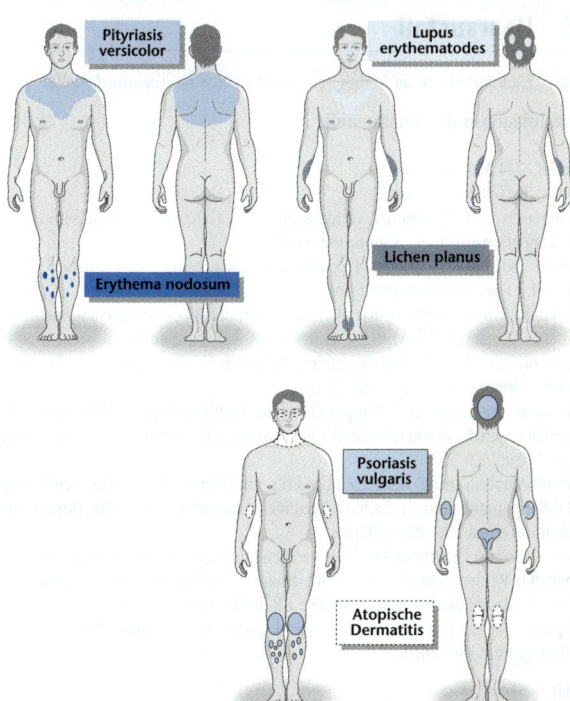

25.3 Prädilektionsstellen verschiedener Hauterkrankungen

5.1.2 Juckreiz (Pruritus)

Tab. 25.2 Differenzialdiagnosen des Pruritus

terkrankungen mit Juckreiz	Allgemeinerkrankungen mit Juckreiz
urodermitis, Urtikaria, allergische Kontakt-matitis, Epizoonosen, Exsikkationsekzeme, wangerschaftsdermatosen, Insektenstich-tionen, bullöses Pemphigoid, Dermatitis petiformis, Lichen ruber planus, Psoriasis garis, Arzneimittelexantheme	Niereninsuff., Leberzirrhose, Cholestase, Hep., Polyzythaemia vera, M. Hodgkin, Leukämien, Lymphome, monoklonale Gammopathien, Karzinoid, Mastozytose, Anämien, Diab. mell., Hyperthyreose, Malignome, Wurmbefall, Psychosen, Neuropathien

25.1.3 Haarausfall

Pathologischer Haarausfall erst bei Verlust von > 100 Haaren im Tagesdurchschnitt!

Differenzialdiagnose des Haarausfalls

- Diffus:
  - Postpartal (2–4 Mon.)
  - Toxisch (z.B. Thallium, Arsen)
  - Medikamentös (z.B. Zytostatika, Antikoagulanzien, Thyreostatika, Lipidsenker, β-Block
    Vit. A, Ovulationshemmer, Allopurinol, Gold)
  - Stoffwechselbedingt (Hyper- und Hypothyreose, Eisenmangel, Eiweißmangel)
  - Chron. Inf. (Tbc), hochfieberhafte Inf.
- Schwerpunkt temporal, frontoparietal: Androgenetische Alopezie vom männlichen Typ. Ph
  siologischer Vorgang beim M. Bei F Hinweis auf Androgeneinfluss
- Schwerpunkt im Scheitelbereich bei meist erhaltenem Haarsaum im Frontalbereich: And
  genetische Alopezie vom weiblichen Typ
- Schwerpunkt im Stirn- und Temporalbereich: Traktionsalopezie. Mechanisch beding
  Haarausfall durch dauernden Zug an der Haarwurzel, z.B. bei ständigem Tragen einer Pfer
  schwanz-Frisur
- Kreisrund: Alopecia areata. Relativ häufige Erkr. unbekannter Ursache mit schubartigem V
  lauf. I.d.R. Spontanheilung, jedoch oft Rezidive. Maximalvariante ist die Alopecia areata u
  versalis mit Verlust aller Körperhaare
- Unscharf begrenztes haarloses Areal mit wenigen mm langen Haarstümpfen: Trichotilloma
  (zwanghaftes Reißen oder Zupfen an den Haaren), oft bei neurotischen Kindern
- Haarlose Areale mit Narben bzw. Atrophie: z.B. bei Lupus erythematodes (☞ 18.5.1), Lich
  ruber planus (☞ 25.13), Sklerodermie oder Lokalinf. (Pilze, Bakterien)
- Kleinfleckig: Lues (☞ 9.8.2).

Diagnostik

- Makroskopisch
- Bei Alopecia areata Haare im Randbereich der Alopezie leicht epilierbar
- Facharztüberweisung zur weiteren Diagn., evtl. Biopsie aus dem Randbereich der He
  Haarwurzelstatus (Trichogramm).

Therapie Facharztüberweisung zum Dermatologen bei schwieriger Einordnung.

- Symptomatische Alopezie: Grunderkr. behandeln
- Androgenetische Alopezie: Bei M vom 18.–41. Lj. im Frühstadium Finasterid, z.B. Prop
  (wird nicht von der Kasse bezahlt)
- Alopecia areata und diffuse Alopezien: Abwarten – oft spontane Besserung, allerdings erst
  Laufe von Mon. FA-Überweisung: Behandlung mit DCP (Diphenylcyclopropenon)
- Androgenetische Alopezie der Frau: Ggf. Antiandrogene p.o. (Chlormadinonac
  z.B. Gestamestrol® N oder als orales Kontrazeptivum in Neo-Eunomin®)
- Trichotillomanie: Psychother. Behandlung.

5.1.4 Nagelveränderungen

rkommen im Rahmen von Haut- und Systemerkr., aber auch isoliert.

llgemeine Beurteilungskriterien von Nagelveränderungen

Konvexe Nagelveränderungen (geformt wie Lunula und damit der Begrenzung der Nagelmatrix entsprechend): Interne Ursache (z.B. nach schweren Inf., chron. Urämie)

Konkave Nagelveränderungen: Externe Ursache (z.B. Mykose)

Querbänder: Konvexe, helle, streifige Verfärbungen der Nagelplatte (Mees-Streifen) nach toxischer Schädigung der Nagelmatrix, z.B. im Anschluss an schwere systemische Inf. (z.B. Hep., Magen-Darm-Erkr.) oder Einwirkung toxischer Stoffe (z.B. Zytostatika, Thallium, Fluor, Arsen). Bei stärker geschädigter Nagelmatrix rillenförmige Einsenkung der Nagelplatte (Beau-Reil-Furchen)

Längs verlaufende umschriebene Nagelveränderungen: Umschriebene Störung in der Nagelmatrix (z.B. bei Lichen ruber planus, ☞ 25.13).

ferenzialdiagnose der Nagelverfärbung

Weißliche Verfärbung (Leukonychie): Häufigste Farbänderung, Zeichen gestörter Verhornung im Bereich der Nagelmatrix. Kommt bei vielen Erkr. vor (z.B. fieberhafte Inf., Vergiftungen). Bei punktuellem Auftreten i.d.R. ohne Bedeutung

Gelbliche Verfärbung: In Kombination mit Änderung der Nagelstruktur, bes. Verdickung, bei Nagelpsoriasis (eher bogenförmig) oder Onychomykose (☞ 25.6.2, eher diffus oder netzförmig)

Bräunliche oder schwarze Verfärbung: DD sind in erster Linie Melanom und Hämatom (Traumaanamnese). Bei Melanom meist längere Anamnese und Übergreifen der Verfärbung auf den Nagelfalz. Im Zweifelsfall Facharztüberweisung zum Dermatologen zur Nagelstanze

Half-and-half-nails: Weißliche Verfärbung des proximalen, rotbräunliche Verfärbung des distalen Nagelanteils bei Niereninsuff.

ferenzialdiagnose der Nagelform

Koilonychie: Hohlnägel, Löffelnägel. Gehäuft bei Eisenmangelanämie

Uhrglasnägel: Vergrößerte, sowohl in transversaler als auch in longitudinaler Ebene extrem gerundete Nägel (stets mit „Trommelschlegelfingern" kombiniert). Vorkommen z.B. bei Herzfehlern mit Zyanose und chron. Lungenerkr.

Brüchige Nägel: Häufigste Ursache sind chron. Dehydratation und Rehydratation (z.B. häufiger Wasserkontakt, häufiges Entfernen von Nagellack)

Onycholysis semilunaris: Konkave weißliche Verfärbungen des distalen Nagelanteils durch Ablösung der Nagelplatte vom Nagelbett

Onychoschisis: Aufspaltung der distalen Nagelplatte in zwei Schichten

Ther.: Nägel kurz halten, Wasserkontakt reduzieren, z.B. Urea 5% in Ungt. emulsificans. Wenn Nagellack, dann länger als eine Wo. belassen

Krümelnägel (z.B. Onychomykose, Psoriasis).

Keine Pilztherapie ohne Pilznachweis!

25.1.5 Trockene Haut (Sebostase)

Symptom bei verschiedenen Hauterkr., wie z.B. atopischer Dermatitis (☞ 25.8.2) und Ichthyos sowie bes. bei alten Menschen, bei exzessiver Körperhygiene und mangelndem Nachfetten. Im Extre fall kommt es zum „Exsikkationsekzematoid" oder „Eczéma craquelé" (schmale Einrisse der ober Epidermis).

Therapie Prophylaxe durch regelmäßige Hautpflege mit blanden Externa, am besten harnst haltige Cremes, z.B. Basodexan® Creme oder Urea pura 5% in Ungt. emulsificans (Harnst fördert die Wasserbindungsfähigkeit der Hornschicht und wirkt keratolytisch).

Pflegetipps (☞ 25.3.1)

25.1.6 Kopfschuppen

Ein gewisses Maß an Kopfschuppung ist normal, da die normale Abschilferung der Hornhaut am K durch die Haare behindert und dadurch sichtbar wird.

Differenzialdiagnose der Kopfschuppen
- Diffuse kleinlamellöse (kleieartige bzw. pityriasiforme) Schuppung: Pityriasis simplex, sub jektiv symptomlos, evtl. milde Seborrhoe, kein Krankheitswert
- Diffuse kleinlamellöse Schuppung, diffuse Rötung, Kratzeffekte:
  – Seborrhoische Dermatitis (☞ 25.8.3, Schuppen z.T. gelblich, meist fettige Haare)
  – Atopische Dermatitis (☞ 25.8.2, meist trockene Haare)
- Groblamellöse, silbrig glänzende Schuppung auf scharf begrenzten, geröteten Herden, d z.T. den Konturen der Haargrenze folgen: Psoriasis (☞ 25.15).

Cave: Für die o.g. Erkr. gilt: Kein Haarverlust, außer durch Kratzen!

Therapie
- Haarwäsche mit „Schuppen-Shampoos", die zur Keratolyse meist Salizylsäure enthalten; c auch auswaschbare, salizylsäurehaltige Salben (z.B. Acid. salicyl. 10% in Basiscreme DA
- Bei Entzündungszeichen vorübergehend Steroide als Tinktur (z.B. Volon A Tinktur®) od um Austrocknung zu vermeiden – in Creme-Grundlage (z.B. Acid. salicyl. 6,0– rhic. 15,0–Fluorcinoloracetat 0,1–Basiscreme DAC ad 100,0). Bei seborrhoischer Derma (☞ 25.8.3) evtl. Ketokonazol-Lösung (z.B. Terzolin-Lösung®), 2 ×/Wo. 4 Min. einwir lassen; 2–4 Wo. anwenden.

25.1.7 Bläschen und Blasen

Cave: Oberflächliche, schlaffe Blasen platzen leicht, sodass anstelle von Blasen oft nur Erosioner sehen sind.

Differenzialdiagnose
DD-Kriterien sind u.a. Beschaffenheit der Blasendecke und Lokalisation.
- Gruppiert stehende, kleine Bläschen: Herpes simplex (v.a. perioral, genital, ☞ 25.4.1), Her zoster (linear im Bereich eines Dermatoms; ☞ 25.4.2), Dermatitis herpetiformis Duh. (v.a. Extremitätenstreckseiten und Rücken-/Schulterbereich, oft juckend oder brennen

Kleine, prall gespannte, heftig juckende Bläschen an Fingerseiten, Handinnenflächen und Fußsohlen: Dyshidrotisches Hand- und Fußekzem (☞ 25.8.4)

Zentrale Blase auf umschriebenem Erythem, das manchmal in Form konzentrischer Ringe ausgebildet ist; zusätzlich Medikamenten- oder Infektanamnese: Erythema exsudativum multiforme (☞ 25.20)

An den Händen, mit Hyperpigmentierung: Porphyria cutanea tarda

Schlaffe Blasen bzw. Erosionen mit bevorzugter Lokalisation an Mundschleimhaut und Rumpf: Pemphigus vulgaris

Prall gespannte Blasen auf gerötetem Grund mit Befall des gesamten Körpers, nur selten der Schleimhaut: Bullöses Pemphigoid, oft juckend, v.a. bei alten Pat.

Erosionen an Mundschleimhaut und Konjunktiven: Benignes Schleimhaut-Pemphigoid

An mechanisch belasteten Arealen: „Epidermolysis-bullosa"-Gruppe

Blasen bei Verbrennung und Erfrierung ☞ 25.9.4 und ☞ 25.9.5.

erapie Außer bei unkomplizierten Fällen eines Herpes simplex oder eines dyshidrotischen zems i.d.R. Facharztüberweisung.

5.1.8 Erythrodermie

neralisierte entzündliche Rötung der gesamten Körperhaut, oft mit Schuppung. Häufigste Ursachen: ligne T-Zell-Lymphome (z.B. Mycosis fungoides, ☞ 25.10.7), Psoriasis vulgaris (☞ 25.15), Arzmittelexantheme, atopische Dermatitis (☞ 25.8.2).

ve: Erhebliche Beeinträchtigung des AZ durch epidermale Eiweißverluste (starke Schuppung) vie Wärmeverlust infolge erhöhter Blutzirkulation möglich. Stets Klinikeinweisung in eine utklinik.

5.2 Diagnostische Methoden

5.2.1 Dermatologische Diagnostik

R. sind eine sorgfältige Anamnese und die Inspektion bei guter Beleuchtung (Tageslicht) für die rdachts-)Diagnose ausreichend.

amnese

milienanamnese Vererbte Erkr. bzw. Dispositionen, z.B. Atopie, Psoriasis?

enanamnese

Äußere Noxen (z.B. Beruf, Pflegemittel, Kosmetika, Textilien) oder sonstige Einwirkungen (Tiere, Kälte/Wärme/Licht)? Medikamente, Ernährungsgewohnheiten, nichtdermatologische Erkr.? Grav.?

Jahreszeitliche Häufigung der Beschwerden? Frühere Hauterkr. (z.B. Milchschorf, Ekzeme), frühere Allgemeinerkr.?

Jetzige Beschwerden: Was, seit wann, akut, chron., verändert/unverändert, intermittierend, Begleitsymptome? Ob und ggf. wie früher bzw. jetzt behandelt?

Körperliche Untersuchung Möglichst gesamte Haut und Schleimhaut inspizieren. Efflore zenzen klassifizieren. Ggf. LK-Palpation, Pulse (V.a. Durchblutungsstörung).

Labor Evtl. Blut entnehmen, z.B. ASL und BSG bei Erysipel (☞ 25.5.2), RAST und IgE beim V allergisches Geschehen (☞ 25.2.2).

Exzision Bei Hauttumoren und unklaren entzündlichen Dermatosen Probeexzision; Fachar überweisung möglichst Dermatopathologe zur histologischen Diagn.

25.2.2 Allergologische Diagnostik

Cave: Sämtliche Ergebnisse allergologischer Testungen sind nur im Zusammenhang mit eir entsprechenden Anamnese verwertbar. Pos. Reaktionen im Hauttest sind nicht gleichbedeute mit einer Allergie!

Tab. 25.3 Einteilung pathogener Immunreaktionen nach Coombs und Gell

Humoral (B-Lymphozyten)			Zellulär (T-Lymphozyten)
Typ I Soforttyp (IgE)	**Typ II** Zytotoxisch	**Typ III** Immunkomplexe	**Typ IV** Zellulär/Spättyp
Anaphylaxie, allergische Rhinitis, allergisches Asthma, allergische Konjunktivitis, allergische Urtikaria	Hämolytische Anämie, Agranulozytose, thrombozytopenische Purpura	Serumkrankheit, Immunkomplex-Anaphylaxie, Vaskulitis, Nephritis, Alveolitis, Arthritis	Allergische Kontal ekzeme, Transplantatabstoßung, Tuberkulinreaktio

Prick- und Intrakutantestung

Indikation V.a. Typ-I-Reaktionen (z.B. Hausstauballergie, Heuschnupfen).

! Testreihen von Standardsubstanzen, Salbengrundlagen und berufsspezifischen Allerger sind kommerziell erhältlich.

Kontraindikationen Anaphylaktische Reaktion in der Anamnese, dann Klinikeinweisung lergologie.

Durchführung und Auswertung

- Prick-Test: Einen Tr. Allergenlösung auf die Unterarmbeugeseite auftragen. Anschließend Epidermis mit einer Pricknadel oberflächlich anstechen bzw. etwas anheben (möglichst ke Blutung!). Gleichzeitig Positivkontrolle (Histaminlösung) und Negativkontrolle (NaCl). / lesung nach 20 Min. Bei Sensibilisierung Rötung und Quaddelbildung: Befundbeurteilung Vergleich mit der Positiv- und Negativkontrolle. **Cave:** Kortikosteroide, Antihistaminika u Sedativa können die Testreaktion unterdrücken, daher 1–2 Wo. vor dem Test absetzen
- Intrakutantest: Intradermale Allergenapplikation mit Tuberkulinspritze (0,02 ml), sonst Prick-Test (durch höhere Allergenexposition sensibler, aber weniger spezifisch). **Cave:** We hoher KO-Rate möglichst nicht in der Praxis durchführen (Facharztüberweisung Allergolog

Immer Notfallkoffer bereithalten wegen möglicher Gefahr einer anaphylaktischen Reaktion (☞ 3.2.1, ☞ 3.4.3). Bei starker Sensibilisierung (z.B. anamnestisch anaphylaktischer Schock) Klinikeinweisung Allergologie.

Epikutantestung

Indikation V.a. Typ-IV-Reaktionen (z.B. allergische Kontaktdermatitis).

Durchführung

Testpflaster mit Testsubstanzen (meist in Vaseline-Grundlage) auf den Rücken aufkleben und mit Pflaster fixieren. Schema in Karteikarte dokumentieren

Okklusion für 48 h

Entfernen der Pflaster und erste Ablesung; Teststellen mit wasserfestem Stift markieren

Zweite Ablesung nach 72 h.

Auswertung Bei Sensibilisierung Rötung und ggf. Infiltration und Bläschen.

Pos. Testreaktionen:

Grad 1: Erythem mit urtikarieller Note

Grad 2: Wie Grad 1, einzelne Papeln bzw. Papulovesikel

Grad 3: Erythem, zahlreiche Bläschen oder gar Blasen

Crescendo-Reaktion (Zunahme der Reaktion zwischen 1. und 2. Ablesung) spricht für Allergie

Decrescendo-Reaktion (Abnahme der Reaktion zwischen 1. und 2. Ablesung) spricht für toxischen Effekt.

Häufige Kontaktallergene Nickel (Modeschmuck, Silber), Chromat (Zement), Kobalt (Zement), Formaldehyd (Kunststoffe, Konservierungsmittel in Cremes, Desinfektionsmitteln u.a.), Gummichemikalien, Desinfektionsmittel, Antibiotika, Salbengrundlagen.

Allergien sind schwer von toxischen und irritativen Reaktionen abzugrenzen!

25.2.3 Pilzdiagnostik

Indikation V.a. Mykose: z.B. anuläre Effloreszenz mit zentraler Abblassung und schuppendem Randsaum; gelbliche, verdickte Nagelplatte.

Durchführung

Materialentnahme:

Haut: Reinigung und Desinf. mit 70% Alkohol. Schuppen z.B. mit Einmalskalpell abkratzen

Nägel: Hornmaterial von der Unterfläche der Nagelplatte entnehmen

Haare: Epilation von ca. 5–10 Haaren

Nativpräparat: Material wird auf Objektträger gebracht und 1 h mit 15% Kalilauge inkubiert. Danach mikroskopischer Nachweis von Hyphen und/oder Sporen möglich

Pilzkultur: Durchführung bei Zimmertemperatur mit Nativmaterial (Schuppen u.a.). Dauer 1–3 Wo. auf speziellen Kulturplatten. Bei V.a. Candida (☞ 25.6.4) Materialgewinnung auch durch Abstrich mit Watteträger; bei V.a. Pityriasis versicolor (☞ 25.6.3) Olivenöl hinzufügen.

25.3 Dermatologische Therapiegrundlagen und Pflegetipps

25.3.1 Lokal- und systemische Therapie

In der Lokalther. wird zwischen Grundstoff/Grundlage und Wirkstoff unterschieden. Mit zunehme dem Fettgehalt einer Grundlage steigt die Tiefenwirkung, während die Verdunstung behindert w (Okklusionseffekt). Bei fettiger Haut sollten zur Pflege wasserreiche Cremes, bei trockener Haut fe reiche Wasser-in-Öl-Emulsionen oder Salben eingesetzt werden. Fertigpräparate haben den Vor kontrollierter Wirksamkeit und nachgewiesener Haltbarkeit. Eigenrezepturen sind billiger und bei s hem Salbenverbrauch vorzuziehen.

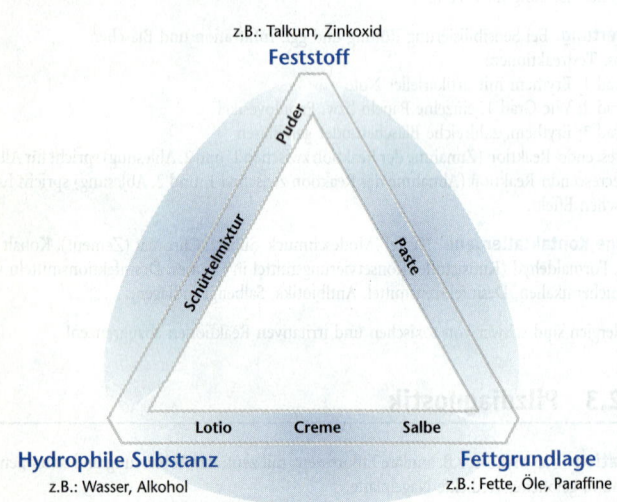

Abb. 25.4 Phasendreieck der dermatologischen Lokaltherapie

Faustregeln der Grundlagentherapie

- Hydrophile Flüssigkeiten und Schüttelmixturen: Kaum Tiefenwirkung, jedoch kühle und austrocknend, z.B. feuchte Umschläge bei nässenden Hauterkr. („feucht auf feucht Schüttelmixturen bei akuten entzündlichen Erythemen/Exanthemen
- Fettarme Emulsionen (Öl in Wasser bzw. Ö/W-Cremes): In Bezug auf Tiefenwirkung M telposition. Einsatz v.a. bei subakuten entzündlichen Hauterkr. und fettiger Haut

Forts.

Pasten: Ziehen nicht ein und werden deshalb v.a. zum Schutz der Haut vor irritierenden Einflüssen eingesetzt, z.B. in Hautfalten, im Windelbereich oder in Randzonen nässender Ulzera

Salben und fettreiche Emulsionen (Wasser in Öl bzw. W/Ö-Cremes): Wegen bester Tiefenwirkung v.a. bei trockener (☞ 25.1.5) und bei verdickter Haut im Rahmen chron. Entzündungen, z.B. chron. Kontaktdermatitis (☞ 25.8.1).

ˈlegetipps

Fettige Haut (Seborrhoe) – fettfreie oder fettarme Grundlagen: Ö/W-Emulsionen (z.B. Ungt. emulsificans aquosum), alkoholische Lösungen, Schüttelmixturen (z.B. Lotio alba)

Trockene Haut (Sebostase) – fette Grundlagen: W/Ö-Emulsion (z.B. Ungt. emulsificans), harnstoffhaltige Externa (z.B. Urea pura 5,0–Aqua dest. 45,0–Ungt. emulsif. ad 100.0; Veladerm® Körperpflege), Seifen/Syndets (möglichst pH-neutral, z.B. Eubos®), nichtschäumende Duschlotionen (z.B. Veladerm® Duschlotion)

Akut entzündliche Hauterkr. – feuchte, kühlende Grundlagen: Ö/W-Emulsionen, bei intakter Hautoberfläche Puder oder Schüttelmixtur (z.B. Lotio alba)

Nässende Hauterkr. – feuchte Umschläge (mit Wasser oder NaCl)

Chron. entzündliche Hautveränderungen (wie trockene Haut s.o.)

Babyhaut – es gelten die gleichen Prinzipien wie beim Erw. Nicht zu fettige Grundlagen wählen. Bei Reizungen im Windelbereich evtl. Paste (z.B. Pasta zinci mollis), um Haut vor Irritation durch Urin zu schützen.

ˈersicht häufiger Wirkstoffe der Lokaltherapeutika

ˈtiinfektiöse Therapie

ˈtibiotika Verwendung finden v.a.:

Gentamicin (z.B. Sulmycin®)

Fusidinsäure (z.B. Fucidine®)

Erythromycin (z.B. Aknemycin®) bei der Aknether.

ˈve: Wegen Sensibilisierungen und möglicher Resistenzentwicklungen umstritten.

ˈtimykotika

Imidazolpräparate (z.B. Batrafen®, Clotrimazol 1% in Basiscreme DAC), z.B. bei Tinea (☞ 25.6.1), Pityriasis versicolor (☞ 25.6.3), Candida-Inf. (☞ 25.6.4)

Nystatin (z.B. Candio-Hermal®) bei Candida-Inf.

ˈtiinflammatorische Therapie (Glukokortikoide)

ˈikation Z.B. allergische und toxische Kontaktdermatitis (☞ 25.8.1), atopische Dermatitis 25.8.2), Lichen planus (☞ 25.13).

ˈparate

Schwach: Hydrocortison (z.B. Hydrocortison-Wolff® Creme/Lotio, Hydrocortisonacetat 1% in Ungt. emulsificans), Hydrocortison und Harnstoff (z.B. Hydrodexan® Creme/Salbe)

Mittelstark: Prednicarbat (z.B. Dermatop® Creme/Salbe/Lösung)

Stark: Betamethasonvalerat (z.B. Betnesol-V® Creme/Salbe/Lotio, Betamethasonvalerat 0,05% in Basiscreme DAC)

Sehr stark: Clobetasol 0,05% in Basiscreme DAC oder Dermoxin® Creme/Salbe.

Nebenwirkungen Bei umschriebener Anwendung keine systemischen NW. Bei Langzeitth• Hautatrophie und Teleangiektasien. Daher hochpotente Steroide nur kurzfristig, anschließe• Intervallther. mit schwächeren Steroiden und Basissalben/-cremes.

Antipsoriatika

- Cignolin: Wegen NW vorwiegend in der Klinik angewandt **NW:** Hautreizung (Ther. mit Lo• alba oder Steroidcreme) **Cave:** Braunfärbung der Haut (temporär) und der Wäsche. Auge• kontakt meiden, beim Auftragen Handschuhe verwenden. **Ther.:** Für ambulante Ther. nur niedrigen Dosen (z.B. Psoradexan®-Creme) oder als Minutenther. (Psoralon MT®)
- Vit.-D-Derivate: z.B. Psorcutan®. **NW:** Evtl. Hautreizung
- Vit.-A-Säure-Derivate: z.B. Zorac®. **NW:** Evtl. Hautreizung.

Antiseptika

- Farbstoffe: z.B. Pyoktanin oder Kristallviolett (blau, Anwendung als 0,5% Lösung), Solu• Castellani NRF (mit Fuchsin, rot; auch ohne Farbstoff erhältlich → sine colore). **Ind.:** • interdigitale Fußmykosen, superinfizierte Dermatitiden. Nach Auftragen an der Luft trock• lassen. **NW:** Bei höheren Dosen und zu starkem Auftragen Nekrosegefahr
- Polyvinylpyrrolidon: z.B. Betaisodona®, Dibromol®. **Ind.:** OP-Vorbereitung, Ther. infektiö• Dermatosen. Strenge Indikationsstellung bei großflächiger Anwendung. **Cave:** Nicht großfl• chig während Grav., Stillzeit, bei Kindern und bei Hyperthyreose anwenden.

Antipruriginosa

- Lokalanästhetika: z.B. Polidocanol 5,0 – Eucerin anhydr. u. cum aqua ää ad 100,0. In• z.B. juckende Insektenstiche, juckende Altershaut. **NW:** Selten Sensibilisierung
- Antihistaminika: z.B. Clemastin (z.B. Tavegil-Gel®). **Ind.:** z.B. bei Stichreaktionen, jed• **cave:** Sensibilisierungspotenz!

Ektoparasitizide

- Hexachlorcyclohexan = Lindan: z.B. Jacutin®. **Ind.:** Krätzmilben-, Läusebefall (☞ 25.7). N• Oft Hautirritation. **Cave:** Nicht mit heißem Wasser abbaden, erhöhte Resorption. **KI:** Gra• Stillzeit. Anwendungsbeschränkung bei Sgl. und Kleinkindern beachten
- Benzoylbenzoat: z.B. Antiscabiosum-Mago®. **Ind.:** Bei Kleinkindern, Schwangeren und in• Stillzeit wegen geringerer Toxizität dem Hexachlorcyclohexan vorziehen.

Keratolytika

- Harnstoff. **Ind.:** Hautpflege bei trockener und/oder rauer Haut mit niedriger Harnstoffkc• (z.B. Urea pura 5,0–Aqua dest. 45,0–Ungt. emulsificans ad 100,0). Ablösung von Nägeln• hoher (20%) Harnstoffkonz. (z.B. Onychomal®)
- Salicylsäure: z.B. Salicyl-Vaseline 5%. **Ind.:** Ablösung von Schuppen, z.B. bei Psoriasis vulg• (☞ 25.15).

Sonstige

- Tretinoin (Vit.-A-Säure-Derivate): z.B. Cordes VAS Gel®, Airol Roche Creme®. **Ind.:** A• vulgaris, Verhornungsstörungen. **NW:** Hautreizung, Photosensibilisierung!
- Gerbmittel: z.B. Tannolact®, Tannosynt®. **Ind.:** Dyshidrotische Dermatitis (☞ 25.8.4), r• sende Dermatosen, Hyperhidrosis. **Cave:** Augenkontakt meiden. Puderform nicht auf off• Wunden bringen (Puder verklumpt und ist dadurch weniger wirksam, kann außerden• Fremdkörperreaktionen führen).

‌ersicht häufiger Wirkstoffe in systemischen Therapeutika

‌ufige in der Dermatologie verwendete systemische Therapeutika sind:

‌tibiotika In der Dermatologie häufig eingesetzt werden:
- Penicillin G, z.B. beim Erysipel (☞ 25.5.2)
- Phenoxymethylpenicillin/Erythromycin, z.B. bei ausgedehnter Impetigo contagiosa
- Penicillinasefeste Penicilline, wie z.B. Flucloxacillin (z.B. bei Furunkeln, Abszessen)
- Tetrazyklin/Doxyzyklin: z.B. bei Acne vulgaris (☞ 25.11).

‌timykotika
- Griseofulvin (Likuden®). **Ind.:** Fadenpilzinf., z.B. ausgedehnte Tinea (☞ 25.6.1), Onychomykosen. **NW:** Leber-, Nierenfunktionsstörungen, Phototoxizität, Kopfschmerzen
- Itrakonazol (z.B. Sempera®). **Ind.:** Faden- und Hefepilzinf.; systemische Mykosen, mukokutane Candidose, Onychomykose. **NW:** Leberfunktionsstörungen, Gynäkomastie
- Terbinafin (Lamisil®). **Ind.:** Fadenpilzinf., v.a. Onychomykose (☞ 25.6.2).

‌tihistaminika Vorwiegend H$_1$-Blocker, z.B. Tavegil®, Hismanal®, Zyrtec®. **Ind.:** Urtikaria
☞ 25.17), atopische Dermatitis (☞ 25.8.2), allergische Kontaktdermatitis (☞ 25.8.1), anaphy
‌ischer Schock. **NW:** Bei älteren Präparaten Müdigkeit (z.B. Tavegil®), bei neueren nicht mehr
‌stark (z.B. Zyrtec®, Loratadin-Generika). Anticholinerge Effekte beachten (z.B. Hypotonie,
‌ktionsstörungen)! **KI:** Grav.

‌loroquin **Ind.:** Lupus erythematodes (v.a. diskoider LE). **Cave:** Nur niedrige Dosis, evtl. lang
‌a steigern. **NW:** Gastrointestinal, neuromuskulär, kutan sowie okulär (Facharztüberweisung
‌n Augenarzt: Kontrolle vor Therapiebeginn und in halbjährlichen Abständen während der
‌r. wegen Gefahr der Retinopathie. Evtl. intermittierende Ther. nur in sonnenreicher Jahres
‌.). **KI:** Lebererkr., Grav., Psoriasis, G6PD-Mangel.

‌kokortikoide Ind. sind schwere entzündliche Dermatosen (NW und KI ☞ 32.3).

‌inoide (Vitamin-A-Derivate)
- Acitretin (Neotigason®): z.B. Psoriasis pustulosa und arthropathica (☞ 25.15), erythrodermatische Psoriasis (☞ 25.1.8), Lichen ruber planus (☞ 25.13), Ichthyosen, Morbus Darier
- Isotretinoin (Roaccutan®): z.B. bei schwerer Akne oder Rosazea

Bei beiden Präparaten **NW:** u.a. Teratogenität! Juckreiz, Haarausfall, Pigmentstörungen, Affektionen an Augen, Bewegungsapparat, GIT; Blutbildveränderungen, veränderte Leberwerte, Fettstoffwechselstörungen. Trockenheit der Haut und Schleimhäute, v.a. der Lippen.

- Ther. von F während der Geschlechtsreife nur unter strenger Antikonzeption; diese muss bei Acitretin auch noch 24 Mon. nach Absetzen der Ther. fortgesetzt werden, bei Isotretinoin 1 Mon. vor Behandlungsbeginn bis 2 Mon. nach Behandlungsende
- Blutfett- und Leberwerte bei Isotretinoin 1 Mon. vor Behandlungsbeginn bis 2 Mon. nach Behandlungsende etwa alle 4 Wo. kontrollieren!

‌ostatika Aciclovir (Zovirax®), Valaciclovir (Valtrex®). **Ind.:** Schwere Herpes-simplex- und
‌cella-Zoster-Virusinf. (☞ 25.4, ☞ 9.4). **NW:** Erhöhung von Krea und Leberenzymen mög
‌(Dosisreduktion bei Niereninsuff. und Leberschäden).

25.3.2 Phototherapie

*Ther. mit Licht aus dem UVA- (320–400 nm) und UVB-Bereich (280–320 nm). Entzündungshe*mung u.a. durch Wirkung auf Langerhans-Zellen. PUVA: Psoralene zusammen mit UVA.*

Indikation Entzündliche Hautkrankheiten (z.B. atopische Dermatitis, Psoriasis), Mycosis fu goides.

Vor Einleitung der Ther. photosensibilisierende Medikamente absetzen, z.B. Thiazide, Ben bromaron, NSAR, Tetrazykline. **NW:** Bei zu rascher Dosissteigerung Gefahr einer solar Dermatitis („Sonnenbrand"). Bei langjähriger Ther. verfrühte Hautalterung und Förderu der Kanzerogenese.

25.3.3 Naturheilkundliche Behandlungsstrategien

Diät Verschiedene Hauterkr. sind durch Diät zu beeinflussen, z.B.
- Psoriasis (☞ 25.15): Fischreiche Kost (Omega-3-Fettsäuren reduzieren die Bildung hoch tenter Chemoattraktoren, wie Leukotrien B4)
- Atopische Dermatitis (☞ 25.8.2): Fette mit hohem γ-Linolensäureanteil, z.B. in Nachtkerze öl, Borretschöl. Verabreichung der γ-Linolensäure auch in Tablettenform möglich (s. z.B. Epogam®. Möglicherweise profitieren Pat. von salizylatarmer Kost (z.B. Zitrusfrüc weglassen)
- Urtikaria (☞ 25.17): Evtl. salizylatarme Kost.

Lichttherapie Durch Lichtther. (Exposition gegenüber künstlichen Lichtquellen oder Son kommt es zur Besserung verschiedener Dermatosen. **Cave:** Bei chron. Exposition Hautalter und Förderung einer Kanzerogenese.

Phytotherapie ☞ 16.8.1, ☞ 16.8.9

25.4 Virusinfektionen

25.4.1 Herpes simplex

Inf. mit dem Herpes-simplex-Virus. Oft rezid. Auftreten (Persistenz in Spinal- und Hirnnervenga lien). HSV Typ 1: Manifestation meist orofazial (Herpes labialis); HSV Typ 2: Meist genital (He genitalis). IKZ bei Erstinf. 6–8 d. Übertragung durch Tröpfchen- und Schmierinf., Geschlechtsverk Bei NG intrauterine Inf. sowie über den Geburtsweg. Kontagiös, so lange Bläschen vorhanden. Bei 90% der Infizierten inapparenter Verlauf unter Hinterlassung einer Immunität.

- Primärinf. (meist akut fieberhaft): Gingivostomatitis herpetica (Spontanheilung n 2–3 Wo.), Vulvovaginitis herpetica, Herpes-Meningoenzephalitis, Herpes-Sepsis bei (häufig letal)

Sekundärinf. (meist milder Verlauf): Auslöser sind z.B. UV-Exposition, Verbrennung, Menstruation, Stress, fieberhafter Inf. Herpes simplex labialis oder genitalis recidivans, Eczema herpeticatum (ausgedehnte Bläschen und Erosionen auf vorgeschädigter Haut bei atopischer Dermatitis). **KO:** Erythema exsudativum multiforme (EEM, ☞ 25.20).

Klinik Meist Herpes simplex recidivans: Prodromi (Juckreiz, evtl. Schmerz, Spannungsgefühl); gruppiert aufschließende pralle, ca. stecknadelkopfgroße Bläschen auf gerötetem Grund; Bläscheninhalt trübt nach ca. 3 d ein; Aufplatzen mit Krustenbildung; i.d.R. narbenlose Abheilung nach ca. 1 Wo.

Diagnostik Typische Klinik.

Therapie
- Prodromalstadium: Aciclovir (z.B. Zovirax®-Creme)
- Bläschenstadium: Lokal austrocknende Maßnahmen (z.B. Virudermin® Gel), bei Mundschleimhautbefall Mundpflege z.B. mit Gentiana-Violett-Lsg. 0,5% oder Hexetidin (z.B. Hexoral®) zur Vorbeugung einer Superinf.
- Bei zu erwartenden KO (z.B. atopischer Dermatitis ☞ 25.8.2 oder anamnestisch Erythema exsudativum multiforme ☞ 25.20, nach HSV-Inf.) Valaciclovir p.o., z.B. 3 × 2 Tbl. Valtrex® über 7 d
- Klinikeinweisung in Hautklinik bei schweren Verläufen (z.B. disseminierte HSV-Inf., HSV-Inf. bei AIDS), zur i.v. Ther. mit Aciclovir
- Naturheilkundliche Therapieempfehlung ☞ 24.5.3.

Lokale Aciclovir-Anwendung (z.B. Zovirax®-Creme) ist nur vor Auftreten der Bläschen wirksam!

25.4.2 Zoster (Gürtelrose)

Zweitinf. mit dem Varicella-Zoster-Virus. Nach typischer Varizellenerkr. (☞ 16.7.4) Reaktivierung von in Spinalganglien persistierender Viren bei (temporär) abgesunkener Immunität (z.B. postinfektiös, paraneoplastisch). Altersgipfel 60–70 J. Bläscheninhalt bis zur Eintrocknung infektiös.

Klinik
- Beginn mit starken neuralgiformen Schmerzen in dem entsprechenden Dermatom, AZ ↓
- Einige Tage später Eruption gruppiert stehender Bläschen auf gerötetem Grund, Ausbreitung meist auf ein Dermatom begrenzt
- Nach einer weiteren Wo. i.d.R. Abheilung unter Krustenbildung.

Komplikationen Zostermeningitis, -enzephalitis; Augenmitbeteiligung (1. Trigeminusast); Innenohrbeteiligung, Fazialisparese; Zoster generalisatus (**DD** zu Varizellen: Monomorphes Bild); postzosterische Neuralgien (oft Mon. bis J. anhaltend) → Facharztüberweisung zum Neurologen.

Diagnostik Typische Klinik. Meist am Stamm oder im Bereich des 1. Trigeminusastes lokalisiert.

Differenzialdiagnose Varizellen, Herpes simplex.

Therapie

- Bei frischem (< 3 d) Zoster orale Ther. mit Valaciclovir (z.B. 3 × 2 Tbl. Valtrex® über 7
- Behandlung der Neuralgien mit Carbamazepin (einschleichend, initial z.B. 3 × ½ Tbl. Teg tal®), und/oder peripher oder zentral angreifenden Analgetika (z.B. Tramal® 3 × 20 Tr., I clofenac, z.B. Voltaren® Tbl. 3 × 50 mg), in therapieresistenten Fällen Nervenblocka (☞ 4.6.3)
- Klinikeinweisung zur Aciclovir-i.v.-Ther. bei V.a. Meningitis/Enzephalitis (Neurologie), HI Inf., schwerem Verlauf, z.B. Hämorrhagien, Nekrosen, generalisiertem Befall (Dermatolog
- Naturheilkundliche Unterstützung (☞ 25.4.1); im Vordergrund steht allerdings die schulm dizinische Ther.

25.5 Bakterielle Infektionen

25.5.1 Impetigo contagiosa

Oberflächliche Inf. mit Blasenbildung meist durch Streptok. der Gruppe A oder Staph. aur. M Kleinkinder, oft im Sommer. Bevorzugt bei räumlicher Enge (z.B. Heime) und schlechter Körper giene. Hochkontagiös, Endemiegefahr.

Klinik Beginn mit Bläschen, die platzen und unter Bildung von „honiggelben" Krusten abheil Lokalisation: V.a. Gesicht und Extremitäten, evtl. AZ ↓, Fieber. Durch Kratzen Eruption ne Herde.

Komplikationen GN (Urinstatus zu Therapiebeginn und nach 6 Wo.).

Diagnostik Klinik, Abstrich. Bei Streptokokkeninf. evtl. erhöhte ASL- und Antistreptodorna B-Titer.

Therapie

- Lokalther.: Mit antimikrobiellen Lösungen (z.B. Betaisodona®) oder Cremes, z.B. Clioqui 0,5% in Ungt. emulsificans aquosum
- Bei ausgedehntem Hautbefall systemische Antibiotikather.
  - Bei Streptok.: Phenoxymethylpenicillin (z.B. Megacillin®), alternativ Erythromy (z.B. Paediathrocin®)
  - Bei Staphylokokken: Penicillinasefeste Penicilline oder Cefalosporine (z.B. Flucloxaci z.B. Staphylex®)
  - Klinikeinweisung in schweren Fällen, bei schlechten häuslichen Hygiene-Bedingungen, KO
- Regelmäßige Hautreinigung mit sauren Syndets, z.B. Sebamed®. Kleidung und Bettwäs häufig wechseln
- Schul-/Kindergartenbefreiung, bis die Krusten abgefallen sind.

Naturheilkundliche Therapieempfehlung Prinzipien s.a. (☞ 32.9).

ytotherapie

Extrakte aus Kamillenblüten bzw. Kombinationen aus Kamillenblütenextrakten mit Kamillenöl, z.B. Kamillosan ® Creme. **Ind.:** Nachbehandlung im Anschluss an eine lokale Kortikoidther. entzündlicher Hauterkr. **KI:** Überempfindlichkeit gegen Alkyl-4-hydroxy-benzoate (Paragruppenallergie). **NW:** Selten Überempfindlichkeitsreaktionen. **Dos.:** 3 × tägl. dünn auftragen, nach Besserung 2 × tägl.

Alternativ: Extrakte aus Ringelblume, z.B. Calendumed® Salbe DHU. **NW:** Selten allergische Hautreaktionen. Augen- und Schleimhautkontakt meiden. **Dos.:** 1–3 × tägl. dünn auftragen

Alternativ: Presssaft aus frischem blühenden Purpursonnenkraut, z.B. Echinacin® Madaus Salbe. **KI:** Überempfindlichkeit gegen Methy-4-hydroxybenzoat (Parabene) oder Korbblütler. **NW:** Vereinzelt Überempfindlichkeit, evtl. lokal allergisch. **Dos.:** 2–3 × tägl. 1–2 cm Salbenstrang dünn auftragen (icht länger als 8 Wo.)

Alternativ: Echinacea Oligoplex® Liquidum Tr.

5.5.2 Erysipel (Wundrose)

ist durch Streptok. der Gruppe A hervorgerufene akute Entzündung von Dermis und Subkutis. ener durch andere Bakterien ausgelöst, v.a. Staphylokokken. Von einer Eintrittspforte ausgehend . Zehenzwischenraum bei Interdigitalmykose) lymphogene Ausbreitung der Inf., evtl. mit Lymngitis und Lymphadenitis. Vorkommen v.a. an Unterschenkeln und im Gesicht (Eintritt durch ndwinkelrhagaden). IKZ 1–3 d.

nik Anfangs meist scharf begrenzte „flammende" Rötung mit Schwellung, Juckreiz, Druckmerzhaftigkeit und Überwärmung. Evtl. druckschmerzhafte LK. Allg. Krankheitsgefühl, Schütost und hohes Fieber (kann bei rezid. Erysipel fehlen oder gering ausgeprägt sein).

mplikationen Nekrose, GN, Sepsis, Endo- und Myokarditis in der Akutphase. Bei rezid. sipel Gefahr der Entwicklung eines chron. Lymphödems bis zur Elephantiasis.

gnostik Klinik, BSG ↑↑, Leukozytose, Erhöhung des ASL- sowie Anti-Streptodornase-B-Ti-. Erregernachweis häufig nicht möglich.

ferenzialdiagnose Akute Kontaktdermatitis (☞ 25.8.1), Erysipeloid (meist an der Hand), ombophlebitis (☞ 11.4.5), Stauungsdermatitis bei CVI.

rapie

Hochdosiert Penicillin V (z.B. Isocillin® 1,2 Mega 3 × 1), ggf. Penicillin G: 3 × 5–10 Mega i.v. über 10–14 d; bei ausbleibender Besserung Wechsel auf staphylokokkenwirksame Penicilline, Cephalosporine oder Erythromycin

Bei rezid. Erysipel Depot-Penicillin, z.B. Benzathin-Penicillin (z.B. Tardocillin® 1200) 1 × monatlich für die Dauer von mind. $\frac{1}{2}$ J., oder Sulfonamide

Behandlung der Eintrittspforte (z.B. Interdigitalmykose)

Lokal entzündungshemmende Behandlung (Lotio alba, Rivanol Umschläge, Bettruhe und Hochlagerung bei Extremitätenbefall)

Bettruhe (AU, Schulbefreiung).

25.5.3 Erythema chronicum migrans (ECM)

Durch Borrelia burgdorferi hervorgerufene Lokalinf. der Haut.

Ätiologie Übertragung durch Zeckenbiss.

Klinik Ca. 1–2 Wo. nach Zeckenbiss entsteht aus einer anfangs rötlichen Papel ein sich allmählich zentrifugal ausbreitendes, unscharf begrenztes Erythem mit zentraler Abblassung. Allgemeinsymptome (Fieber, Lymphadenopathie, Kopfschmerzen) möglich. Manchmal lividrote Verfärbung an der Bissstelle.

Komplikationen Manifestationen der Lyme-Krankheit (☞ 9.3.3).

Diagnostik und Therapie Anamnese, Klinik, Antikörpertiter. Ther.: ☞ 9.3.3.

Follikulitis, Furunkel, Karbunkel (☞ 4.3.3)

25.6 Dermatomykosen

25.6.1 Tinea

Häufige Inf. durch Dermatophyten (Fadenpilze, meist Trichophyton rubrum). Benennung in Abhängigkeit von der Lokalisation (z.B. Tinea corporis, Tinea pedis).
Begünstigende Faktoren:

- Lokale oder generalisierte Abwehrschwäche
- Alkalischer pH-Wert der Haut
- Vermehrtes Schwitzen
- Feucht-warmes Milieu in intertriginösen Räumen (z.B. Zehenzwischenräume bei Turnschuhträgern, Submammärfalte bei adipösen F).

Klinik

- Tinea pedis: Häufigste Form, meist interdigital im 4. Zehenzwischenraum mit Schuppung, Mazeration und Rhagadenbildung. **DD:** Candidainf. (☞ 25.6.4), gramneg. Fußinf., Clavus
- Tinea corporis: Scharf begrenzter, geröteter, schuppender Herd mit zentraler Abblassung, dunklem, teils erhabenem Randwall. Variable Entzündungsreaktion bis hin zur Pustelbildung. **DD:** Psoriasis (☞ 25.15), subakut-kutaner Lupus erythematodes, Pityriasis rosea (☞ 25
- Tinea capitis: Rundliche Areale mit abgebrochenen, stumpfen Haaren, vielfach auch Pusteln
- Tinea unguis/-ungium/Onychomykose: ☞ 25.6.2
- Tinea inguinalis. **DD:** Erythrasma (Inf. durch Corynebakterien).

Diagnostik Klinik, Nativpräparat (☞ 25.2.3), Pilzkultur.

Therapie

- Tinea pedis/pedum: Zehenzwischenräume trocken halten, z.B. durch Einlegen von Leinläppchen, Pinselung z.B. mit Sol. Castellani sine colore NRF (NRF = Neue Rezepturformel) oder Pasten (z.B. 5% Tanninpaste); evtl. Breitspektrumantimykotika, z.B. Batrafen® Lösung oder Clotrimazol 1% in Basiscreme DAC

Tinea corporis: Lokal Breitspektrumantimykotika (z.B. Batrafen® Creme), bei ausgedehntem Befall systemische (orale) Gabe von Itrakonazol (z.B. Sempera®) 1 × 1 Kps. über 2 Wo. **Cave:** Umfangreiche **NW/WW** möglich. **KI:** Kinder, Grav., Stillzeit, Einnahme von Terfenadin/Metamizol. Kontrazeption bis zu 4 Wo. nach Behandlungsende

Tinea capitis: Lokal Farbstoffe oder Breitspektrumantimykotika und systemische (orale) Ther. mit Itraconazol (z.B. Sempera®)

Tinea unguis/-ungium/Onychomykose ☞ 25.6.2.

turheilkundliche Therapieempfehlung

ytotherapie Extrakte aus Ringelblume, z.B. Calendula-Echinacea Salbe Helixor®, Calendula be DHU®, Calendula Salbe Helixor® (☞ 25.5.1), Presssaft aus frischem blühenden Purpur-nenkraut, z.B. Echinacin Liq.®, Echinacea-purpurea forte® Hevert Tr., Pascotox® 100 Tbl; iinacea-Salbe® DHU (☞ 25.5.1).

5.6.2 Onychomykosen (Nagelmykosen)

nik Gelbliche, verdickte, teilweise bröckelig erscheinende Nagelplatte.
Distal subungual: Konkav, gelbgraue Verfärbung des distalen Nagelrandes
Proximal subungual: Beginn an proximalem Nagelfalz
Superfiziell: Flächenhafte weißliche Verfärbung der Nagelplatte.

agnostik ☞ 25.2.3,. **DD:** Nagelpsoriasis.

erapie
Superfizielle Onychomykose: Rein lokale Ther., z.B. mit Nagel-Batrafen® oder Clotrimazol 0,5–Urea pura 10,0–Aqua dest. 10,0–Basiscreme DAC ad 100,0
Alle anderen Nagelmykosen: Systemische orale Ther. über Mon., z.B. mit Griseofulvin (z.B. Fulcin® S 500) oder Terbinafin (z.B. Lamisil®) oder Itraconazol (z.B. Sempera®), z.B. 2 × 2 Kps. Sempera® tägl. über 1 Wo., dann 3 Wo. Pause, dies 2–3-mal wiederholen. NW beachten!

Nagelextraktion als Ther. unzureichend und wegen Gefahr der Matrixschädigung nicht sinn-voll.

5.6.3 Pityriasis versicolor

mit dem Hefepilz Malassezia furfur bzw. seiner Vegetationsform Pityrosporum orbiculare (Be-dteil der residenten Flora). Hautveränderungen treten nur auf, wenn der Pilz gute Wachstums-ingungen vorfindet, v.a. in lipidreichen Arealen.

nik Multiple, teilweise konfluierende, „kleieartig" schuppende, je nach Insolation hypo- oder erpigmentierte Flecken, v.a. Brust- und Rückenmitte, Schulterregion; Verteilungsmuster 25.1.1, Abb. 25.3.

Diagnostik

- Klinisch
- Nativpräparat: Tesa®-Filmabriss nach Aufrauen mit Holzspatel. Färbung des Tesa®-Fil[m]Streifens mit Methylenblau für 5 Min. Nach Abwaschen unter klarem Leitungswasser a[uf] einen Objektträger aufbringen. Mikroskopie: Kleine Sporenhaufen mit umgebenden Pilzfäd[en]
- Pilzkultur (☞ 25.2.3, Olivenöl hinzufügen)
- In unklaren Fällen: Facharztüberweisung zum Dermatologen.

Therapie

- Lokalther. mit antiseptischen Lösungen (z.B. Salicylsäure und Resorcin je 5% in Isoprop[yl]spiritus) oder Breitspektrumantimykotika (z.B. Batrafen® Creme, Clotrimazol 1% in Bas[is]creme DAC) über wenige Tage; Mitbehandlung der Kopfhaut, Haarwäsche mit Selendisu[lfid], da von hier aus oft Rezidive
- Allenfalls unterstützende naturheilkundliche Ther. wie ☞ 25.6.1.

25.6.4 Candida-Mykosen/Soor

Inf. mit fakultativ pathogenen Hefepilzen der Gattung Candida (in 80% C. albicans). Begün[sti]gende Faktoren: Abwehrschwäche, z.B. durch:

- Alter (Sgl., Greise)
- Begleiterkr. (Diab. mell., konsumierende Erkr., HIV); ggf. gezielt fahnden
- Medikamente (Kortikosteroide, Zytostatika, Kontrazeptiva, Antibiotika)
- Grav.
- Mangelernährung
- Feucht-warmes Milieu in intertriginösen Regionen.

Klinik Unterschiedliche Morphologie in Abhängigkeit von der Lokalisation.

- Kutane Candidose: In der Axillar- und Inguinalregion oder im Windelbereich gerötete, m[a]zerierte, teils weißlich-schmierig belegte Areale mit satellitenartig in der Peripherie angeo[rd]neten Papeln oder Pusteln
- Interdigitale Candidose: Rötung mit zentraler Erosion
- Orale Candidose: Weißliche, leicht abwischbare Plaques; Perlèche (☞ 16.8.5)
- Candida-Paronychie: Chron. Entzündung des Nagelfalzes, gehäuft bei F. Zunächst leic[hte] Schwellung des proximalen Nagelfalzes, später Verlust der Kutikula und Entleerung von Ei[ter]. Durch Verlust der Kutikula evtl. sekundäre Inf. mit Staph. aureus oder Pseudomonas ae[ru]ginosa → chron. Entzündung
- Genitale Candidose (s.a. ☞ 14.3.2): Gelblich-weißliche, abstreifbare Beläge, flockiger A[us]fluss, Juckreiz
- Candidainf. im Windelbereich (Windeldermatitis, ☞ 16.8.2)
- Candidasepsis (☞ 9.5.2).

Therapie

- Lokal: Nystatin (z.B. Moronal®) oder Imidazolpräparate (z.B. Batrafen®) als Paste oder Cre[me]. Vaginalinf. ☞ 14.3.2

Paronychie:
- Prädisponierende Faktoren ausschalten (Nässe, feuchte Wärme u.a.)
- Schutzmaßnahmen für den Nagelfalz: Unter Gummihandschuhen Baumwollhandschuhe tragen, kein direkter Kontakt mit Chemikalien (z.B. Putzmitteln), Hände mit milder Seife waschen und behutsam abtrocknen, Nagelhäutchen nicht zurückstreifen oder abschneiden
- Lokalther. mit Breitspektrumantimykotika; gentamicinhaltige Externa bei bakt. Superinf., z.B. Refobacin®-Creme
- Bei ausgedehntem Befall Itraconazol (z.B. Sempera® 200 mg/d)
- Bei oraler/gastrointestinaler Candidose Ther. mit Amphotericin B, z.B. als Lutschtabletten (z.B. Ampho-Moronal®, 4 × tägl.) oder Suspension (z.B. Ampho-Moronal® 2–3 × 2 ml) über 10 d nach den Mahlzeiten (keine nennenswerte Resorption, überwiegend lokale Wirkung)
- Naturheilkundliche Therapieempfehlung wie ☞ 25.6.1.

phylaxe Soweit möglich, prädisponierende Faktoren ausschalten, z.B. Interdigitalräume Submammärfalten trocken halten (s.o.). Zusätzlich bei oraler Candidose unter der Ther. nbürste erneuern und bei Gebissträgern Zahnprothese auf adäquaten Sitz kontrollieren t. zum Zahnarzt schicken) sowie gründliche Prothesenpflege. Bei rezid. oraler und intestinaler ndidose ballaststoffreiche, zuckerarme Kost.

5.7 Krätze und Lausbefall

5.7.1 Krätze (Scabies)

utbefall durch die Milbe Sarcoptes scabiei. Nach der Paarung gräbt sich die ca. 0,4 mm große Milbe n Gang in die Hornschicht. Dort Eiablage und nach 4 d Schlüpfen der Larven, die in 10 d zu hlechtsreifen Milben heranwachsen. Übertragung durch engen Kontakt mit infizierten Personen . Kleidungstausch. Prädisposition durch schlechte hygienische Verhältnisse. Wenige Stunden nach er Anwendung von Hexachlorcyclohexan bzw. Benzylbenzoat (s.u.) werden die Milben nicht mehr rtragen.

nik
- Starker Juckreiz, v.a. in Bettwärme
- Strichförmige Gänge v.a. in Fingerzwischenräumen, an Handgelenken, Fußkanten, Nabel, Mamillenregion und Genitalien. Am Ende der Gänge ist manchmal eine Milbe nachweisbar Behaarter Kopf ist nie befallen, Ausnahme: Kleinkinder
- Durch Kratzartefakte entstehen evtl. Pyodermien. Evtl. einige Wo. nach Inf. ausgedehnte papulöse Hautveränderungen als Ausdruck einer immunologischen Auseinandersetzung mit Milben-Antigenen (postscabiöse Dermatitis s.u.).

gnostik Anamnese, Klinik, evtl. mikroskopischer Milbennachweis nach Eröffnung des gs mit einer Kanüle, im Tesa®-Film-Abrisspräparat oder direkt mit dem Auflichtmikroskop.

Therapie

- Bei Erw. Hexachlorcyclohexan (z.B. Jacutin®-Emulsion, enthält zusätzlich 2,5% Benzylbenzoat). Dünn auf gesamte Haut vom Hals abwärts auftragen, 6–8 h über Nacht belassen, morgens mit Wasser und Seife abwaschen. Vorgang über drei Tage wiederholen. **KI:** Anwendung bei Schwangeren und in der Stillzeit! Anwendungsbeschränkungen bei Sgl. und Kleinkinder beachten!
- Grav., Stillzeit, Kleinkinder: Verwendung von Benzylbenzoat (z.B. Antiscabiosum 10 1 × tägl. über 3 d. Kleinkinder und Sgl.: Klinikeinweisung zur Ther.
- Tägl. Kleidung und Bettwäsche wechseln, Auskochen der Wäsche nicht erforderlich
- Postscabiöse Dermatitis: Schwache bis mittelstarke Steroidexterna (z.B. Hydrocortisonac 1% oder Triamcinolonacetanid 0,1% in Ungt. emulsificans bzw. Ungt. emulsificans aq sum).

Keine Bäder oder Cremes unmittelbar vor der Behandlung (Steigerung der Resorption)

Naturheilkundliche Therapieempfehlung

Homöopathie Psorinum C30: Nur im Anfangsstadium anwenden (1 × 3 Glo./d in Wasser löst, ca. 10 Tage lang).

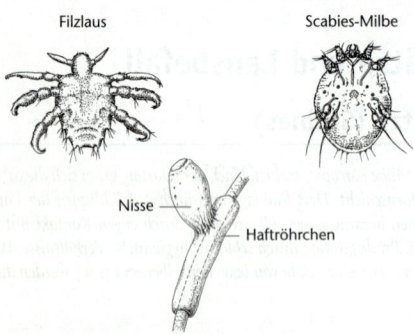

Filzlaus

Scabies-Milbe

Nisse

Haftröhrchen

Abb. 25.5 Filzlaus, Scabies-Milbe und Nisse einer Kopflaus

25.7.2 Lausbefall (Pediculosis)

Befall durch blutsaugende, flügellose Ektoparasiten. Beim Menschen kommen vor: Pediculus ca (Kopflaus), Pediculus corporis sive vestimentorum (Kleiderlaus), Pediculus pubis (Filzlaus). Ü tragung durch Kontakt bzw. Kleidertausch, bei Filzläusen auch durch Geschlechtsverkehr.

Klinik Starker Juckreiz, Stichstellen und Kratzeffekte; durch Superinf. evtl. Pyodermien. chron. Lausbefall (v.a. Kleiderläuse) evtl. Lichenifikation, Hyper- und Hypopigmentierung, schriebene Narben (Kratzfolgen) sowie schuppende, trockene Haut im Vordergrund – oft Obdachlosen (Cutis vagantium).

agnostik Klinik, Nachweis von Läusen oder Nissen im Haarbereich, bei Kopfläusen meist ater den Ohren, sonst an Kleidungsstücken.

erapie

Kopfläuse:
Hexachlorcyclohexan (z.B. Jacutin®) als Gel oder Emulsion auf die nasse Kopfhaut bringen, über Nacht einwirken lassen, danach mit Wasser abwaschen. Wiederholung nach 1 Wo.; für Kinder, Schwangere und Stillzeit alternativ Goldgeist® forte für die Haarwäsche
Aesculo® Gel L bei Wunsch nach natürlichem Wirkstoff (Kokosöl, -derivate: Läuse ersticken, Nissen werden ausgewaschen). Wiederholung nach 3–5 d
Mechanisches Entfernen der Nissen: Haare mit Essigwasser anfeuchten (1 Teil Speiseessig auf 2 Teile Wasser), 10 Min. einwirken lassen und anschließend mit einem feinen Kamm (Staubkamm) herauskämmen. Abschneiden der Haare ist nicht erforderlich
Kleiderläuse:
Erw.: z.B. Jacutin®-Emulsion über 3 d auf den gesamten Körper (außer Kopf), jeweils am nächsten Morgen abduschen
Kinder von 3.–10. Lj. über 2 d, jeweils nach 3 h abduschen
Kleidung heiß waschen oder trocken reinigen und heiß bügeln
Filzläuse: Bei Erw. i.d.R. auf den Schamhaarbereich begrenzte Lokalther. mit Hexachlorcyclohexan als Gel oder Emulsion. **Cave:** Geschlechtspartner mitbehandeln. Bei Kindern Augenwimpern nachsehen, ggf. Ther.

5.8 „Ekzeme"/Dermatitiden

nerkung: Der Begriff „Ekzem" ist zwar weit verbreitet, aber nicht einheitlich definiert und sumiert trotz scheinbarer Spezifität stark voneinander abweichende Krankheitsbilder.

5.8.1 Kontaktdermatitis

wiegend epidermale Entzündungsreaktion durch Kontakt mit toxischen Substanzen oder Allerge-
. Betrifft 5–10% der Bevölkerung, in 75% toxisch. 20% aller BK; prädisponierte Berufsgruppen:
eure, Maurer und Maler. Bei V.a. BK Facharztüberweisung zum Dermatologen.

ologie
Toxisch: Dosis-/konzentrationsabhängige Reaktion auf obligat toxisch bzw. irritierend wirkende Substanzen (Säuren, Laugen, Detergenzien, Reinigungsmittel, zu häufiges Waschen). Hautveränderungen nach Min. bis Stunden, auf das Einwirkungsgebiet beschränkt (oft Hände und Arme). **Diagn.:** Anamnese; im Epikutantest (☞ 25.2.2) weist Decrescendo-Reaktion auf toxische Effekte hin
Phototoxisch: Durch Kontakt mit phototoxischen Substanzen (z.B. Furocumarinen) und anschließende UV-Belichtung (Wiesengräserdermatitis, Berloque-Dermatitis). **Diagn.:** Belichteter Epikutantest (Photopatch-Test, Facharztüberweisung zum Dermatologen/ Klinikeinweisung)

- **Allergisch:** Weitestgehend dosis-/konzentrationsunabhängige Reaktion nach vorangegangener Sensibilisierung (Typ-IV-Reaktion, ☞ 25.2.2). Hautveränderungen nach 12–48 **Diagn.:** Crescendo-Reaktion im Epikutantest (☞ 25.2.2)
- **Photoallergisch:** Durch Kontakt mit Photoallergenen, z.B. Tetrazyklinen, und anschließende UV-Belichtung. **Diagn.:** Belichteter Epikutantest (Photopatch-Test).

Klinik

- Juckreiz
- Bei allergischen Reaktionen gerötete Haut mit Bläschen, zunächst nässend, später verkrustet und schuppend. An Händen: Bild der dyshidrotischen Dermatitis (☞ 25.8.4). Narbenl Abheilung. Neigung zu Streureaktionen
- Bei irritativ-toxischen Reaktionen Rötung und Schuppung, i.d.R. keine Blasen
- Bei chron. Verlauf durch wiederholte Exposition gegenüber toxischen/allergenen Substanz stehen durch langfristiges Kratzen bedingte Veränderungen im Vordergrund: Exkoriation Lichenifikation (vergröberte Hautlinien, Hautverdickung), ferner Schuppung und Rhagad

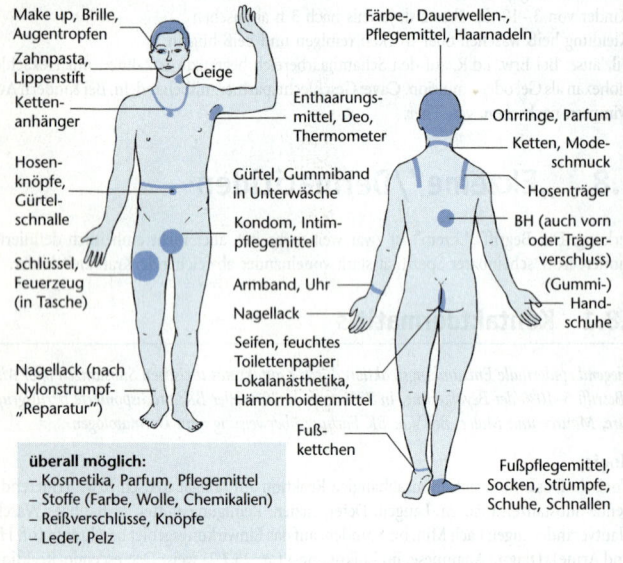

Abb. 25.6 Typische Lokalisationen bei Kontaktallergie

Therapie Kurzfristig Kortikosteroide in stadienangepasster Grundlage.

- Bei Papulovesikeln: Steroidcreme, z.B. Dermatop® Creme
  - Bei Blasen z.B. feuchte Umschläge (z.B. Tannolact®) über Steroidcreme
  - Bei stark geröteter, ödematöser Haut z.B. Schüttelmixtur (Lotio alba)

Bei ausgeprägtem Befund evtl. kurzfristige systemische Steroidgaben, z.B. 50 mg Prednisolon Tbl. morgens über 3 d, anschließend 25 mg über weitere 3 d

Bei chron. Kontaktdermatitis: Lokalther. mit steroidhaltigen Salben (evtl. nur als Intervall-ther., d.h. Wechsel zwischen steroidhaltiger Salbe und wirkstofffreier Grundlage alle 1–2 d), evtl. zusätzlich Teerpräparate (z.B. Teer-Linola®-Fett N Creme W/Ö). Im symptomarmen Intervall keine Steroide

Identifikation des Auslösers (Anamnese, Epikutantest ☞ 25.2.2 nach Abheilen bzw. im er-scheinungsfreien Intervall). Auslöser meiden

Nachbehandlung: Hautpflege mit rückfettenden Externa (☞ 25.3.1).

urheilkundliche Therapieempfehlung ☞ 16.8.1, ☞ 16.8.9

.8.2 Atopische Dermatitis (Endogenes Ekzem, Neurodermitis)

on.-rezid., entzündliche Hauterkr. mit Auftreten im Rahmen der Atopie (☞ 25.2.2). Betrifft ca. der Bevölkerung. Polygener Vererbungsmechanismus.

lauf Meist Beginn in den ersten zwei Lj., v.a. jenseits des 3. Lebensmon.; Besserung i.d.R. um Pubertät, jedoch auch langfristig rezid. Verlauf.

ologie Bisher keine eindeutige Ursache nachgewiesen. Erhöhte Neigung zu allergischen Typaktionen (☞ 25.2.2). Hautveränderungen können durch direkten Kontakt mit Allergenen . Hausstaubmilben oder Pollen) ausgelöst werden. Wichtigster Mechanismus in der Entste-g von Hautveränderungen: Kratzen des Pat. (auch psychische Einflüsse).

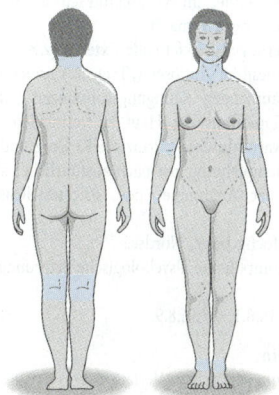
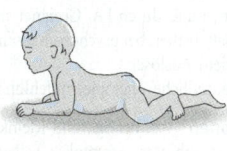

Kleinkinder: Prädilektionsstellen sind v. a. konvexe Gesichts- und Körperbereiche (Stirn, Kinn, Wange, Rumpf)

25.7 Prädilektionsstellen der atopischen Dermatitis bei Erwachsenen und Kleinkindern (s.a. 5.1.1, Abb. 25.3)

Klinik Abhängig vom Lebensalter; vielfältige Verlaufsformen möglich:
- Kleinkinder (bis 2 J.): V.a. Befall von Gesicht, Bauch, Windelbereich. Akut nässende u verkrustende Hautveränderungen (Rötung, Bläschenbildung, Erosionen) stehen im Vor grund
- Kinder/Jugendliche: V.a. Befall der Ellenbeugen und Kniekehlen (Beugenekzem) mit suba ten bis chron. Hautveränderungen (Rötung, Lichenifizierung, Rhagaden)
- Erw.: Veränderungen wie im Kindes- und Jugendalter, außerdem Gesicht, Hals, ob Stammbereich, Handrücken. Eine bes. Verlaufsform ist die sog. „Prurigoform", bei der du Kratzen hervorgerufene (Prurigo-)Knötchen das Bild bestimmen
- Alle Altersgruppen: Starker Juckreiz sowie Trockenheit der Haut, meist mit ausgepräg Kratzeffekten
- Weitere Symptome: U.a. Hertoghe-Zeichen (Ausfall der seitlichen Augenbrauen), evtl. H ausfall durch Kratzen, zusätzliche Unterlidfalte, weißer Dermographismus.

Diagnostik Klinik (Morphologie, Lokalisation) sowie Anamnese (allergische Rhinitis, alle sches Asthma bronchiale?); oft auch pos. Familienanamnese. IgE-Erhöhung i.S., oft pos. Re tionen im Prick- oder Intrakutantest (☞ 25.2.2). Akute psychische Belastung als Auslöser akuten Schub eruierbar?

Therapie
- Akute Entzündungsphase: Antiinflammatorische Behandlung mit steroidhaltigen Exte (z.B. Betamethasonvalerat 0,05% in Basiscreme DAC, Dermatop®); Juckreizstillung du systemische Gabe von Antihistaminika (z.B. Zyrtec® 1 × 1 Tbl. am Abend). Zusätzlich Ein von UV-Bestrahlung (☞ 25.3.2)
- Bei Kleinkindern wegen höherer Resorption nur kurzfristig Steroide mit raschem Überg auf niedrig dosierte harnstoffhaltige Externa (Urea pura 5,0, Aqua dest. 45,0 Ungt. em ficans ad 100,0) oder Basissalben (auch als Intervallther. im Wechsel mit schwach wirksa Steroidexterna). Pflege mit Ölbädern (z.B. Balneum Hermal®)
- Hautpflege: Nach Besserung der Hautveränderungen rückfettende Externa (z.B. Velade Körperpflege/Intensivkur). Sofern sich anamnestisch Auslöser („Trigger") eruieren las diese meiden. Hautreinigung mit nichtschäumenden Reinigungssubstanzen (z.B. V derm® Duschlotion), um Schädigung des Lipidfilms der Haut zu vermeiden. Ölb (z.B. Balneum Hermal®). Nur kurz und lauwarm duschen (Prinzip **KK: K**urz und **k**al
- Diät: Keine Pauschaldiäten. Individuelle Diätempfehlung erst nach ausführlicher allerg gischer Abklärung und Berücksichtigung der Anamnese (pos. Pricktest-Reaktior ☞ 25.2.2 sind häufig klinisch irrelevant!)
- Klimather.: I.d.R. durch FA. Geeignet sind Hochgebirge, Nordsee
- Ggf. Verhaltensther. bei psychosomatischer Komponente. Psychologische Betreuung bei sprechendem Auslöser
- Naturheilkundliche Therapieempfehlung ☞ 16.8.1, ☞ 16.8.9.

Komplikationen V.a. bei Sgl. und Kleinkindern.
- Superinf. (Staph. aur., Streptok.): Teilweise mit septischem Verlauf
- Herpes (Eczema herpeticatum): Bei frühzeitiger Aciclovir-Ther. gute Prognose
- E'lyt- und Eiweißverlust durch nässende Ekzeme. **Cave:** Bei Sgl. schon bei relativ kl Ekzemstellen (z.B. Wangen) möglich.

5.8.3 Seborrhoische Dermatitis

ron.-rezid., entzündliche Dermatose; bevorzugte Lokalisation s.a. ☞ Abb. 25.8. Ca. 2% der Bevöl-
ung betroffen, M > F. Gehäuftes Vorkommen bei AIDS.

iologie Ungeklärt. Möglicherweise immunologische Reaktion auf Pityrosporum ovale.

inik Scharf begrenzte, teilweise konfluierende rötlich-braune Herde mit groblamellösen, fet-
en, gelblichen Schuppen.

erapie
Lokal mit Imidazolantimykotika wie Ketoconazol, z.B. Terzolin®-Lösung am behaarten Kopf;
evtl. auch Hydrocortison (z.B. Hydrocortisonacetat 1% in Ungt. emulsificans aquosum) oder
Buflexanac (z.B. Parfenac®-Creme)
Naturheilkundliche Therapieempfehlung ☞ 16.8.1, ☞ 16.8.9.

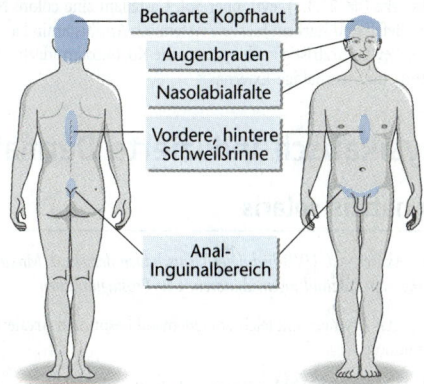

Behaarte Kopfhaut

Augenbrauen

Nasolabialfalte

Vordere, hintere
Schweißrinne

Anal-
Inguinalbereich

. 25.8 „Seborrhoische Areale"

.8.4 Dyshidrotische Dermatitis

on.-rezid., mit Bläschenbildung einhergehende entzündliche Hauterkr. F > M; Altersgipfel
30 J. Häufung im Frühjahr und Herbst.

ologie Trotz der Bezeichnung „dyshidrotisch" kein Zusammenhang mit einer gestörten
weißdrüsenfunktion. Vielmehr polyätiologisches Geschehen, dessen häufigste Ursache die
taktallergie (☞ 25.8.1) ist. Weitere Ursachen: Atopische Dermatitis (☞ 25.8.2), „Id-Reak-
en" (u.a. immunologische Reaktionen auf Mykosen).

Klinik

- Symmetrischer Befall von Palmae und Plantae, v.a. Fingerseitenkanten, mit stecknadelko
  großen, prall gespannten Bläschen. Gelegentlich Konfluenz zu großen Blasen (Pompholy
  Heftiger Juckreiz
- Minimalform: Dyshidrosis lamellosa sicca → trockene Schuppung v.a. an Handinnenfläch
  als Folge des Aufplatzens winziger, klinisch nicht erkennbarer Bläschen (**DD:** Epidermon
  kose, Letztere jedoch meist asymmetrisch. In unklaren Fällen Pilzkultur!).

Diagnostik Klinik, evtl. Histologie, möglichst durch Dermatopathologen.

Differenzialdiagnose Psoriasis pustulosa palmoplantaris (☞ 25.15), Tinea manuum/pedu

Therapie

- Auslöser, sofern feststellbar, meiden
- Extern austrocknende und antientzündliche Ther.: Handbäder mit Gerbstof
  (z.B. Tannosynt®), austrocknende Pasten (z.B. Pasta exsiccans NRF), Steroidcremes in
  steigender Wirkstärke (☞ 25.3.1), evtl. über Sol. Castellani sine colore NRF
- Bei ausgeprägtem Befall und starkem Juckreiz systemisch Antihistaminika (z.B. Loratadin
  10 mg 1 × 1 tägl.), evtl. kurzfristig auch systemische Kortikosteroidgabe. Später auch Üb
  gang auf harnstoff- und teerhaltige Externa.

25.9 Physikalisch induzierte Dermatosen

25.9.1 Dermatitis solaris

Syn. „Sonnenbrand". Akuter, v.a. UVB-bedingter Lichtschaden der Haut. Maximum 12–24 h n
Exposition, Freisetzung von Entzündungsmediatoren, z.B. Prostaglandinen.

Klinik Scharf begrenztes Erythem mit leichtem Ödem auf besonnten Arealen. Starker Schm
evtl. spätere Blasenbildung.

Therapie Aufenthalt in dunklen, kühlen Räumen. Lokalther. mit Lotio alba oder z.B. Ultra
Milch®. Systemisch Prostaglandin-Synthesehemmer (z.B. bis zu 3 × 1 g ASS unmittelbar p
expositionell).

Prophylaxe Schützende Kleidung (inkl. Sonnenhut), Auftragen von Sonnencremes (am be
wasserfest) eines mittl. bis höheren (mind. 5–15) LSF etwa eine halbe Stunde vor Sonnenexp
tion.

25.9.2 Polymorphe Lichtdermatose

Syn. „Sonnenallergie". I.d.R. durch UVA ausgelöste Hautveränderungen, meist nach erstem intens
Sonnenkontakt (Frühjahr, evtl. erst Sommer). Bei andauernder Lichtbelastung sehr häufig w
abklingend (schützender Effekt durch einsetzende Pigmentierung und „Lichtschwiele").

Ätiologie Nicht geklärt.

inik Entwicklung scharf begrenzter, kleinfleckiger, infiltrierter Eryteme, i.d.R. ohne Epider-sbeteiligung, manchmal auch hämorrhagischer Hautveränderungen einige Stunden bis Tage ch Lichtexposition. Lokalisation an sonnenexponierten Hautregionen (Gesicht, Hals, Décolleté, ckseiten der Extremitäten).

agnostik Anamnese, typ. Lokalisation, bei Leidensdruck Facharztüberweisung zum Derma-ogen zum Phototest im erscheinungsfreien Intervall.

fferenzialdiagnose U.a. Lichturtikaria, Lupus erythematodes, atopische Dermatitis, photo-rgische Dermatitis, inkl. Allergie gegenüber Lichtschutzmitteln.

erapie
Prophylaktisch Lichtschutzcremes mit Wirkung im UVA-Bereich (z.B. Ilrido®, Ultrasun®, Daylong®) oder Photother. (☞ 25.3.2) zur allmählichen Lichtgewöhnung, z.B. 4–6 Wo. vor einem Urlaub, oder systemisch Kortikosteroide für 3–4 d
Behandlung bereits bestehender Hautveränderungen mit kurzfristiger systemischer Gluko-kortikoidgabe (z.B. 20–40 mg Decortin H®).

5.9.3 Photoallergische/Phototoxische Dermatitis

rgische/toxische Hautreaktion bei Sonnenexposition nach systemischer Aufnahme oder topischer
wendung meist solcher Substanzen, die im UVA-Bereich absorbieren. Entweder direkte Zellschädi-
g oder Bildung eines Allergens. Verantwortlich sind meist Medikamente (v.a. Tetrazyklin-Derivate,
AR und Diuretika), aber auch chemische Lichtschutzsubstanzen in Sonnencremes. Bei ungewöhn-
starken Reaktionen auf Sonnenlicht daher stets Medikamentenanamnese.

nik Lokalisation in lichtexponierten Arealen (Hände, Unterarme, Gesicht, Dekolleté).
Phototoxische Reaktion: Sieht i.d.R. wie ein verstärkter Sonnenbrand aus
Photoallergische Reaktion: Bild einer allergischen Kontaktdermatitis (☞ 25.8.1).

rapie Mögliche Auslöser meiden. Symptomatisch kurzfristig lokale Steroidther., Dermatop-Creme®.

5.9.4 Verbrennung

aler Gewebeschaden durch Einwirkung thermischer Energie (Feuer, heißes Wasser, Wasserdampf).

ik Gradeinteilung bei Verbrennung:
Grad 1: Erythem, Schmerz, Schwellung
Grad 2: Wie Grad 1, zusätzlich Blasenbildung
Grad 3: Nekrosen, graufleckige bis weiße Haut, kein Schmerz.

rapie
Grad 1: Mit kaltem Wasser kühlen, lokal Glukokortikoide (z.B. Ultralan®-Milch)
Grad 2 und 3:
Klinikeinweisung möglichst in Klinik mit Verbrennungseinheit. Bei mehr als 9%iger Verbren-nung oder Verbrennungen im Gesicht sofort i.v. Zugang legen (hoher Flüssigkeitsverlust!)

Unterscheidungskriterien	photoallergisch	phototoxisch
1. Zahl der Betroffenen		
2. Inkubationszeit	Sensibilisierungsphase	nach Erstexposition
3. auslösende Menge des Photosensibilisators	gering	groß
4. erforderliche Lichtdosis	eher niedrig	hoch
5. Breite des auslösenden Spektrums	breit	schmal
6. Hautsymptome	ähneln Kontaktdermatitis	ähneln verstärktem Sonnenbrand
7. befallene Hautareale	Streuphänomen	auf bestrahltes Hautareal beschränkt
8. Photopatchtest	Kontaktdermatitis	abnorm verstärkte Sonnen-brandreaktion (evtl. bullös)
9. Verlauf der Photoreaktion		

Abb. 25.9 Photoallergische und phototoxische Dermatitis

– Kleine Verbrennung: Offene Wunden steril abdecken, lokal Kortikosteroide (z.B. Ultra Milch) oder Alternativpräparate, z.B. Combudoron® Gelee und Salbe; ggf. Nekrosenabtrag erforderlich. Nach Bedarf Schmerzmittel, Tetanusprophylaxe.

25.9.5 Frostbeulen und Erfrierung

Frostbeulen (Perniones)

Reversible herdförmige Hautschäden durch Kälte und periphere funktionelle Durchblutungsstö (z.B. Gefäßspasmen). Meist im Freien Beschäftigte betroffen, bes. im Frühjahr und Herbst. V.a jungen F.

inik Livide, teigige Knoten, die bes. bei Erwärmung schmerzen oder jucken. Evtl. Blasenbildung oder Ulzeration. Vorwiegend an Fingern, Zehen, Unterschenkeln.

agnostik Klinik, (Berufs-)Anamnese.

erapie Starke Temperaturschwankungen vermeiden. Durchblutung durch warme Bäder fördern; trockene, warme Kleidung, evtl. orale Ther. mit Nifedipin oder Trental®.

ognose Rezidivfreudig.

frierung

kale Gewebeschädigung durch niedrige Temperaturen. Abgrenzen von Unterkühlung (Schädigung s gesamten Körpers durch niedrige Temperaturen und dadurch Absinken der Körperkerntemperatur ter 35 °C). Meist zuerst die Akren betroffen. Häufig bei Nichtsesshaften.

inik Gradeinteilung wie bei Verbrennung (☞ 25.9.4).

erapie Möglichst Klinikeinweisung. Sonst:
  Wiedererwärmung: Feuchte Bekleidung ausziehen
- Einzelne Extremitäten: Warmes Ganzkörperbad. Bei Ödembildung Hochlagerung
- Rapiderwärmung: Wasserbad von 35 °C, rasch ansteigend. **Cave:** Schockreaktionen möglich
  Lokal: Desinfizierende Externa (z.B. Farbstoffe, Polyvidon-Jod)
  Interne Ther.: Warme Getränke
  Tetanusprophylaxe.

5.10 Neoplasien der Haut

5.10.1 Seborrhoische Keratose („Alterswarze")

artiger Hauttumor, oft multipel auftretend. I.d.R. nach dem 40. Lj. Meist an Stamm, Gesicht, Hals d Armen (streckseitig).

nik Scharf begrenzter, breitbasig aufsitzender, bräunlicher bis schwarzer Tumor. Leicht aufaltete Oberfläche, meist erweiterte Follikelöffnungen.

agnostik Klinik, im Zweifel Facharztüberweisung zum Dermatologen.

ferenzialdiagnose Malignes Melanom (☞ 25.10.3), Naevus (☞ 25.10.2).

erapie Bei unklarer DD Exzision. Bei klinisch sicherer Diagnose ist Ther. nicht erforderlich, Kürettage mit scharfem Löffel (☞ 4.4).

25.10.2 Melanozytärer Naevus

Gutartige Neubildung aus Melanozyten. Teils angeboren, teils erst im Laufe des Lebens auftreten
Cave: Der sog. „Dysplastische Naevus" ist ein häufig vorkommender Naevus-Typ und nicht
Melanomvorläufer aufzufassen. Die meisten Melanome entwickeln sich de novo!

Klinik Einheitlich pigmentierte, scharf begrenzte Flecken oder Papeln mit regelmäßiger Ob
fläche. DD zum Melanom durch ABCD-Regel (☞ 25.10.3).

Therapie Bei unklarer DD oder mechanischer/kosmetischer Beeinträchtigung (z.B. große kc
genitale Naevi) Exzision.

25.10.3 Malignes Melanom

Bösartige Neoplasie der Melanozyten mit Neigung zu lymphogener und hämatogener Metastasieru
Weltweit steigende Inzidenz.

Ätiologie Unterschiedliche Faktoren werden diskutiert, z.B. genetische Disposition, chemisc
Karzinogene, Sonnenexposition (v.a. starke Sonnenbrände im Kindesalter), heller Hauttyp. N
trifft Haut und/oder Schleimhaut.

Klinik Wichtig für die Abgrenzung gegenüber gutartigen melanozytären Naevi ist die ABC
Regel:

- **A**symmetrie
- **B**egrenzung: Unscharf, unregelmäßig
- **C**olor (Farbe): Variables Farbmuster, unterschiedliche Farbnuancen
- **D**urchmesser: > 5 mm.

Cave: Nicht aus einem Einzelkriterium, sondern aus der Kombination mehrerer der genann
Kriterien leitet sich die V.a. ein Melanom ab. Weitere mögliche Hinweise auf Malignität si

- Größenzunahme
- Farbveränderung
- Gespannte Oberfläche mit verstrichenem Hautlinienrelief
- Evtl. auch Schuppung, Blutung oder Juckreiz.

Klinische Melanomtypen Vielfach werden vier Melanomtypen unterschieden (in der Reih
folge der Häufigkeit):

- Superfiziell spreitendes Melanom: Flache, intraepidermale Randzone, Auftreten auf n
  lichtgeschädigter Haut
- Lentigo-maligna-Melanom: Flache, intraepidermale Randzone, Auftreten auf lichtgeschä
  ter Haut
- Akral lentiginöses Melanom: Flache, intraepidermale Randzone, Auftreten in Leistenha
- Noduläres Melanom: Keine rein intraepidermale Randzone.

Da keine allg. akzeptierten und klar definierten Abgrenzungskriterien vorliegen, bleibt diese S
klassifikation willkürlich und hat – entgegen früheren Annahmen – bei gleicher Tumordicke k
prognostische Relevanz.

agnostik Bei Verdacht Facharztüberweisung: Exzision-Histologie. Auflichtmikroskopie.

fferenzialdiagnose Melanozytärer Naevus (☞ 25.10.2), blauer Naevus, pigmentiertes Basaliom (☞ 25.10.4), Hämangiom, seborrhoische Keratose (☞ 25.10.1), subunguales Hämatom ☞ 25.1.4).

erapie Facharztüberweisung zum Dermatologen bzw. Klinikeinweisung in Dermatologie.
Beste Ther. ist die Früherkennung! Vollständige rechtzeitige Entfernung im Gesunden bedeutet meist endgültige Heilung
Umstritten ist der Wert einer prophylaktischen Entfernung klinisch unauffälliger LK (evtl. sinnvoll bei Dicke des Primärtumors zwischen 1,5 und 4 mm)
Klinisch erkennbare Metastasen sollten möglichst chirurgisch entfernt werden
Zytostatische Ther., Strahlen- und Immunther. sind nur in Einzelfällen erfolgreich; ihr Einsatz ist spezialisierten Zentren vorbehalten.

ognose
Bei frühzeitiger Erkennung gut; z.B. In-situ-Melanom
Wenn Basalmembran durchbrochen, ist die Tumordicke bester Prognoseparameter
Bei Dicke < 1 mm gute Prognose (5JÜR > 90%)
Bei Dicke > 3 mm schlechte Prognose (5JÜR < 50%)
Die vielfach durchgeführte Bestimmung der anatomischen Eindringtiefe („Clark-Level") hat keine zusätzliche prognostische Aussagekraft.

.10.4 Basaliom

helialer Tumor mit follikulärer Differenzierung. Häufigste Neoplasie im Alter von 80 J. Invasives Wachstum, jedoch keine Metastasen („semimaligne").

ologie Chron. Lichtexposition, chemische Kanzerogene (z.B. Arsen).

nik
Lokalisation: Meist im Gesicht (v.a. zentrofazial), seltener am Stamm, oft multipel
Morphologie:
Initial meist hautfarbenes, transparentes, glänzendes Knötchen
Später zentral eingesunkener Tumor mit Randwall aus kleinen, kaum abgrenzbaren, glänzenden Papeln, durchzogen von zahlreichen Teleangiektasien
Morphologische Unterteilung in solides (knotiges), oberflächliches (Rumpfhautbasaliom), sklerodermiformes (unscharf begrenztes), mit Fibrose einhergehendes Basaliom
Oft Ulzeration → Extremvariante: Ulkus mit Zerstörung von Haut, Unterhaut, Knorpel und Knochen: „Ulcus terebrans".

gnostik Facharztüberweisung Exzision-Histologie.

ferenzialdiagnose
Oberflächliches Basaliom: M. Bowen (☞ 25.10.6), solitärer Psoriasisherd (☞ 25.15)
Pigmentiertes Basaliom: Malignes Melanom (☞ 25.10.3), seborrhoische Keratose (☞ 25.10.1).

Therapie Totalexzision im Gesunden. Bei älteren Pat. und/oder ungünstiger Lokalisation e᠁ Röntgenweichstrahl- oder Kryother.

Prognose I.d.R. gut; vollständige Exzision ist gleichbedeutend mit Heilung.

25.10.5 Carcinoma spinocellulare (Spinaliom)

Verhornendes Plattenepithel-Ca; maligner epithelialer Tumor mit invasivem Wachstum, selten M᠁ tastasierung (v.a. regionäre LK), frühere Metastasierung bei Genital- und Ohrkarzinomen.

Ätiologie Chron. Lichtexposition, Kanzerogene, z.B. chron. Teereinwirkung bei Rauchern ᠁ der Lippe oder Mundschleimhaut, chron. Entzündungen, wie z.B. Ulcus cruris, Z.n. Radiat᠁

Klinik
- Lokalisation: Gesicht (Stirn), Ohren, Handrücken, Übergangsepithel der Schleimhäute (L᠁ pen, Vulva, Penis, Zunge, Mundschleimhaut)
- Morphologie: Derber, zentral oft ulzerierter und mit Schuppen oder Krusten bedeckter ᠁ mor.

Diagnostik Klinik, Facharztüberweisung zur weiteren Diagn. (Histologie) und Ther.

Differenzialdiagnose Basaliom, amelanotisches malignes Melanom, entzündlich veränd᠁ seborrhoische Keratose oder Verucca vulgaris. Im Mund- und Genitalbereich Primäraffekt ᠁ Lues.

Therapie Exzision im Gesunden. LK-Exstirpation nur bei klinischem Metastasenverdacht. ᠁ alten Pat. und ungünstiger Lokalisation evtl. Rö-Weichstrahlther.

25.10.6 Morbus Bowen

Bes. Variante eines Plattenepithel-Ca in situ. Meist ältere hellhäutige Pat.

Ätiologie Wie bei anderen Plattenepithel-Ca, oft chemische Kanzerogene, bes. Arsen.

Klinik Rötlicher, unregelmäßig, aber scharf begrenzter, schuppender Plaque. Bevorzugt ᠁ Stamm lokalisiert. In ca. $1/3$ der Fälle multipel.

Diagnostik Klinik, Histologie, i.d.R. durch FA.

Differenzialdiagnose Rumpfhautbasaliom (☞ 25.10.4), Psoriasis (☞ 25.15).

Therapie Totalexzision im Gesunden, evtl. Kryother.

5.10.7 Mycosis fungoides

äufigstes primär kutanes Lymphom. Niedrig malignes Non-Hodgkin-Lymphom, ausgehend von T-
elfer-Lymphozyten. Weltweites Vorkommen. M : F = 2 : 1. Chron. Verlauf, meist über Jahrzehnte.

linik
Großfleckige, scharf begrenzte, gering schuppende Erytheme
Livid-rote Plaques, i.d.R. leicht schuppend, bizarr geformt, können erodieren und nässen
Weiche, rote, später zentral zerfallende Tumoren
Häufig Juckreiz (☞ 25.1.2)
Prädilektionsstellen: Stamm, v.a. Gesäßregion
Begleitsymptome: Selten Schleimhaut- und Organbeteiligung (Leber, Lunge, Milz, GIT, ZNS;
Spätsymptome); LK-Schwellungen.

fferenzialdiagnose Stadienabhängig: Kontaktdermatitis (☞ 25.8.1), Erythrodermien an-
rer Genese (☞ 25.1.8).

agnostik Klinik, Histologie; Facharztüberweisung zum Dermatologen zur weiteren Diagn.
d Ther.

erapie
In der Frühphase: Lokalther. mit Kortikosteroiden und PUVA (☞ 25.3.2), evtl. in Verbin-
dung mit Interferon
Später zusätzlich Rö-Bestrahlung: Entweder lokal oder Ganzkörperbestrahlung mit schnellen
Elektronen, evtl. extrakorporale Photopherese
Systemische Chemother. nur in weit fortgeschrittenen Fällen.

ognose Oft jahrzehntelanger Verlauf. Rasche Progredienz bei Organ- und LK-Befall.

5.11 Acne vulgaris

zündliche Erkr. des Haarfollikel-Talgdrüsen-Komplexes. Bevorzugt in der Pubertät. M > F. Spon-
abheilung meist bis zum 25. Lj.

ologie Androgene stimulieren Talgdrüsen; bei follikulärer Hyperkeratose Stau von Talg-
d Hornmaterial, der das Wachstum von Propionibacterium acnes begünstigt.

nik Beginn in der Pubertät. Bildung von kleinen, oberflächlichen Zysten (Komedonen, „Mit-
ern"), Papeln und Pusteln. In schweren Fällen Entstehung größerer Zysten, Knoten und Ab-
sse, die mit Narbenbildung abheilen (Acne conglobata). Lokalisation: V.a. Gesicht, Rücken,
colleté, Schultern. Evtl. Verschlimmerung bei Genuss fettreicher Nahrungsmittel (z.B. Scho-
ade).

Sonderformen

- Neugeborenenakne (Induktion durch mütterliche Hormone?)
- Acne conglobata (s.o.)
- Acne cosmetica (durch komedogene Externa, z.B. fettige Kosmetika)
- Acne mechanica (infolge Reibung, z.B. durch Stirnbänder, BH oder durch manuelle Manpulation, z.B. „Ausdrücken" von Minimalläsionen)
- Acne medicamentosa (durch alle Steroide, bes. Androgene)
- Berufsakne (Chlorakne, Teerakne).

Diagnostik Klinisch.

Therapie
- Lokal:
  – Allg.: Hautreinigung mit sauren Syndets (z.B. Sebamed®)
  – Ausgeprägter Befund: Keratolyse zur Beseitigung der follikulären Verhornungsstöru (z.B. Vit.-A-Säure-Derivate wie Isotretinoin, z.B. Isotrex®-Gel) und antimikrobielle Th (Benzoylperoxid, z.B. Akneroxid®; Erythromycin 0,5–Zitronensäure wasserfrei 0,02–Ure emulsif. aquos ad 50,0). **NW:** Durch Isotretinoin und Benzylperoxid oft Hautreizung
- Systemische Ther.:
  – Bei pustulöser und zystischer Akne auch systemische Antibiotikagabe, v.a. Tetrazykline, M nocyclin (z.B. 50–100 mg/d Minocyclin ratiopharm®)
  – Bei F mit schwerer Akne und gleichzeitigem Kontrazeptionswunsch orale Kontrazeptiva m Antiandrogenen (z.B. Chlormadinonacetat in Neo-Eunomin®)
  – Bei schweren Verlaufsformen, wie Acne conglobata, Isotretinoin (Vit.-A-Säure-Präpa Roaccutan®. **Cave:** Teratogenität. Bewirkt trockene Haut und Lippen, Anstieg von Leb und Blutfettwerten (☞ 25.3.1)
  – Ggf. Psychother.

25.12 Keloid

Reaktive postraumatische Bindegewebsproliferation, die über den ursprünglichen Bereich einer V letzung hinausgeht.

Ätiologie Va. im Anschluss an Verbrennungen, bei Akne, postop. Individuelle Alters- und P sendisposition (v.a. bei jungen Menschen, höhere Neigung bei Farbigen).

Klinik Derbe, anfänglich auf den Verletzungsbereich beschränkte rötliche, später hautfarbe wulstartig erhabene Bindegewebsstränge mit glänzender Oberfläche. Prädilektionsstelle: Präs nal.

Diagnostik Klinisch.

Differenzialdiagnose Hypertrophe Narbe (Bindegewebsproliferation beschränkt sich auf Verletzungsort).

Therapie Bei frischen (noch rötlichen) Herden intraläsionale Steroidinjektion (z.B. Volon A-Kristallsuspension® 1 : 1 verdünnt mit Procain), evtl. in Kombination mit vorausgehender Kryother. Prophylaxe bei bekannter Neigung zu Keloiden durch spannungsfreien Wundverschluss, lokale Kortikosteroidbehandlung oder Druckverbände.

> Chirurgische Behandlung von Keloiden ist wegen hoher Rezidivgefahr und häufiger Befundverschlechterung schwierig; daher nur in Kombination mit Zusatzmaßnahmen (z.B. Ther. der frischen Narbe s.o.); strenge Indikationsstellung!

25.13 Lichen ruber planus

Syn. Knötchenflechte. Chron., entzündliche, papulöse Dermatose mit Haut- und Schleimhautbeteiligung. Schubartiger, selbstlimitierter Verlauf mit durchschnittlicher Dauer von knapp einem J. Gehäuft zwischen dem 30. und 60. Lj. Nicht ansteckend.

Ätiologie Vermutlich immunologische Reaktion auf Allergene unterschiedlicher Natur, z.B. Virusantigene, Medikamente.

Klinik
Hautveränderungen: Gruppiert angeordnete, stecknadelkopfgroße, polygonale, flache Papeln, meist livide. Oft starker Juckreiz. An der Oberfläche weißliche Streifenzeichnung (Wickham-Streifen); Verteilungsmuster ☞ 25.1.1, Abb. 25.3
Schleimhautveränderungen: Weißliche, netzförmige Zeichnung im Mund, v.a. an der Wangeninnenseite; genital bes. am Introitus vaginae sowie an der Glans penis
Prädilektionsstellen: Handbeugen, Innenseiten der Füße, Streckseiten der Unterschenkel, Schleimhäute. Bei akuter Erkr. ist exogene Provokation von Hautveränderungen möglich, z.B. durch Kratzen (Köbner-Phänomen)
Nagelveränderungen: Verdünnter und verkürzter Nagel, längs geriffelt, evtl. Pterygium unguis.

Diagnostik Klinisch, ggf. Histologie.

Differenzialdiagnose Lichenoide Arzneimittelexantheme (☞ 25.21), z.B. durch Goldpräparate, β-Blocker, ACE-Hemmer; Graft-versus-host-disease.

Therapie Durch Dermatologen.
Lokalisierte Form: Lokale Glukokortikoidanwendung, z.B. mit Folie (z.B. Sermarka®-Folie); bei hypertropher Form evtl. intraläsional Glukokortikoid-Kristallsuspension
Exanthematische Form: Kurzfristig Kortikosteroide p.o., PUVA (☞ 25.3.2).

Prognose Sehr unterschiedlich; i.d.R. Spontanremission innerhalb eines Jahres, aber auch mehrjähriger chron. Verlauf.

25.14 Pityriasis rosea

Syn. Röschenflechte. Akut-entzündliche, exanthematische Dermatose mit typischem zweiphasigen u selbstlimitierten Verlauf. Spontanheilung in 1–3 Mon. Oft junge Pat., v.a. 2. und 3. Lebensjahrzeh Saisonale Häufung im Winter und Frühjahr.

Ätiologie Unbekannt; wahrscheinlich Virusinf.

Klinik
- 60% der Fälle beginnen mit einem sog. „Primärmedaillon": Einzelner, im Durchmes 2–6 cm großer, scharf begrenzter, von einer Schuppenkrause umgebener, rötlicher He meist am Stamm. Evtl. diskrete Prodromalsymptome (Übelkeit, Kopfschmerzen)
- Nach ca. 3–15 d Ausbruch des Exanthems mit im Durchmesser ca. 1 cm großen, ovalen, sch begrenzten, randbetonten, leicht erhabenen, rötlichen Herden, die eine kleieförmige (pi riasiforme) Schuppung aufweisen und klassischerweise in den Spaltlinien der Haut verlauf Kein oder nur geringer Juckreiz.

Diagnostik Klinisch, ggf. Histologie.

Differenzialdiagnose Virusexantheme, Arzneimittelexantheme, Lues II.

Therapie Lokalther. mit schwach oder mittelstark wirksamen, nicht zu fetten Glukokortiko externa (z.B. Hydrocortisonacetat 1% in Ungt. emulsificans aquosum).

25.15 Psoriasis

Syn. Schuppenflechte. Chron., schubweise verlaufende, entzündliche Hauterkr. mit Hyperprolifera der Epidermis. Ca. 2% der Bevölkerung sind betroffen.

Ätiologie Erbliche Disposition (polygener Erbgang) in Kombination mit endogenen und e genen Auslösefaktoren (physikalische, chemische Reize; Inf.; Alkohol; Stress; Medikamente, : NSAR, β-Blocker, Lithium; Grav.).

Klinik
- Scharf begrenzte, gerötete, rundliche Plaques mit charakteristischer groblamellär, silbrig gl zender Schuppung. Größe variiert von wenigen Millimetern bis zu mehreren Zentimet teilweise auch großflächig konfluierend (Maximalvariante: Erythrodermie, ☞ 25.1.8)
- Häufige Verlaufsformen:
  – Akut exanthematisch (postinfektiös; kleine, disseminierte Effloreszenzen: P. punctata P. guttata)
  – Chron. stationär (Herde meist größer)
- Prädilektionsstellen: Streckseiten der großen Gelenke (Knie, Ellenbogen), behaarter K Iliosakralregion (☞ 25.1.1, Abb. 25.3)
- Häufig Nagelveränderungen: Tüpfelnägel, Ölflecken, Krümelnägel.

onderformen

Psoriasis arthropathica: Zusätzlich Gelenkbeschweden (bei 1–10%), meist nur an wenigen Gelenken; v.a. distale Interphalangeal- und SI-Gelenke, aber auch andere. Neg. Rheumaserologie, HLA-B27 pos. (s.a. ☞ 18.2.3)

Psoriasis pustulosa

– generalisata: Aussaat von sterilen Pusteln über das gesamte, unregelmäßig gerötete Integument. **Cave:** Stoffwechselentgleisungen!

– palmoplantaris: Befall von Handinnenflächen und Fußsohlen.

iagnostik Klinisch durch Morphologie, Lokalisation, Auslösbarkeit von Psoriasisphänome-n (Kerzenwachsphänomen, Auspitz-Phänomen), Histologie. Bei Arthralgien Röntgenuntersu-ung und Labor (s.o).

fferenzialdiagnose Pityriasis rosea (☞ 25.14), Lues, Kontaktdermatitis (☞ 25.8.1), Pity-sis lichenoides; bei Einzelläsion M. Bowen.

erapie Facharztüberweisung zum Dermatologen zur Bestätigung der Verdachtsdiagnose. Lokalther.: Initial Keratolyse mit Salicylsäure (z.B. 5% in Vaseline). Im Anschluss Behandlung mit Dithranol (Cignolin®) in aufsteigender Dos. entweder konventionell (**cave:** wegen NW nur in der Klinik) oder als Minutenther. Alternativ auch Vit.-D-Derivate (z.B. Psorcutan®), Vit.-A-Säure-Derivate (z.B. Zorac®), Teerpräparate, an umschriebenen Stellen kurzfristig Steroide
Photother. (☞ 25.3.2): UVB, evtl. im Anschluss an Sole- oder Teerbäder. In schweren oder therapieresistenten Fällen (z.B. Psoriasis pustulosa) PUVA, evtl. in Kombination mit Retinoiden (s.u.)
Systemische Ther.: Retinoide (Vit.-A-Säure-Derivate) oral bei ausgeprägten und therapieresistenten Formen (z.B. Neo-Tigason®). Fumarsäure-Derivate (Fumaderm®). In schwersten Fällen sowie bei ausgeprägter Psoriasis arthropathica Methotrexat
Hautpflege: Ölbäder, z.B. Balneum Hermal® F; fette Salbengrundlagen, z.B. Vaseline
Wegen häufiger Probleme bei der Krankheitsbewältigung evtl. psychother. Betreuung
Keine spezifischen naturheilkundlichen Behandlungstipps; allg. ☞ 25.3.3.

5.16 Ulcus cruris venosum

fer Hautdefekt mit Gewebeverlust bis ins Korium auf dem Boden einer chron. venösen Hyperten-n.

iologie CVI (Stadium III), meist symmetrisch; postthrombotisches Sy., meist asymmetrisch . ☞ 11.4.4).

nik Meist im Bereich des Innenknöchels liegender Substanzdefekt. Ulkusumgebung i.d.R. hologisch verändert: Induration, Stauungsdermatitis, Purpura jaune d'ocre, „Capillaritis alba".

mplikationen Erysipel (☞ 25.5.2).

agnostik Klinik, Doppler-Sono: Refluxphänomene.

Differenzialdiagnose

- Art. Ulzera: Eher im Bereich des Außenknöchels oder akral, oft stark schmerzhaft, schwach oder fehlende Pulse
- Trophische Ulzera, z.B. bei Diabetes: Meist an Druckstellen gelegen, sehr häufig an der Fußsohle unterhalb des dritten Metatarsalköpfchens.

Therapie

- Am wichtigsten ist die Kompressionsther. (Pütter-Kreuzverband, Kompressionsstrümpfe z Prophylaxe, i.d.R. Klasse II). Mobilisation, Beine in Ruhe hochlagern
- Falls möglich, Sanierung der Varikosis durch Sklerosierung oder OP
- Lokalther.
  - Reinigung durch Entfernen der Beläge: Mechanisch (Kürettage) oder proteolytisc z.B. Varidase®-Gel, Fibrolan®-Salbe, Iruxol®-Salbe. **Cave:** Umgebende Haut mit Zinkpas schützen
  - Granulationsförderung, z.B. mit Hydrokolloid-Wundverbänden (z.B. Varihesive®, Epigard
  - Bei gut durchblutetem Ulkusgrund evtl. plastische Defektdeckung mit Spalthaut
  - Zusätzlich Infektionsprophylaxe durch desinfizierende Bäder, z.B. mit Betaisodona® oder K liumpermanganat. Bei Taschen/Höhlenbildung Spülung mit H_2O_2 oder Betaisodona®-Lösu über Knopfsonde.

25.17 Urtikaria

Syn. Nesselsucht. Entzündungsreaktion der Haut mit Bildung von umschriebenen, flüchtigen Schw lungen (Urtica = Brennnessel).

Ätiologie Mediatorfreisetzung aus Mastzellen (v.a. Histamin) bei allergischer Typ-I-Reakti (☞ 25.2.2) oder nichtallergischer Reaktion auf Nahrungsmittel, Additiva, Medikame (z.B. Opiate, Rö-KM, Muskelrelaxanzien, NSAR), physikalische Auslöser (z.B. Kälte, Dru Licht).

Klinik

- Umschriebene, flüchtige Erhabenheiten der Haut, rötlich, oft mit zentraler Abblassung. heblicher Juckreiz!
- Verlaufsformen:
  - Akut (Dauer < 6 Wo.)
  - Chron. (Dauer > 6 Wo.): entweder intermittierend (lange freie Intervalle), rezid. (kurze f Intervalle) oder persistierend (keine freien Intervalle)
- Auch tiefer gelegene Schwellungen (Angioödem bzw. Quincke-Ödem: Schwerpunkt in Subkutis, **KO:** Glottisödem!)
- Mögliche systemische Beteiligung: Magen-Darm-Beschwerden, Flush, Asthma, Kopfschme selten auch anaphylaktischer Schock.

Facharztüberweisung zum Dermatologen/Allergologen, Klinikeinweisung in Hautklinik zu P vokationstestung bei Schockgefahr bzw. Glottisödem.

agnostik Klinisch; zusätzlich Ursachenforschung:

Laborparameter: z.B. Entzündungsparameter, ASL, Virusserologie

Ausschluss von Fokalinf.: z.B. Helicobacter pylori, Tonsillen, Zähne

Allergologische Tests: Prick- und/oder Intrakutantestung (☞ 25.2.2)

Physikalische Tests zum Ausschluss einer physikalischen Urtikaria (z.B. Drucktest, kaltes und heißes Armbad)

Eliminationsdiät, um Nahrungsmittelabhängigkeit zu prüfen

Orale Provokationstests mit Nahrungsmitteln oder Medikamenten – nur im freien Intervall, sonst nicht zu verwerten

Bei V.a. auf hereditäres Quincke-Ödem: C1-Esterase-Inhibitor-Aktivität.

erapie

Akut: Falls möglich Beseitigung des Auslösers, Glukokortikoidgabe i.v. (z.B. Solu-Decortin H 100–250 mg), Antihistaminika i.v., Lokalther. mit Schüttelmixturen

Längerfristig: Mögliche Auslöser meiden. Symptomatische Ther. mit Antihistaminika p.o. (z.B. Zyrtec® 1 × 1). Bei Druckurtikaria sind meist nur Kortikosteroide wirksam, bei Kälteurtikaria evtl. Versuch einer i.v. Penicillin-Ther.

Bei drohendem anaphylaktischem Schock zusätzlich großlumigen i.v. Zugang legen, ggf. Adrenalin 0,25–1 mg, verdünnt in 10 ml 0,9% NaCl, langsam i.v. (☞ 3.4.3) und Klinikeinweisung mit NAW.

5.18 Hyperhidrosis

rmehrtes Schwitzen. Als krankhaft empfundenes, vermehrtes Schwitzen am gesamten Körper oder an timmten Körperteilen ohne adäquate körperliche Anstrengung.

iologie Vegetativ; idiopathisch, seltener im Rahmen diverser Erkr., z.B. Morbus Parkinson, c, Hyperthyreose, Malignome.

inik Am häufigsten lokalisierte symmetrische Schwitzneigung der Handflächen, Füße, Axil-, seltener Gesicht, Stamm. Häufig in als Stress empfundenen Situationen ohne bes. physische strengung.

agnostik Klinisch, Grunderkr. müssen bes. bei generalisiertem Schwitzen ausgeschlossen rden. Eingrenzen der Lokalisation durch Jod-Stärke-Test möglich.

erapie

Behandlung der Grunderkr.

Topische Anwendung von Aluminiumverbindungen (z.B. Hidro-Fugal®), mäßig wirksam

Autogenes Training

Leitungswasser-Iontophorese (Hände/Füße): i.d.R. Facharztüberweisung zum Dermatologen, dann Eigenbehandlung durch Pat. möglich

I.c. Applikation von Botulinus-Toxin (off-label-use, keine Kassenleistung); sehr wirksam, Wirkdauer ca. 6 Mon.

Operative Entfernung der axillären Schweißdrüsen

Endoskopisch-thorakoskopische Sympathikotomie, umstritten.

25.19 Vitiligo

Syn. *Weißfleckenkrankheit. Erworbener fleckartiger Pigmentverlust der Haut. Häufigste Pigmer störung.*

Ätiologie Wahrscheinlich durch lokale Autoimmunmechanismen hervorgerufener Melanoz tenuntergang.

Klinik
- Scharf begrenzte, polyzyklische, weiße Hautareale
- Prädilektionsstellen: Hände, Gesicht, Streckseiten der Extremitäten, Perianal- und Periger talregion
- Verlauf schwer voraussagbar: Persistenz, Progredienz oder Remission möglich
- Assoziierte Autoimmunerkr.: Alopecia areata, perniziöse Anämie, Schilddrüsenerkr. möglic

Komplikationen Erhöhte Lichtempfindlichkeit der Haut mit Gefahr von Lichtschäden; ak Sonnenbrand (☞ 25.9.1), chron.: Basaliom (☞ 25.10.4), Spinaliom (☞ 25.10.5).

Therapie Zumeist wenig wirksam: Evtl. Versuch mit PUVA (☞ 25.3.2) – meist jedoch r langsame, unvollständige Repigmentierung, bes. schlechtes Ansprechen von Depigmentierung im Gesicht und an den Händen. Lichtschutz! Kosmetische Ther. mit Make-up.

25.20 Hautbefunde bei Systemerkrankungen

Acanthosis nigricans

Klinik Schmutzig-graue, verruköse Veränderungen mit bevorzugtem Sitz in großen Körper ten (v.a. Axillen).

Ursachen Diab. mell., Adipositas, Medikamente, z.B. Nicotinsäureester, sowie Auftreten in soziation mit hereditären Erkr. Paraneoplastisch in ca. 25%: V.a. Tumoren des GIT.

Therapie Ther. der Grundkrankheit. Lokal: Anwendung von Retinoiden.

Erythema anulare centrifugum

Klinik Runde oder polyzyklische Erytheme mit betontem, oft leicht schuppendem Randw und zentraler Abblassung. Lokalisation: Rumpf, proximale Extremitäten.

Ursachen Assoziation mit Neoplasien (z.B. Prostata-, Magen-, Bronchial-, Mamma-Ca.), N dikamenteneinnahme (z.B. Salizylate, Penicillin) und Inf. (z.B. Tbc, Streptok., parasitären u viralen Inf.), evtl. Nahrungsmittel.

Therapie Ther. der Grunderkr.; lokal glukokortikoidhaltige Cremes (☞ 25.3.1), evtl. a vorübergehende systemische Glukokortikoidgabe.

rythema exsudativum multiforme (EEM)

xzessive, lebensbedrohliche Verlaufsform: Stevens-Johnson-Sy.

linik Münzgroße Erytheme, häufig mit zentraler Blase, manchmal in Form konzentrischer nge ("Iris- oder Schießscheibenläsion"). Lokalisation: V.a. Handgelenke, Ellenbogen, Palmae nd Plantae, Schleimhautbefall (v.a. Mund, Lippenrot, Anogenitalregion, Konjunktiven).

rsachen Häufigste Trigger sind Infektionskrankheiten (v.a. Herpes-simplex-Inf., ☞ 25.4.1) nd Medikamente (v.a. Sulfonamide u.a. Antibiotika, Butazone, Barbiturate, Antibiotika, Hydan- ine). Bei medikamentös bedingtem EEM schwerere Verlaufsformen mit AZ ↓ und Schleimhaut- fall ("Major"-Form).

herapie Facharztüberweisung zum Dermatologen, bei ausgeprägtem Befund und reduziertem Z Klinikeinweisung in Dermatologie. Behandlung der Grundkrankheit bzw. Meiden möglicher sächlicher Medikamente, systemische Glukokortikoide. Bei rezid. postherpetischem EEM evtl. ngfristige Ther. mit Aciclovir (z.B. Zovirax®) oder Valaciclovir (z.B. Valtrex®).

rythema nodosum

lyätiologische Überempfindlichkeitsreaktion mit Fettgewebsentzündung. F > M.

inik Unscharf begrenzte, derbe, druckschmerzhafte Knoten von livid-rötlicher Farbe mit be- rzugter prätibialer Lokalisation (☞ 25.1.1, Abb. 25.3).

rsachen U.a. bakt. Inf. (Tbc, Streptok., Yersinien), Sarkoidose, M. Crohn und Colitis ulcerosa, zneimittel (z.B. Penicillin, ASS, Sulfonamide).

herapie Behandlung der Grundkrankheit. Bettruhe, Gabe von Glukokortikoiden oder NSAR B. Aspirin®, Imbun®); lokal kühlende Umschläge.

5.21 Hautbefunde bei Arzneimittel- unverträglichkeiten

ythema exsudativum multiforme (☞ 25.20), Erythema nodosum (☞ 25.20)

xes Arzneimittelexanthem

inik Einzeln oder multipel auftretende Makulae von hellroter bis livider Farbe, oft mit zen- ler Blase. Typisch ist das wiederholte Auftreten an der gleichen Stelle nach Medikamentenein- hme. Prädilektionsstellen: Palmae, Plantae, Genitale.

sachen Häufige Auslöser sind Barbiturate, Neuroleptika.

erapie Identifizierung und Meidung der verursachenden Medikamente. Lokal vorüberge- d Glukokortikoide.

Generalisiertes Arzneimittelexanthem

Klinik Sehr variable Morphe (makulös, papulös, makulopapulös, urtikariell) mit unterschied licher Intensität. Oft große Ähnlichkeit mit Virusexanthemen (☞ 16.4.2), z.B. Masern, Röteln u. Lokalisation v.a. am Stamm, oft betont in Achseln und Leisten.

Ursachen Häufigste Auslöser sind Antibiotika, Antiepileptika.

Therapie Auslösendes Medikament absetzen, evtl. kurzfristige systemische Glukokortikoidg be. Lokal kühlende Externa, wie z.B. Zinkoxid-Schüttelmixtur (Lotio alba).

Toxische epidermale Nekrolyse (TEN)

Klinik Lebensbedrohliches Krankheitsbild, gekennzeichnet durch großflächige blasige Abh bung der Haut und Schleimhäute. Mortalität ca. 30%.

Ursachen Oft durch Antiepileptika, Antibiotika (z.B. Sulfonamide, Penicillin), nichtsteroida Antiphlogistika ausgelöst.

Therapie Klinikeinweisung mit Notarzt. Intensivmedizinische Überwachung, hochdosierte sy temische Glukokortikoidgabe. Bei großflächiger Hautablösung ggf. Verlegung in ein Verbre nungszentrum.

Palliativmedizin, Schmerztherapie, Physikalische Therapie

26

Inhalt

Claudia Bausewein _ Katja Maile _ Susanne Roller _ Rainer Ziesché

26.1 Palliativmedizin

WHO: „Palliativmedizin ist die aktive, ganzheitliche Behandlung von Patienten mit einer progredieten, weit fortgeschrittenen Erkr. und einer begrenzten Lebenserwartung zu der Zeit, in der die Erk: nicht mehr auf eine kurative Behandlung anspricht und die Beherrschung von Schmerzen, ander: Krankheitsbeschwerden, psychologischen, sozialen und spirituellen Problemen höchste Priorität b sitzt."

! Ziel der Palliativmedizin ist es, eine möglichst hohe Lebensqualität bis zum Tod zu erreiche „Nicht dem Leben mehr Tage hinzufügen, sondern den Tagen mehr Leben gebe: (C. Saunders).

Grundsätze der Palliativmedizin (C. Saunders 1977)

* Behandlung des Pat. in der Umgebung seiner Wahl
* Beachtung der physischen, psychischen, sozialen und seelsorgerischen Bedürfnisse von P: Angehörigen und Behandlungsteam
* Individuelle Behandlung jedes Pat. im multidisziplinären Team
* Offenheit und Wahrhaftigkeit als Grundlage des Vertrauensverhältnisses unter allen Beteil: ten
* Symptomkontrolle (Schmerzen u.a. Symptome) durch behandelnden Arzt, ggf. mit Unt: stützung von Spezialisten
* Fachliche Pflege durch geschulte Pflegekräfte
* Integration von Ehrenamtlichen
* Kontinuierliche 24-h-Betreuung des Pat. bis zum Tod und auch seiner Angehörigen
* Bejahung des Lebens. Akzeptanz von Sterben und Tod als Teil des Lebens. Der Tod wird we: beschleunigt noch hinausgezögert. Aktive Sterbehilfe wird abgelehnt.

26.1.1 Vorausschauende Willenserklärung

Syn.: Patientenverfügung, Patiententestament, Patientenbrief, living-will-decision.

Ziele

Mit einer schriftlichen Willenserklärung können Informationen vermittelt werden, die es d Arzt ermöglichen, den mutmaßlichen Willen eines zum Zeitpunkt der notwendigen Entscheidu nicht mehr einwilligungsfähigen Pat. zu bestimmen. Je zeitnaher und konkreter sie verfasst wu: desto besser ist sie für den verantwortlichen Arzt nachvollziehbar. Im Idealfall ist sie dem aktuel Willen gleichzusetzen. Die Formulare sind sehr vielfältig und bauen teilweise auf unterschie: chen Rechtsauffassungen auf. Im Internet werden sie vor allem von den Justizministerien Bundesländer angeboten, aber auch z.B. von Kirchen, Hospizvereinen oder Seniorenrät: Grundsätzlich ist es sinnvoll, wenn der Pat. (oder auch die Angehörigen) sich vor der Abfass: nicht nur vom Hausarzt, sondern auch von einem Anwalt beraten lässt.

Hat der Arzt Zweifel, ob er tun darf, was der Pat. wünscht, oder kann er den mutmaßlichen Wi: des Pat. nicht feststellen, oder weicht dieser von der Patientenverfügung ab, muss er sich nach: Regeln der Schulmedizin und allg. ethischen Normen richten – nicht nach eigenem Ermessen o

…em Willen der Angehörigen. Bei Unklarheiten muss der Arzt eine Betreuung beantragen und ggf. …ne vormundschaftsrichterliche Entscheidung einholen. Diese ist immer erforderlich, wenn Ent-…heidungen getroffen werden, die unmittelbar den Tod zur Folge haben können, z.B. das Beenden …ner Beatmung.

…atientenverfügung (PV)

…hriftliche Willenserklärung über gewünschte und zu unterlassende medizinische Maßnahmen für …n Fall, dass man nicht mehr in der Lage ist, für sich selbst zu sprechen.

…uristischer Hintergrund Eine Patientenverfügung ist eine Willenserklärung. Sie ist rechtlich …urch das Selbstbestimmungsrecht des Pat. begründet. Ist der Pat. nicht in der Lage, seinen Willen … äußern, ist der Arzt verpflichtet, dessen mutmaßlichen Willen festzustellen und dabei zu prü-…n, ob der Pat. ausdrücklich Dritte bevollmächtigt hat, über die weitere Behandlung zu entschei-…n ("Vorsorgevollmacht") oder ob eine schriftliche Willenserklärung existiert. An den mutmaß-…hen Patientenwillen, durch Dritte oder schriftliche Willensäußerung kundgetan, ist der Arzt …bunden, auch wenn dieser Wille seiner eigenen Vorstellung widerspricht.

… den letzten Jahren haben Patientenverfügungen – auch juristisch – an Beachtung und Bedeu-…ng gewonnen: "Patientenverfügungen sind verbindlich, sofern sie sich auf die konkrete Behand-…ngssituation beziehen" (Grundsätze der Bundesärztekammer zur ärztlichen Sterbebegleitung …m September 1998).

…rmale Richtlinien

…gesunden Zeiten oder im Verlauf einer chron. oder fortschreitenden, zum Tode führenden Krankheit …gefasste, schriftliche oder mündliche Erklärung zu medizinischen und anderen, z.B. pflegerischen, …ßnahmen, die gewünscht werden oder unterlassen werden sollen.

- Freier Text oder Formular mit Lückentext (zum Ankreuzen bzw. Ergänzen)
- Mit Datum und handschriftlicher Unterschrift
- Zeugenunterschrift nicht erforderlich aber evtl. hilfreich
- Regelmäßige (z.B. jährliche) Bestätigung durch Unterschrift; formal gilt eine PV zwar zeitlich unbegrenzt, in der Praxis verliert eine ältere Erklärung aber an Glaubwürdigkeit
- Jederzeit widerrufbar, d.h. der Arzt muss sich versichern, dass die PV noch dem aktuellen Willen des Pat. entspricht (größtes Problem und häufigstes Argument, die PV nicht ernst zu nehmen)
- Ein Behandlungsverbot ist grundsätzlich zu beachten
- Darf keine Aufforderung zur Tötung (auf Verlangen) enthalten (strafbar nach § 216 StGB)
- Teils mit Aussagen über Organspende, Obduktion und Bestattung kombiniert
- Nichtbeachtung einer PV durch den Arzt entspricht dem Tatbestand der Körperverletzung (§ 223 StGB) und setzt u.U. den Arzt Schadensersatzansprüchen aus.

So lange der Pat. zu einer (wenn auch noch so schwachen) Willensäußerung fähig ist, muss er direkt befragt werden – auch wenn er unter Betreuung steht oder einen Bevollmächtigten hat. Die PV tritt erst in Kraft, wenn der Pat. nicht mehr für sich selber sprechen kann; ebenso darf ein gesetzlicher Betreuer oder ein Bevollmächtigter bei medizinischen Fragestellungen erst dann tätig werden.

Tipps für die Praxis

! Eine PV ist für alle Pat. mit unheilbarer Erkrankung sinnvoll, bei denen ein Krankheitspro gress mit lebensbedrohlichen Komplikationen zu erwarten ist; diese sollten mit den jewei gewünschten medizinischen Maßnahmen direkt aufgeführt werden. Für den Pat. ist das mei nicht ohne ärztliche Hilfe möglich. Beratungsgespräch, z.B. durch den Hausarzt

• Eine ärztliche Stellungnahme zu den Aussagen der PV sowie dem Geisteszustand des Pa macht die Umsetzung im Ernstfall leichter

• Eine PV nützt nur dann, wenn sie dem Arzt auch vorgelegt wird gut ist es, wenn Angehöri informiert sind und die Entscheidung mittragen

• Die PV gilt nicht für eine *unerwartete* lebensbedrohliche Notfallsituation.

Die meisten Menschen sind bis wenige Stunden vor ihrem Tod bei Bewusstsein und in der Lag ihren Willen zu äußern, d.h. die PV muss nicht als Entscheidungshilfe herangezogen werden

! Der größte Nutzen einer PV liegt in dem Entscheidungsprozess, der mit der Niederschr
• beginnt. Die rechtzeitige Auseinandersetzung des Pat. mit Sterben und Tod wird dann i Falle eines Fortschreitens der Krankheit und im Sterben dazu beitragen, dass er seine Wünsc und Vorstellungen über medizinische Maßnahmen bereits kennt und formulieren kan Meist muss der Hausarzt den ersten Anstoß zu dieser Auseinandersetzung geben.

Vorsorgevollmacht

Flexibelste Form der vorausschauenden Willenserklärung; kann auch unabhängig von einer PV erte werden. Die Wahl des „Bevollmächtigten" setzt großes Vertrauen und regelmäßigen Gedankenau tausch voraus, damit der Pat. sicher sein kann, dass der Bevollmächtigte auch im Ernstfall sein mutmaßlichen Willen kennt und durchsetzen kann.

Betreuungsrecht Nach dem neuen Betreuungsrecht darf eine Betreuung vom Vormun schaftsgericht nicht mehr angeordnet werden, wenn ein Bevollmächtigter ebenso gut und wirksa für den Pat. handeln kann. Deshalb muss in jedem Fall geprüft werden, ob die Vorsorgevollmac auch tatsächlich jene ärztliche Maßnahme umfasst, zu der der Bevollmächtigte seine Einwillig erteilt. Nur selten sind die Vorsorgevollmachten nach dem neuen Recht (1.1.99) ausreiche formuliert. In den Fällen des § 1904 BGB (Maßnahmen mit begründeter Gefahr, dass Pat. stirbt oder einen länger andauernden oder gesundheitlichen Schaden erleidet) und § 1906 BGB (vorübergehend oder dauerhaft freiheitsentziehende Maßnahmen wie Fixieru oder Unterbringung u.a.) müssen diese Maßnahmen ausdrücklich in der Vorsorgevollmacht wähnt sein, sonst kann der Bevollmächtigte nicht wirksam einwilligen. In diesen Fällen ist sof das Vormundschaftsgericht einzuschalten, damit für die „Lücke" ein Betreuer bestellt wird, in a Regel der Bevollmächtigte.

26.1.2 Organisationsformen

Hospizbetreuung

„Hospiz ist eine Idee und kein Gebäude"

Ambulante Hospizeinrichtungen

Vorwiegend Ehrenamtliche mit spezieller Schulung (Vorbereitungskurse, Pflegepraktikum)

Hauptamtliche in den Bereichen Pflege, Verwaltung sowie z.B. Fortbildung und Öffentlichkeitsarbeit

Zusammenarbeit mit regionalen Einrichtungen, z.B. Pflege, Ärzten, Wohlfahrtsverbänden

Die Begleitung ist für die Betroffenen kostenlos, unabhängig von sozialen, religiösen oder medizinischen Aspekten.

Stationäre Hospizeinrichtungen

Hauptamtliche, speziell geschulte Pflegekräfte, z.T. unterstützt von Ehrenamtlichen

Ambulante hausärztliche Betreuung in der Hospizeinrichtung

Für Schwerkranke und Sterbende, die nicht ständige (24 h) ärztliche Betreuung benötigen
- zur Entlastung pflegender Angehöriger für begrenzte Zeit
- bis zum Tod (voraussichtliche Lebenserwartung < 6 Mon.)
- zur Unterstützung bei krankheitsbedingten Krisensituationen

Stationäre Aufnahme auf Wunsch des Pat.

Palliativmedizinische Betreuung

Ambulante Betreuung

Schwerpunkt: Medizinische Betreuung zur Symptomkontrolle

Zusammenarbeit mit anderen Einrichtungen der Hospiz- und Palliativbetreuung.

Stationäre Betreuung (Palliativstation)

Angeschlossen oder integriert in ein Krankenhaus

Speziell geschulte Ärzte und Pflegekräfte

Interdisziplinäres Team mit Ärzten, Pflegekräften, Sozialarbeitern, Seelsorgern, anderen Therapeuten und ehrenamtlichen Hospizmitarbeitern

Finanzierung durch Krankenkasse

Stationäre Einweisung durch behandelnden Arzt

Ziel: Entlassung nach Hause bzw. in andere stationäre Einrichtungen, z.B. Hospiz

Mittlere stationäre Behandlungszeit ca. 12–16 Tage, d.h. keine Langzeitbehandlung.

Unbedingt vermeiden: Schlecht vorbereitete Verlegung, ungeklärte Kostenübernahme.

26.1.3 Häusliche Betreuung

Möglichkeiten und Grenzen

Dem Kranken sollte der Wunsch, bis zu seinem Tod in vertrauter Umgebung zu leben, möglichst immer erfüllt werden.

Was spricht für ein Sterben zu Hause?

Der Pat. behält seinen Platz in der Familie und ist nicht von vertrauten Menschen getrennt

Autonomie ist gewährleistet, da der Pat. an den tägl. Entscheidungen, Ereignissen und Sorgen teilhaben kann

Bei zunehmender Verwirrtheit wirkt die gewohnte Umgebung i.d.R. stabilisierend

- Der Abschied von der vertrauten Umgebung erleichtert ihm das Akzeptieren des Sterbe[
- Die Angehörigen können ihn auch während den Verrichtungen des häuslichen Alltags b[
  gleiten und haben dennoch mehr Zeit für sich
- Der Sterbende behält vertraute Bezugspersonen
- Die Intimität ist gewahrt, erotische oder sexuelle Bedürfnisse können erfüllt werden
- Schuldgefühle der Angehörigen gegenüber dem Schwerkranken werden vermindert oder ve[
  mieden
- Die Angehörigen erleben das Sterben mit und können einen Großteil der Trauerarbeit v[
  wegnehmen.

Was spricht gegen ein Sterben zu Hause?

- Es gibt keine Angehörigen oder Freunde, die für Grundpflege und nächtliche Betreuung z[
  Verfügung stehen, z.B. auch bei Krankheit oder Berufstätigkeit Angehöriger
- Die räumlichen Voraussetzungen lassen eine Pflege mit notwendigen Hilfsmitteln nicht [
  z.B. fehlendes Bad, Etagen-WC, sehr kleine Räume
- Die ärztliche Versorgung kann nicht sichergestellt werden
- Um dem Pat. Symptomfreiheit und Wohlbefinden zu ermöglichen, ist ein unverhältnismä[
  hoher Aufwand erforderlich.

Voraussetzungen für ein Sterben zu Hause

- Alle Beteiligten wissen von dem nahen Tod
- Der Pat. hat den Wunsch, zu Hause zu sterben
- Die Angehörigen können und wollen die Pflege zu Hause übernehmen
- Die räumlichen Voraussetzungen sind gegeben (Krankenzimmer, Bad)
- HA und ambulante Pflegedienste unterstützen die Familie, kommen regelmäßig, sind im [
  h-Dienst erreichbar und haben in der Betreuung Sterbender Erfahrung
- Die notwendigen Pflegehilfsmittel stehen zur Verfügung
- Die Symptomkontrolle ist gewährleistet (auch nachts und am Wochenende).

! Es ist kein Zeichen von Schwäche oder Versagen, wenn Angehörige die häusliche Pflege n[
durchführen können. Oft ist ein Sterben im Krankenhaus oder anderen stationären Einri[
tungen für die Beteiligten die bessere Lösung.

Probleme bei der häuslichen Hospiz-Betreuung

Trotz Vorbereitung des ambulanten Teams zur Betreuung eines Schwerkranken bzw. Sterben[
zu Hause treten immer wieder typische Probleme auf.

Hauptpflegekraft erschöpft

! Die körperliche und psychische Erschöpfung des Pflegenden ist der häufigste Grund für [
stationäre Einweisung sterbender Menschen in den letzten 24 h vor dem Tod.

- Bei der Planung bereits Pausen und Entlastungszeiten für die Hauptpflegekraft (meist E[
  partner oder Kinder) vorsehen
- Wenn möglich, immer mehrere Pflegende einteilen
- Notrufliste erstellen (24-h-Bereitschaft) für Pflegehilfen im Krankheitsfall und bei Ersch[
  fung

Regelmäßig nach dem Befinden der Pflegeperson erkundigen

Ehrenamtliche Hospizbegleitung zur Entlastung der pflegenden Angehörigen

Rechtzeitig an Kurzzeitpflege, Tagespflegeeinrichtungen oder stationäre Einweisung (ultima ratio) denken

Überprüfen des Betreuungsplans im Team

Überprüfen der Funktionen im Team – wo laufen die Fäden zusammen?

Überprüfen der Information einzelner Teammitglieder – sind alle voll aufgeklärt?

angelnde Symptomkontrolle bzw. dramatische Verschlechterung

Mögliche neue Beschwerden vorher besprechen und Notfallmedikamente bereitstellen

Vorgehen bei Verschlechterung bestehender Beschwerden immer wieder besprechen

24-h-Bereitschaft zur Symptomkontrolle organisieren

Notdienste und Wochenenddienste informieren

Pflegekräfte und Angehörige mit Notfallmedikamenten vertraut machen und die Anwendungen besprechen (z.B. Schmerzmittelbedarf, Medikation bereitstellen), (☞ 26.1.5, Tab. 26.6).

Stationäre Einweisung als ultima ratio.

hnittstelle häusliche/stationäre Betreuung

uation im häuslichen Bereich erfassen Eine notfallmäßige Einweisung zur sofortigen mptomkontrolle oder zur Durchführung lebensrettender Maßnahmen ist in der palliativen Si- ation sehr selten. Bei rascher Verschlechterung eines Schwerkranken sind Pro und Kontra einer ankenhauseinweisung abzuwägen. Der HA hat den Vorteil, den Pat. und die Angehörigen meist non längere Zeit zu kennen und zu begleiten. Er kann somit Faktoren, die für oder gegen eine weisung sprechen, besser beurteilen.

i der Einweisung eines Schwerkranken in eine Akutklinik müssen die palliative Situation und, ls bekannt, die Behandlungswünsche des Pat. vermerkt werden (z.B. Patientenverfügung!), um nötige Diagn. und Ther. zu vermeiden.

r eine stationäre Einweisung in eine Palliativstation spricht:

Nicht beherrschbare Symptome wie schwerste Schmerzen, unstillbares Erbrechen, Atemnot-Angst-Sy.

Wunsch des Pat. nach intensiverer medizinischer Betreuung

Sehr agitierter Pat.

Fehlen eines tragfähigen sozialen Umfeldes

Erschöpfung der pflegenden Angehörigen.

gen eine stationäre Einweisung spricht:

Große physische Belastung durch den Transport

Trennung des Schwerkranken aus seiner vertrauten Umgebung

Geweckte falsche Hoffnungen (z.B. auf eine weitere spezifische Behandlung)

Aufnahme in ein Akutkrankenhaus mit dem Risiko sinnloser Diagn. und Ther. durch Klinikärzte, die den Pat. nicht kennen und palliativmedizinisch unerfahren sind.

Einweisung in Palliativstation/Krankenhaus

Aufnahmekriterien für Palliativeinrichtungen

- Der Pat. leidet an einer unheilbaren, fortschreitenden Krankheit mit Symptomen, die z Hause oder in einem Pflegeheim nicht mehr beherrschbar sind
  - Fortgeschrittene Krebserkr.
  - Fortgeschrittene AIDS-Erkr.
  - Erkr. des Nervensystems mit fortschreitenden Lähmungen, bes. der Atemmuskulatur
  - Endzustand einer lang dauernden bzw. chron. Erkr.
- Eine konkrete Todesursache ist absehbar
- Pat. und Familie kennen und billigen das Prinzip der palliativen Pflege und Ther. und wü schen keine lebensverlängernden Maßnahmen
- Eine Entlassung nach erfolgter Symptomkontrolle ist Ziel der Behandlung und wird vc Team vorbereitet oder der Krankheitsverlauf bis zum Tod macht eine ständige ärztliche F treuung erforderlich, sodass eine Entlassung nicht möglich ist
- Es sind meist keine „Notfallaufnahmen" möglich.

! Wahl der betreuenden Einrichtung
Für die Aufnahme in *Hospizeinrichtungen* sind überwiegend pflegerische und soziale Kriteri maßgebend. Entscheidend für die Wahl der Einrichtung ist die Notwendigkeit ärztlicher F treuung, die in Hospizeinrichtungen von niedergelassenen Ärzten geleistet wird, sodass i.d keine ärztliche 24-h-Betreuung gewährleistet ist. Stehen medizinische Maßnahmen im Ve dergrund, sollte die *Palliativstation* gewählt werden.

Anmeldung Anfrage beim zuständigen Aufnahmearzt nach einem freien Bett; Information ü medizinische Vorgeschichte, pflegerische Besonderheiten, das soziale Umfeld, Wissensstand v Pat. und Angehörigen in Bezug auf Diagnose und Prognose, die Erwartungen von Pat. und A gehörigen an den stationären Aufenthalt (z.B. Patientenverfügung) und die derzeit durchgefü ten Ther.

Einleitung notwendiger ärztlicher Maßnahmen vor der Einweisung

- Schmerzmittelbedarfsgabe vor dem Transport, Bedarfsmedikamente mitgeben
- Katheter, Infusionssysteme u.a. „Zugänge" sichern, um Gefahren beim Umlagern zu verr gern
- Evtl. vor dem Transport sedieren
- Evtl. eine kontinuierliche Sauerstoffgabe sichern
- Patientenunterlagen und Röntgenbilder sowie Medikamentenplan mitgeben, wenn vorh den, um unnötige Doppeluntersuchungen zu vermeiden
- Dokumente wie Patientenverfügung, Anleitung für Infusionspumpen o.Ä. mitgeben.

Vermittlung eines geeigneten Transports

- I.d.R. liegend
- Information des Begleitpersonals über die Prognose und mögliche KO auf dem Transport u geeignete Notfallmaßnahmen
- Wegbeschreibung zur aufnehmenden Klinik und Name des zuständigen Arztes.

6.1.4 Symptomkontrolle

belkeit und Erbrechen

inik Je nach Ursache wird unverdaute oder verdaute Nahrung, Galle, Schleim, Blut oder Stuhl (iserere) erbrochen.

omplikationen Unsichere Wirkung von Medikamenten, Steigerung der „Angst vor dem Ver- ngern" bei Pat. und Angehörigen, Compliance sinkt (Ther. wird abgelehnt), E'lytentgleisungen t Schwäche, Müdigkeit und Exsikkose, Aspiration.

sachen Gastrointestinal, metabolische Veränderungen und Toxine, ZNS-Veränderungen, ychische Veränderungen, Husten. Die Symptome können auch Ausdruck psychosozialer Prob- ne sein.

agnostik

Anamnese: Aussehen, Farbe, Geruch und Menge des Erbrochenen. Zeitlicher Zusammenhang mit Nahrungsaufnahme u.a. Ereignissen. Vorausgehende Symptome, Durst und Schläfrigkeit (Hyperkalzämie?), Singultus (Urämie?), Dysurie, Obstipation, Kopfschmerzen (Hirndruck?), Medikamente, vorausgegangene Operationen

Körperliche Untersuchung: Fieber, Herdneurologie, Exsikkose, Papillenödem, Mundsoor, ab- dom. Tumormassen, Hepatomegalie, epigastrischer Druckschmerz, rektale Untersuchung (harter Stuhl in der Ampulle).

erapie

gemeine Maßnahmen

Alle verzichtbaren Medikamente absetzen

Reversible Ursachen soweit möglich behandeln

Viele kleine Mahlzeiten, Lieblingsspeisen; oft werden kalte Speisen bevorzugt; in entspannter Atmosphäre essen, zu starken Essensgeruch vermeiden.

dikamentöse Therapie Die medikamentöse Ther. ist abhängig von der klinischen Situation: Gastritis, gastrale Stase, funktionelle Obstruktion: Metoclopramid (z.B. Paspertin®). **NW:** ex- trapyramidalmotorische Störungen, Unruhe, Diarrhoe

Gastrointestinale Obstruktion :

Dimenhydrinat (z.B. Vomex®). **NW:** Sedierung

Haloperidol (z.B. Haldol®). **NW:** extrapyramidalmotorische Störungen, Mundtrockenheit

Metabolische, chemische Ursachen:

Haloperidol (z.B. Haldol®). **NW:** extrapyramidalmotorische Störungen, Mundtrockenheit

Levomepromazin (z.B. Neurocil®). **NW:** Kaum Sedierung in niedriger Dos.

Erhöhter intrakranialer Druck:

Dexamethason (z.B. Fortecortin®). **NW:** BZ, Myopathie, Magenulkus

Dimenhydrinat (z.B. Vomex®). **NW:** Sedierung.

Tab. 26.1 Medikamente und Dosierungen bei Übelkeit und Erbrechen

Medikament	Per os	Subkutan für 24 h	Andere Applikation
Benzodiazepine			
Lorazepam (z.B. Tavor®)	0,5–1,0 mg/8 h		
Antihistaminika			
Promethazin (z.B. Atosil®)	10–25 mg/6–8 h	10–20 mg	
Dimenhydrinat (z.B. Vomex®)	50–100 mg/6–8 h	100–200 mg	150 mg/6–8 h rektal
Neuroleptika			
Haloperidol (z.B. Haldol®)	1,5–3 mg abends oder 0,5 mg/8 h	5–15 mg	
Levomepromazin (z.B. Neurocil®)	1–5 mg abends 1–5 mg/8 h	2,5–25 mg	
Prokinetika			
Metoclopramid (z.B. Paspertin®)	10–20 mg/6 h	40–100 mg	10–20 mg/6 h rektal
Domperidon (z.B. Motilium®)	10–20 mg/6–8 h		
5HT$_3$-Antagonisten			
Ondansetron (z.B. Zofran®)	8 mg/8–12 h		8 mg/8–12 h
Cannabinoide			
Dronabinol 1,5%	2,5–40 mg/6–12 h		
Steroide			
Dexamethason (z.B. Fortecortin®)	2–8 mg/d	2–12 mg	2–8 mg/8–12 i.v.

Dyspnoe (Atemnot)

Tritt in 40–60% aller fortgeschrittenen Tumorerkr. auf. Große Relevanz bei neurologischen Erkr. 80% der Pat. leiden in den letzten 24 h vor ihrem Tod unter Atemnot.

Klinik

Psychosoziale Aspekte Teufelskreis Atemnot – Angst: Der Pat. hat Angst vor dem Ersticken hilft, den natürlichen Verlauf eines Lungenversagens mit dem Pat. und seinen Angehörigen klären und v.a. die medikamentösen Therapiemöglichkeiten beim Auftreten der Atemnot dur zusprechen.

Die Atemnot wird durch eine hektische, aufgeregte Umgebung verstärkt. Wichtig ist es, sich dies bewusst zu machen und zu versuchen, selbst ruhig zu bleiben. Helfer und Angehörige müssen deshalb auf das Auftreten einer akuten Atemnot vorbereitet werden.

Ursachen Auswirkungen der infausten Grunderkr. auf die Lunge; zusätzliche Lungenerkr. bzw. -beteiligung; Schmerzen, Fieber, Anämie, Raumforderung Abdomen, Azidose, psychische Hyperventilation; psychosoziale Verstärkung durch ungelöste Probleme, Angst.

Diagnostik Wichtig ist, ob die Ursache der Dyspnoe reversibel oder irreversibel ist, und ob der Pat. sich unmittelbar in der Terminalphase befindet.

Therapie

Symptomatische Therapie
Perfekte Lagerung, auch im Sitzen. Pat. so abstützen, dass er entspannt und bequem sitzt/mit erhöhtem Oberkörper liegt. Kissen oder Luftballons unter Arme/Knie
„Viel Luft": Größerer Raum, Fenster öffnen, nicht zu dicht um das Bett stehen
„Frische Luft": Luftzug auf das Gesicht durch kleinen Tischventilator
„Dicke Luft" vermeiden: Keine Gerüche, Zimmer kühl halten, psychische Spannungen möglichst reduzieren
Ther. begleitender Symptome: Trockener Mund, Dekubitus, Schmerzen, Obstipation
Unterstützung von Angehörigen, da ein Pat. mit akuter Atemnot auch für die Umstehenden eine große Belastung sein kann, Erklärung nichtmedikamentöser Maßnahmen, Erklärung Teufelskreis Angst – Atemnot, Übertragung von rascher Atmung.

Medikamentöse Therapie Basismedikation: Zur Dauerther. sind Opiate Mittel der ersten Wahl (z.B. Morphin-Lösung 2,5–10 mg alle 4 h). Bei kachektischen Pat. Dosis halbieren. Bei Pat., die schon mit Opiaten behandelt werden, Dosis um 50% steigern oder andere Substanzgruppe wählen, von Beginn an begleitende Laxanzienther. *Zusätzlich*: Hydrocodon zur Dämpfung des Hustenreizes (Dicodid® 5–10 mg alle 8–12 h).

Morphin ist bei Atemnot ein probates, wenn auch unkonventionelles Mittel. Keine i.v., sondern vorsichtig dosierte orale und s.c. Gabe. Durch langsames Anfluten ist bei diesem Vorgehen kein Atemstillstand zu erwarten.

Bei deutlicher Angstkomponente sind Tranquilizer Mittel der ersten Wahl (gute Ergänzung, wenn bereits Morphin gegeben wird) wie z.B.:
Lorazepam (Tavor®) 1–2,5 mg alle 6–8 h: Benzodiazepin mit sehr guter anxiolytischer Wirkung; Tavor® expidet als lyophylisierte Plättchen, die sich auf der Zunge auflösen, schneller wirksam, bes. bei Atemnotattacken
Diazepam (z.B. Valium®) 5–10 mg alle 8–12 h: Gute Basismedikation bei nächtlicher/morgendlicher Verstärkung der Atemnot
Alternative zu Tranquilizern: Dämpfende Neuroleptika wie Promethazin 10–20 mg alle 8–12 h (z.B. Atosil®), z.B. bei Pat. mit gleichzeitiger COLD.

Supportive Therapien

Physikalische Ther.:

- Verneblen und Inhalation von physiologischer Kochsalzlösung
- Klopfmassagen zur Sekretlockerung
- Atemther.: Erfolg versprechend bei Pat., die selbst etwas gegen die Atemnot tun wollen. E lernen einer effektiven Atmung; Möglichkeit, eine Atemnotattacke durch kontrollierte A mung abzufangen; Atemther. als Therapieform mit Bewusstmachen von körperlich-see schen Zusammenhängen.

Sauerstoffgabe:

- Intermittierende Gabe meist ausreichend, z.B. einige Minuten vor Bewegung. Kontinuierlic Gabe gelegentlich bei Ruhedyspnoe notwendig
- Bei Pat. mit COLD und gleichzeitiger Hyperkapnie Gefahr des verminderten Atemantrie durch Sauerstoffzufuhr bedenken
- Der frische Luftzug durch einen Tischventilator kann das Gefühl der Atemnot verminde

Kausale Therapie

Tab. 26.2   Kausale Therapie bei Dyspnoe

Ursachen	Medikamente	Andere Maßnahmen
Pulmonal		
Bronchiale Obstruktion durch Tumor	Kortison	Evtl. Lumen erweitern (Laser, Bestrahlung, Ste
Lymphangiosis carcinomatosa	Kortison	Evtl. Strahlenther.
Pleuraerguss	Diuretika-Versuch	Punktion, evtl. Verödur
Lungenentzündung/Bronchitis	Antibiotikum	
Brustwandinfiltration		Strahlenther. bedenken
Lungenembolie	Antikoagulation	Vermeidung weiterer Thrombenbildung
Pneumothorax		Drainage
Obstruktive Lungenerkr., Spastik	Asthmamittel, Kortison	
Lungenfibrose (z.B. nach Bestrahlung)		Sauerstoff
Kardial		
Herzinsuffizienz	ACE-Hemmer, Diuretika, weitere Herzmittel	
Perikarderguss		Punktion

Tab. 26.2 Fortsetzung		
…sachen	Medikamente	Andere Maßnahmen
…dere Ursachen		
…ere Einflussstauung oder …struktion im Bereich Trachea	Kortison	Strahlenther. bedenken
…ämie		Transfusion besprechen
…ites	Diuretika	Punktion
…gst, Einsamkeit		Sitzwachen

.1.5 Betreuung in der Terminalphase

Ziele

- Die Situation für den Pat. so angenehm wie möglich gestalten
- Die Würde des Pat. erhalten
- Das Sterben weder beschleunigen noch verzögern – der Natur ihren Lauf lassen
- Die Angehörigen zur Begleitung des Sterbenden befähigen und sie in dieser Phase unterstützen.

letzten Tage Zunehmende Schwäche, vermehrtes Schlafbedürfnis. Symptome wie Angst, …merzen, Atemnot, Verwirrtheit, Unruhezustand, Delir treten evtl. erneut auf.
…plötzlicher Tod ist bei Tumorkranken die Ausnahme; etwa 1–2 Tage vor dem Tod kommt es …fig zu einer deutlichen Veränderung, die letzten Stunden kündigen sich an.

Tab. 26.3 Häufige Sterbevorgänge		
…allenes Organ	Verlauf	Spezifische Komplikationen
…er	Zunehmender Leberausfall, Koma	Psychische Veränderungen, Juckreiz, Blutungsneigung
…en, ableitende Harnwege	Urämie, Koma	Unruhe, Delir
…rointestinaltrakt	Ileus, Blutung	Übelkeit und Erbrechen, Schmerzen, Hämatemesis
…ge	CO_2-Anstieg, CO_2-Narkose, Koma	Atemnot, selten Hämorrhagie
…chenmark	Sepsis	Blutungsneigung
	Steigender Hirndruck, Koma	Kopfschmerzen, selten epileptische Anfälle
…oren im HNO-Bereich	Lokale Infiltration, gelegentlich Arrosion eines Gefäßes	Äußerliche Entstellung, starke Schmerzen, Blutung

Die letzten Stunden

! Den größten Einfluss auf die letzten Stunden hat die vorausgehende Betreuung. Bei bis dah[...] ausreichender Symptomkontrolle ist eine dramatische Verschlimmerung der Beschwerd[...] nicht mehr zu erwarten.

Bei ca. 75% der Sterbenden besteht ab ca. 48 h vor dem Tod eine Bewusstlosigkeit, bei über 90% [...] der letzten Stunde. Die meisten Schwerkranken sind also bis wenige Stunden vor ihrem Tod a[...] sprechbar. Seltener bleiben sie bis zuletzt bewusstseinsklar. Die zu erwartenden Veränderungen [...] den letzten Stunden müssen den anwesenden Angehörigen erklärt werden.

Anregungen für die Betreuung

Pflege

- Die meisten Menschen (nicht alle!) möchten in den letzten Stunden nicht allein bleiben. Au[...] beim Bewusstlosen Sitzwachen organisieren, meist von Familie oder Freunden übernomm[...]
- Rechtzeitig auf religiöse Begleitung hinweisen
- Umstellen bei Essen und Trinken: Der Sterbeprozess wird durch Kalorien- und Flüssigke[...] zufuhr nicht erleichtert, häufig erschwert (Ödeme, Wasser in der Lunge).

Tab. 26.4   Pflegeschwerpunkte bei Sterbenden

Weniger wichtig	Verstärkt wichtig
Essen und Trinken	Häufiges Anfeuchten des Mundes, Mundpflege stündlich
Dekubitusprophylaxe	Bequeme Lagerung, Druckstellen unterpolstern
Ganzkörperwaschung	Individuelle Hautpflege (abreiben/ pudern/einreiben/sanfte Massa[...]
Darmfunktion	Nur bei Beschwerden Abhilfe schaffen (Supp., Klistier, rektal au[...] räumen)
Blasenfunktion	Bei häufigem Nassliegen/Blasenentleerungsstörung Katheter erwä[...]

Medikamente

! Die zur Symptomkontrolle notwendigen Medikamente müssen auch in der Bewusstlosig[...] weitergegeben werden, um ein ruhiges Sterben zu ermöglichen.

- Abgesetzt werden können meist Herz-Kreislauf-Medikamente, Antidiabetika, Antibio[...] Antidepressiva, Laxanzien, Steroide, Diuretika, evtl. NSAR
- Die notwendigen Medikamente auf parenteral umsetzen, sobald Schlucken schwierig w[...]
- Vorausplanen
  - Dosisspielraum (Zeit und Menge) für das Pflegepersonal vorgeben
  - Für KO Bedarfsmedikation vorsehen und bereithalten (☞ 26.1.6, Tab. 26.7).

Tab. 26.5 Parenterale/rektale statt oraler Gabe wichtiger Medikamente

Medikament	Parenteral/rektal	Ersatz durch
Morphin oral/retardiert	• Umstellen auf s.c. Gabe • Suppositorien (falls nicht zur Hand: Tbl. rektal geben)	
andere Opiate	Morphin oder Hydromorphon s.c.	
periphere Schmerzmittel	Umstellen auf s.c. Gabe oder Supp.	Morphin
Antiemetika	Metoclopramid Supp, s.c., Vomex Supp.	
Antiemetika/ Neuroleptika	Haloperidol s.c.	
Butylscopolamin	s.c., Supp.	
Diazepam u.a. Tranquilizer		Lorazepam s.l. Midazolam s.c.
Antikonvulsiva		Midazolam s.c.

Tab. 26.6 Wichtige Bedarfsmedikamente zur Symptomkontrolle in den letzten Stunden

Symptom	Medikament
Schmerzen	Morphin 10 mg oder $1/10$–$1/5$ der Tagesdosis s.c.
Unruhe	Midazolam 2,5–5 mg s.c.
Delir	Haloperidol 5–10 mg s.c.
Übelkeit, Erbrechen	Metoclopramid 10 mg oder Haloperidol 5 mg oder Levomepromazin 5–10 mg s.c.
Atemnot	Morphin 10 mg oder $1/5$ der Tagesdosis s.c., Lorazepam 1–2 mg s.l.
terminale Rasselatmung	Glycopyrronium 0,2–0,6 mg s.c. oder Butylscopolamin 20 mg s.c.
Blutsturz/Notsituation	Morphin und Midazolam i.v. bis zur Symptomkontrolle bzw. ausreichenden Sedierung

letzten Stunden in häuslicher Umgebung

Der erkennbare Beginn des Sterbeprozesses ist kein Grund für eine überstürzte Klinikeinweisung. Durch ausführliche und offene Information der Angehörigen und regelmäßige Absprachen mit dem Pflegeteam können alle Maßnahmen auch zu Hause durchgeführt werden. Voraussetzung ist die 24-Stunden-Erreichbarkeit eines Arztes oder einer speziell geschulten Pflegekraft.

Für die letzten Stunden in häuslicher Umgebung bes. wichtig:

- Besprechen, wer was im Notfall tut bzw. wer verständigt wird, z.B. HA, Hospizschwest̄
  ehrenamtliche Helfer, Seelsorger, Angehörige u.a.
- Telefonnummern aufschreiben und neben dem Telefon deponieren
- Eine mit dem Pat. vorher besprochene und ausgefüllte Patientenverfügung kann Klarheit ꞓ
  einen herbeigerufenen fremden Arzt schaffen
- Kurze Notiz des HA über Diagnose und Prognose sowie vereinbarte ärztliche Maßnahmꞓ
  falls ein fremder Arzt zugezogen werden muss
- Organisation einer Nachtwache
- Verordnung und Bevorratung der wichtigsten Bedarfsmedikamente (Morphin, Haloperid̄
  Midazolam, Butylscopolamin, Lorazepam)
- Anleitung der Angehörigen in die Technik der s.c. Injektion.

26.1.6 Symptome in der Sterbephase

! Bei guter Betreuung und Symptomkontrolle bleibt ca. ein Drittel der Pat. ohne neu auft̄
tende, behandlungsbedürftige Symptome.

Rasselatmung

Hervorgerufen durch Sekretionen in Hypopharynx und Trachea, die vom Pat. nicht mehr abgehꞓ
werden können.

Therapie Spätestens jetzt Infusionen absetzen. Medikamentöse Reduktion des Bronchialsekrꞓ
evtl. oro-/nasopharyngeale Absaugung (nur wenn unumgänglich, da die Prozedur für Pat. sꞓ
unangenehm ist). Halbseitenlage zum leichteren Abfluss des Sekrets.
Medikamentöse antisekretorische Ther.:

- Butylscopolamin (z.B. Buscopan®): 20 mg s.c. bei Bedarf, 40–120 mg/24 h s.c. in der Spꞓ
  zenpumpe. Der antisekretorische Effekt hält bei s.c. Bolus-Gabe nur ca. 1 h an, daher besser
  Dauerinfusion
- Glycopyrronium (z.B. Robinul®): 0,2 mg 6-stdl. s.c., 0,6 mg/24 h s.c. Dreimal stärker wirkꞓ
  als Scopolamin, keine zentralen NW
- Furosemid (z.B. Lasix®): 20–40 mg i.v., i.m. falls die Rasselatmung eher auf eine Linkshꞓ
  insuff. zurückzuführen ist. Wegen der zu erwartenden Diurese sollte dem Pat. zuvor ein Dꞓ
  erkatheter gelegt werden.

Terminale Agitation/Delirantes Syndrom

Gesteigerte motorische Unruhe und mentale Beeinträchtigung in der terminalen Sterbephase, ca. 1 ꞓ
wenige Minuten vor dem Tod eintretend.

Spezifische Ursachen

- Psychisch: Angst, allein sein, unerledigte Geschäfte
- Körperliche Beschwerden: Schmerzen, Dyspnoe, Durst, Mundtrockenheit, Harnverhalt, ꞓ
  stipation, Pruritus, Übelkeit

Medikamente: Opioide, Kortikosteroide, Neuroleptika, Sedativa („paradoxe" Reaktion), Entzugssy.

ZNS-Veränderungen: Metabolische Enzephalopathie (bei Elektrolytveränderungen, Organversagen, Sepsis), zerebrale Beteiligung der Tumorerkr., zerebrale Hypoxie.

Klinik Unruhe, unzusammenhängendes Sprechen, Desorientiertheit, Verlust des Kurzzeitgedächtnisses, Halluzinationen, paranoide Wahnideen, aggressives Verhalten, multifokale Myoklonen. **DD:** Motorische Unruhe ohne mentale Beeinträchtigung.

Therapie
Verbal, durch Körperkontakt beruhigen, auch den Bewusstlosen; eine ruhige Person beim Sterbenden ersetzt meist viele Medikamente

Schaffen einer vertrauten Atmosphäre (bekannte Musik, eigene Bettdecke)

Schmerzmedikation beim Bewusstlosen erhöhen, da Schmerzen eine häufige Ursache für Unruhezustände sind.

Tab. 26.7 Medikamente bei terminaler Agitation

überwiegend motorischer Unruhe	
Lorazepam (Tavor Expidet®)	0,5–2,5 mg s.l., p.o.
Midazolam (Dormicum®)	2,5–5 mg s.c., p.o. bei Bedarf, 1–2,5 mg i.v. bei Bedarf, 10–60 mg/24 h in s.c. Spritzenpumpe
Diazepam (Valium®)	2–10 mg p.o., i.v. (nicht s.c.), 10–20 mg rektal 8-stdl.
delirantem Syndrom mit Halluzinationen, paranoiden Symptomen	
Haloperidol (Haldol®)	5–40 mg p.o., s.c., i.v.
Levomepromazin (Neurocil®)	10–50 mg 4–8-stdl. p.o., s.c., i.m. (sedierend, als Tr. gut dosierbar)
ausgeprägter psychomotorischer Unruhe/ausgeprägter Agitiertheit	
Chlorprothixen (Dominal®)	20–80 mg p.o., i.v.
Pipamperon (Dipiperon®)	20–80 mg p.o.
Melperon (Eunerpan®)	25–100 mg p.o.

Mundtrockenheit und Durst

Es ist nicht bewiesen, dass Durst bei Sterbenden durch parenterale Flüssigkeitsgabe gelindert werden kann. Allgemeingültige Regeln gibt es nicht. Die Entscheidung muss in jedem Einzelfall vom behandelnden HA gemeinsam mit dem Pat. und den Angehörigen neu getroffen werden. Ein Zuviel an Flüssigkeit kann die Lebensqualität einschränken und das Sterben qualvoll verlängern. Im Vordergrund steht die Symptomkontrolle.

Durst und Mundtrockenheit darf nicht gleichgesetzt werden, meist leiden die Pat. an Mundtrockenheit

Flüssigkeitsgabe nur, wenn Durst (trotz Mundpflege) besteht

- Enterale Zufuhr so lange wie möglich – die meisten Sterbenden können bis kurz vor ihre[n] Tod kleine Schlucke zu sich nehmen bzw. äußern, ob sie Durst haben
- Durch eine sorgfältige Mundpflege kann das Austrocknen der Schleimhaut (meist qualvoll[er] als der Durst) verhindert und das Durstgefühl gemindert werden
- Flüssigkeitsgabe bessert nicht unbedingt die Mundtrockenheit und ersetzt keine Mundpfle[ge] (oft wird eine Infusion gelegt und die Mundpflege vergessen)
- Um „etwas tun zu können" gibt es auch andere Dinge, z.B. Mundpflege, Hautpflege dur[ch] Einreibungen, Massagen, Lagern
- Rechtzeitige Aufklärung von Pat. und Angehörigen kann die Angst vor dem Verdursten ne[h]men – es gibt viele pos. Erfahrungen vom friedlichen Sterben in der terminalen Dehydratati[on]
- Eine vorsorglich gelegte Ernährungssonde (z.B. zur Medikamentengabe) muss nicht zur [Er]nährung und Flüssigkeitsgabe benutzt werden
- Ein Kranker, der schlucken kann – aber nicht will – darf nicht künstlich ernährt werden u[nd] braucht i.d.R. keine Flüssigkeit
- Ein Kranker, der keinen Durst hat oder keine Infusion will, soll diese nicht gegen seinen Will[en] bekommen
- Bei Beschwerden durch Dehydratation kann ein Versuch mit Flüssigkeitsgabe (500 ml Na[Cl] isotonisch s.c.) gemacht werden.

! Es gibt keinen Beweis dafür, dass eine nur min. Flüssigkeitsgabe (z.B. schluckweise Trinken [in] der Mundpflege) das Sterben verkürzt, es vergrößert aber auch nicht das Leiden. Ebenso w[enig] gibt es einen Beweis dafür, dass reichlichere Flüssigkeitsgabe das Sterben verlängert, abe[r es] treten oft mehr Probleme auf.

Optimale Mundpflege reduziert meist Durst und Mundtrockenheit (1–2 ml Flüssigkeit a[lle] 30–60 Min in den Mund träufeln, z.B. mit Plastik-Pipette oder Spritze, kleine Eisstückche[n,] Ananas, gefrorener Saft/Sekt/Bier u.a.).

Indikationen für eine Rehydratation in der Terminalphase
Unruhe, Delir, Übelk[eit,] Durstgefühl, Muskelkrämpfe, toxische Medikamentenkonz., Wunsch des Pat., akuter Flüssigke[its]verlust bei sonst relativ guter Lebensqualität.

Versuch einer Rehydratation über 24 h, dann erneutes Überprüfen der Ind. Eine einmal beg[on]nene Flüssigkeitsgabe kann und darf auch wieder beendet werden.

Bei bewusstlosen Pat. gibt es nur indirekte Parameter für unzureichende Flüssigkeitsgabe, z[.B.] Tachykardie, Hypertonie, Tachypnoe, Schwitzen, motorische Unruhe. Im Zweifelsfall eher su[b]stituieren (z.B. NaCl 0,9% 500 ml s.c./24 h).

Möglichkeiten der Flüssigkeitsgabe beim Sterbenden
Oral, Sonden (nasal, oral, PE[G]), Katheter (peripher, zentral), s.c., rektal.

Vorteile der s.c. Gabe:
- Auch im ambulanten Bereich möglich
- Auch bei Kachexie möglich
- S.c. Infusionen können auch vom Pflegepersonal angelegt werden

Eine einmalige Anlage kann für bis zu 7 d ausreichen
Resorption erfolgt langsam, dadurch Ödembildung und Kreislaufbelastung geringer.

ubkutane Flüssigkeitsgabe
usreichend sind i.d.R. 1–2 × 500 ml NaCl 0,9% tägl.

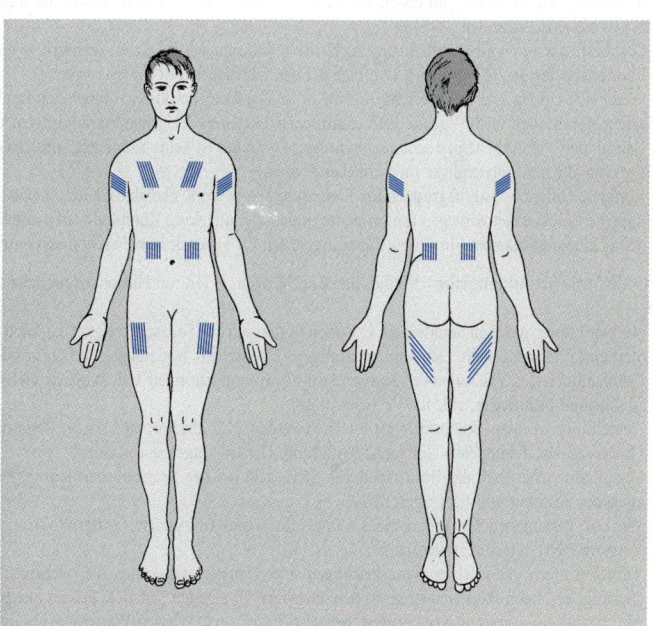

b. 26.1 Geeignete Körperareale zur subkutanen Flüssigkeitsgabe

5.1.7 Nach dem Tod

Totenbett
Richten des Leichnams: Die Angehörigen nach Wunsch beteiligen; dem Toten die Augen
schließen, ihn evtl. abwaschen, Totenhemd oder bes. dafür gewünschte Kleidung anlegen,
Gebiss einsetzen, Kinn hochbinden bzw. so unterstützen, dass der Mund geschlossen bleibt
Friedliche Atmosphäre schaffen: Entfernen/wegräumen, was an Krankheit erinnert (Katheter,
Mundspülutensilien, Windeln u.a.); Blumenstrauß ans Bett stellen, evtl. Kerze brennen lassen;
individuelle Wünsche der Angehörigen erfragen

- Der Familie ungestört Zeit lassen zum Abschied nehmen
- Ein Arzt muss nach sorgfältiger Leichenschau die Todesbescheinigung ausfüllen. Dazu ist erforderlich, dass sichere Todeszeichen vorliegen.

Begleitung der Hinterbliebenen Auch wenn der Tod eines nahen Angehörigen sich lan vorher schon abgezeichnet hat, sind die meisten Menschen unmittelbar danach in einer A Schockzustand. Viele erleben zum ersten Mal den Tod einer nahe stehenden Person und wiss nicht, was sie jetzt tun sollen.

- Ggf. besprechen, ob eine Aufbahrung zu Hause gewünscht wird. Dies ist rechtlich je na Bundesland für 36–72 h möglich (Anfrage bei der städtischen Friedhofsverwaltung)
- Wenn sich ein Nachgespräch ergibt: Auf die normalen Trauerreaktionen hinweisen (amb valente Emotionen, auch Wut auf den Verstorbenen, Fragen nach eigenen Versäumnissen, d Gefühl, den Verstorbenen zu sehen oder zu hören). Trauer ist keine Krankheit, sondern e unvermeidlicher, notwendiger menschlicher Prozess
- Konkrete Hilfen: Selbsthilfegruppen für Trauernde; bes. wenn Risikofaktoren für eine path logische Trauerarbeit vorliegen (ambivalente Beziehung, ungelöste Konflikte), auf professi nelle Hilfsmöglichkeiten hinweisen (Beratungsstellen für Lebenskrisen, Psychotherapeute

Formalitäten für Angehörige Notfalls den Angehörigen als HA mit Hinweisen zur Seite s hen.

- Sterbeurkunde: Auf dem Standesamt, in dessen Bezirk sich der Todesfall ereignet hat, wird Sterbeurkunde ausgestellt. Dabei sind vorzulegen: Totenschein, beglaubigter Auszug aus de Familienbuch des Verstorbenen, eigener Ausweis; die Angehörigen sollten gleich mehre Abschriften beantragen, z.B. für Versicherungen
- Anmeldung bei einem Bestattungsinstitut. Dort werden i.d.R. alle Formalitäten der Bestattu (Todesanzeige, Trauerfeier, Grabkauf, Bestattung, Danksagungen u.a.) geklärt
- Organisatorisches, z.B. das Beantragen von Sterbegeld bei der Krankenversicherung, ka auch das Bestattungsinstitut übernehmen
- Wird ein Testament aufgefunden, muss es ungeöffnet beim Amtsgericht (letzter Wohnsitz Verstorbenen) eingereicht werden
- Versicherungen, die rasch zu benachrichtigen sind: Lebensversicherung, Risikolebensve cherung, bes. beim Bausparvertrag. In den jeweiligen Unterlagen genauere Fristen beach
- Altersversorgung, gesetzlich oder privat, benachrichtigen, evtl. Witwen/Waisenrente beant gen
- Arbeitgeber benachrichtigen, Sterbeurkunde vorlegen
- Verträge kündigen bzw. umschreiben lassen (Vorlage Sterbeurkunde): Zeitung, Strom, W ser, Gas, Telefon, Rundfunk/Fernsehen, Mietvertrag, KFZ-Versicherung, andere private V sicherungen. Die meisten Verträge werden durch Tod nicht automatisch beendet
- Bank/Sparkasse benachrichtigen; nur mit entsprechender Vollmacht für den Todesfall b über den Tod hinaus können Angehörige oder Eltern über das Konto des Verstorbenen sof verfügen
- Ggf. Überführung des Verstorbenen in seine Heimat durch ein Bestattungsinstitut. Eine Üb führung in die Türkei wird von speziellen Unternehmen innerhalb weniger Stunden or nisiert (Tel.-Nr. aus dem Branchenbuch oder von der türkischen Botschaft).

26.2 Schmerztherapie

26.2.1 Anamnese und Untersuchung

Allgemeine Anamnese Fragen nach durchgemachten und bestehenden Organerkr. (Herz-/Kreislaufsystem, Lunge, Leber, Nieren), OP, Allergien, Unverträglichkeiten, Lebensgewohnheiten (Nikotin, Alkohol), Vegetativum (Appetit, Schlaf, Stuhlgang, Schweißausbrüche), Körpergewicht, aktueller Medikation, Mobilität, Leistungsfähigkeit.

Spezielle Schmerzanamnese Gezielte Fragen nach:
- Schmerzintensität: Objektivierungsversuch mit verbalen Schätz-Skalen, visueller Analogskala, u.Ä. möglich:
- Verbale Schätzskala: Der Pat. gibt mittels vorgegebener Adjektive seine subjektive Schmerzstärke an: „Kein Schmerz – leichter – mäßiger – starker – sehr starker – unerträglicher Schmerz"
- Visuelle Analogskala (VAS): 10 cm lange Linie, deren Endpunkte mit „kein Schmerz" (1) und „unerträglicher Schmerz" (10) bezeichnet sind. Der Pat. markiert darauf seine subjektiv empfundene Schmerzstärke
- Schmerzcharakter: Dumpf bohrend, stechend, brennend; spezifische Missempfindungen wie Parästhesie, Hyp-/Hyperalgesie, Hyp-/Hyperästhesie, Allodynie, Analgesie, Hyperpathie
- Zeitliches Schmerzmuster: Hilfreich ist Führen eines Schmerztagebuchs
- Schmerzlokalisation: Mit einem Finger zeigen lassen.

Spezielle Schmerzfragebögen vom Pat. zu Hause ausfüllen lassen. Spart Zeit und hilft dem Pat., seine Krankengeschichte zu strukturieren (Bezugsquelle: U.a. Schmerztherapeutisches Kolloquium, Dr. T. Flöter, Rossmarkt 23, 60311 Frankfurt).

Psychosoziale Anamnese Chron. Schmerzen beeinflussen soziale Interaktionen durch ihre psychischen Auswirkungen (Unlustgefühle, Reizbarkeit, reaktive Depression, algogenes Psychosy.. Schmerzen können jedoch auch bewusst/unbewusst durch Konflikte in Familie, Arbeitsleben oder durch soziale Verpflichtungen verstärkt werden. Schmerz kann auch einziges Symptom einer larvierten Depression (☞ 21.6.5) sein.

Körperliche Untersuchung Organsystem, ggf. Ganzkörperstatus, einschließlich neurologischer Untersuchung sowie Beachtung vegetativer Störungen.

Labor I.d.R. Hb, BSG als Minimalprogramm.

Apparative Diagnostik Bei chron. Schmerzen Zusammenarbeit mit Schmerzambulanzen/-praxen anstreben. Rö, Computer-, Kernspintomogramm u.a. differenzialdiagnostisch nach interdisziplinärer Absprache zur weiteren Abklärung der Schmerzursache (benigne oder maligne Schmerzen, tumor- oder therapiebedingt, Schmerzen verschiedener Ursachen).

Schmerzcharakter

- Parästhesie: Abnorme Empfindung des Hautsinnes in Form von Kribbeln, Ameisenlaufen, Pelzigkeit
- Dysästhesie: Abnorme, schmerzhafte Empfindung des Hautsinns (z.B. Berührung wird als Schmerz empfunden)
- Hypalgesie: Verminderte Schmerzempfindung auf schmerzhaften Reiz
- Hyperalgesie: Verstärkte Schmerzempfindung auf schmerzhaften Reiz
- Hypästhesie: Verminderte Empfindung auf nicht schmerzhaften Reiz
- Hyperästhesie: Verstärkte Empfindung auf nicht schmerzhaften Reiz
- Allodynie: Schmerzempfindung auf nicht schmerzhaften Reiz
- Analgesie: Fehlende Schmerzempfindung auf schmerzhaften Reiz
- Hyperpathie: Schmerzsy. mit verzögertem Schmerzbeginn, verstärktem Schmerzempfinden und verlängerter Schmerzdauer auf einen Reiz hin.

26.2.2 Medikamentöse Therapie

Analgetika und NSAR

Empfehlungen für Kinder ☞ 16.14.1

Tab. 26.8   Antipyretika /Analgetika/NSAR

Freiname	Handelsname®, z.B.	Applikationsformen	Dosierung (Erw.)	Max. Tages dosis (Erw.)
Paracetamol	Benuron, Enelfa, Paracetamol ratiopharm	Tbl., Kps. zu 500 mg, Supp. zu 125, 250, 500, 1000 mg, Saft (1 Teel. = 5 ml = 200 mg)	500–1000 mg alle 4–6 h	4 g/d
Acetylsalicyl-säure	Aspirin, ASS-ratiopharm, Aspisol	Tbl. zu 100, 300, 500 mg; 1 g Substanz ad inj.	250–1000 mg alle 4–6 h	4 g/d
Naproxen	Proxen	Tbl. zu 250, 500, 1000 mg, Supp. zu 500 mg, Saft (1 Messl. = 5 ml = 250 mg)	2 × 250–500 mg/d	1 g/d
Diflunisal	Fluniget	Tbl. zu 500 mg	2 × 500–1000 mg/d	1,5 g/d
Diclofenac	Voltaren, Diclo-fenac ratiopharm	Drg. zu 25, 50, 100 mg, Supp. zu 50, 100 mg	50 mg alle 8 h	200–300 mg

		Tab. 26.8	Fortsetzung	
...einame	Handelsname®, z.B.	Applikationsformen	Dosierung (Erw.)	Max. Tages-dosis (Erw.)
...uprofen	Ibuphlogont, Brufen, Tabalon	Tbl. zu 200, 400, 600, 800 mg, Amp. à 400 mg	200–400 mg alle 8 h	1600–2400 mg/d
...roxicam	Felden	Kps. zu 10, 20 mg, Supp. zu 20 mg, Amp. à 20 mg	1–2 × 10–20 mg/d	40 mg/d
...etamizol	Novalgin, Novaminsulfon-ratiopharm	Tbl., Kps. zu 500 mg, Supp. zu 300, 1000 mg, (Amp. à 1000, 2500 mg)	500–1000 mg alle 6 h	4 g/d

...dikationen

Acetylsalicylsäure, Ibuprofen, Naproxen (Säureanalgetika): Skelett- und Muskelschmerzen, Schmerzen bei Knochenmetastasen, Weichteilinfiltration, Entzündungen (auch peritumoral), Kopfschmerzen, Koliken, Dysmenorrhoe (bes. Ibuprofen), Fieber

Diflunisal, Diclofenac, Piroxicam: Erkr. des rheumatischen Formenkreises, Tumorschmerz, Schmerzen bei Abszessen, Thrombophlebitis, Dysmenorrhoe, Koliken.

...benwirkungen, Besonderheiten und Kontraindikationen

Paracetamol: Wirkung analgetisch und antipyretisch, kaum antiphlogistisch. Analgetikum/Antipyretikum der Wahl im Kindesalter, in Grav. und Stillzeit. Pat. unter Antikoagulanzienther. (keine Verlängerung der Thromboplastinzeit wie bei ASS). Regelmäßige Einnahme von > 2 g/d kann zu Leber- und Nierenschäden führen, im Extremfall → Leberversagen, deshalb vorsichtige Dos. bei vorbestehenden Leberfunktionsstörungen (z.B. durch chron. Alkoholabusus, Hep.) oder Niereninsuff.

NW: Allergisch (selten): Urtikaria, Bronchospasmus, Blutbildveränderung. **KI:** G6PD-Mangel. Leber- oder Nierenschaden. M. Meulengracht. Überdosierung (> 10 g/d) → Leberzellnekrosen (Antidot: N-Acetylcystein; ☞ 3.5.2)

Acetylsalicylsäure (ASS): **NW:** Thrombozytenaggregationshemmung, gastrointestinale Ulzera (Komedikation mit H_2-Antagonisten oder Antazida), Übelkeit, E'lyt-/Wasserretention, allergische NW, ZNS-Störungen.

KI: Hämorrhagische Diathese, GIT-Ulzera, Asthma bronchiale, Steroidmedikation, Kinder < 12 J. Gefahr eines Reye-Syndroms, Vorsicht bei Hyperurikämie (Harnsäureausscheidung ↓). Postprandiale Einnahme → bessere Magenverträglichkeit. Maximaldosierung führt oft zu NW

Naproxen: Stark antiphlogistisch. **NW:** Wie ASS, Photodermatitis, eosinophile Pneumonie Andere NSAR: **NW:** Wie ASS, aseptische Meningitis, Leber- und Nierenschaden, gastrointestinale Störungen weniger (Ibuprofen am verträglichsten) → Einnahme zu den Mahlzeiten. Kumulationsneigung bei Piroxicam (Plasma-HWZ 45 h)

Metamizol: Stärkstes Antipyretikum, Wirkung auch analgetisch, antiphlogistisch und spasmolytisch. Mittel der Wahl bei Ex-Drogenabhängigen. Wichtiges Medikament in der chron. Schmerzther. Sehr wirksam bei schwer beherrschbaren Koliken! **NW:** Agranulozytose 1–6 Fälle/1 Mio./J., 10% Mortalität → regelmäßige BB-Kontrolle. Allergische Reaktionen vom Soforttyp wie Hautreaktionen, Schock, Anaphylaxie. **Cave:** Zu schnelle Injektion bei i.v. Gabe kann zu schwerem RR-Abfall führen! **KI:** Akute hepatische Porphyrien, anamne stische Analgetika-Intoleranz, genetischer G-6-P-Dehydrogenasemangel, Pyrazol-Allergi Erkr. des hämatopoetischen Systems.

Mittelstark wirksame Opioide

Unterliegen nicht der BtM-Verschreibungsverordnung.

- Kodein: **Ind.:** Schmerzen, Reizhusten, Diarrhoe. **NW:** Allergische Reaktionen, ausgepräg Obstipation
- DHC: Gute antitussive Eigenschaften, bes. günstig bei Schmerz verstärkendem Husten. NV Ausgeprägte Obstipation
- Tramadol: **Ind.:** Mäßig starke bis starke Schmerzen; **Cave:** Wirkdauer nur 1–2 h. **NW:** wie b Opioid-Ther. (s.u.)
- Tilidin + Naloxon: **Ind.:** Starke Schmerzen; akute und chron. Schmerzen; **Cave:** Wirkdau nur 1–2 h. **NW:** wie bei Opioid-Ther. (s.u.)
- Dextropropoxyphen: Wirkung kodeinähnlich, **NW:** Ausgeprägte Obstipation, zerebra Krämpfe, Schwitzen, Halluzinationen, Müdigkeit.

Tab. 26.9   Mittelstark wirksame Opioide

Freiname	Handelsname® z.B.	Applikationsformen	Dosierung	Max. Tage dosis (Erw
Kodein	Codeinum phosphoricum Compretten	Comprette zu 30 mg, -forte zu 50 mg	30–50 mg alle 6–8 h	300 mg/d
Dihydro-codein	DHC Mundi-pharma	Retard-Tbl. zu 60, 90, 120 mg	2 × 60/90/ 120 mg/d	240 mg/d
Tramadol	Tramal	Kps. zu 50 mg, Amp. zu 1 ml = 50 mg/2 ml = 100 mg, Supp. zu 100 mg, Tr.: 50 mg/20 Tr.	50–100 mg alle 6 h	400 mg/d
Tilidin + Naloxon	Valoron N	Kps. zu 50 mg Tilidin/4 mg Naloxon, Tr. (20 Tr. = 50 mg Tilidin/4 mg Naloxon)	50–100 mg alle 4–6 h	400 mg/d
Dextropro-poxyphen	Develin retard	Kps. Zu 150 mg	2–3 × 1–2 Kps./d	600 mg/d

Stark wirksame Opioide

- Unterliegen der BtM-VV; Rezept ☞ 1.2.5
- Wässrige Morphinhydrochloridlösung: Herstellung durch Apotheker (Morphinhydrochlo 1,0; Carboxymethylcellulose 0,5; Aqua conservans ad 50,0) oder Morphin Merck 0,5% ba 2% Lösung. **Ind.:** Individuelle Dosisfindung zur Dauerther. **Dos.:** Initial 6 × 10 mg p.o. D streng nach Wirkung im 4-stündlichen Intervall. Ist die Initialdosierung nicht ausreiche d.h. treten vor Ablauf der 4 h Schmerzen auf, wird die Einzeldosis erhöht. Der 4-h-Rhythn der Einnahme kann nachts bei Einnahme einer doppelten Einzeldosis zur Nacht durchb chen werden. Bei Umsetzung auf MST Mundipharma® kann die Dos. 1 : 1 übernomm werden. Orale Bioverfügbarkeit 30%

Fentanyl transdermal (Durogesic®): Membranpflaster mit 25 µg/h, 50 µg/h, 75 µg/h, 100 µg/h Wirkstofffreisetzung. **Ind.:** Tumorschmerzen; Therapieeinstellung stationär. **KI:** Bradykardie, schwere ZNS-Funktionsstörung. Vorsichtig dosieren bei Leber- und Nierenfunktionsstörungen, COPD. HWZ 17 h (→ nach Entfernen des Pflasters 24-h-Überwachung!). **Cave:** Fieber/ lokale Wärmeanwendung → Fentanyl-Resorptionsrate ↑! Ggf. Zusammenarbeit mit Schmerzambulanz

MST Mundipharma®: Retardpräparat mit Tabletten zu 10, 30, 60, 100, 200 mg Morphinsulfat. **Dos.:** Initial 10–30 mg alle 8–12 h. Dos. streng nach Wirkung in verordneten Zeitabständen. Keine therapeutische Obergrenze. Sehr langsamer Wirkungseintritt. Konstanter Plasmaspiegel, dadurch selteneres Auftreten von NW. Orale Bioverfügbarkeit 30%

Morphinum hydrochloricum: Parenterale Applikation, Amp. zu 10 mg, 20 mg, z.B. Morphin Merck®. **Dos.:**
- Akute Schmerzen: 5–10 (– 30) mg s.c., i.m. oder i.v. Dos. nach Wirkung
- Chron. Schmerzen (z.B. Tumorschmerzen): Wenn orale Ther. unmöglich oder im Finalstadium. Perfusor-Tagesdosis i.v. oder s.c. mit ca. 30% der oralen Tagesdosis von MST Mundipharma® oder wässriger Hydrochloridlösung. Keine therapeutische Obergrenze

Buprenorphin (z.B. Temgesic®), Bupre: **Dos.:** Akuter Schmerz: 3–4 × ¹/₂–1 Amp. (1 Amp. = 0,3 mg) i.v. Chron. Schmerzen: 3–4 × 0,2–0,8 mg (Tbl. 0,2; -forte 0,4 mg) sublingual. Wirkdauer 6–8 h. Partialagonist, Ceiling-Effekt bei 4–5 mg/d. Nach Erreichen dieser Dosis Umsetzung auf reinen Agonisten, z.B. Morphin, dabei Äquivalenz-Dos. berücksichtigen. Wegen starker Affinität zum Opioid-Rezeptor nicht mit Naloxon antagonisierbar. Als Antidot nur Atemanaleptikum Doxapram 0,5–1,5 mg/kgKG. i.v. möglich. Orale Bioverfügbarkeit 60%. Transdermale Applikation: Buprenorphin transdermal (Transtec®)

Piritramid (z.B. Dipidolor®), Pentazocin (z.B. Fortral®), Hydromorphon (z.B. Dilaudid®), Pethidin (z.B. Dolantin®). **Ind.:** Zur Ther. starker akuter sowie postop./posttraumatischer Schmerzen. In der Schmerzther. chron. Schmerzen wenig Bedeutung. **Dos.:** Piritramid (z.B. Dipidolor® 1 Amp. à 2 ml entspricht 15 mg) Einzeldosis i.m. oder s.c.: 15–30 mg. Einzeldosis i.v. 7,5–22,5 mg; **Cave:** Langsam injizieren (< 10 mg/min)

Levomethadon (z.B. L-Polamidon® Hoechst Tr.). **Ind.:** Substitutionsther. Drogensüchtiger nach NUB-Richtlinien. Spezielle Zulassung erforderlich. Sehr lange Wirkungsdauer, deshalb Kumulationsgefahr. In der Schmerzther., gute Alternative bei Morphinunverträglichkeit und neuropathischem Schmerz.

benwirkungen der Opioid-Therapie Sedierung, Atemdepression, Übelkeit, Erbrechen, stische Obstipation, Miosis, Euphorie, physische Abhängigkeit, Toleranzentwicklung, Hautken, Nachtschweiß, Harnretention.

Obstipation ist die wichtigste NW in der Opioid-Dauerther. (**Ther.** ☞ 8.6.2 und ☞ 8.1.10), da sie nicht im Lauf der Zeit durch Gewöhnung verschwindet. Die Atemdepression spielt klinisch keine Rolle, da Toleranzentwicklung auch bzgl. atemdepressiver Komponente. Übelkeit gut mit Neuroleptika wie Haloperidol beherrschbar (s.u.).

itfragen und -sätze der Schmerztherapie

utschmerz

deutig dem Ort der Schädigung zuzuordnen, Alarm-/Warnfunktion (drohende oder stattgefundene vebsschädigung), Intensität des Schmerzreizes korreliert direkt mit dem Schmerzempfinden, nach zitigung der Ursache relativ rasches Abklingen.

Therapieziel: Rasche und ausreichende Schmerzlinderung entsprechend dem subjektiven Analgetikabedarf des Pat. (Titration des Analgetikums). Meist Standarddosierungen, parenterale Applikation wegen raschen Wirkungseintritts bevorzugt. Sedierung als Wirkungskomponente der Opioide erwünscht. Gabe des Analgetikums rechtzeitig nach Bedarf. Kombination (z.B. bei Koliken) mit Spasmolytika (z.B. Buscopan®) häufig sinnvoll!

Chronischer Schmerz

Dauerschmerz (Dauer > 3 Mon.) und rezid. Schmerz. Keine eindeutige Korrelation zwischen Ausmaß der Gewebsschädigung und Schmerzintensität, gelegentlich keine sichere organische Ursache erkennbar. Eigenständiges Krankheitssy., da keine Warnfunktion. Schmerz bestimmt Tagesablauf und Lebensführung.

Therapieziel: Verhinderung des Schmerzes. Deshalb individuelle Dosisfindung, Analgetikagabe nach festem, pharmakodynamisch begründetem Zeitschema. Applikationsweise oral (parenterale Applikation macht abhängig vom Arzt), Langzeitwirkung wichtig, rascher Wirkungseintritt des Medikaments bei ausreichender Dos. nicht erforderlich.

Therapie-Leitsätze bei chronischen Schmerzen

- Abklärung der Schmerzursache wichtig für ggf. kausale Ther., Wahl der Analgetika und sonstigen Ther. Meist interdisziplinäre Zusammenarbeit erforderlich
- Chron. Schmerz nicht maligner Genese: Opiate zurückhaltend geben. Bei manchen Erkr. (neuropathische Schmerzen, Phantomschmerz) haben Opiate kaum Wirkung. Ther. meist problematisch und komplex. Nichtmedikamentöse Verfahren (psychotherapeutische Schmerzbewältigungsmethoden, TENS) bevorzugen
- Bei fortgeschrittenen Tumorschmerzen ist Morphin Mittel der Wahl (s.a. ☞ 28.3.7 und ☞ 28.4), ggf. Zusammenarbeit mit Schmerzambulanz (Facharztüberweisung)
- Monosubstanzen sind bezüglich Wirkungen und NW besser überschaubar als Kombinationspräparate
- Begleitmedikation gemäß Ind. kann zur Reduktion des Analgetikabedarfs führen: Antidepressiva, Neuroleptika, ggf. Glukokortikoide
- Keine Kombination von Medikamenten gleicher Substanzklasse mit gleichem Wirkmechanismus (z.B. ASS und Paracetamol)
- Parenterale Analgetikagabe i.d.R. nur, wenn orale Zufuhr unmöglich: Z.B. Ileus, Dysphagie, unstillbares Erbrechen, evtl. in der Sterbephase
- Bis zur gut eingestellten Dauerther. sehr engmaschigen Patientenkontakt halten.

! Treten Schmerzen vor Ablauf des festen Dosierungsintervalls auf → Einzeldosis erhöhen, nicht Dosierungsintervall verkürzen.

Schmerztherapie konkret

- Bei Muskelschmerzen, evtl. bei Triggerpunktsy.: Flupirtin (z.B. Katadolon®) 3–4 × 1 Kps. oder Supp. Max. Dos.: 3 × 2 Kps. oder Supp., bei Kindern 4 Kinderzäpfchen/d. Applikationsformen: Kps. (100 mg), Supp. (150 mg), Kinder-Supp. (75 mg). **NW:** Schwitzen, Sedierung, Schwindel, Übelkeit, Erbrechen, Obstipation, Mundtrockenheit, bei höheren Dosen Grünfärbung des Urins, selten Transaminasen ↑ (nicht mit Paracetamol kombinieren!). **KI:** Myasthenia gravis, Kinder < 6 Lj., hepatische Enzephalopathie, Cholestase. Ab zweiwöchiger Therapiedauer Transaminasenkontrolle
- Manuelle Techniken

Bei schmerzhafter Verspannung der Skelettmuskulatur, HWS-Sy.: Lokale Wärme (Fango, Rotlicht; ☞ 26.2.5, ☞ 26.2.7), NSAR, wie Diclofenac (z.B. Voltaren®) bis 150 mg tägl.; Tetrazepam (z.B. Musaril®) bis 200 mg tägl., initial 50 mg/d, b. Bed. Dosissteigerung um 25 mg/d. Ursachensuche nicht vergessen! **KI:** Kinder < 12 Lj.; Medikamenten-, Drogen-, Alkoholabhängigkeit, Benzodiazepinunverträglichkeit

Bei Kapselschmerzen, Nervenkompression, Weichteilinfiltration: Kortikosteroide

Bei Ischämie: Durchblutungsfördernde Maßnahmen, Opioide

Bei viszeralen Schmerzen: Opioide

Bei Nervenschmerzen mit einschießendem Charakter (z.B. Trigeminusneuralgie): Antikonvulsiva, wie Carbamazepin (z.B. Tegretal® ret.) 2–4 × 200 mg/d

Bei Nervenschmerzen mit Parästhesien und/oder Depressionen: Antidepressiva wie Amitriptylin (z.B. Saroten® ret.) 25–75 mg/d, wenn leichte Sedierung erwünscht, Clomipramin (z.B. Anafranil®) 10–50 mg/d, wenn antriebssteigernde Komponente erwünscht ist

Bei Koliken: Spasmolytika wie N-Butylscopolamin (z.B. Buscopan®) 3–5 × 10–20 mg/d i.v., i.m. oder Supp., Säureanalgetika, NSAR, bes. gut Metamizol

Bei Knochenschmerzen (Glukokortikoidther., Immobilisation, osteolytische Knochenmetastasen): Biphosphonate wie Clodronsäure (z.B. Ostac®), Etidronsäure = Diphosphonat (z.B. Diphos®) oder Pamidronsäure (z.B. Aredia®); oder Calcitonin (z.B. Karil®, Calsynar®; s.a. ☞ 13.1.11 und ☞ 28.3.7).

Therapie chronisch maligner Schmerzen (WHO-Stufenplan)

Tab. 26.10 Therapie chronischer maligner Schmerzen*

Stufe 1	Stufe 2	Stufe 3
Antipyretisches Analgetikum	**Antipyretisches Analgetikum (Stufe 1) + schwächer wirksames Opioid**	**Antipyretisches Analgetikum (Stufe 1) + stark wirksames Opioid**
Paracetamol (Benuron®) 500–1000 mg alle 6 h **oder**	Dihydrocodein (DHC60 Mundipharma®) 60 mg alle 8–12 h **oder**	Wässriges Morphinhydrochlorid (0,1–4%ige Lsg.) Initial 10 mg alle 4 h **oder**
Acetylsalicylsäure (Aspirin®) 500–1000 mg alle 6 h **oder**	Tramadol (Tramal®) 50–100 mg alle 6 h **oder**	Morphinsulfat (MST Mundipharma®) Initial 10–30 mg alle 8–12 h **oder**
Diclofenac (Voltaren®) 50 mg alle 8 h **oder**	Tilidin/Naloxon (Valoron N®) 50–100 mg alle 6 h	Buprenorphin (Temgesic®) 0,2–0,8 mg s.l. alle 6–8 h **oder**
Metamizol (Novalgin®) 500–1000 mg alle 6 h **oder**		Fentanyl transdermal** (Durogesic® 25, 50, 75, 100 µg/h) alle 3 d 1 Pflaster
Ibuprofen (Imbun®) 200–400 mg alle 8 h		

*Handelsnamen in Klammern sind Vorschläge, häufig Generika vorhanden
**Einstellung stationär

Vorgehen

- Therapieziel ist die Schmerzreduktion auf ein vom Pat. leicht erträgliches Maß, d.h. um ca. 90%. Völlige Schmerzfreiheit kann nicht immer erreicht werden
- Medikamentöse Ther. mit Einnahmezeit, Medikamentendosierung, Ind. des jeweiligen Medikaments und der Bedarfsmedikation schriftlich fixieren und dem Pat. oder Angehörigen als „Tagesfahrplan" mitgeben
- Maximaldosierungen und Zeitintervalle vor Wechsel auf nächste Stufe ausreizen
- Beginn mit Stufe 1, Mittel der 1. Wahl ist Paracetamol (wenige NW)
- Für Stufe 2 existieren sinnvolle Kombinationspräparate, z.B.
  – Nedolon® P Tbl. à 30 mg Kodein + 500 mg Paracetamol, 1–2 Tbl. alle 4 (–6) h
  – Talvosilen® Saft, 1 Messbecher à 5 ml mit 5 mg Kodein + 200 mg Paracetamol, z.B. für Kinder entsprechend Dosierungstabelle
- Sedierung bei Therapiebeginn mit stark wirksamen Opiaten verschwindet nach wenigen Tagen
- Reine Agonisten wie Morphin und Morphinsulfat sind bei stärksten Schmerzen Mittel der Wahl, da praktisch keine therapeutische Obergrenze
- Knochenschmerzen: Antipyretische Analgetika sind Opioiden oft überlegen.

Komedikation

Laxanzien **Ind.:** Bei Therapiebeginn mit Opiaten gleich von Anfang an, begleitend zu Änderung in Lebensführung und Ernährung wie Bewegung, ballaststoffreiche Kost, Kleie, viel Flüssigkeit
- Lactulose (z.B. Bifiteral®, Lactulose Neda®), Dos.: 1–3 Essl. morgens, bis 3 × 3 Essl./d
- Bisacodyl (z.B. Dulcolax®, Bisacodyl-ratiopharm®), Dos. 1 Supp. oder 1 Drg./d.

Neuroleptika **Wirkung:** Potente Antiemetika, anxiolytisch, sedierend, antipsychotisch. **Ind.** Oft zusätzlich eingesetzt ab Stufe 2 WHO-Stufenschema. Wirken durch Anhebung der Schmerzschwelle dosisreduzierend. Anticholinerge **NW:** Mundtrockenheit, Obstipation, Harnretention, Herzrhythmusstörungen, Mydriasis, extrapyramidale Dyskinesien (Antidot Biperiden, z.B. Akineton® 1–5 mg i.v.). Relative **KI:** Parkinsonismus, Epilepsie.
- Levomepromazin (z.B. Neurocil®): Als Schlafmedikation wegen starker Sedierung 5–15 mg zur Nacht
- Haloperidol (z.B. Haldol Janssen®): Als Antiemetikum 3 × 0,5–1 mg (5–10 Tr.), zur Dosisreduktion der Analgetika (Distanzierung vom Schmerz) 1–10 mg/d.

Antiemetika Übelkeit und Brechreiz sind häufige Symptome bei Therapiebeginn mit Opiaten. $2/3$ der Pat. unter Opioidther. benötigen in dieser Zeit auch Antiemetika.
- Metoclopramid (z.B. Paspertin®, MCP-ratiopharm®): 4–6 × 10 mg tägl.; **NW:** Evtl. sedierend, Verwirrtheitszustände, extrapyramidale Bewegungsstörungen. Große Palette an Applikationsformen
- Dimenhydrinat (z.B. Vomex®): 3–4 × 1 Supp. tägl. (1 Supp. = 150 mg)
- Domperidon (z.B. Motilium®): 3–4 × 10 mg tägl. (1 Tbl. = 10 mg).

Antidepressiva Eigene analgetische Wirkung durch Verstärkung der deszendierenden Hemmung. Wirkungseintritt der analgetischen Komponente i.d.R. nach einigen Tagen, der antidepressiven Komponente nach 2 Wo. **Ind.:** Depressionen, Angstzustände, schmerzbedingtes Psychos. Parästhesien, neuropathische Schmerzen, Entzugssymptomatik. Kein routinemäßiger Einsatz

W: U.a. allergische Reaktionen (Exantheme, Urtikaria), Mundtrockenheit, Obstipation, Harnretention, Tachykardie, Herzrhythmusstörungen, Verstärkung einer Herzinsuff., Muskeltremor, Schwindel, Kopfschmerzen, Verwirrtheit, Unruhe, bei Behandlungsbeginn Suizidalität, Mydriasis (anticholinerg). **KI:** Reizleitungsstörungen, Restharnbildung bei Prostatahyperplasie, Engwinkelglaukom, Epilepsie, Stenosen im GIT, Einnahme von MAO- Hemmern.

Amitriptylin (z.B. Saroten® ret.): Initial beginnen mit 10–25 mg zur Nacht. Langsam steigern bis ca. 75 mg/d. Verbessertes Schlafverhalten, psychomotorische Dämpfung

Clomipramin (z.B. Anafranil®): Initial 25 mg, Steigerung auf 75–100 mg. Psychomotorische Stabilisierung, Stimmungsaufhellung, nachlassende Depressivität.

Antikonvulsiva **Ind.:** Neuropathische Schmerzen mit anfallsartigem Charakter (z.B. Trigeminusneuralgie, postzosterische Neuralgie) und z.B. nach Bandscheibenvorfällen oder -OP, auch bei schmerzhafter diabetischer Neuropathie.

Clonazepam (z.B. Rivotril®): Initial 3–3–5 Tr., 1 Tr. = 0,1 mg, langsam steigern bis 5–5–10 Tr. Maximaldosis 4 mg/d. **NW:** U.a. Sedierung, Kopfschmerzen, Ataxie, Verwirrtheit, Atemdepression. **KI:** Myasthenia gravis

Carbamazepin (z.B. Tegretal®, Timonil®): Initial 100 mg/d, langsam steigern bis 400–600 mg/d auf 3–4 Gaben verteilt. **NW:** U.a. Benommenheit, Verwirrtheit, Hyperakusis, allergische Hautreaktionen, Ataxie, Übelkeit, bradykarde Herzrhythmusstörungen, Leukopenie → monatliche BB-Kontrolle. **KI:** AV-Block, schwere Leberfunktionsstörungen, Einnahme von MAO-Hemmern, Knochenmarkschaden.

Antazida **Ind.:** Prophylaxe und Ther. gastrointestinaler Ulzera unter Medikation mit NSAR: Acetylsalicylsäure, Diclofenac u.a.

Sucralfat (z.B. Ulcogant®): 4 × 1 Btl./d oder Tbl.

Magnesium- und Aluminiumhydroxid (z.B. Maalox 70®): 4 × 1 Btl./d, 1–2 h postprandial.

H-Antagonisten **Ind.:** Prophylaxe und Ther. gastrointestinaler Ulzera.

Cimetidin (z.B. Tagamet®): 2 × 400 mg (2 Tbl.)/d oder 1 × 1 Oblongtbl. abends

Ranitidin (z.B. Zantic®): 2 × 150 oder 300 mg abends

Glukokortikoide **Ind.:** Verringerung eines perifokalen Ödems (Begleitödem vieler neurologischer Tumoren), eines Ödems nach Radiatio, bei Atemwegsobstruktion (Bronchial-Ca), Knochenmetastasen, bei Nachtschweiß. **NW:** Schwächung der Immunabwehr, diabetische Stoffwechsellage, Osteoporose, Natrium-/Wasserretention, periphere Ödeme, Nebenniereninsuff., in geringer Dosis appetitanregend. **Cave:** Bei Kombination mit antipyretischen Analgetika erhöhte Gefahr gastrointestinaler Ulzera.

Prednisolon (z.B. Decortin H®): 15–30 mg/d (Tbl. zu 5 mg, 20 mg)

Dexamethason: Initial 2 × 4–8 mg/d (z.B. Fortecortin®, Tbl. zu 0,5 mg, 1,5 mg, 4 mg), nach 1 Wo. Reduktion auf 2–4 mg/d.

Medikamente zur Kalziumstoffwechselregulation

Calcitonin (z.B. Karil®, Calsynar®): Initial 100–200 IE/d als Infusion über 2 h i.v., weiter möglichst mit 100 IE alle 2–3 d s.c., ambulant i.d.R. in größeren Abständen. **Wirkung:** Blutkalziumspiegel-Senkung, Erhöhung der Kalziumexkretion der Niere, Verminderung der Kalziumresorption im Darm, Osteolysehemmung, eigene analgetische Wirkung. **Ind.:** Hyperkalzämie bei Knochenmetastasen oder Morbus Paget, Knochenschmerzen bei Knochenmetasta-

sen, Knochenschmerzen bei Osteoporose, Phantomschmerz, Morbus Sudeck. **NW:** Flus
Injektionsschmerz, Übelkeit, Erbrechen (kann meist durch vorangehende Gabe von 10 m
Metoclopramid, z.B. Paspertin®, verhindert werden), Tachykardie, RR ↓

- Biphosphonate: **Ind.:** Hyperkalzämie und Knochenzerstörung durch osteoklastischen Kno
  chenabbau (Knochenmetastasen, maligne solide Tumoren, hämatologische Neoplasien)
  – Clodronsäure (z.B. Ostac®): 4 bis max. 8 Kps./d über 6 Mon., oder max. 10 d lang 1 Amp.
    300 mg in 500 ml NaCl 0,9% über mind. 2 h i.v. Regelmäßige Kontrollen von Leber- un
    Nierenfunktion, BB, Serum-Phosphat. Bei i.v. Gabe engmaschige Nierenfunktionskontroll
    NW: S.u. NW Pamidronsäure, Transaminasen ↑
  – Pamidronsäure (z.B. Aredia®): 15–90 mg als Infusion in 250–500 ml NaCl 0,9% mit ein
    Infusionsgeschwindigkeit von 15 mg/h alle 4 Wo. i.v. **NW:** Passageres Fieber, passagere Pr
    teinurie, allergische Hautreaktionen, GIT-Störungen, vereinzelt verschlechterte Nierenfun
    tion bis ANV, Hypokalzämie, Serumphosphat ↓, AP ↑, LDH ↑, Serum-Na ↑, Serum-Mg
    Serumparathormon ↑, Lympho-, Thrombozytopenie. **KI:** Niereninsuff., schwere akute En
    zündungen des GIT, Kinder.

Schmerzbehandlung im Kindesalter (s.a. ☞ 16.14.1).

Besonderheiten im Kindesalter: Verzögerte Resorption, größeres Verteilungsvolumen, langsame
Metabolisierung, langsamere hepatorenale Elimination. Daraus resultiert eine verlängerte Ana
getikawirkung mit Gefahr der Überdosierung, Kumulation und Intox., speziell im ersten Leben
halbjahr. Dos. erfolgt zunächst nach kg/KG, anschließend bei Bedarf individuelle Titration, b
suffiziente Analgesie erreicht ist.

- Paracetamol: Sicherstes Analgetikum, auch bei NG und Asthma bronchiale. **Dos.:** 10–15 m
  kg/KG p.o. alle 6 h, in den ersten 3 Lebensmon. alle 8 h. **Ind.:** Fieber, Schmerzen, auch b
  Entzündungs-, Knochen- und Karzinomschmerzen
- NSAR: **Ind.:** Schmerzen bei juveniler rheumatoider Arthritis, Knochenmetastasen (bei gleic
  zeitig normaler Thrombozytenzahl). Mindestaltersgrenze 1 J. **Dos.:** Diclofer
  (z.B. Voltaren®) Einzeldosis 0,2–1 mg/kgKG als Supp. zu 12,5 mg, 25 mg und 50 mg a
  8–12 h, Ibuprofen (z.B. Dolormin-Kinder-Saft) 6 Mon.–12 J. max. Dos./d bis 30 mg/
  KG verteilt auf 3–4 ED
- Metamizol (z.B. Novalgin® Tr.): **Ind.:** Therapierefraktäres Fieber, Koliken, urologische Ma
  nahmen. Mindestaltersgrenze 6 Mon. **Dos.:** 10–15 mg/kgKG p.o. alle 6 h. **KI:** Viruserkr. (w
  gen Gefahr der Agranulozytose)
- Bei schweren Schmerzen: Ab dem 4. Lebensmon. Kombinationspräparat aus Paracetamo
  Kodein (z.B. Talvosilen® Supp. für Sgl./KK/SK) 1–3 × 1 Supp./d
- Bei pädiatrischen Notfällen: Tramadol (z.B. Tramal® Tr.) 0,5–2 mg/kgKG p.o. als Einzeld
  oder Amp. à 50 mg in Verdünnung langsam i.v. (liegendes Kind zur Reduktion von Übelk
  und Erbrechen). Dosierungsintervall 2–4 h
- Morphin: **Ind.:** Stärkste Schmerzen bei Kindern jedes Alters. **Dos.:** Als Bolus 0,05–0,1 r
  kgKG i.v.; bei Kleinkindern 0,2 mg/kgKG als Saft p.o. alle 6–8 h; bei SK MST-Tbl. 0,5 r
  kgKG p.o. alle 12 h.

aturheilkundliche Therapieempfehlung

hytotherapie

Pestwurz (Petadolex®), auch zur Anfallsprophylaxe (☞ 20.4.1)

Bei stark HWS-betonter Migräne auch Versuch mit Weidenrinde (Assalix®, Assplant®, ☞ 18.4), Teufelskralle (Teltonal 480®, ☞ 18.4) oder Brennessel (Hox alpha®, ☞ 18.4) aussichtsreich

Evtl. auch Kombinationsversuch mit Johanniskraut (Futuran® u.a., ☞ 21.6) sinnvoll.

6.2.3   Neuraltherapie

berflächliche Lokalanästhesie: Quaddelung

dikation   I.d.R. muskuloskelettale Schmerzen; vegetative Dysbalancen auch als Reflexther. er Head-Zonen bei Erkr. und Störungen innerer Organe.

sführung   Hautdesinf. (☞ 2.1.1 und ☞ 2.2.1): Mit einer möglichst dünnen Kanüle mehr-h in die Haut einstechen, Kanülenführung nahezu parallel zur Hautoberfläche. Kanülenschliff ch oben richten. Zur intradermalen Quaddelung darf die Nadel nur so weit eingeführt werden, ss der Kanülenanschliff gerade in der Haut verschwindet. Dann das LA-Depot (jeweils Bruch-le eines ml, z.B. Bupivacain) setzen. Die Quaddelung wird meist im schmerzhaften, gelegentlich er auch im benachbarten oder kontralateralen Dermatom durchgeführt.

iggerpunktinfiltration

ggerpunkte sind myofasziale, kutane, periostale und ligamentäre Bereiche, die spontan (aktive T.) er auf Fingerdruck (latente T.) schmerzen. Von diesen Triggerpunkten aus können Schmerzen, Mus-spasmen und vegetative Störungen (Hyperhidrosis, Vasokonstriktion oder Vasodilatation) in ein fernteres Areal projiziert werden.

rkprinzip   Der Mechanismus der Triggerpunktentstehung ist nicht sicher geklärt. Sowohl npathische Reflexbögen mit pathologischer Aktivitätserhöhung im Muskel wie auch Mikro-umata der Muskulatur werden diskutiert. Begünstigende Faktoren: Stress, Spannungszustände, zerale Krankheiten (Gallenblasen-, Herzerkr.).

dikation   Muskuloskelettale Schmerzen. Blockade der Triggerpunkte mit einem LA führt ge-entlich zu bis über die Wirkungsdauer des LA hinaus anhaltender Schmerzfreiheit. Häufige kalisation von Triggerpunkten: Kau-, Hals- und Schultermuskulatur.

ve: Neoplastische und entzündliche Schmerzursachen vor Ther. unbedingt ausschließen!

sführung   Triggerpunkte durch sorgfältiges Palpieren der Muskulatur lokalisieren. Oft fin-a sich Triggerpunktgruppen in verschiedenen Regionen. Hautdesinf. (☞ 2.1.1). Instrumenta-m vorbereiten: 2-ml-Spritze mit 2 ml Bupivacain 0,25% und 3–5 cm langer 25 G-Kanüle. ggerpunkt nachtasten (verhärtete, empfindliche Stelle in der Muskulatur, die bei Palpation zuckt und i.d.R. eine deutliche Schmerzausstrahlung aufweist. Der Pat. schreit dabei evtl. Schmerz auf). Triggerpunkt zwischen Zeige- und Mittelfinger fixieren. Bei entspanntem Mus-in den Triggerpunktbereich einstechen und nach Aspiration mit 0,5–2 ml Lokalanästhetikum ltrieren. Die Infiltration des Triggerpunktes kann für den Pat. stark schmerzhaft sein (**Cave:**

Nervenverletzung) und eine Muskelkontraktion auslösen. Gelenknahe Infiltrationen unbeding
unter streng aseptischen Bedingungen ausführen (☞ 2.3.8)! Nach Abklingen der Wirkung de
Lokalanästhetikums mit einer Schmerzverstärkung rechnen.

26.2.4 Akupunktur

*Sterile Stahl-, Gold- oder Silbernadeln werden an je nach Methode vorgegebenen Akupunkturpunkte
in die Haut eingestochen und dort i.d.R. ca. 30 Min. belassen. Sog. Dauernadeln können bis zu ein
Wo. belassen werden.* **Cave:** *Inf.!*

Wirkprinzip Nicht sicher geklärt. Punkte finden sich i.d.R. an Stellen mit erniedrigtem elek
trischen Hautwiderstand (Messung mit Suchgerät). Diskutiert werden sowohl direkte Beeinflu
sung vegetativer Zentren über Hautnerven wie systemische Wirkung über Endorphine durch N
zizeptoren.

Indikation Funktionelle Beschwerden, z.B. nicht organischer Kopfschmerz (☞ 20.1.2
☞ 20.4.1), funktionelle Abdominalbeschwerden nach Ausschluss organischer Erkr. (☞ 8.1.
☞ 8.4.1, ☞ 8.9.4). Muskuläre Dysbalancen; Fehlhaltungen und pseudoradikuläre Symptom
auch bei rheumatischen und degenerativen Gelenkerkr. (☞ 6.1.3, ☞ 6.1.7, ☞ 18.3.2); vertebr
gene und neurogene Schulterschmerzen (☞ 6.2.10); manuell nicht lösbare Blockierung der W
(z.B. ☞ 6.1.9); Tendinosen (☞ 6.3.4); Dysmenorrhoe (☞ 14.6.1); Einsparen von Analgetik
(☞ 26.2.2). Über Wirksamkeit bei Allergien und Hauterkr. wird berichtet. Häufige Anwendu
in der Allgemeinpraxis: Unterstützung von Gewichtsabnahme und Nikotinentwöhnung.

Methoden Klassische Akupunktur der Punkte auf den Körpermeridianen der Traditionell
Chinesischen Medizin. Aufwendiges Verfahren, das spezielle Kenntnisse und viel Erfahrung e
fordert. In der Allgemeinpraxis eher: Ohrakupunktur, z.B. nach Nogier oder Schädelakupunktu
z.B. nach Yamamoto.

Abrechnung Kostenübernahme durch die Kasse regional unterschiedlich; i.d.R. jedoch Abrec
nung mit Pat. direkt.

! Attest für Kasse, aus dem Diagnose, bislang erfolglos eingesetzte Therapiemaßnahmen und
erwartender Erfolg durch Akupunktur ersichtlich ist. 10 Sitzungen à 25,– € werden i.d.
genehmigt.

26.2.5 Physikalische Therapie

Krankengymnastik und Bewegungstherapie

Indikation Funktionseinschränkungen und Schmerzen v.a. im Bereich des muskuloskeletta
Systems, z.B. bei Haltungsfehlern, muskulärer Dysbalance, Muskelverkürzungen und pseudo
dikulären Sy., Störungen der Weichteile und Gelenke bei posttraumatischen, entzündlichen u
degenerativen Prozessen. Außerdem aber auch bei Lähmungen und Teillähmungen, Musk
schwäche, Koordinationsstörungen, Verlust von Gliedmaßen, Lungenerkr., KHK, AVK, u
und nach Entbindung.

ethoden (Beispiele)

Ther. nach Brunkow und medizinische Trainingsther.: Eher stabilisierend und kräftigend

Ther. nach Brügger: Schwerpunkt auf allg. Funktionsverbesserung

Ther. nach Bobath und Vojta: Ziel ist die Bahnung weitgehend ausgefallener Bewegungsmuster

PNF (propriozeptive neuromuskuläre Fazilitation): Hauptziel ist der Erhalt von Bewegungsmustern (Agonisten und Antagonisten) im Frühstadium von Störungen

Ther. nach Schroth: Funktionelle Skoliosebehandlung

Ther. nach Schaarschuh-Haase und Feldenkrais: Psychosomatische Erkr. mit gestörter Körperwahrnehmung und resultierenden Schmerzen/Funktionseinschränkungen

Manuelle Ther. nach Maitland, Behandlung nach Cyriax: Umschriebene reversible Funktionsdefizite; Myotendinosen; passive Dehnung verkürzter Muskelgruppen

Progressive Muskelrelaxation nach Jacobson: I.d.R. als Gruppenbehandlung bei funktionellen Störungen jeglicher Genese, auch begleitend bei kardiovaskulären Erkr.

rordnung Immer Diagnose und Therapieziel, Methode, Anzahl (i.d.R. 6) und Häufigkeit mulieren. Hinsichtlich der Methode am besten kurz mit Physiotherapeuten telefonisch Rückrache halten; Therapiebericht erbitten. Weiterverordnung i.d.R. nur nach persönlicher Wiedererstellung des Pat. Kombination mit anderen physikalischen Maßnahmen manchmal sinnvoll.

assage

dikation Unterstützende Maßnahme bei lokalen Myogelosen; i.d.R. nur sinnvoll in Komation mit aktiver Übungsbehandlung. Ausnahmen: Z.B. Bindegewebsmassage, manuelle mphdrainage, Kolonmassage, posttraumatische Lösung von Vernarbungen.

rordnung Bei alleiniger Verordnung, diese auf zu massierende Körperpartie einschränken.

ntraindikationen Vor allem frische Verletzungen. **Cave:** Myositis ossificans.

tensionsbehandlung

dikation Z.B. Radikuläre Sy. im HWS- und LWS-Bereich. Schrumpfung von Gelenkkapseln.

rgehen Extension/Distraktion sowohl manuell, als auch apparativ (z.B. Perl-Gerät, Glisson-linge) und im Rahmen von KG (z.B. Schlingentisch) möglich. Methodenwahl am besten Phy-herapeuten überlassen.

irme- oder Kältebehandlung

dikation Kälte am ehesten bei akuten (z.B. posttraumatisch, postop.), Wärme bei chron. zessen (z.B. bei radikulären Schmerzen). Letztendlich entscheidet der Pat., was ihm gut Bei Klagen des Pat. Ind. überprüfen, ggf. Verordnung ändern! Physiotherapeuten bitten, Unverträglichkeiten sofort Rücksprache zu halten.

thoden U.a. Rotlicht, Packungen, Bäder, Kältespray, Eis, chemische Kältepackungen, N2-dampfer. **Cave:** Kälte- und Wärmeschäden der Haut.

Keine routinemäßige Fango-Verordnung mit ungezielten Massagen!

Elektrotherapie, Ultraschallbehandlung

Indikation Breites Indikationsspektrum; Verbesserung der Durchblutung, entspannende Wirkung, lokale Schmerzlinderung; meist begleitend zu anderen Ther.

Methoden Galvanisation mit Gleichstrom durch Plattenelektroden.
- Vierzellen-/Zweizellenbad; hydroelektrisches Vollbad (Stangerbad): Neuralgien, Arthroseschmerz (mit „referred pain"), Myotendinosen, pseudoradikuläre Sy.
- Faradisation als Schwellstrom: Unterstützung der Bahnung von Muskelkontraktionen, passive Behandlung atrophischer Muskulatur
- Diadynamische Ströme in verschiedenen Stromarten: V.a. lokale Schmerzbehandlung bei Traumen, entzündlichen Rheumaschüben
- Interferenzstrom (Nemec): Nahezu alle Schmerzzustände am Bewegungsapparat
- Iontophorese von Salben und Lösungen
- Wasseriontophorese: Jugendliche Hyperhidrosis pedum.

> **Sonderform: TENS (transkutane elektrische Neurostimulation)**
> **Ind.:** Chron. Schmerzzustände, z.B. Zoster-Neuralgie, Phantomschmerz, radikuläre Sy. Mikrowelle und Kurzwelle (Tiefenwärme) werden zur Durchwärmung eingesetzt. Ultraschall eignet sich bes. zur Behandlung von Insertionstendinosen.
> **Verordnung:** Bei Ansprechen auch leihweise für zu Hause.
> **Vorgehen:** Einstellung des Gerätes durch den Arzt auf ca. 90 Hz. Negative Elektrode über Haupt-Schmerzpunkt anbringen, pos. Elektrode im Bereich der Schmerzausstrahlung platzieren. Applikation optimal durch wieder verwendbare Klebeelektroden. Intensität vom Pat. selbst regulieren lassen. Kann tägl. beliebig oft wiederholt werden.
> **KI:** Metall im Bereich fließenden Stroms, ungünstig liegende Hautverletzungen. Bei Ultraschall in Metallnähe niedrige Leistung einstellen!

Hydrotherapie, Bäderbehandlung

Indikation Neben degenerativen, entzündlichen oder rheumatischen Erkr. des Bewegungsapparats v.a. vegetative, funktionelle Beschwerden.
- Degenerative, entzündliche oder rheumatische Erkr. des Bewegungsapparats: Bäder und Packungen mit Heilpeloiden, z.B. Moor, Schlamm, Heilerde, Heublume
- Sedierende Wirkungen: Kohlensäurebad
- Gereiztes Vegetativum: Brom und Baldrian als Badezusatz
- Empfindliche Haut: Kleie als Badezusatz
- RR-Senkung: Ansteigende Arm-Teilbäder (Hauff)
- Hypotonie: Kalte Armbäder
- Hämorrhoidalleiden oder Vulva-Ekzem: Sitzbad mit Eichenrinde
- Psoriasis: Kombination von Balneo- und Photother.
- Gefäßtraining für die untere Extremität (bei hypotonen RR-Regulationsstörungen): Wassertreten nach Kneipp.

6.2.6 Psychologische Analgesie

diziert bei psychosozialen, durch chron. Schmerzkrankheit entstandenen Störungen. Psychogische Verfahren bedürfen der bes. Kooperation des Pat. Kombinationen einzelner Methoden ufig sinnvoll. Zusammenarbeit mit Psychotherapeuten.

Entspannungsverfahren: Z.B.

- Progressive Muskelrelaxation nach Jacobson (s.a. ☞ 21.11.1 und ☞ 26.2.5)
- Autogenes Training. **KI:** Zwangsneurosen, Psychosen, extrem ängstlich-hypochondrische Persönlichkeitsstruktur

Weitere Verfahren: Biofeedback, imaginative, kognitive verhaltenstherapeutische, hypnotische und tiefenpsychologische Verfahren.

6.2.7 Chirotherapie

1. Manuelle Medizin. Wissenschaftliche Diagnose- und Therapieform aus dem Bereich der Erfahngsmedizin. Anwendung nur durch entsprechend geschulte Physiotherapeuten und Ärzte. Bei sorgtiger Indikationsstellung, richtiger Untersuchung, technisch sauberer Ther. sowie Beachtung der KI n. Risiken. Leistung über EBM und GOÄ abzurechnen. Ausbildung für Ärzte ☞ 34.6.

dikation V.a. funktionelle Störungen der peripheren Gelenkfunktionen, Blockierungen an : WS (z.B. ISG, ☞ 6.1.9), Begleitblockierungen bei organischen wie auch psychischen Störun; pseudoradikuläre Sy. (☞ 6.1.7); muskuläre Dysbalance, Haltungsschäden (z.B. Skoliose, 6.1.10); Kopfschmerz (☞ 20.4); Ohrgeräusch (☞ 22.6.4); viszerale Beschwerden (z.B. Blängen), Globusgefühl.

agnostik Funktionsdiagn., palpatorische Diagn., Auffinden von Irritationszonen und -punk; ggf. in Kombination mit Neuraldiagn. (☞ 26.2.4), evtl. auch Rö. zum Ausschluss von KI bzw. spezieller Fragestellungen hinsichtlich der Kopfgelenke.

erapie Im Idealfall geht die Chirodiagn. direkt in die Chirother. über. Schlüssel zum Erfolg Methode ist die sorgfältige Untersuchung und geduldige Behandlung aller Blockierungen an nsenorgan und Extremitäten.

Manuelle Ther. durch Physiotherapeuten erfolgt durch mobilisierende Techniken. BegleitenMedikation mit NSAR oder Muskelrelaxanzien oft erforderlich. Wärme- oder Kälteapplikation te vom Physiotherapeuten im Rahmen der Verordnung erfolgen und nicht gesondert rezeptiert den, wobei die Impulsbehandlung an der WS geschulten Ärzten vorbehalten ist. Facharztübersung an Kollegen mit Zusatzbezeichnung und entsprechender Erfahrung.

Osteopathische Techniken wie viszerale oder kraniosakrale Ther. sind keine Kassenleistungen.

ntraindikationen Malignom, fragliche Metastasierung, hochgradige Osteoporose, radikuSy., frische Weichteil- und Knochenverletzungen. Vorsicht bei Hypermobilität, Basilaris-In:., fortgeschrittener Osteochondrose und floriden rheumatischen Erkr.

rordnung Als Heilmittel mit den üblichen Angaben (☞ 26.2.5); bei gesicherter Ind. Behandg durch Physiotherapeuten mit Zertifikat einer anerkannten Weiterbildungsstätte.

26.3 Chronischer Schmerz

Migräne ☞ 20.4.1, Spannungskopf- und Spannungsgesichtsschmerz ☞ 20.4.2, Trigeminusneuralgie ☞ 20.12.1, medikamentöser Kopfschmerz ☞ 20.4.3, M. Sudeck ☞ 5.4.4, PNP ☞ 20.1

Cluster-Kopfschmerz (Bing-Horton-Syndrom)

Diagnostik Chron. rezid., heftige einseitige, periorbitale, frontale oder temporale Kopfschmerzen, 1–8 x/d, Anfallsdauer 15 Min.–3 h. Zur Diagnosestellung zusätzlich mind. 2 der folgende Symptome: Ipsilaterale Augenrötung und Tränenfluss (Sympathikusregulationsstörung), Mios, Ptose, Lidödem, verstopfte Nase, Rhinorrhoe, Schwitzen in Gesicht oder Stirn.

Therapie
♦ Akuter Anfall: Ergotamin 0,45–0,9 mg (z.B. 1–2 Hübe Ergotamin Medihaler®) per inhalatinem, altern. Sumatriptan, (z.B. Imigran®) 6 mg s.c.
♦ Prophylaxe:
  – Verapamil (z.B. Isoptin®) einschleichend dosieren bis auf eine Erhaltungsdosis von 3 × 80 m d bei kurzen Kopfschmerzserien
  – Oder Lithium (z.B. Quilonum®) über Wochen steigern bis auf 600–900 mg/d. Serumspiege kontrollen
  – Oder Prednisolon (z.B. Decortin H®) 50–80 mg/d, dann Reduktion bis auf 15–20 mg/d (b Versagen von Verapamil und Lithium)
  – Akupunktur.

Atypischer Gesichtsschmerz

Diagnostik Uni- oder bilaterale Gesichtsschmerzen uncharakteristischer Schmerzqualität, c nicht dem Versorgungsgebiet bestimmter Nerven entsprechen. Keine organische Ursache erkenbar. Vegetative Begleitsymptome.

Therapie Vielschichtiger Therapieansatz: Psychologische Verfahren, Massagen, möglicherwe kieferorthopädische oder zahnmedizinische Maßnahmen. Analgetika oder Antidepressiva.

Stumpfschmerzen

Diagnostik Lokale Schmerzen im Stumpfbereich bei Pat. mit amputierten Gliedmaßen. U sache meist Neurom, aber auch lokale Knochenprozesse, schlecht sitzende Prothesen, myofaszi Triggerpunkte.

Therapie Beseitigung der zugrunde liegenden Ursache.

Phantomschmerzen

Diagnostik Oft anfallsweise auftretende, brennende, drückende oder krampfartige Schmerz im Bereich des Phantomgliedes (des nicht mehr existierenden Gliedmaßenteils), häufig getrigge

Therapie

Medikamentöse Ther.: Bei akuter Schmerzattacke Opioide, z.B. Tilidin/Naloxon (z.B. Valoron N®), Morphin. Bei Dauerschmerz Opioide und sedierende Psychopharmaka zur Nacht, z.B. Amitriptylin (z.B. Saroten®) oder Doxepin (z.B. Sinquan®) sowie Calcitonin 100 IE über 10 Min. langsam i.v. (z.B. 1 Amp. Calsynar® 100)

TENS (☞ 26.2.5)

Physikalische Therapiemaßnahmen am Stumpf. Frühzeitiger Beginn nach Amputation wirkt prophylaktisch gegen Phantomschmerzen

Oft Zusammenarbeit mit Schmerzambulanz notwendig.

Postherpetische Neuralgie (Zosterneuralgie)

Diagnostik Stechende oder brennende, gelegentlich auch einschießende Spontanschmerzen, Dysästhesie und Hyperpathie im Dermatom des abgeheilten Zosters.

Therapie

Akute Herpes-zoster-Inf.:
- Aciclovir (z.B. Zovirax®); Ther. ☞ 25.4.2
- Lokalanästhetische Infiltrationen und Sympathikusblockaden sowohl als Schmerzbehandlung wie auch zur Prophylaxe einer postherpetischen Neuralgie. Bes. ältere Pat. und Pat. mit Diab. mell. sind bezüglich Entwicklung einer postherpetischen Neuralgie gefährdet. Hierfür Zusammenarbeit mit Schmerztherapeuten wünschenswert

Postzosterische Neuralgie:
- TENS (☞ 26.2.5)
- Opioide, z.B. Tilidin/Naloxon (z.B. Valoron N®), Morphin, auch über längere Zeit
- Bei einschießenden Schmerzen Carbamazepin z.B. 2 × tägl. 1 Tbl. à 200 mg

Bei Dauerschmerzen, bes. mit Hyperpathie Antidepressivum (☞ 21.6.5)

Lokal Capsaicin-Salbe (z.B. Nicodan®) 3–4 x/d, bei Hyperpathie lokalanästhetische Salben, z.B. Anaesthesin® Salbe.

Fibromyalgie- Sy. ☞ 18.6.1

eriatrie

EFAN GESENHUES _ MARTIN HERMANN _ ARNO DORMANN

Die Geriatrie ist die Lehre vom alternden bzw. alten Menschen. Geriatrische Pat. zu haben, bedeutet f[ür] den HA die Betreuung von Pat. in unterschiedlichen Stadien des körperlichen und geistigen Abbaus. B[ei] Unfällen und Krankheiten resultiert meist keine Restitutio ad integrum, sondern Defektheilung m[it] Restbeschwerden oder ein Verlust noch vorhandener Restfähigkeit. Andererseits können Langze[it]risiken von Krankheiten oder Therapieformen oftmals außer Acht gelassen werden.

Behandlungsziele in der Geriatrie

- Selbstbestimmung und Selbstständigkeit des Pat. durch Unabhängigkeit von fremder Hil[fe] erhalten und fördern
- Selbstständige und selbstbestimmte Mobilität, ungestörten Schlaf, Vigilanz, Körperfunkti[o]nen wie Essen, Verdauung, Atmung, Sexualität, Kommunikation mit Sehen, Hören, Sprech[en] und Verstehen, Schmerzfreiheit, Körper- und Wohnungspflege ermöglichen; ggf. auch m[it] Hilfsmitteln oder Mithilfe.

Die Entlassung nach Hause ist das oft in monatelanger Bemühung erarbeitete Ziel geriatrisch[er] Rehabilitation. Diese Bemühungen werden zunichte gemacht, wenn man die Pat. leichtfert[ig] in eine Akutklinik einweist, wo sie tagelang „zur Durchuntersuchung" immobilisiert werde[n].

27.1 Geriatrische Funktionseinschätzung (Assessment)

Allgemeinmedizinisch-fachübergreifender Untersuchungsgang zur Feststellung von Restfähigkeit[en] und mobilisierbaren Ressourcen als Grundlage geriatrischer Rehabilitation.

Zielhierarchie geriatrischer Rehabilitation

Tab. 27.1 Ziele der Rehabilitation

▼ Selbstständiges Leben in der vertrauten Umgebung

▼ Leben in der vertrauten Umgebung mit Fremdhilfe (z.B. Essen auf Rädern, Haushaltshi[lfe,] Hilfe beim Waschen, Einkaufen) und/oder Hilfsmitteln (z.B. Rollstuhl, Badewannenlift[,] Haltegriffe, Notrufeinrichtung; ☞ 30.2.9) Pflegeversicherung

▼ Selbstständiges Leben in einer Seniorenwohnung oder eigenen Wohnung in einer Seniorenwohnanlage, ggf. mit Fremdhilfe

▼ Alten(wohn)heim mit Service für Mahlzeiten, Wäsche, medizinische Versorgung

▼ Altenpflegeheim mit zunehmender Fremdbestimmung/Versorgung durch Pflegekräft[e]

Die Kosten der jeweiligen Versorgungsebenen stehen in umgekehrtem Verhältnis zur Leben[s]qualität der Bewohner.

dikationen zum Assessment

Zunehmende Hilfsbedürftigkeit (Hinweiszeichen: Rezid. Stürze, Exsikkosen, Verwirrtheitsepisoden, Orientierungsschwierigkeiten, Verringerung von Seh- oder Hörfähigkeit, Mobilitätseinschränkung, gravierende Fehler bei der Medikamenteneinnahme u.a.)

Krankenhausentlassung nach Schenkelhalsbruch, Apoplex, Infarkt u.a.

Überforderung pflegender Familienangehöriger

Bettlägerigkeit > 1 Wo. bei Risikopatienten

Wiederholte Krankenhauseinweisung

Tumordiagnose, Verschlechterung irreversibler Erkr.

Pat. mit hohem Risiko schwerer Erkr.

rchführung Meist beim Hausbesuch oder im Altenheim. Zu erhebende Fähigkeiten sind m HA meist bekannt und sollten anhand der folgenden Skalen quantifiziert werden, um Theieverläufe zu objektivieren und als Entscheidungsgrundlage zu dienen.

ve: Assessments in Kliniken oder Rehaeinrichtungen können die tatsächlichen ATL-Fähigkei- in den speziellen Verhältnissen der eigenen Wohnung nur indirekt erschließen. Vom evtl. lächtnisgestörten Pat. erfragte oder als Fremdanamnese von Verwandten erhobene Daten d oft durch ungenaue Kenntnis oder Eigeninteressen der Betreuer verfälscht.

ve: Der gehandicapte Pat. stellt sich in der fremden Klinikumgebung anders dar als in seiner enen Wohnung, z.B. kann er von „seinem" Stuhl viel besser aufstehen als vom Stuhl in der nik u.a.

halte **Biomedizinische Daten:** Diagnosen mit Schweregrad, Gewichtsverlauf, Ernährungsition inkl. Funktionsfähigkeit von Zähnen, Gebiss und Schluckakt, Medikamente, Kommunika-nsfähigkeit (Sprechen, Hören, Sehen, Fühlen, Riechen, Zustand der Hilfsmittel), Häufigkeit der ankenhausbehandlungen, Intensität und Umfang ärztlicher und pflegerischer Betreuung, Kom-nsationsfähigkeiten.

chosoziale Daten: Beurteilung von Gedächtnis, Orientierung, Aufmerksamkeit, Verstehen, ennen, zielgerichtetem Handeln, Koordination, Tremor, Geschicklichkeit; Depression, Ver-nung, Wahnideen, Coping-Fähigkeiten.

zialdaten: Ausbildung, berufliche Fähigkeiten, wirtschaftliche Lage, Sozialstatus, soziale Bin-ngen und tragfähige Kontakte, Nachbarschaft, soziales Netz, Wohnungssituation und ggf. nö- Anpassungen, familiäre Lage, mobilisierbare Unterstützungsmöglichkeiten.

nktionelle Daten: Selbstpflegefähigkeiten (ADL/ATL= activities of daily life), Selbstversor-gsfähigkeiten im Haushalt (IADL), Gang und Gleichgewicht (Tinetti-Test), kognitives Assess-nt (SKT), Uhrentest, Timed-up-and-go, Fahrtauglichkeit.

sönliche Wertvorstellungen des Pat.: Art der Lebensgestaltung, (frühere) Interessen, Art und ensität religiöser oder politischer Wertvorstellungen, Vorstellungen vom Lebensende, Verfü-gen zu Reanimation oder intensivmedizinischer Behandlung, subjektive Prognose, Krank-seinsicht/Krankheitsvorstellung, Compliance, Haltung zur medizinischen Wertvorstellung Arztes.

le des Assessments

Rehabilitationsplan bis zum Erreichen der größtmöglichen Selbstständigkeit erstellen

Planung der zu verordnenden Hilfsmittel

Wohnungseinrichtung mit Griffen, Geländern, Hilfsmitteln anpassen

Medikamentenplan anpassen

- Koordination von Pflegediensten, physikalischen Therapeuten u.a.
- Dokumentation des Zustands vor und nach Reha- oder Betreuungsmaßnahmen.

Hilfsmittel

Barthel-Index (ADL/ATL)

Tab. 27.2 Aktivitäten des täglichen Lebens (ATL): Barthel-Index

Aktivitäten	Punktzahl
Stuhlgang	
Kontinent	10
Selten inkontinent (max. 1 × pro Wo.)	5
Inkontinent oder benötigt Einläufe	0
Urin	
Kontinent	10
Teilweise inkontinent (max. 1/d)	5
Inkontinent oder Katheter, unselbstständig	0
Waschen	
Unabhängig (Gesicht, Kämmen, Zähne, Rasieren)	5
Hilfsbedürftig	0
Toilette	
Unabhängig (Gehen, Reinigen, Bekleiden)	10
Teilweise selbstständig	5
Hilfsbedürftig	0
Essen	
Unabhängig (Essen wird bereitgestellt)	10
Braucht Hilfe, z.B. beim Schneiden, Streichen	5
Hilfsbedürftig	0
Transfer Bett/Stuhl	
Unabhängig (gilt auch für Rollstuhlfahrer)	15
Wenig Hilfe oder Supervision	10
Viel Hilfe	5
Völlig hilfsbedürftig, fehlende Sitzbalance	0

Tab. 27.2 Fortsetzung	
...tivitäten	Punktzahl
...wegung	
...nabhängiges Gehen (auch mit Gehhilfe)	15
...hen mit einer Hilfsperson möglich	10
...r Rollstuhlfahrer: unabhängig	5
...cht möglich, wie oben angegeben	0
...kleiden	
...nabhängig, inkl. Schuhe anziehen	10
...lfsbedürftig, aber mind. 50% selbstständig	5
...lfsbedürftig	0
...eppen	
...nabhängig (auch mit Gehhilfsmittel)	10
...aucht Hilfe oder Supervision	5
...nn Treppen nicht steigen	0
...den	
...det oder duscht ohne Hilfe (ohne Supervision)	5
...det oder duscht mit Hilfe	0
...samtpunktzahl von 100 möglichen Punkten	?

Tab. 27.3 Bewertung	
...fizit (Barthel-Index)	Gesamtpunktzahl/100
...r schwer	0/100
...wer	35/100
...ßig	60/100
...ing	85/100
...urchschnitt von je ca. 60 Personen)	

...med-up-and-go

...facher Test zur groben Orientierung über die Mobilität. Zeit sparende Alternative zum Tinnetti-
...t.

...rchführung: Pat. sitzt auf einem Stuhl mit Armlehnen, geht ca. 3 m, dreht sich um, geht zurück, ...t sich wieder hin (normal bis 20 Sek.). Bei Zeiten > 20 Sek. weitere Tests durchführen.

Uhrentest

- Durchführung: Pat. bekommt ein Blatt Papier, auf dem ein großer Kreis vorgegeben ist, ur die Anweisung: „Zeichnen Sie die Ziffern und Zeiger einer Uhr ein, die (halb zwei, viertel nac fünf o.Ä.) anzeigt!"
- Auswertung: ☞ Tab. 27.4. Werden weniger als 6 Punkte erreicht, besteht der V.a. Demenz – sollten sich weitere Tests bzw. neurologische Untersuchungen anschließen.

Tab. 27.4 Uhrentest: Auswertung

Leistung	Punktzahl
Beide Zeiger richtig	2
Alle 12 Ziffern richtig	2
Korrekte Zeit	2

27.2 Multifaktorielle Immobilität

Einschränkung oder Verlust der Fähigkeit, sich in seiner Umgebung frei zu bewegen und die Aktivitä des tägl. Lebens unabhängig auszuführen. Je nach Dauer, Ausmaß und Art der Bewegungseinschrä kung Auswirkungen in physischer und psychischer Hinsicht einschließlich der sozialen Folgen.

Ätiologie

- Orthopädische Erkr.
- Fußerkr.: Nagelverwachsungen (Unguis incarnatus, ☞ 4.4.4), Panaritien (☞ 4.3.6), Gangr
- Neurologische Erkr.: U.a. M. Parkinson (☞ 20.5), PNP (☞ 20.11), Z.n. Schlaganf (☞ 20.3), MS (☞ 20.7), Schwindel
- Internistische Erkr.: U.a. Herzinsuff. (☞ 10.5), KHK (☞ 10.3), pAVK (☞ 11.3.2), I (z.B. inapparenter HWI, ☞ 13.3.2), SD-Funktionsstörungen (☞ 17.6), chron. obstrukt Lungenerkr. (☞ 12.4), metabolische Störungen (z.B. E'lyt-Störungen durch Diuretika-Üb dosierung, ☞ 13.1.9, ☞ 10.1, ☞ 27.8), Adipositas
- Psychische Ursachen: Depression (☞ 21.6, ☞ 27.4.3), Demenz (☞ 27.4.2), allg. Unsich heit (z.B. Angst vor Stürzen, mangelndes Selbstbewusstsein), Angst vor Schmerzen mit fr williger Selbstbeschränkung, over-protection durch die betreuenden Personen, Delir
- Erschwerte Orientierung im Raum wegen Sehbehinderung, z.B. durch ungeeignete Brill Katarakt (☞ 23.3.2) oder Gesichtsfeldeinschränkungen
- Medikamente: Tranquilizer, Sedativa, Hypnotika, Antidepressiva, Antihypertensiva, Po pharmakother. mit unüberschaubaren Arzneimittelinteraktionen
- Mechanische Hilfsmittel medizinischer Ther.: Gipsverbände, i.v. Zugänge, Katheter
- Prolongierte Krankenhausbehandlung ohne Mobilisation.

Diagnostik

- Anamnese/Fremdanamnese:
  - Anhalt für somatische Ursache der Immobilität? Medikamente?
  - Auslöser: Z.B. Partnerverlust oder Umzug ins Altenheim?
  - Biographie: War der Pat. schon immer bewegungsarm?

Körperliche Untersuchung: Ganzkörperstatus, bes. Bewegungsapparat und Nervensystem, EZ, psychiatrischer Status (☞ 21.1, ☞ 27.4.1)

Labor: BB, E'lyte, Krea, TSH basal, BSG und Urinstatus

Weiterführende Untersuchungen bei ther. Relevanz, ggf. Facharztüberweisung.

erapie

Behandlung der Grunderkrankung(en), bes. symptomatische Linderung bei arthrotischen Beschwerden, z.B. durch NSAR (☞ 26.2.2, ☞ 32.2, ☞ 18.3.2)

Ausreichende Ernährung sicherstellen

Verordnung von Hilfsmitteln (z.B. Gehhilfe, Rollstuhl), KG und Physiother., aktivierende Pflege – frühe Mobilisation

Wohnraumanpassung: Z.B. Haltegriffe im Bad, Beseitigung störender Türschwellen, ausreichend Platz für Gehwagen oder Rollstuhl schaffen

Stationäre geriatrische Rehabilitation.

Bei Immobilität ist eine „Ortsbesichtigung" im Rahmen eines Hausbesuchs und ein planendes Gespräch (Festlegen realistischer Ziele) mit Pat. und Angehörigen entscheidend. Sind Maßnahmen zur Wohnraumanpassung erforderlich, muss der Pflegebedürftige oder sein Vertreter einen Antrag an die für ihn zuständige Pflegekasse (möglichst mit Kostenvoranschlag) stellen.

gen und Komplikationen

Körperlich: Dekubitus (☞ 27.9), Inkontinenz (☞ 27.6.1), HWI (☞ 13.3.2), Kontrakturen durch mangelnde körperliche Aktivität (☞ 6.4.6), Inaktivitätsosteoporose (☞ 6.8), tiefe Venenthrombosen (☞ 11.4.3) und Pneumonie (☞ 12.3.3)

Psychisch: Angst, Depression (☞ 27.4.3), evtl. Aggression

Sozial: Verlust sozialer Bindungen, Rückzug, Isolation, Vereinsamung.

7.3   Stürze

⸛ der > 65-Jährigen und 40% der > 80-Jährigen stürzen pro J. Wiederholte Stürze verunsichern oft und Angehörige, verstärken eine Immobilität und begründen dann den Umzug ins Altenheim. den älteren Pat., die zu Hause stürzen und stationär aufgenommen werden müssen, sterben 50% rhalb der folgenden 12 Mon., von den aus Altenheimen wegen Sturzes ins Krankenhaus aufge- menen sterben 50% in 6 Mon. Die Ursachen sind multifaktoriell.

Stürze treten gehäuft am frühen Morgen, am Abend und nachts sowie an bestimmten Orten wie Bad/Toilette und bei Transfersituationen (Aufstehen/ins Bett gehen) auf.

ologie

Altersbedingte Schwerpunktverlagerung nach vorn mit reflektorischer Beugung in den Kniegelenken beeinträchtigt Gleichgewicht und Sicherheit beim Gehen

Häusliche Umgebung: Fehlender Treppenhandlauf, rutschende Teppiche bzw. hoch stehende Teppichkanten, glatte Fußböden, herumliegende Kabel, schlechte Beleuchtung, Blendung, Bad/Toilette ohne Haltegriffe, zu niedriger Toilettensitz, Stühle ohne Armlehnen, häufig gebrauchte Küchenutensilien in oberen Regalfächern, ungewohnte Umgebung, z.B. nach Umzug ins Altenheim, unpassende Kleidung (zu lange Röcke oder Nachthemden, zu weite Schuhe mit glatter Sohle)

- Alle Ursachen einer Synkope (☞ 10.1.5)
- Schwindel (☞ 20.1.1). **Cave:** Tranquilizer, Tramadol
- Orthostatische Hypotonie: Häufig, 20% der über 65-Jährigen (☞ 11.6.1)
- Iatrogene Hypotonie durch Medikamente: Z.B. Diuretika, Antihypertensiva, Neurolepti
  Barbiturate, trizyklische Antidepressiva, Levodopa, Nitropräparate
- Neuromuskuläre Schwäche bei M. Parkinson (☞ 20.5), Hemiplegie (☞ 20.14), P[
  (☞ 20.11), Diab. mell. (☞ 17.1), Hypo- und Hyperthyreose (☞ 17.6.2, ☞ 17.6.3), verm[
  derte Propriozeption
- Sehstörungen (v.a. Katarakt) und ungeeignete Brillen
- Orthopädische Ursachen: V.a. durch arthrotische Veränderungen in Iliosakral-, Hüft- u
  Kniegelenk (☞ 6.6.3), Wirbelsäulenverformungen, z.B. Hyperkyphosierung, Skoli
  (☞ 6.1.10), c.P. (☞ 18.3.1).

Diagnostik
- Anamnese und Fremdanamnese: Unfallhergang (wann, wo, wie)? Symptome kurz vor St[
  (Schwindel, Benommenheit, Schwäche, Schmerzen, Dyspnoe)? Bewusstseinsverlust (Synk[
  ☞ 10.1.5)? Soziales Umfeld? Medikamente (auch Selbstmedikation, z.B. Schlafmittel)?
- Körperliche Untersuchung: Ganzkörperstatus zum Ausschluss von Frakturen, v.a. Schenk[
  hals- (☞ 5.3.11), Rippen- (☞ 5.3.8) und subkapitale Humerusfraktur (☞ 5.3.5), Radi[
  fraktur loco typico; wiederholte RR-Kontrollen und neurologische Untersuchung; Hinv[
  für TIA (☞ 20.3), Schlaganfall (☞ 20.3), subdurales Hämatom (☞ 5.3.2)?
- Labor: BB, Hkt., E'lyte, BZ, Krea, evtl. Medikamentenspiegel
- Weiterführende Diagn.: EKG, Langzeit-EKG bei V.a. Herzrhythmusstörungen, Doppler-S[
  bei V.a. Stenose der hirnversorgenden Arterien, CCT, Schellong-Test (☞ 11.6.1) bei V
  orthostatische Dysregulation, Rö bei V.a. Fraktur; Facharztüberweisung zum Augena[
  zur Visuskontrolle bzw. Brillenkorrektur, bei Schwindel evtl. Facharztüberweisung z
  HNO-Arzt oder Neurologen.

Therapie
- Behandlung der somatischen Sturzursache sowie der Sturzfolgen
- Medikamente überprüfen, Schlafmittel vermeiden oder adäquat dosieren
- Gefahrenquellen in der Wohnung beseitigen
- Transfertraining, ggf. durch Physiotherapeuten
- Stützende Gespräche, falls seelisches Trauma („allg. Verunsicherung") durch Sturz entstan[
  ist.

Präventive Beratung des Patienten und seiner Angehörigen
- Langsam vom Liegen oder Sitzen aufstehen
- Beim Betreten eines dunklen Zimmers abwarten, bis sich Augen an die Lichtverhältni[
  gewöhnt haben
- In der Wohnung möglichst immer an Möbeln oder Griffen festhalten, evtl. Hilfsmittel v
  wenden (Gehstütze, Stock)
- Fragen der Wohnraumanpassung diskutieren (☞ 27.2), bes. Stolperschwellen beseitig[

Forts.

> Zweckmäßige Kleidung empfehlen: Ggf. Röcke, Nachthemden kürzen, feste Schuhe mit rutschfester Sohle
> Brille regelmäßig säubern und aufsetzen, gebrochene Brillengestelle reparieren lassen
> Bei Alleinlebenden Möglichkeiten eines Notruf- oder Kontrollanrufsystems prüfen.

Therapeutisches und pflegerisches Ziel ist, Stürze zu vermeiden und Sturzgefährdete trotzdem möglichst lange zu Hause wohnen zu lassen.

7.4 Psychogeriatrische Erkrankungen

ychische Erkr. und Behinderungen sowie ihr Verlauf sind im höheren Lebensalter oft Folge ersspezifischer psychischer und/oder primär somatischer Befunde.

7.4.1 Akute Verwirrtheit – Delir

versibler akuter Symptomenkomplex mit Bewusstseins-, Orientierungs-, Denk- und Wahrneh- ungsstörungen sowie psychomotorischer Unruhe. Dauer: Stunden bis Tage.

iologie Hirnfunktionsstörungen durch:
Sauerstoffmangel:
- Verminderte Hirndurchblutung bei dekompensierter Herzinsuff. (☞ 10.5), Herzrhythmusstörungen (☞ 10.6), hypotone Kreislaufregulationsstörung (☞ 11.6.1), akute zerebrovaskuläre Insuff., Schlaganfall bzw. TIA (☞ 20.3)
- O_2-Mangel im Blut, z.B. akute respir. Insuff. (☞ 12.1.1), schwere Anämie (☞ 19.1.1)
Stoffwechselentgleisungen: Z.B. bei Diab. mell. (☞ 17.1), Hypothyreose (☞ 17.6.3), Exsikkose mit E'lyt-Störungen, z.B. Hyponatriämie (☞ 13.1.9)
Akute und chron. Inf. mit oder ohne Fieber: z.B. inapparenter HWI (☞ 13.3.2), Bronchopneumonie (☞ 12.3.3)
Zerebrale Erkr.: z.B. Tumoren (☞ 20.13), Meningitis, Enzephalitis (☞ 20.8)
Akutes Trauma – akute chirurgische Erkr.
Alkohol-, Nikotin-, aber auch Medikamentennebenwirkungen, -überdosierungen oder -entzug: z.B. durch Antiparkinsonmedikamente, Herzglykoside, Antiarrhythmika, Diuretika, Antihypertensiva, NSAR, Analgetika, Spasmolytika, Insulin, Vasodilatatoren, Glukokortikoide, Antihistaminika, Antiemetika, Antidiarrhoika, Antitussiva, Muskelrelaxanzien, Antikonvulsiva
Funktionell als Reaktion auf:
Schmerzen (akut und chron.)
Akuten Harnverhalt (☞ 13.1.1), schwere Obstipation (☞ 8.1.10)
Umgebungsveränderungen, z.B. bei Umzug ins Altenheim, Verlegung, Wechsel der Bezugsperson
Familiäre Krisen, z.B. Verlust des Lebenspartners/der Bezugsperson
Angstauslösende Situationen, z.B. bei Dunkelheit, bei plötzlichem Verlust von Brille, Hörgerät.

Klinik

- Vorstadium (Prädelir): Angst, Unruhe, Zittern, Konzentrationsstörungen, Schlafstörunge[n]
  Licht- und Geräuschempfindlichkeit, Stimmungsänderung. **Cave:** Suizidgefahr
- Vollbild (Delir): Bewusstseinsstörungen, Desorientierung, motorische Unruhe, evtl. Halluz[i]
  nationen, Aggressivität, vegetative Störungen (Schweißausbrüche, Tachykardie, RR-Abfa[ll]
  Umkehr des Schlaf-wach-Rhythmus)
- Nach Abklingen der akuten Symptome: Erinnerungslücke.

Tab. 27.5 DD des Verwirrtheitszustands nach Lipowski (ZAGE München Neuperlach Prof. Heinrich/Dr. Lichti)

Diagnose	Delir	Demenz	Psychose	Enzephaliti[s]
Beginn	Plötzlich	Allmählich	Plötzlich	Subakut
Verlauf über 24 h	Fluktuierend, oft nächtliche Zunahme	Gleichmäßig, gelegentlich nächtliche Zunahme	Gleich bleibend	Allmählich zunehmend
Halluzinationen	Visuell	Keine	Akustisch	Selten
Illusionäre Verkennungen	Häufig, Suggestibilität	Selten	Systematisch	Selten
Bewusstsein	Eingeschränkt	Normal	Normal	Oft deutlich gestört
Aufmerksamkeit	Deutlich eingeschränkt	Meist normal	Wechselnd	Deutlich gestört
Kognitive Leistungen	Sämtlich gestört	Sämtlich gestört	Selektiv	Sämtlich gestört
Psychomotorik	Wechselnd gesteigert und reduziert	Meist normal	Wechselnd	Meist reduz[iert]
Sprache	Inkohärent, wechselndes Sprachtempo	Wortfindungsstörung, Perseverationen	Normal, selten Neologismen	Oft aphasise[he] Symptome
Unwillkürliche Bewegungen	Haltetremor, Asterixis	Keine	Keine	Selten
Epileptische Anfälle	Oft vor Beginn der Symptomatik	Keine	Keine	Häufig
Neurologische Herdzeichen	Koordinationsstörung	Selten	Keine	Meist
Fieber	Oft nicht	Nein	Oft nicht	Oft

agnostik **Cave:** Bei gerontopsychiatrischen Symptomen immer organische (Teil-)Ursachen klären!

Anamnese bzw. Fremdanamnese: Welche Faktoren haben sich vor Beginn der Verwirrtheit verändert? Neue Medikamente, Umgebungswechsel? Anhalt für akute somatische Erkr., z.B. HWI oder Bronchitis? Flüssigkeitszufuhr pro Tag? Obstipation? Harnverhalt? Alkoholabusus?

Körperliche Untersuchung: Ganzkörperstatus mit Herz-Kreislauf-, Atmungs-, GIT- und Urosystem; Ausschluss von neurologischen Ausfällen sowie psychiatrischer Status; Hinweis auf Sturz (subdurales Hämatom, Tumor); Nackensteifigkeit (Meningitis); Fieber

Labor: BSG (akuter Inf.?), BB (Anämie, Leukozytose, Exsikkose?), E'lyte (Hyponatriämie?), Urinstatus (HWI?), evtl. TSH basal

Soziale/familiäre Krisen: Streit um Erbschaft oder Pflegekosten?

Unangemessenes Verhalten bei Pat. mit schweren Hörstörungen wird häufig als „Verwirrtheit" fehlgedeutet.

erapie Behandlung der Grunderkr.; die meist multifaktoriellen Ursachenketten verlangen ein hrgleisiges Vorgehen:

Evtl. kurzfristige medikamentöse Ther. mit niederpotenten Neuroleptika, z.B. Melperon (z.B. Eunerpan® Liquidum, Lösung), Chlorprothixen (z.B. Truxal®-Saft), Promethazin (z.B. Atosil®-Tr.), Pipamperon (z.B. Dipiperon®-Saft); Dos. individuell bestimmen, niedrigste noch wirksame Dos. wählen. **Cave:** Schwarzer Tee reduziert Neuroleptika-Resorption. NW und KI ☞ 32.5.1

Klinikeinweisung bzw. Zwangseinweisung (☞ 1.4.10) ist in schweren Fällen bei Nahrungsverweigerung, Weglauftendenz, aggressivem Verhalten (Selbst- und/oder Fremdgefährdung) zu erwägen. **Cave:** Krankenhauseinweisung kann Verwirrtheit verstärken, deshalb realistisch prüfen, ob Angehörige mit der Situation fertig werden können.

Nächtliche Verwirrtheitszustände sind oft Folge von RR- und/oder BZ-Abfall mit konsekutiver zerebraler Mangelversorgung. Abendliche Gabe einer Tasse Kaffee bzw. ausreichende Flüssigkeitsgabe und/oder eine Spätmahlzeit können Symptome abschwächen. Notwendigkeit abendlicher Diuretikagabe kritisch prüfen.

7.4.2 Chronische Verwirrtheit – Demenz

anisch bedingte, schwerwiegende, meist über längere Zeit progrediente und nur selten reversible nleistungsstörung, die neben dem komplexen Symptombild eines chron. Verwirrtheitszustandes st auch mit Störungen der Stimmung (Depression) und Befindlichkeit sowie mit körperlichen ptomen (Inkontinenz, Immobilität) einhergeht.

sachen und Formen

Primäre Demenz (direkte Hirnschädigung):

Degenerative Demenz: Präsenile (Beginn vor dem 65. Lj.) oder senile Demenz (Beginn nach dem 65. Lj.) vom Alzheimer-Typ (ca. 50–60% aller Demenzen); seltener Demenz bei M. Parkinson, Pick-Stirnhirnatrophie oder Chorea Huntington, progressive supranukleäre Parese

– Vaskuläre Demenz: Multiinfarktdemenz (ca. 20% aller Demenzen); selten bei diabetisch
Angiopathie, Vaskulitis im Gehirn, Status lacunaris
• Sekundäre Demenz (ca. 15% aller Demenzen): Demenzen auf dem Boden internistischer od
neurologischer Grunderkr. (s. Kasten).

Klinik

Degenerative Demenz vom Alzheimer-Typ

Primär degenerative zerebrale Krankheit mit unbekannter Ätiol. und charakteristischen neuropath
logischen und neurochemischen Merkmalen. M. Alzheimer ist eine Ausschlussdiagnose. Meist sch
chender Beginn; bei präseniler Demenz mitunter bereits ab 40. Lj. M : F = 1 : 2.

Beginn: Typischerweise diskrete Hirnleistungsstörungen (Zerstreutheit, Reizbarkeit, Störung
Merkfähigkeit, Probleme im sprachlichen Ausdruck und v.a. im Sprachverständnis), die du
den Kranken häufig überspielt werden (z.B. durch Merkzettelchen, reduzierte Anforderungen
sich selbst, Rückzug). Charakteristisch ist der progrediente Verlauf und die „fast richtige Antwo
auf präzise Fragen.

Weiterer Verlauf: Nachlassen der Vigilanz, Ablehnung von Neuem, soziales Desinteresse, re
zierte Alltagsaktivitäten und Abnahme der intellektuellen Fähigkeiten, Persönlichkeitsverf
Laufdrang.

Spätstadium: Psychisch/neurologische Symptome, z.B. Dysphasie, Dyspraxie, Agitiertheit, ke
Krankheitseinsicht bzw. Unfähigkeit, über seinen Zustand zu kommunizieren; Affektlabilität, [
pression, Regression, extrapyramidale Symptome (☞ 20.1.4) mit zunehmender Immobili
Harn- und Stuhlinkontinenz.

Prognose: Schlecht; Pat. ist meist nach wenigen J. voll pflegebedürftig. Überlebenszeit nach Di
nosestellung ca. 8 J.

Vaskuläre Demenz: Multi-Infarkt-Demenz

Durch rezid. zerebrale Insulte bedingte Demenz auf dem Boden einer Arteriosklerose. Thrombo
zerebraler Gefäße und Blutungsherde führen zu Gewebserweichungen von Hirnrinde, Stamml
und Basalganglien. Beginn meist ab 60. Lj. M : F = 2,5 : 1. Risikofaktoren: Diab. mell., Hyperto
Nikotin, Adipositas, Herzrhythmusstörungen, Karotisplaques.

• Psychische Symptome: Plötzlicher Beginn mit wechselhaftem, schubweisem Verlauf
schrittweiser Zunahme von Hirnleistungsstörungen; nächtliche Verwirrtheit. Verfall kog
tiver Funktionen und der Persönlichkeit meist später als bei Alzheimer-Pat.
• Emotionale Symptome: Häufig reaktive Depression
• Somatische Symptome: Kopfschmerzen, Schwindel, gehäuft kleine Insulte, neurologis
Ausfälle, zusätzliche internistische Erkr. wie Hypertonie, Herzrhythmusstörungen, pAV

Prognose: Kein zwangsläufiges Fortschreiten der Demenz, wenn die Grunderkr. behandelt w
Viele Pat. sterben an den Folgen der arteriosklerosebedingten Sekundärerkr. außerhalb des
hirns und nicht an der Demenz.

Sekundäre Demenzen: Demenzielle Syndrome

Zahlreiche Krankheitsbilder können mit Symptomen einer Demenz einhergehen. Sie müssen diffe
zialdiagnostisch berücksichtigt bzw. ausgeschlossen werden. Ther. der Grunderkr. ist Voraussetzung
die Besserung dieser demenziellen Symptome.

Demenzielle Syndrome

Internistische Erkr.: Exsikkose (☞ 27.8), E'lyt-Störungen (v.a. bei Hyponatriämie, ☞ 13.1.9), chron. Herzinsuff. (☞ 10.5), Herzrhythmusstörungen (v.a. bei reduziertem HZV), Hypo-/Hyperthyreose (☞ 17.6.2, ☞ 17.6.3), Hypo-/Hyperparathyreoidismus (☞ 17.7), Urämie (☞ 13.1.13), Leberzirrhose (☞ 8.7.3), Vitaminmangel (Folsäure, B_1, B_6, B_{12}; ☞ 19.3.2), Intox. durch Medikamente (s.u. Diagn.) oder Umweltgifte (z.B. CO, Quecksilber, Blei, Perchloräthylen), rheologisch bedingte zerebrale Durchblutungsstörungen (z.B. bei Exsikkose, Polyglobulie).

Neurologische Erkr.: M. Parkinson (☞ 20.5), chron. Alkoholabusus (☞ 21.9.1), chron. subdurales Hämatom (☞ 5.3.2), Hirntumoren (☞ 20.13), Epilepsien (☞ 20.6), Chorea Huntington, MS (☞ 20.7), Enzephalitis (☞ 20.8.2).

Psychiatrische Erkr.: Z.B. Depression (☞ 27.4.3), Schizophrenie (☞ 21.8).

Komplikationen

Selbstgefährdung: Weglaufen, Stürze, Gefährdung im Straßenverkehr, unsachgemäßer Umgang mit Medikamenten, „Fehler" bei Bekleidung und Ernährung

Fremdgefährdung: Unsachgemäßer Umgang mit Gas, Wasser, Feuer; Aggressivität.

Diagnostik

Anamnese: Persönlicher Werdegang (Schulbildung/Ausbildung), berufliche Aktivitäten, psychiatrische und neurologische Vorgeschichte, Beginn und Verlauf der Beschwerden. Fremdanamnese oft entscheidend, v.a. beim Auftreten von Persönlichkeitsstörungen. Divergenz der Kompetenzbeurteilung von Pat. und Angehörigen

Medikamentenanamnese: Hirnleistungsstörungen sind u.a. möglich durch Herzglykoside, Antiarrhythmika, Diuretika, Vasodilatatoren, Antihypertensiva, Insulin, Antiphlogistika, Analgetika, Spasmolytika, Antihistaminika, Antiemetika, Glukokortikoide, Antidiarrhoika, Antitussiva, Tuberkulostatika, Muskelrelaxanzien, Antikonvulsiva, Antidepressiva, Tranquilizer

Körperliche Untersuchung: Ganzkörperstatus, bes. periphere Pulse, Strömungsgeräusche über den Karotiden und neurologische Untersuchung

Psychiatrischer Status: Bewusstsein, Hirnleistung, Schlaf-wach-Rhythmus, Ausschluss einer Depression. *Hirnleistungstests:* Stellenwert in der ärztlichen Praxis wird sich in den nächsten J. ausweiten. Tests eher zur Verlaufskontrolle (z.B. alle 3 Mon. unter Ther.) als zur Primärdiagn. geeignet

Labor: BSG, BB, BZ, Chol., TG, GPT, γ-GT, Krea, E'lyte, Harnstoff, TSH basal, Urinstatus

Weiterführende Diagn.: Ausschluss M. Parkinson, EKG bei V.a. KHK und Herzrhythmusstörungen, EEG, CCT zum Ausschluss eines subduralen Hämatoms oder Tumors bzw. zur DD zwischen vaskulärer Demenz und Demenzen vom Alzheimer-Typ, ggf. Facharztüberweisung Neurologe.

- ◆ Die Diagnose einer Demenz vom Alzheimer-Typ ist eine Ausschlussdiagnose. An der Diagnose muss gezweifelt werden bei:
  – Plötzlichem Erkrankungsbeginn
  – Zerebralen Herdsymptomen

– Ausgeprägten Gangstörungen
– Fehlender Progredienz in den ersten 2 J. nach Diagnosestellung
- Hirnleistungstests sind immer nur *ein* Mosaikstein bei der Diagn. und dürfen nur i
  Gesamtzusammenhang gesehen werden. Falsch pos. Ergebnisse sind z.B. bei depressiv
  Pat. möglich.

Therapeutische Ansätze

Allgemeine Ziele der Demenzbehandlung
- Selbstwertgefühl durch Respektieren der Persönlichkeitsrechte und der Gefühlswelt de
  Kranken stabilisieren
- Selbstbestimmung und Autonomie trotz erheblicher Einschränkungen stärken
- Verbliebene Fähigkeiten und Möglichkeiten fördern
- Ohne Überforderung aktivieren
- Kognitive Leistungen und Aktivitäten des tägl. Lebens stabilisieren oder verbessern
- Affektive Steuerungsfähigkeit des Pat. verbessern, dadurch Kräfte zur Bewältigung einfache
  Alltagsanforderungen freisetzen
- Soziale Integration
- Verbesserte Lebensqualität des Kranken und der Bezugspersonen.

Die Ther. Demenzkranker fußt auf 6 Säulen (ABCDEF-Ther.).

A = Arznei Internistische Basisther.: Bei vaskulärer Demenz die Risikofaktoren für weite
ischämische Insulte minimieren durch vorsichtige Hypertoniebehandlung (☞ 11.6.2), Thro
bozytenaggregationshemmung, z.B. ASS max. 300 mg tägl. (☞ 32.6.3); bei Vorhofflimmern u
intrakardialen Thromben mit rezid. zerebralen Embolien Antikoagulation (☞ 32.6); sonst
Ther. entsprechend den Grunderkr.

Nootropika: In ihrer Wirksamkeit umstrittene Medikamente. Geeignet v.a. für Pat. mit leich
bis mittelschweren Hirnleistungsstörungen. Anwendung über mind. 3 Mon. (Erfolgskontroll
Angehörige berichten häufig über Verbesserungen in Sozialverhalten und Alltagsaktivitäten. E
Verbesserung des EEG-Befundes und zeitbezogener Tests. *Präparate:* Z.B. Ginkgo-biloba-Extr
(z.B. Tebonin® intens), Nicergolin (z.B. Circo Maren®), Nimodipin (z.B. Nimotop®), Sekale-
kaloide (z.B. Hydergin®), Piracetam (z.B. Nootrop®), Memantin (z.B. Akatinol-Memantin
Pyritinol (z.B. Encephabol®).

CHE-Hemmer: Zur Behandlung der leichten bis mittelschweren Alzheimer-Erkr. zugelassen;
höhen für die Dauer der kontinuierlichen Einnahme den Spiegel von Acetylcholin. Bei Respo
dern wird der Krankheitsverlauf zwar nicht verlangsamt, aber der Pat. während der Einnahm
einen (um einige Mon. zurückliegenden) früheren Status zurückversetzt. *Präparate:* Donep
(Aricept®), Rivastigmin (Exelon®), Tacrin (Cognex®), Galantamin (Reminyl®).

! Bei allen Nootropika und Antidementiva ist 4, 8 und 12 Wo. nach Therapiebeginn eine k
  sche Überprüfung der Wirksamkeit notwendig. Dies geschieht am besten zusammen mit A
  gehörigen und Betreuern anhand konkreter Fragestellungen:
- Erkennt der Pat. Personen wieder, die er vorher nicht mehr erkannt hat?
- Kann er sich besser orientieren (z.B. Weg zur Toilette)?

- Findet er Gegenstände leichter wieder (Schlüssel, Brille u.a.)?
- Kann er wieder allein essen, sich anziehen, TV bedienen u.a.?
- Ist er weniger verwirrt oder ängstlich?

Falls sich keine wirklich eindeutigen Besserungen nachweisen lassen, sollte der Stoffwechsel des Pat. nicht weiter mit dem fraglichen Medikament belastet werden.

edikamentenwahl Das Medikament wird unter Berücksichtigung der spezifischen NW aus-wählt (☞ Tab. 27.6).

Tab. 27.6 Dosierung und Nebenwirkungen wichtiger Antidementiva

zneistoff	Tagesdosis	Wichtige Nebenwirkungen
hydroergotoxin	4–8 mg	Hypotonie (!), Schwindel
nepezil	5–10 mg	Durchfall, Übelkeit, Erbrechen, Muskelkrämpfe, Müdigkeit, Schlaflosigkeit, Schwindel
nkgo-biloba-Extrakt (tandardisiert)	120–240 mg	Sehr selten: Magenbeschwerden, Kopfschmerzen, Hautreaktionen
emantin	5–30 mg	Unruhe, Schwindel, Übelkeit
cergolin	15–30 mg	Schwindel, Hypotonie, Sedierung
modipin	90 mg	Hypotonie (!)
racetam	2,4–4,8 mg	Unruhe, Aggressivität
ritinol	600–800 mg	Appetitlosigkeit, Übelkeit
vastigmin	3–12 mg	Übelkeit, Erbrechen, Somnolenz, Asthenie, Anorexie, Schwindel
crin	40–160 mg	Hepatotoxizität, Schwindel, Dyspepsie, Bauch-schmerzen, Übelkeit, Erbrechen, Diarrhoe, Anorexie, Myalgie

≡ Bewegung Trainingsprogramme in Zusammenarbeit mit Ergo- oder Physiotherapeuten B. Gehen, Gymnastik, Koordinationsstraining). Fördern durch Fordern, nicht überfordern.

≡ Cerebrales Training Gedächtnis-, Wahrnehmungs-, Realitäts-Orientierungstraining OT).

≡ Diät Abwechslungsreich, ballaststoff- und eiweißreich, fettarm; Verwendung mehrfach un-ättigter Fettsäuren; ausreichend Flüssigkeit.

≡ Emotionale Zuwendung Geduld, Verständnis, Fürsorge, körperliche Berührung erleich-n den Zugang zum verwirrten Pat.

Punkte	Parameter
.../5	**1. Orientierung** Welches Jahr, Jahreszeit, Monat, Wochentag, Datum von heute
.../5	Wo sind wir? Land, Bundesland, Ort, Praxis/Klinik, Arztname
.../3	**2. Aufnahmefähigkeit** Nachsprechen (Drei Wörter: Zitrone, Schlüssel, Ball) Ein Wort pro Sekunde
.../5	**3. Aufmerksamkeit und Rechnen** von 100 jeweils 7 substrahieren (93, 86, 79, 72, 65) Jede richtige Antwort: Ein Punkt, nach fünf Antworten aufhören
.../3	**4. Gedächtnis** Frage nach den oben nachgesprochenen Wörtern … … … Pro Wort ein Punkt
.../1 .../1 .../1	**5. Sprache** Benennen: Was ist das? (Bleistift) Was ist das? (Uhr) Nachsprechen: „Wie Du mir, so ich Dir."
.../3	**6. Ausführen eines dreiteiligen Befehls** „Nehmen Sie das Blatt in die rechte Hand, falten Sie es in der Mitte und legen Sie es auf den Boden." Jeder Teil ein Punkt.
.../1	**7. Lesen und Ausführen** (auf separatem Blatt vorbereiten) „Schließen Sie Ihre Augen." Der Punkt nur für Beides.
.../1	**8. Schreiben** Einen x-beliebigen Satz schreiben lassen. (nicht diktieren, muss spontan geschrieben werden)
.../1	**9. Kopieren** 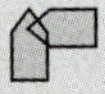 (konstruktive Praxis) Sich überschneidende fünfeckige Figur nachzeichnen lassen. (Extrablatt vorlegen)
Auswertung .../30	25–30 Punkte: keine Demenz 22–24 Punkte: mäßige Demenz 0–21 Punkte: erhebliche Demenz

Abb. 27.1 Mini Mental State nach Folstein et al.

= Führung und Familienentlastung

Ein vorstrukturiertes Tagesprogramm und praktische Hilfen, z.B. Stichwortlisten oder einfache Anleitungshilfen für Haushaltsgeräte (An/Aus-Kennzeichnung an Kippschaltern), erleichtern den Alltag

Demenzkranke brauchen feste Bezugspersonen, einen geregelten Tagesablauf und eine strukturierte verlässliche Umgebung

Die Angehörigenbetreuung wiegt genau so viel wie die direkte Ther. des Pat. und wird bei Progredienz immer wichtiger, denn der beste Kenner des Kranken und auch wichtigste Therapeut ist der Angehörige. Dem „burn-out" der Pflegenden/Angehörigen rechtzeitig vorbeugen. Rechtzeitig pflegerische Hilfen (ambulante Dienste) als Unterstützung einschalten. Kontakte zu Selbsthilfegruppen vermitteln. Ind. zur Heimeinweisung soll vom HA ausgehen, um Familie nicht mit Schuldgefühlen zu belasten.

▪ehandlung bei speziellen Problemen

Störung des Schlaf-wach-Rhythmus:
– Tagsüber sinnvolle Aktivierung, evtl. Stimulierung durch Koffein oder Pemolin (z.B. Tradon®) morgens und mittags jeweils 20 mg
– Nachts schlafanstoßende Behandlung durch niederpotente Neuroleptika, z.B. Melperon (z.B. Eunerpan® Liquidum, Lösung), Promethazin (z.B. Atosil®) oder Clomethiazol (z.B. Distraneurin®). Benzodiazepine nur, wenn Angst-, Spannungs- und Erregungszustände verbunden mit Aggressionen im Vordergrund stehen. Kurz bis mittellang wirksame Präparate, z.B. Oxazepam (z.B. Adumbran®) bevorzugen. **Cave:** Paradoxe Wirkung möglich
– Schlafhygiene: ☞ 27.5.

☀ „Schummerlicht" im Schlafzimmer fördert das nächtliche Umherwandern. Besser Raum vollständig abdunkeln. Wenn aus Sicherheitsgründen nicht vertretbar, besser Licht anlassen.

Harninkontinenz: Bei Demenzkranken medikamentös fast nicht beeinflussbar. Regelmäßiger Urinstatus zum Ausschluss eines inkontinenzverstärkenden HWI. Evtl. abendliche Flüssigkeitsrestriktion (**Cave:** Exsikkosegefahr; auch ☞ 27.8)
Stuhlinkontinenz: ☞ 27.6.2
Erregungszustände: Niederpotente Neuroleptika, z.B. Melperon (z.B. Eunerpan® Liquidum, Lösung), Chlorprothixen (z.B. Truxal® Saft), Promethazin (z.B. Atosil® Tr.), Pipamperon (z.B. Dipiperon® Saft); Dos. individuell bestimmen, niedrigste noch wirksame Dos. wählen. **Cave:** Schwarzer Tee reduziert die Neuroleptika-Resorption; Neuroleptika steigern die Digitoxin-Resorption und erhöhen die Insulinwirkung
Depressive Sy.: Desipramin (z.B. Pertofran®) oder Fluoxetin (z.B. Fluctin®) bei Apathie, Nortriptylin (z.B. Nortrilen®) oder Trazodon (z.B. Thombran®) bei Unruhe. **Cave:** KI beachten, Aktivierung nur bei sorgfältiger Überwachung. Suizidgefahr!
Essensverweigerung: Körperliche Aktivität *vor* die Mahlzeiten legen; häufig Lieblingsgerichte kochen, v.a. gut riechende Speisen bevorzugen, mehr Zeit zum Essen lassen; leicht zu kauende und zu schluckende Speisen wählen; Inspektion des Gebisses bzw. der Prothese (Passform? Druckstellen? Zahnfleischentzündung?), evtl. Überweisung zum Zahnarzt
Obstipation: Auf ausreichende Trinkmenge achten, Ballaststoffmenge erhöhen (☞ 8.1.10).

27.4.3 Depressive Syndrome

Ca. 10% aller Pat. über 65 J. und ca. 40–50% der in Institutionen (z.B. Altenheim) lebenden Mensche
höheren Lebensalters leiden an depressiven Sy.

Ätiologie Genetische, hirnorganische und persönlichkeitspsychologische Ursachen sowie b
lastende und veränderte Lebensumstände.

Risikofaktoren Allein lebend, weibliches Geschlecht, Depressionen in der Vergangenheit, feh
endes soziales Netzwerk, somatische Erkr., Alkohol- und Drogenabhängigkeit, Medikamente (D
gitalis, β-Blocker, Clonidin, Reserpin, Neuroleptika, Steroide), finanzielle Probleme, keine Ho
bys, keine religiöse Einbettung.

Klinik Die Symptomvielfalt von Depressionen (☞ 21.6) ist bei älteren Menschen häufig niv
liert und monoton.
Auffällige Merkmale sind oft:

- Unzufriedenheit
- Reizbarkeit
- Misstrauen
- Hypochondrie.

Bei geriatrischen Pat. treten Depression und Demenz häufig mit gemeinsamer Symptomat
auf (Apathie, Rückzug, Verlangsamung, Müdigkeit, Antriebsmangel, Konzentrationsstörur
Schlafstörung, Aggression)

Diagnostik ☞ 21.6 und wie bei Demenz (☞ 27.4.2).

Differenzialdiagnose Demenz (☞ 27.4.2), Hypothyreose (☞ 17.6.3), diverse andere org
nische Erkr., Befindlichkeitsstörungen (☞ 21.2).

Tab. 27.7 Geriatric Depression Scale (GDS)

(Sheikh und Yesavage, 1986; ZAGF – München, Prof. Dr. R. Heinrich)

	Ja	Nein
1. Sind Sie grundsätzlich mit Ihrem Leben zufrieden?		
2. Haben Sie viele von Ihren Tätigkeiten und Interessen aufgegeben?		
3. Haben Sie das Gefühl, Ihr Leben sei leer?		
4. Ist Ihnen oft langweilig?		
5. Sind Sie meist guter Laune?		
6. Befürchten Sie, dass Ihnen etwas Schlechtes zustoßen wird?		
7. Sind Sie meist zufrieden?		
8. Fühlen Sie sich oft hilflos?		

	Ja	Nein
. Sind Sie lieber zu Hause, statt auszugehen und etwas zu unternehmen?		
. Glauben Sie, dass Sie mit dem Gedächtnis mehr Schwierigkeiten haben als andere Leute?		
. Finden Sie, es sei wunderbar, jetzt zu leben?		
. Fühlen Sie sich so, wie Sie jetzt sind, eher wertlos?		
. Fühlen Sie sich energiegeladen?		
. Finden Sie, Ihre Lage sei hoffnungslos?		
. Glauben Sie, die meisten anderen Leute haben es besser als Sie?		
	Total GDS:	

Tab. 27.7 Fortsetzung

zählt wird die Anzahl der Kreuze in den dunkelgrauen Kästchen. Das Maximum beträgt somit Punkte. Bewertung:
0–5 Punkte: Normal
5–10 Punkte: Leichte und mäßige Depression
11–15 Punkte: Schwere Depression.

Eine sorgfältige Differenzialdiagn. zum Ausschluss einer primär somatischen Erkr. ist vor Ther. jeder Depression dringend erforderlich.

erapie Psychopharmakother. (☞ 21.6, ☞ 32.5.3) neben Sozio-, Psycho- und Somatother.

- Kein ther. Nihilismus, indem die Symptomatik als Altersbeschwerden bagatellisiert wird
- Bei alten Menschen möglichst keine trizyklischen Antidepressiva einsetzen (kardiale und anticholinergische NW); sinnvoll sind die neuen Serotonin-Wiederaufnahmehemmer (☞ 32.5.3)
- Der gealterte Organismus reagiert empfindlicher auf Psychopharmaka
- Antidepressivather. einschleichend, niedrig dosiert beginnen
- Die Effektivität einer antidepressiven Ther. ist erst nach 3–4 Wo beurteilbar
- Bei Multimorbidität Interaktion mit anderen Medikamenten berücksichtigen
- Polypragmasie vermeiden
- Verminderte Compliance berücksichtigen (Drugmonitoring).

27.5 Schlafstörungen

Etwa 40% der über 65-Jährigen leiden an chron. Schlafstörungen, davon klagt etwa die Hälfte üb *gravierende Störungen. Im Gegensatz zu jüngeren Pat., bei denen Schlafstörungen i.d.R. nur Begle* *symptome sind, haben sie bei Betagten den Wert einer eigenständigen Diagnose. Schlafmittel erst ve* *abreichen, wenn behebbare Ursachen ausgeschaltet wurden. Schlafstörungen sind häufig die Ursac* *für Tagesmüdigkeit, Leistungsverlust, Stimmungsschwankungen, nächtliche Stürze.*

Ätiologie

- Altersbedingte Veränderung des Schlafmusters: Abnahme der Schlafdauer auf durchschnit lich 6–7 h; verkürzte Tiefschlafphasen, häufigere kurze Aufwachperioden, Weckschwelle e niedrigt. Schlaf wird leichter durch Geräusche gestört
- Psychische Belastungsfaktoren: Einsamkeit, Konflikte, Unterforderung (Reizarmut, wen Aufgaben)
- Psychiatrische Erkr.: Depression (☞ 27.4.3), Demenz (☞ 27.4.2), Angsterkr., Alkohol- u Medikamentenabhängigkeit
- Situative Faktoren: Lärm, zu hohe Raumtemperatur (> 18°C), Partner („Schnarcher"), op lente Mahlzeiten am Abend, ungeeignetes Bett (zu weiche Matratze, zu schwere Bettdeck Ortswechsel (Umzug ins Altenheim)
- Medikamente, z.B. Diuretika, Theophyllin
- Somatische Ursachen: Schmerzen, nächtliche Wadenkrämpfe, Husten, kardiopulmona Erkr., Ödeme (☞ 11.1.1), nächtliche Hypoglykämien (☞ 17.1.5), SD-Funktionsstörung (☞ 17.6), Bewegungsmangel am Tag.

Diagnostik

- Anamnese: Abs. Schlafdauer über 24 h abschätzen: Schlafmuster erfragen; Tagesschläfrigke Mittagsschlaf, Schlafritual? Wie viele h werden nicht schlafend im Bett verbracht? Fehlenc Erholungswert des Schlafes? Somatische Ursachen für die Schlafstörung? Exzessive Trinkme gen von Kaffee, Tee, Cola?
- Psychiatrischer Status zum Ausschluss einer Demenz (☞ 27.4.2) oder Depression (☞ 27.4.
- Körperliche Untersuchung: Internistisch, neurologisch und orthopädisch
- Labor: Evtl. SD-Parameter; bei Diab.-mell.-Pat. aktuellen BZ am Abend bestimmen.

> ### Diagnostische Hinweise
> - Früherwachen (bes. bei „Abendhoch") → V.a. Depression
> - Polyphasischer Schlafrhythmus mit nächtlichem Umherwandern → V.a. Demenz
> - Schlaf-Apnoe-Sy.: Schnarchen mit Atempausen > 30 Sek.
> - Restless-legs-Sy.: Nächtliche Dysästhesien in den Beinen.

Therapie

- Patientengespräch über physiologische altersbedingte Veränderungen des Schlafmusters z Abbau falscher Erwartungen an die Schlafdauer
- Behandlung der zugrunde liegenden Erkr. wie Lungenstauung, Änderungen im Medikam teneinnahmeplan u.a.; bes. für Analgesie (☞ 26.2) bei Schmerzen als Ursache sorgen: kon quente Ther. nach Stufenschema, wenn keine kausale Ther. möglich (☞ 26.2.2)

Situative Faktoren ausschalten

Erlernen von Entspannungstechniken

Im Alter hilft oft eine Tasse Kaffee vor dem Schlafengehen zum besseren Schlaf, bei Jüngeren 1 Glas (0,2 l) Bier als „Hopfenmedikament"

Medikamentöse Ther.:

– 1. Stufe: Hochdosierte pflanzliche Präparate mit Baldrian (> 500 mg), Hopfen, Melisse u.a. (z.B. Baldurat®, Sedonium®, Ivel®, Baldrian Phyton®); bei Depressionen auch mit Johanniskraut kombiniert (z.B. Sedariston®, Hyperesa®); Naturheilkundliche Therapieempfehlung s.a. ☞ 21.3

– 2. Stufe: Kurz wirksame Benzodiazepine bei Einschlafproblemen: z.B. Halcion®, Remestan® in geringer Dos.

– 3. Stufe: Mittellange Benzodiazepine auch bei Durchschlafstörungen und Angst/Aggression: Oxazepam 10 mg ½ Tbl. (Oxa 10 von ct) oder Nitrazepam (Nitrazepam 5 AL®, Mogadan®) ½ Tbl.

– 4. Stufe bei max. Schlafstörungen: Flunitrazepam (Fluninoc®, Rohypnol®) ½–2 Tbl.

✳ Verordnung von Tranquilizern bei Schlafstörungen von vornherein auf kurze Zeit begrenzen. Schon nach 3 Wo. können Gewöhnung und Entzug auftreten, über 50% der nächtlichen

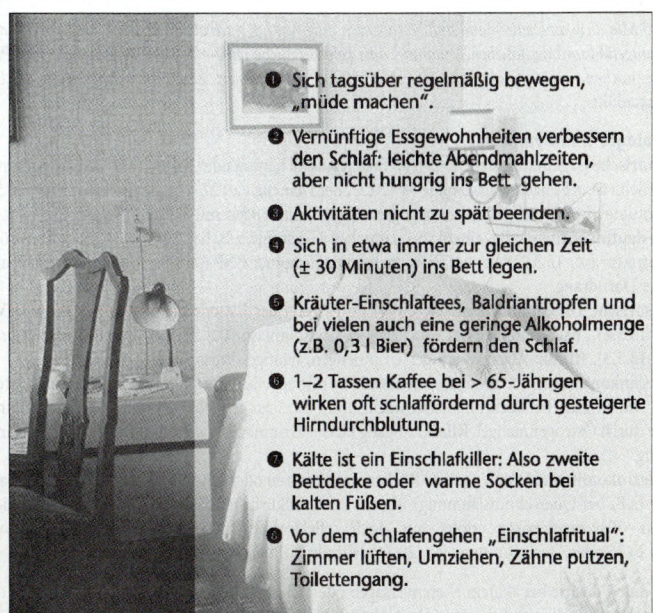

① Sich tagsüber regelmäßig bewegen, „müde machen".

② Vernünftige Essgewohnheiten verbessern den Schlaf: leichte Abendmahlzeiten, aber nicht hungrig ins Bett gehen.

③ Aktivitäten nicht zu spät beenden.

④ Sich in etwa immer zur gleichen Zeit (± 30 Minuten) ins Bett legen.

⑤ Kräuter-Einschlaftees, Baldriantropfen und bei vielen auch eine geringe Alkoholmenge (z.B. 0,3 l Bier) fördern den Schlaf.

⑥ 1–2 Tassen Kaffee bei > 65-Jährigen wirken oft schlaffördernd durch gesteigerte Hirndurchblutung.

⑦ Kälte ist ein Einschlafkiller: Also zweite Bettdecke oder warme Socken bei kalten Füßen.

⑧ Vor dem Schlafengehen „Einschlafritual": Zimmer lüften, Umziehen, Zähne putzen, Toilettengang.

b. 27.2 Schlafhygiene

Stürze geschehen unter Sedativa-Einwirkung! Alternativen bei Demenz oder Störung der Blu
Hirn-Schranke: Distraneurin®, Melperon, Doxepin-Tr.

! Manchmal ist auch ein Versuch mit einem Plazebo (z.B. P-Dragees Lichtenstein® blau) ange
zeigt, da viele alte Pat. ohne „ihre Schlaftablette" nicht schlafen wollen.

27.6 Inkontinenz

*Häufiges Problem v.a. bei multimorbiden, bewegungseingeschränkten und hirnleistungsgeminderte
Pat.; 80–90% der schwer- und schwerstpflegebedürftigen Alten-/Pflegeheimbewohner sind inkont
nent; häufig Tabuthema, das vom Pat. und den Angehörigen selbst nicht angesprochen wird.*

! Etwa ¹/₃ aller Altenheimaufnahmen sind direkt oder indirekt durch Inkontinenz begründe
Inkontinenzprophylaxe, -früherkennung und -ther. müssen deshalb in der Hausarztprax
einen hohen Stellenwert einnehmen.

27.6.1 Harninkontinenz

*Ca. 5 Mio. Erw. in Deutschland sind betroffen; in jüngeren J. F > M, ab 60. Lj. M : F = 1 : 1. Wird a
Schamgefühl und der falschen Annahme, dass keine ärztliche Hilfe möglich ist, meist nicht vom Pe
angesprochen und als „natürliche Alterserscheinung" bagatellisiert. Starke Beeinträchtigung der L
bensqualität.*

Ätiologie und Symptome
Motorische Urgeinkontinenz (> 50%): Durch Ausfall hemmender Bahnen auf die Blasenzentre
des Gehirns, z.B. nach Schlaganfall (☞ 20.3), bei Demenz (☞ 27.4.2), M. Parkinson (☞ 20.5
Hirntumor (☞ 20.13). **Klinik:** Abgang größerer Urinmengen mit starkem Harndrang.
Überlaufinkontinenz: Bei einem mechanischen Hindernis, z.B. bei BPH (☞ 13.5.1), Harnrö
renstriktur (☞ 13.3.2) oder bei Diab. mell. mit autonomer PNP (☞ 20.11). **Klinik:** Urinabga
ohne Harndrang.
Sensorische Urgeinkontinenz: Durch lokale Reizung der Blasenschleimhaut, z.B. durch HV
(☞ 13.3.2), nach Strahlenther. (☞ 28.3.4), Zystolithiasis (☞ 13.3.4) oder Blasentumor
(☞ 13.3.5). **Klinik:** Abgang geringer Urinmengen, häufiges Wasserlassen, dabei Brennen.
Stressinkontinenz: Durch unzureichenden Harnröhrenverschluss unter Belastung (Husten, Pre
sen, Niesen), z.B. bei Beckenbodenschwäche und Descensus genitalis (☞ 14.3); Schleimhautatr
phie durch Östrogenmangel. **Klinik:** Abgang kleiner Urinmengen während Belastung ohne Har
drang.
Reflexinkontinenz: Durch gestörte Rückenmarkszentren oder unterbrochene Rückenmarksba
nen (z.B. bei Querschnittslähmung) besteht kein willkürlicher Einfluss auf die Blasenfunkti
mehr. Blasenentleerung erfolgt nur noch reflektorisch (neurogene Blase), z.B. bei N
(☞ 20.7) oder Querschnittssy. (☞ 20.14). **Klinik:** Urinabgang ohne Harndrang.

⚬ Eine Polyurie bei akutem Nierenversagen oder bei schlecht eingestelltem Diab. mell. mit
motischer Diurese kann eine Harninkontinenz vortäuschen.

iagnostik

Anamnese: Inkontinenz beim Husten und Niesen (Stressinkontinenz)? Brennen beim Wasserlassen (HWI)? Medikamente? Miktionsprotokoll durch Pat., Angehörige oder Pflegepersonal erstellen lassen

Körperliche Untersuchung: Descensus uteri/Prolaps bei der F? BPH oder Prostata-Ca beim M?

Urinstatus: HWI? Blut als Hinweis auf Tumor oder Stein?

Apparative Diagn.: Sono zur Restharnbestimmung, ggf. mehrfach

Urodynamische Untersuchungen durch FA: Bei geriatrischen Pat. nicht Diagn. der 1. Wahl; umfassende Diagn. muss gegen die Behandlungsmöglichkeiten abgewogen werden.

Pat. mit Harninkontinenz versuchen öfter, sich durch Reduktion ihrer Trinkmenge oder Absetzen von Diuretika selbst zu behandeln. Folgen sind ein höher konzentrierter Urin, eine Zunahme der HWI-Neigung und des Harndrangs (Circulus vitiosus) bzw. eine dekompensierte Herzinsuff.

herapie nach Inkontinenztyp

Motorische Urgeinkontinenz: Spasmolytika, z.B. Trospiumchlorid (Spasmo Urgenin Tc®), Anticholinergika, z.B. Oxybutynin (z.B. Dridase® 2–3 × 5 mg), Propiverin (Mictonorm® 2–3 × 15 mg); trizyklische Antidepressiva, z.B. Imipramin (z.B. Tofranil® 10–30 mg tägl.), Toilettentraining (s.u.), Beckenbodengymnastik, aufsaugende oder ableitende Hilfsmittel

Überlaufinkontinenz: Prostata-OP bei BPH (☞ 13.5.1) oder α-Blocker (z.B. Cardular Uro®); Cholinergika wie Carbachol (z.B. Doryl® 1/2–2 Tbl. à 2 mg bis höchstens 3 × tägl.) oder Baclofen (z.B. Lioresal® einschleichend auf max. 3 × 5 mg tägl.) zur Enttonisierung des Detrusors und Erschlaffung des inneren Sphinkters bei diabetischer PNP; evtl. intermittierende Einmalkatheterisierung. In schwereren Fällen und bei Inoperabilität suprapubischer Katheter (☞ 13.1.5, ☞ 2.6.3)

Sensorische Urgeinkontinenz: Kausale Behandlung möglich, z.B. Antibiotika bei HWI (☞ 13.3.2) oder Blasensteinentfernung, Blasentraining

Stressinkontinenz: In leichten Fällen Therapieversuch mit Beckenbodengymnastik, Östrogene (z.B. Ovestin® Ovula oder orale Gabe, z.B. Presomen® comp.; **cave:** gyn. Kontrolluntersuchungen), evtl. Tonisierung der glatten Muskulatur mit Etilefrin (z.B. Effortil®); in schwereren Fällen Facharztüberweisung zum Gynäkologen oder Urologen mit der Fragestellung: Gynäkologisch operative Prolaps-Behandlung bzw. Pessareinsatz oder Blasenanhebung

Reflexinkontinenz: Kausale Ther. nicht möglich; meist intermittierende Einmalkatheterisierung notwendig; Versuch mit Muskelrelaxanzien wie Baclofen (z.B. Lioresal®) sinnvoll.

gemeine Maßnahmen

Kontinenzförderndes Umfeld: Stressfreie Atmosphäre, Beziehungsstörungen zwischen Arzt, Pat. und Pflegenden klären; warme, behindertengerechte Toilettenräume; warme Unterwäsche

Toilettentraining: V.a. bei motorischer Urgeinkontinenz; zwei Möglichkeiten:

Training, um Abstände zwischen den Blasenentleerungen zu vergrößern (geeignet für kooperative Pat.)

Training, um Abstände zu verkürzen und so dem Urinabgang „zuvorzukommen"; Pat. alle 2 h (nachts 2 x) zur Toilette führen, auch ohne Harndrang; wenn Pat. 10 d kontinent war, Zeiten zum Toilettengang alle 4 h um eine Viertelstunde verlängern

- Evtl. Biofeedback-Ther. empfehlen: Nur für kooperative und motivierte Pat. geeignet; Zie[l]
Bewusste Wahrnehmung unbewusst ablaufender physiologischer Vorgänge und deren Beei[n]
flussung
- Inkontinenz-Hilfsmittel: Verordnung zu Lasten der gesetzlichen Krankenversicherung mög[-]
lich, wenn
  - Diese in direktem Zusammenhang mit der Behandlung einer Krankheit steht (z.B. Dekubitu[s]
und/oder
  - Bei Vorliegen einer schweren Funktionsstörung (z.B. Demenz) das Auftreten eines Dekubit[us]
und/oder einer Dermatitis ohne Inkontinenz-Hilfsmittel droht und/oder
  - Nur mit Inkontinenz-Hilfsmitteln die Teilnahme am gesellschaftlichen Leben befriedigt we[r-]
den kann (allerdings nicht bei dauernd bettlägrigen Pat. als Begründung akzeptiert).

! Seit 1.4.1995 gehören diese Pflegehilfsmittel zur Leistung der Pflegeversicherung, soweit s[ie]
nicht wegen Krankheit oder Behinderung von der Krankenversicherung zu leisten sind. Ei[ne]
Verordnung ist nicht erforderlich. Der Pflegebedürftige oder sein Vertreter muss Antrag a[n die]
Pflegekasse stellen.

Inkontinenzhilfsmittel

- Aufsaugende Hilfsmittel: Slipeinlagen, Einmalwindeln oder waschbare Windelsysteme
Endloswindeln
- Ableitende Hilfsmittel: Dauerkatheter; falls Reha nicht mehr möglich, ist ein Silikon- gegen[über]
über einem Latex-Katheter vorzuziehen (weniger Entzündungsreaktionen); suprapubische[r]
Katheter ist günstiger als transurethraler wegen geringeren Infektionsrisikos
- Mechanische Hilfsmittel: Kondom-Urinal, Scheidenpessare (bei Inkontinenz durch Pro[-]
laps und Inoperabilität); Harnröhrenstents (bei Blasenentleerungsstörungen durch BP[H]
und Inoperabilität); Urethralplugs bei leichter Stressinkontinenz der F, Voraussetzun[g:]
Pat. muss Plug selbst in Harnröhre einführen können.

! Trotz sorgfältiger Hygiene und regelmäßigen Wechsels der Inkontinenzhilfsmittel sind Ha[ut-]
reizungen möglich. Deshalb schonende Hautpflege und rückfettende Salben erforderlich[.]

27.6.2 Stuhlinkontinenz

Seltener als Harninkontinenz; häufigste Ursache bei geriatrischen Pat. ist eine GIT-Erkr.

Ätiologie

- Neurologische Erkr. (Querschnitt, MS u.a.)
- Chron. Obstipation: Koprostase führt zu seitlichem Vorbeifließen des Darminhalts; häu[fig]
hierdurch chron. Schleimhautreizung und Schleimabgang, der als Stuhl gedeutet wird
- Diarrhoe: V.a. durch Medikamente (z.B. durch Antibiotika, Antazida) und ungewöhnlic[he]
Ernährungsgewohnheiten; Laxanzien-Abusus; ☞ 8.1.8, DD der Diarrhoe
- Sonstige GIT-Erkr.: Kolorektale Tumoren (☞ 8.5.7), Divertikulose/-itis (☞ 8.5.4), Rektu[m-]
prolaps (☞ 8.6.5), Hämorrhoiden (☞ 8.6.3), Proktitis (☞ 8.6), Sphinkterverletzungen
- Neuropsychiatrische Erkr.: Demenz (☞ 27.4.2), M. Parkinson (☞ 20.5), Hirntumo[r]
(☞ 20.13), Hydrozephalus (☞ 20.8), PNP (☞ 20.11)

Psychische Ursachen: Angst, zwischenmenschliche Konflikte, Regression, Aufforderung und Wunsch nach Zuwendung

Sonstige Erkr.: Hyperthyreose (☞ 17.6.2), Pankreasinsuff. (☞ 8.8), Diab. mell. (☞ 17.1)

Soziale Vernachlässigung und/oder Immobilität, auch erschwerter Zugang zur Toilette oder schwierig zu öffnende Kleidungsstücke.

Diagnostik

Anamnese

– Stuhlverhalten: Häufig halbflüssiger Stuhlabgang (Koprostase)? Tägl. 1–2 × geformte Stühle (V.a. neuropsychiatrische Erkr.)? Nächtliche Darmentleerungen (autonome PNP)? Häufige Entleerung kleinerer Mengen bei starkem Stuhldrang (Proktitis)? Schmerzen (Hämorrhoiden, Fissuren, Fisteln, Abszess)? „Falscher Freund" (Stuhlabgang bei Blähungen)?

– Medikamente: Antazida, Antibiotika, Laxanzien, Sedativa, Psychopharmaka

– Ungewöhnliche Ernährung: Viel Obst, Fruchtsäfte, Alkohol, Kaffee, Schwarztee oder Frischmilch (Laktoseintoleranz), Diätprodukte mit Süßstoff

– Psychosoziales Umfeld: Hinweise auf „gespanntes Verhältnis" mit Pflegepersonal und/oder Angehörigen?

Körperliche Untersuchung: Ganzkörperstatus, bes. rektale Inspektion und Palpation (Fissuren, Sphinktertonus, Hämorrhoiden) und Sensibilitätsprüfung der Dermatome S2–S5 (☞ 20.1.5, ☞ 20.2.1)

Labor: BB (Anämie?), Hämoccult®-Test, BSG, TSH, ggf. pathogene Keime

Proktoskopie/Rektoskopie, ggf. Koloskopie und Oberbauchsono; Facharztüberweisung.

❊ Bei V.a. Stuhlinkontinenz immer abklären, ob nicht nur ungenügend „abgewischt" wird: Soziale Vernachlässigung? Immobilität des Pat.? Schmerzen bei der Analhygiene wegen Fissuren oder Hämorrhoiden?

Therapie

Behandlung der Grunderkr.; bei Obstipation (☞ 8.1.10, ☞ 27.7), Diarrhoe (☞ 8.1.8, ☞ 8.1.9)

Ernährungsumstellung: Ballaststoffreiche Ernährung bei verminderter anorektaler Sensibilität und bei chron. Obstipation; Adsorbenzien (Apfelpektin, z.B. Diarrhoesan®) bei Diarrhoe

Kontinenztraining: Regelm. Toilettengang (Raum möglichst geheizt), v.a. nach dem Frühstück (gastrokol. Reflex) bzw. nach Stuhlgangsprotokoll; entspannte Atmosphäre ist wichtig

Hilfsmittelversorgung: Schaumstofftampons, Einlagen, Windelhosen.

7.7 Chronische Obstipation

☞ 8.1.10. *Ca. 40% der über 60-Jährigen leiden unter Obstipation; 50% der über 65-Jährigen wenden Laxanzien; F : M = 2 : 1.*

Ätiologie

Habituell: Verstärkung im Alter durch langsamere Darmpassage, Schleimhautatrophie, neurogene Entleerungsstörungen und Stuhlansammlung in der Ampulle

Immobilität (☞ 27.2)

- Ballaststoffarme Ernährung und geringe Trinkmenge
- Laxanzienabusus und Hypokaliämie: Kaliumverlust durch Laxanzien führen zur Darmaton[ie] (Circulus vitiosus)
- Obstipationsfördernde Medikamente: U.a. Analgetika, aluminiumhydroxidhaltige Antazida, Anticholinergika, Antidepressiva, ACE-Hemmer, Diuretika, Antiparkinsonmittel, Eisenprä[parate], parate, Opioide, auch Codein, Sedativa, Wismutpräparate
- Psychische Erkr./Störungen: Depression (☞ 27.4.3), Demenz (☞ 27.4.2), introvertierte Per[sönlichkeit] sönlichkeit mit geringem Selbstwertgefühl
- Neurologische Erkr.: Autonome PNP bei Diab. mell. (☞ 17.1.5)
- Intestinale Erkr.: Schmerzhafte Analprozesse (Fissuren ☞ 8.6.7, Rhagaden, Hämorrhoide[n] ☞ 8.6.3), Kolon-Ca (☞ 8.5.7), Divertikulitis (☞ 8.5.4), narbige oder tumoröse Stenose[n]
- Endokrine Erkr.: Hypothyreose (☞ 17.6.3), Hyperparathyreoidismus (☞ 17.7)
- Reflektorisch bei Erkr. des Urogenitalsystems oder der Gallenwege.

Diagnostik

- Anamnese: Wie oft? Wieviel? Obstipationsfördernde Medikamente? Ernährungsgewohnhe[i]ten? Trinkmenge?
- Körperliche Untersuchung: Inspektion des Anus und rektale Untersuchung (V.a. schmer[z]hafte Analprozesse?), Abdomen (Hinweis auf Tumor)?
- Labor: BB, BSG, BZ, E'lyte, TSH und 3 × Hämoccult®-Test
- Prokto-/ Rekto-/ ggf. Koloskopie und Abdominalsono; Facharztüberweisung.

Therapie

- Behandlung der zugrunde liegenden Erkr.
- Aufklärungsgespräch: Spontane Defäkation und Zusammenhänge von Stuhlgang, Lebensfü[h]rung, Ernährung und Laxanzienabusus
- Ernährungsumstellung:
  - Ballaststoffreiche Ernährung: Bei Kauschwierigkeiten empfiehlt sich z.B. Sauerkraut(saft), Pflaumensaft
  - Ausreichende Flüssigkeitszufuhr: ca. 1,5–2 l tägl.
- Änderung der Lebensgewohnheiten: Ruhe und Zeit zur Defäkation in geheizter Toilette; [Ri]tualisierung des Stuhlgangs; körperliche Bewegung, Entspannungstraining
- Kolonmassage: Morgens vor dem Aufstehen anwärts gerichtete Druck- und Streichbew[e]gungen auf der Bauchdecke durch Angehörigen oder Selbstmassage
- Medikamente (nur bei Erfolglosigkeit o.g. Maßnahmen): Bei Koprostase vorher digitale En[t]fernung, Einlauf
  - Pflanzliche Quellstoffe (z.B. Leinsamen, Weizenkleie). **Cave:** Ileus bei ungenügender Flüss[ig]keitszufuhr
  - Osmotische Abführmittel (z.B. Karlsbader Salz, Laktulose, Importal®)
  - Stuhlaufweichende Laxanzien, z.B. Glyzerol, Paraffinöl (Obstinol®)
  - Rizinusöl (z.B. Laxopol® Kps)
  - Motilitätsfördernde Mittel (**Cave:** Koliken und Krämpfe): Na-Picosulfat (Laxoberal®)
  - Stimulierende Laxanzien (z.B. Sennesblätter). **Cave:** Nur kurzfristig anwenden, da Gewö[h]nung und Hypokaliämie (Verstärkung der Darmträgheit), langfristig Melanosis coli, wie [bei] allen Anthrachinonderivaten.

! Ein Glas kaltes Wasser oder Fruchtsaft morgens auf nüchternen Magen kann eine Defäkati[on] auslösen (gastrokolischer Reflex).

27.8 Exsikkose und E'lytstörungen

Exsikkose und Hyponatriämie sind häufig Ursache akuter Verwirrtheit im Alter (☞ 27.4.1).

Ätiologie

Vermindertes Durstempfinden

Verminderte Konzentrationsfähigkeit der Nieren

Inadäquate ADH-Ausschüttung

Trinkstörung durch Schluckstörungen, Apoplex, Gebrauchsbehinderung der Hände, Demenz, Vernachlässigung, Depression

Vermehrter Wasserverlust durch Schwitzen, Fieber, Durchfälle u.a.

Symptomatisch bei Hyperglykämie → Diab. mell., Diab. insipidus, Sprue.

Klinik

Trockene Zunge

Hautfalten am Handrücken bleiben stehen

Hypotonie, Tachykardie

Oft Verwirrtheit, Halluzinationen, Lethargie, Fieber.

Differenzialdiagnose Inf., Psychosen.

Komplikationen Thrombose, Embolie, Infarkt, Apoplex, symptomatische Wahnvorstellungen.

Therapie Sofortmaßnahmen: Viel zu trinken geben (> 2 l/d), Einfuhr/Ausfuhr bilanzieren; bei Schluckstörung Infusionen mit NaCl 0,9% oder Ringerlösung, ggf. s.c.

Prinzipien der Weiterbehandlung: Auf ausreichende Trinkmenge achten, evtl. PEG. Bei nächtlicher symptomatischer Dehydratation durch vermehrte nächtliche Urinausscheidung (nachts mehr Urin als am Tag) Versuch mit Desmopressin (z.B. Minirin®, Generika) Spray oder Tbl. abends.

ve: In der Finalphase ist Nahrungs- und Trinkverweigerung physiologisch und Zwangsernährung nicht indiziert!

27.9 Dekubitus

Ischämische Nekrose der Haut und Unterhaut in Bereichen, an denen länger als 2 h durch einen Auflagedruck von mehr als 32 mmHg die Kapillardurchblutung unterbrochen ist (Kapillar-RR ≈ mmHg). Beim Gesunden sorgt der entstehende Ischämieschmerz für eine reflektorische Lageänderung. Meist an Knochenvorsprüngen auftretend.

Risikofaktoren

Immobilität (☞ 27.2): U.a. bei Demenz (☞ 27.4.2), Z.n. Fraktur, Querschnittslähmung (☞ 20.14), Depression (☞ 27.4.3), Spastik, Gelenkkontrakturen

Motorische und/oder sensible Ausfälle: Z.B. nach Schlaganfall fehlendes Druckempfinden und fehlende Reaktion auf Druck, verbunden mit Immobilität, PNP (☞ 20.11)

- Durchblutungsstörungen und metabolische Mangelzustände der Haut: Z.B. nach Traum pAVK (☞ 11.3.2), Diab. mell. (☞ 17.1.5)
- Ödeme: Z.B. bei CVI (☞ 11.4.4), Rechtsherzinsuff. (☞ 10.5) oder Lymphödem (☞ 11.5
- Adipositas (☞ 17.2, ☞ 17.5.1)
- Kachexie (☞ 21.4.7).

Symptome/Schweregrade des Dekubitus
- Grad I: Hautrötung, reversibel nach Druckentlastung
- Grad II: Blasenbildung oder Abschürfung
- Grad III: Nekrose bis zum subkutanen Fettgewebe
- Grad VI: Tiefere Nekrose.

Therapie

Allgemeine Maßnahmen
- Umlagerung alle 90–120 Min. in 30°-Seitenlage bds. wechselnd; Lagerung auf superweich Matratzen zur Druckverteilung; Schaffelle; Wechseldruckmatratzen mit Auflagedru ≤ 32 mmHg, Stauchhärte ≤1,5 kPa; Fersen schwebend hochlagern, Steiß evtl. schwebe lagern, indem man die Schaumstoffauflage rund ausschneidet; Fersen- und Ellenbogenschu Bettbretter abpolstern
- Bei Superinf.: Systemische Antibiose nach Resistenzprüfung (bei Dringlichkeit Versuch n Cefaclor); enzymatische Wundreinigung (Fibrolan®, Iruxol® u.a.); z.B. mit Gaze oder Tra masive® feucht halten; ggf. chir. Débridement
- Mobilisieren, hyperkalorische Ernährung, ggf. Anämiether.; Haut trocken halten, nicht reize z.B. kein Franzbranntwein, nur Öle
- Jede lokale Ther. ist sinnlos, wenn keine Druckentlastung erfolgt!

! Hilfsmittel gehören seit 1.4.1995 zu den Leistungen der Pflegeversicherung, soweit sie nic wegen Krankheit und Behinderung von der Krankenkasse zu leisten sind.

Lokaltherapie
- Weiße oder gerötete Druckstellen: Druck entlasten und Stellen beobachten; Hautpflege
- Blasen: Steril abtragen, kurzfristige Behandlung mit desinfizierenden (z.B. Betaisodon Pyoctanin 0,5%) oder adstringierenden (z.B. Mercuchrom®) Lösungen bis zur Austrocknu
- Trockene oberflächliche Wunde: Trocken halten und Umgebung leicht massieren
- Nässendes Ulkus: Desinfizieren (3–4 × tägl. mit Betaisodona®, Pyoctanin 0,5%) und feuc Verbände (z.B. mit Ringerlösung)
- Eitrige, fibrinöse Beläge: Enzymatisch entfernen (z.B. mit Varidase® N Gel-Set oder Fibrola Salbe); um Schädigung der Umgebung zu vermeiden, Wundränder evtl. abdecken (z.B. Zinkpaste); feuchte Verbände
- **!** Desinfektionsmittel (Wasserstoffperoxid, Kaliumpermanganat und jodhaltige Präpara hemmen die Wirkung von proteolytischen Enzymen, deshalb nicht gleichzeitig verwend
- Nekrosen:
  - Nekrosenabtragung: Chirurgisches Débridement (bei großen Defekten in mehreren Sitz gen), ggf. vor der Behandlung Schmerzmittelgabe
  - Wundreinigung: Enzymatisch (s.o.)

– Granulationsförderung, z.B. durch 10%ige NaCl-Lösung; neu gebildetes Granulationsgewebe durch in Ringerlösung getränkte Wund- oder Hydrokolloid-Verbände (s.u.) feucht halten
Bei Wundinf.: Evtl. systemisch Antibiotika nach Antibiogramm (Abstrich für Kultur und Resistenz aus dem Randbereich der Nekrose).

⚡ Nach Einsetzen der Granulation (erkennbar an der frischen roten Farbe) keine Desinfektionsmittel mehr verwenden.

Wundverbände

Verbandswechsel: In der Reinigungsphase 4–6 × tägl., in der Granulationsphase reicht 3 × tägl.
Geeignete Verbandarten:
– Salbengaze (z.B. Branolind®) verhindert Verkleben und Abreißen des neu gebildeten Gewebes
– Feuchtverbände (z.B. mit NaCl 0,9% oder Ringerlösung) verhindern Austrocknen; müssen oft gewechselt werden, um ein Verkleben zu vermeiden
– Hydrokolloid-, Hydrogel- oder Alginatverbände (z.B. Opragel®, Varihesive®, Hydrocoll®, Hydrosorb®) zur Feuchtigkeitsretention; sind wasserdicht (gut geeignet bei Inkontinenz).

Die 6 häufigsten Fehler bei der Dekubitustherapie
▸ Unzureichende Nekroseabtragung
▸ Granulationsförderung vor Abschluss der Wundreinigung
Austrocknen des neu gebildeten Granulationsgewebes, z.B. durch Einsatz von Puder oder hyperosmolaren Substanzen
▸ Übersehen einer Inf. v.a. in Wundtaschen
Mangelnde Druckentlastung und Vernachlässigung der Ther. dekubitusauslösender oder -begünstigender Erkr. (z.B. BZ-Einstellung!)
Anwendung gefährlicher Pflegemaßnahmen, z.B. „Eisen und Fönen".

Komplikationen Bakt. Superinf., Septikämie, Eiweißverlust durch die nässende Wunde bei großen Geschwüren.

Dekubitusprophylaxe
Risikopat. erkennen
Ausführliche Unterrichtung der pflegenden Familienangehörigen über Pathogenese, Prophylaxe und Ther.
Prophylaktische Druckentlastung gefährdeter Hautstellen, evtl. mit Lagerungshilfsmitteln
Finger-Drucktest: Hautrötung blasst nicht ab → Grad I
Regelmäßige Inspektion der Haut und Kontrolle der Lagerungstechnik
Hautpflege: Regelmäßig baden, möglichst mit ölhaltigen Zusätzen (z.B. Balneum Hermal®); rückfettende Seifen, harnstoffhaltige Cremes oder Lotionen (z.B. Urea pura 5,0 in Ungt. emulsificans ad 100,0) verwenden
Mobilisierung
Ausreichende Flüssigkeitszufuhr erhöht Gewebselastizität
Ernährungsumstellung: Reduktionskost bei Adipositas, Aufbaukost bei Mangelzuständen
Medikamente vermeiden, die im Schlaf Spontanbewegungen hemmen, z.B. Tranquilizer, Neuroleptika, Antidepressiva. Ausreichende Parkinsonmedikation in der Nacht.

27.10 Pharmakotherapie im Alter

Die Pharmakother. im Alter (> 70 J.) gewinnt durch den wachsenden Anteil der älteren Pat. an B deutung (80-Jährige nehmen im Mittel 1200 Einzeldosen Medikamente/J.).

Wesentliche Organveränderungen bei älteren Patienten

Veränderte Pharmakokinetik (Absorption, Verteilung, Metabolisierung und Exkretion) aufgrun eingeschränkter Organfunktion:

- GIT: Achlorhydrie + Perniziosa; verlangsamte Ös.-, Magen- und Darmperistaltik (häufig Ga troparese + Obstipation → verlangsamte Resorption); Abnahme der Albuminkonz. → ve minderte Plasmaeiweißbindung → erhöhte Plasmaspiegel; erhöhter Fettanteil (→ vergröße tes Verteilungsvolumen)
- Leber: Verminderte Leberdurchblutung und Metabolismus (→ verminderter Abbau von M dikamenten mit hohem „First-pass-Effekt", z.B. Nitrate, Ca^{2+}-Antagonisten, β-Blocke Theophyllin, Benzodiazepine, Tolbutamid, Indometacin, Prednisolon, Ergotamin)
- Nieren: Altersabhängige Einschränkung der GFR (**cave:** da die Muskelmasse vermindert i kann auch bei normaler Krea-Clearance die Nierenfunktion eingeschränkt sein); bei mul morbiden Pat. häufig kompensierte Niereninsuff.

Grundlegende Richtlinien für die Pharmakotherapie von älteren Patienten

- Vor Therapiebeginn Nierenfunktion kontrollieren
- Pharmakother. mit einer Initialdosis von ca. 50% der angestrebten Dosis einleiten; im Verla Dosis adäquat anpassen
- Engmaschige Kontrollen der Serumspiegel (drug monitoring)
- Kritische Therapiekontrolle (regelmäßige Auslass- bzw. Reduktionsversuche)
- Auf typische NW achten (v.a. bei Anwendung neuer Pharmaka): V.a. anticholinerges S akute Verwirrtheitszustände, Synkopen, Stürze und Exsikkose
- Bes. bei älteren Pat. damit rechnen, dass Medikamente nicht wie verordnet eingenomm werden.

Gründe für die Fehleinnahme von Medikamenten und Lösungsstrategien

- Parallele Medikamentenverordnungen: Max. 4 Medikamente verordnen, (Risiko der Feh einnahme, NW und WW steigt exponenziell mit Anzahl der Präparate). Einfache Thera pieschemata und ggf. Retardpräparate zur Minimierung der Tablettendosis anstreben
- Falsches Verständnis und Überbewertung der im Beipackzettel genannten NW: Sorgfältig Aufklärung erforderlich
- Fehler bei der Medikamentenapplikation: Blisterverpackungen, kleine Tbl., schwer zu öf nende Verschlüsse meiden
- Selbstmedikation und Kombination von Medikamenten durch verschiedene FÄ: Regelm ßige ausführliche Medikamentenanamnese erforderlich.

ave: NW sind oft beträchtlich und sehr quälend (Nykturie und ständige Schlafunterbrechung der verschlechterte Inkontinenz durch Diuretika, Schwindel oder Müdigkeit durch Neuroleptika der Antidepressiva). Sie müssen mit dem Pat. besprochen und ernst genommen werden. Nur enn dem Pat. bewusst ist, dass die lebensverlängernde Wirkung der Medikamente wichtiger ist s die Belästigung durch NW, wird er die Medikamente weiter einnehmen.

ie wichtigsten NW von Arzneimittelgruppen bei älteren Patienten

ranquilizer, Sedativa, Neuroleptika, Antidepressiva

Barbiturate: Kontraindiziert (paradoxe Reaktionen bis zu Psychosen)

Benzodiazepine: Aufgrund veränderter Clearance verlängerte Halbwertszeit; deshalb besser kurz wirksame Benzodiazepine verwenden (z.B. Oxazepam, Lorazepam, Temazepam, Triazolam). Hohes Risiko für Frakturen durch Stürze; paradoxe Reaktionen bis zu Psychosen möglich

Neuroleptika: Orthostatische Kreislaufregulationsstörung, extrapyramidal-motorische Sy. (Phenothiazine). **Cave:** Hohes Sturzrisiko, deshalb niedrige Dosis wählen

Antidepressiva: Bei trizyklischen Antidepressiva häufig RR-Abfall, Harnverhalt, Verwirrtheit, Tachykardien; **KI** für MAO-Hemmer (Hypertensive Krisen, Tremor, Ataxie).

ykoside Immer Ind. prüfen: 70% der Dauerther. sind unnötig! Erhöhte Gefahr der Intox. bei ngeschränkter GFR, Kombination mit Diuretika, Laxanzien → Hypokaliämie → erhöhte Digitiswirkung (Digitalisintox. ☞ 3.5.2). **Cave:** Bradykardien aufgrund verminderter Vagusreizchwelle.

Blocker Wirkung ↓ bei verminderter Rezeptorzahl → strenge Ind.

ntihypertensiva Ther. sinnvoll; verlängert Lebenserwartung, Lebensqualität ↑. Wichtig: Einhleichender Beginn; RR-Ziel 140 mmHg systolisch. **Cave:** Bei zu schneller RR-Senkung Risiko r Orthostasereaktion (Frakturgefahr) sowie apoplektischen Insult bzw. Myokardinfarkt.

uretika Strenge Ind. bei Kombination mit Glykosiden (Hypokaliämie). Risiko der Dehydraion → Thrombose- und Embolierisiko.

ntibiotika Verlangsamte Resorption schädigt Darmflora → bakt. Fehlbesiedlung (Staphylokken, Pseudomonas, Proteus); Candidiasis, Pruritus vulvae und ani.

Tab. 27.8 Typische NW von Medikamenten bei älteren Patienten

edikament	Clearance	Halbwertszeit	Nebenwirkung
prazolam	↓	↑	
nino-koside		↑	In Kombination mit Cephalosporinen Gefahr eines ANV
nilorid	↓		
nitriptylin	↓	↑	Anticholinerg
ebutolol		↑	
enolol		↑	Verminderter Effekt im höheren Alter

Tab. 27.8 Typische NW von Medikamenten bei älteren Patients (Forts.)

Medikament	Clearance	Halbwertszeit	Nebenwirkung
Barbiturate			Desorientierung, delirante Zustände, Atemdepression
Bevantolol		↑	
Bromazepam	↓	↑	
Brotizolam	↓	↑	
Butyrophenone			Orthostasereaktionen, extrapyramidal motorische Störungen
Cefotaxim	↓	↑	
Ceftriaxon	↓	↑	Dosisreduktion um 50% bei sehr alten Pat.
Chinidin	↓	↑	
Chlordiazepoxid	↓	↑	
Cilazapril	↓	↑	
Ciprofloxacin	↓		
Clobazam		↑	
Clozapin			Deutlich erhöhte Plasmaspiegel
Desipramin		↑	
Diazepam		↑	Erhöhte Serumspiegel, Störung der Gedächtnisfunktion, Akkumulation der Metabolite
Digoxin/ Digitoxin		↑	Dosisreduktion erforderlich; Herzrhythmusstörungen bis zum Kammerflimmern, Appetit ↓, Übelkeit, Sehstörungen, Depression, Verwirrtheitszustände, Myopathie
Diltiazem		↑	
Doxycyclin			Höhere Spiegel, große ther. Breite
Enalapril	↓	↑	Bei Kombination mit Hydrochlorothiazid Clearance ↓↓
Erythromycin		↑	
Flunitrazepam			Verstärkte sedierende Wirkung
Furosemid	↓	↑	Verzögerter Beginn der diuretischen Wirkung

	Tab. 27.8	Fortsetzung	
Medikament	**Clearance**	**Halbwertszeit**	**Nebenwirkung**
Hydralazin			Tachykardien, RR-Abfall. **KI:** Bei Pat. mit KHK, zerebraler Ischämie und schwerer Niereninsuff.
Hydrochloro-thiazid			Erhöhte Plasmaspiegel von Triamteren und Enalapril → RR-Abfall
Ibuprofen	↓	↑	
Imipramin	↓	↑	
Kaliumcanrenoat			Nach ca. 8 d deutliche Akkumulation
Ketoprofen	↓	↑	
Lidocain		↑	Toxische NW doppelt so häufig
Lithium	↓		Dosisreduktion um 50%
Lorazepam		↑	Enzyminduktion im Verlauf der Ther.
Lormetazepam			Verlangsamte Reaktion bei gleichen Serumspiegeln
Meprobamat			Muskeltonus ↓, Darmatonie, RR-Abfall, Störung des Schlafmusters, Vigilanzminderung
Metamizol	↓	↑	
Metronidazol	↓		
Midazolam	↓	↑	Verstärkte Wirksamkeit
Morphin	↓		
Naftidrofuryl		↑	3fach verlängerte HWZ
Naproxen	↓	↑	
Nifedipin			Höhere Plasmaspiegel
Nitrazepam			Muskeltonus ↓, Darmatonie, RR-Abfall, Störung des Schlafmusters, Vigilanzminderung
Nitrendipin			Verstärkter RR-Abfall
Nortriptylin	↓	↑	
Paracetamol	↓		
Pethidin			Verminderter Abbau
Piroxicam	↓	↑	

Tab. 27.8 Typische NW von Medikamenten bei älteren Patients (Forts.)

Medikament	Clearance	Halbwertszeit	Nebenwirkung
Phenylbutazon		↑	Geringer Effekt bei Pat. mit RA, hoh Risiko von peptischen Ulzera
Phenobarbital		↑	
Phenothiazine			Orthostasereaktionen, extrapyramida motorische Störungen
Prazepam	↓	↑	Verlangsamte Reaktion bei gleichen Serumspiegeln
Prazosin		↑	
Propranolol	↓	↑	Bradykardie, Herzinsuff., akute Bronchialobstruktion
Reserpin			Depressionen
Salicylate	↓	↑	Hohes Risiko von peptischen Ulzera
Sotalol	↓	↑	
Spironolacton			Erhöhte Serumspiegel
Sulfonamide	↓		
Thiazide			Hypokaliämie, Verwirrtheitszuständ bis zum Koma, Anorexie, Thrombos und Emboliegefahr, Myopathie
Thioridazin			Erhöhte Plasmaspiegel, erhöhte NW-Rate
Thioxanthen-derivate			Orthostasereaktionen, extrapyramida motorische Störungen
Timolol			Geringe Altersabhängigkeit der Wirkung
Triazolam	↓		Orthostasereaktionen, extrapyramid motorische Störungen, starke Einschränkung der Gedächtnisfunktion
Trimethoprim	↓		
Trizyklische Antidepressiva			Blutdruckabfall, Harnverhalt/Obstip tion, Verwirrtheitszustände, Tachy- und Bradykardien, Schleimhautulze Glaukomanfall
Verapamil	↓	↑	

ifferenzialdiagnose der wichtigsten Arzneimittel-NW bei älteren atienten

usätzliche Risikofaktoren für das Auftreten von NW sind: Multimorbidität, Gebrechlichkeit, niedriges örpergewicht, eingeschränkte GFR, Einnahme vieler verschiedener Medikamente.

nticholinerge Syndrome

inik Mydriasis, Tachykardie, Mundtrockenheit, Harn- und Stuhlverhalt, Unruhe- und Ver- rrtheitszustände, Delir, Krampfanfälle, Koma.

pische Medikamente (Auswahl)

Antidepressiva: Amitriptylin (z.B. Saroten®, Laroxyl®); Clomipramin (z.B. Anafranil®, Hydi- phen®); Imipramin (z.B. Tofranil®, Pryleugan®); Doxepin (z.B. Aponal®, Sinquan®)

Parkinsonmedikamente: Trihexyphenidyl (z.B. Parkopan®, Artane®); Biperiden (z.B. Norakin®, Akineton®)

Neuroleptika: Haloperidol (z.B. Haldol®, Sigaperidol®); Thioridazin (z.B. Melleril®); Fluspi- rilen (z.B. Imap®)

Sedativa/Antihistaminika: Promethazin (z.B. Atosil®, Prothazin®); Clemastin (z.B. Tavegil®), Diphenhydramin (z.B. Benadryl®, Sedovegan®)

Spasmolytika: Butylscopolamin (z.B. Buscopan®)

Kardiale Medikamente: Ipratropiumbromid (z.B. Itrop®).

kute Verwirrtheitszustände Kognitive Störungen und Verwirrtheitszustände sind bei alten d zerebral vorgeschädigten Pat. (Demenz, Multiinfarktsy., Parkinson-Sy. u.a.) häufig schwer zu agnostizieren.

Tab. 27.9 Medikamente, die bei älteren Patienten akute Verwirrtheit auslösen können

sikowahr- heinlichkeit	Medikament	Anmerkung
·ch	Analgetika	Vor allem Morphin und Derivate
·ttel	Antidepressiva	Erhöhtes Risiko bei stark sedierenden Medikamenten
	Benzodiazepine	Entzug kann ebenfalls delirante Symptome auslösen
	Kortikosteroide	Vor allem bei Dosen > 40 mg Prednisolonäquivalent/ Tag für > 1 Wo.
	Neuroleptika	Erhöhtes Risiko bei stark sedierenden Medikamenten
	Parkinsonmittel	Anticholinerge > dopaminerge Medikamente
·ring	Antiarrhythmika	V.a. bei Lidocain
	Antirheumatika (NSAR)	
	Digitalis	
	H$_2$-Blocker	Maximal bei Cimetidin
	Theophyllin	

Differenzialdiagnose der wichtigsten Arzneimittel-NW bei älteren Patienten

Zahlreiche Medikamente können bei NW mit Arzneimitteln ... Gebrechlichkeit und einer bzw. mangelhaft eingeschränkten (TRS, Einschränkungen), verbunden, zu den einzelnen ...

Anticholinerge Syndrome

Amnesie, Agitation, die Mundtrockenheit, Harn- und Schleimhaut, Unruhe und Verwirrtheit, trockene Haut, Fieber, Krampfanfälle, Koma

Häufige Medikamente (Auswahl)

Antihistaminika Amantadin (z.B. Sormodren), Loperamid (z.B. Imodium), ...

...

Tab. 27.9: Medikamente, die bei älteren Patienten akute Verwirrtheit verursachen können

Substanz	Medikament	Symptome/Bemerkungen

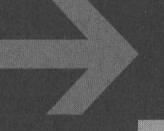

Onkologie

28

Inhalt

LOTHAR DOMAGALSKI _ STEFAN GESENHUES

Weil inzwischen jeder dritte Pat. im Laufe seines Lebens von einer Krebserkr. befallen wird, bild
Tumorpat. einen erheblichen Teil der hausärztlichen Klientel. Obwohl sich die Behandlungsmöglic
keiten in den letzten J. deutlich verbessert haben, stellt Krebs mit etwa 200 000 Todesfällen pro J.
Deutschland (v.a. Lungen-, Brust- und Darmkrebs) noch immer die zweithäufigste Todesursache da

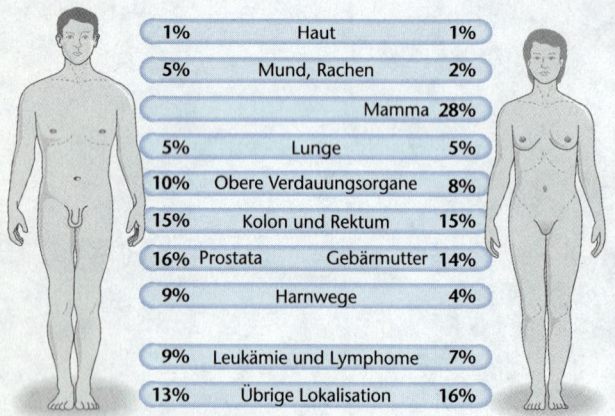

Abb. 28.1 Häufigkeit maligner Tumoren bei Mann und Frau

28.1 Besonderheiten in der Patientenführung

Spezielle Anforderungen an den Hausarzt
- Erster Ansprechpartner und Vertrauensperson für den Tumorpat.
- Bindeglied in der interdisziplinären Betreuung zwischen verschiedenen Fachärzten und Kra
  kenhäusern; dazu gehört die Archivierung der Krankheitsunterlagen, damit sie bei Bed
  schnell zur Verfügung stehen. Der HA erfüllt hier ideal seine Koordinationsfunktion
- Ansprechpartner der Angehörigen: In verständnisvollem Gespräch ist ihnen die Situation
  Kranken zu vermitteln sowie eine Anleitung zur Pflege zu geben. Dabei ist bes. auf Verständ
  für die psychische Ausnahmesituation des Kranken einzugehen, die oft viel Geduld und To
  ranz erfordert.

Tipps zur Gesprächsführung mit Tumorkranken

- Psychische Ausnahmesituation berücksichtigen! Daher genügend Zeit für ungestörtes Patientengespräch einplanen
- Verständnisvolles Zuhören mit Beantwortung aller Fragen des Pat. schafft Vertrauen
- Wahrheitsgemäße, aber nicht schonungslose Aufklärung. Berücksichtigen, was der Pat. zum jeweiligen Zeitpunkt auch verarbeiten kann
- Kein Vortrag, gespickt mit Fachausdrücken! Jeder Satz muss für den Pat. verständlich sein
- Zeitprognosen vermeiden! Aufmerksamkeit auf pos. Aspekte der Situation lenken.

mgang mit unheilbaren Patienten

Hauptziel ist Schmerzfreiheit, die meist (80–90%) erreicht werden kann; in jedem Fall aber önnen Schmerzen gelindert werden. Der Pat. braucht keine Angst vor Schmerzen zu haben!

Keine falschen Hoffnungen wecken (merkt Pat. sofort), sondern Sorgen ernst nehmen, ohne in Floskeln zu verfallen
Tumorspezifische Ther. nur, wenn dadurch die Lebensqualität verbessert wird
Keine unnötigen Klinikeinweisung
Keine diagn. Eingriffe ohne Konsequenzen.

8.2 Tumordiagnostik und Verlaufskontrolle in der Praxis

M-System und Tumorgrading Internationale Klassifikation des Tumorausbreitungsgra-
s. Dabei steht:
T für Primärtumor
N für regionale LK
M für Fernmetastasen
X für fehlende Beurteilbarkeit (TX, NX, MX)
Präfix p für postop. histopathologische Klassifikation, **r** für Rezidiv, **y** für Vorbehandlung
Suffix C1–5 („certainty") gibt Diagnoseverfahren an, das der Einteilung zugrunde liegt (1 =
klinisch/Rö, 2 = Spezialdiagn., 3 = chirurgisch, 4 = histopathologisch, 5 = Autopsie)
Beispiel: pT2C4pN1C3M0C2. Oft auch nur: pT2N1M0
G gibt den histopathologischen Differenzierungsgrad des Tumors an: G1, G2, G3 = gut/mä-
ßig/schlecht differenziert, G4 = entdifferenziert, GX = nicht beurteilbar.

Beurteilung des Allgemeinzustands

Tab. 28.1 Skalen zur Beurteilung des Allgemeinzustands

WHO-Performance Status	Karnofsky-Index	Befinden
0	100	Beschwerdefrei
1	80–90	Leichte Symptome, Aktivität normal
2	60–70	Selbstversorgung, arbeitsunfähig, evtl. Unterstützung nöt
3	40–50	Mehr als 50% bettlägerig, medizinische und pflegerische Betreuung nötig
4	20–30	Völlig bettlägerig, Krankenhaus- oder Hauspflege
	10	Moribund

28.2.1 Tumorverdacht und Erstdiagnostik

Allgemeine Warnsignale, die auf ein Malignom hinweisen

- Ungewollte Gewichtsabnahme (v.a., wenn > 10% des Körpergewichts)
- Inappetenz, Abneigung gegen bestimmte Nahrungsmittel, Geschmacksstörungen
- Leistungsknick, Schwäche, verstärkte Müdigkeit
- Fieber, Schweißneigung (v.a. Nachtschweiß)
- Juckreiz, Schmerzen, Blutbildveränderungen (v.a. Anämie).

Cave: Auch bei völliger subjektiver Beschwerdefreiheit kann ein Ca mit bereits infauster Progn
vorliegen!

Allgemeine Tumordiagnostik

- Anamnese: Auch Familien- und Sozialanamnese, OP (Tumor?), familiäre Tumorbelastu
- Körperliche Untersuchung: Ganzkörperstatus inkl. rektaler Untersuchung, Inspektion Haut, Palpation der peripheren Lymphknotenregionen, Untersuchung von Genitalien u Mammae sowie neurologische Basisuntersuchung
- Labor: Diff.-BB., BSG, E'phorese, Urinstatus, Test auf okkultes Blut im Stuhl (z.B. Häm cult®), AP, GPT, LDH, Krea, E'lyte mit Ca^{2+}; bei konkretem Verdacht sog. spezifische mormarker (☞ 28.2.3)
- Apparative Diagn.: Je nach Verdachtsdiagnose, zumindest Rö-Thorax, Sono des Abdome Harnorgane, SD u.a.

Cave: Nie mit MDP ambulante Diagn. eröffnen, da bei den weiteren Untersuchungen Kontrastmittelreste stören können.

spezielle Symptomatik und diagnostische Wegweiser
Dies ist nur eine Auswahl → Einzelheiten in den entsprechenden Organkapiteln.

■ Tab. 28.2 Spezielle Symptome und Differenzialdiagnostik ■

Beschwerden/Symptom		Mögliche Tumor-lokalisation	Spezielle diagnostische Maßnahmen
Abneigung gegen Fleisch, zunehmende Übelkeit, Erbrechen		Gastrointestinal, v.a. Magen	Gastroduodenoskopie, Sono, ggf. Darmdiagn. (s.u.), Hämoccult®
Unstillbares Erbrechen		Hirnmetastasen	Fundus spiegeln (Stauungs-papille), CCT, MRT
Schluckbeschwerden		Ösophagus (Magen)	Endoskopie, Rö-Thorax, Rö-Breischluck
Verändertes Stuhlverhalten, wechselnd Diarrhoe und Obstipation, unwillkürlicher Stuhlabgang bei vorher kontinenten Pat.		Darm (v.a. Kolon)	Rekto-, Koloskopie, Sono, Test auf okkultes Blut
Länger als 3–4 Wo. anhaltender Husten, Heiserkeit		Bronchien, Larynx, Hypopharynx	HNO-Spiegeluntersuchung, Sputumzytologie, Rö-Thorax, Bronchoskopie
Ungewöhnliche Blutungen/Absonderungen	◆ Hämoptysen	Bronchien	Sputumzytologie, Rö-Thorax, Bronchoskopie
	◆ Vaginal	Vagina, Zervix, Corpus uteri	Vaginale Tast- und Spiegeluntersuchung, Abstrich, Kolposkopie, ggf. fraktionierte Abrasio
	◆ „Blut im Stuhl" (Teerstuhl, pos. Hämoccult®-Test, Blutauflagerungen)	Rektum-, Kolon-, Magen-Ca, selten Dünndarm-Tumor	Sono, Rekto-, Koloskopie, Gastroskopie, ggf. MDP (Rö)
	◆ Mamillen-sekretion	Mamma	Mammographie, Sono, Sekretzytologie, Galaktographie
Knoten, Konturveränderungen der Mamma, Orangenhaut, Mamillenekzem"		Mamma	Mammographie, Sono, Histologie
„Knoten", Schwellung von Knochen und Weichteilen		Sarkom, Weichteil-metastasen	Sono, bei Sarkomverdacht CT/MRT, Probeexzision und Histologie

Tab. 28.2 Fortsetzung

Beschwerden/Symptom	Mögliche Tumor-lokalisation	Spezielle diagnostische Maßnahmen
Schmerzlose, vergrößerte LK, evtl. derb/verbacken	LK-Metastasen	LK-Exstirpation zur Histolo
Auffällige Veränderung von Muttermalen und Warzen, schlecht heilende Wunden, „Ekzem"	Hauttumor, Hautmetastasen	Exzision und Histologie. Cave: Kurative Exzision im Gesunden anstreben (spezie Kenntnisse erforderlich)
Knochenschmerzen	Knochenmetastasen, Sarkome	Region röntgen, Knochen-szinti; Labor, z.B. AP, Ca^{2+}
Blutiger Urin	Niere, Blase, Vagina, Uterus, Prostata	Urinzytologie, Sono, Aus-scheidungsurographie, Zyst skopie, gyn. bzw. urologisc Untersuchung
Zunehmende neurologische Ausfälle, z.B. Paresen, Sensibi-litätsstörungen, Neuralgien	Hirn-, Rückenmarks-tumoren/-metastasen, Infiltration von Nerven/Plexus	CT, MRT, Liquorzytologie, neurologische Spezialdiagn.
Schmerzloser Ikterus	Lebermetastasen, Gallenblasen-, Gallen-wegs-, Pankreaskopf-, Leber-Ca	Sono, CT, evtl. ERCP. Labo Bili, γ-GT, AP, GOT, GPT, Amylase

Paraneoplastische Syndrome

Krankheitsbilder, die durch von Tumorzellen gebildete biologisch aktive Substanzen hervorgeru werden, z.B. ektop produzierte Peptidhormone.

Paraneoplastische Sy. können dem Nachweis einer Tumorerkr. um Mon. vorausgehen, da bei unklaren Krankheitsbildern daran denken!

Beispiele für paraneoplastische Syndrome

♦ Allg.: Fieber, Kachexie, Osteomalazie, hypertrophe Osteoarthropathie
♦ Hämatologisch:
– Thrombozytose (DD ☞ 19.5.2)
– Polyglobulie durch Erythropoetinproduktion: Bei Nieren-, Uterus-Ca, Kleinhirnangio stom (DD ☞ 20.13)
– DIC (☞ 19.5.4) mit Thrombophlebitis migrans: Bei Pankreas-, Magen- und Bronchial (DD ☞ 12.8.1)
– Leukozytose mit Neutrophilie (DD ☞ 19.1.4)

Endokrin: Ektope Hormonproduktion am häufigsten bei kleinzelligem Bronchial-Ca, Karzinoid, Inselzell-Ca des Pankreas
– Cushing-Sy./ACTH: Kleinzelliges Bronchial-Ca, Thymom, Karzinoid, Pankreas-Ca
– Schwartz-Bartter-Sy. (Hyponatriämie /ADH): Lungen-, Pankreas-, Duodenal-Ca, Karzinoide
– Hyperkalzämie/PTH: Nierenzell-Ca, Bronchial-Ca (Plattenepithel), Leberzell-Ca u.a. (Klinik ☞ 8.7.3)
– Gynäkomastie/Gonadotropine: Bronchial-Ca, urogenitale Tumoren, Magen-, Pankreas-, Leber-Ca (Klinik ☞ 8.7.3)
– Akromegalie/STH: Bronchial-Ca, Karzinoid
– Diarrhoe, „Migräne" und Tachykardie/Serotonin: Pankreas-Ca, kleinzelliges Bronchial-Ca, Karzinoid
– Hyperglykämie/Glucagon: Pankreas-, Bronchial-Ca
Dermatologisch:
– Acanthosis nigricans: Adeno-Ca des GIT, Bronchial-Ca
– Thrombophlebitis: Pankreas-Ca (☞ 8.8.3)
– Pemphigoid: Hypernephrom (☞ 13.4.2)
Neurologisch: Am häufigsten bei Lungen-, Magen-Darm-, Mamma-, Ovarial-Ca. Beispiele: Myasthenia gravis, Lambert-Eaton-Sy., Neuropathie, v.a. sensomotorisch (Klinik ☞ 20.1.5), Dermatomyositis, Enzephalitis, nekrotisierende Myelopathie u.a.

imärtumorsuche bei Metastasen/Metastasierungswege Bei unklarem Primärtumor istologie aus Metastase anstreben!

Tab. 28.3 Typische Metastasierungsmuster

etas-se kimär-mor	Le-ber	Lun-ge	Ge-hirn	Kno-chen***	Maligner Pleura-erguss*	Aszi-tes****	Lokalisation Lymph-knoten
hild-üse		+	(+)	+			Hals, Mediastinum
Zellen ())	+	+					Hals, supraklavikulär
nge	+	+	+ +	+		+	Peribronchial, Lungen-hilus, Mediastinum
mma	+ +	+ +	+	+ +		+ +	Axillär, (sub-)sternal (A. mammaria int.)
opha-s	+	+					Paratracheal, parabron-chial, mediastinal, para-ösophageal, zervikal, zöliakal

Tab. 28.3 Fortsetzung

Metastase / Primärtumor	Leber	Lunge	Gehirn	Knochen***	Maligner Pleuraerguss*	Aszites****	Lokalisation Lymphknoten
Magen	+ +	+	+	+	(+)	+	Perigastrisch (Netz), Aa. gastrica sinistra, hepati communis, lienalis, Trunc coeliacus
							LK li.-supraklavikulär (Vir chow-Drüse), Ovarien (Krukenberg-Tumor)
Kolon	+ +	+		+	(+)	+	Perikolisch/perirektal, entlang versorgender Gefäße
Pankreas	+	+	+		+	+	Netz, entlang versorgender Gefäße
Gallenwege	+ +	+					Leberhilus (Lig. hepatoduodenale), en lang der Gallenwege und großen Bauchgefäße, Pankreaskopf, periduodenal
Niere	+	+	(+)	+			Nierenhilus, paraaortal
Harnblase		+		+			Kleines Becken, v.a. Bifurkation der Aa. iliacae com munes
Prostata	(+)	+		+ +			
Hoden**	+	+	(+)				Retroperitoneal, iliakal, pa raaortal, A. lienalis sinistr mediastinal, supraklavikul
Ovar**	+	+	(+)		+	+ +	Paraaortal, iliakal, retrope toneal, mediastinal, Netz, peritoneal
Uterus/Zervix	+	+	(+)	+		+	Parazervikal, parametrial, Becken, inguinal, präsakra paraaortal, iliakal, periton
Melanom	+ +	+ +	+ +	+	+		Je nach Lokalisation

Tab. 28.3 Fortsetzung								
Metas-tase Primär-tumor	Le-ber	Lun-ge	Ge-hirn	Kno-chen***	Maligner Pleura-erguss*	Aszi-tes****	Lokalisation Lymph-knoten
N0-tumor			+				Zervikal/supraklavikulär

gelegentlich; + + häufig

* auch bei Pleuramesotheliom!

** abhängig vom histologischen Typ

** *osteoplastisch:* Prostata-, Mamma-, Lungen-Ca; *osteolytisch:* Plasmozytom, Mamma-, Nieren-, SD-Ca

** auch bei Leber-Ca und malignem Lymphom

8.2.2 Nachsorge

Ziel der Nachsorge ist das frühzeitige Erkennen und Behandeln von Rezidiven oder Metastasen, von Krankheits- und Therapiefolgen sowie die psychologische und psychosoziale Betreuung.

Zu einer umfassenden Nachsorge gehören:

- Regelmäßige Anamnese, körperliche Untersuchung und sonstige Untersuchungen gemäß entsprechendem Nachsorgeplan (anzufordern bei der jeweils zuständigen KV, Adressen ☞ 34.4.2) sowie Dokumentation des Krankheitsverlaufs
- Einleitung und Organisation der körperlichen und sozialen Rehabilitation
- Psychologisch-empathische Betreuung und Beratung des Pat. und seiner Angehörigen
- Vorsorge zur Erkennung von Zweittumoren
- Koordination von Fremddiagn. und -ther.

Nachsorgepass Wird von der erstbehandelnden Klinik an den Pat. ausgehändigt. Z.Zt. wird für manche Tumoren individuelle symptomorientierte anstatt standardisierter Nachsorge erprobt.
Cave: Nachsorgepläne differieren je nach Wohnort.

Praktisches Vorgehen

- Anamnese: Körperliches und psychisches Befinden, Belastbarkeit, Appetit, Gew., Schmerz, Husten, Luftnot, Stuhlgang, Schwitzen, Nachtschlaf
- Vollständige körperliche Untersuchung; bes. alle LK-Stationen und Leber abtasten, Skelettsystem abklopfen
- Labor: BB, BSG, AP, γ-GT, LDH, GPT, Ca^{2+}, evtl. Tumormarker; Kontrolle ehemals pathologischer Werte
- Apparative Diagn.: Je nach Tumorentität. Sinnvoll, falls frühes Erkennen Prognose oder Lebensqualität verbessert
- Patientenberatung in sozialmedizinischen Fragen: Einleitung eines Heilverfahrens (☞ 30.2.6), z.B. in onkologisch spezialisierten Nachsorgekliniken, Berentung, Möglichkeit der Teilzeitarbeit zur Belastungserprobung, Schwerbehindertenstatus (☞ 30.2.8), Kontakt zu Selbsthilfegruppen (Adressen ☞ 34.2), Krebssportgruppen; Ernährungsberatung (☞ 28.3.8).

! Bei Tumorpatienten nicht vergessen:
- Labor-Nr. 3488 (EBM) bei palliativer Ther. progredienter Malignome
- Labor-Nr. 3495 (EBM) bei Zytostatika- oder Strahlenther.

28.2.3 Tumormarker

Von malignen Tumoren gebildete oder induzierte Substanzen, die im ausdifferenzierten Gewebe no
malerweise nicht vorkommen. Meist Tumorantigene, aber auch Hormone und Enzyme.

Bedeutung/Indikation

- Verlaufsparameter zur Therapiekontrolle; bei Entfernung aller Tumoranteile durch radika
  OP Markerabfall innerhalb von 4–8 Wo.
- Erkennung von Rezidiven oder Metastasierung: Oft signifikante Tumormarkererhöhung e
  bei Metastasierung, nicht schon beim Primärtumor
- Bestimmungsfrequenz im tumorspezifischen Nachsorgeplan vorgegeben, meist im 1. und 2.
  ca. vierteljährlich, später halbjährlich
- **Cave:** Normbereiche sind laborabhängig! Markerwerte sind nicht hochspezifisch für Mali
  nome und werden z.B. durch Rauchen (V.a. CEA, TPA), Grav., Entzündungen, toxische Erk
  und Katabolismus beeinflusst!

Tab. 28.4	Klinisch relevante Tumormarker (s.a. ☞ 31.2)							
Tumormarker	CEA	CA-15-3	CA-19-9	CA-125	SCC	AFP	HCG	Ande
Tumor								
HNO (Platten-epithel-Ca, auch Ösophagus!)	+				+ + +			
SD anaplastisch	+							
SD differenziert								TG**
SD C-Zell/MEN	+							HCT*
Lunge, kleinzellig	+ +							NSE*
Lunge, epithelial	+				+			CYFR 21–1
Mamma	+ +	+ + +						
Pankreas	+		+ + +	+				
Leber, hepato-zelluläres Ca						+ + +		
Leber, Metastasen anderer Tumoren	+							
Gallenwege	+		+ + +					

Tab. 28.4 Fortsetzung								
umormarker	CEA	CA-15-3	CA-19-9	CA-125	SCC	AFP	HCG	Andere
agen	+ +		+ +					CA 72–4
olorektal-Ca	+++		+					
terus, Platten-epithel-Ca (Zervix, Vulva)					+ + +			
terus, Adeno-Ca (Endometrium-Ca)	+			+				
terus, Chorion-Ca (Trophoblast-moren)							+++	
var, epithelialer mor	+	+	+	+ + +				
var, Keimzell-mor						+ + +	+++	
oden, Non-Semi-m						+ + +	+++	
oden, Seminom							+++	
ostata								PAP, PSA
ase	+							

schränkung auf den Marker der 1. Wahl meist ausreichend.

+ +	Marker der ersten Wahl (meist ausreichend)
+	Marker empfehlenswert (evtl. als Zweitmarker)
	Markereinsatz möglich

Calcitonin, ** Neuronenspezifische Enolase, *** Thyreoglobulin nach OP

*Tumormarker sind zur Primärdiagn. und zum Screening normalerweise nicht einsetzbar (unspezifisch und teuer, oft initial noch Normalwerte). Ausnahmen:
- Calcitonin zum Screening bei Verwandten von Pat. mit C-Zell-Ca oder multipler endokriner Adenomatose
- β-HCG bei Z.n. Blasenmole
- AFP bei V.a. Leberzell-Ca
- Immunglobuline (Paraprotein) bei V.a. Plasmozytom
- 5-Hydroxyindolessigsäure bei V.a. Karzinoid
- AFP, β-HCG bei V.a. Keimzelltumor
- PSA bei V.a. Prostata-Ca.

28.3 Onkologische Therapie

Hauptpfeiler der Tumorther. sind OP, Bestrahlung und Medikamente (Zytostatika und Hormone
Meist Kombinationsther. Auswahl der individuellen Ther. in Abhängigkeit von Tumorhistologi
-masse, -stadium, prognostischen Faktoren (z.B. Hormonrezeptorstatus beim Mamma-Ca), Alt
und AZ unter Berücksichtigung möglicher KI.

28.3.1 Grundregeln

- Planung einer multimodalen, d.h. aus verschiedenen Therapieformen bestehenden Tumo
  ther. durch FA bzw. Tumorzentrum (im Idealfall sog. Tumorkonferenz)
- Nutzen und Risiko einer Tumorther. unter dem Gesichtspunkt der Zielsetzung abwägen: *K
  rativ* (Ziel: Heilung) oder *palliativ* (Ziel: Lebensqualität)? Bei kurativer Zielsetzung medik
  mentöse Ther. oder Strahlenther. *adjuvant* = unterstützend im Sinne einer Behandlung vc
  Mikrometastasen nach potenziell kurativer OP einsetzbar. **Cave:** Oft überlagern und pote
  zieren sich dabei nicht nur die erwünschten Wirkungen, sondern auch die NW!
- KI (z.B. Grav.), Begleiterkr., Interaktionen mit bestehender Medikation sowie onkologisc
  Vorbehandlung bedenken
- Patientenberatung: Offen über Chancen, Verlauf und NW der geplanten Ther. aufklären
- Ther. in Absprache mit allen mitbehandelnden Ärzten (Krankenhaus) interdisziplinär na
  schriftlichem Plan. Durchführung oder Koordination und Überwachung einzelner Therapi
  teile kann durch den HA erfolgen
- Restaging (= Erfassen des Krankheitsverlaufs zur Beurteilung der Behandlung): Regelmäßi
  Verlaufskontrollen der vor Therapiebeginn festgelegten Parameter (z.B Tumorgröße, Tumo
  marker) mit denselben Untersuchungsmethoden (**cave:** auf gleiche Messverfahren und A
  bildungsarten achten!); exakte Dokumentation der Tumorparameter sowie der NW. Rüc
  meldung relevanter Befunde an die erstbehandelnde Institution (Sicherung von Ergebnisqu
  lität).

Beurteilung des Therapieerfolgs

- Komplette Remission (CR): Keine der bekannten Tumormanifestationen mehr nachweisb
  keine neuen Manifestationen
- Partielle Remission (PR): Reduktion aller messbaren Tumorparameter > 50%, keine neu
  Manifestationen. CR und PR müssen durch zwei mind. 4 Wo. auseinander liegende Unte
  suchungen gesichert werden
- Keine Veränderung (NC = no change): Reduktion der messbaren Tumorparameter < 5C
  oder Zunahme < 25%
- Progression (PD = progressive Disease): Zunahme der messbaren Tumorparameter > 2⁵
  und/oder neue Manifestationen.

28.3.2 Zytostatische Therapie

Zytostatika sind Medikamente unterschiedlicher Herkunft (z.B. Antibiotika-Derivate, Antimetaboliten, Pflanzenalkaloide), die v.a. im Rahmen einer antineoplastischen Chemother. eingesetzt werden.

Wirkprinzipien

Hemmung der Zellteilung: Zytostatika greifen an verschiedenen Stellen des Zellzyklus an
Additive bzw. synergistische Wirkung („Polychemother."): Durch Kombination verschiedener Zytostatika. Tumorspezifisch günstige Kombinationen und Dosierungen („Zytostase-Schemata")
„Biomodulation": Steigerung der Zytostatikawirksamkeit durch Kombination mit selbst nicht zytotoxisch wirkenden Substanzen, z.B. 5-Fluorouracil mit Folinsäure.

Einsatzmöglichkeiten

Kurativ, z.B. akute Leukosen im Kindesalter (☞ 19.4.1; Radiatio dann eher adjuvant)
Adjuvant (☞ 28.3.1) postop. oder nach Radiatio
Neoadjuvant (zur präop. Tumorverkleinerung, experimentell)
Bei disseminierter Tumorerkr. (Fernmetastasen) und Lokalrezidiven
Lokal: Verstärkte zytostatische Wirkung durch Applikation in Körperhöhlen (z.B. intrapleural) oder regionale Perfusionschemother. (z.B. bei Lebermetastasen).

Behandlungsablauf

Meist stoßweise nach festgelegten Intervallen („Chemother.-Zyklen")
Restaging (☞ 28.3.1) nach jeweils 2–3 Zyklen (es sei denn, neue Beschwerden treten vorher auf).

Bei einer Chemother. müssen immer sowohl das individuelle Therapieziel als auch die Belastung des Pat. durch die Ther. berücksichtigt werden. So kann bei disseminierter Tumorerkr. auch die Erhaltung des „no change" unter Beibehaltung der Lebensqualität ein Therapieziel sein.

Antiemetische Prophylaxe

Bei sehr nervösen Pat. am Abend oder direkt am Morgen vor Ther. Tranquilizer, z.B. Lorazepam (z.B. Tavor®) 1–2,5 mg p.o. oder Dikaliumchlorazepat (z.B. Tranxilium®) 10–20 mg p.o.
30 Min. vor Ther. sedierendes Neuroleptikum, z.B. Triflupromazin (z.B. Psyquil®) Supp. oder Levomepromazin (z.B. Neurocil®) 10–20 Tr. 8-stündlich bis zum Folgetag
Bei weiterem Bedarf: Alizaprid (z.B. Vergentan®) Tbl. 2 × 2 tägl. oder Metoclopramid 10–20 mg p.o. oder Supp. alle 4–8 h. **Cave:** Extrapyramidal-motorische NW bei Neuroleptika und MCP möglich; Antidot: Biperiden (z.B. Akineton®) 5 mg Amp. i.v.
Bei schwerster Übelkeit: Versuch mit Ondansetron (z.B. Zofran®) 8 mg p.o. 2–3 × tägl. erwägen, evtl. in Kombination mit Dexamethason 2 × 4–8 mg; **NW:** Kopfschmerzen, Sedierung, Obstipation. Leider teuer!
Bei Cyclophosphamid p.o. hat sich zusätzlich die regelmäßige Einnahme von Antazida bewährt.

💧 Bedarf der Pat. an Antiemetika ist individuell unterschiedlich; in Problemfällen Kombinatio wählen. Bei unstillbarem Erbrechen Ursache suchen: Hirnmetastasen, Hyperkalzämie, Ileu Urämie?

28.3.3 Nebenwirkungen der Zytostatikatherapie

Allgemeine Toxizität

- Knochenmarksdepression: V.a. Leuko- und Thrombopenie, Tiefstand („Nadir") meist nac 7–14 d; erhöhtes Infektions- und Blutungsrisiko
- Immunsuppression mit Infektanfälligkeit
- Übelkeit und Erbrechen: Meist innerhalb von 24 h nach Applikation, auch reflektorisch Erbrechen bei Beginn oder schon *vor* Folgezyklen (psychogen)
- Schleimhautschäden (Stomatitis, Ulzera, Diarrhoe)
- Alopezie (Haarersatz kann verordnet werden)
- Amenorrhoe bzw. Azoospermie: Bei Kinderwunsch Sperma-Konservierung vor Therapieb ginn
- Mutagene, teratogene und karzinogene Wirkung
- Allergische Reaktionen
- Herzrhythmusstörungen, Herzinsuff., Kardiomyopathie
- Paraesthesien, Geschmacksstörungen, PNP
- Leberfunktionsstörung (Leberenzyme ↑)
- Lungenfibrose
- Hämorrhagische Zystitis
- Nierenfunktionsstörung mit evtl. Nierenversagen.

Tab. 28.5 Nebenwirkungen und Besonderheiten von Zytostatika

Medikament (Handelsname) z.B.	Neben-wirkung	Nau-sea	Alo-pezie	Appli-kation	Licht-schutz	Abkür-zung	Beachte
Bendamustin (Ribomu-stin®)	L+T ↓	+		i.v.			
Capecitabine (Xeloda®)	L+T ↓			p.o.			Tagesdos verteilt a 2 Gaben
Carboplatin (Carboplat®)	T+(L) ↓, neuro-, nephrotoxisch (weniger als Cisplatin)	+ +		i.v.		CBCDA	
Chlorambucil (Leukeran®)	L+T ↓, Anämie	(+)		p.o.		CLB	

Tab. 28.5 Fortsetzung							
Medikament (Handels- ame) z.B.	Neben- wirkung	Nau- sea	Alo- pezie	Appli- kation	Licht- schutz	Abkür- zung	Beachten
is-Platin (Cisplatin®, Platinex®, Platiblastin®)	Nephro-, oto-, neurotoxisch, L+T ↓	+++	+	i.v.	+	CDDP	Audiogramm kontrollieren
yclophos- hamid (Cyclostin®), ndoxan®)	Hämorrhag. Zystitis, L+T ↓	++	+	p.o., i.v.		CPM, CTX	Viel trinken, Uromitexan® zur Zystitispro- phylaxe, Dosis- reduktion bei Krea > 1,5
ocetaxel (Taxotere®)	L+T ↓		+	i.v.			Hypersensitivi- tät, begleitend Dexamethason
oxorubicin; driamycin (Adribla- in®)	Kardiomyo- pathie, L+T ↓, Stomatitis	++	+++	i.v.		ADM	GD 550 mg/m², Paravasatnekro- sen, Dosisre- duktion bei Cholestase
pirubicin (armorubi- n®)	Wie Doxo- rubicin	++	++	i.v.			GD 750 mg/m²
.oposid (epesid®)	Allergie, L ↓, neurotoxisch	(+)	+++	i.v., p.o.	+	VP 16	Kurzinfusion 30 Min. (Hy- potoniegefahr)
udarabin (ludara®)	L+T ↓	(+)		i.v.			Mehrmonatige T-Zell-Depletion
Fluoroura- l (5-FU, uroblas- n®)	Diarrhoe, L ↓, Ataxie	(+)	+	i.v., p.o.		5-FU	
emcitabin (emzar®)	L+T ↓	(+)		i.v.			Gew., Mund- pflege
droxycar- mid (italir®)	L+T ↓	(+)		p.o.			

| Tab. 28.5 | Nebenwirkungen und Besonderheiten von Zytostatika (Forts.) |

Medikament (Handelsname) z.B.	Nebenwirkung	Nausea	Alopezie	Applikation	Lichtschutz	Abkürzung	Beachten
Ifosfamid (Holoxan®)	Hämorrhagische Zystitis, L+T ↓	+ +	+ +	i.v.		IFO	Uromitexan®
Irinotecan (Campto®)		+	+	i.v.		CPT 11	Schwere Diarrhoe möglich
Melphalan (Alkeran®)	L+T ↓ (verzögert)	(+), i.v. + +		p.o., i.v.		MEL	
Methotrexat (Farmitrexat®)	Mukositis, L+T ↓, hochdosiert: hepatonephrotoxisch, Lungenfibrose	(+)	+	i.v., i.m. intrathekal	+	MTX	Dosisredukti. bei Ergüssen, Niereninsuff.; Stomatitisprophylaxe
Mitomycin C	T ↓, mikroangiopathisch, hämolytische Anämie	(+)	(+)	i.v.		MMC	Paravasatnekrosen
Mitoxantron (Novantron®)	Kardiomyopathie, Stomatitis, L+T ↓	+	(+)	i.v., intrakavitär		MIT	GD 200 mg/m Wenn intraka vitär: Analget kum + Antipyretikum
Oxaliplatin (Eloxantine®)	Dysästhesie, auch laryngopharyngeal	++		i.v.		L-OHP	Nach Ther. nichts Kaltes anfassen oder trinken
Paclitaxel (Taxol®)	Kardiovaskuläre NW, Flush, Neuropathie, Paravasatnekrose	(+)	+	i.v.			Keine PVC-B hältnisse, Begleitmedikatic erforderlich
Procarbazin (Natulan®)	Alkoholunverträglichkeit, Anämie	+ +		p.o.		PCZ	

Tab. 28.5	Fortsetzung						
Medikament (Handels-name) z.B.	Neben-wirkung	Nau-sea	Alo-pezie	Appli-kation	Licht-schutz	Abkür-zung	Beachten
Vincristin (Oncovin®)	Stark neuro-toxisch		+	i.v.		VCR	Kühlung, Ileus-prophylaxe, Pa-ravasatnekrosen
Vindesin (Eldisine®)	Neurotox., L+T ↓	(+)	(+)	i.v.		VDS	Vgl. Vincristin
Vinorelbin (Navelbi-e®)	L+T ↓ Ileus, Phlebitis, Neurotox.	+	(+)	i.v.			Vgl. Vincristin

Erläuterungen: L = Leukos, T = Thrombos, GD = max. Gesamtdosis

---

Vorgehen bei zytostatikabedingter Leukopenie

◆ Leukos < 1000/µl, Neutrophile < 500/µl
◆ Klinikeinweisung bei Fieber über 38 °C und/oder Leukos < 500/µl
◆ Bei Leukos zwischen 1000/µl und 500/µl kann, falls Wiederanstieg zu erwarten ist, unter engmaschiger BB-Kontrolle zu Hause abgewartet werden.

Infektionsprophylaxe

Körpertemperatur 2 × tägl. oral oder axillär messen, auf Infektzeichen achten (Dysurie, Sto-matitis, Husten u.a.)

Ernährung: Speisen gekocht, kein Salat, Obst geschält

Körperpflege: Mundspülungen und Duschen/Waschen mit desinfizierenden Agenzien, z.B. Betaisodona-Lösung/Seife® (v.a. im Intimbereich); keine rektalen Manipulationen (Supposi-torien, Fieberthermometer)

Menschenansammlungen meiden, beim Verlassen des Hauses Mundschutz tragen

Antibiotikaprophylaxe, z.B. mit Cotrimoxazol (z.B. Cotrim®, Bactrim®) oder Ciprofloxacin (z.B. Ciprobay®) nur nach Rücksprache mit mitbehandelndem Kliniker oder FA

Sonstige medikamentöse Prophylaxe: Neupogen® (granulozytenstimulierender Faktor, ☞ 28.3.6)

– **Ind.:** Schwere Inf. durch Leukopenie beim vorherigen Chemotherapiezyklus
– **Dos.:** ca. 5 µg/kgKG tägl. s.c. (Fertigspritzen zu 300 µg für < 70 kgKG und 480 µg für > 70 kgKG)
– Beginn am Tag nach der letzten Chemotherapiedosis. Durchführung nach Rücksprache mit mitbehandelnder Klinik oder FA.

Stomatitis: Prophylaxe und Therapie

a. bei Granulozytopenie und nach Methotrexat-Therapie.

Mundpflege: Mund mit desinfizierender, nicht zu scharfer Lösung spülen, z.B. Betaisodona-Mundantiseptikum® nach jeder Mahlzeit; weiche Zahnbürste benutzen

- Stomatitisther.: Pinselung der Läsionen nach Mundspülung mit Farbstoff (Gentiana-Violet v.a. bei Soor bewährt), evtl. im Wechsel mit z.B. Bepanthen-Lösung® (bei bettlägerigen Pa Bettwäsche-Schutz!)
- Weiche Kost (Brei, Püree)
- Bei Soor (häufigste Ursache der Stomatitis) auch zur Prophylaxe: Antimykotikum, z.B. Am pho-Moronal®-Suspension, 4 × 1–2 Pipetten. Bei Gebisträgern nur erfolgreich, wenn Gebis während der Einnahme entfernt und jede Nacht in Reinigungslösung aufbewahrt wird
- Bei starken Schmerzen: Oberflächenanästhetikum (z.B. Anästhesin®) als Gel, Lösung ode anästhesierende Lutschtablette.

28.3.4 Strahlentherapie

Ein Tumor ist dann strahlensensibel, wenn die Tumorzellen deutlich empfindlicher auf Bestrahlun reagieren als die Zellen des umgebenden Gewebes. Die Strahlensensibilität ist abhängig von Tumo größe, -histologie, Differenzierungsgrad und Wachstumsverhalten.

Einsatzmöglichkeiten

- Kurativ:
  - Strahlenmonother.: Bei bes. strahlensensiblen Tumoren und/oder Inoperabilität, z.B.: Zervi Ca, Ca im HNO-Bereich, nicht-kleinzelliges Bronchial-Ca, lokal malignes Lymphom
  - Präop. Strahlenther.: Tumorverkleinerung ermöglicht bessere Operabilität, Gefahr der intra op. Tumorzellaussaat reduziert, weniger Lokalrezidive. Beispiele: Rektum-, Ösophagus-C Nachteil: Schlechtere Wundheilung, Radikal-OP evtl. durch Vernarbungen erschwert
  - Postop./adjuvante Strahlenther.: Nach Abschluss der Wundheilung, wenn im Operationsge biet oder in den abführenden Lymphbahnen Tumorreste bzw. Mikrometastasen vermut werden. Beispiel: Brusterhaltend operiertes Mamma-Ca
  - Radio-Chemother.: Bei disseminierten Tumoren mit frühzeitiger Metastasierung; z.B. mali ne Lymphome, Sarkome, kleinzelliges Bronchial-Ca. **Cave:** Wirkungen und NW addiere oder potenzieren sich!
- Palliativ: Zur Prävention oder Beseitigung tumorbedingter Symptome wie Schmerzen, dro hender Querschnitt, Hirndruck, Blutungen, Einflussstauung, Obstruktion. Beispiele: Kn chen-, Hirnmetastasen, Lymphknotenpakete, endobronchiale Tumoren.

Formen der Strahlentherapie und Bestrahlungstechnik

- Perkutane Ther.: Strahlenquelle außerhalb des Körpers. Verschiedene Eindringtiefen steue bar durch Wahl der Bestrahlungsart. Hohe Dosis im Tumorbett („Herddosis") und Schonur von Haut und gesundem Gewebe wird durch mehrere, sich im Tumorgebiet überlagern Felder erzielt
  - Oberflächenther. mit Eindringtiefe 1 cm (weiche Röntgenstrahlen, Elektronen)
  - Halbtiefenther. in 1–5 cm Tiefe (Elektronen)
  - Tiefenther. (Hochvoltther., z.B. mit Telekobalt, Linearbeschleuniger)
- Brachyther.: Bestrahlungsquelle im oder am Tumor lokalisiert. In Applikatoren werden radi aktive Nuklide eingebracht. Bestrahlung erfolgt als Kontaktther. (z.B. in Körperhöhlen) od über Spickung des Tumorbetts mit Drähten, Röhrchen. Aus Strahlenschutzgründen werd die Applikatoren meist vorher gelegt („Afterloading")

Stereotaktische Bestrahlung (Radiochirurgie): Bestrahlungstechnik zur berechneten Fokussierung der Strahlendosis auf ein unregelmäßiges Zielvolumen bei hohem Schutz des umgebenden Normalgewebes (z.B. bei Anwendung im Gehirn)

Offene Radionuklide: In die Blutbahn gebrachte Betastrahler reichern im Zielgewebe an. Beispiel: Radiojodther. bei Schilddrüsenerkr.

ehandlungsablauf Strahlenther. möglichst ambulant durchführen. Bestrahlungsplanung gt Gesamtdosis, Bestrahlungsfelder und Fraktionierung (Verteilung der Gesamtdosis auf Eineldosen) fest.

> Die Strahlenaufnahme wird in Gray angegeben (Gy; 1 Gy = 100 rad). Übliche Einzeldosen liegen zwischen 2–5 Gy, Gesamtdosen ca. 30–70 Gy, appliziert über 2–5 Wo. in meist 5 Fraktionen/ Wo.

kute Nebenwirkungen der Strahlentherapie und Begleitbehandlung

etreffen die direkt im Strahlenfeld liegenden Gewebe, v.a. diejenigen mit hoher Zellteilungsrate chleimhaut, Knochenmark). Akute Strahlenfolgen bilden sich meist rasch zurück, können aber uch Spätfolgen nach sich ziehen.

yperurikämie (☞ 17.3), Knochenmarksdepression, Immunsuppression (☞ 28.5)

trahlendermatitis Klinik: 3 Stufen: Erythem, feuchte Epitheliolyse (bes. Hautfalten), Ulzeraon. *Spätfolgen:* Radioderm mit Teleangiektasien, Hautatrophie, Pigmentstörungen.
rophylaxe: Lose Kleidung, bestrahlte Haut mit hydrophilem Puder (z.B. Azulon®) behandeln, enig waschen, bes. Seife vermeiden, keine Sonnenexposition. Nach Abschluss der Puderbehandng (ca. 4 Wo. nach Bestrahlungsende) Babyöl oder fetthaltige Salben.
her.: Dexpanthenol-Salbe (z.B. Bepanthen®); bei Superinf. desinfizierende Lösungen (Kamille, aliumpermanganat 1%), evtl. Antibiotika.

.rahlenstomatitis, Parodontose Ätiol.: Schleimhaut wird durch reduzierte Produktion zähssigen Speichels geschädigt. Folge: Ulzera, Gingivitis, Geschmacksstörungen.
rophylaxe: Nicht rauchen! Mundspülungen mit Kamille, Salbei, Chlorhexidin. Bei starker undtrockenheit künstlicher Speichel (z.B. Glandosane®). Zahnsanierung vor Therapiebeginn, rgfältige Zahnpflege mit weicher Zahnbürste.
her.: Bei eingetretener Stomatitis ☞ 28.3.3

trahlenkater" Klinik: Frühreaktion mit Inappetenz, Müdigkeit, Erbrechen, Diarrhoe, Kopf-hmerz.
ophylaxe, Ther.: Hochkalorische, flüssigkeitsreiche Ernährung, im Notfall parenteral; sympto-atische Ther. (z.B. Antiemetika, Antidiarrhoika).

rahlenösophagitis, -gastritis Klinik: Schluckbeschwerden, retrosternales Brennen, Erbre-en, evtl. Teerstuhl.
er.: Antazida mit Lokalanästhetikum (z.B. Tepilta®), Förderung der Peristaltik (z.B. mit Me-:lopramid), Antiemetika. In schweren Fällen Sondenernährung.

rahlenenteritis, -kolitis, -proktitis Klinik: Schmerzen, blutig-schleimige Durchfälle, Te-smen.

Prophylaxe: Häufige kleine, leicht verdauliche, fettarme Mahlzeiten mit hohem Kaloriengehal reich an ungesättigten Fettsäuren. Auf genügend Flüssigkeits-, Elektrolyt- und Vitaminzufuh achten! Bei eher hartem Stuhl: Laktulose.

Ther. bei Enteritis und Kolitis: Antidiarrhoika (z.B. Loperamid®), Sulfasalazin (z.B. Azulfidine® bei Proktitis ölige Einläufe mit Dexpanthenol, evtl. Sulfonamiden, Glukokortikosteroiden. *Spä folgen:* Stenosen, Ileus, Darmentleerungsstörungen, Darmfisteln, chron. Darmulzera.

Strahlenzystitis Klinik: Dysurie, Hämaturie, Pollakisurie.
Prophylaxe, Ther.: Reichliche Flüssigkeitszufuhr; z.B. Uromitexan®. Bei bakt. Besiedelung tes gerechte Antibiose. *Spätfolgen:* Hämorrhagische Zystitis, Schrumpfblase, Blasenentleerungssto rungen, Blasenulzera, Blasenfisteln.

Strahlenpneumonitis Klinik: Wie asthmoide Bronchitis. Zu Beginn oft nur geringe Beschwe den, im Verlauf zunehmende Dyspnoe und Fieber. Histologisch Pneumonie.
Prophylaxe: Nicht rauchen! Salzlösung inhalieren (ca. 1,5%), Schleimlöser (z.B. Mucosolvan® **Ther.:** Antibiose gemäß Antibiogramm des Sputums (☞ 12.2.3) bei Superinf.; bei Pneumonit Glukokortikoide (z.B. Prednisolon 50–100 mg p.o. tägl. initial, ausschleichen). *Spätfolgen:* Lur genfibrose.

Ödem Schleimhautödem z.B. an Larynx, Mittelohr.
Prophylaxe: Dexamethason niedrig dosiert (1–2 mg tägl.), Glycerinlösung p.o.
Ther.: Antiphlogistika, Antibiose bei Superinf., Hirnödem ☞ 20.13.

Strahlenspätschäden Nekrosen (z.B. Osteoradionekrose), Fibrosen (z.B. der Axilla), Atroph en, Strahlenulkus (z.B. Blase, Darm, Haut), Stenosen, Fistelungen (z.B. Blasen-/Rektum-Sche denfistel) nach Zervix-Ca.
Prophylaxe, Ther.: Sitzbäder, panthenolhaltige Suppositorien.
NW: Erbgutschäden, Zweit-Malignom, können durch Einsatz von Ethyol per infusionem ev gemildert werden (aktuelle Studien sind sehr vielversprechend).

28.3.5 Hormontherapie

Indiziert bei Tumoren, deren Wachstum mit Hormonaktivität pos. korreliert. Meist bessere Verträ lichkeit und geringere NW als bei Zytostatikather. Je höher die Hormonrezeptorendichte im Tumo gewebe, desto größer i.d.R. der Therapieerfolg.

Formen der Hormontherapie
- Ablative Hormonther.: Hormonabhängige Tumoren werden durch Entzug des wachstum fördernden Hormons „gebremst". Mehrere Möglichkeiten:
  - Operatives Entfernen der entsprechenden Drüse (z.B. Orchiektomie, Ovarektomie), früh auch Radiomenolyse
  - Zufuhr eines Antagonisten (z.B. Antiöstrogene, Antiandrogene)
  - Medikamentöser Eingriff in die Steroidhormonsynthese (Aromatasehemmer) oder He mung der Gonadotropin- und damit auch der Sexualsteroidsynthese (GnRH-Analoga)
- Additive Hormonther.: Zufuhr hoher Dosen gleich- oder gegengeschlechtlicher Hormo wirken wachstumshemmend auf den Tumor (z.B. Gestagene, Androgene).

insatzmöglichkeiten

Mamma-Ca (☞ 14.2.3) ohne Metastasen: Adjuvant Tamoxifen, GnRH-Analoga

Mamma-Ca metastasierend: Tamoxifen, Aromatasehemmer, Gestagene, nur prämenopausal GnRH-Analoga (Goserelin, z.B. Zoladex®), evtl. Ovarektomie

Prostata-Ca (☞ 13.5.2) metastasierend: Antiandrogene, Orchiektomie, GnRH-Analoga, Östrogene (wegen starker kardiovaskulärer NW seltener eingesetzt)

Korpus-Ca (☞ 14.3.6), metastasierend: Gestagene

Lymphoide Tumoren: Glukokortikoide

NNR-Tumoren: Aminoglutethimid

Sonstige Einsatzmöglichkeiten: Bei Tumorkachexie Gestagene, Appetitsteigerung auch durch niedrig dosierte Glukokortikoide; bei Hirndruck durch intrazerebrale Raumforderung Dexamethason.

Tab. 28.6   Hormonpräparate

räparat (Handelsname)	Nebenwirkung	Beachten	Dosierung
ntiandrogene			
yproteronacetat (.B. Androcur®)	Gynäkomastie, Spermiogenese ↓, Libido ↓, Leberfunktionsstörung, Thromboseneigung	Zur Prophylaxe der Gynäkomastie Mamillenbestrahlung und/oder Prolaktinhemmer, BB-Kontrolle	200 mg tägl. p.o. oder 300 mg/ Wo. i.m. (ohne Orchiektomie)
utamid (.B. Fugerel®)			750 mg tägl.
ntiöstrogene			
moxifen (.B. Nolvadex®, essar®)	Hitzewallungen, vaginale Blutung, Flüssigkeitsretention, Hyperkalzämie, Thrombopenie (selten), Depressionen	Kontrolle von BB, Ca²⁺	20 mg tägl.
romatasehemmer			
nastrozol (.B. Arimidex®)	Müdigkeit, Schwindel, Flush, Ödeme, Hitzewallungen	Leberenzyme	1 × 1 mg = 1 × 1 Tbl./d
trozol (.B. Femara®)	Kopfschmerz, Flush, Ödeme		1 × 2,5 mg = 1 × 1 Tbl./d
emestan (.B. Aromasin®)	Hitzewallungen, Übelkeit		1 × 25 mg = 1 × 1 Tbl./d
lukokortikoide	BZ ↑, K ↓, Wassereinlagerung, RR ↑, Osteoporose, Immunsuppression, Depression	Magenschutz, BZ-, K⁺-Kontrolle	In Abhängigkeit von Wirkung und NW

Präparat (Handelsname)	Nebenwirkung	Beachten	Dosierung
Tab. 28.6 Fortsetzung			
Gestagene			
Medroxyprogesteron (z.B. Farlutal®, Clinovir®)	Gewichtszunahme, Appetit ↑, Thrombophlebitis, Tremor, vaginale Blutung, Depression, Flüssigkeitsretention, Muskelkrämpfe, BZ ↑, Leberschaden, Hyperkalzämie	NW dosisabhängig – ggf. Dosisreduktion, Kontrolle von BZ, Ca^{2+}, Leberwerten	300–500 mg tägl.
GnRH-Analoga			
Goserelin (z.B. Zoladex®), Buserelin*, Leuprorelin*, Triptorelin*	Hitzewallungen, initial Androgen-/Östradiolanstieg mit verstärkten Beschwerden, Libido ↓, Impotenz	Beim M initial evtl. Antiandrogen	1 s.c.-Implantat alle 4 Wo. (2162 EBM)

* Nur bei Prostata-Ca eingesetzt

28.3.6 Immunmodulation

Monoklonale AK: Trastuzumab (Herceptin®)

Indikation Metastasierendes Mamma-Ca nach Anthrazyklinversagen, falls Her2-neu übere primiert wird (Score +++).

Wirkmechanismus Bindung an das Transmembran-Antigen Her2-neu. Nach Bindung Zel lyse durch Komplement-Aktivierung oder antikörpervermittelt. Synergistische Wirkung mit multaner Chemother. (Taxane, Vinorelbin, Platin).

Dosierung 4 mg/kgKG initial, dann 2 mg/kgKG wöchentlich.

Nebenwirkungen RR-Abfall, Kardiotoxizität v.a. bei gleichzeitiger Anthrazyklingabe.

Monoklonale AK: Rituximab (Mabthera®)

Indikation CD20-pos. B-Zell-Lymphome.

Wirkmechanismus Bindung an das Transmembran-Antigen CD20, welches auf B-Lymph zyten lokalisiert ist. Nach Bindung Zelllyse durch Komplement-Aktivierung oder antikörperve mittelt.

Dosierung 375 mg/m² KOF wöchentlich über 4 Wo.

Nebenwirkungen RR-Abfall, „Flu-like"-Sy., Bronchospasmus, B-Zell-Depletion.

Zytokine

Peptidhormone, die Immunreaktionen vermitteln und beeinflussen. Einige Substanzen werden gezielt in der Tumorther. eingesetzt. Diverse befinden sich noch im experimentellen Stadium, sodass der zukünftige Stellenwert der Zytokine in der Tumorther. noch nicht sicher beurteilbar ist.

Interferone Wirken antiproliferativ, rezeptormodulierend, aktivieren Abwehrzellen und hemmen die Virusreplikation. Interferon-α (z.B. Roferon®, Intron A®) s.c. **Ind.:** Bislang erfolgreich eingesetzt bei Haarzellleukämie, CML, Kaposi-Sarkom, mit weniger Erfolg bei Nieren-Ca, Melanom. **NW:** Fieber (prophylaktisch Paracetamol 500–1000 mg), grippeähnliche Symptome, Anorexie, Gewichtsverlust.

Interleukine (IL) IL-2 (z.B. Proleukin®) wirkt stimulierend auf T-Lymphozyten und induziert die Bildung anderer Zytokine. **Ind.:** Bislang hochdosiert eingesetzt bei Nieren-Ca und Melanom; Studien zur niedrig dosierten Langzeitther. von malignen Lymphomen laufen. **NW:** schwer, dosisabhängig, z.B. Flüssigkeitsretention bis zum Lungenödem bei kapillärem Leck-sy., Fieber, Blutdruckabfall.

Hämatopoetische Wachstumsfaktoren Fördern Proliferation und Differenzierung von Zellen der Hämatopoese.

G-CSF = Granulozyten-Koloniestimulierender Faktor (z.B. Neupogen®) s.c. **Ind.:** Zur Verkürzung der zytostatikainduzierten Leukopenie, v.a. bei hochdosierter Zytostatikather. von Leukämien und Lymphomen. **NW:** Knochen- und Muskelschmerzen, Fieber

Erythropoetin (z.B. Erypo®, Recormon®) s.c. fördert die Erythropoese. **Ind.:** Bei renal bedingter Anämie im Rahmen maligner Erkr., Dialyse. **NW:** Grippeähnliches Bild, RR-Erhöhung, Krampfanfälle.

Tumor-Nekrose-Faktoren (TNF) Bei systemischer Gabe schwerste **NW** (Schock, DIC), daher Zt. allenfalls lokal in Körperhöhlen eingesetzt.

Monoklonale AK Spezifisch gegen Antigene auf den Tumorzellen, können zusammen mit Radioisotopen, Toxinen oder Killer-Zellen eingesetzt werden. Noch im experimentellen Stadium, wobei in der Melanom-Ther. bereits weitergehende Erfahrungen vorliegen (s.a. oben).

Enzymtherapie (Tyrosinkinase-Inhibitor): Imatinib (Glivec®)

Neue Perspektiven für die Behandlung von Neoplasien ergeben sich aus der Möglichkeit, Signalübertragungswege innerhalb der Zelle gezielt zu beeinflussen. Durch Hemmung der Tyrosinkinasen können die Zellproliferation, die Zelldifferenzierung und der programmierte Zelltod (Apoptose) gesteuert werden. Zu den klinisch wirksamsten selektiven Tyrosinkinase-Inhibitoren zählt Imatinib, inzwischen zur Behandlung der CML (bcr-abl pos.) zugelassen. Bei der CML und bei einem Teil akuter lymphatischer Leukämien führt eine Translokation zwischen Chromosom 9 und 22 (Philadelphia-Chromosom, bcr-abl-Nachweis) zur Bildung eines Fusionsproteins bzw. eines Enzyms, welches die Zellproliferation aktiviert. Mögliche weitere Ind. bei c-KIT (CD 117) pos. Neoplasien: Gastrointestinale Stromatumoren (GIST), kleinzelliges Bronchial-Ca, Mamma-Ca, Sarkome, Gliome, maligne Melanome.

Indikation und Dosierung CML. 400–600 mg/d p.o.

Nebenwirkungen Hämatotoxizität, Ödeme, Muskelkrämpfe, Kopfschmerzen, Übelkeit.

Unspezifische Immunmodulation

Eher experimentell eingesetzt als Begleitther., z.B.

- BCG (lokal bei Melanom und oberflächlichem Harnblasen-Ca; **NW:** tuberkulöse Zystitis)
- Levamisol (in Kombination mit 5-FU zur postpop. adjuvanten Ther. des Kolon-Ca mit LK Befall; **NW:** z.T. schwere Neurotoxizität!)
- Cimetidin (z.B. Tagamet®) begleitend bei Chemother.

Mistelpräparate

Bewertung Phytopharmaka, deren Wirksamkeitsnachweis in vivo aus schulmedizinischer Sicht noch aussteht. Studien mit standardisiertem Mistellektin prüfen derzeit, ob eine messbare Anti-Tumor-Wirkung nachzuweisen ist. Eine Verbesserung der Lebensqualität unter der Mistelther. wird vom Hersteller postuliert.

Durchführung und Präparate Eine begleitende Mistelther. kann parallel zu einer Strahlen-Zytostatika- oder Hormonther. durchgeführt werden. Gabe nach Anweisung des jeweiligen Herstellers. Beispielpräparate: Lektinol®, Iscador®, Helixor®, Plenosol®. Lektinol® oder Cefalektin werden als ganze Amp. 2 x/Wo s.c. injiziert. Gute lokale Verträglichkeit.

Nebenwirkungen Allergische Reaktion, lokal entzündliche Reaktion, leichte Temperaturerhöhung.

Kontraindikationen Hohes Fieber, akute oder chron. progrediente Inf., erhöhter Hirndruck, Hyperthyreose, Taxol-Therapie.

Sonstige „alternative Tumortherapien"

Vitamine und Spurenelemente

- Vit.: Tumorpat. haben einen erhöhten Vitaminbedarf, Multivitaminpräparate daher oft sinnvoll (z.B. Multibionta®), ebenso Folsäure (z.B. Folsan®) bei niedrigen Serumspiegel (☞ 19.3.2), z.B. nach Zytostatikather.
- Spurenelemente: Bislang nur bedingt gesicherte Wirksamkeit von Selen (immunstimulierend). Substitution bei niedrigen Plasmaspiegeln sinnvoll; **Dos.:** 300 µg tägl.

Autologe Tumorvakzine Impfung mit Lysat von autologen Tumorzellen (z.B. nach Tumornephrektomie). Applikation alle 4 Wo. i.c. **NW:** Rötung und Schwellung an der Einstichstelle. Bewertung wegen fehlender wissenschaftlicher Langzeitstudien noch nicht möglich; hohe Therapiekosten.

„Immun-Cocktails" Präparate mit Extrakten aus verschiedenen tierischen Geweben zur Immunstimulation. Wirksamkeit wissenschaftlich nicht bewiesen, durch Zufuhr von Fremdeiweiß Gefahr von gefährlichen allergischen Reaktionen, hohe Therapiekosten, derzeit nicht empfehlenswert.

„Krebsheiler" Vorsicht ist angebracht! Immer wieder werden mit dubiosen „Wundertherapien" Pat. um viel Geld gebracht. Typischerweise werden solche Ther. nur unklar beschrieben und Verwendung der Terminologie der Tumor-Immunologie. Bis jetzt haben alle diese Methoden keiner wissenschaftlichen Überprüfung (der sich die „Krebsheiler" meist zu entziehen versuchen) standgehalten.

28.3.7 Palliative Therapie- und Pflegemaßnahmen

iel der palliativen Tumorther. ist die Verbesserung der Lebensqualität in der verbleibenden Lebens- panne durch Linderung der körperlichen Beschwerden, sowie Verarbeitung von Ängsten durch psycho- gische Betreuung von Pat. und Angehörigen (☞ 26.1).

chmerztherapie bei Tumorpatienten Bei über 80% der Tumorpat. treten in der Termi- alphase einer Tumorerkr. Schmerzen auf. Sie sind das am meisten gefürchtete Symptom. Daher t die **Schmerzfreiheit oberstes Therapieziel!** Allg. Regeln zur Schmerzther. und Stufenschema ☞ 26.2).

Für Tumorpatienten gilt besonders:
- Keine Dos. nach Bedarf! Absoluter Analgetikabedarf zum Erhalt einer Schmerzfreiheit ist bei regelmäßiger Einnahme geringer
- Individueller Einnahme-Zeitplan sinnvoll
- Schmerzprotokoll (mit genauer Dokumentation von Schmerzstärke, -lokalisation und Zeitpunkt) bei Problemfällen
- Rechtzeitig zu potenterem Mittel greifen! Wenn immer möglich, orale Applikation, aber keine Scheu auch vor dem parenteralen Opiateinsatz zuhause! (Hilfe z.B. durch ambu- lanten Pflegedienst)
- Bei therapieresistenten Schmerzen Kontakt mit Schmerzzentrum aufnehmen. Ausschöp- fung weiterer Therapiemöglichkeiten, z.B. PDK, s.c. Pumpe.

eitere Therapiemöglichkeiten
„Schmerzbestrahlung": Bei Knochenmetastasen oder Schmerzen durch infiltrierend wachsen- den Tumor

Palliative Zytostatikather., z.B. low-dose Epirubicin (z.B. Farmorubicin®) 40 mg/Wo. bei me- tastasierendem Prostata-Ca, Mamma-Ca

Palliative Hormonther., z.B. Tamoxifen oder Aromatasehemmer bei Mamma-Ca, v.a. bei pos. Rezeptor; gute Wirkung auf Knochenschmerzen. Bei Leberkapselschmerz Prednisolon 20 mg tägl. p.o.

Knochenmetastasen: Chirurgische Stabilisierung (v.a. bei drohenden oder eingetretenen pa- thologischen Frakturen oder wenn Strahlenther. nicht möglich); Stabilisierung der WS mittels Korsett, Schanz-Krawatte; bei disseminierten osteolytischen Metastasen evtl. Pamidronsäure, Dinatriumsalz (z.B. Aredia® 60–90 mg 3–4 ×/Wo. i.v. über 2 h)

Schmerzen durch Tumorinfiltration von Nerven: Zusätzlich zu Analgetika Kortikoide (De- xamethason 8–12 mg tägl. initial, Erhaltungsdosis 2–4 mg), Antikonvulsiva (z.B. Tegretal® 2 × 1 ret. Tbl., einschleichen) oder Antidepressiva, z.B. Amitriptylin (z.B. Saroten® 1 ret. Kps. zu 25/50/75 mg zur Nacht) kombinieren, Neurolyse erwägen

Lymphödem: Diuretika, Kortikoide kombinieren, Extremität hochlagern, Lymphdrainage, Kompressionsstrumpf

Kopfschmerz bei Hirnmetastasen (erhöhter Hirndruck): Kortikoide (Dexamethason, initial 4 × 8 mg, reduzieren), Diuretika (Furosemid, Mannit-Infusion, Glycerin-Lsg. p.o.)

Viszeraler Schmerz: Spasmolytika (z.B. Buscopan® 3 × 1 Supp.)

Aszites: Punktion bei erheblichem Spannungsgefühl

- Muskelverspannungen: Lagerung ändern, Muskelrelaxanzien (z.B. Musaril® 25– max. 200 m tägl. oder Diazepam 3 × 5–10 mg p.o.)
- Schmerz durch Inf. (z.B. Pleuropneumonie): Gezielte Antibiose neben Analgesie.

28.3.8 Ernährung von Tumorpatienten

Gezielte Ernährung kann Abwehrfunktionen stärken und einer Tumorkachexie vorbeugen. D Grundumsatz eines Krebskranken ist im Vergleich zu Gesunden verdoppelt, daher Gefahr des Ve hungerns bei ungenügender Kalorienzufuhr.

- Zu empfehlen ist eiweißreiche, leichte Vollkost mit hohem Vitamingehalt (ausreichen Frischkost), verteilt auf mehrere kleine Mahlzeiten
- Vorsicht mit zu vielen Ballaststoffen, sehr fetten, sauren, süßen, scharfen oder blähende Speisen sowie Alkohol (v.a. während Zytostatikather. wegen Lebertoxizität), jedoch möglich Wunschkost, v.a. bei Inappetenz
- Vitaminpräparate zusätzlich (☞ 28.3.6)
- Ausreichende Flüssigkeitszufuhr; Mundtrockenheit ist Leitsymptom einer Exsikkose.

Ernährung bei spezieller Problemstellung
- Obstipation: Versuch mit Weizenkleie in Joghurt, Leinsamen in Buttermilch, viel trinken, gg Laktosegabe, falls erfolglos, Lactulose (z.B. Laevilac®)
- Meteorismus: Ballaststoffe reduzieren; scharfe Gewürze, sehr saure und süße Speisen verme den
- Appetitlosigkeit: Versuch mit Metoclopramid je 20 Tr. vor den Mahlzeiten
- Tumorkachexie: Versuch der Appetitstimulation mit Traubenzuckertabletten (z.B. Dextre Energen®), wenn erfolglos evtl. Glukokortikoid (z.B. Prednisolon 10–20 mg tägl. oder D xamethason 4–8mg/d, nach Besserung Dosisreduktion) oder Gestagen (z.B. Medroxyprog steronazetat 500 mg tägl., teuer!). **Prophylaxe:** In Terminalphase oder während anstrengend Ther. evtl. kalorienreiche Flüssignahrung in verschiedenen Geschmacksrichtungen (z.B. Fr subin®; bei Pat. ohne Magen-Darm-Stenosen ballaststoffreich, mit Stenosen ballaststoffarm
- Magen-Darm-Stenosen: Ballaststoffarme Ernährung
- Schluckstörungen bei Tumoren im HNO-Bereich oder Ös. mit Stomatitis: Eiweiß- und v taminreiche, halbflüssige bis flüssige Kost mit 2000–3000 kcal tägl. (z.B. als Schleim, Br Milch- oder Joghurt-Mix, Suppen). Sondenernährung über Magen- oder PEG/PEJ-Sond

!
- Jede Erkr., die das Essen oder Schlucken erschwert, sollte behandelt werden; nicht n dem Pat., sondern auch den ihn pflegenden Angehörigen zuliebe. Diese haben oft d Gefühl, dass Ernährung das einzige ist, was sie noch für ihn tun können
- Die häufigste Ursache einer Dysphagie ist die Ös.-Candidose, selbst unter Nystatin-Pr phylaxe (dran denken!). Bei schwerem Befall Fluconazol (z.B. Diflucan®) oder Itraconaz (z.B. Sempera®) verordnen
- Ind. für volle parenterale Ernährung sorgfältig abwägen (GIT-KO durch Zottenatrophi Lebenserwartung, Lebensqualität, adäquate Versorgung des ZVK zu Hause?)

28.4 Häusliche Pflege und Therapie in der Terminalphase

Häufiger Wunsch von schwerkranken Krebskranken ist, die verbleibende Lebenszeit in vertrauter häuslicher Umgebung zu verbringen. Voraussetzungen: Zur häuslichen Pflege motivierte Angehörige oder ein ambulanter Pflegedienst, enge Kooperation zwischen HA, Angehörigen, amb. Pflege- und weiteren Betreuungsdiensten (ehrenamtlichen Helfern, Essenszubringerdiensten, Sitz- und Nachtwachen).

Aufgaben des Hausarztes

Ausführlich s.a. ☞ 26.1, Symptomkontrolle ☞ 26.1.4, Betreuung in der Terminalphase ☞ 26.1.5.

- Koordination der Pflegemaßnahmen. **Cave:** Auf die Leistungen der Pflegeversicherung (☞ 30.2.9) und sonstige Entlastungsmöglichkeiten (z.B. Sonderurlaub) hinweisen
- Rezeptieren sinnvoller Hilfsmittel, z.B. Pflegebett mit Aufrichthilfe, Antidekubitusmatratze, Lagerungshilfen, Nachtstuhl, Krankenfahrstuhl, Sauerstoffkonzentrator
- Hausbesuche: Zur medizinischen Kontrolle und Überwachung der Pflegemaßnahmen. **Cave:** Immer die pflegenden Angehörigen nach ihrem Ergehen befragen und moralisch unterstützen.

> Überforderung der pflegenden Angehörigen führt oft zum Ausbruch von innerfamiliären Konflikten und zu latenter Aggressivität gegenüber Arzt und Pflegediensten oder dem Pat. Problem rechtzeitig erkennen und ansprechen. Maßnahmen zur Entlastung der Angehörigen einleiten.

Anleitung der Angehörigen in der Pflege (in Zusammenarbeit mit dem ambulanten Pflegedienst):
- Krankenzimmer, nach den Wünschen des Kranken gestalten
- Geeignete Lagerung (Dekubitusprophylaxe, ☞ 27.9)
- Korrekte Körperpflege inkl. Mundpflege
- Ausreichend Flüssigkeit und Wunschkost (☞ 28.3.8)
- Genaue Beachtung des Zeitplans und der Dos. der Medikamente (v.a. bei Analgetika)
- Anleitung im Umgang mit Katheter (☞ 2.6.3), Stoma (☞ 8.5.8), implantiertem Venenkatheter (☞ 2.3.4)
- Ggf. Anleitung zur s.c./i.m. Injektion von Schmerzmitteln
- Aufklärung über mögliche KO (z.B. Harnverhalt) und deren Erkennen
- Auf „Pflegekurse für Angehörige" bei den jeweiligen Krankenversicherungen hinweisen
- Thema Sterben ansprechen
- Die Pflegenden/Angehörigen auf ihre wichtige Rolle in der Sterbestunde vorbereiten. Möglichkeiten der Hilfe erläutern: Hand halten, Schweiß abwischen, Mund befeuchten u.Ä.
- Vorgehen im Sterbefall besprechen: Wer muss informiert werden? Was soll mit dem Verstorbenen geschehen?

Unnötige Krankenhauseinweisungen in der Terminalphase vermeiden! Medikation übers Wochenende sichern. Ggf. Vertretung angeben und vertretenden Arzt über schwerkranken (sterbenden) Pat. informieren.

28.5 Onkologische Notfälle

Folgen der Tumorerkr. und/oder ihrer Ther. Notfallmäßige Ther. nur nach sorgfältigem Abwägen v
Krankheitsstadium, Lebenserwartung und Willen des Pat.

Hohes Fieber/Verdacht auf schwere Infektion

Differenzialdiagnose Septischer Schock.

Klinik Unter Immunsuppression zusätzlich Pneumonie, HWI/Urosepsis, Abszesse (z.B. intr
abdominal, anorektal), Pilzinf., schwere Virusinf. (z.B. Herpes zoster generalisatus); bei sep
schem Schock zusätzlich RR-Abfall, Tachykardie, Somnolenz, Tachypnoe, Oligurie, warme, rosi
Haut, DIC (☞ 19.5.4). **Cave:** Bei Granulozytopenie keine Abszesse, sondern Phlegmone, fo
droyanter Verlauf.

Therapie Nach sorgfältigem Abwägen aller Begleitumstände Krankenhauseinweisung zur an
biotischen Ther. Evtl. schon ambulant mit der Antibiotikather. beginnen (nach Blutkultur aer
und anaerob, Harn-Eintauchnährboden, Sputum, Abstrich, je nach Notwendigkeit).

Blutung bei Thrombozytopenie

Klinik Petechien, Nasenbluten, Darmblutungen; bei unklaren neurologischen Symptomen
ZNS-Blutung denken!

Therapie Normalerweise keine Gefahr schwerer Blutungen bei Thrombos > 20 000–30 000/
außer bei Thrombozytendysfunktion infolge hämatologischer Systemerkr. Bei lebensbedrohlich
Blutung nach sorgfältigem Abwägen aller Begleitumstände sofortige Klinikeinweisung nach Er
versorgung (Blutstillung, ☞ 19.1.3). Bei Thrombos < 20 000/µl Beratung mit Klinik-Onkolog
ob Ind. zur Thrombozytentransfusion gegeben ist.

Anämie/Transfusionsindikation

Klinik Blässe, Müdigkeit, Kopfschmerz, Dyspnoe, evtl. Stenokardien. Bei Tumoranämie: Fe
niedrig, Ferritin erhöht.

Therapie

- Eisensubstitution: Nur bei Blutungsanämie, d.h. Ferritin erniedrigt
- Transfusionsindikation: Hb < 7–8 g/dl, bei Symptomen oder KHK-Anamnese bereits bei h
  heren Werten; bei akuter Blutung bei Hb < 10 g/dl. Transfusion möglichst ambulant, so
  stationär. Ziel-Hb ca. 10 g/dl.

Hyperkalzämische Krise

Ätiologie Skelettmetastasen, Beginn einer Hormonther. bei Mamma-Ca; seltener paraneopl
tisch.

Klinik Lebensbedrohlich ab Ca^{2+} > 8 mval/l. Müdigkeit bis Somnolenz, Reflexe erniedrigt, p
chotische Persönlichkeitsveränderungen, starker Durst, Polyurie, Exsikkose, Erbrechen, Fiet
Pankreatitis, RR-Erhöhung, im EKG QT-Verkürzung, Bradykardie.

Therapie und Prophylaxe

Erstmaßnahme: Flüssigkeitsersatz (Infusion mit 1 l NaCl 0,9%)

Weitere Ther.: Nach sorgfältigem Abwägen aller Begleitumstände Klinikeinweisung zur umgehenden palliativen Zytostatikather.

Prophylaxe: Bei chron./beginnender Hyperkalzämie kalziumarme Diät (Milchprodukte meiden), Phosphat (z.B. Reducto®-Spezial 3 × 1–3 Drg. tägl.), Glukokortikoide (Prednisolon 5–25 mg 4 × tägl.), Clodronat (z.B. Ostac®, 4 × 1–2 Kps. tägl.; evtl. initial 1 Wo. lang 1 × tägl. als Infusion: z.B. 1 Amp. Ostac® in 500 ml NaCl 0,9% über mind. 2 h).

Hyperurikämie

Ätiologie Zellzerfall, v.a. bei rasch wirkender Zytostatika- oder Strahlenther. bei großer Tumormasse.

Klinik Gichtanfall oder Nierenkolik, Harnsäure > 10 mg/dl.

Therapie und Prophylaxe Allopurinol 300 mg tägl. p.o., Urin alkalisieren z.B. mit Uralyt-U® nach Harn-pH, Diurese durch erhöhte Flüssigkeitszufuhr anregen (2–3 l tägl.). In schweren Fällen bis 900 mg Allopurinol tägl., z.B. Zyloric® 300 2–3 × 1 (erlaubte Höchstdosis), keine Urikosurika.

Akutes Nierenversagen

Ätiologie Nephrotoxische Zytostatika, Antibiotika, Strahlennephritis, Tumorinfiltration, Hyperurikämie, Hyperkalzämie, Plasmozytom, Lymphome mit Paraproteinämie.

Klinik Bewusstseinstrübung, Ödeme (bei oligurischem ANV), Exsikkose (bei polyurischem ANV), urämischer Fötor, Lungenstauung, Erbrechen.

Therapie und Prophylaxe

Nach sorgfältigem Abwägen aller Begleitumstände Klinikeinweisung bei manifestem ANV oder V.a. ausgeprägte Hyperkaliämie. Bei drohendem ANV auslösende Medikamente absetzen, eiweiß-, kalium- und phosphatarme Diät, Harnausscheidung mit Flüssigkeitszufuhr (ca. 3 l) und Furosemid (Beginn mit 40 mg i.v., je nach Ansprechen Dosis steigern) unterstützen, Flüssigkeitsbilanz, E'lytkontrolle, RR-Kontrolle (s.a. ☞ 13.1.13)

Prophylaxe: Tägl. Gewichtskontrolle (oder Einfuhr/Ausfuhr-Bilanz), regelmäßige Kontrolle von E'lyten, Krea, Harnstoff, RR, ggf. Dosisreduktion/Absetzen auslösender Medikamente. Auf ausreichende Flüssigkeitszufuhr achten (2–3 l tägl.), bei ansteigenden K^+-Werten kein Obst essen, ggf. Ionenaustauscher (z.B. Resonium A® p.o.).

Perikarderguss

☞ 10.7.3)

Klinik Retrosternaler Druck, Angst, Dyspnoe, RR erniedrigt, Puls erhöht, Halsvenenstauung. Meist durch Mamma- oder Bronchial-Ca, bei Strahlenperikarditis.

Therapie Nach sorgfältigem Abwägen aller Begleitumstände Klinikeinweisung zur Entlastungspunktion und ggf. Zytostatika intrakavitär.

Akute Hirndrucksteigerung

Klinik Krampfanfall, Verwirrtheit, Erbrechen, neurologische Ausfälle (sensibel, motorisch meist durch Hirntumoren, -metastasen.

Therapie Dexamethason 8 mg i.v., z.B. Fortecortin® Mono 2 Amp. à 4 mg. Nach sorgfältige Abwägen aller Begleitumstände Klinikeinweisung zu Strahlenther. oder neurochirurgischem Eir griff. Bei chron. Hirndruck (☞ 20.13.2).

Rückenmarkskompression

Klinik Schmerzen im Wirbelsäulenbereich, langsam zunehmende oder (bei Kompressionsfra tur) plötzlich auftretende motorische, sensible und/oder autonome Ausfälle bis hin zum Que schnittssy. Auftreten bei epiduralen Metastasen, Wirbelmetastasen mit Kompressionsfraktur.

Therapie Dexamethason 8 mg i.v., z.B. Fortecortin® Mono 2 Amp. à 4 mg; nach sorgfältige Abwägen aller Begleitumstände sofortige Klinikeinweisung zur Strahlenther., Neurochirurgie od Orthopädie zur entlastenden Laminektomie; Analgesie (☞ 26.2).

Obere Einflussstauung

Ätiologie Kompression oder Thrombosierung der V. cava sup., durch Tumoren (LK-Pake im oberen Mediastinum oder Bronchial-Ca.

Klinik Subakut auftretende, prall gefüllte Halsvenen, Zyanose, Ödem von Kopf und Arme

Therapie Nach sorgfältigem Abwägen aller Begleitumstände Klinikeinweisung zur notfallm ßigen Strahlen- oder Zytostatikather. bei Tumorkompression. Bei Cava-Thrombose Lyse.

Pathologische Fraktur

Klinik Plötzlich auftretende Schmerzverstärkung und Funktionseinbuße bei bekannten Kn chenmetastasen bzw. Plasmozytom ohne adäquates Trauma (z.B. beim Aufstützen). Bei Wirb körperkompression evtl. neurologische Ausfälle bis hin zum akuten Querschnittssy. (s.o.).

Therapie Sofort mit Schmerzther. beginnen (Opiatanaloga, ☞ 26.2.2). Klinikeinweisung b V.a. Wirbelkompression und V.a. Frakturen mit Belastungsinstabilität (untere Extremität, Be ken). **Cave:** Bei V.a. Wirbelfraktur Spezialtransport mit pneumatischer Matratze anfordern! Frakturen im Bereich der oberen Extremitäten im Zweifelsfall zunächst ambulant röntgen.

28.6 Internet

www.krebshilfe.de: Unter Infoangebot Broschüren zu verschiedenen Themengebieten (u.a. Schmerzther., Tumoren) sowie Linkliste

www.krebsinformation.de: Krebsinformationsdienst (KID) des Krebsforschungszentrums Heidelberg

www.krebsinfo.de: Tumorzentrum München mit Empfehlungen zur Diagn., Ther. und Nachsorge verschiedener Tumorentitäten

www.onkologisches-forum.de: Informationen für Pat. und Ärzte, u.a. mit Adressen niedergelassener Onkologen

www.onkolink.upenn.edu: Website der University of Pensylvania, Cancer Center

www.ukl.uni-freiburg.de/zentral/tumorzen/krebs_webweiser/index: Zusammenstellung von über 600 nützlichen Internet-Adressen zum Thema Krebs

www.krebsgesellschaft.de: Rat für Betroffene, Kompendium der Selbsthilfegruppen

www.inkanet.de: Viele Informationen zum Thema Krebs

Arbeits- und Umweltmedizin

MANFRED EISSLER _ THOMAS QUELLMANN

29.1 Arbeitsmedizin

Medizinisches Fachgebiet, das sich mit allen Wechselbeziehungen zwischen Arbeit und Gesundheit befasst; mit Arbeitsumwelt, den vielfältigen Arbeitsstoffen und betrieblichen Besonderheiten. Durch Kenntnis der Arbeitsbedingungen werden arbeitsbedingte Gesundheitsstörungen aufgedeckt, durch Vorsorgemaßnahmen verhütet und bereits Gesundheitsgeschädigte wieder in den Arbeitsprozess eingegliedert.

Aufgabe des HA ist in der Arbeitsmedizin v.a.:

- Bei Berufskrankheiten:
  - Frühzeitiges Erkennen einer berufsbedingten Erkr. durch ausführliche Anamnese und körperliche Untersuchung
  - Meldepflicht bei V.a. Berufserkr.
  - Kontaktaufnahme zum Betriebsarzt bei V.a. Berufserkr.
  - Hausärztliche Betreuung (und Begleitung) der durch eine Berufserkr. Betroffenen
- Bei Arbeitsunfällen: Erstversorgung und Weiterleitung an einen D-Arzt bzw. hausärztliche Behandlung (☞ 1.4.8).

Aufgaben des Arbeits- oder Betriebsmediziners laut Arbeitssicherheitsgesetz (1974) und Arbeitsschutzgesetz (7.8.1996)

- Beratung des Betriebes
  - Bei der Beurteilung von Gefährdungen der Beschäftigten am Arbeitsplatz und Planung entsprechender Arbeitsschutzmaßnahmen
  - Bei der Planung, Ausführung und Instandhaltung betrieblicher Anlagen, sozialer und sanitärer Einrichtungen
  - Bei der Beurteilung/Gestaltung von Arbeitsplätzen auch an Maschinen und der Einführung von neuen Arbeitsstoffen
  - Beim Kauf von Körperschutzmitteln (Haut-, Körper-, Lärm- und Atemschutzmittel)
  - In arbeitshygienischen, arbeitsphysiologischen, psychologischen und ergonomischen Fragen
  - Bei Arbeitsplatzwechseln und Wiedereingliederungsmaßnahmen
- Beratung und Hilfestellung bei der Organisation der ersten Hilfe
- Beratung und Untersuchung von Arbeitnehmern, die einer bes. Belastung unterliegen
- Teilnahme an regelmäßigen Begehungen der Arbeitsstätten, an Arbeitsschutzausschusssitzungen und an der Erziehung der Belegschaft zur Benutzung von notwendigen Körperschutzmitteln
- Mitwirkung bei der Wiedereingliederung Behinderter in den Arbeitsprozess.

Die Kenntnis hierüber ist für den niedergelassenen Arzt von Bedeutung, um abschätzen zu können, bei welchen betrieblichen Belangen er im Interesse seiner Pat. den Betriebsarzt ansprechen kann.

9.1.1 Einführung

rundbegriffe

AK-Wert: Maximale **A**rbeitsplatz**k**onzentration (= höchst zulässige Konz.) eines Arbeitsstoffes ls Gas, Dampf, Schwebstoff) in der Luft, die über 8 h tägl. bzw. einer Wochenarbeitszeit von 40 h nzuhalten sind; festgelegt durch MAK-Wert-Kommission.

RK: **T**echnische **R**icht**k**onzentration für krebserzeugende und erbgutverändernde Stoffe ohne AK-Wert. „Praktischer Wert": Höhe des Wertes ist abhängig von der Möglichkeit der Bestim- ung der Stoffkonz. (in erster Linie Schwellenwert in der Luft), der derzeitigen technischen Mög- hkeit zur Minimierung der Konz. und den vorliegenden medizinischen/toxikologischen Daten.

AT-Wert: **B**iologischer **A**rbeitsplatz-**T**oleranz-Wert ist die höchst zulässige Konz. eines Stoffes ler Metaboliten in einem Körpermaterial (Blut, Serum, Urin), die die Gesundheit nicht beein- ichtigt. Festlegung durch die MAK-Wert-Kommission und veröffentlicht im Anhang der Ge- hrstoffliste.

KA-Wert: **E**xpositionsäquivalente für **k**rebserzeugende **A**rbeitsstoffe ergeben Hinweise auf in- re Belastung bei inhalativer Stoffaufnahme (kein Grenzwert der Gefahrstoffverordnung).

cherheits-Datenblatt: Enthält alle wichtigen Fakten zu chemischen und physikalischen Eigen- haften eines am Arbeitsplatz eingesetzten Stoffes (z.B. Lösungsmittel, Reiniger, Asbestersatz- ff). Muss am Einsatzort greifbar sein, enthält auch Hinweise auf bes. Gefahren (R-Sätze) d Sicherheitsratschläge (S-Sätze).

erufsgenossenschaftliche Heilverfahren

urchgangs)-**Arzt-Verfahren:** Vorstellung des Verletzen, der voraussichtlich über 3 d arbeits- fähig sein wird, bei einem bei der BG zugelassenen Chirurgen oder Orthopäden mit bes. Fä- gkeit (Ausstattung der Praxis und Ausbildung) in der Behandlung von Unfällen. Er entscheidet er weitere Behandlung bei ihm selbst, einer Unfallklinik oder dem HA und über Einleitung von ha-Maßnahmen.

eilverfahrens)-**Arzt** ist HA mit Beteiligung an der berufsgenossenschaftlichen Unfallbehand- ng und Nachbehandlung (Beantragung des H-Arztverfahrens bei der zuständigen KV). Er ist freit von der Vorstellungspflicht eines Arbeitsunfalls bei einem D-Arzt.

utarztverfahren: Zur Erfassung von Früh- und Verdachtsfällen beruflich bedingter Hauterkr.

genarztverfahren und **Ohrenarztverfahren:** Bei Arbeitsverletzungen der entsprechenden Or- nsysteme.

ratungsfacharztverfahren: In ländlichen Gebieten mit schlechte Verkehrsverbindungen steht m behandelnden Arzt bei der Behandlung eines Verletzten ein FA beratend zur Seite.

rletzungsartenverfahren: Einweisung in Krankenhäuser, die von den Berufsgenossenschaften erkannt sind (ca. 950), bei Verletzungen, die erfahrungsgemäß stationär behandelt werden müs-

9.1.2 Anzeige beim Verdacht auf Berufskrankheit

rufskrankheit: Erkr., die auf berufliche Einwirkungen im Rahmen einer versicherten Tätigkeit rückzuführen ist und in der Liste der BK aufgeführt ist (☞ 29.1.3). **Cave:** Nicht aufgeführte kr. werden in Ausnahmefällen auch anerkannt („Öffnungsklausel" § 551 Abs. 2 RVO). Vor- ssetzung: „Neue Erkenntnisse" verdichten einen kausalen Zusammenhang zwischen Arbeit und

Erkr., es besteht ein erheblich höheres Gefahrenrisiko für die betreffende Personengruppe gege über der Normalbevölkerung.

Arbeitsbedingte (work-related) Erkr.: Stets multifaktoriell bedingte Erkr. mit gewisser, jedo nicht notwendigerweise ursächlichen Beziehung zu Beruf, Arbeit oder Arbeitsbedingung (WHO-Definition); fällt nicht unter das Berufskrankheitenrecht und ist nicht entschädigung pflichtig. Beispiele: Psychosomatische Störungen durch Stress am Arbeitsplatz; unspezifische spir. Sy. durch verschmutzte Luft am Arbeitsplatz.

Anzeigepflicht: Besteht für Ärzte, Zahnärzte und Unternehmer schon beim V.a. das Vorlieg einer BK; Anzeige an den jeweiligen Träger der gesetzlichen Unfallversicherung (☞ 34.7), G meindeunfallversicherungsverbände u.a., oder die für den medizinischen Arbeitsschutz zustä dige Stelle (staatlicher Gewerbearzt, Landesgewerbearzt).

Bei Nichtbeachten der unverzüglichen Anzeigepflicht durch den Arzt kann die gesetzlic Schutzfunktion der gesetzlichen Unfallversicherung gegenüber dem Versicherten ni oder nur verspätet wahrgenommen werden. Dies kann Schadensersatzansprüche des Pat. g genüber dem Arzt auslösen, z.B. wenn deswegen die zustehende BK-Rente verspätet geza wird.

Aufgabe des Unfallversicherungsträgers: Verhindern, dass bei einem Versicherten eine BK e steht, wiederauflebt oder sich verschlimmert (Kostenübernahme für Behandlung, Heilverfahre Berufshilfe). Bei eingetretener BK besteht Entschädigungspflicht (in Form einer Rente), ab ei MdE von 20%. **Cave:** Voraussetzung für jede Leistung des Unfallversicherungsträgers: 1. Tätigk muss versichert sein; 2. Tätigkeit muss Ursache der Erkr. sein.

29.1.3 Liste der anerkannten Berufskrankheiten

Tab. 29.1 Anerkannte Berufskrankheiten	
1	**Durch chemische Einwirkungen verursachte Krankheiten**
11	**Metalle und Metalloide (ausgenommen Hauterkr., BK-Nr. 1101–1110)**
1101	Erkr. durch Blei oder seine Verbindungen
1102	Erkr. durch Quecksilber oder seine Verbindungen
1103	Erkr. durch Chrom oder seine Verbindungen
1104	Erkr. durch Cadmium oder seine Verbindungen
1105	Erkr. durch Mangan oder seine Verbindungen
1106	Erkr. durch Thallium oder seine Verbindungen
1107	Erkr. durch Vanadium oder seine Verbindungen
1108	Erkr. durch Arsen oder seine Verbindungen
1109	Erkr. durch Phosphor oder seine anorganischen Verbindungen
1110	Erkr. durch Beryllium oder seine Verbindungen

Tab. 29.1 Fortsetzung

.2	**Erstickungsgase (ausgenommen Hauterkr., BK-Nr. 1201 und 1202)**
.201	Erkr. durch Kohlenmonoxid
.202	Erkr. durch Schwefelwasserstoff
3	**Lösemittel, Schädlingsbekämpfungsmittel (Pestizide) und sonstige chemische Stoffe**
301	Schleimhautveränderungen, Krebs oder andere Neubildungen der Harnwege durch aromatische Amine
302	Erkr. durch Halogenkohlenwasserstoffe
303	Erkr. durch Benzol, Styrol oder Homologe (ausgenommen Hauterkr.)
304	Erkr. durch Nitro- oder Aminoverbindungen des Benzols oder seiner Homologe oder ihrer Abkömmlinge (ausgenommen Hauterkr.)
305	Erkr. durch Schwefelkohlenstoff (ausgenommen Hauterkr.)
306	Erkr. durch Methylalkohol (Methanol; ausgenommen Hauterkr.)
307	Erkr. durch organische Phosphorverbindungen (ausgenommen Hauterkr.)
308	Erkr. durch Fluor oder seine Verbindungen (ausgenommen Hauterkr.)
309	Erkr. durch Salpetersäureester (ausgenommen Hauterkr.)
310	Erkr. durch halogenierte Alkyl-, Aryl- oder Alkylaryloxide
311	Erkr. durch halogenierte Alkyl-, Aryl- oder Alkylarylsulfide
312	Erkr. der Zähne durch Säuren
313	Hornhautschädigungen des Auges durch Benzochinon
314	Erkr. durch para-tertiär-Butylphenol
315	Erkr. durch Isocyanate, die zur Unterlassung aller Tätigkeiten gezwungen haben (ausgenommen Hauterkr.)
316	Erkr. der Leber durch Dimethylformamid
317	PNP oder Enzephalopathie durch organische Lösungsmittel oder deren Gemische
	Durch physikalische Einwirkungen verursachte Krankheiten
1	**Mechanische Einwirkungen**
101	Erkr. der Sehnenscheiden oder des Sehnengleitgewebes sowie der Sehnen- oder Muskelansätze, die zur Unterlassung aller Tätigkeiten gezwungen haben, die für die Entstehung, die Verschlimmerung oder das Wiederaufleben der Krankheit ursächlich waren oder sein können
102	Meniskusschaden nach mehrjährigen andauernden oder häufig wiederkehrenden, die Kniegelenke überdurchschnittlich belastenden Tätigkeiten

Tab. 29.1 Anerkannte Berufskrankheiten (Forts.)

2103	Erkr. durch Erschütterung bei Arbeit mit Druckluftwerkzeugen oder gleichartig wirkenden Werkzeugen oder Maschinen
2104	Vibrationsbedingte Durchblutungsstörungen an den Händen, die zu Unterlassung alle Tätigkeiten gezwungen haben, die für die Entstehung, die Verschlimmerung oder da Wiederaufleben der Krankheit ursächlich waren oder sein können
2105	Chron. Erkr. der Schleimbeutel durch ständigen Druck
2106	Drucklähmungen der Nerven
2107	Abrissbrüche der Wirbelfortsätze
2108	Bandscheibenbedingte Erkr. der LWS durch langjähriges Heben und Tragen von Laste oder durch langjährige Tätigkeiten in extremer Rumpfbeugehaltung, die zur Unterlassung aller Tätigkeiten gezwungen haben, die für die Entstehung, die Verschlimmerung oder das Wiederaufleben der Krankheit ursächlich waren oder sein könne
2109	Bandscheibenbedingte Erkr. der HWS durch langjähriges Tragen von schweren Laste auf der Schulter, die zur Unterlassung aller Tätigkeiten gezwungen haben, die für d Entstehung, die Verschlimmerung oder das Wiederaufleben der Krankheit ursächlic waren oder sein können
2110	Bandscheibenbedingte Erkr. der LWS durch langjährige überwiegend vertikale Einwirkungen von Ganzkörperschwingungen im Sitzen, die für die Entstehung, die Verschlimmerung oder das Wiederaufleben der Krankheit ursächlich waren oder se können
2111	Erhöhte Zahnabrasionen durch mehrjährige quarzstaubbelastende Tätigkeit
22	**Druckluft**
2201	Erkr. durch Arbeit in Druckluft
23	**Lärm**
2301	Lärmschwerhörigkeit
24	**Strahlen**
2401	Grauer Star durch Wärmestrahlung
2402	Erkr. durch ionisierende Strahlen
3	**Durch Infektionserreger oder Parasiten verursachte Krankheiten sowie Tropenkrankheiten**
3101	Infektionskrankheiten, wenn der Versicherte im Gesundheitsdienst, in der Wohlfahrtspflege oder in einem Laboratorium tätig oder durch eine andere Tätigkeit de Infektionsgefahr in ähnlichem Maße bes. ausgesetzt war
3102	Von Tieren auf Menschen übertragbare Krankheiten

Tab. 29.1 Fortsetzung

03	Wurmkrankheit der Bergleute, verursacht durch Ankylostoma duodenale oder Strongyloides stercoralis
04	Tropenkrankheiten, Fleckfieber

Erkrankungen der Atemwege und Lungen, des Rippenfells und Bauchfells

Erkr. durch anorganische Stäube

01	Quarzstaublungenerkr. (Silikose)
02	Quarzstaublungenerkr. in Verbindung mit aktiver Lungentuberkulose (Siliko-Tuberkulose)
03	Asbeststaublungenerkr. (Asbestose) oder durch Asbest verursachte Erkr. der Pleura
04	Lungenkrebs oder Kehlkopfkrebs <ul><li>In Verbindung mit Asbeststaublungenerkr. (Asbestose)</li><li>In Verbindung mit durch Asbeststaub verursachter Erkr. der Pleura</li><li>Bei Nachweis der Einwirkung einer kumulativen Asbestfaserstaub-Dosis am Arbeitsplatz von mind. 25 Faserjahren (25×106 Fasern/m³ × J.)</li></ul>
05	Durch Asbest verursachtes Mesotheliom des Rippenfells, des Bauchfells oder des Perikards
06	Erkr. der tieferen Atemwege und der Lunge durch Aluminium oder seine Verbindungen
07	Erkr. an Lungenfibrose durch Metallstäube bei der Herstellung oder Verarbeitung von Hartmetallen
08	Erkr. der tieferen Atemwege und der Lungen durch Thomasmehl (Thomasphosphat)
09	Bösartige Neubildungen der Atemwege und der Lunge durch Nickel oder seine Verbindungen
10	Bösartige Neubildungen der Atemwege und Lunge durch Kokereirohgase
11	Chronische obstruktive Bronchitis oder Emphysem von Bergleuten unter Tage im Steinkohlebergbau bei Nachweis der Einwirkung einer kumulativen Dosis von i.d.R. 100 Feinstaubjahren (mg/m³ × J.)

Erkrankungen durch organische Stäube

01	Exogen-allergische Alveolitis
02	Erkr. der tieferen Atemwege und der Lungen durch Rohbaumwoll-, Rohlauf- oder Rohflachsstaub (Byssinose)
03	Adenokarzinome der Nasenhaupt- und NNH durch Stäube von Eichen- oder Buchenholz

43 **Obstruktive Atemwegserkrankungen**

4301 Durch allergisierende Stoffe verursachte obstruktive Atemwegserkr. (einschließlich Rhinopathie), die zur Unterlassung aller Tätigkeiten gezwungen haben, die für die Entstehung, die Verschlimmerung oder das Wiederaufleben der Krankheit ursächlich waren oder sein können

4302 Durch chemisch-irritative oder toxisch wirkende Stoffe verursachte obstruktive Atemwegserkr., die zur Unterlassung aller Tätigkeiten gezwungen haben, die für d Entstehung, die Verschlimmerung oder das Wiederaufleben der Krankheit ursächl waren oder sein können

5 **Hautkrankheiten**

5101 Schwere oder wiederholt rückfällige Hauterkr., die zur Unterlassung aller Tätigkei gezwungen haben, die für Entstehung, Verschlimmerung oder Wiederaufleben de Krankheit ursächlich waren oder sein können

5102 Hautkrebs oder zur Krebsbildung neigende Hautveränderungen durch Ruß, Rohp raffin, Teer, Anthrazen, Pech oder ähnliche Stoffe

6 **Krankheiten sonstiger Ursache**

6101 Augenzittern der Bergleute

Nach Berufskrankheitenverordnung (BeKV) in der Fassung vom 31.10.1997

	Tab. 29.2 Die 10 häufigsten anerkannten Berufskrankheiten im Jahr 2000	
BK-Nr. Berufskrankheit	**Anerkannt**	**Anteil in**
2301 Lärmschwerhörigkeit	6228	37,9
4103 Asbestose	1765	10,8
4101 Silikose	1641	10,0
5101 Hautkrankheiten	1455	8,9
4301 Allergische Atemwegserkr.	851	5,2
4104 Lungen-/Kehlkopfkrebs (Asbest)	707	4,3
4105 Mesotheliom (Asbest)	652	4,0
3101 Infektionskrankheiten	335	2,0
2102 Meniskusschäden	334	2,0
4111 Bronchitis/Emphysem (Bergleute)	324	2,0
Übrige Erkrankungen	2122	12,9
Insgesamt anerkannte Erkrankungen	16 414	100,0

Summe der Anträge auf Anerkennung einer BK 2000: 71172

ufgaben des Hausarztes bei der Betreuung von Patienten mit Berufskrankheiten

Anzeigepflicht der Erkr. bei der zuständigen BG (Verdacht reicht aus)

Beratung und Betreuung des Versicherten bei Nichtanerkennung einer BK; ggf. Empfehlung eines Sozialgerichtsverfahrens bei Vorliegen einer nachgewiesenen Erkr. (z.B. BSP in nur einem Segment), die ursächlich nur durch eine entsprechende berufliche Belastung und nicht durch extremen Freizeitsport oder nebenberufliche Tätigkeit begründbar ist.

29.1.4 Lärmschwerhörigkeit – BK-Nr. 2301

äufigste BK. Durch chron. Lärm verursachte Innenohrschwerhörigkeit vom Haarzelltyp.

tiologie Schädigung des Corti-Organs durch Lärmeinwirkung von über 85 dB(A) über einige (40-h-Wo.). Bei höheren Lärmwerten müssen entsprechend kürzere Expositionszeiten ange- ommen werden.

Tab. 29.3 Das Auftreten von Lärmschwerhörigkeit in Prozent

quivalenter Dauerschallpegel Leq dB(A)	Exposition in Jahren		
	5	10	20
0	0%	0%	0%
0	4%	10%	16%
00	12%	29%	42%
10	26%	55%	78%

eiches Risiko für Lärmschwerhörigkeit bei zunehmendem Lärm und kürzeren Arbeitszeiten: 8 h i 90 dB(A), 6 h bei 92 dB(A), 3 h bei 97 dB(A), 1,5 h bei 102 dB(A), 0,5 h bei 110 dB(A)

inik

Initialphase: Hörverlust anfänglich bes. für hohe Töne wie Türklingel, Vogelzwitschern o.Ä.; gelegentlich verbunden mit meist hochfrequenten Ohrgeräuschen. Gleichgewichtsstörungen sprechen eher gegen lärmbedingte Schwerhörigkeit

TTS (temporary threshold shift): Vorübergehende, reversible „Vertäubung" bei kurzzeitiger Lärmeinwirkung

Kompensationsphase: Bis zu 3 J. nach Exposition, geringe Reparationen des Innenohrs mög- lich

PTS (permanent threshold shift): Irreversible Schädigung durch 15–20-jährige Lärmeinwir- kung, meist mittelgradige Schwerhörigkeit als Endstadium.

fferenzialdiagnose ☞ 22.1

agnostik Facharztüberweisung zum HNO-Arzt.

erapie Gehörschutz (Stöpsel und Kapsel gleichwertig), Arbeitsplatzsanierung, Berufs- oder beitsplatzwechsel. Keine medikamentöse Ther. möglich.

🔹 BK-Anzeige bei Tätigkeit des Versicherten unter gehörschädigender Lärmeinwirkung un Hörfunktionsstörung: Bild einer Innenohrschwerhörigkeit im versicherungsrechtlichen Sinn erheblich bei Hörverlust von mehr als 40 dB bei 2 kHz auf dem besser hörenden Ohr und/od großer Differenz zwischen den Hörweiten für Flüster- und Umgangssprache.

Prognose und Begutachtung Manifeste chron. Lärmschwerhörigkeit ist nicht rückbildung fähig, schreitet aber ohne Lärm auch nicht weiter fort. Ohrgeräusche können einen MdE-Zuschla von 5% begründen.

29.1.5 Hauterkrankungen – BK-Nr. 5101

Zweithäufigste Berufserkr. „Schwer" heißt hier (☞ 29.1.3), dass eine klinische fachärztliche Behan lung erforderlich ist und dass eine Behandlung über mehr als 6 Mon. stattgefunden hat. „Wiederh rückfällig" heißt, dass 2 Rückfälle, also 3 Krankheitsperioden stattgefunden haben.

🔹 Der erstbehandelnde Arzt eines Pat. mit V.a. berufsbedingte Hauterkr. ist *verpflichtet*, den Pa an einen Dermatologen zu überweisen (Hautarztverfahren, ☞ 29.1.1). Kein Kassenformula

Chronisch-toxisches Kontaktekzem

Syn. Toxisch-degeneratives Ekzem. Epidermale Intoleranzreaktion durch Summationseffekt einzeln unterschwellig bleibender Noxen auf der Haut; typischerweise auf Einwirkungsort begrenzt.

Ätiologie

- Mechanische Reize: Einwirkung starker Reibe- und Scherkräfte, Scheuern. Abwehr- und R paraturfunktionen: Schwielenbildung ermöglicht weitgehend reaktionslose Tolerierung m chanischer Irritation bis zur Überbeanspruchung, dann Zusammenbruch der regenerativ Vorgänge
- Säuren: Konzentrierte Säuren (v.a. anorganische) induzieren akut-toxisches Kontaktekze
- Laugen: Verbreitet als Wasch-, Reinigungs- oder Spülmittel. Wirkungsverstärkung durch A wendung in wässriger Lösung. **Cave:** Meist mit Phosphaten, Silikaten, Karbonaten, optisch Aufhellern, Desinfektionsmitteln, Duft- und Farbstoffen angereichert
- Wasser: Beständige Feuchtarbeit bewirkt Quellvorgänge in der Hornzellschicht und erleicht das Eindringen von polaren Substanzen in die Epidermis. „Wasser und Seife" haben syn gistisch chron.-toxischen Effekt
- Organische Lösungsmittel: Kohlenwasserstoffverbindungen (u.a. Alkohole, Benzol, Tolu Azeton, Benzin, Tetrachlorkohlenstoff, Trichlorethylen) bewirken Exsikkation und Abn zungsdermatosen. Vielfältiger Einsatz als Verdünner, Entfetter, Reiniger, direkter Hautrei ger
- Technische Öle: Kohlenwasserstoffverbindungen, mineralische Öle. Verwendet als Kor sionsschutz, Binder von Stäuben bei der Metallbearbeitung, Kühl-Schmiermittel beim Bo ren, Schleifen und Fräsen. **Cave:** Zugesetzte Additive, wie z.B. Emulgatoren, Antioxidanz (Phenole, Kresole, Aldehyde), Bakteriostatika oder Hochdruckzusätze haben zusätzliche xisch-irritative Wirkung
- UV-Licht: UVA supprimiert Talgdrüsenaktivität, dadurch erhöhte Irritabilität durch Konta noxen. V.a. bei Arbeitsplätzen unter freiem Himmel relevant.

Begünstigende Faktoren für ein chronisch-toxisches Kontaktekzem
- Sebostase: Vermehrte Durchlässigkeit für Schadstoffe
- Hyperhidrosis: Allergene besser gelöst
- Akrozyanose: Vegetative Störung
- Atopische Diathese: ↓ Isolierfunktion, ↑ Eindringen von Noxen.

Gefährdende Tätigkeiten Bäcker, Drucker, Elektriker, Fleischer, Friseure, Gärtner, Schreiner, Maurer, Schlosser, Maler, Lackierer, Raumpfleger, Schneider, Krankenpfleger/-schwestern, Ärzte u.a.

Klinik
Lokalisation: An den Expositionsstellen, z.B. flächige Herde über Handrücken und Fingerstreckseiten, Fingerkuppen, periungualen Zonen und interdigitalen Hautfalten
Stadien:
- Zuerst Abnutzungsdermatose: Trockene, raue, rissige Haut; Juckreiz, Spannungsgefühl, Wundreiz
- Später toxisch-degeneratives Ekzem: Zusätzlich Rötung, Schwellung, Rhagaden, Hauterosionen, nässende Bezirke mit aufgeplatzten Bläschen, gelben Krusten, lamellöser Desquamation, Hautatrophie
- Chron. Verlauf: Lichenifizierung, Hyperkeratosen, Rhagaden und Juckreiz nebeneinander.

Diagnostik Angaben zum Arbeitsablauf, Einwirkdauer, Kontaktsubstanzen, Reinigungsgewohnheiten, Atopie-Anamnese; Facharztüberweisung zum Dermatologen zur weiteren Diagn.
NB: Keine Kassenüberweisung; D-Arzt-Formular (blauer Vordruck, ☞ 1.4.8, Abb. 1.12) benutzen!

Inverse Korrelation zwischen individueller Hautempfindlichkeit und Einwirkdauer.

Differenzialdiagnose
Atopisches Palmarekzem (☞ 25.8.2): Major- und Minorsymptome
Ekzematisierte Mycosis manuum (☞ 25.6): Randbetonung
Toxisch-irritatives Kontaktekzem (☞ 25.8.1): Eher dorsal
Tylotisch-rhagadiformes Handekzem: Beugeseitig
Bakterielles, seborrhoisches Ekzem (☞ 25.8.3): Disseminiert, nummulär
Psoriasis vulgaris (☞ 25.1.5), Lichen ruber planus (☞ 25.13), Porphyria cutanea tarda (u.a. toxisch durch Emulgatoren).

Therapie
Allgemeinmaßnahmen: Ausschaltung der Noxe(n), Hautschutz (z.B. Handschuhe), regelmäßige Hautpflege, evtl. Arbeitsplatzwechsel
Bei Abnutzungsdermatose ohne Ekzematisierung: Kontinuierliche externe Zufuhr von Lipiden. Zusatz von 10% Harnstoff, z.B. Elacutan®-Salbe (enthält Parabene. Ggf. Rezeptur zur frischen Zubereitung durch Apotheker)
Bei Abnutzungsdermatose mit Ekzematisierung: Zeitlich begrenzt topische Kortikosteroide mit abfallender Wirkpotenz
Bei superinfizierten Ekzemherden: Antibiotikahaltige Externa, Arbeitskarenz.

!
• Industriell vorgefertigte Cremes schädigen durch meist darin enthaltende Emulgatoren de
rudimentären Lipoidfilm der Haut noch weiter; dadurch Beschleunigung der Exsikkation un
Verstärkung der Abnutzungsdermatose.

Prognose Einwirkungsbeschränkung der kumulativen Noxen verbessert Prognose der mediz
nischen Reha. Auch nach Ausschluss der Noxe noch über Wo. bis Mon. deutlich herabgesetz
Irritationsschwelle. **Cave:** Bes. Hautschutzprobleme bei Köchen, Fleischern, Bäckern, Friseure
und im medizinischen Sektor durch hohe Hygieneanforderungen → schlechte Prognose ohr
Arbeitsplatzwechsel.

Chronisch-allergisches Kontaktekzem

*Immunologische Reaktion der Haut auf Allergene. Dosisunabhängige Streureaktion über den Ort d
Einwirkung hinaus möglich. Rezid. akute allergische Dermatitisschübe bewirken chron. Ekzem. C
führt jahre- bis jahrzehntelanger Hautkontakt zur Sensibilisierung, erst nach längeren Verläuf
Zwang zur Unterlassung der beruflichen Tätigkeit. Häufig betroffene Hautareale durch langfristi
Allergenexposition: Handrücken, Fingerstreckseiten, Fußrücken bei dicht schließendem Schuhwer*

Gefährdende Tätigkeiten und Hauptallergene

• Bäckerei: Gewürze, Backpulver, Hefe, Konservierungsstoffe (z.B. Benzoesäure, Sorbinsäur
Laurylgallat), Mehle, Teige, Verbesserungsmittel
• Baugewerbe: Dichromat, Kobaltsalz, Fliesenkleber, Gummi- und Lederhandschuhe, Schalö
Zementkleber, Harze, Teerprodukte
• Druckerei: Akrylate, Druckerschwärze, Anilin- und Azofarben, Formalin, Harze, Kleber (K
lophonium), Lacke, Isocyanate, Terpentin, Gummiinhaltsstoffe
• Büro: Anilinfarben, Gummiinhaltsstoffe, Klebstoffe (Formaldehyd), Tinte, Papier, Farb
(Kugelschreiber, Filzstifte, Stempelkissen)
• Chemische Industrie: Zahllose Allergene
• Elektriker: Gießharze, Gummichemikalien, Epoxidharze, Kolophonium, Kleber, Lacke, Is
cyanate, Metalle, organische Lösungsmittel
• Fleischerei: Gewürze, tierisches Gewebe
• Friseure und Kosmetiker: Duftstoffe, Formaldehyd, Gummihandschuhe, Haarfarben, Haa
wasser, Kolophonium, Kunstharze (Haarfestiger), Persulfate, Thioglykolverbindungen (Da
erwellflüssigkeiten), Kosmetika, künstliche Nägel (Akrylate), Lippenstifte, Nagellack, -entfe
ner
• Gummiindustrie: Dichromat, Kobalt, Kolophonium, organische Farbstoffe, Phenol-Form
dehyd-Harz, Teere, Gummiinhaltsstoffe (z.B. Antioxidanzien, Vulkanisationsbeschleunig
und -verzögerer)
• Haushalt: Gummiinhaltsstoffe (Handschuhe), Gewürze, Gemüse, Kartoffeln, Fisch, Handc
mes, Schuhcreme, Nickel (bei intensivem und ausreichend langem Kontakt)
• Heil-, Pflegeberufe: Desinfektionsmittel, Gummiinhaltsstoffe (Gummihandschuhe), Instr
mente (Nickel, Kobalt), Kunststoffe (Akrylate), Pflaster (Kolophonium, Perubalsam, Terpe
tin), Salbengrundlagen
• Holz-, Papierindustrie: Dichromat, Beizen, exotische und einheimische Hölzer, Farbsto
Gummiinhaltsstoffe, Kleber, Kolophonium, Nickel, Terpentin, Polituren, Kunststoffe (A
gangsprodukte)

- Kunststoffindustrie: Farben, Gummichemikalien, Härter, Isocyanat, Klebstoffe, Ausgangsmaterialien, Zusatzstoffe, Flammschutz, Beschleuniger, Weichmacher
- Lederindustrie: Appreturen, Bleichmittel, Dichromat, Farben, Gerbstoffe, Imprägnierungsmittel, Formaldehyd, Fungizide, Glutaraldehyd, Gummichemikalien, Kleber, Harze, Quecksilber, Terpentin, Lederpflegemittel
- Maler, Lackierer: Beizen, Dichromat, Acryl- und Epoxidharze, Farbstoffe, Gummiinhaltsstoffe (Gummihandschuhe), Klebstoffe, Kitt, Kobalt, Kolophonium, Konservierungsstoffe, Kunststoffe, Lacke, Leim, Polyurethan (Isocyanat), Terpentin, Verdünner
- Metallarbeiter: Additiva zu Bohr-, Schleif-, Schmier- und Schneidölen (Emulgatoren, Farbstoffe, Konservierungsmittel, Stabilisatoren, Verunreinigungen), Dichromat, Nickel, Kobalt, Gummi- und Lederhandschuhe, Harze, Kleber, Kobalt, Entfettungs- und Lösungsmittel, Isocyanat, Nickel, Terpentin und Petroleum
- Textilindustrie: Appreturen (Formaldehyd, Kunstharze, Gummichemikalien, Dichromat), Farben, Fleckenentferner, Pilz- und Knitterschutzmittel, Netzmittel, Veredelungsmittel.

Klinik

Lokalisation: Typischerweise Greifflächen und follikulär betonte ekzematöse Streureaktionen fern vom Einwirkort; Handrücken und Fingerstreckseiten erst bei chron. Verlauf

Befund: Exsudation (Rötung, Ödem, Bläschen, Erosionen) und Abheilungserscheinungen (Schuppen, Krusten) nebeneinander (metachrome Polymorphie). Akanthose, Hyperparakeratose mit tastbarer Epidermisverdickung, Lichenifikation, flächige Keratosen. Tiefe, schmerzhafte, oft blutende Rhagaden durch Verlust der Hautelastizität bei mechanischer Belastung

Sonderform: Chron. allergisches dyshidrosiformes Ekzem mit typischen sagokornartigen Bläschen, z.B. bei Chromat-Sensibilisierung

Erkrankungsdynamik: In arbeitsfreien Zeiten i.d.R. Befundbesserung, Rezidiv innerhalb der ersten Arbeitstage.

- Stadien des allergischen und toxischen Kontaktekzems zeigen identische Veränderungen; Unterschied liegt in der Ausbreitung.

Diagnostik

Anamnese: Exakte Erfassung des Tätigkeitsfeldes mit Beachtung der möglichen Kontaktstoffe, evtl. Arbeitsdemonstration, Arbeitsversuch nach Abheilung des Ekzems mit Kontrolle wenige Tage nach Aufnahme der gewohnten Tätigkeit

Facharztüberweisung zum Dermatologen mit dem D-Arzt-Formular (☞ 1.4.8, Abb. 1.12).

Differenzialdiagnose

Atopisches Handekzem (☞ 25.8.2): Beugebetonte Lichenifikationen der Handgelenke, Ichthyosishand, symmetrische palmare dyshidrosiforme Bläschen

Bakterielles Ekzem (☞ 25.5): Bogig-scharf begrenzt, follikulär betonte gelblich-krustöse Auflagerungen

Tylotisch-rhagadiformes Handekzem: Im höheren Lebensalter, berufsunabhängige Erkrankungsdynamik

Tinea manuum (☞ 25.6.1); Psoriasis inversa (☞ 25.15).

Therapie und Prophylaxe

- Allergenkarenz: Tätigkeitswechsel, innerbetriebliche Umsetzung
- Hautschutz, z.B. Handschuhe
- Hautpflege mit lokalther. steroidhaltigen Wasser-in-Öl-Emulsionen, anschließend mit indifferenten Externa
- Hautarztverfahren, BK-Anzeige auf spez. Vordruck.

> Wiederholte Allergenexposition bei hochgradig Sensibilisierten bzw. Allergikern unbeding vermeiden. Gefahr der Chronifizierung von Kontakt-Ekzemen mit schlechter Heilungstendenz.

Weitere wichtige Hauterkrankungen in der Arbeitsmedizin

Atopische Dermatitis (☞ 25.8.2).

Klinik Im Rahmen einer atopischen Dermatitis (Neurodermitis) typischerweise trockene, reißbeisenartige Haut, ekzematöse Hautveränderungen an den Gelenkbeugen, Nacken, Gesicht, Hände u.a. Körperabschnitten; Dyshidrose (wasserhelle, stark juckende Bläschen an Fingern un Handinnenflächen). Cave: „Atopischer Winterfuß" z.B. bei Arbeiten in Gummistiefeln (DD: Mykose).

Prophylaxe Bei bekannter Atopie Berufe mit erhöhter Hautbelastung durch irritative Noxen Nässe oder potenten Allergenen vermeiden. Beispiele: Friseur, Maler, Lackierer oder Krankenpfleger, Arbeiten im Bauhandwerk, Reinigungsgewerbe, in der metallverarbeitenden, chemische Industrie, in biologischen Laboratorien. Beratung, z.B. im Rahmen der Jugendschutzuntersuchung.

> Routinemäßiger Standard-Epikutantest mit berufsspezifischen Kontaktallergenen vor Aunahme der Tätigkeit ist ohne prognostischen Wert.

Berufsbedingte Akne (Öl-, Teer-, Chlorakne)
Durch direkten Kontakt mit Öl, Teer, Asbest, chlorierten Kohlenwasserstoffen (z.B. Insektizide); z.B. bei Kfz-Mechanikern im Gesich Nacken, Schultern, Abdomen, an den Armen und den Oberschenkelinnenseiten.

> Berufsbedingte Akne typisch bei Seborrhoikern mit unzureichender Hautpflege.

Infektionskrankheiten der Haut
Bei Arbeiten im Freien sowie Tierkontakt: Förster, Waldarbeiter, Bauer, Gemeindearbeiter, Metzger. Seltene Berufserkr. Häufige Err.: Viren, Pilze (v. Trichophytie, Candidiasis), Bakterien, Rickettsien, Chlamydien, Parasiten.

> Superinf. einer Wunde mit Mycobacterium marinum (Gärtner, Zoohändler, Exposition m kontaminiertem Wasser) führt etwa 2–4 Wo. nach Inf. an der Inokulationsstelle zu eine rötlich-blauem Knötcheninfiltrat ohne obligate zentrale Ulzeration. Kultureller Nachwe schwierig und nur möglich bei „Daran-Denken"!

llgemeine Therapierichtlinien bei berufsbedingten Hauterkrankungen

mpfehlungen je nach Hauttyp

Trockene Haut durch verminderte Talgproduktion und -sekretion; häufig bei Pat. mit atopischer Diathese oder Ichthyosis vulgaris (= Fischschuppenkrankheit): Weitere Entfettung der Haut vermeiden; bes. Gefahr des degenerativen Ekzems, z.B. bei Maurern, Wollverarbeitung, Friseuren

Fettige Haut durch vermehrte Talgproduktion und -sekretion (Seborrhoiker): Gegenüber lipophilen Schadstoffen bes. gefährdet; Sensibilisierungsgefahr ↑; häufigen Ölkontakt vermeiden

Erhöhte Schweißneigung: Anfälligkeit gegenüber Dermatomykosen ↑; von Tätigkeiten mit Formalin oder als Friseur abraten

Gestörte periphere Durchblutung (z.B. Raynaud-Sy., ☞ 18.5.2; pAVK ☞ 11.3.2): Feucht-kaltes Arbeitsmilieu vermeiden.

autschutz

Schutzhandschuhe: Jedoch nicht an rotierenden Maschinen

Bei hydrophilen Noxen (Detergenzien, Säuren oder Lösungsmittel): Wasserunlösliche Präparate (Wasser-in-Öl-Emulsionen oder reine Fettsalben wie z.B. Silikoderm F®, Travobon®, Arretil®)

Bei lipophilen Noxen: Hydrophile Öl-in-Wasser-Emulsionen.

autreinigung

Mittelgradige Verschmutzung: Synthetische Detergenzien

Starke Verschmutzung mit Ölen, Fetten, Gummichemikalien, Klebern, Lacken oder Harzen: Spezielle Handreiniger, z.B. Cupran®, Collabit®, Reduran®, Verapol-X®.

Nicht regelmäßig organische Lösungsmittel, sand- bzw. reibemittelhaltige Waschpasten oder klassische alkalische Seifen zur Hautreinigung verwenden.

autpflege Mit pflegenden Hautschutzcremes in den arbeitsfreien Zeiten, z.B. Linola®, Stealen®, pH-Stabil®, Präcutan®, Stoko-Lotion®.

29.1.6 Berufsbedingte bronchopulmonale Erkrankunge (Übersicht)

Durch maligne Entartung, Staubspeicherung, fibrogene, allergisierende oder chemisch-irritative/tox sche Wirkung.

Tab. 29.4 Allgemeine Übersicht berufsbedingter bronchopulmonaler Erkrankungen

Exogene Ursache	Körperliche Wirkung
Staub, Rauch oder Dampf von Arsen, Asbest, Alkalichromaten, Haloethern; Holzstaub von Buche und Eiche; Nickel; Pyrolyseprodukte aus organischem Material; radioaktive Stäube	Malignome der Lunge und der Pleura, der NNH und des Kehlkopfes
Quarzfeinstaub und quarzhaltige Feinstäube, z.B. Kohlengrubenstaub; Silikatfeinstäube: u.a. Asbest, Talkum, Berylliumoxid, Bauxit-feinstaub, Hartmetallfeinstaub	Lungenfibrose: Silikose, Anthrakosilikose, Asbestose, Talkose, Berylliose, Aluminose, Hartmetalllunge
Staub von Mehl, Holz, Federn, Haaren, Rizinusschrot	Allergisch verursachte obstruktive Atemwegserkr., z.B. „Bäckerkrankheit"
Staub von verschimmeltem Heu, Stroh, Getreide, Gemüse	Allergisch verursachte Alveolitis, z.B. als „Farmer-(Drescher-)Lunge"
Staub, Rauch oder Dampf von Arsen, Beryllium, Cadmium, Chrom, Diisocyanaten, Fluor-verbindungen, Mangan, Thomasphosphat, Vanadium sowie zahlreiche sog. Reizgase	Chemisch-irritativ oder toxisch verursacht akute oder chron. obstruktive Atemwegserk sog. Bronchopathie, z.T. in Verbindung m Bronchopneumonie und/oder Lungenöden sog. Bronchopneumopathie
Staub von Rohbaumwolle, Hanf oder Flachs	Vorwiegend toxisch verursachte akute ob-struktive Atemwegserkr. mit Übergang in chron. unspezifische respir. Sy. (CURS) als „Byssinose" bzw. „Flachslunge"
Staub oder Rauch von Barium, Eisen, Ruß und Zinn	Sog. Speicherkrankheiten: Barytose, Sidero Rußlunge, Zinnoxidlunge

29.1.7 Obstruktive Atemwegserkrankung – BK-Nr. 4301

Durch allergisierende Stoffe verursachte obstruktive Atemwegserkr., die zur Unterlassung aller Tätigkeiten gezwungen hat, die für die Entstehung, die Verschlimmerung oder das Wiederaufleben der Krankheit ursächlich waren oder sein können (☞ 12.4).

Ätiologie Allergische Reaktion überwiegend vom Soforttyp (☞ 25.2.2, ☞ 12.6); inhalative Allergene. **Häufige Allergene:**
- Pflanzlich: Mehl-, Getreide- und Kleiestaub („Bäckerasthma"), Holzstäube verschiedener Holzarten, Rohkaffeestaub, algenhaltige Aerosole, Schalenstaub und Saft der Zwiebeln von Narzissen und Tulpen, Futtermittel-, Jute- und Kapokstaub
- Tierisch: Insekten-, Federn-, Haar-, Rohseiden-, Perlmuttstaub, Ascarisgeruchsstoffe
- Weitere berufliche Inhalationsallergene: Arzneimittel, Fermente (z.B. Proteasen in Waschmitteln), Isocyanate.

Stadieneinteilung
- Stadium I – Allergische Rhinopathie oder Konjunktivitis
- Stadium II – Allergische Bronchopathie ohne Sekundärkomplikationen; Zeichen einer rasch reversiblen, spastischen Bronchitis. Antigenspezifischer Anteil an IgE (RAST) erhöht, Intrakutan- oder Pricktest sowie Provokationstest mit Allergenen pos.
- Stadium III – Allergische Bronchopathie mit Sekundärkomplikationen; unspezifische bronchiale Hyperreagibilität auf eine Vielzahl physikalischer (z.B. staubförmiger) oder chemischer Reize. Beispiel: Bratdünste, Tabakrauch, Stäube ohne allergene Potenz, Kaltluft, Nebel. **KO:** Erhöhte Anfälligkeit gegenüber viralen und bakt. Bronchialinf. mit verzögerter Heilungstendenz. Schleimhautschwellung, Hypersekretion und Dyskrinie im Allg. nicht mehr reversibel (chron. unspezifisches respir. Sy., CURS).

- Zeitlicher Abstand zwischen Beginn der allergischen Rhinopathie und erstmaligem Auftreten der allergisch anfallsartigen obstruktiven Bronchopathie ist sehr unterschiedlich (Tage bis J.).

- Bäckerkrankheit: In 90% Erstsymptom allergische Rhinopathie; Erstmanifestation in 50% vor dem 21. Lj. (also etwa 5 J. nach Berufsbeginn); allergische Bronchopathie (Stadium III) in 50% vor dem 24. Lj. Frühzeitig Umschulung einleiten!

Diagnostik
- Anamnese: Beschwerden arbeitsbezogen?
- Körperliche Untersuchung: Ganzkörperstatus, bes. kardiopulmonales System, Haut, Augen
- Apparative Diagn.: Lufu (☞ 12.2.2), EKG (Zeichen der Rechtsherzbelastung, ☞ 10.2.3)
- Facharztüberweisung zum Pulmologen/Allergologen zur weiteren Diagn. (Provokationstest, Ganzkörperplethysmographie, Ergometrie, ggf. BGA).

Differenzialdiagnose Obstruktive Atemwegserkr. (☞ 12.4), unspezifische bronchiale Hyperreagibilität (nicht beruflicher Ursache), Bronchiektasen (☞ 12.1.5), Asthma cardiale (☞ 12.9.1, ☞ 10.5), rezid. Lungenembolien (☞ 12.9.2).

Therapie und Prophylaxe

- Allergenkarenz: Unterlassung aller Tätigkeiten, die für Entstehung, Verschlimmerung ode Wiederaufleben der obstruktiven Atemwegserkr. ursächlich waren oder sein können, evt Überbrückungsmaßnahme mit Atemschutzmaske
- Symptomatische Behandlung: Cromoglicinsäure (z.B. Intal®), inhalative Glukokortikoide w: Flunisolid (z.B. Inhacort®) oder Parasympatholytika wie Ipratropiumbromid (z.B. Atro vent®).

Prognose

- *Faustregel* (unverbindlich): Stadium I und II nach Allergenkarenz reversibel, Stadium III irre versibel
- Bei symptomatischer Dauerther. unter Beibehaltung der tägl. Allergeneinwirkung am Arbeit platz hohes Risiko irreversibler Sekundärkomplikationen mit schlechter Prognose.

! Voraussetzung für Anerkennung als BK und Entschädigung: Unterlassung aller Tätigkeite die für die Entstehung, die Verschlimmerung oder das Wiederaufleben der Krankheit ursäch lich waren oder sein können. Nach Wegfall der Allergeneinwirkung *und ohne* akut intermi tierende obstruktive Ventilationsstörung bzw. Sekundärkomplikationen besteht keine Md

29.1.8 Silikose – BK-Nr. 4101

Syn. Quarzstaublunge; häufigste Pneumokoniose. Chron. fortschreitende, vorwiegend knötchenförmi Lungenfibrose mit Schrumpfungsneigung.

Ätiologie Einatmen von Staub (Korngröße < 7 μm), der freie kristalline Kieselsäure enthä z.B. Quarz (SiO_2), Cristobalit, Tridymit. Oft vorhandene Begleitmineralien können als Mischstä be die fibroseerzeugende Wirkung der freien Kieselsäure hemmen oder steigern.
Gefährdende Tätigkeiten: Steinmetzarbeiten, Sandstrahlgebläse, Stollenbau, Erzbergbau, Gla herstellung, Keramikindustrie, Gießerei, Ofensetzer, Arbeiten mit Talkum oder Steatit, Kohl bergbau mit entsprechendem Abraum.

Klinik Belastungs-, später Ruhedyspnoe, Husten, Thoraxschmerzen, bronchitische Schüb rasch zunehmende Atemnot bei akuter Silikose.

Diagnostik

- Anamnese: Berufliche Tätigkeit (**cave:** auch Jahrzehnte zurückliegend)
- Körperliche Untersuchung: Giemen, Brummen, reduzierter AZ
- Rö-Thorax: Erstes Auftreten von Rö-Zeichen (Oberfelder betont) ca. 20 J. nach Expositio Zellreiche histiozytäre Granulome mit zentraler Hyalinisierung von 2–4 mm Durchmess erzeugen lineare Strukturen, kleinfleckige oder grobfleckige Lungenschatten, Flächenschatt sowie Hilus- und Mediastinalverbreiterungen. „Schrotkornlunge" bei hohem Quarzgeha „Schneegestöberlunge" bei Mischstaubexposition, „Eierschalensilikose" bei Verkalkung d Randsinus der Hiluslymphknoten
- Lufu: Obstruktive und restriktive Ventilationsstörung
- Labor: Nur für KO (z.B. Tbc, Neoplasma) wichtig.

Differenzialdiagnose Bronchial-Ca (☞ 12.8.1), Sarkoidose (☞ 12.7.2), Tbc (☞ 12.3.5).

Prognose Verlauf meist chron. progredient, gelegentlich schubweise. Bei extremer Quarzstaub-belastung „Frühsilikose" oder „akute Silikose" nach wenigen Mon. möglich.

Komplikationen Cor pulmonale mit kardiorespir. Insuff. (☞ 12.9.1), Neoplasma („Narben-krebs"), Siliko-Tuberkulose (BK-Nr. 4102), Lungenemphysem (☞ 12.5), Bronchopneumonie (☞ 12.3.3), Aspergillom, Mittellappensy., CURS, Pneumothorax (☞ 12.1.7), Kaplan-Sy. (☞ 18.5.4).

29.1.9 Asbestose – BK-Nr. 4103

Nach Asbestfaser-Inhalation chron. fortschreitende Lungenfibrose mit erheblicher Schrumpfungsnei-ung; auch Pleurabeteiligung möglich. Fibrogen wirken nichtausscheidbare Fasern von einer Länge > 5 µm und Dicke < 3 µm. Nachweisbare Asbestkörperchen mit segmentierter Eiweißhülle um ie Asbestfaser. Zunahme der Asbestosefälle in den nächsten J. zu erwarten.

Ätiologie Chrysotil (Magnesiumsilikat, „Weißasbest", Serpentinasbest), Krokydolith (Natri-meisensilikat, „Blauasbest", Amphibolasbest), Amosit („Braunasbest", Magnesiumsilikat), Tal-um, Gabbro.

Gefährdende Tätigkeiten: Asbestaufbereitung, Herstellung von Asbestprodukten wie Asbesttexti-en, Bändern, Seilen, Asbestzement, Platten, Fassaden, Dächern, baulichen Brandschutzteilen, Bremsbelägen, Kupplungsbelägen, Thermoplasten, Dichtungsmassen, Fußbodenbelägen, Filter-materialien, Feuerdämmungen, Sanierungsmaßnahmen von Bauten, Kesselanlagen, feuerhem-menden Konstruktionen; Entfernen, Bohren, Sägen, Schleifen, Ausbessern von asbesthaltigen Ma-terialien.

❊ Zigarettenrauchen hat einen multiplikativen Effekt auf das Lungenkrebsrisiko durch Asbest.

Klinik Auftreten der Asbestose lange nach Ende der Exposition (Spätasbestosen), aber auch nach kurzer Exposition (z.B. 1 J.) möglich. Zunächst Belastungs-, später Ruhedyspnoe, trockener Husten, spärlicher, zäher, weißlich-grauer Schleim, Mattigkeit, Nachtschweiß, thorakaler Schmerz.

Diagnostik

Körperliche Untersuchung: Feinblasige, ohrnahe RG über den seitlichen Lungenpartien (oft vor Rö-Zeichen), Giemen, Brummen, Gewichtsverlust, Rechtsherzinsuff., rezid. Pleuraer-güsse

Rö-Thorax: Unterfelder betont, re Mittellappen und basale Anteile der Oberlappen bes. häufig betroffen; emphysematöse Lungensklerose in Fibroserandgebieten („honey-comb lung"), Pleuraergüsse, kleine unregelmäßige Schatten der betroffenen Lappen, vermehrt lineare und netzförmige Strukturen, verzogene Hili, pleurale und diaphragmale Pleuraverdickungen und Kalkplaques, Adhärenzen im phrenikokostalen Winkel nach Ergüssen, Perikardplaques

Lufu: Zunächst meist restriktive Ventilationsstörung und alveolare Diffusionsstörung ($pO_2 \downarrow$, auch bei relativ unauffälligem Rö-Thorax), später auch Zunahme der Obstruktion (kombi-nierte Ventilationsstörung)

Labor: Entzündungsparameter, BB-Veränderungen (nur für Diagnose der KO wichtig).

Komplikationen Bronchial-Ca (BK-Nr. 4104, ☞ 12.8.1), Pleura- und Peritonealmesotheliom (BK-Nr. 4105, ☞ 29.1.3).

Differenzialdiagnose CURS, Sarkoidose (☞ 12.7.2), idiopathische fibrogranulomatöse Lungenfibrose (Hamman-Rich-Sy.), Lungenmykose (☞ 12.3), exogen-allergische Alveolitis (☞ 12.7.3).

Prognose Chron. progredienter Verlauf über 10–20 J. (auch nach Expositionsende möglich), Tod meist durch chron. Cor pulmonale oder Bronchopneumonie.

! Untersuchungen werden über die zentrale Erfassungsstelle Zas in Augsburg auch nach Expositionsende und Arbeitsplatzwechsel organisiert. Dort Erfassung aller Arbeitnehmer mit Asbestkontakt über der Auslöseschwelle. Adresse: Zentrale Erfassungsstelle asbestgefährdeter Arbeitnehmer Zas, bei der Textil- und Bekleidungs-BG, Oblatterwallstr. 18, 86153 Augsburg.

29.2 Umweltmedizin

Zunehmend wird der Allgemeinarzt mit umweltmedizinischen Fragestellungen konfrontiert: Pat. fragen, ob Krankheitssymptome im Zusammenhang mit umweltbedingten Einflüssen stehen können, und viele umweltmedizinisch relevante Stoffe und Faktoren sind bekannt und müssen bei der DD berücksichtigt werden. Aufgaben des HA sind deshalb:

- „Weichen stellen": Als erster Ansprechpartner ausführliche Anamnese und Basisdiagn.; bei begründetem Verdacht einer umweltmedizinischen Erkr. an die „richtige Stelle" zur weiteren Abklärung überweisen
- Langzeitbetreuung der Betroffenen.

29.2.1 Diagnostik

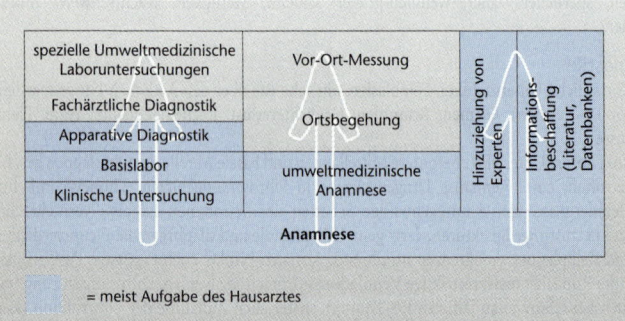

spezielle Umweltmedizinische Laboruntersuchungen	Vor-Ort-Messung	Hinzuziehung von Experten	Informationsbeschaffung (Literatur, Datenbanken)
Fachärztliche Diagnostik			
Apparative Diagnostik	Ortsbegehung		
Basislabor	umweltmedizinische Anamnese		
Klinische Untersuchung			
Anamnese			

☐ = meist Aufgabe des Hausarztes

Abb. 29.1 Umweltmedizinische Diagnostik

- Anamnese: Bes. Genussgifte, Wohnung, Wohnumfeld, Freizeitaktivitäten, berufliche Belastungen, aktuelle Arbeitsplatzsituation, sonstige Expositionsmöglichkeiten, Allergien
- Körperliche Untersuchung: Ganzkörperstatus
- Labor:
  - Bei allg. Verdacht Basisprogramm: BSG, Diff-BB, E'lyte, BZ, Leberenzyme, Nierenwerte, Urinuntersuchung
  - Bei konkreterem Verdacht: Spezielle, gezielte Laboruntersuchungen zum Nachweis eines umweltmedizinsch relevanten Stoffes im Blut oder Urin
  - **Cave:** Beim Labor Fragen der Probengewinnung, Probenlagerung und Probentransport mit Laborarzt abklären
- Apparative Diagn. und Facharztüberweisung je nach Fragestellung
- Facharztüberweisung zum Umweltmediziner
- Exploration vor Ort: Z.B. im Rahmen eines Hausbesuchs oder durch Umweltmediziner
- Info-Beschaffung: Kontaktaufnahme mit umweltmedizinischen Ambulanzen (Adressen ☞ 34.1.3); Datenbanken
- Hinzuziehung von Speziallabors, Umweltmesswagen für spezielle Messungen vor Ort (z.B. Raumluftmessungen); Informationen über die zuständige KV (Adressen ☞ 34.4.2).

! Bevor spezielle Untersuchungen (Labor, Messungen vor Ort) veranlasst werden, muss die Frage der Kostenübernahme geklärt sein. Man empfiehlt dem Pat., direkt mit der zuständigen Krankenkasse Kontakt aufzunehmen. Häufig muss er die Kosten selbst übernehmen.

Einrichtungen und Behörden, die beim V.a. umweltmedizinische Erkr. beratend oder zur weiteren Diagn. eingeschaltet werden können (Adressen ☞ 34.1.3):
- Niedergelassene Ärzte mit der Zusatzbezeichnung „Umweltmedizin"
- Gesundheitsämter (in größeren Städten z.T. mit umweltmedizinischen Ambulanzen)
- Gewerbeaufsichtsämter/Gewerbearzt (beruflicher Bereich)
- Hygieneinstitute/Umweltmedizinische Abteilungen an den Universitäten (Adressen ☞ 34.1.3)
- Umweltmedizinische Ambulanzen der Universitäten (Adressen ☞ 34.1.3).

29.2.2 Luftschadstoffe

Tab. 29.5 Die wichtigsten Luftschadstoffe und Emissionsquellen in der Außenluft und in Innenräumen (nach: Praktische Umweltmedizin, Springer, 1994)

Schadstoff	Quelle Außenluft	Quelle Innenluft
Schwefeldioxid	Kohlekraftwerke, Hausfeuerungsanlagen, Müllverbrennung	Schadhafte Ofenheizung, schadhafte Hausfeuerungsanlagen
Stickoxide	Kfz, Kraftwerke, Müllverbrennung, Ofenheizung, Industrie	Gasherde, -therme, schadhafte Ofenheizung
Kohlenmonoxid	Kfz, Hausfeuerung, Müllverbrennung	Tabakrauch, Gasherde, -therme, schadhafte Ofenheizung

	Tab. 29.5 Fortsetzung	
Schadstoff	**Quelle Außenluft**	**Quelle Innenluft**
Ozon	Bildung im photochem. Smog (Hauptquelle Kfz)	Solarien, Fotokopiergeräte
Schwebstaub, Staubniederschlag	Kfz (Diesel), Kraftwerke, Müllverbrennung, Industrie	Hausfeuerung, Baustoffe, Tabakrauch
Schwermetalle, Lacke (Fe, Mn, As, Cd, Cr, Pb, Ni, Hg, V, u.a.)	Kraftwerke, Kfz, Hausfeuerung, Müllverbrennung	Hausfeuerung, Farben, Baustoffe Tabakrauch
Leichtflüchtige Kohlenwasserstoffe	Kfz, Industrie, Müllverbrennung (Benzol, Xylol, CKW u.a.)	Lösemittel, Baustoffe, Möbel, Lacke, Farben, Benzin, Tabakrauch
Polyzyklische aromatische Kohlenwasserstoffe (PAK)	Kfz, Hausfeuerung, Müllverbrennung	Tabakrauch, Hausfeuerung, Küche (Fettverbrennung)
Dioxine, Furane	Müllverbrennung, Kfz, Industrie, Hausfeuerung	Tabakrauch, Brandunfälle
Aldehyde (z.B. Formaldehyd)	Müllverbrennung, Industrie, Kfz	Tabakrauch, Möbel, Spanplatten Kosmetika, Reinigungsmittel
Asbest/Mineralfasern	Kfz, Industrie, Wärmeschutz	Klimaanlagen, Feuer-, Leichtbauwände
Radon	Gestein (lokal)	Gestein (Keller)
Lösemittel	Industrie	Farben, Lacke, Klebstoffe, Reinigungsmittel

Smog

Ansammlung von Luftschadstoffen, mit der gesundheitsgefährdende Konz. in der Atemluft erreicht werden.

- Wintersmog: Erhöhte Grundbelastung durch Emissionen von Heizungen, Industrieanlagen Kraftfahrzeugen plus ungünstige Wetterlage (Inversion)
- Sommersmog: Sog. photochemischer Smog; unter Sonneneinstrahlung entstehen bei hoher Luftschadstoffkonz. (s.o.) photochemische Oxidanzien; Leitsubstanz Ozon (☞ 29.2.3).

Wirkungen: Bes. am bronchopulmonalen System; Mortalitätserhöhung. Häufig betroffen sind ältere Menschen mit vorbestehenden Erkr. (Asthma bronchiale, COLD, Herz-Kreislauf-Erkr.). Luftverschmutzung gilt als Kofaktor bei Pseudokruppanfällen und der kindlichen obstruktiven Bronchitis.

! Aufgrund der Vielzahl luftverunreinigender Stoffe ist auch eine Vielzahl klinischer und subklinischer Symptome möglich. Diese sind im Allg. unspezifisch (Kopfschmerz, Übelkeit Schwächegefühle u.a.). Meist kausale Zuordnung von klinischen Symptomen und Luftverschmutzung nicht möglich. Bes. an entsprechenden Tagen (Smogalarm, starke Ozonbelastung im Sommer) müssen solche Faktoren in die DD einbezogen werden.

29.2.3 Umweltmedizinisch relevante Stoffe

	Tab. 29.6 Übersicht		

Stoffe	Quelle	Wirkung	Orientierungswerte
Asbest	Isoliermatten, Bodenbeläge, Mörtel u.v.m.	Asbestose, Bronchial-Ca, Pleuramesotheliom	Basal: 100–200 Fasern/m³ Luft Sanierung: > 500/m³ (Institut für Bautechnik)
Benzol	Benzin, chem. Industrie	Schwach tox., langfristig KM-Schäden, auch z.B. AML. Kanzerogen.	Mittel: 1–10 µg/m³ Luft, an Straßen bis 60 µg/m³; KM-Schäden: Ab 160 mg/m³; TRK-Wert: 3200 µg/m³
Benzpyrene	Kohleheizung, Kfz, Fettverbrennung bei Grill, Tabakrauch	Haut- und Bronchial-Ca	Belastungsnachweis sinnlos (Körperverweildauer h)
Blei	Kfz-Abgase, Ingestion über Pflanzen, Innereien, Milch, Wasser aus Bleirohren; Akkus	GIT-Koliken, Anämie, Hypertonus, PNP, Enzephalopathie, Nephropathie, Wachstumsstörungen, Obstipation, Bleikolorit	HWZ im Knochen 10–20 J.; kritische Konz. im Serum bei Kleinkindern: 100 µg/l; Dauerschäden 250 µg/l; BAT-Wert M 400 µg/l, F < 45 Lj. 300 µg/l
Dioxine und Furane	„Chlorchemie", PCB-Verbrennung, Papier-, Stahl-, Aluindustrie, Kieselrotschlacke. Seveso-Gift ist Tetrachlordibenzodioxin (TCDD)	Chlorakne, Leberschäden, PNP, Immundefizit, Porphyrie; im Tierversuch teratogen (Promotor). Mobilisation aus Fett bei Fasten und Übertritt in Muttermilch	Toxizitätsäquivalent in Bezug auf TCDD in pg TE/kgKG. Aufnahme in Deutschland durchschnittlich 2 pg TE/kgKG
Formaldehyd	Spanplatten, Farben, Holzschutz und -versiegelung, Kosmetika, Reinigungsmittel, Tabakrauch, Textilien u.a	Verdacht der Kanzerogenität, Schleimhautreizung, Allergien	Innenraumrichtwert 120 µg/m³ in Deutschland (BGA). Messung der Raumluft durch Speziallabors und Messwagen
Holzschutzmittel	Pentachlorphenol (PCP) in Deutschland seit 1989 verboten. Lindan; weitere ca. 70 Biozide im Handel: Borverbindungen, Chromsalze, Pyrethroide	PCP kanzerogen. Sonst Müdigkeit, (Schleim-)Hautreizung, Gliederschmerzen, BB-Veränderungen, ZNS-Symptomatik	Raumluftkonz. bis 1,0 µg/m³ PCP oder Lindan gelten als unbedenklich (BGA). Serumwert ist Maß für Kurzzeit-, Urinwert Maß für Langzeitbelastung

Tab. 29.6 Fortsetzung

Stoffe	Quelle	Wirkung	Orientierungswerte
Organische Lösungsmittel	U.a. Trichlorethan, Trichlorethen („Tri"), Tetrachlorethen („PER"), Dichlormethan, Benzol, Toluol, Xylol, Aceton, Ethylether u.a.	Über Luft, Haut und Nahrung akut: ZNS-Störungen; chron.: Schäden von Niere, Leber, Haut, ZNS, Lunge, Herz	MAK • PER: 50 ppm • 1,1,1-Trichlorethan: 200 ppm • 1,1,2-Trichlorethan: 10 ppm
Nitrat, Nitrit, Nitrosamine	Pökelfleisch, Spinat, Kohl u.a. Gemüse, bes. wenn überdüngt, Trinkwasser durch Überdüngung. Nitrit und Nitrosamine entstehen im Körper	„Blausucht" durch Methämoglobin, bes. bei Sgl. Nitrosamine im Tierversuch kanzerogen, beim Menschen bes. Magen-Ca in der Diskussion	50,0 mg/l Nitrat Grenzwert laut Trinkwasserverordnung. Bei NG und nicht gestillten Sgl. Methämoglobinämien ab 100,0 mg/l möglich
Pflanzenschutzmittel, Schädlingsbekämpfungsmittel	Phosphorsäureester wie E 605 und Parathion. Carbamate wie Carbaryl, Methocarb, Temik, Triazine, Carbonsäure- und Anilinderivate und Chlorkohlenwasserstoffe wie DDT (verboten), Aldrin, Dieldrin und Lindan. Bipyridiniumderivate wie Deiquat, Paraquat und Morfamquat. Pyrethroide wie Permethrin, d-Allethrin, Deltamethrin, Cypermethrin u.a.	Akuttoxisch v.a. Insektizide wie E 605. Langzeitschäden an ZNS, Herz, Lunge, Haut, Muskeln, Immunsystem. PNP, Benommenheit bis Koma und Tod. Allergien. Einzelne Substanzen sollen kanzerogen sein. Lungenfibrose durch Morfamquat	Pestizide gesamt 0,0005 mg/l im Trinkwasser als Grenzwert. Pyrethroidhersteller werben mit Unbedenklichkeit, z.B. Insektenkiller®-Spray, Globol®-Elektro-Insektomat u.a. Für Innenräume keine Beschränkungen, außer für Kammerjäger. Hohe Konz. im Haus teilweise noch nach J. nachweisbar; Zusammenhang mit PNP wird diskutiert
Tabakrauch*	Zigarette u.a.; auch Passivrauchen (v.a. Kinder)	Auch passives Rauchen kann zu Bronchial-Ca, akuten und chron. Gefäß- und Atemwegserkr. führen. Kinder bes. gefährdet	In immer mehr Ländern gesetzliche Einschränkungen zum Schutz der Nichtraucher

* Bedeutendes Gift, da nicht nur die deklarierten Substanzen Nikotin und Teer, sondern auch Dimethylnitrosamin, Formaldehyd, Acrolein, Anilin, Nickel, Cadmium, Benzpyren, Benzanthracen, Stickoxid, Kohlenmonoxid, Ammoniak und Dioxine und vieles mehr enthalten sind (Handbuch Umweltmedizin, ecomed 1993)

Ozon

Ozon (O_3) entsteht aus dem Luftsauerstoff durch Katalyse von Luftschadstoffen, hauptsächlich Stick-oxiden, in Verbindung mit Sonnenlicht. Im komplexen Gemisch des sog. „photochemischen Smog" oder auch „Sommersmog" ist Ozon die Hauptkomponente: „Leitsubstanz" für Smogbelastung.
Quellen: Kraftfahrzeugverkehr (Hauptanteil) u.a. Verbrennung fossiler Brennstoffe (Kraftwerke, private Haushalte).

Die Ozonkonz. zeigt aufgrund der unterschiedlichen Luftverschmutzung und der wechseln-den Sonneneinstrahlung stark schwankende Werte. Die Konz. ist im Sommer deutlich höher als im Winter und zeigt meist im Tagesverlauf einen steilen Anstieg in den Vormittagsstunden, der dann in eine mehrstündige Plateauphase übergeht. In den Abendstunden geht sie dann wieder zurück. In Reinluftgebieten ist die Ozonkonz. oft höher als in Ballungsgebieten, weil dort der Ozonabbau verzögert erfolgt. Insgesamt ist ein Anstieg der Ozonwerte in den letzten 20 J. zu beobachten.

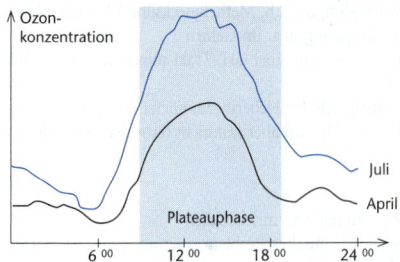

Abb. 29.2 Ozonkonzentration im Tagesverlauf

Wirkungen: Veränderung von Lungenfunktionsparametern ab 160–300 µg/m³ (Sekundenvolu-men FEV₁ ↓, Atemwegswiderstand ↑); Abnahme der physischen Leistungsfähigkeit ab 240–740 µg/m³; Zunahme von Asthma-Anfällen ab 240–300 µg/m³; Tränenreiz, Reizung der Atemwege, Hu-sten, Kopfschmerzen (diese Beschwerden werden vermutlich nicht durch das Ozon, sondern durch Begleitstoffe im Smog ausgelöst); begründeter V.a. Kanzerogenität.

Ca. 10% der Bevölkerung reagiert auf erhöhte Ozonkonz. empfindlich; gleiche Häufigkeit bei Personen mit Atemwegserkr. und bei Gesunden!

Orientierungswerte: Entscheidend für Gesundheitsschäden ist die aufgenommene Dosis. Es wird deshalb neben der Konz. auch die max. Dauer der Belastung angegeben. EG-Empfehlung: Hinweis an die Bevölkerung (Empfehlung: Schwere körperliche Anstrengung vermeiden) ab Ozonkonz. von 180 µg/m³ über mind. 1 h.

Diagnostik In den Sommermonaten werden die „aktuellen" Ozonwerte meist in der Tages-presse veröffentlicht (Werte vom Vortag) oder können im Internet (div. Wetterdienste) abgefragt werden.

Maßnahmen An Tagen mit hoher Ozonkonz. längere Aufenthalte und körperlich anstrengend Tätigkeiten im Freien vermeiden (gilt v.a. für empfindliche Personen). An Tagen mit Sommer smog-Alarm bundeseinheitliche Maßnahmen nach dem „Ozon-Gesetz".

Quecksilber und Amalgam

Quecksilber (Hg): Flüssiges Metall; relevant sind Quecksilberdämpfe (elementares, dampfförmiges Hg anorganisches Quecksilber (Hg-Ionen) und organische Quecksilberverbindungen. Das in der Zahn heilkunde verwendete Amalgam ist eine Legierung aus Quecksilber, Silber, Zinn, Kupfer u.a. Metalle in Spuren.
Quellen: Industrie, Nahrungsmittel (Fische), Inhalation von Quecksilberdampf (z.B. Hg-Rest aus zerbrochenen Fieberthermometern), Amalgamfüllungen.

Aufnahme

- Elementares Hg (Dämpfe) kann eingeatmet und über die Lunge aufgenommen werden; Ab lagerung u.a. im Gehirn
- Organische Hg-Verbindungen (z.B. Methylquecksilber) können über den GIT-Trakt aufge nommen werden; Ablagerung u.a. im Gehirn
- Anorganisches Hg (Ionen) kann über GIT-Trakt aufgenommen werden; Anreicherung u.a. i Nieren und Leber
- Metallisches Hg (flüssig, z.B. im Fieberthermometer) kann zwar in den GIT-Trakt gelange (Ingestionsunfall ☞ 3.5.1), wird aber fast nicht resorbiert und mit dem Stuhl wieder ausge schieden.

Intoxikationen

- Akut: Meist im Zusammenhang mit Unfällen
- Chron.: U.a. arbeitsmedizinisches Problem, aber auch durch Nahrungsaufnahme möglic „Minamata-Krankheit" durch den Verzehr von mit Methylquecksilber kontaminierten F schen in Japan. Kontrovers wird die Frage der chron. Intox. durch Amalgamfüllungen disku tiert.

Klinik

- Nieren: Proteinurie bei glomerulären und tubulären Schäden
- ZNS: Verhaltens- und Persönlichkeitsstörungen, Störungen des Gedächtnisses, der Stim mung, Gereiztheit, Nervosität, Schreckhaftigkeit, Kritik-Intoleranz, Sprachstörungen, Treme
- Schleimhäute: Stomatitis, evtl. Quecksilbersaum am Zahnfleischrand.

! In seltenen Fällen gibt es auch eine Quecksilberallergie. Nachweis durch Epikutantest ist b einigen Krankenkassen Voraussetzung für die Kostenerstattung bei der Entfernung von Ama gamfüllungen.

Diagnostik Bei V.a. eine Quecksilberintox. ist die Bestimmung in Serum und Urin angezeig

Tab. 29.7 Quecksilbernachweis in Blut und Urin		
Durchschnittswerte im	Kinder (6–14 J.)	Erwachsene (25–69 J.)
Vollblut	0,3 µg/l	0,5 µg/l
Urin	0,5 µg/l	0,5 µg/l

Bei Amalgamträgern können die Urin-Werte um ein Mehrfaches höher liegen. (Quelle: Umweltbundesamt, Umwelt-Survey 1990/1992)

Tab. 29.8 Gefährdungskategorien für Quecksilber vom ehemaligen BGA			
Kat.	Vollblut (µg/l)	Urin (µg/l)	Beurteilung
	< 3	< 5	Unauffälliger Wert
I	< 3–10	< 5–20	Erhöhter Wert, eine Gesundheitsgefährdung ist nicht erkennbar, eine Kontrolle wird empfohlen
II	> 10	> 20	Deutlich erhöhter Wert, eine Gesundheitsgefährdung ist auf längere Sicht nicht auszuschließen, eine gezielte Abklärung und Ausschaltung, zumindest Verringerung der Belastungsquelle ist erforderlich.

Mobilisationstests

DMPS-Test: Vor und nach Applikation des Komplexbildners DMPS (i.v. oder p.o.) wird Urin gewonnen und die Hg-Konz. untersucht. Zumindest für die Analyse nach DMPS sollte nicht Spontanurin sondern ein 24-h-Urin verwendet werden. **Cave:** Im Spontanurin nach DMPS kommt es häufig zu extrem falsch pos. Werten, die dann u.U. unnötigerweise eingreifende und teure Maßnahmen (z.B. Amalgamentfernung) zur Folge haben

Der DMPS-Test wird zur Diagn. einer chron. Hg-Belastung nicht empfohlen, die Kosten werden von den Krankenkassen nicht übernommen. DMPS ist nicht zur Durchführung diagn. Maßnahmen zugelassen. DMPS darf nur zur Ther. einer Quecksilberintox. verwendet werden

Speicheltest: Vor und nach zehnminütigem Kauen von Kaugummi wird die Quecksilberkonz. im Speichel bestimmt. Von einigen Labors werden „Grenzwerte" angegeben, die jedoch willkürlich angenommen werden. Amalgamträger zeigen im Durchschnitt höhere Werte als Personen ohne Amalgam bei intra- und interindividuell starken Streuungen.

Der Speicheltest wird wegen seiner Unzuverlässigkeit ebenfalls nicht empfohlen. Keine Kostenübernahme durch die Krankenkassen.

Vorgehen bei Verdacht auf Amalgamintoxikation

Inspektion des Mund-/Rachenraums

Facharztüberweisung zum Zahnarzt

Bei lokaler Rötung, Schwellung unklarer Ursache im Mund, V.a. Quecksilberallergie Facharztüberweisung zum Allergologen

- Quecksilberbestimmungen im 24-h-Urin. **Cave:** Keine Kostenübernahme durch die Kranken kassen; Kosten beim Labor erfragen (ca. € 25,–)
- Amalgamfüllungen entfernen: Zurückhaltung ist geboten; alternative Füllungen ebenfal nicht unbedenklich.

Tabakrauch

Eines der bedeutendsten Umweltgifte für aktive *und* passive Raucher. Die Anteile von Nikotin un Kondensat müssen deklariert werden, nicht jedoch die anderen Inhaltsstoffe: Dimethylnitrosa min, Formaldehyd, Acrolein, Anilin, Nickel, Cadmium, Benzpyren, Benzanthracen, Stickoxid Kohlenmonoxid, Ammoniak, einzelne Dioxine u.v.a. Studien belegen, dass durch Passivrauche ebenfalls mit Bronchialkarzinomen (☞ 12.8.1) sowie akuten und chron. Atemwegserkr. zu rech nen ist. Kinder sind bes. gefährdet.

29.2.4 Lärm

Ein Maß für die Lautstärke ist der Schallpegel, angegeben in dB(A). Eine Erhöhung des Schallpegels u 10 dB entspricht einer Verdoppelung der Lautstärke. Zu unterscheiden sind der Mittelungspegel un der Maximalpegel.

!
- Von einem Großteil der Bevölkerung wird Lärm als eine ganz wesentliche Belastung erleb
- Die subjektiven und die objektivierbaren Beeinträchtigungen hängen außer von der Lautstärk von vielen anderen Faktoren ab: Unterschiedliche, subjektive Empfindlichkeit, Frequenzspe trum, zeitlicher Verlauf (kontinuierlich, knallartig u.a.), Ort und Zeit des Auftretens.

Quellen: Verkehrslärm von Straßen- und Schienenfahrzeugen, Fluglärm, Gewerbe- und Baulärr Lärm im Wohn- und Freizeitbereich (z.B. Diskotheken, Walkman).

Wirkungen

- Hörstörungen: Eine mehrjährige, tägl. Schallbelastung ab 85 dB(A) Mittelungspegel füh i.d.R. zu einer irreversiblen Innenohrschwerhörigkeit (Hochtonsenke bei 4 kHz). Starke kur zeitige Lärmeinwirkungen können zu meist reversiblen Hörstörungen führen. Lärmschäd stehen an erster Stelle der anerkannten BK in Deutschland (BK Nr. 2301, ☞ 29.1.4)
- Psychovegetative Störungen: Schlafstörungen, Leistungsstörungen, Konzentrationsfähigkeit Belastbarkeit ↓, Nervosität u.a.; jahrelange Lärmexpositon gilt als Risikofaktor für Hyperton und KHK (, ☞ 10.3)
- Allg. Beeinträchtigung des Wohlbefindens (Krankheit nach WHO).

!
Mehr als die Hälfte der deutschen Bevölkerung ist tagsüber einem Schallpegel von 55–60 dB(. ausgesetzt. Bei diesen Belastungen sind psychovegetative Reaktionen zu erwarten. Fluglär wird als bes. starke Störung empfunden. Langfristige gesundheitliche Auswirkungen könne noch nicht endgültig beurteilt werden. Eine bes. Gefährdung ist für Kinder (bezüglich Ko zentration, Aufmerksamkeit, Leistungsmotivation, Arbeitsverhalten), sowie Ältere und Kra ke anzunehmen. Beispiele für Lärmemissionen (Maximalpegel in dB(A)): Autolärm: 80–9 Fluglärm: 100–110, Baulärm: 80–100, Freizeitlärm: 90–100, Arbeitsplatz: 100–120.

Tab. 29.9 Orientierungswerte		
Auswirkung	**Mittelungspegel**	**Maximalpegel**
Schlafstörungen	> 30 dB(A)	> 40 dB(A)
Störungen mentaler Leistungen	> 45 dB(A)	
Psychovegetative Störungen		> 60–75 dB(A)
Mehrheit der Bevölkerung stark gestört	> 80 dB(A)	
Lärmschwerhörigkeit	> 85 dB(A)	
Anhaltende Leistungsminderungen	> 100 dB(A)	

(nach Wichmann, Schlipköter, Fülgraff: Handbuch der Umweltmedizin; ecomed., 1992)

29.2.5 Nichtionisierende elektromagnetische Felder

Elektrosmog: Bezeichnet die Gesamtheit der (größtenteils technisch erzeugten) elektrischen, magnetischen und elektromagnetischen Felder, mit und in denen wir leben.

Allgemeine Hinweise

- Biologische Wirkung ist abhängig von Frequenz und Intensität (Feldstärke bzw. Leistungsflussdichte)
- Wirkung nimmt mit zunehmender Entfernung von der Quelle ab
- Bei niederfrequenten elektrischen/magnetischen Feldern gilt eine Körperstromdichte bis max. 2 mA/m^2 als unbedenklich. Grenzwerte: Max. elektrische Feldstärke: 5 kV/m^2; max. magnetische Flussdichte: 100 µTesla bei 50 Hz
- Gewebeerwärmung bis max. 1 °C (thermischer Effekt) gilt als unbedenklich → Grenzwerte: Spezifische Absorptionsrate (SAR) bis max. 0,08 W/kg (über den ganzen Körper gemittelt) bzw. max. 2 W/kg für Teilkörperbereiche (gemittelt über 10 g Körpergewebe; Bundesamt für Strahlenschutz)
- Gepulste HF-Strahlung (D-, E-Netz-Funktelefone) kann biologisch wirksamer sein als nicht gepulste; z.B. Zellmembraneffekte (z.B. Stimulation von Muskelzellen bereits bei Frequenz < 100 kHz); nicht gesichert: Kanzerogenität.

Schutzmaßnahmen

- Elektrische Geräte nicht unötig anschalten bzw. anlassen
- Größtmöglicher Abstand zur Quelle
- Einbau von Netzfreischaltern
- Verwendung bzw. Einbau von abgeschirmten Kabeln (relativ aufwendig und teuer).

Elektrische Gleichfelder

* Quellen: Z.B. atmosphärisch bei Gewitter, statische Aufladung beim Kämmen
* Wirkungen: Bei den im Alltag auftretenden Feldstärken sind keine Gesundheitsschäden bekannt. Allerdings können die statischen Entladungen lokal zu Schmerzempfindungen führen („elektrischer Schlag" beim Aussteigen aus dem Auto); Abhilfe durch Erdung.

Magnetische Gleichfelder

* Angabe der magnetischen Flussdichte in Tesla (T, mT, µT). Erdmagnetfeld: 45–70 µT
* Quellen: MRT (1–2 T)
* Wirkungen: Überzeugende Hinweise auf Gesundheitsstörungen durch diese (hohen) Feldstärken liegen nicht vor.

Niederfrequente elektrische Wechselfelder

* Frequenz meist 50 Hz
* Quellen: In der Umgebung von elektrischen Leitern, die unter Wechselspannung stehen, elektrischen Geräten, Hochspannungsleitungen
* Wirkungen: Im Körper werden schwache elektrische Ströme hervorgerufen, die weit unter der Reizschwelle von Nerven und Muskeln liegen. Ein Zusammenhang dieser Felder mit Krebs geschehen wird diskutiert. Die bisherigen Untersuchungen reichen jedoch nicht aus, dies zu bestätigen oder zu widerlegen. Auch sonstige Auswirkungen (Beeinträchtigung des Wohlbefindens) werden diskutiert, sind aber wissenschaftlich nicht abgesichert.

Niederfrequente magnetische Wechselfelder

* Quellen: Fernseher, Monitore, Elektromotoren, Nähe elektrischer Leitungen mit hoher Stromstärke, Elektroschweißen
* Wirkungen: Im Körper werden Wirbelströme induziert, die zu einer geringen Erwärmung und zu überschwelliger Reizung von Nerven und Muskeln führen können; ab ca. 2 mT treten Sehstörungen auf, ferner Kopfschmerzen und Unwohlsein; ab 0,1 mT können Herzschrittmacher gestört werden.

Hochfrequente elektromagnetische Felder

* Frequenz ca. 30 kHz–300 GHz
* Quellen: Sender für Rundfunk, Fernsehen, Radar, Telekommunikation; ferner z.B. Mikrowelle 2,4 GHz, technisch-medizinischer Bereich (Diathermie) 1 MHz–3 GHz
* Wirkungen: Erwärmung des Gewebes. Bei Langzeitbelastung evtl. Kataraktbildung. *Mobiltelefone:* In Antennennähe und im Autoinnern relativ hohe Feldstärken (deshalb bei Gebrauch im Autoinneren möglichst Außenantenne benutzen); mögliche Langzeit-Schädigungen werden kontrovers diskutiert; direkte Störwirkungen auf elektronische Geräte (Herzschrittmacher auf Intensivstationen, im Flugzeug u.a.) möglich.

Tab. 29.10	Strahlenschutz-Richtwerte			
Quelle	**Frequenz**	**Leistung**	**Typische Werte bei Exposition**	**Strahlenschutz-Richtwerte**
Rundfunksender				
Mittelwelle	415–1606 kHz	1,8 MW	50 m: 450 V/m 300 m: 90 V/m	73,5 V/m (Grenzwert ab ca. 350 m eingehalten)
Kurzwelle	6–10 MHz	750 kW	50 m: 121,5 V/m 220 m: 27,5 V/m	27,5–36 V/m (Grenzwert ab ca. 220 m eingehalten)
UKW (Ultrakurzwelle)	88–108 MHz	< 100 kW	Ca. 1,5 km: < 0,05 W/m²	2 W/m² (Grenzwert ab ca. 250 m eingehalten)
Fernsehsender				
VHF	174–216 MHz	< 300 kW	Ca. 1,5 km: < 0,02 W/m²	2 W/m² (Grenzwert ab ca. 150 m eingehalten)
UHF	470–890 MHz	< 5 MW	Ca. 1,5 km: < 0,005 W/m²	2–4 W/m² (Grenzwert ab ca. 75 m eingehalten)
Mobilfunk				
Basisstation D-Netz	890–960 MHz	Max. 50 W je Kanal	50 m: < 0,001 W/m²	4 W/m²
Mobiler Sender (Telefon), D-Netz	900 MHz	2 W	3 cm: < 2 W/m²	SAR < 2 W/kg *
Radargeräte				
Flugüberwachung und Militär	1–10 GHz	0,2–20 kW	100 m: 10 W/m² 1 km: 0,1 W/m²	10 W/m²
Verkehrsradar	9–35 GHz	0,5–100 mW	3 m: 0,25 W/m² 10 m: < 0,01 W/m²	10 W/m²
Sonstige Geräte				
CB-Funk, Walkie-Talkies	27 MHz	Wenige Watt	5 cm: Bis 1000 V/m und 0,2 A/m	SAR < 2 W/kg **
Mikrowellenkochgerät	2,45 GHz	Bis 1,5 kW	5 cm: < 0,62 W/m² 30 cm: < 0,06 W/m²	Gerätestandard: 5 cm Abstand von der Oberfläche: < 50 W/m²
Diebstahlsicherungssysteme	0,9–10 GHz	Wenige Watt	Zugänglicher Bereich, im Nutzstrahl: < 0,002 W/m²	5–10 W/m²

SAR: Spezifische Absorptionsrate, *: SAR-Grenzwert wird im D-Netz für Geräte mit Sendeleistung bis 2 W eingehalten, **: SAR-Grenzwert wird bei diesen Geräten für Sendeleistungen bis 4 W eingehalten.

29.2.6 Röntgen und Radioaktivität

Es wird unterschieden zwischen Strahlenbelastung von außen (z.B. Röntgendiagn.) und Strahlenbe-lastung von innen, z.B. Inkorporation strahlender Substanzen, radioaktiv kontaminierte Lebensmit-nuklearmedizinische Diagn. und Ther.

Einteilung

- Korpuskularstrahlung (α-, β-, Neutronenstrahlung u.a.) aus radioaktiven Quellen oder Beschleuniger-Anlagen
- Elektromagnetische Rö- und Gammastrahlung (letztere ebenfalls aus radioaktiven Queller

Maßeinheiten

- Ionendosis: Die in 1 kg Luft erzeugte Ladung; Einheit: 1 R (Rö)
- Energiedosis: Die in 1 kg Materie absorbierte Energie; Einheit: 1 Gy (Gray); früher rad 100 rad = 1 Gy
- Äquivalentdosis: Mit der biologischen Wirksamkeit der Strahlenart bewertete Energiedosis Einheit: 1 Sv (Sievert), früher rem; 100 rem = 1 Sv
- Aktivität einer radioaktiven Quelle: Anzahl der Kernumwandlungen pro Sek.; Einheit: 1 B (Becquerel) = 1 Zerfall pro Sek.

Tab. 29.11 Strahlenbelastung durch Röntgen und Radioaktivität

Quellen	Äquivalenthosis	Anteil der Gesamtbelastun
Medizinische Exposition (u.a. Röntgendiagn.)	1,5 mSv	38%
Radon in Häusern	1,3 mSv	31%
Terrestrische Strahlung	0,5 mSv	13%
Kosmische Strahlung	0,3 mSv	8%
Interne Belastung	0,3 mSv	8%
Technik, Forschung, Beruf	0,06 mSv	2%

Gesamte mittl. jährliche Strahlenexposition pro Kopf der Bevölkerung in Deutschland: 4 mSv entspricht 80fachen Dosis einer Röntgenaufnahme Lunge p.a.

Tab. 29.12 Beispiele für effektive Dosen in der medizinischen Röntgendiagnostik

Lunge p.a. (125 kV)	50 µSv
Lunge lat. (125 kV)	120 µSv
LWS a.p. (90 kV)	60 µSv
LWS lat. (90 kV)	15 µSv
Becken a.p. (80 kV)	90 µSv
CT Becken (125 kV)	2300 µSv
CT Lunge (125 kV)	2100 µSv

nach Gerät und Aufnahmetechnik können diese Werte stark schwanken.

zulässige Strahlenbelastung Empfehlungen der Strahlenschutzkommission:
Beruflich Exponierte: Bis 50 mSv pro J.
Allg. Bevölkerung: Bis 1,7 mSv pro J.

Wirkungen
Zelltod, Organschädigungen, Tod
Teratogene Wirkung: Fehlbildungen/Fehlentwicklungen durch pränatale Strahleneinwirkung
Karzinogene Wirkung: Bes. Leukämie, Schilddrüsenkarzinome
Mutagene Wirkung: Induktion von genetischen Veränderungen, möglicherweise auch erst in späteren Generationen manifest.

Während bei der Beurteilung der Wirkungen höherer Strahlendosen weitgehende Übereinstimmung herrscht, wird die Wirkung niedriger Dosen sehr unterschiedlich eingeschätzt. Neuere Untersuchungen legen die Vermutung nahe, dass die Wirkung niedriger Dosen bisher als zu gering bewertet wurde (kumulative Belastung).

über die Gefährdung von Personen, speziell Kindern in der Umgebung von Kernkraftwerken und Wiederaufbereitungsanlagen liegen unterschiedliche Einschätzungen vor. Mit zunehmender radioaktiver Belastung nimmt die Wahrscheinlichkeit von malignen Erkr. und Fehlbildungen zu. Es muss deshalb unbedingt das Ziel sein, die Strahlenbelastung so klein wie irgend möglich zu halten.

9.2.7 „Umweltmedizinische Syndrome"

Sick-Building-Syndrom (SBS)
n Komplex von Gesundheits-, Befindlichkeits- und Behaglichkeitsstörungen, die in geschlossenen und vollklimatisierten Innenräumen auftreten.

Klinik
Reizung der Augenbindehäute und der Nasen-/Rachenschleimhäute
Reizung der tieferen Atemwege mit Hustenreiz
Rezid. Inf. der oberen Luftwege, Sinusitiden

- Trockene Haut, Juckreiz, thermische Missempfindungen
- Kopfschmerzen, Müdigkeit, Störung von Konzentration und Antrieb
- Empfinden von „Frischluftmangel", Dysosmie.

Ursachen Eine eindeutige Zuordnung der Symptome zu physikalischen, chemischen oder biologischen Einwirkungen ist nicht möglich. Als Ursachen werden die folgenden Faktoren diskutiert:
- Verminderter Luftaustausch: Durch bessere Isolierung; Fenster können nicht mehr geöffnet werden; dadurch Anreicherung von Schwebstoffen, flüchtigen organischen Verbindungen aus Einrichtungsgegenständen, Farben, Teppichböden u.a.
- Zugluft bei Klimaanlagen
- Lokale Temperaturschwankungen
- Klimaanlagen: Verbreitung von Pilzen, Bakterien, Viren, Allergenen (z.B. Pilzsporen) sowie Geruchsstoffen über schlecht gewartete Anlagen
- Dauerschallpegel (Infraschall) durch große Ventilatoren
- Photochemischer Smog durch UV-Anteil der Beleuchtung
- Psychogene Faktoren: Z.B. „sich eingesperrt fühlen".

Diagnostik Ausschluss anderer Erkr. Da es sich i.d.R. um ein Arbeitsplatzproblem handelt, mit Einverständnis des Pat. Kontakt mit dem Betriebsarzt aufnehmen. Werden ähnliche Beschwerden von mehreren Beschäftigten geäußert, darauf drängen, dass bauphysikalische Messungen durchgeführt werden (lokale Temperatur bzw. Differenz von Raum- und Wandtemperatur, Zugluftmessungen, Luftfeuchtigkeit u.a.). Die Diagnose kann mithilfe von Fragebögen erhärtet werden. Kontakt mit umweltmedizinischer Ambulanz aufnehmen und Pat. dort vorstellen (☞ 34.1.3).

Multiple Chemical Sensitivity (MCS)

Bes. Empfindlichkeit einzelner Personen auf chemische Substanzen, wobei die Symptome bereits bei Konz. auftreten, die von der Mehrzahl der Bevölkerung ohne gesundheitliche Auswirkungen toleriert werden. Die MCS ist wissenschaftlich umstritten.

Klinik Es können viele verschiedene Organsysteme betroffen sein. Die Symptome variieren von Pat. zu Pat.

Ursachen Vor allem Biozide (Pflanzenschutzmittel, Holzschutzmittel), Farben, Lacke, Lösungsmittel werden diskutiert.

Diagnostik Ein wichtiges diagn. Kriterium ist die Reproduzierbarkeit der Symptome nach Expositionsstopp und Reexposition.

29.2.8 Umwelt-Psychosomatik

Umwelt-Psychosomatik beschäftigt sich mit:
- Psychischen Auswirkungen von tatsächlichen Umweltbelastungen
- Psychosomatischen Auswirkungen von (berechtigten und unberechtigten) Umweltängsten
- Den psychosomatischen Erkr., die aufgrund intrapsychischer Konflikte auftreten (klassische psychosomatische Krankheiten), vom Betroffenen aber auf Umwelteinflüsse projiziert werden („Umweltneurose").

in großer Teil der Pat. in Praxen und Umweltambulanzen ist der Gruppe mit Umweltneurosen zuzuordnen. Eine solche Diagnose muss sehr zurückhaltend gestellt werden. Häufig sind umfang-reiche und z.T. teure Untersuchungen nötig, um eine tatsächliche Umweltnoxe auszuschließen. Die Pat. haben häufig schon verschiedene, meist paramedizinische und wissenschaftlich fragwür-dige Diagn. und Ther. hinter sich und wurden dadurch in ihrer subjektiven Krankheitsinterpreta-tion bestätigt.

Eine Projektion intrapsychischer Konflikte auf Umwelteinflüsse wird wahrscheinlicher, wenn
- Aus der Lebensgeschichte schwerwiegende seelische Belastungen und Krisen bekannt sind
- Die Beschwerden eine verstehbare psychosoziale Belastungssituation als Auslöser haben
- Lebensgeschichtliche Konflikte und Auslösesituationen gleichartig sind
- Der Pat. auch sonst zur Externalisierung von Konflikten neigt
- Der Anspruch, dass die Störungen ökologisch bedingt sind, sehr starr vorgetragen wird und keine Relativierung zugelassen wird
- Toxikologische und allergologische Untersuchungen keinen Zusammenhang zwischen den Beschwerden und biologisch-chemischen Belastungen zeigen.

nach: „Praktische Umweltmedizin," Springer-Verlag

Therapie Psychosomatische Erkr. („Umweltneurose"): Psychother. indiziert; Pat. sind dieser aber oft nicht zugänglich, da starr an der subjektiven Krankheitsdeutung festgehalten wird. Auf-gabe des HA ist deshalb eine einfühlsame Begleitung des Pat. → Subjektive Krankheitsinterpre-tationen sollten als Ausdruck ungelöster intrapsychischer Konflikte ernst genommen werden. Ein Ziel muss u.a. sein, dem Pat. weitere, meist teure paramedizinische Diagn. und Ther. zu ersparen und ihn durch eine empathische, patientenzentrierte Gesprächsführung aus seiner Kampfposition zu befreien.

Prävention, Sozialmedizin

30

THOMAS LEDIG _ HELMUT PIECHOWIAK

30.1 Prävention

Präventivmedizinische Ansätze in der Allgemeinmedizin gliedern sich in vier Hauptgruppen:

- Maßnahmen zur Verhütung des Auftretens von Erkr. (Krankheitsvorbeugung, *primäre Prävention*): Dazu gehören:
  - Die empfohlenen Impfungen (☞ 9.2.3)
  - Anregung und Unterstützung von Verhaltensweisen, die gesundheitsfördernd und krankheitsvorbeugend wirken, z.B. regelmäßige Bewegungs- und Sportprogramme, ausgewogene Ernährung, Strategien zur Stressvorbeugung und -bewältigung
  - Vermeidung krankheitsauslösender Faktoren wie Rauchen, Alkohol- und Drogenkonsum, Übergewicht, einseitige oder Mangelernährung
- Früherkennung bereits bestehender Erkr. in einem Stadium, in dem diese noch wenig oder überhaupt nicht symptomatisch sind und eine Behandlung eine wesentliche Verlängerung der Lebenserwartung bedeuten kann (*sekundäre Prävention*, z.B. Haemoccult®-Test, Zervixabstrich u.a. Screening-Untersuchungen)
- Maßnahmen zur Verhinderung des Fortschreitens bereits bestehender Erkr. (z.B. ambulante Herz- und Diabetesgruppen) oder zur Wiederherstellung möglichst weitgehenden Wohlbefindens oder der Arbeitsfähigkeit nach schweren Erkr., Unfällen, Malignomen (*tertiäre Prävention*)
- Als *quartäre Prävention* kann der Schutz des Pat. vor überflüssigen medizinischen Maßnahmen und den daraus resultierenden Folgen bezeichnet werden. Diese Form der Prävention spielt angesichts der Zunahme des technisch Machbaren, Leistungsausweitung und „Doctor hopping" eine zunehmende Rolle in der Tätigkeit des Haus- und Familienarztes.

30.1.1 Krankheitsvorbeugung

Strategien für die Praxis

Primärpräventive Maßnahmen erreichen in der Praxis nur einen kleinen Teil der Bevölkerung. Eine bessere Breitenwirkung erzielt das Engagement in örtlichen Vereinen, Arbeitskreisen, Initiativen und Gruppen durch Seminare, Vorträge, u.a.

Beratungen zur Führung einer gesunden Lebensweise sind tägl. Sprechstundeninhalt. Belehrung allein bewirkt jedoch keine dauerhafte Verhaltensänderung. Wirksamere Strategien:

- Empathisches, verstehendes Zuhören und nicht-direktives Erforschen der Gründe gesundheitsschädlicher Gewohnheiten und Belastungsfaktoren
- Veränderungen am besten durch kleine verhaltensther. Programme und Aktivierung der Eigeninitiative der Pat.
- Pat. möglichst kurzfristig wiedereinbestellen (Erfolgsbeobachtung und häufige pos. Verstärkung der erzielten Fortschritte).

!
- Broschüren zu nahezu jeder Facette gesundheitsbewussten Lebens gibt es in großer Auswahl bei den Krankenkassen
- Auf Anfrage stellen Pharmareferenten, Bundeszentrale für Gesundheitliche Aufklärung (www.bzga.de) und Suchtberatungsstellen qualifiziertes Schulungs- und Informationsmaterial zur Verfügung

• Mit Neigung und Energie lassen sich eigene Materialien erstellen, in Qualitätszirkeln und Ärztenetzen austauschen sowie Gruppenangebote in der eigenen Praxis organisieren.

Präventionsverträge In einigen KV-Bezirken z.B. mit AOK, IKK und BKK. Ziel: Motivation der Mitglieder zur Teilnahme an Präventionsmaßnahmen (Ernährung, Bewegung, Entspannung). Empfehlung auf Formblatt der zuständigen Kasse vermerken, von Pat. unterschreiben lassen. Abrechnung gemäß der KV-Vereinbarung.

Nikotinentwöhnungsstrategien

Allgemein Aufklärung über krankheitsfördernde Wirkung des Rauchens. Zielgruppe v.a. jugendliche Raucher; (☞ 21.9.4).

Individuell

Verschiedene Entwöhnungsstrategien, Entspannungs- und Stressbewältigungsübungen anbieten und erläutern

Anfangs häufige Sprechstundenkontakte, um Schwierigkeiten zu besprechen. Immer auf Führen eines Rauchertagebuchs bestehen (Häufigkeit und Anlässe des Rauchens). Rückfälle sind häufig, kein Grund zur Aufgabe der Bemühungen, u.U. begleitend Akupunktur (☞ 26.2.4), Hypnose, autogenes Training.

✳ • Unterstützende Maßnahmen wie Nikotinkaugummi, -pflaster, -nasenspray fangen Entzugssymptome ab. Einsatz nur nach ausführlicher Aufklärung im Rahmen eines Gesamtkonzepts (verhaltensther. Maßnahmen). **Cave:** Nur zur Überbrückung der akuten Entwöhnungszeit (ca. 2, max. 4 Wo.); auf rechtzeitige, selbst programmierte Reduktion achten, sonst *verlängerte* Nikotinabhängigkeit!

• Bei Einsatz von Bupropion (Zyban®) genau auf einschleichende Dos. und mögliche NW achten. Zu Beginn der Medikation sollte der Termin für das Rauchende schon vom Pat. festgesetzt sein!

Alkohol- und Drogenprävention

Allgemein Erkennung gefährdeter oder manifest abhängiger Pat. ist oft sehr schwierig, solange diese sozial integriert sind. Die Frage nach der tägl. konsumierten Alkohol- oder Drogenmenge gehört zur Basisanamnese, auch wenn bei bereits Abhängigen unwahre Angaben gemacht werden. Krankheitseinsicht oft stark eingeschränkt, bes. bei Alkoholproblemen ohne Leidensdruck.

Bei Alkoholabhängigkeit (☞ 21.9.1).

Einzel- und/oder Familien- und/oder Partnergespräche anbieten

Vermittlung an lokale Beratungsstellen, Alkoholikergruppen (Adressen über Bundesverbände, ☞ 34.2)

Einleitung eines Heilverfahrens (☞ 30.2.2).

Bei Drogenabhängigkeit (☞ 21.9.3).

Manifest Drogenabhängige suchen i.d.R. Praxis in vollem Bewusstsein ihrer Abhängigkeit auf (Substitutionswunsch)

Bei Gefährdung oder manifester Erkr. Angebot der Vermittlung von Beratungsstellen (Adressen über Bundesverbände, ☞ 34.2)

Beantragung eines Heilverfahrens, auf Wunsch des Pat. auch unter Einbeziehung des Betriebsarztes.

Impfprophylaxe Bei Erstkontakten und Vorsorgeuntersuchungen immer nach dem Impfst tus fragen (s.a. ☞ 9.2).

- Immunisierung nach den Vorgaben der **St**ändigen **I**mpf**ko**mmission der Deutschen Ärzt schaft (STIKO), aktuell unter: www.rki/gesund/impfen/stiko/stiko.htm
- Aushang im Wartezimmer, praxisinternes Merkblatt
- Zusätzliches Angebot: Impfberatungen bei Fernreisen (☞ 9.10.7)
- EDV-gestützte Beratungsprogramme im Handel oder über Pharmareferenten erhältlich.

! Das Bündeln der Impfdokumente zu einem Ausweis erspart unnötige Folgeimpfungen und ein gutes Aushängeschild für die Praxis.

- Tetanusauffrischungen in Zusammenhang mit Verletzungen nur über Ziff. 1 oder 2 EB abrechenbar (bei Td-Impfung Impfziffer möglich)
- Durch andere Ärzte vorgenommene Impfungen nicht nachträglich im Impfpass best tigen (ungeklärte Haftungsfrage bei Irrtümern)
- Impfberatungen und -leistungen in Zusammenhang mit Auslandsreisen nicht über Kra kenkassen abrechnungsfähig: Private Liquidation als IGeL-Leistung.

30.1.2 Früherkennungsuntersuchungen

Zur Durchführung von Früherkennungsuntersuchungen sind berechtigt:

- Allgemein- und praktische Ärzte (alle Arten inkl. U2–U9 bei Kindern und J1)
- Internisten (Jugendarbeitsschutzuntersuchung, Gesundheitsuntersuchung = Check-u Krebsfrüherkennung bei M, Früherkennungskoloskopie)
- Urologen, Dermatologen und Chirurgen (Krebsfrüherkennung bei M)
- Gynäkologen (Krebsfrüherkennung bei F)
- Kinderärzte (U2–U9 und J1).

Der Sinn der Vorsorgeuntersuchungen steht und fällt mit der verwendeten Sorgfalt.

- Auffällige Befunde sehr ernst nehmen
- Kontrollen in geeignetem Abstand in der eigenen Praxis oder beim Spezialisten vera lassen
- Bei suspektem Befund Pat. immer umfassend aufklären und Kontrolltermin vereinbare Es gibt nichts Schlimmeres für Gewissen und Ruf als auch nur *einen* Pat., bei dem sich ku nach der Vorsorge ein übersehener pathologischer Befund herausstellt!

Vorsorgeuntersuchungen bei Kindern

(s.a. ☞ 16.3).

Das Angebot der Früherkennungsuntersuchungen bei Kindern (U2–U9) erspart in ländlichen Geb ten den Eltern die Fahrt zum Kinderarzt. Pädiatrische Erfahrung ist wünschenswert. Ankündigung Angebots im Praxis-Wegweiser (☞ 1.1), „Praxisbesonderheit".

Dokumentation im Untersuchungsheft, Durchschlag zur eigenen Dokumentation anfertig (vorgedruckte Einlegeblätter von KV erhältlich). Aufbewahrungspflicht für Durchschläge 10 Durchschrift im Vorsorgeheft für die Abrechnung heraustrennen.

- Auf Toleranzgrenzen für den Zeitpunkt der Untersuchung achten, sonst nicht abre nungsfähig

+ Früh- und Risikogeborene primär durch Kinderarzt untersuchen lassen
+ Entwicklungsschritte lassen sich gut im Vergleich zur Entwicklung älterer Geschwister abfragen (☞ 16).

Tab. 30.1   Vorsorgeuntersuchungen im Kindesalter

ntersuchung	Zeitpunkt	Toleranzgrenzen
1	Unmittelbar nach der Geburt	Keine
2	3.–10. d	3.–14. d
3	4.–6. Wo.	3.–8. Wo.
4	3.–4. Mon.	2.–4½. Mon.
5	6.–7. Mon.	5.–8. Mon.
6	10.–12. Mon.	9.–13. Mon.
7	1¾ J.-2 J. (21.–24. Mon.)	20.–27. Mon.
8	3½–4 J. (42.–48. Mon.)	40.–50. Mon.
9	5–5¼ J. (60.–64. Mon.)	58.–66. Mon.

urchführung

ei allen Vorsorgeuntersuchungen

Kinder müssen bei jeder Vorsorge vollständig entkleidet untersucht werden. Eine kindgerechte Atmosphäre und warme Umgebung sind für Untersuchungsqualität und Akzeptanz unabdingbar

(Zwischen-)Anamnese mit Erfassung entwicklungsgefährdender Erkr. oder OP. Gezielte Fragen nach Meilensteinen der Entwicklung (☞ 16), Abhängigkeitserkr. d. Eltern

Ernährungsanamnese; Ess- und Trinkverhalten, welche Speisen werden angeboten/angenommen

Gew.- und Körpergrößenkontrolle, Kopfumfang, Eintragung in Somatogramm

Vollständige Untersuchung inkl. Bewegungsorgane und Nervensystem

Überprüfung der Schutzimpfungen (☞ 9.2.2), Vit.-D-, Fluorid-, in Jodmangelgebieten auch Jodidprophylaxe (☞ 17.6.1), ggf. Tuberkulintest.

2 Reifezeichen? Fehlbildungen? Neurologische Defizite? Atemstörungen, Stridor, Tachypnoe, anose? Trinkverhalten? Urin/Stuhl entleert? Abnahme von Fersenblut für TSH-Screening *exakt 5. Lebenstag* (auch wenn Sonn- oder Feiertag!) und für Phenylketonurie-Screening (Guthrie-st) auf zweites Filterpapierkärtchen. Bei geringstem V.a. Ikterus Bilirubinkontrolle (s.a. ☞ 31 d ☞ 16.4.9). Rachitis/Fluoridprophylaxe besprechen. Sono der Hüftgelenke, ggf. FA-Überweing.

+ Häufig gleichzeitig Screening auf Galaktosämie, Ahornsirupkrankheit, Tyrosinämie (meist auf dem Guthrie-Test-Kärtchen)
+ Kind muss in den letzten zwei Tagen Milch getrunken haben (Galaktosämie-Screening)
+ Kärtchen *vorher* mit Personalien beschriften

- Felder müssen *vollständig* mit Blut gefüllt sein
- TSH-Screening unabhängig von obigen Einschränkungen.

Guthrie-Test ergibt keine verwertbaren Ergebnisse, wenn Kind unter Antibiotikather. steh

U3 Überprüfen, ob TSH-Test vorgenommen wurde, Ergebnis eintragen. Entwicklungsfor
schritte, zwischenzeitliche Erkr., Krämpfe, abnorme Stühle? Rachitis-Fluorid-Jodidprophyla×
durchgeführt? Volluntersuchung, Kontrolle der Reaktion auf laute Geräusche (V.a. Hörstörung?
Licht (Pupillenreaktion). Kopfheben möglich? Ind. zu KG (z.B. Schiefhals, Atlasblockierung), ev
Sonographiekontrolle der Hüfte, ggf. Facharztüberweisung.

U4 Altersentsprechende Entwicklung (☞ 16.1), Motorik? Sensorik? Krampfanfälle? Rachiti
Fluorid-Jodidprophylaxe durchgeführt? Volluntersuchung. Kopfbewegung zur Schallquelle? R
aktives Lächeln? Sicheres Kopfheben aus der Bauchlage, Zusammenführen der Hände in der Mi
tellinie, anhaltender Blickkontakt? Handgreifreflex verschwindet. Evtl. Beratung zur weiteren E
nährung (Zufütterung, Abstillen; ☞ 15.4). Beginn der Schutzimpfungen: DPT, aP, Hib, HB
Polio. Kontrollsono der Hüften, wenn notwendig.

U5 Hochziehen zum Sitzen möglich, Drehen von Rücken- in Seiten- und Bauchlage, Transf
eines Objekts von einer in die andere Hand? Variationen in der Vokalisierung (☞ 22.9), Reaktic
auf Ansprache, „Dialog"? Schutzimpfungen abgeschlossen? Ggf. ergänzen.

U6 Sicheres Stehen mit Festhalten, Pinzettengriff, offensichtlich „versteckte" Objekte wiederg
funden? Reaktion auf leise Geräusche, Sprachentwicklung (Silbenverdoppelung: „da-da, na-na"
Stereotypien wie Kopfwackeln? Neuroblastom-Screening im Alter von 10–14 Mon. möglic
Nachweis von Katecholaminmetaboliten im Spontanurin: Testkärtchen auf feuchte Innenfläch
der Windel drücken (Neuroblastom, ☞ 16.13). Erste MMR-Impfung.

U7 Erste objektive Seh- und Hörtests. Freies, sicheres Laufen, Umgehen von Hindernisse
Treppensteigen mit Festhalten am Geländer? Zeigen auf benannte Körperteile? Sprachvermög
(Zweiwortsätze: „Anna rennt", auch einfache Kinderreime)? Befolgen einfacher Aufforderunge
Rollenspiele mit Tieren/Puppen? Verhaltensauffälligkeiten wie motorische Unruhe, Schlafstöru
gen, Aufmerksamkeitsdefizite? Schutzimpfungen weitergeführt/abgeschlossen?

U8 Gehäufte Inf.? Motorische Geschicklichkeit (Treppensteigen, Balltreten, Dreiradfahre
Sprache: Mehrwortsätze möglich, Sprechen in der Ich-Form, Stottern oder Sprachfehler? *Psyc
sche Auffälligkeiten:* Einnässen, unkonzentriertes Spielen, Aufmerksamkeit beim Fernsehen o
Vorlesen? Verhalten Kindergarten/Krabbelgruppe (Aggressionen gegen Gleichaltrige, gemeins
mes Spielen)? Schutzimpfungen kontrollieren.

U9 Gehäufte Inf.? *Motorische Entwicklung:* Treppengang freihändig, beidbeinig mit Beinwechs
Basteln, Kleben, Ausmalen möglich? Bei Anstrengung (Spiel/Rennen) gut belastbar, keine Zyano
oder Dyspnoe? Sprachentwicklung (kleine Geschichten, Erlebtes erzählen, Sprachverständn
Grammatik)? Sprachfehler (Stottern, Phonation)? Verhaltensentwicklung und soziale Fähigkeit
(Rollenspiele, Spielregeln einhalten, Helfen im Haushalt, Trösten anderer Kinder)? Schu
impfungen weitergeführt?

rüherkennung von Schwerhörigkeit bei Kindern

Häufigste Ursachen von Hörminderungen bei Kindern
Rezid. Otitiden oder Sinusitiden, Adenoide
Psychogen oder Ausdruck einer Hirnleistungsstörung (z.B. Geburtstrauma, Meningitis).

Es droht eine verzögerte oder gestörte Sprachentwicklung → Früherkennung ist ein wesentlicher Bestandteil jeder Vorsorgeuntersuchung (s. bei U3 bis U9).

Diagnostik
Gezielte Anamnese
– Reaktion auf Ansprache, Geräusche. Reagiert Kind auch, wenn es den Sprechenden nicht sieht?
– Vergleich mit älteren Geschwistern
– Fortschritte in der Sprachentwicklung, Phonationsstörungen
Spezifische Untersuchung (in der Praxissituation oft schwierig, da Kind durch die ungewohnte Umgebung erregt oder abgelenkt ist)
– Knistern mit Papier, Hochtonrassel (Kopf wenden), Händeklatschen (Erschrecken)
– Ansprache mit Namen (ab ca. 9 Mon.)
– Untersuchung des Rachens, der Gehörgänge und Trommelfelle.

Maßnahmen
Bei V.a. Hörstörung Facharztüberweisung zum HNO-Arzt oder Neurologen zur
Tympanometrie, Prüfung der Stapediusreflexe
Messung der otoakustischen Emissionen (OAE) und akustisch evozierten Potenziale (AEP)
Frühzeitige Verordnung von Stimm-/Sprech-/Sprachther.

Jugendgesundheitsberatung (J1)

Alter: 12.–16. Lj.
Schwerpunkte: Ausführliche Anamnese unter Einbezug der Familienanamnese, körperliche Untersuchung, Abschätzung der körperlichen und seelischen Entwicklung, Beratung über individuelles Risikoprofil, Abbau bzw. Prävention gesundheitsschädigender Gewohnheiten (Alkohol, Rauchen, Drogen), Empfehlung gesundheitsfördernder Verhaltensweisen und Aufklärung über AIDS-Prophylaxe. Impfstatus überprüfen, ggf. ergänzen, bes. MMR-, Pertussis- und Hep.-B-Impfung auffrischen oder beginnen.

- Der Umfang der J1 ist je nach Krankenkasse unterschiedlich
- Oft wird eine Nachberatung 6 Mon. nach der J1 ebenfalls angeboten und vergütet
- Abrechnungsziffern unterschiedlich je nach KV-Bezirk.

Jugendarbeitsschutzuntersuchung

Zur Vermeidung von gesundheitlichen Gefährdungen durch die beabsichtigte Tätigkeit. Ist gemäß Jugendarbeitsschutzgesetz verpflichtend durchzuführen, wenn der Auszubildende unter 18 J. alt ist.
Erstuntersuchung: Vor Aufnahme der Ausbildung/Tätigkeit
Nachuntersuchung: Vor Ablauf des 1. Beschäftigungsjahres (sofern der Jugendliche dann noch nicht das 18. Lj. vollendet hat!)
Außerordentliche Nachuntersuchungen: Wenn vom Erstuntersucher aufgrund des Gesundheitszustands für notwendig erachtet
Gute Gelegenheit zur Überprüfung des Impfstatus.

Dokumentation Formulare für Erst- und Nachuntersuchungen werden oft von den Jugendlichen aus der Berufsschule mitgebracht. Andernfalls vom zuständigen Gewerbeaufsichtsamt anfordern (Telefon genügt).

Umfang

- Anamnese (vollständig!) anhand des standardisierten Fragebogens
- Ganzkörperuntersuchung (inkl. Sehtest für Nah- und Fernvisus, Farbtest, Hörprüfung mit einfachen Mitteln, Beurteilung des Körperbaus und des Bewegungsapparates)
- Urinuntersuchung (Streifentest, bei Auffälligkeit Sediment)
- Ergänzungsuntersuchungen bei abklärungsbedürftigen Befunden. Sofern Spezialist erforderlich, die entsprechenden Formulare (s.u.) verwenden. Abschließende Beurteilung (mit Ausstellung der Bescheinigungen für Arbeitgeber und Sorgeberechtigten) erst nach Vorliegen der Befunde.

- Keine Leistung der gesetzlichen Krankenkasse! Abrechnung erfolgt mit dem zuständigen Gewerbeaufsichtsamt (Rechnungsstellung auf Vordruck gemäß Ziff. 32 GOÄ)
- Überweisungen zu Ergänzungsuntersuchung nicht zu Lasten der Krankenkasse, sondern auf gesonderten Formularen zur Abrechnung mit dem Gewerbeaufsichtsamt. In einigen Bereichen: Formulare über KV, Berechtigungsscheine vom Einwohnermeldeamt
- Sofern in zeitlichem Zusammenhang andere Beratungen oder Untersuchungen fällig werden, die nicht in unmittelbarem Zusammenhang mit der Jugendarbeitsschutzuntersuchung stehen, erfolgen diese zu Lasten der Krankenkasse.

Krebsfrüherkennungsuntersuchungen

Hinweise zur Darmkrebsfrüherkennung ☞ Tab. 33.9
Berechtigt sind alle Pflichtversicherten ab definierten Altersgrenzen (s.u.). Erstattung der Kosten auch bei nahezu allen Privatversicherten.

Die gesetzlich vorgesehenen Früherkennungsuntersuchungen werden derzeit nur von einem geringen Anteil der Berechtigten wahrgenommen (durchschnittlich 50% der berechtigten und 19% der berechtigten M).
Steigerung der Teilnahme möglich durch:
- Gezieltes Ansprechen der Berechtigten, Ausgabe von Merkblättern
- Gesonderte Vorsorgesprechstunde mit kurzer Wartezeit
- Reibungslosen Ablauf durch gute Organisation, z.B. Ausgabe eines „Vorsorgepakets" mit Merkblatt und Anamnesebogen
- Ausgabe eines „Vorsorgepasses" als Dokumentation der Durchführung und Erinnerung an den nächsten Vorsorgetermin (erhältlich von der Deutschen Krebshilfe, Tel.: 022 729900)
- Flächendeckendes Angebot, d.h. Durchführung *aller* Vorsorgeuntersuchungen, gerade in ländlichen Gebieten, durch Allgemeinärzte
- Angebot eines Recall-Systems: Pat. wird an die Fälligkeit der Vorsorgeuntersuchung per Postkarte erinnert (**cave:** Setzt schriftliches Einverständnis des Pat. voraus; entsprechend Formular vorbereiten und unterschreiben lassen).

Dokumentation erfolgt auf den genormten Formularen; den Durchschlag ohne die Personalien mit der Abrechnung an KV einreichen. Veranlassung von Anschlussuntersuchungen bei verdäc

...igen Ergebnissen. Sollten bis Quartalsende keine Ergebnisse der Anschlussuntersuchungen vorliegen, erst bei der nächsten Abrechnung einreichen.

Krebsfrüherkennung bei Frauen

Bei Durchführung der Krebsfrüherkennung für F sollte (aber muss nicht!) die Möglichkeit zur Kolposkopie bestehen. Bei Auswahl des zytologischen Labors zur Einsendung der Zervixabstriche sehr kritisch vorgehen!

Umfang der jährlichen Vorsorgeuntersuchung (☞ 14.1).

Ab dem 20. Lj. jährlich:
- Anamnese
- Abdomen palpieren, Einstellung der Vagina, Portio: Fluor? Leukoplakie? Erythroplakie?
- Abstrichentnahme von Portio und Zervikalkanal (Zytologie)
- Bimanuelle Untersuchung von Uterus und Adnexen
- Beratung
- Ggf. Facharztüberweisung (kurativ)

Ab dem 30. Lj. zusätzlich: Untersuchung der Brüste, der Axillen und der Haut auf suspekte Veränderungen und Lymphknoten

Ab dem 50. Lj. zusätzlich: rektal-digitale Untersuchung.

Krebsfrüherkennung bei Männern Ab dem 45. Lj. jährlich:

Anamnese

Stuhltest auf okkultes Blut

Untersuchung von Haut, Leistenregion, äußerem Genitale, Analregion

Digitale Palpation von Rektum und Prostata

Beratung

Ggf. Facharztüberweisung (kurativ).

Gesundheitsuntersuchung („Check-up")

Nach Vollendung des 35. Lj. alle 2 J. Gezieltes Ansprechen durch Helferin sinnvoll (z.B. alle neuen Pat. über 35). Recall-System (s.o.).

Der Arzt hat auf die zeitlichen Mindestabstände zwischen den Untersuchungen zu achten, allerdings nur, soweit ihm das auf Grund seiner Unterlagen möglich ist.

Umfang

Vollständige Eigen- u. Familienanamnese

Ganzkörperuntersuchung gemäß Formblatt

Blutentnahme mit Untersuchung auf Chol., BZ. Empfehlung: Immer „freiwillig" auch BB und BSG (z.B. IGeL-Leistung)

Harnstreifentest auf Eiweiß, Glukose, Erys, Leukos und Nitrit

EKG (fakultativ, aber empfehlenswert)

Beratung, Präventionsempfehlungen.

Sofortanalyse durch trockenchemische Verfahren (z.B. Reflotron®) können die Durchführung an nur einem Termin ermöglichen (**cave:** Zuverlässige Cholesterinmessung erfordert eine Nahrungskarenz von 12 h!).

Gute Sprechstundenorganisation ermöglicht auch die Abwicklung zu zwei Praxisterminen:

- 1. Tag: Blutentnahme, EKG, Mitgabe von Urinbehälter (und Stuhltest)
- 2. Tag: Auswertung Urin (und Stuhltest), Anamnese, Untersuchung, Besprechung de Ergebnisse.

> ! Der Check up kann sinnvoll auf Wunsch des Pat. als IGeL-Leistung (Selbstzahlerleistung) un technische Untersuchungen (z.B. Sono, Spiro, Doppler, Ergo etc.) und Laborleistungen (z.P PSA, BB, Leberwerte etc.) erweitert werden.

Darmkrebs-Früherkennung (Vorsorge-Koloskopie)

Für alle Versicherten vom Beginn des 50. Lj. an. Umfang altersabhängig.

- Ab dem 50. bis zum 55. Lj.:
  - Information über das Programm (Bestandteil der hausärztl. Versorgung gem. Ziff. 1 oder EBM)
  - Jährliche Testung auf okkultes Blut im Stuhl
- Ab dem 56. Lj.:
  - Zweite Beratung zum Krankheitsbild und dem Ziel der Vorsorge, sowie Abwägung der Vor und Nachteile ("Motivationsgespräch" gem. Ziff. 154 EBM)
  - Ausgabe des Merkblatts (Standard des Bundesausschusses der Ärzte und Krankenkassen, vo KV erhältlich)
  - Zwei Koloskopien im Abstand von 10 J.
  - *Wenn Koloskopie nicht gewünscht:* Test auf okkultes Blut im Stuhl alle 2 J.

Die Durchführung der Koloskopie einschl. aller vorbereitenden Untersuchungen (Labor, Bespre chung, Beratung, Prämedikation) sowie der Maßnahmen zur Qualitätssicherung obliegt dem kc loskopierenden Arzt.

> !
> - Sofern die erste Koloskopie *nach* dem 65. Lj. durchgeführt wird, besteht *kein* Anspruch au eine zweite!
> - Die Stuhluntersuchung kann auch unabhängig von der Teilnahme an anderen Krebsfrüh erkennungsmaßnahmen durchgeführt werden (Erhöhung der Akzeptanz)
> - Bei pos. Ausfall des Tests auf okkultes Blut besteht Anspruch auf koloskopische Abklärun (keine Mengenbeschränkung)
> - Alle Vorsorgeuntersuchungen oder Beratungen sollten auch zur Überprüfung des Imp schutzes genutzt werden.

> ! **Stuhltest auf okkultes Blut** (s.a. ☞ 31.1.4).
> - Den Anforderungen der Vorsorgerichtlinien entsprechen derzeit der Haemoccult-Tes (Röhm-Pharma), hemo-Fec® (Boehringer Mannheim), hemoCare® (Carediagnostika)
> - Diätetische Vorgaben nicht nötig
> - Theoretisch Störung durch hohe Vit.-C-Zufuhr (> 1000 mg/d), wegen der vollständige Resorption im Darm praktisch bedeutungslos
> - Ganz frische Stuhlproben (nicht getrocknet) und sehr weit distal ausgetretenes Blut gebe falsch-neg. Ergebnisse (Erys müssen erst lysieren!)
> - Frische Proben ausreichend trocknen oder mit einigen Tr. destillierten Wassers versetze *dann* mit Reagenz betropfen
> - Ablesen nach 30–60 Sek.; pos. bei **jeder** Blaufärbung.

30.2 Sozialmedizin

30.2.1 Wichtige sozialmedizinische Begriffe

Arbeitsunfähigkeit (AU, ☞ 30.2.6). Rechtsbegriff. Nicht gesetzlich definiert, sondern durch die Rechtsprechung geprägt, v.a. im Bereich der Gesetzlichen Krankenversicherung (SGB V), aber auch z.B. im Entgeltfortzahlungsgesetz (EFZG).

AU liegt vor, wenn ein bei Beginn der AU in einem Arbeitsverhältnis stehender Versicherter aus Krankheitsgründen seiner zuletzt ausgeübten Erwerbstätigkeit (oder einer ähnlich gearteten) zeitweise nicht mehr oder nur unter Gefahr der Verschlimmerung nachgehen kann.

Behinderung Rechtsbegriff. Gesetzlich definiert, v.a. im SGB IX (§ 2), ferner in Gesetzen, die die Rehabilitation betreffen.

„Behindert" sind Menschen, „wenn ihre körperliche Funktion, ihre geistigen Fähigkeiten oder ihre seelische Gesundheit mit hoher Wahrscheinlichkeit > 6 Mon. von dem für das Lebensalter typischen Zustand abweichen und daher ihre Teilhabe am Leben in der Gesellschaft beeinträchtigt ist" (§ 2 SGB IX).

Berufsunfähigkeit (BU, ☞ 30.2.7). Rechtsbegriff. Gesetzlich definiert, v.a. im Bereich der gesetzlichen Rentenversicherung (SGB VI alt, § 43.2), aber auch im Bereich der privaten Lebensversicherung, als BUZ (= Berufsunfähigkeits-Zusatzversicherung).

BU in der gesetzlichen Rentenversicherung lag vor bei Versicherten, „deren Erwerbsfähigkeit wegen Krankheit oder Behinderung auf weniger als die Hälfte derjenigen von körperlich, geistig und seelisch gesunden Versicherten mit ähnlicher Ausbildung und gleichwertigen Kenntnissen und Fähigkeiten gesunken ist. ... Berufsunfähig ist nicht, wer eine zumutbare Tätigkeit vollschichtig ausüben kann; dabei ist die jeweilige Arbeitsmarktlage nicht zu berücksichtigen." Seit 1.1.2001 gibt keine neuen BU-Renten in der gesetzlichen Rentenversicherung.

Erwerbsminderung (EM) Rechtsbegriff (§ 43 SGB VI neu):
   Nach Abs. 1 sind „teilweise erwerbsgemindert" Versicherte, „die wegen Krankheit oder Behinderung auf nicht absehbare Zeit außerstande sind, unter den üblichen Bedingungen des allg. Arbeitsmarktes mind. 6 h erwerbstätig zu sein."
   Nach Abs. 2 sind „voll erwerbsgemindert" Versicherte, „die wegen Krankheit oder Behinderung auf nicht absehbare Zeit außerstande sind, unter den üblichen Bedingungen des allg. Arbeitsmarktes mind. 3 h tägl. erwerbstätig zu sein."

Erwerbsunfähigkeit (EU, ☞ 30.2.7). Rechtsbegriff. Gesetzlich definiert, v.a. im Bereich der gesetzlichen Rentenversicherung (SGB VI alt, § 44.2).

EU lag vor bei Versicherten, „die wegen Krankheit oder Behinderung auf nicht absehbare Zeit außerstande sind, eine Erwerbstätigkeit in gewisser Regelmäßigkeit auszuüben oder Arbeitsentgelt oder Arbeitseinkommen zu erzielen, das $1/7$ der monatlichen Bezugsgröße übersteigt. ... Erwerbsunfähig ist nicht, wer eine selbstständige Tätigkeit ausübt oder eine Tätigkeit vollschichtig ausüben kann; dabei ist die jeweilige Arbeitsmarktlage nicht zu berücksichtigen." Seit 1.1.2001 gibt es keine neuen EU-Renten mehr.

Gleichstellung Rechtsbegriff aus dem neuen SGB IX (§ 2).
Personen mit einem GdB von mind. 30 können – nach Antragstellung – vom Arbeitsamt Schwer
behinderten in einzelnen Aspekten (z.B. Kündigungsschutz) *gleichgestellt* werden. *Voraussetzung*
Aufgrund der Behinderung kann ohne Gleichstellung ein geeigneter Arbeitsplatz nicht gefunde
oder behalten werden.

Grad der Behinderung (GdB, ☞ 30.2.8). Rechtsbegriff aus dem SGB IX.
GdB ist ein Maß der gesundheitlichen Beeinträchtigung bzw. ein Maß für die Auswirkungen alle
krankheitsbedingten Funktionsbeeinträchtigungen auf die Teilhabe am Leben in der Gesellscha
(unabhängig von ihrer Ursache), gemessen in 10er-Graden von 20–100 (§ 69 SGB IX, vgl. MdE

Heilungsbewährung Begriff aus dem Schwerbehindertenrecht, speziell den „Anhaltspunkte
für die ärztliche Gutachtertätigkeit im sozialen Entschädigungsrecht und nach dem Schwerbehin
dertengesetz" (1996).
Heilungsbewährung ist bei einer Reihe von Gesundheitsstörungen, die zu Rezidiven neigen (z.
bösartige Tumoren, Systemerkr., Transplantationen, Abhängigkeitserkr.) abzuwarten. Während
der Zeit des Abwartens, vor einer ggf. erforderlichen Rückstufung, wird ein höherer GdB/MdE a
gerechtfertigt betrachtet, als er sich aus dem tatsächlich festgestellten Gesundheitsschaden ergib

Minderung der Erwerbsfähigkeit (MdE) Rechtsbegriff in verschiedenen Sozialbereiche
und deshalb mit unterschiedlichen Definitionen!
*   MdE im Recht der sozialen Entschädigung (z.B. Ausgleich von Kriegsfolgeschäden, Schäde
    im Rahmen von Wehr- und Zivildienst): Ist genauso definiert wie der GdB; wird auch nac
    denselben Grundsätzen bemessen; Unterschied: MdE hat kausalen Bezug, d.h. bezieht sich *n*
    auf Auswirkungen der Schädigungsfolgen in allen Lebenslagen; GdB hat finalen Bezug, d.
    bezieht sich auf alle Gesundheitsstörungen, *unabhängig von der Ursache.*
*   MdE in der gesetzlichen Unfallversicherung (SGB VII, § 56): Maß für den Umfang der sie
    aufgrund eines Arbeitsunfalls oder einer BK ergebenden Beeinträchtigung des körperliche
    und geistigen Leistungsvermögens auf dem gesamten Gebiet des Erwerbslebens. In einer a
    strakten Betrachtung wird die Erwerbsfähigkeit vor einem Arbeitsunfall/BK mit derjenige
    danach verglichen. Der prozentuale Verlust stellt das Maß für die zu gewährende Teilrente d
*   Das Kürzel bzw. der Begriff der „Minderung der Erwerbsfähigkeit" hat keinen direkten Bez
    zum Begriff der vollen oder teilweisen Erwerbsminderung im seit dem 1.1.2001 geltend
    Recht der gesetzl. Rentenversicherung!

Pflegebedürftigkeit (☞ 30.2.9). Rechtsbegriff, der in etlichen Sozialbereichen Bedeutu
hat: Vor allem in der Pflegeversicherung (SGB XI), aber auch in der gesetzlichen Unfallversich
rung (SGB VII), dem sozialen Entschädigungsrecht (BVG) und der Sozialhilfe (BSHG).
Pflegebedürftig (nach § 14 SGB XI) sind „Personen, die wegen einer körperlichen, geistigen od
seelischen Krankheit oder Behinderung für die gewöhnlichen und regelmäßig wiederkehrend
Verrichtungen im Ablauf des tägl. Lebens auf Dauer, voraussichtlich für mind. 6 Mon., in e
heblichem oder höherem Maße der Hilfe bedürfen."

Rehabilitation (☞ 30.2.6).
*   Grundsätzliches zur Rehabilitation findet sich in den §§ 5 ff. SGB IX sowie den Kap. 4
    SGB IX, spezielle Regelungen für die einzelnen sozialen Leistungsträger v.a. in SGB III,
    und VI

Medizinische Reha beinhaltet u.a. medikamentöse Behandlung, physikalische Ther., Hilfsmittel und Körperersatzstücke, Ergother. sowie stationäre Behandlung: Sog. allg. Heilverfahren, Entwöhnungsbehandlungen, Anschluss-Heilbehandlungen (AHB)

Berufliche und schulisch-pädagogische Reha

– Berufliche Ersteingliederung: Z.B. Frühförderung, vorschulische und sonderpädagogische Maßnahmen

– Berufliche Wiedereingliederung: Alle Hilfen zur Reintegration in das Erwerbsleben, z.B. Anpassung von beruflicher Seite an ein reduziertes Leistungsvermögen durch Ausschluss bestimmter, gesundheitsgefährdender Tätigkeiten, Hilfen am Arbeitsplatz und ggf. für den Weg zur Arbeit, gestufte Wiedereingliederung in die letzte Tätigkeit, innerbetriebliche Umsetzung sowie alle Maßnahmen der sozialen Leistungsträger, die einen Versicherten für eine neue Tätigkeit oder sogar einen gänzlich neuen Beruf qualifizieren sollen (z.B. Berufsfindung, Arbeitserprobung, Fortbildung, Umschulung)

Soziale Reha: Beinhaltet u.a. Leistungen zur körperlich-geistigen Entwicklung im Vorschulalter, zur Teilnahme am Leben in der Gemeinschaft bei nur „praktisch bildbaren" Behinderten, zur Erleichterung der Haushaltsführung, ggf. zur Verbesserung der wohnungsmäßigen Unterbringung sowie zur Freizeitgestaltung und Teilnahme am kulturellen Leben

Ergänzende Reha: Vor allem Barleistungen zur Bestreitung des Lebesunterhalts im Rahmen der medizinischen, beruflichen oder sozialen Rehabilitation (z.B. Krankengeld, Verletztengeld, Übergangsgeld), aber auch Übernahme von Reisekosten und Beitragsleistungen durch die jeweiligen Reha-Träger, schließlich auch Kosten für z.B. Lernmittel, Arbeitskleidung, aber auch Rehabilitationssport.

chwerbehinderte Körperlich, geistig oder seelisch behinderte Personen, denen auf Antrag om Versorgungsamt ein GdB (s.o.) von wenigstens 50 zuerkannt wurde (§ 2 Abs. 2 SGB IX).

ertrauensschutz Von der Rechtsprechung geprägter Begriff, mit dem gesichert werden soll, ass Personen/Versicherte, die bestimmte Leistungen (z.B. Pflegeleistungen oder Renten) erhalten aben oder in Kürze erwarten, aufgrund *neuer* gesetzlicher Regelungen nicht unzumutbar schlechr gestellt werden, ohne dass sie sich auf diese neue Rechtslage hätten einstellen können. Entweder erden ihnen früher erhaltene Sozialleistungen auf Dauer oder für eine Übergangsfrist weiter ewährt oder es werden sonstige begünstigende Übergangsregelungen vereinbart.

umutbarkeit Rechtsbegriff im SGB III (Arbeitsförderung). § 121 SGB III: Einem Arbeitslosen zumutbare Beschäftigungen" sind alle Tätigkeiten des allg. Arbeitsmarkts, „soweit allg. oder peronenbezogene Gründe der Zumutbarkeit einer Beschäftigung nicht entgegenstehen."

Allg. Gründe: Verstoß der Beschäftigung gegen gesetzliche, tarifliche oder in Betriebsvereinbarungen festgelegte Bestimmungen über Arbeitsbedingungen oder gegen Bestimmungen des Arbeitsschutzes

Personenbezogene Gründe: Das erzielbare Arbeitsentgelt ist „erheblich" niedriger als das der Bemessung des Arbeitslosengeldes zugrunde liegende (zuletzt erzielte) Arbeitsentgelt; d.h. um > 20% in den ersten 3 Mon., um > 30% im 4.–6. Mon. der Arbeitslosigkeit. Ab Beginn des 7. Mon. ist dem Arbeitslosen die Aufnahme einer Tätigkeit nur dann nicht zumutbar, wenn das Nettoeinkommen niedriger ist als die bezogene Sozialleistung (Arbeitslosengeld, Arbeitslosenhilfe).

30.2.2 Das System der sozialen Sicherung

Die Sozialversicherung

Risikoabsicherung: Sicherung gegen allg. Risiken des Lebens.
Gesetzliche Grundlage: Sozialgesetzbuch (SGB, bes. III, V, VI, VII u. XI).

Tab. 30.2 Die Sozialversicherung

	Gesetzliche Krankenversicherung	Soziale Pflegeversicherung	Gesetzliche Rentenversicherung	Gesetzliche Unfallversicherung	Arbeitsförderung
Leistungsträger	Gesetzliche Krankenkassen, z.B. AOK, IKK, BKK	Gesetzliche Pflegeversicherung bei den Krankenkassen	BfA, LVAen, Bundesknappschaft, landwirtschaftliche Alterskassen, Seekasse u.a.	Gewerbliche Berufsgenossenschaften, landwirtschaftliche Berufsgenossenschaften, Gemeindeunfallversicherungsverbände	Arbeitsam
Abgesichertes Risiko	Krankheit, AU	Pflegebedürftigkeit	Alter, Erwerbsminderung	Arbeitsunfälle, BK	Arbeitslosigkeit
Leistungen (Beispiele)	Medizinische Ther., Vorsorgemaßnahmen, Reha-Maßnahmen, Hilfsmittel, Krankengeld	Geld- und Sachleistungen, ambulante Reha-Maßnahmen, Pflegehilfsmittel	Medizinische/berufliche Reha (ergänzende Reha-Leistungen, z.B. Übergangsgeld), Renten	Medizinische/berufliche Rehabilitation, Renten, ggf. Pflegeleistungen	Arbeitslosengeld, -hilfe, berufl. Reha (z.B. Umschulung)

Soziale Entschädigung

Risikoabsicherung: Ausgleich von Schäden durch Kriegsdienst, Wehr- und Zivildienst, nac
Impfungen oder Gewaltverbrechen.
Gesetzliche Grundlage: Bundesversorgungsgesetz (BVG), Soldatenversorgungsgesetz (SVG
Zivildienstgesetz, Infektionsschutzgesetz, Opferentschädigungsgesetz (OEG).
Leistungsträger: Versorgungsamt.
Leistungsbegründung: Z.B. Kriegsfolgen, Wehr- und Zivildienstschäden (WDB), Impfschäde
Schäden durch Gewaltverbrechen.
Leistungen (Beispiele): Medizinische, berufliche, ggf. soziale Rehabilitation, Versorgungskra
kengeld, Übergangsgeld, Renten.

Soziale Förderung

Risikoabsicherung: Hilfen zur Sicherung der Chancengleichheit.

Gesetzliche Grundlage: Bundesausbildungsförderungsgesetz (BAföG), Sozialgesetzbuch IX (Rehabilitations- und Behindertenrecht), Bundeskindergeldgesetz, Wohngeldgesetz.

Leistungsträger: V.a. Versorgungsverwaltung und unterschiedliche Ämter der Kommunalverwaltungen, Arbeitsverwaltung, Wohnungsamt.

Leistungsbegründung: Ausbildungsförderung, Berufsbildungsförderung, Behinderung, Unterstützung von Familien.

Beispiele von Sozialleistungen zur Sicherung der Chancengleichheit: BAföG, Kindergeld, Erziehungsgeld, Wohngeld, medizinische Behandlung, Rehabilitation, ergänzende Leistungen (z.B. Beförderungskosten).

Sozialhilfe

Risikoabsicherung: Basissystem zur Sicherung des Existenzminimums.

Leistungsträger: Sozialämter der Gemeinden.

Leistungsbegründung: Übernimmt prinzipiell alle Leistungen des sozialen Systems, allerdings nur nach dem Prinzip der
- Nachrangigkeit
- Individualisierung (d.h. Bemessung ausschließlich am konkreten Fall)
- Ausschließlichen Deckung des aktuellen Bedarfs (d.h. nie rückwirkend).

30.2.3 Leistungen bei Arbeits- und vorübergehender Dienstunfähigkeit

AU laut gesetzlicher Krankenversicherung: Der Versicherte kann aus Krankheitsgründen seiner zuletzt ausgeübten Tätigkeit nicht mehr oder nur unter der Gefahr der Verschlimmerung nachgehen. Gemeint ist eine erhebliche Verschlimmerung innerhalb einer absehbar kurzen Zeitspanne, nicht theoretisch mögliche Verschlechterungen durch langfristige weitere Tätigkeit.

AU laut privater Krankenversicherung: Der Versicherte kann seine berufliche Tätigkeit nach medizinischen Befunden vorübergehend in keiner Weise erfüllen, übt sie tatsächlich nicht aus und geht keiner anderweitigen Erwerbstätigkeit nach.

Dienstunfähigkeit bei Beamten, Richtern, Soldaten sowie bei Wehr- und Zivildienstleistenden: Der Pat. ist krankheits- oder unfallbedingt nicht in der Lage, seine Dienstpflichten zu erfüllen.

Sozialleistung und Leistungsträger Entgeltfortzahlung (durch Arbeitgeber/Dienstherren) sowie Krankengeld bzw. Krankentagegeld. Leistungsträger ist die gesetzliche bzw. private Krankenversicherung.

Voraussetzungen für einen Anspruch auf Entgeltfortzahlung und Krankengeld
Initial: Feststellung der AU durch ärztliche Untersuchung (oft schwer objektivierbar!). Die Krankheit muss unverschuldet sein
> 2 Wo.: Genaue Klärung, welche beruflichen/dienstlichen Aufgaben der Pat. unmittelbar vor Eintritt der AU tatsächlich erfüllen musste (☞ 1.2.10). Bei gleichem WS-Beschwerdebild kann z.B. eine halbschichtig tätige Verkäuferin, die überwiegend an der Kasse sitzt, ihre Arbeit i.d.R. eher wieder aufnehmen, als eine vollschichtig stehend tätige Verkäuferin.

Eine Arbeitsunfähigkeit liegt nicht vor

- Bei Beaufsichtigung/Betreuung eines erkrankten Kindes < 12 J.
- Bei diagnostischen oder ther. Maßnahmen, sofern diese selbst keine AU bedingen
- Bei Beschäftigungsverboten nach dem Infektionsschutzgesetz
- Bei Beschäftigungsverboten nach dem Mutterschutzgesetz, z.B. für Arbeiten auf Beförderungsmitteln nach Ablauf des 3. Schwangerschaftsmon., für Arbeiten mit erhöhter Unfallgefahr, bes. der Gefahr auszugleiten, zu fallen oder abzustürzen sowie Akkordarbeit und Arbeiten mit längerem Stehen (> 4 h)
- Bei Organspendern; Krankenversicherung des Organempfängers ersetzt den Lohnausfall des Spenders.

Ausstellung einer Arbeits-, Dienstunfähigkeitsbescheinigung

- Gesetzliche Krankenversicherung: Bescheinigung auf vorgedrucktem Formular (☞ 1.2.4) Beginn der AU am Tag der Feststellung; Rückdatierung nur in Ausnahmefällen um max 2 d möglich; *Dauer* muss im Voraus angegeben werden. Ab Ende der Entgeltfortzahlung ist der „Auszahlschein für Krankengeld" auszufüllen (☞ 1.2.4)
- Private Krankenversicherung, Dienstunfähigkeitsbescheinigung: Formloses Attest für den Arbeitgeber ohne Angabe der Diagnose. Besteht eine Krankentagegeld-Versicherung, erhalten die Pat. meist ab Anspruchsbeginn den Vordruck der Versicherung, auf dem die Diagnose und voraussichtliche Dauer der Erkr. einzutragen sind
- Dauer der Arbeits-/Dienstunfähigkeit: Bei med. Ind. keine zeitl. Begrenzung. Initial eher kürzere Fristen (1–2 Wo.), bei Krankengeldbezug regelm. Kontrollen nach jeweils ca. 3. Wo. Entgeltfortzahlung bzw. Krankengeldanspruch wegen „derselben" Krankheit sind zeitl. au 78 Wo. innerhalb eines von der Krankenkasse zu ermittelnden Dreijahres-Zeitraums (Blockfrist) begrenzt!
- Aufbewahrungspflicht: Durchschläge der AU-Bescheinigung 1 J.

Auf den Durchschlag, den die Krankenkasse erhält, gehört nur die Diagnose (ICD-10 verschlüsselt), die die aktuelle AU tatsächlich verursacht. Die Nennung evtl. bestehender Begleiterkr. (die eigentlich *keine* AU verursachen) kann dazu führen, dass die Anspruchsfristen falsch und für den Pat. ungünstiger errechnet werden.

Aufeinanderfolge von Arbeitsunfähigkeits-Zeiten

Bei längeren AU-Phasen wird oft vo den Kassen angefragt, ob diese mit früheren AU-Phasen in Zusammenhang stehen, um die Anspruchsfristen für Entgeltfortzahlung und Krankengeld genau zu bestimmen. Auf keinen Fall al Begleiterkr. und Risikofaktoren nennen, sondern stets nur die AU-begründenden Erkr., da sons das „Leistungsende" für die Ansprüche i.d.R. früher erreicht ist als bei korrektem Vorgehen.

Entgeltfortzahlung (Arbeitgeber)

- Wird i.d.R. bei AU wegen ein und derselben Krankheit max. 6 Wo. gezahlt. **Cave:** Komplizier Fristenberechnungen (Aufgabe der Krankenkasse)
- Die Anspruchsdauer verlängert sich nicht, wenn während der AU eine zweite Erkr. hinzutrit die ebenfalls AU begründet
- Für zwei oder mehr AU-Phasen wegen *verschiedener* Erkr., die im Abstand von wenigen Tage oder Wo. aufeinander folgen, besteht jeweils Anspruch auf Engeltfortzahlung für volle 6 W

- Ist der Zeitraum zwischen Beginn einer neuen und Ende einer vorangegangenen AU wegen „derselben" Krankheit kürzer als 6 Mon., besteht nur Anspruch auf Entgeltfortzahlung für max. 42 d
- Liegt das letzte AU-Ende (mit voller 6-wöchiger Entgeltfortzahlung) bei Beginn von Krankheit B schon mehr als 6 Mon. zurück, hat Pat. erneut Anspruch auf 6-wöchige Entgeltfortzahlung. Bei anschließender erneuter AU wegen derselben Krankheit erhält der Pat. aber erst nach > 12 Mon. erneut eine Entgeltfortzahlung über 6 Wo. → Arbeitgeber müssen i.d.R. bei chron. Kranken nur einmal pro J. Entgeltfortzahlung leisten.

Krankengeld (Krankenkasse)
- Keine zeitliche Begrenzung
- Wegen „derselben" Krankheit allerdings längstens 78 Wo. innerhalb einer dreijährigen Rahmenfrist (s.o.)
- Beginn des Krankengeldanspruchs: Ab dem auf die ärztliche Feststellung der AU folgenden Tag oder ab Beginn einer Behandlung in einem Krankenhaus oder einer Vorsorge-/Reha-Einrichtung
- Der Anspruch auf Krankengeld „ruht": Während Entgeltfortzahlungen, bei Bezug von Entgeltersatzleistungen wie z.B. Arbeitslosengeld, Arbeitslosenhilfe, Mutterschaftsgeld.

Krankentagegeld Wird von privaten Krankenversicherungen gezahlt, so lange medizinisch von einer *vorübergehenden* Einschränkung des Leistungsvermögens gesprochen werden kann. I.d.R. wird bei längerer AU von dem Versicherungsträger ein Gutachten zur Abgrenzung gegenüber dauernder Berufs- und Erwerbsunfähigkeit veranlasst.

Wichtige Hinweise zur AU
- Behandlungsbedürftigkeit und Behandlungsfähigkeit sind keine zwingenden Voraussetzungen für AU. Ein Heizungsbauer mit schwersten und nicht reparablen Knieschäden bleibt z.B. auf Dauer arbeitsunfähig, auch wenn ein nicht mehr behandlungsfähiger „Endzustand" erreicht ist
- Auch Behinderte, die z.B. in Behinderten-Werkstätten arbeiten, können arbeitsunfähig sein, ebenso Rentner, die noch einer regelmäßigen Beschäftigung nachgehen, oder „geringfügig Beschäftigte". Auch sie haben Anspruch auf Entgeltfortzahlung
- Arbeitslose müssen bei AU beim Arbeitsamt eine AU-Bescheinigung vorlegen. Sie erhalten Bezüge für 6 weitere Wo., danach Krankengeld in Höhe der zuvor bezogenen Sozialleistung (Arbeitslosengeld oder -hilfe).

Möglichkeiten der beruflichen Wiedereingliederung
- Vollschichtiger Arbeitsversuch mit Beendigung der AU
- Stufenweise Wiedereingliederung
– I.d.R. soll mind. halbschichtiges Leistungsvermögen gegeben sein
– Pat. und Arbeitgeber müssen zustimmen
– Es besteht weiter AU → Arbeitgeber muss keinen Lohn zahlen; volle Anrechnung auf die max. Dauer des Krankengeldanspruchs
– Dauer: 4–6 Wo.; länger nur bei nachvollziehbarer medizinischer Begründung Rehabilitations-Maßnahmen
– Bei Pat. > 40 J. bei erheblich gefährdeter/geminderter Erwerbsfähigkeit: Primär medizinische Reha-Maßnahmen, vom Rentenversicherungsträger finanziert

– Bei Pat. bis ca. 40 J.: Primär berufliche Reha-Maßnahmen, z.B. vom Arbeitsamt oder LVA/BfA finanziert
♦ Ist Tätigkeit am alten Arbeitsplatz auf Dauer nicht möglich:
– Prüfung, ob technische Hilfsmittel das Arbeiten wieder möglich machen können
– Prüfung, ob ein innerbetrieblicher Arbeitsplatzwechsel möglich ist; evtl. Kontakt mit Werks-/ Betriebsarzt aufnehmen.

Gutachten zur AU durch den Medizinischen Dienst der Krankenversicherung (MDK)

Indikation Prüfung einer AU bei auffällig langer Dauer, z.B. bei Zweifeln der Kasse oder des Arbeitgebers, zur Klärung von Reha-Bedürftigkeit und -Prognose, für eine Stellungnahme be dauerhaft geminderter Erwerbsfähigkeit und evtl. daraus resultierender Möglichkeit, Rentenlei stungen beanspruchen zu können.

Vorgehen In einigen Bundesländern nur noch selten persönliche Untersuchung des Pat. durch den MDK, sondern Tendenz zur Supervision der AU-Verordnungen. Bei persönlicher Untersu chung durch den MDK ist es zur Untermauerung der AU sinnvoll und gewünscht, dass der HA alle relevanten Unterlagen zur Verfügung stellt.

Konsequenz Gutachten des MDK sind verbindlich. Weitere Attestierung einer AU ist nicht zu lässig. HA kann unter sorgfältiger Darlegung der Gründe „Einspruch" bei der Krankenkasse ein reichen. Dies muss innerhalb weniger Tage nach Zugang des MDK-Gutachtens erfolgen. Kasse wird dann Zweitgutachten veranlassen.

„Missbrauch der Arbeitsunfähigkeit"

Kann bestehen
♦ bei chron. Arbeitsplatzkonflikten
♦ bei auslaufenden Arbeitsverhältnissen
♦ bei auslaufenden Sozialleistungsansprüchen gegenüber anderen Trägern, die die Basis für die Bemessung des Krankengelds darstellen (z.B. Arbeitslosengeld oder Mutterschaftsgeld beim Übergang in den Erziehungsurlaub) und die Gesamtbezugsdauer von Sozialleistun gen verlängern.

! Das Ansehen des Arztes bei seinen Pat. hängt auch hier mehr von seiner Konsequenz als von seiner Nachgiebigkeit ab!

30.2.4 Verordnung häuslicher Krankenpflege

Leistungen und Leistungsträger

♦ Grundpflege: Hilfe bei der Körperpflege, z.B. beim Waschen, bei der Zahnpflege, beim Käm men; bei der Ernährung, z.B. Füttern, und bei der Mobilität, z.B. beim Aufstehen, An- un Auskleiden
♦ Behandlungspflege: Def. rechtlich nicht abschließend geklärt. Unterschieden werden:
– „Einfache" Leistungen können i.d.R. von Laien, d.h. auch von Angehörigen, erbracht werden z.B. RR-Messung, evtl. auch Blutzuckermessungen, Geh- und Bewegungsübungen, Einrei bungen und Abgabe von Medikamenten

– Leistungen, die grundsätzlich von geschultem Fachpersonal erbracht werden sollen oder müssen, z.B. Wundpflege, Einläufe, Spülen von Körperhöhlen

Hauswirtschaftliche Versorgung: Z.B. Bettenmachen, Putzen, Zubereiten von Mahlzeiten.

Leistungsträger: Gesetzliche Krankenversicherung.

Voraussetzung für die Bewilligung häuslicher Krankenpflege

Krankenhausbehandlung ist geboten, aber nicht ausführbar, *oder*

Krankenhausbehandlung kann durch die Verordnung vermieden oder verkürzt werden, *oder*

Die Verordnung sichert das Ziel der ärztlichen Behandlung

Außerdem: Es gibt keine im Haushalt lebende Person (nicht notwendigerweise naher Angehöriger), den den Kranken in ausreichendem Umfang pflegen und versorgen kann.

Ist erhebliche Pflegebedürftigkeit nach SGB XI (Pflegeversicherung, ☞ 30.2.9) anerkannt, ist die Verordnung zusätzlicher Leistungen zur Grundpflege und hauswirtschaftlichen Versorgung *nicht* zulässig. Nach Pflegestufe fragen!

Verordnung Formular „Verordnung häuslicher Krankenpflege", ☞ 1.2.9, Abb. 1.11, ☞ 1.12.

Cave: Zunehmend „kritische" Kassen und konsequente MDK-Begutachtung auf Basis relativ restriktiver Richtlinien, daher gilt:

Jede verordnete Leistung muss durch die angegebene Diagnose eindeutig erklärt sein

Damit ein Krankenhausaufenthalt als „abgekürzt" gilt, muss sich die Erstverordnung unmittelbar an den Aufenthalt anschließen

Keinesfalls ist die Abwesenheit von Angehörigen, die z.B. einen alten Menschen versorgen, ein alleiniger Grund für eine Krankenhauseinweisung.

Nicht vergessen, Verordnungen, die nach Besserung des Krankheitsbilds nicht mehr indiziert sind, wieder abzusetzen!

Dauer der häuslichen Krankenpflege

Vermeidung/Verkürzung von Krankenhausaufenthalten: Behandlungs- und Grundpflege 4 Wo. im Krankheitsfall, in begründeten Ausnahmefällen nach Befürwortung durch den MDK auch länger.

Sicherung der ärztlichen Behandlung:

Behandlungspflege: Keine zeitliche Begrenzung

Grundpflege und hauswirtschaftliche Versorgung: Von Kasse zu Kasse, je nach Satzung, unterschiedlich.

30.2.5 Verordnung einer Haushaltshilfe oder eines landwirtschaftlichen Helfers

Leistungsträger Gesetzliche Krankenversicherung, andere Reha-Träger.

Voraussetzungen für die Bewilligung

Verhinderung der Haushaltsführung wegen Krankenhausbehandlung oder ambulanter/stationärer Kurmaßnahmen oder Pflegebedürftigkeit (§ 38 SGB V)

- Im Haushalt lebt mind. 1 Kind, das das 12. Lj. (laut SGB V; in der Satzung mancher Kasse heißt es 14. Lj.) noch nicht vollendet hat oder behindert ist
- Keine andere „im Haushalt lebende Person kann den Haushalt weiterführen".

! Je nach Satzung der Kasse kann nach § 38 SGB V eine Leistung auch gewährt werden, wenn „wegen Krankheit" eine Weiterführung des Haushalts nicht möglich ist.

Verordnung Formlos (☞ 1.12); mit Begründung zu Art und Schweregrad der Erkr. sowie Angabe der voraussichtlichen Dauer und der erforderlichen Stundenzahl.

Es ist nicht ausreichend, das Formular für die „Verordnung häuslicher Krankenpflege" (nach § 37 SGB V) zu verwenden und lediglich „hauswirtschaftliche Versorgung" anzukreuzen.

Dauer Fallabhängig, zunächst eher restriktive Handhabung. Landwirtschaftliche Betriebshelfer werden i.d.R. für bis zu 28 d/J. zur Verfügung gestellt; **cave:** Sonderregelungen!

30.2.6 Rehabilitations-Leistungen

Medizinische, berufliche, soziale und ergänzende Maßnahmen, die chron. Kranken und Behinderten ein weitgehend selbstständiges Leben in der Gesellschaft ermöglichen sollen. Umfassen u.a medizinische Vorsorge- und Reha-Maßnahmen, Heil- und Hilfsmittel, „ergänzende Leistungen": Z.B. Übergangs Kranken-, Verletztengeld, Reisekostenerstattung, Übernahme der Beiträge zur Sozialversicherung für den Zeitraum der Maßnahme.

Leistungsträger

- Gesetzliche Krankenversicherung: Übernimmt fast ausschließlich Kosten bzw. Zuschüsse für medizinische Vorsorge- und Reha-Maßnahmen; außerdem Heil- und Hilfsmittel
- Gesetzliche Rentenversicherung
- Bundesanstalt für Arbeit
- Versorgungsverwaltung
- Gesetzliche Pflegeversicherung
- Sozialamt
- Jugendamt
- Beihilfe für Beamte
- Träger der freien Wohlfahrtspflege (z.B. Arbeiterwohlfahrt, DRK, Caritas): Organisieren v. die Mutter-Kind-Kuren in eigenen Heimen, zahlen aber meist allenfalls Zuschüsse. Kostenträger ist die gesetzliche Krankenversicherung
- Gesetzliche Unfallversicherung.

! Ist der Leistungsträger unklar: Pat. wegen medizinischer Reha-Maßnahmen zur Krankenkasse schicken, wegen beruflicher Maßnahmen zum Arbeitsamt. Diese sind verpflichtet, den gegzuständigen Träger zu ermitteln.

Voraussetzungen für die Bewilligung von Rehabilitations-Maßnahmen

- Medizinische oder berufliche Reha-*Bedürftigkeit*
- Vorhandene Reha-*Fähigkeit*

- Ausreichende *Chance auf Erfolg* der Reha-Maßnahme, d.h. gute Reha-Prognose; v.a. bei mehrmaligen Reha-Verordnungen sowie bei Pflegebedürftigen der Stufen II und III der gesetzlichen Pflegeversicherung von Bedeutung.

Bes. wichtig ist es, den Pat. zur Eigeninitiative zu motivieren, z.B. Teilnahme an Selbsthilfegruppen (Koronarsportgruppe u.a.). Angehörige einbinden!

Antrag auf Bewilligung einer Rehabilitations-Maßnahme

- Der Versicherte muss selbst für jede einzelne Reha-Leistung einen Antrag bei dem jeweiligen Träger stellen. Ausnahmen:
- Die gesetzliche Unfallversicherung muss von Amts wegen tätig werden
- Anschlussheilbehandlungen nach schweren Erkr. mit Krankenhausbehandlung werden vom Krankenhaus veranlasst. Kostenträger: Rentenversicherung oder Krankenversicherung
  Antrag muss ggf. durch ärztliche Notwendigkeitsbescheinigung, Krankenhaus- und Facharztberichte ergänzt werden
  Frühere Maßnahmen müssen korrekt (vom Pat.) angegeben werden, auch bei Maßnahmen anderer Träger (wichtig für den gesetzlich geforderten Reha-Abstand von 4 J.)
  Formulare: Z.B. Kurvorschlag des Arztes für ambulante und stationäre Kur-Maßnahmen (bei der Kasse erhältlich), Mütter-/Mutter-Kind-Kuren: Unterschiedlichste Formulare caritativer Einrichtungen; Antragsformulare der Rentenversicherungsträger; evtl. fordert Rentenversicherung ärztlichen Bericht auf separatem Formular an.

Wird eine stationäre Kur vom Rentenversicherungsträger abgelehnt, kann Pat. noch einen Antrag bei der Krankenkasse stellen, da unterschiedliche Zielsetzungen der beiden Reha-Träger.

Dauer der Rehabilitations-Maßnahme

Medizinische: I.d.R. 3 Wo., bei entsprechender Ind. auch länger
Berufliche: Unterschiedlich, von wenigen Wo. bis 2 J.

"Vorzeitige" Kur-/Reha-Maßnahmen

vor Ablauf der 4-J.-Frist.

Nur noch, wenn alle ambulant möglichen Maßnahmen tatsächlich ausgeschöpft sind *und* von der stationären Maßnahme noch eine wesentliche Verbesserung zu erwarten ist (**cave:** Häufig nicht gegeben!)
Wichtig ist von vornherein eine plausible medizinische Begründung der Vorzeitigkeit, z.B. extrem schwer einstellbarer Diab. mell., Re-Infarkt, Rückfall einer Abhängigkeitserkr. I.d.R. kommen nur Reha-*Fach*kliniken (keine Sanatorien) bei Wiederholungsmaßnahmen mit dringlicher Ind. in Frage
Frühere Vorsorgeleistungen und ambulante Reha-Kuren werden seit 1.1.2000 auf stationäre Maßnahmen nicht mehr angerechnet. Kinderkuren dauern i.d.R. 4–6 Wo.

30.2.7 Der Rentenantrag

Das Rentenrecht ist in den letzten J. wiederholt geändert worden. Übergangsregelungen und Ver trauensschutzbestimmungen gelten für Personen der sog. rentennahen Jahrgänge, die von de neuen Bestimmungen u.U. unverhältnismäßig hart betroffen wären. Dadurch ist das Rentenrech (Rentenformeln, diverse rentenrechtliche Zeiten, Hinzuverdienstgrenzen u.a.) insgesamt so kom pliziert, dass nur Fachleute korrekt und umfassend Auskunft geben können.

! Zur Klärung von Rentenansprüchen und Rentenhöhen Pat. immer an die Auskunfts- un Beratungsstellen der Rentenversicherung verweisen.

Wichtige Hinweise

- Leistungsträger: Rentenversicherungen
- Antragsformulare sind bei den Gemeinde-Verwaltungen, z.T. auch bei den Sozialverbände (z.B. VdK) erhältlich
- Vor Bewilligung einer Rente wegen geminderter Erwerbsfähigkeit ist der Träger verpflichtet, z prüfen, ob Rehabilitations-Maßnahmen evtl. die Erwerbsfähigkeit wiederherstellen könne Antragsvordrucke für Reha-Maßnahmen liegen bei den Krankenkassen aus
- Hat die Reha-Maßnahme keinen Erfolg, kann der Reha-Antrag – ohne erneute Antragstellun – in einen Rentenantrag „umgedeutet" werden
- Bei Ablehnung kann innerhalb einer gesetzten Frist Widerspruch eingelegt werden; i.d.R. en scheiden dann paritätisch besetzte Widerspruchsausschüsse nach Einholung weiterer Unte lagen
- Nach Abschluss des Widerspruchverfahrens ist der Klageweg offen (Sozialgericht, Landesso zialgericht).

Rentenformen

Tab. 30.3 Rentenformen	
A. Rente wegen Alters (ab 1.1.2001)	**B. Rente wegen verminderter Erwerbs-fähigkeit (ab 1.1.2001)**
- Regelaltersrente - Altersrente für langjährig Versicherte - Altersrente für Schwerbehinderte - Altersrente für langjährig unter Tage beschäftigte Bergleute „Alte" Renten mit Übergangsregelungen - Altersrente wegen Arbeitslosigkeit oder nach Altersteilzeit - Altersrente für Frauen	- Rente wegen teilweiser Erwerbsminderun - Rente wegen voller Erwerbsminderung - Rente für Bergleute „Alte" Renten mit Übergangsregelungen - Rente wegen Berufsunfähigkeit - Rente wegen Erwerbsunfähigkeit

Daneben gibt es die Renten „wegen Todes", kleine und große Witwenrente, Erziehungsrent Waisenrente u.a., die keinen medizinischen Bezug haben.

Altersrenten

Versicherte können bei allen Altersrenten wählen, ob sie sie als Vollrente oder als Teilrente in Höhe von einem Drittel, der Hälfte oder von zwei Dritteln der Vollrente in Anspruch nehmen wollen (§ 42 SGB VI). Die Wahlmöglichkeit besteht über das 65. Lj. hinaus. Je geringer die Rente, desto höher darf der Hinzuverdienst sein. Ziel: Flexible Gestaltung des Übergangs in den Ruhestand.

Vorzeitige Inanspruchnahme von Altersrenten war und ist möglich; i.d.R. aber 0,3% Rentenabschlag pro Mon. der vorgezogenen Inanspruchnahme.

Kürzungen gelten für die Gesamtdauer des Altersrentenbezuges, also auch nach dem 65. Lj.

Regelaltersrente Wartezeit: 5 J. Nach Vollendung des 65. Lj. Empfänger kann unbegrenzt dazuverdienen.

Altersrente für langjährig Versicherte Wartezeit: 35 J. Nach Vollendung des 62. Lj. kann – unter Inkaufnahme von Abschlägen (ab Geburtsjahrgang 1949) – Inanspruchnahme erfolgen. Anmerkung: Rente unter gleichem Namen schon bisher zu günstigeren Rahmenbedingungen: Nach einer Wartezeit von 35 J. abschlagsfrei nach Vollendung des 63. Lj. Anhebung des regulären Rentenalters auf 65 J. seit Januar 2000 betrifft alle Versicherten ab Jahrgang 1937. Übergangsregelungen für Geburtsjahrgänge bis 1948.

Altersrente für Schwerbehinderte Wartezeit: 35 J. Nach Vollendung des 63. Lj. Bei Beginn muss der Versicherte als Schwerbehinderter anerkannt sein.
Anmerkung:
Diese Rente gab es unter dem Namen „Altersrente für Schwerbehinderte, Berufs- und Erwerbsunfähige" schon bisher, aber zu günstigeren Rahmenbedingungen: Sie konnte nach einer Wartezeit von 35 J. mit Vollendung des 60. Lj. abschlagsfrei in Anspruch genommen werden. Das ist mit Sonderregelungen (und unter Inkaufnahme von Abschlägen) jetzt nur noch für Versicherte möglich, die nach dem 1.1.1941 und vor dem 1.1.1951 geboren sind Die „Gleichstellung" eines Versicherten mit einem Schwerbehinderten (ab Zuerkennung eines GdB von 30 möglich), reicht als Renten-Voraussetzung nicht aus.

Altersrente für langjährig unter Tage beschäftigte Bergleute Wartezeit: 25 J. Nach Vollendung des 60. Lj.

Altersrente wegen Arbeitslosigkeit oder nach Altersteilzeit Altersrente, die in Zukunft völlig entfällt, aber – mit Übergangsbestimmungen – für Versicherte in den sog. rentennahen Jahrgängen zunächst noch weiter gewährt wird (unter Inkaufnahme von Abschlägen). Anspruch besteht noch für Versicherte, wenn sie:
Vor dem 1.1.1952 geboren sind
Eine Wartezeit von 15 J. erfüllt haben
Das 60. Lj. vollendet haben
Weitere versicherungsrechtliche und erwerbsbiographische Voraussetzungen erfüllen.

Altersrente für Frauen Altersrente, die in Zukunft völlig entfällt, aber – mit Übergangsbestimmungen – für Versicherte in den sog. rentennahen Jahrgängen zunächst noch weiter gewährt wird (unter Inkaufnahme von Abschlägen). Anspruch besteht noch für Versicherte, wenn sie:

- Vor dem 1.1.1952 geboren sind
- Eine Wartezeit von 15 J. erfüllt haben
- Das 60. Lj. vollendet haben
- Nach Vollendung des 40. Lj. mehr als 10 J. Pflichtbeiträge für eine versicherte Beschäftigung oder Tätigkeit entrichtet haben.

Renten bei verminderter Erwerbsfähigkeit

Seit dem 1.1.2001 werden keine neuen Renten mehr wegen Berufsunfähigkeit oder Erwerbsunfähigkeit gewährt. Das neue Rentenrecht kennt diese Begriffe nicht mehr; sie existieren aber als sog. Bestandsrenten, die vor dem 1.1.2001 zuerkannt wurden, weiter. An die Stelle dieser beiden Renten treten die Renten wegen teilweiser bzw. voller Erwerbsminderung (§ 43 SGB VI neu).

Rente wegen teilweiser Erwerbsminderung
Anspruch haben Versicherte, wenn sie:

- Teilweise erwerbsgemindert (s.o.) sind
- Die allg. Wartezeit (5 J.) erfüllt haben
- In den letzten 5 J. vor Eintritt der Erwerbsminderung 3 J. Pflichtbeiträge für eine versicherte Beschäftigung oder Tätigkeit entrichtet haben.

Rente wegen voller Erwerbsminderung
Anspruch haben Versicherte, wenn sie:

- Voll erwerbsgemindert (s.o.) sind
- Die allg. Wartezeit (5 J.) erfüllt haben
- In den letzten 5 J. vor Eintritt der Erwerbsminderung 3 J. Pflichtbeiträge für eine versicherte Beschäftigung oder Tätigkeit entrichtet haben
- „Voll erwerbsgemindert sind Versicherte, die wegen Krankheit oder Behinderung auf nicht absehbare Zeit außerstande sind, unter den üblichen Bedingungen des allg. Arbeitsmarktes mind. 3 h tägl. erwerbstätig zu sein."
- Für beide Renten gilt: „Erwerbsgemindert ist nicht, wer unter den üblichen Bedingungen des allg. Arbeitsmarkts mind. 6 h tägl. erwerbstätig sein kann; dabei ist die jeweilige Arbeitsmarktlage nicht zu berücksichtigen."

Rente für Bergleute
Versicherte haben Anspruch auf diese Rente, wenn sie:

- Im Bergbau vermindert berufsunfähig (s.u.) sind
- Vor Eintritt der im Bergbau verminderten Berufsfähigkeit die allg. Wartezeit erfüllt haben
- In den letzten 5 J. vor Eintritt der im Bergbau verminderten Berufsfähigkeit 3 J. knappschaftliche Pflichtbeitragszeiten entrichtet haben.

„Im Bergbau vermindert berufsfähig sind Versicherte, die wegen Krankheit oder Behinderung nicht im Stande sind,

- Die von ihnen bisher ausgeübte knappschaftliche Beschäftigung auszuüben
- Eine andere wirtschaftlich im Wesentlichen gleichwertige knappschaftliche Beschäftigung, die von Personen mit ähnlicher Ausbildung sowie gleichwertigen Kenntnissen ausgeübt wird, auszuüben. Die jeweilige Arbeitsmarktlage ist nicht zu berücksichtigen."

Rente wegen Berufsunfähigkeit (BU)

- Bestandsrenten, also vor dem 1.1.2001 zuerkannte Renten bleiben unverändert, wenn sie „auf Dauer" zuerkannt worden waren. Neue BU-Renten nach altem Recht gibt es nicht mehr
- War eine BU-Rente „auf Zeit" zuerkannt worden, bleibt sie ebenfalls in voller Höhe bis zum Zeitpunkt der Nachprüfung bestehen. Wegfall oder Weitergewährung richtet sich dann nach den medizinischen Befunden
- Wer vor dem 1.1.1961 geboren ist und nach dem alten Recht Anspruch auf eine BU-Rente gehabt hätte, behält prinzipiell diesen Anspruch, bekommt im Fall des Vorliegens der Voraussetzungen aber „nur" die nach dem neuen Rentenrecht vorgesehene Rente wegen „teilweiser Erwerbsminderung", die exakt halb so hoch ist wie die Rente wegen „voller Erwerbsminderung"
- Wer ab dem 1.1.1961 geboren ist, hat keinen Anspruch mehr.

Rente wegen Erwerbsunfähigkeit
Bestandsrenten bleiben intakt. Neu-Gewährungen gibt es nicht mehr, da die alte EU-Rente ja durch die neue Rente „wegen voller Erwerbsminderung" ersetzt wird.

Dauernde Dienstunfähigkeit bei Beamten

Voraussetzungen „Der Beamte auf Lebenszeit ist in den Ruhestand zu versetzen, wenn er infolge eines körperlichen Gebrechens oder wegen Schwäche seiner körperlichen oder geistigen Kräfte zur Erfüllung seiner Dienstpflicht dauernd unfähig (dienstunfähig) ist".
Als dienstunfähig kann der Beamte auch angesehen werden, wenn er infolge Erkr. innerhalb eines Zeitraums von 6 Mon. mehr als 3 Mon. keinen Dienst getan hat und keine Aussicht besteht, dass er innerhalb weiterer 6 Mon. wieder voll dienstfähig wird."

Feststellung
- V.a. durch Ärzte des Gesundheitsamts
  Befunde der behandelnden Ärzte werden dafür herangezogen → Koordination durch den HA.
  Folgen: Versetzung in den Ruhestand oder Entlassung, dabei kann der Dienstherr eigene Erfordernisse, z.B. Erstellen eines den Richtlinien entsprechenden Stundenplans, geltend machen.

30.2.8 Sozialleistungen nach dem Schwerbehindertenrecht

„Behindert" sind Menschen (§ 2 SGB IX), „wenn ihre körperliche Funktion, geistigen Fähigkeiten oder seelische Gesundheit mit hoher Wahrscheinlichkeit länger als sechs Mon. von dem für das Lebensalter typischen Zustand abweichen und daher ihre Teilhabe am Leben in der Gesellschaft beeinträchtigt ist". Menschen sind „von Behinderung bedroht, wenn die Beeinträchtigung zu erwarten ist". Die „Auswirkung" der Funktionsbeeinträchtigung wird als Grad der Behinderung (GdB), in Zehnergraden abgestuft, vom Versorgungsamt festgestellt (§ 69 SGB IX).
Schwerbehinderte: Personen mit einem GdB von mind. 50.
Gleichgestellte: Personen mit einem GdB von mind. 30, die – nach Antragstellung – vom *Arbeitsamt* in einzelnen Aspekten (z.B. Kündigungsschutz) Schwerbehinderten gleichgestellt werden. Voraussetzung: Aufgrund der Behinderung kann ohne Gleichstellung ein Arbeitsplatz nicht gefunden oder behalten werden (§ 68 f SGB IX).

✳Aus der Höhe des GdB ist kein Rückschluss auf die berufliche Leistungsfähigkeit im Erwerbsleben zulässig.

Zusätzliche Behinderungs-Merkzeichen (Mz)

- **G = erhebliche Gehbehinderung:** Personen, die aufgrund ihres Leidens „nicht ohne erhebliche Schwierigkeiten oder nicht ohne Gefahren für sich oder andere, Wegstrecken im Ortsverkehr zurückzulegen vermögen, die üblicherweise noch zu Fuß zurückgelegt werden"
- **B = Notwendigkeit ständiger Begleitung (bei Benutzung öffentlicher Verkehrsmittel):** Es ist „regelmäßig fremde Hilfe beim Ein- und Aussteigen oder während der Fahrt notwendig" → unentgeltliche Beförderung einer Begleitperson
- **aG = außergewöhnliche Gehbehinderung:** Personen, die sich aufgrund ihres Leidens „dauernd nur mit fremder Hilfe oder nur mit großer Anstrengung außerhalb ihres Kraftfahrzeugs bewegen können." Nur für schwerste Beeinträchtigungen der Gehfähigkeit vorgesehen → berechtigt z.B. zum Benutzen von Parkplätzen, die für Schwerbehinderte vorgesehen sind
- **H = Hilflosigkeit:** Personen, die „nicht nur vorübergehend für eine Reihe regelmäßig wiederkehrender Verrichtungen zur Sicherung der persönlichen Existenz im Ablauf eines Tages fremder Hilfe dauernd bedürfen". Zuerkennung unabhängig von der Höhe des GdB. Nicht gleichzusetzen mit „Pflegebedürftigkeit", liegt evtl. schon bei Pflegestufe II, i.d.R. aber bei Stufe III vor. → Voraussetzung für die Gewährung einer „Pflegezulage"
- **RF = Befreiung von Rundfunk- und Fernsehgebührenpflicht:** Immer bei Blinden, bei erheblicher Sehminderung (GdB 60 allein wegen der Sehbehinderung) und Hörminderung (GdB 50); außerdem z.B. bei ansteckenden Erkr., immunsuppressiver Ther., seelischer/geistiger Behinderung mit Unruhe und/oder aggressivem Verhalten
- **Bl = Blindheit:** Blindheit oder Sehschärfe auf keinem Auge, auch nicht bei beidäugiger Prüfung, mehr als $^1/_{50}$ oder hochgradige Einschränkungen des Sehvermögens, z.B. Gesichtsfeld-Einengungen, Rindenblindheit
- **1. Kl:** Nur für Schwerkriegsbeschädigte → erlaubt bei Eisenbahnfahrten die Benutzung der 1. Klasse mit einem Fahrschein der 2. Klasse.

Antrag auf Anerkennung als Schwerbehinderter
Formular: Wird von Versorgungsverwaltung zur Verfügung gestellt; muss vom Antragsteller selbst oder von bevollmächtigter Person ausgefüllt werden; eingetragen werden müssen:

- Personalien
- Die Leiden, die als Behinderung anerkannt werden sollen
- Zusätzlich gewünschte Merkzeichen, wenn sie mitbeantragt werden sollen
- Alle behandelnden Ärzte, Krankenanstalten, Reha-Kliniken, die Aussagen zu den Leiden und den dauerhaften Auswirkungen machen können.

Einzel-GdBs: Für jedes einzelne Leiden wird ein separater GdB ermittelt; Grundlage sind die „Anhaltspunkte für die ärztliche Gutachtertätigkeit im sozialen Entschädigungsrecht und nach dem Schwerbehindertengesetz" (letzte Auflage 1996).

❗ Handliche Auszüge sind über die Geschäftsstellen des VdK oder die Hauptfürsorgestelle erhältlich.

Gesamt-GdB: Festgelegt in Form einer „medizinischen Gesamtwürdigung" der Einzel-GdBs.

Bescheid: Geht dem Antragsteller in jedem Fall zu, enthält den Gesamt-GdB, die festgestellten Behinderungen und die zuerkannten Nachteilsausgleiche.

Schwerbehindertenausweis: Wird ausgestellt, wenn Schwerbehinderung festgestellt wurde.

Bezüglich des Schwerbehindertenstatus besteht bei gezielter Frage in einem Bewerbungsgespräch Auskunftspflicht → bei arbeitslosen oder von Arbeitslosigkeit bedrohten Pat. vor Antragstellung auf Vor- und Nachteile hinweisen: Ein einmal ergangener Bescheid kann nicht zurückgegeben werden.

Vergünstigungen bei Schwerbehinderung/ Minderung der Erwerbsfähigkeit

Tab. 30.4 Steuermindernde Pauschbeträge

GdB/MdE	25–30	30–40	40–50	50–60	60–70	70–80	80–90	90–100
€/J.	310	430	570	720	890	1060	1230	1420

Die Beträge gelten für den festgestellten GdB und die MdE-Werte nach dem sozialen Entschädigungsrecht wie auch nach dem Recht der gesetzlichen Unfallversicherung, allerdings sind hier auch 5er-Prozentsätze üblich

Pauschbeträge bei Werten < 50 werden nur gewährt,
– Wenn ein Anspruch auf Rente/andere laufende Bezüge besteht *oder*,
– Wenn die Behinderung (ab GdB 30) zu einer dauernden Einbuße der körperlichen Beweglichkeit geführt hat *oder*
– Wenn die Behinderung (ab GdB 30) auf einer BK beruht

Blinden (Mz Bl) und dauernd Hilflosen (Mz H) wird derzeit ein Pauschbetrag von 3700 €/J. zuerkannt.

Kündigungsschutz: Nach der Probezeit ist eine Kündigung nur mit Zustimmung der Hauptfürsorgestelle möglich; dies gilt auch für „Gleichgestellte".

Urlaub: Anspruch auf 5 zusätzliche Urlaubstage.

Vorgezogene Altersrente (☞ 30.2.7).

30.2.9 Leistungen der Pflegeversicherung

„Pflegebedürftig" (§ 14 SGB XI) sind „Personen, die wegen einer körperlichen, geistigen oder seelischen Krankheit oder Behinderung für die gewöhnlichen und regelmäßig wiederkehrenden Verrichtungen im Ablauf des tägl. Lebens auf Dauer, voraussichtlich für mind. sechs Mon., in erheblichem oder höherem Maße der Hilfe bedürfen".

Neben der gesetzlichen Pflegeversicherung regeln auch andere Gesetze die Leistungen bei Pflegebedürftigkeit, z.B. soziales Entschädigungsrecht → für Kriegsbeschädigte; gesetzliche Unfallversicherung → bei Folgen von Arbeitsunfällen und BK; beamtenrechtliche Vorschriften → Beihilfen; Zuschüsse der Sozialhilfe.

Festlegung der Pflegestufe

Tab. 30.5 Kriterien

Pflegestufe I	Pflegestufe II	Pflegestufe III
Erheblich Pflegebedürftige	Schwer Pflegebedürftige	Schwerst Pflegebedürftig
Sind Personen, die bei der Körperpflege, der Ernährung oder der Mobilität (Grundpflege)		
• Für wenigstens zwei Verrichtungen aus mind. einem der Bereiche	• Mind. dreimal tägl. zu verschiedenen Tageszeiten	• Tägl. rund um die Uh und auch nachts
• Für ≥ 45 Min.	• Für ≥ 120 Min.	• Für ≥ 240 Min.
• Fremder Hilfe bedürfen und zusätzlich mehrfach in der Wo. Hilfe bei der hauswirtschaftliche Versorgung benötigen.		

Ausschlaggebend für die Einstufung ist also i.d.R. nur der festgestellte Hilfebedarf in de Grundpflege und nicht der der Behandlungspflege oder hauswirtschaftlichen Versorgung

Richtlinien der Spitzenverbände der Pflegekassen

• Tägl. erforderliche Verrichtungen sind z.B. Waschen, Duschen, Baden, Zahnpflege, Kämme Rasieren, nicht aber Haarewaschen (☞ Tab. 30.6)
• Der Zeitaufwand für die Grundpflege muss gegenüber dem für die hauswirtschaftliche Ver sorgung im Vordergrund stehen
• Pflegebedürftigkeit „auf Dauer" liegt auch dann vor, wenn die verbleibende Lebensspann voraussichtlich < 6 Mon. beträgt
• Der „Maßstab der Beurteilung" ist ausschließlich der tatsächlich im Einzelfall erforderlich Hilfe- und Pflegebedarf. Art und Schwere der Krankheit (z.B. Krebs, AIDS) oder Schädigu gen (z.B. Blindheit, Taubheit) sind ohne Belang für die Einstufung
• So genannte „Zeitkorridore" (☞ Tab. 30.6) für die einzelnen Verrichtungen des tägl. Leben die bei vollständiger Übernahme der Hilfe durch die Pflegeperson angesetzt werden, dürfe nur dann bei der Begutachtung über- oder unterschritten werden, wenn spezielle oder all pflegeerschwerende (z.B. Gew. > 80 kg, Spastik, Hemiplegie u.a.) oder pflegeerleichtern (z.B. Gew. < 40 kg) Faktoren gegeben sind.

Spezielle Hinweise z.B. für die Begutachtung pflegebedürftiger Kinder und Demenzkranker finde sich in den Begutachtungsrichtlinien.

! Bei in Heimen lebenden Pflegebedürftigen soll neben fiktiver „Laienpflege" zur Sicherstellur identischer Einstufungskriterien von einer durchschnittlichen Wohn- und Pflegesituatio ausgegangen werden.

Antrag und Bewilligung von Leistungen der Pflegeversicherung

• Voraussetzung: Antragsteller ist der Pflegebedürftige oder eine von ihm bevollmächtigte Pe son
• Formblätter: Bei Kranken-/Pflegekasse erhältlich; variieren von Kasse zu Kasse
• Auftrag für ein Gutachten: Gesetzliche Pflegekassen → MDK; private Versicherun → Gutachter von Medicproof (Gutachterdienst der privaten Versicherungsunternehmen

Begutachtung/Erhebung des Pflegebedarfs: Durch Arzt oder Pflegefachkraft des MDK bzw. einen von Medicproof beauftragten Arzt im Rahmen eines Haus- oder Alten-/Pflegeheim-Besuchs; ggf. Einholen medizinischer Untersuchungsbefunde. Honorierung der hausärztlichen Leistungen für Befundzusendungen oder unterschiedlich ausführliche ergänzende Berichte je nach Absprache des MDK mit der zuständigen KV

Einstufung nimmt die Pflegekasse vor (Leistungsentscheid)

Gegen den Bescheid kann vom Antragsteller (nicht vom Arzt) formlos Widerspruch eingelegt werden, der dem MDK mitgeteilt wird. Das führt zu einer Zweitbegutachtung „nach Aktenlage" oder einem erneuten Besuch bei dem Pflegebedürftigen durch einen anderen Gutachter. Der Widerspruch sollte begründet sein und aufzeigen, wo die gutachterlichen Feststellungen nicht der konkreten Pflegesituation entsprechen

Um einen Widerspruch wirkungsvoll zu untermauern, sollte der HA auf alle Fälle das Gutachten kennen und mit den wesentlichen Anspruchsvoraussetzungen für die verschiedenen Pflegestufen vertraut sein

Auf der Basis des Zweit-Gutachtens entscheidet i.d.R. der Widerspruchs-Ausschuss der Kasse, wobei die Betroffenen zuvor gehört werden

Gegen den Widerspruchsbescheid, der i.d.R. eine Rechtsbehelfsbelehrung enthält, kann vor dem zuständigen Sozialgericht geklagt werden.

Die Pflegekassen halten i.d.R. formularähnliche Pflegetagebücher vor, in die der Zeitaufwand für die Grundpflege eingetragen werden kann. Realistische und nachvollziehbar begründete Eintragungen erleichtern den Widerspruch.

Tab. 30.6 Verrichtungen der Grundpflege und Zeitkorridore bei „vollständiger Übernahme" ohne erschwerende/erleichternde Faktoren

Verrichtung	Zeitkorridor in Min.	Verrichtung	Zeitkorridor in Min.
Waschen		Mundgerechte Essenszubereitung (z.B. Fleisch schneiden)	2–3
Ganzkörper	20–25	Nahrungsaufnahme	
Oberkörper	8–10	• Oral (bis 3 × tägl.)	15–20
Unterkörper	12–15	• Sondenkost (i.d.R. einmal tägl.)	15–20
Hände, Gesicht	1–2	Aufstehen, Zu-Bett-Gehen	1–2
Duschen	15–20	Umlagern	2–3
Baden	20–25	An-/Auskleiden	
Zahnpflege	5	• Ankleiden gesamt	8–10
Kämmen	1–3	• Ankleiden Ober-/Unterkörper	5–6

Tab. 30.6   Fortsetzung

Verrichtung	Zeitkorridor in Min.	Verrichtung	Zeitkorridor in Min.
Rasieren	5–10	• Entkleiden gesamt	4–6
Darm-/Blasenentleerung		• Entkleiden Ober-/Unter-körper	2–3
• Wasserlassen	2–3	**Gehen (nur für Verrich-tungen der Tab.)**	Individuell
• Stuhlgang	3–6	**Transfer (z.B. Rollstuhl, Toilette)**	1
• Richten der Bekleidung	2	**Treppensteigen (nur für Verrichtungen der Tab.)**	Individuell
• Windeln nach Wasser-lassen	4–6	**Verlassen/Wiederaufsu-chen der Wohnung (z.B. wegen Arztbesuchen, KG, Behörde)**	Individuell
• Windeln nach Stuhlgang	7–10		
• Wechseln kleiner Vor-lagen	1–2		
• Wechseln/Entleeren von Urinbeutel	2–3		
• Wechseln/Entleeren eines Stomabeutels	3–4		

Eine Nachfolgeregelung ist in Vorbereitung.

Leistungen der Pflegeversicherung

Geld- bzw. Sachleistungen bei häuslicher Pflege

Tab. 30.7   Leistungen bei häuslicher Pflege

	Pflegestufe I	Pflegestufe II	Pflegestufe III
Pflegegeld pro Mon.	205,– €	410,– €	665,– €
Max. Aufwand/Mon. bei Pflegesachleistung	384,– €	921,– €	1432,– €

Bei Härtefällen mit außergewöhnlich hohem Pflegeaufwand können max. 1918,– € bewilligt werden (max. 3% aller Pflegefälle in Stufe III).

ufwendungen bei stationärer Pflege

Bei Stufe I/II/III: 1023,–/1279,–/1432,– € monatlich, in Stufe III in bes. Härtefällen bis zu 1688,– €/Mon.

Aufwendungen für Pflegebedürftige in einer *vollstationären* Einrichtung der Behindertenhilfe dürfen 256,– €/Mon. nicht überschreiten

Max. bis 1432,– €/J. für die so genannte Urlaubspflege oder bei sonstiger Verhinderung der Pflegeperson oder stationärer Kurzzeitpflege (§§ 39 und 42 SGB XI), für max. 4 Wo./J.

oraussetzung

Pflegeperson hat den Pflegebedürftigen zuvor mind. 12 Mon. gepflegt

Pflegt die Ersatzpflegeperson nicht erwerbsmäßig, dürfen die Aufwendungen die Höhe der Pflegestufe nicht überschreiten; Ausnahme: Erforderliche Aufwendungen (z.B. Reisekosten) werden nachgewiesen.

eitere Leistungen

Zum Verbrauch bestimmte Pflegehilfsmittel für bis zu 31,– €/.Mon.

Sonstige Pflegehilfsmittel (nach Pflegehilfsmittel-Liste)

Technische Hilfsmittel (vorrangig leihweise)

Maßnahmen zur Verbesserung des individuellen Wohnumfeldes, Zuschüsse bis zu 2557,– € je Maßnahme (einkommensabhängig!)

Leistungen für nichterwerbsmäßig tätige Pflegepersonen (§§ 44, 45 SGB XI)

- Beitragszahlungen zur Rentenversicherung, wenn die Pflegeperson nicht > 30 h/Wo. erwerbstätig ist
- Während der Pflegetätigkeit sind die Pflegepersonen in den Versicherungsschutz der gesetzlichen Unfallversicherung einbezogen
- Anspruch auf Unterhaltsgeld bei Teilnahme an Maßnahmen der beruflichen Weiterbildung, wenn die Pflegeperson nach der Pflegetätigkeit ins Erwerbsleben zurückkehren will
- Pflegekurse für Angehörige und ehrenamtliche Pflegepersonen.

0.2.10 Zusammenarbeit zwischen Hausarzt und Arbeitsamt

zialleistungen des Arbeitsamts wie Zahlung von Arbeitslosengeld/-hilfe, Arbeitsplatzvermittlung, rufliche Rehabilitation stehen i.d.R. nicht in Zusammenhang mit gesundheitlichen Leistungseinbu-n → HA hat vergleichsweise selten mit Arbeitsämtern zu tun.

äufigste Fragestellung: Beschreibung des Leistungsvermögens des gesundheitl. beeinträchtigten beitslosen.

ufgabe des Hausarztes

Pflicht: Übermittlung aller vorliegenden **relevanten** Befundberichte an den arbeitsamtsärztlichen Gutachter, um eine falsche Einschätzung aufgrund lückenhafter Informationen zu vermeiden

Mitteilung der beim Pat. bestehenden Leiden und Funktionseinschränkungen; hilfreich ist eine detaillierte Beschreibung der tatsächlich bestehenden Leistungseinbußen bei gleichzeitiger Würdigung der Fähigkeiten und Fertigkeiten (formloses Attest).

ve: Entbindung des Arztes von der Schweigepflicht durch den Pat. erforderlich!

Bei der Beschreibung der Leistungsfähigkeit die Folgen sorgfältig abwägen:

- Je höhergradig die Leistungseinbußen, desto stärker sinken die Chancen auf eine beru[f]
  liche Wiedereingliederung
- Eine zu pos. Einschätzung des Leistungsvermögens hingegen kann den Arbeitnehme[r]
  zwingen, eine neu angetretene Stelle bereits nach kurzer Zeit wieder aufzugeben.

Ziele

- Feststellung des im Erwerbsleben noch einsetzbaren Restleistungsvermögens, mit dem d[er]
  Arbeitslose sich der Arbeitsvermittlung zur Verfügung stellen kann
- Klärung, ob dauernde (> 6 Mon.) Leistungsunfähigkeit vorliegt, d.h. dass der Arbeitslose nich[t]
  mehr als 15 h/Wo. arbeiten kann
- Klärung, ob bei einer *Kündigung durch den Arbeitnehmer* wichtige medizinische Gründe en[t]
  scheidend waren.

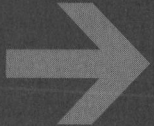

Laboruntersuchungen

31

Inhalt

ᴛᴛᴀ Wagner

31.1 Das Praxislabor

31.1.1 Hygiene und Selbstschutz

Hygieneanforderungen müssen penibel eingehalten werden. Sie dienen dem Schutz aller Bete[i]ligten.

- (Virusdichte) Handschuhe sind obligat bei jedem Kontakt mit Körperflüssigkeiten, Wundse[kreten] u.a. sowie bei jeder Blutentnahme
- Mundschutz und ggf. Schutzbrille, wenn Spritzer entstehen können
- Gebrauchte Kanülen in undurchstechbaren, verschließbaren Behälter abwerfen. Kein Zurück[stecken] gebrauchter Nadeln in die Schutzkappe, kein Biegen oder Brechen gebrauchter Nadel[n] oder Skalpelle
- (Potenziell) infektiöses Material (Blutproben von Pat. mit Hep./HIV) als solches deutlic[h] kennzeichnen, z.B. mit rotem Punkt markieren; wenn vorhanden, Aufkleber der Laborge[mein]schaft benutzen. Zur Entsorgung infektiösen Materials ☞ 1.1.1.

Verhalten bei Kontamination mit infektiösem Material

- Geräte/Flächen: Desinf. mit antimikrobiellem Desinfektionsmittel (immer Wischdesinf.), w[enn] möglich, Sterilisation (z.B. Scheren, Pinzetten; ☞ 2.1.2)
- Personal: Sofortige Hautdesinf. mit Alkohol (z.B. Desderman®, Sterilium® über mind. 5 Min[.]) oder anderem Hautdesinfiziens mit Wirkung gegen Hep.- und HI-Viren.

Verhalten bei Nadelstichverletzung oder Hautläsion

- Chirurgische Wundversorgung, großzügige Desinf. (z.B. Fingerbad in Betaisodona®), Nade[l] für mikrobiologische Untersuchung aufheben
- Meldung an BG, ggf. zum D-Arzt.

Bei Inkorporation sicher infektiösen Materials

- Infektionsdosis erfragen (blutgefüllte Nadel > Lanzette > Spritzverletzung), Krankheitssta[]dium des Pat. dokumentieren (höheres Übertragungsrisiko bei aktiver Hep. B/C bzw[.] AIDS-Vollbild)
- Bei V.a. oder gesicherter Hep. B und C sowie HIV mit Einverständnis des Verletzten Blut[]entnahme zur Dokumentation des Immunstatus (HIV, ggf. Anti-HBs-, Anti-HBc-AK ab[]nehmen). Hep. B-Impfstatus erfragen. Bei fehlendem Impfschutz gegen Hep. B (Anti[-]HBs < 10 IU/l) ggf. simultane Aktiv-/Passivimmunisierung (☞ 9.2.3)
- HIV-Testung am Tag der Verletzung, nach 3, 6 und 12 Mon.
- Bei HIV prophylaktisch 1 Amp. Retrovir® i.v. (= 200 mg AZT) innerhalb von 2 h nach de[r] Verletzung/Inkorporation
- Beratung
  - Die Kontagiosität von HIV ist relativ gering: Die Ansteckungsrate nach direkter Inokulatio[n] wird auf < 0,5% geschätzt; die Kontagiosität von Hep. B und C ist dagegen ca. 25 × höhe[r]
  - Verhaltensmaßregeln: Bis geklärt ist, ob die Verletzung zur Ansteckung geführt hat, sollt[e] der Verletzte sich so verhalten, als sei er infiziert (z.B. „Safer sex", keine Blutspenden).

31.1.2 Die Blutprobe

atientenvorbereitung

Blutentnahme immer am Morgen durchführen: Tagesschwankungen einzelner Parameter (z.B. Erys, Eisen) werden so normiert

Nüchtern: 12–16 h vor Blutentnahme keine Nahrungs- und Flüssigkeitsaufnahme, um lipämische Seren durch frische Chylomikronen zu vermeiden; Nikotinverzicht. Manche Werte sind postprandial erhöht, so z.B. BZ, Chol., TG, Eisen, Phosphat, AS. Vor Blutentnahme nachfragen, ob der Pat. wirklich nüchtern ist!

Evtl. Medikamentenkarenz wegen möglicher Testbeeinflussung, z.B. keine gelegentlichen NSAR am Tag vor Quick-Test (**cave:** falsch niedrige Werte). Ggf. aktuelle Medikation auf Probenbegleitschein vermerken

Bei Plasmaspiegelbestimmung von Medikamenten (Drug Monitoring) Zeitpunkt der Blutentnahme nach klinischer Fragestellung und empfohlenen Intervallen abstimmen, z.B. 8–24 h nach letzter Digitaliseinnahme; Zeitintervall zur letzten Medikamenteneinnahme auf Probenbegleitschein vermerken.

bnahmetechnik

Körperlage: Liegend oder sitzend; im Stehen erhöht sich die Konz. korpus-ulärer und makromolekularer Substanzen wie Leukos, Erys (und dadurch auch von Hb und kt.), Gesamteiweiß, Lipoproteinen, Kalzium und Eisen um bis zu 10%.

Tab. 31.1 Vorgehen bei ...

. venöser Blutentnahme	... Kapillarblutentnahme
esinfizieren (z.B. Kodan® Spray), 1 Min. trocknen lassen	
Möglichst kurz stauen (max. 1 Min.): Verfälschung mancher Parameter durch Hämolyse, z.B. Kalium, Gerinnungsparameter, LDH, GOT Venenpunktion möglichst mit dicker Kanüle (1er) „Pumpen" durch Öffnen und Schließen der Faust → Mg^{++} ↑, K^+ ↑↑	• Seitl. Fingerbeere mit Lanzette anstechen • Ersten Blutstropfen verwerfen • Fingerbeere nicht drücken, da sonst Gewebsflüssigkeit austritt (Verdünnung)

Tab. 31.2	Untersuchungsmaterialien		
Blutprobe	**Röhrchenzusatz**	**Indikation**	**Besonderheiten**
Vollblut	EDTA	Hämatologische Untersuchungen wie Erythro-, Leuko- und Thrombozytenzahl, Hb, Hkt., Erythrozytenindizes	Blutausstriche müssen innerhalb von 2–3 h angefertigt werden (sonst morphologische Veränderungen der Leukos)
Vollblut	Heparin	HLA-Bestimmungen	Aufbewahrung bei Raumtemperatur
Vollblut	Zitrat	Gerinnungsanalysen	Analyse innerhalb von 30 Min.
Plasma	Zitrat	Gerinnungsanalysen	20 Min. mit 2500–3000 U/Min. zentrifugieren. Bei Raumtemperatur 2 h haltbar
Serum	Spezielle Granulatfüllung (Gerinnungs- und Zentrifugierhilfe)	Klinisch-chemische Analysen (Enzyme, Substrate, Immunproteine, Hormone, Tumormarker)	Blutröhrchen 30 Min. bei Raumtemperatur senkrecht stehen lassen Zentrifugation erst nach Eintritt der Gerinnung (sonst Nachgerinnung) durchführen: 10 Min. mit max. 3000 U/Min. (cave: Hämolyse)

Beeinträchtigungen der Proben

♦ Serum:
  – Trübung durch Lipämie, Hämolyse: Fotometrische Analyse gestört
  – Beimischung von Erys und Leukos: Falsche Werte, da manche Substanzen intrazellulär in anderen Konz. vorliegen
  – Nachgerinnung, wenn vor Ablauf der Gerinnung abgesert wurde: Völlig falsche Werte
♦ EDTA-Blutproben für hämatologische Untersuchungen: Hämolyse, Lipämie und Koagel führen zur Fehlbestimmung von Hb, Hkt. und Erys
♦ Zitratplasma für Gerinnungsanalysen: Volumenfehler, Koagel, Kühlung.

💧 Intervall > 1 h zwischen Blutentnahme und Abtrennung der Zellelemente → Hämolyse.

Trockenchemie

♦ Teststreifen, z.B. für BZ, Bili, Harnstoff:
  – Kapillären Blutstropfen auf ganzem Testfeld aufbringen, nach 1 Min. abwischen, nach weiterer Min. Ablesen durch visuellen Vergleich mit Skala auf dem Teststreifenbehälter
  – Vorteil: Schnell und überall durchführbar, auch für Pat. zur Selbstkontrolle geeignet
  – Nachteil: Für präzise Bestimmung zu ungenau
  – Fehlermöglichkeiten: Teststreifen überaltert, Ablesezeitraum nicht eingehalten, Ablesefehler (**cave:** Farbsehschwäche, Sehschwäche bei alten Pat. und langjährigen Diabetikern)
♦ Reflexionsfotometer, z.B. Reflotron® (reflektometrische Erfassung, Verwendung speziell imprägnierter Teststreifen): Für BZ, Hb, Chol., TG, Harnstoff, Harnsäure, γ-GT, GOT, GPT, Kalium, CK, Krea

– „Großformatgeräte" für die Praxis: Laboruntersuchungen für Check-up, häufige Kontrolle einzelner Parameter (z.B. BZ beim Diabetiker, Krea und Kalium unter Ther. mit Diuretika, Hb bei Schwangeren), Sofortbestimmungen in der Sprechstunde in dringenden Fällen (z.B. BZ, Harnsäure bei V.a. Gichtanfall). **Cave:** Genau nach Geräteanleitung vorgehen, sonst verfälschte Daten!
– „Kleinformatgeräte" (z.B. Reflocheck®, Accutrend®) für die Arzttasche: Sehr nützlich bei Hausbesuchen und Notfällen.

erinnungsanalyse

Untersuchungsmaterial: Citratplasma (1 Teil 3,8% Natriumcitratlösung und 9 Teile Blut)
Abnahmetechnik: Füllhöhe der Monovetten beachten wegen Mischungsverhältnis; vorsichtig schwenken, Schaumbildung durch Schütteln vermeiden! Werden dünne Kanülen verwendet (z.B. „Butterfly"), sind die ersten 3–5 ml zu verwerfen
Indikationen:
– Überwachung einer Antikoagulation, z.B. Quick bei marcumarisierten Pat. und bei OP-Vorbereitung (PTT, Quick)
– V.a. Gerinnungsstörungen (z.B. Hämophilie A und B: Verlängerte aktivierte PTT bei normalem Quick-Wert)
– Leberfunktionstest (z.B. Quick und Fibrinogen bei Leberzirrhose). **Cave:** Max. 30 Min. bei Zimmertemperatur haltbar! Bei längeren Lager- bzw. Transportzeiten: Gewinnung von plättchenarmem Plasma durch Zentrifugation mit 2500–3000 U/Min. über 20 Min.
Fehlermöglichkeiten: Meist Volumenfehler!

lutkörperchensenkungsgeschwindigkeit (BSG)

Untersuchungsmaterial: 1,6 ml Vollblut plus 0,4 ml 3,8% Natriumcitrat
Verwendung genormter, trockener Glaskapillaren (z.B. Westergren, Vacutrans), die während der Beobachtungszeit bei ca. 20 °C Raumtemperatur genau senkrecht und erschütterungsfrei stehen müssen
Ablesen nach 1 und 2 h; 1-h-Wert reicht i.d.R. aus
Indikation: Screening und Verlaufskontrolle entzündlicher Prozesse und Tumoren
Sonderform: Schnellsenkung durch Schrägkippen des genormten Gestells auf 45°; Ablesen des 1-h-Wertes nach 7 Min., des 2-h-Wertes nach 11 Min. Schnellsenkung vermerken (S-BSG).

1.1.3 Die Urinprobe

ewinnung von Mittelstrahlurin

dikation Check-up, Dysurie, Pollakisurie, Hämaturie, V.a. Inf. von Niere und ableitenden arnwegen, Micraltest®.

atientenvorbereitung und -anleitung

Möglichst gut verschließbare, saubere Urinbecher dem Pat. mitgeben oder in Apotheke kaufen lassen (verhindert verfälschte Ergebnisse z.B. durch Marmeladereste u.Ä.)
Äußeres Genitale sorgfältig reinigen. Erste Harnportion in das WC, zweite Portion ohne Unterbrechung des Harnstrahls direkt in Urinbecher, letzte Portion wieder in das WC; möglichst frisch untersuchen. Frauen sitzen mit dem Gesicht zur Wand auf dem Becken.

Gewinnung von Sammelurin

Indikation E'lytbestimmung im Urin, Eiweißausscheidung in 24 h (Niereninsuff.), Gluko seausscheidung in 24 h, Krea-Clearance, Nachweis von Vanillinmandelsäure und Katecholaminen (Phäochromozytom, ☞ 17.7), Porphyrine (Porphyrie, ☞ 8.7.2), arbeitsmedizinische Untersu chungen (z.B. Nachweis von Anilin, Arsen, Blei, Phenolen, Perchlorethylen).

Vorgehen Ideal ist eine Sammelperiode von 24 h (Ausgleich von Tagesschwankungen).
+ Vor Beginn der Sammelperiode Blase entleeren (*nicht* ins Sammelgefäß)
+ Dann Urin immer ins Sammelgefäß
+ Am Ende der Sammelperiode Blase entleeren (diesmal ins Sammelgefäß).
Probe kühl und dunkel halten. Sammeldauer und Gesamtmenge exakt vermerken! Sammelurin gut mischen. 0,5 ml 25%ige Salzsäure ins Proberöhrchen vorlegen, 30 ml Sammelurin zufügen.

Fehlermöglichkeiten Meist Sammelperiode nicht eingehalten oder vermerkt, unvollständiges Sammeln.

Urinuntersuchung

Visuelle Beurteilung des Urins
+ Trübung des frisch gelassenen Urins ist verdächtig auf Pyurie (☞ 13.2.1), Lipidurie (☞ 17.2) Chylurie, Phosphaturie, Uraturie (☞ 17.3). **DD** anhand Sedimentanalyse (☞ 31.1.5).
+ Trübung nach Stehenlassen des Urins: Präzipitation von Glykoproteinen, Medikamenten oder Kristallen. **DD** anhand Sedimentanalyse (☞ 31.1.5).

Harngeruch
+ Nach Ammoniak, fötide oder fäkulent: HWI? (☞ 13.3.2)
+ Nach Azeton: Hinweis auf Ketonurie (z.B. schlecht eingestellter Diabetiker, nach längerem Fasten, s.a. ☞ 17.1.3).

Trockenchemie
Teststreifen in unterschiedlichen Kombinationen. Guter Allround-Streifen: Combur®5 + Leuko. Se miquantitativer Nachweis von Glukose, Eiweiß, Nitrit, Erys, Leukos, Ketone, Bili, Urobilinogen sow Bestimmung von pH und spezifischem Gew. möglich.

Indikation Schnelltest bei V.a. HWI (Erys, Leukos, Nitrit); (Selbst-)Kontrolle des Diabetikers (Glukose, Ketone); Früherkennung von Nephropathien (Eiweiß, Erys) v.a. bei Diabetikern und Hypertonikern; im Rahmen des Check-up.

Vorgehen MSU verwenden. Teststreifen in Probengefäß eintauchen, trocknen lassen. Nach 1 Min. ablesen: Visueller Farbvergleich mit Skala des Teststreifenbehälters.

Fehlermöglichkeiten Meist Ablesefehler (**cave:** Sehschwäche bei älteren Pat., Diabetikern).

Micraltest®

Nachweis einer Mikroalbuminurie zur Früherkennung einer Nephropathie, z.B. bei Diabetikern, Hypertonikern.

- ◆ Vorgehen: An drei Tagen innerhalb einer Wo. jeweils ersten Morgenurin (MSU) untersuchen: Teststreifen in Urin eintauchen, dann 5 Min. trocknen lassen. Anschließend Ablesen durch visuellen Farbvergleich mit Skala auf dem Teststreifenröhrchen
- ◆ Vorteil: Es können auch Albuminurien erkannt werden, die im Eiweiß-Teststreifen noch neg. wären (20–200 mg/l)
- ◆ Fehlermöglichkeiten: Zu tiefes Eintauchen des Teststreifens in Urinbecher, Nichteinhalten des Ablesezeitraums, Berühren der Gefäßwand mit dem feuchten Teststreifen, Reste stark oxidierender Reinigungsmittel im Urinbecher.

Bakteriologische Untersuchung Keimnachweis und Antibiogramm zur gezielten antibiotischen Ther. bei Inf. von Niere und ableitenden Harnwegen.

Ersten Morgenurin verwenden (MSU); keine Katheterisierung wegen Gefahr der Keimverschleppung

Eintauchobjektträger (dip-slide) oder spezielles Nährmedium (z.B. Uricult®) verwenden

Über Nacht im Inkubator (37 °C) bebrüten, am nächsten Tag bei hoher Keimzahl ggf. zum Labor weiterleiten

Beurteilung der Keimzahl: $< 10^4$ Kontamination wahrscheinlich; $10^4–10^5$ Grenzbereich; $> 10^5$ signifikante Bakteriurie.

Urinsediment ☞ 31.1.5 und ☞ 31.1.5, Abb. 31.1

31.1.4 Die Stuhlprobe

Untersuchung auf okkultes Blut im Stuhl

Indikation Krebsfrüherkennungsuntersuchung (kolorektale Karzinome), V.a. gastrointestinale Blutungen anderer Ursache, z.B. Divertikel, Polypen.

Methode Testbriefchen (z.B. Haemoccult®): Chemischer Nachweis von Hb in Stuhlprobe; Reagenzlösung führt zu Farbumschlag im Testfeld.

Patientenvorbereitung Diätetische Vorgaben nicht erforderlich (theoretisch Störung durch hohe Vit.-C-Zufuhr > 1000 mg/tägl.; praktisch wegen der vollständigen Resorption im Darm ohne Bedeutung).

Vorgehen Stuhlproben an mind. zwei verschiedenen Stellen mit dem Spatel entnehmen und auf dem Testfeld verteilen, trocknen lassen; anschließend Testfeld mit Reagenzlösung betropfen und nach 30–60 Sek. ablesen: Bei Vorhandensein von Häm blaue Verfärbung.

Fehlermöglichkeiten

- Falsch neg. Ergebnisse bei inhomogener Verteilung des Blutes im Stuhl, bei ganz frischer Stuhlproben (nicht getrocknet) und sehr weit distal ausgetretenem Blut (Erys sind noch nich lysiert)
- Falsch pos. bei Zahnfleischbluten, Nasenbluten, Analfissuren
- Falsch pos. und falsch neg. Ergebnisse bei stark eingetrocknetem und mehrere Tage alten Stuhl (Testbriefchen gleich nach Abgabe auswerten; Pat. anweisen, die Briefchen dem Praxis personal zu übergeben und nicht am Wochenende in den Praxisbriefkasten zu werfen)
- Störfaktoren: Hb, Myoglobin und (Pseudo-)Peroxidasen aus der Nahrung, evtl. Eisenpräpa rate bei Häm-unspezifischen Tests (reagieren je nach Test mit der Testsubstanz), Vit. C (s.o.)

Bewertung Hinreichend zuverlässiges Verfahren zum Nachweis von Blut im Stuhl, nur seh geringe Aussagekraft bei Krebsfrühdiagn.

Mikrobiologische Untersuchungen

- Bakterien: Salm. (☞ 9.3.1), Shigellen (☞ 9.3, Tab. 9.15), Yersinien (☞ 9.3, Tab. 9.15), Cam pylobacter (☞ 9.3, Tab. 9.15), Dyspepsie coli, Clostridium difficile, gasbildende Bakterien
- Viren: Adenoviren, Rotaviren
- Pilze: Candida (☞ 9.5.2)
- Parasiten: Amöben (☞ 9.6.3), Lamblien (☞ 9.6.2), Würmer und Wurmeier (☞ 9.7).

Probengewinnung Aus dem frischen Stuhl bohnengroße Portion mit einem Spatel entnehme (blut- und schleimhaltige Auflagerungen sollten miterfasst werden) und in steriles Gefäß über führen; Patientendaten, Entnahmedatum und -uhrzeit vermerken. Stuhluntersuchungen auf pa thogene Keime sollten nach neg. Erstergebnis an 3 verschiedenen Tagen durchgeführt werden, ur Aussagekraft zu erhöhen. Stuhlproben immer so schnell wie möglich in Labor befördern (Post versand ist zwar vielerorts üblich, aber nicht geeignet) und v.a. nicht so lange liegen lassen, bis 2 und 3. Probe gewonnen wurde.

31.1.5 Mikroskopische Untersuchungen

Blutausstrich

Anfertigung Stets saubere, entfettete Objektträger benutzen. Linsengroßen Blutstropfen am r Objektträgerrand aufsetzen. Geschliffenes Deckglas zwischen Daumen und Zeigefinger nehmer von der Mitte des Objektträgers aus an Blutstropfen heranführen und diesen an der Kante de Deckglases verteilen lassen. Deckglas im Winkel von 45° nach li verschieben, sodass ein dünne Ausstrich entsteht. Ausstrich mehrere Stunden lufttrocknen (vor Staub und Fliegen schützen Immer 2–3 Ausstriche pro Blutuntersuchung anfertigen.

Beurteilung Zahl und Morphologie der Erys (Anämiediagn.), Leukozytenzahl, Diff.-BB, Re fungsgrad der neutrophilen Granulozyten (z.B. Linksverschiebung bei akuten bakt. Inf., Blaster formen bei Leukämie), atypische Lymphozyten (z.B. nach Blastentransformation), Thrombozy tenmorphologie (Thrombozytopathien).

Urinsediment

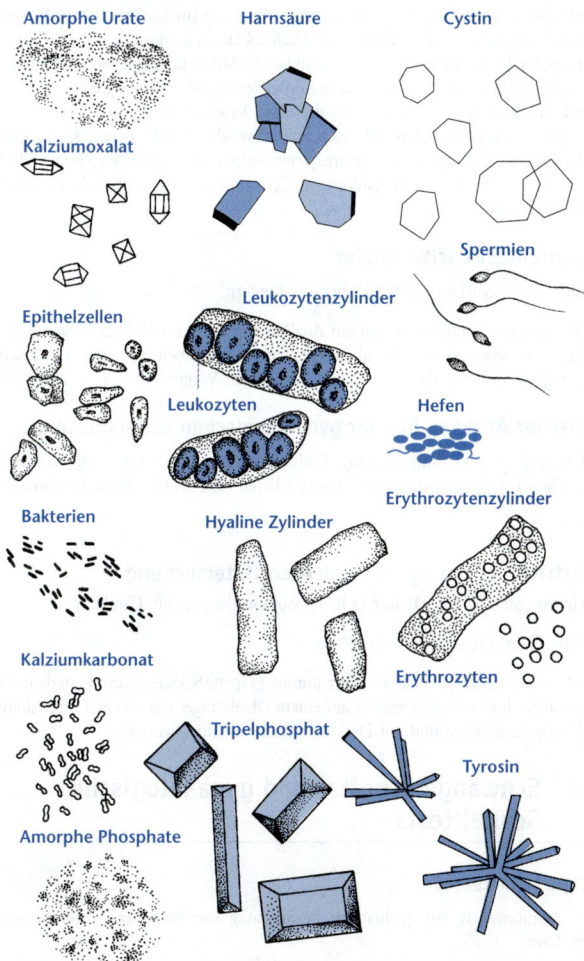

Abb. 31.1 Urinsediment

Indikation Teststreifen auf Erys, Leukos oder Eiweiß pos.

Vorgehen Zentrifugation von 10 ml frisch gelassenem Harn (nicht älter als 2 h): 3–5 Min. mi 3000 U/Min. Zügig dekantieren; Sediment anschließend kurz aufschütteln und 1 Tr. auf Objekt träger bringen; mit Deckgläschen luftblasenfrei abdecken. Mikroskopische Beurteilung (möglichs mit Phasenkontrastmikroskop) ohne weitere Konservierung oder Färbung möglich.
- Normale Bestandteile: Epithelzellen aus der Blase, Kristalle, einzelne Leukos
- Pathologisch: Vermehrt Leukos, Bakterien, Epithelzylinder (floride Nierenerkr.), Leukozyten zylinder (interstitielle Nephritis), Erythrozytenzylinder und dysmorphe („glomeruläre") Ery (GN, ☞ 13.4.1), bestimmte Kristallformen (Cystin, Leucin, Tyrosin: Reabsorptionsstörun gen, Leberzirrhose).

Klebestreifentest auf Wurmeier

Indikation V.a. Oxyuriasis (☞ 9.7.1), bes. bei Kindern.

Vorgehen Morgens Tesafilm-Streifen auf Analöffnung pressen (Weibchen legen nachts ihr Eier am After ab), wieder abziehen und auf Objektträger aufkleben. Sofort mikroskopische Be urteilung möglich: Bei Oxyuriasis sind schon bei geringer Vergrößerung Wurmeier sichtbar.

Zytologischer Abstrich bei der gynäkologischen Untersuchung

Indikation Jede gyn. Erstuntersuchung, Krebsfrüherkennungsuntersuchung, V.a. bakt. und Papilloma-Virus-Inf.; Untersuchung nach Sexualdelikten sollte bei FA oder in der Klinik erfolger

Vorgehen ☞ 14.1.2

Nativabstrich bei der gynäkologischen Untersuchung

Sofortnachweis pathologischer Keime (z.B. Trichomonaden, E. coli, Candida).

Indikation Fluor, Pruritus, Vulvitis.

Vorgehen Mit ausgeglühter Platinöse oder stumpfer Pipette Sekretentnahme aus dem seitliche Scheidengewölbe. Einen Tr. des Sekrets auf einem Objektträger mit einem Tr. physiologische Kochsalzlösung vermischen und mit Deckglas versehen. Sofort beurteilen!

31.1.6 Schwangerschafts- und gynäkologische Schnelltests

Schwangerschaftstest

Methode Immunoassay zur qualitativen Bestimmung von humanem Choriogonadotropi (HCG) im Urin.

Vorgehen Erster Morgenurin am besten geeignet (HCG-Konz. max.). Urin auffangen. Tes streifen oder -karte nach Vorschrift benetzen → bei bestehender Grav. folgt nach einige Min. (jeweilige Packungsbeilage beachten) Farbumschlag im Testfeld. Zuverläss ab 1. Tag an dem die erwartete Regel ausbleibt.

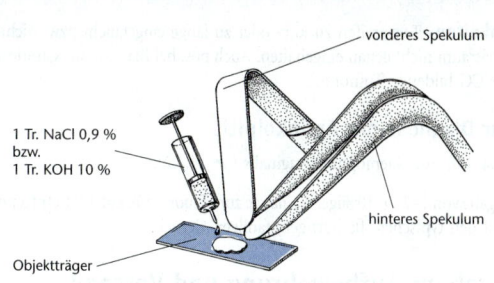

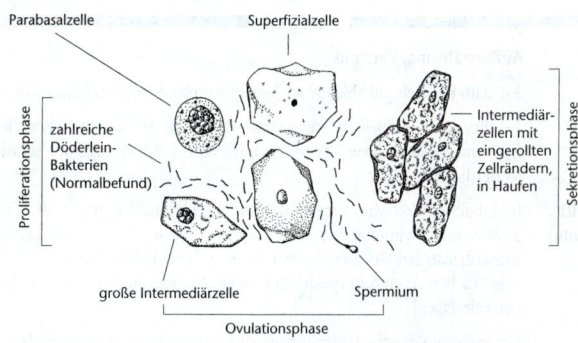

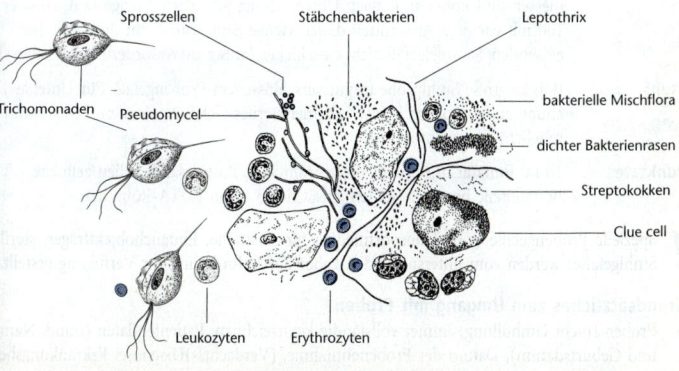

Abb. 31.2 Nativpräparat bei der gynäkologischen Untersuchung

Fehlermöglichkeiten Teststreifen zu kurz oder zu lange eingetaucht bzw. nicht vollständig benetzt, Ablesezeitraum nicht genau eingehalten. Auch pos. bei Blasenmole, Chorionepitheliom, Ovarialtumor (HCG-bildende Tumoren).

Amintest zur Diagnose der Aminkolpitis

Indikation V.a. Inf. mit Haemophilus vaginalis (☞ 14.3.2).

Vorgehen Zugabe von 1–2 Tr. 10%iger Kalilauge zum Fluor – z.B. auf Watteträger oder Objektträger – verstärkt den typischen, fischartigen, fauligen Geruch.

31.1.7 Proben: Aufbewahrung und Versand

Tab. 31.3

Material	Aufbewahrung/Versand
Serum	3–5 d im Kühlschrank. Lichtabschluss! Postversand möglich, besser Kurierdienst
EDTA-Blut	1 d, Erys und Hb bleiben länger stabil. Bei +4 bis +6 °C höhere Stabilität von Erys und Leukos. **Cave:** Thrombos zerfallen bei kühler Lagerung schneller. Kurierdienst
Zitrat-Blut (Gerinnung)	Innerhalb von 30 Min. verarbeiten, sonst Zentrifugation mit 2500 U/Min. für 20 Min. zur Gewinnung von plättchenarmem Plasma: Analyse innerhalb von 2 h. Kurierdienst! Bei längeren Transportzeiten: Schockgefrierung bei −20 bis −40 °C. Postversand in speziellen Kühlboxen möglich, aber nicht freitags oder vor Feiertagen!
Urin	Für mikrobiologische Untersuchungen Eintauchobjektträger oder Nährmedien (z.B. Uricult®) verwenden. Postversand möglich. Sammelurin: Urinvolumen messen und notieren, je nach Untersuchung geforderte Menge (z.B. 50 oder 100 ml; vor dem Abschütten dieser Menge Sammelurin gut durchmischen) einsenden. Sammelgefäß nicht einschicken (außer auf Anforderung des Labors)
Stuhl	Bohnengroße Stuhlprobe in gut verschlossenem Probengefäß. Für Untersuchung auf pathogene Keime/Würmer steriles Gefäß verwenden. Postversand möglich, aber nicht ideal
Punktate	10 ml Punktat in sterilem Probenröhrchen. Postversand. Sollen zelluläre Bestandteile beurteilt werden, zusätzlich 3 ml in EDTA-Röhrchen

! Spezielle Probengefäße (z.B. Transportmedien für Abstriche, Eintauchobjektträger, sterile Stuhlgefäße) werden vom untersuchenden Labor auf Anforderung zur Verfügung gestellt.

Grundsätzliches zum Umgang mit Proben
- Proben (nicht Umhüllung) immer vollständig kennzeichnen: Patientendaten (mind. Name und Geburtsdatum), Datum der Probenentnahme, (Verdachts-)Diagnose, Erkrankungsbeginn, Ther. mit antimikrobiellen Substanzen

- Vollblutproben dürfen nicht gefroren werden!
- Nach längerer Aufbewahrung von Proben im Kühlschrank vor Analyse Probe gut durchmischen, auf Bodensätze achten (z.B. Kryoglobuline) und ggf. durch vorsichtiges Erwärmen in Lösung bringen (sonst verfälschte Ergebnisse)
- Tiefgefrorene Proben vor Analyse langsam auftauen lassen, z.B. über Nacht im Kühlschrank
- Infektiöses Material als solches deutlich kennzeichnen
- Zeitverluste bis zur Analyse der Proben möglichst minimieren; Proben als eilig kennzeichnen, z.B. rot beschriften; Eil- und Notfälle beim Laborarzt telefonisch ankündigen; Rufnummer angeben, wo sicher erreichbar (kein Anrufbeantworter).

31.2 Referenzbereiche und Differenzialdiagnose pathologischer Laborparameter

In der Praxis gelten immer die Referenzwerte des untersuchenden Labors!

Tab. 31.4

↓↓: stark erniedrigt, ↓: erniedrigt, (↓): mäßig erniedrigt; entsprechend auch für erhöht.
!: Fehlermöglichkeiten, verfälschtes Ergebnis, bes. zu beachten

ACTH (☞ 17.7)

AFP, α-Fetoprotein < 10 µg/l	Tumormarker für das primäre Leberzellkarzinom und Keimzelltumoren (Dottersack). Sensibler Parameter zur Verlaufskontrolle und Rezidivdiagn. Werte zwischen 500–2000 µg/l verdächtig auf prim. Leberzell-Ca bzw. Teratom (Hoden, Ovar) Werte > 2000 µg/l → Tumor sehr wahrscheinlich Unregelmäßig ↑ bei anderen Lebertumoren und benignen Lebererkr. (< 500 µg/l) Physiologisch bis 500 µg/l in der Grav.	

ALAT s. Glutamat-Pyruvat-Transaminase, GPT

Albumin 36–50 g/l	↓↓: Hypoproteinämie (relativ oder Proteinverlustsy.); s. Gesamteiweiß (↓): Hyperglobulinämien (z.B. bei akuten Entzündungen); s. Serumelektrophorese, Akute-Phase-Reaktion	↑↑: Hyperproteinämie s. Gesamteiweiß (↑): Hypoglobulinämien (z.B. bei chron. Entzündungen) !: falsch ↑ durch Hb, Lipide

Tab. 31.4 Fortsetzung

Aldosteron • In Ruhe: 20–100 ng/l • Nach 2 h Orthostase: ↑ 2–6fach	↓: Prim. NNR-Insuff., Hypopituitarismus; adrenogenitales Sy.; Diab. mell., Spätgestose; Glycerinsäureintox. (Lakritzabusus > 500 g tägl.); sekundär durch Hypokaliämie oder Hypernatriämie	↑: Hyperaldosteronismus (Conn-Sy.), renale Hypertonie, reninproduz. Nierentumor, Phäochromozytom, ACTH-Überproduktion; verminderter Aldosteronmetabolismus (kardiale, hepatische, renale Ödeme). Gyn.: Grav., orale Kontrazeptiva; Dehydratation; Diuretika; Laxanzien; Anorexia nervosa
Alkalische Phosphatase, AP F: 55–170 IE/l M: 70–175 IE/l	↓ (selten): Hereditär; Anämie; Proteinmangel; Hypophosphatämie; Hypothyreose, hypophysärer Zwergwuchs; Achondroplasie Meist ohne klinische Relevanz	↑: Hepatisch (Cholestase, Zellschäden, Cholangitis, Tumoren, aktive Regeneration) Ossär: Knochenmetastasen, Osteosarkom, Myelom, M. Paget, Osteomalazie, Frakturheilung.(Zur DD γ-GT mitbestimmen; ist bei ossären Ursachen nicht ↑.) endokrin: HPT, Cushing-Sy. renal: Niereninsuff., Nieren-Ca nephrogene Rachitis gyn.: 3. Trimenon der Grav. Medikamente: Chlorpromazin, Antiepileptika, Thiamazol, Östrogene, Gestagene. Außerdem: Sarkoidose, Mononukleose
AMA, Antimitochondriale AK	Pos.: Bei fast 100% der Fälle von PBC, ferner bei Lues II, SLE und medikamenteninduziertem LE, bei anderen Formen (chron.) der Hepatopathie !: Bei unklaren Fällen Subtypisierung	
Ammoniak • F: 19–82 µg/dl • M: 25–94 µg/dl	↑: Leberausfallskoma (150–400 µg/dl = 88–240 µmol/l), Leberzerfallskoma (100–200 µg/dl = 58–116 µmol/l), alkoholtox. Leberschaden, portokavaler Shunt; Cor pulmonale; gastrointestinale Blutung; Exzess-Proteinzufuhr !: Falsch ↑ durch Gerinnung, Hämolyse, Stauung	

Tab. 31.4 Fortsetzung	
α-Amylase ≈< 120 IE/l	↑: Akuter Schub einer Pankreatitis, Pankreasgangverschluss, penetrierendes Ulkus, Speicheldrüsenerkr.; praktisch alle Ursachen des akuten Abdomens (☞ 8.1.6); nach Gastroskopie in 20%; Extrauteringrav.; paraneoplastisch; diab. Ketoazidose Medikamente: Opiate, Narkotika, Steroide, Furosemid, Thiazide, Phenylbutazon; **DD:** pankreasspezif. Lipase bestimmen! !: Falsch ↑ unter Heparin sowie nach HAES-Gabe
ANA, Antinukleäre AK, ANF	Pos.: SLE (☞ 18.5.1), medikamenteninduz. LE, diskoidem LE, Sharp-Sy., Sklerodermie, CREST-Sy., Sjögren-Sy., autoimmune chron.-aggressive Hep., Uveitis, PBC, andere (chron.) Lebererkr., c.P. (☞ 18.3.1), mixed connective tissue disease !: Weitere Differenzierung durch mikroskop. Fluoreszenzmuster und Komplementbindung (Komplement i.S. ↓) !: Falsch ↓ unter Immunsuppression
ANCA, Antineutrophile cytoplasmatische AK	cANCA (= cytoplasmatisch betont): ↑ bei M. Wegener (hochspezifisch) pANCA (= perinukleär betont): ↑ z.B. bei Panarteriitis, rapid progressiver GN
Anionenlücke Na⁺-(Cl⁻+ HCO³⁻) –16 mmol/l	Diagn. Hinweis zur Genese metabol. Azidosen: ↑: Erhöhte Konz. organ. Säuren wie Laktat, Azetessigsäure, andere Säureradikale; bei Azidosen durch endo- oder exogene Säurebelastung: Urämische Azidose, diab. Ketoazidose, Hypoxie (akut und chron.), Intox. (ASS, Methanol), hereditäre Stoffwechseldefekte, iatrogen durch parenterale Fehlernährung unverändert: Intestinaler oder renaler Bikarbonatverlust ↓: Bromismus, Plasmozytom, Lithiumintox.
α1-Antitrypsin 90–350 mg/dl	↑: Homo- oder heterozygoter Enzymdefekt; **Klinik:** Leberzirrhose bereits im Kindesalter; Lungenemphysem im 3.–5. Dezennium; Raucher (auch heterozygote!) bes. gefährdet (20 J. kürzere Lebenserwartung)	↑: Auf das 2–3fache erhöht im Rahmen von Akute-Phase-Reaktionen (vgl. CRP)
ASAT s. Glutamat-Oxalacetat-Transaminase, GOT	
AT III, Antithrombin III 70–120% 0,14–0,39 g/l	↓ (→ erhöhtes Thromboserisiko): Angeborener AT-III-Mangel, Leberzirrhose, Sepsis, Nephrot. Sy., Z.n. großer OP oder Trauma, Initialphase der Heparinther., „Pille"	↑: Marcumarther., Cholestase

Tab. 31.4	Fortsetzung

Basophile Granulozyten s. Differenzialblutbild

Bence-Jones-Proteine	↑: Plasmozytom (☞ 19.4.4); chron. Proteinurie, selten bei MCL, Polycythaemia vera, Osteosarkom, Knochenmetastasen
Bilirubin, direktes ♦ < 0,3 mg/dl ♦ Gesamt-Bili < 1,1 mg/dl	↑: Hepatozelluläre Ursachen (☞ 8.7): Hep., Zirrhose, tox. Schädigung, schwere Inf., Rechtsherzinsuff. cholestat. Ursachen: Fettleber, Leberabszess, Lebertumoren, Grav., idiopathisch, Verschlussikterus Medikamente: Indometacin, Methyldopa, Tetrazykline, Phenothiazine, Östrogene, anabole Steroide, Zyto- und Tuberkulostatika (DD Ikterus, ☞ 8.1.13), Ikterus sichtbar, wenn Gesamt-Bili > 2 mg/dl ≙ > 34 µmol/l Hereditär: Dubin-Johnson-Sy., Rotor-Sy. *!*: ↓ bei Hämolyse, Lichtexposition der Probe, stärkeren Lipämien; ↑ bei Urämie
Bilirubin im Urin (immer konjugiert)	Nachweis immer pathol.: Erkr. mit erhöhtem konjugiertem Serum-Bili (s. Bilirubin), z.B. Leberparenchymschäden, Hep., Zirrhose, Cholestase (Verschlussikterus) Nicht nachweisbar bei hämolyt. Ikterus. Kein Urobilinogen nachweisbar bei totalem Verschluss der Gallenwege
Bilirubin, indirektes Gesamt-Bili minus Direktes Bili	↑: Hämolyt. Ursachen: Hämolytische Anämie (☞ 19.3.3), Blutzerfall (Hämatomresorption nach Trauma oder Lungeninfarkt, gastrointestinaler Blutung), Polycythaemia vera, Shunt-Hyperbilirubinämie Hepatozelluläre Ursachen: Wie bei direktem Bili Außerdem: Icterus juvenilis intermittens, Hyperthyreose, portokavaler Shunt; Rifampicin, Steroide, Rö-Kontrastmittel Cholestat. Ursachen: Wie bei direktem Bili (hier direktes Bili weitaus stärker ↑)
BSG, BKS Blutkörperchensenkungsgeschwindigkeit nach Westergren ♦ F: < 50 Lj.: < 20; > 50 Lj.: < 30 ♦ M: < 50 Lj.: < 15; > 50 Lj.: < 20mm n.W.	↓: Polycythaemia vera, Polyglobulie, Herzinsuff., allerg. Erkr., Sichelzellenanämie ⟶ ↑: Entzündungen, Inf. (bes. bakt.), Nekrosen, Schock, postop., Anämie, Leukämie, Hämolyse, Dys-Paraproteinämie, Grav. ↑↑ (Sturzsenkung): Maligne Tumoren (meist mit Metastasen), Autoimmunerkr., nephrot. Sy., Plasmozytom, M. Waldenström *!*: Wärme (Sonne, Heizung): BSG ↑; Kälte: BSG ↓; Schrägstellung des Röhrchens um 10° führt zu Verdoppelung der BSG! BSG bei ungenügender Vermischung

Tab. 31.4 Fortsetzung

Z s. Glukose	
-Peptid asal 1–3,6 ng/ml	↓: Immer bei Diab. mell. Typ I. ↑: Oft bei Diab. mell. Typ II Kein postprandialer Anstieg
A 125 < 35 IE/ml < 65 IE/ml für benigne Erkr.	↑: Tumormarker für nichtmuzinöses Ovarial-Ca (> 80%) und Adeno- Ca außerhalb des Ovars ↑. **DD:** Grav. (↑ in 30%), M. Crohn, Colitis ulcerosa, nichtmaligne Lebererkr.
A 15-3 30–40 IE/ml	↑: Tumormarker für Mamma-Ca (☞ 14.2.3, geeignet zur Verlaufs- kontrolle); **DD:** Ovarial-Ca, andere Malignome, Pankreatitis, Cho- langitis, Leberzirrhose, benigne Mamma-Erkr.
A 19-9 30–40 IE/ml	Tumormarker für Pankreas-Ca (ca. 80%, ☞ 8.8.3), andere Tumoren des GIT (bei V.a. Magen-Ca Bestimmung von CEA); **DD:** Nicht- maligne Erkr. der Leber (Hep., alkoholtox. Schädigung), akute oder chron.-rezid. Pankreatitis (Verlaufsbest. wichtig!), M. Crohn, Colitis ulcerosa **!:** Falsch niedrige Werte bei sehr hohen Serum-Konz.
A 72-4 3–4 IE/ml	↑: Magen-Ca (in 55% geeignet zur Verlaufskontrolle), Ovarial-Ca, andere gyn. Tumoren, GIT-Ca, Leberzirrhose, Pankreatitis, Lun- generkr.
A 549 11 IE/ml	↑: Mamma-Ca (bes. metastasierend; geeignet zur Verlaufskontrolle), Ovarial-Ca, Prostata-Ca, Bronchial-Ca, benigne Lebererkr.
alcitonin < 100 ng/l Grauzone bis 300 ng/l	↑: Zur Diagn. und Verlaufskontrolle des medullären Schilddrüsen- (C-Zell)-Ca (☞ 17.6.7). Leicht erhöhte Spiegel bei Bronchial-Ca, Pankreas-Ca und metastasierendem Mamma-Ca möglich **!:** Blutentnahme nach Mittagessen **!:** Nach Pentagastrinstimulation zeigen auch kleine C-Zell-Ca mit normalen Basisspiegeln massiven Anstieg
EA < 1,5–5 µg/l >20 µg/l Ca-Verdacht	Sehr empfindlicher, unspezif. Tumormarker ↑: Bei max. 30% aller lokal begrenzten und 60% aller fortgeschrittenen Tumoren. Statist. Korrelation zw. Serumspiegel und Tumormasse v.a. bei Kolon-, Rektum- und Mamma-Ca; auch ↑ bei Pankreas- und Bronchial-Ca. Sensibler Parameter zur Verlaufskontrolle! Keine Er- höhung bei Lymphomen, Sarkomen, Melanomen. **DD:** (↑ bis 20 µg/l) bei Leberzirrhose, akuter Pankreatitis, Colitis ulcerosa, Bronchitis, Lungenemphysem **!:** ↑ bei Rauchern (meist < 5 µg/l); ↑ 2–3 Wo. postop.

Tab. 31.4 Fortsetzung

Chlorid 97–108 mmol/l	↓: Hyponatriämie; metabolische Azidose, respir. Alkalose, Cushing-Sy., Bromid-Intox., Gentamicin-Ther. **!**: Zur DD ggf. BGA	↑: Alle Ursachen der Hypernatriämie, prim. HPT mit Azidose, Niereninsuff., hypermetabole Zustände, Ther. mit Carboanhydrasehemmern und Steroiden, exogene Säurezufuhr
Cholesterin • < 200 mg/dl • s. HDL, s. LDL	↓: Malabsorption, Maldigestion, Mangelernährung, Kachexie, Steatorrhoe, Gallensäureverlustsy., Lebererkr., Hyperthyreose, α-β-Lipoproteinämie, Hypo-α-Lipoproteinämie.	↑: Prim. Hyperlipoproteinämien, v.a. Typ II und III; Hypothyreose Cholestase; biliäre Zirrhose; nephrot. Sy., Anorexia nervosa; Gammopathien; Gicht; Diab. mell.; Alkoholismus; Ther. mit Cortisol, Retinoiden und Androgenen **!**: Keine 12 h Fasten
Cholinesterase, CHE ≈ 2,8–8,5 kU/l	↓: Schwere Lebererkr., Malnutrition, Malabsorption Medikamente: ChE-Inhibitoren, MAO-Hemmer; Chlorpromazin, Cyclophosphamid, Phosphorsäureester gyn.: Grav. (2. Trimenon bis 6. Wo. post partum) Außerdem: Malignome, chron. Inf., Septikämie, Urämie, postop., schwere Anämien, Hypothyreose, Myokardinfarkt, diab. Azidose	↑: Unkomplizierte Fettleber (Alkoholismus), funktionelle Hyper bilirubinämie, Hyperthyreose, Proteinverlustsy. (renal, enteral), Adipositas, Diab. mell., Hypertriglyzeridämie **!**: ↑ bei Verwendung der Acetyl-Thiocholin-Methode (Hämolyse
Chymotrypsin im Stuhl > 3 IE/g fotometrisch	↓: Hochspezifisch, jedoch nur mäßig sensitiv für exokrine Pankreasinsuf Pankreasfunktionsdiagn. (☞ 8.2.2) Beeinflussung durch Dauer der Darmpassage, bakt. Besiedlung des Darms, Stuhlvolumen sowie Zusammensetzung der Nahrung **!**: In 10% falsch pathol., bes. nach Magenresektion, bei chron. Lebererkr Zöliakie und Psoriasis	
Cortisol-Tagesprofil • 8 Uhr: 5–20 µg/dl • 24 Uhr: < 5 µg/dl	↓: Prim. und sekundäre NNR-Insuff. (☞ 17.7), **DD:** ACTH-Stimulationstest (☞ 17.7)	↑: Cushing-Sy. (☞ 17.7), aufgehobene Zirkadianrhythmik!); „Stress" (z.B. OP, schwere Inf., akute Psychose); iatrogen **!**: Bis zur Messung tiefgefroren aufbewahren
	!: Ergebnisse nicht sicher verwertbar, wenn nicht 3 d zuvor alle Medikamente abgesetzt wurden und über den Tag der Unters. Nahrungskarenz eingehalten wird	

Tab. 31.4 Fortsetzung

CK s. Kreatinphosphokinase	
pCO₂ s. Kohlendioxidpartialdruck	
CRP, C-reaktives Protein 0,068–8,2 mg/l	↑: Sog. „Akute-Phase-Protein", deshalb gleiche Veränderungen wie bei BSG, jedoch weniger störanfällig, reagiert schneller auf Veränderungen. Grad der Erhöhung korreliert mit Ausmaß und Aktivität des entzündlichen Geschehens. Idealer Parameter zur Verlaufskontrolle. Normaler Wert schließt system. bakt. Inf. praktisch aus; auch ↑ bei nekrotisierenden und neoplast. Prozessen

Differenzialblutbild-Übersicht

Neutrophile ...9% der Leukos	↑: Nichtvirale Inf., z.B. Pneumonie, Tbc, Systemmykose; Coma diab., hepaticum und uraemicum; Neoplasien; akute Blutung, Hämolyse, Schock; Gichtanfall; myeloproliferative Sy.; Impfungen; Transfusionsreaktion; Glukokortikoid-Ther. ↓: Sepsis, Typhus, Brucellose, einige virale Inf., Zytostatika, Allergie, Hypersplenismus, maligne KM-Infiltration
Lymphozyten ...4% der Leukos	↓: Miliar-Tbc; Malignome, v.a. Lymphome, M. Hodgkin; SLE; AK-Mangel-Sy.; AIDS (v.a. CD4-Lymphos ↓!); Ther. mit Zytostatika, Glukokortikoiden, Strahlen ↑: Keuchhusten, Tbc, Lues, Brucellose; Röteln, Mononukleose, Zytomegalie, Hep. A, Viruspneumonie; ALL (Lymphoblasten), CLL, malignes Lymphom, M. Waldenström; SLE; chron. Inf.; Hyperthyreose
eosinophile Granulozyten ...–4% der Leukos	↓: Typhus; Masern; Cushing-Sy., Glukokortikoid-Ther., Stress ↑: Allergische Erkr. (z.B. Asthma, Neurodermitis, Rhinitis allergica); Parasitenbefall; eosinophiles Lungeninfiltrat, eosinophile Gastroenteritis und Zystitis; Scharlach; Inf. in Remission; Kollagenosen, akute Sarkoidose; M. Addison; Malignome, CML, M. Hodgkin; Endocarditis fibroplastica; körperliche Anstrengung
basophile Granulozyten ...0,5% der Leukos	↑: Nephrot. Sy.; Colitis ulcerosa; Myxödem; chron. hämolyt. Anämie; Z.n. Splenektomie; Z.n. Fremdeiweiß-Injektion; orale Kontrazeptiva; myeloproliferative Erkr. (CML, Polycythaemia vera), auch mit Osteomyelofibrose
Monozyten ...% der Leukos	↑: Mononukleose; Tbc; Lues; Brucellose; bakt. Endokarditis; akute Inf. in Remission; reaktiv nach Agranulozytose; Sarkoidose; Colitis ulcerosa, M. Crohn; Malaria; Trypanosomiasis; CML, malignes Lymphom, Monozytenleukämie; Lipidspeicherkrankheiten; SLE

Tab. 31.4 Fortsetzung

Retikulozyten • F: 0,63–2,2% • M: 0,9–2,71% der Erys	↑: Nach Hypoxie, Blutverlust; hämolytische Anämie (z.B. Zieve-Sy.); „Retikulozytenkrise" 4–10 d nach med. Ther. von Eisen-, Vit.-B$_{12}$- und Folsäure-Mangelanämien; Leberzirrhose ↓: Aplastische Anämie, megaloblastäre Anämie, Thalassämie, sideroblastäre Anämie; Knochenmarkinfiltration; Erythrozytenbildungsstörungen; nach Zytostatika, Bestrahlung !: Falsch ↑ bei Vermehrung der Siderozyten
Thrombozyten, Thrombos 136 000–423 000/mm³	↑: Meist reaktiv; z.B. bei akuter Inf., chron. Entzündung, Eisenmangel, nach Blutverlust; Polycythaemia vera, myeloproliferatives Sy. u.a. Malignome; nach Splenektomie; Osteomyelosklerose; Glukokortikoidther.; postop.; Grav. (☞ 15.1) ↓: Bildungsstörung (aplastische Anämie, Knochenmarksverdrängung, Vit.-B$_{12}$- oder Folsäuremangel); toxisch (z.B. Strahlenther.; Ther. mit Chloramphenicol, Phenytoin, Thiaziden, Gold; Alkoholkrankheit) oder erhöhter Umsatz (z.B. Hypersplenie, M. Werlhof, Hämolyse, Verbrauchskoagulopathie, Auto-AK, Medikamente, HIT I und II = Heparin-induzierte Thrombopenie). !: Pseudo-Thrombopenie bei Verwendung von EDTA; Bildung von Aggregaten; Verwechslung mit Zelltrümmern u.Ä.
Eisen • F: 23–165 µg/dl • M: 35–168 µg/dl	↓: Meist durch chron. Blutverlust (oft okkulte GIT-Blutung; Medikamente? NSAR?) gyn.: Hypermenorrhoe; Bedarf ↑ in Pubertät, Grav., Stillzeit, „Pille" ↓: Ungenügender Eisengehalt der Nahrung; ungenügende Resorption (Malabsorptions-Sy., Parasiten), Reutilisationsstörung bei chron. Entzündungen, renaler Insuff., Tumorerkr.	↑: Prim. oder sek. Hämochromatose, Hep., Leberzirrhose; Inf.; hämolyt., sideroachrest., perniziöse, aplast. Anämie (☞ 19.1.1) Thalassämie; Porphyrie; Intox. mit Blei und Eisen; Z.n. mehrerer Bluttransfusionen: Zirkadiane Schwankungen (max. morgens, kontinuierlicher Abfall zum Abend). Schwankungen bis zu 30% in 8 h möglich!
EBK, Eisenbindungskapazität • 258–436 mg/dl • Kinder etwas niedriger	↓: Chron. Inf., Entzündung, Malignome, chron. Niereninsuff., Hämochromatose; Proteinverluste (Transferrin ↓, EBK ↓), Hb-Synthesestörung (z.B. Porphyrie) Transferrinsättigung (TFSätt) = Serumeisen/EBK = 16–45%	↑: Echter Eisenmangel, gelegentlich ist EBK-Erhöhung sogar Frühsymptom (EBK ↑, TFSätt ↓) Grav. (infolge gesteigerter Transferrin-Synth. und gesteigerten Eigenbedarfs)

Tab. 31.4 Fortsetzung	
lastase 0–110 µg/dl	↑: Akute-Phase-Protein; Anstieg innerhalb von Stunden auf das 10–25fache der Ausgangskonz., z.B. bei Sepsis, Pneumonie, ARDS, Polytrauma (s. CRP)
rythrozyten, Erys F: 4–5,1/pl M: 4,5–5,9/pl	↓: 6 h nach einer akuten Blutung. Alle Ursachen der Anämie (☞ 19.1.1)	↑: Dehydratation; chron. respir. Insuff., Höhenkrankheit; Androgenther.; Polyglobulie; Polycythaemia vera; Stress !: Zirkadiane Rhythmik (morgens 4% höher als abends); mechanisierte Zählgeräte: ↑ bei sehr hohen Leukozytenzahlen; ↓ bei Kälteagglutininen
rythrozytenindizes **MCV** = mittl. Zellvolumen: 80–96 fl **MCH** = mittl. Hb: 28–33 pg	Erlauben eine morphologische Klassifizierung von Anämien: • Normozytäre und normochrome Anämie (MCV und MCH normal): Blutverlust und Hämolyse, chron. Zweiterkr., Knochenmarkshypoplasie und Myelophthise • Mikrozytäre und hypochrome Anämie (MCV ↓ und MCH ↓): Eisenmangel und -verwertungsstörungen, Thalassämie, Sphärozytose, Bleiintox. • Makrozytäre und hyperchrome Anämie (MCV ↑, MCH normal): Vit.-B$_{12}$- und Folsäuremangel !: DD Anämie (☞ 19.1.1)	
erritin F: 13–651 µg/l M: 4–665 µg/l Niedrigere Werte bei Kindern	↓: Latenter und manifester Eisenmangel, bei letzterem Ferritin < 15 µg/l. Proteinverlust, Grav., akuter Blutverlust (Ferritin sinkt nach 2 Wo.)	↑: Anämien (hämolyt., aplast., sideroachrest., Perniziosa; ☞ 19.1.1); Thalassämie; Lebererkr.; Inf. und Tumoren; Eisenüberladung (Hämochromatose, Hämosiderose); hämatolog. Systemerkr. (akute Leukämien; Lymphome, multiples Myelom; ☞ 19.4)
-Fetoprotein s. AFP	
ibrinogen ,5–3,5 g/l	↓: Schwere Lebererkr., -zirrhose; Kachexie; schwere OP; fibrinolyt. Ther.; Verbrauchskoagulopathie (☞ 19.5.4) !: Fehlbestimmungen durch zu langen venösen Stau	↑: Akute-Phase-Protein (wie CRP) ↑↑: Bei Gewebsverletzungen und Entzündungen; PBC; Verschlussikterus; Cholestase
ibronectin im EDTA-szites	Parameter zur DD des Aszites (☞ 8.1.15); Werte > 75 mg/l weisen auf malignen Aszites hin, Werte < 75 mg/l auf Herzerkr., bakt. Peritonitis, biliäre Zirrhose	

Tab. 31.4 Fortsetzung

Folsäure • Im Plasma: 2,3–17 mg/ml • Erys: 175–700 ng/ml	↓: Alkoholismus; Lebererkr.; Malabsorptions-Sy.; M. Crohn; hämolyt. Anämie; allg. Erkr. mit starker Zellproliferation; Neoplasien Medikamente: ASS; Antikonvulsiva; Cycloserin; Folsäureantagonisten (Methotrexat, Trimethoprim), Phenacetin; orale Kontrazeptiva !: Hämolyse; Lichtexposition der Probe; Leucovorin; Methotrexat — möglichst 3 d vor Probe alle Medikamente absetzen

Gastrin
< 40–100 pg/ml
	↑:
	• Verminderte Magensäuresekretion (chron.-atroph. Gastritis, per-
	  niziöse Anämie, Achlorhydrie; Z.n. Gastrektomie)
	• Vermehrte Magensäuresekretion (Zollinger-Ellison-Sy., gastrale
	  G-Zell-Hyperplasie, Ulcus duodeni, Postvagotomie-Sy., HPT,
	  Thyreotoxikose, Hypophysenadenome)
	!: Lipämie; Hämolyse; Heparin

Gesamteiweiß 66–83 g/l	↓: Synthesestörung (chron. aktive Hep., Leberzirrhose, AK-Mangel.-Sy.); enterale Absorptionsstörung (Malabsorption, Zöliakie, Nahrungsmittelallergie, Mukoviszidose); Proteinverlust-Sy. (renal und enteral); dermale Verluste (nässende Ekzeme, bullöse Dermatosen, Verbrennungen); chron. Blutung, Peritonitis, Hyperthyreose, Hyperhydratation	↑: Leberzirrhose im komp. Stadium; Sarkoidose; Paraproteinämien; (s. γ-Globuline); Dehydratation ("Pseudo-Hyperproteinämie": Bei Krankheiten mit absolutem Eiweißverlust können bei Dehydratation dennoch erhöhte Eiweißwerte auftreten!): Hämolyse stört in Konz. ≥ 1 gHb/
α-Globuline • α_1: 1,4–3,4% • α_2: 4,2–7,6% vom Gesamteiweiß	↓: Hypoproteinämien (s. Ges.-Eiweiß); α_1-Antitrypsin-Mangel; TBG-Mangel; M. Wilson; Haptoglobinmangel; akute Virushep., chron. aktive Hep.; angeborene oder erworbene AK-Mangel-Sy.	↑: Akute Entzündung; postop., posttraumat.; Herzinfarkt; Verbrennung (α_1 ↑, α_2 ↑); Ca, Sarkome (α_1 (↑), α_2 ↑); Gallenwegsverschluss, nephrot. Sy. (α_2 ↑) !: Hyperlipoproteinämie Typ III und IV; Hb; Myoglobin; Urämie
β-Globuline 7,0–10,4% vom Gesamteiweiß; enthält β-Lipoproteine und Transferrin, z.T. IgM und IgA	↓: chron. Lebererkr.; AK-Mangel-Sy.; Defektdysproteinämien; exsudative Enteropathien	↑: Paraproteinämien (s. γ-Globuline); nephrot. Sy.; Hyperlipidämie; Amyloidose; Verschlussikterus; Septikämie; M. Bechterew; P. nodosa; Grav. !: Hyperlipoproteinämie Typ III und IV; Hb; Myoglobin; Urämie

Tab. 31.4 Fortsetzung		
γ-Globuline, IgG 2,0–17,7% vom Gesamteiweiß	↓: Kongenitale Agammaglobulinämie; nephrot. Sy.; exsudative Enteropathie; Amyloidose; Sepsis; Cushing-Sy.; Benzol-Intox.; Steroide; ACTH, Immunsuppressiva; Strahlenther.	↑: Paraproteinämien (E'phorese: schmalbasige spitze γ-Zacke): M. Waldenström; Plasmozytom; Schwerkettenerkr.; chron. Entzündung; Ca, Verschlussikterus; akute Virushepatitis, chron.-aktive Hep., Leberzirrhose !: Hyperlipoproteinämie Typ III und IV; Hb; Myoglobin; Urämie
GBM-AK, Glomeruläre Basalmembran-AK	↑: Rapid-progressive GN (☞ 13.4.1); Goodpasture-Sy.; seltener bei anderen Nephritisformen	
Glukose Nüchtern 55–105 mg/dl Nierenschwelle ≈ 150 mg/l	↓: Hunger; Malabsorption; renal bedingte Gukosurie; Anstrengung; Fieber; großes Ca; Postgastrektomie-Sy.; Alkohol; Leberausfall; Glykogenosen; Fruktoseintoleranz; Galaktosämie; Hypophyseninsuff.; NNR-Insuff.; Hypothyreose; Hyperinsulinismus; Inselzellhyperplasie; Antidiabetika; β-Blocker	↑: Diab. mell.; Cushing-Sy.; Hyperthyreose; Akromegalie; Phäochromozytom; Hyperaldosteronismus; Pankreas-A-Zelltumor; ZNS-Insult oder ZNS-Tumor; Enzephalitis; Herzinfarkt; Fieber; Schock; Niereninsuff.; Hypothermie; CO-Intox.; Diuretika; Glukokortikoide; Nikotinsäure; Kontrazeptiva; Phenothiazine; Phenytoin
Glukose im Urin < 150 mg/l	↑ mit Hyperglykämie: Alle Hyperglykämien mit Überschreitung der Nierenschwelle (ca. 150 mg/dl = 10 mmol/l) ↑ ohne Hyperglykämie: Idiopathisch; Tubulusschäden der Niere: Fanconi-Sy., Pyelonephritis, chron. interstitielle Nephritis, tox. Nephropathie, Schockniere, Blei-Intox., Grav. !: Falsch neg. durch Ascorbinsäure	
Glutamat-DH, GLDH F: < 3 U/l M: < 8 U/l	↑↑: Akute Leberstauung (z.B. Rechtsherzinsuff.), akute tox. Leberschädigung, nekrot. Hep., Verschlussikterus, biliäre Zirrhose, Lebermetastasen ↑: Chron. aktive Hep., Leberzirrhose, alkoholtox. Fettleber, schwere diab. Azidose !: Stärkere Lipämie	

Tab. 31.4 Fortsetzung

GOT, ASAT **Glutamat-Oxalacetat-** **Transferase** • F: < 15 IE/l • M: < 19 IE/l	↑↑: Akute Hep., akute tox. Leberschädigung (Halothan, CCl_4, Alkohol ↑: Myokardinfarkt (max. nach 16–48 h), Z.n. Herz-OP (Katheter); Z.n Reanimation; Trauma; postop.; progr. Muskeldystrophie; neurogene Muskelatrophie; Stauungsleber; akute Pankreatitis; Lungenembolie; Nieren- und Hirninfarkt (↑): Leberzirrhose; Myokarditis; Mononukleose; lokale Strahlen- schäden; schwere Insektenstichreaktion; hochdos. Gabe von Salicy- laten, Heparin, Ampicillin !: Falsch ↑: Hämolyse; Lipämie; Orthostase, längere Stauung; stärker Muskelarbeit
GPT, ALAT **Glutamat-Pyruvat-** **Transaminase** • F: < 19 IE/l • M: < 23 IE/l	↑↑: Akute Hep. (☞ 8.7.1), akute tox. Leberschädigung ↑: Leberzirrhose (☞ 8.7.3, abh. v. Aktivitätsgrad), chron. aktive Hep Stauungsleber; Mononukleose (↑): Myokardinfarkt, akute Pankreatitis, Lebertumoren und -meta- stasen Medikamente: Hochdos. Salicylate, Heparin, Clofibrat !: Falsch ↑ bei Hämolyse
γ-GT **γ-Glutamyl-Trans-** **ferase** • F: 4–18 IE/l • M: 6–28 IE/l	Sensitivster Indikator einer hepatobiliären Erkr. ↑↑: Verschlussikterus, cholest. Verlaufsform der akuten Hep., tox. Leberschäden, am häufigsten bei Alkohol ↑: Chron. aktive Hep., alkoholtox. Hep. und Leberzirrhose, PBC, Lebertumoren; akute und chron. Pankreatitis; Langzeitther. mit Antikonvulsiva und Sedativa (Phenytoin, Phenobarbital), Phenyl- butazon, Rifampicin (↑): Unkompliz. Virushep., alkohol. Fettleber, chron. Alkoholismus Leberstauung bei Rechtsherzinsuff. !: ↓ bei höheren Hb-Konz.
Hämatokrit, Hkt., HK • F: 36–45% • M: 42–50%	↓: Anämien (☞ 19.1.1); Hyper- hydratation (☞ 13.1.9) ↑: Dehydratation (☞ 13.1.9); Polyglobulie, Polycythaemia vera !: Falsch ↑ bei starker Leukozytos
Hämoglobin, Hb • F: 12,3–15,3 g/dl • M: 14,0–17,5 g/dl	↓: Anämien (☞ 19.1.1); SLE; M. Crohn; chron. Niereninsuff.; chron. GN; paroxysmale nächtl. Hämoglobinurie; Hyperhydrata- tion (☞ 13.1.9); KM-Verdrän- gung ↑: Dehydratation (☞ 13.1.9); Polyglobulie, Polycythaemia vera ZNS: Insulte, Tumoren, Enze- phalitis !: Frühmorgens > nachts, im Liegen > im Stehen; Fette ↑↑; IgM ↑↑

Tab. 31.4	**Fortsetzung**

lykosyliertes Hb HbA₁ 5–7,8% HbA₁c 3,2–6,4%	Maß für die Serumglukosekonz. der letzten 6–8 Wo. Zielwert für Diabetiker: bis 8% (laborabhängig). Falsch „gute" HbA-Werte durch häufige Hypoglykämieepisoden ↑: Alle Hyperglykämien; starke Schwankungen der Blutglukose !: ↓ bei verkürzter Ery-Lebensdauer (z.B. Hämolyse) ↑: Hämoglobinopathien (Thalassämie, HbF); Niereninsuff.
arnsäure F: 2,3–6,1 mg/dl M: 3,6–8,2 mg/dl	↓: Idiopathisch; renale Tubulusdefekte; schwere Lebernekrosen, M. Wilson; multiples Myelom; SIADH (☞ 17.7); Xanthinurie; Zystinose; Grav.; Schwermetallintox. Medikation mit Allopurinol, Benzbromaron, Probenecid, Phenylbutazon, Steroiden, Rö-KM, Expektoranzien	↑: Prim. Gicht (Enzymdefekte); sek. Hyperurikämien (☞ 17.3): ♦ Zunahme der Harnsäure-Synthese: Pneumonie, Eklampsie, Strahlenther., myeloische Leukämie (bes. unter Zytostatikather.), Osteomyelosklerose, prim. und sek. Polyzythämien, perniziöse und hämolyt. Anämie; Fructoseinfusion ♦ Verminderte renale Ausscheidung: Niereninsuff., Alkoholismus, Ketoazidose, Fasten, Intox. mit Blei und Beryllium, Gestose, Hypoparathyreoidismus Medikamente: Saluretika !: Lichteinwirkung auf Probe → falsch ↓ Werte
arnstoff 0–48 mg/dl	↑: Alle Ursachen der Krea-Erhöhung; Eiweißkatabolismus (postop., Ther. mit Glukokortikoiden, Diab. mell., Fieber, metastasierende Tumoren), parenterale Ernährung mit Aminosäuren; Blutungen im GIT Höhe der renalen Harnstoff-Ausscheidung ist von der Diurese abh., daher keine Korrelation mit Serum-Krea! Isolierte Harnstofferhöhung hat meist extrarenale Ursachen (z.B. Exsikkose) ↓: Starke Einschränkungen der Leberfunktion; metabol. Azidose
b s. Hämoglobin	
epatitis-Serologie (☞ 8.7.1)	
BDH Isoenzym der LDH 68–135 IE/l	↑: Herzinfarkt (HBDH-Anstieg beginnt 6 h und endet ca. 14 d nach Ereignis), Myokarditis, Hämolyse (☞ 19.3.3), Lungenembolie, Leberparenchymschäden; progr. Muskeldystrophie

Tab. 31.4 Fortsetzung

HCG, Choriongona-dotropin • < 5 IE/l • Postmenopausal < 10 IE/l	Qualitativ: Schwangerschaftsnachweis ↓: Gestose (☞ 15.2.4), Abortus imminens, intrauteriner Kindstod ↑: Blasenmole, Chorionepitheliom, Terato-Ca, embryonales Hoden-Ca, Chorion-Ca (Rezidiv-Diagn.), Pankreas-Ca
HDL-Cholesterin • F: > 45 mg/dl • M: > 35 mg/dl	Etwa 25% des Gesamt-Chol. Im Gegensatz zu LDL-Chol. hat HDL-Chol. protektive Funktion. • Mäßiges Risiko für Herz-Kreislauferkr.: F: 1,15–1,68 mmol/l (45–65 mg/dl), **M**: 0,9–1,45 mmol/l (35–55 mg/dl) • Hohes Risiko: F: < 1,15 mmol/l (< 45 mg/dl), M: < 0,9 mmol/l (< 35 mg/dl)

HIV-Serologie (☞ 9.9.2)

5-Hydroxyindolessig-säure im 24-h-Urin 2–9 mg/24 h	↓: Down-Sy.; Mastozytose	↑: Karzinoid-Sy. Selten bei Ca. des GIT, der SD und des Kehlkopfes, dem oat-cell-Ca der Lunge; Sprue, Mamma-Ca.; **cave**: Normalwerte schließen Karzinoid nicht aus!
	!: Paracetamol, ASS, Formaldehyd, Methocarbamol, Phenothiazine; Raucher! Verzehr von Bananen, Ananas, Pflaumen, Walnüssen, Tomaten, Pilzen, Avocados, Kaffee	
IgA • 0,9–4,5 g/l • IgG s. γ-Globuline	Isoliert ↑: Häufiges Antikörpermangel-Sy. (gehäuft „schleimhaut-vermittelte" Inf.) Nicht isoliert ↑: Alle Formen prim. und sek. Defektimmunopathien	
Insulin-AK < 40 mIE/lm	↑: → Insulin-Unterempfindlichkeit bzw. erhöhter Insulinbedarf in der Diabetesther. (☞ 17.1.4)	
Kalium 3,6–4,8 mmol/l	↓: Enterale Verluste: Diarrhoe, Laxanzienabusus, chron. rezid. Erbrechen; Fisteln; renale Verluste: Ther. mit Diuretika, polyurische Phase des ANV, tubuläre Azidose, Hyperaldosteronismus, Cushing-Sy., Ther. mit Steroiden; Alkalose; Fehlernährung (Anorexia nervosa)	↑: Niereninsuff. (akut und chron. NNR-Insuff., kaliumsparende Diuretika; Hypoaldosteronismus; Azidose (Verteilungsstörung); massive Hämolyse; Zellzerfall, große Weichteilverletzungen, Tourniquet-Sy.; Succinylcholin
	!: Falsch ↑ Werte durch zu langes Stauen, Hämolyse und Thrombozytose; Gewebsverletzung (kein Kapillarblut verwenden) Falsch ↓ bei hohen Lipid- und Proteinkonz.	

Tab. 31.4 Fortsetzung

Calzium 2,2–2,65 mmol/l 8,8–10,6 mg/dl	↓: Enteral: Mangelernährung, Malabsorptionssy., Vit.-D-Mangel oder -Resistenz, akute nekrot. Pankreatitis renal: Idiopath. Hyperkalzurie, renal-tubuläre Azidose, terminale Niereninsuff. endokrin: Hypo- sowie Pseudohypoparathyreoidismus Medikamente: ACTH, Steroide, Furosemid, Antiepileptika; Intox. mit Fluorid	↑: Enteral: Milch-Alkali-Sy.; Hammon-Rich-Sy., idiopath. Hyperkalzämie ossär: prim./ektop. HPT, Knochenmetastasen, Immobilisation, Hyperthyreose, Akromegalie, M. Paget, M. Addison, M. Recklinghausen Medikamente: Vit.-D-Überdos.; Thiazide; Lithium !: Falsch ↑ bei Hämolyse, Hyperbilirubinämie
Calzium im 24-h-Urin 2,5–7,5 mmol/24 h	Kalziumausscheidung ↑: HPT, osteolyt. Knochenmetastasen, Plasmozytom, Osteoporose, Vit.-D.-Intox., Thyreotoxikose, M. Paget, M. Wilson, renal-tubuläre Azidose, idiopath. Hyperkalzurie	
Kohlendioxidpartial- druck, pCO$_2$ 36–44 mmHg	↓: Respir. Alkalose, Hyperventilation; kompensatorisch bei metabolischer Azidose; Hitzschlag; Höhenkrankheit	↑: Respir. Azidose; kompensatorisch bei metabolischer Alkalose; alveoläre Hypoventilation, z.B. Pneumonie; Vitien; Schock; Pickwick-Sy.; Diffusionsstörung
Kreatinin 0,6–1,1 mg/dl	↑: Chron. Niereninsuff. (☞ 13.1.14; ↑ jedoch erst bei > 50%iger Reduktion der Nierenleistung), ANV (☞ 13.1.13), akuter Muskelzerfall (Trauma, Verbrennung, akute Muskeldystrophie), Akromegalie !: Falsch ↑ durch Harnsäure, Ketonkörper, Proteine; Cephalosporine	
Kreatinin-Clearance altersabhängig (☞ 13.1.12)	↓: Minderung der GFR, z.B. bei Niereninsuff. im Stadium der vollen Kompensation, auch dann, wenn Serum-Krea noch normal ist. Bei Serum-Krea > 3 mg/dl (> 260 µmol/l) wenig aussagekräftig ↑: Exogen (Fleischnahrung) oder endogen (starke Muskelarbeit) während der Urin-Sammel-Periode	
Kreatinphospho- kinase, CK F: 10–70 IE/l M: 10–80 IE/l	↑: Herz: Infarkt (**DD** Frühdiagn.: s. GOT; Spätdiagn.: s. LDH; Anteil Isoenzym CK-MB an Ges.-CK mind 6%); entzündlich oder toxisch; nach Defibrillation, Herzmassage, Koronarangiographie; Myokarditis Muskulatur: Entzündl. oder toxisch; Dystrophien; postop.; *i.m. Injektion,* Trauma; Rhabdomyolyse, Hypokaliämie, Hypophosphatämie, Hyperthermie; körperl. Bel. (bis 1 Wo. vorher!) ZNS: Blutung, Tumor, Meningitis, Enzephalitis, Krampfanfall Sonst: Schock; Hypothyreose; Lungenembolie; Lithium, Schlafmittelvergiftung; Alkoholintox. (Delirium tremens) !: Hämolyse (> 2 g Hb/l), ↑: AP, Gesamteiweiß, Metallionen, Harnstoff, Harnsäure, Fluoride, Chylomikronen	

Tab. 31.4 Fortsetzung	

Laktat < 16 mg/dl	↑: Gewebshypoxien *(Frühindikator)*, bakt. Sepsis, Schock, metabol. Azidose, Sport; Muskelerkr. **!**: Lipämie
Laktoferrin	Als Granulozytenprodukt v.a. ↑ bei bakt. Inf. wie Sepsis, Pneumonie, Meningitis ↓: Kongenitaler Laktoferrinmangel (rezid. bakt. Inf.); bei Kindern mit rekurrierenden Inf. Ind. zur L.-Bestimmung in neutrophilen Granulozyten
LDH, Laktatdehydrogenase 120–240 IE/l	↑: Körperl. Belastung, Skelettmuskelerkr., Myokardinfarkt, Z.n. Herz-OP., Myokarditis, Herzkatheter, Kardiomyopathien, Vitien; Anämien (hämolyt., megaloblastäre); Lungenembolie; GN, Niereninfarkt; einige maligne Tumoren (Seminom, Teratom; Dysgerminom); hepatobiliäre Erkr.; Mononukleose **!**: Falsch ↑ bei Hämolyse
LDH/HBDH-Quotient 1,38–1,64	Quotient < 1,3: Herzinfarkt (Spätdiagn.: Quotient bis 20. d < 1,3); Hämolyse, DIC (☞ 19.5) Quotient > 1,64: Leberparenchymschäden
LDL-Cholesterin < 160 mg/dl	Großteil des Gesamt-Chol. • Mäßiges Risiko für Herz-Kreislauferkr.: 150–190 mg/dl (3,9–4,9 mmol/l) • Erhöhtes Risiko: > 190 mg/dl (> 4,9 mmol/l)
Leukozyten 4,4–11,3/nl	Neutrophile ↓: Bei fortgeschrittener Sepsis, Typhus, Paratyphus, Miliar-Tbc, Brucellose, Influenza, Masern, Mumps, Röteln, Mononukleose; SLE, Hypersplenismus, Agranulozytose, physik./chem. Knochenmarkschädigung Medikamente: Thyreostatika, Pyrazolon-Derivate, Antiepileptika Neutrophile ↑: Nichtvirale Inf., z.B. Pneumonie, Tbc, Mykose; Coma diabeticum, hepaticum und uraemicum; Neoplasien; Dermatitis herpetiformis, akute Blutung, Hämolyse, Schock; Gichtanfall; myeloproliferative Erkr.; Impfungen; Transfusionsreaktion; Glukokortikoid-Ther.; epilept. Anfälle; Verbrennungen; phys./psych. Stress
	!: Veränderungen der Leukos insgesamt spiegeln meist Verschiebung bei den Neutrophilen wider
Liquordiagnostik (☞ 20.2.9)	
Lipase ≈< 240 IE/l	↑: Spezifischer für Pankreas als Amylase, aber Ausmaß korreliert nicht mit Schwere der Erkr. Bei akuter Pankreatitis (☞ 8.8.1) Lipase länger als Amylase; Niereninsuff.
Lymphozyten s. Differenzialblutbild	

Tab. 31.4 Fortsetzung		
Magnesium ▸ F: 1, 87–2,51 mg/dl M: 1, 78–2,56 mg/dl	↓: Parenterale Ernährung, Alkoholismus, Magensaftverlust; Diarrhoe; Pankreatitis; Plasmozytom; Grav.; Diuretika, Cisplatin-Ther., idiopathisch	↑: Oligurie, Niereninsuff.; Mg^{2+}-haltige Infusionen, orale Mg^{2+}-„Substitution", Laxanzien und Antazida **!:** Falsch ↑ Werte bei längerer Venenstauung und Hämolyse

MCA (mucin-like cancer associated antigen) < 15 IE/ml. DD identisch mit CA 549 (s. dort)

MCH s. Erythrozytenindizes

Monozyten s. Differenzialblutbild

| **Natrium**
135–144 mmol/l | ↓: Erbrechen, Durchfall, Pankreatitis, renale Salzverluste (akutes und chron. Nierenversagen); nephrot. Sy., (Salzverlustniere); Verbrennungen, Trauma; osmotische Diurese (Diab. mell.), Hypoaldosteronismus, SIADH; Hypothyreose; Leberzirrhose; Herzinsuff.; Porphyrie; Diuretika, Antidiabetika, Zytostatika, Sedativa, trizyklische Antidepressiva | ↑: Diarrhoe, Fieber, Schwitzen, mangelnde Wasserzufuhr; Polyurie; Diab. insipidus; zentrale Osmoregulationsstörung; Hyperaldosteronismus; Glukokortikoide |
| **Natrium im 24-h-Urin**
50–220 mmol/24 h
Bei Fasten ↓ an 0 | ↓: Cushing-Sy., verminderte glomeruläre Filtration; Verlust durch GIT
↓: Alimentär; Erbrechen; Diarrhoe, Pankreatitis; dekomp. Leberzirrhose, dekomp. Herzinsuff., Stress; postop. | ↑: Niereninsuff. (Salzverlustniere, renale tubuläre Azidose), NNR-Insuff.; ADH-Überprod.; gestörte Wasserbilanz; Hirnödem; alimentär |

Neutrophile Granulozyten s. Leukos

| **NSE, Neuronenspezifische Enolase**
10–20 ng/ml | ↑: Bei kleinzelligen Bronchial-Ca zur Diagnose (50–70%) und v.a. zur Verlaufskontrolle nach Chemother.
DD: ↑ bei APUDomen (z.B. Karzinoid), anderen neuroendokrinen Tumoren und metastasierenden Seminomen | |

Tab. 31.4 Fortsetzung

Osmolalität • Serum: 280–296 mosmol/kg • Urin: 50–1200 mosmol/kg	Osmolalität ↓, Na⁺ ↓: Erkr. mit Hypervolämie und Hyponatriämie, z.B. Herzinsuff., Leberzirrhose, primäre Polydipsie Osmolalität normal; Na⁺ ↓: Pseudohyponatriämie (z.B. Hyperlipoproteinämie, Makroglobulinämie)	Osmolalität ↑; Na⁺ ↑: s. Natrium Osmolalität ↑; Na⁺ ↓: „Watershift Hyponatriämie"; größere Mengen osmotisch aktiver Substanzen haben sich im Plasma angehäuft (z.B. Alkohol, retentionspflichtige Substanzen, Glukose)

!: O. im Urin zur Abschätzung der Konzentrationsfähigkeit der Nieren. Nach 12 h Dursten → O.i. Urin = 3fache Serumosmolalität (Volhard

PAP, PSP, prostata-spezifische saure Phosphatase < 2–6 µg/l	↑: Marker für Erkennung und Progression des Prostata-Ca (☞ 13.5.2) spezifischer ist jedoch PSA (s. dort). **DD:** BPH (meist < 8 µg/l, ☞ 13.5.1 !: Bei Manipulationen der Prostata ↑, deshalb 48 h vor PAP-Bestimmun keine rektale Untersuchung
Paraproteine im Urin Monoklonale Immunglobuline	↑: Obligat: M. Waldenström, Plasmozytom (☞ 19.4.4). Schwerkettenkrankheit symptomatisch in niedrigen Titern: Ca, Sarkome, Kälteagglutinine, Lebererkr. Bei Jüngeren immer pathologisch
Parathyrin, PTH, Parathormon 15–65 ng/l für intaktes PTH	PTH ↑, Phosphat ↓, Ca²⁺ ↑: Primärer HPT, ☞ 17.7 PTH ↑↑, Phosphat ↑, Ca²⁺ ↑: Sekundärer HPT bei Niereninsuff. PTH ↑, Phosphat (↓), Ca²⁺ ↓: Sekundärer HPT bei MAS PTH ↑, Phosphat ↑, Ca²⁺ ↓: Pseudo-Hypoparathyreoidismus, s.a. ☞ 17.7
Partielle Thromboplastinzeit, PTT 18–40 Sek.	↑: Hämophilie A und B; Hyperfibrinolyse; schwere Lebererkr.; Verbrauchskoagulopathie; angeborene Faktorenmangel-Sy.; Vit.-K-Antagonisten Monitoring der Heparinther.: Wenn PTT-Verlängerung ausbleibt, AT II bestimmen!

pH 7,35–7,45	↓: Dekompensierte Azidose metabolisch: Diab. mell., Laktatazidose, Alkaliverlust respir.: Hypoventilation	↑: Dekompensierte Alkalose metabolisch: enteraler oder renaler Säureverlust, Hypokaliämie, medikamentös respir.: Hyperventilation
Phosphat, anorganisch • 2,6–4,5 mg/dl • Entnahme nach phosphatarmer Kost und 12 h Fasten	↓: Sepsis, Alkoholismus, Vit.-D-Mangel, Malabsorption, Erbrechen, Diarrhoe; renal-tubuläre Defekte, Azidose, prim. HPT, Diuretika; respir. Alkalose, Anorexia nervosa	↑: Niereninsuff. wenn GFR < 25 ml/Min., katabole Zustände phosphathaltige Laxanzien und Infusionen; Vit.-D-Zufuhr !: Falsch ↑ bei Hämolyse

▬ **Tab. 31.4 Fortsetzung** ▬

hosphatase s. Saure Phosphatase

lasmathrombinzeit, TZ 7–24 Sek.	↑: DIC durch Hyperfibrinolyse; Hypo- und Dysfibrinogenämie; Heparinther. (Therapieziel: 2–3fach verlängerte PTZ, PTT jedoch besser geeignet); gut geeignet zur Überwachung einer fibrinolytischen Ther. mit Uro- oder Streptokinase, da auch Fibrinogen-Spaltprodukte miterfasst werden

O₂ s. Sauerstoffpartialdruck

P, Pankreatisches olypeptid	↑: Endokrine Tumoren des GIT (VIPom, Zollinger-Elllison-Sy., PPom), andere endokrine Tumoren
orphyrine im 24-h-rin I: δ-ALA 250–6400 µg/24 h II: Porphobilinogen 100–700 µg/24 h III: Uroporphyrine 3–24 µg/24 h IV: Koproporphyrine 14–78 µg/24 h	↑: Erythropoetische Porphyrie (II, III, IV); akute intermittierende Porphyrie (I); Porphyria cutanea tarda (II, ☞ 8.7.2); symptomatische Porphyrien (IV); Hep.; Leberzirrhose; Leberadenom; Verschlussikterus; Hämochromatose; Pankreasinsuff.; Anämien; Leukämien; Intox.: Blei, Quecksilber, Zink, Arsen, Tetrachlorkohlenstoff, Barbiturate, Alkohol; Myokardinfarkt; Grav.; Sexualhormone, orale Kontrazeptiva !: Porphobilinogen und δ-ALA: Chlorpromazin, Methyldopa. **Cave:** Porphobilinogen bei akuter intermitt. Porphyrie nur in der klin. Manifestationsphase nachweisbar, nicht im Intervall

rostataspezifische Phosphatase s. PAP, PSP

rolaktin orgens F: 20–500 mIE/l M: 20–400 mIE/l	↑ (> 500 mIU/l): Mikroadenom der Hypophyse bei F → Amenorrhoe u.a. Zyklusstörungen, paraneoplastisch, Hypernephrom, Bronchial-Ca ↑↑ (> 5000 mlU/l): Makroadenom der Hypophyse !: Brustpalpation
otein im 24-h-Urin < 150 mg/24 h > 3,5 g/24 h spricht für glomerulären Schaden	↑: • Renal: Chron. GN, Pyelonephritis, interstitielle Nephritis, Glomerulosklerose, Gichtniere, Zystenniere, nephrot. Sy.; EPH-Gestose; Kollagenosen; Quecksilberchlorid-Intox. • Extrarenal: Dekompensierte Rechtsherzinsuff.; Fieber; Anämie; Schock; nach Krämpfen; Leichtketten-Paraproteinämien; Erkr. von Ureteren, Blase, Prostata und Urethra; Grav., Orthostase, Hyperlordose; Nierenvenenthrombose; passager nach körperl. Anstrengung; akute Pankreatitis !: Stark alkal. Urin (pH > 8); Medikamente: Azlocillin, Mezlocillin; Verunreinigungen durch Fluor vaginalis
otein C 0–140%	↓: Erhöhte Thrombembolieneigung bei familiärem Protein-C-Mangel. Ferner bei Kumarinther., Vit.-K-Mangel, DIC, Leberfunktionsstörungen

Tab. 31.4 Fortsetzung

PSA, prostataspezifisches Antigen
< 2,7 µg/l

↑: Bei BPH (in 98% jedoch < 10 µg/l) und Prostata-Ca. Bei Verdach immer PAP mitbestimmen! (☞ 13.5.2)

PSP s. PAP, prostataspezifische saure Phosphatase

PTT s. Partielle Thromboplastinzeit

Quick, TPZ, Thromboplastinzeit
70–120%

↓: Lebererkr.; Verbrauchskoagulopathie; Hypofibrinogenämie; Vit.-K-Mangel, angeborener Faktormangel II, VII, X; Hemmkörpe gegen Faktor II, VII, X, z.B. SLE; AT-III-Überschuss; Ther.-Monitoring mit Vit.-K-Antagonisten (ther. Bereich ca. 15–25%, ☞ 32.6 Gerinnungsdiagn. (☞ 32.6)
!: Probengefäß nur unvollständig gefüllt (Mischungsverhältnis!); Schaumbildung durch zu schnelle Blutentnahme, zu starkes Schüttel

Renin im Plasma
Nennwert je nach Labor unterschiedlich bestimmt

↓: Primärer Hyperaldosteronismus, bei Steroidgabe, Enzymdefekte
!: Vor Blutentnahme (morgens Hausbesuch vor Aufstehen) Versand mit Labor absprechen!

↑: Renovaskuläre Hypertonie, reninsezernierende Tumoren (Nierenzell-Ca, Bronchial-Ca), Bartter-Sy.
Medikamente: z.B. Diuretika, Laxanzien, „Pille"; Lakritze

Retikulozyten s. Differenzialblutbild

Rheumafaktor
IgM-RF

Pos. bei c.P. (☞ 18.3.1; 64–89% d. Fälle, aber nicht spezifisch!); neg. RF schließt Polyarthritis nicht aus (v.a. bei juvenilen Formen außerdem bei anderen Erkr. des rheumat. Formenkreises (z.B. Felty Sy., Still-Sy.); Kollagenosen, Tbc (15%), Endocarditis lenta (60%); auch bei gesunden älteren Menschen (ca. 5%)

Sauerstoffpartialdruck, pO₂
70–104 mmHg

↓: Lungenerkr.: Entzündung, Ödem, Asthma bronchiale, Ca. Emphysem, Lungeninfarkt, Embolie
Zirkulatorische Ursachen: Schock, Kreislaufkollaps, Herzrhythmusstörungen, Herzinsuff., Rechts-links-Shunt
Behinderung der Atemexkursion: Rippenfraktur, Pleuraerguss, Pneumothorax, degenerative Veränderungen des Thorax
Ferner: O₂-Mangel der Luft, Hypoventilation
!: ↑ bei Luftkontakt der Probe

Saure Phosphatase, SP
4,8–13,5 IE/l

↑: Prostata-Ca und -Hypertrophie, Infarkt; Thrombozytose, DIC, Hämolyse, M. Paget. Weniger sensitiv als AP bei Knochenmetastase
!: Bei Erhöhung führen PAP, PSA und AP weiter. **Cave:** Erhöhun nicht verwertbar bis 48 h nach rektaler Prostatapalpation

SCCC, TA4, Squamous Cell Carcinoma Antigen
< 2–3 ng/ml

↑: Plattenepithel-Ca der Zervix, des Ös. und Anus, der Lunge, des HNO-Bereichs. Relativ gute Spezifität

Tab. 31.4 Fortsetzung

Serumeiweißelektrophorese

Standard-Bikarbonat, stCHO3 22–26 mmol/l	↓: Metabolische Azidose; kompensatorisch bei respir. Alkalose (pCO_2 ↓)	↑: Metabolische Alkalose; kompensatorisch bei respir. Azidose (pCO_2 ↑)
TBG-Quotient 3–5	↓: 0,2–2 bei Hypothyreose	↑: 7,6–14,8 bei Hyperthyreose

T3, fT3 s. Trijodthyronin, T_4, fT_4, Thyroxin

T4-Lymphozyten-Subpopulation 35–55%	↓: Bei Defektimmunopathien, typischerweise beim ARC und AIDS-Vollbild (☞ 9.9.3); passager bei Virusinf. sowie Autoimmunerkr. und bei fortgeschrittenen Tumoren	

Thrombozyten (Thrombos) s. Differenzialblutbild

Thyreoglobulin, TG 3–30 mg/l	↑: Follikuläres und papilläres Schilddrüsen-Ca (☞ 17.6.7, → Rezidiverfassung); TG nach thyreoablativer Ther. → Metastasen	
Thyreoideastimulierendes Hormon, TSH basal 0,4–4,5 mIE/l	↓: Hyperthyreose (☞ 17.6.2), Parameter zur Dos. von SD-Hormonen (Substitution und Struma-Prophylaxe; ☞ 17.6); Einstellung 0,3–0,8 mIE/l	↑: Hypothyreose (☞ 17.6.3), auch schon im Latenzstadium
Thyroxin, T4 45–115 µg/l fT4: freier Anteil 8–20 ng/l	↓: Hypothyreose: Jodmangel, Thyroxinsynthesedefekt, chron. Thyreoiditis, Schilddrüsenresektion, antithyreoidale Substanzen, Lithium; Hypophyseninsuff., TBG-Mangel; Radiojodther. (☞ 17.6)	↑: Hyperthyreose: M. Basedow (☞ 17.6.5)
Thyroxinbindendes Globulin, TBG 14–28 mg/l	↓: Chron. Lebererkr.; Malnutrition; nephrot. Sy.; Akromegalie, *Cushing-Sy.*, Hyperthyreose; androgenproduzierender Tumor; Thyreostatika, Lithium, Androgene, Anabolika, Glukokortikoide, Salicylate, Heparin, Diphenylhydantoin, Sulfonamide, T_4	↑: Chron. Lebererkr., akute Hep.; Hypothyreose; Grav.; östrogenproduzierender Tumor; Östrogenther., Kontrazeptiva, akute intermitt. Porphyrie
TPA, Tissue Polypeptide Antigen <60 IE/l	↑: „Markiert" 80% aller fortgeschrittenen Malignome (unspezifisch) DD: Hep., Pneumonie u.a. Inf., Diab. mell., Dialysepat. Bleibt 4–8 Wo. postop. ↑	
Transferrin F: 200–310 mg/dl M: 210–340 mg/dl	↑: s. Eisenbindungskapazität	↓: s. Eisenbindungskapazität

Tab. 31.4 Fortsetzung

TRH-Test (☞ 17.6.2)

Triglyzeride < 200 mg/dl	↓: Schwere Anämien; konsumierende Erkr., Marasmus, Hunger; Hyperthyreose; Verbrennung, exsudative Enteropathie; α-β-Lipoproteinämie	↑: Primäre Hyperlipoproteinämie; außer Typ IIa; Herzinfarkt, Diab. mell.; Adipositas; Hypothyreose; Lebererkr., Verschlussikterus; nephrot. Sy., Grav.; Cortisol-, Östrogenther.; Alkoholkonsum
	!: Lipämisches Serum, keine 12 h Nahrungskarenz, transitorisch nach üppiger Mahlzeit und/oder Alkoholkonsum am Vorabend der Messung	

Trijodthyronin, T₃ • 0,9–1,8 µg/l • fT₃-freier Anteil 2,5–6 pg/ml	↓: Wenn T₄ ↓; außerdem T₄-T₃-Konversionshemmung z.B. durch Steroide, Amiodaron, Propranolol, KM	↑: Wenn T₄ ↑; extremer Jodmangel; bei T₃-Ther.; isolierte T₃-Hyperthyreose ohne T₄-Erhöhung

TSI, Thyreoidea Stimulating Immunoglobulin	↑: Bei Basedow-Hyperthyreose (☞ 17.6.5); Syn. TRAK (TSH-Rezeptor-AK)	

Urobilinogen s. Bilirubin im Urin

Vanillinmandelsäure im 24-h-Urin • < 3,3–6,5 mg/24 h • DD durch Noradrenalin und Adrenalin im 24-h-Urin	↓: Familiäre Dysautonomie; schwerer Schock	↑↑: Phäochromozytom (☞ 17.7); Tumoren des Sympathikus (↑): Polyneuritis; Herzinfarkt; Herzinsuff.; Hypertonie; Schock; Sepsis; Asthma; Hyperthyreose; Urämie; Ca; Karzinoid-Sy.; Porphyrie; Nikotinabusus; Stress

VIP, vasoaktives intestinales Polypeptid < 20 pmol/l	↑: VIPom (Verner-Morrison-Sy., ☞ 17.7); geeignet zur Verlaufskontrolle	

Vitamin-B₁₂-RIA 175–700 pg/ml	↓: Vit.-B₁₂-Hypovitaminose durch perniziöse Anämie bzw. Intrinsic-Faktor-AK, chron. Leber- und Nierenerkr., nutritiven Mangel (Vegetarier), Dünndarmerkr., Z.n. Magenresektion, chron. atroph. Gastritis; Alkoholismus	↑: Leukozytosen, Leukämien, Karzinome (bes. mit Lebermetastasen)
	!: Lichteinfluss; Hämolyse; Heparin; Fluorid; Ascorbinsäure, Vit.-B₁₂ parenteral	

Tab. 31.4 Fortsetzung

Vitamin D₃		
Erw.: 30–70 pg/ml Kinder: 40–100 pg/ml	↓↓: Erbliche Vit.-D-abhängige Rachitis Typ I ↓: Niereninsuff., nephrot. Sy.; Malabsorptions-Sy., Leberzirrhose, Thyreotoxikose, Hypoparathyreoidismus, prim. HPT Medikamente: Barbiturate, Diphenylhydantoin	↑↑: Vit.-D-abhängige Rachitis Typ II; Vit.-D-Intox.; exzessive UV-Lichtexposition

Tab. 31.5 Fortsetzung

Arzneitherapie in der Praxis

32

ARNO DORMANN _ STEFAN GESENHUES

32.1 Arzneimittelverordnung in der gesetzlichen Krankenversicherung

Der niedergelassene Arzt unterliegt bei der Arzneimittelverordnung dem *Wirtschaftlichkeitsgebot*. Die Leistungen müssen ausreichend, zweckmäßig und wirtschaftlich sein; sie dürfen das Maß der Notwendigen nicht überschreiten. Für die Wirtschaftlichkeit einer Arzneimittelverordnung ist jedoch vor dem Preis der ther. Nutzen entscheidend. Die wirtschaftliche Verordnungsweise wird von KV und Krankenkassen kontrolliert. Bei Überschreitung von fachgruppenspezifischen Richtgrößen ab 25% droht ein Regress, sofern die Überschreitung nicht durch Praxisbesonderheiten begründet werden kann. Eine Richtgrößenprüfung erfolgt schon bei Überschreiten der Interventionsgrenze von 15%. Auch können Krankenkassen auf der Grundlage von Stichproben einen Regressantrag stellen.

Auch einige Privatversicherungen übernehmen in Bezug auf die medikamentöse Verordnungsweise die gesetzlichen Bestimmungen: Sozialgesetzbuch (SGB) V, Arzneimittelrichtlinien, Bundesmantelvertrag, Arzt-/Ersatzkassenvertrag, Prüfvereinbarungen zwischen Krankenkassenverbänden und KVen, Berufsordnung: § 24 Meldung von unerwünschten Arzneimittelwirkungen.

! Die rationale Arzneither. in der Allgemeinpraxis soll von einer verantwortlichen Nutzen/Risikoabwägung unter allg. Berücksichtigung der Wirtschaftlichkeit bestimmt sein. „There are no safe drugs, there are only safe doctors."

32.1.1 Festbeträge – Zuzahlungspflicht – Aut-idem-Regelung – Negativliste – Importarzneimittel – Off-Label-Use

Festbeträge (SGB V § 35) Festgelegte Höchstbeträge der Erstattungsfähigkeit für bestimmte Gruppen von Arzneimitteln. Bei Verordnung von Medikamenten oberhalb des Festbetrags muss der Versicherte die verbleibende Preisdifferenz bezahlen.

Zuzahlungspflicht Zuzahlungspflicht ist von der Packungsgröße abhängig: Kleine Packung (N1) = 4,– €, mittl. Packung (N2) = 4,50 €, große Packung (N3) = 5,– €.
Von der Zuzahlung befreit sind:
- Versicherte unter 18 J. (bei Einhalten des Festbetrags)
- Zivildienstleistende
- Versicherte in finanziellen Härtefällen (unzumutbar belastet § 61)
- Versicherte, die Mittel gegen Schwangerschaftsbeschwerden oder im Zusammenhang mit einer Entbindung erhalten
- Versicherte bei Abgabe von Harn- und Blutteststreifen

Nach § 62 SGB V erhalten Versicherte die Zuzahlungen von ihrer Krankenkasse erstattet, die 2% der jährlichen Bruttoeinnahmen zum Lebensunterhalt übersteigen. Auf Antrag erfolgt die Befreiung von der Zuzahlung bei Übersteigen der Belastungsgrenze von 1% durch die Behandlung chron. Erkr.

Aut-idem-Regelung (AABG) Wenn der Arzt nicht auf dem Rezept (☞ Kap. 1.2.5) die Substitution eines verordneten Arzneimittels ausgeschlossen hat, darf der Apotheker ein kostengünstiges, wirkstoffgleiches Arzneimittel herausgeben.

Bei klinisch-pharmakologisch problematischen Arzneimitteln keine aut-idem-Verordnung. Andere galenische Aufbereitung kann z.B. allergische Reaktion hervorrufen.

Negativliste (SGB V § 34) Aufgelistete sog. unwirtschaftliche Arzneimittel deren ther. Nutzen nicht nachgewiesen ist oder die per Gesetz von der Verordnung zu Lasten der gesetzlichen Krankenkassen ausgeschlossen sind, z.B. Grippemittel, Mund-Rachen-Therapeutika, Abführmittel, Mittel gegen Reisekrankheit. Änderungen und Streichungen in dieser Liste erfolgen durch den Bundesausschuss der Ärzte und Krankenkassen (Tel. 0 22 41/93 88 41) und werden im Bundesanzeiger veröffentlicht (http://daris.kbv.de/daris/daris.asp).

Tipp: Bei schwerer Erkr. sind auch diese sog. Bagatell-Arzneimittel der Negativliste verordnungsfähig (z.B. Abführmittel bei Subileus).

Arzneimittel, die nur bei zwingender Notwendigkeit verordnungsfähig sind

- Die Gegebenheit einer *zwingenden Notwendigkeit* ist manchmal nicht eindeutig festzulegen, daher immer gute Dokumentation der Verordnungsgründe
- Carminativa (verdauungsfördernde Mittel), Amara (Bittermittel)
- Entschäumer (*Ausnahme:* gasbindende Mittel vor diagn. Maßnahmen)
- Gallenwegs- und Lebertherapeutika. *Ausnahmen:* Mittel zur Auflösung von Cholesterinsteinen (Ursodeoxycholsäure, Terpene) und bei Präcoma oder Coma hepaticum
- Mittel zur Regulierung der Darmflora
- Antihypotonika vom Katecholamintyp und Kombinationen zur oralen Anwendung
- Antidysmenorrhoika und Gynäkologika (*Ausnahme:* hormonelle Substitution, Prostaglandinsynthesehemmer, Chemother. als Monopräparate bei Trichomoniasis und Kolpitis, topische Sexualhormone, Geburtshilfe, Uterusmittel und Ovulationsauslöser)
- Antazida in Kombination mit anderen Mitteln
- Chondroprotektiva
- "Umstimmungsmittel" und Immunstimulanzien (*Ausnahme:* Vakzine)
- Muskelrelaxanzien in fixer Kombination
- Antiphlogistika und Antirheumatika in fixer Kombination
- Mineralstoffpräparate zur oralen Anwendung nur bei Osteoporose (Kalzium, Fluorid), im Rahmen der Kariesprophylaxe bei Kindern (Fluorid), bei nachgewiesenem Zinkmangel, bei neuromuskulären Störungen bzw. in der kardialen Ther. (Kaliummonopräparate)
- Vitaminpräparate nur bei nachgewiesenem Vitaminmangel, der nicht durch entsprechende Ernährung behebbar ist:
– Prophylaktische Vitamin-D-Gabe zur Prävention der Rachitis oder der renalen Osteopathie
– Vitamin-K-Prophylaxe bei Neugeborenen, bei ther. verursachtem Mehrbedarf, Malassimilationssy., Sondenernährung sowie längerdauernder Infusionstherapie
– Osteoprosebehandlung (Vitamin-D- und Kalziumpräparate).

Importarzneimittel Sind vom Gesetzgeber gewollt und gelten als preisgünstig, wenn Verkaufspreis 10% unter dem vergleichbaren inländischen Präparat liegt. Häufig handelt es sich dabei um in Deutschland hergestellte Arzneimittel, die zunächst exportiert und dann kostengünstig reimportiert werden.

Parallelimport: Herstellung im Ausland bei Töchtern deutscher Pharmaunternehmen.
Spezialisierte Importeure: z.B. Kohl-Pharma, MTK-Pharma.

Off-Label-Use Arzneimittel dürfen nur in zugelassenen Indikationen zu Lasten der GKV verordnet werden. Ausnahme: Es gibt bei lebensbedrohlichen Erkrankungen keine Alternative Grundsätzlich kann der Arzt/Ärztin auf eigene Verantwortung ein Arzneimittel für die Therapie einsetzen, für die es nicht zugelassen ist. Eine Kostenübernahmepflicht der GKV besteht jedoch nicht.

32.1.2   Leitsätze zur Arzneimitteltherapie für die Praxis

- Sorgfältige Arzneimittelanamnese vor jeder neuen Verordnung (auch an frei verkäufliche Arzneimittel denken)
- Einsatz eines überschaubaren Arzneimittelsortiments (100–200 Medikamente), deren Wirkungen, NW und WW bekannt sind
- Verzicht auf zu häufigen Wechsel bekannter Medikamente wegen Verlust der wichtigen ther Erfahrungen
- Ind. zur Arzneither. nicht durch spezielle Verordnungswünsche der Pat. bestimmen lassen (Furcht vor Patientenverlusten eher unbegründet)
- Risikopat. für Arzneimittel-WW sind ältere Pat., Kinder, Schwangere, Multimorbide
- Compliance wird pos. beeinflusst durch Arzneimittel mit raschem Wirkungseintritt, weniger oder keinen spürbaren NW sowie nicht zu häufiger Tabletteneinnahme pro Tag
- Entbehrliche Fixkombinationen durch Monopräparate ersetzen
- Kenntnis der wichtigsten Risikoarzneistoffe und deren WW: Z.B. Aminoglykoside, Antiarrhythmika, Antiepileptika, Antikoagulanzien, Digoxin, Glukokortikoide, Immunsuppressiva Lithium, MAO-Hemmer, orale Kontrazeptiva, Theophyllin, Zytostatika
- Regelmäßig nach Verträglichkeit und NW fragen.

32.1.3   Non-Compliance in der Arzneitherapie

Die regelmäßige Einnahme lebensnotwendiger Medikamente liegt unter 50%.
Ca. 40% aller verordneten Medikamente werden nicht regelmäßig eingenommen.
Die Non-Compliance bei Hypertonikern liegt zwischen 50 und 80%.

Ursachen mangelnder Compliance
- Fehlender Leidensdruck
- Deutliche Diskrepanz zwischen der subjektiven Einschätzung der Schwere der Erkrankun (z.B. Hypertonus) und dem objektiven Befund
- Angst vor Nebenwirkungen und Medikamentenabhängigkeit
- Reduzierte Lebensqualität durch Art und Umfang der Nebenwirkungen
- Später Wirkungseintritt der Medikation
- Missverständnisse bei der Erklärung der Medikation
- Abschreckende Wirkung des Beipackzettels
- Häufige Änderungen der verordneten Medikation (z.B. Umstellung durch andere Ärzte)
- Eingeschränkte Merkfähigkeit (z.B. geriatrische Patienten), kognitive Einschränkungen

- Nicht adäquate Erklärung der Medikation durch den Arzt (z.B. Fachjargon), komplizierte Dosierungsschemata, fehlende schriftliche Einnahmeverordnung
- Polypragmasie – zu hohe Anzahl verordneter Pharmaka
- Negatives Arztbild, mangelhafte Motivation des Arztes, autoritäre Patientenführung, fehlende Empathie
- Verunsicherung des Pat. durch Medien, Heilpraktiker und Angehörige
- Fehlende Compliancekontrolle durch gezielte Wiedereinbestellung des. Patienten.

32.2 Häufige Arzneimittelinteraktionen

W = Wirkung, PS = Plasmaspiegel.

Acetylcystein (ACC)
- W ↓ von oralen Antibiotika, deshalb Einnahme ca. 2 h später (außer Amoxicillin, Erythromycin, Doxycyclin)
- Antidot bei Paracetamol (vorher Paracetamol-Serumspiegel bestimmen).

Acetylsalicylsäure und Derivate
Nichtsteroidale Antirheumatika, Anthranilsäure-, Arylessigsäure-, Arylpropionsäurederivate, Oxicame.
- W ↑ von allen Medikamenten, die die Blutungsneigung verstärken (Cumarinderivate, Heparin, andere NSAR, Alkohol, Glukokortikoide)
- Urikosurische W ↓ von Probenecid und Sulfinpyrazon
- Blutzuckersenkende W ↑ von Sulfonylharnstoffen
- PS ↑ von Barbituraten, Digoxin, Lithium, Phenytoin
- Toxizität ↑ von Methotrexat.

ACE-Hemmer
Z.B. Captopril, Enalapril, Benazepril.
- Hyperkaliämiegefahr ↑ bei Kombination mit kaliumsparenden Diuretika
- Antihypertensive W ↓ durch NSAR
- Blutbildveränderungen ↑ durch Immunsuppressiva, Allopurinol, Zytostatika, Glukokortikoide
- Ausscheidung ↓ von Lithium.

Allopurinol
- Häufigkeit ↑ von allergischen Reaktionen (v.a. Hautexanthem) auf Ampicillin
- W ↑ von Cumarinderivaten und Theophyllin
- W ↓ von Thiaziddiuretika und Etacrynsäure
- PS ↑ von Mercaptopurin und Azathioprin (Dosis um 50–75% reduzieren).

Aluminiumhaltige Medikamente
Z.B. Aluminiumhydroxid in Antazida.
Resorption ↓ (bis zu 90%) von Tetrazyklinen und Gyrasehemmer, deshalb Einnahme der Antibiotika mind. 1–2 h später.

Amantadin
- W ↑ von Anticholinergika
- Zentrale W ↑ von Sympathomimetika
- Alkoholtoleranz ↓
- W ↑ von Diuretika (Triamteren, Hydrochlorothiazid).

Ambroxol Verbesserter Übertritt von Antibiotika (Amoxicillin, Cefuroxim, Erythromycin, Doxycyclin) in das Lungengewebe.

Amilorid
- RR ↓ mit anderen Antihypertensiva, Barbituraten, Psychopharmaka, Vasodilatatoren
- Gefahr der Hyperkaliämie ↑ durch Triameteren, Spironolacton, ACE-Hemmer
- W ↓ von oralen Antidiabetika und Digitalis
- Kardio- und Neurotoxizität ↑ von Lithium.

Aminoglykosidantibiotika Z.B. Gentamicin.
- Nephrotoxizität ↑ durch Cephalosporine, Methoxyfluran, Amphotericin B, Ciclosporin, Cisplatin
- Ototoxizität ↑ durch Schleifendiuretika, Cisplatin
- Muskelrelaxation ↑ z.B. durch Succinylcholin, Pancuronium, Halothan.

Angiotensinrezeptor-Blocker Z.B. Lorsartan, Valsartan, Irbesartan.
- RR-Abfall v.a. bei hochdosierter Diuretika-Vorbehandlung: Gefahr der Hyperkaliämie bei Kombination mit Kalium(-sparern)
- Toxizität ↑ von Lithium (bei Kombination: Kontrollen des Lithium-PS)
- In-vitro-Interaktionen mit Nifedipin, Tolbutamid, Warfarin
- Fragliche Interaktionen mit Enzyminduktoren (z.B. Rifampicin).

Anticholinergika Z.B. Atropin, Scopolamin.
W ↑ durch Amantadin, tri- und tretrazyklische Antidepressiva, Antihistaminika (H$_1$-Blocker) Chinidin, Dopaminantagonisten (z.B. Metoclopramid), Neuroleptika.

Antidepressiva, tri-/tetrazyklische Z.B. Amitriptylin, Desipramin, Imipramin, Maprotilin, Mianserin, Trazodon.
- Antihypertensive W ↓ von Clonidin, Guanethidin, Reserpin
- Sympathomimetische W ↑ von Katecholaminen
- W ↑ von Anticholinergika
- Zentral dämpfende W ↑ von Sedativa, Neuroleptika, Antihistaminika, Alkohol
- Proarrhythmische W ↑ von Antiarrhythmika (Klasse 1a), Digitalis.

α1-Rezeptorenblocker RR-senkende W ↑ von Antihypertensiva (auch Diuretika, β-Blocker, Vasodilatatoren).

Azathioprin
- W ↓ von Allopurinol, d-Tubocurarin
- W ↑ von Suxamethonium, Trimethoprim und Sulfamethoxazol.

Barbiturate, Primidon
- W ↓ von oralen Antikonzeptiva, Benzodiazepinen, Chloramphenicol, Cumarinen, Digitoxin, Glukokortikoiden, Griseofulvin, Phenytoin, Zytostatika
- W ↑ von und durch Alkohol bzw. zentral dämpfende Pharmaka
- W ↑ durch Valproinsäure und MAO-Hemmer
- Toxizität ↑ von Methotrexat.

Benzodiazepine

W ↑ von und durch zentral wirksame Pharmaka, Alkohol
W ↑ von Muskelrelaxanzien, Analgetika, Lachgas
W ↑ durch Cimetidin
W ↑↓ mit zentral wirksamen Antihypertensiva, β-Blockern und Cumarinderivaten.

β-Blocker (auch Augentropfen)

Kardiopressive W ↑ von Antiarrhythmika, Ca^{2+}-Antagonisten vom Verapamil-Typ
Antihypertensive W ↑ durch zentral wirkende Antihypertensiva (z.B. Clonidin, Guanfacin, Methyldopa., Reserpin)
Hypoglykämische W ↑ von Insulin und Sulfonylharnstoffen (via Hemmung der Gegenregulation)
PS ↑ (z.B. von Alprenolol, Metoprolol, Propranolol) durch Cimetidin.

Ca^{2+}-Antagonisten

Nifedipintyp (z.B. Isradipin, Nisoldipin, Nitrendipin)
– Antihypertensive W ↑ durch Psychopharmaka, Cimetidin, Ranitidin
– PS ↑ von Digoxin
– PS ↓ von Chinidin. **Cave:** Nach Absetzen in Einzelfällen überproportional erhöht
– PS ↑↓ von Theophyllin
Verapamil-Typ (z.B. Verapamil, Diltiazem, Gallopamil)
– Kardiodepressive W ↑ durch Antiarrhythmika, β-Blocker, Inhalationsanästhetika
– W ↑ von Muskelrelaxanzien
– PS ↑ durch Cimetidin
– PS ↓ durch Enzyminduktoren (z.B. Carbamazepin, Phenobarbital, Phenytoin, Rifampicin)
– PS ↑ von Carbamazepin, Ciclosporin, Digoxin und Theophyllin
– PS ↓ von Lithium.

Carbamazepin

Neurotoxizität ↑ mit Lithium
Hepatotoxizität ↑ mit Isoniazid
PS ↓ durch Phenobarbital, Phenytoin, Primidon
PS ↑ durch Cimetidin, Diltiazem, Erythromycin, Isoniazid, Verapamil
PS ↓ von Clonazepam, Cumarinen, Doxycyclin, oralen Antikonzeptiva, Phenytoin
Kombination mit Antidepressiva vermeiden (toxisches Serotonin-Sy.).

Cephalosporine

Nephrotoxizität ↑ mit Aminoglykosidantibiotika, Schleifendiuretika, Polymyxin B, Colistin
Blutungsgefahr ↑ mit Cumarinderivaten, ASS.

Chinidin

W ↑ von Herzglykosiden, Muskelrelaxanzien, Cumarinderivaten, Anticholinergika, Herzglykosiden
W ↓ durch Rifampicin.

Chinin

W ↑ von Herzglykosiden, Muskelrelaxanzien, Cumarinderivaten
PS ↓ durch Antazida.

Chloralhydrat
- Gegenseitige W ↑ mit zentral dämpfenden Pharmaka und Alkohol
- W ↑ von Antikoagulanzien.

Chloramphenicol
- W ↑ von Sulfonylharnstoffen, Cumarinderivaten, Phenytoin, Rifampicin, Isoniazid
- W ↓ von oralen Antikonzeptiva
- Toxizität ↑ von Methotrexat
- PS ↑ von Phenytoin
- PS ↑↓ durch Penytoin
- PS ↓ durch Barbiturate
- ! Kombination mit anderen hämatotoxischen Pharmaka vermeiden.

Chloroquin, Mefloquin
- NW ↑ mit Phenylbutazonen (exfoliative Dermatitis), Probenecid (Sensibilisierung), Metronidazol (akute dystone Reaktion), Glukokortikoide (BB-Veränderungen), Fansidar (Hautreaktionen)
- W ↑ von Digoxin, Methotrexat
- Resorption ↓ von Ampicillin.

Clofibrinsäure und Derivate Z.B. Bezafibrat, Clofibrat, Fenofibrat
- W ↑ von Cumarinderivaten, oralen Antidiabetika und Insulin (**cave:** Hypoglykämie)
- ! Gefahr der Rhabdomyolyse bei Kombination mit HMG-CoA-Reduktase-Hemmern.

Clonidin
- W ↑ von zentral dämpfenden Pharmaka und Alkohol
- ! Bei Beendigung einer Kombination mit β-Blockern erst β-Blocker, dann Clonidin ausschleichen.

Colestyramin, Colestipol Resorption ↓ z.B. von Cumarinderivaten, Herzglykosiden, Schilddrüsenhormonen, Tetrazyklinen, Hydrochlorothiazid, Phenylbutazon, Phenobarbital.

Co-trimoxazol
- W ↑ durch Indometacin, Phenylbutazon, Probenecid, Salizylate, Sulfinpyrazon
- W ↑ von oralen Antidiabetika, Cumarinderivaten, Methotrexat, Phenytoin, Thiopental
- W ↓ durch Antazida, Paraaminobenzoesäureester (z.B. Procain)
- Toxizität ↑ durch p-Aminosalizylsäure, Barbiturate, Diuretika (v.a. Thiazide), Methotrexat (**cave:** Folsäuremangel mit BB-Veränderungen), Phenytoin, Primidon
- Resorption ↓ von Mercaptopurin
- Nephrotoxizität ↑ von Ciclosporin
- PS ↑ von Digoxin.

Cumarinderivate
- W ↑ durch Alkohol (akut), Allopurinol, Amiodaron, Anabolika, Androgene, Antibiotika (Cephalosporine, Chloramphenicol, Co-trimoxazol, Makrolide, Metronidazol, Sulfonamid, Tetrazykline), Chinin, Chinidin, Dimetidin, Danazol, Dihydroergotamin, Dipyridamol, Disulfiram, Etacrynsäure, Fibrate (z.B. Clofibrat, Bezafibrat), NSAR, orale Antikonzeptiva, Plasminogen-Aktivatoren, Propafenon, Schilddrüsenhormone, Sulfinpyrazon, Tolbutamid, trizyklische Antidepressiva, Valproinsäure

- W ↓ durch Alkohol (chron.), Antihistaminika, Antazida, Barbiturate, Carbamazepin, Chloralhydrat, Colestyramin, Glukokortikoide, Griseofulvin, Haloperidol, Mercaptopurin, orale Antikonzeptiva, Rifampicin, Thiouracil, Vit. K
- W ↑ von Sulfonylharnstoffen
- PS ↑ von Phenytoin.

Digitalisglykoside

- W ↑ durch Kalziumsalze i.v. (KI!), Captopril, Chinidin
- W ↓ von Digoxin durch Metoclopramid, Neomycin, Phenytoin, Sulfasalazin
- Toxizität ↑ durch K^+- und Mg^{2+}-Verluste, z.B. bei Diuretikather., chron. Laxanzienabusus, Glukokortikoide, Carbenoxolon, Amphotericin B, Penicillin G, Salizylate, ACTH-Ther.
- Gefahr von Herzrhythmusstörungen ↑ durch Phosphodiesterase-Hemmer, Reserpin, Succinylcholin, Sympathomimetika, trizyklische Antidepressiva
- PS ↓ durch Aktivkohle, Kaolin-Pektin, Colestyramin, Colestipol
- PS ↑ von Digitoxin durch Verapamil, Diltiazem
- PS ↓ von Digitoxin durch Enzyminduktoren (z.B. Phenobarbital, Phenytoin, Rifampicin)
- PS ↑ von Digoxin durch Amiodaron, Antibiotika (Erythromycin, Tetrazykline), Ca^{2+}-Agonisten, Chinidin, Flecainamid, Propafenon, Rifampicin, Spironolacton.

Dihydralazin, Hydralazin

- Blutdrucksenkende W ↑ durch Diuretika, neg. inotrope Antiarrhythmika, Vasodilatatoren, Hypnotika, Sedativa, Antidepressiva
- Blutdrucksenkende W ↓ durch Indometacin und Sympathomimetika (z.B. Ephedrin).

Dihydroergotamin Vasokonstriktion ↑ in Kombination mit Makroliden, Tetrazyklinen.

Dopaminantagonisten Z.B. Alizaprid, Bromoprid, Metoclopramid.

- W ↓ durch Anticholinergika
- W ↑ von zentral dämpfenden Pharmaka und Alkohol, Neuroleptika, trizyklischen Antidepressiva und MAO-Hemmern (extrapyramidale NW ↑, Kombination vermeiden).

Doxepin

- W ↓ von Clonidin, Guanethidin
- W ↑ von Anticholinergika, Alkohol, Katecholaminen, Neuroleptika
- NW ↑ von Antiarrhythmika (Chinidintyp und Amiodaron), Digitalis, MAO-Hemmern
- PS ↑ durch Cimetidin.

Eisenverbindungen

- Hemmung der Tetrazyklinresorption
- Eisenresorption ↓ in Kombination mit Antazida, Colestyramin.

Gestagene Als Kontrazeptivum und Therapeutikum.

- Metabolisierung der Gestagene beschleunigt und kontrazeptive Wirkung beeinträchtigt durch Barbiturate, Rifampicin, Carbamazepin, Phenytoin, Primidon
- W ↓ durch Breitbandantibiotika (Schädigung der Darmflora).

Glukokortikoide

- Blutungsgefahr ↑ von NSAR
- W ↓ von Cumarinderivaten, Thiazid- und Schleifendiuretika, oralen Antidiabetika
- W ↑ von Digitalis (durch glukokortikoidinduzierte Hypokaliämie)
- W ↓ durch Barbiturate, Phenytoin, Primidon, Rifampicin
- W ↑ (antiinflammatorisch und mineralokortikoid) und NW ↑ (bes. Thrombosegefahr) durch Östrogene und „Pille"
- BB-NW ↑ durch ACE-Hemmer
- Gefahr ↑ von Myopathien bzw. Kardiomyopathien durch Chloroquin
- PS ↑ von Phenytoin.

Goldverbindungen

- Toxizität ↑ (z.B. Knochenmarksdepression) von anderen Basistherapeutika, Pyrazolonderivaten (z.B. Phenylbutazon, Metamizol), Zytostatika
- W ↓ durch Eisen
- Gefahr einer Photosensibilisierung ↑
- Ausscheidung ↑ durch D-Penicillamin.

Gyrasehemmer   Chinolone, z.B. Ofloxazin, Norfloxazin.

- W ↑ von oralen Antidiabetika und Cumarinderivaten
- PS ↑ von Ciclosporin, Koffein und Theophyllin
- Resorption ↓ durch Antazida.

H$_2$-Blocker   Z.B. Cimetidin, Ranitidin.

- Ausscheidung ↓ von Cumarinderivaten (erhöhtes Blutungsrisiko!), Benzodiazepinen, β-Blockern, Lidocain, Phenytoin, Theophyllin
- Resorption ↓ durch Antazida
- Resorption ↓ von Ketoconazol
- PS ↑ von Nifedipin und Carbamazepin.

Heparin

- Blutungsrisiko ↑ mit Cumarinderivaten, NSAR, ASS, Fibrinolytika, Dextranen
- W ↑ von Propranolol
- W ↓ von basischen Medikamenten, z.B. Chinin
- W ↓ durch Nitroglyzerin i.v.

HMG-CoA-Reduktase-Hemmer   Z.B. Lovastatin, Simvastatin.

- W ↑ von Cumarinderivaten, Digitalis
- Myopathierisiko ↑ durch Fibrate, Nikotinsäure, Immunsuppressiva, Erythromycin.

Insulin

- W ↑ durch Anabolika, Amphetamine, ASS, β-Blocker, Cyclophosphamid, Clofibrat, MAO Hemmer, Methyl-Dopa, Reserpin, Tetrazykline
- W ↓ durch trizyklische Antidepressiva, Diuretika, Glukokortikoide, Heparin, Lithium, Niko tinsäure und -derivate, Phenothiazine, Phenytoin, „Pille", Schilddrüsenhormone, Sympatho mimetika
- Alkoholtoleranz ↓.

Jodverbindungen

- Bei hohen Joddosen Strumabildung und Hypothyreose ↑ durch Lithium
- Hyperkaliämie-Gefahr ↑ durch kaliumsparende Diuretika.

Kontrazeptiva, orale ("Pille")

- W ↑ von einigen Benzodiazepinen, Griseofulvin, Imipramin, Metroprolol, Paracetamol, Vit. C
- PS ↓ durch Barbiturate, Breitbandantibiotika (z.B. Ampicillin, Tetrazyklin), Carbamazepin, Phenylbutazon, Phenytoin, Primidon, Rifampicin.

L-Dopa, Selegelin

- W ↓ durch Neuroleptika, Opiate, Pyridoxin (Vit. B_6), Reserpin
- W ↑ von Antihypertensiva und Katecholaminen
- Arrhythmogene NW ↑ von Guanethidin.

Lactulose Bei langfristiger Einnahme in hohen Dosen:

- Kaliumverlust ↑ bei Diuretika, Glukokortikoide, Carbenoxolon, Amphotericin B
- Durch Kaliummangel W ↑ und NW ↑ von Herzglykosiden.

Lincomycine Lincomycin, Clindamycin.

- W ↑ von Muskelrelaxanzien (neuromuskuläre Blockade ↑)
- W ↓ von und durch Makrolide (z.B. Erythromycin).

Lithiumsalze

- Kardio- und Neurotoxizität ↑ durch NSAR, Methyldopa, Saluretika
- Strumigene W ↑ von Jodverbindungen
- W ↓ durch Acetazolamid.

Lokalanästhetika W ↓ von Sulfonamiden.

Magnesium

- Wegen Komplexbildung generell zeitversetzte Einnahme (1–2 h): Eisen, Natriumfluorid, Tetrazykline, Isoniazid, Chlorpromazin, Digoxin
- W ↓ durch Kalziumsalze i.v.
- W ↑ von Ca^{2+}-Antagonisten, Muskelrelaxanzien vom Tubocurarintyp i.v.
- Risiko der Atemdepression ↑ bei i.v. Gabe von Barbituraten, Hypnotika, Narkotika.

Makrolidantibiotika Z.B. Azithromycin, Clarithromycin, Erythromycin, Josamycin, Roxihromycin, Spiramycin.

- Nephrotoxizität ↑ von Ciclosporin
- Rhabdomyolyserisiko ↑ von Lovastatin
- Vasokonstriktion ↑ von Dihydroergotamin
- W ↓ von Lincomycinen
- PS ↑ von Carbamazepin, Digoxin, Theophyllin, Valproinsäure
- Bioverfügbarkeit ↑ durch Omeprazol
- Elimination ↓ von Alfentanil, Cumarinderivaten, Methylprednisolon, Midazolam, Triazolam.

MAO-Hemmer Z.B. Tranylcypromin, Moclobemid.

W ↑ von Antidepressiva, Antidiabetika, Antiparkinsonmitteln, Opiaten, Sedativa, Sympathomimetika, Alkohol.

Metamizol W verändert von Antihypertensiva und Diuretika (außer Furosemid).

Methionin
- W ↑ von Stoffen, die über eine Ansäuerung des Harns in der Niere verstärkt rückresorbiert werden, z.B. Ampicilline, Carbenicilline, Sulfonamide, Nitrofurantoin, Nalidixinsäure
- W ↓ von Levodopa möglich.

Methotrexat Toxizität ↑ durch Barbiturate, Chloramphenicol, Metamizol, NSAR, Phenytoin, Probenecid, Sulfonamide, Tetrazykline.

Miconazol Bei bukkaler Gabe von Gel- oder Lutschtabletten:
- W ↑ von Cumarinderivaten, oralen Antidiabetika und Antiepileptika
- W ↓ von Amphotericin B
- NW ↑ von systemischen Antimykotika
- PS ↑ von Ciclosporin.

Molsidomin RR-senkende W ↑ durch Alkohol und Antihypertensiva (auch Kalziumantagonisten, Vasodilatatoren).

Mutterkornalkaloide
- Vasokonstriktion ↑ mit Makroliden, Tetrazyklinen
- Gefahr eines Ergotismus ↑ durch β-Rezeptorenblocker.

Naftidrofuryl W ↑ von Antihypertensiva, β-Blockern und Antiarrhythmika (neg. Dromotropie ↑).

Neuroleptika Phenothiazin-, Thioxanthen-, Azaphenothiazin- und Butyrophenon-Derivate.
- W ↑ von und durch zentral dämpfende Pharmaka und Alkohol
- W ↑ von Anticholinergika, Antihypertensiva und Phenytoin
- W ↓ von α-Methyldopa, Clonidin, Guanethidin, Dopaminagonisten (z.B. Bromocriptin)
- W ↓ durch Enzyminduktoren (z.B. Barbiturate, Carbamazepin), Koffein
- PS ↑ von und durch trizyklische Antidepressiva, Lithium (Neurotoxizität ↑) und Propranolol
- Extrapyramidale NW ↑ mit Dopaminantagonisten (z.B. Metoclopramid).

Nikotinsäure und -derivate
- W ↓ von Antidiabetika.

Nichtsteroidale Antiphlogistika/Antirheumatika (NSAR, NSAID)
- PS ↑ von Lithium, Digoxin, Kalium, Phenytoin, Methotrexat
- W ↓ von Diuretika, Antihypertensiva
- Blutungsgefahr ↑ durch orale Antikoagulanzien und Glukokortikoide.

Nitrofurantoin
- Resorption ↓ durch magnesiumhaltige Antazida
- W der Nalidixinsäure antagonisiert.

Nitroglyzerin
- W ↓ von Heparin (bei i.v. Gabe von Nitro)
- PS ↑ von Dihydroergotamin.

Nitroimidazole Metronidazol, Nimorazol, Ornidazol, Tinidazol.

◆ Alkoholunverträglichkeit
◆ W ↑ von Cumarinderivaten
◆ PS ↓ durch Barbiturate, Phenytoin
◆ PS ↑ durch Cimetidin.

Östrogene

◆ W ↑ von Imipramin, Metoprolol, einigen Benzodiazepinen
◆ W ↓ von Paracetamol, Lorazepam und Temazepam
◆ PS ↓ durch Antiepileptika, Ampicillin, Barbiturate, Griseofulvin, Rifampicin, Tetrazykline
◆ PS ↑ durch hochdosiertes Vit. C.

Oxybutynin

◆ W ↑ von Atropin und verwandten Verbindungen
◆ Anticholinerge W ↑ von Amantadin, Chinidin, tri- und tetrazyklischen Antidepressiva, Neuroleptika
◆ W ↓ von und durch Dopaminantagonisten (z.B. Metoclopramid)
◆ RR-Abfall ↑ von Antihypertensiva, Phenoxybenzamin und Vasodilatanzien
◆ W ↓ von blutdrucksteigernden α-Sympathomimetika
◆ Blutdrucksenkende W ↑ durch Adrenalin, Alkohol, körperliche Belastung, große Nahrungsmengen, Narkotika und Medikamente mit relaxierender Wirkung auf die glatte Muskulatur.

Paracetamol

◆ Hepatotoxizität ↑ durch Enzyminduktoren (z.B. Carbamazepin, Phenobarbital, Phenytoin, Rifampicin) und Alkohol
◆ Toxizität ↑ von Chloramphenicol
◆ Neutropenierisiko ↑ durch Zidovudin (AZT)
! Keine Langzeitkombination mit Cumarinderivaten.

Penicilline

◆ Resorption ↓ durch Antazida
◆ Bei i.v. Hochdosis: Blutungsgefahr ↑ durch Antikoagulanzien, Thrombozytenaggregationshemmer
◆ Häufigkeit des Ampicillin-Exanthems ↑ (auf 20%) durch Allopurinol
◆ W ↓ von oralen Antikonzeptiva („Pille").

Pentoxifyllin, Pentifyllin W ↑ von Antihypertensiva, Antidiabetika.

Phenytoin

◆ W ↓ durch Folsäure
◆ Toxizität ↑ von Methotrexat
◆ PS ↑ durch Chloramphenicol, Cumarinderivate, Disulfiram, Isoniazid, NSAR, Sulfonamide, Benzodiazepine, Cimetidin, trizyklische Antidepressiva, Valproat
◆ PS ↓ durch Alkohol (chron.), Antazida, Carbamazepin, Phenobarbital, Primidon
◆ PS ↑ von Rifampicin
◆ PS ↓ von Carbamazepin, Cumarinderivaten, Doxycyclin, Glukokortikoiden, Itraconazol, oralen Antikonzeptiva, trizyklischen Antidepressiva, Valproat, Verapamil.

Phosphodiesterase-5-Hemmer (z.B. Sildenafil, Tadalafil).
Absolute KI bei gleichzeitiger Einnahme von Nitraten oder NO-Donatoren (z.B. Molsidomin) wegen schwerer pharmakodynamischer Interaktionen (Blutdruckabfall → Kreislaufversagen mit Todesfolge möglich).

Protonenpumpenhemmer Z.B. Omeprazol, Esomeprazol, Pantoprazol.
- W ↑ von Phenytoin, Diazepam
- Bioverfügbarkeit ↑ von Makrolidantibiotika.

Pyrazinamid
- W ↓ von Urikosurika
- W ↑ von Antidiabetika.

Pyrimethamin
- Lebertoxizität ↑ durch Lorazepam
- Folsäuremangel ↑ (Megaloblastenanämie) durch Co-trimoxazol
- Knochenmarkdepression ↑ bei Zytostatikather.
- Blutungsneigung ↑ durch Warfarin
- PS ↑ von Chinin.

Reserpin Bes. in höherer Dos.:
- Bradykardie mit Digitalis
- W ↑ von und durch zentral dämpfende Pharmaka, Alkohol
- W ↑ von anderen blutdrucksenkenden Pharmaka
- Kardiodepressiver Effekt ↑ von Chinidin
- W ↓ von Levodopa.

Retinoide Z.B. Acitretin, Isotretinoin.
- W ↑ von Vit. A
- Hirndruck ↑ durch Tetrazykline
- PS ↑ von Phenytoin.

Rifampicin
- W ↓ von Azathioprin, β-Blockern, Barbituraten, Chloramphenicol, Cimetidin, Chinidin, Ciclosporin, Clofibrat, Cumarinderivaten, Dapson, Digitoxin, Disopyramid, Glukokortikoiden, Ketoconazol, Methadon, Mexiletin, oralen Antikonzeptiva, Phenytoin, Sulfonylharnstoffen, Theophyllin, Verapamil, Vit. D
- PS ↓ durch Antazida.

Schilddrüsenhormone
- W ↑ von Cumarinderivaten
- W ↑↓ von Antidiabetika
- PS ↑ durch Clofibrat, Furosemid (in hoher Dosis), Phenytoin, Salizylate.

Schleifendiuretika Z.B. Azosemid, Bumetanid, Etacrynsäure, Etozolin, Furosemid, Piretanid, Torasemid.
- W ↑ von curareähnlichen Muskelrelaxanzien, Digitalis, Glukokortikoiden und Laxanzien (Kalium- und/oder Magnesium-Mangel), Lithium, RR-senkenden Medikamenten (**cave:** ACE-Hemmer), Theophyllin

- W ↓ von Antidiabetika, pressorischen Aminen (z.B. Epinephrin, Norepinephrin)
- W ↓ durch NSAR
- Oto- und Nephrotoxizität ↑ von Aminoglykosiden, Cephalosporinen, Cisplatin

Spironolacton und -derivate
- W ↓ von Carbenoxolon
- Diuretische W ↓ durch ASS
- Gefahr einer Hyperkaliämie ↑ mit kaliumsparenden Diuretika, ACE-Hemmern, NSAR
- PS ↓ von Digoxin.

Sucralfat
Resorption ↓ von Digoxin, Phenytoin, Sulpirid, Tetrazyklinen, Ursodesoxycholsäure und Chenodesoxycholsäure.

Sulfonamide
Z.B. Sulfasalazin.
- W ↑ von Cumarinderivaten, Methotrexat, oralen Antidiabetika, Phenytoin, Thiopental
- W ↑ durch NSAR, Probenecid
- W ↓ durch Paraaminobenzoesäurederivate (z.B. Procain)
- Resorption ↓ durch Antazida
- Resorption ↓ von Eisen
- PS ↓ durch Anionenaustauscher (z.B. Colestyramin, Colestipol), orale Antibiotika.

Sulfonylharnstoffe
Orale Antidiabetika, z.B. Tolbutamid.
- W ↑ durch ACE-Hemmer, Anabolika, β-Blocker, Chloramphenicol, Clonidin, Cumarinderivate, Cyclophosphamid, Fenfluramin, Fibrate (Clofibrat, Bezafibrat), Miconazol, Pentoxifyllin, Phenylbutazonverbindungen, Reserpin, Salizylate, Sulfonamide, Tetrazykline
- W ↓ durch Barbiturate, β_2-Mimetika, Chlorpromazin, Diuretika, Gestagene, Glukokortikoide, Östrogene, Phenytoin, Rifampicin, Schilddrüsenhormone
- W ↑↓ durch H_2-Rezeptorblocker, Pentamidin, Alkohol.

Sumatriptan, Rizatriptan, Naratriptan
- Fragliche WW mit Medikamenten, die den Serotoninstoffwechsel beeinflussen (MAO-Hemmer, Clomipramin)
- Vasokonstriktive W ↑ (bes. Koronarien) von und durch Ergotamin.

Sympathomimetika
Z.B. Adrenalin, Noradrenalin, Dopamin.
- W ↑ durch Amantadin, tri- und tetrazyklische Antidepressiva, Antihistaminika, Guanethidin, MAO-Hemmer (**cave:** adrenerge Krise), Reserpin, SD-Hormone
- W ↓ durch α-Blocker
- Herzrhythmusstörungen ↑ von Digitalis, Halothan
- W ↓ von Antidiabetika.

Tamoxifen
- W ↓ von und durch Östrogene
- Blutungsgefahr ↑ von Thrombozytenaggregationshemmern
- W ↑ von Cumarin.

Tetrazykline

- W ↑ von Cumarinderivaten, oralen Antidiabetika
- Nephrotoxizität ↑ von Aminoglykosiden, Ciclosporin, Furosemid, Methoxyfluran
- Toxizität ↑ von Methotrexat
- Abbau ↑ durch Enzyminduktoren (z.B. Barbiturate, Carbamazepin, Phenytoin)
- Resorption ↓ durch Adsorbenzien, Antazida, Eisenpräparate, Milch
- PS ↑ von Digoxin.

Theophyllin und andere Methylxanthine

- W ↑ durch β-Sympathomimetika, Koffein
- W ↓ von β-Blockern, Lithium
- W ↑ von Diuretika
- Herzrhythmusstörungen ↑ von Halothan
- PS ↑ durch Allopurinol, Ca^{2+}-Antagonisten, Cimetidin, Gyrasehemmer, Isonikotinsäurehydrazid, Makrolid-Antibiotika (z.B. Erythromycin), orale Antikonzeptiva, Propafenon, Ranitidin, Ticlopidin
- PS ↓ durch Rauchen, Barbiturate, Carbamazepin, Phenytoin, Primidon, Rifampicin.

Thiaziddiuretika

- **!** Überschießender RR-Abfall bes. durch ACE-Hemmer
- Hypokaliämie ↑ mit Laxanzien, Glukokortikoiden
- W ↓ von oralen Antidiabetika, harnsäuresenkenden Pharmaka, Sympathomimetika
- W ↑ von curareähnlichen Relaxanzien
- W ↓ durch NSAR
- ZNS-Toxizität ↑ von Salizylaten
- Hämatotoxizität ↑ von Zytostatika
- PS ↑ von Chinidin, Lithium.

Thyreostatika Z.B. Carbimazol, Thiamazol, Thiouracil.

- W ↓ durch Jod, jodhaltige Medikamente und Kontrastmittel
- W ↑ von Cumarinderivaten und Propranolol.

Tretinoin (Vit.-A-Säure) Hautreizung ↑ mit UV- und Röntgenstrahlen.

Triamteren

- **!** Gefahr der Hyperkaliämie bes. durch ACE-Hemmer
- Toxizität ↑ von Lithium
- GFR ↓ durch Indometacin
- W ↓ von oralen Antidiabetika.

Trimethoprim

- PS ↑ von Phenytoin
- W ↑ von oralen Antikoagulanzien
- Blutbildveränderungen ↑ von Pyrimethamin (> 25 mg/Wo.).

Valproinsäure

- PS ↑ und Toxizität ↑ von Carbamazepin, Phenobarbital und Phenytoin
- Zentral dämpfende W ↑ durch Barbiturate, Primidon, Neuroleptika, Antidepressiva
- Blutungsneigung ↑ durch Antikoagulanzien und ASS.

Vitamin-B-Komplex Wirkungsverlust des Thiamins (Vit. B_1) durch Sulfite in Infusionen.

Vitamin D Hyperkalzämierisiko ↑ durch Benzothiazin-Diuretika.

Xipamid
- Hypokaliämiegefahr ↑ durch Laxanzien, Glukokortikoide, Amphotericin B, Carbenoxolon, Penicillin G
- W ↑ von curareartigen Relaxanzien und v.a. ACE-Hemmern
- W ↓ von oralen Antidiabetika, harnsäuresenkenden Pharmaka, Sympathomimetika
- W ↓ durch NSAR
- ZNS-Toxizität ↑ von Salizylaten
- PS ↑ von Chinidin, Lithium.

Zolpidem Zentral dämpfende W ↑ durch Psychopharmaka, andere Schlafmittel, Analgetika, Anästhetika und Alkohol möglich.

Zopiclon
- W ↑ mit Präparaten mit zentral dämpfender Wirkung
- Resorption ↑ durch Metoclopramid
- Resorption ↓ durch Atropin.

32.3 Arzneimittel in Schwangerschaft und Stillperiode

Erklärungen am Tabellenende.

Tab. 32.1 Arzneimittel in der Schwangerschaft und Stillperiode

Arzneimittel	1.–12. SSW	13.–39. SSW	Stillperiode
Acetylcystein	(+)	(+)	(+)
Acetylsalicylsäure	(+)	(+)	(+)
Amantadin (1-Amino-adamantan)	– –	– –	– –
Ambroxol	(–)	(+)	– –
Aminoglykosid-Antibiotika	– –	– –	+
Amphotericin B (systemisch)	– –	(–)	+
Amoxicillin	+	+	+
Ampicillin	+	+	+
Antihistaminika	Siehe bei einzelnen Stoffgruppen		
Ascorbinsäure	(+)	+	+
Atropin	(+)	(+)	(+)

Tab. 32.1 Arzneimittel in Schwangerschaft und Stillperiode (Forts.)

Arzneimittel	1.–12. SSW	13.–39. SSW	Stillperiode
α_1-Rezeptorenblocker	– –	– –	– –
Barbiturate	– –	(+)	(+)
Benzbromaron	– –	– –	– –
Benzodiazepine	(–)	(–)	*
β-Blocker (vorwiegend β_1)	(+)	+	(+)**
β-Mimetika (vorwiegend β_2)	(+)	+	+
Benzoylperoxid	+	+	+
Bromhexin	– –	(+)	+
Bromocriptin	– –	– –	(–)
ACE-Hemmer	– –	– –	(+)
Carbamazepin	(–)	(–)	+
Carbimazol	– –	(–)	(+)
Cephalosporine	(+)	+	+
Chloroquin	(+)	(+)	+
Chlorpromazin	– –	(+)	– –
Cimetidin	– –	(–)	– –
Clofibrat	– –	– –	– –
Clomethiazol	– –	– –	(–)
Clotrimazol	(+)	+	+
Codein	– –	(–)	(+)
Co-trimoxazol	– –	(+)	***
Colestyramin	(–)	(–)	(–)
Cromoglicinsäure	– –	+	+
Cumarine	– –	(–)	****
Dextran	+	+	+
Diclofenac	– –	(+)	(+)
Digoxin/Digitoxin	+	+	+
Dihydralazin	(+)	+	+
Dihydroergotamin	– –	(+)	+

Tab. 32.1 Fortsetzung			
Arzneimittel	1.–12. SSW	13.–39. SSW	Stillperiode
Diphenhydramin	– –	– –	(+)
Doxylamin	(+)	(+)	(+)
Eisenverbindungen	+	+	+
Erythromycin	(+)	+	+
Fenchelöl	– –	– –	+
Fentanyl	– –	– –	– –
Furosemid	– –	(–)	(+)
Fusidinsäure	(+)	+	+
Gelomyrtol®	(+)	(+)	+
Glukokortikoide	– –	(–)min	(–)min
Glyceroltrinitrat	(+)	+	+
Goldverbindungen	– –	– –	– –
Haloperidol	– –	– –	(+)
Halothan	(+)	(+)	+
Heparin	(+)	+	+
Hydrochlorothiazid	– –	(–)	(+)
Hydroxyzin	– –	(–)	(–)
Hymecromon	(–)	(–)	(–)
Ibuprofen	– –	(+)	(+)
Imipramin	(–)	(+)	(+)
Indometacin	– –	(+)	– –
Insulin (Human-)	+	+	+
Interferon als Gel	(+)	(+)	(+)
Interferon als Infusion	(–)	(–)	(–)
Iodid (Substitution)	+	+	+
Kalium-Natrium-Hydrogenzitrat	+	+	+
Lactulose	+	+	+
Laxantia	– –	– –	– –
Levodopa	(+)	(+)	(+)

Tab. 32.1 Arzneimittel in Schwangerschaft und Stillperiode (Forts.)			
Arzneimittel	1.–12. SSW	13.–39. SSW	Stillperiode
Lidocain	(–)	(–)	+
Lithiumsalze	– –	– –	– –
Lovastatin	– –	– –	– –
Magnesium	+	+	+
Mebendazol	(+)	(+)	+
Meclozin	+	+	+
Meprobamat	– –	(+)	– –
Metamizol	– –	(–)	– –
Methionin	(+)	(+)	(+)
α-Methyldopa	– –	+	+
Metoclopramid	(+)	(+)	(+)
Metronidazol	– –	– –	°
Miconazol (lokal)	– –	+	+
Molsidomin	(+)	(+)	(+)
Mutterkornalkaloide	– –	– –	– –
Nalidixinsäure	– –	+	– –
Naloxon	– –	(+)	+
Nifedipin	– –	(+)	– –
Nystatin	+	+	+
Opium-Alkaloide	– –	– –	°°
Orale Antidiabetika	– –	– –	– –
Oxybutynin	– –	– –	– –
Oxytocin	– –	– –	+
Paracetamol	(+)	(+)	+
Penicillamin	– –	– –	(–)
Penicilline	+	+	+
Pentazocin	– –	(+)	(+)
Pethidin	– –	(+)	(+)
Phenoxybenzamin	– –	– –	– –

Tab. 32.1 Fortsetzung			
Arzneimittel	**1.–12. SSW**	**13.–39. SSW**	**Stillperiode**
Phenylbutazon	– –	(–)	(+)
Phenytoin	(+)	(+)	+
Pirenzepin	– –	(–)	– –
Polyvidon-Jod	(+)	(+)	(+)
Prazosin	– –	– –	– –
Primaquin	– –	(+)	+
Primidon	(–)	(–)	+
Probenecid	(+)	(+)	– –
Promethazin	– –	(+)	(+)
Propylthiouracil	(–)min	(–)min	+
Prostaglandine	– –	– –	– –
Pyrimethamin	(+)	(+)	+
Ranitidin	– –	– –	– –
Radiopharmaka	– –	(+)	– –
Reserpin	– –	(–)	(+)
Rifampicin	– –	– –	+
Rosskastanienextrakte	(+)	(+)	(+)
Schilddrüsenhormone°°°	+	+	+
Spironolacton	– –	– –	(+)
Streptokinase	(–)	(–)	+
Sulfonamide	– –	(–)	***
Süßholzwurzel	– –	– –	– –
Sucralfat	+	+	+
Tamoxifen	– –	– –	– –
Teer	– –	– –	– –
Tetrazykline	– –	– –	+
Theophyllin	(+)	(+)	+
Thiamazol	– –	(–)	(+)
Tranexamsäure	– –	– –	– –

Tab. 32.1 Arzneimittel in Schwangerschaft und Stillperiode (Forts.)

Arzneimittel	1.–12. SSW	13.–39. SSW	Stillperiode
Trospiumchlorid	– –	(–)	(+)
Valproinsäure	(–)	(–)	+
Vasopressin	– –	– –	– –
Verapamil	– –	(+)	+
Vitamin A	– –	– –	(–)
Vitamin B_{12} und Folsäure	+	+	+
Vitamin-B-Komplex	+	+	+
Vitamin C	+	+	+
Vitamin D	+	+	+
Vitamin-D-Substitution	+	+	+
Vitamin K_1	– –	(–)	+
Virostatika	(–)	(–)	(–)

– –	Nicht empfohlen oder kontraindiziert (ggf. Stillpause)
(–)	Verordnung nur im Ausnahmefall
(–)min	Verordnung in Minimaldosis möglich
(+)	Bei strenger Indikationsstellung anzuwenden
+	Ohne Bedenken indikationsgerecht zu verordnen
*	Medikament der Wahl beim Status epilepticus
**	Vermeiden: Sotalol, Atenolol, Acebutolol, Mepindolol
***	Nicht in den ersten vier Wo.
****	Evtl. Warfarin, Acenocoumarol
°	Möglichst nur Einzeldosis
°°	Ggf. Pethidin oder Dextropropoxyphen
°°°	Kontraindiziert als Begleitther. bei Thyreostatikabehandlung

Tab. verändert nach: Spielmann, Steinhoff: Taschenbuch der Arzneiverordnungen in Grav. und Stillperiode, G. Fischer 1992 und Kleinebrecht, Fränz, Winddorfer: Arzneimittel in der Grav. und Stillzeit, Wiss. Verlagsgesellschaft 1995

Beratungsstellen z.B. in Berlin (030–3023022), Tübingen (07071–292203), Ulm (0731–5027625) und Jena (03641–8223074)

32.4 Glukokortikoid-Therapie

Indikation

- Zur Substitution bei Hypokortizismus (M. Addison, nach Adrenalektomie; ☞ 17.7)
- Zur Supprimierung von lokalen (z.B. Hauterkr., Gelenkentzündungen) oder systemischen Entzündungen (z.B. RA, P. nodosa, SLE, chron. aktive Hep., Colitis ulcerosa, M. Crohn, rheumatisches Fieber)
- Zur Unterdrückung allergischer Reaktionen (z.B. Atopie, Anaphylaxie)
- Zur Förderung von Remissionen bei hämolytischen Anämien, Nierenerkr., Leukämien u.a.

Substanzauswahl

- Zur Entzündungshemmung bei oraler Medikation Prednisolon einsetzen, potentere Glukokortikoide bieten keine Vorteile. Steroide mit stärker mineralokortikoider Wirkung vermeiden (→ NW, s.u.)
- Bei lokaler Applikation hochpotente Steroide (z.B. Betamethason) bevorzugen, auf optimale Darreichungsform (Tr., Gel, Creme) achten. Zur Hauttther. wird überwiegend Hydrocortison empfohlen, v.a. um Schäden bei Überdosierung zu minimieren.

▌ Tab. 32.2 Übersicht Kortikoidtherapie

Substanz	Handels-name (z.B.)	biol. Halb-wertszeit [h]	gluko-kort. Potenz	minera-lokort. Potenz	Cushing-Schwellen-dosis (mg)
Übersicht Glukokortikoide					
Hydrocortison ≙ Cortison	Ficortil®-Salbe, Cortison CIBA® Tbl.	8–12	1	1	30
Prednison ≙ Prednisolon	Decortin®, Decortin H®	12–36	4	0,6	7,5
Methylprednisolon ≙ Fluocortolon ≙ Triamcinolon	Urbason®, Ultralan®, Volon A®	12–36	5	–	6
Dexamethason	Fortecortin®	36–72	30	–	1,5
Betamethason	Betnesol®, Celestan®	36–72	35	–	1
Übersicht Mineralokortikoide					
Fludrocortison	Astonin H®	8–12	10	125	–
Aldosteron	Aldocorten®	–	–	700	–

(Relative) Kontraindikationen Magen-Darm-Ulzera inkl. Ulkusanamnese, Osteoporose, Psychosen, Herpes simplex, Herpes zoster, Varizellen; ca. 8 Wo. vor und bis 2 Wo. nach Schutzimpfungen, Glaukom, Hypertonie, Diab. mell., Kindesalter (v.a. keine parenteralen Depotpräparate oder Kristallsuspensionen), Stillen (→ abstillen), 1. Trimenon Grav. (umstritten), Eng- und Weitwinkelglaukom, Tbc in der Anamnese (**cave:** Reaktivierung).

Behandlungsschema (Beispiel)

Abfangen eines entzündlichen Schubes unter Erhaltungsther. (z.B. bei Asthma bronchiale, c.P., Colitis ulcerosa, u.a.) mit Prednisolon:

- 1. Tag: 3 Tbl. à 20 mg
- 2. Tag: 2 Tbl. à 20 mg
- 3. Tag: 1 Tbl. à 20 mg
- 4. Tag: 1/2 Tbl. à 20 mg.

Danach versuchen, langsam zur Erhaltungsdos. unterh. der Cushingschwelle zurückzukehren!

Nebenwirkungen

- Diabetogene Wirkung: Hyperglykämie, Glukosurie, Steroiddiabetes
- Fettstoffwechselstörung: Stammfettsucht, Vollmondgesicht, Fettsäurespiegel ↑
- Osteoporose: 50% bei Langzeitbehandlung. *Prophylaxe:*
  – Kalziumsubstitution: 1–1,5 g tägl. p.o. (1 l Milch = 1 g)
  – Substitution von Östrogen bei F in der Postmenopause oder mit Glukokortikoid-induzierter Amenorrhoe (z.B. Kliogest® 1 × 1 Tbl. tägl. p.o.)
  – Einsatz eines Thiazids und kaliumsparenden Diuretikums bei Hyperkalzurie
  – Substitution von 1α,25-Dihydroxycholecalciferol = Calcitrio, z.B. 0,25 μg tägl. (z.B. Rocaltrol®) oder Cholecalciferol = Vit. D₃ 3 × 1000 mg tägl. (z.B. Vigantoletten®)
- Blutbildveränderung: Thrombos ↑, Erys ↑, Neutrophile ↑ (Eselsbrücke: „TEN plus"); Eosinophile ↓, Basophile ↓, Lymphos ↓
- Immunschwäche: Infektgefährdung
- Katabole Wirkung: Neg. Stickstoffbilanz, Wachstumshemmung, Osteoporose, Muskelschwäche und -ermüdbarkeit
- Magenschleimhautgefährdung: Evtl. Prophylaxe mit Ranitidin 300 mg tägl. p.o. zur Nacht (z.B. Zantic®), alternativ Misoprostol 2 × 200 μg tägl. p.o. (z.B. Cytotec®)
- Endokrines Psychosy.: Euphorie, Depression, Verwirrung, Halluzination
- Auge: „Nach 1 Wo. Hornhautulkus, nach 1 Mon. akuter Glaukomanfall, nach 1 J. Katarakt" letzteres bei 20% nach 1 J. Ther. über Cushingschwelle
- Kapillarbrüchigkeit: Petechien, Purpura, Ekchymosen
- Haut: Atrophie (auch bei Lokalther.), Akne, Striae rubrae
- NNR-Atrophie: Cortisonentzugs-Sy. (Schwäche, Schwindel, Schock bei Belastung); vor Absetzen der Dauerther. Cortisolprofil (endogene Cortisolproduktion?)
- Wasserretention, Hypertonie, Hypokaliämie, metabolische Alkalose (Mineralokortikoidwirkung), Myopathie, Atrophie der Hüft- und Oberschenkelmuskulatur (CK ↑!).

Minimierung unerwünschter Nebenwirkungen Screeninguntersuchungen vor Therapiebeginn:

- Obligat: RR-Messung, Blutzuckerbestimmung und Serumelektrolyte, unter Ther. einmal pr Wo., auf Inf. achten, Augenkonsil nach 12 Wo.

- Je nach bekannter bzw. vermuteter Grunderkr.; z.B. Diab. mell. (BZ-Profil), Hypertonie (RR-Kontrollen) u.a.

Leitlinien für die Kortikoid-Pharmakotherapie
- Geringste mineralokortikoide Wirkung bevorzugen
- Kurz wirksame Präparate bevorzugen (HWZ 12–36 h)
- Keine Depotpräparate verwenden
- „Low-dose"-Applikation wählen, wenn möglich
- Primär topische Ther. (inhalativ, intraartikulär, Haut, Einläufe u.a.)
- Immer morgens systemisch geben (zirkadiane Kortikoidther.)
- Hochdosierte Stoßther. (meist problemlos), z.B. bei Asthmaanfall mit 60–80 mg Prednisolonäquivalent. Hierbei $2/3$ der Dosis morgens und $1/3$ zur Nacht
- Langzeitther.: Ziel ist die min. mögliche Dosis, eine sichere Cushingschwelle existiert nicht. Alternativ Gabe der doppelten Dosis nur jeden zweiten Tag, hierbei gleiche Wirkung, aber deutliche Reduktion der NW
- Immer ausschleichend dosieren. Hierbei stufenweise vorgehen: Z.B. 2,5–5 mg Prednisolonäquivalent alle 1–2 Wo. Gefahr des Steroidentzugssy. nach langjähriger Steroidther. mit Inappetenz, Gewichtsverlust, Fieber, Schwäche, Schmerzen und Orthostasebeschwerden, meist ist der endogene Regelkreis noch intakt. In solchen Fällen und bei gestörtem Regelkreis Reduktion in kleinen Schritten, z.B. 0,5–1 mg Prednisolonäquivalent alle 2–4 Wo. oder Gabe von z.B. 30 mg Hydrocortison
- Vor dem Absetzen bzw. auch vor Operationen die endogene Cortisolproduktion überprüfen (CRH-Test, ACTH-Test) und ggf. 40–50 mg Prednisolonäquivalent perioperativ substituieren
- Keine gesicherte prophylaktische Ther. der Osteoporose möglich, evtl. Kalzium- und Vitamin-D-Gabe (Kontrolle von Serumkalzium und Urinausscheidung)
- Bei Hypogonadismus Substitution von Testosteron, bei postmenopausalen F Östrogensubstitution
- In der Grav. möglich, aber mit min. effektiver Dosis; postpartal Gefahr der kindlichen NNR-Insuff.
- WW mit anderen Pharmaka beachten
- Aufklärung des Pat. über evtl. Stressunfähigkeit
- Aushändigung eines Kortikoid-Ausweises bei Langzeitther.

32.5 Psychopharmaka

32.5.1 Neuroleptika

Potente Psychopharmaka mit „antipsychotischem" Effekt – wirksam in der Akut- und Langzeitther. Gegen psychomotorische Erregtheit, affektive Spannung und (schizophrene) Ich-Störungen, haben jedoch mit Tranquilizern und Schlafmitteln sedierende und schlafanstoßende Effekte gemein.

Indikation
- Psychomotorische Erregtheit und Angst, z.B. Alkoholentzugsdelir (☞ 21.9.1)
- Hirnorganisches Psycho-Sy. (oft des älteren Pat.), welches sich z.B. in Selbstschädigung, „Verhaltensstörungen" oder Aggressivität gegenüber Angehörigen äußern kann

- Andere akute organische Psychosen, z.B. massive Schilddrüsenfunktionsstörung oder Exsikkose
- Erregtheit bei akuten Trauerreaktionen oder Suizidalität
- Akute psychotische Sy., bes. paranoid-halluzinatorische Phänomene, schizophrene Denk- und Ich-Störungen sowie Sperrung von Antrieb und Affekt. **Cave:** Produktive „Plus-Symptome" werden besser ausgeglichen als „Minus-Symptome" (z.B. Antriebsarmut)
- V.a. in geringer Dos. zur Sedierung und als Einschlafhilfe
- Zur Wirkungsverstärkung von zentralen oder peripheren Analgetika und Antiemetika (☞ 26.2.2)
- ! Der „Einspareffekt" von Schmerzmitteln durch Neuroleptika (wie auch von Antidepressiva) ist individuell unterschiedlich und bedarf objektiver und engmaschiger Beobachtung
- Bei psychosomatischen Beschwerden, Angst und Spannungszuständen.

Substanzauswahl (☞ 32.5.1, Tab. 32.3).
- Wenn möglich, in Absprache mit Psychiater oder Neurologen
- Steht die Erregtheit im Vordergrund, so sind niederpotente Neuroleptika zu bevorzugen; bei psychotischen Sy., v.a. mit deutlicher „produktiver Symptomatik", sollten dagegen möglichst stark potente Neuroleptika eingesetzt werden
- Stark potente Neuroleptika nur dann wählen, wenn die sedierende Komponente möglichst verschwinden soll (was in der Akutmedizin oft nicht gewünscht wird)
- Manchmal ist es günstig, zu einem stark potenten Neuroleptikum ein schwach potentes Neuroleptikum zur zusätzlichen Sedierung zu verordnen
- Niedrigdosierte Neuroleptika („low dose") bei psychosomatischen Beschwerden, Angst und Spannungszuständen: Fluspirilen 1,5 mg (z.B. Imap® 0,75 ml) alle 7 d i.m.
- Obwohl keine „individuellen" Wirkungsprofile der einzelnen Substanzen nachweisbar sind, existieren individuelle (Un-)Verträglichkeiten einzelner Neuroleptika und „Therapieversager"; bei Beschwerden oder Unwirksamkeit rechtzeitig an Wechsel des Präparats denken
- Auch die interindividuelle Empfindlichkeit schwankt mind. um den Faktor 10; korrekte Dos. ist schwierig. Wenn möglich, mit der min. Tagesdosis (☞ Tab. 32.3) beginnen, verteilt auf 3–4 Einzeldosen. Bei geriatrischen Pat. ggf. weitere Reduktion (Dosis in eckigen Klammern in der Tabelle)
- Zusatzmedikation von Anticholinergika wie Biperiden (z.B. Akineton®) erst bei Auftreten extrapyramidal-motorischer NW, wenn eine zwingende Ind. zur Fortführung der Medikation besteht.

Tab. 32.3 Übersicht: Gebräuchliche Neuroleptika

Substanz	Handelsname, z.B.	24-h-Dosis*
Schwach potente Neuroleptika (vorwiegend sedierend)		
Levomepromazin	Neurocil®	[50**] 75–300 mg
Thioridazin	Melleril®, Melleretten®	[20**] 50–200 mg
Promazin	Protactyl®	[30**] 50–200 mg
Prothipendyl	Dominal®	[20**] 40–200 mg

	Tab. 32.3 Fortsetzung		
Substanz	**Handelsname, z.B.**	**24-h-Dosis***	
Promethazin***	Atosil®	[30**] 50–150 mg	
Mittelstarke Neuroleptika			
Clopenthixol	Ciatyl®	[10**] 20–50 mg	
Chlorpromazin	Megaphen®	[50**] 150–300 mg	
Stark potente Neuroleptika (vorwiegend antipsychotisch)			
Haloperidol	Haldol®	[1**] 2–50 mg	
Fluphenazin	Lyogen®	[1,5**] 3–9 mg	
Flupentixol	Fluanxol®	[2,5**] 5–20 mg	
*Depotpräparate****			
		Wirkdauer	**Dosis**
Flupentixoldecanoat	Fluanxol Depot®	2–4 Wo.	20–100 mg
Fluphenazindecanoat	Lyogen Depot®	2–4 Wo.	12,5–100 mg
Fluspirilen	Imap®	1 Wo.	2–10 mg
Haloperidoldecanoat	Haldol Depot®	4 Wo.	25–300 mg
Perphenazinenatat	Decentan Depot®	2 Wo.	50–200 mg
Zuclopenthixoldecanoat	Ciatyl Depot®	2–4 Wo.	200–400 mg

* 24-h-Dosis auf drei bis vier Einzeldosen verteilen
** Dosis in eckiger Klammer z.B. als Initialdosis für geriatrische Pat.
*** Mittel der Wahl, wenn ausschließlich Sedierung gewünscht wird
**** Die Dosis und das Applikationsintervall können erheblich variieren

Kontraindikationen

- Absolut: Akuter Harnverhalt, Engwinkelglaukom, paralytischer Ileus, Pylorusstenose
- Relativ: Prostatahyperplasie (Restharn?), Störung der Blutbildung (Leukopenie), schwere Leber- und Niereninsuff. Vor Beginn der Ther. BB, Harnstoff, Krea, EKG und EEG kontrollieren, zusätzlich Verlaufskontrollen.

Nebenwirkungen

- Frühdyskinesien (Stunden bis Tage nach Ther.-Beginn): Paroxysmale Dyskinesien mit Blickkrampf und Verkrampfungen der Mund- und Halsmuskulatur. **Ther.:** Akut Biperiden (z.B. Akineton®) 5 mg = 1 Amp. i.v., Dosisreduktion, evtl. Facharztüberweisung zur Dosiseinstellung
- Nach Wo.: Parkinsonoid (Hypokinese, Rigor, Ruhetremor, Speichelfluss) und Akathisie (innere Unruhe mit Nicht-Sitzenkönnen und Trippeln). Abgrenzung zu psychotischen Symptomen oft schwierig. **Ther.:** Biperiden (z.B. Akineton® 1–3 × 1 Tbl. à 2 mg p.o.), erhebliche

Dosisreduktion oder Umsetzen auf andere Medikamente. Bei Akathisie Versuch mit Propranolol (z.B. Dociton®) in niedriger Dosis, z.B. 3 × 10 mg tägl.

- Malignes neuroleptisches Sy.: Meist 2 Wo. nach Beginn der Ther., Steigerung der Symptome über 24–72 h. Vor allem M < 40 J.; bei Lithiumbegleitmedikation erhöhtes Risiko. In 20% tödlich (bei Depotmedikamenten höher). Sekundärkomplikationen: Nierenversagen, Ateminsuff., Herz- und Kreislaufversagen
  - **Diagn.:** Mindestens 2 Hauptsymptome (Fieber, Rigor, CK-Erhöhung) sowie 4 Symptome von: Tachykardie, Blutdrucklabilität, Tachypnoe, Schwitzen, Leukozytose und Bewusstseinsstörung. Zusätzlich möglich: Extrapyramidale Störungen (Akinesie), teilweise Dys- und Hyperkinesien bis Stupor. Wechselnde Vigilanz bis zum Koma möglich. Autonome Funktionsstörungen (Hautrötung oder Blässe, Speichelfluss, Harninkontinenz), metabolische Azidose evtl. erhöhte Leberenzyme und Myoglobinurie
  - **DD:** Febrile Katatonie, Enzephalitis, maligne Hyperthermie, Lithiumintoxikation
  - **Ther.:** Medikamente sofort absetzen und Klinikeinweisung, ggf. mit NAW, sonst im RTW mitfahren. Dort Intensivmonitoring, Kühlung, Volumengabe, ggf. Ther. mit Dantrolen z.B. Dantamacrin®, oder Bromocriptin, z.B. Pravidel®
- Spätdyskinesien: Tichafte, sich wiederholende Hyperkinesien v.a. im Kopfbereich (z.B. Schmatz- und Kaubewegungen), aber auch der Extremitäten. Oft irreversibel. **Ther.** Facharztüberweisung zur Dosisneueinstellung. Sowohl Dosisreduktion als auch -erhöhung können helfen; evtl. Tiaprid (z.B. Tiapridex®) 300–600 mg tägl.
- Vegetative NW: Mundtrockenheit (**Ther.:** Kaugummi oder künstlicher Speichel); Hypotonie und orthostatische Dysregulation; Obstipation; Blasenentleerungsstörungen; Auslösung eines Engwinkelglaukoms, Akkommodationsstörungen
- Sonstige NW: Provokation epileptiformer Anfälle, Unruhe, Erregung, Schwindel, Kopfschmerzen, depressive Verstimmungen, Lethargie, Zyklusstörungen, Gewichtszunahme Bronchialobstruktion.

32.5.2 Hypnotika (Schlafmittel)

Indikationen

- Vorübergehende Schlafstörung durch akute Belastungssituationen wie z.B. krankheitsbedingt seelische Krisen
- Chron. Schlafstörungen (Insomnie), die auf andere Maßnahmen (s.o. bzw. ☞ 27.5, Schlafhygiene) nicht ansprechen und/oder wo ein Schlafmittelentzug dem Pat. nicht zumutbar erscheint. Von chron. Schlafstörungen spricht man, wenn in einem Mon. ≥ 3 ×/Wo. Schlafstörungen auftreten.

Pflanzliche Wirkstoffe

V.a. Baldrian- und Hopfenpräparate, aber auch Zubereitungen mit Zitronenmelisse, Passionsblume und Johanniskraut.

Indikation Leichte Schlafstörungen, auch für längerfristige Anwendung geeignet.

Nebenwirkungen Bei entsprechender Dos. keine. **Cave:** Viele Präparate enthalten Alkohol, Suchtgefahr!

! Auch bei schweren Schlafstörungen ist vor dem Einsatz starker Hypnotika ein Therapieversuch mit pflanzlichen Präparaten gerechtfertigt.

Benzodiazepine

Indikation Absehbare, kurzfristige Schlafstörung (bis ca. 4 Wo.).

Nebenwirkungen Muskelrelaxation, Bewegungs- und Gangunsicherheit, Kopfschmerzen, Abhängigkeitsentwicklung.

Kontraindikationen Muskelerkr.; Schlafapnoe-Sy.; Medikamenten-, Drogen- oder Alkoholabhängigkeit; akutes Engwinkelglaukom; Kinder und Jugendliche (Ausnahme: Epilepsie); Stillzeit.

Hauptproblem bei Benzodiazepinen ist die Abhängigkeitsentwicklung, häufig auch als „low-dose-dependency". Pat. mit Abhängigkeitsproblematik Benzodiazepine zu verordnen, ist ein Kunstfehler! Beim Absetzen muss mit einer Rebound-Insomnia (evtl. mit Albträumen, Angstzuständen, Spannungszuständen, erhöhter Krampfbereitschaft) gerechnet werden. Bei älteren Pat. Gefahr von paradoxen Wirkungen (Unruhe, Verwirrtheit), auch Wo. nach Absetzen des Medikaments!

Tab. 32.4 Übersicht: Als Hypnotika geeignete Benzodiazepine

	Substanz	Handelsname, z.B.	Abendliche Dosis*
Mittlere HWZ	Oxazepam	Adumbran®	5–20 mg**
	Temazepam	Remestan®	10–60 mg
Lange HWZ	Diazepam	Valium®	2–15 mg
	Flurazepam	Dalmadorm®	7,5–30 mg
	Chlordiazepoxid	Librium®	12,5–30 mg

* **Cave:** Zusätzlich genossener Alkohol potenziert die Wirkung. Bei alten Pat. vorsichtig dosieren!
** „flutet" langsam an → rechtzeitig geben!

Tipps zur Beendigung der Benzodiazepin-Therapie

- Gewöhnung tritt je nach Kinetik der Substanz nach 1–2 Wo. ein – *max.* sinnvolle Therapiedauer ist 1 Mon. Beim abrupten Absetzen ist ein Entzugssy. mit Einschlafstörungen, Unruhe, gesteigerter Angst und Albträumen zu erwarten. Pat. darüber zuvor aufklären
- Akzeptabler erscheint die stufenweise Dosisreduktion in 25%-Schritten, alternativ evtl. intermittierende Gabe jede zweite oder dritte Nacht. Weitere Alternative ist die übergangsweise Neuroleptika-Medikation (z.B. Promethazin = z.B. Atosil®-Tr. zur Nacht).

„Non-Benzodiazepin"-Hypnotika

Substanzen, die am Benzodiazepin-Rezeptor angreifen, aber eine andere chemische Struktur haben. Beispiel: Zolpidem (z.B. Stilnox®) oder Zopiclon (z.B. Ximovan®).

Indikation Kurzzeitige symptomatische Behandlung von Schlafstörungen.

Nebenwirkungen Schläfrigkeit, Kopfschmerzen, Muskelrelaxation, Schwindel, Schwächege-fühl, Übelkeit, Erbrechen, bitterer metallischer Geschmack im Mund.

Kontraindikationen Grav. und Stillzeit, Myasthenia gravis, dekompensierte Herzinsuff.

! Bei den „Non-Benzodiazepin"-Hypnotika besteht angeblich keine oder nur geringgradige Ge-fahr einer Abhängigkeit; Langzeiterfahrungen liegen jedoch noch nicht vor, deshalb ist bes Sorgfalt angezeigt.

Hypnotika – Alternativen

- Antihistaminika mit sedierenden Eigenschaften können als Hypnotika verwendet werden, wie z.B. Diphenhydramin (z.B. Sediat® Tbl.) 25–100 mg oder Doxylaminsuccinat (z.B. Mereprine® Sirup) 25–50 mg
- Antidepressiva in niedriger Dos. (z.B. Amitriptylin 10–25 mg) wirken initial (für mind. 2–3 Wo.) oft sedativ und sind v.a. für depressive Pat. geeignet
- Neuroleptika wirken ebenfalls „schlafanstoßend" (☞ 32.5.1), bei geriatrischen Pat. z.B. Mel peron (z.B. Eunerpan® Liquidum) 5–10 ml p.o. Die Gefahren z.T. irreversibler extrapyrami daler NW rechtfertigen jedoch nicht ihren Routineeinsatz als Hypnotika
- Barbiturate sind als Tranquilizer und Hypnotika obsolet!

Substanzauswahl

- Pflanzliche Medikamente ausprobieren, z.B. Sedariston-Tr.® 1 × 20 Tr. (weitere naturheil kundliche Therapieempfehlungen ☞ 21.3). **Cave:** Bei Alkoholikern meiden, da häufig Alko holzusatz
- Bei ausschließlicher Ther. der Schlafstörung Benzodiazepine mit mittl. Halbwertszeit bevor zugen (☞ Tab. 32.4); KI beachten
- Möglichst vermeiden:
  – Triazolam (z.B. Halcion®): **NW** Albträume, „Filmriss"
  – Alle Benzodiazepine mit hoher Anflutungsgeschwindigkeit wie Flunitrazepam (z.B. Rohyp nol®), Lormetazepam (z.B. Noctamid®), Lorazepam (z.B. Tavor®); **NW:** Erhöhtes Abhängig keitspotenzial, anterograde Amnesie mit Gefahr des Kontrollverlusts
- Soll auch tagsüber eine gewisse Dämpfung erzielt werden, eignen sich Benzodiazepine mi langer Halbwertszeit (40–100 h) besser. **Cave:** Akkumulationsgefahr bei geriatrischen Pat.

„Fünf-K-Regeln" für die Verordnung von Hypnotika (nach Göran Hajok)
- **K**lare Ind. nötig
- **K**leinstmögliche Dosierung
- **K**ürzestmögliche Behandlungszeit
- **K**einesfalls Medikation abrupt absetzen
- **K**I beachten.

32.5.3   Antidepressiva

Pharmaka mit dämpfenden, stimmungsaufhellenden und aktivierenden Wirkkomponenten zur Behandlung endogener und nichtendogener depressiver Erkr. Zu bedenken sind ausgeprägte anticholinerge NW (z.B. Rhythmusstörungen, Orthostase). Aufgrund fehlender euphorisierender Wirkung kein Missbrauchspotenzial, aber lebensgefährlich auch bei mäßiger Überdosierung (z.B. in suizidaler Absicht).

Indikationen

- Vor Ther. somatische Erkr. mit hohem Anteil an depressiven Symptomen ausschließen (oft als Altersdepression missdeutet), da hier die Grunderkr. primär therapiert werden muss; z.B.: M. Parkinson; MS; Tumoren des ZNS, Dünndarm und Kolon; Hydrozephalus; SD-Funktionsstörungen; HIV-Inf. und Arzneimittel-toxisch-assoziierte Depression, z.B. Alkoholismus/ Tabletten- und Drogenabhängigkeit, Clonidin, L-Dopa, Amantadin, Baclofen, Benzodiazepine, Propranolol, H_2-Blocker, Ciclosporin, „Pille", Neuroleptika, Metoclopramid, Tuberkulostatika
- Bei Vorliegen einer „Major Depression" medikamentöse Ther. erwägen: Hierzu erfolgt eine psychiatrische Klassifikation z.B. nach DSM III-R oder ICD 10. Beim DSM III-R wird neben dem zentralen Symptom der depressiven Verstimmung gefordert, dass zusätzlich 4 aus dem Katalog entnommene Symptome > 2 Wo. bestehen müssen, z.B.: Interesse-, Freud-, Appetitlosigkeit, Gewichtsverlust, Schlafstörungen, Entscheidungsunfähigkeit, wiederkehrende Gedanken an Tod oder Selbstmord u.a.; s.a. ☞ 21.6
- Bei mangelnder diagnostischer und psychiatrischer Erfahrung Facharztüberweisung.

⚠ Antidepressiva brauchen Zeit zum Wirken – Therapieversuch nicht vor 3 Wo. abbrechen! Dennoch auch dann nur bei 60–80% der Pat. wirksam. Pat. ohne sog. Melancholiesymptome (hierzu zählen Tagesschwankungen, psychomotorische Agitation oder Retardierung, starke Anhedonie [= sich an nichts freuen können]) sprechen eher *schlechter* auf Antidepressiva an.

Substanzauswahl

Zyklische Antidepressiva vom
– Amitriptylin-Typ (v.a. sedierend-anxiolytisch)
– Imipramin-Typ (v.a. stimmungsaufhellend) oder
– Desipramin-Typ (v.a. aktivierend)
Sog. neue oder atypische Antidepressiva mit ähnlichem Wirkspektrum wie die trizyklischen Antidepressiva, aber weniger anticholinerge NW.

⚠ Suizidgefahr durch Antriebssteigerung bei noch vorhandener Depression auch bei Amitriptylin-Typ, vor allem bei Behandlungsbeginn.

Vor Ther. BB, Krea, EKG; später Verlaufskontrollen.

Kontraindikationen

Absolut: Kombination mit MAO-Hemmer, ☞ 32.5.3, Tab. 32.5 und Jatrosom® N (**cave:** Bei Therapieumstellung auf MAO-Hemmer Behandlungspause von 14 d), akutes Delir, Engwinkelglaukom, AV-Block 3. Grades, Schenkelblock, akuter Harnverhalt, paralytischer Ileus, Pylorusstenose

- Relativ: Blasenentleerungsstörungen mit Restharn, erhöhte zerebrale Krampfbereitschaft schwere Leber- und Nierenfunktionsstörungen, Grav., Stillzeit.

Nebenwirkungen Anticholinerge Wirkungen wie Mundtrockenheit, Obstipation, Schwitzen Müdigkeit, Schlafstörungen, Miktionsstörung, akutes Durchgangssy., Blutdruckabfall, Brady oder Tachykardie, orthostatische Dysregulation mit Schwindel.

Tab. 32.5 Antidepressiva

Wirksubstanz	Handelsname, z.B.	Sedierung	Anticholin. NW	RR	Kardial	Ambulante mittl Tagesdosis p.o.** (mg)
Trizyklische Antidepressiva						
Amitriptylin	Laroxyl®, Saroten®	+ + +	(+)	(+)	+	[50*] 75–150
Clomipramin	Anafranil®	+	+	+	+	[10*] 25–150
Desipramin	Pertofran®	(–)	(–)	+	+	[50*] 75–200
Doxepin	Aponal®	+ + +	(+)	(+)	+	[30*] 75–150
Imipramin	Tofranil®	+	+	+	+	[50*] 50–150
Maprotilin	Ludiomil®	+	(–)	+	+	[50*] 75–150
Nortriptylin	Nortrilen®	+	(–)	–	+	[30*] 50–150
Trimipramin	Stangyl®	+	(+)	+	+	[50*] 50–100
Serotonin-Aufnahmehemmer						
Fluoxetin	Fluctin®	–	–	+	–	[10*] 20–80
Fluvoxamin	Fevarin®	+	+	+	(+)	[50*] 100–300
Paroxetin	Seroxat®	+	+	+	(+)	[10*] 10–50
MAO-Hemmer						
Moclobemid	Aurorix®	+	–	+	–	[150*] 300–600
Trancylpromin	Parnate®	+	–	+ + +	–	[5*] 5–30
Sonstige						
Mianserin	Tolvin®	+ +	+	+	(+)	[10*] 30–60
Trazodon	Thrombran®	+	–	+	–	[150*] 300–400

* Initialdosis z.B. bei geriatrischen Pat.
** Dosisaufbau sehr unterschiedlich! Im Zweifel Waschzettel konsultieren oder Facharztüberweisung

Naturheilkundliche Therapieempfehlung **Phytother.:** Johanniskraut (Hypericum perfo ratum, z.B. Laif® 600, ☞ 21.6).

32.6 Antikoagulation

32.6.1 Prophylaktische Heparinisierung (low-dose)

Wirkprinzip: Bindung des Heparins an AT III (damit ca. 1000fache Verstärkung der Thrombin-AT-III-Reaktion). Der Heparin-AT-III-Komplex hemmt eine Reihe aktivierter Gerinnungsfaktoren, v.a. Faktor IIa (Thrombin) und Xa. Niedermolekulares Heparin besitzt deutlich niedrigere „Anti-Faktor-II-Wirkung".

Indikationen Mittl. und hohes Thrombembolierisiko. Bei niedrigem Risiko keine medikamentöse Prophylaxe, da unerwünschte Wirkungen den erzielten Nutzen überwiegen.

◼◼◼ Tab. 32.6 Abschätzung des Thrombembolierisikos ◼◼◼

Abschätzung des allgemeinen thrombembolischen Risikos	
Gering	Bettlägerigkeit
Mittel	Früheres thrombembolisches Ereignis; bekannte Thrombophilie, z.B. APC- Resistenz, AT-III-, Protein C- oder S-Mangel; schwere Inf., Sepsis; maligne Erkr.; Polyglobulie; schwere Herzinsuff.; forcierte Diuretikather.; entzündliche Darmerkr.; nephrotisches Sy.; schwere Adipositas oder Kachexie; Grav., orale Kontrazeptiva
Hoch	Thrombophilie mit früherem thrombembolischen Ereignis, Hemiplegie
Abschätzung des perioperativen Thrombembolierisikos	
Gering	OP bei Pat. < 40 J. ohne thrombembolische Risiken (s.o.); kleine OP < 30 Min. bei Pat. > 40 J.
Mittel	Allgemeinchirurgische, urologische, gyn., thorax- und gefäßchirurgische OP bei Pat. > 40 J. oder Bestehen mind. eines weiteren Risikofaktors; kleinere OP < 30 Min. und früheres thrombembolisches Ereignis; größere Traumen; Immobilisation einer unteren Extremität
Hoch	OP oder Frakturen an Becken-, Hüft- oder Kniegelenk; größere Bauch- oder Becken-OP wegen eines Malignoms; größere allgemeinchirurgische OP bei Thrombophilie oder früherem thrombembolischen Ereignis; Polytraumen mit Beteiligung der unteren Extremität

Kontraindikationen

Absolut: Heparininduzierte Thrombopenie Typ II, Heparinallergie, akute zerebrale Blutung, Abortus imminens

Relativ: Akut blutende Magen-Darm-Ulzera, Thrombopenie < 40/nl, subakute Endokarditis, OP am ZNS, frisches SHT, Glaskörperblutung.

Substanzauswahl

- Niedermolekulare Heparine sind Mittel der Wahl (unzureichende Wirkung von Standardheparin in der perioperativen Thrombembolieprophylaxe mit hohem Risiko)
  - Z.B. Certoparin (z.B. Mono-Embolex NM®), Dalteparin (Fragmin®), Enoxaparin (Clexane®) Nadroparin (Fraxiparin®), Tinazaparin (Innohep®)
  - Vorteile: Einmalgabe aufgrund längerer HWZ, geringere Gefahr einer heparininduzierter Thrombopenie, geringeres Osteoporosepotenzial und geringere lipolytische Aktivität
  - Nachteil: Z.T. nur im operativen Bereich zugelassen
- Unfraktioniertes Heparin (z.B. Heparin-Na®) ist preiswerter.

Tab. 32.7   Heparine zur Thrombembolieprophylaxe

Wirkstoff (Beispiele)	Handelsname (z.B.)	Tagesdosierung zur Thromboseprophylaxe	
		Mittleres Risiko	**Hohes Risiko**
Heparin	Liquemin®	3 × 5000 IE s.c.	3 × 7500 IE s.c.
Dalteparin	Fragmin®	1 × 2500 IE s.c.	1 × 5000 IE s.c.
Enoxaparin	Clexane®	1 × 2000 IE s.c.	1 × 4000 IE s.c.
Nadroparin	Fraxiparin®	1 × 2850 IE s.c.	1 × 5700 IE s.c.

Vorgehen

- Beginn 2 h vor OP, Enoxaparin und Nadroparin bei hohem Risiko 12 h vor OP, dann ab 12 h nach OP. Die Dauer der perioperativen Antikoagulation ist umstritten, empfohlen bis zur Mobilisation, möglichst nicht länger als 5–7 d, bei Eingriffen mit hohem thrombembolischem Risiko länger
- Ther.-Kontrolle: Nur bei Kindern oder schwerer Leber- oder Niereninsuff. aPTT. Aufgrund der Gefahr einer heparininduzierten Thrombopenie Kontrolle der Thrombozytenzahl vor und kurz nach Therapiebeginn, dann 2 ×/Wo für 1 Mon.

32.6.2   Cumarinderivate

Wirkprinzip: Kompetitive Hemmung der Vit.-K-abhängigen Carboxylierung der präformierten Gerinnungsfaktoren II, VII, IX, X, Protein C und -S in der Leber. Kontrolle über Quick bzw. INR-Wert.

Indikation   Prinzipiell bei jeder Langzeitantikoagulation.

- Bei Vorhofflimmern: Pat. > 65 J. oder mit Mitralstenose oder Embolien in der Vorgeschichte bzw. bei Nachweis intrakardialer Thromben für 6–24 Mon.; INR 2,0–3,0
- Nach akutem Herzinfarkt: Bei hohem Embolierisiko (z.B. intrakardialen Thromben) oder ASS-Unverträglichkeit i.d.R. für 6 Mon., bei Arrhythmie, thrombembolischen Ereignissen ggf. länger; INR 2,0–3,0
- Dilatative Kardiomyopathie: Lebenslang
- Nach prothetischem Herzklappenersatz mit Kunstklappe: Lebenslang (INR 2,5–3,5); bei biologischen Klappen 3–6 Mon. (INR 2,0–3,0)

- Nach Phlebothrombosen vom Becken-/OS-Typ und Lungenembolien 3–12 Mon., bei Rezidiven oder Hyperkoagulabilität aufgrund z.B. AT-III-, Protein-C- oder Protein-S-Mangel evtl. lebenslang
- Nach ischämischem zerebralem Insult, auch kardialer Ursache, ohne zerebrale Hämorrhagie lebenslang, Ind. umstritten.

Vorgehen

- Überlappend mit ther. Heparinisierung, da initial prokoagulatorischer Effekt
- Therapiebeginn: Bei distalen venösen Thrombosen Therapiebeginn ab 1.–3. d, bei massiver iliofemoraler Thrombose oder Lungenembolien ab 3.–7. d (falls keine Lyse)
- Gabe am besten abends (Reduktion der Initialdosis bei Quick < 90%, ebenso bei leichtgewichtigen Pat. oder schwerer Allgemeinerkr., **KI:** Quick < 60%)
- Tägl. Gerinnungskontrolle, bis angestrebter Bereich erreicht ist, dann Heparin absetzen und Dos. nach Quick- bzw. INR-Wert (s.u.; Kontrolle zunächst alle 1–2 d, nach Ermittlung der Erhaltungsdosis 1–2 × wöchentl., danach 1–2 × monatl. bei guter Compliance). Engmaschigere Kontrollen z.B. bei interkurrenten Inf., Verordnung interferierender Pharmaka (☞ 32.2)
- Gute Patientenaufklärung (möglichst dokumentieren), Ausstellen eines „Antikoagulanzien-Passes", Verzicht auf Selbstmedikation mit rezeptfreien Medikamenten; nahrungsabhängige Vit.-K-Aufnahme beachten (Informationsbogen), Vorsicht mit Alkohol, ASS u.a. NSAR.

Dosierung

- Phenprocoumon (z.B. Marcumar®, HWZ ca. 5 d):
  – Tag 1: 4–6 Tbl. (12–18 mg)
  – Tag 2: 2–4 Tbl. (6–12 mg)
  – Tag 3: Nach Quick- bzw. INR-Wert ca. $^1/_2$–$1^1/_2$ Tbl. tägl.
- Warfarin (Coumadin®, HWZ ca. 37–50 h) tägl.:
  – Tag 1–3: 3–4 Tbl. (15–20 mg) tägl.
  – Dann nach Quick- bzw. INR-Wert, Erhaltungsdosis ca. $^1/_2$–2 Tbl. tägl.

Die „intermediäre" Antikoagulation (INR 2,0–3,0) zur Rezidivprophylaxe tiefer Beinvenenthrombosen, Prävention von Embolien bei Vorhofflimmern und Mitralklappenfehlern mit Embolien reicht meist aus. Ausnahme: Kunstklappen und Z.n. Herzinfarkt mit erhöhtem Risiko (INR 2,5–3,5).

INR (International Normalized Ratio)

Internationaler Standard zur Therapieüberwachung der Cumarine (standardisiert mit WHO-Referenz-Thromboplastin), da Quick-Wert aufgrund unterschiedlicher Qualität der in verschiedenen Test-Kits benutzten Thromboplastine schwankt. Somit Umrechnung Quick in INR unscharf.

	Tab. 32.8 Beispiel		
INR 1,0	Quick 100%	INR 2,0–3,0	Quick 25–35%
INR 1,5–2,5	Quick 30–50%	INR 3,0–4,5	Quick 15–25%

> **Vorgehen bei Überdosierung**
> Cumarinderivate absetzen, ggf. 5–10 mg Vit. K_1, auch Phytomenadion, (z.B. 5–10 Tr. Konakion® N) p.o., Wirkungseintritt nach ca. 6–12 h.
>
> **Vorgehen bei elektiven Eingriffen** Cumarine absetzen, Quick engmaschig kontrollieren, wenn Quick ca. 30% (laborabhängig) perioperative Umstellung auf Heparin. Nach größeren Eingriffen erneute orale Einstellung erst nach Abschluss der Wundheilung, nach kleinen Eingriffen (z.B. Zahnextraktion) ab 2. postop. Tag.

Kontraindikationen

- Absolut: Hämorrhagische Diathese, manifeste Blutung, OP vor < 10 d (je nach Schwere der OP und Möglichkeit der lokalen Blutstillung), floride Magen-Darm-Ulzera, floride Kolitis, Ösophagusvarizen, Lungenerkr. mit hohem Blutungsrisiko (kavernöse Tbc, Bronchiektasen), art. Hypertonus (RR > 180/105 mmHg), zerebraler Insult < 6 Mon., Hirnverletzungen, Hirnarterienaneurysmen, Quick < 60% vor Therapiebeginn (evtl. abklärungsbedürftiger Leberschaden), Grav. (teratogen; Individualentscheidung durch FA), vor/während Lysether. oder OP
- Relativ: Epilepsie, chron. Alkoholismus, Nephrolithiasis, Stillzeit, mangelnde Compliance, ZNS-OP < 3–6 Mon.

Nebenwirkungen U.a. Blutung (3% im ersten Behandlungsmonat, 0,3%/Mon. nach 1. J., letale Blutungen 1/125–500 Behandlungsjahre), Allergie, Cumarin-Nekrose (meist 3.–5. d nach Cumaringabe; Prädilektionsstellen: Mammae, Hüfte, Gesäß, Oberschenkel), Übelkeit, Erbrechen, Diarrhoe, Ikterus ("Cumarin-Hep."), Haarausfall, Exanthem, NNR-Insuff. (selten). Zahlreiche Interaktionen mit anderen Pharmaka (☞ 32.2).

32.6.3 Thrombozytenaggregationshemmer

Acetylsalicylsäure (ASS)

- Prinzip: Irreversible Acetylierung der Cyclooxygenase, somit Hemmung der Thromboxan-A_2-Synthese und damit der Plättchenaggregation
- **Ind.:** Akuter oder abgelaufener Herzinfarkt, instabile und stabile Angina pectoris, evtl. zur Prävention der KHK bei Pat. > 50 J. und mind. einem kardialen Risikofaktor, koronarer Bypass (Beginn > 6 h nach OP, ≥ 300 mg tägl. für 1 J.) und koronarer Angioplastie (Beginn ≥ 2 h vor Eingriff), Vorhofflimmern bei KI gegen Cumarine, pAVK, zerebralem Insult, TIA, nach Gefäß-OP (z.B. Karotis-TEA oder femoropoplitealer Bypass), Thrombophlebitis, Schmerzen, Fieber, in der Grav. bei Nachweis von Antiphospholipid-Ak
- Dos.: 75–325 mg tägl. p.o. (bei akutem Myokardinfarkt intial ≥ 160 mg); Therapiekosten ca. 0,03 € tägl.
- **NW:** GIT-Störungen (ca. 4%), Magen-Darm-Ulzera, selten GIT-Blutung, allergische Reaktionen, Bronchospasmus, Ekzeme, sehr selten Thrombozytopenie
- **KI:** Allergie, Vorsicht bei Asthma ("ASS-Asthma" mit Exazerbation bei ca. 20% der Asthmatiker), hämorrhagischer Diathese, Magen-Darm-Ulzera, v.a. im 3. Trimenon der Grav. (Wehenhemmung, verfrühter Verschluss des Ductus arteriosus Botalli).

Thienopyridine

- Präparate: Clopidogrel (z.B. Plavix®), Ticlopidin (Tiklyd®)
- Prinzip: Inhibition der thrombozytären $P2Y_1$-Rezeptoren, dadurch Hemmung v.a. der ADP-induzierten Plättchenaggregation
- **Ind.:** ASS-Unverträglichkeit. Nach intrakoronarer Stentimplantation für 4–6 Wo. in Kombination mit ASS. Bei TIA, zerebralem Insult und Claudicatio intermittens evtl. besser wirksam als ASS. Nachteil: Teurer, in den ersten 12 Wo. regelmäßige BB-Kontrollen notwendig, volle Wirksamkeit erst nach 24–48 h. Aufgrund des gehäuften Auftretens einer thrombotisch-thrombozytopenischen Purpura unter Ticlopidin wird meist Clopidogrel bevorzugt
- Dos: Clopidogrel 75 mg tägl. p.o., Ticlopidin 2 × 250 mg tägl. p.o.
- **NW:** GIT-Störungen (v.a. Diarrhoe), Magen-Darm-Ulzera, (50% seltener als unter ASS), Hautrötung, allergische Reaktionen, BB-Veränderungen unter Ticlopidin (bis zu 2% Neutropenie, Agranulozytose und aplastische Anämie), Leberfunktions- und Hämostasestörung
- **KI:** Allergie, BB-Veränderungen, frischer hämorrhagischer Insult, hämorrhagische Diathese, Organverletzungen, Magen-Darm-Ulzera, Grav., Stillzeit.

32.7 Medikamentendosierung bei Niereninsuffizienz

Vorgehen

- In der li Hälfte der Tabelle in der Spalte mit dem ungefähren Patientenalter das Kästchen mit dem jeweiligen Patientengewicht aussuchen
- Dann auf gleicher Höhe soweit nach re gehen, bis in der obersten Spalte das Serum-Krea des Pat. erscheint → die Zahl im Kästchen entspricht angenähert GFR in ml/Min.
- Anpassung der Dos. anhand der 2. Tabelle.
- Sollen niedrigere Serumspiegel erreicht werden, so ist die Dosis weiter zu reduzieren
- Die GFR-Schätzung kann verbessert werden, indem zu dem Tabellenwert bei M 10% hinzu addiert und bei F 10% subtrahiert werden.

Tab. 32.9   Tabelle zur Abschätzung der GFR anhand des Serum-Kreatinins

Alter des Pat.						Serum-Kreatinin in μmol/l (in mg/dl)				
40 J.	50 J.	60 J.	70 J.	80 J.		180 (2)	260 (3)	350 (4)	530 (6)	880 (10)
Gewicht in kg 80					**GFR in ml/Min.**	49	34	25	17	10
70	80					44	31	23	15	9
65	70	80	85			39	27	20	13	8
55	60	70	75	85		33	23	17	11	7
	50	60	65	75		28	19	14	9	6
	40	50	55	65		24	17	16	8	5
		40	50	55		22	15	11	7	4

! Die GFR beträgt bei gesunden Erw. 120 ml/Min., bei NG und Sgl. nur ca. 10 ml/Min. bei 70-Jährigen nur noch 50% des Erwachsenenwertes, also ca. 60 ml/Min.

Anpassung der Medikamentendosis bei Niereninsuffizienz

- Abschätzen der GFR (☞ Tab. 32.9)
- Applikation der normalen Initialdosis, Dos. entsprechend der erhöhten HWZ reduzieren
- Einen Anhaltspunkt für mittl. Dos. und Intervalle gibt die nachfolgende Tabelle:

Tab. 32.10   Medikamentendosierungen bei Niereninsuffizienz

Substanz	Dosis in % Normaldosis bei Glomerulumfiltrat von			Serum-HWZ bei normaler Nieren-funkt. [h] (ggf. der Metaboliten)
	> 50 ml/Min.	10–50 ml/Min.	< 10 ml/Min.	
Acebutolol	100	25	15	3
Aciclovir	100	50	15	2
Allopurinol	100	50–75	10–30	0,8
Amantadin	50	15–30	5–10	12
Amikacin	30–60	15–30	10–15	1,8 (Spiegelkontrollen)
Amilorid	100	–	–	8
Amiodaron	100	100	100	Ca. 800
Amoxycillin	100	50	25	1,1

Tab. 32.10 Fortsetzung			
Substanz	Dosis in % Normaldosis bei Glomerulumfiltrat von		Serum-HWZ bei normaler Nierenfunkt. [h] (ggf. der Metaboliten)
	> 50 ml/Min.	10–50 ml/Min.	< 10 ml/Min.	
Amphotericin B	100	100	50–75	Ca. 300
Ampicillin	100	50	10–20	1,1
Atenolol	100	50	25	4,2
Azathioprin	100	100	75	0,2
Azlocillin	100	50	25	1
β-Azetyldigoxin	75–100	30–60	20–30	24
Bacampicillin	100	50	25	1
Captopril	100	100	25–75	2
Carbamazepin	100	100	100	15
Cefaclor	100	50–75	25–50	0,8
Cefadroxil	100	50	25	1,4
Cefalexin	100	50–75	25	1,5
Cefotaxim	100	50	25	1,1
Cefuroxim (i.v.)	100	50	15–25	1,1
Cefuroximaxetil (p.o.)	100	50	25	1,1
Chinidin	100	100	100	5
Chloralhydrat	100	–	–	10
Chloramphenicol	100	100	100	4
Chloroquin	100	25–50	25	≥ 72 (dosisabhängig)
Chlorpromazin	100	100	–	25
Ciclosporin	100	100	100	8,5
Cilastatin	100	50–75	25–50	0,8
Cimetidin	100	75	50	3,8
Ciprofloxacin	100	50–75	50	3–5
Clavulansäure	100	100	50–75	1

Tab. 32.10 Medikamentendosierungen bei Niereninsuffizienz (Forts.)

Substanz	Dosis in % Normaldosis bei Glomerulumfiltrat von			Serum-HWZ bei normaler Nierenfunkt. [h] (ggf. der Metaboliten)
	> 50 ml/Min.	10–50 ml/Min.	< 10 ml/Min.	
Clindamycin	100	100	100	3
Clofibrat	100	50	25	18
Clonazepam	100	100	100	40
Clonidin	100	100	50–75	8
Co-trimoxazol	75	50	KI	ca. 10
Cyclophosphamid	100	100	75	8
Diazepam	100	100	100	50–70
Diazoxid	100	100	100	48
Didanosin	100	?	?	1,4
Digitoxin	100	100	100	180
Digoxin	100	50	25	40
Dihydralazin	100	100	75–100	3
Diltiazem	100	100	100	6
Diphenhydramin	100	100	100	6
Disopyramid	100	50	25	6
Doxepin	100	100	100	17
Doxycyclin	100	100	100	20
Enalapril	100	75	50	11
Erythromycin	100	100	100	2
Ethambutol	100	50	25	3,1
Famotidin	100	50	25	3
Flecainid	100	50–75	25–50	15
Flucloxacillin	50–100	50	20–40	0,9
Fluconazol	100	50	25	35
Flucytosin	100	50	10–25	4
Flurazepam	100	100	100	70–100

	Tab. 32.10	Fortsetzung		
Substanz	Dosis in % Normaldosis bei Glomerulumfiltrat von			Serum-HWZ bei normaler Nierenfunkt. [h] (ggf. der Metaboliten)
	> 50 ml/Min.	10–50 ml/Min.	< 10 ml/Min.	
Fosfomycin	100	50–25	25	1,5
Furosemid	100	100	100	0,9
Ganciclovir	50	25–50	25	3
Gentamicin	30–70	15–30	10	2,5 (Spiegel)
Gliquidon	100	100	100	17
Glyceroltrinitrat	100	100	100	0,5
Griseofulvin	100	100	100	15
Guanethidin	100	50	25	130
Haloperidol	100	100	100	20
Hydralazin	100	75	50	1
Hydrochlorothiazid	100	100	–	2,5
Ibuprofen	100	100	100	2
Imipenem	100	50–75	25–50	1
Indometacin	100	100	100	4
Isoniacid	100	100	25–50	2
Isosorbiddinitrat	100	100	100	0,4
Ketoconazol	100	100	100	5
Levodopa	Titrieren			1,3
Levomethadon	100	75	50	15–60
Lidocain	100	100	100	2
Lithium	Spiegel	25–50	25	20–22
Lorazepam	100	100	100	16
Mebendazol	100	100	100	Nicht resorbiert
Methotrexat	100	Spiegelkontrolle		ca. 7,2
Methylprednisolon	100	100	100	2,2–3,2

Tab. 32.10 Medikamentendosierungen bei Niereninsuffizienz (Forts.)

Substanz	Dosis in % Normaldosis bei Glomerulumfiltrat von			Serum-HWZ bei normaler Nierenfunkt. [h] (ggf. der Metaboliten)
	> 50 ml/Min.	10–50 ml/Min.	< 10 ml/Min.	
Metildigoxin	75–100	30–60	20–30	40
Methyldopa	100	100	50–75	1,8
Metoclopramid	100	75	50	6
Metoprolol	100	100	100	3,5
Metronidazol	100	100	25–50	7
Mexiletin	100	100	50–75	10
Minoxidil	100	100	100	3,1
Morphin	100	75	50	2,5
Nadolol	100	50	25	17
Naloxon	100	100	100	1,3
Naproxen	100	100	100	14
Nifedipin	100	100	100	3
Nitrofurantoin	100	–	–	0,3–0,5
Norfloxacin	100	75	50	3,5
Nortriptylin	100	100	100	35
Ofloxacin	70–100	50–70	10–30	5
Oxacillin	100	100	50–75	0,5
Oxazepam	100	100	100	16
Paracetamol	100	100	100	0,5
Penicillin G	100	75	15–50	0,5
Phenytoin	100	100	100	20
Pindolol	100	100	100	3,5
Prazosin	100	100	100	2,5
Prednisolon	100	100	100	2,2
Prednison	100	100	100	3,5
Primidon	100	75	–	12
Procainamid	100	50	25	2

Tab. 32.10 Fortsetzung

Substanz	Dosis in % Normaldosis bei Glomerulumfiltrat von			Serum-HWZ bei normaler Nierenfunkt. [h] (ggf. der Metaboliten)
	> 50 ml/Min.	10–50 ml/Min.	< 10 ml/Min.	
Propafenon	100	75–100	50–75	3
Propranolol	100	100	100	3,5
Protionamid	100	100	75	1,5
Pyrazinamid	100	100	75	12
Ranitidin	100	75	50	2,5
Rifampicin	100	100	100	3,5
Salizylate	100	50–75	–	15
Sotalol	100	30	15–30	7
Spironolacton	100	–	–	20
Streptomycin	100	50–75	25–50	2,5
Tamoxifen	100	100	100	170–310
Tazobactam	100	50	50	1
Teicoplanin	100	25–100	10	52
Temazepam	100	75	75–50	13
Terbutalin	100	50	KI	3,5
Theophyllin	100	100	100	8
Timolol	100	100	100	5
Triamteren	100	–	–	15
Urapidil	100	100	100	2,7
Valproinsäure	100	100	75	12
Verapamil	100	100	50–75	5
Zidovudin	100	100	75	1,8

(modifiziert nach Rote Liste WIN 01 und Klinikleitfaden Intensivmedizin)

32.8 Arzneitherapie bei Leberschädigung

Parameter, die die Arzneimittelwirkung beeinflussen

- Eingeschränkter Metabolismus
- Hypoproteinämie: Toxizität ↑ bei Pharmaka mit hoher Proteinbindung
- Hämorrhagische Diathese: Vorsicht bei Antikoagulation und antiphlogistischer Ther.
- Flüssigkeitsretention, die durch Steroide und Antiphlogistika verschlimmert werden kann
- Toxische (dosisabhängige, mit * in der Tabelle markiert) und allergische (dosisunabhängige, mit ** markiert) Leberschädigungen von an sich indizierten Medikamenten, welche bei bereits vorhandener Leberschädigung die Substanzauswahl einschränken
- Hepatische Enzephalopathie, deren Symptome durch zentral wirksame Pharmaka, aber auch durch Diuretika verstärkt werden können.

Die folgende Tabelle gibt – für einige häufig eingesetzte Substanzen – Anhaltspunkte für die Substanzauswahl bei lebergeschädigten Pat.:

Tab. 32.11 Pharmaka bei Leberzellschädigung

	Hohes Risiko Medikament vermeiden bzw. max. 25–50% der Normaldosis	Mittleres Risiko Reduktion auf 50% der Normaldosis	Geringes Risiko Normale Dosis kann gegeben werden
Analgetika	Pethidin, Pentazocin, Phenacetin	Paracetamol (in hoher Dosis*), Metamizol, Indometacin, ASS	Phenylbutazon**, Naproxen
Psychopharmaka	Clomethiazol, Chlorpromazin**, Imipramin, Desipramin, Nortriptylin, MAO-Hemmer**	Diazepam, Barbiturate	Lorazepam, Oxazepam
Antiepileptika	Phenytoin**, Valproinate*	Barbiturate	
Antibiotika	INH*, Pyrazinamid**, Tetrazykline*, Sulfonamide**, Erythromycin*	Clindamycin, Fusidinsäure, Metronidazol, Chloramphenicol	Penicilline
Antihypertensiva	Methyldopa, Prazosin, Glycerolnitrat		Captopril, Nifedipin
Diuretika			Furosemid, Thiazide, Spironolacton

	Hohes Risiko Medikament vermeiden bzw. max. 25–50% der Normaldosis	**Mittleres Risiko** Reduktion auf 50% der Normaldosis	**Geringes Risiko** Normale Dosis kann gegeben werden
Kardiaka	Lidocain, Mexiletin, Tocainamid, Propranolol, Labetalol, Metoprolol	Verapamil, Digitoxin, Procainamid, Chinidin	Digoxin
Antidiabetika	Metformin, Sulfonylharnstoffe**		
Gichtmittel	Allopurinol**, Probenecid		
Hormone	Androgene*, Östrogene*		

Tab. 32.11   Fortsetzung

* **Cave:** Toxische (dosisabhängige) Leberzellschädigung
** **Cave:** Allergische (dosisunabhängige) Leberzellschädigung

32.9 Prinzipien Naturheilkundlicher Arzneitherapie

Naturheilkundliche Arzneimittel beseitigen weniger Einzelsymptome oder beeinflussen definierte biochemische Reaktionsketten, sondern wirken regulierend oder stellen gestörte Regelkreise wieder her. Sowohl bei der Behandlung chron. Erkr. (im Intervall und als Langzeitther.) als auch zur Prophylaxe bzw. Stimulierung der körpereigenen Abwehr haben sie ein breites Einsatzspektrum und tragen dem Wunsch nach nebenwirkungsarmer Ther. ebenso wie volkswirtschaftlichen Überlegungen Rechnung.

Seit 1990 ist die Zulassung naturheilkundlicher Arzneimittel, bes. der Phytotherapeutika, abhängig vom Nachweis der Qualität, der Wirksamkeit und der Unbedenklichkeit. Im Februar 2000 hat eine Expertenkommission im Auftrag der Barmer Ersatzkasse und des Bundesverbandes der Pharmazeutischen Industrie (BPI) Transparenzkriterien erarbeitet, welche die Mindestanforderungen aufführen, die ein rationales Phytotherapeutikum erfüllen muss.

Indikationen Die wissenschaftliche Phytother. erhebt nicht den Anspruch, synthetische Monosubstanzen zu ersetzen, sondern versteht sich als wertvolle Ergänzung. Vielfach sind Phytotherapeutika Mittel der ersten Wahl oder können zunächst noch alternativ zu Synthetika eingesetzt werden.

Bei einigen Ind. erreicht man durch adjuvante phytother. Behandlung u.a eine Compliance-Verbesserung des Pat., bei anderen ist der Einsatz naturheilkundlicher Arzneimittel dagegen obsolet, da den Pat. sonst eine synthetische wirksame Ther. vorenthalten oder verzögert angeboten würde. Hieraus ergibt sich für die Anwendung in der Praxis: Naturheilkundliche Arzneimittel können in niedriger Dos. sehr gut als Langzeitther. veordnet werden (hier gilt nicht immer „viel hilft viel"). Es bietet sich ein stufenweises Vorgehen an:

- Versuch mit naturheilkundlicher Arzneimittelther. (NAM)
- NAM + synthetisches Arzneimittel (SAM)
- SAM + NAM
- SAM.

Kontraindikationen

- Akut- und Notfallsituationen (Ausnahme: Colchicin bei akuter Arthritis urica)
- Intox. (Ausnahme: Mariendistel als Antidot bei Knollenblätterpilzvergiftung)
- Dekompensierte Organkrankheiten
- Substitutionsbedürftige Erkr. (z.B. Diab. mell., Hypothyreose; in diesen Fällen allenfalls komplementäre naturheilkundliche Ther.)
- Maligne Erkr. (komplementäre adjuvante naturheilkundliche Ther. sinnvoll)
- Progrediente systemische Erkr. (Leukosen, Kollagenosen, Tbc, MS, HIV-Inf., AIDS-Erkr. u.a., Autoimmunerkr.; komplementäre adjuvante Ther. allerdings vielfach sinnvoll)
- Wirkstoffabhängig: Grav. und Stillzeit
- Lactoseintoleranz bei NAM, die Lactose als Hilfsstoff enthalten (Diarrhoen, Meteorismus)
- Alkoholhaltige Luiquida: Schwangere, Stillende, Hirngeschädigte, Kinder, Epileptiker, Alkoholiker, bekannter Leberparenchymschaden
- Wirkstoffabhängig: Leber-, Niereninsuff. (evtl. Dosisanpassung erforderlich).

Abrechnung in der Allgemeinpraxis

33

Manfred Eissler

33.1 Einnahmen in der Allgemeinpraxis

Die Einnahmen einer Arztpraxis setzen sich zusammen aus:

- Kassenärztlicher/Vertragsärztlicher Tätigkeit: Abrechnung über die Kassenärztliche Vereinigung (KV) mit den gesetzlichen Krankenkassen; kassenärztliche Abrechnung (☞ 33.3)
- Privatärztlicher Tätigkeit: Abrechnung direkt mit dem Pat., der die Rechnung ggf. von seiner privaten KV erstattet erhält; privatärztliche Abrechnung (☞ 33.4)
- Abrechnung von Berufsunfällen und -erkr. direkt mit der jeweils zuständigen BG; BG-Abrechnung (☞ 33.5)
- Sonstige Einnahmen
- Erstellen von Gutachten, ärztlichen Befundberichten, Anfragen verschiedener Institutionen, Untersuchungen nach dem Jugendarbeitsschutzgesetz, betriebsärztliche Tätigkeit u.a.: Abrechnung mit der anfordernden Stelle, z.B. Landesversicherungsanstalten, Versorgungsämtern, privaten Unfallversicherungen u.a.
- Atteste für den Pat., Leichenschaugebühren u.Ä.: Abrechnung direkt mit den Pat. bzw. mit den Angehörigen.

Prozentuale Aufteilung der Einnahmen bei Allgemeinärzten/Praktischen Ärzten
- Einnahmen KV-Abrechnung 89%
- Einnahmen Privatabrechnung 10%
- Sonstige Einnahmen 1%.

Aufgrund von Praxisbesonderheiten sind starke Abweichungen möglich (z.B. „IGeL-Leistungen").

33.2 Die Gebührenordnungen

Grundsätzlich existieren 4 Gebührenordnungen:

- **BMÄ** (Bewertungsmaßstab für ärztliche Leistungen) und **E-GO** (Ersatzkassen-Gebührenordnung) werden zusammengefasst im **EBM** (Einheitlicher Bewertungsmaßstab). Der Unterschied zwischen BMÄ und E-GO ist nur gering (Wegegeld, Impfleistungen u.a.)
- **GOÄ** (Gebührenordnung für Ärzte) und **BG-GOÄ** (Gebührenordnung der Berufsgenossenschaften). Zwischen diesen beiden Gebührenordnungen bestehen teilweise erhebliche Unterschiede, bes. in den Abschnitten B und C.

Tab. 33.1 Gebührenordnungen

EBM		GOÄ	
BMÄ: Punktwert schwankend	**E-GO: Punktwert schwankend**	**Feste Euro-Beträge, ggf. Steigerungsfaktor**	**BG-GOÄ: Feste Euro-Beträge**
AOK, BKK, IKK, LKK, Seekasse Sonstige Kostenträger (SKT; z.B. Sozialämter)	Ersatzkassen, Postbeamtenkrankenkasse A, Sonstige Kostenträger (SKT; z.B. Polizei, Zivildienst)	Privatversicherte KVB I–IV, Postbeamtenkrankenkasse B	BG: Arbeitsunfälle, BK, Wegeunfälle; GUV: Schul- und Kindergartenunfälle

33.3 Die Kassenärztliche Abrechnung

33.3.1 Allgemeine Richtlinien

- Die Abrechnung der Leistungen bei Kassenpat. erfolgt über die jeweils zuständige Bezirks-KV (Adressen ☞ 34.4.2). Kassenärztliche Zulassung zum Vertragsarzt ist Voraussetzung (Antrag bei zuständiger KV vor Niederlassung)
- Die Versichertenkarte des Kassenpat. ist Nachweis eines bestehenden Versicherungsverhältnisses; in speziellen Fällen, bes. bei den sonstigen Kostenträgern (Zivildienst, Sozialamt, Versicherung über internationale Auslandsabkommen u.a.) gelten noch Krankenscheine (Behandlungsausweis)
- Praktisches Vorgehen: Bei Abrechnung über PC wird die Versichertenkarte (mind.) einmal pro Quartal über ein Kartenlesegerät in die Praxissoftware eingelesen (vgl. ☞ 33.3.2)
- Vorschuss: Üblicherweise erhält der Arzt pro Mon. von der KV eine Vorauszahlung, die mit der endgültigen Zahlung verrechnet wird.

33.3.2 Abrechnung mit PC

- Voraussetzung: Ein von der KV zur Abrechnung zugelassenes Abrechnungsprogramm. Praktisches Vorgehen: Die Abrechnungsnummern werden in der Praxis in den Computer eingegeben. Am Quartalsende schreibt das Programm die Daten der behandelten Pat. mit den Abrechnungsnummern auf eine Diskette, die bei der zuständigen KV eingereicht wird
- Vorteile: Erleichterung der Praxisorganisation. Jederzeit Überblick über Abrechnungsverhalten, Wirtschaftlichkeit, Umsatz, Patientenzahlentwicklung u.a. möglich (persönliche Abrechnungsstatistik)
- Nachteile: Technische Probleme können die Abrechnung gefährden; Gefahr des „Computerabsturzes"; deshalb regelmäßige Sicherungskopien.

33.3.3 Der Einheitliche Bewertungsmaßstab (EBM)

Der aktuelle EBM ist über die zuständige KV (Adresse ☞ 34.4.2), den Buchhandel oder über den Deutschen Ärzteverlag, Buchverlag, Postfach 400265, 50832 Köln, Tel.: 02234/7011316, Fax: 02234/49498 zu beziehen.

Kapitel A und B des EBM enthalten „Allgemeine Bestimmungen". Darin sind grundsätzliche Regelungen der Leistungsabrechnung und der Abrechnung von sonstigen in der Praxis anfallenden Kosten (Material, Medikamente, Porto u.a.) aufgeführt.

! Bei der Abrechnung nach EBM gilt immer: Behandlungsfall = Quartal.

Leistungsmengenbegrenzende Maßnahmen

Seit dem 01.07.2003 sind an die Stelle der bundesweit einheitlichen Budgetierungen regionale leistungsmengenbegrenzende Maßnahmen getreten. Diese werden im jeweiligen Honorarverteilungsmaßstab (HVM) geregelt, sind also KV-spezifisch. Der HVM ist über Internet bei der zuständigen KV abzurufen.

Voraussichtlich ab Juli 2004 sollen diese Regelungen durch einen neuen EBM abgelöst werden. Eine für den Allgemeinarzt relevante Zusammenfassung ist dann unter der Internetadresse zu erhalten.

Da bei Drucklegung noch nicht alle KV'en entsprechende HVM-Regelungen beschlossen haben, kann hier nur eine allgemeine Beschreibung dieser Regelungen gegeben werden und es können u.U. deutliche Abweichungen bei einzelnen KV'en vorkommen.

Generell gibt es für die meisten Arztgruppen eine fachgruppenspezifische und fallzahlabhängige Leistungsbegrenzung. Diese wird regional unterschiedlich Budgetierung oder Kontingentierung genannt. Bei einigen KV'en gibt es außerdem noch Regelungen, die den Fallzahlzuwachs begrenzen.

Die Höhe des Budgets bzw. Basiskontingentes errechnet sich aus der Zahl der Fälle im jeweiligen Quartal multipliziert mit der Fallpunktzahl. Diese Fallpunktzahl ist unterschiedlich je nach Arztgruppe und variiert bei den einzelnen KV'en je nach Berechnungsgrundlage. In einigen KV'en wird die Fallpunktzahl rentnergewichtet, d.h. für Rentner und Mitglieder/Familienversicherte werden verschiedene Fallpunktzahlen verwendet.

Qualifikationsgebunde Zusatzbudgets bzw. Zusatzkontingente

Eine Überschreitung der Zusatzbudgets bzw. -kontingente wird mit dem Praxisbudget bzw. dem Basiskontingent verrechnet, solange dieses unterschritten wird. Eine Verrechnung der Zusatzbudgets bzw. -kontingente untereinander ist nicht möglich. Eine Überschreitung des Praxisbudgets bzw. Basiskontingentes ist nicht mit den Zusatzbudgets bzw. -kontingenten verrechenbar. Keine Differenzierung nach R und M/F.

Tab. 33.2   Qualifikationsbezogene Zusatzbudgets bzw. -kontingente für Allgemeinärzte/Praktische Ärzte/Hausärztliche Internisten

Qualifikationsgebundene Zusatzbudgets	Leistungspositionen des EBM
Phlebologie (Zusatzbezeichnung)	205, 652, 660, 666, 667, 2022, 2023, 2024
Allergologie (Zusatzbezeichnung)	345–359
Sonographie	375–389, 398
Physikalische Therapie	503, 504, 507, 509, 511, 512, 524
Kardiologie	606, 608, 609
Sonographische Gefäßuntersuchungen	671, 672
Psychosomatik, Übende Verfahren	850–858
Chirotherapie	3210, 3211

Bedarfsabhängige Zusatzbudgets bzw. Sonderkontingente

Voraussetzung: Bes. Versorgungsbedarf; nach Antrag des Arztes bei der KV.
Die Fallpunktzahlen für diese Zusatzbudgets bzw. Sonderkontingente sind gebietsbezogen. Berechnungsgrundlage: Budgetrelevante Behandlungsfälle ohne Differenzierung nach Versichertenstatus (M/F, R).

Tab. 33.3 Für Allgemeinärzte relevante Leistungen, die nicht der Budgetierung unterliegen

Von Ärzten im organisierten Notdienst erbrachte Leistungen	
Nr. 5	Nacht-, Wochenend-, Feiertagsgebühr
Nr. 202	Methadon-Substitution
Kap. B IX	Präventionsleistungen
Kap. O Nrn. 3500–4822	Laborleistungen (eigenes Budget)
Kap. U Nrn. 7103–7239	Pauschalerstattungen
	Hausärztliche Grundversorgung, Schutzimpfungen

Im EBM sind diese Leistungen mit einem * gekennzeichnet.

Hausärztliche Grundvergütung

• Für jeden kurativ-ambulanten Behandlungsfall wird eine hausärztliche Grundvergütung von 90 Punkten als Pauschale erstattet. Es gibt dafür keine Gebührennummer. Die Pauschale wird von der KV bei den entsprechenden Fällen automatisch hinzugefügt
• Ausnahme: Behandlungsfälle,
– Die auf dem Abrechnungsschein für den ärztlichen Notfalldienst oder Urlaubs- bzw. Krankheitsvertretung oder als Auftragsleistung zur Abrechnung gelangen
– Mit ausschließlichen Leistungen nach den Nrn. 3 oder 170.

Ordinationsgebühr, Konsultationsgebühr, Verwaltungsgebühr

• Die *Ordinationsgebühr* (Nr. 1) ist nur bei unmittelbarem persönlichem Arzt-Pat.-Kontakt und nur einmal im Behandlungsfall (kurativ-ambulant oder belegärztlich) berechnungsfähig
• Telefonische Inanspruchnahme des Arztes oder weitere persönliche Inanspruchnahmen nach Abrechnung der Ordinationsgebühr können nur als *Konsultationsgebühr* (Nr. 2) abgerechnet werden
• Wird im Behandlungsfall allein der Leistungsinhalt der *Verwaltungsgebühr* (Nr. 3) erbracht, kann dafür auch nur die Leistung nach Nr. 3 abgerechnet werden
• Die Leistungen nach den Nrn. 1, 2 und 3 sind nicht nebeneinander berechnungsfähig
• Bei Gruppenbehandlungen sind die Leistungen nach den Nrn. 1, 2, 3 nicht berechnungsfähig.

1 Ordinationsgebühr, je Behandlungsfall unabhängig von Arztgruppe und Versichertenstatus des Pat. einheitlich Nr. 1. Bewertung (Punktzahl) richtet sich nach Versichertenstatus – Mitglied (M), Familienversicherter (F), Rentner (R) – sowie der Facharztgruppe.

Ordinationsgebühr, je Behandlungsfall für:

- Allgemeinärzte, Praktische Ärzte, Hausärztliche Internisten: 265 Punkte (M/F), 475 Punkte (R)
- Notfallärzte, Ärzte im Notfalldienst, Notfallbehandlung: 220 Punkte (M/F,R).

Die Notfallordinationsgebühr ist nicht neben der Konsultationsgebühr und in demselben Behandlungsfall nicht neben der Ordinationsgebühr berechnungsfähig.

Bei Gemeinschaftspraxen wird die Ordinationsgebühr als arithmetischer Mittelwert der Ordinationsgebühren der beteiligten Ärzte zuzüglich eines prozentualen Aufschlages von:

- 10% für Gemeinschaftspraxen zwischen Hausärzten oder FA derselben Gebietsbezeichnung
- 5% je Fachgruppe bei Gemeinschaftspraxen zwischen FA verschiedener Gebietsbezeichnungen, max. 35%
- 5% je Fachgruppe bei Gemeinschaftspraxen zwischen FA und Hausärzten, max. 35% errechnet.

2 (50) Konsultationsgebühr u.a. für:

- Allgemeinärzte, Praktische Ärzte, Hausärztliche Internisten
- Notfallärzte, Ärzte im Notfalldienst, Notfallbehandlung.

Die Konsultationsgebühr nach Nr. 2 ist für alle telefonischen und mittelbaren Arzt-Pat.-Kontakte oder – nach bereits erfolgter Abrechnung der Ordinationsgebühr *immer* – für jeden weiteren unmittelbaren persönlichen Arzt-Pat.-Kontakt berechnungsfähig.

- Nicht neben Nr. 1 (Ordinationsgebühr) und Nr. 3 (Verwaltungsgebühr) berechnungsfähig
- Nicht neben Leistungen des Abschnitts F V (Dialyse) und nicht bei kurativ-stationären (belegärztlichen) Fällen
- Sonst mit allen Nummern kombinierbar, auch mit Nr. 5 (Inanspruchnahme zur „Unzeit").

3 (30) Verwaltungsgebühr

Die Verwaltungsgebühr beinhaltet die Ausstellung von Wiederholungsrezepten und/oder Überweisungsscheinen ohne unmittelbaren Patientenkontakt oder die Übermittlung von Befunden oder ärztlichen Anordnungen an den Pat. im Auftrag des Arztes durch das Praxispersonal, auch mittels Fernsprecher.

- Nicht neben anderen Leistungen und nicht mehrfach am selben Tag berechnungsfähig
- Kommt im selben Behandlungsfall Ordinationsgebühr zur Abrechnung, entfällt Berechnungsfähigkeit
- Nur bei Pat., bei denen im gesamten Quartal kein persönlicher Arzt-Pat.-Kontakt stattgefunden hat.

5 (300) Nacht-, Wochenend-, Feiertagsgebühr

Gebühr für eine Inanspruchnahme des Arztes durch einen Pat.

- Zwischen 20 und 8 Uhr
- Zwischen 8 und 20 Uhr für Besuche, Visiten und Notfallbehandlungen an Samstagen, Sonntagen, gesetzlichen Feiertagen sowie am 24. und 31. Dezember
- Für einen Besuch oder eine Visite mit Unterbrechung der Sprechstundentätigkeit
- **Cave:** Sprechstunde = auf den Arzt wartende Pat. in den Praxisräumen!
- Neben Besuchen nach Nr. 32 ist die Gebühr nach Nr. 5 nicht berechnungsfähig
- Nicht berechnungsfähig, wenn Sprechstunden montags bis freitags vor 8 oder nach 20 Uhr stattfinden oder Pat. zu diesen Zeiten bestellt werden.

6 (200) Gebühr für andere als in der Leistung nach Nr. 5 aufgeführte Formen der Inanspruchnahme des Arztes (z.B. im Rahmen einer Sprechstunde) durch einen Pat. an Samstagen – außer bei telefonischer Inanspruchnahme von 8–12 Uhr, an Sonn- und gesetzlichen Feiertagen, am 24. und 31. Dezember.

♦ Im Rahmen derselben Inanspruchnahme des Arztes – auch bei Gruppenbehandlungen – sind die Gebühren nach den Nrn. 5 oder 6 nur einmal berechnungsfähig

♦ Die Gebühren nach den Nrn. 5 oder 6 sind nicht berechnungsfähig bei telefonischen Befundmitteilungen.

Beratungs- und Betreuungsgrundleistungen

Die Leistungen nach den Nrn. 10, 11, 17 und 21 sind nicht mehrfach an demselben Tag, nicht im ärztlichen Notfalldienst und nicht nebeneinander berechnungsfähig.

10 (300) Therapeutisches hausärztliches Gespräch

♦ Zu komplexen erkrankungsbedingten Patientenproblemen und/oder

♦ Beratung und Instruktion der Eltern und/oder Bezugspersonen von Kindern oder Jugendlichen mit Verhaltensstörungen oder Suchtproblemen, Dauer mind. 10 Min.

11 (300) Diagn. und/oder Behandlung einer psychischen Destabilisierung oder psychischen Krankheit durch hausärztliches Gespräch, Dauer mind. 10 Min.

♦ Nrn. 10 und 11 in demselben Behandlungsfall (= Quartal) nicht berechnungsfähig, wenn auch Nrn. 12, 14, 15 oder 20 abgerechnet werden

♦ Nr. 11 kann ggf. in Kombination mit der Nr. 19 (Fremdanamnese) abgerechnet werden.

12 (600) Ärztliche Organisation aller entsprechenden Maßnahmen und kontinuierliche Betreuung eines in der familiären bzw. häuslichen Umgebung versorgten Pflegebedürftigen der Pflegestufe III entsprechend § 3 SGB XI, einschließlich Überwachung aller pflegerischen und weiteren nichtärztlichen Maßnahmen, einmal im Behandlungsfall.

13 (1000) Präoperativer hausärztlicher Untersuchungskomplex vor ambulanten oder belegärztlich durchzuführenden Eingriffen in Narkose oder rückenmarksnahen Regionalanästhesien (spinal, peridural) einschließlich: Beratung und Erörterung, Erhebung des Ganzkörperstatus nach Nr. 60, Ruhe-EKG nach Nr. 603, Laboruntersuchungen nach Nr. 3848, Dokumentation, und/oder ausführlicher Befundbericht, ggf. nach Vordruck, für den Operateur und/oder den Anästhesisten.

Nr. 13 nicht neben Nrn. 10, 17, 165, 166, 180, 181, 192 berechnungsfähig.

Neben der Nr. 13 können ggf. weitere Leistungen (z.B. Gerinnungsuntersuchungen, Lungenfunktionen u.a.) abgerechnet werden.

14 (1800) Kontinuierliche haus- oder nervenärztliche, psychiatrische oder neurologische Betreuung eines in der familiären bzw. häuslichen Umgebung versorgten

♦ Demenzkranken (z.B. fortgeschrittener M. Alzheimer, fortgeschrittene vaskuläre zerebrale Demenz)

♦ Mehrfach behinderten Kindes oder Jugendlichen (z.B. spastische Di- oder Tetraplegie)

♦ Andauernd betreuungsbedürftigen, geistig Behinderten und/oder

♦ Kontinuierlich betreuungsbedürftigen, chron. psychotischen Pat. (Manie, Depression, Schizophrenie)

♦ Einschließlich Anleitung und Führung der Bezugs- und Betreuungsperson(en), einschließlich aller Koordinierungsmaßnahmen mit ggf. einbezogenen sozialen Diensten, einmal im Behandlungsfall.

15 (800) Kontinuierliche haus- oder nervenärztliche, psychiatrische oder neurologische Betreuung eines Kranken entsprechend der Leistung nach Nr. 14 bei Versorgung in beschützenden Wohnheimen bzw. Einrichtungen oder Pflege- und Altenheimen mit Pflegepersonal, einmal im Behandlungsfall.

17 (300) Intensive ärztliche Beratung und Erörterung zu den ther., familiären, sozialen oder beruflichen Auswirkungen und deren Bewältigung bei nachhaltig lebensverändernder oder lebensbedrohender Erkr., ggf. unter Einbeziehung von Bezugspersonen und fremdanamnestischen Angaben, Dauer mind. 10 Min.
Nr. 17 in demselben Behandlungsfall (= Quartal) nicht berechnungsfähig, wenn auch Nrn. 12, 14, 15 oder 20 berechnet werden.

18 (300) Zuschlag zu den Leistungen nach den Nrn. 10, 11 und 17 bei einer Gesprächsdauer von mehr als 30 Min.

19 (500) Erhebung der Fremdanamnese, ggf. bei mehreren Personen, über einen psychisch, hirnorganisch oder krankheitsbedingt erheblich kommunikationsgestörten Kranken (z.B. Taubheit, Sprachverlust) und/oder Unterweisung und Führung der entsprechenden Bezugsperson(en), einmal im Behandlungsfall. **Cave:** Keine Zeitvorgabe! Kein Ausschluss zu Gesprächsleistungen!
Kombination ggf. mit Nr. 11 (Behandlung psychischer Erkr.) oder Nr. 21 (Intervention bei psychischer Dekompensation).

20 (1800) Betreuung eines moribunden Kranken unter Einbeziehung der Gespräche mit den versorgenden und unmittelbar betroffenen Personen zu einem dem Zustand und Verlauf angemessenen Umgehen mit dem Sterbenden und zu seiner abgestimmten humanen, sozialen, pflegerischen und ärztlichen Versorgung, einmal im Behandlungsfall.

21 (800) Sofortige ärztliche Intervention bei akuter psychischer Dekompensation (z.B. Suizidversuch), ggf. einschließlich der ärztlichen Einflussnahme auf die unmittelbar betroffenen Personen des familiären und sozialen Umfeldes des Kranken. **Cave:** Keine Zeitvorgabe!
Die Leistungen nach den Nrn. 12, 14, 15, 16 oder 20 sind in demselben Behandlungsfall nicht nebeneinander berechnungsfähig. Die Leistungen nach den Nrn. 14, 15, 20 sind nur berechnungsfähig, wenn im Abrechnungsquartal mind. 5 Arzt-Pat.-Kontakte stattgefunden haben, davon mind. ein Hausbesuch nach den Nrn. 25, 26 oder 32, ausgenommen Kinder bis zum 12. Lj.

Tab. 33.4 Zusammenstellung der Beratungs- und Betreuungsgrundleistungen

Nr.		Kurztext	Zeitvorgabe	> 30 Min.	Pro Quartal	Punkte
10	-	Hausärztl. Gespräch	10 Min.	+ Nr. 18	> 1	300
11	-	Psychiatrisches Gespräch	10 Min.	+ Nr. 18	> 1	300
12	*	Pflegestufe III	Keine		1 ×	600
13		Präoperativer Komplex	Keine		> 1	1000
14	*	Betreuung eines Behinderten, Demenzkranken u.a.	Keine		1 ×	1800
15	*	Wie Nr. 14 in Heim	Keine		1 ×	800
17	-	Lebensveränd. Erkr.	10 Min.	+ Nr. 18	> 1	300

Nr.	Kurztext	Zeitvorgabe	> 30 Min.	Pro Quartal	Punkte
		Tab. 33.4 Fortsetzung			
19	Fremdanamnese	Keine		1 ×	500
20 *	Betreuung Moribunder	Keine		1 ×	1800
21	Psychische Dekompensation	Keine		> 1	800

* In demselben Quartal nicht nebeneinander berechnungsfähig. Eine mit * versehene Leistung kann in demselben Quartal nicht mit einer mit - versehenen Leistung zusammen abgerechnet werden.

Erst am Ende des Quartals Ausschluss-Nrn. streichen nach dem Gesichtspunkt der Höherwertigkeit!

Besuche, Visiten, Verweilen, Konsilium, Assistenz

25 (400) Besuch

Bei Besuchen nach Nr. 25 oder Visiten nach Nr. 28, durchgeführt montags bis freitags vor 8 oder nach 20 Uhr, ist die Gebühr nach Nr. 5 nur berechnungsfähig, wenn nicht aus organisatorischen Gründen, sondern ausschließlich aufgrund der Beschaffenheit der Erkr. Besuch/Visite zu diesen Zeiten erforderlich war.

Sind z.B. regelmäßige Injektionen bei Schmerzther. auch zwischen 20 und 8 Uhr oder am Wochenende/Feiertag erforderlich, so kann zusätzlich zu der Besuchs-Nr. 25 die Nr. 5 angesetzt werden.

26 (600) Besuch, wegen der Erkr. unverzüglich nach Bestellung ausgeführt.

Bei „unverzüglich" ausgeführten Hausbesuchen (Nr. 26) am Wochenende/Feiertag oder zwischen 20 und 8 Uhr ist die Nr. 5 immer zusätzlich abrechenbar.

32 (130) Besuch eines weiteren Kranken in derselben sozialen Gemeinschaft (z.B. Altenheime) in unmittelbarem zeitlichem Zusammenhang mit einem Besuch nach den Nrn. 25, 26 oder 150

- Voraussetzung: Beim weiteren Kranken ebenfalls Ind. für Hausbesuch
- In Altenheimen oder ähnlichen Einrichtungen Nr. 32 nicht berechnungsfähig, wenn der Kranke dort im Rahmen einer Sprechstunde behandelt wird
- Verstirbt Pat. zwischen Anforderung und Eintreffen, können Besuch und Wegepauschale abgerechnet werden. Weitere Leistungen (z.B. Leichenschau) müssen privatärztlich berechnet werden GOÄ 96 Nr. 100
- Wird der Arzt zu einem bereits Verstorbenen gerufen, können keine Leistungen mehr zu Lasten der Krankenkasse berechnet werden. Besuch, Wegegeld, Leichenschau müssen privatärztlich berechnet werden (☞ 33.4)
- Wird Pat. trotz Anforderung eines Hausbesuchs nicht angetroffen, können Besuch und Wegepauschale abgerechnet werden (Notiz sinnvoll).

33 (600) Begleitung eines Pat. durch den behandelnden Arzt während des Transports zur unmittelbar notwendigen stationären Behandlung, ggf. einschließlich organisatorischer Vorbereitung der Krankenhausaufnahme.

Für Besuche nach den Nrn. 25, 26 und 32 im Rahmen des organisierten Notfalldienstes, die *nicht* von einem in freier Praxis niedergelassenen Arzt oder dessen persönlichem Vertreter wahrgenommen werden, gelten folgende bes. Regelungen zur Abrechnung:

* Besuch bei Tag: Nr. 25
* Besuch bestellt und ausgeführt zwischen 20 und 8 Uhr: Nr. 26
* Ausschluss der Gebühr nach der Nr. 5 im Zusammenhang mit Besuchen nach den Nrn. 25, 26 und 32.

Wegegeld und Wegegeldpauschale

Regelung bei den Primärkassen (BMÄ): Der Arzt erhält für jeden Besuch Wegegeld oder eine Wegegeldpauschale. Für die Primärkassen (BMÄ) gelten regional unterschiedliche Regelungen; bei der zuständigen KV nachfragen.

Regelung bei den Ersatzkassen (E-GO): Es gilt eine „Zoneneinteilung" und eine Unterscheidung in Tag/Nacht (20–8 Uhr). Zur „Zoneneinteilung" wird um den Praxissitz ein Kreis mit dem entsprechenden Radius geschlagen: Kernbereich (Zone Z 1) 2 km, Randbereich (Zone Z 2) 2–5 km, Fernbereich (Zone Z 3) > 5 km. Jeder Zone ist eine Nr. zugeordnet. Statt der entsprechenden Nr. (☞ Tab. 33.5) kann bei einzelnen KVen auch die Zone Z 1–3 angegeben werden (regionale Regelungen).

Tab. 33.5 Abrechnungsnummern für die Wegegeldpauschale bei den Ersatzkassen

Entfernungsbereich	Nr.	Erstattung
Kernbereich (Z 1) Radius bis 2 km	7234 (Tag)	3,20 €
	7237 (Nacht)	6,30 €
Randbereich (Z 2) Radius 2–5 km	7235 (Tag)	6,30 €
	7238 (Nacht)	9,80 €
Fernbereich (Z 3) Radius > 5 km	7236 (Tag)	9,20 €
	7339 (Nacht)	13,20 €

40 (900) Verweilen – ohne Erbringung berechnungsfähiger Leistungen – wegen der Erkr. erforderlich, je vollendete halbe Stunde. Die Leistung nach Nr. 40 ist im Zusammenhang mit der Durchführung von Leistungen in der Praxis nicht berechnungsfähig.

42 (80) Konsiliarische Erörterung zwischen zwei oder mehr behandelnden Ärzten über die bei demselben Pat. in demselben Quartal erhobenen Befunde, höchstens 2 × im Behandlungsfall, für jeden Vertragsarzt. Name(n) des (der) Konsiliarpartner(s) sind auf dem Behandlungsschein anzugeben.

44 (50) Konsiliarische Erörterung zwischen zwei oder mehr Ärzten einer Praxisgemeinschaft oder Gemeinschaftspraxis über die bei demselben Kranken in demselben Quartal erhobenen Befunde einmal im Behandlungsfall, für jeden Vertragsarzt.

Konsilien zwischen Ärzten derselben Gebietsbezeichnung oder zwischen Hausärzten sind nicht berechnungsfähig, wenn sie Mitglieder derselben Praxisgemeinschaft oder Gemeinschaftspraxis sind.

46 (900) Beistand eines Vertragsarztes bei der ärztlichen Leistung eines anderen Vertragsarztes, je vollendete halbe Stunde.

- Daneben sind außer Nr. 50 und ggf. Nr. 5 keine weiteren Leistungen berechnungsfähig
- Auch für ärztliche Assistenz durch Gemeinschaftspraxispartner berechnungsfähig.

Die Leistungen nach den Nrn. 40–46 sind ggf. auch mit Nr. 5 („Unzeitgebühr") kombinierbar.

Eingehende Untersuchungen

50 (320) Erhebung des Ganzkörperstatus, einschließlich orientierender Untersuchung des ZNS und der Sinnesorgane, einschließlich Befragung, Beratung und Dokumentation, für die Gebiete: Allgemeinmedizin (Praktische Medizin), Innere Medizin, Kinderheilkunde; einmal im Behandlungsfall.

Nicht berechnungsfähig neben den Leistungen nach den Nrn. 13, 63–69, 100, 139, 140, 142–149, 157–162, 165, 166, 171, 173, 180, 181, 190, 192, 800, 801, 820, 821, 841, 850, 860, 861, 953, 955 und 990.

Dass die Leistungsberechnung nach Nr. 60 auf einmal im Quartal begrenzt ist, gilt nicht für Kinder bis zum vollendeten 2. Lj.

Schriftliche Mitteilungen, Gutachten (Nrn. 72–79)

72 (60) Kurze Bescheinigung oder kurzes Zeugnis, nur auf bes. Verlangen der Krankenkasse.

73 (120) Krankheitsbericht, nur auf bes. Verlangen der Krankenkasse.

74 (40) Kurzer ärztlicher Bericht über das Ergebnis einer Patientenuntersuchung.

75 (80) Brief ärztlichen Inhalts in Form einer individuellen schriftlichen Information des Arztes an einen anderen Arzt über den Gesundheits- bzw. Krankheitszustand des Pat. (Anamnese, Befunde, epikritische Bewertung, ggf. Therapieempfehlung).

77 (225) Ausführlicher schriftlicher Kurplan oder begründetes schriftliches Gutachten oder schriftliche gutachterliche Stellungnahme, nur auf bes. Verlangen der Krankenkasse.

78 (180) Ausführlicher Arztbrief über das Ergebnis einer eingehenden internistischen, pädiatrischen, neurologischen oder psychiatrischen Untersuchung oder Exploration unter Einbeziehung der Ergebnisse von Untersuchungen nach den Nrn. 60, 800, 820, 841 oder 860 mit umfassender Beurteilung des Gesamtzustandes und kritischer Darstellung aller Befunde unter differenzialdiagnostischen Erwägungen, ggf. einschließlich Therapieempfehlung.

79 (140) Kurvorschlag des Arztes (Muster 25) zum Antrag auf ambulante Kur.

Tab. 33.6 Abrechnungsnummern für vereinbarte Vordrucke

Vordruck	Abrechnungsnummer
Muster 41 (nur BMÄ), 50, 56	Nr. 72
Muster 11, 53	Nr. 73
Muster 20, 51, 52, 54	Nr. 77
Muster 25	Nr. 79

Prävention (Kap. B IX EBM)

! • Leistungen nicht budgetiert.

Allg. gilt: Die gemäß den Richtlinien des Bundesausschusses der Ärzte und Krankenkassen vor geschriebenen Dokumentationen sowie die notwendigen Bescheinigungen sind Bestandteil de Leistung, ebenso wie Bilddokumentationen bei Ultraschalluntersuchungen.

Früherkennung von Krankheiten bei Kindern 142–149 (650) Vorsorgeuntersuchungen bei Kindern (U1–U9); s.a. ☞ 30.1.2.

150 (250) Besuch im Rahmen einer Früherkennungsmaßnahme nach den Nrn. 140 oder 142–149

Früherkennung von Krankheiten bei Erwachsenen 154 (180) Einmalige Beratung und Motivation zur Teilnahme am Programm zur Früherkennung des kolorektalen Karzinoms einschl. Information über Inhalt, Ziel und Zweck des Programms, Häufigkeit und Krankheitsbild Effektivität und Wirksamkeit der Früherkennungsmaßnahme, Nachteile, Risiken und Vorgehens weise bei einem positiven Befund, Ausgabe des Merkblatts nach Anlage IV der Krebsfrüherken nungsrichtlinien. Möglichst frühzeitig nach Vollendung des 55. Lebensjahres (Bei Männern ist de Abrechn.-Nr. ein "M" hinzuzufügen).

Das Merkblatt ist bei der zuständigen KV zu erhalten oder im Internet unter www.klinikleitf den.de.

155 (140) Zytologische Untersuchung eines oder mehrerer Abstriche, auch Bürstenabstriche, vo Ekto- und/oder Endozervix.

157 (310) Untersuchung zur Früherkennung von Krebserkr. bei der Frau, einschließlich Beratung ggf. einschließlich Kolposkopie; (☞ 14.1.2 und ☞ 30.1.2).

158 (260) Untersuchung zur Früherkennung von Krebserkr. beim M, einschließlich Beratung (☞ 30.1.2).

159 (50) Untersuchung auf Blut im Stuhl unter Verwendung von drei Testbriefchen gemäß de Krebsfrüherkennungs-Richtlinien, einschließlich Kosten (☞ 30.1). **Cave:** Ist Auswertung nich möglich, z.B. Testbriefchen nicht abgegeben, anstelle Nr. 159 Nr. 7150 (Kostenersatz) abrechner

160 (780) Untersuchung zur Früherkennung von Krankheiten gemäß Abschnitt B der Gesund heitsuntersuchungs-Richtlinien (☞ 30.1).

161 (990) Kombinationsuntersuchung „Check up 35" und Krebsfrüherkennung bei Frauen.

162 (940) Kombinationsuntersuchung „Check up 35" und Krebsfrüherkennung bei Männern

Tab. 33.7	Übersicht der Früherkennungsuntersuchungen
Abrechnungsnummer	**Untersuchung**
Nr. 154*	Motivation zum Früherkennungsprogramm kolorektales Karzinom
Nr. 157	Krebsfrüherkennung Frau
Nr. 158	Krebsfrüherkennung Mann
Nr. 160	Gesundheitsuntersuchung („Check up")
Nr. 161	Gesundheitsuntersuchung + Krebsfrüherkennung Frau
Nr. 162	Gesundheitsuntersuchung + Krebsfrüherkennung Mann
Nr. 159*	Untersuchung Blut im Stuhl; zusätzlich zu Nrn. 157, 158, 161 oder 162 (Kostenersatz Nr. 7150)

* Bei Männern sind diese Abrechnungs-Nummern mit dem Zusatz „M" zu versehen

- Neben den Leistungen nach den Nrn. 100, 139, 140, 142–149, 157, 158, 160, 161 und 162 sind die Leistungen nach den Nrn. 10, 17 und 60 nicht berechnungsfähig.
- Leistungen, die Bestandteil der Gesundheitsuntersuchung sind (Urinstatus, Chol., Glukose), können nicht neben den Nrn. 160–162 abgerechnet werden.
- Abgerechnet werden können mit den Nrn. 157–162 die Ordinationsgebühr Nr. 1 oder die Konsultationsgebühr Nr. 2 sowie weitere Leistungen, wie z.B. Sono, EKG, weitere Laborleistungen u.a., sofern sie indiziert sind.

Tab. 33.8	Darmkrebsfrüherkennung – Übersicht		
Alter	**Versichertenanspruch**	**Turnus**	**Abrechnungs-Nr. EBM**
50–55	Stuhltest auf okkultes Blut	Jährlich	159 (Frauen) 159M (Männer)
Ab 55	Beratung zum Programm und zur Koloskopie	Einmalig	154 (Frauen) 154 M (Männer)
Ab 55	Stuhltest auf okkultes Blut, wenn Koloskopie nicht in Anspruch genommen wird	2-jährlich	159 (Frauen) 159M (Männer)
Ab 55	Erste Koloskopie	2. Koloskopie 10 Jahre nach der ersten	156 (Frauen) 156M (Männer)
> 65	Zweite Koloskopie	Wird sie erstmalig in Anspruch genommen, zählt sie dennoch als zweite Koloskopie	156 (Frauen) 156M (Männer)

Weitere Hinweise zu speziellen Leistungen

Abschnitt C EBM: Anlegen von Verbänden „Unelastische, individuell anmodellierte, nicht wiederverwertbare Materialien" sind z.B. Gips- und Tapeverbände.

Abschnitt C VII EBM: Sonographische Untersuchungen mit B-Bild-Verfahren Es können nur sonographische Untersuchungen von Organen bzw. Körperregionen berechnet werden, für die in der Ultraschallvereinbarung (→ bei regionaler KV anfordern oder www.kbv.de → Archiv) die Anforderungen an die persönliche Qualifikation und die apparative Mindestausstattung festgelegt sind. Die Abrechnung von sonographischen Untersuchungen setzt eine entsprechende Genehmigung der KV voraus. Die Bilddokumentation der untersuchten Organe, ggf. als Darstellung mehrerer Organe oder Organregionen in einem Bild, ist – mit Ausnahme nicht gestauter Gallenwege und der leeren Harnblase bei Restharnbestimmung – obligater Bestandteil der Leistungen.

Abschnitt G III EBM: Psychosomatik

Auszug Psychotherapie-Vereinbarung (www.kbv.de → Archiv) Die fachliche Befähigung gilt als nachgewiesen für die Ausführung und Abrechnung von Maßnahmen der psychosomatischen Grundversorgung nach dem Leistungsinhalt der Nrn. 850 und 851 EBM

- Durch den Nachweis einer mind. 3-jährigen Erfahrung in selbstverantwortlicher ärztlicher Tätigkeit und
- Durch die Vorlage von Weiterbildungszeugnissen, nach denen Kenntnisse in einer psychosomatisch orientierten Krankheitslehre, reflektierte Erfahrungen über die Psychodynamik und ther. Relevanz der Arzt-Pat.-Beziehung und Erfahrungen in verbalen Interventionstechniken als Behandlungsmaßnahme erworben wurden. Aus entsprechenden Zeugnissen und Bescheinigungen muss hervorgehen, dass entsprechende Kenntnisse und Erfahrungen in einem Umfang von insgesamt mind. 80 h erworben wurden. Im Rahmen dieser Gesamtdauer müssen gesondert belegt werden:
  - Theorieseminare von mind. 20-stündiger Dauer, in denen Kenntnisse zur Theorie der Arzt-Pat.-Beziehung, Kenntnisse und Erfahrungen in psychosomatischer Krankheitslehre und der Abgrenzung psychosomatischer Störungen von Neurosen und Psychosen und Kenntnisse zu Krankheit und Familiendynamik, Interaktion in Gruppen, Krankheitsbewältigung (Coping und Differenzialindikation von Psychotherapieverfahren erworben wurden
  - Reflexion der Arzt-Pat.-Beziehung durch kontinuierliche Arbeit in Balint- oder patientenbezogenen Selbsterfahrungsgruppen von mind. 30-stündiger Dauer (d.h. bei Balintgruppen mind. 15 Doppelstunden) in regelmäßigen Abständen über einen Zeitraum von mind. einem halben Jahr
  - Vermittlung und Einübung verbaler Interventionstechniken von mind. 30-stündiger Dauer

!
- Die Kenntnisse und Erfahrungen müssen in anerkannten Weiterbildungsangeboten und die Reflexion der Arzt-Pat.-Beziehung bei anerkannten Balint-Gruppenleitern bzw. anerkannten Supervisoren erworben worden sein.
- ! Die meisten KVen oder Ärztekammern bieten entsprechende Seminare an.

Abschnitt N EBM: Chirurgie/Orthopädie Def. der Wundgröße nach EBM (kleine Wunde – große Wunde):
- Länge: Kleiner oder größer als 3 cm
- Fläche: Kleiner oder größer als 4 cm^2
- Volumen: Kleiner oder größer als 1 cm^3.

Nicht anzuwenden ist der Begriff "klein" bei Eingriffen am Kopf, an den Händen und bei Kindern bis zum vollendeten 6. Lebensjahr.

Laboratoriumsuntersuchungen (Kap. O EBM)

Allgemeine Richtlinien Laboruntersuchungen können
- Selbst erbracht werden (z.B. BSG)
- Von einer Laborgemeinschaft bezogen werden
- Als Auftragsleistung überwiesen werden.

Im EBM wird unterschieden:
- Leistungen nach Kap. O I und O II
  - I.d.R. Laborgemeinschaft
  - Z.T. Auftragsleistung (Überweisung an den Laborarzt)
  - Einzelne selbst erbracht
- Leistungen nach Kap. O III
  - Auftragsleistung, i.d.R. Überweisung an den Laborarzt.

Bei Aufträgen zur Durchführung von Laboratoriumsuntersuchungen hat der überweisende Vertragsarzt grundsätzlich Diagnose, Verdachtsdiagnose oder Befunde mitzuteilen und Art und Umfang der Leistungen durch Angabe der Gebührennummer bzw. der Leistungslegende zu definieren (Definitionsauftrag) oder durch Angabe des konkreten Untersuchungsziels einzugrenzen (Indikationsauftrag). Der ausführende Vertragsarzt darf nur diese Leistungen berechnen. Eine Erweiterung des Auftrags bedarf der Zustimmung des Vertragsarztes, der den Auftrag erteilt hat.

Vergütung der Laborleistungen Die Laborleistungen (Kap. O EBM) fallen nicht unter das Praxisbudget. Es existiert eine eigene, komplizierte Budgetierungsvorschrift (vgl. Beispielrechnung), in der ein arztgruppenbezogenes, rentnergewichtetes Laborkostenbudget definiert ist, gerennt nach O I-/O II-Leistungen und O III-Leistungen. Die Laborvergütung setzt sich aus folgenden Komponenten zusammen:
- Laborgrundgebühr nach Nr. 3450
- Wirtschaftlichkeitsbonus
- Abgerechnete Laborkosten für O I-/O II-Leistungen.

Übersteigen die Laborkosten nach O I/O II das Laborkostenbudget, so vermindert sich der Wirtschaftlichkeitsbonus um diesen Überschreitungsbetrag, bis er aufgebraucht ist. Übersteigen die durch Auftragsleistungen erbrachten Laborkosten nach O III das Laborkostenbudget, so wird dieser Überschreitungsbetrag ebenfalls vom Wirtschaftlichkeitsbonus abgezogen, so lange dieser nicht aufgebraucht ist.

Folgende Krankheitsfälle fallen nicht unter diese Budget-Regelung. Die jeweils angegebene Nummer ist auf dem Abrechnungsschein und im Fall einer Überweisung zur Leistungserbringung auf dem Laborüberweisungsschein im entsprechenden Feld anzugeben:
- Antivirale Ther. der chron. Hep. B oder C mit Interferon und/oder Nukleosidanaloga (3480)

- Erkr. oder V.a. Erkr., bei denen eine gesetzliche Meldepflicht besteht, sofern in diesen Krankheitsfällen mikrobiologische, virologische oder infektionsimmunologische Untersuchungen durchgeführt werden, oder Krankheitsfälle mit meldepflichtigem Nachweis eines Krankheitserregers (3481)
- Vorsorgeuntersuchungen gemäß den Mutterschaftsrichtlinien des Bundesausschusses der Ärzte und Krankenkassen, soweit die Leistungen nach Kap. 0 (Laboratoriumsuntersuchungen) abzurechnen sind, oder prä- bzw. perinatale Inf. (3482)
- Anfallsleiden unter antiepileptischer Ther. oder Psychosen unter Clozapin-Ther. (3483)
- Allergische Erkr. bei Kindern bis zum vollendeten 6. Lj. (3484)
- Therapiepflichtige hämolytische Anämie, Diagn. und Ther. der hereditären Thrombophilie, des Antiphospholipidsyndroms oder der Hämophilie (3487)
- Tumorerkr. unter parenteraler tumorspezifischer Behandlung oder progrediente Malignome unter Palliativbehandlung (3488)
- Diagn. und Ther. von Fertilitätsstörungen, soweit die Laborleistungen nicht Bestandteil der Leistungen nach den Nrn. 1182–1192 sind (3489)
- Laboratoriumsdiagn. vor Beginn der Substitutionsbehandlung Opiatabhängiger gemäß den Leitlinien der Bundesärztekammer oder substitutionsgestützte Behandlung Opiatabhängiger gemäß den Richtlinien des Bundesausschusses der Ärzte und Krankenkassen (3490)
- Orale Antikoagulanzienther. (3491)
- Präoperative Labordiagn. vor ambulanten oder belegärztlichen Eingriffen in Narkose oder in rückenmarksnaher Regionalanästhesie (3492)
- Manifeste angeborene Stoffwechsel- und/oder endokrinologische Erkrankung(en) bei Kindern und Jugendlichen bis zum vollendeten 18. Lj. oder Mukoviszidose (3493)
- Chron. Niereninsuff. mit einer endogenen Krea-Clearance < 25 ml/Min. (3494)
- Erkr. unter systemischer Zytostatikather. und/oder Strahlenther. (3495).

Beispielrechnung

Tab. 33.9 Laborvergütung Beispielrechnung

Ein Allgemeinarzt (Einzelpraxis) mit 1000 für die Laborvergütung relevanten Fällen; davon 600 Allgemeinversicherte (M/F) und 400 Rentner (R). Der Arzt rechnet selbst O I-/O II-Leistungen ab (Laborgemeinschaft) und veranlasst O III-Leistungen (Überweisungen).

1. Relevante Fälle für die Berechnung von

	Laborgrund-gebühr	Wirtschaftlich-keitsbonus	Laborkostenbudget O I/O II	Laborkosten-budget O III
M/F			600	600
R			400	400
Gesamt	1000	1000	1000	1000

| Tab. 33.9 | Fortsetzung |

2. Fallpunktzahlen nach EBM

Versicherten-status	Laborgrund-gebühr	Wirtschaftlich-keitsbonus	Laborkostenbudget O I/O II	Laborkosten-budget O III
M/F/R	15	40		
M/F			25	40
R			40	30

3. Berechnung der jeweiligen Punktzahlen

Laborkostenbudget O I/O II:

25 Punkte M/F × 600 Fälle = 15 000 Punkte		
40 Punkte R × 400 Fälle = 16 000 Punkte	Laborkostenbudget	31 000

Annahme: Die tatsächlich abgerechneten Kosten für Leistungen nach O I/O II betragen 1400 €. Dieser Betrag wird in Punkte umgerechnet, indem man mit dem Faktor 26,6 multipliziert: 26,6 × 1400 =	Abgerechnete Punkte:	37 240

In diesem Beispiel liegt also eine Budgetüberschreitung für O I-/O II-Laborleistungen vor.

Budgetüberschreitung für O I-/O II-Leistungen (Punkte):	6240

Laborkostenbudget O III:

40 Punkte M/F × 600 Fälle = 24 000 Punkte		
30 Punkte R × 400 Fälle = 12 000 Punkte	Laborkostenbudget:	36 000

Annahme: Die tatsächlichen Kosten für Leistungen nach O III betragen 1600 €. Dieser Betrag wird in Punkte umgerechnet, indem man mit dem Faktor 28,6 multipliziert: 28,6 × 1600 =	Den veranlassten O III-Leistungen entsprechende Punkte:	
		45 760

In diesem Beispiel liegt also eine Budgetüberschreitung für O III-Laborleistungen vor.

Budgetüberschreitung für O III-Leistungen (Punkte):	9760

▬▬▬ **Tab. 33.9   Fortsetzung** ▬▬▬

4. Berechnung der Vergütung
(es wird mit einem willkürlichen Punktwert von 0,035 € gerechnet)

Laborgrundgebühr: 15 × 1000 Fälle = 15 000 Punkte	× 0,035 € =	525,00 €
Wirtschaftlichkeitsbonus:		
40 × 1000 Fälle =	40 000 Punkte	
Abzüglich Überschreitung O I/O II:	−6240 Punkte	
Abzüglich Überschreitung O III:	−9760 Punkte	
Effektiver Wirtschaftlichkeitsbonus: 24 000 Punkte	× 0,035 € =	840,00 €
Abgerechnete Laborkosten O I/O III:		1400,00 €
Laborvergütung:		2765,00 €

Pauschalerstattungen (Kap. U EBM)

- Portokosten, Fax
- Fotokopien für anderen Arzt oder Krankenhaus
- Kostenersatz für Testbriefchen, wenn nicht zurückgebracht
- Aufsuchen eines Kranken durch Helferin
- Diabetikerschulung Typ 2 in Gruppen (Genehmigung durch die KV erforderlich).

! Diese Leistungen werden in festen Euro-Beträgen und außerhalb des Budgets vergütet.

Impfleistungen

In den meisten KV-Regionen haben sich die Primärkassen und Ersatzkassen der einheitlichen EBM-Regelung angeschlossen. In einigen KV-Regionen gelten aber spezielle Regelungen bei Impfleistungen. Diese sind bei der jeweiligen KV (Adressen ☞ 34.4.2) zu erfragen.

8900 (130) Schutzimpfung.

8901 (65) Jede weitere Schutzimpfung im Rahmen eines Arzt-Pat.-Kontaktes.

- Als zulässige Schutzimpfungen gelten alle Impfungen nach den Empfehlungen der „Ständigen Impfkommission" am Robert-Koch-Institut (STIKO; ☞ 9.2)
- Die Impfleistung umfasst die Impfung einschließlich Impfberatung und Eintragung in den Impfpass bzw. Ausstellung einer Impfbescheinigung. Die Verordnung des Impfstoffs erfolgt über den Sprechstundenbedarf
- Die Impfung mit einem Mehrfachimpfstoff (z.B. DPT, Td) gilt als eine Impfleistung
- Impfungen aufgrund von Auslandsreisen sind privatärztlich abzurechnen (ggf. einschließlich Impfstoff). Ausnahme: Bei berufsbedingten Auslandsreisen können die Impfungen über die KV abgerechnet werden.

Bei Schutzimpfungen im Verletzungsfall sind alle postexpositionellen Injektionen von Tollwut-Aktivimpfstoff, die Erstinjektion von Tetanus-Aktivimpfstoff sowie ggf. erforderliche Injektionen von Passivimpfstoffen mit der Gebühr nach Nr. 1 oder 2, ggf. in Verbindung mit Nr. 5, abgegolten.

33.4 Die privatärztliche Abrechnung

33.4.1 Prinzipien der GOÄ-Abrechnung

Grundlage für die privatärztliche Abrechnung ist die Gebührenordnung für Ärzte (GOÄ). Die aktuelle GOÄ ist über den Buchhandel oder den Deutschen Ärzteverlag, Buchverlag, Postfach 400265, 50832 Köln, Tel.: 02234/7011316, Fax: 02234/49498 zu beziehen.

Die GOÄ ist die Grundlage für die Abrechnung aller ärztlichen Leistungen, die weder vertragsärztlich (EBM) oder nach der BG-GOÄ abgerechnet werden (können). Die GOÄ-Abrechnung erfolgt über Rechnungsstellung direkt mit dem Pat. In der GOÄ sind feste Euro-Beträge angegeben, die mit einem Steigerungssatz multipliziert werden können. Wird die Begründungsschwelle überschritten, so muss in der Rechnung eine Begründung aufgeführt werden.

Tab. 33.10 Steigerungssätze GOÄ

	Leistungen aus den GOÄ-Abschnitten		
	A, E, O (Technische Leistungen)	M + Nr. 437 (Labor-Leistungen)	Alle übrigen Leistungen (Ärztliche Leistungen)
Gebührenrahmen	1- bis 2,5fach	1- bis 1,3fach	1- bis 3,5fach
Begründungsschwelle	1,8fach	1,15fach	2,3fach
Spezielle Tarife (maximal)			
Standardtarif	1,3fach	1,1fach	1,7fach
KVB I–III	1,8fach	1,15fach	2,2fach
KVB IV	1,8fach	1,15fach	2,3fach
Postbeamtenkrankenkasse B	1,5fach	1,15fach	1,9fach

Cave: Die Festlegung der Vergütung über den Steigerungssatz innerhalb des Gebührenrahmens erfolgt „nach billigem Ermessen", wobei die Schwierigkeit, der Zeitaufwand sowie die Umstände bei der Ausführung einer Leistung zu berücksichtigen sind. Grundsätzlich sind für die ärztlichen Leistungen auch höhere Steigerungssätze möglich, wobei dies mit dem Pat. in Form einer „Abdingung" schriftlich vereinbart sein muss. Ein Abdingverbot gilt für alle Leistungen nach den GOÄ-Abschnitten A, E, M und O (Einzelheiten in der Einleitung der GOÄ §2).

„IGeL-Leistungen"

Bei Kassenpatienten kommt die GOÄ bei solchen Leistungen zur Anwendung, die nicht Kassenleistungen sind (z.B. sportärztliche Untersuchungen, nicht von der Krankenkasse angeforderte Atteste u.a.) oder bei Leistungen, die prinzipiell Kassenleistungen sind, aber zu diesem Zeitpunkt nicht indiziert sind und auf Wunsch des Pat. durchgeführt werden (z.B. Belastungs-EKG, Präventionsuntersuchungen vor Ablauf der nach dem EBM vorgeschriebenen Zeit u.a.). Solche Leistungen werden als IGeL-Leistungen (Individuelle Gesundheitsleistungen; ☞ 1.15) bezeichnet.

Eine umfassende Auflistung von IGeL-Leistungen findet sich z.B. unter www.kvhessen.de (Suchbegriff: „IGeL-Leistungen").

Auslagen

- Berechnet werden können die Kosten für diejenigen Arzneimittel, Verbandmittel und sonstigen Materialien, die der Pat. zur weiteren Verwendung behält oder die mit einer einmaligen Anwendung verbraucht sind (z.B. Impfstoffe)
- Ausgenommen sind diverse Kleinmaterialien, Reagenzien und Narkosemittel zur Oberflächenanästhesie, Desinfektions- und Reinigungsmittel, Augen-, Ohren-, Nasentropfen, Puder, Salben und geringwertige Arzneimittel zur sofortigen Anwendung, diverse Einmalartikel (Liste in § 10 GOÄ)
- Versand- und Portogebühren können nur von dem Arzt berechnet werden, dem die gesamten Kosten für Versandmaterial, Versandgefäße sowie für den Versand oder Transport entstanden sind (vgl. § 10(3) der GOÄ). Die Portokosten für die Versendung von Arztbriefen können berechnet werden.

Für die Versendung der Arztrechnung dürfen Versand- und Portokosten nicht berechnet werden.

Rechnungsstellung

Der Arzt kann die Rechnung (Privatliquidation) selbst erstellen und an den Pat. schicken oder eine privatärztliche Abrechnungsstelle damit beauftragen. Der Arzt erhält das Honorar von der privatärztlichen Abrechnungsstelle, abzüglich eines bestimmten Prozentsatzes als Bearbeitungsgebühr. Die Privatabrechnung kann mit den meisten Praxis-Computerprogrammen ohne großen Zeitaufwand durchgeführt werden. Für den Zeitpunkt der Rechnungsstellung gelten keine bes. Regeln z.B. nach jedem abgeschlossenen Behandlungsfall oder quartalsweise. In der ärztlichen Berufsordnung wird eine vierteljährliche Rechnungsstellung empfohlen. **Cave:** Verjährungsfrist 2 J.; Beginn Jahresende, in dem die Ansprüche entstanden sind.

Die Rechnung muss enthalten:

- Datum der Leistungserbringung
- Gebührennummer
- Bezeichnung der einzelnen berechneten Leistungen einschließlich einer in der Leistungsbeschreibung ggf. genannten Mindestdauer
- Betrag
- Steigerungssatz
- Bei Wegegeld den Betrag und die Art der Berechnung
- Bei Auslagen den Betrag und die Art der Auslage
- Bei Überschreiten der Begründungsschwelle eine auf die einzelne Leistung bezogene, verständliche und nachvollziehbare Begründung.

33.4.2 Die wichtigsten Abrechnungsnummern für den Allgemeinmediziner

Grundleistungen und allgemeine Leistungen GOÄ

Allg. Bestimmungen:

* Als Behandlungsfall gilt für die Behandlung derselben Erkr. der Zeitraum eines Monats nach der jeweils ersten Inanspruchnahme des Arztes. **Cave:** Beim EBM gilt Behandlungsfall = Quartal; vgl. ☞ 33.3.2
* Die Nr. 1 und/oder 5 sind neben Leistungen nach den Abschnitten C bis O im Behandlungsfall nur einmal berechnungsfähig
* Terminvereinbarungen sind nicht berechnungsfähig
* Weitere Bestimmungen siehe Abschnitt B I GOÄ.

Nr. 1: Beratung – auch mittels Fernsprecher
Im Behandlungsfall nur einmal zusammen mit einer Gebühr aus den Abschnitten C bis O berechnungsfähig.

! Bei Neuerkr. oder Zweiterkr. innerhalb des Behandlungsfalles erneut neben den Nrn. aus C bis O berechnungsfähig (Begründung, z.B. „Neuerkr.").

Nr. 2: Ausstellung von Wiederholungsrezepten und/oder Überweisungen und/oder Übermittlung von Befunden oder ärztlichen Anordnungen – auch mittels Fernsprecher – durch AH und/oder Messung von Körperzuständen (z.B. Blutdruck, Temperatur) ohne Beratung, bei einer Inanspruchnahme des Arztes.

Nr. 3: Eingehende, das gewöhnliche Maß übersteigende Beratung – auch mittels Fernsprecher.

* Dauer mind. 10 Min.
* Nur berechnungsfähig als einzige Leistung oder im Zusammenhang mit einer Untersuchung nach den Nrn. 5, 6, 7, 8, 800 oder 801
* Eine mehr als einmalige Berechung im Behandlungsfall bedarf einer bes. Begründung.

Nr. 4: Erhebung der Fremdanamnese über einen Kranken und/oder Unterweisung und Führung der Bezugsperson(en) – im Zusammenhang mit der Behandlung eines Kranken.

* Nur einmal im Behandlungsfall
* Nicht neben den Nrn. 30, 34, 801, 806, 807, 816, 817, 835
* Keine Zeitvorgabe.

Nr. 5: Symptombezogene Untersuchung Nur einmal im Behandlungsfall neben Nrn. ab 200.

Nr. 6: Vollständige körperliche Untersuchung mind. eines der folgenden Organsysteme: Alle Augenabschnitte, der gesamte HNO-Bereich, das stomatognathe System, die Nieren und die ableitenden Harnwege (bei Männern auch ggf. einschließlich der männlichen Geschlechtsorgane) oder Untersuchung zur Erhebung des vollständigen Gefäßstatus – ggf. einschließlich Dokumentation.

* HNO-Bereich: Inspektion der Nase, des Naseninnern, des Rachens, beider Ohren, beider äußerer Gehörgänge und beider Trommelfelle, Spiegelung des Kehlkopfes
* Stomatognathes System: Inspektion der Mundhöhle, Inspektion und Palpation der Zunge und beider Kiefergelenke sowie vollständiger Zahnstatus

- Nieren und ableitende Harnwege: Palpation der Nierenlager und des Unterbauchs, Inspektion des äußeren Genitales sowie Digitaluntersuchung des Enddarms, bei M zusätzlich Digitaluntersuchung der Prostata, Prüfung der Bruchpforten sowie Inspektion und Palpation der Hoden und Nebenhoden
- Gefäßstatus: Palpation und ggf. Auskultation der Arterien an beiden Handgelenken, Ellenbeugen, Achseln, Fußrücken, Sprunggelenke, Kniekehlen, Leisten sowie der tastbaren Arterien an Hals und Kopf, Inspektion und ggf. Palpation der oberflächlichen Bein- und Halsvenen.

Nr. 7: Vollständige körperliche Untersuchung mind. eines der folgenden Organsysteme:

- Hautorgan: Inspektion der gesamten Haut, Hautanhangsgebilde und sichtbaren Schleimhäute, ggf. einschließlich Prüfung des Dermographismus und Untersuchung mittels Glasspatel
- Stütz- und Bewegungsorgane: Inspektion, Palpation und orientierende Funktionsprüfung der Gelenke und der WS einschließlich Prüfung der Reflexe
- Brustorgane: Auskultation und Perkussion von Herz und Lunge sowie RR-Messung
- Bauchorgane: Palpation, Perkussion und Auskultation der Bauchorgane inkl. palpatorischer Prüfung der Bruchpforten und der Nierenlager
- Weiblicher Genitaltrakt: Bimanuelle Untersuchung der Gebärmutter und der Adnexe, Inspektion des äußeren Genitales, der Vagina und der Portio uteri, Digitaluntersuchung des Enddarms, ggf. Palpation der Nierenlager und des Unterbauchs.

Nr. 8: Untersuchung zur Erhebung des Ganzkörperstatus, ggf. einschließlich Dokumentation. Der Ganzkörperstatus beinhaltet die Untersuchung der Haut, der sichtbaren Schleimhäute, der Brust- und Bauchorgane, der Stütz- und Bewegungsorgane, sowie eine orientierende neurologische Untersuchung.

Cave: Die Nrn. 5, 6, 7, 8 sind nicht nebeneinander berechnungsfähig. Die Nr. 8 ist nicht neben der Nr. 800 berechnungsfähig.

Nr. 11: Digitaluntersuchung des Mastdarms und/oder der Prostata.

Nr. 15: Einleitung und Koordination flankierender ther. und sozialer Maßnahmen während der kontinuierlichen ambulanten Betreuung eines chron. Kranken.

- Nur einmal im Kalenderjahr berechnungsfähig
- Im Behandlungsfall nicht berechnungsfähig neben Nr. 4.

ABC der Zuschläge zu den Nrn. 1, 3, 4, 5, 6, 7, 8

A = **A**ußerhalb der Sprechstunde (4,08 €)
B = **B**ei Nacht von 20–22 Uhr und 6–8 Uhr (10,49 €)
C = **C**entrale Nacht von 22–6 Uhr (18,65 €)
D = **D**er Tag des Herrn: Sa, So, Feiertag (12,82 €)
DB = **D**es Sonntags, Feiertags, Samstags **B**ei Nacht (23,31 €)
DC = **D**es Sonntags, Feiertags, Samstags in **C**entraler Nacht (31,47 €)
K1 = **K**ind < 4 J. bei Untersuchung nach Nrn. 5, 6, 7 oder 8 (7,00 €).

- **Cave:** Werden Leistungen innerhalb einer Sprechstunde an Samstagen erbracht, so ist der Zuschlag nach D nur mit dem halben Gebührensatz berechnungsfähig, sonst mit einfachem Gebührensatz (Faktor 1,0)
- Je Inanspruchnahme Zuschlag nur einmal.

Spezielle Beratungen und Untersuchungen

Nr. 20: Beratungsgespräch in Gruppen von 4–12 Teilnehmern im Rahmen der Behandlung von chron. Krankheiten, je Teilnehmer und Sitzung (Dauer mind. 50 Min.), z.B. Diabetiker-Gruppen, Gruppen mit adipösen Pat. mit Fettstoffwechselstörungen. Die Nr. 20 ist nicht mit den Nrn. 847, 862, 864, 871, 887 kombinierbar.

Nr. 22: Eingehende Beratung einer Schwangeren im Konfliktfall über die Erhaltung oder den Abbruch der Grav. – auch einschließlich Beratung über soziale Hilfen, ggf. auch einschließlich Beurteilung über das Vorliegen einer Ind. für einen nicht rechtswidrigen Schwangerschaftsabbruch. **Cave:** Nicht neben den Nrn. 1, 3, 21, 34 abrechenbar.

Nr. 26: Untersuchung zur Früherkennung von Krankheiten bei einem Kind bis zum vollendeten 14. Lj. (Erhebung der Anamnese, Feststellung der Körpermaße, Untersuchung von Nervensystem, Sinnesorganen, Skelettsystem, Haut, Brust-, Bauch- und Geschlechtsorganen); ggf. einschließlich Beratung der Bezugsperson(en). **Cave:** Die Nr. 26 ist ab dem vollendeten 2. Lj. je Kalenderjahr höchstens einmal berechnungsfähig, nicht mit Nrn. 1, 3, 4, 5, 6, 7, 8 kombinierbar.

Nr. 27: Untersuchung einer Frau zur Früherkennung von Krebskrankheiten der Brust, des Genitales, des Rektums und der Haut – einschließlich Erhebung der Anamnese, Abstrichentnahme zur zytologischen Untersuchung, Untersuchung auf Blut im Stuhl und Urinuntersuchung auf Eiweiß, Zucker und Erys, einschließlich Beratung. **Cave:** Nicht neben den Nrn. 1, 3, 5, 6, 7, 8, 297, 3500, 3511, 3650, 3652 abrechenbar.

Nr. 28: Untersuchung eines Mannes zur Früherkennung von Krebskrankheiten des Rektums, der Prostata, des äußeren Genitales und der Haut – einschließlich Erhebung der Anamnese, Urinuntersuchung auf Eiweiß, Zucker und Erys sowie Untersuchung auf Blut im Stuhl, einschließlich Beratung. **Cave:** Nicht neben den Nrn. 1, 3, 5, 6, 7, 8, 11, 3500, 3511, 3650, 3652 abrechenbar.

Nr. 29: Gesundheitsuntersuchung zur Früherkennung von Krankheiten beim Erw. – einschließlich Untersuchung zur Erhebung des vollständigen Status (Ganzkörperstatus), Erörterung des individuellen Risikoprofils und verhaltensmedizinischer Beratung.
Cave: Nicht neben Nrn. 1, 3, 5, 6, 7, 8 abrechenbar.

! Für die Nr. 29 besteht keine Altersbegrenzung, ein Zweijahresabstand wie beim EBM ist nicht vorgeschrieben. Blutabnahme, Laborparameter, EKG sind nicht Teil der Leistung und können ggf. zusätzlich berechnet werden.

Nr. 32: Untersuchung nach den § 32–35 und 42 des Jugendarbeitsschutzgesetzes.
Bei Leistungserbringung für öffentliche Kostenträger gilt der Einfachsatz (23,32 €).

Nr. 33: Strukturierte Schulung einer Einzelperson mit einer Mindestdauer von 20 Min. (bei Diabetes, Gestationsdiabetes oder Z.n. Pankreatektomie) – einschließlich Evaluation zur Qualitätssicherung unter diabetologischen Gesichtspunkten zum Erlernen und Umsetzen des Behandlungsmanagements, einschließlich der Auswertung eines standardisierten Fragebogens.
Die Leistung nach Nr. 33 ist innerhalb eines Jahres höchstens 3 × und nicht neben den Nrn. 1, 3, 15, 20, 847, 862, 864, 871, 887 abrechenbar.

Nr. 34: Erörterung (Dauer mind. 20 Min.) der Auswirkungen einer Krankheit auf die Lebensgestaltung in unmittelbarem Zusammenhang mit der Feststellung oder erheblichen Verschlimmerung einer nachhaltig lebensverändernden oder lebensbedrohenden Erkr. – ggf. einschließlich Planung eines operativen Eingriffs und Abwägung seiner Konsequenzen und Risiken – einschließlich Beratung – ggf. unter Einbeziehung von Bezugspersonen.
Die Leistung nach Nr. 34 ist innerhalb von 6 Mon. höchstens 2 × und nicht neben den Nrn. 1, 3, 4, 15, 30 abrechenbar.

Besuche, Konsiliartätigkeit

Nr. 48: Besuch eines Pat. auf einer Pflegestation (z.B. im Alten- oder Pflegeheim) – bei regelmäßiger Tätigkeit des Arztes auf der Pflegestation zu vorher vereinbarten Zeiten. **Cave:** Nicht neben den Nrn. 1, 50, 51, 52 abrechenbar.

Nr. 50: Besuch, einschließlich Beratung und symptombezogener Untersuchung.

Nr. 51: Besuch eines weiteren Kranken in derselben häuslichen Gemeinschaft in unmittelbarem zeitlichen Zusammenhang mit der Leistung nach Nr. 50 – einschließlich Beratung und symptombezogener Untersuchung.

Cave: Nrn. 50 und 51 nicht neben den Nrn. 1, 3, 5, 48 und 52 berechnungsfähig.

Leistungen, die über die einfache Beratung und die symptombezogene Untersuchung hinausgehen, die Erhebung der Fremdanamnese nach Nr. 4, Untersuchungen nach den Nrn. 6, 7, 8 oder 11 sowie die Nr. 15 sind neben der Nr. 50 abrechenbar.

Nr. 52: Aufsuchen eines Pat. außerhalb der Praxisräume oder des Krankenhauses durch nichtärztliches Personal im Auftrag des niedergelassenen Arztes. **Cave:** Bei Nr. 52 ist ein Wegegeld nicht berechnungsfähig.

Nr. 55: Begleitung eines Pat. durch den behandelnden Arzt zur unmittelbar notwendigen stationären Behandlung – ggf. einschließlich organisatorischer Vorbereitung der Krankenhausaufnahme. **Cave:** Nicht neben den Nrn. 56, 60, 833 berechnungsfähig.

Nr. 56: Verweilen, ohne Unterbrechung oder ohne Erbringung anderer ärztlicher Leistungen – wegen Erkr. erforderlich – je angefangene halbe Stunde.

Nr. 60: Konsiliarische Erörterung zwischen zwei oder mehr liquidationsberechtigten Ärzten, für jeden Arzt.

Cave: Die Nr. 60 ist nicht zwischen Ärzten gleicher oder ähnlicher Fachrichtung (Allgemeinarzt Praktischer Arzt, Internist) innerhalb einer Gemeinschaftspraxis oder Praxisgemeinschaft berechenbar.

Zuschläge zu den Leistungen nach Nr. 45–62

- ♦ Zuschläge nur mit dem einfachen Gebührensatz
- ♦ Zuschläge E bis H neben Nr. 51 (weiterer Besuch) nur mit halbem Satz berechenbar
- ♦ Je Inanspruchnahme nur einmal
- ♦ Neben den Zuschlägen A bis D sowie K1 dürfen die Zuschläge nach E bis J sowie K2 nicht berechnet werden.

E (9,3 €): Zuschlag für dringend angeforderte und unverzüglich erfolgte Ausführung, nicht neben F, G, H.

F (15,16 €): Zuschlag für in der Zeit zwischen 20–22 Uhr oder 6–8 Uhr erbrachte Leistungen

G (26,23 €): Zuschlag für in der Zeit von 22 und 6 Uhr erbrachte Leistungen.

H (19,82 €): Zuschlag für an Samstagen, Sonn- oder Feiertagen erbrachte Leistungen. Mit F oder G kombinierbar. **Cave:** G und H nicht neben den Nrn. 45, 46, 48 und 52 abrechnungsfähig. Nicht neben F.

J (4,66 €): Zuschlag zur Visite bei Vorhalten eines vom Belegarzt zu vergütenden ärztlichen Bereitschaftsdienstes, je Tag.

K2 (7,00 €): Zuschlag zu den Leistungen nach den Nrn. 45, 46, 48, 50, 51, 55 und 56 bei Kindern bis zum vollendeten 4. Lj.

Abrechnungsbeispiel:
Unverzüglicher Besuch Samstagabend 22.30 Uhr bei einem erkrankten dreijährigen Kind mit Untersuchung der Brustorgane und Verweilen von einer halben Stunde bis zum Eintreffen des Krankenwagens.
Abrechnung: 50 – 56 – 7 – G – H – K2 + Wegegeld

Berichte, Briefe

Nr. 70: Kurze Bescheinigung oder kurzes Zeugnis, Arbeitsunfähigkeitsbescheinigung.
Nr. 75: Ausführlicher Befund- oder Krankheitsbericht.
Nr. 76: Schriftlicher Diätplan.
Nr. 77: Schriftliche, individuelle Planung und Leitung einer Kur.
Nr. 78: Behandlungsplan für die Chemother. und/oder schriftliche Nachsorge für einen tumorkranken Pat., individuell für den einzelnen Pat. aufgestellt.
Nr. 80: Schriftliche gutachtliche Äußerung.
Nr. 85: Schriftliche gutachtliche Äußerung mit einem das gewöhnliche Maß übersteigenden Aufwand – ggf. mit wissenschaftlicher Begründung, je angefangene Stunde Arbeitszeit.
Nr. 90: Schriftliche Festlegung über das Vorliegen oder Nichtvorliegen einer Ind. für einen Schwangerschaftsabbruch.
Nr. 95: Schreibgebühr, je angefangene DIN-A4-Seite.
Nr. 96: Schreibgebühr, je Kopie.
Cave: Schreibgebühren nach Nr. 95 und 96 sind nur neben den Nrn. 80, 85 und 90 berechnungsfähig.

Todesfeststellung

Nr. 100: Untersuchung eines Toten – einschließlich Feststellung des Todes und Ausstellung des Leichenschauscheins.
Cave: Zusätzlich kann ggf. ein Besuch (Nr. 50, ggf. Zuschläge) und Wegegeld berechnet werden.

Impfungen

Nr. 375: Schutzimpfung (i.m., s.c.) – ggf. einschließlich Eintragung in den Impfpass.
Nr. 376: Schutzimpfung (p.o.) – einschließlich beratendem Gespräch.
Nr. 377: Zusatzinjektion bei Parallelimpfung.
Nr. 378: Simultanimpfung (gleichzeitige passive und aktive Immunisierung gegen Wundstarrkrampf).
Cave: Neben den Nrn. 376–378 sind die Nrn. 1 und 2 nicht berechnungsfähig.

! Bei der GOÄ und der BG-GOÄ wird der Impfstoff entweder auf Rezept (Privatrezept oder BG-Rezept) verordnet oder die Kosten für den Impfstoff werden auf Privatrechnung bzw. auf BG-Abrechnungsformular liquidiert.

Laboruntersuchungen (Abschnitt M)

Es wird unterschieden zwischen:

- Laborleistungen nach Kapitel M I: Sie werden vom Arzt oder AH direkt beim Pat. (beim Hausbesuch) oder in der eigenen Praxis (innerhalb von 4 h) durchgeführt
- Laborleistungen nach Kapitel M II: Sie werden in einer Laborgemeinschaft erbracht und vom Arzt dem Pat. in Rechnung gestellt
- Laborleistungen nach Kapitel M III und M IV: Sie werden i.d.R. an den Laborarzt geschickt, von diesem erbracht und von diesem dem Pat. in Rechnung gestellt.

Wegegeld

Der Arzt kann für jeden Besuch ein Wegegeld berechnen. Das Wegegeld kann zusätzlich zu der Besuchsleistung abgerechnet werden. Es beträgt für einen Besuch innerhalb eines bestimmten Radius um die Praxisstelle des Arztes folgende Summe (☞ Tab. 33.11):

Tab. 33.11 Wegegeldpauschalen

Entfernung (Radius um die Praxis)	Wegegeld	
	Tag	Nacht (20–8 Uhr)
Bis zu 2 km	3,58 €	7,16 €
2–5 km	6,64 €	10,23 €
5–10 km	10,23 €	15,34 €
10–25 km	15,34 €	25,36 €
Einfachstrecke > 25 km	Reiseentschädigung von 0,26 € für jeden gefahrenen km	

! **Cave:** Werden mehrere Pat. in derselben häuslichen Gemeinschaft oder in einem Heim, bes. in einem Alten- oder Pflegeheim besucht, darf das Wegegeld unabhängig von der Anzahl der besuchten Personen und deren Versichertenstatus insgesamt nur einmal und nur anteilig berechnet werden.

Erfolgt der Besuch von der Wohnung des Arztes aus, so tritt bei der Berechnung des Radius die Wohnung des Arztes an die Stelle der Praxis.

33.5 Die Abrechnung mit den Unfallversicherungsträgern

33.5.1 Allgemeine Prinzipien

Grundlage der BG-Abrechnung ist das „Gebührenverzeichnis für ärztliche Leistungen" (Anlage A zum Abkommen Ärzte/Unfallversicherungsträger), so genannte BG-GOÄ. Darin sind die jeweiligen Gebühren für die „Allg. Heilbehandlung" und die „Bes. Heilbehandlung" (D-Arzt) in Euro-Beträgen aufgeführt. Für Bescheinigungen, Berichte, Gutachten gelten bes. Regelungen.

Die Abrechnung erfolgt auf der Rückseite des Vordrucks F 1050 („Ärztliche Unfallmeldung", ☞ Abb. 33.1).

Kostenträger

- BG bei: Arbeitsunfällen, Wegeunfällen vom/zum Arbeitsplatz, BK
- Gemeindeunfallversicherung bei: Schulunfällen, Kindergartenunfällen, Wegeunfällen Schule/Kindergarten, Verletzungen/Unfällen von nichtprofessionellen Pflegekräften bei ihrer Pflegetätigkeit, auch Wegeunfälle.

Abrechnungsprocedere mit Unfallversicherungsträgern

Zu unterscheiden sind zwei Abrechnungsfälle:

- Allg. Heilbehandlung durch den HA von Beginn der Erkr. an: Der behandelnde Arzt erstattet am Tag der ersten Inanspruchnahme durch den Unfallverletzten, spätestens am Tag darauf, dem Unfallversicherungsträger die „Ärztliche Unfallmeldung" nach Vordruck F 1050 (Gebühr 6,19 € + Porto; Abrechnung auf der Formular-Rückseite)
- D-Arzt-Verfahren: Der Arzt hält den Unfallverletzten an, sich unverzüglich einem Durchgangsarzt vorzustellen,
  – Wenn die Unfallverletzung über den Unfalltag hinaus zur AU führt
  – Wenn die Behandlungsbedürftigkeit voraussichtlich mehr als eine Woche beträgt
  – Wenn nach Auffassung des behandelnden Arztes die Verordnung von Heilmitteln erforderlich ist
  – Wenn es sich um eine Wiedererkr. handelt.

Der Unfallverletzte hat grundsätzlich die freie Wahl unter den D-Ärzten. Isolierte Augen- und/oder HNO-Verletzungen sind unmittelbar an den entsprechenden FA zu überweisen. Für die Überweisung hat der Arzt den Vordruck F 2900 (ÜV; Gebühr 3,49 €) zu verwenden (in diesem Fall ist kein Porto berechenbar). Abrechnung auf dem Vordruck F 1050 (Rückseite); auf der Vorderseite sind dann nur die Patientendaten und die Arztdaten (Stempel) einzutragen.

!
- Eine Sprechstundenbedarfsregelung gibt es bei der BG-GOÄ nicht; die anfallenden Sachkosten (Verbandmaterial u.a.) werden durch „Bes. Kosten" vergütet; diese sind auf der Abrechnung mit aufzuführen
- Informationen zum BG-Verfahren und zur BG-Abrechnung und ein Verzeichnis der Unfallversicherungsträger können bei den BG (Adressen ☞ 33.5.2) angefordert werden
- Formulare zu beziehen bei Kepnerdruck Druckerei, Postfach 10 02 62, 75021 Eppingen, Tel. 07262/91900. Formular-Download im internet: www.hvbg.de.

33.5.2 Adressen der BG-Landesverbände

Anschriften der Landesverbände der gewerblichen BG:
- Landesverband Südwestdeutschland der gewerblichen Berufsgenossenschaften, Kurfürsten-Anlage 62, 69115 Heidelberg, Tel. 06221/5230
- Landesverband Rheinland-Westfalen der gewerblichen Berufsgenossenschaften, Hoffnungsstr. 1, 45127 Essen, Tel. 0201/17060
- Landesverband Nordwestdeutschland der gewerblichen Berufsgenossenschaften, Hildesheimer Str. 309, 30519 Hannover, Tel. 0511/9870

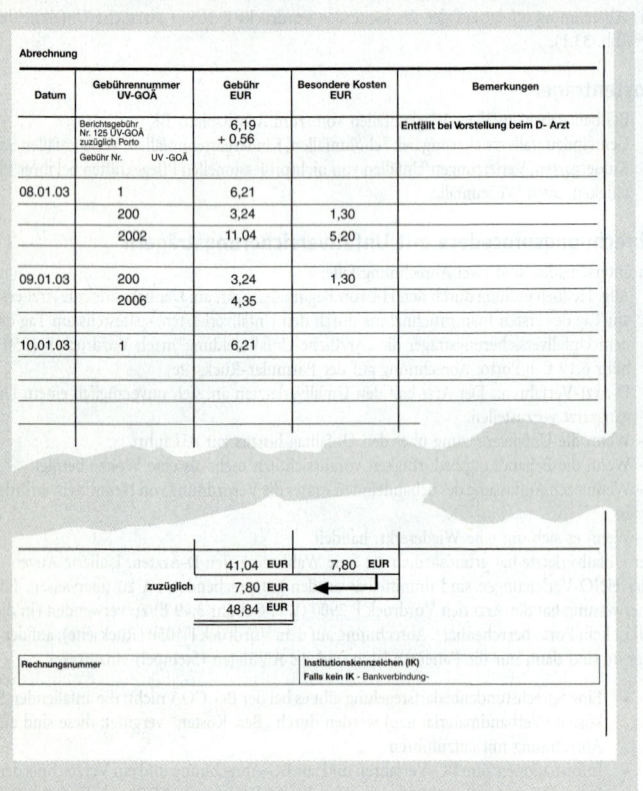

Abb. 33.1 Abrechnungsbeispiel auf der Rückseite des Vordrucks F 1050

- Landesverband Berlin, Brandenburg, Mecklenburg-Vorpommern der gewerblichen Berufsgenossenschaften, Fregestr. 44, 12161 Berlin, Tel. 030/85009220
- Landesverband Hessen-Mittelrhein und Thüringen der gewerblichen Berufsgenossenschaften, Wilhelm-Theodor-Röhmheld-Str. 20, 55130 Mainz, Tel. 06131/803227
- Landesverband Bayern und Sachsen der gewerblichen Berufsgenossenschaften, Am Knie 6, 81241 München, Tel. 089/8897240.

Adressen

Inhalt

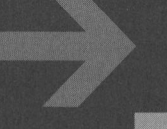

ANDREA VISKORF

34.1 Spezielle Zentren und Einrichtungen

Aktuelle Informationen unter www.klinikleitfaden.de

34.1.1 Tumorzentren (TZ)

Überregionale onkologische Zentren und Gesellschaften

- Arbeitsgemeinschaft Deutscher Tumorzentren e.V., Prof. Dr. med. Hansjörg Sauer, Medizinische Klinik und Poliklinik III, Klinikum Großhadern der Ludwig-Maximilians-Universität, Marchioninistraße 15, 81266 München, Tel. 089/ 7095-4563, Fax. 089/ 7095-8834, E-Mail: H.Sauer@lrz.uni-muenchen.de, http://www.tumorzentren.de
- PDQ Behandlungsinformationen für Patienten, Universitätsklinik Bonn, E-Mail: Cis@icic. nci.nih.gov, http://imsdd.meb.uni-bonn.de/cancernet/deutsch/index.html
- Dachdokumentation Krebs des Robert Koch Institut, Bereich Tempelhof, General-Pape-Str. 62–64, 12101 Berlin, Fax. 01888/754-3333, E-Mail: Info@rki.de, http://www.rki.de/Gbe/Krebs/Dachdok/Dachdok.htm
- Deutsche Krebsgesellschaft e.V., Hanauer Landstr. 194, 60314 Frankfurt am Main, Tel. 069/630096-0, Fax. 069/630096-66, E-Mail: Info@krebsgesellschaft.de, http://www.krebsgesellschaft.de
- Deutsche Krebshilfe e.V., Thomas-Mann-Str. 40, 53111 Bonn, Tel. 0228/72990-0, Fax. 0228/72990-11, E-Mail: Deutsche@krebshilfe.de, http://www.krebshilfe.de
- Deutsches Krebsforschungszentrum, Im Neuenheimer Feld 280, 69120 Heidelberg, Tel. 06221/42-0, Fax. 06221/42-2995, http://www.dkfz.de
- Gemeinsamer Informationsdienst von Deutscher Krebsgesellschaft, Krebshilfe und TZ München, Institut für Medizinische Informationsverarbeitung, Biometrie und Epidemiologie, Ludwig-Maximilians-Universität München, Marchioninistraße 15, 81377 München, Tel. 089/7095-4495, Fax. 089/7095-7491, E-Mail: Tumor@www.med.uni-muenchen.de, http://www.krebsinfo.de

Regionale Tumorzentren

- TZ Aachen e.V., Institut für Pathologie, Pauwelsstr. 30, 52074 **Aachen**, Tel. 241/8089280, Fax. 0241/8888439, E-Mail: Leitstelle@tuzac.de, http://www.tumorzentrum-aachen.de
- TZ Augsburg, Klinikum Augsburg, Postfach 101920 Stenglinstr. 2, 86756 **Augsburg**, Tel. 0821/400-3100, Fax. 0821/400-3381, E-Mail: Tumorzentrum@klinikum-augsburg.de, http://www.klinikum-augsburg.de/kliniken/zentralklinikum/default.htm
- TZ Berlin e.V., Robert-Koch-Platz 7, 10115 **Berlin**, Tel. 030/285389-0, Fax. 030/285389-40, E-Mail: Tumorzentrum@tzb.de, http://www.tzb.de
- TZ Bonn e.V., Klinik für Dermatologie/ Medizin. Universitätsklinik, Sigmund-Freud-Str. 25, 53105 **Bonn**, Tel. 0228/299161, Fax. 0228/9288827, http://www.tumorzentrum-bonn.de
- TZ Bremen e.V., Institut f. Pathologie d. Zentralkrhs. Bremen-Nord, Hammersbecker Str. 228, 28755 **Bremen**, Tel. 0421/6606-1472, Fax. 0421/6606-1594
- TZ Chemnitz e.V., Im Krhs. Küchwald der Kliniken Chemnitz GmbH, Bürgerstr. 3, 09113 **Chemnitz**, Tel. 0371/333-42709, Fax. 0371/333-42723

- TZ Cottbus, Carl-Thiem-Klinikum, Thiemstr. 111, 03048 **Cottbus**, Tel. 0355/462-046/462, Fax. 0355/462047, http://www.ctk.de
- TZ Dresden e.V., Universitätsklinikum Dresden, Fetscherstr. 74, 01307 **Dresden**, Tel. 0351/3177-302, Fax. 0351/3177-303, E-Mail: Tzd@imib.med.tu-dresden.de, http://www.imib.med.tu-dresden.de/tzd
- TZ Düsseldorf e.V., Chirurgische Klinik der Heinrich-Heine-Universität, Moorenstr. 5, 40225 **Düsseldorf**, Tel. 0211/81-17350, Fax. 0211/81-17359
- TZ Erfurt e.V., Klinikum Erfurt, Postfach 595, 99089 **Erfurt**, Tel. 0361/7814802, Fax. 0361/7814803, E-Mail: Tuz@tumorzentrum-erfurt.de, http://www.tumorzentrum-erfurt.de
- TZ Erlangen-Nürnberg, Carl-Thiersch-Str. 7, 91052 **Erlangen**, Tel. 09131/85-39290, Fax. 09131/85-34001, E-Mail: Sabrina.Petsch@tuz.imed.uni-erlangen.de, http://www.uni-erlangen.de/tumorzentrum
- Westdeutsches TZ Essen e.V. (W TZE),I nnere Klinik und Poliklinik (Tumorforschung), Hufelandstr. 55, 45147 **Essen**, Tel. 0201/723-2001, E-Mail: Tumorklinik@uni-essen.de, http://www.uni-essen.de/tumorforschung
- TZ Rhein-Main e.V., Universitätskinderklinik, Theodor-Stern-Kai 7, 60596 **Frankfurt**, Tel. 069/6301-5338, Fax. 069/6301-7373, E-Mail: Tuz@em.uni-frankfurt.de, http://www.klinik.uni-frankfurt.de/Tumorzentrum
- TZ Freiburg, Klinikum der Universität, Hugstetter Str. 55, 79106 **Freiburg**, Tel. 0761/270-3302, Fax. 0761/2703398, http://www.tumorzentrum-freiburg.de
- TZ Gera e.V., Klinikum der Stadt Gera/Institut für Pathologie, Straße des Friedens 122, 07548 **Gera**, Tel. 0365/8288948, Fax. 0365/8288949, E-Mail: Tumorzentrum@waldklinikumgera.de, http://www.waldklinikumgera.de/tumorzentrum/start.html
- TZ Göttingen, Robert-Koch-Str. 40, 37075 **Göttingen**, Tel. 0551/39-9516, Fax. 0551/39-2237, E-Mail: Tumorze@med.uni-goettingen.de, http://www.mi.med.uni-goettingen.de/Tumorzentrum
- TZ Greifswald e.V., Klinikum d. Ernst-Moritz-Arndt-Universität, W.-Rathenau-Str. 48, 17487 **Greifswald**, Tel. 03834/86-5890, Fax. 03834/86-5897, E-Mail: Tzentrum@mail.uni-greifswald.de, http://www.medizin.uni-greifswald.de/tzentrum
- TZ Halle e.V., Martin-Luther-Universität Halle, Ernst-Grube-Str. 40, 06097 **Halle**, Tel. 0345/557-2457, Fax. 0345/557-2457, E-Mail: Tumorzentrum@medizin.uni-halle.de, http://www.medizin.uni-halle.de/tumorzentrum/index.html
- TZ Hamburg e.V., Martinistr. 40, 20251 **Hamburg**, Tel. 040/460- 4222, Fax. 040/460-4232
- TZ Hannover, Medizinische Hochschule Hannover, Carl-Neuberg-Str. 1, 30625 **Hannover**, Tel. 0511/532-4464/3020, Fax. 0511/532-4461, E-Mail: Tumorzentrum@mh-hannover.de, http://www.mh-hannover.de/institut/tumorzentrum
- TZ Heidelberg/Mannheim, Im Neuenheimer Feld 105/110, 69120 **Heidelberg**, Tel. 06221/566557/8, Fax. 06221/565094, E-Mail: Tzhdma@med.uni-heidelberg.de, http://www.tumorzentrum-hdma.de
- TZ Homburg/Saar e.V., Universitätsklinikum des Saarlandes Gebäude 52, 66421 **Homburg**, Tel. 06841/16-7431/2, Fax. 06841/167496, E-Mail: Skwbau@krzsun.med-rz.uni-sb.de, http://www.med-rz.uni-sb.de/med_fak/skz/Index.html
- TZ Jena e.V., Friedrich-Schiller-Universität, Ziegelmühlenweg 1, 07743 **Jena**, Tel. 03641/933114, Fax. 03641/933840, http://www.med.uni-jena.de/tumor

- TZ Kiel, Christian-Albrechts-Universität, Niemannsweg 4, 24105 **Kiel**, Tel. 0431/597-2913, Fax. 0431/597-1945, E-Mail: Tzk@tumorzentrum.uni-kiel.de, http://www.uni-kiel.de:8080/tzk/tzk.htm
- TZ Köln, Klinik I für Innere Medizin, Joseph-Stelzmann-Str. 9, 50931 **Köln**, Tel. 0221/478-4400, Fax. 0221/478-5455
- TZ Universitätsklinikum Leipzig e.V., Liebigstr. 27, 04103 **Leipzig**, Tel. 0341/97-16140/1, Fax. 0341/97-16149, E-Mail: Hohs@medizin.uni-leipzig.de, http://www.uni-leipzig.de/~tuz
- TZ Magdeburg/Sachsen-Anhalt e.V., Med. Fakultät Otto-von-Guericke-Univ., Leipziger Str. 44, 39120 **Magdeburg**, Tel. 0391/6713266, Fax. 0391/6713267, E-Mail: Beatrix.Boehme@Medizin.Uni-Magdeburg.de, http://www.med.uni-magdeburg.de/tzm
- TZ Rheinland-Pfalz e.V., Am Pulverturm 16, 55101 **Mainz**, Tel. 06131/17-3001, Fax. 06131/176607, E-Mail: Lenz@mail.uni-mainz.de, http://mz98.imsd.uni-mainz.de/TUZ
- TZ Marburg, Klinikum der Philipps-Universität Marburg, Pilgrimstein 3, 35037 **Marburg**, Tel. 06421/28-4401, Fax. 06421/284558
- TZ München, LMU und TU, Maistr. 11, 80337 **München**, Tel. 089/5160-2238, Fax. 089/5160-4787, E-Mail: Nuessler@derma.med.uni-muenchen.de, http://www.med.uni-muenchen.de/TZMuenchen
- TZ Münsterland e.V., Zentralklinikum/Ebene 05/Ost, Albert-Schweitzer-Str. 33, 48729 **Münster**, Tel. 0251/83-47600, Fax. 0251/83-47595, E-Mail: Rlelle@aol.com, http://medweb.uni-muenster.de/institute/tumorz
- TZ Weser-Ems e.V., Huntestr. 14, 26135 **Oldenburg**, Tel. 0441/44215, Fax. 0441/229-1645, E-Mail: H.klasen@nwn.de, http://www.tuz-weser-ems.de
- TZ Bad Saarow e.V., Humaine Klinikum Bad Saarow, Pieskower Str. 33, 15526 **Bad Saarow**, Tel. 03363/73231, Fax. 033631/73010
- Onkologischer Schwerpunkt Potsdam e.V., Charlottenstr. 72, 14467 **Potsdam**, Tel. 0331/412791, Fax. 0331/412793
- TZ Regensburg, Pathologisches Institut der Univ., Franz-Josef-Strauß-Allee 11, 93053 **Regensburg**, Tel. 0941/944-6601/0, Fax. 0941/944-6602, E-Mail: Zentrum.tumor@klinik.uni-regensburg.de, http://www.uni-regensburg.de/Einrichtungen/Klinikum/Tumorzentrum/index.html
- TZ Rostock, Klinik für Strahlentherapie, Südring 75, 18059 **Rostock**, Tel. 0381/4949000, Fax 0381/4949006
- TZ Schwerin-Westmecklenburg, Klinikum Schwerin, Wismarsche Str. 397, 19055 **Schwerin**, Tel. 0385/520-2300, Fax. 0385/520-2318, E-Mail: Tumorzentrum@klinikum-sn.de, http://www.klinikum-sn.de/bereiche/fkt/tumorzentrum
- Onkologischer Schwerpunkt Stuttgart, Diakonissen-Krankenhaus, Rosenbergstr. 38, 70176 **Stuttgart**, Tel. 0711/991-3511, Fax. 0711/991-3510, E-Mail: Info@osp-stuttgart.de, http://www.osp-stuttgart.de
- Regionales TZ Suhl e.V., Albert-Schweitzer-Str. 2, 98527 **Suhl**, Tel. 03681/356124, Fax. 03681/356921, E-Mail: Wackes@tumorzentrum-suhl.de, http://www.tumorzentrum-suhl.de
- Interdisziplinäres TZ Tübingen, Eberhard-Karls-Universität, Herrenberger-Str. 23, 72070 **Tübingen**, Tel. 07071/29-85235/6, Fax. 07071/295225, E-Mail: Itz@med.uni-tuebingen.de, http://www.medizin.uni-tuebingen.de/itz/index.html
- TZ Ulm, Klinikum der Universität Ulm, Robert-Koch-Str. 8, 89081 **Ulm**, Tel. 0731/502-3333, Fax. 0731/502-4626, E-Mail: Sekr.tzu@medizin.uni-ulm.de, http://www.uni-ulm.de/klinik/tzu

- Onkologischer Schwerpunkt HSK, Wiesbaden, Dr.-Horst-Schmidt-Kliniken GmbH, Ludwig-Erhard-Str. 100, 65119 **Wiesbaden**, Tel. 0611/43-3333, E-Mail: Osp.hsk@knuut.de, http://www.hsk-wiesbaden.de/osp_start.htm
- Interdisziplinäres TZ Würzburg, Medizin. Poliklinik der Universität, Klinikstr. 6–8, 97070 **Würzburg**, Tel. 0931/2015860, Fax. 0931/2013852, http://www.uni-wuerzburg.de/tumorzentrum
- SWS TZ Zwickau e.V., Karl-Keil-Str. 35, 08060 **Zwickau**, Tel. 0375/5699100, Fax. 0375/5699111

34.1.2 Tropenmedizin und Gelbfieberimpfstellen

Tropenmedizinische Gesellschaften

- Deutsche Gesellschaft für Tropenmedizin und Internationale Gesundheit e.V., Postfach 40 04 66, 80704 München, E-Mail: Dtg@lrz.uni-muenchen.de, http://www.dtg.mwn.de/index.htm
- Österreichische Gesellschaft für Tropenmedizin und Parasitologie (ÖGT), http://www.vu-wien.ac.at/i116/OeGTPhome.html
- Schweizerische Gesellschaft für Tropenmedizin und Parasitologie E-Mail: Sstmp@vetparas.unizh.ch, http://www.sstmp.unibe.ch/

Tropeninstitute in Deutschland

Zugleich Gelbfieberimpfstellen, weitere Gelbfieberimpfstellen s.u., bei den Gesundheitsämtern oder zu finden unter http://www.dtg.mwn.de/impfen/gfimpfst/gf.htm.

- Universitätsklinikum Rudolf Virchow Standort Wedding II. Medizinische Abteilung, Augustenburger Platz 1, 13353 **Berlin**, Tel. 030/4505-0, http://www.charite.de/infektiologie
- Institut für Tropenmedizin Berlin, Spandauer Damm 130, 14050 **Berlin**, Tel. 030/301166, http://www.charite.de/tropenmedizin/index.html
- Institut für Medizinische Parasitologie der Universität Bonn, Sigmund-Freud-Straße 25, 53127 **Bonn**, Tel. 0228/2876806, Fax. 0228/2876763, E-Mail: Sekretariat@parasit.meb.uni-bonn.de, http://www.meb.uni-bonn.de/parasitologie
- Institut für Tropenmedizin Städtisches Klinikum Dresden-Friedrichstadt, Friedrichstraße 39, 01067 **Dresden**, Tel. 0351/4803805, Fax. 0351/4803809, http://www.khdf.de
- Tropenmedizinische Ambulanz Heinrich-Heine-Universität Düsseldorf, Klinik für Gastroenterologie und Infektiologie, Moorenstr. 5, 40225 **Düsseldorf**, Tel. 0211/8117031, Fax. 0211/8118752, http://www.uni-duesseldorf.de/WWW/gahepinf/tropen/index.htm
- Bernhard-Nocht-Institut für Tropenmedizin, Bernhard-Nocht-Straße 74, 20359 **Hamburg**, Tel. 040/3192077, http://www.bni.uni-hamburg.de
- Institut für Tropenhygiene und Öffentliches Gesundheitswesen der Universität Heidelberg, Im Neuenheimer Feld 324, 69120 **Heidelberg**, Tel. 06221/562905, Fax. 06221/565948, http://www.hyg.uni-heidelberg.de/ITHOEG/INDEX.HTM
- Abteilung für Infektions- und Tropenmedizin, Klinik für Innere Medizin IV der Universität Leipzig, Härtelstraße 16–18, 04107 **Leipzig**, Tel. 0341/9724971, Fax. 0341/9724979, E-Mail: Haentzho@medizin.uni-leipzig.de

- Zentrum für Reise- und Tropenmedizin Leipzig Städtisches Klinikum St. Georg II. Klinik für Innere Medizin, Delitzscher Straße 141, 04129 **Leipzig**, Tel. 0341/9092619, Fax. 0341/9092630, E-Mail: Innere2@sanktgeorg.de, http://www.infektionsmedizin.de
- Augenklinik der Universität München Abteilung für Präventiv- und Tropenophthalmologie, Mathildenstraße 8, 80336 **München**, Tel. 089/5160-3824 http://www.med.uni-muenchen.de/augenkl
- Abteilung für Infektions- und Tropenmedizin der Ludwig-Maximilians-Universität München, Leopoldstr. 5, 80802 **München**, Tel. 089/2180-3517, Fax. 089/336038, E-Mail: Tropinst@lrz.uni-muenchen.de, http://www.tropinst.med.uni-muenchen.de
- Städtisches Krankenhaus Schwabing IV. Medizinische Abteilung Schwerpunkt: Infektions- und Tropenmedizin, Immunschwächeerkrankungen, Kölner Platz 1, 80804 **München**, Tel. 089/30682601, Fax. 089/30683910, http://www.kms.mhn.de/Abteilungen/Med_abt/4med/default.htm
- Abteilung für Tropenmedizin und Infektionskrankheiten Klinik und Poliklinik für Innere Medizin der Universität Rostock, Ernst-Heydemann-Straße 6, 18057 **Rostock**, Tel. 0381/494-7511, Fax. 0381/494-7509, http://www-KIM.med.uni-rostock.de/tropenmed
- Institut für Tropenmedizin Universitätsklinikum Tübingen, Keplerstraße 15, 72074 **Tübingen**, Tel. 07071/2982365, Fax. 07071/295267, E-Mail: Reisemedizin@med.uni-tuebingen.de, http://www.medizin.uni-tuebingen.de/~webitm
- Tropenklinik Paul-Lechler-Krankenhaus, Paul-Lechler-Straße 24, 72074 **Tübingen**, Tel. 07071/2060, Fax. 07071/22359, http://www.difaem.de/tropenklinik.htm
- Medizinische Universitätsklinik und Poliklinik Abteilung Innere Medizin III Sektion Infektiologie und Klinische Immunologie, Robert-Koch-Straße 8, 89081 **Ulm**, Oberer Eselsberg, Tel. 0731/50024421, Fax. 0731/50024422, E-Mail: Infektiologie@medizin.uni-ulm.de, http://www.uni-ulm.de/reisemedizin
- Tropenmedizinische Abteilung Missionsärztliche Klinik, Salvatorstraße 7, 97074 **Würzburg**, Tel. 0931/7912821, Fax. 0931/7912453, http://www.uni-wuerzburg.de/missio/klinik/abteil.html

Weitere Gelbfieberimpfstellen in Deutschland

- Klinikum d. RWTH, Pauwelstr. 30, 52074 **Aachen**, Tel. 0241/8089510, Fax. 0241/876140, http://www.klinikum.rwth-aachen.de/webpages/Mikrobio/service.html
- Hygiene-Institut d. Universität Gebäude MA 1/35, Universitätsstr. 150, 44801 **Bochum**, Tel. 0234/3226565, Fax. 0234/7094199, http://www.hygiene.ruhr-uni-bochum.de/hygiene
- Klinikum Chemnitz Ambulanz für Infektionskrankheiten Zentrum für Reisemedizin, Bürgerstr. 2, 9113 **Chemnitz**, Tel. 0371/33342644, http://www.klinikumchemnitz.de
- Tropenmedizinische Beratungs-, Impf- und Behandlungsstelle an der Klinik für Innere Medizin der Anhaltischen Diakonissenanstalt Dessau, Gropiusallee 3, 6846 **Dessau**, Tel. 0340/6502-2120, Fax. 0340/6502-2129, E-Mail: Innere@ada-dessau.de, http://www.ada-dessau.de
- Institut für medizinische Hygiene der Universität Erlangen – Nürnberg, Wasserturmstr. 3/5, 91054 **Erlangen**, Tel. 09131/8522567, Fax. 09131/852-2573, http://www.uni-erlangen.de/docs/FAU/fakultaet/med/klimi/mikrobio.html
- Institut für Virologie Universitätsklinikum Essen, Hufelandstr. 55, 45122 **Essen**, Tel. 0201/723-3550 oder 3551, http://www.uni-essen.de/virologie

- Hygiene-Institut der Universität, Paul-Ehrlich-Str. 40, 60596 **Frankfurt**, Tel. 069/63015033, http://www.kgu.de/zhyg/virologie/impfamb.htm
- Institut für Umweltmedizin und Krankenhaushygiene, Hugstetter Str. 55, 79106 **Freiburg**, Tel. 0761/27034-01, Fax. 0761/27034-04, http://www.ukl.uni-freiburg.de/iumwkra
- Hygiene-Institut des Ruhrgebietes, Rotthauser Str. 19, 45879 **Gelsenkirchen**, Tel. 0209/ 9242-0, Fax. 0209/9242-105, E-Mail: Hyg@hyg.de, http://www.hyg.de
- Institut für Hygiene der Universität Prof. Dr. med. Eikmann, Friedrichstr. 16, 35392 **Gießen**, Tel. 0641/9941450, Fax. 0641/9941459, E-Mail: Sekretariat@hygiene.med.uni-giessen.de, http://www.med.uni-giessen.de/hygiene
- Hygiene-Institut der Universität, Kreuzbergring 57, 37075 **Göttingen**, Tel. 0551/395857 oder -14, Fax. 0551/395860, http://www.gwdg.de/%7Evirologe
- Institut für Med. Mikrobiologie und Immunologie am Universitätsklinikum Eppendorf, Martinistr. 52, 20251 **Hamburg**, Tel. 040/42803–2150, Fax. 040/42803-4881, http://www.uke. uni-hamburg.de/institute/mikrobiologie
- Institut für Virologie und Seuchenhygiene der Medizinischen Hochschule Hannover, Carl-Neubergstr. 1, 30625 **Hannover**, Tel. 0511/532–6736, Fax. 0511/532–5732, http://www. mh-hannover.de
- Klinikum der Friedrich-Schiller-Universität Medizinische Klinik IV Pneumologie, Erlanger Allee 101, 7740 **Jena**, Tel. 03641/939149, Fax. 03641/939325, E-Mail: Franke@polkim.med. uni-jena.de, http://www.uni-jena.de/med/kim4
- Klinikum der Christian-Albrechts-Universität Institut für Immunologie, Michaelisstr. 5, 24105 **Kiel**, Tel. 0431/5973341, Fax. 0431/5973335, http://www.uni-kiel.de/immunologie
- Institut für Med. Mikrobiologie der Universität zu Köln Prof. Dr. Martin Krönke, Goldenfelsstr. 1–21, 50935 **Köln**, Tel. 0221/4783070, Fax. 0221/4783081, E-Mail: Aky22@uni-koeln.de, http://www.uni-koeln.de/med-fak/immh
- Medizinische Universität zu Lübeck Inst. für Transfusionsmedizin und Immunologie Prof. Dr. H. Kirchner, Ratzeburger Allee 160, 23562 **Lübeck**, Tel. 0451/5004928 oder -32, Fax. 0451/ 5002857, http://www.immunologie.mu-luebeck.de
- Institut für Med. Mikrobiologie u. Hygiene – Impfzentrum, Obere Zahlbacher Str. 67, 55131 **Mainz**, Tel. 06131/3933155, Fax. 06231/3936752, http://www.hygiene.uni-mainz.de
- Inst. für Medizin Mikrobiologie und Hygiene Klinikum, Theodor-Kutzer-Ufer 1–3, 68167 **Mannheim**, Tel. 0621/3832224, Fax. 0621/3833816, http://www.ma.uni-heidelberg. de/inst/imh
- Zentrum für Hygiene und med. Mikrobiologie Klinikum d. Philippsuniversität Impfambulanz, Pilgrimstein 2, 35037 **Marburg**, Tel. 06421/2866454, Fax. 06421/2866420, http:// www.med.uni-marburg.de/wwwmzh/mikrobio
- Max-v.-Pettenkofer-Institut, Pettenkoferstr. 9a, 80336 **München**, Tel. 089/5160-5211 oder -5207, Fax. 089/5380584, http://alpha1.mpk.med.uni-muenchen.de
- Institut für Medizin. Mikrobiologie der Universität, Domagkstr. 10, 48149 **Münster**, Tel. 0251/83-553737, http://medweb.uni-muenster.de/institute/medmikrobio
- Inst. für Medizin. Mikrobiologie und Hygiene der Universität, Franz-Josef-Strauß- Allee 11, 93053 **Regensburg**, Tel. 0941/9446420, Fax. 0941/9446402, http://www.uni-regensburg.de/ Fakultaeten/Medizin/MMH

Gelbfieberimpfstellen in Österreich

*Weitere Gelbfieberstellen unter http://www.die-reisemedizin.de/Adressen/Gelbfieberimpfstellen_in_*
Oesterreich.htm

- Hygiene-Institut der Universität Graz, Universitätsplatz 4, 8010 **Graz**, Tel. 0316/380-4360, Fax. 0316/380-9651, http://www.kfunigraz.ac.at/hygwww
- Institut für Medizinische Mikrobiologie und Hygiene, Krankenhaus der Elisabethinen, Fadingerstraße 1, 4010 **Linz**, Tel. 0732/7676-3685, http://www.elisabethinen.or.at/
- Abteilung für spezifische Prophylaxe und Tropenmedizin am Inst. f. Pathophysiologie d. Universität Wien, Kinderspitalgasse 15, 1095 **Wien**, Tel. 01/40400-5106, Fax. 01/40400-5130, E-Mail: Eva.jeschko@univie.ac.at, http://www.reisemed.at
- Institut für Sonnen- und Tropenmedizin, Lenaugasse 19, 1080 **Wien**, Tel. 0222/4026861
- Hygiene-Institut der Universität Wien, Kinderspitalgasse 15, 1090 **Wien**, Tel. 0222/404900 E-Mail: Hygiene@univie.ac.at, http://www.univie.ac.at/hygiene

Gelbfieberimpfstellen in der Schweiz

*Weitere Gelbfieberimpfstellen unter http://www.die-reisemedizin.de/Adressen/Gelbfieberimpfstellen_*
in_der_Schweiz.html

- Schweiz. Tropeninstitut, Medizinische Abteilung, Socinstrasse 57, 4051 **Basel** BS, Tel. 061/ 2848111, Fax. 061/2718554, http://www.sti.unibas.ch
- Inselspital Med. Poliklinik, Dr. Jaeger, Freiburgstrasse 3, 3010 **Bern** BE, Tel. 031/6323124, http://www.insel.ch/
- Kantonsspital Luzern, Personalärztlicher Dienst, Tropenarzt, 6000 **Luzern** 16 LU, Tel. 041/ 2051125, Fax. 041/2054411, E-Mail: Info@ksl.ch, http://www.ksl.ch
- Institut für klinische Mikrobiologie und Immunologie, Frohbergstrasse 3, 9000 **St. Gallen** SG, Tel. 071/4943782, Fax. 071/4943785, E-Mail: Info@gd-ikmi.sg.ch, http://www.ikmi.ch/

34.1.3 Umweltmedizinische Beratungsstellen

Bundesweite umweltmedizinische Gesellschaften und Zentren

- dbu – **Deutscher Berufsverband der Umweltmediziner**, Juliuspromenade 54, 97070 Würzburg, Tel. 0931/573133, Fax. 0931/573131, http://www.dbu-online.de
- **Gesellschaft für Hygiene und Umweltmedizin**, Institut für Hygiene, Sozial- und Umweltmedizin der Universität Bochum, Universitätsstraße 150, 44801 Bochum, Tel. 0234/3222365, Fax. 0234/3214199, E-Mail: Junghardt@hygiene.ruhr-uni-bochum.de, http://www.hygiene.ruhr-uni-bochum.de/ghu/index.html
- **Zentrum für Arbeits- und Umweltmedizin** e.V., Möllendorffstr. 9, 10367 Berlin, Tel. 030/ 5509344, Fax. 030/5506667
- Deutsche **Gesellschaft für Arbeitsmedizin und Umweltmedizin** e. V., DGAUM, http://www-dgaum.med.uni-rostock.de

Informationsdatenbanken

- **ADIZ**, Allergie-, Dokumentations- und Informationszentrum in Bad Lippspringe, Burgstr. 12, 33175 Bad Lippspringe, Tel. 05252/954500, Fax. 05252/954501, E-Mail: ADIZF@aol.com, http://www.adiz.de
- **DISA**, Dokumentations- und Informationsstelle für Allergiefragen im Kindes- und Jugendalter, Osnabrück, Iburger Str.200, 49082 Osnabrück, Tel. 0541/58486-21, Fax. 0541/58486-22, http://www.disa.de
- **DISU**, Dokumentations- und Informationsstelle für Umweltfragen, Osnabrück, Iburger Str.200, 49082 Osnabrück, Tel. 0541/58486-0, Fax. 0541/58486-12, http://www.disa.de
- **DIMDI**, Deutsches Institut für medizinische Dokumentation und Information, http://www.dimdi.de
- **GEIN**, German Environmental Information Network, http://www.gein.de
- **Stoffdatenbank der Berufsgenossenschaften**, http://www.hvbg.de/bia/stoffdatenbank

Umweltmedizinische Beratungsstellen und Ambulanzen in Deutschland und Österreich

- Umweltmedizinische Ambulanz, Inst. f. Hygiene u. Umweltmedizin RWTH Aachen, Pauwelsstr. 30, 52057 **Aachen**, Tel. 0241/8088-286, Fax. 0241/8888-477, E-Mail: Wolfgang.Dott@post.rwth-aachen.de, http://ww.klinikum.rwth-aachen.de/webpages/hygiene/index.html
- Zentralklinikum Augsburg Akademisches Lehrkrankenhaus der Ludwig-Maximilians-Universität München, Umweltambulanz, Stenglinstraße 2, 86156 **Augsburg**, Tel. 0821/400-3200, Fax. 0821/400-3201, E-Mail: Umweltmedizin@klinikum-augsburg.de, http://www.umweltmedizin-klinikum-augsburg.de/einleitung_gr.htm
- Umweltmed. Beratungsstelle Landratsamt Wartburgkreis Gesundheitsamt, Erzberger Allee 14, 36433 **Bad Salzungen**, Tel. 03695/617420, Fax. 03695/617430, E-Mail: Gesundheitsamt@wartburgkreis.de, http://www.wartburgkreis.de/d5/frame.htm
- Beratungsstelle für Vergiftungserscheinungen u. Embryonaltoxikologie, Spandauer Damm 130, 14050 **Berlin**, Tel. 030/30686 711, Fax. 030/30686-721 oder -799, E-Mail: Berlintox@giftnotruf.de, http://www.berlin.de/Land/SenArbSozFrau/BBGes/itox/giftnotruf
- Umweltmedizinische Ambulanzen, Universitätsklinikum Charite, Schumannstraße 20, 10117 **Berlin**, Tel. 030/2802-2342, Fax. 030/2802-4395, E-Mail: Hygfub@zedat.fu-berlin.de, http://www.fu-berlin.de/einrichtungen/fachbereiche/medizin/kltheo/hum
- Institut für Umweltanalytik und Humantoxikologie (ITox), Invalidenstraße 60, 10557 **Berlin** (Tiergarten), Tel. 030/39784-600, Fax. 030/39784-405, E-Mail: Itox@bbges.de, http://www.bbges.de/itox
- Landesinstitut f. das Öffentliche Gesundheitswesen NRW (LÖGD) Dez. 4.2: Toxikologie, Noxen-Informationssystem NRW (NIS), Westerfeldstraße 35–37, 33611 **Bielefeld**, Tel. 0521/8007-242, Fax. 0521/8007-200, http://www.loegd.nrw.de/umwelt_und_gesundheit/toxikologische_beratung/frameset.html
- Umweltmedizinische Ambulanz, Hygiene-Institut, Universität Bonn, Sigmund-Freud-Str. 25, 53105 **Bonn**, Tel. 0228/287-5523, Fax. 0228/287-5645, http://www.meb.uni-bonn.de/hygiene
- Umweltmedizinische Ambulanz, Hygiene-Institut Cottbus, Thiemstr. 104, 03050 **Cottbus**, Tel. 0355/488-150, Fax. 0355/488-152

- Umweltmedizinische Beratungsstelle und Ambulanz Arztpraxis für Mikrobiologie, Labormedizin und Hygiene, Bauhüttenstraße 6, 06847 **Dessau**, Tel. 0340/540530, Fax. 0340/540358
- Gemeinsames Giftinformationszentrum Mecklenburg-Vorpommern, Sachsen/-Anhalt, Thüringen, c/o Klinikum Erfurt, Nordhäuser Straße 74, 99089 **Erfurt**, Tel. 0361/730730, Fax. 0361/7307317, E-Mail: Shared.ggiz@t-online.de, http://www.thueringen.de/wegweis/89_19.htm
- Institut f. Umweltmedizin u. umweltmedizinische Praxis, Heinrich-Heine-Straße 3, 99096 **Erfurt**, Tel. 0361/3440271, Fax. 0361/3440277, E-Mail: Info@ifum.de, http://www.ifum.de
- Umweltambulanz Poliklinik f. Arbeits-, Umwelt- u. Sozialmedizin, Univ. Erlangen-Nürnberg, Kochstraße 19, 91054 **Erlangen**, Tel. 09131/859221, Fax. 09131/852317, E-Mail: Gintautas.Korinth@rzmail.uni-erlangen.de, http://www.arbeitsmedizin.uni-erlangen.de
- Umweltmedizin. Beratungsstelle, Gesundheitsamt Essen, Bernestraße 7, 45121 **Essen**, Tel. 0201/8853414, Fax. 0201/8853003, E-Mail: Gesundheitsamt@essen.de, http://www.essen.de/deutsch/Rathaus/Aemter/kommunale_stammdaten/1_53-1.htm
- Umweltmedizin. Beratungsstelle, Abt. Umweltmedizin u. -hygiene, Stadt-Gesundheitsamt Frankfurt, Braubachstraße 18–22, 60311 **Frankfurt/Main**, Tel. 069/21236980, Fax. 069/21230475, E-Mail: Info.stadtgesundheitsamt@stadt-frankfurt.de, http://www.gesundheitsamt.stadt-frankfurt.de
- Umweltmedizin. Beratungsstelle, Inst. f. Umweltmedizin u. Krankenhaushygiene, Univ. Freiburg, Hugstetterstr. 55, 79106 **Freiburg**, Tel. 0761/2705483, Fax. 0761/2705492, E-Mail: Umweltberatung@iuk3.ukl.uni-freiburg.de, http://www.ukl.uni-freiburg.de/iumwkra
- Inst. f. Umwelthygiene u. Umweltmedizin, Hygiene-Institut des Ruhrgebietes, Rotthauser Str. 19, 45879 **Gelsenkirchen**, Tel. 0209/9242400, Fax. 0209/9242444, E-Mail: Umweltambulanz@hygiene.ruhr-uni-bochum.de, http://www.hygiene.ruhr-uni-bochum.de/hygiene
- Umweltmedizinische Ambulanz, Inst. f. Hygiene u. Umweltmedizin, Universität Gießen, Friedrichstr. 16, 35392 **Gießen**, Tel. 0641/7024210, Fax. 0641/7027382, E-Mail: Jens.Mach@hygiene.med.uni-giessen.de, http://www.med.uni-giessen.de/hygiene
- Umweltmedizin. Beratungsstelle, Abt. Allgem. Hygiene u. Umweltmedizin, Univ. Göttingen, Windausweg 2, 37073 **Göttingen**, Tel. 0551/394959, Fax. 0551/394971, http://www.gwdg.de/~hygiene
- Umweltmedizinische Ambulanz, Inst. f. Hygiene u. Umweltmedizin, Universität Greifswald, Hainstraße 26, 17489 **Greifswald-Eldena**, Tel. 03834/841021, Fax. 03834/841023, E-Mail: Hygiene@rz.uni-greifswald.de, http://www.uni-greifswald.de/~hygiene
- Umweltmedizinische Beratungsstelle Hamburg, Tesdorpfstr. 8, 20148 **Hamburg**, Tel. 040/42848-2303, http://www.hamburg.de/Behoerden/BAGS/gesundheit/umwelt.htm
- Umweltmedizinische Ambulanz, Niedersächsisches Landesgesundheitsamt, Roesebeckstr. 4–6, 30449 **Hannover**, Tel. 0511/4505333, Fax. 0511/4505140, E-Mail: Poststelle@nlga.niedersachsen.de, http://www.nlga.niedersachsen.de
- Inst. u. Poliklinik f. Arbeits- u. Sozialmedizin, Universität Heidelberg, Hospitalstr. 1, 69115 **Heidelberg**, Tel. 06221/565101, Fax. 06221/562991, http://www.med.uni-heidelberg.de/einrichtungen/arbeitsmedizin/index.html
- Umweltmedizin. Beratungsstelle, Landratsamt des Rhein-Neckar-Kreises, Gesundheitsamt, Kurfürstenanlage 38, 69115 **Heidelberg**, Tel. 06221/522834, Fax. 06221/522840, http://www.rhein-neckar-kreis.de/homepage.htm

- Umweltmed. Ambulanz und Poliklinik für Arbeitsmedizin, Institut für Arbeits-, Sozial- u. Umweltmedizin Universität Jena, Jahnstr. 3, 07745 **Jena**, Tel. 03641/933693, E-Mail: Cebulla@bach.med.uni-jena.de, http://www.med.uni-jena.de/am
- Umweltmedizin. Beratungsstelle, Gesundheitsamt Kassel, Obere Königsstraße 3, 34117 **Kassel**, Tel. 0561/7875044, E-Mail: Gesundheitsamt@rathaus.kassel.de, http://www.selbsthilfe-kassel.de/gesund.htm
- Landesamt f. Natur u. Umwelt Schleswig-Holstein, Hamburger Chaussee 25, 24220 **Flintbek**, Tel. 04347/704200, Fax. 04347/704202, http://www.lanu.landsh.de
- Umweltmedizin. Beratungsstelle, Gesundheitsamt Kiel, Fleethörn 18–24, 24103 **Kiel**, Tel. 0431/9012120, Fax. 0431/9012113
- Magistrat d. Landeshauptstadt, Umweltmedizin. Beratungsstelle, Bahnhofstraße 35, A-9020 **Klagenfurt**, Tel. 0463/537876, Fax. 0463/537676
- Umweltmedizin. Beratungsstelle Gesundheitsamt Lübeck, Schmiedestr. 7, 23552 **Lübeck**, Tel. 0451/1225321, Fax. 0451/1225390
- Umweltmedizinische Beratungsstelle, Hygieneinstitut Sachsen-Anhalt, Wallonerberg 2/3, 39104 **Magdeburg**, Tel. 0391/53770, Fax. 0391/5377103
- Umweltmedizinisches Zentrum der Johannes-Gutenberg-Universität Mainz, Hochhaus am Augustusplatz, 55131 **Mainz**, Tel. 06131/172526, Fax. 06131/176628, http://www.hygiene.uni-mainz.de
- Umweltmedizin. Beratungsstelle, c, Schwanallee 23, 35037 **Marburg**, Tel. 06421/189123, Fax. 06421/189165, E-Mail: Gesundheitsamt@marburg-biedenkopf.de, http://www.marburg-biedenkopf.de/abteilg/k53/k53.htm
- Institut u. Poliklinik f. Arbeits- und Umweltmedizin, Klinikum Innenstadt der Ludwig-Maximilians-Universität München, Ziemssenstr. 1, 80336 **München**, Tel. 089/51602301, Fax. 089/51604444, http://www.med.uni-muenchen.de/arbmed
- Umweltmedizinische Ambulanz, Toxikologische Abteilung der TUM Klinikum rechts der Isar, II. Med. Klinik, Ismaninger Straße 22, 81675 **München**, Tel. 089/41402201, Fax. 089/41402467, http://www.med.tu-muenchen.de/rdi/kliniken/2med.htm
- Projektgruppe Umwelt und Gesundheit, Institut für Toxikologie und Umwelthygiene Technische Universität München, Lazarettstraße 62, 80636 **München**, Tel. 089/12183711, Fax. 089/12183713, http://www.med.tu-muenchen.de/rdi/kliniken/umwelttoxi.htm
- Kinderpsychosomatische Ambulanz, Kreiskrankenhaus Nordhorn, Albert-Schweitzer-Straße 10, 48577 **Nordhorn**, Fax. 05921/841341
- Umweltmedizin. Beratungsstelle des Gesundheitsamtes Oldenburg, Rummelweg 18, 26122 **Oldenburg**, Tel. 0441/2358631, Fax. 0441/2358620, http://www.oldenburg-kreis.de/verwaltung/53
- Umweltmedizin. Beratungsstelle, Landeshygieneinstitut Rostock, Gertrudenstr./Tor 1, 18057 **Rostock**, Tel. 0381/4955300, Fax. 0381/4922497
- Umweltmedizin. Beratungsstelle, Landesgesundheitsamt Baden-Württemberg, Wiederholtstr. 15, 70174 **Stuttgart**, Tel. 0711/1849313, Fax. 0711/1849242, E-Mail: Jaroni@lga.bwl.de, http://www.landesgesundheitsamt.de
- Umweltmedizin. Beratungsstelle, Gesundheitsamt Lahn-Dill-Kreis, Postfach 1940, 35573 **Wetzlar**, Tel. 06441/4071620, Fax. 06441/4071055, E-Mail. ga-ldk@lahn-dill-kreis.de, http://www.lahn-dill-kreis.de

- Ambulanz f. Klin. Umweltmedizin, Abt. f. Arbeitsmedizin Universitätsklinik f. Innere Medizin IV, Währinger Gürtel 18–20, A-1090 **Wien**, Tel. 01/404004729, Fax. 01/4088011, http://www.univie.ac.at/Innere-Med-4
- Umweltmedizin. Beratungsstelle, Institut f. Umweltmedizin, Feldgasse 9, A-1080 **Wien**, Tel. 01/4041387800, Fax. 01/404137819, http://www.magwien.gv.at/ma15/um_berat.htm
- Umwelt- und Arbeitsmedizinische Ambulanz des Institutes für Umwelthygiene (Abteilung Präventivmedizin), Universität Wien, Kinderspitalgasse 15, A-1095 **Wien**, Tel. 01/427764701, Fax. 01/42779647, E-Mail: Umwelthygiene@univie.ac.at, http://www.univie.ac.at/umwelthygiene
- Umweltmedizin. Beratungsstelle Gesundheitsamt Wilhelmshaven, Virchowstraße 17, 26382 **Wilhelmshaven**, Tel. 04421/161556, Fax. 04421/43905, http://rathaus.wilhelmshaven.de/service/gha/

34.1.4 Giftinformationszentren

Deutschland

- Universitätsklinikum Rudolf Virchow Humboldt-Universität Berlin Station 43 b (internistische Intensivstation), Augustenburger Platz 1, 13353 **Berlin**, Tel. 030/450-53555, Fax. 030/450-53909
- Beratungsstelle für Vergiftungserscheinungen und Embryonaltoxikologie (ITOX im BBGes) Spandauer Damm 130, 14050 **Berlin**, Tel. 030/19240, Fax. 030/30686-721, E-Mail Berlintox@giftnotruf.de, http://www.giftnotruf.de
- Informationszentrale gegen Vergiftungen, Zentrum für Kinderheilkunde der Rheinischen Friedrich-Wilhelms-Universität, Adenauerallee 119, 53113 **Bonn**, Tel. 0228/2873211, Fax 0228/2873314, E-Mail: Ukkbib2@mailer.meb.uni-bonn.de, http://www.meb.uni-bonn.de/giftzentrale
- Giftnotruf Erfurt, Gemeinsames Giftinformationszentrum der Länder Mecklenburg-Vorpommern, Sachsen, Sachsen-Anhalt und Thüringen, c/o Klinikum Erfurt, Nordhäuser Str 74, 99089 **Erfurt**, Tel. 0361/730730, Fax. 0361/7307317, E-Mail: Ggiz@t-online.de, http://www.thueringen.de/wegweis/89_19.htm
- Informationszentrale für Vergiftungen, Universitäts-Kinderklinik, Mathildenstr. 1 79106 **Freiburg**, Tel. 0761/19240, Fax. 0761/2704457, E-Mail: Giftinfo@kkl200.ukl uni-freiburg.de, http://www.ukl.uni-freiburg.de/kinderkl/viz/homede.htm
- Giftinformationszentrum-Nord der Länder Bremen, Hamburg, Niedersachsen und Schleswig-Holstein (GIZ-NORD), Georg-August-Universität Göttingen, Robert-Koch-Str. 40 37075 **Göttingen**, Tel. 0551/19240, Fax. 0551/3831881, E-Mail: Giznord@med uni-goettingen.de, http://www.giz-nord.de
- Universitätskliniken, Klinik für Kinder- und Jugendmedizin, 66421 **Homburg/Saar**, Tel 06841/19240, Fax. 06841/168314, E-Mail: Kigift@med-rz.uni-sb.de, http://www.med-rz uni-sb.de/med_fak/kinderklinik/klklb.htm
- Beratungsstelle für Vergiftungen, Klinische Toxikologie, II. Medizinische Klinik und Poliklinik, Johannes-Gutenberg-Universität, Langenbeckstr. 1, 55131 **Mainz**, Tel. 06131/19240, Fax 06131/176605, E-Mail: Mail@giftinfo.uni-mainz.de, http://www.giftinfo.uni-mainz.de

- Giftnotruf München (Toxikologische Abteilung der II. Medizinischen Klinik rechts der Isar der TU), Ismaninger Str. 22, 81675 **München**, Tel. 089/19240, Fax. 089/4140-2467, E-Mail: Tox@lr2.tum.de, http://www.toxinfo.org
- II. Medizinische Klinik des Städtischen Klinikums, Toxikologische Intensivstation, Flurstr. 17, 90419 **Nürnberg**, Tel. 0911/3982451

Österreich

- Vergiftungsinformationszentrale, Allgemeines Krankenhaus, Währinger Gürtel 18–20, 1090 **Wien**, Tel. 01/40-64343 (Notfälle), -400 (andere Anfragen), Fax. 01/404004225, E-Mail: Viz@akh-wien.ac.at, http://www.akh-wien.ac.at/viz

Schweiz

- Schweizerisches Toxikologisches Informationszentrum, Freiestr. 16, 8028 **Zürich**, Tel. 01/ 251-5151 (Notfälle) -6666 (andere Anfragen), Fax. 01/2528833, http://www.toxi.ch/ger/ welcome.html

34.2 Selbsthilfegruppen und patienten-orientierte Interessenverbände

34.2.1 Nationale Koordinationsstellen

- **NAKOS** – Nationale Kontakt- und Informationsstelle zur Anregung und Unterstützung von Selbsthilfegruppen der Deutschen Arbeitsgemeinschaft Selbsthilfegruppen e.V., Albrecht-Achilles-Str. 65, D-10709 Berlin, Tel. 030/8914019, Fax. 030/8934014, E-Mail: Nakos@gmx/de, http://www.nakos.de/
- Service- und Informationsstelle für Gesundheitsinitiativen und Selbsthilfegruppen (**SIGIS**) Fonds Gesundes Österreich, Mariahilferstr. 176/8, A-1150 Wien, Tel. 01/895 04 00, Fax. 01/895 04 00-20, E-Mail: Gesundes/oesterreich@fgoe/org, http://www.fgoe.org/
- **AGILE** Behinderten-Selbsthilfe Schweiz, Effingerstrasse 55, CH-3008 Bern, Tel. 031/ 390 39 39, Fax. 031/ 390 39 35, E-Mail: Info@agile.ch, http://www.agile.ch
- Das **Selbsthilfezentrum Hinterhuus**, Feldbergstrasse 55, CH-4057 Basel, Tel. 061/6928100, Fax. 061/6928177, E-Mail: Kontaktstelle@selbsthilfezentrum-bs.ch, http://www.selbsthilfe zentrum-bs.ch/
- Die Stiftung **KOSCH**, Koordination und Förderung von Selbsthilfegruppen in der Schweiz, Laufenstrasse 12, CH-4053 Basel, Tel. 061/3338601, Fax. 061/3338602, E-Mail: Gs@kosch.ch, http://www.kosch.ch/

34.2.2 Gruppen und Interessenverbände auf Bundesebene

Alphabetisch nach Fachgebiet und Erkrankung.

Allergologie und Umweltmedizin

- Deutscher **Allergie- und Asthma**bund e.V., Hindenburgstr. 110, 41061 Mönchengladbach, Tel. 02161/814940, Fax. 02161/8149430, E-Mail: Info@daab.de, http://www.daab.de/
- Deutsche Hilfsorganisation **Allergie und Asthma** e.V. (DHAA), Bonusstraße 32, 21079 Hamburg, Tel. 040/7631322, Fax. 040/7631339, E-Mail: Dhaa-hamburg@t-online.de, http://www.dhaa-hamburg.de
- Deutsche Gesellschaft **Multiple Chemical Sensitivity** e.V., Königsbergstr. 5 b, 95548 Bayreuth, Tel. 0921/23582, Fax. 0921/1500165, E-Mail: Info@DGMCS.de, http://mcsmed.de/

Behinderungen

- **Amputierten**-Initiative e.V., Spanische Allee 158, 14129 Berlin, Tel. 030/8032675, Fax. 030/80491635, E-Mail: Info@amputierten-initiative.de, http://www.amputierten-initiative.de/
- Bundesarbeitsgemeinschaft Hilfe für **Behinderte** e.V., Kirchfeldstr. 149, 40215 Düsseldorf, Tel. 0211/310060, Fax. 0211/3100648, E-Mail: Info@bagh.de, http://www.bagh.de/
- Deutscher **Behinderten-Sport**verband e.V., Friedrich-Alfred Straße 10, 47055 DUISBURG, Tel. 0203/7174170, Fax. 0203/7174178, E-Mail: Dbs@dbs-npc.de, http://www.dbs-npc.de/
- Bundesverband **behinderter Pflegekinder** e.V., Große Straße 100, 26871 Papenburg-Aschendorf, Tel. 04962/1033, Fax. 04962/6626, E-Mail: BV-Pflegekinder@gmx.de, http://Mittendrin-Magazin.de/
- Bundesverband **behinderter und chronisch kranker Eltern** (BbE) e.V., Lerchenweg 16, 32584 Löhne, Tel. 05732/6307, Fax. 05732/689572, E-Mail: Behinderte.Eltern@gmx.de, http://www.come.to/behinderte-eltern
- Deutscher **Blinden- und Sehbehinderten**verband e. V., Bundesgeschäftsstelle, Bismarckallee 30, 53173 Bonn, Tel. 0228/955820, Fax. 0228/357719, E-Mail: Info@dbsv.org, http://www.dbsv.org
- Verein zur Förderung der Kinder mit **Minimaler Cerebraler Dysfunktion**, Postfach 662204, 81219 München, Tel. 089/8543141, Fax. 089/852166, E-Mail: Mcd@mcd.de, http://www.mcd.de/
- Deutsche **Cochlear Implant** Gesellschaft e. V., Dachverband, Berliner Allee 13, 89257 Illertissen, Tel. 07303/3955, Bildtelefon -900197, Fax. 07303/43998, E-Mail: DCIGeV@T-Online.de, http://www.dcig.de/
- Bundesinteressengemeinschaft **Geburtshilfegeschädigter** e.V., Nordsehler Straße 30, 31655 Stadthagen, Tel. 05721/72372, Fax. 05721/81783, E-Mail: Geburt@aol.com, http://www.big-ev.de/
- Deutsche Gesellschaft zur Förderung der **Gehörlosen** und der Schwerhörigen e.V., Paradeplatz 3, 24768 Rendsburg, Tel. 04331/589722, Fax. 04331/589745, E-Mail: Info@deutsche-gesellschaft.de, http://www.deutsche-gesellschaft.de/
- Deutscher **Gehörlosen**-Bund, Bundesgeschäftsstelle, Hasseer Straße 47, 24113 Kiel, Tel. 0431/6434468, Fax. 0431/6434493, E-Mail: Info@gehoerlosen-bund.de, http://www.gehoerlosen-bund.de

- Bundesvereinigung Lebenshilfe für Menschen mit **geistiger Behinderung**, Raiffeisenstraße 18, Postfach 70 11 63, 35020 Marburg, Tel. 06421/4910, Fax. 06421/491167, E-Mail: Bundesvereinigung@Lebenshilfe.de, http://www.lebenshilfe.de/
- Bundesarbeitsgemeinschaft **hörbehinderter** Studenten und Absolventen e.V., Dipl.-pol. Andreas Kammerbauer, H. d. Hochstätte 2a, 65239 Hochheim am Main, Tel. ST/Tel/BTX: 06146/835537, Fax. 06146/835538, E-Mail: Andreas.Kammerbauer@t-online.de, http://www.bhsa.de
- Bundesgemeinschaft der Eltern und Freunde **hörgeschädigter Kinder** e.V., Pirolkamp 18, 22397 Hamburg, Tel. 040/6070344, Fax. 040/6072361, E-Mail: Spektrum-Hoeren@t-online.de, http://www.spektrum-hoeren.de
- Bundesselbsthilfeverband **Kleinwüchsiger** Menschen e.V., Herbert Stein, Postfach 80 19 28, 81618 München, Tel. 089/685217, Fax. 089/685217, E-Mail: Herbert.stein@t-online.de, http://www.kleinwuchs.de/
- Bundesverband für **Körper- und Mehrfachbehinderte** e.V., Brehmstr. 5–7, 40239 Düsseldorf, Tel. 0211/640040, Fax. 0211/6400420, E-Mail: Info@bvkm.de, http://www.bvkm.de/
- Bundesverband Selbsthilfe **Körperbehinderter** e.V., Postfach 20, 74236 Krautheim, Tel. 06294/68110, Fax. 06294/95383, E-Mail: Zentrale@bsk-ev.de, http://www.bsk-ev.de/
- Bundesverband **Legasthenie** e.V., Königstraße 32, 30175 Hannover, Tel. 0511/318738, Fax. 0511/318739, E-Mail: Info@legasthenie.net, http://www.legasthenie.net/
- LERNEN FÖRDERN-Bundesverband zur Förderung **Lernbehinderter** e.V., Bundesgeschäfts- und Beratungsstelle, Rolandstraße 61, 50677 Köln, Tel. 0221/380666, Fax. 0221/385954, E-Mail: Rudolf.zelfel@lernen-foerdern.de, http://www.lernen-foerdern.de/
- Pro Retina Deutschland e.V, Selbsthilfevereinigung von Menschen mit **Netzhautdegenerationen**, Vaalserstr.108, 52074 Aachen, Tel. 0241/870018, Fax. 0241/873961, E-Mail: Pro-Retina@t-online.de, http://www.pro-retina.de
- Fördergemeinschaft der **Querschnittgelähmten** in Deutschland e.V, Silcherstraße 15, 67591 Mölsheim, Tel. 06243/5256, Fax. 06243/905920, E-Mail: Fgq-moelsheim@t-online.de, http://www.fgq.de/
- Deutscher **Schwerhörigen**bund e.V., Breite Straße 3, 13187 Berlin, Tel. 030/47541114, Fax. 030/47541116, E-Mail: DSB@schwerhoerigkeit.de, http://www.schwerhoerigen-netz.de/DSB/
- Interessenvertretung **Selbstbestimmt Leben** Deutschland e.V. – ISL, Kölnische Straße 99, 34119 Kassel, Tel. 0561/7288546, Fax. 0561/7288558, E-Mail: Info@isl-ev.de, http://www.isl-ev.de
- Bundesvereinigung **Stotterer**-Selbsthilfe e.V., Gereonswall 112, 50670 Köln, Tel. 0221/13911-06/-07, Fax. 0221/1391370, E-Mail: Info@bvss.de, http://www.bvss.de/

Dermatologie

- **Alopecia Areata** Deutschland (AAD) e.V.**,** Postfach 100 245, 47701 Krefeld, Tel. 02151/786006, Fax. 02151/786006, http://www.jennylatz.de/aad.htm
- Interessengemeinschaft **Epidermolysis Bullosa** e.V. – DEBRA Deutschland, Lahn-Eder-Straße 41, 35216 Biedenkopf, Tel. 06461/87015, Fax. 06461/989627, http://www.ieb-debra.de
- Selbsthilfe **Ichthyose** e.V., Sabine Wiegandt, Rheinstraße 18, 36341 Lauterbach, Tel. 06641/910812, Fax. 06641/910813, http://www.ichthyose.de
- **Lupus Erythematodes** Selbsthilfegemeinschaft e.V., Döppersberg 20, 42103 Wuppertal, Tel. 0202/4968797, Fax. 0202/4968798, E-Mail: Lupus@rheumanet.org, http://www.lupus.rheumanet.org/

- Deutscher **Neurodermitiker** Bund e.V., Spaldingstr. 210, 20097 Hamburg, Tel. 040/230810, Fax. 040/231008, E-Mail: Info@dnb-ev.de, http://www.dnb-ev.de (für Mitglieder) http://www.hautfreund.de (Zeitschrift)
- Bundesverband **Neurodermitis**kranker in Deutschland e. V., Oberstr. 171, Postfach 11 65, 56135 Boppard, Tel. 06742/ 87130, Fax. 06742/2795, E-Mail: Info@neurodermitis.net, http://www.neurodermitis.net/
- **PANAP** (Psoriasis–Allergien–Neurodermitis–Asthma–Pilze) Selbsthilfe e.V., Narzissenweg 18, 26209 Sandkrug, Tel. 04481/927985, Fax. 04481/9359787, E-Mail: Panap@panap.de, http://www.panap.de
- Deutscher **Psoriasis**bund e. V., Seewartenstr. 10, 20459 Hamburg, Tel. 040/2233990, Fax. 040/22339922, E-Mail: Info@psoriasis-bund.de, http://www.psoriasis-bund.de/
- **Psoriasis** Selbsthilfe Arbeitsgemeinschaft (PSOAG), Schmitzweg 64, 13437 Berlin, Tel. 030/61283090, Fax. 030/61283090, E-Mail: Psoag@gmx.de, http://www.psoriasis-selbsthilfe.org
- **Vitiligo** Selbsthilfegemeinschaft Deutschland, Feldstr. 26 b, 47506 Neukirchen-Vluyn, Tel. 02845/21399, Fax. 02845/794146,

Gynäkologie

- **Endometriose**-Vereinigung Deutschland e.V., Bernhard-Göring-Straße 152, 04277 LEIPZIG, Tel. 0341/3065304, Fax. 0341/3065304, E-Mail: Endometriose@t-online.de, http://www.endometriose-vereinigung.de/
- Arbeitskreis **Frauengesundheit** in Medizin, Psychotherapie und Gesellschaft e.V., Knochenhauerstr. 20–25, 28195 Bremen, Tel. 0421/4349340, Fax. 0421/1604960, http://www.akf-info.de/
- Dachverband der **Frauen-Gesundheitsprojekte**, Rita Götze, Goetheallee 9, 37073 Göttingen, Tel. 0551/487025, Fax. 0551/5217836, E-Mail: Dv-frauengesundheitszentren@gmx.de, http://www.frauengesundheitszentren.de/
- Arbeitsgemeinschaft **Gestose**-Frauen e.V., Kapellener Str. 67a, Postfach 1253, 47654 Issum, Tel. 02835/2628, Fax. 02835/2945, E-Mail: Info@gestose-frauen.de, http://www.gestose-frauen.de/
- Bundesverband **Reproduktionsmedizinischer** Zentren Deutschlands e. V., Geschäftsstelle Dudweilerstraße 58, 66111 Saarbrücken, Tel. 0681/373551, Fax. 0681/373539, E-Mail: Brz@repromed.de, http://www.repromed.de/

Herz, Gefäße und Kreislauf

- **AVK**-Selbsthilfegruppe Bundesverband e.V., An der Oberhecke 34, 55270 Sörgenloch/ Mainz, Tel. 06136/924050, Fax. 06136/925251, E-Mail: Rwb-pfeiffer@t-online.de
- Deutsche Liga für **Gefäßerkrankungen** e.V., Klinikum Karlsbad, Guttmannstr. 1, 76307 Karlsbad, Tel. 07202/613511, E-Mail: Eric.Hsu@kkl.srh.de, http://www.deutsche-gefaessliga.de/
- Verein für Personen mit peripheren **Gefäßfehlbildungen** e.V., Blötter Weg 85, 45478 Mülheim, Tel. 0208/51130, Fax. 02041/263842, E-Mail: C.Hautkappe@t-online.de, http://www.angiodysplasie.de.vu
- Deutsche **Herz**stiftung e.V., Vogtstr. 50, 60322 Frankfurt/Main, Tel. 069/9551280, Fax. 069/955128313, E-Mail: Info@herzstiftung.de, http://www.herzstiftung.de/
- Förderkreis **Herz- und Kreislauf**hilfe e.V., Josef-Lutz-Weg 15, 81371 München, Tel. 089/7235333, Fax. 089/7235333,

- JEMAH e.V. (Jugendliche und Erwachsene mit angeborenem **Herzfehler**), Gerricksstr. 21, 47137 Duisburg, Tel. 0203/4513067, Fax. 0203/4513077, E-Mail: Info@jemah.de, http://www.jemah.de/
- Selbsthilfegruppe für Patienten mit künstlichen **Herzklappen**, c/o Rudolf Stark, Neidsteiner Str. 11, 90482 Nürnberg, Tel. 091/502668, Fax. 0911/502604, E-Mail: Herzklappen@gmx.de, http://www.medizin-forum.de/herzklappen/
- Deutsche Liga zur Bekämpfung des hohen Blutdrucks e.V. (**Hochdruckliga**), Berliner Str. 46, 69120 Heidelberg, Tel. 06221/411774, Fax. 06221/402274, E-Mail: Hochdruckliga@t-online.de, http://www.hochdruckliga.info/
- **HOCM** – Selbsthilfegruppe (Hypertrophe obstruktive Kardiomyopathie)**,** Carsten Schnauß, Kurt-Blaum-Straße 70, 65934 Frankfurt am Main, Tel. 069/385450, Fax. 069/791269913, E-Mail: Carsten.Schnauss@t-online.de, http://www.HOCM.de/
- **Pulmonale Hypertonie** (PH) e.V.**,** Bruno Kopp, Wormser Str.20, 76287 Rheinstetten, Tel. 07242/7294, Fax. 07242/952667, E-Mail: Pphev@aol.com, http://members.aol.com/pphev/start.htm
- Deutsche Gesellschaft **Venen** e.V., Postfach 18 10, 90007 Nürnberg, Tel. 0911/5988600, Fax. 0911/591219, E-Mail: DGVenen@bigfoot.de
- Deutsche **Venen**-Liga e.V., Sonnenstraße 6, 56864 Bad Bertrich, Tel. 02674/1448, Fax. 02674/910115, E-Mail: Info@venenliga.de, http://www.venenliga.de/
- Deutsche **Herz**hilfe e.V., Weißhausstr. 21, 50939 Köln, Tel. 0221/410812, Fax. 0221/413945, http://www.deutsche-herzhilfe.de (im Aufbau)

HNO

- Vereinigung **Akustikus-Neurinom** e.V., Prof. Dr. Erich Schulz-Du Bois, Vorsitzender, Brunnenweg 3 B, 24211 Preetz, Tel. 04342/5552, Fax. 04342/769708, E-Mail: Oschulzdubois@aol.com, http://www.akustikus.de/
- Bundesverband **Kehlkopflose** e.V., Artur Mehring, Obererle 65, 45897 Gelsenkirchen, Tel. 0209/592282, E-Mail: 101.64289@germanynet.de, http://www.paritaet.org/bvkl/
- Kontakte und Informationen für **Morbus Menière**, KIMM e.V., Inge von dem Bussche, Kastanienweg 5, 71404 Korb, Tel. 07151/64113, Fax. 07151/600599, E-Mail: KIMM.IvdBussche@t-online.de, http://members.tripod.de/SelbsthilfeMeniere/kimm.htm
- **Morbus Osler** Selbsthilfe e.V., Lessingstr. 13, 41372 Niederkrüchten, Tel. 02163/81249, Fax. 02163/579343, http://www.morbus-osler.de/
- **Schlafapnoe** e.V., Anne Bertram, Am Burgholz 6, 42349 Wuppertal, Tel. 0202/408917, Fax. 0202/408917, E-Mail: Anne-bertram@schlafapnoe-online.de, http://www.schlafapnoe-online.de/
- Deutsche **Tinnitus**-Liga e.V., Am Lohsiepen 18, Postfach 210351, 42353 Wuppertal, Tel. 0202/246520, Fax. 0202/2465220, E-Mail: Dtl@tinnitus-liga.de, http://www.tinnitus-liga.de/

Magen-Darm- und Harntrakt

- CED-Hilfe e.V. – Hilfe bei **entzündlichen Darmerkrankungen**, Fuhlsbüttler Str. 401, 22309 Hamburg, Tel. 040/6323740, Fax. 040/63708994, E-Mail: Ced-hilfe@t-online.de
- **Dialyse**patienten Deutschlands e.V., Weberstr. 2, 55130 Mainz, Tel. 06131/85152, Fax. 06131/835198, E-Mail: Info@ddev.de, http://www.dialysepatienten-deutschlands.de
- Deutsche **Dialyse**gesellschaft niedergelassener Ärzte e.V., Kleine Klotzbahn 23, Postfach 132304, 42050 Wuppertal, Tel. 0202/248450, Fax. 0202/2484560, E-Mail: Info@ddnae.de, http://www.ddnae.de/

- Deutsche Gesellschaft zur Bekämpfung der Krankheiten von Magen, Darm, Leber und Stoffwechsel sowie von Störungen der Ernährung (**Gastro-Liga**) e. V., Friedrich-List-Straße 13, 35398 Gießen, Tel. 0/641/974810, Fax. 0641/9748118, E-Mail: Info@gastro-liga.de, http://www.gastro-liga.de/
- Selbsthilfegruppe **Hepatitis** C & B, Bahnhofsstraße 13–15, 90402 Nürnberg, Tel. 0911/2309035, Fax. 0911/23090345, E-Mail: Hepatitis@aidshilfe-nuernberg.de, http://www.hepatitisc-selbsthilfegruppe.de/
- Deutsches **Hepatitis C** Forum e.V., Postfach 11 23, 34312 Espenau, Tel. 0700/43736786, Fax. 05673/920826, E-Mail: Beratung@hepatitis-c.de, http://www.hepatitis-c.de
- Hilfe für **inkontinente** Personen (HFI) e.V., Patienten- und Verbraucherberatung auch für andere chron. Erkrankungen, Postfach 11 13 22, 40513 Düsseldorf, Tel. 0211/592127, E-Mail: Info@hf-initiative.de, http://www.hf-initiative.de/
- Gesellschaft für **Inkontinenz**hilfe (GIH) e.V., Friedrich-Ebert-Str. 124, 34119 Kassel, Tel. 0561/780604, Fax. 0531/776770, E-Mail: Info@gih.de, http://www.gih.de
- Deutsche **Leber**hilfe e.V., Luxemburger Str. 150, 50937 Köln, Tel. 0221/2829980, Fax. 0221/2829981, E-Mail: Info@leberhilfe.org, http://www.leberhilfe.org
- Selbsthilfe **Lebertransplantierter** Deutschland e.V., Karlsbader Ring 28, 68782 Brühl, Tel. 06202/702613, Fax. 06202/702614, E-Mail: Info@Lebertransplantation.de, http://www.Lebertransplantation.de
- Deutsche **Morbus Crohn/Colitis ulcerosa** Vereinigung (DCCV) e.V., Paracelsusstr. 15, 51375 Leverkusen, Tel. 0214/876080, Fax. 0214/8760888, E-Mail: Info@dccv.de, http://www.dccv.de/
- **Morbus Wilson** e.V., Meraner Straße 17, 83024 Rosenheim, Tel. 08031/249230, Fax. 08031/43876, E-Mail: Info@morbus-wilson.de, http://www.morbus-wilson.de/
- Familienhilfe **Polyposis coli** e.V., Am Rain 3a, 36277 Schenklengsfeld, Tel. 06629/1821, E-Mail: Info@familienhilfe-polyposis.de, http://www.familienhilfe-polyposis.de/
- Selbsthilfegruppe **Porphyrie**, Koburger Weg 9, 48159 Münster, Tel. 0251/276854,
- Deutsche **Reizdarmhilfe** e.V., Mörikeweg 2, 31303 Burgdorf, Tel. 05136/896106, Fax. 05136/873662, E-Mail: Reizdarm@aol.de, http://www.reizdarmselbsthilfe.de
- Deutsche **Zöliakie**-Gesellschaft e.V., Filderhauptstr. 61, 70599 Stuttgart, Tel. 0711/454514, Fax. 0711/4567817, E-Mail: Info@dzg-online.de, http://www.dzg-online.de/

Neurologie

- Verein für Hirn-**Aneurysma**-Erkrankte – Der Lebenszweig – e.V., Egerländer Str. 40 c, 86368 Gersthofen, Tel. 0821/473023, http://www.hirn-aneurysma.de/
- Bundesverband für die Rehabilitation der **Aphasiker** e.V., Robert-Koch-Straße 34, 97080 Würzburg, Tel. 0931/2501300, Fax. 0931/25013039, E-Mail: Info@aphasiker.de, http://www.aphasiker.de
- Bundesverband der **Clusterkopfschmerz**-Selbsthilfegruppen, Schubertstraße 20, 41539 Dormagen, Tel. 02133/478484, E-Mail: Harald.Mueller@clusterkopfschmerz-selbsthilfe.de, http://www.clusterkopfschmerz.de, http://www.clusterkopfschmerz-selbsthilfe.de
- Deutsche **Dystonie** Gesellschaft e.V., Rissener Landstraße 85, 22587 Hamburg, Tel. 040/875602, Fax. 040/87082804, E-Mail: Info@dystonie.de, http://www.dystonie.de/
- Deutsche **Epilepsie**vereinigung e.V., Zillestr. 102, 10585 Berlin, Tel. 030/3424414, Fax. 030/3424466, E-Mail: Info@epilepsie.sh, http://epilepsie.sh

- Deutsche Sektion der Internationalen Liga gegen **Epilepsie** e.V. und Informationszentrum Epilepsie (ize), Herforder Str. 5–7, 33602 Bielefeld, Tel. 0521/124117, Fax. 0521/124172, E-Mail: IZE@IZEpilepsie.de, http://izepilepsie.de
- **Guillain-Barré-Syndrom** (GBS) Selbsthilfegruppe Sinsheim e.V., Kreuzäcker 103, 74889 Sinsheim-Hilsbach, Tel. 07260/1584, Fax. 07260/8290, E-Mail: Kontakt@gbs-shg.de, http://www.gbs-shg.de
- Deutsche **Huntington**-Hilfe e.V., Börsenstr. 10, 47051 Duisburg, Tel. 0203/22915, Fax. 0203/22925, E-Mail: Dhh@dhh-ev.de, http://www.dhh-ev.de/
- Bundesverein **Leukodystrophie** e.V., Barbara Matuschek, Im Brühl 1, 79592 Fischingen, Tel. 07628/940601, Fax. 07628/940603, E-Mail: BVLeV@aol.com, http://www.odata.de/BVL/
- **Migräne**Liga e.V., Westerwaldstraße 1, 65462 Ginsheim, Tel. 06144/2211, Fax. 06144/31908, E-Mail: Info@migraeneliga-deutschland.de, http://www.migraeneliga-deutschland.de/
- Deutsche **Multiple Sklerose** Gesellschaft e.V. (DMSG), Küsterstr. 8, 30519 Hannover, Tel. 0511/968340, Fax. 0511/9683450, E-Mail: Dmsg@dmsg.de, http://www.dmsg.de/
- Initiative Selbsthilfe **Multiple Sklerose** (MSK) e.V., Schelmengrubweg 29, 69198 SCHRIESHEIM, Tel. 06203/65831, Fax. 06203/65831, E-Mail: MSKeV.Dittmann@t-online.de, http://www.multiple-sklerose-e-v.de/
- Deutsche Gesellschaft für **Muskelkrankheiten** (DGM) e.V., Horst Ganter, Im Moos 4, 79112 Freiburg, Tel. 07665/94470, Fax. 07665/944720, E-Mail: DGM-FR@t-online.de, http://www.dgm.org
- Deutsche **Myasthenie**-Gesellschaft e.V., Geschäftsstelle, Langemarckstraße 106, 28199 Bremen, Tel. 0421/592060, Fax. 0421/508226, E-Mail: Info@dmg-online.de, http://www.dmg-online.de/
- Deutsche **Narkolepsie** Gesellschaft e.V., Bundesverband, Postfach 1107, 42755 Haan/Rhld., Tel. 02129/959685, Fax. 02129/32945, E-Mail: Dnger@wtal.de, http://www.dng-ev.de/
- Deutsche **Parkinson**-Vereinigung e.V. (DPV), Stühmtwiete 46, 22175 Hamburg, Tel. 040-6406003, http://www.uni-ulm.de/klinik/expneuro/dpv/index.htm
- Junge **Parkinson**-Kranke-Club U40 (DPV), Friedrich-Naumann-Str. 37, 76187 Karlsruhe, Tel. 0721/71439,
- Deutsche **Restless Legs** Vereinigung, Schillerstraße 3a, 80336 München, Tel. 089/55028880, Fax. 089/55028881, E-Mail: Info@restless-legs.org, http://www.restless-legs.org/
- **Schädel-Hirn**patienten in Not e.V., Armin Nentwig, Bundesvorsitzender, Bayreuther Straße 33, 92224 Amberg, Tel. 09621/64800, Fax. 09621/63663, E-Mail: Schaedel-hirn@t-online.de, http://www.Schaedel-Hirn.de/
- VdK Fachverband **Schlafapnoe/Chronische Schlafstörungen**, Wurzerstraße 4 a, 53175 Bonn, Tel. 0228/820930, Fax. 0228/8209346, E-Mail: Info-schlafapnoe@vdk.de, http://www.vdk-schlafapnoe.de/
- Stiftung Deutsche **Schlaganfall**-Hilfe, Carl-Bertelsmann-Str. 256, Postfach 104, 33311 Gütersloh, Tel. 05241/97700, Fax. 05241/702071, E-Mail: Info@schlaganfall-hilfe.de, http://www.schlaganfall-hilfe.de/
- **Stiff-man**-Syndrom Gesellschaft Deutschland e.V., Cornelia Buhl, Spechtstr. 5, 65824 Schwalbach/Ts., Tel. 06196/848302, Fax. 06196/568521, E-Mail: Kontakt@stiff-man.de, http://www.stiff-man.de
- **Tourette** Gesellschaft Deutschland e.V., c/o Prof. Dr. med. Aribert Rothenberger, Universität Göttingen Abteilung für Kinder- und Jugendpsychiatrie, von-Siebold-Str. 5, 37075 Göttingen, Tel. 0551/396727, Fax. 0551/398120, E-Mail: Info@tourette.de, http://www.tourette.de/

- Selbst-Hilfe-Verband für neurologisch Erkrankte und **Unfallopfer** e.V., Kantstraße 15, 89522 Heidenheim, Tel. 07321/55522, Fax. 07321/55524, E-Mail: Karl-Eugen.Siegel@Brain Week.de, http://www.brainweek.de/shv/shv.htm
- Verein Patienten im **Wachkoma** PIW e.V., Am Heshahn 4, 51702 Bergneustadt, Tel. 02261/ 949444, Fax. 02261/949445, E-Mail: PiW-eV@t-online.de, http://www.piw-ev.de/

Onkologie, Immunologie und Hämatologie

- Deutsche **AIDS**-Hilfe e.V., Dieffenbachstr. 33, 10967 Berlin, Tel. 030/6900870, Fax. 030/ 69008742, E-Mail: Dah@aidshilfe.de, http://www.aidshilfe.de/
- Gesellschaft für **Biologische Krebsabwehr** e.V., Hauptgeschäftsstelle, Hauptstraße 44, Postfach 10 25 49, 69015 Heidelberg, Tel. 06221/138020, Fax. 06221/1380220, E-Mail: Information@biokrebs.de, http://www.biokrebs.de/
- **Frauenselbsthilfe** nach Krebs e.V., B 6 Nr. 10/11, 68159 Mannheim, Tel. 0621/24434, Fax. 0621/154877, E-Mail: Kontakt@frauenselbsthilfe.de, http://www.frauenselbsthilfe.de
- Deutsche **Hämophilie**gesellschaft, Verein zur Beratung bei Blutungskrankheiten e.V., Halenseering 3, 22149 Hamburg, Tel. 040/6722970, Fax. 040/6724944, E-Mail: Dhg@dhg.de, http:// www.dhg.de/
- Interessengemeinschaft **Haemophiler** e.V., Bundesgeschäftsstelle, Johannesstr. 38, 53225 Bonn, Tel. 0228/4298955, Fax. 0228/4298966, E-Mail: Info@igh-ev.de, http:// www.igh-ev.de/
- Deutsche **Hirntumor**hilfe e.V., Karl-Heine-Str. 27, 04229 Leipzig, Tel. 03437/763927, Fax. 03437/764741, E-Mail: Info@neurobox.de, http://www.hirntumor.net/
- Deutsche Selbsthilfe Angeborene **Immundefekte** e.V., Gabriele Gründl, Hochschatzen 5, 83530 Schnaitsee, Tel. 08074/8164, Fax. 08074/9734, E-Mail: Gabriele.gruendl@t-online.de, http://www.dsai.de/
- Deutsche **Krebsgesellschaft** e.V., Hanauer Landstr. 194, 60314 Frankfurt/Main, Tel. 069/ 6300960, Fax. 069/63009666, E-Mail: Info@krebsgesellschaft.de, http://www. krebsgesellschaft.de/
- Deutsche **Krebshilfe** e.V., Thomas-Mann-Str. 40, Postfach 1467, 53111 Bonn, Tel. 0228/ 729900, Fax. 0228/7299011, E-Mail: Deutsche@krebshilfe.de, http://www.krebshilfe.de
- **Krebsinformationsdienst** (KID) am Deutschen Krebsforschungszentrum Heidelberg, Im Neuenheimer Feld 280, 69120 Heidelberg, Tel. 06221/422890 (Büro), 06221/410121 (Beratung), Fax. 06221/401806, E-Mail: Kid@dkfz-heidelberg.de, http://www.krebsinformation. de/
- DLH – Deutsche **Leukämie- und Lymphom**-Hilfe e.V., Dr. med. Ulrike Holtkamp, Thomas-Mann-Str. 40, Postfach 3015, 53020 Bonn, Tel. 0228/390440, Fax. 0228/3904422, E-Mail: U.holtkamp@leukaemie-hilfe.de, http://www.leukaemie-hilfe.de/
- S.E.L.P. Selbsthilfevereinigung zur Unterstützung erwachsener **Leukämie- und Lymphom**-Patienten e.V., Dipl.-Päd. Annette Hünefeld, Herrenstr. 34, 48167 Münster, Tel. 02506/ 6768, Fax. 02506/85559, E-Mail: Leukaemie-lymphom@selp.de, http://www.selp.de/
- Bundesverband **Prostata** Selbsthilfe e.V., Ritterhausstraße 9–11, 44137 Dortmund, Tel. 0231/ 163783, Fax. 0231/143157, E-Mail: Selbsthilfe@bundesverband-prostata.com, http:// www.Bundesverband-Prostata.com/
- Die Deutsche **Prostatakrebs**hilfe, Am Eichwald 6, 63150 Heusenstamm, Tel. 06106/4294, Fax. 06106/4071, E-Mail: E-Z-G@t-online.de, http://www.prostatakrebse.de/

- **Psychosoziale** Beratungsstelle für **Krebskranke** und Angehörige – Selbsthilfe Krebs e.V., Albrecht-Achilles-Str. 65, 10709 Berlin, Tel. 030/89409040, Fax. 030/89409044, http://www.krebsberatung-berlin.de/
- Deutsche ILCO e.V., Partner für **Stomaträger** und Angehörige, Landshuter Str. 30, Postfach 12 65, 85312 Freising, Tel. 08161/934301, Fax. 08161/934304, E-Mail: Info@ilco.de, http://www.ilco.de/

Orthopädie
- Deutsche **Arthrose**hilfe e.V., Postfach 11 05 51, 60040 Frankfurt am Main, Tel. 068/31946677, Fax. 068/31946678, E-Mail: Service@arthrose.de, http://www.arthrose.de/
- Förderverein für **Fibrodysplasia ossificans progressiva**-Erkrankte – FOP e.V., Fischener Straße 6, 87448 Waltenhofen, Tel. 08303/921062, Fax. 08303/921063, E-Mail: Info@fop-ev.de, http://www.fop-ev.de/
- Kuratorium **Knochen**gesundheit e.V., Leipziger Straße 6, 74889 Sinsheim, Tel. 01900/854525 (Gebühren beachten), Fax. 07261/64659, E-Mail: Kuratorium-knochengesundheit@t-online.de, http://www.Osteoporose.org
- Deutsche Vereinigung **Morbus Bechterew** e.V., Bundesverband, Metzgergasse 16, Postfach 4329, 97421 Schweinfurt, Tel. 09721/22033, Fax. 09721/22955, E-Mail: Dvmb@talknet.de, http://www.bechterew.de
- Deutsche Gesellschaft für **Osteogenesis imperfecta** Betroffene e.V., Postfach 15 46, 63155 Mühlheim, Tel. 06108/69276, Fax. 06108/76334, http://www.oi-gesellschaft.de/
- Bundesselbsthilfeverband für **Osteoporose** e.V., Kirchfeldstr. 149, 40215 Düsseldorf, Tel. 0211/319165, Fax. 0211/332202, E-Mail: Info@bfo-aktuell.de, http://www.bfo-aktuell.de/
- Selbsthilfegruppe **Schleudertrauma**, Doris Rietz, Lucas-Cranach-Weg 5, 71065 Sindelfingen, Tel. 07031/875071, Fax. 07031/875071,
- Bundesverband **Skoliose** Selbsthilfe e.V., Mühlweg 12, 74838 Limbach, Tel. 0177/7323334, Fax. 06287/4792, E-Mail: Admin@bundesverband-skoliose.de, http://www.bundesverband-skoliose.de/
- Bundesverband **Torticollis** e.V., Eckernkamp 39, 59077 Hamm, Tel. 02389/536988, Fax. 02389/536289, E-Mail: BVTorti@aol.com, http://members.aol.com/BVTorti/Torticollis.html
- Bundesverband **WIRBEL** e.V., Selbsthilfegemeinschaft Ganzheitstherapie für Schmerz- und Wirbelsäulengeschädigte, Am Oelpfad 1–3, 44263 Dortmund, Tel. 0231/417029, Fax. 0231/411910, E-Mail: Wirbel@free.de, http://www.free.de/wirbel/

Pädiatrie
- Kinder-**Aids**-Hilfe Deutschland e.V., Kasernenstr. 59, 40213 Düsseldorf, Tel. 0211/326702, Fax. 0211/134736, http://www.med.uni-duesseldorf.de/PaedImm/kah.htm
- **Allergie**- und **umweltkrankes** Kind e.V., Westerholter Straße 142, 45 892 Gelsenkirchen, Tel. 0209/30530, Fax. 0209/3809037, E-Mail: AUKGE@aol.com, http://members.aol.com/AUKGE/
- Arbeitsgemeinschaft **allergiekrankes** Kind, Nassaustraße 32, 35745 Herborn, Tel. 02772/92870, Fax. 02772/928748, E-Mail: Aak-team@aak.de, http://www.aak.de
- Bundesverband **Aufmerksamkeitsstörung**/Hyperaktivität e.V., Irene und Hans Gerhard Braun, Postfach 60, 91291 Forchheim, Tel. 09191/34874, Fax. 09191/34874, E-Mail: BV-AH@t-online.de, http://www.osn.de/user/hunter/badd.htm

- Bundesverband Hilfe für das **autistische Kind**, Vereinigung zur Förderung autistischer Menschen e.V., Bebelallee 141, 22297 Hamburg, Tel. 040/5115604, Fax. 040/5110813, E-Mail: Autismus-bv-hak@t-online.de, http://www.autismus.de/
- Paulinchen e.V. Elterninitiative **brandverletzte** Kinder, G. Scheler, A. Gottwald, Laufer Str. 30a, 90571 Schwaig, Tel. 0911/5075718, Fax. 0911/5075718, E-Mail: Ebk-schwaig@t-online.de, http://www.paulinchen.de/
- Bund **diabetischer** Kinder und Jugendlicher e.V., Hahnbrunner Straße 46, 67659 Kaiserslautern, Tel. 0631/76488, Fax. 0631/97222, E-Mail: Diabeteskl@aol.com, http://www.bund-diabetischer-kinder.de/
- Bundesverband **Herzkranke** Kinder e.V., Kasinostr. 84, 52066 Aachen, Tel. 0241/912332, Fax. 0241/912333, E-Mail: Info@herzkranke-kinder-bvhk.de, http://www.herzkranke-kinder-bvhk.de
- **Herz**kind e.V., Husarenstraße 70, 38102 Braunschweig, Tel. 0531/220660, Fax. 0531/2206622, E-Mail: Info@herzkind.de, http://www.herzkind.de/
- Kinderherzstiftung der Deutschen Herzstiftung e.V., Vogtstr. 50, 60322 Frankfurt/Main, Tel. 069/955128145, Fax. 069/955128313, E-Mail: Info@herzstiftung.de, http://www.herzstiftung.de/
- Elterninitiative **HIV**-betroffener Kinder e.V., Burscheider Str. 33, 40591 Düsseldorf, Tel. 0211/767237, Fax. 0211/762104,
- ASbH e.V. Bundesverband, Arbeitsgemeinschaft Spina bifida und Hydrocephalus, Münsterstr. 13, 44145 Dortmund, Tel. 0231/861050/0, Fax. 0231/86105050, E-Mail: Asbh@asbh.de, http://www.asbh.de/
- Die Schmetterlinge e.V. – Selbsthilfeorganisation für Kinder mit angeborener oder erworbener **Hypothyreose**, Kirsten Wosniack, Langeoogweg 7, 45149 Essen, Tel. 0201/8718451, Fax. 0201/8718451, E-Mail: Info@die-schmetterlinge.de, http://www.die-schmetterlinge.de
- SOMA e.V. – Elterninitiative für **inkontinente** Kinder, Selbsthilfeorganisation für angeborene Missbildungen des Anus, Nicole Sold, Pfeilschifterstr. 14, 80997 München, Tel. 089/14904262, Fax. 089/14904263, E-Mail: Soma.ev@epost.de, http://www.soma-ev.de/
- **Intensivkinder** zuhause e.V., Dr. Maria Bitenc, Sunnisheimring 69, 74889 Sinsheim, Tel. 07261/977856, Fax. 07261/977856, E-Mail: Intensivkinder@t-online.de, http://www.intensivkinder.de/
- Deutsche **Kinderkrebs**stiftung, Joachimstraße 20, 53113 Bonn, Tel. 0228/9139430, Fax. 0228/9139433, E-Mail: Info@kinderkrebsstiftung.de, http://www.KinderKrebsstiftung.de/
- **Kindernetzwerk** e.V. für kranke Kinder und Jugendliche in der Gesellschaft, Hanauer Str. 15, 63739 Aschaffenburg, Tel. 06021/12030, Fax. 06021/12446, http://www.kindernetzwerk.de/
- Aktionskomitee Kind im **Krankenhaus** e.V., Kirchstr. 34, 61440 Oberursel, Tel. 06172/303600, Fax. 06172/303600, E-Mail: Info@akik-bundesverband.de, http://www.akik-bundesverband.de/
- Förderverein für **krebs**kranke Kinder e.V. Köln, c/o Ulrich Ropertz, Ölbergstraße 20, 50939 Köln, Tel. 0221/4301433,
- Verein **Leberkrankes** Kind e.V., Windmühlenstr. 19, 29399 Wahrenholz, Tel. 05835/8241, Fax. 05835/8241, E-Mail: Schuckart@t-online.de, http://www.leberkrankes-kind.de
- Selbsthilfevereinigung für **Lippen- Gaumen- Fehlbildungen** e.V., Wolfgang Rosenthal Gesellschaft, Hauptstr. 184, 35625 Hüttenberg, Tel. 06403/5575, Fax. 06403/92672, E-Mail: Wrg-huettenberg@t-online.de, http://www.t-online.de/home/wrg-huettenberg

- Bundesverband **Polio** e.V., Weserberglandklinik, Grüne Mühle 90, 37669 Höxter, Tel. 05271/983443, Fax. 05271/983543, E-Mail: Polio-ev@t-online.de, http://www.polio.sh/
- **Polio** Initiative Europa e.V., Edeltraud Hendrich, Thaerstraße 27, 35392 Gießen, Tel. 0641/23433, Fax. 0641/201984, E-Mail: Hendrich-giessen@t-online.de, http://www.polio-initiative-europa.de/
- Bundesverband Arbeitskreis **Überaktives Kind** e.V., Bundesgeschäftsstelle, Postfach 410724, 12117 Berlin, Tel. 030/85605902, Fax. 030/85605970, E-Mail: Bv.auek@t-online.de, http://www.add-infoline.de/

Pneumologie

- **Atemwegs**liga e.V., im Allergie-Dokumentations- und Informationszentrum (ADIZ), Burgstr. 12, 33175 Bad Lippspringe, Tel. 05252/954505, E-Mail: Koordination@atemwegsliga.de, http://www.atemwegsliga.de/
- **CF**-Selbsthilfe Bundesverband e.V., Meyerholz 3, 28832 Achim, Tel. 04202/82280, Fax. 04202/6073, E-Mail: CF-Selbsthilfe-BV@t-online.de, http://www.cf-bv.de/
- **Mukoviszidose** e.V., Bendenweg 101, 53121 Bonn, Tel. 0228/987800, Fax. 0228/9878077, E-Mail: Info@mukoviszidose-ev.de, http://www.mukoviszidose-ev.de
- Deutsche **Sarkoidose**-Vereinigung gem. e.V., Bundesverband, Postfach 30 43, 40650 Meerbusch, Tel. 02150/7360, Fax. 02150/7360, E-Mail: Sarkoidose@aol.com, http://www.sarkoidose.de

Psychiatrie und Sucht

- Horizonte e.V. – Verein zur Förderung **affektiv Erkrankter**, Bezirkskrankenhaus Haar, Postfach 1111, 85529 Haar, Tel. 0700/55228822, E-Mail: Hotline@verein-horizonte.de, http://www.verein-horizonte.de/
- **Agoraphobie** e.V., Berliner Angstzentrum und Selbsthilfeprojekt, Taunusstr. 5, 12161 Berlin, Tel. 030/8515824, Fax. 030/8515824, E-Mail: Angstzentrum.Berlin@t-online.de, http://www.angstzentrum-berlin.de
- Anonyme **Alkoholiker** Deutschland, Postfach 46 02 27, 80910 München, Tel. 089/3169500, Fax. 089/3165100, E-Mail: Info@anonyme-alkoholiker.de, http://www.anonyme-alkoholiker.de/
- Guttempler in Deutschland (I.O.G.T.), Adenauerallee 45, 20097 Hamburg, Tel. 040/245880, Fax. 040/241430, E-Mail: Info@guttempler.de, http://www.guttempler.de/
- Deutsche **Alzheimer** Gesellschaft e.V., Friedrichstraße 236, 10969 Berlin, Tel. 030/31505733, Fax. 030/31505735, E-Mail: Deutsche.alzheimer.ges@t-online.de, http://www.deutsche-alzheimer.de/
- Verband **ambulanter** Beratungs- und Behandlungsstellen für **Suchtkrank**e/Drogenabhängige e.V. (VABS), Karlstraße 40, Postfach 4 20, 79004 Freiburg, Tel. 0761/200363, Fax. 0761/200350,
- Al-Anon Familiengruppen Interessengemeinschaft e.V., Selbsthilfegruppen für Freunde und **Angehörige von Alkoholikern**, Emilienstr. 4, 45128 Essen, Tel. 0201/773007, Fax. 0201/773008, E-Mail: Al-anon.zdb@t-online.de, http://www.al-anon.de/
- Bundesverband der **Angehörigen** psychisch Kranker e.V., Thomas-Mann-Straße 49 a, 53111 Bonn, Tel. 0228/632646, Fax. 0228/658063, E-Mail: Bapk@psychiatrie.de, http://www.psychiatrie.de/bapk
- DASH – Deutsche **Angst-Störungen** Hilfe und Selbsthilfe, Bayerstraße 77a Rgb., 80335 München, Tel. 089/54403775, Fax. 089/54403776,

- Deutsche Gesellschaft für **Bipolare Störungen** e.V. DGBS e.V., Postfach 920249, 21132 Hamburg, Tel. 040/85408883, Fax. 040/85408884, E-Mail: DGBS.eV@t-online.de, http://www.dgbs.de
- Fachverband **Drogen** und Rauschmittel (FDR) e.V., Odeonstr. 14, 30159 Hannover, Tel. 0511/18333, Fax. 0511/18326, E-Mail: FDRHann@aol.com, http://www.neuland.com/fdr/
- Bundesverband der **Elternkreise drogengefährdeter und drogenabhängiger Jugendlicher** (BVEK) e.V., Köthener Straße 38, 10963 Berlin, Tel. 030/5567020, Fax. 030/5567021, E-Mail: BVEK@snafu.de, http://home.snafu.de/bvek/
- ANAD e.V. – Beratungsstelle für **Essstörungen,** Seitzstraße 8, 80538 München, Tel. 089/24239960, Fax. 089/24239966, E-Mail: Kontakt@ANAD-pathways.de, http://www.ANAD-pathways.de
- Dick & Dünn e.V., Beratungszentrum bei **Ess-Störungen**, Innsbrucker Str. 25, 10825 Berlin, Tel. 030/8544994, Fax. 030/8548442, E-Mail: Dick-und-duenn@freenet.de, http://www.dick-und-duenn-berlin.de/
- Gamblers Anonymous, **Anonyme Spieler**, Eilbeker Weg 20, 22089 Hamburg, Tel. 040/2099009, E-Mail: Kontaktstelle.ga-Hamburg@t-online.de, http://www.anonyme-spieler.org/
- Stiftung SYNANON, Leben ohne **Drogen**, Bernburger Straße 10, 10963 Berlin, Tel. 030/550000, Fax. 030/55000220, E-Mail: Info@stiftung-synanon.de, http://www.synanon.de/
- Bundesverband **Psychiatrie**-Erfahrener, Geschäftsstelle, Thomas-Mann- Str. 49 a, 53111 Bonn, Tel. 02325/558714, Fax. 0228/65806, E-Mail: Bpe@psychiatrie.de, http://www.bpe-online.de/
- Aktion **Psychisch Kranke**, Brungsgasse 4–6, 53117 Bonn, Tel. 0228/67674041, Fax. 0228/676742, E-Mail: Apk@psychiatrie.de, http://www.psychiatrie.de/apk
- Dachverband **Psychosozialer Hilfsvereinigungen**, Thomas-Mann-Straße 49 a, 53111 Bonn, Tel. 0228/632646, Fax. 0228/691759, E-Mail: Dachverband@psychiatrie.de, http://www.psychiatrie.de/dachverband
- Deutsche Gesellschaft für **Soziale Psychiatrie** (DGSP), Zeltinger Str. 9, 50969 Köln, Tel. 0221/511002, Fax. 0221/529903, E-Mail: Dgsp@psychiatrie.de, http://www.psychiatrie.de/dgsp
- Deutsches Netzwerk **Stimmenhören** e.V., c/o Pinel, Ebersstraße 67, 10827 Berlin, Tel. 030/78718068, Fax. 030/78718068, E-Mail: Stimmenhoeren@gmx.de, http://www.stimmenhoeren.de/
- Blaues Kreuz in Deutschland e.V., **Sucht**krankenhilfe, Freiligrathstraße 27, 42289 Wuppertal, Tel. 0202/620030, Fax. 0202/6200381, E-Mail: Bkd@blaues-kreuz.de, http://www.blaues-kreuz.de/
- Arbeiterwohlfahrt – Bundesverband e.V. – Sachgebiet **Suchtarbeit** und Wohnungslosenhilfe, Oppelner Straße 130, Postfach 410163, 53023 Bonn, Tel. 0228/66850, Fax. 0228/6685209, E-Mail: Info@awo.org, bos@awobu.awo.org, http://www.awo.org/pub/
- Deutsche Hauptstelle gegen die **Suchtgefahren** e.V., Westring 2, Postfach 1369, 59003 Hamm, Tel. 02381/901512, Fax. 02381/901530, E-Mail: Info@dhs.de, http://www.dhs.de/
- Kreuzbund e.V., Selbsthilfe- und Helfergemeinschaft für **Suchtkranke** und deren Angehörige, Münsterstraße 25, Postfach 1867, 59008 Hamm/Westf., Tel. 02381/672720, Fax. 02381/6727233, E-Mail: Info@kreuzbund.de, http://www.kreuzbund.de/
- Freundeskreise für **Suchtkrankenhilfe** Bundesverband e.V., Selbsthilfeorganisation, Kurt-Schumacher-Straße 2, 34117 Kassel, Tel. 0561/780413, Fax. 0561/711282, E-Mail: Mail@freundeskreise-sucht.de, http://www.freundeskreise-sucht.de/

- Die ARCHE-**Suizidprävention** und Hilfe in Lebenskrisen e.V., Viktoriastr. 9, 80803 München, Tel. 089/334041, Fax. 089/395354, http://www.die-arche.de/
- Deutsche Gesellschaft für **Suizidprävention**, Prof. Dr.med. Werner Felber, Klinik u. Poliklinik für Psychiatrie und Psychotherapie, Fetscherstr. 74, 01307 Dresden, Tel. 0351/4583284, Fax. 0351/4584324, E-Mail: Dgs.vorsitzender@suizidprophylaxe.de, http://www.suizidprophylaxe.de/
- Deutsche Gesellschaft **Zwangserkrankungen** e.V., Postfach 1545, 49005 Osnabrück, Tel. 0541/3574433, Fax. 0541/3574435, E-Mail: Dgz@luce.psycho.uni-osnabrueck.de, http://www.zwaenge.de/

Rheumatologie
- **Fibromyalgie**-Netzwerk, Kastellstraße 8, Postfach 1308, 71536 Murrhardt, Tel. 07192/900570, Fax. 07192/900573, E-Mail: Fibromyalgie-netzwerk@web.de, http://www.fibromyalgie-netzwerk.de/
- Deutsche **Fibromyalgie**-Vereinigung (DFV) e.V., Eva Felde, Waidachshoferstraße 25, Postfach 1140, 74741 Seckach, Tel. 06292/928758, Fax. 06292/928761, E-Mail: Fibromyalgie-fms@t-online.de, http://www.fibromyalgie-fms.de/
- Deutsche **Rheuma**-Liga e.V., Bundesverband, Maximilianstraße 14, 53111 Bonn, Tel. 0228/766060, Fax. 0/228/7660620, E-Mail: Bv@rheuma-liga.de, http://www.rheuma-liga.de/
- **Rheuma** Forum e.V., Kastellstr. 8, Postfach 1308, 71536 Murrhardt, Tel. 07192/900570, Fax. 07192/900573, E-Mail: Fibro-Rheuma-Selbsthilfe@t-online.de, http://www.rheuma-forum-ev.de/
- **Scleroderma** Liga e.V., Christine Stotsches, Kelterstraße 23, 76227 Karlsruhe, Tel. 0721/404844, Fax. 0721/9415515, E-Mail: Scl@scleroliga.de, http://www.scleroliga.de/
- **Sklerodermie** Selbsthilfe e.V., Friedhofstr. 16, 74076 Heilbronn, Tel. 07131/161656, Fax. 07131/161657, E-Mail: Info@selbsthilfe-sklerodermie.de, http://www.selbsthilfe-sklerodermie.de
- Selbsthilfegruppe **Wegenersche Granulomatose**, Postfach 13 08, 71536 Murrhardt, Tel. 07191/9800-13, -14; 07192/1366, Fax. 07191/980013,

Schmerz
- Hilfe für **medikamentenabhängige Schmerzkranke** (HIMS) e.V., Ascherfeld 11, 28757 Bremen, Tel. 0421/651495, Fax. 0421/651430,
- Deutsche **Schmerz**hilfe e.V. – Bundesverband, Woldsenweg 3, 20249 Hamburg, Sietwende 20, 21720 Grünendeich, Tel. 04142/810434, Fax. 04142/810435, E-Mail: Schmerzhilfe@t-online.de, http://www.schmerzselbsthilfe.de/
- Deutsche **Schmerz**liga e.V., Adenauerallee 18, 61440 Oberursel, Tel. 0700/375375375, Fax. 0700/37537538, E-Mail: Info@dsl-ev.de, http://www.dsl-ev.de/
- Aktive **Schmerz**Hilfe e.V. (ASH), Hiltrud Lisken, Postfach 206, 47762 Krefeld, Tel. 02151/761797, Fax. 02151/655145, http://www.medi-info.de/SHGrp/AktiveSchmerzhilfe/ash.php3

Gesellschaftliche Vereinigungen
- Pro Familia – Deutsche Gesellschaft für **Familienplanung**, Sexualpädagogik und Sexualberatung e.V. – Bundesverband, Stresemannallee 3, 60596 Frankfurt/Main, Tel. 069/639002, Fax. 069/639852, E-Mail: Info@profamilia.de, http://www.profamilia.de
- Bundesarbeitsgemeinschaft **Hospiz**, Am Weiherhof 23, 52382 Niederzier, Tel. 02428/802937, Fax. 02428/802892, E-Mail: Info@hospiz.net, http://www.hospiz.net/

- **Humanistischer** Verband Deutschlands, Bundesgeschäftsstelle, Wallstraße 61–65, 10179 Berlin, Tel. 030/6139040, Fax. 030/61390450, E-Mail: Mail@patientenverfuegung.de, http://www.humanismus.de, http://www.patientenverfuegung.de, http://www.visite-hospiz.de
- Deutscher **Kinderhospizverein** e.V., Kupferweg 6, 57462 Olpe, Tel. 02761/969555, Fax. 02761/969556, E-Mail: Info@deutscher-kinderhospizverein.de, http://www.kinderhospizverein.de
- Deutscher **Kinderschutz**bund, Bundesgeschäftsstelle, Schiffgraben 29, 30159 Hannover, Tel. 0511/304850, Fax. 0511/3048549, E-Mail: Info@dksb.de, http://www.dksb.de/
- Deutsches **Müttergenesungswerk**, Elly-Heuss-Knapp-Stiftung, Postfach 1260, 90544 Stein, Tel. 0911/967110, Fax. 0911/676685, E-Mail: Info@muettergenesungswerk.de, http://www.muettergenesungswerk.de/
- Theodor Springmann Stiftung, Projekt Berlin, Informationen zu **Schmerztherapie, Sterben und Trauer,** Pappelallee 15, 10437 Berlin, Tel. 030/44024079, Fax. 030/44024099, E-Mail: Mail@tss-datenbank.de, http://www.tss-datenbank.de/
- Patienteninitiative e.V., Informationen zu individuellen **sozialen Fragen**, Rurstr. 68, 52349 Düren, Tel. 02421/20432425, Fax. 02421/204326, E-Mail: Info@patienteninitiative-ev.de, http://www.patienteninitiative-ev.de
- IGSL – Internationale Gesellschaft für **Sterbebegleitung** und Lebensbeistand e.V., Zeppelinstr. 6, Postfach 1408, 55384 Bingen, Tel. 06721/10318, Fax. 06721/10381, E-Mail: Geschaeftsstelle @igsl-hospiz.de, http://www.igsl-hospiz.de/
- OMEGA – Mit dem **Sterben** leben – e.V., Bundesgeschäftsstelle, Postfach 1407, 34334 Hann-Münden, Tel. 05541/4881, Fax. 05541/4076, E-Mail: Bundesbuero@Omega-eV.de, http://www.omega-ev.de/

Stoffwechsel und Hormone

- **AGS**-Eltern- und Patienteninitiative, Martina Welle-Basler, Bergstraße 32, 77704 Oberkirch, Tel. 07802/970036, Fax. 07802/970035, E-Mail: Welle-Basler@t-online.de
- Bundesverein **CDG**-Syndrom e.V. (Congenital Disorders of Glycosylation), Gross Sonnendeich 22, 25370 Seester, Tel. 04125/1064, Fax. 04125/958429, E-Mail: Bundesverein@cdg-syndrom.de, http://www.cdg-syndrom.de
- Deutscher **Diabetiker**-Verband e.V., Hahnbrunner Str. 46, 67659 Kaiserslautern, Tel. 0631/76488, Fax. 0631/97222, E-Mail: Diabeteskl@aol.com
- Deutscher **Diabetiker** Bund e.V., Danziger Weg 1, 58511 Lüdenscheid, Tel. 02351/989153, Fax. 02351/989150, E-Mail: Info@diabetikerbund.de, http://www.diabetikerbund.de
- Deutsche Gesellschaft zur Bekämpfung von **Fettstoffwechselstörungen** und ihren Folgeerkrankungen DGFF (Lipid-Liga) e.V., Waldklausenweg 20, 81377 München, Tel. 089/7191001, Fax. 089/7191001, E-Mail: Lipid-Liga@t-online.de, http://www.lipid-liga.de
- Selbsthilfegruppe hereditäre **Fruktoseintoleranz**, Kirchstraße 2, 91413 Neustadt/Aisch, Tel. 09161/5779, Fax. 09161/5779, http://www.fructoseintoleranz.de
- **Gaucher** Gesellschaft Deutschland (GGD) e.V., An der Ausschacht 9, 59556 Lippstadt, Tel. 02941/18870, Fax. 02941/18870, E-Mail: Ggdev@gmx.de
- Selbsthilfegruppe **Glykogenose** Deutschland e.V., Donald Welling, Charentoner Str. 21, 33142 Büren, Tel. 02951/4789, Fax. 02951/6608, E-Mail: Shg@glykogenose.de, http://www.glykogenose.de/
- **Hämochromatose**-Vereinigung Deutschland e.V., Ulitzkastraße 23, 51063 Köln, Fax. 0221/884998, E-Mail: Info@Haemochromatose.org, http://www.haemochromatose.org

- Netzwerk **Hypophysen- & Nebennierenerkrankungen** e.V, Waldstraße 34, 91054 Erlangen, Tel. 09131/815046, Fax. 09131/815047, E-Mail: Glandula@rzmail.uni-erlangen.de, http://www.uni-erlangen.de/glandula
- Gesellschaft für **Mukopolysaccharidosen** e. V., Thomas Baum, Rupert-Mayer-Straße 13, 63741 Aschaffenburg, Tel. 06021/858373, Fax. 06021/858372, E-Mail: Baumt@t-online.de, http://mps.muc.dtag.de/
- **Niemann-Pick** Selbsthilfegruppe e.V, Geisenkopf 7, 66125 Saarbrücken, Tel. 06897/72672, Fax. 06897/72672, E-Mail: Info@niemann-pick.de, http://www.niemann-pick.de
- Arbeitskreis der **Pankreatektomierten** e.V., Krefelder Straße 3, 41539 Dormagen, Tel. 02133/42329, Fax. 02133/42691, E-Mail: Adp-dormagen@t-online.de, http://www.adp-dormagen.de
- Deutsche Interessengemeinschaft für Kinder mit **Phenylketonurie** (DIG PKU) e.V., Hansjörg Schmidt, Adlerstr. 6, 91077 Kleinsendelbach, Tel. 09126/4453, Fax. 09126/30946, E-Mail: Hansjoerg.Schmidt@dig-pku.de, http://www.dig-pku.de/
- **Schilddrüsen**-Liga Deutschland e.V., Dachverband der Selbsthilfegruppen für Schilddrüsenkranke und deren Angehörige in der Thyroid Federation International, Ev. Krankenhaus Bad Godesberg, Waldstraße 73, 53177 Bonn, Tel. 0228/3869060, E-Mail: Info@schilddruesenliga.de, http://www.schilddruesenliga.de/

Syndrome

- **Marfan** Hilfe (Deutschland) e.V., Auestraße15, 23701 Eutin-Fissau, Tel. 0700/22334000 (0,061-0, 122 €/Min), Fax. 04521/73202, E-Mail: Kontakt@marfan.de, http://www.marfan.de
- Interessengemeinschaft **Sturge-Weber-Syndrom** e.V., Ulrike Anders-Kokegei, Holzwickeder Straße 101a, 44309 Dortmund, Tel. 0231/7225954, Fax. 0231/5591333, E-Mail: Detlefkokegei @dokom.net, http://www.sturge-weber.de/
- **Tuberöse Sklerose** Deutschland e.V., Renate Bühren, Worthgarten 3, 32549 Bad Oeynhausen, Tel. 05734/511835, Fax. 05734/5912, E-Mail: Buehren@TuberoeseSklerose.de, http://www.tuberoesesklerose.de/
- **Von Recklinghausen** Gesellschaft e.V, Langenhorner Chaussee 560, 22419 Hamburg, Tel. 040/52712822, Fax. 040/5277462, E-Mail: VRGes@aol.com, http://www.medizin-forum.de/vrg
- **Angelman** e.V., Boothstr. 21, 12207 Berlin, Tel. 030/76806750, Fax. 030/76806752, http://www.angelman.de/
- Förderverein für Kinder mit **Cri-du-Chat-Syndrom** e.V., Kurt Schumacher Allee 48, 28327 Bremen, Tel. 0421/4675461, Fax. 0421/4675461, http://www.5p-syndrom.de/
- **KiDS-22q11** e.V., Elterninitiativen für Kinder mit DiGeorge Syndrom, Stephan Schmid, Blumenweg 2, 87448 Waltenhofen, Fax. 01212/511372380, E-Mail: Info@KiDS-22q11.de, http://www.KIDS-22q11.de/
- Arbeitskreis **Down-Syndrom** e.V., Gadderbaumer Straße 28, 33602 Bielefeld, Tel. 0521/442998, Fax. 0521/942904, E-Mail: Ak@down-syndrom.org, http://www.down-syndrom.org/
- Deutsche Ehlers-Danlos-Initiative e.V., Falkenstr.74, 33758 Schloß Holte/Stukb., Tel. 05207/995677, Fax. 05207/995678, E-Mail: Buero@ehlers-danlos-initiative.de, http://www.ehlers-danlos-initiative.de/
- Interessengemeinschaft **Fragiles-X** e.V., Goethering 42, 24576 Bad Bramstedt, Tel. 04192/4053, Fax. 07944/411, E-Mail: Frax@bbi-halle.de, http://www.frax.de/

- Deutsche **Klinefelter-Syndrom**-Vereingung e.V., Franz Schorpp, Markusweg 4, 93167 Falkenstein, Tel. 09462/5673, Fax. 09462/911714, E-Mail: Dksv@klinefelter.org, http://www.klinefelter.org/
- **Noonan Kinder** e.V. Deutschland**,** Ulrike Wößner, Rathausstraße 17, 52146 Würselen, Tel. 02405/18843, Fax. 02405/18843, E-Mail: Info@noonan-kinder.de, http://www.noonan-kinder.de/
- **Prader-Willi**-Syndrom Vereinigung Deutschland e.V.**,** Thomas Groß, Söllockweg 66, 45357 Essen, Tel. 0201/602802, Fax. 0201/8695783, E-Mail: ThomasGross@online.de, http://www.Prader-Willi.de/
- Deutsche **Ullrich-Turner-Syndrom**-Vereinigung e.V., c/o Frau Melanie Becker-Steif, Am Talstücksbach 7, 53809 Ruppichteroth-Fusshollen, Tel. 02247/759750, Fax. 02247/759750, E-Mail: Geschaeftsstelle@turner-syndrom.de, http://www.turner-syndrom.de/
- **Von Recklinghausen** Gesellschaft e.V., Im Klinikum Nord Ochsenzoll, Langenhorner Chaussee 560, 22419 Hamburg, Tel. 040/5271/2822, Fax. 040/5277/462, E-Mail: VRGes@aol.com, http://www.medizin-forum.de/forum/vrg/
- Bundesverband **Williams-Beuren-Syndrom** e.V., Werner Wandschneider, Bornkamp 5a, 23795 Fahrenkrug, Tel. 04551/6493, Fax. 04551/93967, E-Mail: Werner.wandschneider @w-b-s.de, http://www.w-b-s.de/

Transplantation

- Bundesverband der **Organtransplantierten** e.V., Paul-Rücker-Straße 22, 47059 Duisburg, Tel. 0203/442010, Fax. 0203/442127, E-Mail: Geschaeftsstelle@bdo-ev.de, http://www.bdo-ev.de/
- Verband **Organtransplantierter** Deutschlands (VOD) e.V., Karin Prüßner, Transplantationsstation, Universitätsklinik der Ruhr-Universität Bochum, Georgstraße 11, 32545 Bad Oeynhausen, Tel. 05731/972246, Fax. 05731/972261, E-Mail: Kpruessner@hdz-nrw.de, http://www.vod-ev.de/

Traumatologie und Rehabilitation

- Bundesinitiative für **Brandverletzte** e.V., Dr. Ebelingstr. 26, 31020 Salzhemmendorf, Tel. 05153/964429, E-Mail: Brandverletzte.Leben@t-online.de, http://www.brandverletzte-leben.de/start.htm
- Phoenix Deutschland Hilfe für Brandverletzte e.V., Bernhard Heitz, Postfach 12 20, 24560 Kaltenkirchen, Tel. 04191/770435, Fax. 04191/770438, E-Mail: Bernhard@phoenix-deutschland.de, http://www.phoenix-deutschland.de/
- TULPE e.V. – Verein zur Betreuung und Hilfe von **Hals-, Kopf- und Gesichtsversehrten**, Helmut Dorn, Amselweg 4, 68766 Hockenheim, Tel. 06205/8763, Fax. 06205/208920, E-Mail: Info@tulpe.org, http://www.tulpe.org/
- Bundesarbeitsgemeinschaft für **Rehabilitation** (BAR), Ingo Müller-Baron, Walter-Kolb-Straße 9–11, 60594 Frankfurt/Main, Tel. 069/60501823, Fax. 069/60501829, E-Mail: Info@BAR-Frankfurt.de, http://www.bar-frankfurt.de
- Bundesverband für **Rehabilitation** und Interessenvertretung Behinderter, Eifelstraße 7, 53115 Bonn, Tel. 0228/969840, Fax. 0228/9698499, E-Mail: Info@bdh-ev.de, http://www.bdh-ev.de/
- DAVID e.V. – Durchsetzung von Ansprüchen Versicherter und **Unfallopfer** Im Dialog, Bundesgeschäftsstelle, Schweigenerstr. 1, 67067 Ludwigshafen, Tel. 0621/5500515, Fax. 0621/567825, E-Mail: Info@david-ev.de, http://www.david-ev.de/

- Deutsche Interessengemeinschaft für **Verkehrsunfallopfer** e.V., dignitas e.V., Friedlandstr. 6, 41747 Viersen, Tel. 02162/20032, Fax. 02162/352312, E-Mail: Service@dignitas-ev.de, http://www.dignitas-ev.de/

34.3 Krankenkassenverbände

34.3.1 Gesetzliche Krankenkassen

- **AOK** – Allgemeine Ortskrankenkasse, Bundesverband, Kortrijker Straße 1, 53177 Bonn, Tel. 0228/843-0, Fax. 0228/843-502, E-Mail: AOK-Bundesverband@bv.aok.de, http://www.aok.de
- **BEK** – Barmer Ersatzkasse, Hauptverwaltung, Untere Lichtenplatzer Str. 100–102, 42289 Wuppertal, Tel. 0202/568-0, Fax. 0202/568-1459, http://www.barmer.de/
- **BKK** – Betriebskrankenkassen, Bundesverband, Kronprinzenstr. 6, 45128 Essen, Tel. 0201/179-01, Fax. 0201/179-261163, E-Mail: Marketing@bkk-bv.de, http://www.bkk.de
- **BKK Bahn,** Zentrale, Voltastraße 81, 60486 Frankfurt, Tel. 069/265360-0, Fax. 069/265360-10, E-Mail: Geschäftskunden@bahn-bkk.db.de, http://www.bahn-bkk.de/
- **BKK Post,** Zentrale, Burgenlandstr. 44a, 70469 Stuttgart, Tel. 0711/8913-0, Fax. 0711/8913-800, E-Mail: Internetfiliale@diebkk.de, http://www.diebkk.de
- **BLK** – Bundesverband der landwirtschaftlichen Krankenkassen, Weißensteinstr.72, 34131 Kassel, Tel. 0561/9359-0, Fax. 0561/9359-205, E-Mail: Info@bv.lsv.de, http://www.lsv-d.de
- **Bundesknappschaft,** Hauptverwaltung, Pieperstraße 14–28, 44789 Bochum, Tel. 0234/304-0, Fax. 0234/304-6205, http://www.bundesknappschaft.de
- **DAK** – Deutsche Angestellten Krankenkasse, Hauptgeschäftsstelle, Nagelsweg 27–35, 20097 Hamburg, Tel. 040/2396-0, Fax. 040/2396-1500, E-Mail: Service@dak.de, http://www.dak.de/
- **GEK** – Gmünder Ersatz-Kasse, Hauptverwaltung, Gottlieb-Daimer-Straße 19, 73521 Schwäbisch Gmünd, Tel. 07171/801-807, Fax. 07171/801-817, E-Mail: Info@gek.de, http://www.gek.de
- **HEK** – Hanseatische Krankenkasse, Wandsbeker Zollstraße 82–86, 22041 Hamburg, Tel. 040/65696-0, E-Mail: Kontakt@HEK.de, http://www.hek.de
- **IKK** – Innungskrankenkasse, Bundesverband, Friedrich-Ebert-Straße/Technologie-Park, 51429 Bergisch Gladbach, Tel. 02204/44-0, Fax. 02204/44-185, E-Mail: Ikk-online@bv.ikk.de, http://www.ikk.de
- **TKK** – Techniker Krankenkasse, Bramfelder Straße 140, 22305 Hamburg, Tel. 040/6909-0, Fax. 040/6909-2055, E-Mail: Webmaster@tk-online.de, http://www.tk-online.de
- **KKH-** Kaufmännische Krankenkasse, Karl-Wiechert-Allee 61, 30625 Hannover, Tel. 0511/28020, Fax. 0511/28029999, E-Mail: Service@kkh.de, http://www.kkh.de/
- **KEH-** Krankenkasse Eintracht Heusenstamm, Am Lindenbaum 18, 63150 Heusenstamm, Tel. 06104/9607-0, Fax. 06104/65351, E-Mail: Info@krankenkasse-eintracht.de, http://www.krankenkasse-eintracht.de/
- **VdAK** e.V./**AEV** e.V., Verbandsgeschäftsstelle, Frankfurter Straße 84, 53721 Siegburg, Tel. 02241/108-0, Fax. 02241/108-248, E-Mail: Kontakt@vdak-aev.de, http://www.vdak.de/

34.3.2   Private Krankenkassen

- Allianz AG, Königinstraße 28, 80802 München, Tel. 089/6785-0, http://www.allianz.de
- ALTE OLDENBURGER Krankenversicherung Versicherungsverein auf Gegenseitigkeit, Postfach 13 63, 49362 Vechta, Tel. 04441/877-0, Fax. 04441/877-298, http://www.alte-oldenburger.de
- ARAG Krankenversicherungs-AG, Postfach 86 01 29, 81628 München, Tel. 089/4124-02, Fax. 089/4124-2525, http://www.arag.de
- ASSTEL Krankenversicherung AG, 51175 Köln, Tel. 0221/9677-677, Fax. 0221/9677-100, http://www.asstel.de
- AXA COLONIA Krankenversicherung, 50592 Köln, Tel. 0221/148-125, Fax. 0221/148-36202, http://www.axa-colonia-kranken.de
- Barmenia Krankenversicherung a.G., Kronprinzallee 12–18, 42094 Wuppertal, Tel. 0202/438-00, Fax. 0202/438-2846, http://www.barmenia.de
- Bayerische Beamtenkrankenkasse, 85538 Haar, Tel. 089/2160-0, Fax. 089/2160-2714, http://www.vkb.de
- BBV-Krankenversicherung, 81732 München, Tel. 089/6787-0, Fax. 089/6787-9150, http://www.bbv.de
- BERLIN-KÖLNISCHE Krankenversicherung auf Gegenseitigkeit, Berlin-Kölnische Allee 1, 50586 Köln, Tel. 0221/3090-0, Fax. 0221/3090-3099, http://www.berlin-koelnische.de
- BERLIN-KÖLNISCHE Speziale Krankenversicherung Aktiengesellschaft, 37069 Göttingen, Tel. 0551/701-0, Fax. 0551/701-701, http://www.berlin-koelnische.de
- CENTRAL KRANKENVERSICHERUNG AKTIENGESELLSCHAFT, 50593 Köln, Tel. 0221/1636-0, Fax. 0221/1636-200, http://www.centralkv.de
- Central KV AG, Hansaring 40–50, 50670 Köln, Tel. 0221/1636-0, Fax. 0221/1636-200, E-Mail: Info@central.de, http://www.central.de
- CONCORDIA Krankenversicherungs-Aktiengesellschaft, 30621 Hannover, Tel. 0511/5701-0, Fax. 0511/5701-1905, http://www.concordia.de
- Continentale Krankenversicherung a.G., 44118 Dortmund, Tel. 0231/919-0, Fax. 0231/919-2913, http://www.continentale.de
- COSMOS Krankenversicherung Aktiengesellschaft, 66101 Saarbrücken, Tel. 0681/966-6666, Fax. 0681/966-6633, http://www.cosmosdirekt.de
- DBV-Winterthur Krankenversicherung AG, 65178 Wiesbaden, Tel. 0611/363-0, Fax. 0611/363-4015, http://www.dbv.de
- Debeka Krankenversicherungsverein a.G., Ferdinand-Sauerbruch-Straße 18, 56058 Koblenz, Tel. 0261/4980, Fax. 0261/41402, http://www.debeka.de/
- Debeka Krankenversicherungsverein auf Gegenseitigkeit, 56058 Koblenz, Tel. 0261/498-0, Fax. 0261/41402, http://www.debeka.de
- DEUTSCHER RING Krankenversicherungsverein a.G., 20449 Hamburg, Tel. 040/3599-0, Fax. 040/3599-2281, http://www.deutscherring.de
- DEVK Krankenversicherungs-Aktiengesellschaft, 50729 Köln, Tel. 0221/757-0, Fax. 0221/757-2200, http://www.devk.de
- DKV Deutsche Krankenversicherung, 50594 Köln, Tel. 0221/578-0, Fax. 0221/578-3694, http://www.dkv.com
- EUROPA Krankenversicherung, 50595 Köln, Tel. 0221/5737-01, Fax. 0221/5737-201, http://www.europa.de

- GLOBALE Krankenversicherung Aktiengesellschaft, Postfach 10 15 52, 50455 Köln, Tel. 0221/144-4672, Fax. 0221/144-4671, http://www.globale.de
- Hallesche-Nationale Krankenversicherung a.G., Postfach 10 60 17, 70049 Stuttgart, Tel. 0711/6603-0, Fax. 0711/6603-290, http://www.hallesche-nationale.de
- HanseMerkur Krankenversicherung a.G., 20352 Hamburg, Tel. 040/4119-0, Fax. 040/4119-3257, http://www.hanse-merkur.de
- HanseMerkur Speziale Krankenversicherung, 20352 Hamburg, Tel. 040/4119-0, Fax. 040/4119-3257, http://www.hansemerkur.de
- INTER Krankenversicherung a.G., Postfach 10 16 62, 68016 Mannheim, Tel. 0621/427-0, Fax. 0621/412155, http://www.inter.de
- Krankenversicherungs-Aktiengesellschaft der HUK-Coburg, Postfach 18 02, 96408 Coburg, Tel. 09561/96-0, Fax. 09561/96-3636, http://www.huk.de
- LVM Krankenversicherungs-AG, 48126 Münster, Tel. 0251/702-0, Fax. 0251/702-1099, http://www.lvm.de
- Mannheimer Krankenversicherung AG, 68127 Mannheim, Tel. 0621/457-0, Fax. 0621/457-4243, http://www.mannheimer.de
- Mecklenburgische Krankenversicherung AG, 30604 Hannover, Tel. 0511/5351-0, Fax. 0511/5351-444, http://www.mecklenburgische.de
- MÜNCHENER VEREIN Krankenversicherung a.G., 80283 München, Tel. 089/5152-0, Fax. 089/5152-1501, http://www.muenchener-verein.de
- NÜRNBERGER KRANKENVERSICHERUNG AG, 90758 Nürnberg, Tel. 0911/531-0, Fax. 0911/531-3206, http://www.nuernberger.de
- Quelle Krankenversicherung, Nürnberger Straße 91–95, 90762 Fürth, Tel. 0911/148-01, Fax. 0911/148-1700, http://www.quelle-versicherungen.de
- R + V Krankenversicherung AG, 65181 Wiesbaden, Tel. 0611/533-0, Fax. 0611/533-4500, http://www.ruv.de
- Signal Iduna, Hauptverwaltung Dortmund, Joseph-Scherer-Str. 3, 44139 Dortmund, Tel. 0231/135-0, Fax. 0231/135-4638, E-Mail: Info@signal-iduna.de, http://www.iduna-nova.de/
- SONO Krankenversicherung a.G., Hans-Böckler-Straße 51, 46236 Bottrop, Tel. 02041/1822-0, Fax. 02041/1822-20,
- Süddeutsche Krankenversicherung a.G., Postfach 19 23, 70709 Fellbach, Tel. 0711/5778-0, Fax. 0711/5778-777, http://www.sdk.de
- UNION KRANKENVERSICHERUNG, Postfach 10 31 52, 66031 Saarbrücken, Tel. 0681/844-0, Fax. 0681/844-2909, http://www.ukv.de
- UNIVERSA Krankenversicherung a.G., 90333 Nürnberg, Tel. 0911/5307-0, Fax. 0911/5307-1574, http://www.universa.de
- VICTORIA Krankenversicherung Aktiengesellschaft, 40198 Düsseldorf, Tel. 0211/477-0, Fax. 0211/477-4356, http://www.victoria.de
- Volksfürsorge Krankenversicherung Aktiengesellschaft, 20084 Hamburg, Tel. 040/2865-0, Fax. 040/2865-2515, http://www.volksfuersorge.de
- Württembergische Krankenversicherung, 70163 Stuttgart, Tel. 0711/662-0, Fax. 0711/662-2520,
- Zürich Agrippina Krankenversicherung, Riehler Straße 90, 50668 Köln, Tel. 0221/7715-0, Fax. 0221/7715-278, http://www.zuerich.de

34.4 Berufsständische Einrichtungen

34.4.1 Ärztekammern

- **Bundesärztekammer,** Arbeitsgemeinschaft der deutschen Ärztekammern, Herbert-Lewin-Str. 1, 50931 Köln, Tel. 0221/4004-0, Fax. 0221/4004-388, E-Mail: Baek@dgn.de, http://www.bundesaerztekammer.de
- **Baden-Württemberg Landesärztekammer,** Jahnstr. 40, 70597 Stuttgart, Tel. 0711/769890, Fax. 0711/7698950, E-Mail: Laek-baden-wuerttemberg@dgn.de, http://www.aerztekammer-bw.de/
- **Bayerische Landesärztekammer,** Mühlbaurstr. 16, 81677 München, Tel. 089/4147-1, Fax. 089/4147-280, E-Mail: Blaek@blaek.de, http://www.blaek.de/
- **Ärztekammer Berlin,** Flottenstr. 28–42, 13407 Berlin, Tel. 030/40806-0, Fax. 030/40806-126, E-Mail: Kammer@aerztekammer-berlin.de, http://aekb.arzt.de/
- **Landesärztekammer Brandenburg,** Dreifertstr. 12, 03044 Cottbus, Tel. 0355/78010-0, Fax. 0355/78010-36, E-Mail: Post@laekb.de, http://www.laekb.de/
- **Ärztekammer Bremen,** Schwachhauser Heerstr. 30, 28209 Bremen, Tel. 0421/340420-0, Fax. 0421/340420-9, E-Mail: Info@aekhb.de
- **Ärztekammer Hamburg,** Humboldtstr. 56, 22083 Hamburg, Tel. 040/228020, Fax. 040/2209980, E-Mail: Aekhh@aerztekammer-hamburg.de, http://www.aerztekammer-hamburg.de/
- **Landesärztekammer Hessen,** Im Vogelsgesang 3, 60488 Frankfurt, Tel. 069/97672-0, Fax. 069/97672-128, E-Mail: Laek.hessen@laekh.de, http://www.laekh.de/
- **Ärztekammer Mecklenburg-Vorpommern,** Humboldtstr. 6, 18055 Rostock, Tel. 0381/49280-0, Fax. 0381/49280-44, E-Mail: Info@aek-mv.de, http://www.aek-mv.de/
- **Ärztekammer Niedersachsen,** Berliner Allee 20, 30175 Hannover, Tel. 0511/38002, Fax. 0511/3802240, E-Mail: Info@aekn.de, http://www.aekn.de
- **Ärztekammer Nordrhein,** Tersteegenstr. 31, 40474 Düsseldorf, Tel. 0211/43020, Fax. 0211/4302200, E-Mail: Aerztekammer@aekno.de, http://www.aekno.de/
- **Landesärztekammer Rheinland-Pfalz,** Deutschhausplatz 3, 55116 Mainz, Tel. 06131/288220, Fax. 06131/2882288, E-Mail: Kammer@laek-rlp.de, http://www.laek-rlp.de/
- **Ärztekammer des Saarlandes,** Faktoreistr. 4, 66111 Saarbrücken, Tel. 0681/4003-0, Fax. 0681/4003340, E-Mail: Info-aeks@aeksaar.de, http://www.aerztekammer-saarland.de/
- **Sächsische Landesärztekammer,** Schützenhöhe 16, 01099 Dresden, Tel. 0351/82670, Fax. 0351/82670, E-Mail: Dresden@slaek.de, http://www.slaek.de/
- **Ärztekammer Sachsen-Anhalt,** Doctor-Eisenbart-Ring 2, 39120 Magdeburg, Tel. 0391/60546, Fax. 0391/6054700, E-Mail: Info.aeksa@dgn.de, http://www.aeksa.de/
- **Ärztekammer Schleswig-Holstein,** Bismarckallee 8–12, 23795 Bad Segeberg, Tel. 04551/8030, Fax. 04551/803180, E-Mail: Kammer@aeksh.de, http://www.aeksh.de/
- **Landesärztekammer Thüringen,** Im Semmicht 33, 07751 Jena-Maura, Tel. 03641/6140, Fax. 03641/614199, E-Mail: Verwaltung@laek-thueringen.de, http://www.laek-thueringen.de/
- **Ärztekammer Westfalen-Lippe,** Gartenstr. 210–214, 48147 Münster, Tel. 0251/929-0, Fax. 0251/929-2999, E-Mail: Posteingang@aekwl.de, http://www.aekwl.de/

34.4.2 Kassenärztliche Vereinigungen

- **Kassenärztliche Bundesvereinigung,** Herbert-Lewin-Straße 5, 50931 Köln, Tel. 0221/4005-0, Fax. 0221/408039, E-Mail: Info@kbv.de, http://www.kbv.de
- **KV Bayerns,** Arabellastraße 30, 81925 München, Tel. 089/92096-0, Fax. 089/92096324, E-Mail: Lgstvssekr@kvb.de, http://www.kvb.de
- **KV Berlin,** Bismarckstraße 95/96, 10625 Berlin, Tel. 030/31003-0, Fax. 030/31003-302, E-Mail: KVBE@kvberlin.de, http://www.kvberlin.de
- **KV Brandenburg,** Gregor-Mendel-Straße 10/11, 14469 Potsdam, Tel. 0331/2868-0, Fax. 0331/2868-126 oder 191, E-Mail: Info@kvbb.de, http://www.kvbb.de
- **KV Bremen,** Schwachhauser Heerstraße 26/28, 28209 Bremen, Tel. 0421/3404-0, Fax. 0421/3404-108, E-Mail: Kstratmann@kvhb.de, http://www.kvhb.de
- **KV Hamburg,** Humboldtstraße 56, 22083 Hamburg, Tel. 040/22802-0, Fax. 040/22802-420, E-Mail: Kvh@dgn.de, http://www.kvhh.de
- **KV Hessen,** Georg-Voigt-Straße 50, 60325 Frankfurt, Tel. 069/79502-0, Fax. 069/79502-500, E-Mail: Kvh.kuepper@t-online.de, http://www.kvhessen.de
- **KV Koblenz,** Emil-Schüller-Straße 14–16, 56073 Koblenz, Tel. 0261/39002-0, Fax. 0261/39002-111, E-Mail: Kvkoblenz@dgn.de, http://www.kvkoblenz.de
- **KV Mecklenburg-Vorpommern,** Neumühler Straße 22, 19057 Schwerin, Tel. 0385/7431-0, Fax. 0385/7431-222, E-Mail: Info@kvmv.dgn.de, http://kvmv.arzt.de
- **KV Niedersachsen,** Berliner Allee 22, 30175 Hannover, Tel. 0511/38003-0, Fax. 0511/380-3236, E-Mail: Kvn@dgn.de, http://kvns.arzt.de
- **KV Nordbaden,** Kesslerstraße 1, 76185 Karlsruhe, Tel. 0721/5961-0, Fax. 0721/5961-188, E-Mail: Kv_nb.ls@t-online.de, http://www.kvnb.de
- **KV Nordrhein,** Emanuel-Leutze-Straße 8, 40547 Düsseldorf, Tel. 0211/5970-0, Fax. 0211/5970-287, E-Mail: Bernhard.brautmeier@KVNo.de, http://www.kvno.de
- **KV Nord-Württemberg,** Albstadtweg 11, 70567 Stuttgart (Möhringen), Tel. 7875-0, Fax. 0711/7875-274, E-Mail: KVNW@dgn.de, http://www.kvnw.de
- **KV Pfalz,** Maximilianstraße 22, 67433 Neustadt, Tel. 06321/893-0, Fax. 06321/893-119, E-Mail: Info@kvpfalz.de, http://www.pfaelzer-aerzte.de
- **KV Rheinhessen,** Isaac-Fulda-Allee 14, 55124 Mainz, Tel. 06131/326-0, Fax. 06131/326-150, E-Mail: Kontakt@KV-Rheinhessen.de
- **KV Saarland,** Faktoreistraße 4, 66111 Saarbrücken, Tel. 0681/4003-0, Fax. 0681/4003-350, E-Mail: Kv-saarland@t-online.de
- **KV Sachsen,** Schützenhöhe 12, 01099 Dresden, Tel. 0351/8290-50, Fax. 0351/8290563, E-Mail: Sachsen@kvs-sachsen.de, http://www.kvs-sachsen.de
- **KV Sachsen-Anhalt,** Doctor-Eisenbart-Ring 2, 39120 Magdeburg, Tel. 0391/6276000, Fax. 0391/6278403, E-Mail: Info@kvsa.de, http://www.kvsa.de
- **KV Schleswig-Holstein,** Bismarckallee 1–3, 23795 Bad Segeberg, Tel. 04551/883-0, Fax. 04551/883-209, E-Mail: Bodo.Kosanke@kvsh.de, http://www.kvsh.de
- **KV Südbaden,** Sundgauallee 27, 79114 Freiburg, Tel. 0761/884-0, Fax. 0761/884-145, E-Mail: Info@kvsb.de, http://www.kvsb.de
- **KV Süd-Württemberg,** Haldenhaustraße 11, 72770 Reutlingen, Tel. 07121/917-0, Fax. 07121/917-100, E-Mail: Buckhard.Szidat@KVSW.de

- **KV Thüringen,** Zum Hospitalgraben 8, 99425 Weimar, Tel. 03643/559-0, Fax. 03643/559-191, E-Mail: Sven.auerswald@kvt.de, http://www.kvt.de
- **KV Trier,** Balduinstraße 10–14, 54290 Trier, Tel. 0651/4603-0, Fax. 0651/4603-171, E-Mail: KVTRIER_EDVORGA@t-online.de
- **KV Westfalen-Lippe,** Robert-Schimrigk-Straße 4–6, 44141 Dortmund, Tel. 0231/9432-0, Fax. 0231/9432-267, E-Mail: Christel.Frankemoelle@kvwl.de, http://www.kvwl.de

34.5 Berufsverbände

34.5.1 Freie Arztverbände

- **Hartmannbund** – Verband der Ärzte Deutschlands e.V., Godesberger Allee 54, 53175 Bonn, Postfach 26 01 25, 53153 Bonn, 0228/8104-0, 0228/8104-155, HB-Info@Hartmannbund.de, http://www.hartmannbund.de/
- **NAV-Virchowbund** – Verband der niedergelassenen Ärzte Deutschlands e.V., Belfortstraße 9, 50668 Köln, 0221/973005-0, 0221/7391239, info@nav-virchowbund.de, http://www.medi-netz.com/nav/index.htm
- **Marburger Bund** – Verband der angestellten und beamteten Ärztinnen und Ärzte Deutschlands e.V., Bundesverband, Riehler Straße 6, 50668 Köln, 0221/973168-0, 0221/9731678, presse@marburger-bund.de, http://www.marburger-bund.de/
- **Deutscher Kassenarztverband e.V.,** Am Alten Markt 4, 86845 Großaitingen, 08203/90202, 08203/5669
- **Deutscher Ärztinnenbund e.V.,** Herbert-Lewin-Str. 1, 50931 Köln, 0221/4004-540, 0221/4004-541, aerztinnenbund@aerztinnenbund.de, http://www.aerztinnenbund.de

34.5.2 Berufsverbände der Allgemeinärzte

- **Deutscher Hausärzte-Verband** – Berufsverband der Allgemeinärzte und Hausärztlichen Internisten, Theodor-Heuss-Ring 14, 50668 Köln, 0221/16067-0, 0221/16067-35, bdawirt@aol.com, http://www.hausarzt-bda.de

BDA-Landesverbände

- **Baden-Württemberg,** Austr. 107, 70376 Stuttgart, 0711/593078, 0711/593279, http://www.bda-bw.de
- **Bayern,** Seybothstr. 17, 81545 München, 089/6421088, 089/6421811, BDABayern@t-online.de, http://www.hausarzt-bda.de/bda/bay/index.htm
- **Berlin und Brandenburg,** Bleibtreustr. 24, 10707 Berlin, 030/3129243, 030/3137827,
- **Braunschweig,** Hagenring 20, 38106 Braunschweig, 0531/334366, 0531/333367, c.gieseking@multimedica.de, http://www.hausarzt-bda.de/bda/bs/index.htm
- **Bremen,** Sonnebergerstr. 2 a, 28329 Bremen, 0421/4366011, 0421/4366012, http://www.bda-bremen.de
- **Hamburg,** Heinrich-Hertz-Str. 106, 22083 Hamburg, 040/69702477, 040/69702185, Hausaerzte@t-online.de, http://www.hausarzt-bda.de/bda/hh/index.htm

- **Hessen e.V.,** Karlshafener Str. 22, 34128 Kassel, 0561/6025255, 0561/6026453, http://www.hausarzt-bda.de/bda/hs/index.htm
- **Berufsverband der Allgemeinmediziner Mecklenburg-Vorpommern e.V.,** Neumühler Str. 22, 19057 Schwerin, 0385/7431466, 0385/7431466, bda.mv@t-online.de, http://www.hausarzt-bda.de/bda/mv/index.htm
- **Niedersachsen,** Berliner Allee 20, 30175 Hannover, 0511/380-2430/2431, 0511/3180772, bdahannover@t-online.de, http://www.hausarzt-bda.de/bda/ns/index.htm
- **Nordrhein,** Theodor-Heuss-Ring 14, 50668 Köln, 0221/1606715, 0221/1606735, lv-no@Hausarzt-bda.de, http://www.hausarzt-bda.de/bda/no/index.htm
- **Rheinland-Pfalz,** Bendorferstr. 45 a, 56191 Weitersburg, 02622/15999, 02622/167002, dr.michael.kann@t-online.de, http://www.hausarzt-bda.de/bda/rp/index.htm
- **Saarland,** Wallerfanger Str. 39, 66740 Saarlouis, 06831/ 914133, 06831/914138, http://www.hausarzt-saar.de/
- **Sachsen,** Weinkellerstr. 20, 09337 Hohenstein-Ernstthal, 03723/7963, 03723/7963, http://www.hausarzt-bda.de/bda/s/index.htm
- **Sachsen-Anhalt,** Margaretenstr. 3, 39218 Schönebeck, 03928/69170, 03928/900555, http://www.hausarzt-bda.de/bda/sa/index.htm
- **Schleswig-Holstein,** Schlossstr. 6, 24876 Schwabstedt, 04884/903390, 04884/903391, falk.buettner@t-online.de, http://www.hausarzt-bda.de/bda/sh/index.htm
- **Thüringen,** Klosterstr. 22, 99831 Creuzburg, 036926/82233, 036926/90923,
- **Westfalen-Lippe,** Schillerstr. 41, 44147 Dortmund, 0231/821175, 0231/825364, Manfred.Diensberg@t-online.de, http://www.hausarzt-bda.de/bda/wl/index.htm

34.6 Fort- und Weiterbildung

Arbeits-, Sozial- und Umweltmedizin

- Deutsche Gesellschaft für Sozialmedizin und Prävention e.V., Institut für Sozialmedizin Universitätsklinikum Magdeburg, Prof. Dr. med. B.-P. Robra, M.P.H., Leipziger Str. 44, 39120 **Magdeburg**, Tel. 0391/5328043, Fax. 0391/5414258, E-Mail: Bernt-peter.robra@medizin.uni-magdeburg.de, http://www.dgsmp.de
- Deutsche Gesellschaft für Arbeitsmedizin und Umweltmedizin e. V. (DGAUM), Institut für Arbeitsmedizin der Medizinischen Universität zu Lübeck, Ratzeburger Allee 160, 23538 **Lübeck**, Tel. 0451/5003055, Fax. 0451/5003632, E-Mail: Dgaum.mul@arbeitsmedizin.mu-luebeck.de, http://www-dgaum.med.uni-rostock.de
- Schweizerische Gesellschaft für Arbeitsmedizin (SGARM), Dr. med. Andreas Flückiger, F. Hoffmann- La Roche AG, CSEH/B 49-2.040, CH-4070 **Basel**, Tel. 061/6883738, Fax. 061/6881651, E-Mail: Andreas.flueckiger@roche.com, http://www.iha.bepr.ethz.ch/sgarm/sgarm.htm
- Österreichische Gesellschaft für Arbeitsmedizin, Dr. Reinhard Jäger, AMD Linz, Kaplanhofstr. 1, A-4020 **Linz**, Tel. 073/2781560, Fax. 073/2784594, E-Mail: Office@amd.at, http://www.gamed.at

Akademien

- Hessisch-Thüringische Akademie für Arbeits-, Sozial- und Umweltmedizin e. V., Ringstraße 40, 61231 **Bad Nauheim**, Tel. 06032/2450, Fax. 06032/1540
- Akademie für Arbeitsmedizin und Gesundheitsschutz in der Ärztekammer Berlin, Spandauer Damm 130, 14050 **Berlin**, Tel. 030/757953-11, -12, -13, Fax. 030/75795399, http://aekb.arzt. de
- Akademie für Sozialmedizin Berlin, Ruhrstr. 2, 10709 **Berlin**, Tel. 030/86522244, Fax. 030/86527391,
- Ärztekammer Westfalen-Lippe, Seminar für arbeitsmedizinische Weiterbildung, Marienplatz 2, 44787 **Bochum**, Tel. 0234/68950, Fax. 0234/6895300, http://www.aekwl.de/public/index.html
- Sächsische Landesärztekammer, Akademie fuer ärztliche Weiter- und Fortbildung, Institut und Poliklinik für Arbeits- und Sozialmedizin der Technischen Universität Dresden, Fetscherstraße 74, 01307 **Dresden**, Tel. 0351/3177441, Fax. 0351/3177459, E-Mail: Scheuch@imib.med.tu-dresden.de, http://www.tu-dresden.de/medias/arbmed.htm
- Nordrheinische Akademie für ärztliche Fort- und Weiterbildung, Tersteegenstraße 31, 40474 **Düsseldorf**, Tel. 0211/4302301, Fax. 0211/4302390, E-Mail: Akademie@www.aekno.de, http://www.medizin.uni-koeln.de/kammer
- Bayerische Akademie für Arbeits-, Sozial- und Umweltmedizin, Pfarrstraße 3, 80538 **München**, Tel. 089/21840, Fax. 089/2184297, http://www.akademie-asumed.bayern.de/,
- Sozial- und Arbeitsmedizinische Akademie Baden-Württemberg e.V. in Verbindung mit der Universität Ulm, Oberer Eselsberg 45, 89081 **Ulm**, Tel. 0731/54044, Fax. 731/552642, E-Mail: Sama-ulm@t-online.de, http://www.sama.de/
- Landesärztekammer Hessen, Akademie für Ärztliche Fortbildung und Weiterbildung, Ressort Arbeits-, Sozial- und Umweltmedizin, Postfach 1740, 61217 **Bad Nauheim**, Tel. 06032/2450, Fax. 06032/1540, E-Mail: Akademie@laekh.de, http://www.laekh.de/Aka
- Landesärztekammer Brandenburg, Akademie für ärztliche Fortbildung, Dreifertstraße 12, Postfach 101445, 03014 **Cottbus**, Tel. 0355/7801024, Fax. 0355/7801044, E-Mail: Akademie@laekb.de, http://www.laekb.de/04Fortbildung/
- Akademie für ärztliche Fortbildung der Ärztekammer Westfalen-Lippe und der KV Westfalen-Lippe, Gartenstr. 210–214, Postfach 40 67, 48022 **Münster**, Tel. 0251/9292201, Fax. 0251/9292249, E-Mail: Akademie@aekwl.de, http://www.aekwl.de/public/akademie/
- Akademie für Sozialmedizin Mecklenburg-Vorpommern e.V., Lessingstraße 31, 19059 **Schwerin**, Tel. 0385/7440150, Fax. 0385/7440199

Badearzt

- Verband Deutscher Badeärzte e.V., Geschäftsstelle, Elisabethstraße 7a, 32545 **Bad Oeynhausen**, Tel. 05731/21203, Fax. 05731/260880, E-Mail: VDB@badeaerzteverband.de, http://www.badeaerzteverband.de
- Österreichische Gesellschaft für Balneologie und Medizinische Klimatologie, Institut für medizinische Physiologie, Universität Wien, Prof. Dr. Wolfgang Marktl, Schwarzspanierstraße 17, A-1090 **Wien**, Tel. 042/7762110, Fax. 042/7762199
- Schweizerische Gesellschaft für Balneologische und Bioklimatologie, Dr. Knüsel Otto, Klinik Valens, Rheuma- und Rehabilitationszentrum, Witikonerstrasse 440, CH-7317 **Valens**, Tel. 081/3031111, Fax. 081/3031100, E-Mail: Info@klinik-valens.ch, http://www.klinik-valens.ch

Chirotherapie

- Dr. Karl-Sell-Ärzteseminar Neutrauchburg (MWE) e.V., Riedstr. 5, 88316 **Isny-Neutrauchburg**, Tel. 07562/97180, Fax. 07562/971822, E-Mail: Info@aerzteseminar-mwe.de, http://www.aerzteseminar-mwe.de
- Ärztevereinigung für Manuelle Medizin (ÄMM) e.V., Ärzteseminar Berlin, Sekretariat und Fortbildungszentrum, Frankfurter Allee 263, 10317 **Berlin**, Tel. 030/52279440, Fax. 030/52279442, E-Mail: AEMM.berlin@t-online.de, http://www.aemm-aerzteseminar-berlin.de
- Praktische Chirotherapie und Meridiandiagnostik – Dr. L. Fechter, Wilhelm-Raabe-Str. 12, 26789 **Leer**, Tel. 0491/61133, Fax. 0491/61132
- Ärzteseminar Hamm-Boppard (FAC) e.V., Obere Rheingasse 3, 56154 **Boppard**, Tel. 06742/80010, Fax. 06742/800127, E-Mail: Info@dgmm-fac.de, http://www.dgmm-fac.de
- ÖAMM nach Dr. Karl Sell, Wagner-Janregg-Platz 1, A-8053 **Graz**, Tel. 0316/295501-624, Fax. 0316/294191-588
- Österreichische Ärztegesellschaft für Manuelle Medizin, Speisingerstraße 109, A-1130 **Wien**, Tel. 01/80182533, Fax. 01/80182538, http://www.manuellemedizin.org
- Schweiz. Ärztegesellschaft für Manuelle Medizin, Sekretariat, Postfach 5317, CH-6305 **Zug** 5, Tel. 0747/0101, Fax. 0747/0102, E-Mail: Info@samm.ch, http://www.samm.ch

Homöopathie

- Deutscher Zentralverein Homöopathischer Ärzte e.V., Am Hofgarten 5, 53113 **Bonn**, Tel. 0228/2425330, Fax. 0228/2425331, E-Mail: Dzvhae@aol.com, http://www.homoeopathy.de
- Bund Klassischer Homöopathen Deutschlands e.V., Geschäftsstelle, Watzmannstraße 12, 85551 **Kirchheim**, Tel. 089/9032384, Fax. 089/9044831, E-Mail: Andreas.zenner@gmx.de, http://www.bkhd.de
- Oesterreichische Gesellschaft für homoeopathische Medizin, Mariahilferstraße 110, A-1070 **Wien**, Tel. 01/5267575, Fax. 01/52675754, E-Mail: Sekretariat@homoeopathie.at, http://www.homoeopathie.at
- Schweizerischer Verein homöopathischer Ärztinnen und Ärzte (SVHA), Sekretariat, Dorfhaldenstr. 5, CH-6052 **Hergiswil**, Tel. 0630/0760, Fax. 0280/3036, E-Mail: Sekretariat@swiss-homeopathy.ch, http://www.swiss-homeopathy.ch

Akademien

- Niedersächsische Akademie für Homöopathie und Naturheilverfahren e.V., Welfenallee 32, 29225 **Celle**, Tel. 05141/23336, Fax. 05141/7985
- Akademie für Homöopathie des Homöopathie-Forums, Organisation klassisch homöopathisch arbeitender Heilpraktiker e.V., Grubmühlerfeldstraße 14a, Postfach 1460, 82119 **Gauting**, Tel. 089/8934140, Fax. 089/89341466, E-Mail: Info@homoeopathie-forum.de, info@homoeopathie-akademie.dehttp://www.homoeopathie-forum.de/,   http://www.homoeopathieschulen.de
- Clemens von Bönninghausen-Akademie der Clemens von Bönninghausen-Gesellschaft für Homöopathik e.V., Am Knill 7e, 22147 **Hamburg**, Tel. 040/6454795, Fax. 040/6454795, E-Mail: Verwaltung@cvb-gesellschaft.de, http://www.cvb-gesellschaft.de
- Schule der Homöopathie Hamburg in Kooperation mit dem Homöopathie Forums e.V., Friesenweg 5d, 22763 **Hamburg** (**Bahrenfeld**), Tel. 040/88913393, Fax. 040/88913396, E-Mail: Info@sdh-hamburg.de, http://www.sdh-hamburg.de

- Samuel Hahnemann Lehrinstitut (SHL) der Deutschen Gesellschaft für Klassische Homöopathie e. V., Edelweißstr. 11, 81541 **München**, Tel. 089/62001305, Fax. 089/6929762, http://www.dgkh-homoeopathie.de, http://www.shl-homoeopathie.de

Naturheilverfahren

- Zentralverband der Ärzte für Naturheilverfahren, Am Promenadenplatz 1, 72250 **Freudenstadt**, Tel. 07441/918580, Fax. 07441/9185822, E-Mail: Mail@zaen.org, http://www.zaen.org
- Schweizerische Medizinische Gesellschaft für Phytotherapie, Keltenstr. 40, CH-8044 **Zürich**, Tel. 01/2521879, Fax. 01/2521906, E-Mail: Sekretariat-smgp@swissonline.ch, http://www.smgp.ch

Physikalische Therapie

- Deutsche Gesellschaft für Physikalische Medizin und Rehabilitation, Prof. Dr. med. Gutenbrunner, Institut für Balneologie und Medizinische Klimatologie, Medizinische Hochschule Hannover, Carl-Neuberg-Straße 1, 30625 **Hannover**, Tel. 0511/5324124, Fax. 0511/5328124, E-Mail: Gutenbrunner.christoph@mh-hannover.de, http://www.dgpmr.de
- Österreichische Gesellschaft für Physikalische Medizin und Rehabilitation, Univ.-Prof. Dr. Veronika Fialka-Moser, Klinik für Physikalische Medizin und Rehabilitation, Währinger Gürtel 18–20, A-1090 **Wien**, Tel. 01/404004330, Fax. 01/404005281, E-Mail: Oegpmr@hotmail.com, http://members.aon.at/oegpmr
- Schweizerische Gesellschaft für Rheumatologie und Schweizerische Gesellschaft für Physikalische Medizin und Rehabilitation, c/o Schweiz. Rheumaliga, Renggerstraße 71, Postfach, CH-8038 **Zürich**, Tel. 01/4874000, Fax. 01/4874019, E-Mail: Info@rheuma-net.ch, http://www.rheumaliga.ch/d/links/index1.htm

Sportmedizin

- Deutsche Gesellschaft für Sportmedizin und Prävention, (Deutscher Sportärztebund) e.V., Frau Ulrike Landmann, Hugstetter Straße 55, 79106 **Freiburg**, Tel. 0761/2707456, Fax. 0761/2024881, E-Mail: Dgsp@dgsp.de, http://www.dgsp.de
- Österreichische Gesellschaft für Sportmedizin und Prävention, Sekretariat, Auf der Schmelz 6, A-1150 **Wien**, Tel. 01/4277-28701, Fax. 01/4277-9287, E-Mail: Info@sportmedizingesellschaft.at, http://www.sportmedizingesellschaft.at
- Schweizerische Gesellschaft für Sportmedizin – SGSM, Barbara Bühlmann, Postfach, CH-3000 **Bern** 25, Tel. 031/3330254, Fax. 031/3329879, E-Mail: Barbara.buehlmann@bbscongress.ch, http://www.sgsm.ch

Traditionelle Chinesische Medizin

- Deutsche Akademie für Akupunktur und Aurikulo-Medizin e.V., Feinhalsstraße 8, 81247 **München**, Tel. 089/8919820, Fax. 089/89198211, E-Mail: Akademie@akupunkturarzt.de, http://www.akupunktur-arzt.de
- Deutsche Ärztegesellschaft für Akupunktur e.V., Würmtalstraße 54, 81375 **München**, Tel. 089/7100511, Fax. 089/7100525, E-Mail: Fz@daegfa.de, http://www.daegfa.de
- Österreichische Gesellschaft für Traditionelle Chinesische Medizin, Lange Gasse 35 A, A-1080 **Wien**, Tel. 01/5868900, Fax. 01/5868900, E-Mail: Sekretariat@tcm.or.at., http://www.shiatsu-austria.at/informationªrzt.htm

- Österreichische Wissenschaftliche Ärztegesellschaft für Akupunktur, Schwindgasse 3/9, A-1040 **Wien**, Tel. 01/5050392, Fax. 01/5041502, E-Mail: Office@akupunktur.org, http://www.akupunktur.org
- Schweizerische Ärztegesellschaft für Akupunktur und Chinesische Medizin, Dr. med. Ulrich Heusser, Postfach 2003, CH-8021 **Zürich**, Tel. 031/9981010, Fax. 031/9981015, E-Mail: Sekretariat@saga-tcm.ch, http://www.saga-tcm.ch
- Assoziation Schweizerischer Aerztegesellschaften für Akupunktur und Traditionelle Medizin, Postfach, CH-8575 **Bürglen**, Tel. 071/6346619, Fax. 071/6346618, E-Mail: Asa@hin.ch, http://www.akupunktur-tcm.ch

34.7 Bundesministerien, Bundessozial-gericht

- **Bundesministerium für Arbeit und Sozialordnung**, Wilhelmstraße 49, 10117 Berlin, Tel. 01888/527-0, Fax. 01888/527-2965, Rochusstraße 1, 53123 Bonn, Tel. 01888/527-0, Fax. 01888/527-2965, E-Mail: Info@bma.bund.de, http://www.bma.bund.de/
- **Bundesministerium für Bildung und Forschung**, Hannoversche Straße 30, 10115 Berlin, Tel. 030/28540-0, Fax. 030/28540-5270, Heinemannstr. 2, 53175 Bonn-Bad Godesberg, Tel. 01888/57-0, Fax. 01888/57-3601, E-Mail: Bmbf@bmbf.bund.de, http://www.bmbf.de/
- **Bundesministerium für Familie, Senioren, Frauen und Jugend**, Taubenstraße 42/43, 10117 Berlin, Tel. 030/20655-0, Fax. 030/20655-1145, Rochusstraße 8–10, 53123 Bonn, Tel. 01888/555-0, Fax. 01888/555-2221, E-Mail: Info@bmfsfj.bund.de, http://www.bmfsfj.de
- **Bundesministerium für Gesundheit**, Mohrenstraße 62, 10117 Berlin, Tel. 030/20640-0, Fax. 030/20640-4974, Am Propsthof 78 a, 53121 Bonn, Tel. 01888/441-0, Fax. 01888/441-4900, E-Mail: Info@bmg.bund.de, http://www.bmgesundheit.de
- **Bundesministerium für Verbraucherschutz, Ernährung und Landwirtschaft**, Wilhelmstraße 54, 10117 Berlin, Tel. 030/2006-0, Fax. 030/2006-4262, Rochusstraße 1, 53123 Bonn, Tel. 01888/529-0, Fax. 01888/529-4262, E-Mail: Internet@bml.bund.de, http://www.bml.de
- **Bundesumweltministerium**, 11055 Berlin, Tel. 01888/305-0, Fax. 01888/305-2044, E-Mail: Service@bmu.de, http://www.bmu.de
- **Bundessozialgericht**, Graf-Bernadotte-Platz 5, 34119 Kassel, Tel. 0561/3107-1, Fax. 0561/3107-475, E-Mail: Presse@bsg.bund.de, http://www.bundessozialgericht.de

34.8 Bundesinstitute und -ämter

- **Bundesinstitut für gesundheitlichen Verbraucherschutz und Veterinärmedizin**, Thielallee 88–92, 14195 Berlin, Tel. 01888/412-0, Fax. 01888/412-4741, E-Mail: Bgvv@bgvv.de, http://www.bgvv.de
- **Bundeszentrale für gesundheitliche Aufklärung**, Ostmerheimer Str. 220, 51109 Köln, Tel. 0221/8992-0, Fax. 0221/8992-257, E-Mail: Info@bzga.de, http://www.bzga.de
- **Robert Koch-Institut (RKI)**, Bundesinstitut für Infektionskrankheiten und nicht übertragbare Krankheiten, Nordufer 20, 13353 Berlin, Tel. 01888/7540, Fax. 01888/754-2328, E-Mail: Info@rki.de, http://www.rki.de

- **Bundesinstitut für Arzneimittel und Medizinprodukte in Bonn** (BfArM), Friedrich-Ebert-Allee 38–40, 53113 Bonn, Tel. 0228/207-30, Fax. 0228/207-5207, E-Mail: Poststelle@bfarm.de, http://www.bfarm.de
- **Deutsches Institut für medizinische Dokumentation und Information in Köln** (DIMDI), Waisenhausgasse 36–38 a, 50676 Köln, Tel. 0221/4724-1, Fax. 0221/411429, E-Mail: Helpdesk@dimdi.de, http://www.dimdi.de
- **Paul-Ehrlich-Institut, Bundesamt für Sera und Impfstoffe** in Langen (PEI), Paul-Ehrlich-Str. 51–59, 63225 Langen, Tel. 06103/77-0, Fax. 06103/7723-4, E-Mail: Pei@pei.de, http://www.pei.de
- **Umweltbundesamt**, Bismarckplatz 1, 14193 Berlin, Tel. 030/8903-0, Fax. 030/8903-2910, E-Mail: Info@uba.de, http://www.umweltbundesamt.de/
- **Bundesamt für Strahlenschutz**, Willy-Brandt-Str. 5, 38226 Salzgitter, 05341/885-0, Fax. 05341/885-885, E-Mail: Info@bfs.de, http://www.bfs.de/

Index

✎ NOTIZEN

NOTIZEN

✎ NOTIZEN

✎ NOTIZEN

GOÄ-Nummern

GOÄ-Nr.	Leistungsbeschreibung	Euro (2,3fach)
1	Beratung auch mittels Fernsprecher	10,73
2	Wiederholungsrezepte/Überweisungen/Befundübermittlung auch mittels Fernsprecher durch die Arzthelferin und/oder Messung von Körperzuständen (z.B. Blutdruck, Temperatur) ohne Beratung, bei einer Inanspruchnahme des Arztes	3,15 (1,8fach)
3	Eingehende Beratung auch mittels Fernsprecher (Dauer mind. 10 Minuten)	20,11
4	Fremdanamnese und/oder Unterweisung der Bezugsperson(en) (1 × im Behandlungsfall)	29,49
5	Symptombezogene Untersuchung	10,73
6	Vollständige körperliche Untersuchung (Organsysteme: Augenabschnitte, HNO, stomatognathes System, Nieren mit abl. Harnwegen und Geschlechtsorganen (Männer), vollständiger Gefäßstatus)	13,41
7	Vollständige körperliche Untersuchung (Organsysteme: Haut, Bewegungs-App., Brustorgane, Bauchorgane, weibl. Genitaltrakt)	21,45
8	Ganzkörperstatus	34,86
Zuschläge zu den Nrn. 1, 3, 4, 5, 6, 7, 8		
A	Leistung außerhalb der Sprechstunde	4,08
B	20–22 h oder 6–8 h (außerhalb der Sprechstunde)	10,49
C	22–6 h	18,65
D	Samstag, Sonntag, Feiertag	12,82
K1	Kinder bis vollendetes 4. Lebensjahr (nur mit Nr. 5, 6, 7, 8)	7,00
11	Digitaluntersuchung Mastdarm/Prostata	8,04
15	Flankierende therapeutische und soziale Maßnahmen bei chronisch Kranken (1 × im Kalenderjahr)	40,22
22	Eingehende Schwangeren-Beratung im Konfliktfall	40,22
26	Früherkennungsuntersuchung Kinder bis 14 Jahre (ab vollendetem 2. Lebensjahr nur 1 × je Kalenderjahr)	60,33
28	Krebs-Früherkennungs-Unters. Mann inkl. Urin und Blut im Stuhl	37,54
29	Gesundheitsuntersuchung („Check up")	58,99
34	Erörterung bei nachhaltig lebensverändernder oder lebensbedrohlicher Erkrankung (max. 2 × in 6 Monaten)	40,22

GOÄ-Nummern

Abrechnung nach GOÄ-Nummern (Auszug 2)

GOÄ-Nr.	Leistungsbeschreibung	Euro (2,3fach)
48	Besuch Pflegestation	16,09
50	Besuch einschl. symptombezogener Untersuchung	42,90
51	Besuch weiterer Kranker in derselben häuslichen Gemeinschaft	33,52
52	Besuch durch nichtärztliches Personal	5,83 (1fach)
55	Begleitung zur unmittelbar notwendigen stationären Behandlung	67,03
60	Konsilium	16,09
Zuschläge zu den Nrn. 45–62		**(E-KR 1fach)**
E	Dringend angefordert und unverzüglich ausgeführt	9,33 (1fach)
F	20–22 h oder 6–8 h	15,16 (1fach)
G	22–6 h	26,23 (1fach)
H	Samstag, Sonntag, Feiertag	19,82 (1fach)
K2	Kind bis 4 Jahre (zu den Nrn. 45, 46, 50, 51, 55, 56)	7,00 (1fach)
70	Kurze Bescheinigung, AU	5,36
75	Ausführlicher, schriftl. Krankheits- und Befundbericht	17,43
76	Schriftlicher Diätplan, individuell	9,38
77	Schriftliche, individuelle Planung und Leitung einer Kur mit diätetischen, balneologischen und/oder klimatherapeutischen Maßnahmen	20,11
80	Schriftliche gutachtliche Äußerung	40,22
85	Schriftliche gutachtliche Äußerung, das gewöhnliche Maß übersteigend	67,03
95	Schreibgebühr, je angefangene DIN-A4-Seite	3,5 (1fach)
96	Schreibgebühr, je Kopie	0,18 (1fach)

GOÄ-Nummern

GOÄ-Nr.	Leistungsbeschreibung	Euro (2,3fach)
100	Untersuchung eines Toten – einschl. Todesfeststellung und Leichenschauschein	33,52
200	Verband	6,03
201	Redressierender oder dachziegelförmiger Verband	8,71
204	Zirkulärer Verband (Kopf, Rumpf); stabilisierender Verband (Hals, Schulter-, Hüftgelenk, Extremität über mind. 2 große Gelenke); Schanz-Halskrawatte; Kompressionsverband	12,74
206	Tape-Verband, kleines Gelenk	9,38
207	Tape-Verband, großes Gelenk oder Zinkleimverband	13,41
208	Stärke- oder Gipsfixation, zusätzlich zu einem Verband	4,02
210	Kleiner Schienenverband	10,06
211	Kleiner Schienenverband – Wiederanlegung	8,04
250	Blutentnahme aus Vene	4,20 (1,8fach)
252	Injektion, submukös, intrakutan oder intramuskulär	5,36
253	Injektion, intravenös	9,38
255	Injektion, intraartikulär oder perineural	12,74
266	Intrakutane Reiztherapie (Quaddelbehandlung)	8,04
267	Medikamentöse Infiltrationsbehandlung, eine Körperregion	10,73
268	Medikamentöse Infiltrationsbehandlung, mehrere Körperregionen	17,43
269	Akupunktur, je Sitzung	26,81
269a	Akupunktur, mindestens 20 Min., je Sitzung	46,92
271	Infusion, intravenös, bis zu 30 Min. Dauer	16,09
272	Infusion, intravenös, mehr als 30 Min. Dauer	24,13
298	Entnahme und ggf. Aufbereitung von Abstrichmaterial zur mikrobiologischen Untersuchung	5,36
375	Schutzimpfung (i.m., s.c.)	10,73
377	Zusatzinjektion bei Parallelimpfung	6,70
378	Simultanimpfung (passive und aktive Impfung bei Tetanus)	16,09
490	Infiltrationsbehandlung, kleiner Bezirk	8,18